Genética Humana

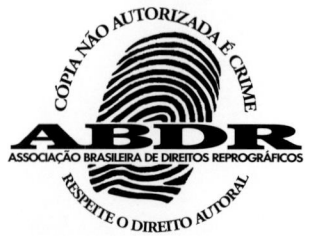

B732g	Borges-Osório, Maria Regina.
	Genética humana / Maria Regina Borges-Osório, Wanyce Miriam Robinson. – 3. ed. – Porto Alegre : Artmed, 2013.
	viii, 776 p. : il. color. ; 28 cm.
	ISBN 978-85-363-2640-5
	1. Genética humana. I. Robinson, Wanyce Miriam. II. Título.
	CDU 608.1:575:612.6.05

Catalogação na publicação: Ana Paula M. Magnus – CRB 10/2052

Maria Regina Borges-Osório
Bióloga. Professora aposentada do Departamento de Genética da Universidade Federal do Rio Grande do Sul (UFRGS). Mestre em Genética pela UFRGS. Doutora em Ciências pelo Curso de Pós-graduação em Genética da UFRGS.

Wanyce Miriam Robinson
Bióloga. Ex-professora do Curso de Pós-graduação em Odontologia da Pontifícia Universidade Católica do Rio Grande do Sul (PUCRS). Professora aposentada do Departamento de Genética da Universidade Federal do Rio Grande do Sul (UFRGS). Mestre em Genética pela UFRGS. Doutora em Ciências pelo Curso de Pós-graduação em Genética da UFRGS.

Genética Humana

3ª edição

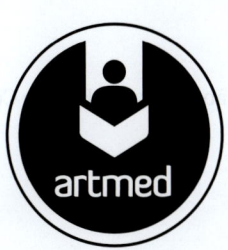

2013

© Grupo A Educação S.A., 2013

Gerente editorial: Letícia Bispo de Lima

Colaboraram nesta edição:

Editora: *Dieimi Deitos*

Assistente editorial: *Adriana Lehmann Haubert*

Capa e projeto gráfico: *Paola Bulcão Manica*

Ilustrações: *Ricardo Correa*

Editoração eletrônica: *Techbooks*

Nota

A medicina é uma ciência em constante evolução. À medida que novas pesquisas e a experiência clínica ampliam o nosso conhecimento, são necessárias modificações no tratamento e na farmacoterapia. Os organizadores desta obra consultaram as fontes consideradas confiáveis, em um esforço para oferecer informações completas e, geralmente, de acordo com os padrões aceitos à época da publicação. Entretanto, tendo em vista a possibilidade de falha humana ou de alterações nas ciências médicas, os leitores devem confirmar estas informações com outras fontes. Por exemplo, e em particular, os leitores são aconselhados a conferir a bula de qualquer medicamento que pretendam administrar, para se certificar de que a informação contida neste livro está correta e de que não houve alteração na dose recomendada nem nas contraindicações para o seu uso. Esta recomendação é particularmente importante em relação a medicamentos novos ou raramente usados.

Reservados todos os direitos de publicação, em língua portuguesa, à
ARTMED EDITORA LTDA., uma empresa do GRUPO A EDUCAÇÃO S.A.
Av. Jerônimo de Ornelas, 670 – Santana
90040-340 – Porto Alegre – RS
Fone: (51) 3027-7000   Fax: (51) 3027-7070

É proibida a duplicação ou reprodução deste volume, no todo ou em parte, sob quaisquer formas ou por quaisquer meios (eletrônico, mecânico, gravação, fotocópia, distribuição na Web e outros), sem permissão expressa da Editora.

Unidade São Paulo
Av. Embaixador Macedo Soares, 10.735 – Pavilhão 5 – Cond. Espace Center
Vila Anastácio – 05095-035 – São Paulo – SP
Fone: (11) 3665-1100   Fax: (11) 3667-1333

SAC 0800 703-3444 – www.grupoa.com.br

IMPRESSO NO BRASIL
PRINTED IN BRAZIL

Prefácio

Incentivadas pelo interesse de professores de diversas universidades brasileiras que adotam o livro *Genética humana* em suas disciplinas, oferecemos aos leitores esta 3ª edição, com aspectos inovadores que certamente serão de grande utilidade a professores, alunos e profissionais da área.

Um livro didático que chega à sua 3ª edição já possui uma história, e a história de nossa obra merece ser aqui relembrada. A 1ª edição do livro *Genética humana* surgiu praticamente há duas décadas. Baseou-se em nossas anotações para as aulas de Genética ministradas para alunos da área biomédica da Universidade Federal do Rio Grande do Sul (UFRGS). Seus capítulos foram escritos à mão, em papel almaço pautado; preferíamos escrever a lápis para facilitar as correções; quando escrevíamos à tinta, fazíamos um trabalho de cortes e colagens com essa finalidade. A bibliografia consultada consistia em livros de nossa biblioteca particular ou emprestados por colegas do Departamento de Genética, livros e periódicos da Biblioteca do Instituto de Biociências e da Faculdade de Medicina, e boa parte de artigos era obtida mediante solicitação à Bireme (Biblioteca Regional de Medicina). Após a correção de cada capítulo, o manuscrito era datilografado em uma máquina elétrica, pois só havia um computador em nosso Departamento e os computadores pessoais ainda eram raros.

Éramos despretensiosas quanto à repercussão da obra, pois nosso objetivo principal era usá-la como livro-texto para nossos alunos. Ficamos surpresas com a boa aceitação do livro por seu público-alvo, o que acabou resultando no lançamento da 2ª edição em 2001, com sua primeira reimpressão em 2002.

A nova edição do *Genética humana* foi completamente revisada e atualizada, incluindo-se dois capítulos inéditos: Projetos Genoma e Epigenoma Humanos e a Era "Ômica": Genômica, Transcritômica, Proteômica e Bioinformática (Cap. 18) e Teorias da Evolução e Evolução Humana (Cap. 20).

Cada capítulo inicia com um caso clínico pertinente ao tema tratado, seguido de um comentário. Além das questões na seção "Teste seu conhecimento", presentes nas edições anteriores sob outras denominações, incluímos exercícios, cujas respostas constam no *link* do livro, em www.grupoa.com.br. Com o objetivo de facilitar a obtenção de mais informações sobre os genes e as doenças mencionados ao longo da obra, colocamos sua numeração, em seis dígitos, conforme o sistema *on-line* de classificação genética Mendelian Inheritance in Man (MIM), fundado em 1966 por V. A. McKusick, da Johns Hopkins University School of Medicine, Baltimore.

Este livro é destinado não só a alunos de cursos biomédicos, mas também a professores e profissionais da saúde e de outras áreas que buscam informações sobre genética humana, voltadas predominantemente para as questões de interesse de nossas populações.

Agradecemos a nossa amiga Doutora Judith Viégas, professora da Universidade Federal de Pelotas, que colaborou com parte da bibliografia referente a diversos temas aqui abordados. Somos gratas também a Artmed Editora pelo profissionalismo e parceria de tantos anos.

Maria Regina Borges-Osório
Wanyce Miriam Robinson

Sumário

Introdução 1

1 As Bases Moleculares da Hereditariedade.. 7

2 Mutações, Agentes Mutagênicos e Sistemas de Reparo............................ 47

3 As Bases Citológicas da Hereditariedade... 71

4 As Bases Cromossômicas da Hereditariedade e Cromossomopatias........ 93

5 Herança Monogênica: Tipos e Variações na Expressão dos Genes 143

6 Herança Multifatorial – Defeitos da Morfogênese: Malformações Congênitas 195

7 Genética do Desenvolvimento... 223

8 Genética de Populações 251

9 Hemoglobinas e Hemoglobinopatias 275

10 Genética Bioquímica 299

11	Imunogenética	331
12	Genética e Câncer	383
13	Coagulopatias Hereditárias	433
14	Genética das Doenças Complexas	453
15	O Estudo de Gêmeos e sua Aplicação à Genética	481
16	Genética do Comportamento	503
17	Desvendando o Genoma Humano: Métodos de Estudo e Tratamento das Doenças Genéticas	551
18	Projetos Genoma e Epigenoma Humanos e a Era "Ômica": Genômica, Transcritômica, Proteômica e Bioinformática	599
19	Aconselhamento Genético e Diagnóstico Pré-natal das Doenças Genéticas	629
20	Teorias da Evolução e Evolução Humana	661
	Glossário	707
	Índice	765

Introdução

A genética humana e seu impacto na área da saúde

Os primórdios

A espécie humana é relativamente recente em nosso planeta, sendo razoável pensar que nossos ancestrais fossem tão curiosos como nós quanto a questões de hereditariedade. O que nos leva a concluir isso são as gravuras da Babilônia, datadas há no mínimo 6 mil anos, que mostram genealogias sobre a transmissão de certas características das crinas dos cavalos. No entanto, qualquer tentativa para desvendar os segredos da genética teria sido prejudicada pela total falta de conhecimento e compreensão a respeito de processos tão básicos quanto a concepção e a reprodução.

Os antigos filósofos e médicos gregos, como Aristóteles e Hipócrates, afirmavam que as características humanas importantes eram determinadas pelo sêmen, que utilizava o sangue menstrual como um meio de cultura e o útero como incubador. O sêmen era produzido pelo corpo inteiro, de modo que, por exemplo, os indivíduos calvos gerariam apenas filhos calvos. Tais ideias prevaleceram até o século XVII, quando cientistas alemães, como Leeuwenhoek e de Graaf, reconheceram a existência de espermatozoides e óvulos, explicando, então, como a mulher pode também transmitir características aos seus descendentes.

O desabrochar da revolução científica nos séculos XVIII e XIX reavivou o interesse na hereditariedade por cientistas e médicos, época em que o naturalista francês Pierre de Maupertuis estudou a hereditariedade de características como a polidactilia e o albinismo e mostrou, por meio do estudo de genealogias, que essas duas condições eram herdadas de modos distintos. Além disso, o médico inglês Joseph Adams reconheceu a existência de diferentes mecanismos de herança, publicando a obra *A treatise on the supposed hereditary properties of diseases,* adotada, então, como base para o aconselhamento genético.

Entretanto, nosso conhecimento atual sobre a genética humana deve muito ao monge austríaco Gregor Mendel, que, em 1865, apresentou os resultados de seus cruzamentos experimentais em ervilhas de jardim para a Natural Science Association, em Brunn, que os publicou. A descoberta dos princípios da hereditariedade por Mendel praticamente não foi reconhecida por outros cientistas, nem mesmo pelos biólogos da época. Até mesmo Charles Darwin, que, em seu livro *A origem das espécies* (publicado em 1859), enfatizava a natureza hereditária da variabilidade entre os membros de uma espécie como importante fator de evolução, não tinha a menor ideia de como a herança atuava. O trabalho de Mendel poderia ter esclarecido o conceito de Darwin sobre o mecanismo de herança da variabilidade. O próprio Francis Galton, um dos pioneiros da genética médica e o primeiro cientista a realizar uma pesquisa sobre genética humana, também desconhecia a obra de Mendel. Na verdade, seus relatos passaram despercebidos na literatura científica durante 35 anos. Por uma curiosa coincidência, três pesquisadores – Hugo De Vries (na Holanda), Carl Correns (na Alemanha) e Erich von Tschermak (na Áustria) – redescobriram independente e simultaneamente as leis de Mendel. O desenvolvimento da genética como ciência teve sua origem não no artigo de Mendel, mas nos artigos que descreveram sua redescoberta. A partir de então, as leis de Mendel foram imediatamente reconhecidas. A seguir, o botânico dinamarquês Wilhelm Johannsen criou o termo "gene", para designar os fatores hereditários introduzidos por Mendel. Em 1902, Archibald Garrod, um dos fundadores da genética médica, descreveu a alcaptonúria como o primeiro exemplo humano de característica mendeliana. Em 1903, Sutton e Boveri, observando o comportamento dos cromossomos durante a divisão celular, propuseram, independentemente, que os cromossomos seriam os portadores dos genes.

Em 1906, o biólogo William Bateson introduziu a denominação "genética" para a nova ciência. Em 1908, o matemático inglês G. H. Hardy e o médico alemão W. Weinberg demonstraram, separadamente, a lei que constitui a base da genética de populações. Outros fatos importantes relacionados à história da genética são apresentados na **Tabela I**, alguns deles sendo comentados a seguir.

Tabela I Principais eventos da história da genética humana

Ano*	Pesquisador	Observação ou contribuição
1839	Schleiden e Schwann	Reconhecimento das células como base dos organismos vivos
1859	Darwin	Teoria da evolução
1865	Mendel	Leis da segregação e da distribuição de fatores (genes) que determinam características qualitativas contrastantes
1869	Galton	Herança de características quantitativas de variação contínua
1871	Miescher	DNA isolado de células de pus
1876	Galton	Métodos dos gêmeos
1877	Flemming	Identificação dos cromossomos
1882	Flemming	Descrição da mitose
1888	Waldeyer	Adoção do termo "cromossomo"
1889	Altmann	Surgimento do termo "ácido nucleico"
1900	De Vries, Correns e Tschermak	Redescoberta das leis de Mendel
1900-1910	Bateson	Indrodução do termo "genética"; leis de Mendel aplicadas aos humanos
1900	Landsteiner	Descoberta dos grupos sanguíneos do sistema ABO
1901	McClung	Papel do cromossomo X na determinação do sexo humano
1901	Johannsen	Introdução dos termos "gene", "genótipo" e "fenótipo"
1901	Bateson e Punnett	Descoberta da ligação gênica
1902	Garrod	Alcaptonúria como exemplo de herança mendeliana recessiva
1903	Farabee	Braquidactilia interpretada em termos de herança mendeliana dominante
1903	Sutton	Fatores de Mendel relacionados aos cromossomos
1905	Farmer e Moore	Descrição da meiose
1906	Bateson	Proposição do termo "genética" para o novo campo da ciência
1908	Garrod	Conceito de erros inatos do metabolismo
1908	Hardy e Weinberg	Elaboração do princípio fundamental da genética de populações
1910	Morgan	Base cromossômica da ligação; herança ligada ao sexo – Prêmio Nobel 1933
1910	Kossel	
1913	Bridges	Detecção da não disjunção
1915	Morgan, Sturtevant, Muller e Bridges	Teoria cromossômica da herança
1924	Bernstein	Genética dos grupos sanguíneos
1924	Fisher	Teoria da seleção natural
1933	Haldane, Hogben, Fisher, Lenz e Bernstein	Análise de genealogias
1937	Bell e Haldane	Estudo de ligação em humanos: hemofilia A e discromatopsia
1940	Landsteiner e Wiener	Descoberta do sistema sanguíneo RH
1940 (1941)	Beadle, Tatum e Lederberg	Conceito de "um gene – uma enzima" – Prêmio Nobel 1958
1942	Ford	Conceito de polimorfismo genético
1943	Avery, McLeod e McCarty	O DNA é o princípio da transformação genética dos pneumococos
1945	McClintock	Descoberta de elementos genéticos móveis – Prêmio Nobel 1983
1946	Müller	Descoberta da mutagenicidade dos raios X
1949	Barr e Bertram	Descrição da cromatina sexual (corpúsculo de Barr)

(continua)

Tabela I Principais eventos da história da genética humana *(Continuação)*

Ano*	Pesquisador	Observação ou contribuição
1949	Pauling	Conceito de doença molecular: anemia falciforme como seu paradigma
1949	Haldane	Observação de hemoglobinopatias recorrentes em regiões de malária
1952	Warkany	Sugestão de fatores exógenos como uma das causas de malformação congênita
1952	Hershey e Chase	DNA é o material hereditário do bacteriófago T_2 – Prêmio Nobel 1969
1953	Watson e Crick	Estrutura molecular do DNA – Prêmio Nobel 1962
1954	Müller	Reparo do DNA
1956	Kornberg	DNA-polimerase e síntese do DNA *in vitro*
1956	Tjio e Levan	Número diploide de cromossomos no homem é 46
1958	Meselson e Stahl	Replicação semiconservativa do DNA
1958	Contecorvo	Genética das células somáticas
1958	Dausset	Descoberta do sistema HLA em humanos
1959	Ford	Papel do Y na determinação do sexo humano
1959	Ochoa e Kornberg	Descoberta da RNA-polimerase – Prêmio Nobel 1959
1959	Lejeune	Síndrome de Down é causada por trissomia do cromossomo 21
1961	Lyon	Hipótese da inativação precoce e ao acaso do cromossomo X
1961	Jacob e Monod	Conceito de óperon e regulação gênica – Prêmio Nobel 1965
1961	Crick, Brenner, Barnett e Watts-Tobin	Código genético em trincas
1966	Khorana, Nirenberg e Ochoa	Decifração do código genético – Prêmio Nobel 1968
1967	Ohno	Conservação do cromossomo X na evolução dos mamíferos
1968-1970	Linn, Arber e Smith	Descoberta das endonucleases de restrição
1968	Britten e Kohne	DNA repetitivo
1970	Caspersson	Técnica de bandeamento cromossômico
1970	Pearson, Bobrow e Vosa	Cromatina Y
1971	Berg	Construção de uma molécula de DNA com partes de DNA de diferentes espécies
1971-1972	Nathans	Caracterização do DNA com endonucleases de restrição
1972	Berg	Métodos de DNA recombinante
1976	Varmus e Bishop	Descoberta dos oncogenes – Prêmio Nobel 1989
1977	Maxam, Gilbert e Sanger	Método de sequenciamento do DNA (Gilbert e Sanger – Prêmio Nobel 1980)
1977	Chambon, Flavell, Leder, Tonegawa e Carey	Genes de eucariotos são clivados. Íntrons e éxons
1978	Khorana	Síntese química de um gene funcional
1978	Kan	Polimorfismos de DNA por endonucleases de restrição no homem
1978	Berg	Transferência gênica entre células de mamíferos de diferentes espécies
1980	Benacerraf, Snell e Dausset	Controle genético da resposta imunológica
1981	Kan	Detecção direta da mutação da anemia falciforme por meio de uma endonuclease de restrição
1981	Anderson e colaboradores	Sequenciamento do genoma mitocondrial humano
1982	Wigler, Weinberg e Cooper	Isolamento de genes transformantes a partir de tumores humanos
1982	Klinger	Descoberta de genes supressores de tumor
1983	Waterfield, Doolittle e Duell	Oncogenes codificam fatores de crescimento
1983	McClintock	Transposons ou genes móveis
1984	Bishop	Amplificação de oncogenes em células cancerosas
1985	Brown e Goldstein	Receptores celulares na hipercolesterolemia familiar
1986	Mullis	Reação em cadeia da polimerase (PCR) – Prêmio Nobel 1993
1986	McKusick e Ruddle	Criação do termo genômica

(continua)

Tabela I Principais eventos da história da genética humana *(Continuação)*

Ano*	Pesquisador	Observação ou contribuição
1988	Blackburn e colaboradores	Descreveram a estrutura molecular dos telômeros cromossômicos
1987	Susumo	Aspecto genético dos anticorpos
1990	Friend e Fraumeni	Papel das mutações dos genes supressores de tumor em câncer hereditário
1990	Início oficial do Projeto Genoma Humano	
1993	Roberts e Sharp	Genes clivados
1994	Mapa físico do genoma humano em alta resolução	
1995	Lewis, Nüsslein-Volhard e Wieschaus	Genes homeóticos e outros genes do desenvolvimento
1996	Ian Wilmut	Clonagem em ovelhas
1996	Wilkins e colaboradores	Criação do termo "proteômica"
1999		Sequenciamento do primeiro cromossomo humano (cromossomo 22)
2001		Publicação do primeiro esboço da sequência do genoma humano
2003		Sequenciamento completo do genoma humano
2005		Sequenciamento completo de todos os cromossomos humanos
2008	Eichler e colaboradores	Variações na estrutura do genoma humano

*Ano da descoberta, da realização do evento ou do recebimento do Prêmio Nobel. Fontes: Muench, 1988; Seashore e Wappner, 1996; Jorde e colaboradores, 2000; Passarge, 2011.

Nos primeiros anos da década de 1940, a análise molecular do material genético trouxe várias descobertas importantes para a genética, como a de que os genes são compostos de ácido desoxirribonucleico (DNA), por exemplo. Em 1953, James Watson e Francis Crick descreveram a estrutura molecular do DNA, o que lhes valeu o Prêmio Nobel em 1962. Outras descobertas marcantes no início da genética molecular incluíram o reconhecimento de que o DNA é transcrito para ácido ribonucleico (RNA), o qual é traduzido em proteína, bem como a decifração do código genético que determina a sequência dos aminoácidos na proteína.

Paralelamente, elaboraram-se técnicas para o estudo dos cromossomos humanos, cujo número exato (46) foi estabelecido em 1956 por Tjio e Levan, graças a uma melhoria por eles introduzida na técnica de estudo utilizada (colchicinização para interromper o processo mitótico, aumentando o número de células em metáfase, e hipotonização das células em cultura, acarretando o espalhamento dos cromossomos, o que favorece a sua melhor visualização).

A partir da década de 1970, desenvolveram-se tecnologias de manipulação e análise do DNA, transformando significativamente a genética em geral e a genética médica, em particular. Desde então, os cientistas são capazes de localizar e identificar os genes responsáveis por proteínas humanas essenciais, caracterizar suas mutações e entender a natureza de seus produtos proteicos, obtendo, assim, maior compreensão de muitas doenças.

Aspectos atuais

O Projeto Genoma Humano, plano internacional iniciado em 1990 para mapear todo o genoma humano até o ano de 2005, completou-se em 2003 com o sequenciamento completo de todo genoma humano, e em 2005 obteve-se o sequenciamento de todos os cromossomos humanos, trazendo significativos benefícios médicos. O reconhecimento do papel que os fatores genéticos desempenham na etiologia de doenças humanas, como diabetes melito, doenças das artérias coronarianas e hipercolesterolemia, entre outras, fez da genética clínica uma das áreas que mais rapidamente se desenvolveu na medicina. Grande parte desse progresso deve-se aos recentes avanços no campo da genética molecular e mapeamento gênico. A relação genótipo-fenótipo, que antes parecia relativamente simples, com o aumento do conhecimento do genoma humano mostrou-se heterogênea: muitas condições hereditárias com fenótipos que eram considerados idênticos são, na realidade, devidas a mutações em diferentes genes ou a diferentes mutações dentro do mesmo gene. Ademais, o mendelismo clássico sugeria que os genes autossômicos contribuíam igualmente para o fenótipo, independentemente de serem de origem materna ou paterna, as exceções sendo desconsideradas. Mais recentemente, verificou-se que as contribuições dos genomas materno e paterno podem variar e acarretar doenças com fenótipos diferentes, dependendo de qual genitor transmite o segmento cromossômico ou o gene mutante, constituindo o que foi denominado de "impressão genômica".

Outra descoberta que os estudos moleculares atuais voltaram a enfatizar é do fenômeno da antecipação, isto é, certas doenças tendem a manifestar-se com maior precocidade e gravidade de uma geração para a seguinte. Tal fenômeno parece real, sendo causado por um novo mecanismo molecular: a expansão de repetições trinucleotídicas, constituindo mutações instáveis. Muitas dessas novas informações são aplicadas diretamente na melhor compreensão da patogênese da doença, bem como na melhoria do diagnóstico e do manejo de pacientes. A maior contribuição do desenvolvimento dos novos conhecimentos em genética é na área de prevenção de doenças, que deve se tornar o foco principal da medicina moderna. O rastreamento de indivíduos de risco, o aperfeiçoamento do diagnóstico genético, o diagnóstico pré-natal, o aconselhamento genético são algumas das atuais aplicações desses novos conhecimentos para a prática médica. As experiências com terapia gênica iniciaram o tratamento específico de doenças, prenunciando um grande impacto na prática médica do futuro. Contrariamente ao que se acreditava, inúmeras doenças genéticas estão longe de ser raras e, na realidade, constituem uma causa significativa de doença e morte. Mesmo as condições consideradas individualmente raras são, em conjunto, uma causa importante de morbidade e mortalidade. Aproximadamente 3% de todas as gestações resultam no nascimento de uma criança com uma doença genética importante ou com um defeito congênito causando invalidez, deficiência mental ou morte precoce. A natureza crônica de muitas doenças genéticas determina pesados ônus médico, financeiro e emocional para os afetados e suas famílias, bem como uma grande carga social.

Por outro lado, fora os traumatismos, a expressão "não genético" pode ser incorreta, por ser difícil conceber qualquer doença como inteiramente não genética. O desenvolvimento de qualquer indivíduo depende da interação dos fatores genéticos e ambientais. Os fatores genéticos estão presentes desde a concepção, embora sua expressão varie ao longo do desenvolvimento, ao passo que os fatores ambientais estão constantemente se modificando. Dado que toda variação humana, na saúde e na doença, é, de alguma forma, genética, todas as doenças têm, portanto, algum componente genético. Acreditava-se, antigamente, que as doenças infecciosas representassem claros exemplos de doenças não genéticas, uma vez que os agentes exógenos específicos dessas doenças podiam ser identificados. Entretanto, sabe-se, atualmente, que os elementos de defesa do hospedeiro, muitos dos quais geneticamente determinados, desempenham importante papel na suscetibilidade para a infecção e na natureza da resposta imune ao agente infeccioso. Assim, mesmo em doenças de causa externa bem definida, os fatores genéticos podem desempenhar um papel etiológico crítico.

As doenças determinadas geneticamente são, com frequência, classificadas em três categorias principais: doenças cromossômicas, doenças de herança monogênica e doenças de herança poligênica ou multifatorial. Estudos recentes sobre a base molecular do câncer humano acarretaram a criação de uma quarta categoria, a de doenças genéticas das células somáticas. Todas essas categorias serão abordadas oportunamente, nos capítulos específicos deste livro.

O impressionante progresso da genética médica reflete, também, o desenvolvimento verificado em outras áreas importantes, incluindo a matemática, a bioquímica, a biologia molecular, a biologia celular, a virologia, a obstetrícia, as especialidades clínicas, como a pediatria e a medicina interna, a farmacologia e a medicina veterinária, bem como a genética forense, necessária na identificação individual em casos de estudo de paternidade, criminalística e outros aspectos legais.

Genética e medicina: uma inter-relação dinâmica

A interação entre a ciência básica da genética e a ciência clínica da medicina tem sido bidirecional e altamente produtiva, sobretudo nos últimos anos. Isso ocorre porque, anteriormente, os conhecimentos da genética eram mais aplicados ao melhoramento de animais e plantas do que relacionados com problemas da saúde humana. Mendel formulou conceitos de hereditariedade a partir de seus experimentos com plantas, e sua capacidade para realizar cruzamentos planejados e observar múltiplas gerações forneceu elementos cruciais que não são obtidos com tanta facilidade quando se estudam os humanos. Da mesma forma, as pesquisas de Thomas Morgan e outros utilizando a mosca das frutas – *Drosophila melanogaster* – foram muito beneficiadas pelo curto tempo de geração e genoma relativamente simples daquele organismo. Entretanto, à medida que, a partir do século XX, o interesse em genética humana aumentou, importantes conceitos relacionados com a nossa espécie começaram a ser reconhecidos e explorados em maior profundidade do que o haviam sido para outras espécies.

Podem ser citados exemplos – alguns deles incluídos neste livro – que evidenciam esse acentuado desenvolvimento da genética humana, como a genética molecular (Capítulo 1), a citogenética (Capítulo 3), a genética do desenvolvimento (Capítulo 7), a genética de populações (Capítulo 8), a genética bioquímica (Capítulo 10), a genética do câncer humano (Capítulo 12), a genética do comportamento (Capítulo 16) e o campo ainda recente das novas técnicas de estudo genético, bem como o aconselhamento e o diagnóstico pré-natal das doenças genéticas (Capítulos 17 a 19).

Embora valiosas, as abordagens descritivas da história natural das doenças e dos efeitos das diferentes respostas terapêuticas e os avanços fundamentais na área médica geralmente resultaram da elucidação de princípios científicos básicos e de sua subsequente aplicação às situações clínicas. A genética médica lida com a doença humana em seu nível mais fundamental: o do próprio gene. Assim, é natural que os desenvolvimentos em genética tenham profundas implicações para a medicina clínica. Isso pode ser exemplificado por meio do conceito de doença molecular, que foi enunciado claramente pela primeira vez por Linus Pauling, com relação à anemia falciforme (Capítulo 9 deste livro). O fato de que tal doença, tão grave e clinicamente complexa, seja causada pela alteração de um único nucleotídeo dentre vários bilhões, não tinha sido predito pela abordagem descritiva que caracterizava a medicina até então. Essa é apenas uma das poderosas evidências de que a abordagem genética à medicina pode ser extremamente reveladora e também ilustra um importante paradigma: uma única alteração genética pode acarretar efeitos clínicos complexos em múltiplos sistemas orgânicos. Os conhecimentos genéticos permitiram análise molecular detalhada de inúmeras doenças, como a fibrose cística, as hemofilias, as doenças coronarianas, as hipercolesterolemias, etc. Assim, observa-se que a medicina fornece, de certa forma, a matéria-prima do conhecimento descritivo da doença e a genética contribui para sua elucidação etiológica. A genética médica é, portanto, uma especialidade ampla, com áreas que se superpõem a outras disciplinas clínicas.

À medida que os estudos genéticos se aprofundaram, sequenciando genomas de vários organismos (de bactéria a camundongo) e contando com o uso de organismos-modelo, surgiram várias disciplinas, como, por exemplo, a genômica (estudo dos genomas), que sequencia os genomas e estuda a estrutura, a função e a evolução dos genes e genomas. Outra disciplina, a proteômica, estuda o conjunto de proteínas presente nas células sob determinadas condições e suas modificações pós-traducionais, localização no interior da célula e interações que ali ocorrem. Para manipular, recuperar e analisar essa grande quantidade de dados gerados por essas duas disciplinas, foi criada a bioinformática, cuja finalidade é desenvolver programas computadorizados para processamento dos dados nucleotídicos e proteicos. Todos os conhecimentos contribuem para melhor compreensão da nossa espécie e a sua evolução ao longo do tempo, objeto do Capítulo 20. A nova estimativa da meia-vida da dupla-hélice de DNA (158.000 anos abaixo de 0°C) e a criação de uma molécula de DNA artificial, chamado tPNA (de ácido nucleico peptídico de tioéster), fornecem mais subsídios para as hipóteses sobre um dos maiores enigmas da ciência: a transição entre o mundo sem vida da sopa química dos oceanos primordiais da Terra e o aparecimento do RNA, seguido pelo DNA.

A expansão das pesquisas e a descoberta de novas tecnologias propiciam novos enfoques sobre temas que se consideravam esgotados. Por exemplo, embora a placenta constitua uma eficiente barreira, atualmente se sabe que a troca de células entre gestante e bebê é mais comum do que se pensava. Essa troca aumenta com o número de gestações e indica as células maternas como modeladoras da capacidade do sistema imune fetal para desenvolver a tolerância imunológica. A transferência celular é ainda mais ampla, ocorre em irmandades e entre gerações, e possivelmente influi no curso da saúde ou de uma doença. Por exemplo, várias doenças, como asma, diabetes melito tipo 1 e certos tipos de câncer, são menos comuns nos irmãos mais jovens. Mesmo em pequenas quantidades, algumas células transferidas têm propriedades de células-tronco, contribuindo para a saúde da irmandade. Todavia, algumas doenças autoimunes, como a esclerodermia, têm sido ligadas à presença de células fetais no sangue, sendo aparentemente mais comum em irmãos mais jovens, com risco que acompanha sua ordem de nascimento.

Além disso, foram encontradas células masculinas no sangue do cordão umbilical de meninas recém-nascidas que têm irmãos mais velhos, sugerindo que células masculinas, originadas provavelmente de um feto masculino anterior, de algum modo teriam atravessado a barreira placentária materna, ocasionando a reação imune materna contra o cromossomo Y.

Outro aspecto em ascensão relaciona-se com fatores epigenéticos, como a metilação, a acetilação e a remodelagem da cromatina. Um exemplo é a ocorrência de diferenças entre gêmeos idênticos devido a fatores intrauterinos (p. ex., tamanho da placenta e sítio de ligação do cordão umbilical) e modificações epigenéticas (padrões distintos de metilação) dos genomas desses gêmeos, com manifestação já no período embrionário. Existem relatos de gêmeos monozigóticos (MZ) cujos padrões de metilação diferem mais do que os de indivíduos não aparentados.

A detecção de células fetais na circulação materna é utilizada também para identificar o sexo do bebê, por meio do teste de sexagem fetal. Esse teste visa identificar aspectos em que feto e mãe sejam geneticamente diferentes, utilizando uma amostra do sangue materno. O aspecto mais evidente é a presença do cromossomo Y nos fetos masculinos e sua ausência nas mães. Assim, a detecção do cromossomo Y no sangue da gestante indica que o feto é masculino, enquanto sua ausência indica que é feminino. Embora possa ser realizado já na 8ª semana do desenvolvimento embrionário, com resultados que chegam quase a 99% de acerto, somente a partir da 13ª semana é possível a obtenção de acerto total.

Esses aspectos aqui abordados representam uma parcela mínima, mas significativa, dos resultados de inúmeras pesquisas que configuram o estado da arte da genética humana.

O desenvolvimento já alcançado da genética, tanto como ciência básica quanto aplicada às diferentes áreas da saúde, prenuncia seu papel como a ciência do novo milênio, cujos esforços concentrados na busca do conhecimento completo do genoma humano preconizam a utilização corrente da prevenção e da terapia gênica, o que, possivelmente, teria sido impensável por Mendel ao concluir suas pesquisas.

Capítulo 1

As Bases Moleculares da Hereditariedade

1.1 Generalidades 8

1.2 O genoma, o DNA e os genes 9

1.3 Ácidos nucleicos 9
    1.3.1 Estrutura química 9
    1.3.2 Estrutura molecular 12

1.4 O código genético 15

1.5 DNA: nuclear e mitocondrial 16
    1.5.1 DNA nuclear 16
        1.5.1.1 Tipos de sequências 17
    1.5.2 DNA mitocondrial (mtDNA) 19

1.6 RNA: tipos 21
    1.6.1 RNA heterogêneo nuclear, pré-RNA mensageiro, RNA primário ou transcrito primário 21
    1.6.2 RNA mensageiro 21
    1.6.3 RNA transportador ou RNA de transferência 23
    1.6.4 RNA ribossômico 23
    1.6.5 Outros RNAs 23

1.7 Funções do DNA 23
    1.7.1 O DNA tem função autoduplicadora 23
    1.7.2 DNA comanda a síntese de proteínas 27
        1.7.2.1 Síntese proteica 28
        1.7.2.2 Tradução: mRNA → cadeia polipeptídica 32

1.8 Regulação gênica 35
    1.8.1 Regulação gênica em procariotos 35
    1.8.2 Regulação gênica em eucariotos 36
        1.8.2.1 Regulação do remodelamento da cromatina 38
        1.8.2.2 Regulação da transcrição 38
        1.8.2.3 Regulação pós-transcricional 39
        1.8.2.4 Regulação da tradução 41
        1.8.2.5 Regulação pós-traducional 42

Caso clínico

Francisco, 22 anos, era um eletricista que gostava muito de sair com seus amigos para beber cerveja nos fins de semana. Sempre teve boa visão, mas há algumas semanas percebeu que ela se tornou embaçada, e as cores dos fios elétricos com que trabalhava pareciam mais esmaecidas do que de costume. Como o problema não melhorou, Francisco consultou um oftalmologista, que, durante o exame, percebeu alterações na retina do jovem: tumefação de disco (pseudoedema da camada de fibras nervosas da retina) e aumento da tortuosidade dos vasos sanguíneos retinianos. Gradualmente, sua visão central foi piorando, e o eletricista teve de abandonar seu emprego. Sua mãe, Terezinha, era uma mulher sadia de 49 anos, com dois irmãos: Antônio, 54 anos, que tinha cegueira decorrente de atrofia óptica, diagnosticada desde os 28 anos, e Dora, 50 anos, que até sua quarta década de vida não apresentara problemas visuais, mas vinha perdendo lentamente sua visão central. Além disso, em um recente exame minucioso, Dora descobriu que tem um ritmo cardíaco raro que talvez pudesse estar relacionado a seus problemas oculares. O oftalmologista aconselhou Francisco a procurar uma clínica de genética, para obtenção de diagnóstico e prognóstico exatos, uma vez que o jovem deseja saber também se seus filhos terão risco de ser afetados como ele. Na história familiar do probando, consta que seus avós maternos já faleceram; o avô aos 68 anos, por doença cardíaca coronariana, e a avó aos 77 anos, por câncer de mama. O pai e a irmã de Francisco, bem como o casal de filhos de Antônio e a filha de Dora, não apresentam problemas visuais.

A natureza dos problemas oculares, o avanço rápido dos sintomas nos homens afetados, o início mais tardio e doença mais moderada em Dora, que também apresenta problemas de ritmo cardíaco, levaram o geneticista consultado por Francisco a sugerir que sua condição poderia ser a neuropatia óptica hereditária de Leber (LHON), que apresenta amplo espectro de sintomas e início variável. Essa doença é causada por uma mutação no DNA mitocondrial (mtDNA). Se esse tipo de herança for confirmado, Francisco e sua namorada poderão tranquilizar-se quanto a sua prole, uma vez que o homem não transmite seu DNA mitocondrial aos filhos.

Comentário

A escolha desse caso clínico ressalta a necessidade de se conhecer a existência do genoma mitocondrial, com suas particularidades, e o impacto no organismo exercido pelas mutações mitocondriais que porventura ocorram. A disfunção mitocondrial parece estar envolvida na maioria das principais doenças conhecidas, como diabetes tipo II, aterosclerose, câncer e doenças neurodegenerativas (doenças de Alzheimer, Huntington e Parkinson) e psiquiátricas (esquizofrenia e transtornos bipolares), além de suscitar até uma hipótese para o envelhecimento, com base no acúmulo progressivo de mutações no mtDNA e perda associada da função mitocondrial.

As doenças mitocondriais humanas mostram grande variabilidade nos seus quadros clínicos devido à grande quantidade de mutações no DNA mitocondrial. Os órgãos com alta demanda energética são, em geral, os mais afetados: cérebro, coração, músculos esqueléticos, olhos, orelhas, pâncreas e rins. Além disso, a interação entre os genes mitocondriais e os nucleares pode sofrer distúrbios variados. A LHON (OMIM 535000) resulta do funcionamento inadequado das mitocôndrias, já tendo sido associadas a essa doença 18 mutações pontuais, entre as quais cinco têm um efeito suficientemente grave para causá-la. A maioria dos casos, pelo menos em pessoas de origem europeia, é causada pelas mutações G11778A (substituição de G por A no nucleotídeo 11778 do gene *ND4*), G3460A (troca de G por A no gene *ND1*) e T14484C (troca de T por C no gene *ND6*), que causam problemas no complexo I (NADH-desidrogenase) do sistema de fosforilação oxidativa, a via final da respiração celular. Em geral, são testadas essas três mutações específicas, mas, se nenhuma estiver presente, é necessária uma pesquisa mais ampla, inclusive sequenciamento parcial do mtDNA. Os indivíduos podem ser homoplásmicos (moléculas idênticas de mtDNA) ou heteroplásmicos (moléculas diferentes de mtDNA) para as mutações mitocondriais, por isso a testagem completa de mutações inclui a verificação das quantidades relativas de mitocôndrias normais e mutantes, pois a proporção de células heteroplásmicas aumenta com a idade. O resultado mostrou que Francisco era homoplásmico para a mutação G3460A, confirmando assim o diagnóstico de LHON. Nesse caso, sua prole não será afetada, uma vez que a transmissão das mitocôndrias é realizada somente por intermédio do gameta feminino. Por outro lado, toda a prole de uma mulher afetada (p. ex., Dora, tia de Francisco) poderá ser também afetada, ainda que as condições mitocondriais sejam muito variáveis em uma mesma família.

1.1 Generalidades

Todo ser vivo é constituído de células, nas quais está situado o material hereditário. O número de células de um organismo pode variar de uma (como nas bactérias) a muitos milhões (como nos humanos). Nos organismos pluricelulares, essas células podem apresentar-se nos mais variados tipos.

De acordo com sua organização celular, os seres vivos são geralmente classificados em dois grupos: **procariotos** e **eucariotos**, cujas características constam na **Tabela 1.1**.

Tabela 1.1 Caracterização de procariotos e eucariotos

Características	Procariotos	Eucariotos
Núcleo	Não	Sim
Membrana nuclear	Não	Sim
"Corpo nucleoide"	Sim	Não
Material genético	DNA, RNA	DNA
Cromossomos visíveis na divisão celular	Não	Sim
Ribossomos	Sim	Sim
Outras organelas	Não	Sim
Parede celular rígida	Sim	Não
Exemplos	Bactérias, cianobactérias	Fungos, protozoários, algas superiores, vegetais e animais superiores

Na década de 1970, pesquisadores descobriram um tipo de microrganismo até então desconhecido, ao qual denominaram *Archaea* pelo fato de pensarem que talvez pudesse ser o mais antigo tipo de célula existente, combinando características dos procariotos e eucariotos, mas exibindo também características próprias. Os *Archaea*, inicialmente denominados Archaebactérias, são considerados uma subdivisão dos procariotos, mas colocados em um grupo separado das demais bactérias por conta de suas características distintivas: os componentes de suas membranas e paredes celulares e as diferenças em bases raras encontradas em seus RNAs transportadores e em estruturas diferentes nas subunidades da RNA-polimerase. Devido às diferenças moleculares que esses microrganismos apresentam em relação às demais bactérias, alguns cientistas tendem a chamá-los preferencialmente de *Archaea*, colocando-os em um subgrupo à parte dos procariotos.

1.2 O genoma, o DNA e os genes

O **genoma** contém o conjunto completo de informações hereditárias de qualquer organismo, consistindo em uma longa sequência de um ácido nucleico, denominado ácido desoxirribonucleico, ou **DNA**, composto de nucleotídeos formados por bases nitrogenadas, açúcar e fosfato. O grande desenvolvimento dos estudos dos genomas de vários organismos levou à criação de um termo específico: a **genômica**, que será tratada no Capítulo 18.

O DNA constitui a sequência de subunidades individuais, denominadas **genes** pelo biólogo dinamarquês Wilhelm Johannsen, em 1909. A função dos genes é armazenar e codificar as informações genéticas que serão utilizadas para a produção das cadeias polipeptídicas das proteínas que compõem as células, tecidos e órgãos dos organismos.

Os primeiros indícios de que o DNA é o material hereditário surgiram de experiências realizadas com bactérias, sendo essas indicações estendidas posteriormente aos organismos mais complexos.

Os genes são sequências de DNA que contêm a informação para codificar as cadeias polipeptídicas de uma proteína, sendo os responsáveis pela transmissão hereditária das características de uma geração para outra. Tais sequências nem sempre são contínuas, podendo ser interrompidas por segmentos de DNA não relacionados com a codificação de uma cadeia polipeptídica específica.

Os genes estão organizados em um número relativamente pequeno de cromossomos. O material genético de cada cromossomo consiste em uma fita muito longa de DNA, contendo muitos genes em uma ordem linear, embora nem sempre contínua.

O conceito de gene modificou-se ao longo do tempo; atualmente, o gene é definido como **o segmento de DNA que codifica uma cadeia polipeptídica e inclui regiões flanqueadoras que antecedem (sequência-líder) e que seguem (cauda) a região codificadora, bem como sequências que não são traduzidas (íntrons) e que se intercalam com as sequências codificadoras individuais (éxons).**

1.3 Ácidos nucleicos

1.3.1 Estrutura química

A estrutura química dos ácidos nucleicos é simples e não varia entre os diversos organismos.

Esses ácidos nucleicos são constituídos de sequências de **nucleotídeos**. Cada nucleotídeo é formado por:

- uma **base nitrogenada**, que pode ser uma **purina** (adenina ou guanina) ou uma **pirimidina** (timina ou citosina, no DNA; uracil ou citosina, no RNA);
- um **açúcar** (pentose: desoxirribose, no DNA; ribose, no RNA);
- um **grupo fosfato** (PO_4).

O conjunto de base + açúcar denomina-se **nucleosídeo**, chamando-se **nucleotídeo** ao conjunto de base + açúcar + fosfato.

De acordo com a pentose que apresentam, os ácidos nucleicos são de dois tipos: **DNA** (ácido desoxirribonucleico), que contém **desoxirribose**, e **RNA** (ácido ribonucleico), que contém **ribose**. Neste último não há timina, e sim uracil. O grupo fosfato apresenta-se invariável, tanto no DNA quanto no RNA. O DNA encontra-se principalmente nos cromossomos; o RNA é encontrado no nucléolo (estrutura nuclear) e no citoplasma, havendo muito pouco nos cromossomos.

Na **Figura 1.1** estão representadas as estruturas químicas dos componentes dos nucleotídeos (bases nitrogenadas, açúcares e grupo fosfato); a **Figura 1.2** apresenta as estruturas química e molecular de uma sequência de DNA.

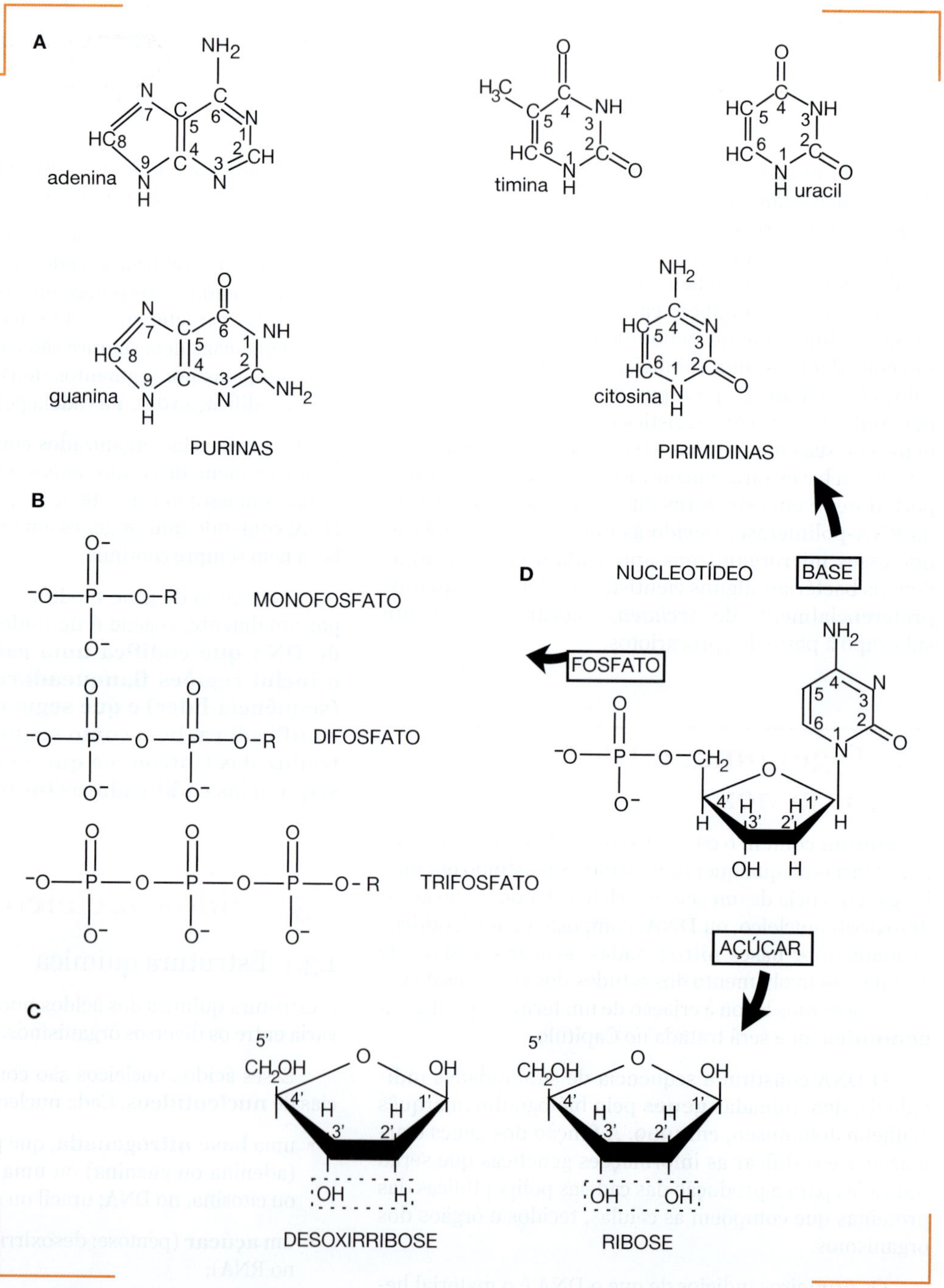

Figura 1.1
Representação esquemática das estruturas químicas dos componentes dos nucleotídeos, bem como de um nucleotídeo, mostrando as ligações entre esses componentes. **A** – Bases nitrogenadas (purinas: adenina e guanina; pirimidinas: timina, citosina e uracil). **B** – Grupo fosfato (monofosfato, difosfato e trifosfato). **C** – Açúcares (desoxirribose e ribose). **D** – Nucleotídeo.

Fonte: Azevedo e Astolfi Filho.[1]

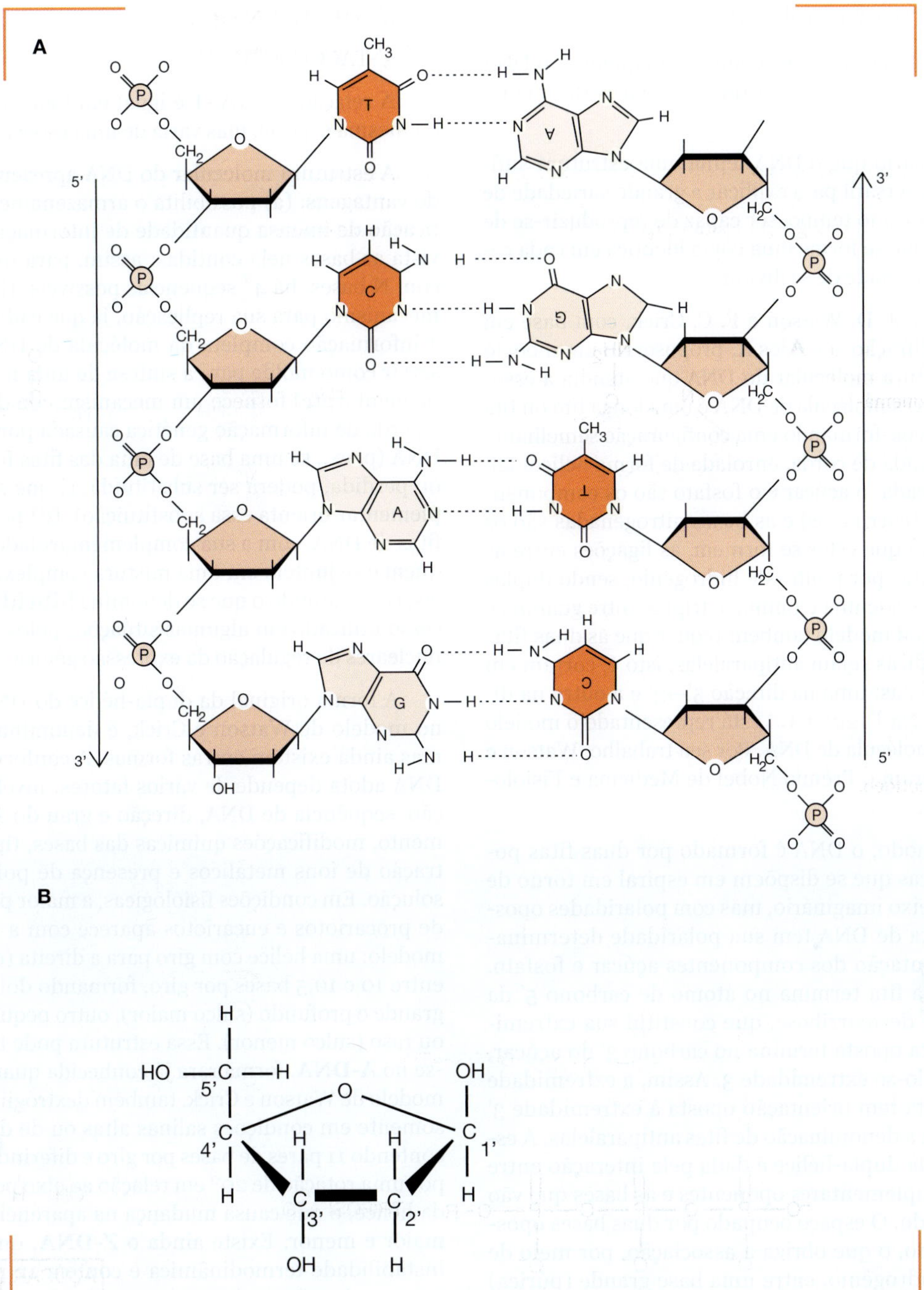

Figura 1.2

Representação esquemática das estruturas química e molecular do DNA e de seus nucleotídeos. **A** – Segmento de uma fita dupla de DNA, mostrando alguns pares de nucleotídeos adjacentes e considerando a localização dos carbonos 5' e 3' no açúcar (desoxirribose); pode ser notada a orientação oposta das fitas, por isso denominadas antiparalelas. A fita da esquerda corre da direção 5' (acima) para a direção 3' (abaixo), a fita da direita corre em direção oposta: de 5' (abaixo) para 3' (acima). Pode-se observar também a estrutura química dos componentes da molécula de DNA, bem como o pareamento entre as bases nitrogenadas adenina (A) e timina (T), ligadas por duas pontes de hidrogênio, e entre as bases nitrogenadas guanina (G) e citosina (C), ligadas por três pontes de hidrogênio. **B** – Numeração dos carbonos do açúcar (desoxirribose) na estrutura açúcar-fosfato da molécula de DNA.

Fonte: Lewis.[2]

1.3.2 Estrutura molecular

Além das diferenças em sua composição química, o DNA e o RNA mostram diversidade quanto à sua estrutura molecular.

É necessário que o DNA tenha uma estrutura suficientemente versátil para explicar a grande variedade de genes e, ao mesmo tempo, ser capaz de reproduzir-se de tal maneira que se forme uma cópia idêntica em cada célula com capacidade de se dividir.

Em 1953, J. D. Watson e F. C. Crick, com base em estudos de difração aos raios X, propuseram um modelo para a estrutura molecular do DNA que atendia a esses requisitos: (a) a molécula de DNA é uma longa fita ou fita de nucleotídeos, formando uma configuração semelhante à de uma escada de corda, enrolada de forma helicoidal; (b) nessa escada, o açúcar e o fosfato são os componentes verticais (corrimãos) e as bases nitrogenadas são os degraus: para que estes se formem, as ligações entre as bases são feitas por pontes de hidrogênio, sendo duplas entre as bases adenina e timina, e triplas entre guanina e citosina; (c) tal modelo também requer que as duas fitas polinucleotídicas sejam antiparalelas, isto é, corram em direções opostas: uma na direção 5'→3' e a outra na direção 3'→5'. Na **Figura 1.3** está representado o modelo original da molécula de DNA. Por seu trabalho, Watson e Crick receberam o Prêmio Nobel de Medicina e Fisiologia, em 1962.

Desse modo, o DNA é formado por duas fitas polinucleotídicas que se dispõem em espiral em torno de um mesmo eixo imaginário, mas com polaridades opostas. Cada fita de DNA tem sua polaridade determinada pela orientação dos componentes açúcar e fosfato. Quando uma fita termina no átomo de carbono 5' da molécula de desoxirribose, que constitui sua extremidade 5', a fita oposta termina no carbono 3' do açúcar, denominando-se extremidade 3. Assim, a extremidade 5' de uma fita tem orientação oposta à extremidade 3' da outra, daí a denominação de fitas antiparalelas. A estabilização da dupla-hélice é dada pela interação entre as bases complementares oponentes e as bases que vão se superpondo. O espaço ocupado por duas bases opostas é pequeno, o que obriga a associação, por meio de pontes de hidrogênio, entre uma base grande (púrica) e outra pequena (pirimídica); duas bases grandes não caberiam nesse espaço e duas pequenas não se aproximariam o suficiente para interagir. Essas associações complementares ocorrem entre **adenina** e **timina** e entre **guanina** e **citosina**, por serem combinações mais estáveis. Assim, as quantidades de bases púricas e pirimídicas são iguais, de tal forma que A+G = C+T. Verifica-se, igualmente, que as quantidades de adenina e timina são equivalentes e o mesmo ocorre com a guanina e a citosina, tendo-se, assim: A=T e G=C. Considerando-se uma fita hipotética, com a seguinte composição: 5'-ATGCGTCAG-3', sua fita complementar deverá ser 3'-TACGCAGTC-5', com a estrutura em dupla-hélice completa sendo assim representada:

5'-ATGCGTCAG-3'

3'-TACGCAGTC-5'

A relação G+C/A+T é igual em todos os indivíduos da mesma espécie, mas varia de uma espécie para outra.

A estrutura molecular do DNA apresenta uma série de vantagens: (a) possibilita o armazenamento e a codificação de imensa quantidade de informação, tendo em vista as bases nela contidas; assim, para uma molécula com N bases, há 4^N sequências possíveis; (b) sugere um mecanismo para sua replicação, já que cada fita contém a informação completa da molécula de DNA, podendo servir como molde para a síntese de uma nova fita complementar; (c) fornece um mecanismo de defesa contra a perda de informação genética causada por um dano ao DNA (p. ex., se uma base de uma das fitas for danificada ou perdida, poderá ser substituída, já que sua fita complementar orienta essa substituição); (d) permite que as fitas de DNA, com a sua complementaridade, se identifiquem e se juntem em uma mistura complexa de moléculas, configurando o que se denomina **hibridização**, processo utilizado em algumas situações pelos mecanismos nucleares de regulação da expressão gênica.

A forma original da dupla-hélice do DNA, proposta no modelo de Watson e Crick, é denominada **B-DNA**, mas ainda existem outras formas. A conformação que o DNA adota depende de vários fatores: nível de hidratação, sequência de DNA, direção e grau do superenrolamento, modificações químicas das bases, tipo e concentração de íons metálicos e presença de poliaminas em solução. Em condições fisiológicas, a maior parte do DNA de procariotos e eucariotos aparece com a forma desse modelo: uma hélice com giro para a direita (dextrógira) e entre 10 e 10,5 bases por giro, formando dois sulcos, um grande e profundo (sulco maior), outro pequeno, estreito ou raso (sulco menor). Essa estrutura pode transformar-se no **A-DNA**, forma rara já conhecida quando surgiu o modelo de Watson e Crick, também dextrógira, que existe somente em condições salinas altas ou de desidratação, contendo 11 pares de bases por giro e diferindo do B-DNA por uma rotação de 20° em relação ao eixo perpendicular da hélice, o que causa mudança na aparência dos sulcos maior e menor. Existe ainda o **Z-DNA**, que apresenta instabilidade termodinâmica e contém 12 pares de bases por giro. Sua orientação para a esquerda (levógira) resulta em maior distância entre seus pares de bases do que no B-DNA e em uma molécula de DNA em forma de zigue-zague, daí sua denominação. Um giro de 180° pode converter o B-DNA em Z-DNA com função biológica, mas ainda não se sabe exatamente se o Z-DNA ocorre *in vivo*. Segmentos de B-DNA cujas bases foram modificadas quimicamente por metilação podem sofrer grande mudança em sua conformação e adotar a forma Z. Essas estruturas raras podem ser reconhecidas por proteínas específicas de ligação ao Z-DNA e podem estar envolvidas na regulação da transcrição.

A **Figura 1.4** mostra essas três formas da dupla-hélice do DNA. Foram descobertas outras formas de DNA

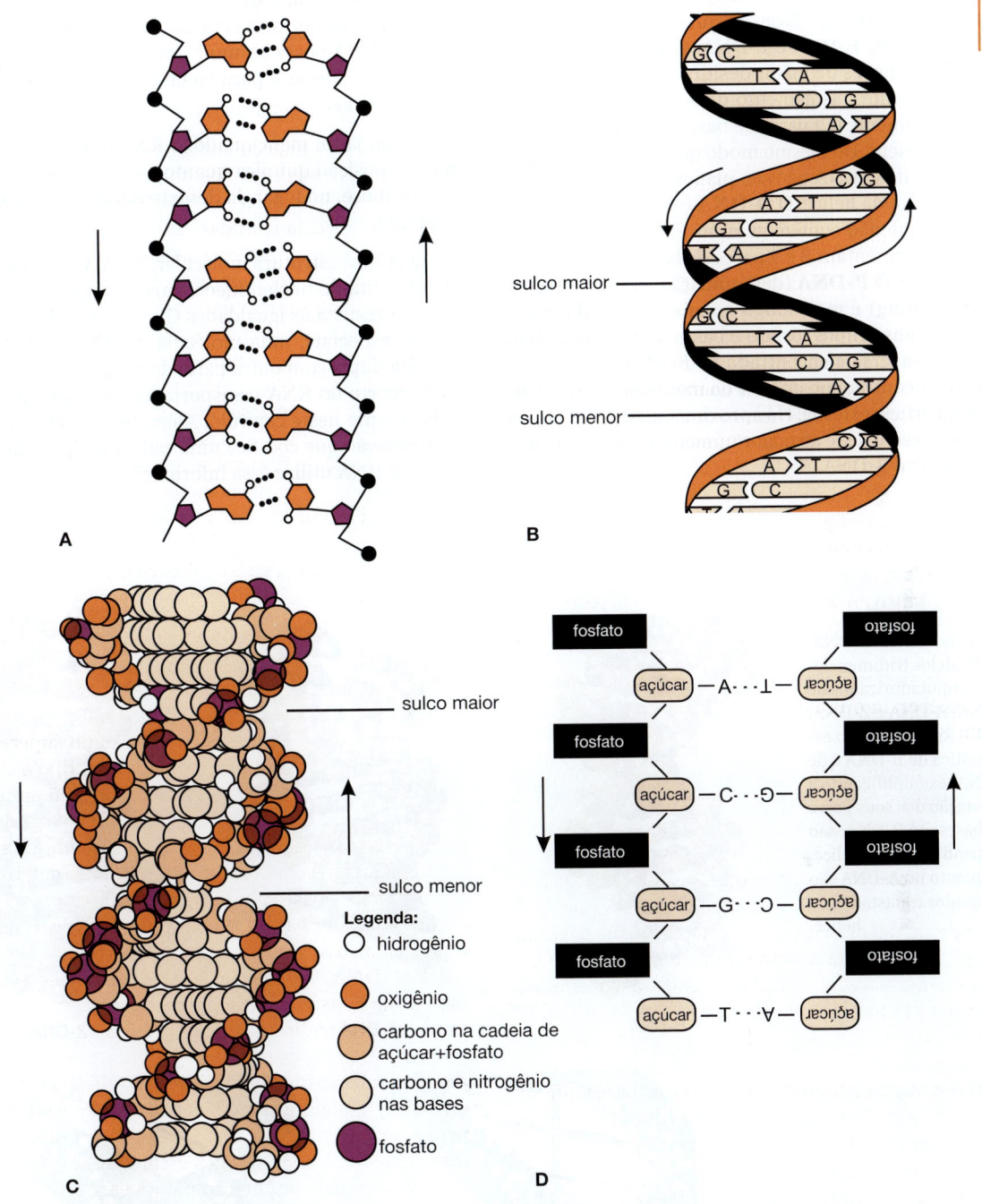

Figura 1.3

Modelo de Watson e Crick para a estrutura da molécula do DNA, em diferentes modos de representação. **A** – A dupla-hélice está desenrolada para mostrar os pares de bases (internamente, em laranja) e o esqueleto de açúcar-fosfato (externamente, em preto). Sua largura mantém-se constante porque as purinas pareiam sempre com as pirimidinas: A com T, unidas por duas pontes de hidrogênio, G com C, unidas por três pontes de hidrogênio. **B** – A dupla-hélice assemelha-se a uma escada, na qual os degraus são os pares de bases, situados perpendicularmente aos corrimãos formados pela estrutura de açúcar e fosfato. As setas indicam a orientação oposta das fitas. O enrolamento helicoidal das duas fitas faz surgir um sulco menor (~12Å de diâmetro) e um sulco maior (~22Å de diâmetro), assinalados na figura. **C** – Esta representação mostra as relações entre os átomos da molécula de DNA. **D** – O esquema de um segmento desenrolado da dupla-hélice mostra a relação entre as bases complementares, que representam o conteúdo informativo variável do DNA, e o esqueleto de açúcar-fosfato, que é idêntico em todo o DNA.

Fonte: Lewis.[3]

de hélices dextrógiras, quando investigadas em condições laboratoriais variadas. Essas formas são denominadas C-DNA, D-DNA, E-DNA e P-DNA. O **C-DNA** é encontrado em condições de maior desidratação do que as observadas durante o isolamento do A-DNA e do B-DNA. Apresenta somente 9,3 pares de bases por giro, por isso é menos compacto. Do mesmo modo que no A-DNA, os pares de bases do C-DNA não são planos, inclinando-se em relação ao eixo da hélice. O **D-DNA** e o **E-DNA** ocorrem em hélices que não contêm guanina em sua composição de bases e apresentam 8 e 7 pares de bases por giro, respectivamente. O **P-DNA** (denominação em homenagem a Linus Pauling) é mais longo e mais estreito do que a forma B, e seus grupos fosfato e bases nitrogenadas têm localização inversa à encontrada no B-DNA, pois os primeiros se encontram no interior da molécula e as últimas, na sua superfície externa. Há aproximadamente 2,6 bases por giro, em contraste ao maior número de bases por giro encontrado no B-DNA.

O interesse em formas alternativas de DNA, tal como a forma Z e outras formas raras, decorre da possibilidade de que o DNA possa assumir uma estrutura diferente da existente na forma B para facilitar algumas de suas funções genéticas.

Como já foi mencionado, o RNA difere do DNA em sua composição química quanto a dois aspectos: o RNA possui ribose, no lugar da desoxirribose, e uracil, em vez de timina.

Quanto à estrutura molecular, o **RNA** apresenta apenas uma fita de nucleotídeos, cuja composição de bases não está restrita às igualdades G=C e A=U. Em circunstâncias especiais, uma molécula de RNA pode formar uma fita dupla com outra parte de sua própria estrutura, como ocorre no RNA transportador, que será abordado mais adiante neste capítulo. Além disso, o DNA contém a informação que codifica uma cadeia polipeptídica, enquanto o RNA utiliza essa informação.

Figura 1.4

Principais formas do DNA. **A** – Modelos tridimensionais computadorizados de B-DNA, A-DNA e Z-DNA. **B** – Representação esquemática de B-DNA e de A-DNA, exemplificando a orientação dos seus pares de bases: no B-DNA, são perpendiculares à hélice, enquanto no A-DNA são inclinados e afastados da hélice.

B-DNA   A-DNA   Z-DNA

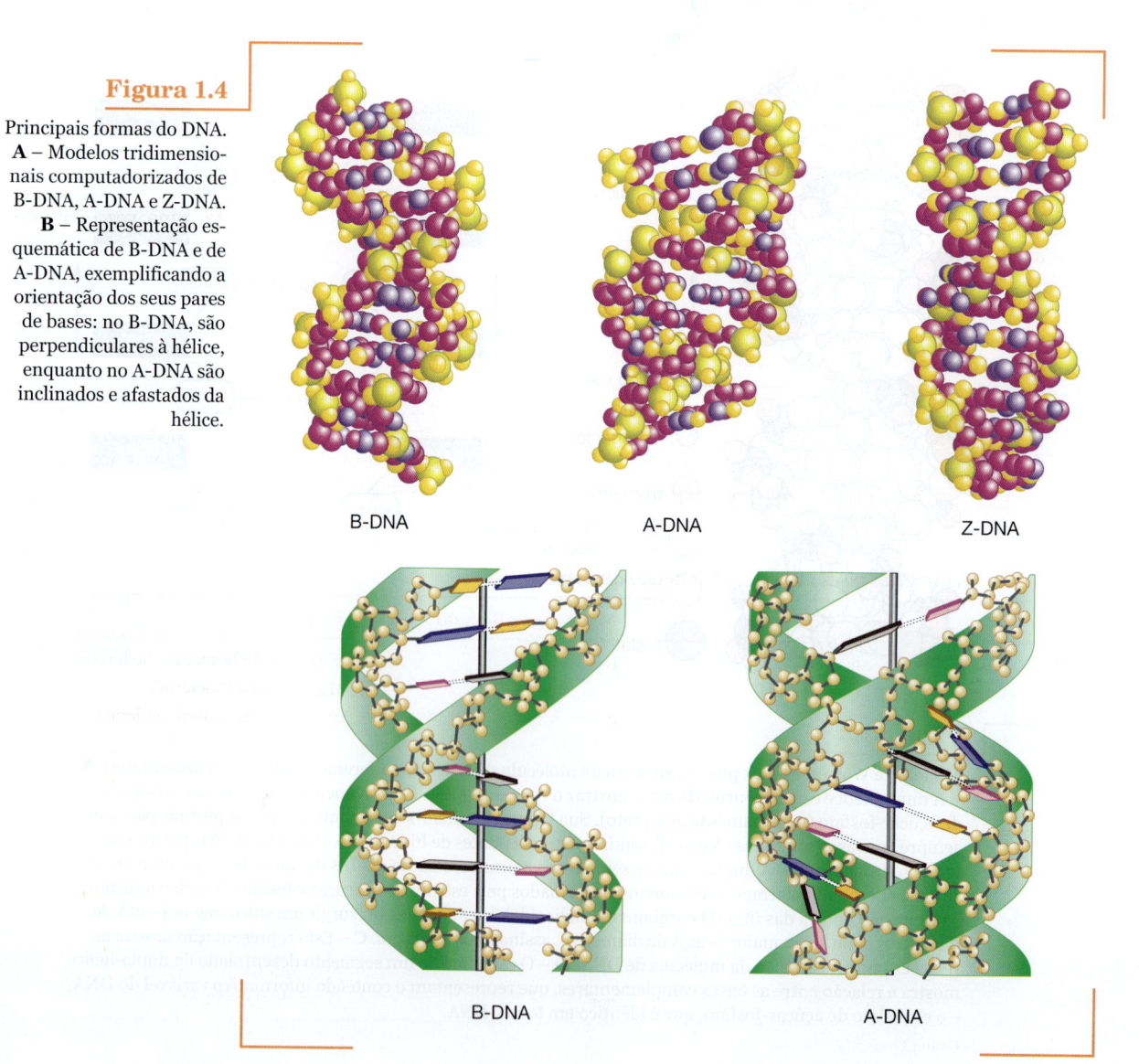

B-DNA   A-DNA

1.4 O código genético

O código para a produção dos diferentes tipos de proteínas que o organismo deve formar ao longo de sua vida está contido no zigoto de cada indivíduo.

Todas as células de um determinado organismo, em um dado momento de sua vida, contêm o mesmo código ou informação genética do zigoto que as originou, porém nem todos os genes estão funcionando em todas as células ao mesmo tempo e com a mesma intensidade. Isso varia com o tipo de célula e com a idade do indivíduo.

O código genético descreve a relação entre a sequência de bases nitrogenadas do DNA e a sequência de aminoácidos na cadeia polipeptídica correspondente. Foi elucidado em 1966, graças à descoberta de que o RNA mensageiro transmite a informação entre genes e proteínas. A palavra-chave do código para um aminoácido consiste em uma sequência de três bases nitrogenadas adjacentes, que formam a **unidade de informação genética** ou **códon**. O código genético apresenta as seguintes características:

a. Sua leitura é feita em **trincas de bases** ou de **nucleotídeos**.

b. É **degenerado** ou **redundante**. A sequência de nucleotídeos deve conter o número suficiente de unidades codificadoras para representar 20 aminoácidos. Como o DNA possui apenas quatro bases distintas, são necessárias diversas combinações dessas bases para codificar os diferentes tipos de aminoácidos. Se a combinação das bases fosse 2 a 2 (4^2), haveria 16 arranjos; como são 20 os aminoácidos, essa combinação é, portanto, inadequada. Agrupando-se as bases 3 a 3 (4^3), resultam 64 arranjos, número maior do que o necessário. Desde que há 64 combinações possíveis e apenas 20 aminoácidos diferentes, deduz-se que somente algumas das trincas especificam aminoácidos ou que alguns deles devem ser especificados por mais de um tipo de trinca ou por mais de um códon. Por exemplo, o aminoácido fenilalanina pode ser codificado por dois códons diferentes: UUU e UUC. Os códons que representam os mesmos aminoácidos são denominados códons sinônimos, relacionando-se, em geral, por uma alteração de sua terceira base; a degeneração da terceira base minimiza os efeitos de possíveis mutações.

c. É considerado **não ambíguo**, isto é, uma trinca só pode codificar um aminoácido. As trincas acima referidas só codificam a fenilalanina, e nenhum outro aminoácido.

d. É um código **sem superposição**, ou seja, uma dada base pertence a uma só trinca ou códon. Exceções: bacteriófago φ X174 e outros vírus, em que há pontos de iniciação múltiplos, criando genes superpostos.

e. É, também, **contínuo**, não existindo espaçamento entre os códons.

f. É **semiuniversal**, ou seja, os mesmos aminoácidos são codificados pelos mesmos códons em quase todos os organismos, permitindo que um RNA mensageiro seja traduzido em uma célula de outra espécie, o que possibilitou a técnica do DNA recombinante (ver Cap. 17). Aparentemente, uma vez evoluído, o código genético vem mantendo-se quase intacto ao longo da história evolutiva da vida na Terra. No entanto, existem algumas exceções (certos genes da mitocôndria humana e de levedura, da bactéria *Mycoplasma capricolum* e dos protozoários ciliados *Paramecium*, *Tetrahymena* e *Stylonychia*), como mostra a **Tabela 1.2**. Em genomas mitocondriais, essas alterações são mais comuns; em genomas nucleares, são esporádicas e afetam geralmente os códons de finalização ou terminação.

Tabela 1.2 Algumas exceções ao código genético universal

Códon	No código normal	No código alterado	Fonte
UGA	finalização	trp	Mitocôndria humana e de levedura
			Mycoplasma (bactéria)
		cys	*Euplotes* (protozoário ciliado)
		sel	Procariotos e eucariotos
UAA	finalização	gln	*Paramecium*, *Tetrahymena*, *Stylonychia* (protozoários ciliados)
UAG	finalização	gln	*Tetrahymena*
		pyr	*Archaea*; bactéria
AUA	ile	met	Mitocôndria humana
AGA	arg	finalização	Mitocôndria humana
AGG	arg	finalização	Mitocôndria humana
CUA	leu	thr	Mitocôndria de levedura
CUG	leu	ser	*Candida* (levedura)

Fonte: Klug e colaboradores[4] e Lewin.[5]

g. Há **códons de iniciação** e de **finalização** ou **terminação**. O início da síntese de um polipeptídeo, em procariotos, é assinalado pela presença de um códon iniciador específico, que é AUG no RNA mensageiro, correspondendo ao aminoácido metionina. Há, também, códons finalizadores ou terminadores, que indicam o término da síntese polipeptídica, como UAA, UAG e UGA, e em geral não correspondem a aminoácidos em eucariotos.

A **Figura 1.5** mostra o código genético completo, que geralmente é representado pelas bases contidas no RNA mensageiro, com uracil (U) em lugar de timina (T).

Os aminoácidos **selenocisteína (sel)** e **pirrolisina (pyr)**, codificados respectivamente pelas trincas UGA e UAG, que correspondem a códons finalizadores na maioria dos organismos, são considerados os 21º e 22º aminoácidos, embora o primeiro ocorra em procariotos e eucariotos e o último apenas em bactérias e em *Archaea*. Esses casos são interpretados como um meio de facilitar a decodificação de sequências situadas depois do códon finalizador.

1.5 DNA: nuclear e mitocondrial

O conteúdo de DNA das células humanas constitui o que se denomina de genoma humano. Esse genoma subdivide-se em duas partes: o genoma nuclear, que corresponde à maior parte da informação genética total, e o genoma mitocondrial, que corresponde à informação genética restante (ver seção 1.5.2).

1.5.1 DNA nuclear

O genoma humano nuclear apresenta em torno de 33% do conteúdo de DNA na forma de genes estruturais e sequências a eles relacionadas, enquanto sua maior parte (67%) é encontrada como DNA extragênico, isto é, o con-

Figura 1.5

O código genético. Além do código genético tradicional, representado pelas três primeiras letras de cada aminoácido, também é usado o código alfabético abreviado, em que os aminoácidos são representados apenas por uma letra do alfabeto.

Fonte: Passarge.[6]

Primeira	Base nucleotídica				Terceira
	Segunda				
	Uracil (U)	Citosina (C)	Adenina (A)	Guanina (G)	
Uracil (U)	F Fenilalanina (Phe)	S Serina (Ser)	Y Tirosina (Tyr ou tyr)	C Cisteína (Cys ou cys)	U
	F Fenilalanina (Phe)	S Serina (Ser)	Y Tirosina (Tyr ou tyr)	C Cisteína (Cys ou cys)	C
	L Leucina (Leu)	S Serina (Ser)	Códon finalizador	Códon finalizador	A
	L Leucina (Leu)	S Serina (Ser)	Códon finalizador	W Triptofano (Trp)	G
Citosina (C)	L Leucina (Leu)	P Prolina (Pro)	H Histidina (His)	R Arginina (Arg)	U
	L Leucina (Leu)	P Prolina (Pro)	H Histidina (His)	R Arginina (Arg)	C
	L Leucina (Leu)	P Prolina (Pro)	Q Glutamina (Gln)	R Arginina (Arg)	A
	L Leucina (Leu)	P Prolina (Pro)	Q Glutamina (Gln)	R Arginina (Arg)	G
Adenina (A)	I Isoleucina (Ile)	T Treonina (Thr)	N Asparagina (Asn)	S Serina (Ser)	U
	I Isoleucina (Ile)	T Treonina (Thr)	N Asparagina (Asn)	S Serina (Ser)	C
	I Isoleucina (Ile)	T Treonina (Thr)	K Lisina (Lys ou lys)	R Arginina (Arg)	A
	Início (Metionina)	T Treonina (Thr)	K Lisina (Lys ou lys)	R Arginina (Arg)	G
Guanina (G)	V Valina (Val)	A Alanina (Ala)	D Ácido aspártico (Asp)	G Glicina (Gly)	U
	V Valina (Val)	A Alanina (Ala)	D Ácido aspártico (Asp)	G Glicina (Gly)	C
	V Valina (Val)	A Alanina (Ala)	E Ácido glutâmico (Glu)	G Glicina (Gly)	A
	V Valina (Val)	A Alanina (Ala)	E Ácido glutâmico (Glu)	G Glicina (Gly)	G

Código genético no mRNA para todos os aminoácidos

Início	AUG	F (Phe)	UUU UUC	L (Leu)	CUU CUC CUG CUA UUG UUA	R (Arg)	CGU CGC CGG CAA AGG AGA	V (Val)	GUU GUC GUG GUA
Fim	UAA UAG UGA	G (Gly)	GGU GGC GGG GGA					W (Trp)	UGG
A (Ala)	GCU GCC GCG GCA	H (His)	CAU CAC	M (Met)	AUG	S (Ser)	UCU UCC UCG UCA AGU AGC	Y (Tyr)	UAU UAC
				N (Asn)	AAU AAC				
C (Cys)	UGU UGC	I (Ile)	AUU AUC AUA	P (Pro)	CCU CCC CCG CCA			B (Asx)	Asn ou Asp
D (Asp)	GAU GAC					T (Thr)	ACU ACC ACG ACA		
E (Glu)	GAG GAA	K (Lis)	AAG AAA	Q (Gln)	CAG CAA			Z (Glx)	Gln ou Glu

Código alfabético abreviado

teúdo de DNA que não faz parte dos genes nem das sequências a eles relacionadas.

A quantidade do DNA de uma célula diploide humana é de aproximadamente 6.000 Mb (megabases). Se esse DNA consistisse apenas em genes estruturais, isto é, genes que codificam cadeias polipeptídicas, existiria cerca de 6 a 7 milhões de genes no genoma humano, número demasiadamente alto, uma vez que a análise de genomas eucarióticos tem revelado que a relação entre o tamanho do genoma e o número de genes não é linear. Segundo Lewin,[5] estima-se que existam entre 20 e 25 mil genes estruturais, codificados por sequências de DNA não repetitivo, sendo o restante do genoma constituído de outros tipos de DNA. De acordo com Passarge,[6] essa estimativa é de aproximadamente 22 mil genes, portanto dentro do intervalo citado.

A maior parte do DNA do genoma de organismos superiores consiste em sequências de DNA repetitivo, sem função codificadora. Os genomas maiores, em um mesmo filo, não contêm mais genes, mas maiores quantidades de DNA repetitivo.

1.5.1.1 Tipos de sequências

A **Figura 1.6** apresenta os principais tipos de sequências de DNA e alguns tipos de sequências repetitivas do genoma humano nuclear. O DNA nuclear dos eucariotos apresenta os seguintes tipos de sequências: **DNA não repetitivo**, que consiste em sequências individuais presentes em apenas uma cópia no genoma haploide; e **DNA repetitivo**, que abrange sequências presentes em mais de uma cópia por genoma.

DNA não repetitivo — Esse tipo de DNA consiste em sequências individuais presentes em apenas uma cópia por genoma, contendo os genes estruturais (55 Mb) e sequências relacionadas (945 Mb). A distribuição desses genes varia muito entre os diferentes cromos-

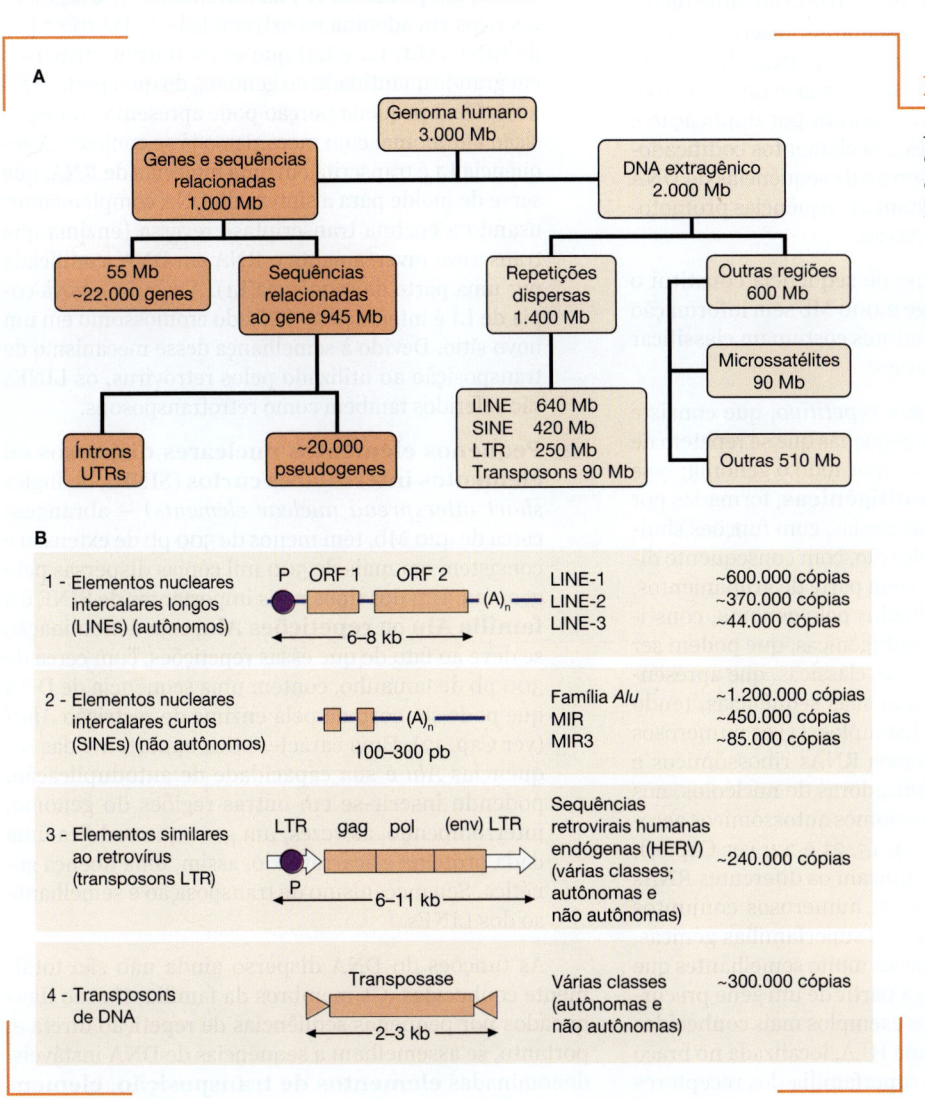

Figura 1.6

A – Principais tipos de sequências do DNA. **B** – Alguns tipos de sequências repetitivas do DNA.

somos e em certas regiões cromossômicas, dado que as regiões centroméricas e heterocromáticas contêm poucos genes estruturais, estando a maioria deles localizada em regiões subteloméricas (regiões cromossômicas situadas entre o centrômero e as extremidades dos cromossomos; para mais detalhes, ver Cap. 4). Os genes estruturais codificam polipeptídeos que integram enzimas, hormônios, receptores e proteínas estruturais e reguladoras.

Entre as sequências relacionadas aos genes, encontram-se os íntrons e aproximadamente 20 mil pseudogenes. Os íntrons ("int" de interveniente) são sequências internas de DNA presentes entre as regiões codificadoras da maioria dos genes e no pré-mRNA, mas são removidos antes da tradução do mRNA maduro. Esses segmentos nucleotídicos são também chamados sequências intervenientes, e os genes que as contêm são denominados genes interrompidos.

Os pseudogenes são genes não funcionais, com sequências homólogas às de genes estruturais funcionais, mas diferindo desses por apresentarem inserções, deleções e sequências flanqueadoras de repetição direta com 10 a 20 nucleotídeos, que impedem a sua expressão. Aparentemente, os pseudogenes surgiram por duplicação e aquisição de muitas mutações nos elementos codificadores e reguladores, ou pela inserção de sequências de DNA complementares, às quais faltam as sequências promotoras necessárias para sua expressão.

DNA repetitivo – Esse tipo de sequência constitui o DNA extragênico, que abrange 2.000 Mb sem informação genética conhecida. Alguns autores costumam classificar o DNA repetitivo em duas classes:

1ª – *DNA moderadamente repetitivo*, que consiste em sequências relativamente pequenas que se repetem de 10 a mil vezes e estão dispersas por todo o genoma; esse subtipo inclui as **famílias multigênicas**, formadas por genes funcionais em múltiplas cópias, com funções similares, tendo surgido por duplicação, com consequente divergência evolutiva. Alguns fazem parte de grupamentos, enquanto outros estão espalhados pelo genoma, constituindo as referidas famílias multigênicas, que podem ser de dois tipos: (a) famílias gênicas clássicas, que apresentam alto grau de homologia em suas sequências, tendo se originado por duplicação. Exemplos: (1) os numerosos genes que codificam os diversos RNAs ribossômicos e agrupam-se nas regiões organizadoras de nucléolos, nos braços curtos dos cinco cromossomos autossômicos acrocêntricos (cromossomos 13, 14, 15, 21 e 22; ver Cap. 4); (2) as famílias gênicas que codificam os diferentes RNAs transportadores, localizadas em numerosos conjuntos dispersos por todo o genoma; (b) superfamílias gênicas, compostas por genes com funções muito semelhantes que se originaram por duplicação a partir de um gene precursor e posterior divergência. Os exemplos mais conhecidos são: (1) superfamília do sistema HLA, localizada no braço curto do cromossomo 6; (2) superfamília dos receptores das células T, que têm homologia estrutural com os genes para as imunoglobulinas.

2ª – *DNA altamente repetitivo*, que consiste em sequências muito curtas (geralmente com menos de 100 pares de bases [pb]) presentes em milhares de vezes no genoma e não transcritas. O DNA altamente repetitivo consiste sobremaneira em sequências de DNA dispersas por todo o genoma (cerca de 1.400 Mb) e outras, como o DNA-satélite. Entre as **repetições dispersas (não em *tandem*)**, muitas são elementos de transposição, que são móveis, podendo movimentar-se para diferentes regiões do genoma. A seguir, são descritos quatro tipos dessas repetições dispersas:

1. **Longos elementos nucleares dispersos** ou **elementos intercalares longos** (LINEs, do inglês *long interspread nuclear elements*) – abrangendo cerca de 640 Mb do genoma humano, consistem, em sua forma mais comum (LINE-1 ou elemento L1), em sequências repetitivas de aproximadamente 6.500 pb, presentes em até 100 mil cópias. Um módulo de 6 a 8 kb de comprimento apresenta duas fases de leitura aberta, um promotor (P) na extremidade 5' e segmentos ricos em adenina na extremidade 3'. Há três tipos de LINEs (L1, L2 e L3) que se encontram dispersos em grande quantidade no genoma, do qual perfaz 15 a 20%. Uma pequena porção pode apresentar transposição autônoma, cujo mecanismo já se conhece. A sequência L1 é transcrita em uma molécula de RNA, que serve de molde para a síntese do DNA complementar, usando a enzima transcriptase reversa (enzima que transcreve inversamente o RNA em DNA, codificada por uma parte da sequência L1). A seguir, a nova cópia de L1 é integrada ao DNA do cromossomo em um novo sítio. Devido à semelhança desse mecanismo de transposição ao utilizado pelos retrovírus, os LINEs são referidos também como retrotransposons.

2. **Pequenos elementos nucleares dispersos** ou **elementos intercalares curtos** (SINEs, do inglês *short interspread nuclear elements*) – abrangem cerca de 420 Mb, têm menos de 500 pb de extensão e consistem em mais de 500 mil cópias dispersas pelo genoma. Um dos tipos mais importantes de SINE é a **família Alu** ou **repetições Alu**, cuja denominação se deve ao fato de que essas repetições, com cerca de 300 pb de tamanho, contêm uma sequência de DNA que pode ser cortada pela enzima de restrição *Alu I* (ver Cap. 17). Uma característica importante das sequências *Alu* é sua capacidade de autoduplicação, podendo inserir-se em outras regiões do genoma, interrompendo, às vezes, um gene que codifica uma dada proteína e acarretando, assim, uma doença genética. Seu mecanismo de transposição é semelhante ao dos LINEs.

As funções do DNA disperso ainda não são totalmente conhecidas. Os membros da família *Alu* são flanqueados por pequenas sequências de repetição direta e, portanto, se assemelham a sequências de DNA instáveis, denominadas **elementos de transposição**, **elementos transponíveis** ou **transposons**. Tais elementos, identificados primeiramente no milho, movem-se espontaneamente ao longo de todo o genoma, de um cromossomo para outro, tanto em plantas quanto em animais. Postula-se que tanto as repetições *Alu* como os elementos L1 acarretariam mutações patogênicas, encontradas em várias doenças humanas hereditárias, como, por exemplo, a hipercolesterolemia familiar.

3. **Repetições terminais longas** (LTRs, do inglês *long terminal repeats*) – abrangem cerca de 250 Mb do genoma e dispõem de repetições diretas em ambas as extremidades. Como os retrovírus, as LTRs dos retrotransposons têm promotores para iniciar a transcrição da RNA-polimerase II e sinais de poliadenilação para processamento do mRNA.

4. **Transposons de DNA** – abrangem cerca de 90 Mb do genoma e apresentam várias classes (autônomas e não autônomas). Os transposons de DNA movem-se de uma parte a outra do genoma por meio de um mecanismo de corte-e-colagem, mediado pela enzima **transposase**. Ao contrário das LTRs, esses elementos contêm repetições terminais com extremidades invertidas.

As **repetições em *tandem*** (nas quais o início de uma repetição ocorre imediatamente adjacente ao final de outra) consistem em muitas repetições de sequências de DNA não codificadoras, que podem estar concentradas em locais restritos ou muito dispersas no genoma. Podem dividir-se em três subgrupos:

1. **DNA-satélite** – abrange uma proporção variável do DNA total dos eucariotos (inexistindo em procariotos) e consiste em repetições curtas em *tandem*, situadas nas regiões flanqueadoras dos centrômeros, conhecidas como regiões heterocromáticas, de alguns cromossomos (p. ex., 1, 9, 16, Y). Não deve ser confundido com o satélite dos cromossomos acrocêntricos (ver Cap. 4); sua denominação origina-se do fato de, na centrifugação em gradiente de densidade de cloreto de césio, separar-se como um "satélite" do restante do genoma. Em humanos, uma das sequências de DNA-satélite mais conhecidas é a **família alfoide**, com 171 pb, que é encontrada em arranjos de repetições em *tandem* do início ao fim e chega a totalizar 1 milhão de pares de bases. Não se conhece o papel exato desse tipo de DNA altamente repetitivo na função centromérica, mas se sabe que ele não é transcrito.

2. **Minissatélites** – consistem em duas famílias de repetições curtas em *tandem*: (a) **DNA telomérico**, situado na porção terminal das extremidades cromossômicas (telômeros), consistindo em 10 a 15 kb de repetições em *tandem* de uma sequência de DNA de 6 pb (TTAGGG); esse DNA é necessário para a integridade cromossômica na replicação e é adicionado ao cromossomo por uma enzima específica denominada **telomerase;** (b) **DNA minissatélite hipervariável**, que ocorre nas proximidades dos telômeros e em outros locais dos cromossomos. Um de seus exemplos é o DNA descrito como **número variável de repetições em *tandem*** (VNTR, do inglês *variable number tandem repeats*), que consiste em repetições curtas (15 a 100 pares de bases) encontradas no interior dos genes e entre eles. É altamente polimórfico, variando de um indivíduo para outro e criando regiões localizadas de 1 a 20 kb de extensão. Muitos grupamentos desse tipo estão dispersos ao longo do genoma, sendo referidos também como minissatélites. A variação em comprimento dessas regiões entre os humanos serviu de base para a técnica denominada **impressões digitais** de DNA *(fingerprinting)*, que se aplica à identificação de indivíduos e à medicina forense (ver Cap. 17).

3. **Microssatélites** – consistem em **repetições curtas em *tandem*** (< de 10 nucleotídeos, geralmente 1 a 5 nucleotídeos), dispersas no genoma e com alto grau de polimorfismo. São conhecidas também como STRs (do inglês *short tandem repeats*), utilizadas como marcadores moleculares na análise genômica. Raramente ocorrem no interior das sequências codificadoras, mas repetições de três nucleotídeos próximas aos genes estão associadas a certas doenças hereditárias, como a doença de Huntington, a deficiência mental ligada ao X frágil e a distrofia miotônica (ver Cap. 5). Além dessas sequências, existem sequências de DNA com 1 a 4 pares de bases, altamente polimórficas e de ampla distribuição no genoma, chamadas **repetições de sequências simples** e utilizadas como marcadores moleculares em diversos métodos.

Essa terminologia, entretanto, não é precisamente definida. Por exemplo, a classificação em DNA moderadamente repetitivo e altamente repetitivo é variável na literatura específica, e alguns autores usam uma classificação híbrida para o DNA repetitivo (DNA moderadamente a altamente repetitivo). Certos autores utilizam a denominação microssatélite quando o tamanho da unidade repetitiva é inferior a 10 pb, chamando-a minissatélite quando esse tamanho está entre 10 e 100 pb.

Até o presente momento, não há uma explicação inteiramente satisfatória para a vasta quantidade de DNA repetitivo no genoma humano, parecendo ter pouca ou nenhuma função e contribuindo pouco para o fenótipo. Daí sua denominação de "DNA egoísta", que se preserva a si próprio, com a autoperpetuação no genoma como sua única função, e contra o qual não agem as forças seletivas. Outro termo utilizado para designar o aparente excesso de DNA é "DNA lixo", que se refere a sequências genômicas sem qualquer função aparente. É provável que exista um equilíbrio no genoma entre a criação de novas sequências e a eliminação de sequências indesejadas, e que alguma proporção do DNA sem função aparente esteja em processo de eliminação.

1.5.2 DNA mitocondrial (mtDNA)

O **DNA mitocondrial** é uma molécula circular de fita dupla, com 16.569 pares de bases, existente no interior das mitocôndrias, organelas oriundas de bactérias e produtoras de energia localizadas no citoplasma de praticamente todas as células eucarióticas. Esse DNA não apresenta íntrons (exceção: leveduras, que contêm grandes íntrons), nem *crossing-over,* arcabouço de histonas e sistema de reparo eficiente; existe em muitas cópias por mitocôndria e por célula, é de herança materna e sofre alta exposição aos radicais livres de oxigênio.

As células eucarióticas contêm um número variável de mitocôndrias, dependendo da energia necessária para a realização de suas funções: quanto maior essa necessidade, como nos músculos e no cérebro, por exemplo, maior a quantidade de mitocôndrias existente no citoplasma celular.

As mitocôndrias apresentam, via de regra, forma cilíndrica alongada, com diâmetro de 0,5 a 1,0 mμ, mas são organelas dotadas de grande mobilidade e plasticidade, mudando constantemente de forma e podendo fundir-se umas às outras e separar-se posteriormente.

Cada mitocôndria é formada por uma **matriz** limitada por **duas membranas**, uma **externa** e outra **interna**. Esta última apresenta dobramentos para dentro, formando cristas que aumentam internamente sua superfície total (**Fig. 1.7A**). O genoma mitocondrial humano e de outros mamíferos apresenta 13 genes codificadores de proteínas, 22 genes de tRNA e 2 genes de rRNA. Os genes codificadores de proteínas encontram-se no complexo citocromo-c-oxidase (subunidades 1, 2 e 3) e nas regiões do citocromo b e das subunidades 6 e 8 do complexo da ATPase. Por meio de densidade, pode ser diferenciada uma fita simples leve (L) de uma pesada (H), na qual se encontra a maioria dos genes (**Fig. 1.7B**). Os genes mitocondriais utilizam um código genético diferente do usado pelos genes nucleares; em mamíferos, UGA para trp, AUA para met e AGA/AGG como códon de finalização.

A taxa de mutação do mtDNA é quase 20 vezes mais alta do que a do DNA nuclear, provavelmente devido à grande produção de radicais livres de oxigênio (mutagênicos) nas mitocôndrias e à sua limitada capacidade de reparo.

O mtDNA atraiu a atenção de muitos pesquisadores, quando foi publicado um artigo por Cann e colaboradores,[8] em 1987, no qual era sugerido que a espécie humana descenderia de uma única mulher africana que teria vivido há 200 mil anos. Tal hipótese baseava-se no fato de que as mitocôndrias são exclusivamente herança materna e o acúmulo de mutações no mtDNA pode ser utilizado como um relógio evolutivo. Hoje, são conhecidas muitas variantes do mtDNA, atribuídas a diferentes

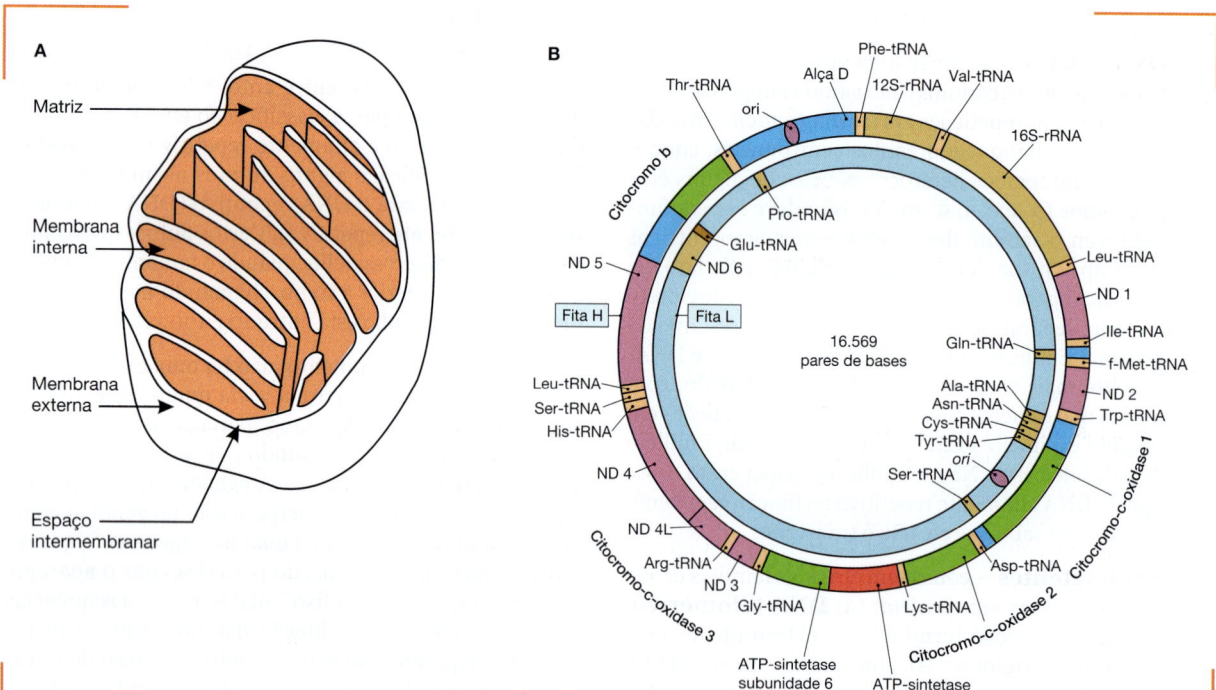

Figura 1.7

Representação esquemática de uma mitocôndria e do DNA mitocondrial (mtDNA). **A** – Mitocôndria e seus principais componentes: matriz, membrana interna, membrana externa e espaço intermembranar. (Fonte: Alberts e colaboradores.[7]) **B** – DNA mitocondrial (mtDNA) humano, mostrando os genes mitocondriais em seres humanos: 22 genes para tRNA, 2 para rRNA (12S rRNA e 16S rRNA) e 13 regiões codificadoras de proteínas relacionadas com a respiração (ND 1, ND2, CO 1, CO2, ATPase 8, ATPase 6, CO3, ND3, ND4L, ND4, ND5, ND6 e Cyt b). Alça D = região do mtDNA na qual um curto segmento de RNA pareia com uma das fitas de DNA; ND = NADH desidrogenase.

haplogrupos, de acordo com sua distribuição geográfica. Os principais grupos são denominados L1, L2 e L3 (na África), M e N (na Ásia) e R (na Europa), cada uma com diversos subgrupos, propiciando a reconstrução de sua árvore evolutiva.

O mtDNA também é importante sob outros aspectos, como, por exemplo, o da sua relação com algumas doenças. Os bilhões de moléculas do mtDNA de qualquer indivíduo são geralmente idênticos e de herança materna, pois o espermatozoide contém escasso citoplasma, com poucas mitocôndrias; portanto, uma doença causada por mutação no mtDNA é herdada exclusivamente da mãe. Apenas as mulheres podem transmitir as doenças mitocondriais, passando as mutações para toda a sua prole de ambos os sexos. No entanto, essa transmissão não parece ser tão simples, pois a expressão de alguns genes mitocondriais depende da interação com genes nucleares. O genoma mitocondrial contém em torno de 1.500 genes, cuja maioria está distribuída no genoma nuclear. Muitas proteínas mitocondriais são agregadas de produtos gênicos nucleares e mitocondriais; esses produtos são transportados para as mitocôndrias após a transcrição nuclear e a tradução citoplasmática, formando proteínas funcionais com subunidades de produtos gênicos nucleares e mitocondriais. Portanto, algumas doenças genéticas de origem mitocondrial seguem as leis de Mendel, enquanto as doenças puramente mitocondriais seguem somente a herança materna. Dado que o mtDNA se replica de forma independente do DNA nuclear e as mitocôndrias segregam-se nas células-filhas também de forma independente dos cromossomos nucleares, a proporção de mitocôndrias que porta uma mutação no mtDNA pode diferir entre as células somáticas. Essa heterogeneidade é denominada **heteroplasmia** e tem importante papel no fenótipo variável das doenças mitocondriais.

Além disso, os tecidos diferem em sua dependência da fosforilação oxidativa, sendo mais dependentes o coração, os músculos esqueléticos e o sistema nervoso central. Portanto, as doenças mitocondriais caracterizam-se com mais frequência por miopatias e encefalopatias, problemas dos músculos e do encéfalo, respectivamente. Por fim, a fosforilação oxidativa declina com a idade, talvez devido ao acúmulo de mutações no mtDNA. Assim, o fenótipo clínico, nas doenças mitocondriais (como LHON), cardiomiopatia hipertrófica com miopatia e diabetes com surdez de herança materna; ver Cap. 5), não está direta ou simplesmente relacionado ao genótipo do mtDNA, mas reflete vários fatores, como os já mencionados.

1.6 RNA: tipos

Existem quatro tipos principais de RNA, todos transcritos de moldes de DNA por RNA-polimerases e com a mesma estrutura química básica. Esses RNAs têm tamanhos diferentes e possuem sequências de bases desiguais que determinam funções específicas.

1.6.1 RNA heterogêneo nuclear, pré-RNA mensageiro, RNA primário ou transcrito primário

Esse tipo de RNA é encontrado apenas em eucariotos e seu tamanho é variável, sendo sempre mais longo do que o RNA que é traduzido (mRNA) e praticamente correspondente à sequência do gene que é transcrito. É o primeiro passo da transcrição (por isso também é denominado de transcrito primário), forma-se a partir do DNA e grande parte dele nunca sai do núcleo. Fisicamente, mantém-se ligado a proteínas, formando partículas de **ribonucleoproteínas heterogêneas nucleares** (hnRNPs); *in vitro*, essas partículas tomam a forma de pequeninas contas ou glóbulos.

O hnRNA é formado por regiões codificadoras que são transcritas e traduzidas (éxons) e regiões não codificadoras que são transcritas, mas que não são traduzidas (íntrons), por isso ele é muito mais longo do que a informação que codifica. Os íntrons são segmentos de hnRNA eliminados ainda no núcleo, como parte do processamento do RNA mensageiro. Essa eliminação é realizada por pequenas moléculas de RNA que funcionam como enzimas, denominadas **ribozimas**. Após a excisão dos íntrons, os segmentos remanescentes (os éxons) reúnem-se para formar o RNA mensageiro. A excisão dos íntrons e a reunião dos éxons fazem parte desse processamento, conforme mostrado na **Figura 1.8**.

Entre 10 e 25% das moléculas de hnRNA são convertidos em RNA mensageiro, pois a maior parte do transcrito primário, constituída de íntrons, é degradada durante esse evento. Ainda são ignoradas as funções dos íntrons e as razões pelas quais os genes não são contínuos. Uma hipótese é a de que os íntrons sirvam como espaçadores para facilitar a recombinação entre os éxons. Sabe-se que somente mutações nos éxons podem afetar a sequência proteica; no entanto, mutações em íntrons podem afetar o processamento do RNA mensageiro, impedindo, assim, a síntese da cadeia polipeptídica. A maioria dos genes que codificam proteínas provavelmente surgiu como sequências interrompidas e, certamente, a organização de éxons e íntrons foi importante nos primórdios evolutivos dos genes, supondo-se que as sequências de íntrons tenham propiciado o surgimento de novas e úteis proteínas. O número de íntrons é altamente variável, mas nem todos os genes os possuem, como, por exemplo, os genes que codificam as histonas (proteínas básicas que, juntamente com o DNA e outros componentes, constituem os cromossomos).

1.6.2 RNA mensageiro

O RNA mensageiro transfere a informação contida nos genes estruturais para as sequências de aminoácidos que formam os polipeptídeos. É responsável por aproximadamente 5% do RNA total de uma célula.

O mRNA, após ser processado a partir do pré-mRNA, constitui-se apenas de éxons, é relativamente estável e

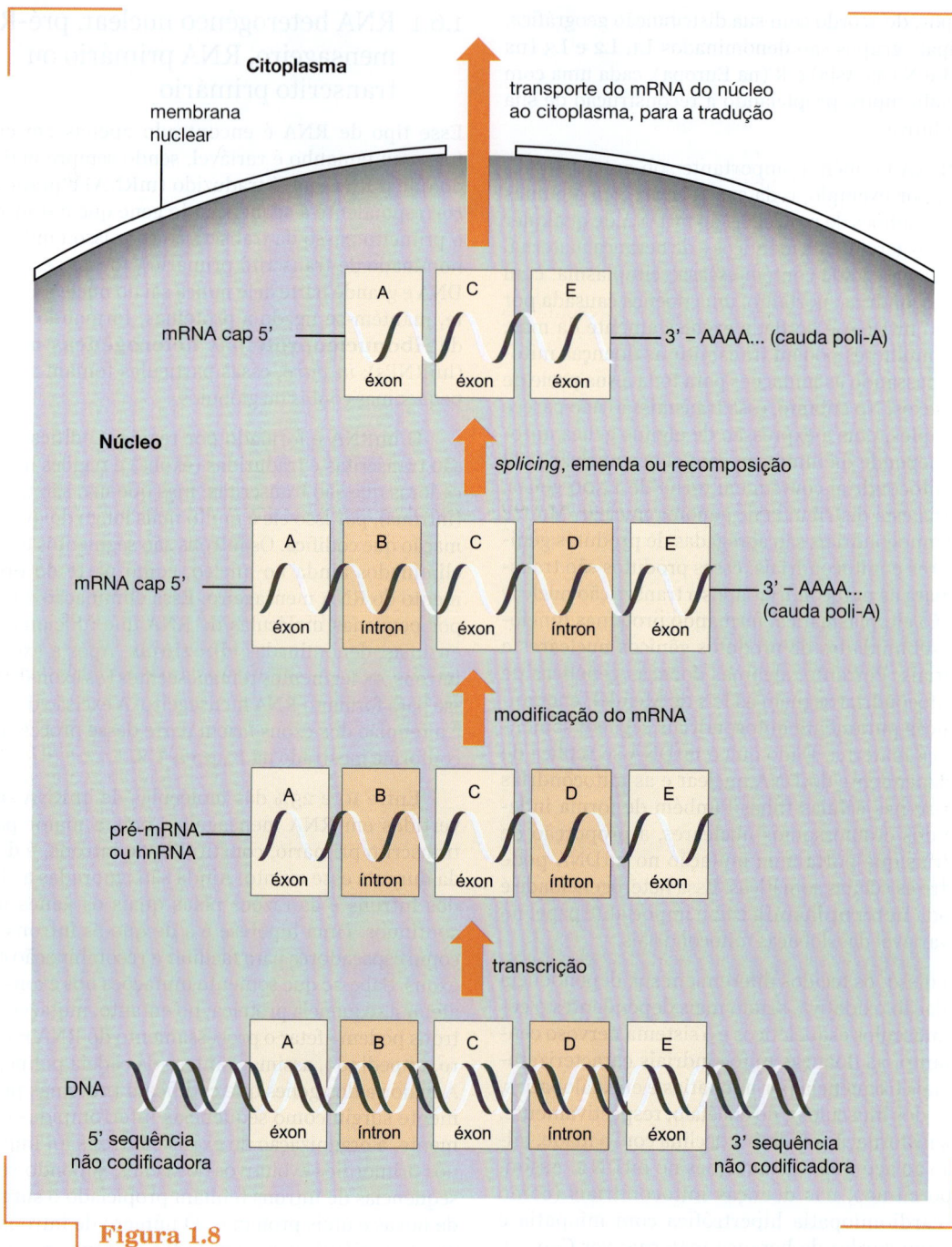

Figura 1.8

Transcrição do DNA em RNA heterogêneo nuclear (hnRNA) e processamento do RNA mensageiro (mRNA).
Fonte: Lewis.[3]

possui número variável de nucleotídeos. Esse número pode variar de 100 a 10 mil, considerando-se em conjunto procariotos e eucariotos.

Durante seu processamento, pode ocorrer o **capping**, isto é, a adição de um nucleotídeo específico modificado (uma guanina metilada), denominado de 7-metilguanosina, trifosfato de guanosina ou **cap** (capuz), à extremidade 5' do mRNA, no núcleo. Esse evento parece ter grande efeito na tradução do mRNA, pois confere vantagem ao seu transporte para o citoplasma e à sua ligação aos ribossomos, além de protegê-lo da degradação pelas exonucleases celulares endógenas.

Outra modificação pós-transcricional do mRNA é a adição de aproximadamente 200 nucleotídeos de adenina à sua extremidade 3' (**poliadenilação**), após a transcrição, constituindo a chamada **sequência poli-A** ou **cauda poli-A**. Tal adição ocorre na região flanqueadora não traduzida, cerca de 15 a 20 pb a jusante de uma sequência de seis nucleotídeos, denominada **sinal AAUAAA**. Existe uma hipótese de que essa sequência também esteja associada à maior facilidade de transporte do mRNA para o citoplasma e sua estabilidade no momento em que chega ao citoplasma, dando-lhe mais resistência à digestão por exonucleases celulares endógenas, pois a perda da sequência poli-A pode desencadear a desestabilização desse mRNA. Esses eventos estão representados na Figura 1.8.

1.6.3 RNA transportador ou RNA de transferência

Esse RNA é responsável por até 15% do RNA total de uma célula, sendo relativamente pequeno, com 70 a 90 nucleotídeos. É estável, sendo uma molécula altamente especializada e importante para a síntese de proteínas; durante a tradução, sua configuração torna-o apto a reconhecer e ligar-se a aminoácidos por uma de suas extremidades, transportando-os para o ribossomo, e a códons determinados no mRNA, pela outra extremidade. Algumas das bases do tRNA estabelecem ligações fracas entre si, fazendo com que esse tRNA forme alças, que lhe conferem um aspecto de folha de trevo. Cada aminoácido possui um ou mais tRNAs que lhe são específicos. Tal especificidade depende de uma série de enzimas complexas, as **aminoacil-tRNA-sintetases**, havendo uma dessas para cada aminoácido. Em uma das alças do tRNA existe uma sequência de três bases que são complementares a um conjunto de igual número de bases no mRNA. As bases do mRNA denominam-se **códon**, enquanto as do tRNA, **anticódon**. Este último é o responsável pelo reconhecimento do códon correto. O tRNA carregando um aminoácido é denominado **aminoacil-tRNA** (**Fig. 1.9**).

1.6.4 RNA ribossômico

Esse tipo de RNA, que pode constituir cerca de 80% do RNA total da célula, é sintetizado nos nucléolos, associando-se a certas proteínas ribossômicas sintetizadas no citoplasma e transportadas para os nucléolos, para formar os **ribossomos**, nos quais se dá a tradução genética, ou seja, a síntese proteica. Essas organelas celulares são compostas de mais de 50 proteínas diferentes e de diversas moléculas de rRNA, existindo milhões delas em uma célula viva típica.

Os ribossomos são constituídos de duas subunidades de tamanhos diferentes, produzidas no nucléolo, que estão comumente separadas no citoplasma, juntando-se no local da síntese proteica. Os tamanhos dessas subunidades são determinados pelo coeficiente de sedimentação, que é a medida da velocidade com que uma partícula sofre sedimentação, quando ultracentrifugada, expressa em unidades Svedberg (S). Quanto maior o valor de S, maior será a molécula.

Os ribossomos dos procariotos consistem em partículas de 30 S e 50 S que, quando juntas, comportam-se como uma partícula de 70 S. Os ribossomos dos eucariotos são um pouco maiores, a subunidade maior apresentando 60 S e a menor, 40 S; quando unidas, comportam-se como uma partícula de 80 S (**Fig. 1.10**). Cerca da metade do conteúdo ribossômico é constituído pelo rRNA, que contém de 100 a 5 mil nucleotídeos, seu conteúdo restante sendo proteínas ribossômicas específicas.

O rRNA desempenha um papel ativo na função ribossômica, pois interage com o tRNA e o mRNA em cada etapa da tradução, facilitando o reconhecimento entre códons e anticódons e auxiliando na ligação desses RNAs aos ribossomos.

1.6.5 Outros RNAs

Existem outros tipos de RNAs, principalmente nos eucariotos, que não participam diretamente da tradução, mas têm papéis definidos. Por exemplo, o **RNA da telomerase** é envolvido na replicação do DNA nas extremidades dos cromossomos, o **RNA nuclear pequeno** (**snRNA**) participa do processamento de mRNAs, e o **RNA antissenso**, o **microRNA** (**miRNA**), e o **pequeno RNA interferente** (**siRNA**) estão envolvidos na regulação gênica de eucariotos. Os miRNAs são formados por longas moléculas de fita simples de RNA, codificados por mais de 200 genes e podem suprimir a tradução; o siRNA resulta da clivagem de longas moléculas de RNA de fita dupla em fragmentos menores que podem induzir a degradação de um mRNA complementar. Mais informações podem ser obtidas em Lewin[5] e Klug e colaboradores.[4]

1.7 Funções do DNA

1.7.1 O DNA tem função autoduplicadora

É de fundamental importância que o material genético seja capaz de **autoduplicação** ou **autorreplicação**, e que esta se dê corretamente a cada divisão celular.

Como as fitas polinucleotídicas são unidas apenas por pontes de hidrogênio, elas são facilmente separáveis. No momento da replicação, essas ligações se rompem e a dupla-hélice abre-se, com o auxílio de enzimas denominadas **DNA-helicases**, liberando seus terminais para ligarem-se a novos nucleotídeos específicos. Cada fita dirige e serve de molde para a síntese de uma nova fita, por complementaridade do pareamento de bases, a partir de nucleotídeos presentes no núcleo da célula. O princípio do pareamento complementar de bases estabelece que uma base não pareada atraia um nucleotídeo livre somente se ele lhe for complementar. Os nucleotídeos são unidos por ação da enzima **DNA-polimerase**, sendo ligados à fita-molde por novas pontes de hidrogênio, com o auxílio de outra enzima, a **DNA-ligase**. A DNA-polimerase também faz um procedimento de **revisão**

Figura 1.9

Representação esquemática do RNA transportador. As bases identificadas na figura são praticamente invariantes. As denominações dos braços D e T referem-se às bases ψ (pseudouridina) e D (di-hidrouridina), derivadas do uracil.

Fonte: Modificada de Lewin.[9]

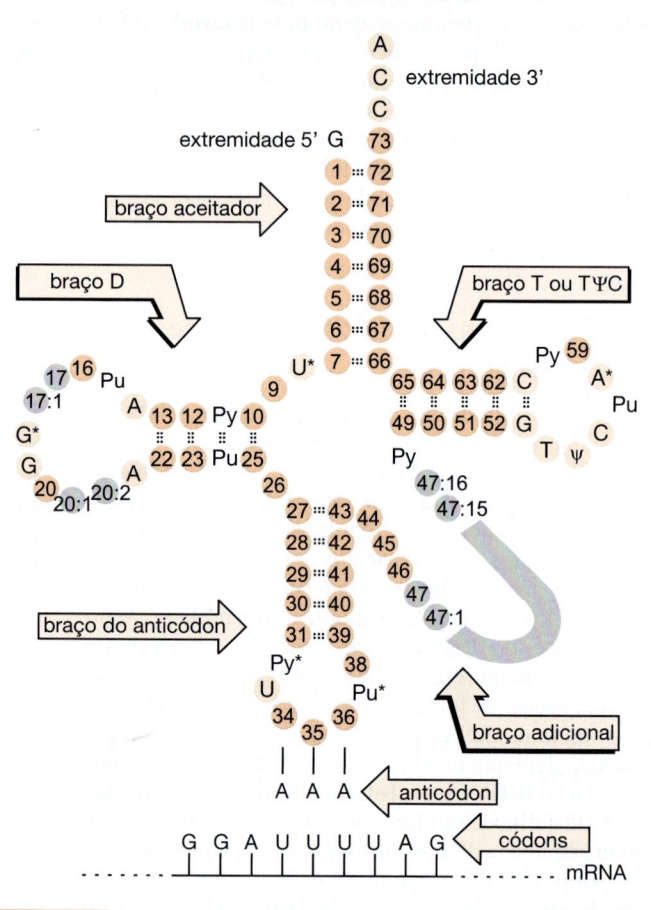

Figura 1.10

Representação esquemática dos ribossomos de procariotos e eucariotos.

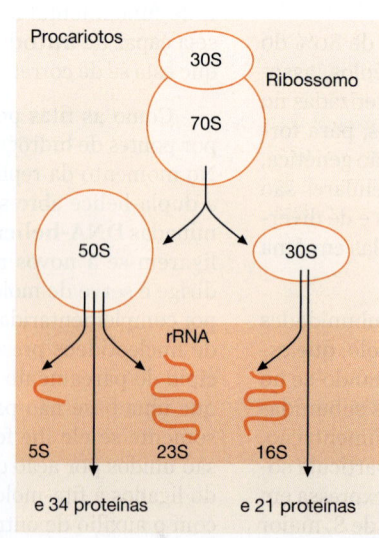

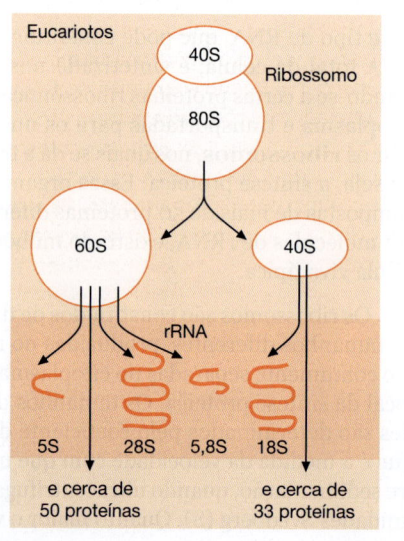

de leitura, no qual um nucleotídeo recém-adicionado é conferido para que haja certeza de sua complementaridade à base da fita-molde. Caso negativo, esse nucleotídeo é removido e substituído pelo nucleotídeo complementar correto. Tal procedimento reforça a precisão da replicação do DNA. No caso de não haver esse reparo, caracteriza-se uma mutação.

A duplicação do DNA é passível de se iniciar, ao mesmo tempo, em vários pontos da fita, podendo ser uni ou bidirecional. O ponto no qual ela se origina é denominado **forquilha de replicação**, **origem de replicação** ou **ponto de crescimento**. O primeiro passo na replicação do DNA ocorre quando uma helicase rompe as pontes de hidrogênio, mantendo junto um par de bases, em um **sítio de iniciação**. Outra enzima, conhecida como **primase**, atrai nucleotídeos de RNA complementares para formar uma pequena sequência de RNA denominada **iniciador de RNA**, **desencadeador** ou **primer**, no início de cada segmento de DNA a ser duplicado. Esse iniciador de RNA é necessário, pois o DNA não pode iniciar uma nova fita de ácido nucleico por si próprio. O iniciador de RNA atrai a DNA-polimerase, que então reúne os nucleotídeos complementares às bases da fita-molde de DNA. A nova fita de DNA começa a crescer, à medida que se formam as ligações de hidrogênio entre as bases complementares. O iniciador de RNA é removido enzimaticamente, sendo substituído pelas bases corretas do DNA. As ligações necessárias entre os nucleotídeos da nova fita de DNA são realizadas cataliticamente pelas ligases.

Na forquilha de replicação, cada uma das fitas de DNA serve como molde para a síntese do novo DNA. Antes, nessa região, a dupla-hélice é desenrolada por um sistema enzimático. Como as fitas parentais não são paralelas, a replicação do DNA só pode prosseguir continuamente em uma das fitas, na direção 5'-3', denominada **fita de replicação contínua**. Ao longo da fita 3'-5', chamada **fita de replicação descontínua**, o novo DNA se forma por meio de pequenos segmentos de mil a 2 mil bases em procariotos e de 200 bases em eucariotos, chamados **fragmentos de Okazaki**, em homenagem ao seu descobridor. Na fita de replicação descontínua, é necessário um pequeno segmento de RNA como iniciador. Esse iniciador é produzido por uma RNA-polimerase, denominada primase. A seguir, uma **exonuclease** remove o iniciador de RNA, o DNA é inserido nessa lacuna pela DNA-polimerase I e, finalmente, os segmentos de DNA são unidos pela DNA-ligase. A enzima responsável pela síntese de DNA (DNA-polimerase III) é complexa, compreendendo diversas subunidades.

Nos eucariotos, há diferentes enzimas para as fitas de replicação contínua e descontínua. Durante a replicação, os erros são eliminados por um complexo mecanismo de reparo: a revisão de leitura, em que as bases incorporadas erroneamente são removidas e substituídas pelas corretas.

Na replicação unidirecional, a forquilha de replicação parte da origem e prossegue ao longo do DNA. Na bidirecional, formam-se duas forquilhas de replicação e elas partem da origem, uma em direção à outra, até se encontrarem (**Figs. 1.11** e **1.12A**). As forquilhas de replicação mais próximas entre si estão separadas por cerca de 30 a 300 kb e ocorrem em **unidades de replicação** ou **replicons** que contêm entre 20 e 80 origens de replicação (ou forquilhas de replicação). Assim, a replicação do DNA realiza-se descontinuamente, com posterior união pela DNA-ligase entre os pequenos segmentos recém-formados. Os menores segmentos, com no máximo 150 nucleotídeos, são os denominados fragmentos de Okazaki (**Fig. 1.12B**).

Vista ao microscópio eletrônico, a região replicada aparece como um **olho** ou uma **bolha** dentro do DNA não duplicado. À medida que a replicação prossegue, uma determinada bolha expande-se até encontrar outras bolhas, às quais se funde.

Completadas as novas ligações, cada uma das moléculas recém-formadas de DNA tem uma das fitas originais e outra proveniente dos novos nucleotídeos. Por essa razão, a duplicação do DNA é chamada de **semiconservativa** (**Fig. 1.13**).

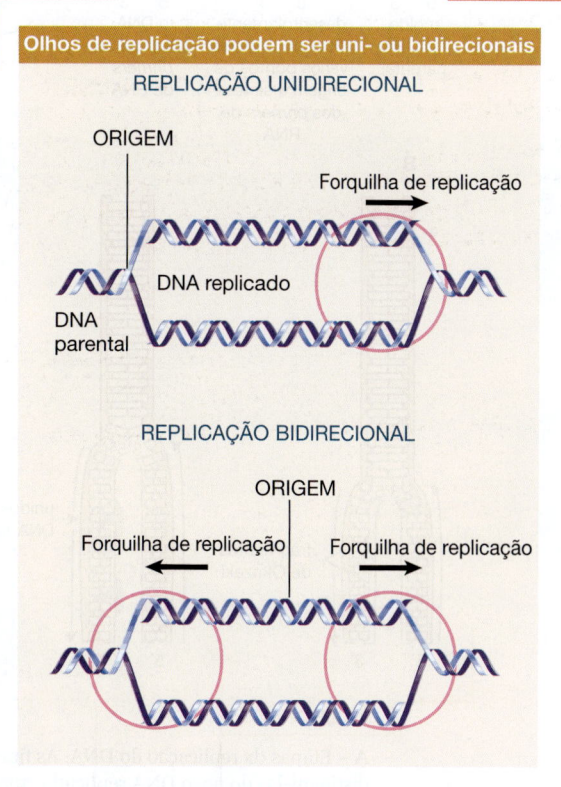

Figura 1.11

Replicação do DNA. **A** – Forquilha de replicação ou ponto crescente: ponto de origem da replicação do DNA. **B** – A replicação pode ser uni ou bidirecional, segundo se formem, na origem, uma ou duas forquilhas de replicação.

Fonte: Lewin.[5]

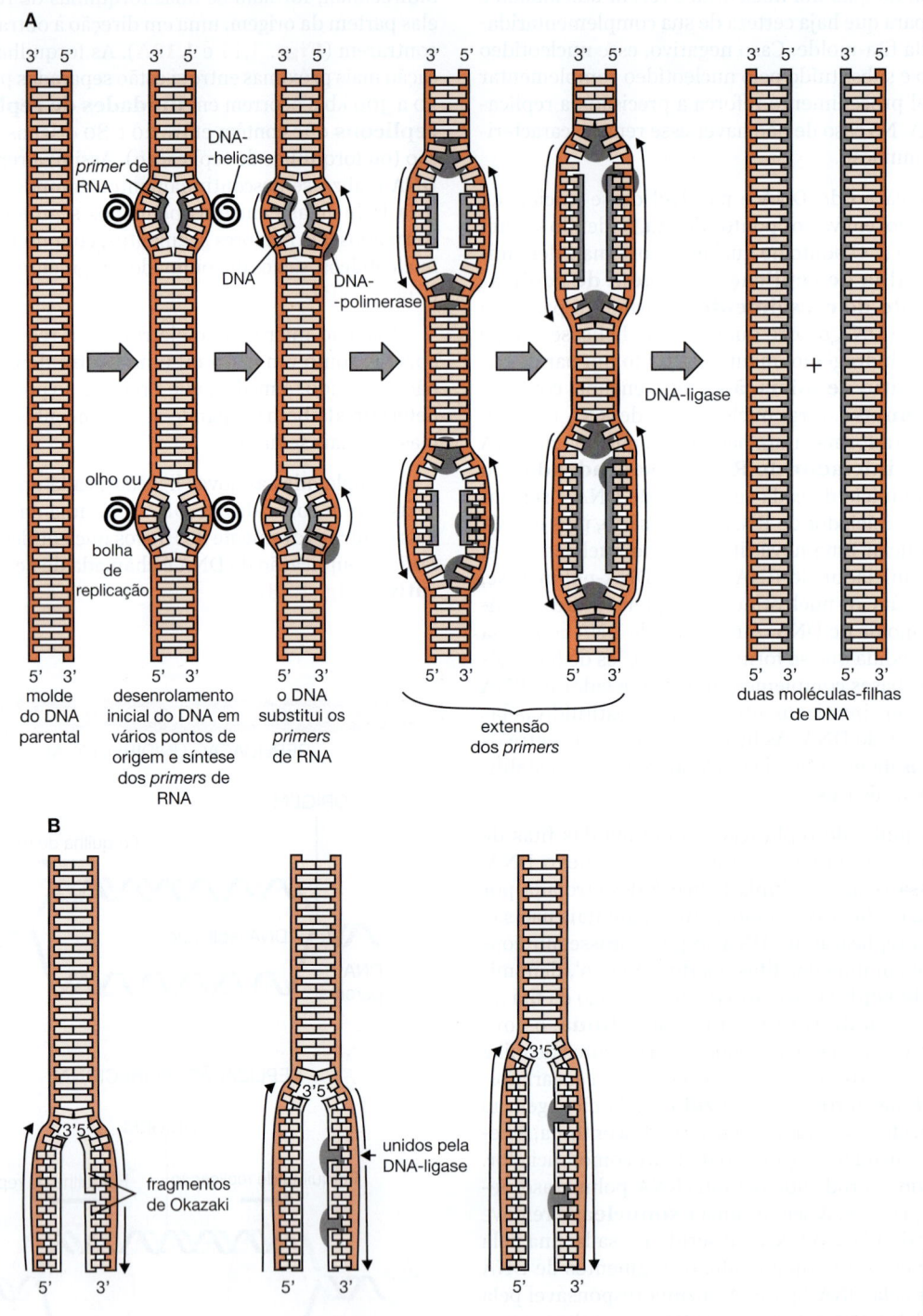

Figura 1.12

A – Etapas da replicação do DNA. As fitas parentais são mostradas em laranja-escuro para distingui-las do novo DNA replicado, apresentado em laranja-claro. A replicação começa com o desenrolamento da dupla-hélice, em vários pontos de origem, e a síntese dos iniciadores de RNA. A DNA-polimerase estende esses iniciadores, que são substituídos depois pelo DNA e as pequenas sequências replicadas são unidas pela DNA-ligase. **B** – Replicação do DNA mostrando os fragmentos de Okazaki, que posteriormente são unidos pela DNA-ligase.
Fonte: Lewis.[3]

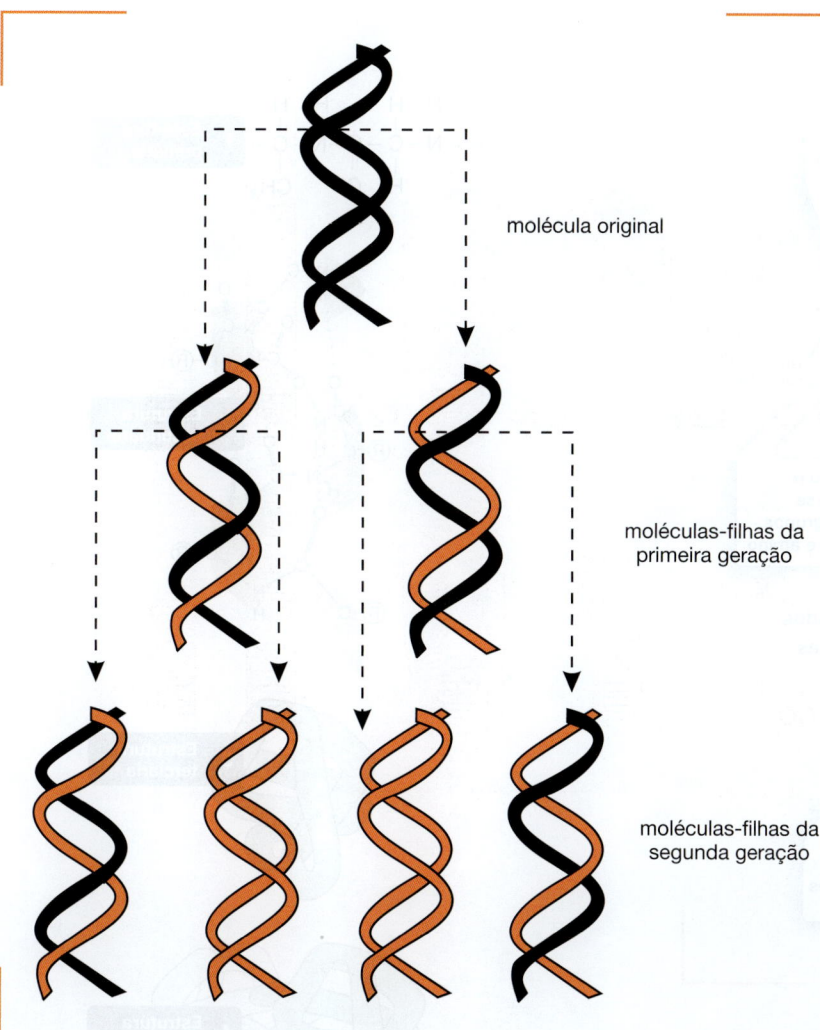

Figura 1.13
Replicação semiconservativa do DNA. Cada uma das fitas de DNA é usada como molde para a formação de uma nova fita complementar; assim, cada molécula recém-formada de DNA conserva uma das fitas originais, unida a outra proveniente dos novos nucleotídeos.

Em geral, a replicação inicia-se em diferentes momentos da fase S da interfase do ciclo celular, até que todo o DNA se duplique, formando duas moléculas-filhas completas. Ao fim dessa replicação é que tem início a divisão celular. É a autoduplicação que garante a transmissão do material genético de uma célula para as suas descendentes.

1.7.2 DNA comanda a síntese de proteínas

O DNA também é responsável pela síntese das proteínas necessárias ao funcionamento celular. Essas proteínas são formadas por sequências de aminoácidos, e suas características funcionais variam de acordo com o número e a posição desses aminoácidos em sua molécula. Existem proteínas estruturais (que conferem a forma ao organismo, pois constroem as paredes celulares, membranas nucleares, conteúdo citoplasmático e organelas), enzimas (proteínas especializadas na catálise de reações biológicas, com extraordinária especificidade; estão envolvidas nas atividades metabólicas celulares, controlando toda a fisiologia do organismo), anticorpos (proteínas responsáveis pela defesa do organismo, eliminando estruturas proteicas estranhas e desempenhando um papel importante nas infecções e nos transplantes) e hormônios (proteínas formadas em órgãos específicos e transportadas pelo sangue para outras regiões do organismo, com a finalidade de regular o seu funcionamento normal). Os aminoácidos possuem a composição química básica mostrada na **Figura 1.14**, em que –COOH é um grupo ácido carboxílico e –NH_2 é o grupo amino, básico. A diferença entre um aminoácido e outro está no radical (R) que se liga a esses grupos. Dois aminoácidos unem-se pelas ligações peptídicas, formadas pela reação de um grupo amino de um aminoácido com o grupo carboxila do aminoácido seguinte.

As sequências da proteína são convencionalmente escritas na ordem do aminoácido com o grupo NH_2 livre (N terminal), correspondendo à extremidade 5' da fita do mRNA, para o aminoácido com o grupo COOH livre (C terminal), correspondendo à extremidade 3' do mRNA.

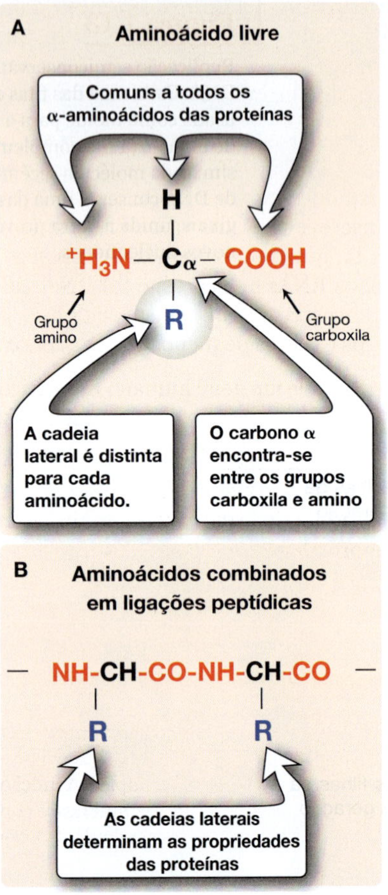

Figura 1.14

Características estruturais dos aminoácidos. **A** – Aminoácido livre. **B** – Aminoácidos combinados em ligações peptídicas.

Fonte: Champe e colaboradores.[10]

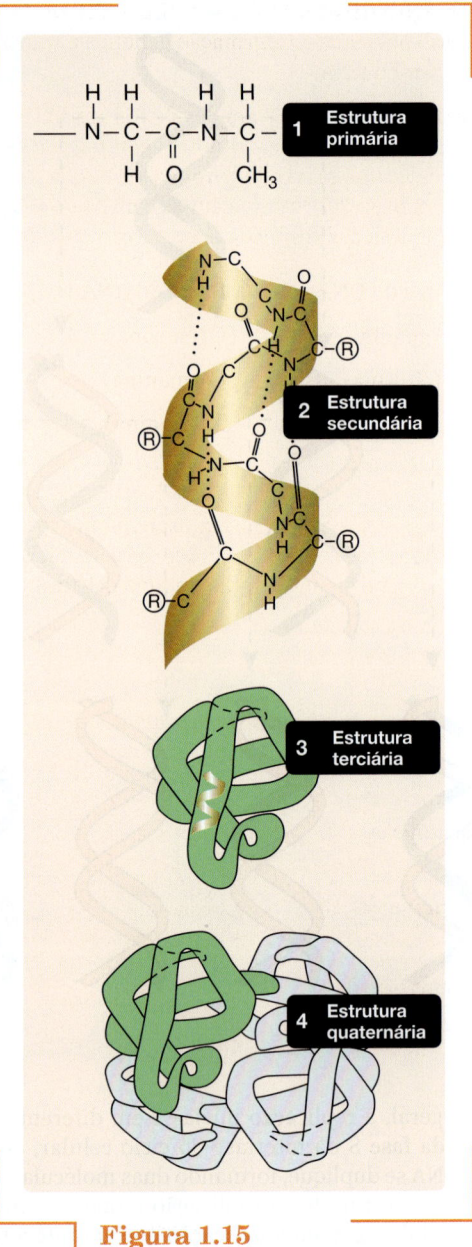

Figura 1.15

Os quatro níveis estruturais de uma proteína.

Fonte: Champe e colaboradores.[10]

A **Figura 1.15** mostra os quatro níveis estruturais de uma proteína. A sequência de aminoácidos que forma uma cadeia polipeptídica constitui a estrutura primária da proteína. A estrutura secundária é produzida por dobramentos da sequência primária, devido a ligações químicas entre aminoácidos muito próximos entre si, criando sítios ativos ou aspecto estrutural. Essa estrutura secundária confere organização espacial ao esqueleto polipeptídico, dando funcionalidade à molécula. A estrutura terciária é a organização completa em três dimensões de todos os átomos na cadeia polipeptídica, em decorrência da interação entre os aminoácidos e a água circulante, incluindo os grupos laterais, bem como o esqueleto polipeptídico. Um grau mais alto de organização é encontrado nas proteínas multiméricas, formadas por agregados de mais de uma cadeia polipeptídica. A conformação assumida pela proteína multimérica é sua estrutura quaternária.

A hemoglobina, por exemplo, uma proteína carreadora de oxigênio situada nas hemácias, apresenta quatro cadeias polipeptídicas; a ferritina, uma proteína do fígado, tem 20 polipeptídeos idênticos, com 200 aminoácidos cada um; em compensação, a mioglobina, uma proteína muscular, apresenta uma única cadeia polipeptídica.

1.7.2.1 Síntese proteica

A síntese proteica se dá em duas fases: transcrição e tradução.

Transcrição direta: DNA → RNA – A **transcrição** é o processo pelo qual a informação genética é transmitida do DNA para o RNA.

Para formar uma fita simples de RNA, a fita dupla de DNA abre-se no sentido longitudinal pela quebra das pontes de hidrogênio, deixando livres os terminais das bases. Os nucleotídeos do RNA pareiam-se com os do DNA, obedecendo à mesma especificidade no pareamento das bases:

Bases do DNA	Bases do RNA
G (guanina)	C (citosina)
C (citosina)	G (guanina)
T (timina)	A (adenina)
A (adenina)	U (uracil)

Essa nova fita que se forma usando uma das fitas do DNA como molde é o RNA, *idêntico* em sequência (exceto por ter uracil no lugar de timina) a uma das fitas do DNA, que se denomina **fita codificadora**, **fita-sentido** ou **fita com sentido**, e é **complementar** à outra fita do DNA, a **fita-molde** ou **fita antissentido**, que fornece o molde para sua síntese. A **Figura 1.16** mostra a relação entre o DNA de fita dupla e o RNA de fita simples.

Em procariotos, existe uma só **RNA-polimerase** (enzima que catalisa a síntese do RNA), mas em eucariotos existem pelo menos três tipos: (a) **RNA-polimerase I**, que transcreve os RNAs ribossômicos; (b) **RNA-polimerase II**, que transcreve o RNA mensageiro e parte dos pequenos RNAs nucleares; e (c) **RNA-polimerase III**, que transcreve o RNA transportador e alguns RNAs ribossômicos e outros pequenos RNAs nucleares.

A estrutura de um gene humano hipotético é mostrada na **Figura 1.17**, na qual são vistos seus componentes típicos que interessam à transcrição.

A transcrição inicia-se quando a enzima RNA-polimerase II se liga ao **promotor**, **sítio promotor** ou **região promotora**, que pode se situar a várias cente-

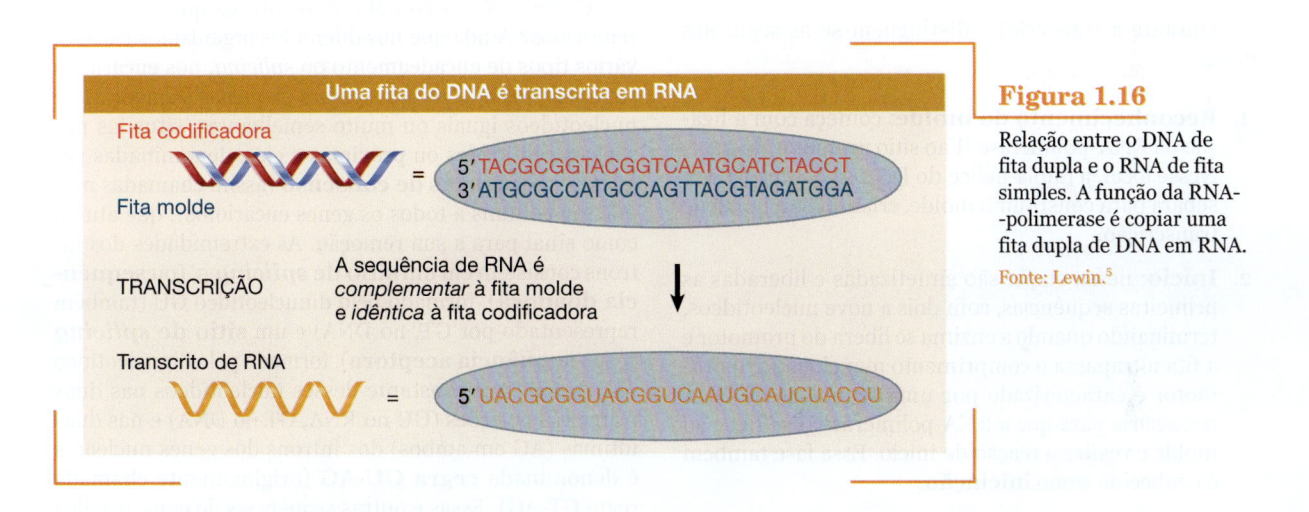

Figura 1.16

Uma fita do DNA é transcrita em RNA

Fita codificadora = 5' TACGCGGTACGGTCAATGCATCTACCT
Fita molde   3' ATGCGCCATGCCAGTTACGTAGATGGA

TRANSCRIÇÃO — A sequência de RNA é *complementar* à fita molde e *idêntica* à fita codificadora

Transcrito de RNA = 5' UACGCGGUACGGUCAAUGCAUCUACCU

Relação entre o DNA de fita dupla e o RNA de fita simples. A função da RNA-polimerase é copiar uma fita dupla de DNA em RNA.

Fonte: Lewin.[5]

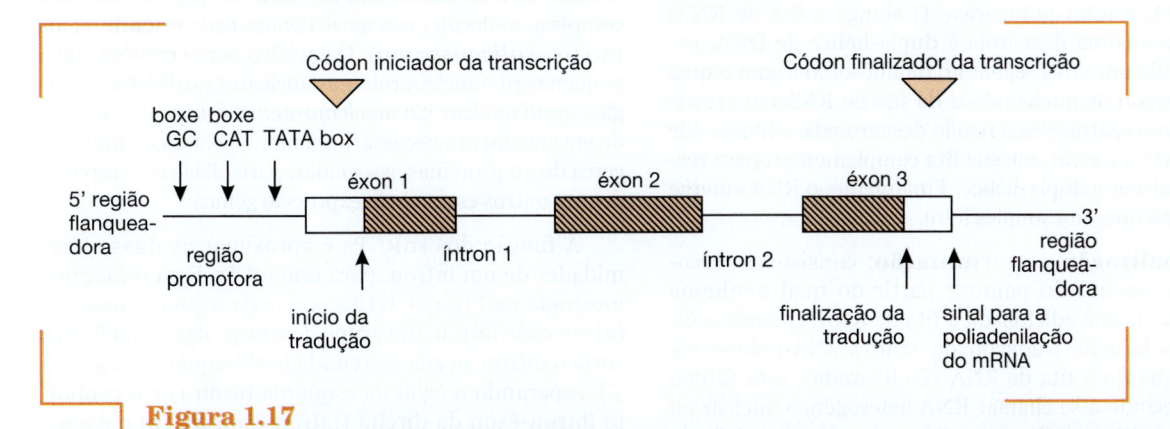

Figura 1.17

Representação esquemática de um gene estrutural humano típico, mostrando a região flanqueadora antecedente – que constitui o sítio ou a região promotora da transcrição do gene –, o códon de iniciação ou iniciador da transcrição, os éxons e os íntrons, o códon de finalização ou finalizador, e a região flanqueadora subsequente, com o sinal para a poliadenilação do RNA mensageiro (mRNA).

nas de pares de bases do local de início da transcrição. Já foram identificadas diversas sequências específicas do promotor (denominadas *boxes*), sendo as seguintes as mais comuns: GC, TATA e CAAT. O promotor circunda o primeiro par de bases que é transcrito em RNA, o **códon iniciador**, e a RNA-polimerase II move-se ao longo da fita-molde até atingir um **códon finalizador**. O produto imediato da transcrição é denominado **transcrito primário, RNA primário, RNA heterogêneo nuclear** ou **pré-mRNA**, consistindo em um RNA que se estende do códon iniciador ao códon finalizador, na direção 5'-3'. Entretanto, esse transcrito primário é quase sempre instável: em procariotos, é rapidamente modificado em mRNA ou clivado em produtos maduros (rRNA e tRNA); em eucariotos, sofre várias modificações em suas extremidades, dando origem ao mRNA.

A transcrição é o primeiro estágio na expressão gênica, sendo controlada por proteínas reguladoras que determinam se um gene específico está disponível para ser transcrito pela RNA-polimerase. O primeiro passo na regulação é o da decisão sobre transcrever ou não um gene.

Durante a transcrição, distinguem-se as seguintes etapas:

1. **Reconhecimento do molde**: começa com a ligação da RNA-polimerase II ao sítio promotor do gene. Nesse local, a dupla-hélice do DNA se desenrola e se separa para constituir o molde, criando-se a bolha de transcrição.

2. **Início**: nessa etapa, são sintetizadas e liberadas as primeiras sequências, com dois a nove nucleotídeos, terminando quando a enzima se libera do promotor e a fita ultrapassa o comprimento mencionado; o promotor é caracterizado por uma sequência de DNA necessária para que a RNA-polimerase II se ligue ao molde e realize a reação de início. Essa fase também é conhecida como **iniciação**.

3. **Alongamento**: à medida que se move ao longo do DNA, a RNA-polimerase II alonga a fita de RNA; essa enzima desenrola a dupla-hélice de DNA, expondo um novo segmento da fita-molde, com o qual pareiam os nucleotídeos da fita de RNA em crescimento e, atrás dessa região desenrolada, a fita-molde de DNA pareia com sua fita complementar, para restabelecer a dupla-hélice. Finalmente, o RNA emerge como uma fita simples livre.

4. **Finalização** ou **terminação**: consiste no reconhecimento do ponto a partir do qual nenhuma base mais é adicionada à fita de RNA. Quando a última base lhe é adicionada, tanto a RNA-polimerase II quanto a fita de RNA são liberadas, esta última passando a se chamar RNA heterogêneo nuclear ou pré-mRNA. A **Figura 1.18** mostra a transcrição do RNA a partir do DNA.

Antes de sair do núcleo como mRNA, o pré-mRNA sofre várias modificações, conjuntamente denominadas **processamento pós-transcricional**. A primeira delas é o **encadeamento (*splicing*)** ou **recomposição do mRNA**, que consiste na remoção de todos os íntrons do pré-mRNA e junção dos éxons não contíguos, formando, ao fim dessa etapa, uma molécula de mRNA muito menor, funcional, com uma sequência codificadora ininterrupta composta só de éxons, que sai do núcleo pelos poros da membrana nuclear e se localiza junto aos ribossomos, no citoplasma.

Os íntrons podem ser classificados em diversos grupos, de acordo com os mecanismos de encadeamento. Os íntrons do grupo I, que fazem parte do transcrito primário dos RNAs ribossômicos, não precisam de componentes adicionais para sua excisão, pois são dotados de autoexcisão. Os íntrons do grupo II, que fazem parte dos transcritos primários dos mRNA e tRNA produzidos nas mitocôndrias, também são dotados de autoexcisão. Os íntrons do grupo III, que fazem parte do transcrito primário do mRNA proveniente do núcleo, são maiores dos que os dos grupos anteriores e são mais abundantes; sua remoção necessita de um mecanismo muito mais complexo, a seguir descrito.

Como a célula reconhece os íntrons que devem ser removidos? Ainda que nos diferentes organismos existam vários tipos de encadeamento ou *splicing*, nos eucariotos superiores os íntrons apresentam pequenas sequências de nucleotídeos iguais ou muito semelhantes, situadas nas suas extremidades ou próximas a elas, denominadas pequenas **sequências de consenso** (assim chamadas porque são comuns a todos os genes eucariotos), que atuam como sinal para a sua remoção. As extremidades dos íntrons consistem em um **sítio de *splicing* 5'** (ou **sequência doadora**), formado pelo dinucleotídeo GU (também representado por GT, no DNA) e um **sítio de *splicing* 3'** (ou **sequência aceptora**), formado pelo dinucleotídeo AG. A presença constante desses nucleotídeos nas duas primeiras posições (GU no RNA, GT no DNA) e nas duas últimas (AG em ambos) dos íntrons dos genes nucleares é denominada **regra GU-AG** (originalmente chamada regra GT-AG). Essas e outras sequências de consenso dos íntrons atraem moléculas específicas, que formam um complexo molecular essencial, denominado **encadeossomo** (ou ***spliceossomo***). O encadeossomo contém cinco pequenas ribonucleoproteínas nucleares (**snRNPs**, do inglês *small nuclear ribonucleoproteins, snurps*), 70 fatores de encadeamento necessários à montagem do complexo e cerca de 70 proteínas associadas, parte delas com atividades em outros estágios da expressão gênica.

A função dos snRNPs é aproximar as duas extremidades de um íntron, para removê-lo. Essa remoção é mostrada na **Figura 1.19** e ocorre da seguinte maneira: (a) em cada íntron, um grupo de *snurps* liga-se ao RNA e corta o íntron na sua extremidade 5' (sequência doadora 5'), separando o éxon da esquerda (éxon 1) e o conjunto íntron-éxon da direita (íntron-éxon 2); (b) o éxon 1 mostra-se como uma molécula linear e o conjunto íntron-éxon 2 toma a forma de um laço ou alça; para tanto, uma base específica (adenina) situada no interior do íntron, na sequência denominada **sítio ou ponto de ramificação**, une-se à extremidade 5' gerada pelo corte no íntron,

Figura 1.18

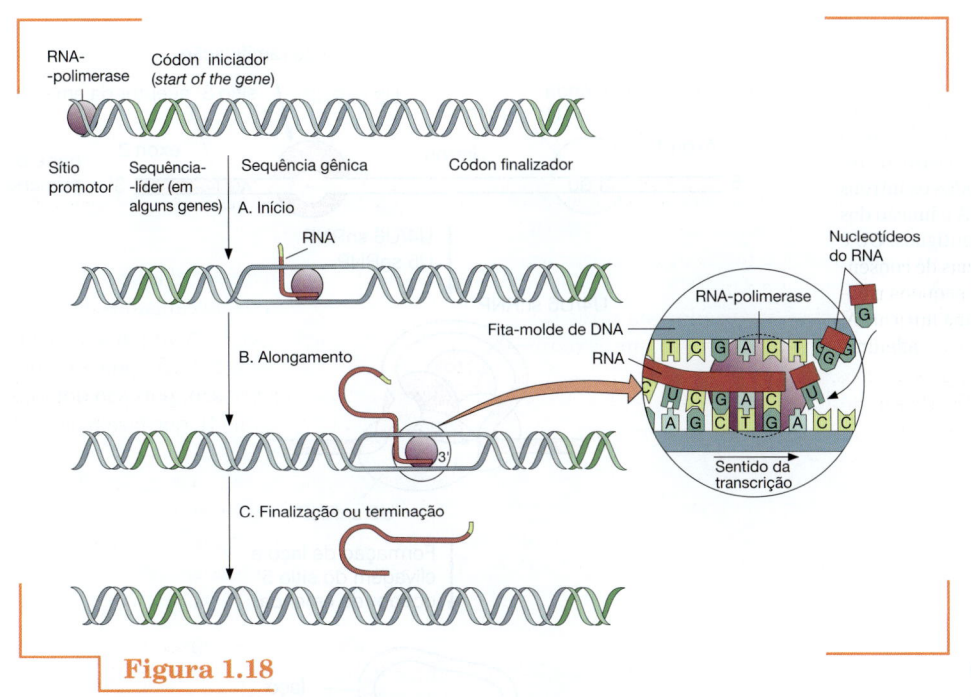

Etapas da transcrição do RNA a partir do DNA. **A** – A RNA-polimerase liga-se à sequência de DNA em um sítio promotor. **B** – A RNA-polimerase adiciona nucleotídeos à fita de RNA em crescimento, à medida que o DNA se desenrola. **C** – A transcrição cessa e a nova molécula de RNA é separada de seu molde.
Fonte: Lewis.[2]

dando a este último a forma de laço ou alça; (c) a extremidade 3 do éxon 1 reage com a extremidade 5' do éxon 2, cortando o íntron em sua extremidade 3' e liberando esse íntron em forma de laço ou alça, ao mesmo tempo ligando ambos os éxons; o laço é desfeito, dando origem a um íntron linear excisado, que é rapidamente degradado.

O encadeamento assim descrito representa uma das formas de regulação potencial da expressão gênica em eucariotos. Por exemplo, há outros casos em que os éxons derivados do mesmo gene são encadeados de maneiras diferentes, resultando em mRNAs com diferentes éxons. Esse tipo de **encadeamento alternativo** produz mRNAs semelhantes, mas não idênticos, que após a tradução resultam em proteínas relacionadas, chamadas **isoformas**. O encadeamento alternativo é abordado também na seção 1.8.2.3.

Outra forma de processamento pós-transcricional do RNA é a chamada **edição do RNA**, em que a sequência nucleotídica de um pré-mRNA é mudada antes da tradução, resultando um mRNA maduro com sequências diferentes das sequências codificadas nos éxons do DNA do qual esse RNA foi transcrito. A edição pode dar-se por substituição ou por deleção/inserção de nucleotídeos, a primeira sendo mais encontrada entre os eucariotos. Um exemplo observado em humanos é o da apolipoproteína B (apo B), que existe em uma forma longa e outra curta, codificadas pelo mesmo gene. Em células intestinais humanas, o mRNA da apo B é editado com uma simples troca de C para U, convertendo um códon CAA (de glutamina) em um códon UAA (de finalização) e terminando o polipeptídeo com aproximadamente a metade do comprimento codificado no genoma.

As outras modificações que ocorrem no mRNA antes de sair do núcleo são o **capping**, na sua extremidade 5', e a **poliadenilação** na sua extremidade 3', já descritas. A Figura 1.18 mostra esquematicamente o processamento pós-transcricional do mRNA. A molécula desse ácido nucleico leva o código do DNA (a mensagem) até os ribossomos, no citoplasma.

Transcrição reversa: RNA → DNA – Inicialmente, acreditava-se que a informação genética era transcrita apenas do DNA para o RNA e, então, traduzida em proteína. Entretanto, a partir do estudo de certos vírus cujo material genético é o RNA, denominados **retrovírus**, existem evidências de que estes últimos são capazes de reverter o fluxo no processo normal de informação do DNA para o RNA. Tal processo é feito graças à enzima **transcriptase reversa**, que é capaz de sintetizar uma fita dupla de DNA, copiando o RNA do cromossomo viral. O DNA é chamado de **provírus** e incorporado ao DNA do hospedeiro, durante o ciclo vital do vírus. Esse processo é referido como **transcrição reversa** ou **síntese de DNA dirigida pelo RNA**. A homologia entre sequências de oncogenes humanos e retrovirais (ver Cap. 12) poderia representar uma evidência desse mecanismo e constituir uma importante abordagem terapêutica no tratamento das doenças hereditárias em humanos (ver Cap. 17).

Figura 1.19

Encadeamento, recomposição ou *splicing* do mRNA, que consiste na remoção de todos os íntrons do pré-mRNA e junção dos éxons não contíguos. GU e AG, sequências de consenso; snRNP, pequena ribonucleoproteína nuclear; A, adenina.

Fonte: Modificada de Alberts e colaboradores.[7]

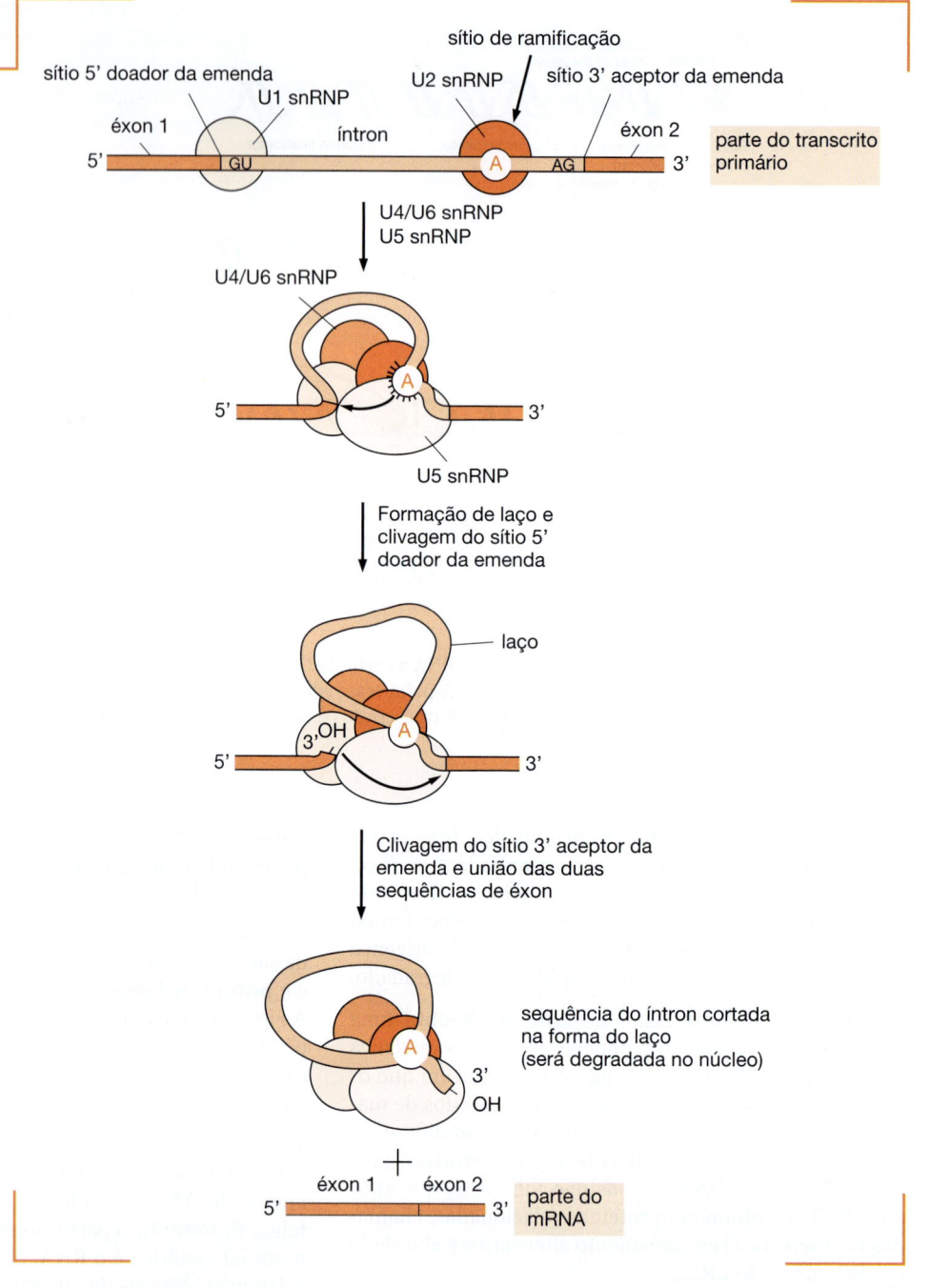

A **Figura 1.20** mostra a concepção atual dos papéis da replicação, transcrição e tradução do DNA no dogma da genética molecular.

1.7.2.2 Tradução: mRNA → cadeia polipeptídica

A **tradução** é o segundo evento na síntese proteica, consistindo na transmissão da informação genética do mRNA para um polipeptídeo. A **Figura 1.21** ilustra esquematicamente esse processo, do qual participam muitos componentes celulares: mRNA, tRNA, ribossomos (rRNA + proteínas), aminoácidos, moléculas de armazenamento de energia (ATP) e vários fatores proteicos. As etapas da tradução podem ser resumidas do seguinte modo:

1. **Início**: O mRNA leva a mensagem copiada do DNA até os ribossomos, organelas citoplasmáticas situadas nas paredes do retículo endoplasmático e local da síntese proteica. Uma curta sequência de bases no início de cada mRNA, denominada **sequência-líder**, habilita-o a ligar-se às pequenas subunidades dos ribossomos por meio de pontes de hidrogênio. O primeiro códon do mRNA a especificar um aminoácido é AUG, que atrai um tRNA iniciador, o qual trans-

Figura 1.20

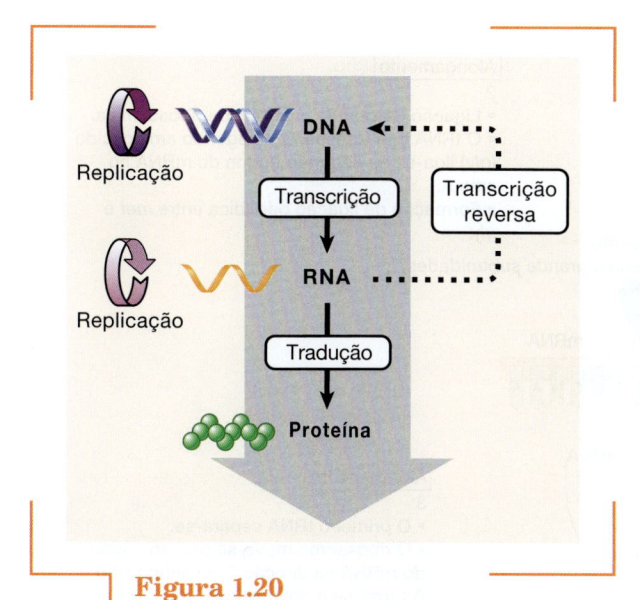

Concepção atual dos papéis da replicação, transcrição e tradução do DNA, no dogma central da genética molecular. A replicação é responsável pela herança da informação genética; a transcrição e a tradução são responsáveis pela sua conversão em proteína. A transcrição do DNA em RNA pode ser reversível, mas a tradução do RNA em proteína é irreversível.

Fonte: Lewin.[5]

porta o aminoácido metionina (*met*). Esse aminoácido, portanto, é o início da cadeia polipeptídica, sendo geralmente removido antes do término de sua síntese. A pequena subunidade do ribossomo, o mRNA a ela ligado e o tRNA iniciador com seu aminoácido (nos procariotos, *N*-formilmetionina, f-*met*; nos eucariotos, metionina ou *met*), auxiliados por fatores proteicos de iniciação que reforçam a ligação desses elementos, formam o **complexo de iniciação**.

Para que se incorporem à cadeia polipeptídica em formação, os aminoácidos devem ser primeiramente ativados, reagindo com moléculas de ATP. Cada aminoácido assim ativado liga-se, então, a uma extremidade do tRNA específico, que é identificado pelo seu **anticódon**. Este último faz um pareamento complementar de bases com um códon adequado do mRNA. Assim, o mRNA especifica a sequência de aminoácidos, atuando por intermédio do tRNA.

2. **Alongamento**: Resumidamente, essa etapa poderia ser descrita em três passos: reconhecimento do códon, ligação peptídica ao aminoácido adjacente e movimentação do ribossomo na direção 3' do mRNA.

Os tRNAs transportam os aminoácidos ativados até o complexo de iniciação (ao qual se liga a grande subunidade do ribossomo). O tRNA que transporta o segundo aminoácido forma pontes de hidrogênio entre seu anticódon e o segundo códon do mRNA. A seguir, os dois primeiros aminoácidos estabelecem ligações peptídicas entre eles, com o auxílio de uma **ribozima**. A parte do ribossomo que mantém juntos o mRNA e o tRNA tem dois sítios: o sítio P (de peptidil) mantém a cadeia polipeptídica crescente e o sítio A (de aminoacil) mantém o próximo aminoácido a ser adicionado à cadeia. Na Figura 1.21, *met* ocupa o sítio P e *gly*, o sítio A. Os ribossomos, por intermédio do rRNA, mantêm o controle da síntese, de tal forma que os aminoácidos sejam reunidos na mesma ordem dos códons do RNA, transcritos do DNA. Assim, a pequena subunidade ribossômica está associada ao mRNA, e a grande subunidade, à cadeia polipeptídica recém-iniciada. Nesse momento, o primeiro tRNA é liberado para buscar outra metionina, que poderá ser utilizada ou não na cadeia polipeptídica. Durante a formação da cadeia polipeptídica, os ribossomos, com o auxílio de fatores de alongamento, movem-se ao longo do mRNA, traduzindo cada um dos códons. À medida que vão sendo liberados pelos ribossomos, os tRNAs podem ser reutilizados no transporte de outros aminoácidos que lhes são específicos. E assim se processam os demais passos do alongamento da tradução.

A tradução continua até que a mensagem seja lida por inteiro, e o término da síntese se dá quando é encontrado um dos códons finalizadores (UAG, UAA ou UGA) no mRNA.

3. **Finalização ou terminação**: Assim que um códon de finalização é alcançado, há fatores de liberação dependentes de GTP que auxiliam a cadeia polipeptídica recém-formada a se desligar do ribossomo, que se dissocia em suas subunidades. A cadeia polipeptídica é utilizada na célula ou secretada. Se um códon de finalização surgir no meio de uma molécula de mRNA em virtude de uma mutação, ocorrerá o mesmo processo, e a cadeia polipeptídica será terminada prematuramente.

Durante a tradução, depois que um ribossomo percorreu certo trecho ao longo do mRNA, um segundo ribossomo pode se ligar ao primeiro, o que é possível ocorrer em um espaço de cerca de 70 a 90 nucleotídeos entre os ribossomos. Assim, uma molécula de mRNA de 450 nucleotídeos, como, por exemplo, um polipeptídeo da hemoglobina, pode ter cinco ou seis ribossomos unidos simultaneamente durante a tradução, cada um sintetizando um polipeptídeo separado. Esses grupos de ribossomos são denominados de **polirribossomos** ou **polissomos**.

Nos eucariotos, a tradução é mais complexa: ocorre em ribossomos maiores, com rRNA e proteínas mais complexas, e no citoplasma, separadamente da transcrição, que ocorre no núcleo. Essa separação proporciona múltiplas ocasiões de regulação da expressão gênica nas células eucarióticas. Por ter *cap* na extremidade 5', o mRNA é traduzido de maneira eficiente. Além disso, a maioria dos mRNAs eucarióticos contém uma sequência curta de reconhecimento em torno do códon de início AUG, diferente da que se encontra na tradução em procariotos (AGGAGG, antecedente ao códon iniciador AUG

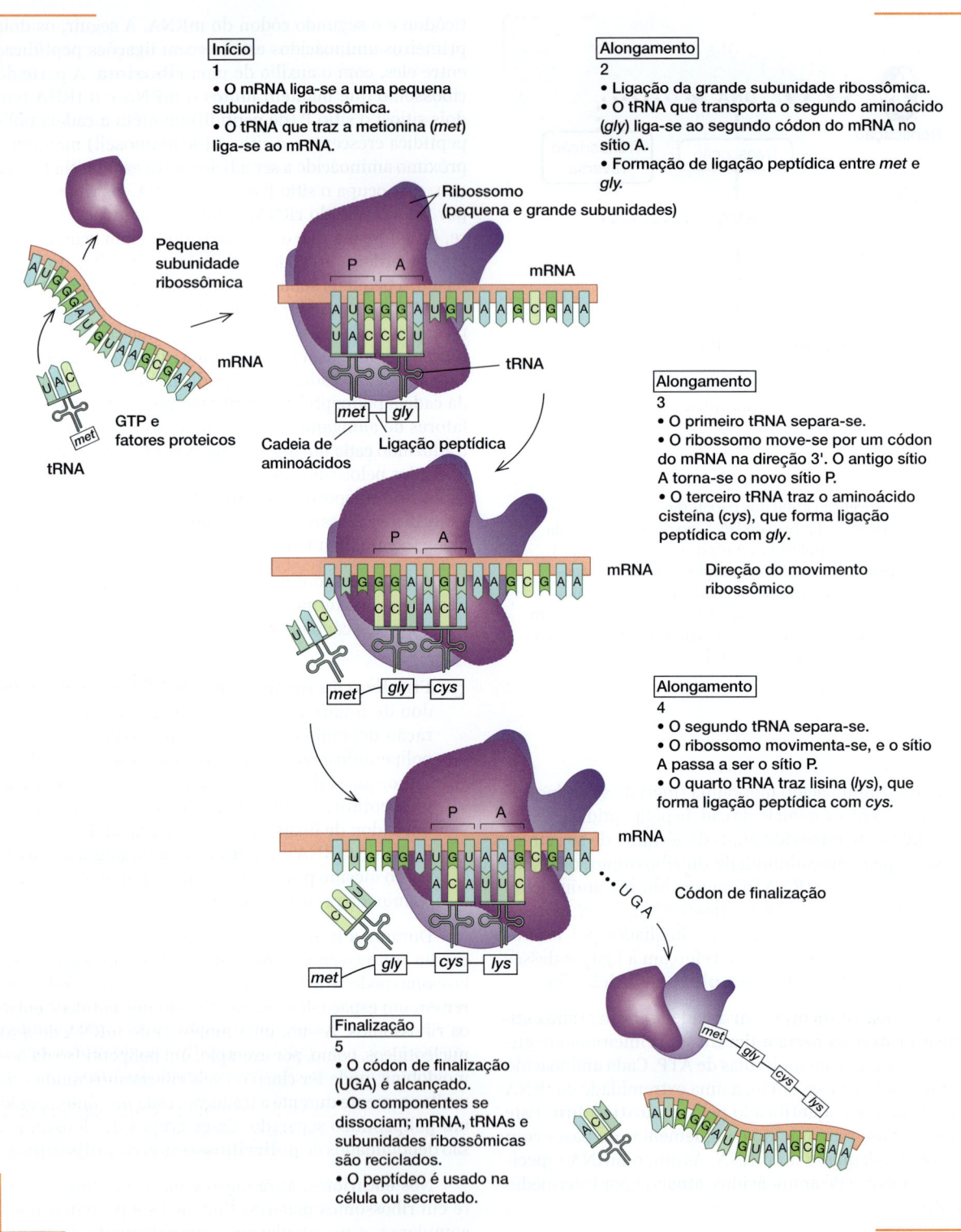

Figura 1.21

Etapas da tradução. O *início* da tradução reúne a pequena subunidade ribossômica, o mRNA e um tRNA iniciador que transporta o aminoácido metionina (etapa 1). No *alongamento*, a grande subunidade ribossômica liga-se ao complexo de iniciação, e um tRNA, transportando um segundo aminoácido (neste exemplo, glicina), forma pontes de hidrogênio entre seu anticódon e o segundo códon do mRNA. A metionina trazida pelo primeiro tRNA forma uma ligação peptídica com o aminoácido trazido pelo segundo tRNA (etapa 2). O primeiro tRNA desliga-se, o ribossomo move-se ao longo do mRNA na direção 3', e um terceiro tRNA chega, carregando o aminoácido cisteína, neste exemplo (etapa 3). Um quarto aminoácido é ligado à cadeia polipeptídica crescente (etapa 4), e o processo continua até a *finalização*, quando um códon finalizador é alcançado (etapa 5).

do mRNA e chamada sequência de Shine-Dalgarno). Em eucariotos, a sequência é 5' ACCAUGG, denominada **sequência de Kozak**, em homenagem à sua descobridora, Marilyn Kozak. Se estiver ausente, o tRNA iniciador não seleciona o códon AUG e continua percorrendo o mRNA até encontrar outro AUG que esteja acompanhado pela sequência de Kozak.

Em eucariotos, os fatores proteicos que orientam a tradução também são mais numerosos, e alguns mais complexos. A associação entre os ribossomos e as membranas que compõem o retículo endoplasmático rugoso facilita a secreção das proteínas recém-sintetizadas diretamente dos ribossomos para os canais desse retículo, ao contrário dos procariotos, cujos polipeptídeos são liberados pelo ribossomo diretamente no citoplasma.

A síntese proteica é econômica. Uma célula pode produzir grandes quantidades de uma determinada proteína apenas com uma ou duas cópias de um gene. Uma célula plasmática do sistema imunológico humano, por exemplo, pode produzir 2 mil moléculas de anticorpo idênticas por segundo. Para essa produção em massa, RNAs, ribossomos, enzimas e outros componentes celulares devem ser reciclados. Muitos mRNAs podem ser transcritos de um único gene, assim como um mRNA pode ser traduzido por vários ribossomos simultaneamente, cada um em um ponto diferente ao longo da mensagem, resultando em polipeptídeos de diferentes comprimentos. O número de vezes que qualquer mRNA pode ser traduzido é uma função da afinidade de seu sítio de iniciação pelos ribossomos e de sua estabilidade (o mRNA de bactérias tem meia-vida de alguns minutos; o mRNA de eucariotos geralmente é estável por várias horas e até dias).

Muitas cadeias polipeptídicas, antes de atingirem sua estrutura normal ou sua atividade funcional, sofrem o **processamento pós-traducional**, que pode envolver várias modificações: a adição de carboidratos, a clivagem em unidades polipeptídicas menores ou a combinação com outros polipeptídeos para formar uma proteína maior. Tais modificações são necessárias, por exemplo, para realizar os dobramentos das cadeias polipeptídicas visando à estrutura secundária da proteína ou para estabilizar a estrutura desta última.

1.8 Regulação gênica

Com algumas exceções, pode-se dizer que todas as células de um organismo contêm os mesmos genes. No entanto, em um determinado tecido ou órgão, apenas um grupo desses genes é expresso. Em nossa espécie, por exemplo, muitos processos celulares e os genes que os determinam são comuns a todas as células do nosso corpo, como os genes das proteínas ribossômicas, cromossômicas e do citoesqueleto, constituindo os chamados **genes de manutenção** (*housekeeping genes*). Entretanto, embora teoricamente todas as células tenham os mesmos genes, algumas se diferenciam em células da epiderme, outras em musculares, etc., devido a um controle coordenado e diferencial da expressão de **genes estruturais**, o qual pode ocorrer em diferentes estágios e em diferentes células. Esse controle, em geral, é exercido por um gene, denominado **gene regulador**, que produz uma proteína, diferente das que são codificadas pelos estruturais e cuja única função é controlar a expressão destes últimos genes, por meio de sua ligação a sítios particulares do DNA, agindo sobretudo na transcrição.

O conhecimento do controle da expressão gênica é, portanto, fundamental para serem compreendidos todos os aspectos do desenvolvimento e do ciclo vital humano.

1.8.1 Regulação gênica em procariotos

Um elemento essencial da regulação gênica em procariotos é a rapidez com que os genes se ligam ou desligam, em resposta a mudanças ambientais repentinas (fatores como temperatura, pH e outros organismos no ambiente podem mudar com rapidez). O microrganismo deve estar pronto a se adaptar imediatamente a tais alterações. Esse tipo de regulação de curto prazo é exemplificado pelo **sistema óperon *lac***, em bactérias. A *Escherichia coli* pode crescer em vários tipos de açúcares, mas seu substrato preferido é a glicose, de modo que, mesmo que a lactose esteja presente, o sistema necessário para o uso desta última não será ativado. Na ausência da glicose, a bactéria é forçada a usar a lactose, sendo, então, ativado um sistema de genes conhecido como óperon *lac*.

O modelo desse tipo de indução foi proposto por François Jacob e Jacques Monod, em 1961, que receberam o Prêmio Nobel por esse trabalho. Os referidos pesquisadores cunharam o termo **óperon** para a unidade de ação gênica que consiste em um **gene operador e os genes estruturais que lhe são adjacentes** e cuja ação o gene operador controla. Este último, por sua vez, é controlado por um **gene regulador**, que não está necessariamente próximo. O gene regulador sintetiza um **repressor** ou **proteína repressora** que inibe o gene operador. Assim, quando o gene regulador está funcionando, as proteínas não são sintetizadas pelos respectivos genes estruturais, que somente funcionam quando o regulador é "desligado" pela inativação do repressor por um metabólito específico denominado **indutor**.

O controle básico do óperon *lac*, como ele é entendido atualmente, está ilustrado na **Figura 1.22**. Quando o óperon *lac* é induzido, são sintetizadas três enzimas: **permease**, **β-galactosidase** e **transacetilase**, que metabolizam a lactose, facilitam sua entrada na bactéria e degradam os produtos tóxicos da digestão da lactose. Os genes estruturais para as três enzimas estão reciprocamente próximos, no cromossomo da *E. coli*, na seguinte ordem: *lac Z* (β-galactosidase), *lac Y* (permease) e *lac A* (transacetilase). Junto a esse grupo de genes estruturais, encontram-se o gene operador (*O*), o promotor (*P*) e, a alguma distância, o gene repressor (*I*). Esse gene transcreve um mRNA que é traduzido em uma proteína repressora. No estado **repressor** ou **não induzido**, essa proteína

Figura 1.22

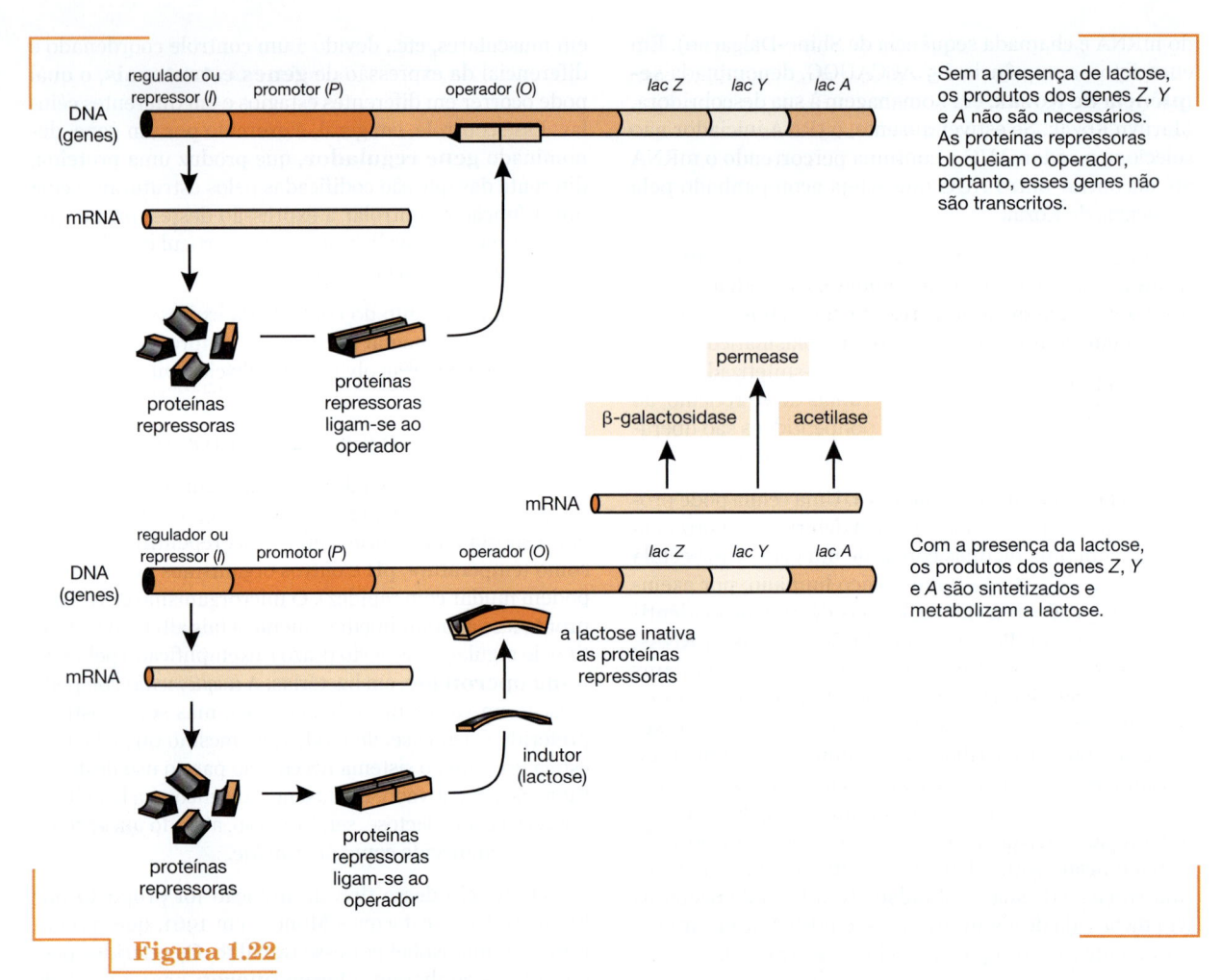

O sistema óperon *lac* em *E. coli* proposto por Jacob e Monod: estados não induzido (acima) e induzido (abaixo).
Fonte: Lewis.[3]

liga-se a um sítio específico do gene *O*, impedindo também a conexão da RNA-polimerase ao promotor e, consequentemente, a transcrição dos genes estruturais do óperon *lac*.

No estado **indutor**, a lactose, funcionando como indutor, liga-se à proteína repressora, impedindo-a de unir-se ao gene *O*. Na ausência dessa ligação, a RNA-polimerase junta-se ao promotor *(P)* e ocorre a transcrição dos genes estruturais *lac Z*, *lac Y* e *lac A*, com a subsequente tradução do mRNA nas três enzimas.

A regulação, seja indutiva ou repressiva, pode estar sob controle negativo ou positivo. No controle negativo, a expressão gênica sempre ocorre, a menos que seja impedida por alguma molécula reguladora. No controle positivo, ao contrário, a transcrição somente ocorre se uma molécula reguladora estimular diretamente a produção de RNA.

Atualmente, entre outros aspectos, sabe-se que o repressor codificado pelo gene *I* é um monômero composto de 360 aminoácidos, em cuja região central se encontra o sítio de ligação ao indutor; mas o repressor funcional é, realmente, um homotetrâmero, isto é, contém quatro cópias do monômero referido. A ligação desse repressor em dois sítios do operador distorce a conformação do DNA, fazendo com que este se dobre e afaste do repressor, além de impedir o acesso da polimerase durante o estado de repressão.

1.8.2 Regulação gênica em eucariotos

Nos eucariotos, ainda não foi detectado um mecanismo de regulação semelhante ao sistema óperon *lac*. Nesses organismos, a regulação gênica apresenta um problema de coordenação muito maior do que em procariotos, devido, provavelmente, à maior complexidade de suas atividades e funções, e às situações ambientais mais complicadas que eles enfrentam, sendo necessário sistemas de controle da expressão gênica também muito mais complexos.

Nos eucariotos, os genes que controlam as enzimas de vias metabólicas não parecem estar ligados ou agrupados nos cromossomos; a transcrição ocorre no núcleo e a tradução, no citoplasma (nos procariotos, ambas ocorrem em grande proximidade física); o mRNA dos eucariotos varia muito em sua estabilidade, alguns sendo bastante estáveis, o que permite pontos múltiplos de controle.

As necessidades regulatórias dos organismos superiores podem ser divididas em dois tipos: (a) regulação com efeitos de longo prazo, que envolve a diferenciação morfológica e funcional permanente; (b) regulação com efeitos de curto prazo, que resulta em respostas imediatas, porém transitórias, a um dado estímulo.

A diferenciação celular, durante o desenvolvimento ontogenético, depende da regulação da expressão dos genes que as células contêm. No início do desenvolvimento embrionário de muitas espécies, a diferenciação está controlada por fatores de origem materna encontrados no citoplasma do ovo. Depois de algum tempo, entretanto, os próprios genes do embrião começam a se tornar ativos. Em mamíferos, por exemplo, a síntese do mRNA inicia-se no estágio de quatro células, embora os embriões continuem a usar o mRNA de origem materna por bom período de tempo. Normalmente, os genes estão cuidadosamente regulados para se tornarem ativos no momento específico em que um dado produto gênico é necessário.

Os genes reguladores podem ser distinguidos dos estruturais pelos efeitos das mutações. Uma mutação em um gene estrutural modifica uma proteína específica codificada por esse gene. Já uma mutação em um gene regulador influi na expressão de todos os genes estruturais que ele regula. A natureza dessa influência revela o tipo de regulação: negativa ou positiva.

Na regulação dita negativa, os genes são transcritos, a menos que sejam desativados pela proteína reguladora. Assim, uma mutação que inative o regulador faz com que os genes estruturais permaneçam se expressando. Visto que a função do regulador, nesse caso, é impedir a expressão dos genes estruturais, ele é denominado repressor.

Por outro lado, na regulação positiva, os genes estruturais só são transcritos se os genes reguladores os ativarem. Na ausência do regulador, os genes não se expressam.

Os mecanismos e as moléculas que executam os vários tipos de controle ainda não são totalmente conhecidos, mas alguns deles já foram descritos.

A regulação da expressão gênica nos eucariotos pode ocorrer em qualquer uma das etapas que vão do DNA aos produtos proteicos. A **Figura 1.23** mostra os principais modos de regulação e os momentos em que podem ocorrer, todos afetando o grau da expressão dos genes.

Certas características das células eucarióticas possibilitam-lhes a utilização de vários modos de regulação: (a) o alto conteúdo de DNA associado com as histonas e outras proteínas, formando estruturas compactas de cromatina, que são modificadas durante a expressão gênica, no interior do núcleo; (b) antes de serem transportados para o citoplasma, os mRNAs são encadeados, capeados e poliadenilados, e cada um desses processos pode ser regulado de modo a influir na quantidade e nos tipos de mRNAs disponíveis para a tradução; (c) depois da transcrição, o transporte dos mRNAs para o citoplasma também pode ser regulado para modular a disponibilidade desses RNAs à tradução; (d) os mRNAs têm meias-vidas variáveis, podendo ser regulados para retardar sua degradação; (e) as taxas de tradução podem ser moduladas, bem como o processamento, as modificações e a degradação das proteínas.

Figura 1.23

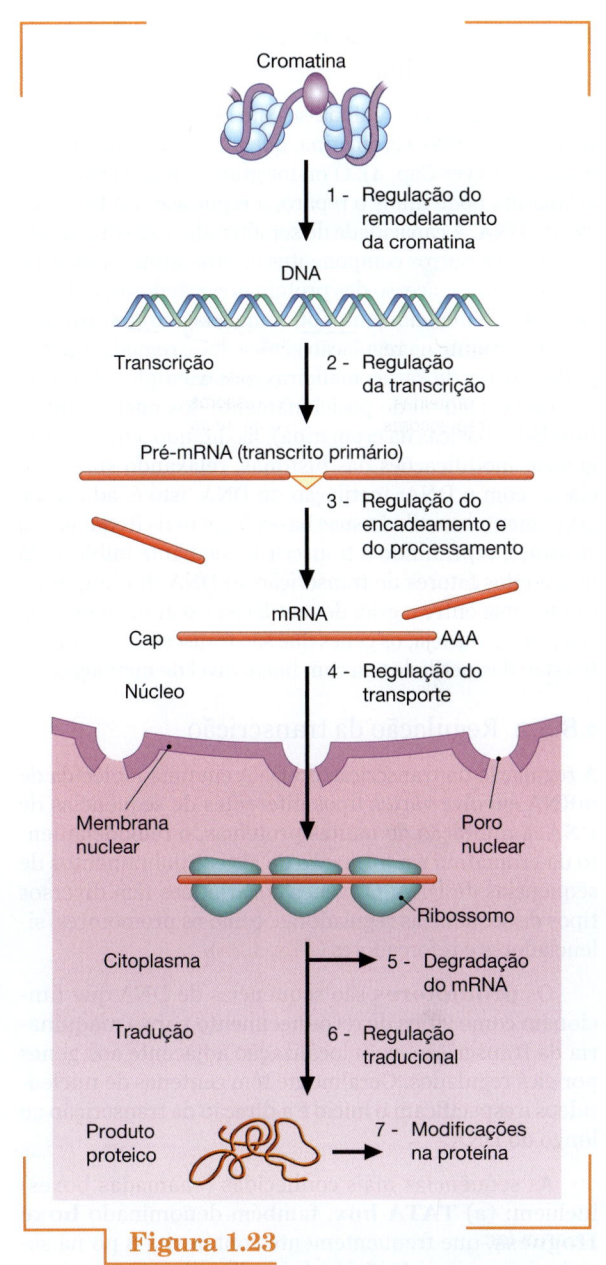

Modos de regulação que podem ocorrer em qualquer etapa da expressão do material genético.

1.8.2.1 Regulação do remodelamento da cromatina

O DNA eucariótico combina-se com histonas e outras proteínas, formando a cromatina, que integra e forma os cromossomos (ver Cap. 4). O maior grau de compactação da cromatina pode inibir o reparo, a replicação e a transcrição do DNA. A capacidade de ser alterada a associação entre o DNA e outros componentes da cromatina é essencial para permitir o acesso das proteínas reguladoras ao DNA; por isso o remodelamento (ou remodelagem) da cromatina é importante na regulação gênica. Esse remodelamento pode ocorrer de várias maneiras, por exemplo: alteração da composição ou do posicionamento dos nucleossomos (unidades básicas da cromatina), facilitando a transcrição gênica; modificações das histonas, relaxando sua associação com o DNA; metilação do DNA, isto é, adição de grupamentos metila às suas bases (com mais frequência à citosina), reprimindo a transcrição mediante inibição da ligação dos fatores de transcrição ao DNA. Há uma relação inversa entre o grau de metilação e o grau de expressão gênica, ou seja, os genes que são transcritos ativamente estão desmetilados ou com baixo nível de metilação.

1.8.2.2 Regulação da transcrição

A regulação da transcrição do DNA em uma molécula de mRNA envolve vários tipos diferentes de sequências de DNA, a interação de muitas proteínas, o remodelamento da cromatina e a formação de alças e dobramentos de sequências de DNA. Os genes eucarióticos têm diversos tipos de sequências reguladoras, como os promotores, silenciadores e reforçadores (**Fig. 1.24**).

Os **promotores** são sequências de DNA que funcionam como sítios de reconhecimento para a maquinaria da transcrição, com localização adjacente aos genes por eles regulados. Geralmente têm centenas de nucleotídeos e especificam o início e a direção da transcrição ao longo do DNA.

As sequências mais conhecidas (chamadas boxes) incluem: (a) **TATA box**, também denominado **boxe Hogness**, que frequentemente contém 7 a 8 pb na sequência-consenso TATAAAA, localizando-se cerca de 25 a 30 pb 5' acima ou à esquerda do sítio de início da transcrição; mutações nessas sequências reduzem a transcrição e deleções podem alterar o sítio de início da transcrição; (b) **CAAT** ou **CCAAT box**, sequência-consenso localizada aproximadamente 70 a 80 pb 5' acima ou à esquerda do sítio de início da transcrição, sendo menos presente do que o TATA box; quando presente, contribui para uma transcrição quantitativamente mais eficiente; (c) **GC box** ou **GGGCGGG**, sequência-consenso particularmente presente na região promotora dos genes de manutenção, alguns dos quais não possuem os TATA e CAT boxes, mas são extremamente ricos em GC na região promotora. Os elementos CAAT e GC ligam-se aos fatores de transcrição e funcionam aproximadamente como reforçadores também.

As sequências reguladoras localizadas no promotor são consideradas de **atuação cis**, quando afetam apenas a expressão do gene adjacente, e de **atuação trans**, quando atuam sobre genes distantes, geralmente sobre ambas as cópias de um gene em cada cromossomo. Em alguns genes humanos, como o da distrofia muscular Duchenne, existem vários promotores, situados em diferentes regiões do gene. Dessa forma, a transcrição gênica pode começar em pontos distintos, produzindo proteínas também diferentes. Isso permite que a mesma sequência gênica codifique variantes de uma proteína em tecidos diferentes (p. ex., no tecido muscular *versus* tecido cerebral).

Os **reforçadores** (também chamados **acentuadores** ou *enhancers*) são sequências de DNA situadas a uma distância variável dos genes estruturais, que aumentam o nível da transcrição de genes que lhes estão próximos ou distantes, e interagem com os promotores. Uma vez que os reforçadores se situam a distâncias variáveis dos promotores, existe um mecanismo de **dobramento** ou **inversão do DNA**, que permite a interação simultânea de vários elementos reguladores, pela formação de uma ou mais alças ou laços complexos do DNA. A interação reforçador-promotor também pode ocorrer quando uma proteína reguladora se liga primeiramente ao reforçador e depois desliza no DNA até se ligar a um promotor. Os primeiros reforçadores descobertos foram os de certos vírus de DNA, como o SV40, capazes de aumentar a transcrição de um grande número de genes em praticamente todos os tecidos testados. Mais recentemente, foram descobertos reforçadores específicos para alguns tecidos ou células, como, por exemplo, o reforçador localizado no gene da imunoglobulina, o qual é funcional nas células B, mas não em outros tipos de células.

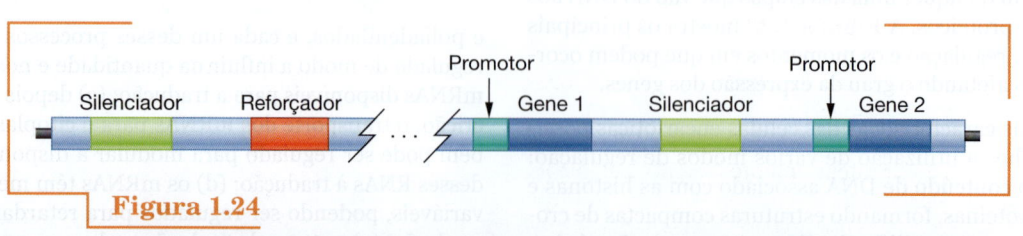

Figura 1.24

Algumas sequências reguladoras dos genes eucarióticos. A transcrição é regulada por elementos reguladores imediatamente adjacentes ao gene (os promotores) e por outros localizados a certa distância (os reforçadores e os silenciadores).

Fonte: Klug e colaboradores.[4]

Os **silenciadores** são sequências curtas de DNA, também de atuação cis, que reprimem o nível da transcrição. Frequentemente agem de modo tecido-específico ou cromossomo-específico para controlar a expressão gênica. Um exemplo de silenciador é o do gene da tireotropina β humana, que codifica uma subunidade do hormônio tireotropina e só se expressa nas células produtoras de tireotropina (os tireotrofos) da glândula hipófise. Sua transcrição restringe-se aos tireotrofos, por efeito do silenciador, situado a 140 pb a montante do sítio de início da transcrição. Esse silenciador liga-se ao fator celular Oct-1 que, no âmbito do promotor do gene da tireotropina β, reprime a transcrição em todos os tipos celulares, exceto os tireotrofos. Nestes, a ação do silenciador é suplantada pela ação do reforçador localizado a mais de 1,2 kb acima do promotor.

Resumindo, os promotores, reforçadores e silenciadores influem no início da transcrição, por consistirem em sítios de ligação para proteínas conhecidas como **fatores de transcrição**, que se ligam ao DNA e podem ter efeitos variados sobre a transcrição, aumentando, diminuindo ou modulando o nível da expressão gênica. Esses fatores de transcrição são produzidos por genes que controlam a transcrição do DNA para o RNA e, ativados por sinais extracelulares, ligam-se ao promotor, formando complexos que iniciam a transcrição, com o auxílio da RNA-polimerase. A Figura 1.25 apresenta de forma esquemática o complexo de iniciação da transcrição, mostrando os principais elementos reguladores.

Vários tipos de fatores de transcrição são necessários para a transcrição de um gene eucariótico, já sendo conhecida mais de uma centena deles. Muitos apresentam sequências em comum, que os dobram em conformações tridimensionais características (**motivos**), das quais surgem suas denominações. Por exemplo, nas proteínas **"dedo de zinco"** (Fig. 1.26), existem segmentos repetidos que projetam uma alça em forma de dedo, aos quais se ligam átomos de zinco (Zn). Esse motivo é constituído por quatro aminoácidos que formam um complexo com um íon zinco, dobrando-se sobre si próprio para formar uma projeção digital. Cada dedo tem aproximadamente 23 aminoácidos, com uma alça de 12 a 14 aminoácidos entre as cisteínas e as histidinas, e a ligação entre as alças consistem em 7 a 8 aminoácidos. Os aminoácidos da alça interagem com sequências específicas do DNA, às quais se ligam, estimulando a transcrição. Consequentemente, os genes que possuem esse motivo são candidatos a causarem distúrbios do desenvolvimento (ver Cap. 7). Outro exemplo relacionado é o do raquitismo resistente à vitamina D, no qual há uma anormalidade da proteína receptora da vitamina D exatamente nesse motivo, que impede a proteína de ligar-se ao DNA. Os dedos são formados de quatro cisteínas estrategicamente localizadas, que se atraem por conterem enxofre e atraem também o zinco, estabilizando a formação dos dedos (Fig. 1.27).

Os fatores de transcrição também contêm domínios que interagem com proteínas no complexo basal de transcrição e controlam o nível de iniciação da transcrição. Distintos dos domínios de ligação ao DNA, esses domínios podem conter de 30 a 100 aminoácidos. Outros fatores de transcrição contêm domínios que se ligam às proteínas remodeladoras da cromatina ou a coativadores, que são pequenas moléculas, como hormônios ou metabólitos, que regulam a atividade do fator de transcrição.

1.8.2.3 Regulação pós-transcricional

A regulação pós-transcricional se dá durante o processamento do hnRNA ou pré-mRNA em mRNA, que inclui a remoção dos íntrons, o encadeamento dos éxons e a adição de *cap* à extremidade 5' do mRNA e da cauda poli-A à sua extremidade 3'. Depois, o mRNA é enviado ao citoplasma, onde é traduzido e degradado. Cada passo desse processamento pode ser regulado para controlar a quantidade de mRNA funcional disponível para sintetizar o produto proteico, com consequências para a velocidade de tradução e a estabilidade e atividade desse produto.

Os principais mecanismos de regulação pós-transcricional são o encadeamento alternativo, o controle da estabilidade do mRNA e o silenciamento mediado pelo RNA.

O **encadeamento alternativo** produz diferentes moléculas de mRNA a partir do mesmo pré-mRNA, gerando maior número de produtos proteicos por gene, com funções similares ou diferentes. Esse tipo de encadeamento é bastante comum em vertebrados, inclusive os humanos. As modificações no encadeamento podem alterar a atividade enzimática, a capacidade de ligação com o receptor ou a localização de uma proteína na célula. Por isso, constituem eventos reguladores importantes que ajudam a controlar diversos aspectos como, por exemplo, o desenvolvimento pluricelular, a apoptose e a conexão entre os neurônios.

O **controle da estabilidade do mRNA** relaciona-se com a quantidade de um mRNA na célula, que é determinada pela combinação entre a taxa de transcrição do gene e a taxa de degradação desse mRNA. A duração de um mRNA, definida em termos de meia-vida, pode variar bastante e pode ser regulada em resposta às necessidades da célula. Por exemplo, a grande quantidade de algumas proteínas envolvidas na regulação da transcrição gênica, no crescimento e na diferenciação celulares é determinada mais pelo controle da taxa de degradação dos mRNAs dessas proteínas do que pela regulação da taxa de transcrição gênica.

A degradação do mRNA pode dar-se por três vias gerais, cada uma sujeita à regulação: (a) enzimas que encurtam a cauda de poli-A; em mRNAs recém-sintetizados, essa cauda tem cerca de 200 nucleotídeos e se liga a uma proteína de ligação à poli-A, que ajuda a estabilizar o mRNA, mas se a cauda for encurtada para menos de 30 nucleotídeos, esse mRNA se torna instável e é logo degradado pelas exonucleases; (b) enzimas que removem o *cap*, tornando instável o mRNA; (c) clivagem interna do mRNA por uma endonuclease, expondo extremidades desprotegidas, por meio das quais a degradação pode continuar. Como um mRNA normal pode tornar-se alvo de degradação? Um modo de alterar sua meia-vida é por

Figura 1.25

Representação esquemática da formação do complexo de iniciação da transcrição. **A** – Uma proteína de ligação TATA liga-se ao TATA box no promotor de um determinado gene. **B** – Proteínas coativadoras reúnem-se em torno da proteína referida no item **A**. **C** – Proteínas ativadoras e repressoras ligam-se ao conjunto assim formado, para controlar o ritmo da transcrição, e sua presença é transmitida ao gene que deverá ser expresso, pelas proteínas coativadoras referidas no item **B** e unidas à proteína de ligação TATA. **D** – Finalmente, proteínas denominadas fatores basais ou gerais de transcrição unem-se à proteína de ligação TATA, de modo a fazerem espaço para a RNA-polimerase ligar-se ao promotor.
Fonte: Lewis.[3]

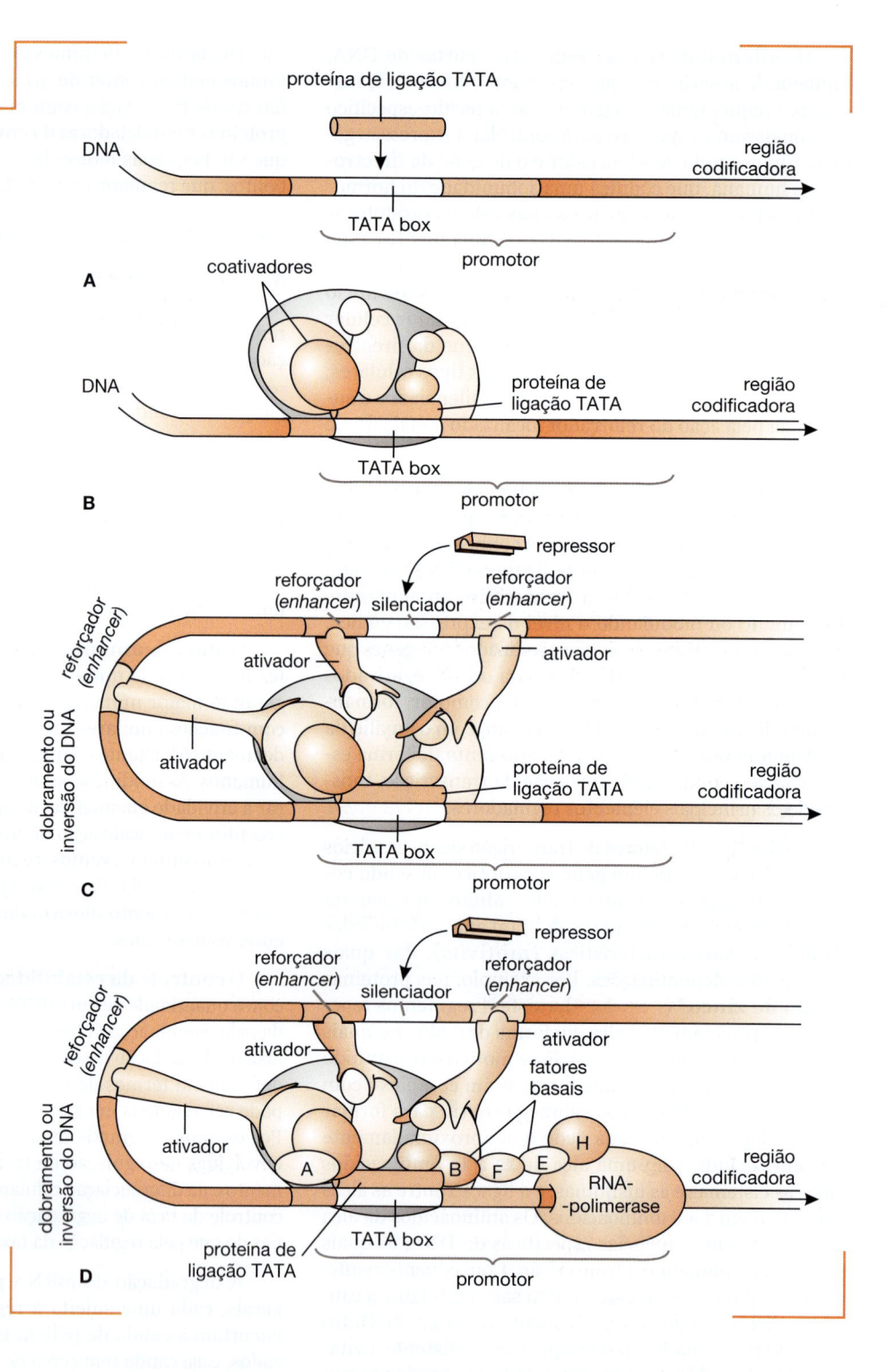

intermédio do elemento rico em adenosina-uracil (ARE, de *adenosine-uracil rich element*), uma sequência de ribonucleotídeos A e U, localizada geralmente nas regiões 3' não traduzidas dos mRNAs que têm meias-vidas curtas e reguladas. Esses mRNAs codificam proteínas envolvidas no crescimento celular ou no controle da transcrição, que precisam ser moduladas rápida e abundantemente.

Em células com baixos níveis de expressão gênica, as sequências ARE do mRNA se ligam a complexos específicos que realizam o encurtamento da cauda de poli-A e a rápida degradação do mRNA. As doenças autoimunes, algumas condições inflamatórias e certos tipos de câncer parecem estar associados a defeitos no controle da estabilidade do mRNA por meio das sequências ARE.

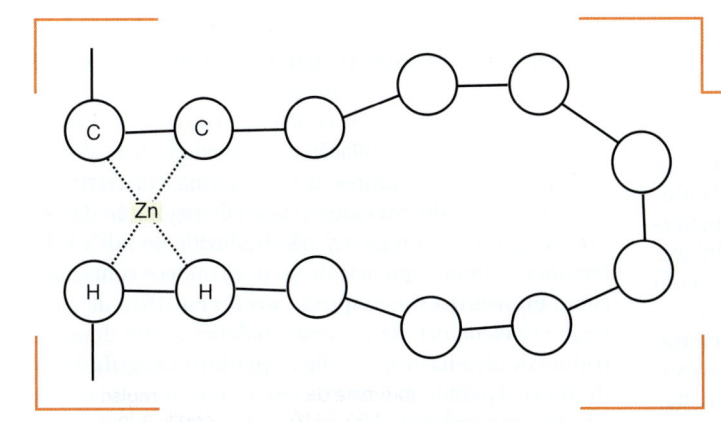

Figura 1.26

Proteínas em "dedo de zinco": possuem segmentos repetidos que projetam uma alça em forma de dedo, aos quais se ligam átomos de zinco (Zn). Detalhadamente, cada segmento (motivo) é constituído por quatro aminoácidos (duas cisteínas e duas histidinas) que formam um complexo com um íon zinco, dobrando-se sobre si próprio para formar uma projeção digital. O "motivo" "dedo de zinco" capacita as proteínas a ligar-se à molécula de DNA, onde regulam a transcrição.

Fonte: King e Stansfield.[11]

O **silenciamento mediado pelo RNA**, também conhecido como **interferência por RNA** (**RNAi**), é a regulação da expressão gênica exercida por pequenas moléculas de RNA de fita dupla (com pouco mais de 20 nucleotídeos) no citoplasma, por meio de repressão da tradução e indução da degradação do mRNA, quando esse tem uma sequência complementar a uma das fitas do RNA de fita dupla. Bastam poucas moléculas de fita dupla para realizar a degradação de grandes quantidades de mRNA. Recentemente, foi demonstrado que esses pequenos RNAs (pequeno RNA interferente [siRNA], microRNA [miRNA] e o RNA associado à proteína Piwi [piRNA]) agem também no núcleo, alterando a estrutura da cromatina e reprimindo a transcrição. Aparentemente, os mecanismos de RNAi se conservaram em todos os eucariotos, inclusive os humanos, nos quais constituem um mecanismo de defesa natural contra infecções virais. Mais informações a respeito da RNAi e de suas contribuições para a terapia gênica podem ser encontradas em Klug e colaboradores,[4] Lewin[5] e Passarge.[6]

1.8.2.4 Regulação da tradução

A tradução pode ser regulada por intermédio dos níveis intracelulares de proteínas, o que é conhecido como **autorregulação**, também conhecida como **regulação autógena**. Um de seus exemplos mais conhecidos é o das tubulinas α e β, componentes das subunidades dos microtúbulos em eucariotos (ver Cap. 3), que inibem a tradução do mRNA da tubulina. O tratamento de uma célula com colchicina causa rápida desagregação de seus microtúbulos e aumento da concentração de subunidades α e β livres; nessas condições, a síntese de tubulinas α e β diminui consideravelmente. No entanto, quando a célula é tratada com vimblastina, uma substância que também causa desagregação dos microtúbulos, e a síntese de tubulinas aumenta. Apesar de ambas as substâncias causarem desagregação dos microtúbulos, a vimblastina precipita as subunidades que não estão em solução, reduzindo as concentrações das subunidades e β livres. A síntese das tubulinas é estimulada nas baixas concentrações de subunidades livres e inibida nas altas concentrações.

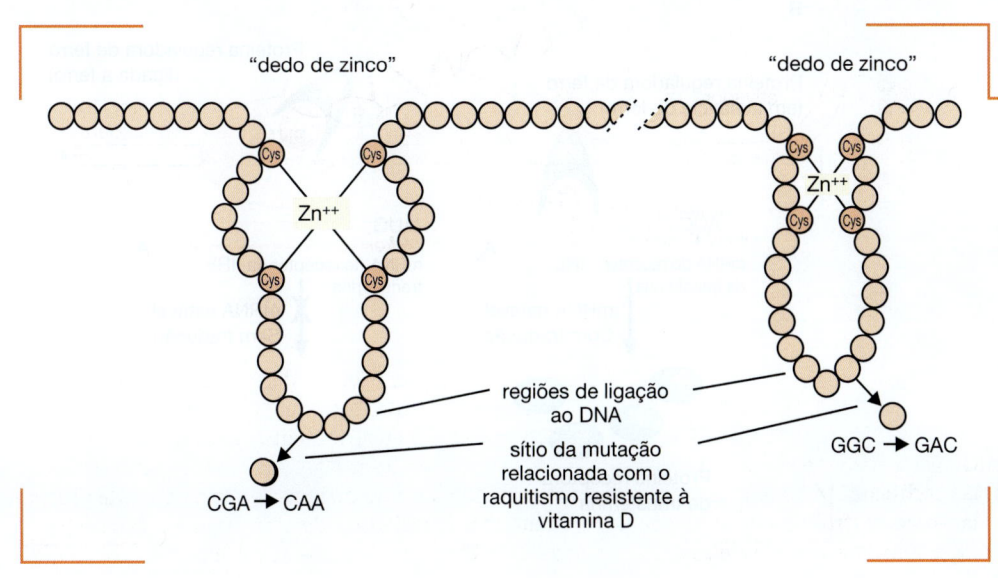

Figura 1.27

O raquitismo resistente à vitamina D pode ser devido a uma mutação no gene que codifica o motivo de "dedo de zinco".

Fonte: Lewis.[3]

1.8.2.5 Regulação pós-traducional

O ponto final da expressão gênica é a presença ou a atividade do produto proteico do gene. Em alguns casos, a tradução de um mRNA pode ser regulada pelo grau de demanda da proteína pela célula. Um bom exemplo desse tipo de regulação pós-traducional é o controle da tradução do mRNA dos receptores de ferritina e de transferrina. Para o funcionamento de muitas enzimas celulares são necessários átomos de ferro solúvel, mas o excesso de ferro é tóxico para as células. No interior do corpo, o ferro está ligado a uma proteína chamada **transferrina**. As moléculas receptoras de transferrina situam-se na superfície celular e interagem com o complexo transferrina/ferro, transportando-o para o citoplasma, onde o ferro é liberado. Para se protegerem dos altos níveis de ferro intracelular, as células sintetizam a proteína **ferritina**, que se liga aos átomos de ferro, inativando-os no citoplasma. Por esse motivo, os níveis de ferritina precisam estar bem sintonizados para responder aos níveis de ferro e para garantir a quantidade necessária de átomos de ferro livres para o metabolismo celular. Igualmente, os níveis de receptores de transferrina precisam estar regulados para fornecer ferro intracelular suficiente. Essa dupla regulação é atingida pela modulação da capacidade de tradução dos mRNAs dos receptores de transferrina e de ferritina. A **Figura 1.28** ilustra esse exemplo de regulação da expressão gênica. Na região 5' não traduzida do mRNA da ferritina há uma sequência de 30 nucleotídeos conhecida como **elemento de resposta ao ferro** (IRE, de *iron response element*). Esse elemento dobra-se em uma estrutura de alça-haste que se liga à **proteína reguladora de ferro**. Quando não há excesso de ferro na célula, essa proteína reguladora se liga ao IRE do mRNA da ferritina, bloqueando o início da tradução do mRNA da ferritina. Havendo excesso de ferro, suas moléculas se ligam à proteína reguladora de ferro, o que faz com que essa se dissocie do IRE. Assim, o mRNA da ferritina fica disponível para a tradução.

Figura 1.28

Regulação da expressão gênica de (**A**) ferritina e (**B**) receptor de transferrina. A proteína reguladora de ferro liga-se à estrutura em alça-haste dos mRNAs da ferritina e do receptor da transferrina. **A** – Em ausência de ferro livre, a proteína reguladora de ferro inibe a tradução do mRNA da ferritina, mas estabiliza o mRNA do receptor de transferrina. **B** – Em presença de ferro livre (representado por círculos vermelhos), a proteína reguladora de ferro se dissocia do IRE, resultando em aumento da tradução da ferritina e desestabilização do mRNA do receptor da transferrina.

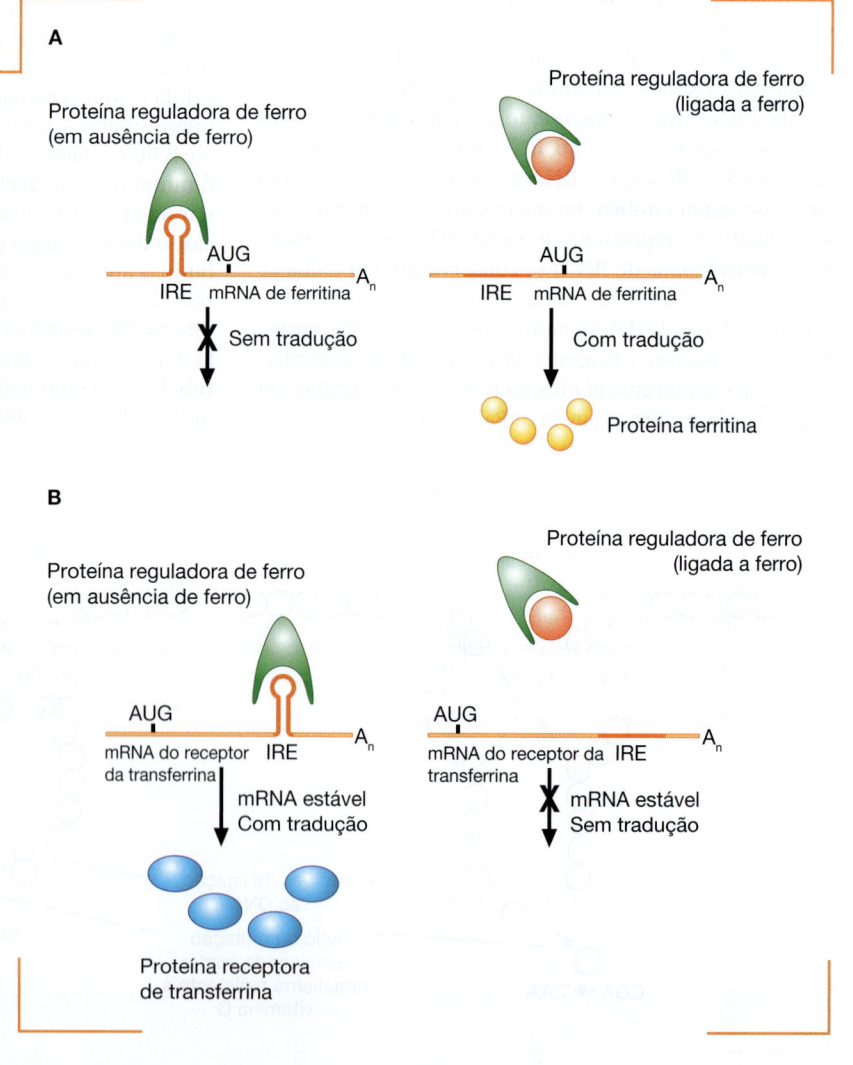

O IRE também está presente na região 3 não traduzida do mRNA do receptor de transferrina. Quando não há excesso de ferro, o IRE se liga à proteína reguladora de ferro. Essa ligação não afeta diretamente a tradução, como ocorria com o mRNA da ferritina; ao contrário, a presença da proteína reguladora de ferro aumenta a estabilidade do mRNA do receptor de transferrina, resultando em aumento dos níveis de mRNA, que se traduz em aumento dos níveis desse receptor. À presença de mais receptores acelera o transporte de ferro para a célula. Quando há excesso de ferro, suas moléculas se ligam à proteína reguladora de ferro, dissociando-a do mRNA do receptor de transferrina e tornando instáveis esse mRNA. Nesse caso, é transportado menos ferro para a célula.

Em outros casos, ocorrem modificações posteriores nas proteínas, incluindo clivagem e ligação covalente a carboidratos e lipídeos, que são importantes para a função e a localização correta das proteínas no interior da célula. Além disso, a regulação da função proteica, como a da atividade enzimática, exerce um papel-chave no controle do comportamento celular

Em geral, o nível das proteínas reguladoras pode ser modificado por diferentes fatores: (a) velocidade da transcrição do gene em RNA; (b) processamento desse RNA; (c) transporte do mRNA do núcleo para o citoplasma; (d) velocidade da tradução do mRNA em cadeia polipeptídica; (e) velocidade de degradação do mRNA; (f) processamento pós-traducional do polipeptídeo; e (g) velocidade de degradação da proteína.

Todos esses mecanismos de controle correspondem a situações específicas. Entretanto, talvez o método de controle mais econômico e mais difundido nos eucariotos seja o de controlar a produção da proteína no nível da transcrição do gene.

⚠ Resumo

Todo ser vivo é constituído de células, nas quais está situado o material hereditário. De acordo com sua organização celular, os seres vivos são geralmente classificados em dois grupos: **procariotos** e **eucariotos**. Os *Archaea* são considerados uma subdivisão dos procariotos, mas colocados em um grupo separado das demais bactérias, pelas suas características distintivas.

O genoma contém o conjunto completo de informações hereditárias de qualquer organismo, consistindo em uma longa sequência de DNA, composto de nucleotídeos formados por bases nitrogenadas, açúcar e fosfato.

O DNA constitui a sequência de subunidades individuais, denominadas genes, cuja função é armazenar e codificar as informações genéticas que serão utilizadas para a produção das cadeias polipeptídicas das proteínas que compõem as células, tecidos e órgãos dos organismos. Esses genes estão organizados em um número relativamente pequeno de cromossomos.

Atualmente, o gene é definido como o segmento de DNA que codifica uma cadeia polipeptídica e inclui regiões flanqueadoras que antecedem (sequência-líder) e que seguem (cauda) a região codificadora, bem como sequências que não são traduzidas (íntrons) e que se intercalam com as sequências codificadoras individuais (éxons).

A estrutura química dos ácidos nucleicos é simples e não varia entre os diversos organismos. Os ácidos nucleicos são constituídos de sequências de nucleotídeos, que são formados por uma base nitrogenada, um açúcar e um grupo fosfato (PO_4). O conjunto de base + açúcar denomina-se nucleosídeo, chamando-se nucleotídeo ao conjunto de base + açúcar + fosfato.

O DNA é encontrado principalmente nos cromossomos; o RNA é encontrado principalmente no nucléolo (estrutura nuclear) e no citoplasma, havendo muito pouco nos cromossomos.

Além das diferenças em sua composição química, o DNA e o RNA mostram diversidade quanto à sua estrutura molecular. O modelo proposto por Watson e Crick (1953) para a estrutura molecular do DNA é o seguinte: (a) a molécula de DNA é uma longa fita de nucleotídeos, formando uma configuração semelhante à de uma escada de corda, enrolada de forma helicoidal; (b) nessa escada, o açúcar e o fosfato são os componentes verticais (corrimãos) e as bases nitrogenadas são os degraus: para que esses se formem, as ligações entre as bases são feitas por pontes de hidrogênio; (c) tal modelo também requer que as duas fitas polinucleotídicas sejam antiparalelas, isto é, corram em direções opostas: uma na direção 5'→3' e a outra na direção 3'→5'.

O RNA difere do DNA em sua composição química quanto a dois aspectos: o RNA possui ribose, no lugar da desoxirribose, e uracil, em vez de timina. Quanto à estrutura molecular, o RNA apresenta, em geral, apenas uma fita de nucleotídeos. Em algumas circunstâncias, uma molécula de RNA pode formar uma fita dupla com outra parte de sua própria estrutura, como ocorre no RNA transportador.

A forma original da dupla-hélice do DNA é denominada B-DNA, mas ainda existem outras formas. Por exemplo, A-DNA, Z-DNA e outras mais raras.

O código genético descreve a relação entre a sequência de bases nitrogenadas do DNA e a sequência de aminoácidos na cadeia polipeptídica correspondente.

A palavra-chave do código para um aminoácido consiste em uma sequência de três bases nitrogenadas adjacentes, que formam a unidade de informação genética ou códon. O código genético apresenta várias características descritas no texto deste capítulo.

Os aminoácidos selenocisteína (sel) e pirrolisina (pyr), codificados respectivamente pelas trincas UGA e UAG, são considerados os 21º e 22º aminoácidos, embora não ocorram em todos os procariotos e eucariotos.

O genoma humano subdivide-se em duas partes: o genoma nuclear e o genoma mitocondrial. O genoma humano nuclear apresenta cerca de 33% do conteúdo de DNA na forma de genes estruturais e sequências a eles relacionadas, enquanto sua maior parte (67%) é encontrada como DNA extragênico. É estimada a existência de 20 a 25 mil genes estruturais, codificados por sequências de DNA não repetitivo, sendo o restante do genoma constituído de outros tipos de DNA.

Os principais tipos de sequências do DNA nuclear dos eucariotos são: DNA não repetitivo e DNA repetitivo, descritos no texto. Entre as sequências relacionadas aos genes, encontram-se os íntrons e os pseudogenes.

O DNA mitocondrial é uma molécula circular de fita dupla, com 16.569 pares de bases, existente no interior das mitocôndrias, organelas oriundas de bactérias e produtoras de energia localizadas no citoplasma de praticamente todas as células eucarióticas. Esse DNA geralmente não apresenta íntrons, nem *crossing-over*, arcabouço de histonas e sistema de reparo; existe em muitas cópias por mitocôndria e por célula, é de herança materna e sofre alta exposição aos radicais livres de oxigênio. O genoma mitocondrial humano e de outros mamíferos apresenta 13 genes codificadores de proteínas, 22 genes de tRNA e 2 genes de rRNA.

Existem quatro tipos principais de RNA, todos transcritos de moldes de DNA por RNA-polimerases e com a mesma estrutura química básica. Esses RNAs têm tamanhos diferentes e possuem sequências de bases desiguais que determinam funções específicas. São eles: RNA heterogêneo nuclear (hnRNA), RNA mensageiro (mRNA), RNA transportador (tRNA) e RNA ribossômico (rRNA). Existem ainda outros RNAs, como o RNA da telomerase, o RNA nuclear pequeno (snRNA), o RNA antissenso, o microRNA (miRNA) e o pequeno RNA interferente (siRNA).

O DNA tem função autoduplicadora e, completada sua replicação, cada uma das moléculas de DNA recém-formadas tem uma das fitas originais e outra proveniente dos novos nucleotídeos. Por essa razão, a duplicação do DNA é chamada de semiconservativa. É a autoduplicação que garante a transmissão do material genético de uma célula para as suas descendentes.

O DNA também tem a função de comandar a síntese das proteínas necessárias ao funcionamento celular. A síntese proteica se dá em duas fases: transcrição e tradução. A transcrição é o processo pelo qual a informação genética é transmitida do DNA para o RNA. O produto imediato da transcrição é denominado RNA heterogêneo nuclear ou pré-mRNA, sendo quase sempre instável: em procariotos, é rapidamente modificado em mRNA ou clivado em produtos maduros (rRNA e tRNA); em eucariotos, sofre várias modificações em suas extremidades, dando origem ao mRNA. A tradução consiste na transmissão da informação genética do mRNA para um polipeptídeo, sendo mais complexa nos eucariotos.

A regulação gênica em procariotos é de curto prazo, exemplificada pelo sistema óperon *lac*, em bactérias. O termo óperon refere-se à unidade de ação gênica que consiste em um gene operador e os genes estruturais que lhe são adjacentes e cuja ação o gene operador controla. Este último, por sua vez, é controlado por um gene regulador, que não está necessariamente próximo. O gene regulador sintetiza um repressor ou proteína repressora que inibe o gene operador. Assim, quando o gene regulador está funcionando, as proteínas não são sintetizadas pelos respectivos genes estruturais, que somente funcionam quando o regulador é "desligado" pela inativação do repressor por um metabólito específico denominado indutor.

A regulação gênica em eucariotos apresenta um problema de coordenação muito maior do que em procariotos, devido, provavelmente, à maior complexidade de suas atividades e funções, e às situações ambientais mais complicadas que eles enfrentam, sendo necessário sistemas de controle da expressão gênica também muito mais complexos. A regulação da expressão gênica nos eucariotos pode ocorrer em qualquer uma das etapas que vão do DNA aos produtos proteicos. Os genes eucarióticos têm diversos tipos de sequências reguladoras, como os promotores, silenciadores e reforçadores, que consistem em sítios de ligação para proteínas conhecidas como fatores de transcrição, que se ligam ao DNA e podem ter efeitos variados sobre a transcrição, aumentando, diminuindo ou modulando o nível da expressão gênica.

⚡ Teste seu conhecimento

1. De acordo com a sua organização celular, como se classificam os seres vivos e quais as suas características?
2. Conceitue gene.
3. Descreva, brevemente, as estruturas química e molecular dos ácidos nucleicos.
4. Quais são os tipos de DNA?
5. Quais são os tipos de RNA?
6. Quais são as funções do DNA e do RNA?
7. O que é código genético e como ele se caracteriza?
8. Descreva sucintamente a síntese proteica.
9. Como se dá a regulação gênica em procariotos?
10. Como se dá a regulação gênica em eucariotos?

Exercícios

1. Observe as sequências abaixo de DNA, RNA e cadeia polipeptídica, respectivamente, de um segmento normal. Utilizando esses dados, explique a replicação do DNA, a transcrição e a tradução que fazem parte da síntese proteica.

    DNA: (fita codificadora) A T G C A G G T G A C C T C A A C T
    (fita-molde) *T A C G T C C A C T G G A G T T G A*
    RNA: A U G C A G G U G A C C U C A U G A
    Cadeia polipeptídica: **MET – GLN – VAL – TER – SER – FIM**

2. Numere a primeira coluna de acordo com a segunda.

    ( ) Tradução
    ( ) Códon
    ( ) Transcrição
    ( ) Cadeia polipeptídica
    ( ) MET
    ( ) Ribossomos para um polipeptídeo
    ( ) Códon AUG

    (1) Resulta da tradução
    (2) Transmissão da informação para o RNA
    (3) Códon iniciador
    (4) Local da síntese proteica
    (5) Transmissão da informação genética
    (6) Unidade de informação genética

3. Indique as principais polimerases e suas atuações: (a) na replicação do DNA e (b) na síntese dos diferentes tipos de RNAs.

4. Onde atuam as enzimas denominadas ribozimas?

5. No contexto da genética molecular, conceitue e dê as diferenças entre transcrição e tradução.

6. Onde ocorrem, na célula de procariotos e eucariotos, a replicação, a transcrição e a tradução?

7. Escreva uma sequência de DNA que poderia codificar a seguinte sequência de aminoácidos:

    valina – triptofano – lisina – prolina – fenilalanina – treonina – fim

8. Coloque as seguintes enzimas na ordem direta em que começam a funcionar na replicação do DNA:

    ligase – DNA-polimerase – primase – helicase – exonuclease

9. Escreva a sequência da fita replicada de cada uma das fitas de DNA a seguir:
    a. T C G A G A A T C T C G A T T
    b. C C G T A T A G C C G G T A C
    c. A T C G G A T C G C T A C T G

10. Faça uma lista das diferenças entre o DNA e o RNA.

11. Quais são as alterações que ocorrem no processamento sofrido pelo hnRNA?

12. Liste três sequências de mRNA que poderiam codificar a seguinte sequência de aminoácidos:

    metionina – histidina – alanina – arginina – serina – leucina – valina – cisteína

13. Dê as diferenças entre (a) síntese unidirecional e bidirecional e (b) síntese de DNA contínua e descontínua.

14. Quando foram determinadas as sequências de aminoácidos de insulinas de diferentes organismos, foram observadas algumas diferenças: a alanina foi substituída por treonina, a serina por glicina e a valina por isoleucina, nas mesmas posições dessa proteína. Liste as trocas de bases que poderiam ocorrer nos códons do código genético para produzir essas mudanças de aminoácidos.

15. Liste e descreva de forma esquemática os modos de regulação que podem ocorrer durante a expressão do material genético.

Referências

1. Azevedo MG, Astolfi Filho S. A estrutura do DNA. In: Costa SOP, coordenador. Genética molecular e de microrganismos: os fundamentos da engenharia genética. São Paulo: Manole; 1987. p. 19-38.
2. Lewis R. Human genetics: concepts and applications. 4th ed. Boston: McGraw-Hill; 2001.
3. Lewis R. Human genetics: concepts and applications. 2nd ed. Dubuque IR: Wm. C. Brown; 1997.
4. Klug WS, Cummings MR, Spencer CA, Palladino MA. Conceitos de genética. 9. ed. Porto Alegre: Artmed; 2010.
5. Lewin B. Genes IX. 9. ed. Porto Alegre: Artmed; 2009.
6. Passarge E. Genética: texto e atlas. 3. ed. Porto Alegre: Artmed; 2011.
7. Alberts B, Bray D, Johnson A, Lewis J, Raff M, Roberts, K, et al. Fundamentos da biologia celular: uma introdução à biologia molecular da célula. Porto Alegre: Artmed, 1999.
8. Cann RL, Stoneking M, Wilson AC. Mitochondrial DNA and human evolution. Nature. 1987;325(6099):31-6.
9. Lewin B. Genes VII. 7. ed. Porto Alegre: Artmed; 2001.
10. Champe PC, Harvey RA, Ferrier DR. Bioquímica ilustrada. 4. ed. Porto Alegre: Artmed; 2009.
11. King R, Stansfield WD. A dictionary of genetics. 5th ed. New York: Oxford University; 1997.

Leituras recomendadas

Alberts B, Bray D, Hopkin K, Johnson A, Lewis J, Raff M, et al. Fundamentos da biologia celular. 3. ed. Porto Alegre: Artmed; 2011.

Cooper GM, Hausman RE. A célula: uma abordagem molecular. 3. ed. Porto Alegre: Artmed; 2007.

Nussbaum RL, McInnes RR, Willard HF. Thompson e Thompson: genética médica. 7. ed. Rio de Janeiro: Elsevier; 2008.

Robinson WM, Borges-Osório MR. Genética para odontologia. Porto Alegre: Artmed; 2006.

Turnpenny P, Ellard S. Emery genética médica. 13. ed. Rio de Janeiro: Elsevier; 2009.

Capítulo 2

Mutações, Agentes Mutagênicos e Sistemas de Reparo

2.1 Mutações 49
    2.1.1 Conceito e tipos 49
        2.1.1.1 Mutações gênicas 49
        2.1.1.2 Mutações ou alterações cromossômicas 52

2.2 Agentes mutagênicos 58
    2.2.1 Agentes físicos 58
        2.2.1.1 Radiações ionizantes 58
        2.2.1.2 Radiações ultravioleta 60
        2.2.1.3 Efeitos biológicos das radiações 61
    2.2.2 Substâncias químicas 61

2.3 Sistemas de reparo 64
    2.3.1 Reparo direto 64
    2.3.2 Reparo por excisão 64
    2.3.3 Reparo por recombinação homóloga 65
    2.3.4 Reparo por junção de extremidades não homólogas 66
    2.3.5 Reparo por subunidades catalíticas da DNA-polimerase 66

Caso clínico

S.F.G., sexo masculino, aos 47 anos começou a apresentar diminuição de concentração e de memória. Sua função intelectual foi gradativamente se deteriorando durante o ano seguinte, desenvolvendo ainda movimentos involuntários nos dedos e nos artelhos e distorções faciais. Até aparecerem os primeiros sintomas, S.F.G. era saudável e não sabia de nenhum ancestral com sintomas semelhantes. Seus pais faleceram antes dos 40 anos. Seus dois filhos, na faixa dos 20 anos, eram saudáveis. Após uma extensa avaliação clínica, a condição de S.F.G. foi diagnosticada como doença de Huntington. Esse diagnóstico foi confirmado por uma análise do DNA do paciente, que apresentou 43 repetições CAG em um dos seus alelos (nos indivíduos normais, o número dessas repetições apresenta-se inferior a 26). Foram realizados testes pré-sintomáticos nos dois filhos de S.F.G. Em um deles foi encontrado um alelo mutante da doença de Huntington.

Comentário

A doença de Huntington foi descoberta em 1872, devendo seu nome ao seu descobridor. É uma doença progressiva do sistema nervoso central, com movimentos descoordenados (coreia), excitação, alucinações e alterações psicológicas com perda do controle motor e intelectual. A doença pode ter início dos 25 aos 60 anos.

Os testes pré-sintomáticos e pré-natais são uma forma preditiva de teste e são mais bem interpretados após a confirmação de uma expansão CAG em um membro familiar afetado. Esses testes consistem na análise do número de repetições CAG dentro do éxon 1 do gene *HD*.

Mutações nesse gene causam a doença de Huntington, um distúrbio neurovegetativo grave de herança autossômica dominante. A prevalência da doença varia de 3-7/100.000 em europeus ocidentais a 0,1-0,38/100.000 entre os japoneses. Na América do Sul, a Venezuela apresenta alta frequência dessa doença, com homozigotos e heterozigotos com quadros clínicos semelhantes, sugerindo-se que tal frequência elevada seja decorrente do efeito do fundador (ver Cap. 8). Os dados brasileiros de frequência ainda não estão disponíveis.

O produto do gene *HD*, a huntingtina, é expresso em vários tecidos, mas principalmente no cérebro, onde é encontrada no citoplasma de todos os componentes neuronais, ao contrário da proteína mutante, que se localiza geralmente no núcleo celular. A huntingtina normal atua como fator de transcrição, estando envolvida em várias funções celulares, como a apoptose ou morte celular programada. A proteína mutante leva à formação de poliglutaminas (devidas às repetições do nucleotídeo que codifica o aminoácido glutamina), que causam novas interações anômalas com outras proteínas.

As mutações causadoras dessa doença resultam, em geral, da expressão repetida da sequência de três bases nitrogenadas (CAG), que codifica o aminoácido glutamina e está localizada na região codificadora 5' desse gene. Os alelos normais do gene *HD* têm geralmente de 10 a 26 repetições de CAG, enquanto os alelos mutantes têm mais de 36 repetições. Aproximadamente 3% dos pacientes desenvolvem a doença de Huntington em consequência de uma nova expansão da repetição CAG, enquanto 97% herdam um alelo mutante do gene *HD* de um genitor não afetado. Novos mutantes do alelo *HD* surgem da expansão de uma pré-mutação (de 27 a 35 repetições CAG) para uma mutação total de 36 ou mais repetições, como no caso clínico aqui relatado.

A instabilidade no número de repetições CAG dentro dos alelos mutantes do gene *HD* resulta, em geral, na *antecipação*, ou seja, a idade de início da patologia é progressivamente mais precoce em gerações sucessivas, sendo inversamente proporcional ao número de repetições trinucleotídicas. Nos pacientes cuja doença começa no início da vida adulta, ocorrem de 40 a 55 repetições; nos pacientes com doença de início juvenil, surgem, em geral, mais de 60 repetições. As causas dessa expansão trinucleotídica de geração a geração podem ser erros durante a replicação ou durante o reparo do DNA danificado.

Se o número de repetições for de 36 ou mais nos alelos mutantes, esse aumento de trinucleotídeos se dá em geral durante a transmissão paterna. Durante a transmissão materna, essas repetições são menos frequentes e em menor número. Como o número de repetições CAG é inversamente correlacionado com a idade de início, os indivíduos que herdam uma mutação do genitor masculino apresentam um risco aumentado de desenvolver a doença de início mais precoce. Aproximadamente 80% dos pacientes juvenis herdam o gene mutante do pai, não da mãe.

O gene *HD*, atualmente também denominado *IT15* (de *interesting transcript 15*), tem 180 kb e 67 éxons, estando localizado no cromossomo 4p16.3, isto é, banda 3 da região 16 do braço curto do cromossomo 4.

O indivíduo afetado tem a probabilidade de 50% de transmitir o alelo *HD* mutante aos seus descendentes, embora isso não se aplique aos alelos com penetrância reduzida (36 a 41 repetições CAG), nem aos portadores de uma pré-mutação (27 a 35 repetições CAG). Todos os filhos que herdam o alelo mutante (*HD*) chegarão a desenvolver a doença, se sua vida tiver duração próxima à média da população.

2.1 Mutações

2.1.1 Conceito e tipos

Em geral, a replicação do DNA se dá de maneira correta; eventualmente, podem ocorrer erros nesse processo, que constituem fonte de variabilidade, a qual é um componente essencial no processo da evolução. As alterações hereditárias do material genético de um organismo, decorrentes de erros de replicação antes da divisão celular e não causadas por recombinação ou segregação, são denominadas **mutações**. O termo **mutante** refere-se a um fenótipo incomum ou à expressão do gene que sofreu a mutação. O fenótipo comum ou a expressão fenotípica do gene inalterado é denominado **tipo selvagem**. Mas nem todas as mutações são detectáveis fenotipicamente, podendo, no entanto, ser verificadas no nível molecular. Na espécie humana, uma mutação provavelmente será reconhecida mais pelos seus efeitos prejudiciais, causando um transtorno ou uma doença, do que por seus efeitos benéficos, como o aumento da resistência a infecções ou o aumento da sobrevivência.

As modificações hereditárias que ocorrem num lócus gênico específico são chamadas **mutações gênicas**, **de ponto** ou **pontuais**, que podem envolver substituição, adição ou perda de uma única base. Se as modificações forem maiores, alterando os cromossomos, elas são denominadas **mutações cromossômicas**, sendo mutações **estruturais** as que modificam a estrutura dos cromossomos e mutações **numéricas** as que alteram o seu número. Em geral, esses tipos de mutações são denominados **alterações** ou **anomalias cromossômicas**.

2.1.1.1 Mutações gênicas

De acordo com a sua etiologia, as mutações são classificadas em **espontâneas**, quando ocorrem sem que haja a interferência conhecida de qualquer agente capaz de provocá-las, e **induzidas**, quando ocorrem em frequência aumentada pela ação de agentes físicos e/ou químicos conhecidos, denominados **agentes mutagênicos**. A maioria desses agentes atua diretamente sobre o DNA, seja alterando uma determinada base, seja incorporando-se ao mesmo. A frequência de mutações denomina-se **taxa de mutação** e é expressa pelo número de mutações por lócus, por gameta e por geração. Na espécie humana, a taxa média de mutações está em torno de 1/100.000/lócus/geração. Essa taxa pode ser aumentada pela ação de agentes mutagênicos. A **Tabela 2.1** mostra as taxas de mutação de genes responsáveis por algumas doenças humanas.

As mutações gênicas podem ser de três tipos: por **substituição** de base, por **perda** ou **deleção** de base, e por **adição** ou **inserção** de base (**Fig. 2.1**).

As mutações por **substituição** apresentam denominações diferentes, de acordo com o tipo de bases que envolvem. Quando a substituição abrange bases do **mesmo tipo**, isto é, substituição de uma purina por outra purina ou de uma pirimidina por outra de igual tipo, ela é denominada **transição**. Exemplos: purina → purina – ACG (treonina) → GCG (alanina); pirimidina → pirimidina – ACA (treonina) → AUA (isoleucina).

Quando a substituição envolve bases de **tipos diferentes**, isto é, troca de uma purina por uma pirimidina, ou vice-versa, a mutação chama-se **transversão**. Exemplos: purina → pirimidina – AAG (lisina) → ACG (treonina); pirimidina → purina – UGC (cisteína) → UGG (triptofano).

Quando a substituição de base ocasiona a troca de um aminoácido, é denominada **mutação com sentido trocado** ou **incorreto** (*missense*, em inglês) e seu efeito sobre a proteína depende da natureza da substituição do aminoácido. A substituição do aminoácido na cadeia polipeptídica pode levar a uma proteína altera-

Tabela 2.1 Taxas de mutação dos genes que causam algumas doenças humanas

Doenças	Mutações por milhões de gametas	Sinais e sintomas
Ligadas ao sexo		
Distrofia muscular Duchenne	40 a 105	Atrofia muscular
Hemofilia A	30 a 60	Deficiência grave da coagulação sanguínea
Hemofilia B	0,5 a 10	Deficiência leve da coagulação sanguínea
Autossômicas dominantes		
Acondroplasia	10	Nanismo
Aniridia	2,6	Ausência de íris
Doença de Huntington	<1	Movimentos incontroláveis; alterações psíquicas
Síndrome de Marfan	4 a 6	Anomalias esqueléticas e cardiovasculares, membros longos
Neurofibromatose 1	40 a 100	Manchas castanhas na pele, tumores benignos subcutâneos
Osteogênese imperfeita	10	Ossos quebradiços
Doença do rim policístico	60 a 120	Crescimento benigno dos rins
Retinoblastoma	5 a 12	Tumor maligno da retina

Fonte: Lewis.[1]

Substituição de par de bases

Mutação de sentido trocado			Mutação sem sentido		
	Normal	Mutante		Normal	Mutante
DNA	AAA	AGA	DNA	AGC	ATC
RNA	UUU	UCU	RNA	UCG	UAG
Proteína	Fen	Ser	Proteína	Ser	Fim

Adição ou deleção de par de bases
Mudança na fase de leitura

	Normal						Adição			
DNA	TAC	CCC	TTT	CAA	AGC	DNA	TAC	AAA	**C**TT	TCA	AAGC
RNA	AUG	UUU	AAA	GUU	UCG	RNA	AUG	UUU	**G**AA	AGU	UUCG
Proteína	Met - Fen - Lis - Val - Ser					Proteína	Met - Fen - **Glu** - **Ser** - **Fen**			

A

Normal	
DNA	ATG CAG GTG ACC TCA GTG
	TAC GTC CAC TGG AGT CAC
RNA	AUG CAG GUG ACC UCA GUG
Proteína	Met - Gln - Val - Tre - Ser - Val

Mutação de sentido trocado		**Mutação sem sentido**	
DNA	ATG CAG **C**TG ACC TCA GTG	ATG CAG GTG ACC **T**GA GTG
	TAC GTC **G**AC TGG AGT CAC	TAC GTC CAC TGG **A**CT CAC
RNA	AUG CAG **C**UG ACC UCA GUG	AUG CAG GUG ACC **UGA** GUG
PROTEÍNA	Met - Gln - **Leu** - Tre - Ser - Val	Met - Gln - Val - Tre - **fim**

Mudança na fase de leitura		**Mutação de inserção**	
DNA	ATG CAG GTG **A**AC CTC AGTG	ATG CAG GTG - **LINE-3.000 pb** -ACC TCA GTG
	TAC GTC CAC **T**TG GAG TCAC	TAC GTC CAC - **LINE-3.000 pb** -TGG AGT CAC
RNA	AUG CAG GUG **A**AC CUC AGUG	AUG CAG GUG - **LINE-3.000 pb** -ACC UCA GUG
PROTEÍNA	Met - Gln - Val - **Asn** - **Leu** - **Ser**	Met - Gln - Val - – – – ?

Mutação de deleção		**Expansão de trinucleotídeo**	
DNA	ATG TCA GTG	ATG - (**CAG CAG CAG**)$_{20}$ CAG GTG ACC TCA GTG
	TAC AGT CAC	TAC - (**GTC GTC GTC**)$_{20}$ GTC CAC TGG AGT CAC
RNA	AUG UCA GUG	AUG - (**CAG CAG CAG**)$_{20}$ CAG GUG ACC UCA GUG
PROTEÍNA	Met - Ser - Val	Met - (**Gln - Gln - Gln**)$_{20}$ - Gln - Val - Tre - Ser - Val
DNA		ATG - (**CAG CAG CAG**)$_{75}$ CAG GTG ACC TCA GTG
		TAC - (**GTC GTC GTC**)$_{75}$ GTC CAC TGG AGT CAC
RNA		AUG - (**CAG CAG CAG**)$_{75}$ CAG GUG ACC GCA GUG
PROTEÍNA		Met - (**Gln - Gln - Gln**)$_{75}$ - Gln - Val - Tre - Ser - Val

B

Figura 2.1

A – Tipos de mutações que ocorrem no DNA: substituição, inserção e deleção de bases. **B** – Como essas mutações alteram o produto proteico: as mutações no DNA resultam de uma substituição de um par de bases (mutações com sentido trocado ou sem sentido), de inserção ou deleção de um ou dois pares de bases (mutações de mudança na fase de leitura), de inserção ou deleção de um grande número de pares de bases (mutações de inserção ou deleção) e de mutações de expansão de repetições trinucleotídicas.

Fonte: Modificada de Hoffee.[2]

da, com redução ou perda da sua atividade biológica, ou pode acarretar também uma proteína semelhante à normal, sem qualquer efeito funcional. Se a substituição fizer surgir um dos três códons terminais (UAA, UAG e UGA), finalizando prematuramente a síntese proteica, ela se chama **mutação sem sentido** (*nonsense*, em inglês). Na maioria dos casos, a cadeia polipeptídica é encurtada e provavelmente não conserva sua atividade biológica normal.

Conforme seu efeito, as substituições também se classificam em:

a. **Diretas** – Substituições de base que resultam na troca do aminoácido original para um novo aminoácido. Exemplo: UUU (fenilalanina) → UUA (leucina).
b. **Reversas** – Responsáveis pelo processo inverso, quando ocorrem no mesmo ponto. Exemplo: UUA (leucina) → UUU (fenilalanina).
c. **Silenciosas** – Quando a mudança implica um códon sinônimo, que não altera o aminoácido. Exemplo: UUU (fenilalanina) → UUC (fenilalanina).
d. **Neutras** – Quando a substituição de base resulta em troca de aminoácido, mas isso não afeta a atividade da proteína.

A **Figura 2.2** mostra que os efeitos das mutações podem variar, das silenciosas às nulas. As **substituições** de base alteram apenas o códon ao qual ela pertence, acarretando somente a alteração de um aminoácido na proteína. Embora a atividade desta última possa ser reduzida, ela não é abolida.

Quando se trata de deleção ou inserção de três bases adjacentes, ou de múltiplos de três bases, há perda ou adição de aminoácidos na cadeia polipeptídica, mas a fase de leitura das bases da sequência restante não se altera, embora o polipeptídeo possa não ser funcional. No entanto, quando essas mutações não envolvem três bases ou múltiplos de três bases, a leitura se altera até o fim da cadeia, e geralmente o polipeptídeo resultante é não funcional.

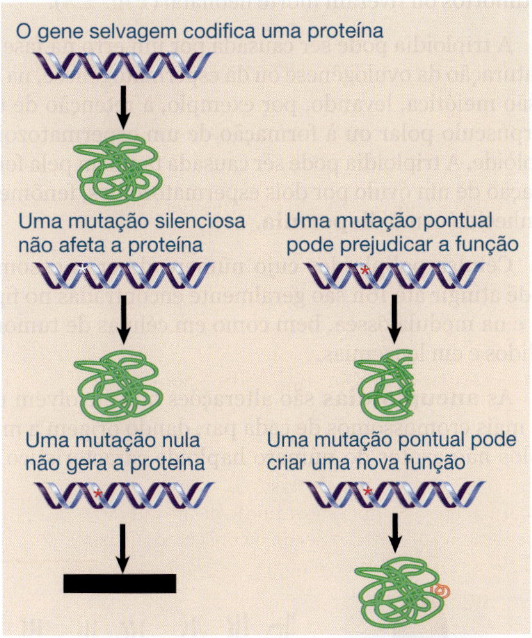

Podem ocorrer, ainda, mutações no DNA não codificador, que podem ser inócuas fenotipicamente, a menos que ocorram em sequências do DNA relacionadas com a regulação dos genes estruturais ou na junção da emenda entre íntrons e éxons. As mutações nas sequências reguladoras podem afetar o nível da expressão gênica, enquanto as mutações na junção da emenda podem causar perda de sequências codificadoras (perda de éxons) ou retenção de sequências não traduzidas (manutenção de íntrons) na molécula de RNA mensageiro, ocasionando erro no encadeamento (*splicing*). As mutações das junções da emenda parecem ocorrer mais comumente em genes do colágeno, sendo a base mutacional para a osteogênese imperfeita.

As mutações ainda podem ser classificadas em **mutações estáveis** ou **fixas**, quando são transmitidas inalteradas às gerações seguintes, e **mutações instáveis** ou **dinâmicas**, quando sofrem alterações ao serem transmitidas nas famílias. As estáveis ou fixas abrangem as substituições, deleções e inserções de bases; as instáveis ou dinâmicas consistem em sequências de trincas repetidas que ocorrem em número de cópias aumentadas (**amplificação** ou **expansão de trinucleotídeos**), constituindo as mutações básicas para muitas doenças de herança monogênica, inclusive a doença de Huntington, deficiência mental determinada pelo X frágil e distrofia miotônica. Ainda não é bem conhecido como ocorre a amplificação ou a expansão do número de repetições de trincas. Sabe-se, no entanto, que as repetições de trincas abaixo de um determinado número para cada doença são fielmente transmitidas, na mitose e na meiose; acima de certo número de repetições para cada doença, são instáveis e geralmente serão transmitidas com aumento ou decréscimo no número de trincas repetidas. Um dos possíveis mecanismos causadores é o *crossing-over* desigual entre cromátides-irmãs, gerando e expandindo essas repetições de trincas.

As expansões das trincas repetidas normalmente ocorrem em várias gerações de uma família, fornecendo uma explicação para um padrão de herança incomum, bem como a possível base para o fenômeno da antecipação (ver Cap. 5).

Em algumas doenças, a expansão de trincas ocorre dentro da sequência codificadora, enquanto em outras ocorrem nas extremidades 5' ou 3' do gene.

Segundo seus efeitos fenotípicos, as mutações podem ser classificadas em dois tipos: **mutações de perda de função**, que reduzem ou eliminam a função de seu produto gênico, podendo ser dominantes ou recessivas, e **mutações de ganho de função**, que resultam em um produto gênico com função reforçada ou nova, sendo geralmente dominantes.

Qualquer tipo de mutação, desde uma mutação pontual até a deleção de um gene inteiro, pode acarretar a perda de função; as mutações que resultam na perda absoluta da função são chamadas de mutações nulas. Por outro lado,

Figura 2.2

Mutações que não afetam a sequência da proteína ou sua função são silenciosas; mutações que eliminam a atividade da proteína são nulas. Mutações pontuais que causam perda de função podem ser dominantes ou recessivas; as que causam ganho de função são geralmente dominantes.

Fonte: Modificada de Lewin.[3]

o ganho de função pode ser devido a uma mudança na sequência de aminoácidos do polipeptídeo, atribuindo-lhe uma nova atividade, ou a uma mutação na região reguladora do gene, que o leva a se expressar em níveis mais elevados, ou à síntese do gene em ocasiões e locais incomuns.

Os genomas eucarióticos, como o humano, consistem principalmente em regiões não codificadoras, e provavelmente a maioria das mutações ocorre nessas regiões, que não contêm genes. Essas mutações são consideradas mutações neutras, se não afetam os produtos ou a expressão gênica.

Finalmente, devem-se distinguir duas classes de mutações, segundo o tipo de célula em que ocorrem e seus efeitos. As mutações que ocorrem nas células somáticas – **mutações somáticas** – acarretam maior prejuízo para o indivíduo. Nos adultos, se atingirem células em divisão, podem causar tumores e outras lesões degenerativas. Se atingirem um zigoto, embrião ou feto, essas mutações podem causar mosaicismo, sendo que o grau deste último dependerá do período do desenvolvimento em que as mutações ocorreram.

As mutações que ocorrem nas células da linhagem germinativa – **mutações gaméticas** – são transmitidas às futuras gerações. Em geral não causam prejuízo ao seu portador, mas, dependendo do tipo de dano, poderão acarretar redução da fertilidade.

2.1.1.2 Mutações ou alterações cromossômicas

A estabilidade do número e da morfologia dos cromossomos em qualquer organismo é fundamental para o seu desenvolvimento harmonioso, resultando em um indivíduo física e psicologicamente normal. Como os cromossomos contêm os genes, qualquer mudança em sua estrutura ou número pode alterar a expressão gênica, produzindo um indivíduo fenotipicamente inviável ou anormal.

As alterações numéricas e estruturais dos cromossomos constituem as mutações cromossômicas que, como as mutações gênicas, consistem em uma fonte de variação importante para a evolução das espécies.

As mutações ou alterações cromossômicas podem ser classificadas em dois grandes grupos: **numéricas** e **estruturais**.

Alterações numéricas – As alterações numéricas correspondem à perda ou ao acréscimo de um ou mais cromossomos e podem ser de dois tipos: **euploidias** e **aneuploidias**. O termo *ploidia* refere-se ao número de genomas representado no núcleo, sabendo-se que genoma é todo material genético haploide de qualquer organismo.

As **euploidias** são alterações que envolvem todo o genoma, originando células cujo número de cromossomos é um múltiplo exato do número haploide característico da espécie. Os principais tipos de euploidias são:

Haploidia (n) – quando os cromossomos apresentam-se em dose simples como nos gametas. A haploidia pode ser um estado normal em alguns organismos. É considerada anormal quando ocorre nas células somáticas de organismos diploides e, nesse caso, os indivíduos excepcionais haploides são pequenos e geralmente estéreis.

Poliploidia – quando os cariótipos são representados por três (**triploidia**, $3n$), quatro (**tetraploidia**, $4n$) ou mais genomas. As poliploidias, embora inexpressivas em animais, são comuns nas plantas, constituindo um importante mecanismo evolutivo destas. Na espécie humana não se conhecem indivíduos que sejam totalmente poliploides ($3n$ ou $4n$). Quase todos os casos de triploidia ou tetraploidia são observados em abortos espontâneos. Os raros casos relatados que chegaram a termo ($3n$) eram natimortos ou tiveram morte neonatal (**Fig. 2.3**).

A triploidia pode ser causada por um erro na fase de maturação da ovulogênese ou da espermatogênese, na divisão meiótica, levando, por exemplo, à retenção de um corpúsculo polar ou à formação de um espermatozoide diploide. A triploidia pode ser causada também pela fertilização de um óvulo por dois espermatozoides, fenômeno conhecido como **dispermia**.

Células poliploides cujo número de cromossomos pode atingir até 16n são geralmente encontradas no fígado e na medula óssea, bem como em células de tumores sólidos e em leucemias.

As **aneuploidias** são alterações que envolvem um ou mais cromossomos de cada par, dando origem a múltiplos não exatos do número haploide característico da

Figura 2.3

Feto triploide (geralmente devido à fecundação de um óvulo por dois espermatozoides – dispermia). **A** – Características. **B** – Foto de um feto com triploidia. **C** – Cariótipo $3n$ mostrando três representantes de cada par cromossômico.

Fonte: Passarge.[4]

Triploidia
- Alteração cromossômica mais frequente em fetos (15%) seguida de aborto espontâneo
- Grave retardo do crescimento, letalidade precoce
- Ocasionalmente a criança nasce viva com graves malformações
- Dispermia como uma causa frequente

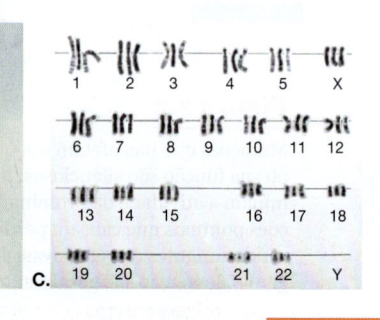

espécie. Elas decorrem da **não disjunção** ou não separação de um ou mais cromossomos durante a anáfase I e/ou II da meiose ou na anáfase da(s) mitose(s) do zigoto. A não disjunção ocorre mais frequentemente durante a meiose e pode se dar tanto na primeira como na segunda divisão. Se ela ocorrer na primeira divisão, o gameta com o cromossomo em excesso, em vez de ter apenas um dos cromossomos de um determinado par, terá os dois cromossomos de um mesmo par, sendo um de origem materna e o outro de origem paterna. Se a não disjunção ocorrer na segunda divisão meiótica, ambos os cromossomos do mesmo par (no gameta que ficou com o excesso de cromossomos) serão de origem idêntica: ou materna ou paterna (**Fig. 2.4**).

A não disjunção pode ocorrer nas primeiras divisões mitóticas após a formação do zigoto. Isso poderá, no entanto, resultar na presença de duas ou mais linhagens celulares diferentes no mesmo indivíduo, fenômeno conhecido como **mosaicismo**.

A causa desse fenômeno é desconhecida. Sabe-se, porém, que em humanos os cromossomos acrocêntricos

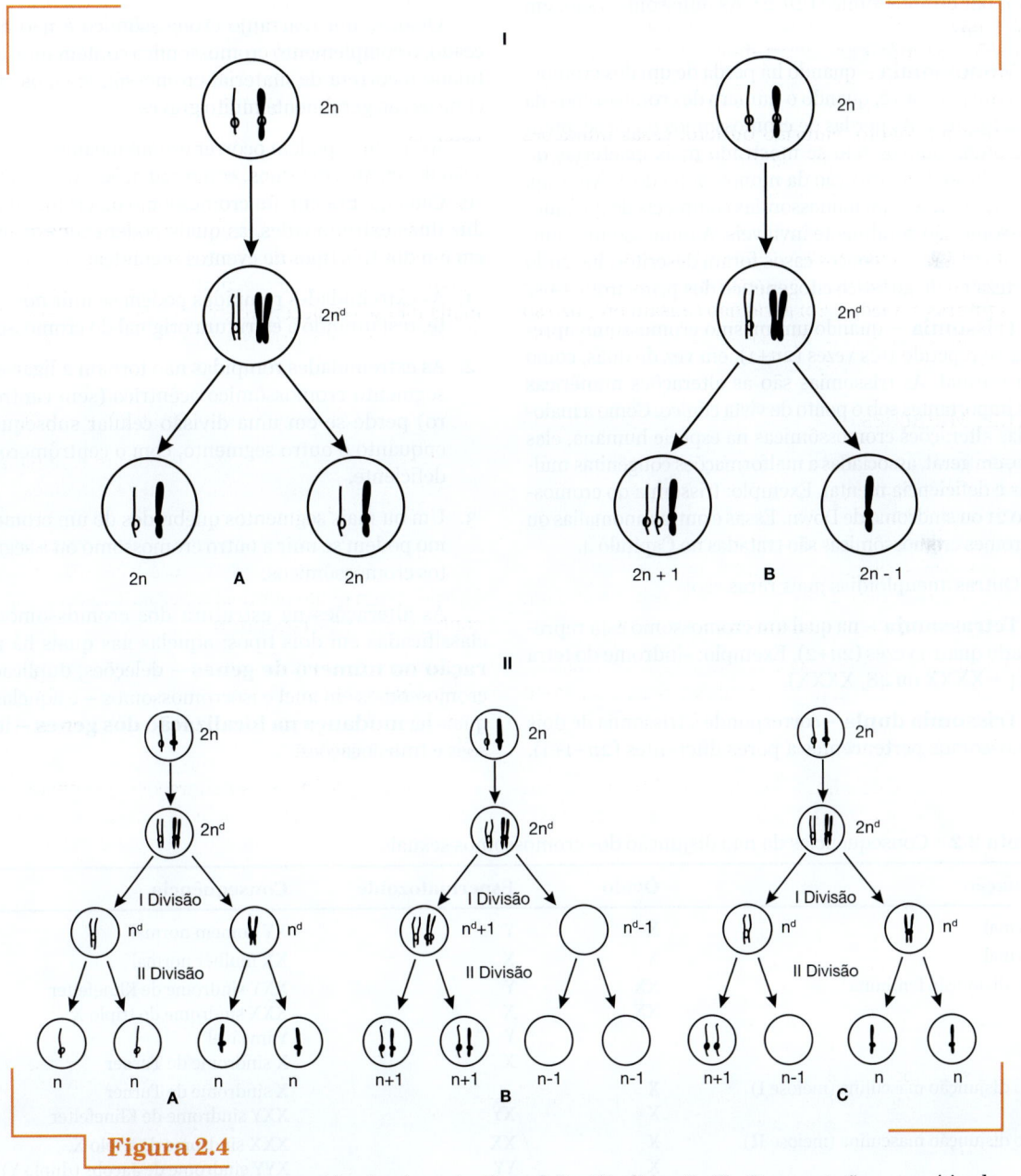

Figura 2.4

I – Representação esquemática da mitose. **A** – Normal. **B** – Não disjunção. II – Representação esquemática da meiose. **A** – Normal. **B** – Não disjunção na I divisão. **C** – Não disjunção na II divisão (2n = 2). Cromossomo de origem paterna (1); cromossomo de origem materna (2).

apresentam um risco maior de não disjunção; além disso, pode haver um efeito da idade na ovulogênese materna, já que o processo de formação dos gametas femininos estaciona por muitos anos no fim da prófase I (dictióteno), e a fertilização pode-se dar muito após a ovulação.

Outro mecanismo responsável pelas aneuploidias é a perda de um cromossomo, provavelmente devido a um "atraso" na separação de um dos cromossomos, durante a anáfase. A **Tabela 2.2** mostra as consequências da não disjunção dos cromossomos sexuais.

As principais aneuploidias são:

Nulissomia – quando há perda dos dois membros de um par cromossômico ($2n-2$). As nulissomias são, em geral, letais.

Monossomia – quando há perda de um dos cromossomos do par, isto é, quando o número de cromossomos da célula for $2n-1$. As perdas de cromossomos ou de segmentos cromossômicos têm-se mostrado mais deletérias do que a adição. Com exceção da monossomia do X (ver Cap. 4), os indivíduos com monossomias completas de qualquer autossomo são geralmente inviáveis. A monossomia completa do 21 é rara e poucos casos foram descritos, havendo incerteza no diagnóstico citogenético dos primeiros casos.

Trissomia – quando um mesmo cromossomo apresenta-se repetido três vezes ($2n+1$), em vez de duas, como seria normal. As trissomias são as alterações numéricas mais importantes sob o ponto de vista clínico. Como a maioria das alterações cromossômicas na espécie humana, elas estão, em geral, associadas a malformações congênitas múltiplas e deficiência mental. Exemplo: trissomia do cromossomo 21 ou síndrome de Down. Essas e outras anomalias ou síndromes cromossômicas são tratadas no Capítulo 4.

Outras aneuploidias mais raras são:

Tetrassomia – na qual um cromossomo está representado quatro vezes ($2n+2$). Exemplo: síndrome do tetra X (44 + XXXX ou 48, XXXX).

Trissomia dupla – corresponde à trissomia de dois cromossomos pertencentes a pares diferentes ($2n+1+1$). Exemplo: trissomia do 21 e do par sexual (44 + XXY + 21 ou 48, XXY, + 21).

Alterações estruturais – As alterações estruturais são mudanças na estrutura dos cromossomos, que resultam de uma ou mais quebras em um ou mais cromossomos, com subsequente reunião em uma configuração diferente, formando rearranjos balanceados ou não. Nos rearranjos balanceados, o complemento cromossômico é completo, sem perda nem ganho de material genético. Consequentemente, os rearranjos balanceados são praticamente inofensivos, com exceção dos raros casos em que um dos pontos de quebra danifica um gene funcional importante.

Quando um rearranjo cromossômico é não balanceado, o complemento cromossômico contém uma quantidade incorreta de material cromossômico e os efeitos clínicos são geralmente muito graves.

As quebras podem ocorrer espontaneamente ou pela ação de agentes externos, como radiações, drogas, vírus, etc. Cada quebra em um cromossomo ou cromátide produz duas extremidades, as quais podem ser envolvidas em um dos três tipos de eventos seguintes:

1. As extremidades rompidas podem se unir novamente, restaurando a estrutura original do cromossomo.
2. As extremidades rompidas não tornam a ligar-se e o segmento cromossômico acêntrico (sem centrômero) perde-se em uma divisão celular subsequente, enquanto o outro segmento, com o centrômero, fica deficiente.
3. Um ou mais segmentos quebrados de um cromossomo podem se unir a outro cromossomo ou a segmentos cromossômicos.

As alterações na estrutura dos cromossomos são classificadas em dois tipos: aquelas nas quais há **alteração no número de genes** – deleções, duplicações, cromossomos em anel e isocromossomos – e aquelas nas quais há **mudança na localização dos genes** – inversões e translocações.

Tabela 2.2 Consequências da não disjunção dos cromossomos sexuais

Situação	Óvulo	Espermatozoide	Consequência
Normal	X	Y	XY homem normal
Normal	X	X	XX mulher normal
Não disjunção feminina	XX	Y	XXY síndrome de Klinefelter
	XX	X	XXX síndrome do triplo X
		Y	Y inviável
		X	X síndrome de Turner
Não disjunção masculina (meiose I)	X		X síndrome de Turner
	X	XY	XXY síndrome de Klinefelter
Não disjunção masculina (meiose II)	X	XX	XXX síndrome do triplo X
	X	YY	XYY síndrome de Jacobs (duplo Y)
	X		X síndrome de Turner

Fonte: Modificada de Lewis.[1]

Deleções ou **deficiências** – são perdas de segmentos cromossômicos, as quais podem ocorrer como resultado de uma simples quebra, sem reunião das extremidades quebradas – **deleção terminal** –, ou de uma dupla quebra, com perda de um segmento interno, seguida da soldadura dos segmentos quebrados – **deleção intersticial**. A **Figura 2.5A** mostra uma deleção terminal, na qual há perda do segmento AB. Esse segmento acêntrico se perderá na próxima divisão celular, com a consequente perda do material genético nele contido. Na **Figura 2.5B**, o segmento BC (intersticial) é também acêntrico e provavelmente também será perdido na divisão celular subsequente.

O efeito das deleções depende da quantidade e da qualidade do material genético perdido, mas geralmente as deficiências são danosas e produzem consequências graves. Exemplo: síndrome do *cri-du-chat* ou "miado-do-gato", causada pela perda de um segmento do braço curto do cromossomo 5 (ver Cap. 4).

Duplicação – é a repetição de um segmento cromossômico, causando um aumento do número de genes. A maioria das duplicações resulta de um *crossing-over* desigual entre cromátides homólogas, durante a meiose, produzindo segmentos adjacentes duplicados e/ou deletados (**Fig. 2.6**).

As duplicações são mais comuns e menos prejudiciais do que as deficiências, concluindo-se que o excesso de genes geralmente é menos prejudicial do que a falta deles. Esse tipo de alteração cromossômica estrutural é considerado importante sob o aspecto evolutivo, uma vez que genes duplicados podem, por mutação, dar origem a novos genes, com novas funções.

Atualmente, com auxílio de técnicas especiais (ver Cap. 4), pode-se detectar microdeleções e microduplicações submicroscópicas. As microduplicações em geral não são prejudiciais, mas certas microdeleções têm sido associadas a algumas síndromes.

Cromossomo em anel – é a alteração que ocorre quando um cromossomo apresenta duas deleções terminais e as suas extremidades, agora sem os telômeros, ten-

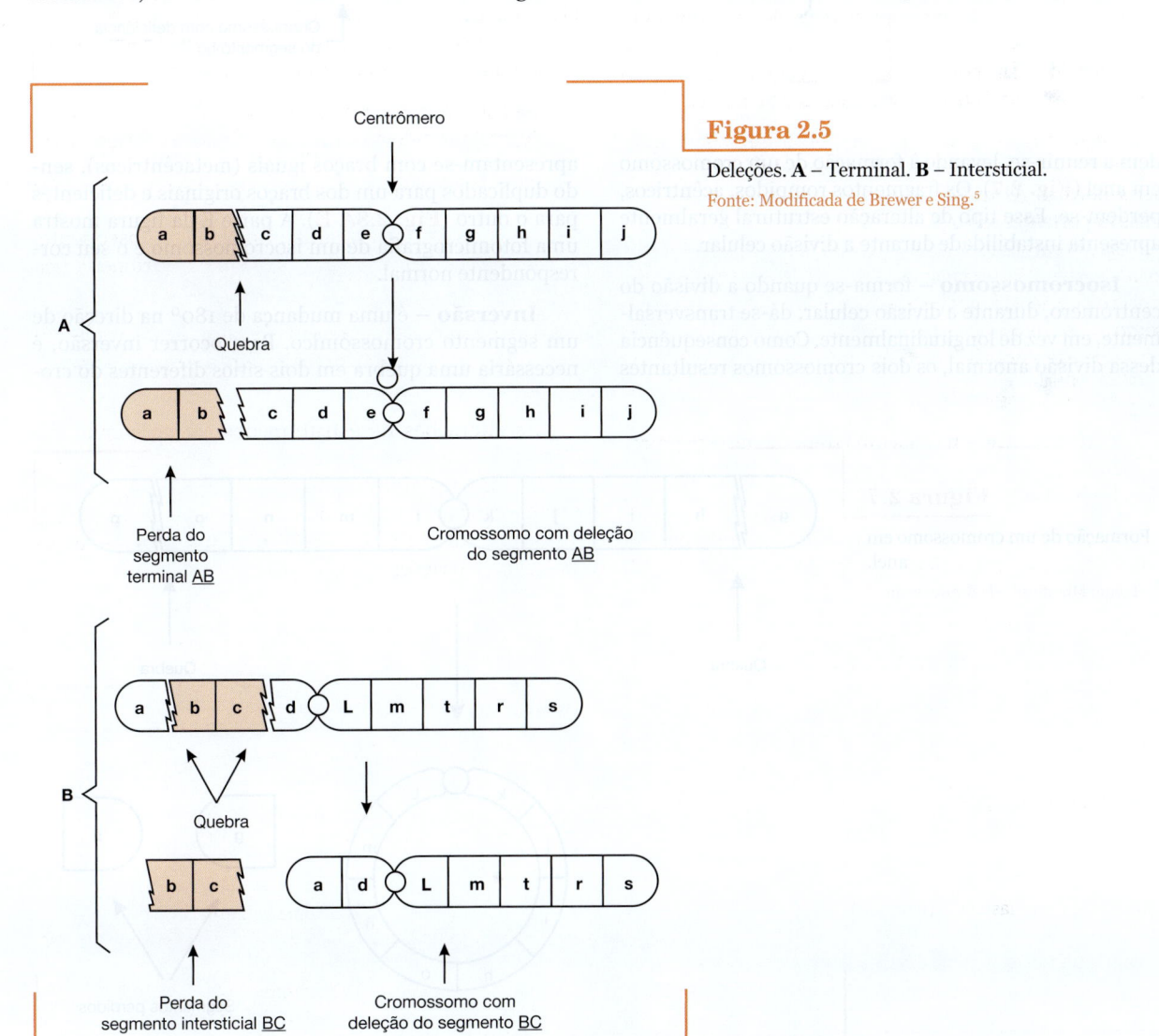

Figura 2.5

Deleções. **A** – Terminal. **B** – Intersticial.
Fonte: Modificada de Brewer e Sing.[5]

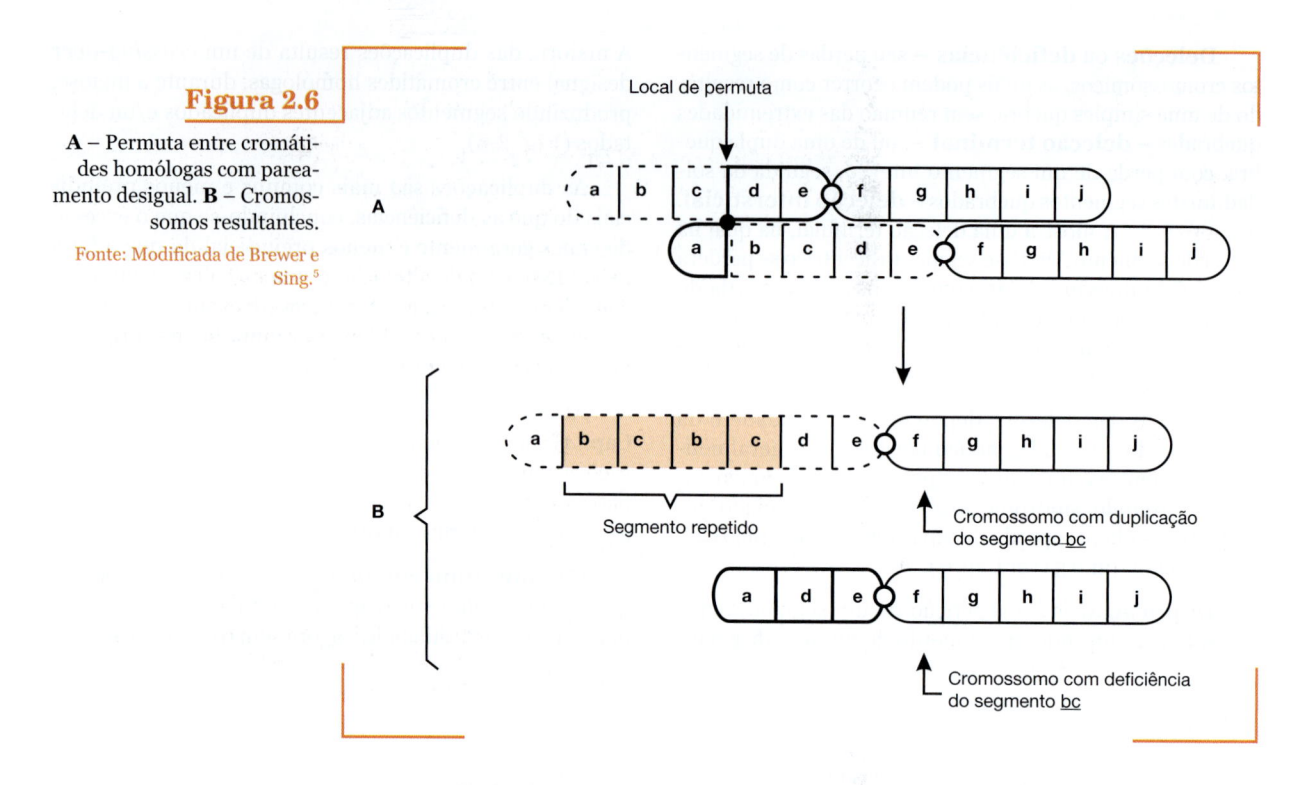

Figura 2.6

A – Permuta entre cromátides homólogas com pareamento desigual. **B** – Cromossomos resultantes.

Fonte: Modificada de Brewer e Sing.[5]

dem a reunir-se, levando à formação de um cromossomo em anel (**Fig. 2.7**). Os fragmentos rompidos, acêntricos, perdem-se. Esse tipo de alteração estrutural geralmente apresenta instabilidade durante a divisão celular.

Isocromossomo – forma-se quando a divisão do centrômero, durante a divisão celular, dá-se transversalmente, em vez de longitudinalmente. Como consequência dessa divisão anormal, os dois cromossomos resultantes apresentam-se com braços iguais (metacêntricos), sendo duplicados para um dos braços originais e deficientes para o outro (**Fig. 2.8A-E**). A parte E da figura mostra uma fotomicrografia de um isocromossomo e o seu correspondente normal.

Inversão – é uma mudança de 180° na direção de um segmento cromossômico. Para ocorrer inversão, é necessária uma quebra em dois sítios diferentes do cro-

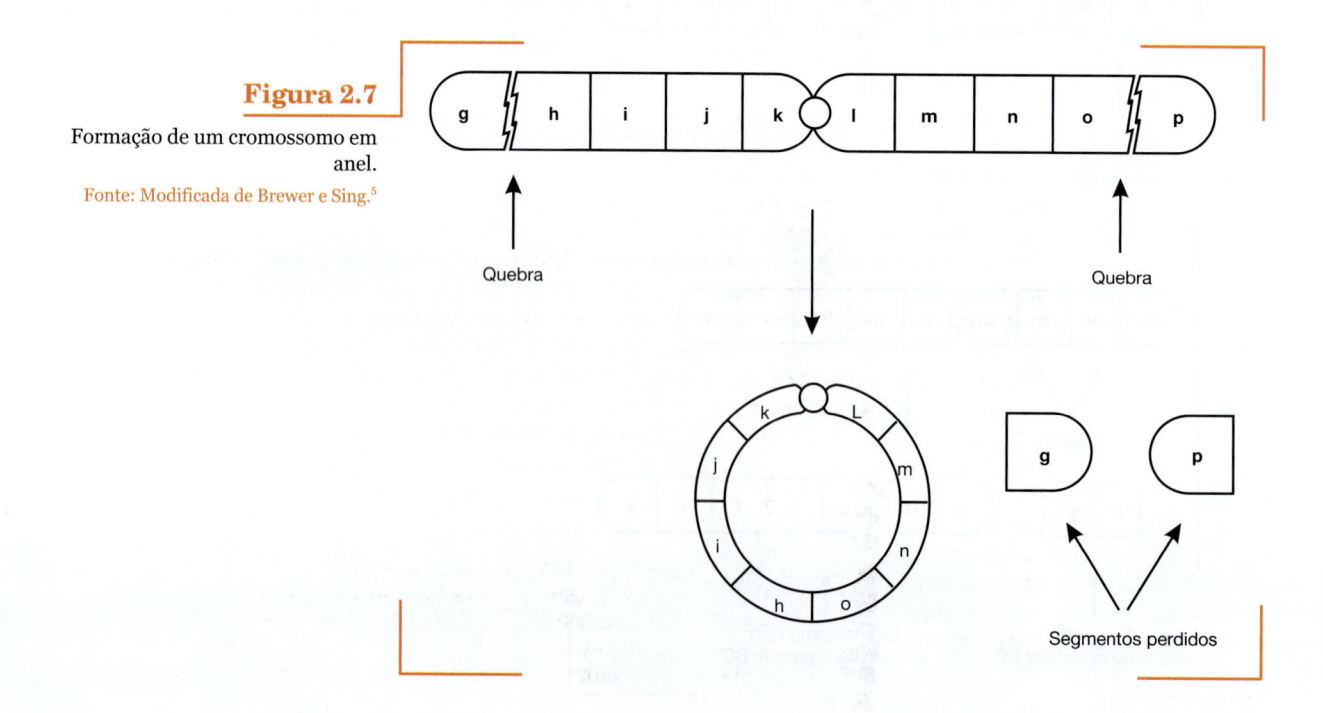

Figura 2.7

Formação de um cromossomo em anel.

Fonte: Modificada de Brewer e Sing.[5]

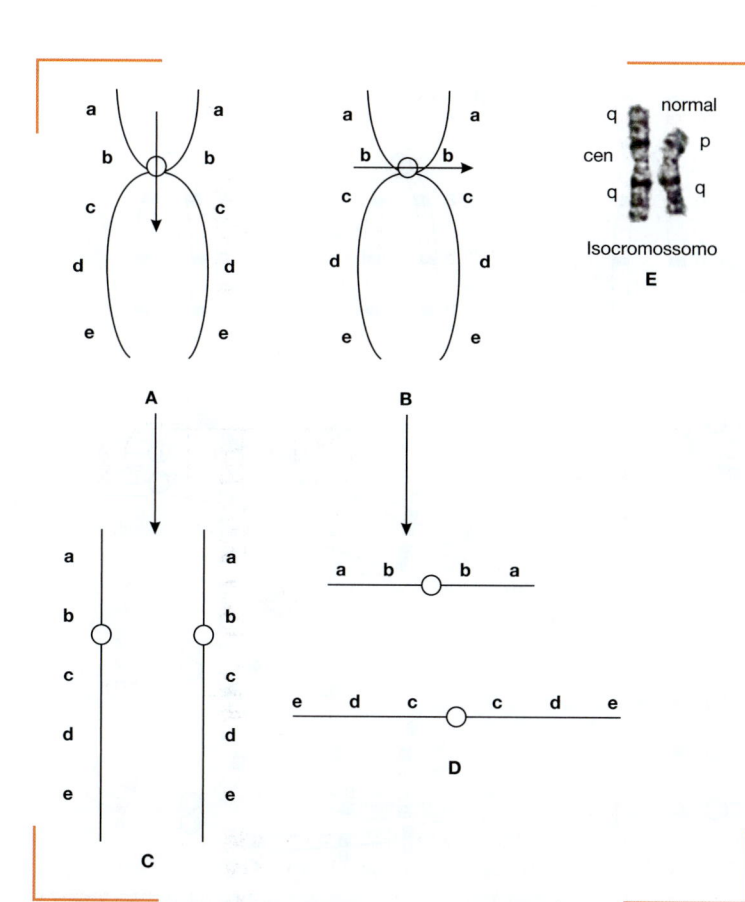

Figura 2.8

Formação de um isocromossomo. **A** – Divisão do centrômero no sentido longitudinal (normal). **B** – Divisão do centrômero no sentido transversal (anormal). **C** – Cromossomos resultantes da divisão normal. **D** – Cromossomos resultantes da divisão anormal. **E** – Fotomicrografia de um cromossomo normal, apresentando os braços **p** e **q** junto a um isocromossomo que apresenta dois braços **q** com ausência do braço **p**.

Fonte: Passarge.[4]

mossomo, seguida pela reunião do segmento invertido. Dependendo do envolvimento ou não do centrômero, a inversão pode se diferenciar em **pericêntrica** (quando o centrômero situa-se dentro segmento invertido) e **paracêntrica** (quando o centrômero situa-se fora do segmento invertido) (Fig. 2.9A e B).

As inversões são rearranjos balanceados e raramente causam problemas nos portadores, a menos que um dos pontos de quebra danifique um gene funcional importante. Certas inversões que não causam qualquer problema clínico nos portadores balanceados podem causar significante desequilíbrio cromossômico para a descendência, com importantes consequências clínicas. Esse desequilíbrio cromossômico é resultante de problemas de pareamento e segregação dos cromossomos durante a meiose, o que será tratado no Capítulo 4. Um indivíduo portador balanceado de uma inversão pericêntrica pode produzir gametas não balanceados, se ocorrer um *crossing-over* dentro do segmento invertido durante a meiose I, quando se forma uma alça de inversão do cromossomo, na tentativa de manter o pareamento dos segmentos homólogos na sinapse (ver Cap. 3). O resultado será um cromossomo normal, dois cromossomos recombinantes complementares, ambos com deleções de alguns segmentos e duplicações de outros, e um cromossomo com a inversão (Fig. 2.10).

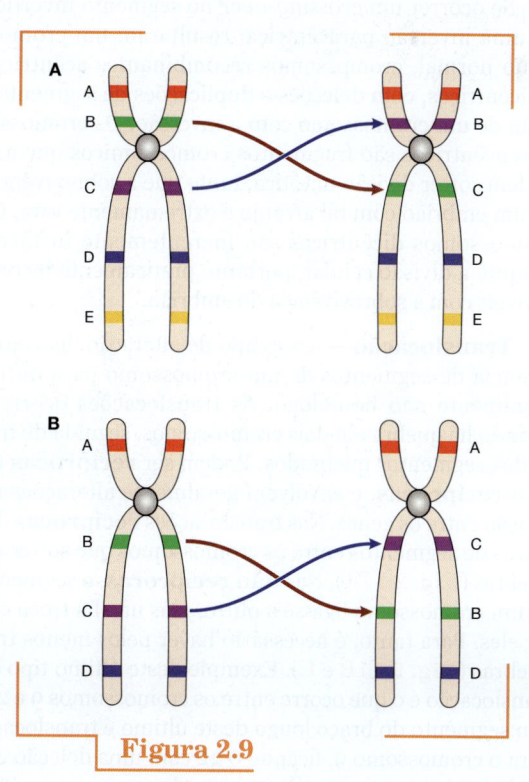

Figura 2.9

Inversões. **A** – Pericêntrica. **B** – Paracêntrica.

Figura 2.10

Mecanismo de produção de cromossomos não balanceados recombinantes de inversões pericêntrica (**A**) e paracêntrica (**B**) por *crossing over* em alça de inversão.

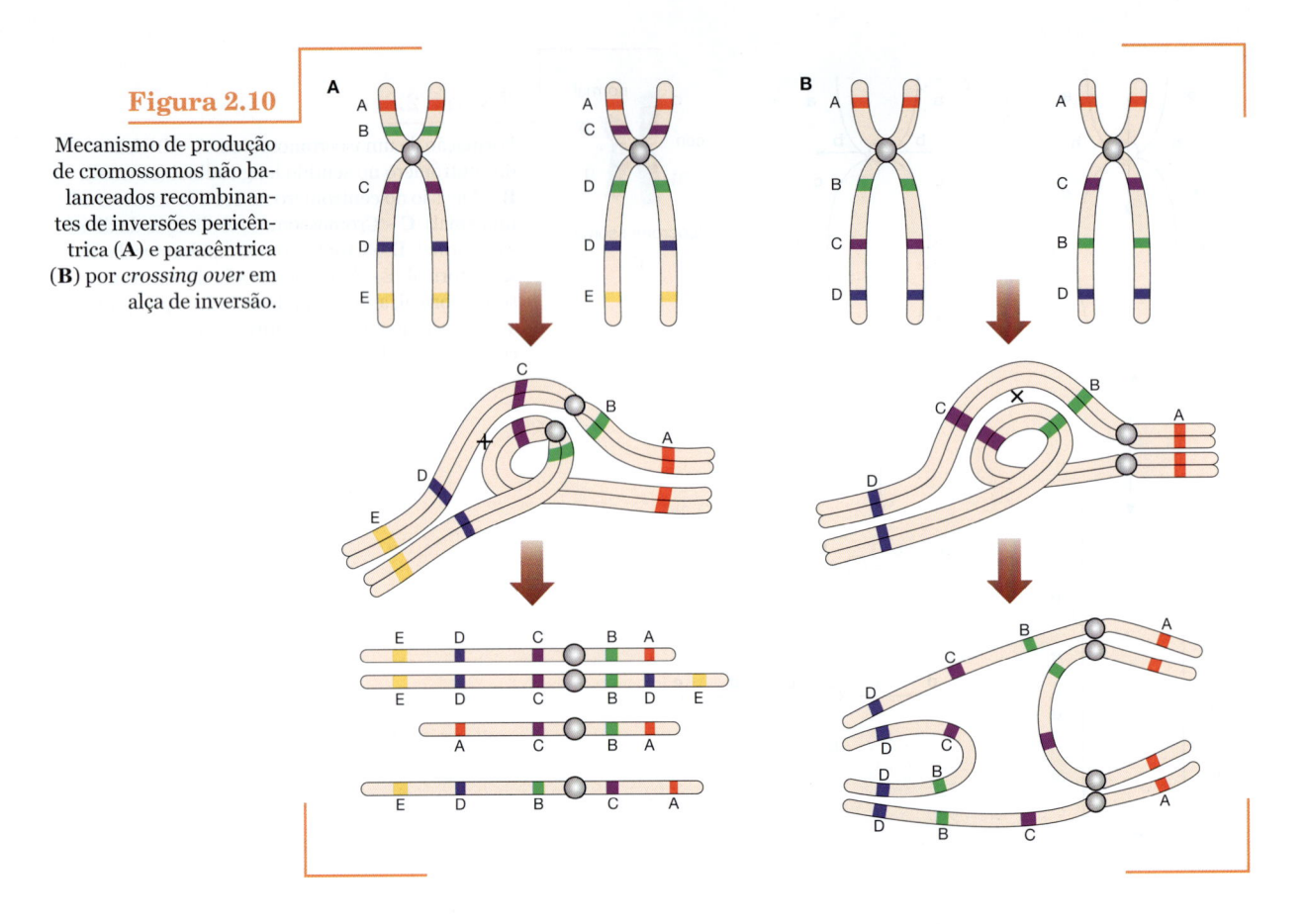

Se ocorrer um *crossing-over* no segmento invertido de uma inversão paracêntrica, resultarão: um cromossomo normal, cromossomos recombinantes acêntricos e dicêntricos, com deleções e duplicações de segmentos, além de um cromossomo com a inversão. Os cromossomos acêntricos são fragmentos cromossômicos que não podem sofrer divisão mitótica, tanto que a sobrevivência de um embrião com tal arranjo é extremamente rara. Os cromossomos dicêntricos são inerentemente instáveis durante a divisão celular, portanto praticamente incompatíveis com a sobrevivência do embrião.

Translocação – nesse tipo de alteração, há transferência de segmentos de um cromossomo para outro, geralmente não homólogo. As translocações ocorrem quando há quebra em dois cromossomos, seguida de troca dos segmentos quebrados. Podem ser **recíprocas** ou **não recíprocas**, e envolvem geralmente alterações na ligação entre os genes. Nas translocações **recíprocas**, há trocas de segmentos entre os cromossomos que sofreram quebras (**Fig. 2.11A**). Nas **não recíprocas**, o segmento de um cromossomo liga-se a outro, mas não há troca entre eles. Para tanto, é necessário haver pelo menos três quebras (**Fig. 2.11B** e **C**). Exemplo deste último tipo de translocação é o que ocorre entre os cromossomos 9 e 22. Um segmento do braço longo deste último é translocado para o cromossomo 9, ficando o 22 com uma deleção em seu braço longo e formando o chamado cromossomo Philadelphia, encontrado em leucócitos de indivíduos com leucemia mieloide crônica (ver Fig. 12.12, do Cap. 12).

As **translocações robertsonianas** (observadas pela primeira vez por Robertson, em 1916) ou **fusões cêntricas** formam um tipo especial de translocação, em que dois cromossomos acrocêntricos sofrem quebras nas regiões centroméricas, havendo troca de braços cromossômicos inteiros. Esse tipo de translocação pode ser exemplificado pela translocação D/G, sendo mais frequente a que ocorre entre os cromossomos 14 e 21, embora possa ocorrer também entre o 21 e qualquer um dos cromossomos dos grupos D ou G (ver Cap. 4).

2.2 Agentes mutagênicos

2.2.1 Agentes físicos

Os principais agentes mutagênicos físicos são as radiações ionizantes e as radiações ultravioleta.

2.2.1.1 Radiações ionizantes

As radiações ionizantes são radiações de alta energia e pequeno comprimento de onda, como os raios X, raios gama, raios cósmicos e partículas emitidas por elementos radioativos (partículas alfa, partículas beta e nêutrons). A

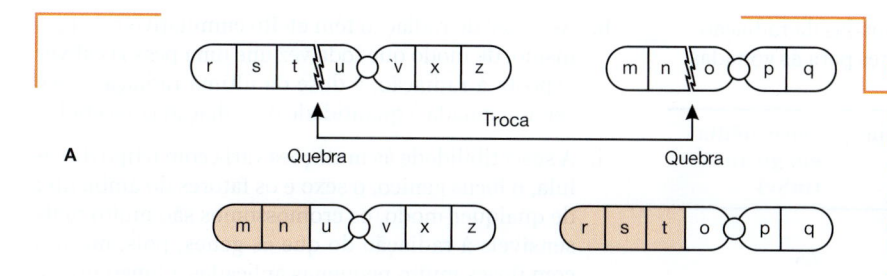

Figura 2.11

Representação esquemática de translocação recíproca (**A**), translocação não recíproca entre cromossomos diferentes (**B**) e translocação não recíproca dentro do mesmo cromossomo (intersticial) (**C**).

Fonte: Modificada de Brewer e Sing.[5]

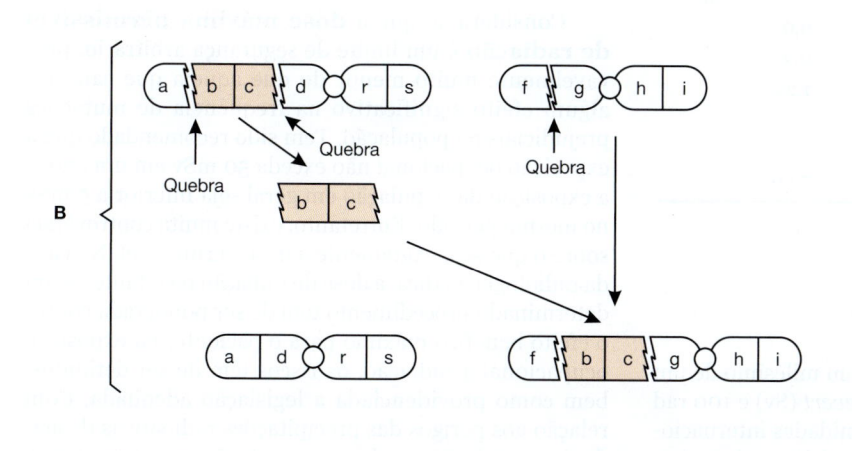

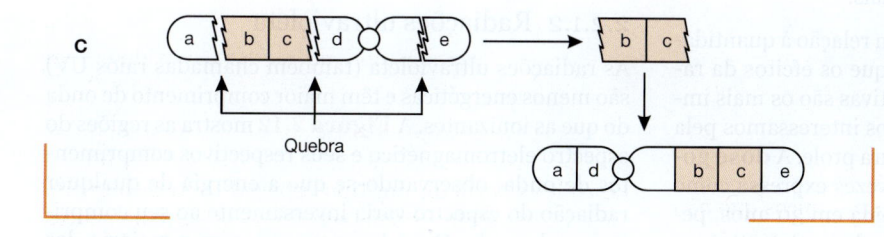

passagem dessas radiações pela célula provoca a liberação de elétrons, o que torna as moléculas altamente instáveis e suscetíveis a reações químicas. Tais substâncias se combinam com o DNA, causando erros no pareamento das bases durante a duplicação e rompendo as ligações açúcar-fosfato de modo a causar quebras cromossômicas.

As diversas fontes e doses anuais médias nos diferentes tipos de radiação ionizante natural e artificial são apresentadas na **Tabela 2.3**. As fontes naturais de radiação incluem os raios cósmicos, a radiação externa de materiais radioativos em certas rochas e a radiação interna de materiais radioativos em tecidos. As fontes artificiais compreendem a radiologia diagnóstica e terapêutica, a exposição ocupacional e a precipitação radioativa de explosões nucleares. Merecem atenção os seguintes aspectos:

a. A quantidade de radiação recebida pelos tecidos irradiados é frequentemente referida como a "dose" de radiação, a qual é medida em função da **dose absorvida de radiação** ou **rad** (do inglês, *radiation absorbed dose*). O rad é uma medida da quantidade de qualquer radiação ionizante que é realmente absorvida pelos tecidos. Muitos efeitos da radiação ionizante dependem do volume de tecido exposto. No homem, a irradiação do corpo inteiro com uma dose de 300 a 500 rads geralmente é fatal, mas no tratamento de tumores malignos podem ser dadas doses de 10 mil rads a um pequeno volume de tecido, com efeitos menos graves.

b. A espécie humana pode ser exposta a uma mistura de radiações, por isso a unidade *rem* (do inglês, *roentgen equivalent for man*) é adequada, já que é uma medida de qualquer radiação em função dos raios X. Um *rem* de radiação é a dose absorvida que produz, em um dado tecido, o mesmo efeito biológico que um rad de raios X. A expressão das doses de radiação em *rems* permite-nos comparar as quantidades de diferentes tipos de radiação a que a espécie humana está exposta.

Tabela 2.3 Doses médias aproximadas da radiação ionizante proveniente de várias fontes para as gônadas (população geral)

Fonte de radiação	Dose média por ano (mSv)*	Dose média em 30 anos (mSv)
Natural		
Radiação cósmica	0,25	7,5
Radiação gama externa	1,50	45,0
Radiação gama interna	0,30	9,0
Artificial		
Radiologia médica	0,30	9,0
Precipitação radiativa	0,01	0,3
Exposição ocupacional e outras	0,04	1,2
Total	2,40	72,0

* mSv = mili-sievert (milésimo de sievert).

Fonte: Mueller e Young.[6]

c. Um *milirem (mrem)* equivale a um milésimo de um *rem*; 100 *rem* equivalem a um *sievert* (Sv) e 100 rad equivalem a um *gray (Gy)*, em unidades internacionais padronizadas. Em termos práticos, *sieverts* e *grays* são aproximadamente iguais.

d. A dose de radiação é expressa em relação à quantidade recebida pelas gônadas, porque os efeitos da radiação sobre as células germinativas são os mais importantes, na medida em que nos interessamos pela transmissão das mutações à futura prole. A **dose gonadal de radiação** é muitas vezes expressa como a quantidade de radiação recebida em 30 anos, período que corresponde aproximadamente ao tempo de uma geração em humanos.

e. Há uma relação linear entre a dose de radiação e a taxa de mutações induzidas, sendo essa relação válida somente para doses pequenas, que correspondem à maioria das situações práticas, e para mutações que requerem apenas um evento primário.

f. Para uma determinada dose de radiação, a exposição lenta causa menos mutações do que a realizada em um curto período de tempo. Como existem sistemas de reparo enzimático para as lesões do DNA, se a radiação for aplicada lentamente, essas enzimas eliminam as sequências danificadas e permitem o reparo da fita de DNA. Por outro lado, se a aplicação se der em um curto prazo, o sistema de reparo será insuficiente para um grande número de lesões.

g. Não existe uma dose limiar de radiação abaixo da qual não sejam induzidas mutações, de modo que qualquer aumento na dose de radiação resulta em elevação proporcional da taxa de mutação.

h. As doses de radiação têm efeito cumulativo no organismo, de modo que toda vez que uma pessoa estiver exposta à radiação, a dose da última radiação deve ser adicionada à quantidade de radiação já recebida.

i. A suscetibilidade às mutações varia com o tipo de célula, o lócus gênico, o sexo e os fatores do ambiente; de qualquer modo, os cromossomos são muito mais sensíveis à radiação do que os genes, pois, mesmo com doses muito pequenas aplicadas a longo prazo, há um aumento significativo na frequência de cromossomos acêntricos e dicêntricos, bem como de deleções.

Considera-se que a **dose máxima permissível de radiação** é um limite de segurança arbitrário, provavelmente muito menor do que aquela que causaria algum efeito significativo na frequência de mutações prejudiciais na população. Tem sido recomendado que a exposição ocupacional não exceda 50 mSv em um ano, e a exposição da população em geral seja inferior a 5 mSv no mesmo período. Entretanto, existe muita controvérsia sobre o que seja exatamente a dose permissível. No caso da radiologia médica, a dose de radiação resultante de um determinado procedimento tem de ser ponderada contra o efeito benéfico máximo para o paciente; na exposição ocupacional à radiação, os riscos têm de ser definidos, bem como providenciada a legislação adequada. Com relação aos perigos das precipitações radioativas de acidentes e explosões nucleares, as soluções parecem óbvias.

2.2.1.2 Radiações ultravioleta

As radiações ultravioleta (também chamadas raios UV) são menos energéticas e têm maior comprimento de onda do que as ionizantes. A **Figura 2.12** mostra as regiões do espectro eletromagnético e seus respectivos comprimentos de onda, observando-se que a energia de qualquer radiação do espectro varia inversamente ao seu comprimento de onda. Quando interagem com a maioria das moléculas orgânicas, as ondas do âmbito da luz visível, ou mais longas, são benignas; entretanto, as ondas de menor comprimento do que o da luz visível, por serem mais energéticas, têm potencial para desorganizar as moléculas orgânicas. Por exemplo, as purinas e pirimidinas absorvem mais intensamente os raios UV com comprimento de onda com cerca de 260 nm. Um dos principais efeitos mutagênicos dos raios UV no DNA é a criação de **dímeros de pirimidina**, que consistem em duas pirimidinas idênticas, particularmente os dímeros formados por duas timinas, impedindo seu pareamento com a adenina (**Fig. 2.13**). Esses dímeros distorcem a conformação do DNA e inibem sua replicação normal. Consequentemente, podem ser introduzidos erros na sequência de bases do DNA e durante a replicação. Quando a dimerização induzida pelos raios UV é extensa, é responsável (ao menos parcialmente) pelos efeitos mortais da radiação UV sobre as células.

Os raios UV causam, portanto, mutações pontuais, mas poucos defeitos estruturais. Para as células germi-

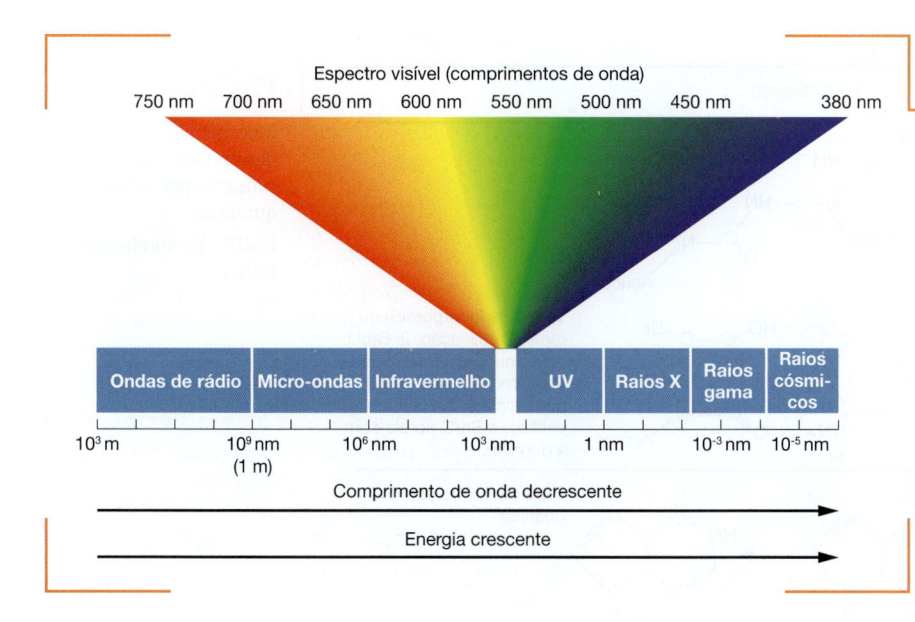

Figura 2.12

As regiões do espectro eletromagnético e seus respectivos comprimentos de ondas.

Fonte: Klug e colaboradores.[7]

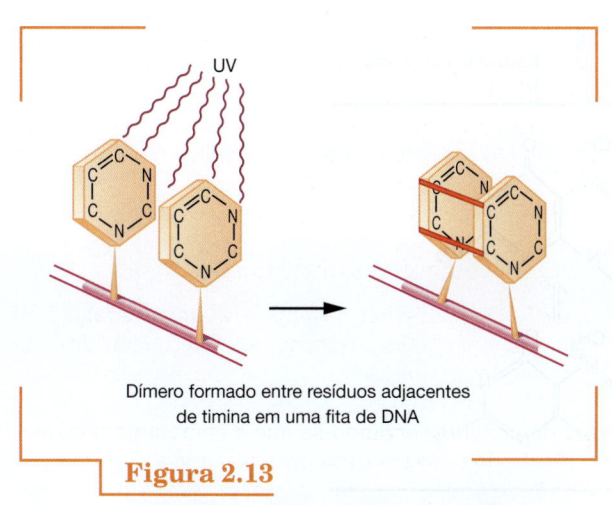

Figura 2.13

Indução de um dímero de timina por radiação UV, levando à distorção do DNA. As ligações covalentes ocorrem entre os átomos do anel pirimidínico.

Fonte: Klug e colaboradores.[7]

nativas, não são prejudiciais, já que são absorvidos na epiderme, mas podem induzir mutações somáticas e câncer na pele.

2.2.1.3 Efeitos biológicos das radiações

Os efeitos biológicos das radiações dependem da localização da fonte (dentro ou fora do organismo), do tipo de radiação, de sua energia e das características do material que as absorve (densidade, conteúdo hídrico, etc.).

Embora o DNA possa ser alterado por vários fatores, existe uma proteção natural contra as mutações: (a) A redundância do código genético ajuda a realizar essa proteção, já que códons redundantes garantem que muitas alterações na base da terceira posição sejam "silenciosas", isto é, não alterem o aminoácido codificado e, por extensão, a proteína resultante. Mesmo quando ocorrem na base da segunda posição, as mutações que acarretam a substituição de um aminoácido por outro de conformação semelhante talvez não modifiquem drasticamente a proteína resultante. (b) A posição em que a substituição de aminoácido ocorre na proteína também pode representar um fator protetor contra as mutações. Uma mutação pode acarretar a substituição de um aminoácido muito diferente do original, mas isso talvez não afete o fenótipo, se a mutação ocorrer em uma parte da proteína que não seja crítica à sua função. Por exemplo, certas mutações no gene da β-globina da hemoglobina não causam anemia, mas podem alterar a migração da proteína em um campo elétrico (ver Cap. 9). (c) Uma mutação pode ter efeito condicional, afetando o fenótipo apenas sob determinadas condições. Por exemplo, na deficiência da enzima glicose-6-fosfatodesidrogenase (G6PD; ver Cap. 10), a anemia desenvolve-se apenas sob ingestão de substâncias oxidantes.

Além desses fatores protetores, existem sistemas de reparo (ver seção 2.3 deste capítulo) que amenizam o efeito dos agentes mutagênicos.

2.2.2 Substâncias químicas

Os efeitos das substâncias químicas sobre o material genético são mais variados do que os das radiações. Os principais mutagênicos químicos são os **análogos de bases**, os **compostos com ação direta**, os **agentes alquilantes** e os **corantes de acridina**. Sua ação sobre a molécula do DNA é mais conhecida, podendo causar não disjunção meiótica, quebras cromossômicas e mutações pontuais (**Fig. 2.14**).

MUTAGÊ-NICOS	MECANISMO	
Análogos de base: (5-bromouracil) Incorporação durante a divisão	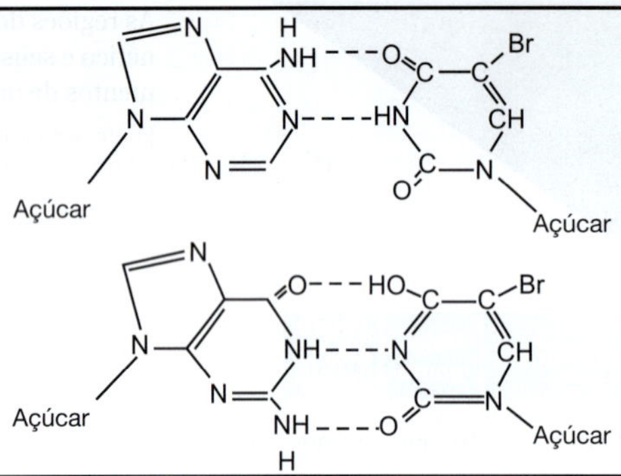 [Estrutura química: par de bases A–BrU com Açúcar] [Estrutura química: par de bases com BrU na forma enólica pareando com guanina]	1. BrdU é incorporada durante a replicação. 2. BrdU sofre mudança tautomérica mais frequentemente do que a timina. 3. Na forma enólica, a BrdU pareia com a guanina.
Compostos com ação direta: Desaminação da adenina e da citosina no DNA	Adenina para hipoxantina 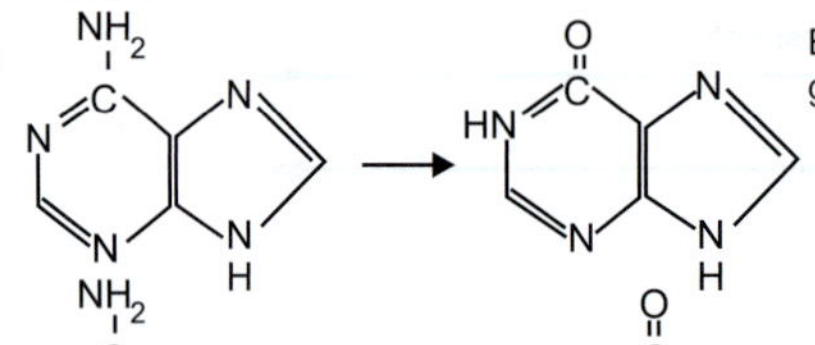 [estruturas químicas] → Citosina para uracil 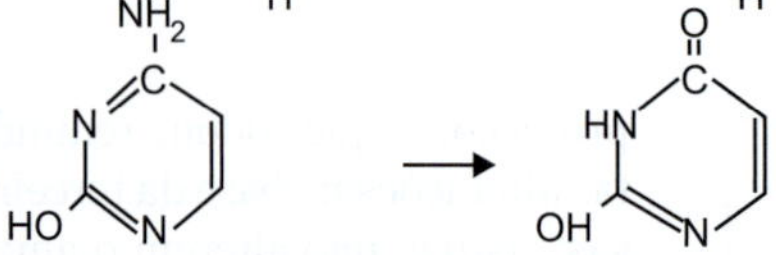 [estruturas químicas] →	Base pareando como a guanina Base pareando como a timina
Agentes alquilantes: Metilmetanos-sulfonato (MMS)	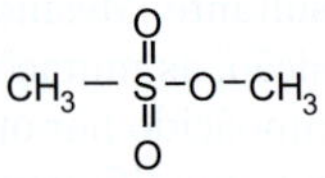 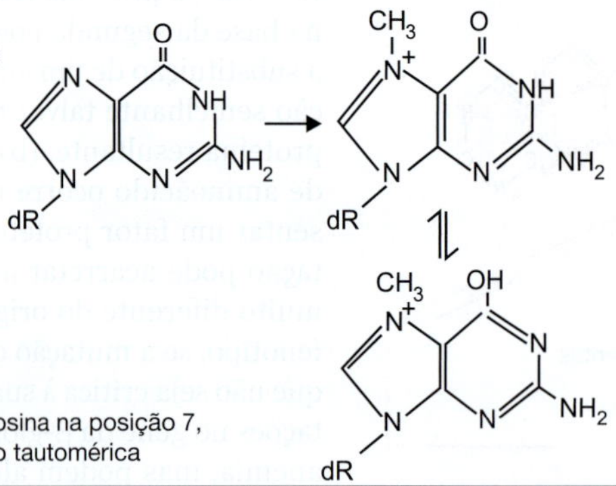 $CH_3-S(=O)(=O)-O-CH_3$ [estruturas químicas da guanosina e sua forma alquilada em N7, com equilíbrio tautomérico] Alquilação da guanosina na posição 7, resultando alteração tautomérica	
Hidroxilaminas	[estrutura da citosina N-hidroxilada] H-N(H)-OH	1. Hidroxilaminas reagem com citosina, formando derivados que são N-hidroxilados em 4-, 6-, ou em ambas as posições. 2. Os derivados estão em um estado tautomérico da citosina, podendo parear com a adenina, em vez da guanina.
Corantes de acridina	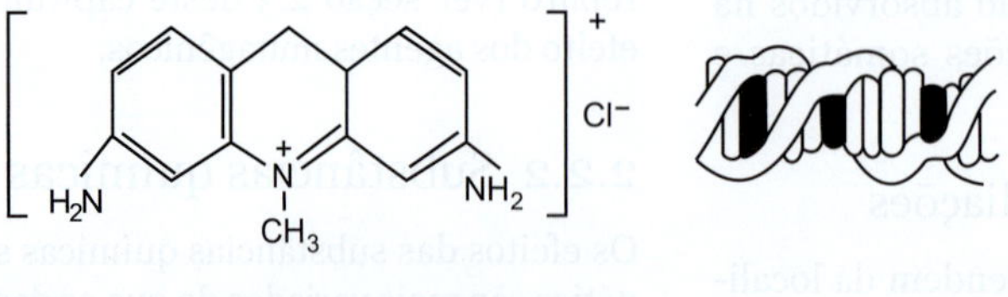 [estrutura da acridina com CH_3, H_2N, NH_2, Cl^-] [representação da intercalação na dupla-hélice de DNA] 1. A molécula de acridina é intercalada na dupla-hélice de DNA. 2. Isso faz com que a transcrição do segmento de DNA leve a uma mutação sem sentido.	

Figura 2.14

Mecanismos moleculares das mutações gênicas causadas por substâncias químicas.

BrdU = bromodesoxiuridina.

Fonte: Vogel e Motulsky.[8]

Os **análogos de bases** são substâncias cuja estrutura química é tão semelhante à das bases nitrogenadas que podem ser incorporadas ao DNA, substituindo-as durante a replicação deste. Um exemplo é o análogo de base 5-bromouracil (5-BU), um derivado da uracil que se comporta como análogo da timina e pode incorporar-se ao DNA em seu lugar, durante a replicação. Quando o 5-BU liga-se quimicamente à desoxirribose, forma-se o nucleosídeo análogo bromodesoxiuridina (BrdU). Na **Figura 2.15**, são comparadas as estruturas de 5-BU e timina. Se o 5-BU for incorporado ao DNA em lugar da timina, e ocorrer uma mudança para sua forma enólica, ele pareia com a guanina. Depois de um ciclo de replicação, o par A=T muda para G≡C. Além disso, a presença de 5-BU no DNA aumenta a sensibilidade dessa molécula à radiação ultravioleta, que, por si, é mutagênica.

Outra substância mutagênica é a 2-aminopurina, que pode agir como análoga de base da adenina. Além de sua afinidade de pareamento com a timina, a 2-aminopurina também pode parear com a citosina, levando o par A=T para G≡C.

Os **compostos com ação direta** não são incorporados ao DNA, mas modificam diretamente a estrutura das bases. Uma dessas substâncias é o ácido nitroso (HNO_2), responsável pela desaminação da adenina e da citosina, fazendo com que a primeira se altere para hipoxantina, que pareia com a citosina e não com a timina, enquanto a citosina se modifica em uracil, que pareia com a adenina e não com a guanina.

Os **agentes alquilantes** (mostardas nitrogenadas, ésteres do ácido metilsulfônico) constituem os mais potentes mutagênicos. Eles doam um grupo alquila, como CH_3 ou CH_3CH_2, para os grupos amino ou cetona dos nucleotídeos. Por exemplo, o etilmetanossulfonato age sobre a guanina, enfraquecendo sua ligação com a desoxirribose. A guanina assim é perdida e, em seu lugar, pode entrar qualquer base.

Os **corantes de acridina** (como a proflavina e o laranja de acridina) ligam-se ao DNA, inserindo-se entre bases adjacentes. Isso ocasiona, durante a replicação do DNA, distorção da hélice de DNA e mudanças na fase de leitura, resultando em adição ou deleção de nucleotídeos.

Além dessas substâncias, existem outras, como a cafeína, que interferem no sistema de reparo do DNA, inibindo a síntese das purinas e produzindo, consequentemente, quebras e deleções na molécula do DNA.

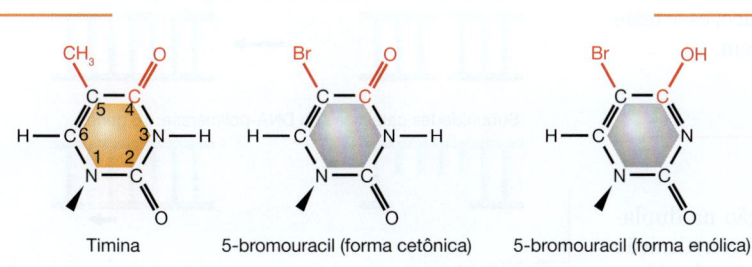

Figura 2.15

Semelhança entre as estruturas do 5-bromouracil e da timina. Na forma comum, a cetônica, o 5-BU pareia normalmente com a adenina, comportando-se como um análogo da timina. Na forma rara, a enólica, ele pareia anormalmente com a guanina.

Fonte: Klug e colaboradores.[7]

Por outro lado, os mutagênicos químicos integram-se ao sistema metabólico do organismo, sendo convertidos em outros compostos que podem tanto perder sua capacidade mutagênica como adquirir mutagenicidade. Este é o caso da ciclofosfamida, uma substância citostática, antitumoral, que originalmente não é mutagênica, mas, nos mamíferos, é convertida em compostos altamente mutagênicos.

Embora os mutagênicos químicos atuem de maneira diversificada, há estágios da gametogênese mais sensíveis à maioria deles, sendo particularmente vulneráveis, no homem, as espermátides e os espermatozoides e, na mulher, as oogônias e os oócitos.

A mutagenicidade de compostos químicos encontrados na poluição do ar e da água, nos conservantes de alimentos, adoçantes artificiais, herbicidas, pesticidas e produtos farmacêuticos, que penetram no organismo humano por meio da pele ou pelos sistemas digestório e respiratório, pode ser testada em vários organismos, mas geralmente é avaliada por um teste concebido na década de 1970, chamado **teste de Ames**. Esse teste usa linhagens da bactéria *Salmonella typhimurium* selecionadas por sua capacidade de revelar a presença de tipos específicos de mutações, e serviu para descobrir que, entre os carcinógenos conhecidos, mais de 80% eram fortes mutagênicos. Embora uma resposta positiva no teste de Ames não prove que um componente é carcinogênico, esse teste é útil como instrumento preliminar de triagem.

2.3 Sistemas de reparo

Qualquer dano que introduza uma alteração na dupla-hélice do DNA representa uma ameaça à constituição genética da célula. Em geral, esse dano é reconhecido e corrigido por sistemas de reparo tão complexos e importantes para a célula quanto o mecanismo de replicação do DNA. No entanto, esses sistemas podem falhar, e, nesse caso, o dano em questão se converte em uma mutação, com possíveis consequências prejudiciais à célula.

A importância do reparo do DNA em eucariotos é comprovada pela identificação de mais de uma centena de genes de reparo no genoma humano. Os sistemas de reparo podem ser classificados em vários tipos, apresentados na **Figura 2.16**.

2.3.1 Reparo direto

O reparo direto é raro e envolve a reversão ou a simples remoção do dano. Um exemplo é o *reparo por fotorreativação*, em que o dano causado pela luz UV (formação de dímeros de timina) é parcialmente revertido se as células lesadas forem expostas à luz azul do espectro visível, dependendo também da clivagem das ligações entre

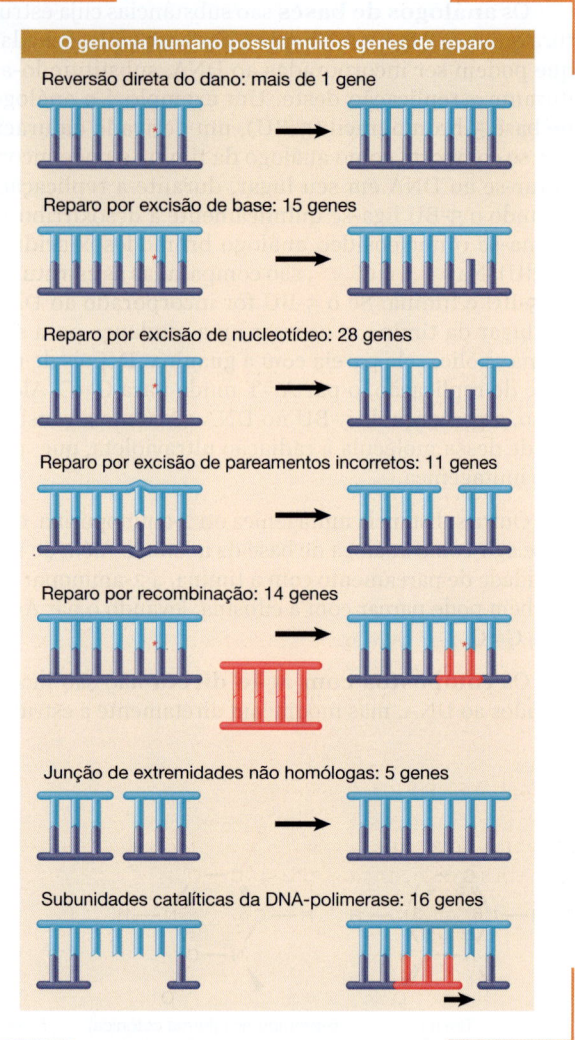

Figura 2.16

Os genes de reparo podem ser classificados em vias que utilizam diferentes mecanismos para reverter ou desviar do DNA danificado.

Fonte: Lewin.[3]

os dímeros de timina por uma enzima de fotorreativação denominada PRE (do inglês, *photoreactivation enzyme*). Esse sistema de reparo é encontrado na natureza, especialmente em plantas, mas não é observado em humanos e outros organismos.

2.3.2 Reparo por excisão

Os sistemas de *reparo por excisão* podem ser subdivididos em *reparo por excisão de base*, *reparo por excisão de nucleotídeo* e *reparo de pareamento incorreto*. Os reparos por excisão de base e de nucleotídeo consistem nos seguintes passos: (a) o dano presente em uma das fitas de DNA é reconhecido e eliminado enzimaticamente por uma endonuclease; (b) uma DNA-polimerase preenche esse espaço com a inserção de nucleotídeos complementares aos da fita intacta usada como molde replicativo; (c) a DNA-ligase sela o "corte", fechando o espaço. O primeiro subtipo corrige o dano causado às bases nitrogenadas pela hidrólise espontânea ou por ação de substâncias químicas; o segundo corrige lesões do DNA que alteram ou distorcem a dupla-hélice, como no caso dos dímeros de pirimidinas (ver seção 2.2.1.2 deste capítulo).

No caso do dano causado pela radiação ultravioleta em humanos, o reparo por excisão de nucleotídeo é mais complexo, envolvendo vários genes e proteínas. Grande parte do conhecimento desse subtipo de reparo foi obtida por meio de estudos minuciosos de pacientes com **xeroderma pigmentosa**, uma doença autossômica recessiva caracterizada por sardas, nódulos córneos e áreas de atrofia na pele, bem como profunda sensibilidade à luz solar, que predispõe os afetados a anormalidades na pele e câncer (ver síndromes de deficiência do reparo do DNA, no Cap. 12). Há pelo menos sete genes envolvidos no reparo por excisão de nucleotídeo (*XPA* a *XPG*, genes de xeroderma pigmentosa de *A* a *G*). Um complexo proteico que inclui produtos de vários genes *XP* é responsável pela excisão dos dímeros de timina. De modo simplificado, esse reparo se inicia pelo desenrolamento das fitas de DNA junto à lesão por um fator de transcrição (TF$_{II}$H) e produtos de alguns genes *XP* com atividade de **helicases**; em seguida, **endonucleases** codificadas por outros genes *XP* quebram a sequência de DNA que contém o dímero, enquanto uma **exonuclease** remove os nucleotídeos alterados. Na segunda etapa desse reparo, há a reconstrução do trecho removido, com o auxílio de uma **DNA-polimerase**, e sua união à cadeia nucleotídica, pela ação de uma **DNA-ligase** (**Fig. 2.17**).

Os pacientes com xeroderma pigmentosa são incapazes de produzir as endonucleases específicas para o dímero de pirimidina, por isso as lesões não são reparadas, e os raios solares ultravioleta provocam queimaduras que frequentemente evoluem para tumores letais.

O *reparo de pareamento incorreto* é realizado pela varredura do DNA em busca de bases que não estão pareadas adequadamente. Nos pareamentos incorretos que surgem durante a replicação, em geral a sequência de fitas recém-sintetizadas ("fitas novas") é corrigida, mediante reparo por excisão semelhante aos já descritos.

2.3.3 Reparo por recombinação homóloga

Esse tipo de reparo lida com quebras da dupla-hélice do DNA em eucariotos, em consequência de exposição a radiações ionizantes, por exemplo. Esses danos podem levar a rearranjos cromossômicos, doenças sindrômicas (como a anemia de Fanconi e a ataxia-telangiectasia; ver Cap. 12) e morte celular.

O primeiro passo desse processo envolve uma enzima que reconhece a quebra da fita dupla e digere as extremidades 5' da hélice de DNA rompida, deixando pendentes as extremidades 3'. Uma dessas extremidades procura uma região de complementaridade na cromátide-irmã e,

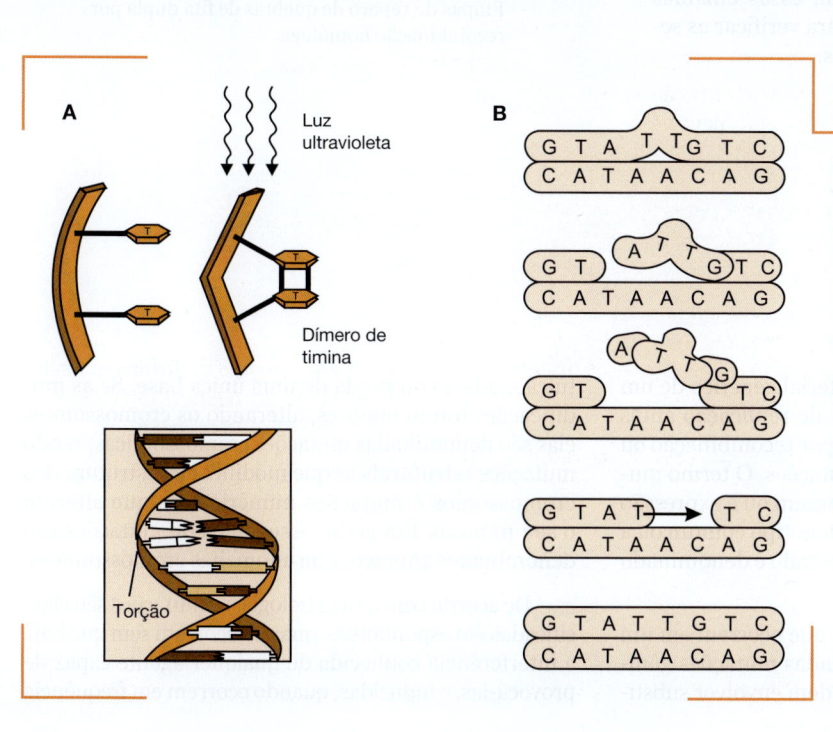

Figura 2.17

Reparo do DNA por excisão de nucleotídeos. **A** – Sob a ação da luz ultravioleta, podem-se formar dímeros de pirimidinas (timina ou citosina), por meio de ligações covalentes entre bases pirimídicas adjacentes, os quais deformam o DNA, impedindo o pareamento normal de bases. **B** – O dímero e as bases adjacentes são cortados pelas endonucleases, removidos pela exonuclease e substituídos por nova sequência idêntica, com o auxílio da DNA-polimerase e da DNA-ligase e usando-se como molde o filamento complementar de DNA.

Fonte: Jorde e colaboradores.[8]

então, invade a região homóloga da cromátide-irmã, alinhando as sequências complementares. Assim, a síntese de DNA continua a partir da extremidade 3' pendente, na região danificada, usando a fita íntegra de DNA como molde. Essa interação entre as cromátides-irmãs é necessária porque, como ambas as fitas de uma hélice de DNA estão rompidas, não existe uma fita parental íntegra que possa servir de sequência-molde para o reparo. A seguir, a molécula heterodúplice é resolvida, e as cromátides-irmãs se separam. Esse processo de reparo ocorre geralmente após a replicação do DNA, no fim da fase S ou na fase G2 do ciclo celular, momento em que as cromátides-irmãs estão disponíveis para serem utilizadas como moldes para o reparo; por isso se diz que o reparo por recombinação homóloga é acurado (**Fig. 2.18**).

2.3.4 Reparo por junção de extremidades não homólogas

É também um tipo de reparo de quebra da dupla-hélice do DNA, em que o sistema pode unir extremidades de DNA não homólogas. Esse sistema é ativado na fase G1 do ciclo celular, portanto antes da replicação do DNA; como algumas sequências nucleotídicas são perdidas no momento da junção, diz-se que esse sistema de reparo é sujeito a erros.

2.3.5 Reparo por subunidades catalíticas da DNA-polimerase

Muitas DNA-polimerases podem ressintetizar segmentos de DNA, para reposição. Em geral, essas enzimas utilizam-se do mecanismo de revisão para verificar as sequências das fitas-filhas e remover erros.

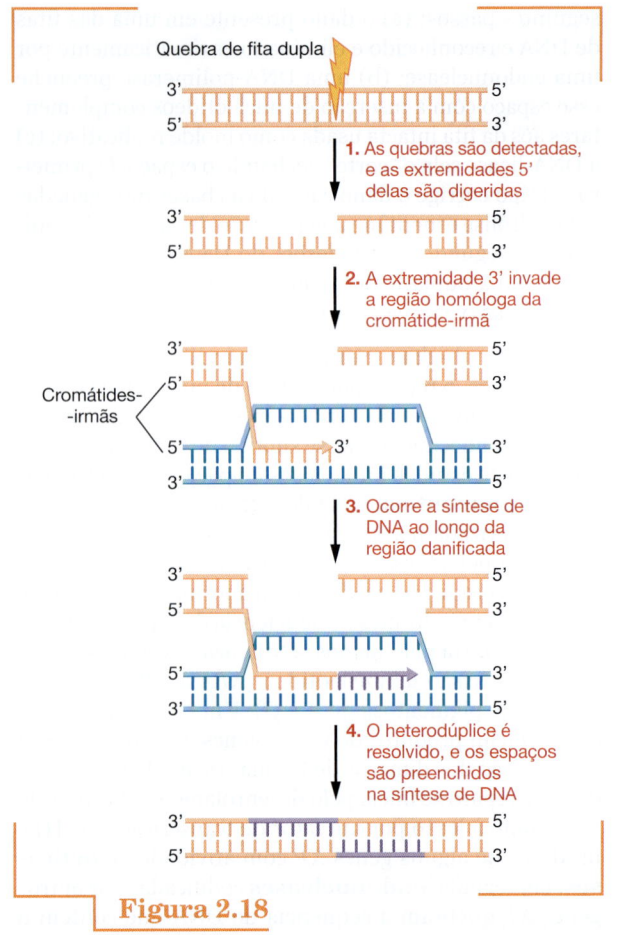

Figura 2.18

Etapas do reparo de quebras de fita dupla por recombinação homóloga.
Fonte: Klug e colaboradores.[7]

Resumo

As alterações hereditárias do material genético de um organismo, decorrentes de erros de replicação antes da divisão celular e não causadas por recombinação ou segregação, são denominadas mutações. O termo mutante refere-se a um fenótipo incomum ou à expressão do gene que sofreu a mutação. O fenótipo comum ou a expressão fenotípica do gene inalterado é denominado tipo selvagem.

As modificações hereditárias que ocorrem em um lócus gênico específico são chamadas mutações gênicas, de ponto ou pontuais, que podem envolver substituição, adição ou perda de uma única base. Se as modificações forem maiores, alterando os cromossomos, elas são denominadas mutações cromossômicas, sendo mutações estruturais as que modificam a estrutura dos cromossomos e mutações numéricas as que alteram o seu número. Em geral, esses tipos de mutações são denominados alterações ou anomalias cromossômicas.

De acordo com a sua etiologia, as mutações são classificadas em espontâneas, quando ocorrem sem que haja a interferência conhecida de qualquer agente capaz de provocá-las, e induzidas, quando ocorrem em frequência aumentada pela ação de agentes físicos e/ou químicos conhecidos, denominados agentes mutagênicos.

A frequência de mutações denomina-se taxa de mutação e é expressa pelo número de mutações por lócus, por gameta e por geração. Na espécie humana, a taxa média de mutações está em torno de 1/100.000/lócus/geração. Essa taxa pode ser aumentada pela ação de agentes mutagênicos.

As mutações gênicas podem ser de três tipos: por substituição de base, por perda ou deleção de base e por adição ou inserção de base.

As mutações por substituição apresentam denominações diferentes, de acordo com o tipo de bases que envolvem. Quando a substituição abrange bases do mesmo tipo, isto é, substituição de uma purina por outra purina ou de uma pirimidina por outra de igual tipo, ela é denominada transição. Quando a substituição envolve bases de tipos diferentes, isto é, troca de uma purina por uma pirimidina, ou vice-versa, a mutação chama-se transversão.

Quando a substituição de base ocasiona a troca de um aminoácido, denomina-se mutação com sentido trocado ou incorreto, e seu efeito sobre a proteína depende da natureza da substituição do aminoácido.

Conforme seu efeito, as substituições podem ser diretas, reversas, silenciosas ou neutras.

As mutações ainda podem ser classificadas em mutações estáveis ou fixas, quando são transmitidas inalteradas às gerações seguintes, e mutações instáveis ou dinâmicas, quando sofrem alterações ao serem transmitidas nas famílias.

Segundo seus efeitos fenotípicos, as mutações podem ser classificadas em mutações de perda de função – que reduzem ou eliminam a função de seu produto gênico, podendo ser dominantes ou recessivas – e mutações de ganho de função, que resultam em um produto gênico com função reforçada ou nova, sendo geralmente dominantes.

As mutações que ocorrem nas células somáticas são denominadas mutações somáticas, causando maior prejuízo para o indivíduo. As mutações que ocorrem nas células da linhagem germinativa, ou mutações gaméticas, são transmitidas às futuras gerações. Em geral, não causam prejuízo ao seu portador, mas, dependendo do tipo de dano, poderão acarretar redução da fertilidade.

As mutações ou alterações cromossômicas podem ser classificadas em dois grandes grupos: numéricas e estruturais. As alterações numéricas correspondem à perda ou ao acréscimo de um ou mais cromossomos e podem ser de dois tipos: euploidias e aneuploidias. As euploidias são alterações que envolvem todo o genoma, originando células cujo número de cromossomos é um múltiplo exato do número haploide característico da espécie. As aneuploidias são alterações que envolvem um ou mais cromossomos de cada par, dando origem a múltiplos não exatos do número haploide característico da espécie. Elas decorrem da não disjunção ou não separação de um ou mais cromossomos durante a anáfase I e/ou II da meiose ou na anáfase da(s) mitose(s) do zigoto.

As alterações estruturais são mudanças na estrutura dos cromossomos, que resultam de uma ou mais quebras em um ou mais cromossomos, com subsequente reunião em uma configuração diferente, formando rearranjos balanceados ou não. As alterações na estrutura dos cromossomos são classificadas em dois tipos: aquelas nas quais há alteração no número de genes – *deleções*, *duplicações*, *cromossomos em anel* e *isocromossomos* – e aquelas nas quais há mudança na localização dos genes – *inversões* e *translocações*. As translocações robertsonianas (observadas pela primeira vez por Robertson, em 1916) ou fusões cêntricas formam um tipo especial de translocação, em que dois cromossomos acrocêntricos sofrem quebras nas regiões centroméricas, havendo troca de braços cromossômicos inteiros.

Os principais agentes mutagênicos físicos são as radiações ionizantes e as radiações ultravioleta.

Os efeitos biológicos das radiações dependem da localização da fonte (dentro ou fora do organismo), do tipo de radiação, de sua energia e das características do material que as absorve (densidade, conteúdo hídrico, etc.).

Os principais mutagênicos químicos são os análogos de bases, os compostos com ação direta, os agentes alquilantes e os corantes de acridina. Sua ação sobre a molécula do DNA é mais conhecida, podendo causar não disjunção meiótica, quebras cromossômicas e mutações pontuais.

Qualquer dano que introduza uma alteração na dupla-hélice do DNA representa uma ameaça à constituição genética da célula. Em geral, esse dano é reconhecido e corrigido por sistemas de reparo tão complexos e importantes para a célula quanto o mecanismo de replicação do DNA. No entanto, esses sistemas podem falhar, e nesse caso o dano em questão se converte em uma mutação, com possíveis consequências prejudiciais à célula.

A importância do reparo do DNA em eucariotos é comprovada pela identificação de mais de uma centena de genes de reparo no genoma humano. Os sistemas de reparo podem ser classificados em vários tipos, como reparo direto, reparo por excisão e reparo por recombinação homóloga, entre outros.

Teste seu conhecimento

1. Conceitue: mutações e seus vários tipos, de acordo com a Tabela 2.1.

2. Que outros tipos de mutação são conhecidos?

3. Quais são os dois grandes grupos de alterações cromossômicas?

4. Das alterações cromossômicas apresentadas neste capítulo, quais são, na sua opinião, as mais prejudiciais para a nossa espécie? Por quê?

5. Quais são os principais agentes mutagênicos físicos e como se dá sua ação?

6. Quais são os principais agentes mutagênicos químicos e como se dá sua ação?

7. Quais são os sistemas de reparo mais utilizados em células de eucariotos?

Exercícios

1. Observe as sequências abaixo de DNA, RNA e polipeptídica, respectivamente, de um segmento normal:

   DNA: ATG CAG GTG ACC TCA ATG
         TAC GTC CAC TGG AGT TAC

   RNA: *AUG CAG GUG ACC UCA AUG*

   Cadeia polipeptídica: **MET – GLN – VAL – TRE – SER – FIM**

   Identifique as seguintes mutações, bem como se os respectivos produtos são funcionais ou não:

   a. DNA: ATG CAG CTG ACC TCA ATG
          TAC GTC GAC TGG AGT TAC
   RNA: *AUG CAG CUG ACC UCA GUG*
   Cadeia polipeptídica: **MET – GLN – LEU – TRE – SER – FIM**

   b. DNA: ATG CAG GTG ACC TGA GTG
          TAC GTC CAC TGG ACT CAC
   RNA: *AUG CAG CUG ACC UGA GUG*
   Cadeia polipeptídica: **MET – GLN – VAL – TRE – FIM**

   c. DNA: ATG CAG GTG AAC CTC AGT G
          TAC GTC CAC TTG GAG TCA C
   RNA: *AUG CAG GUG AAC CUG AGU G*
   Cadeia polipeptídica: **MET – GLN – VAL – ASN – LEU – SER**

   d. DNA: ATG TCA GTG
          TAC AGT CAC
   RNA: *AUG UCA GUG*
   Cadeia polipeptídica: **MET – SER – VAL**

   e. DNA: ATG *(CAG CAG CAG)*$_{20}$ GTG ACC TCA GTG
          TAC *GTC GTC GTC* CAC TGG AGT CAC
   RNA: AUG *(CAG CAG CAG)*$_{20}$ GUG ACC UCG GUG ACU GUG
   Cadeia polipeptídica: **MET – (GLN – GLN – GLN)**$_{20}$ **–VAL – TRE – SER**

2. Informe se as mutações por substituição abaixo indicadas são do tipo transversão ou transição:

   ATC → AGC = ...

   ATG → TTG = ...

   CAT → GAT = ...

   AAA → GAT = ...

   TAG → CAG = ...

   GTA → ACA = ...

3. Marque com C as afirmativas corretas e com F as falsas:

   a. ( ) Os análogos de bases e os compostos com ação direta são substâncias cuja estrutura química é tão semelhante à das bases nitrogenadas que podem ser incorporados ao DNA.

   b. ( ) Os agentes alquilantes ligam-se ao DNA, inserindo-se entre bases adjacentes.

   c. ( ) O ácido nitroso não é incorporado ao DNA, mas modifica diretamente a estrutura da adenina e da citosina.

   d. ( ) Os corantes de acridina podem ligar-se ao DNA, inserindo-se entre bases adjacentes, o que causa distorção da hélice de DNA e mudanças na fase de leitura do código genético.

4. De acordo com os diferentes sistemas de reparo, qual é o papel da luz visível no reparo das mutações induzidas por radiação ultravioleta?

5. Por que os raios X são mutagênicos mais potentes do que a radiação ultravioleta?

6. Indique as diferenças entre o sistema de reparo por excisão de nucleotídeo e o reparo por recombinação homóloga.

Referências

1. Lewis R. Human genetics: concepts and applications. 4th ed. Boston: McGraw-Hill; 2001.
2. Hoffee P. Genética médica molecular. Rio de Janeiro: Guanabara Koogan; 2000.
3. Lewin B. Genes IX. 9. ed. Porto Alegre: Artmed; 2009.
4. Passarge E. Genética: texto e atlas. 3. ed. Porto Alegre: Artmed; 2011.
5. Brewer GJ, Sing CF. Genetics. Reading: Addison-Wesley; 1983.
6. Mueller RF, Young D. Emery's elements of medical genetics. 10th ed. Edinburgh: Churchill Livingston; 1998.
7. Klug WS, Cummings MR, Spencer CA, Palladino MA. Conceitos de genética. 9. ed. Porto Alegre: Artmed; 2010.
8. Vogel F, Motulski AG. Human genetics: problems and approaches. 3rd ed. Berlin: Springer; 1997.
9. Jorde LB, Carey JC, Bamshad MJ, White RL. Genética médica. Rio de Janeiro: Guanabara Koogan; 2000.

Leituras recomendadas

Nussbaum RL, McInnes RR, Willard HF. Thompson e Thompson: genética médica. 7. ed. Rio de Janeiro: Elsevier; 2008.

Robinson WM, Borges-Osório MR. Genética para odontologia. Porto Alegre: Artmed; 2006.

Turnpenny P, Ellard S. Emery genética médica. 13. ed. Rio de Janeiro: Elsevier; 2009.

Capítulo 3

As Bases Citológicas da Hereditariedade

3.1 Cromossomos 72
    3.1.1 Classificação morfológica dos cromossomos 72

3.2 Divisão celular 73
    3.2.1 Ciclo celular 73
        3.2.1.1 Controle do ciclo celular 75
        3.2.1.2 Os telômeros e o número de divisões celulares 78
    3.2.2 Mitose 78
        3.2.2.1 Prófase 78
        3.2.2.2 Metáfase 79
        3.2.2.3 Anáfase 80
        3.2.2.4 Telófase 80
    3.2.3 Meiose 80
        3.2.3.1 Meiose I 81
        3.2.3.2 Prófase I 81
        3.2.3.3 Metáfase I 84
        3.2.3.4 Anáfase I 84
        3.2.3.5 Telófase I 84
        3.2.3.6 Meiose II 84
        3.2.3.7 Prófase II 84
        3.2.3.8 Metáfase II 85
        3.2.3.9 Anáfase II 85
        3.2.3.10 Telófase II 85

3.3 Gametogênese 85
    3.3.1 Espermatogênese 85
    3.3.2 Ovulogênese 85

3.4 Fertilização 88

Caso clínico

M.T.R., 39 anos, após consultar seu ginecologista, ficou sabendo que está grávida de dois meses. Ao saber da notícia, ficou muito preocupada, pois já teve uma criança, do sexo masculino, com síndrome de Patau, a qual faleceu poucos dias depois de nascer. Após conversar com seu médico sobre a possibilidade de vir a ter outro filho com a mesma síndrome, M.T.R. foi encaminhada a um Serviço de Aconselhamento Genético para obter mais informações sobre seu problema e as possibilidades de vir a ter outro filho igualmente afetado.

A síndrome de Patau é causada por uma anomalia cromossômica denominada aneuploidia. É também chamada de trissomia do cromossomo 13, pois seus portadores possuem um cromossomo 13 a mais do que o normal.

A frequência dessa síndrome é em torno de 1:12.000, aumentando com a idade materna. Em 80% dos casos, há trissomia livre do cromossomo 13; nos 20% restantes, as causas são translocações ou mosaicismo (linhagens de células com cariótipo normal 46, XX ou XY e linhagens de células com a trissomia [46, XX (XY) / 47, XX (XY) +13], em um mesmo indivíduo).

As principais características da síndrome são baixa estatura, deficiência mental, microcefalia, anoftalmia ou microftalmia, nariz achatado, fissura labial e/ou palatina, orelhas dismórficas e de baixa implantação e pescoço curto. A maioria dos afetados apresenta cardiopatia congênita, hérnia, ausência de baço e outras estruturas, anomalias genitais externas, renais e ósseas. Os indivíduos com essa síndrome apresentam fácies característica, occipúcio e face achatada, fenda palpebral oblíqua, epicanto, problemas oculares e dentários. Em geral, apresentam polidactilia nas mãos e nos pés, unhas estreitas e hiperconvexas e pés em cadeira de balanço, com calcanhar proeminente. O risco teórico de recorrência é de aproximadamente 1%, não importando a idade materna. A não disjunção cromossômica, causa principal dessa trissomia, ocorre, em sua maioria, na formação de gametas maternos.

3.1 Cromossomos

Os **cromossomos** são estruturas filamentosas localizadas no interior do núcleo das células. A palavra *cromossomo* é derivada do grego (*chromos* = cor; *soma* = corpo). Os cromossomos contêm os genes que são os transmissores das características hereditárias. São formados de DNA e proteínas. O conhecimento da estrutura dos cromossomos foi possível pelo uso do microscópio. Por meio de técnicas de coloração especial, que coram seletivamente o DNA, cada cromossomo é individualmente identificado. Os cromossomos podem ser visualizados de forma melhor durante a divisão celular, que é quando se apresentam condensados ao máximo, devido ao superenrolamento (ou empacotamento) do DNA. Nesse período, os genes não podem ser transcritos. Os cromossomos não se apresentam uniformes ao longo de seu comprimento; cada cromossomo apresenta uma constrição primária, também denominada **centrômero**. A estrutura exata de um centrômero é ainda pouco clara, mas sabe-se que ele é responsável pelo movimento dos cromossomos durante a divisão celular. O centrômero divide o cromossomo em dois braços: o braço curto, designado por **p** (do francês *petit* = pequeno) e o braço longo **q** (do francês *queue* = cauda). A ponta ou a extremidade terminal de cada cromossomo denomina-se **telômero**. Os telômeros desempenham um papel essencial, lacrando as pontas dos cromossomos e mantendo sua estabilidade e integridade. Entre protozoários, leveduras e invertebrados, os telômeros são conservados evolutivamente, pouco diferindo um dos outros. Em humanos, essas extremidades consistem em sequências específicas de DNA – TTAGGG, ricas em G e repetidas em *tandem* de aproximadamente 10 a 15 kb, e um complexo de seis proteínas, denominado protetor ou shelterina. Essas sequências são mantidas pela enzima **telomerase**. Essa enzima é uma transcriptase reversa, isto é, não pode utilizar o DNA para síntese de RNA. Consiste em uma proteína ribonucleica com cerca de 450 ribonucleotídeos. A redução no nível da telomerase, associada ao decréscimo do número das repetições TTAGGG, é um importante evento na morte celular e no processo de envelhecimento celular. Por outro lado, em células tumorais, a telomerase apresenta-se em alta atividade, mantendo indefinidamente a estrutura telomérica.

3.1.1 Classificação morfológica dos cromossomos

Morfologicamente, os cromossomos são classificados de acordo com a posição do centrômero. Se este estiver localizado centralmente, o cromossomo é denominado **metacêntrico**; se próximo à extremidade, é **acrocêntrico**; se o centrômero estiver em uma posição intermediária, o cromossomo é **submetacêntrico**. Há um quarto tipo, cromossomo **telocêntrico**, quando posição do centrômero é terminal. Esse tipo de cromossomo não é encontrado na espécie humana. A **Figura 3.1** representa, esquematicamente, um desenho dos tipos de cromossomos humanos. Os cromossomos acrocêntricos do conjunto cromossômico humano (grupos D e G; ver Cap. 4) apresentam, nas extremidades dos seus braços curtos, apêndices de forma pedunculada, denominados **satélites**, responsáveis pela formação dos nucléolos no período de interfase celular, contendo múltiplas cópias repetidas dos genes para RNA ribossômico. Os cromossomos individuais diferem não somente na posição dos centrômeros, mas também no seu comprimento total. Os cromossomos humanos são classificados com base em três parâmetros: **comprimento** ou **tamanho do cromossomo**, **posição do centrômero** e **presença** ou **ausência de satélites** (ver Cap. 4).

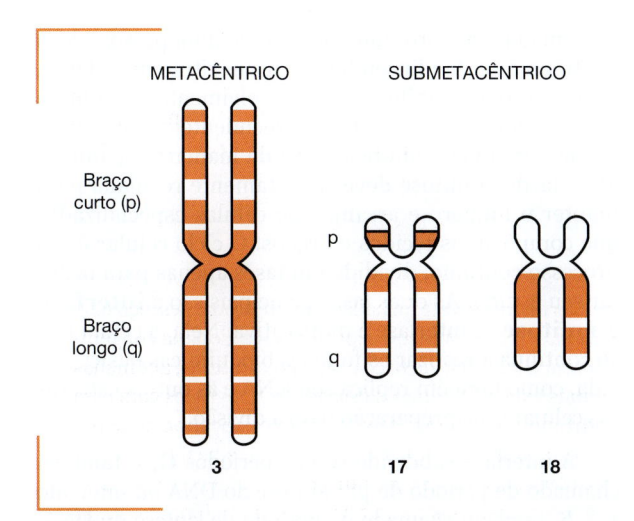

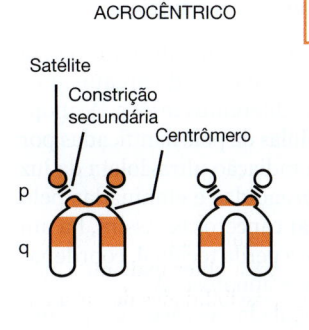

Figura 3.1

Representação esquemática dos tipos de cromossomos humanos: metacêntrico, submetacêntrico e acrocêntrico, usando os cromossomos de número 3, 17 e 18; 21 e 22, respectivamente com padrão de banda G.

Fonte: Gelehrter e colaboradores.[1]

3.2 Divisão celular

A célula, unidade funcional do organismo, usa dois mecanismos diferentes para dividir-se: a **mitose** e a **meiose**, cada um deles com objetivos específicos.

A **mitose** garante o crescimento dos organismos e a reposição das células mortas. Assim, o material genético, constituído de DNA e contido nos cromossomos, é transmitido de modo constante de uma célula para suas descendentes.

A **meiose** é o processo de divisão celular que os seres de reprodução sexuada utilizam para formar os seus gametas. Por intermédio desse processo, o material genético é reduzido à metade para garantir a manutenção da quantidade de DNA necessária para cada espécie e, além disso, realizar a troca de material entre os cromossomos de origens diferentes (materno e paterno), com o objetivo de aumentar a variabilidade das células resultantes (gametas), o que é de grande interesse para as espécies.

3.2.1 Ciclo celular

Dois processos opostos – **divisão celular** e **morte celular** – regulam o número de células dos organismos vivos. Mais especificamente, a mitose ocorre nas células somáticas (que são todas as células que formam o organismo, com exceção dos gametas: espermatozoide e ovócito ou óvulo); atualmente esse gameta feminino é denominado ovócito, pois na realidade é o ovócito que é fecundado), aumentando a quantidade de células. Uma forma de morte celular, chamada **apoptose**, remove normalmente determinadas células durante o crescimento e o desenvolvimento, diminuindo o número de células e eliminando as danificadas por agentes mutagênicos. Mitose e apoptose são geneticamente controladas.

Juntas, mitose e apoptose mantêm a forma do corpo, sobretudo as diferentes formas dos órgãos (**Fig. 3.2**). Esses dois processos são vitais no desenvolvimento do

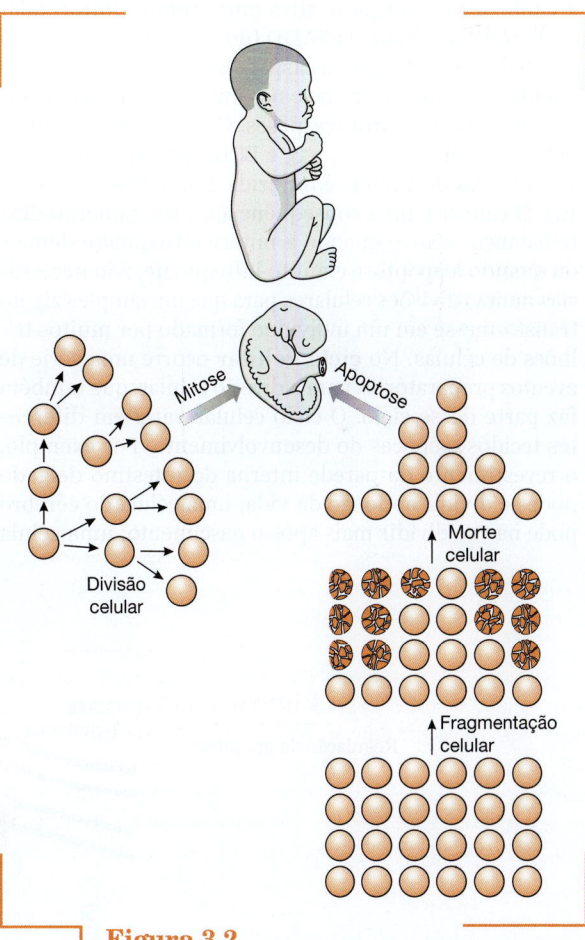

Figura 3.2

Diagrama mostrando como as estruturas biológicas dos organismos animais aumentam, permitindo o crescimento dos organismos, em oposição aos processos que regulam o número de células. O número de células cresce com as mitoses e decresce com as apoptoses.

Fonte: Lewis.[2]

embrião e do feto. Em geral, alguns tecidos crescem excessivamente, e, então, as células extras morrem.

Após o nascimento, a mitose e a apoptose protegem o corpo. A mitose promove crescimento do organismo e repõe células danificadas por diferentes lesões. A apoptose remove, por exemplo, células da pele danificadas por agentes mutagênicos como a radiação ultravioleta da luz solar. Essas células são desprendidas e eliminadas pelo corpo, pois poderiam se tornar cancerosas. Assim, há um balanço entre o crescimento e a perda tecidual, coordenado pelos processos de mitose e apoptose. A **Figura 3.3** mostra como a apoptose é regulada. As caspases, proteinases especiais de aspartato contendo cisteína, ativam ou inativam umas às outras segundo uma sequência determinada. Das caspases existentes no ser humano, seis participam da apoptose, enquanto as demais agem em processos inflamatórios. A reação começa com a ligação do ligante *Fas* a um receptor correspondente de uma célula T citotóxica. Essa ligação ativa uma proteína intracelular de adaptação, chamada FADD (do inglês *Fas associated death domain*). Depois, a caspase 8 é ativada, resultando em liberação do citocromo c nas mitocôndrias, o que ativa uma série de outras caspases. Com a participação de outras proteínas (p. ex., p53 e BCL2, produtos de genes supressores de tumor, é induzida a apoptose (ver Cap. 12). O câncer é uma consequência do rompimento deste balanço: ocorre quando a mitose é frequente demais ou quando a apoptose é muito infrequente. São necessárias muitas divisões celulares para que um simples zigoto transforme-se em um indivíduo formado por muitos trilhões de células. No **ciclo celular** ocorre uma série de eventos preparatórios para a divisão celular, que também faz parte desse ciclo. O ciclo celular varia em diferentes tecidos e épocas do desenvolvimento. Por exemplo, o revestimento da parede interna do intestino delgado pode se dividir ao longo da vida; uma célula do cérebro pode não se dividir mais após o nascimento; uma célula na camada mais profunda da pele de uma pessoa idosa continua a se dividir, embora em um ritmo mais lento. Mitoses rápidas habilitam o desenvolvimento do embrião e do feto a um crescimento surpreendentemente rápido. Ao nascer, a taxa mitótica baixa de maneira espantosa. Mais tarde, a mitose deve ser altamente regulada para manter o número e arranjos de células especializadas que compõem os tecidos e órgãos. O ciclo celular é um processo contínuo, dividido em fases apenas para facilitar seu estudo. As duas fases principais são a **interfase** e a **mitose**. A interfase é muito ativa. Nela, a célula não só continua a realizar as funções bioquímicas básicas da vida, como também replica seu DNA e as outras estruturas celulares na preparação para a divisão.

A interfase subdivide-se nos períodos G_1 – também chamado de período de pré-síntese do DNA ou intervalo 1 –, **S**, também chamado de período de síntese do DNA, e G_2, chamado de período de pós-síntese do DNA (G, do inglês *gap*, intervalo na replicação do DNA; S, do inglês *synthesis*, síntese de DNA). Durante o G_1, a célula sintetiza proteínas, lipídeos e carboidratos. Tais moléculas serão utilizadas para a formação das membranas das duas novas células que se formarão a partir da célula original. G_1 é o período do ciclo celular que mais varia em duração, entre os diferentes tipos de células. As do fígado, que têm crescimento lento, permanecem em G_1 por vários anos, enquanto as células de crescimento rápido, como as da medula óssea, permanecem nessa fase por 16 a 24 horas. Células embrionárias precoces podem omitir inteiramente o período G_1.

No período S há grande atividade de síntese de DNA. Na maioria das células humanas, essa fase dura de 8 a 10 horas. Algumas proteínas são também sintetizadas nesse período, inclusive as que formam a estrutura do fuso acromático.

Em G_2, a célula sintetiza mais proteínas, além das membranas que serão usadas para envolver as duas cé-

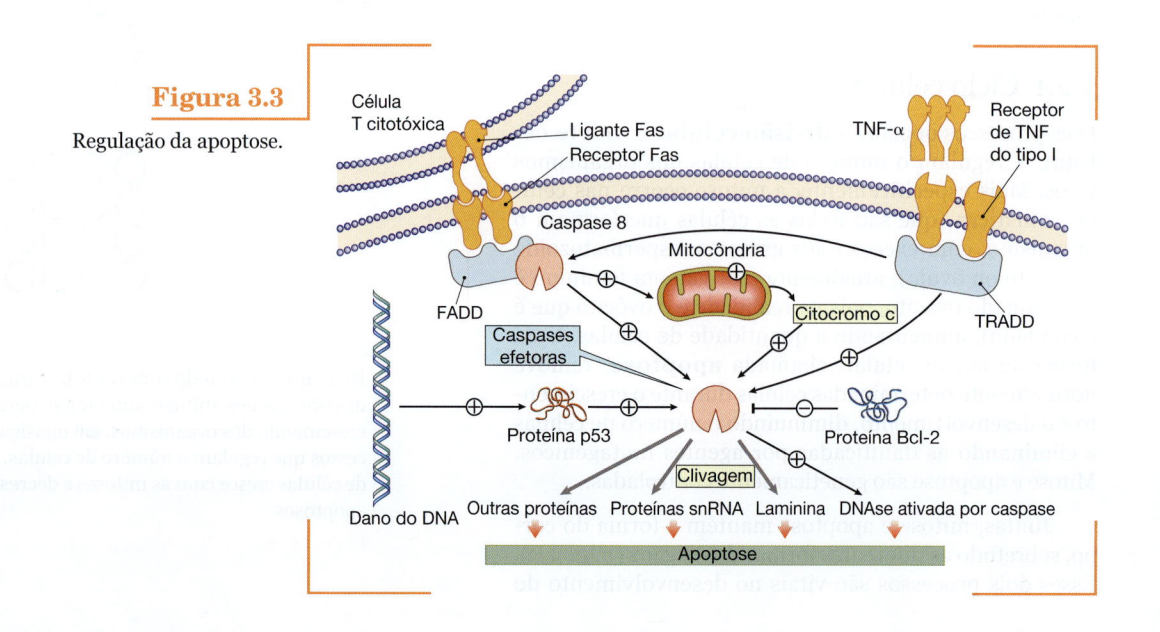

Figura 3.3

Regulação da apoptose.

lulas descendentes. Esse período é relativamente curto, durando cerca de 3 a 4 horas em células como as da medula óssea, por exemplo. Quando termina, o DNA replicado já está mais firmemente enrolado em torno de suas proteínas associadas. O DNA está agora tão contraído que se torna visível por intermédio dos cromossomos quando observados ao microscópio.

Quando a interfase termina, tem início a mitose, que ocupa um espaço de tempo relativamente curto. A duração desses períodos varia com a espécie, o tipo de célula e as condições ambientais.

A **Figura 3.4** representa o ciclo celular. Em G_1, o material de cada cromossomo do conjunto diploide ($2n$) está presente uma única vez; o RNA e as proteínas são sintetizados e a célula prepara-se para a replicação do DNA, que já começa no fim do período G_1, sendo completada durante o período S. Em algumas células a duplicação pode ocorrer um pouco mais tarde. As diferentes partes dos cromossomos não se replicam em sincronia, o que pode ser constatado experimentalmente por técnicas especiais, quando é colocada no meio de cultura (no caso de células cultivadas *in vitro*) timidina com *tritium* (H^3), substância radioativa que é incorporada durante o período S. Assim, somente cromossomos que não terminam a replicação absorvem o H^3 e podem ser identificados por autorradiografia. O término da replicação do DNA marca o início do período G_2, quando as replicações tardias se completam e a célula prepara-se para a mitose. Nesse período, cada cromossomo apresenta-se duplicado, formado por dois filamentos idênticos, chamados **cromátides-irmãs**. As duas cromátides-irmãs estão unidas pelo centrômero. O material genético de cada cromossomo está representado duas vezes, e a célula poderia ser considerada nessa fase com $2n^d$ cromossomos, uma vez que cada cromossomo apresenta-se duplicado (d). Durante a replicação ou logo após, as duas cromátides-irmãs podem trocar segmentos. Essas trocas entre elas podem ser visualizadas por meio de técnicas de coloração especial, após o tratamento com BrdU, um análogo da timina.

A mitose tem um tempo de duração que varia de célula para célula em uma mesma espécie. Na espécie humana, por exemplo, em células de medula óssea, o período de divisão tem a duração de 30 minutos a uma hora, enquanto a interfase estende-se de 41 a 49 horas. Quando os ciclos celulares são longos, o período G_1 é mais prolongado, ao contrário dos ciclos celulares curtos, nos quais ele é rápido.

As células que param de se dividir por já terem completado todo o seu ciclo celular, em geral, o fazem na interfase, em um período de repouso, não cíclico, conhecido como G_0.

3.2.1.1 Controle do ciclo celular

O ciclo celular é regulado por sinais extracelulares do ambiente, assim como por sinais intracelulares que monitoram e coordenam os vários processos que acontecem durante as suas diferentes fases. O mecanismo pelo qual a célula cresce e o ciclo celular é regulado são demonstrados por métodos bioquímicos, pela biologia celular e pela genética.

Os sinais químicos que controlam o ciclo celular provêm de fora e de dentro da célula. Os **sinais externos** à célula são os **hormônios**, que agem à distância, e os **fatores de crescimento**, que atuam mais localmente. Os

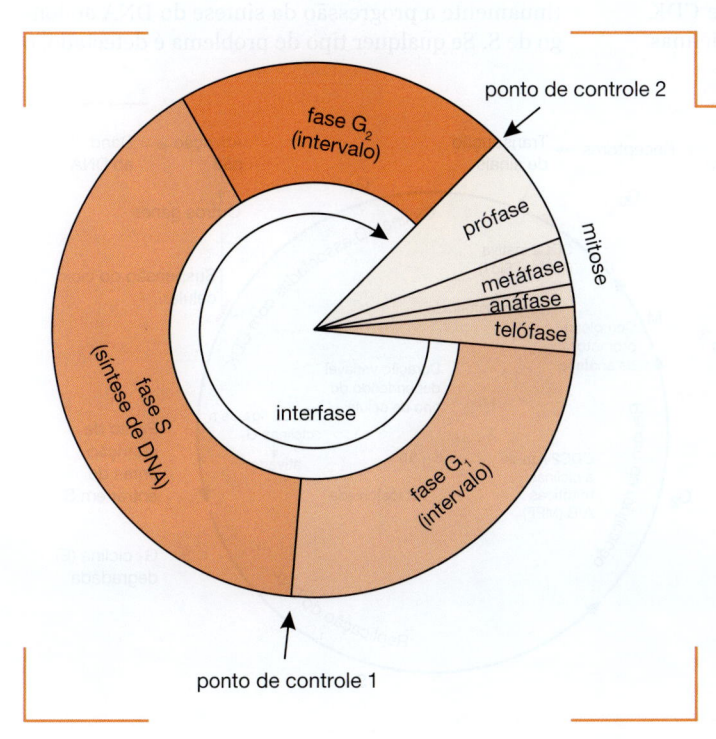

Figura 3.4

Representação esquemática do ciclo celular.
Fonte: Lewis.[2]

sinais internos da célula são proteínas de dois tipos: as **ciclinas** e as **quinases**, que interagem para ativar os genes cujos produtos, por sua vez, ativam a mitose. Os níveis de ciclinas aumentam durante a interfase, quando a célula aproxima-se da realização da mitose. Quando os níveis atingem certo ponto, em direção ao fim da interfase, cada molécula de ciclina liga-se a uma quinase, enzima sempre presente na célula, formando o composto *ciclinoquinase* (quinase dependente de ciclina). Outro tipo de enzima ativa esses pares de ciclinoquinase, os quais ativam os genes desencadeadores da mitose. Ao iniciar a divisão, a célula sintetiza enzimas que degradam as ciclinas. À medida que recomeça a produção das ciclinas, inicia-se um novo ciclo celular. Os mecanismos que controlam o ciclo celular ainda não são totalmente conhecidos.

A mudança do estado de quiescência para um estado de crescimento ativo é um pré-requisito para o início do ciclo celular completo para a maioria das células, sendo uma transição essencial para o câncer (ver Cap. 12).

No início dos estágios do ciclo celular, a progressão de uma fase para a seguinte é controlada por proteínas complexas características denominadas **complexos ciclinoquinase dependente de ciclina**, porque elas são compostas de ciclinas combinadas com subunidades da proteína quinase dependente da proteína ciclina (representadas por CDK, do inglês *cycline-dependent protein kinase*). Todos os eucariotos regulam a progressão pelo ciclo celular por meio do complexo ciclina-CDK, embora os detalhes de sua estrutura e seu mecanismo de ação possam diferir levemente de um organismo para outro. A célula eucariótica tem uma pequena família de genes, cujos membros individuais codificam ciclinas que funcionam em partes específicas do ciclo celular, ou subprogramas de diferenciação, como mostrado na **Figura 3.5**. Em eucariotos unicelulares, uma simples molécula de CDK pode interagir com qualquer uma das diferentes ciclinas em tempos diferentes no ciclo celular; isso permite que uma simples CDK desempenhe múltiplos papéis, porque as interações com a ciclina determinam o substrato específico da CDK. Os complexos ciclina D-CDK4 e ciclina D-CDK6 aparecem no início ou no meio de G_1, enquanto ciclina E-CDK2 e ciclina A-CDK2 surgem no fim de G_1. Esse último complexo está presente ao longo do período S e M, e o complexo ciclina B-CDC2 leva a célula ao longo da transição G_2/M.

Os estudos genéticos mais amplos são focados em dois tipos de leveduras: a de brotação (*Saccharomyces cerevisiae*) e a de fissão (*Schizosaccharomyces pombe*), usados como organismos-modelo para a análise do ciclo celular em células eucarióticas.

Um exemplo da regulação do ciclo celular por sinais extracelulares é dado pelo efeito dos fatores de crescimento na proliferação de células animais. Além disso, o crescimento celular, a replicação do DNA e a mitose são coordenados por uma série de pontos de controle que regulam as várias fases do ciclo celular, nos quais proteínas endógenas garantem a ocorrência adequada dos eventos relacionados com esse ciclo. Por exemplo, uma célula não pode começar a se dividir até que seu DNA tenha sido replicado, mas também não deve replicá-lo mais de uma vez, antes de dividir-se. Os pontos de controle também garantem que o ciclo celular tenha breves intervalos, para que os erros na replicação de sequências do DNA possam ser reparados antes que sejam perpetuados. Assim, são três os principais pontos de controle:

1. Ponto de controle do dano do DNA – em células animais, esse ponto de controle atua nos três estágios do ciclo celular: na transição G_1/S, na fase S e no limite G_2/M. O ponto de controle da fase S monitora continuamente a progressão da síntese do DNA ao longo de S. Se qualquer tipo de problema é detectado, o

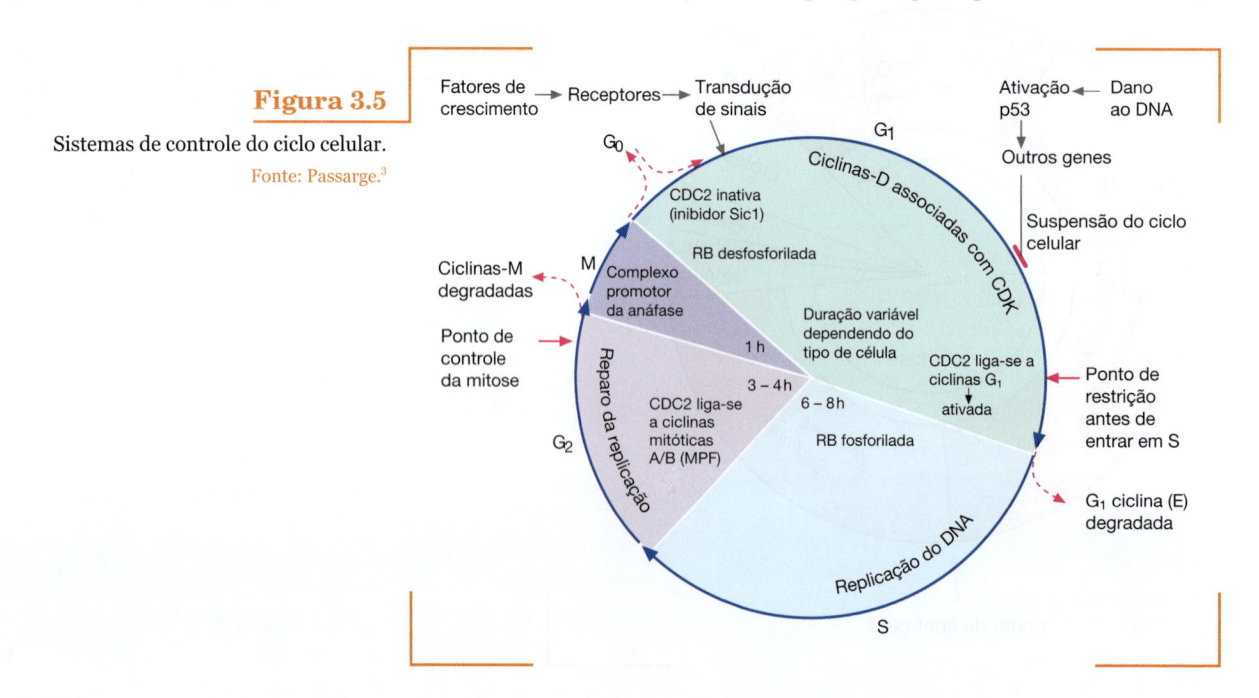

Figura 3.5

Sistemas de controle do ciclo celular.

Fonte: Passarge.[3]

ponto de controle do DNA atua para bloquear o ciclo celular em vários pontos.

2. Ponto de controle da duplicação do centrossomo – esse ponto monitora a formação de um fuso bipolar. Isso é coordenado com a entrada em mitose, porque a ativação da ciclinoquinase B-CDC2 está correlacionada com a duplicação do centrossomo e a formação do fuso. Esse ponto de controle da duplicação pode também estar coordenado, em alguns organismos, com o ponto de controle do fuso e a saída da mitose. O ponto de controle da formação do fuso, como diz o próprio nome, monitora a formação do fuso e a fixação dos cinetócoros ao fuso. A formação incompleta ou inadequada do fuso provoca o bloqueio à anáfase, impedindo a ativação do complexo promotor de anáfase e, em consequência, a separação das cromátides-irmãs.

As células podem detectar um único cromossomo não fixado ou mal fixado e retardar a anáfase. Alguns estudos em cromossomos de insetos e mamíferos sugerem que a ausência de tensão no cinetócoro é o sinal de início para a suspensão do ciclo celular. A tensão no cinetócoro está relacionada ao seu nível de fosforilação: cinetócoros não fixados têm maior nível de fosforilação do que os fixados. Se os cinetócoros de todos os cromossomos estiverem fixados corretamente aos microtúbulos do fuso, o complexo promotor de anáfase é ativado por uma proteína. Esse completo não só degrada a ciclina B, possibilitando completar a mitose, mas também degrada as proteínas que inibem a separação das cromátides-irmãs e a desintegração do fuso.

3. Ponto de controle da localização do fuso – esse ponto de controle monitora a transição G_1/S. As evidências sugerem que a localização do fuso também é monitorada nas células animais e que esse ponto de controle está ativo até que o fuso esteja alinhado com o eixo de polarização. Entretanto, a maior parte do que se sabe sobre esse ponto de controle origina-se de estudos de levedura de brotação. Nesse organismo, o fuso mitótico é alinhado ao longo de um eixo conectando a célula-mãe e a célula-filha (broto). O alongamento do fuso durante a anáfase libera um corpúsculo polar do fuso para a célula-filha e o fuso alongado ocupa a região mais estreita do citoplasma, entre a célula-mãe e a célula-filha. É dentro dessa região que se dá a separação entre a célula-filha da célula-mãe. Se o fuso não estiver bem alinhado ou o corpúsculo polar não entrar na célula-filha, o ponto de controle da localização do fuso é ativado, impedindo a progressão do ciclo celular.

A falha de qualquer um dos pontos de controle resultará em instabilidade genética. O mau funcionamento do fuso pode causar aneuploidia, enquanto a falta de duplicação do polo do fuso pode levar a poliploidia. Defeitos no ponto de controle do dano de DNA podem resultar em alterações cromossômicas, como translocações, deleções e amplificação de genes, entre outras (ver Cap. 12).

Quando as células estão na fase G_0, a proteína RB (de retinoblastoma) não está fosforilada e se liga a fatores de transcrição, tais como o E2F, inativando-os (**Fig. 3.6**). Quando a célula é estimulada por fatores de crescimento, entra em G_1 e chega à fase S. Durante a fase G_1, a proteína RB é fosforilada pelo complexo ciclina D1-CDK4. A RB fosforilada libera as proteínas reguladoras que lhe estão ligadas. Quando o E2F e outros reguladores são liberados pela RB, ficam livres para induzir a expressão de mais de 30 genes cujos produtos são necessários para a transição da fase G_1 para a S. Depois que as células transpõem as fases S, G_2 e M, a RB reverte ao estado não fosforilado, liga-se a proteínas reguladoras, tais como a E2F, e mantém as células retidas até que seja necessário

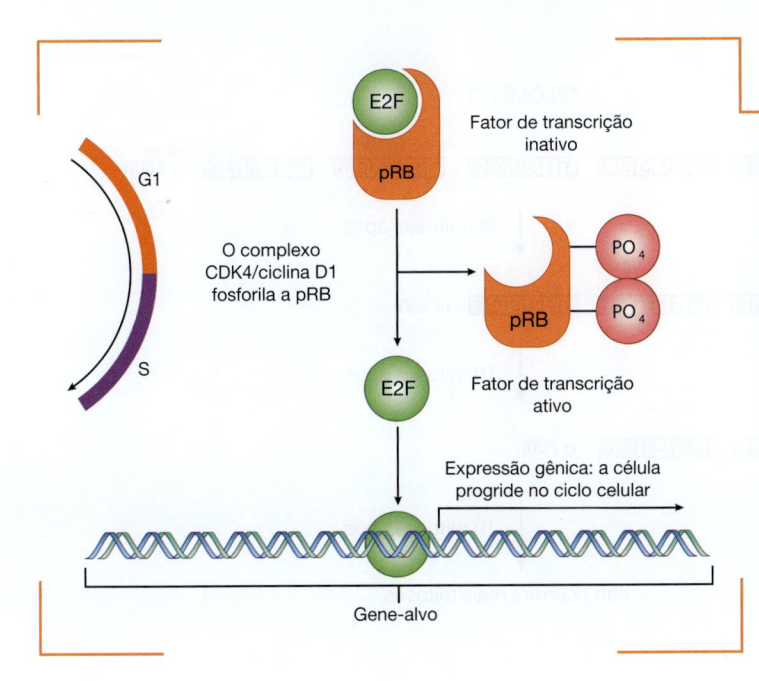

Figura 3.6

No núcleo, a pRB interage com o fator de transcrição E2F, inativando-o durante G_0 e o início de G_1. À medida que a célula passa da fase G_1 para a S, o complexo CDK4/ciclina D1 se forma e adiciona grupamentos fosfato à pRB. Quando a pRB está fosforilada, a E2F é liberada e se torna transcricionalmente ativa, estimulando a transcrição de certos genes cujos produtos permitem que a célula passe para a fase S. A fosforilação da pRB é transitória; à medida que os complexos CDK/ciclina são degradados e que a célula passa da mitose para o início de G_1, a fosforilação da pRB declina, permitindo que essa volte a se associar com E2F.

novo ciclo celular. Em células quiescentes normais, a presença da proteína RB impede a passagem para a fase S. Em muitas células cancerosas, inclusive nas de retinoblastoma, ambas as cópias do gene *RB1* estão defeituosas, inativas ou ausentes, e a progressão ao longo do ciclo celular não é regulada.

3.2.1.2 Os telômeros e o número de divisões celulares

Como pode uma célula "saber" quantas divisões deve sofrer e quanto tempo permanecer viva? O número de divisões que uma célula deve sofrer está relacionado com um "relógio celular", que é constituído por regiões cromossômicas terminais, denominadas telômeros. A cada mitose, os telômeros perdem certo número desses nucleotídeos, encurtando gradualmente os cromossomos, tendo em vista que a cada replicação do DNA são perdidos de 8 a 12 nucleotídeos nas extremidades de cada cromossomo. Cerca de 50 divisões após, uma quantidade crítica de DNA telomérico é perdida, o que constitui um sinal para a célula cessar a mitose. A **Figura 3.7** mostra a função dos telômeros como relógio celular. A célula pode permanecer viva, mas não se divide novamente, ou pode morrer, dependendo do seu ciclo. Descobriu-se que quanto maior o número de divisões que uma célula sofre, mais curtos são os telômeros de seus cromossomos, comprovando sua função como "relógio celular".

3.2.2 Mitose

As células somáticas, descendentes de uma célula original, o zigoto, passam durante a sua vida por duas fases: a interfase, na qual a célula está realizando funções metabólicas e de replicação do DNA, e a fase de divisão ou mitose, na qual a célula cessa funções e se divide.

O zigoto apresenta dois cromossomos de cada tipo, um de origem paterna e outro de origem materna, sendo, portanto diploide ($2n$), consistindo no dobro do número de cromossomos encontrados nos gametas que são haploides (n). A **mitose** é um processo contínuo, mas, para ser facilmente compreendido, costuma-se dividi-lo nas fases **prófase**, **metáfase**, **anáfase** e **telófase**, conforme a **Figura 3.8**.

3.2.2.1 Prófase

A prófase inicia-se pela condensação da **cromatina** (fibras de nucleoproteínas) dos cromossomos dos eucariotos. Os cromossomos tornam-se gradativamente mais curtos e espessos, sendo visíveis com clareza no final da prófase. As duas cromátides-irmãs de cada cromossomo permanecem unidas pelo centrômero. O nível de ploidia da célula nessa fase é igual a $2n^d$. Enquanto isso, a membrana nuclear dissolve-se, os nucléolos desaparecem, os cromossomos espalham-se e se inicia a formação do **fuso acromático** ou **fuso mitótico**. Esse fuso consiste em microtúbulos formados por uma proteína chamada **tubulina** e são visíveis ao microscópio como fibras em fuso. Outras proteínas e, pelo menos, um complexo de RNA-proteína, regulam a polimerização da tubulina e a organização dos microtúbulos. Existem três tipos de microtúbulos: (1) os que ligam o centrossomo à membrana celular; o centrossomo é uma das estruturas celulares que, durante a mitose, serve como um centro organizador dos microtúbulos e é a estrutura da qual se irradia o fuso mitótico, definindo o polo celular; (2) os que fazem o arco entre os centrossomos; e (3) os que se tornam ligados aos cromossomos. As fibras do fuso ligam o **cinetócoro** (estrutura situada junto ao centrômero dos cromossomos) aos centríolos, estruturas que constituem o ponto de origem do fuso acromático. A função do cinetócoro é interagir com os microtúbulos do fuso durante o movimento

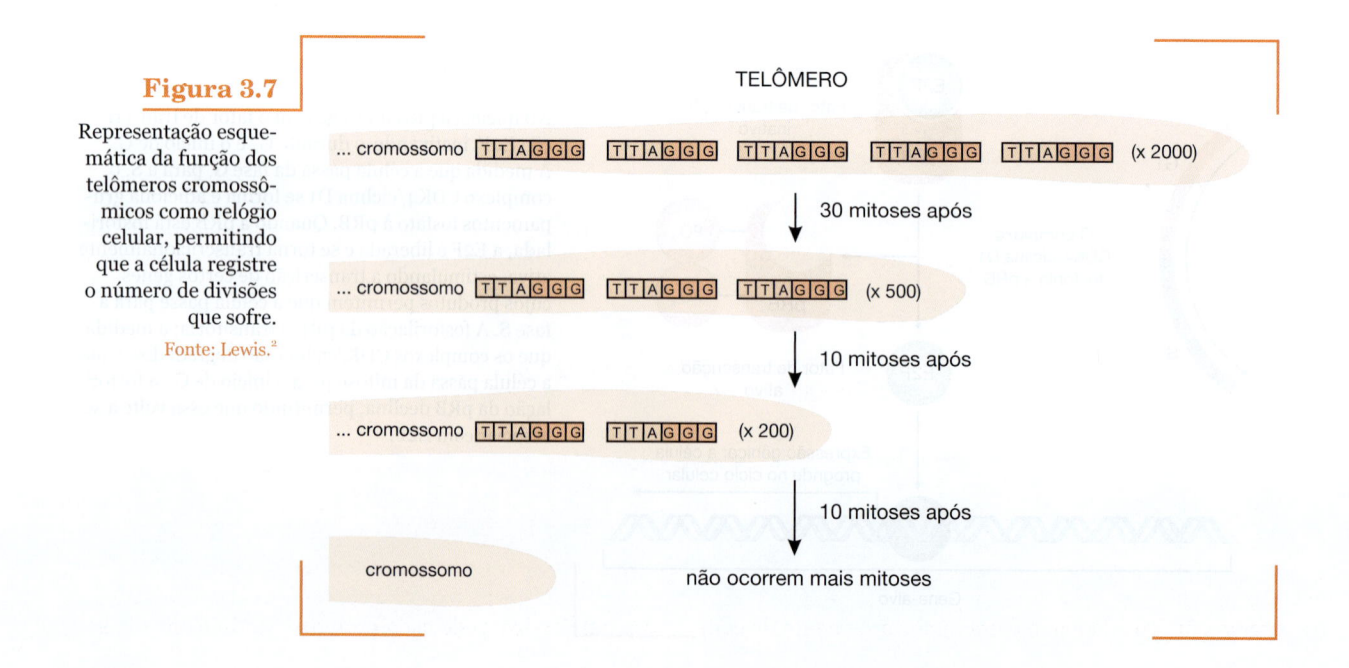

Figura 3.7

Representação esquemática da função dos telômeros cromossômicos como relógio celular, permitindo que a célula registre o número de divisões que sofre.

Fonte: Lewis.[2]

TELÔMERO

... cromossomo TTAGGG TTAGGG TTAGGG TTAGGG TTAGGG (x 2000)

↓ 30 mitoses após

... cromossomo TTAGGG TTAGGG TTAGGG (x 500)

↓ 10 mitoses após

... cromossomo TTAGGG TTAGGG (x 200)

↓ 10 mitoses após

cromossomo — não ocorrem mais mitoses

Figura 3.8

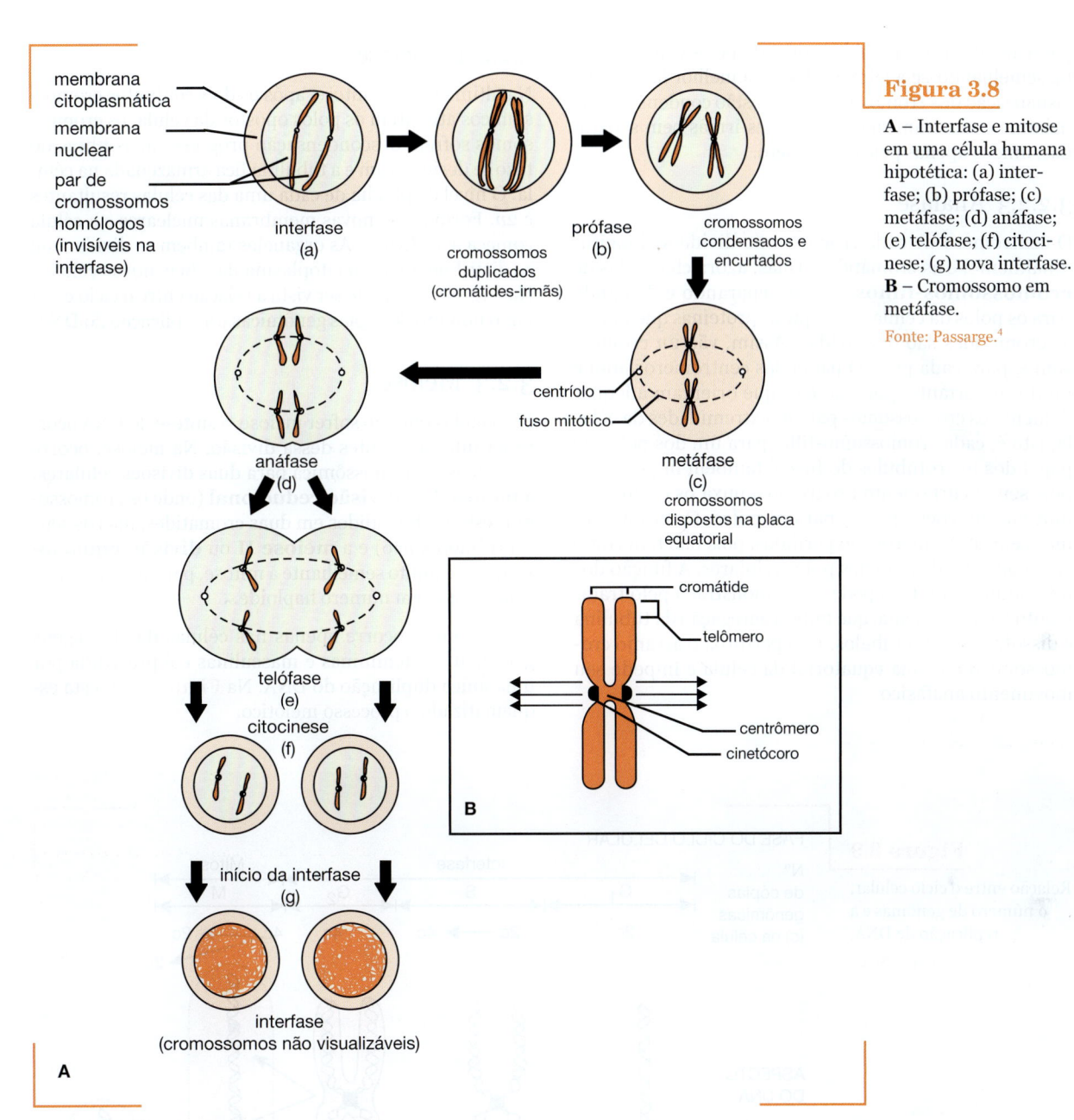

A – Interfase e mitose em uma célula humana hipotética: (a) interfase; (b) prófase; (c) metáfase; (d) anáfase; (e) telófase; (f) citocinese; (g) nova interfase. **B** – Cromossomo em metáfase.

Fonte: Passarge.[4]

dos cromossomos na divisão celular. Com o desaparecimento da membrana nuclear, a prófase atinge o seu final e a célula entra em metáfase.

3.2.2.2 Metáfase

Nessa fase, os cromossomos atingem o máximo de condensação (aqui, o DNA dos cromossomos mede cerca de 1/10.000 do seu comprimento natural). Depois que as fibras do fuso se fixam aos cinetócoros dos cromossomos, cada cromossomo move-se aleatoriamente para a zona equatorial da célula; o cinetócoro situa-se em um plano imaginário equidistante dos polos do fuso. Esse plano imaginário é denominado placa metafásica. O alinhamento cromossômico adequado é um importante ponto de controle do ciclo celular na metáfase, tanto na mitose quanto na meiose. Na célula em que um cromossomo esteja fixado somente a um dos polos do fuso, a metáfase é completada tardiamente. O sinal para o alinhamento cromossômico correto provém do cinetócoro, e a natureza química desse sinal é a desfosforilação de algumas proteínas a ele associadas. Por meio desse mecanismo de sinalização, quando todos os cinetócoros estão sob tensão e alinhados na placa metafásica, o ponto de controle da metáfase é ultrapassado, e a célula continua seu processo de divisão.

Neste momento, o nível de ploidia também é $2n^d$, já que cada cromossomo está constituído por duas cromátides unidas pelo centrômero. Ao fim da metáfase, as cromátides-irmãs de cada cromossomo iniciam sua separação, até ficarem unidas somente pelos centrômeros (assemelhando-se à letra X). Essa é a melhor fase para a visualização dos cromossomos, que estão condensados ao máximo e mostram suas cromátides-irmãs bem separadas, unidas apenas pelo centrômero.

3.2.2.3 Anáfase

O centrômero de cada cromossomo divide-se longitudinalmente, e as cromátides-irmãs, agora chamadas de **cromossomos-filhos**, vão se separando e dirigindo para os polos da célula, visto que as proteínas que uniam as cromátides são dissolvidas. Assim, vão $2n$ cromossomos para cada polo. O papel dos centrômeros aqui é muito importante, pois são eles que orientam adequadamente os cromossomos para as extremidades da célula, isto é, cada cromossomo-filho para um dos polos. O papel dos microtúbulos do fuso é também importante, pois seu encurtamento progressivo puxa os cromossomos em direções opostas para os polos. Os cromossomos sem centrômeros são perdidos, pois não têm como se orientar na direção dos polos celulares. A função dos microtúbulos do fuso pode ser demonstrada pelo tratamento com colchicina, que inibe a agregação da tubulina e dissolve os microtúbulos. Isso perturba o arranjo cromossômico na zona equatorial da célula e impede seu movimento anafásico.

3.2.2.4 Telófase

Na última fase da mitose, após os dois conjuntos cromossômicos atingirem os polos opostos da célula, os cromossomos sofrem descondensação progressiva, as fibras do fuso se desintegram e a tubulina fica armazenada na célula. O nível de ploidia de cada uma das células resultantes é $2n$. Formam-se novas membranas nucleares e a célula começa a se dividir. As organelas também se dividem ou se distribuem para o citoplasma das duas novas células. Na **Figura 3.9**, pode ser vista a relação entre o ciclo celular, o número de cópias genômicas e a replicação do DNA.

3.2.3 Meiose

Nas células que vão sofrer meiose, a síntese de DNA ocorre na interfase, antes dessa divisão. Na meiose, ocorre uma divisão cromossômica para duas divisões celulares: a **meiose I** ou **divisão reducional** (onde os cromossomos estão subdivididos em duas cromátides, mas os seus centrômeros não) e a **meiose II** ou **divisão equacional**, que é muito semelhante à mitose, porém, os cromossomos estão em número haploide.

A meiose ocorre apenas nas células das linhagens germinativas femininas e masculinas e é precedida por uma única duplicação do DNA. Na **Figura 3.10** está esquematizado o processo meiótico.

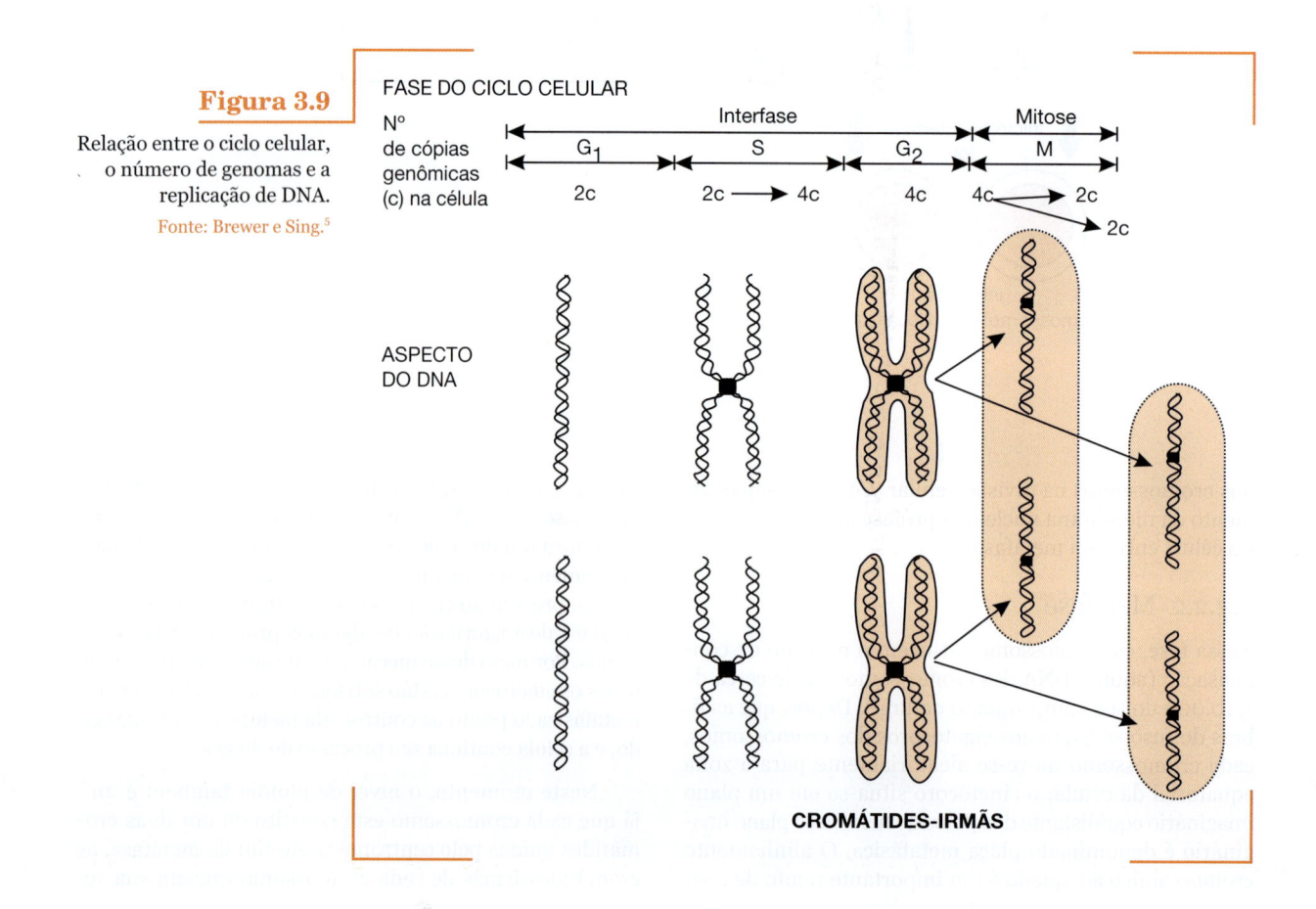

Figura 3.9

Relação entre o ciclo celular, o número de genomas e a replicação de DNA.

Fonte: Brewer e Sing.[5]

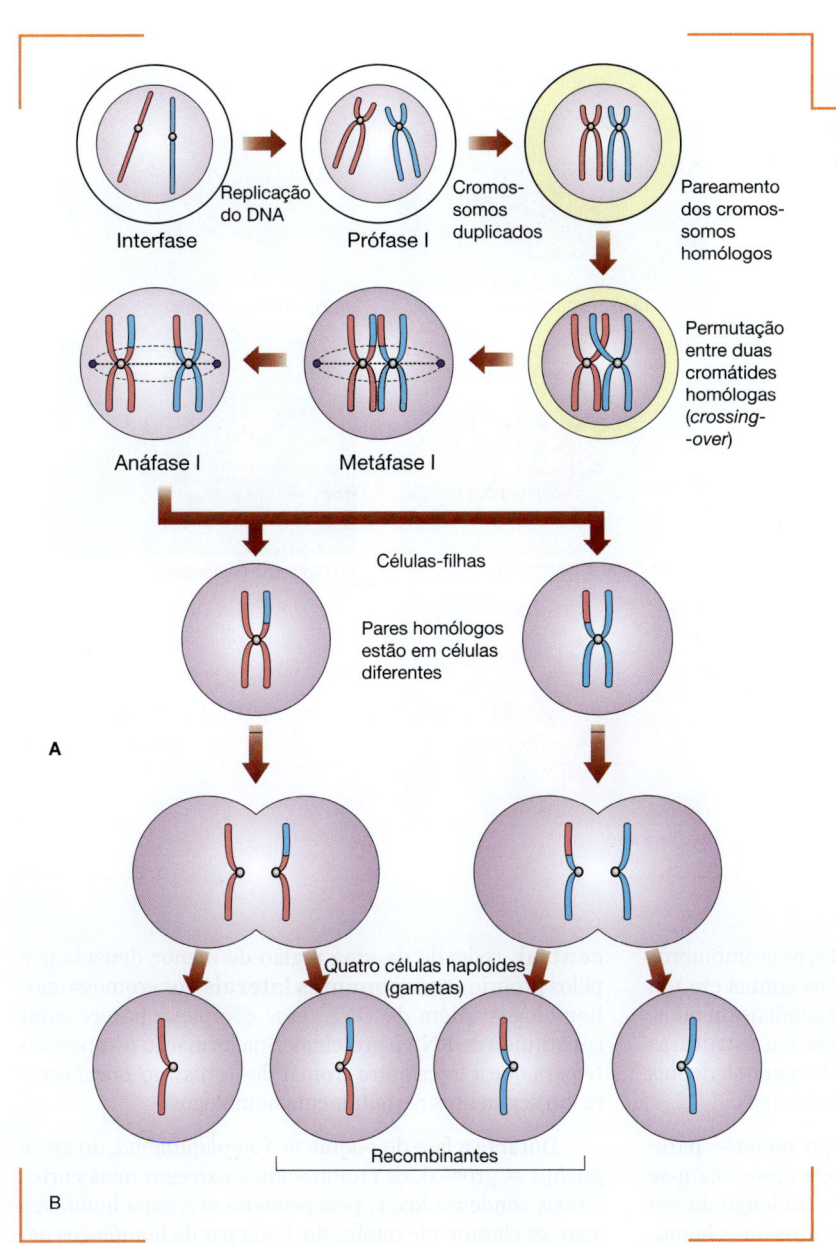

Figura 3.10

Meiose em células germinativas.
A – Meiose I. **B** – Meiose II.

3.2.3.1 Meiose I

Quando essa divisão se inicia, o DNA já está replicado de modo semelhante ao que ocorre na mitose e, como nesta última, o processo subdivide-se em quatro fases: **prófase I**, **metáfase I**, **anáfase I** e **telófase I**.

3.2.3.2 Prófase I

É a fase mais longa da meiose e onde ocorrem fenômenos da maior importância biológica. Essa fase está subdividida em cinco subfases ou estágios: *leptóteno* (leptonema), *zigóteno* (zigonema), *paquíteno* (paquinema), *diplóteno* (diplonema) e *diacinese*. A **Figura 3.11** mostra micrografias das subfases da prófase I da meiose I. O nome *leptóteno* ou *leptonema* provém do grego (*leptós* = fino; *tainia* = fita; *nema* = filamento). Nessa subfase, os cromossomos, já replicados, iniciam sua condensação meiótica e aparecem como filamentos longos e delgados. Cada cromossomo do par homólogo (cromossomos homólogos são os que portam os mesmos lócus gênicos, sendo um de origem materna e o outro de origem paterna, considerando-se uma célula diploide) já está formado por duas cromátides-irmãs, que são geneticamente idênticas, embora esse estado duplicado não seja detectável ao microscópio óptico. Ao longo dos filamentos, existem regiões mais espessas e menos espessas alternadas, sendo as primeiras denominadas de **cromômeros**. Tais estruturas são fortemente coradas e apresentam um padrão típico para cada cromossomo, podendo corresponder cada cromômero a maior condensa-

Figura 3.11

Estágios da prófase da meiose I: micrografias de suas subfases em cromossomos de lírio.

Fonte: Cooper.[6]

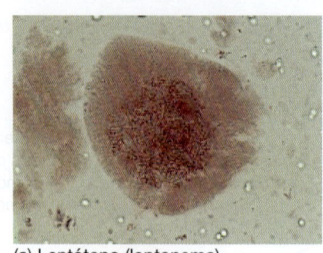

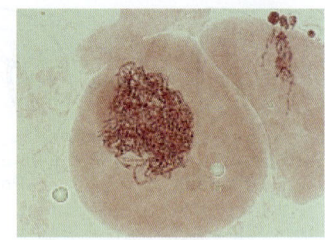

(a) Leptóteno (leptonema) (b) Zigóteno (zigonema)
(c) Paquíteno (paquinema) (d) Diplóteno (diplonema)
(e) Diacinese

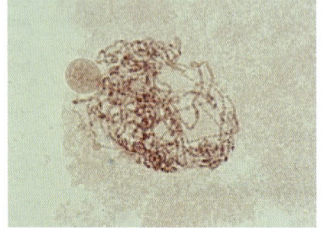

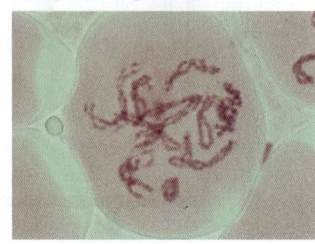

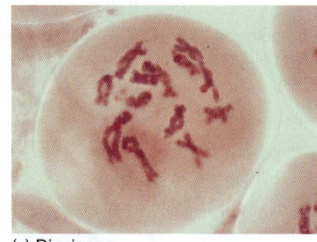

ção de cromatina. Ao longo do filamento, os cromômeros distribuem-se da mesma maneira que as contas em um colar. À medida que os cromossomos se condensam mais, os cromômeros adjacentes fusionam-se em estruturas maiores. Esses grupos de cromômeros tornam-se depois as bandas de coloração escura dos cromossomos.

No *zigóteno* (ou *zigonema*, do grego *zygon* = parelha), os membros de cada par homólogo aproximam-se gradativamente, até ficarem lado a lado, ao longo do seu comprimento. Esse pareamento dos cromossomos homólogos, iniciando pelas suas extremidades, é denominado **sinapse** (do grego *synapsis* = contato). O processo de pareamento dos homólogos envolve a formação de uma estrutura complicada, chamada **complexo sinaptonêmico** (Fig. 3.12). Esse complexo possui uma região central, basicamente proteica, constituída por um **componente central**, rodeado de uma região de menor densidade e pelos próprios **componentes laterais** dos cromossomos homólogos. Além do DNA, esse complexo parece estar constituído de RNA e proteínas. Sua formação é importante para que a troca entre cromátides *(crossing-over)* ocorra em segmentos perfeitamente homólogos.

Durante a fase do *paquíteno* (ou *paquinema*, do grego *pachys* = grosso), os cromossomos parecem mais curtos e mais condensados, e, pela primeira vez, cada homólogo aparece claramente duplicado. Cada par de homólogos pareados é chamado **bivalente**. Os homólogos permanecem unidos por meio do complexo sinaptonêmico. Cada bivalente é formado por dois cromossomos homólogos ou quatro cromátides, por isso ele é chamado, também, de **tétrade**. O número de bivalentes ou tétrades, nesse estágio, é igual ao número de pares de cromossomos da célula original.

Figura 3.12

Desenho esquemático mostrando o complexo sinaptonêmico ao longo da prófase I.

Fonte: Passarge.[4]

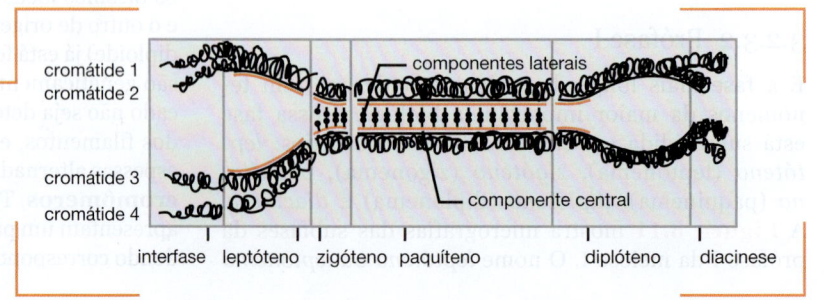

cromátide 1
cromátide 2
cromátide 3
cromátide 4

componentes laterais
componente central

interfase leptóteno zigóteno paquíteno diplóteno diacinese

Nas células da linhagem germinativa masculina, só os autossomos (ver Cap. 4) formam bivalentes, pois nessas células os cromossomos sexuais apresentam pouca homologia. Estudos com microscopia eletrônica indicam que os cromossomos X e Y apresentam-se unidos apenas pelas porções distais dos seus braços curtos, o que sugere homologia apenas nessas extremidades.

Durante esse estágio em que os cromossomos homólogos estão pareados, pode ocorrer um fenômeno muito importante, que é o *crossing-over*, **permuta**, **permutação** ou **sobrecruzamento**. Esse evento envolve uma troca entre segmentos de cromátides homólogas, que tem consequências muito importantes na reprodução sexuada. É a maneira em que o material genético dos cromossomos maternos e paternos pode ser recombinado. A permuta constitui mais uma fonte de variabilidade genética para as espécies, pois assegura que alelos de vários lócus gênicos no cromossomo não permaneçam sempre juntos como uma unidade, o que tem implicações evolutivas consideráveis.

No estágio *diplóteno* (ou *diplonema*, do grego *diplóos* = duplo), os cromossomos homólogos começam a se afastar um do outro como se sofressem repulsão. Tal afastamento, porém, não é completo. Os homólogos permanecem unidos em alguns pontos ao longo das cromátides. Esses pontos, que são chamados **quiasmas** (do grego *chi* = designação da letra X; essa é geralmente a forma dos quiasmas), são indicativos de permutações cromossômicas e visíveis ao microscópio óptico. Ao microscópio eletrônico, é constatado que o complexo sinaptonêmico desaparece dos bivalentes, em consequência da eliminação do componente central, sendo mantido apenas nos locais onde ocorrem os quiasmas e desaparecendo no final do diplóteno.

Parece correto afirmar que os quiasmas são evidências citológicas da permutação (*crossing-over*). Essa localização talvez não reflita necessariamente o local exato da troca, desde que, no decorrer do processo meiótico, os quiasmas tendem a se mover para as extremidades dos cromossomos, como consequência do seu movimento de afastamento. Esse processo denomina-se **terminalização dos quiasmas**.

A permutação e a formação de quiasmas não são eventos raros, sua frequência varia de acordo com a espécie e, principalmente, com o tamanho dos cromossomos. Por exemplo, em uma meiose humana típica, na qual o número de bivalentes é 23, observam-se, em média, dois quiasmas por bivalente. A **Figura 3.13** apresenta um esquema dos tipos possíveis de permutação cromossômica, com exceção dos cromossomos X e Y.

Na fase *diacinese* (do grego *dia* = através de; *kinesis* = movimento), os cromossomos continuam encurtando e condensando, enquanto os quiasmas completam seu movimento de terminalização (com exceção dos cromossomos maiores, que completam sua terminalização apenas na anáfase I). O complexo sinaptonêmico desaparece e os bivalentes começam a se organizar na zona equatorial da célula, formando a metáfase I. Durante o desenvolvimento da prófase I até a metáfase I, inclusive, o nível de ploidia da célula é $2n^d$.

Tanto na linhagem germinativa feminina quanto na masculina, a diacinese marca o fim da prófase I. Na linhagem germinativa feminina, porém, observa-se que o diplóteno é muito mais longo, constituindo o **dictióteno** (do grego *diktyon* = rede), estágio de prófase suspensa,

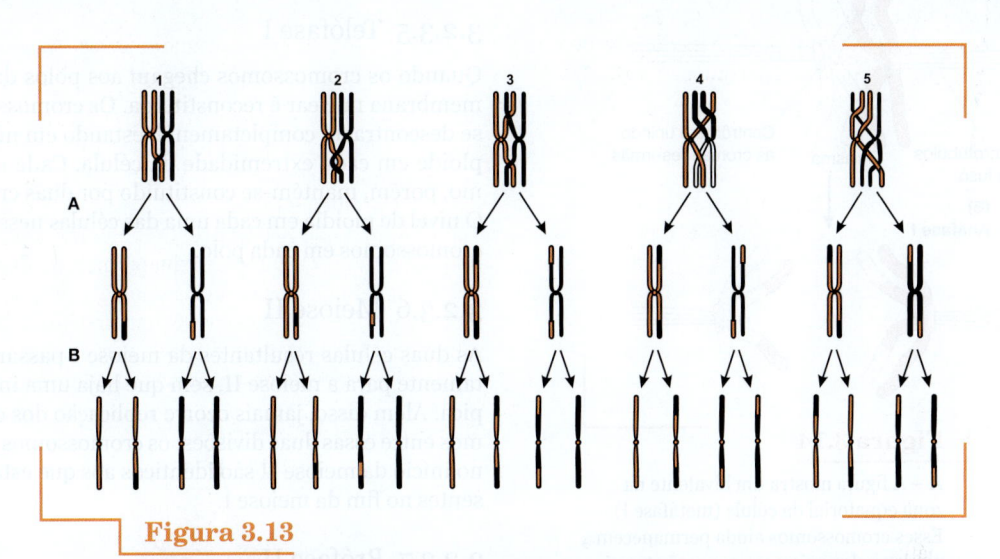

Figura 3.13

Representação esquemática de diferentes tipos de permuta (ou *crossing-over*) cromossômica. **A** – Meiose I. **B** – Meiose II. (1) Permuta simples entre duas cromátides de um mesmo braço cromossômico. (2) Permuta dupla entre duas cromátides de um mesmo braço cromossômico. (3) Permuta entre duas cromátides homólogas nos dois braços cromossômicos. (4) Permuta nos dois braços cromossômicos afetando três cromátides. (5) Permuta nos dois braços cromossômicos afetando as quatro cromátides.

Fonte: Beiguelman.[7]

no qual as células podem permanecer por vários anos, sob um aspecto de rede, representando uma fase de grande crescimento celular.

3.2.3.3 Metáfase I

Aqui os cromossomos continuam a se espiralizar e condensar. A membrana nuclear inicia sua desintegração e as fibrilas do fuso acromático começam a aparecer, ligando-se aos cinetócoros dos cromossomos, acontecimentos semelhantes aos da metáfase mitótica. Na metáfase I meiótica, porém, a disposição dos cromossomos é diferente. Cada homólogo está preso ao fuso acromático pelo seu centrômero (por meio do cinetócoro) e suas extremidades, voltadas para a zona equatorial da célula. Desse modo, há dois conjuntos haploides, nos quais as extremidades de um cromossomo estão voltadas para as extremidades do seu homólogo, sendo $2n^d$ o nível de ploidia da célula (**Fig. 3.14A**). Em preparações microscópicas, pode-se observar que alguns homólogos (os maiores) estão ainda em terminalização dos quiasmas, que será completada na fase seguinte.

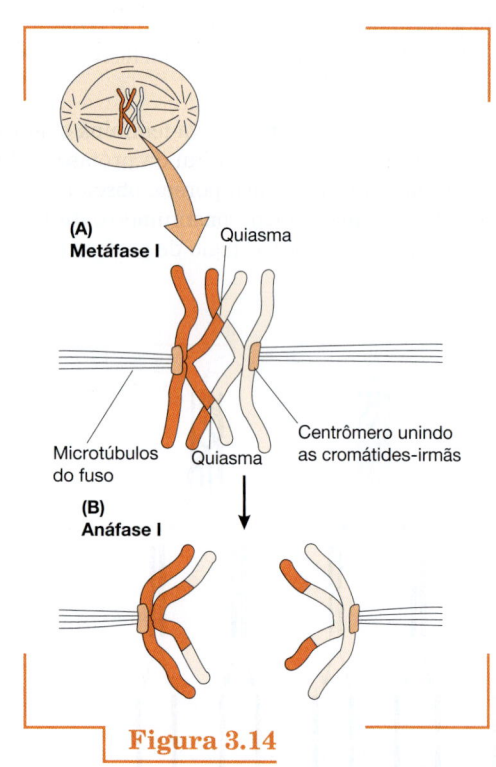

3.2.3.4 Anáfase I

Durante essa fase, os cromossomos homólogos separam-se um do outro, dirigindo-se para os polos opostos da célula. O nível de ploidia celular aqui é de n^d para cada polo (**Fig. 3.14B**).

A principal diferença entre a anáfase mitótica e a anáfase I da meiose é que, nesta última, não há divisão dos centrômeros, ocorrendo apenas *separação dos homólogos*, indo um deles (o de origem paterna, p. ex.) para um dos polos da célula, e o outro (o de origem materna, p. ex.) para a extremidade oposta. Saliente-se que sempre irá um representante de cada par cromossômico para cada polo celular. A distribuição dos membros de cada par de homólogos é ao acaso, isto é, se considerarmos dois pares de cromossomos, poderão resultar as seguintes combinações em cada polo celular:

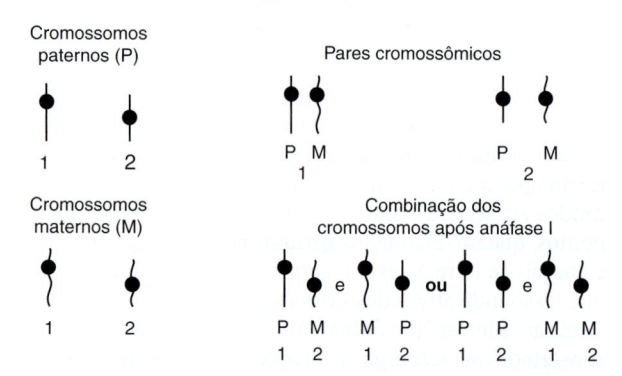

Figura 3.14

A – A figura mostra um bivalente na zona equatorial da célula (metáfase I). Esses cromossomos ainda permanecem unidos pelos quiasmas que estão terminalizando. Aparecem os centrômeros das cromátides-irmãs ligados às fibrilas, ou microtúbulos, do fuso. **B** – Na anáfase I, os homólogos estão afastados. Aparecem trocas entre as cromátides homólogas como resultado do *crossing-over*.

Fonte: Cooper.[6]

Cada homólogo continua constituído por duas cromátides-irmãs unidas pelo centrômero, assim permanecendo até a anáfase II.

3.2.3.5 Telófase I

Quando os cromossomos chegam aos polos da célula, a membrana nuclear é reconstituída. Os cromossomos não se descontraem completamente, estando em número haploide em cada extremidade da célula. Cada cromossomo, porém, mantém-se constituído por duas cromátides. O nível de ploidia em cada uma das células nessa fase é n^d cromossomos em cada polo.

3.2.3.6 Meiose II

As duas células resultantes da meiose I passam imediatamente para a meiose II, sem que haja uma interfase típica. Além disso, jamais ocorre replicação dos cromossomos entre essas duas divisões; os cromossomos presentes no início da meiose II são idênticos aos que estavam presentes no fim da meiose I.

3.2.3.7 Prófase II

Essa fase é praticamente inexistente, uma vez que os cromossomos não perdem sua condensação durante a telófase I. Assim, após a formação do fuso e o desaparecimento da membrana nuclear, as células resultantes da telófase I entram logo em metáfase II. Em telófase I e metáfase II, o nível de ploidia de cada célula é n^d.

3.2.3.8 Metáfase II

Nesta fase, cada cromossomo, constituído por duas cromátides-irmãs unidas pelo centrômero, dispõe-se no plano equatorial da célula, prendendo-se ao fuso por meio do centrômero (mais especificamente, por intermédio do seu cinetócoro).

A principal diferença entre as metáfases I e II é que, nesta última, os cromossomos estão duplicados, mas em número haploide (n^d), enquanto na metáfase I eles também estão duplicados, mas dispostos aos pares ($2n^d$), na placa equatorial da célula. Em relação à metáfase mitótica, a diferença é que, nesta, os cromossomos estão em número diploide e duplicados ($2n^d$), mas não pareados.

3.2.3.9 Anáfase II

Agora há divisão dos centrômeros e as cromátides-irmãs de cada cromossomo migram para as extremidades celulares, em número haploide (n) para cada polo celular, seguindo-se, então, a telófase II.

A principal diferença entre as anáfases I e II é que, na primeira, os cromossomos estão em número haploide, mas duplicados (n^d), enquanto na segunda eles estão em número haploide, cada um constituído apenas por uma cromátide (n). Em relação à anáfase mitótica, a diferença é que nesta os cromossomos estão em número diploide e não duplicados ($2n$).

3.2.3.10 Telófase II

Durante essa fase, os cromossomos já estão nos polos celulares, formando-se uma membrana nuclear ao redor de cada conjunto haploide (n).

Ao fim da telófase II, a meiose está completa, resultando teoricamente em quatro novas células haploides (gametas); assim, o núcleo de cada célula contém 1/4 do material cromossômico presente no início do processo meiótico. Esse tipo de divisão celular só ocorre nas gônadas dos animais e nas plantas de reprodução sexuada, para formar gametas.

A **Tabela 3.1** e a **Figura 3.15** comparam a mitose e a meiose.

3.3 Gametogênese

No homem e nos machos de outros mamíferos, esse processo chama-se **espermatogênese** e ocorre nas gônadas masculinas ou nos testículos. Na mulher e nas fêmeas de outros mamíferos, denomina-se **ovulogênese** e ocorre nas gônadas femininas ou nos ovários. Na **Figura 3.16**, estão representadas esquematicamente a espermatogênese e a ovulogênese humanas.

3.3.1 Espermatogênese

Até a puberdade, os testículos são formados por túbulos seminíferos maciços, em cujas paredes existem apenas algumas células sexuais primárias; na adolescência, por ação hormonal, os túbulos seminíferos amadurecem e as células sexuais primárias multiplicam-se, passando a denominar-se **espermatogônias**. Por mitoses sucessivas, originam-se novas espermatogônias (período de multiplicação celular), processo que é ininterrupto a partir da maturidade sexual. As espermatogônias aumentam de tamanho, transformando-se em **espermatócitos primários** (período de crescimento celular). Essas células é que vão entrar em meiose I, resultando, de cada uma, duas células denominadas **espermatócitos secundários**; esses espermatócitos, sofrendo a meiose II, originam quatro células, as **espermátides**, que não mais se dividem. Por um processo de transformação morfológica, denominado **espermiogênese**, passam a **espermatozoides**, que são os gametas funcionais masculinos. Todo o processo, desde espermatogônia até espermatozoide, leva, no homem, entre 64 e 74 dias.

3.3.2 Ovulogênese

Na ovulogênese, embora o processo meiótico seja basicamente semelhante ao da espermatogênese, há diferenças bastante significativas, principalmente quanto à duração do processo e ao número e tipo de células funcionais resultantes.

A ovulogênese não é contínua ao longo da vida, pois, ao redor dos três meses de vida intrauterina, as **ovogô-**

Tabela 3.1 Comparação entre mitose e meiose

Mitose	Meiose
Ocorre nas células somáticas	Ocorre nas células germinativas
Uma divisão cromossômica e uma divisão citoplasmática	Uma divisão cromossômica e duas divisões citoplasmáticas
Resultam duas células-filhas com $2n$ cromossomos	Resultam quatro células-filhas com n cromossomos
Células-filhas geneticamente idênticas à célula-mãe	Células-filhas geneticamente diferentes da célula-mãe
Ocorre em todas as fases da vida	Ocorre no período reprodutivo, após a maturidade sexual
Não introduz variabilidade na espécie	Introduz variabilidade na espécie
Sem pareamento cromossômico	Com pareamento cromossômico
Sem *crossing-over*	Com *crossing-over*
Não se formam bivalentes	Formam-se bivalentes
Só ocorre separação das cromátides-irmãs	Ocorre separação dos cromossomos homólogos (meiose I) e separação das cromátides-irmãs (meiose II)
Finalidades: crescimento, regeneração celular	Finalidades: formação de gametas (reprodução sexuada)

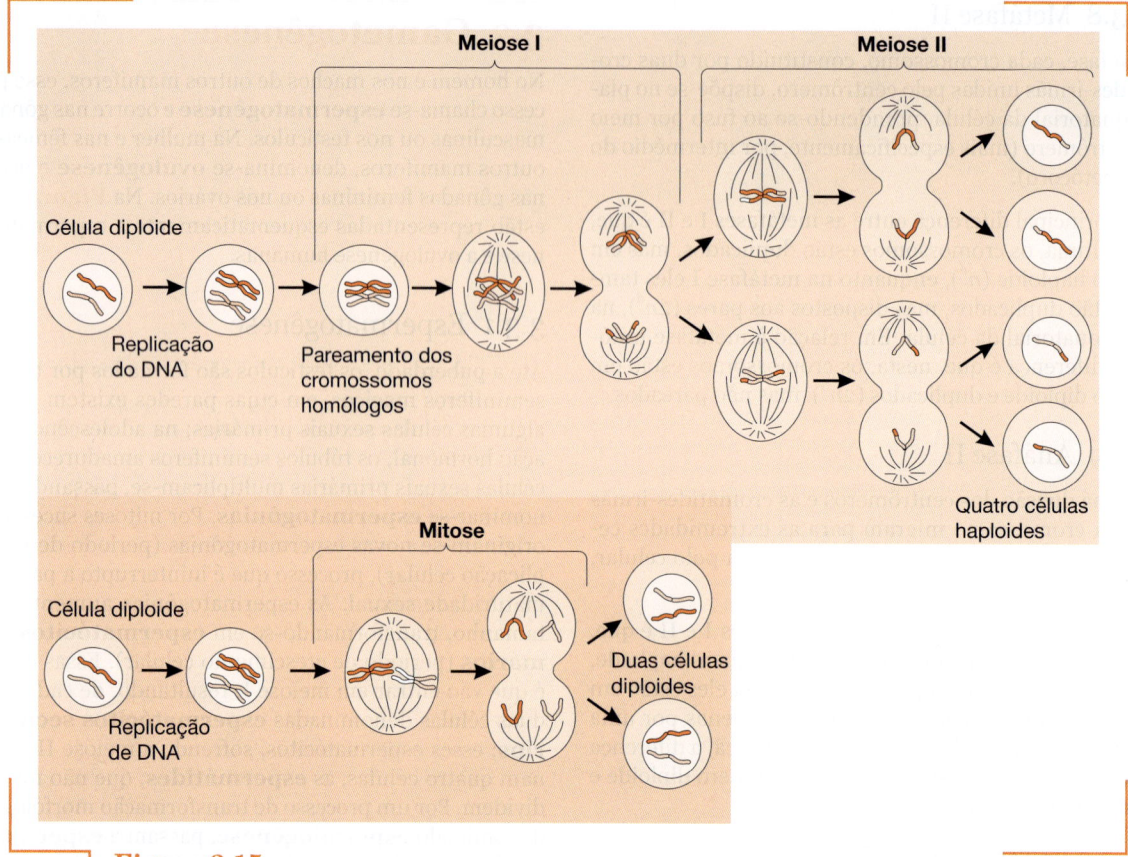

Figura 3.15

Meioses I e II e sua comparação com a mitose. A meiose, assim como a mitose, inicia seus processos de divisão após a duplicação do DNA, de modo que cada cromossomo consiste de duas cromátides-irmãs. Na meiose I, os cromossomos homólogos pareiam-se, apresentam *crossing-over* em dois pontos e, então, segregam-se para diferentes células. As cromátides-irmãs separam-se durante a meiose II, que se assemelha a uma mitose normal. Assim, a meiose dá origem a quatro células-filhas haploides.

Fonte: Cooper.[6]

nias (ou **oogônias**), existentes nos ovários, começam a crescer e se diferenciar em **ovócitos** (ou **oócitos**) **primários**, cessando suas mitoses em torno do quinto mês de vida pré-natal. Aos sete meses, todos os ovócitos primários do feto encontram-se rodeados por um conjunto de células, formando um folículo primário. A ovogônia leva mais tempo para crescer do que a espermatogônia, de modo que o ovócito primário formado é muito maior do que o espermatócito correspondente, dado o acúmulo de substâncias nutritivas naquele (vitelo).

Os ovócitos primários entram em meiose I, chegando até o final da prófase I, quando a divisão é suspensa em um estágio denominado **dictióteno** (ver diacinese, prófase I da meiose I), no qual se encontram todos os ovócitos primários, por ocasião do nascimento, assim perdurando até a puberdade. Quando essa fase é atingida, cada ovócito primário reinicia sua primeira divisão meiótica, originando duas células de tamanhos diferentes: o **ovócito secundário** (maior, com mais quantidade de citoplasma) e o **primeiro corpúsculo polar** ou **primeiro polócito** (menor, praticamente sem citoplasma). A partir da menarca (primeira menstruação), esse processo passa a ocorrer mensalmente, durante cerca de 45 anos, até a menopausa (fim do período reprodutivo feminino).

O ovócito secundário, liberado na tuba uterina, sofre a segunda divisão meiótica, que só vai se completar no momento da fertilização (fusão dos pró-núcleos masculino e feminino). Teoricamente, pela meiose II, o ovócito secundário origina duas células desiguais: o **ovócito** ou **óvulo** (que a esta altura já está fecundado) e o **segundo corpúsculo polar** ou **segundo polócito** (expelido imediatamente após a fertilização). O primeiro corpúsculo polar pode se dividir ou não; caso o faça, ao fim da meiose II, haverá um ovócito e três corpúsculos polares, estes últimos degenerando rapidamente.

A **Tabela 3.2** apresenta uma comparação entre a espermatogênese e a ovulogênese humanas, enquanto a **Figura 3.17** representa, esquematicamente, o ciclo reprodutivo humano.

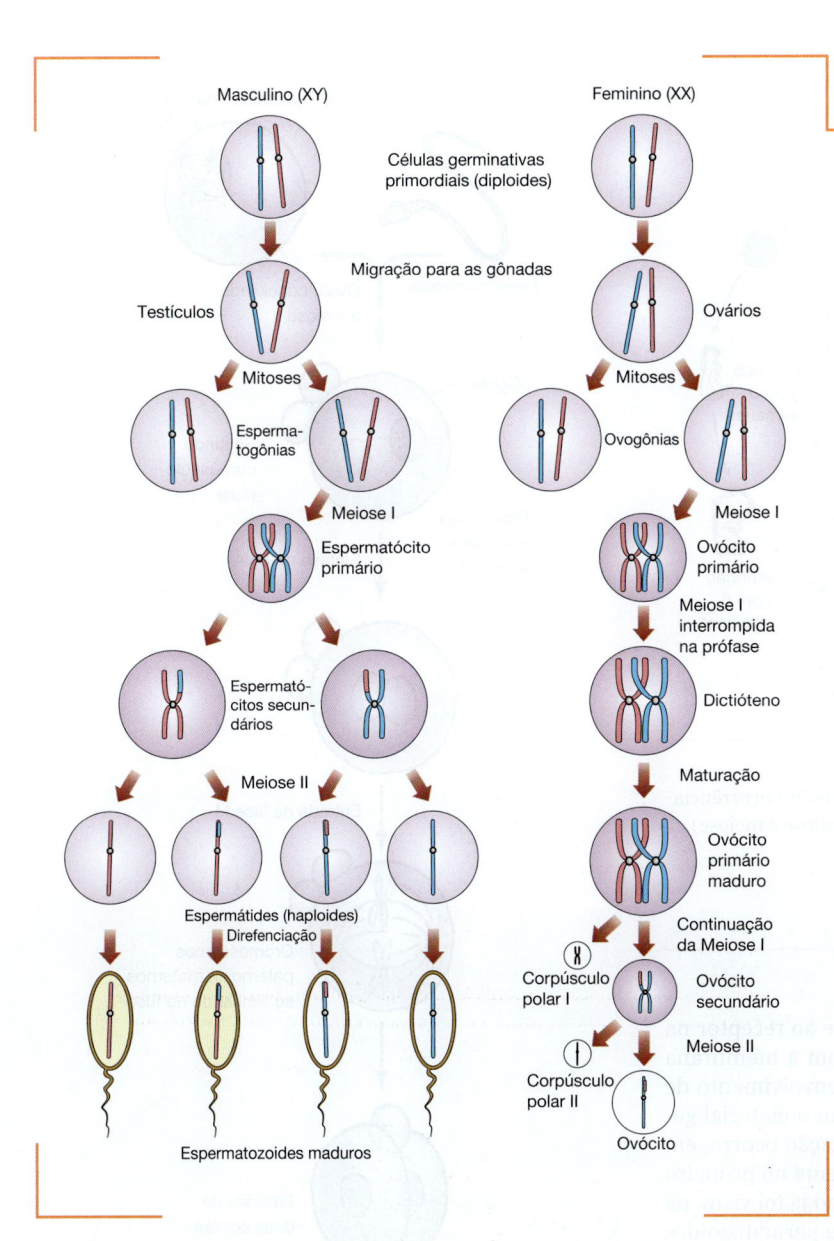

Figura 3.16

Formação de gametas. Representação esquemática da espermatogênese e da ovulogênese humanas.

Tabela 3.2 Comparação entre a espermatogênese e a ovulogênese humanas

Características	Espermatogênese	Ovulogênese
Órgãos onde ocorre	Testículos	Ovários
Início	Puberdade	Terceiro mês de vida pré-natal
Período de latência	Não tem	Dictióteno
Tempo de duração	64 a 74 dias	Terceiro mês de vida pré-natal – fertilização
Extensão da vida em que ocorre	± 14 a 70 anos	± 12 a 50 anos
Nº de células funcionais resultantes	Quatro	Uma
Produção de gametas no adulto	100 a 200 milhões por ejaculação	Um óvulo por período menstrual
Consequências genéticas	Acúmulo de mutações, dada a repetição frequente do processo	Problemas relacionados com a divisão celular (não disjunções cromossômicas)

Figura 3.17

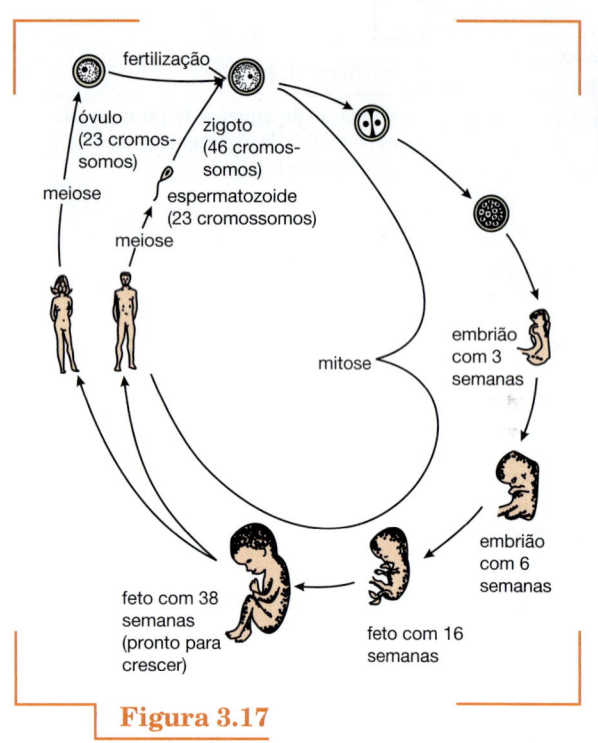

Ciclo reprodutivo humano mostrando a ocorrência de dois tipos de divisão celular (mitose e meiose).

Fonte: Lima.[8]

3.4 Fertilização

Na fertilização, o espermatozoide liga-se ao receptor na superfície do ovócito, fusionando-se com a membrana plasmática deste e dando início ao desenvolvimento de um novo organismo diploide que contém o material genético de ambos os genitores. A fecundação ocorre, em geral, nas tubas uterinas, aproximadamente no primeiro dia de ovulação, que só se completa, como já foi visto, na presença do espermatozoide. Muitos espermatozoides estão presentes no momento da fecundação, porém apenas um penetra no ovócito, desencadeando uma série de eventos bioquímicos que ajudam a impedir a entrada de outro espermatozoide. Na fertilização, além da mistura dos cromossomos paternos e maternos, ocorrem, no zigoto ou na célula-ovo, mudanças que são importantes para o desenvolvimento posterior. Essas alterações ativam o zigoto, permitindo a conclusão da meiose e a iniciação do ciclo celular mitótico do embrião.

Um sinal-chave, resultante da ligação entre um espermatozoide ao seu receptor no ovócito, é o aumento do nível de Ca^{2+} no citoplasma do gameta feminino, induzindo alterações de superfície que impedem a entrada de outro espermatozoide no gameta feminino.

O aumento de Ca^{2+} citosólico seguido da fertilização sinaliza também a conclusão da meiose (**Fig. 3.18**). A fertilização é seguida pela conclusão da meiose II feminina com a expulsão do segundo corpúsculo polar.

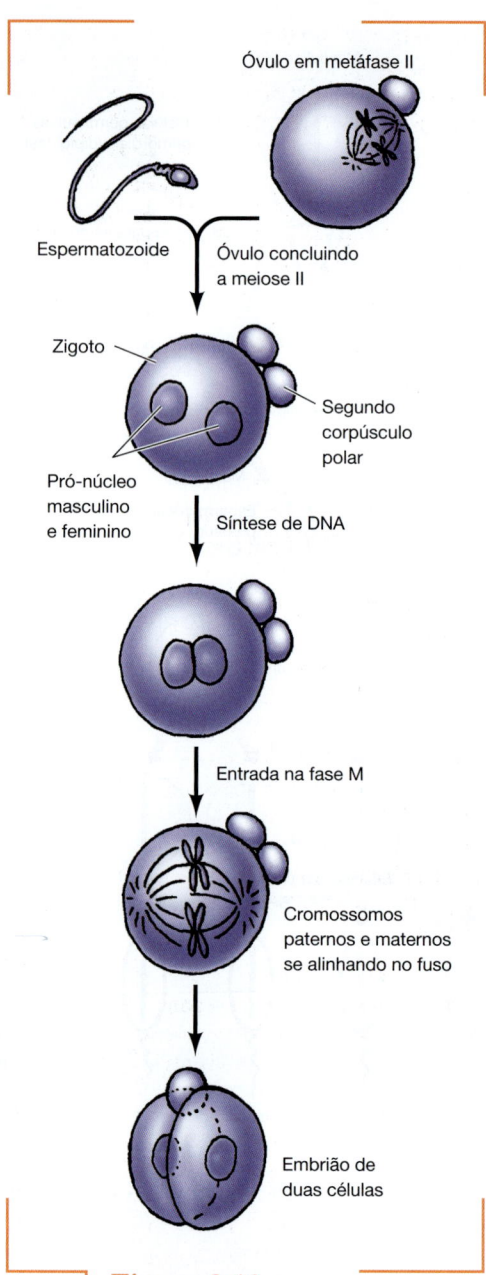

Figura 3.18

Fertilização e conclusão da meiose. A fertilização induz a transição da metáfase II para a anáfase II, levando à conclusão da meiose do oócito e à emissão de um segundo corpúsculo polar (que normalmente degenera). O núcleo do espermatozoide descondensa, e assim o ovócito fertilizado (zigoto) contém dois núcleos haploides (pró-núcleos feminino e masculino). Em mamíferos, os pró-núcleos replicam o DNA enquanto migram para se encontrarem. Eles então iniciam a mitose, com os cromossomos masculinos e femininos alinhando-se em um fuso comum. A finalização da mitose e a citocinese dão origem a duas células embrionárias, cada uma contendo um genoma diploide.

Fonte: Cooper e Hausman.[9]

Concluída essa meiose, o ovócito fertilizado – denominado **zigoto** – tem dois núcleos haploides: o **pró-núcleo feminino**, de origem materna, e o **pró-núcleo masculino**, de origem paterna. Os cromossomos do zigoto ($2n$) entram na fase **S**s replicando seus DNAs e iniciando um período rápido de divisão celular, chamada **clivagem**, que dá início ao desenvolvimento do embrião, tema do Capítulo 7.

⚠ Resumo

Os cromossomos são estruturas filamentosas localizadas no interior do núcleo das células. Eles contêm os genes que são os transmissores das características hereditárias. São formados de DNA e proteínas.

Os cromossomos podem ser mais bem visualizados durante a divisão celular, metáfase da mitose, quando se apresentam condensados ao máximo. Cada cromossomo apresenta uma constrição primária, o centrômero, que divide o cromossomo em dois braços: o braço curto (p) e o braço longo (q).

Os telômeros, extremidades terminais dos cromossomos, desempenham um papel essencial, lacrando as pontas dos cromossomos e mantendo sua estabilidade e integridade. As extremidades dos telômeros consistem em uma sequência específica de DNA, TTAGGG, repetida muitas vezes e mantida pela enzima telomerase. A redução no nível da telomerase e o decréscimo do número das repetições TTAGGG são importantes no processo de envelhecimento e morte celular.

Os cromossomos humanos são classificados com base em três parâmetros – comprimento ou tamanho, posição do centrômero e presença ou ausência de satélites – e podem ser metacêntricos, submetacêntricos e acrocêntricos.

A célula usa dois mecanismos diferentes para se dividir: a mitose e a meiose, cada um deles com objetivos específicos. A primeira ocorre nas células somáticas, garantindo o crescimento dos organismos e a reposição de células mortas. Assim, o DNA contido nos cromossomos é transmitido de modo constante de uma célula para suas descendentes. A meiose ocorre nas células germinativas e é o processo de divisão celular que os seres de reprodução sexuada utilizam para formar os seus gametas, que têm a metade do DNA contido em uma célula somática. Além disso, durante esse processo, há troca de material genético entre os cromossomos de origens diferentes (materno e paterno), o que aumenta a variabilidade dos gametas, sendo de grande interesse para as espécies.

Dois processos opostos – divisão celular e morte celular – regulam o número de células dos organismos vivos. Uma forma de morte celular chamada apoptose remove normalmente determinadas células durante o crescimento e o desenvolvimento, diminuindo o número de células e eliminando as danificadas por agentes mutagênicos. Mitose e apoptose são geneticamente controladas.

No ciclo celular ocorre uma série de eventos preparatórios para a divisão celular, bem como a própria divisão celular, variando em diferentes tecidos e em diferentes épocas do desenvolvimento. O ciclo celular é um processo contínuo. Suas fases principais são a interfase e a mitose. A interfase é uma fase ativa, em que a célula não só continua a realizar as funções bioquímicas básicas da vida, como também replica seu DNA e as outras estruturas celulares na preparação para a divisão.

A interfase subdivide-se nos períodos G_1, S e G_2. No período G_1, a célula sintetiza substâncias utilizadas para a formação das duas novas células que se formarão a partir da célula original. No período S há grande atividade de síntese de DNA. No período G_2, a célula sintetiza mais proteínas e as membranas que serão usadas para envolver as duas células descendentes. No fim do G_2, o DNA replicado está firmemente enrolado em torno de suas proteínas associadas e se faz visível por intermédio dos cromossomos quando observados ao microscópio.

No período G_1, o material de cada cromossomo do conjunto diploide ($2n$) está presente uma única vez; o RNA e as proteínas são sintetizados e a célula prepara-se para a replicação do DNA, que começa no fim do período G_1, sendo completada durante o período S, pois os cromossomos não se replicam sincronicamente. No período G_2, cada cromossomo apresenta-se duplicado, formado por dois filamentos idênticos, chamados *cromátides-irmãs*. As duas cromátides-irmãs estão unidas pelo centrômero. O material genético de cada cromossomo está representado duas vezes ($2n^d$) e cada cromossomo apresenta-se duplicado.

O ciclo celular é regulado por sinais extracelulares – os hormônios –, que agem à distância, e os fatores de crescimento, que atuam mais localmente. Os sinais internos da célula são fornecidos por dois tipos de proteínas: ciclinas e quinases, que interagem para ativar os genes cujos produtos, por sua vez, ativam a mitose. Os níveis de ciclinas aumentam durante a interfase, quando a célula aproxima-se da realização da mitose. Ao iniciar a divisão, a célula sintetiza enzimas que degradam as ciclinas. À medida que recomeça a produção das ciclinas, inicia-se um novo ciclo celular.

São três os principais pontos de controle do ciclo celular: (a) ponto de controle do dano do DNA, que atua na transição G_1/S, na fase S e no limite G_2/M; (b) ponto de controle da duplicação do centrossomo que monitora a formação de um fuso bipolar e a fixação dos cinetócoros ao fuso; e (c) ponto de controle da localização do fuso, que monitora a transição G_1/S. A falha de qualquer um desses pontos resultará em instabilidade genética.

O número de divisões que uma célula deve sofrer está relacionado com o denominado "relógio celular", que é constituído pelos telômeros. Cerca de 50 divisões após, uma quantidade crítica de DNA telomérico é perdida, o que constitui um sinal para as células cessarem suas mitoses.

A mitose é um processo contínuo, com quatro fases: prófase, metáfase, anáfase e telófase. Na prófase, o nível de ploidia da célula é igual a $2n^d$, porque os cromossomos já se duplicaram na fase S da interfase. Na metáfase, os cromossomos atingem o máximo de condensação e seu nível de ploidia também é $2n^d$, já que cada cromossomo está constituído por duas cromátides unidas pelo centrômero. Na anáfase, o centrômero de cada cromossomo divide-se longitudinalmente, e as cromátides-irmãs, agora chamadas de cromossomos-filhos, vão se separando e dirigindo para os polos da célula. Assim, vão $2n$ cromossomos para cada polo. Na telófase, os dois conjuntos cromossômicos atingem os polos opostos da célula. O nível de ploidia de cada uma das células resultantes é $2n$.

A meiose ocorre apenas nas células das linhagens germinativas, ocorrendo aqui uma divisão cromossômica para duas divisões celulares: a meiose I ou divisão reducional, onde os cromossomos estão subdivididos em duas cromátides, mas os seus centrômeros não, e a meiose II ou divisão equacional, que é muito semelhante à mitose, porém os cromossomos estão em número haploide.

Quando a meiose I se inicia, o DNA já está replicado, de modo semelhante ao que ocorre na mitose; o processo se subdivide também em quatro fases: prófase I, metáfase I, anáfase I e telófase I.

Na prófase I ocorrem fenômenos da maior importância biológica. Apresenta cinco subfases ou estágios: leptóteno, zigóteno, paquíteno, diplóteno e diacinese. Cada cromossomo do par homólogo está formado por duas cromátides-irmãs, que são geneticamente idênticas. No leptóteno, são visualizados os cromômeros, que são regiões cromossômicas mais espessas. No zigóteno, ocorre o pareamento dos cromossomos homólogos, que é denominado sinapse e envolve a formação de uma estrutura chamada complexo sinaptonêmico. No paquíteno, os cromossomos homólogos permanecem unidos por meio do complexo sinaptonêmico, formando bivalentes ou tétrades. É nesse estágio que pode ocorrer o *crossing-over*, ou permutação, que pode resultar em recombinação do material genético.

No diplóteno, os cromossomos homólogos sofrem repulsão, permanecendo unidos apenas pelos quiasmas, que são evidências citológicas das permutações. Na diacinese, completa-se a terminalização dos quiasmas. Essa fase marca o fim da prófase I. Durante o desenvolvimento da prófase I até a metáfase I, inclusive, o nível de ploidia da célula é $2n^d$. Na linhagem germinativa feminina, não ocorre a diacinese, e a divisão meiótica permanece em dictióteno, um estágio de prófase suspensa.

Na metáfase I, os cromossomos condensados e pareados localizam-se na zona equatorial da célula. Nessa fase, o nível de ploidia da célula é $2n^d$. Na anáfase I, os cromossomos homólogos separam-se um do outro, sem divisão centromérica, dirigindo-se n^d cromossomos para cada polo. Na telófase I, os cromossomos chegam aos polos da célula, mas não se descontraem completamente. O nível de ploidia em cada uma das células nesta fase é n^d cromossomos em cada polo.

As duas células resultantes da meiose I passam imediatamente à meiose II, sem que haja uma interfase típica. Os cromossomos presentes no início da meiose II são idênticos aos que estavam presentes no fim da meiose I. A prófase II é praticamente inexistente; as células resultantes da telófase I entram logo em metáfase II. Em telófase I e metáfase II, o nível de ploidia de cada célula é n^d. Na metáfase II, os cromossomos dispõem-se no plano equatorial da célula, estando duplicados, mas em número haploide (n^d). Na anáfase II, há divisão dos centrômeros e as cromátides-irmãs de cada cromossomo migram para as extremidades celulares, em número haploide (n) para cada polo celular. Na telófase II, os cromossomos já estão nos polos celulares, formando-se uma membrana nuclear ao redor de cada conjunto haploide (n). Ao fim da telófase II, teoricamente, resultam quatro células haploides; assim, o núcleo de cada célula contém 1/4 do material cromossômico presente no início do processo meiótico.

A gametogênese masculina ocorre nos testículos e é denominada espermatogênese. Esse processo inicia-se na puberdade, levando de 64 a 74 dias para se completar, passando de espermatogônias ($2n^d$) a espermatócitos primários ($2n^d$) e secundários (n^d), e destes para quatro espermátides (n), células que não se dividem mais, porém sofrem um processo de transformação morfológica e funcional, denominado espermiogênese, resultando em espermatozoides (n), que são os gametas funcionais masculinos.

A gametogênese feminina ocorre nos ovários e é denominada ovulogênese. Embora esse processo meiótico seja basicamente semelhante à espermatogênese, há diferenças bastante significativas, sobretudo quanto à duração do processo e ao número e tipo de células funcionais resultantes. A ovulogênese se inicia ao redor dos três meses de vida intrauterina, quando as ovogônias ($2n^d$) existentes nos ovários começam a crescer e se diferenciar em ovócitos primários ($2n^d$), cessando suas mitoses em torno do quinto mês de vida pré-natal. Os ovócitos primários entram em meiose I, chegando até o final da prófase I, quando a divisão é suspensa no estágio de dictióteno, no qual se encontram todos os ovócitos primários, do nascimento à puberdade. A partir dessa fase, cada ovócito primário ($2n^d$) continua a meiose I, produzindo o ovócito secundário (n^d) e o primeiro corpúsculo polar (n^d). O ovócito secundário sofre a meiose II que só vai se completar no momento da fertilização. Teoricamente, pela meiose II, o ovócito secundário origina duas células desiguais: o óvulo ou ovócito (n) e o segundo corpúsculo polar (n).

Na fertilização, o espermatozoide liga-se ao receptor localizado na superfície do ovócito, fusionando-se com a membrana plasmática deste e dando início ao desenvolvimento de um novo organismo diploide que contém o material genético de ambos os genitores. Apenas um espermatozoide penetra no ovócito, desencadeando uma série de eventos bioquímicos. A fertilização é seguida pela conclusão da meiose II feminina com a formação do segundo corpúsculo polar. O ovócito fertilizado ou zigoto tem dois núcleos haploides, o pró-núcleo feminino, de origem materna, e o pró-núcleo masculino, de origem paterna, que se fundem.

Teste seu conhecimento

1. O que são cromossomos e como podem ser classificados?

2. Caracterize o ciclo celular humano.

3. Como se dá o controle do ciclo celular?

4. Discuta sobre os principais sinais químicos que controlam o ciclo celular.

5. Quais os três principais pontos de controle do ciclo celular? Comente cada um deles.

6. Quais os papéis da mitose e da apoptose na formação do indivíduo e durante toda a sua vida?

7. Quais são as fases da mitose? Descreva-as sucintamente, salientando seus aspectos genéticos.

8. Qual é a finalidade da meiose e quais são as suas fases? Descreva brevemente a prófase I, enfatizando seus aspectos genéticos.

9. Descreva as demais fases das meioses I e II. Cite as diferenças entre ambas as divisões.

10. Quais as principais diferenças entre a mitose e a meiose?

11. Caracterize a espermatogênese e a ovulogênese, apontando suas principais diferenças.

12. Explique, brevemente, como se dá a fertilização.

Exercícios

1. Esquematize a segregação de um par de cromossomos: (a) em uma meiose normal; (b) em uma meiose com ocorrência de não disjunção na 1ª divisão; (c) na 2ª divisão da meiose.

2. Quantas células resultam de uma célula que sofre *mitose*? E de uma célula que sofre *meiose*? Quais os níveis de ploidia das células resultantes dos dois processos?

3. Parte da variabilidade genética individual é devida a fenômenos que ocorrem na *meiose*. Quais são eles?

4. Considerando uma célula somática com $2n = 4$ cromossomos, esquematize uma *divisão meiótica* normal e outra com uma não disjunção em um dos pares cromossômicos. Indique se as células resultantes, em ambos os casos, são exatamente iguais à célula-mãe.

5. O que você entende por "relógio celular"?

6. Quantos conjuntos cromossômicos estão presentes em cada um dos tipos celulares: (a) ovogônia; (b) espermatócito primário; (c) espermátide; (d) ovócito secundário; e (e) corpúsculo polar derivado de um ovócito primário.

Referências

1. Gelehrter TD, Collins FS, Ginsburg D. Principles of medical genetics. 2nd ed. Baltimore: Williams & Wilkins; 1998.
2. Lewis R. Human genetics: concepts and applications. 2nd ed. Dubuque IR: Wm. C. Brown; 1997.
3. Passarge E. Genética: texto e atlas. 3. ed. Porto Alegre: Artmed; 2011.
4. Passarge E. Atlas de poche de génétique. Paris: Médecine-Sciences; 1995.
5. Brewer GJ, Sing CF. Genetics. Reading: Addison-Wesley; 1983.
6. Cooper GM. A célula: uma abordagem molecular. 2. ed. Porto Alegre: Artmed; 2001.
7. Beiguelman B. Genética médica: citogenética humana. Rio de Janeiro: Guanabara Koogan; 1982.
8. Lima CP. Genética médica. São Paulo: Harper & Row; 1984.
9. Cooper GM, Hausman RE. A célula: uma abordagem molecular. 3. ed. Porto Alegre: Artmed; 2007.

Leituras recomendadas

Hartl DL, Jones EW. Genetics: analysis of genes and genomes. 7th ed. Sudbury: Jones and Bartlett; 2009.

Lewis R. Human genetics: concepts and applications. 4th ed. Boston: McGraw-Hill; 2001.

Nussbaum RL, McInnes RR, Willard HF. Thompson e Thompson: genética médica. 7. ed. Rio de Janeiro: Elsevier; 2008.

Robinson WM, Borges-Osório MR. Genética para odontologia. Porto Alegre: Artmed; 2006.

Capítulo 4

As Bases Cromossômicas da Hereditariedade e Cromossomopatias

4.1 Cromossomos humanos 94
    4.1.1 Cromossomos na interfase 94
    4.1.2 Cromossomos metafásicos 95

4.2 Análise dos cromossomos 95
    4.2.1 Técnicas para o estudo dos cromossomos humanos 97
        4.2.1.1 Técnica clássica para o estudo dos cromossomos humanos: microtécnica 98
        4.2.1.2 Técnicas de bandeamento cromossômico 99
        4.2.1.3 Técnicas de citogenética molecular 101
    4.2.2 Morfologia e classificação dos cromossomos 105
    4.2.3 Estudo específico dos cromossomos sexuais X e Y 106
        4.2.3.1 Cromatina sexual do X 106
        4.2.3.2 Cromatina sexual do Y 110

4.3 Notação cromossômica 111

4.4 Alterações cromossômicas 112
    4.4.1 Causas das alterações cromossômicas 112
    4.4.2 Aspectos especiais de algumas alterações cromossômicas 112
        4.4.2.1 Translocações robertsonianas 112
        4.4.2.2 Possibilidades de cariótipos variantes da síndrome de Turner 114
        4.4.2.3 Sítios frágeis 114
        4.4.2.4 Mosaicismo e quimerismo 115
    4.4.3 Alterações cromossômicas e abortos espontâneos 117
    4.4.4 Alterações cromossômicas em recém-nascidos 117

4.5 Principais cromossomopatias 117
    4.5.1 Síndromes de microdeleções 117
    4.5.2 Caracterização comparativa e ilustrativa das principais síndromes cromossômicas 120

Caso clínico

Isabel foi o primeiro bebê de Irene e Ian, que eram bastante altos. A menina apresentou edema nos pés durante os primeiros meses, e era muito pequena, mas era um bebezinho sadio, em geral. Desenvolveu-se normalmente na infância, mas sempre era a menor aluna de sua sala de aula. Aos 10 anos, a taxa de crescimento de seus colegas aumentara e algumas de suas amigas até já haviam iniciado a puberdade. Embora Irene e Ian não estivessem realmente preocupados, a enfermeira da escola sugeriu que Isabel fosse encaminhada a um pediatra, visto que sua baixa estatura parecia incomum, em relação à estatura de seus pais. Como parte das investigações iniciais, o pediatra solicitou uma análise cromossômica da menina. O fenótipo e a história de pés e mãos inchados nos primeiros anos de vida de Isabel eram sugestivos de síndrome de Turner, e esta foi confirmada pela análise cromossômica.

Fonte: Read e Donnai.[1]

Comentários

Essa é a única cromossomopatia humana que não é letal no início do desenvolvimento, embora 90% dos zigotos formados com um único X sejam espontaneamente abortados no início de seu desenvolvimento. Os sobreviventes nascem, muitas vezes, com as mãos e os pés intumescidos e com pele excedente no pescoço, o que representa os vestígios de edema fetal, presumivelmente mais leves.

A provável explicação cromossômica para esse caso seria que Isabel originariamente era um zigoto 46,XY, que teria perdido um cromossomo Y em uma das primeiras divisões mitóticas. Em casos como esse, algumas células das gônadas em fita podem conservar o cromossomo Y, o que levaria à formação de um gonadoblastoma maligno. Com o objetivo de verificar a existência dessas células XY, é importante realizar uma reação em cadeia da polimerase (PCR, do inglês *polymerase chain reaction*), que usa iniciadores específicos para o cromossomo Y. No caso de Isabel, nenhuma sequência indicativa do cromossomo Y foi encontrada.

4.1 Cromossomos humanos

Há um princípio geral na organização de todo o material genético: ele ocorre como uma massa compacta em uma área delimitada, e as atividades de replicação e transcrição são realizadas dentro desses limites.

No Capítulo 1, foi abordado o primeiro nível de organização em genética: as moléculas de DNA e RNA e as proteínas. Depois do nível molecular, a próxima etapa envolve os cromossomos, estruturas que se desenvolveram para empacotar ou compactar o material genético. Esse empacotamento ou compactação é importante, pois permite que a longa molécula de DNA fique contida em um pequeno espaço, enquanto satisfaz também as suas necessidades de replicação e transcrição.

Assim, o **cromossomo** pode ser definido como uma estrutura **autoduplicadora** que se cora com corantes básicos, tendo uma organização complexa, formada de **DNA**, **RNA** e **proteínas básicas e ácidas**, contendo os **genes** do organismo.

Para melhor compreensão do comportamento do material genético (cromossomos), podem ser focalizados dois momentos da vida da célula: a **interfase** e a **metáfase** (ver Cap. 3).

4.1.1 Cromossomos na interfase

Na interfase, o material genético apresenta-se como filamentos emaranhados e bem-corados, formando a **cromatina**, uma desoxirribonucleoproteína formada de partes iguais de **ácido desoxirribonucleico** (DNA) e **proteínas histônicas e não histônicas**. As histônicas são proteínas básicas ricas em arginina e lisina, enquanto as não histônicas são proteínas ácidas. Esses elementos se associam para formar fibras com certa quantidade de RNA.

Importância das alterações cromossômicas em várias situações clínicas

1. São causa de infertilidade e abortos recorrentes.
2. Mais de 50% dos embriões que são abortados espontaneamente no primeiro trimestre têm uma alteração cromossômica.
3. A maioria dos bebês cromossomicamente anormais tem genitores normais, mas cerca de 1% das pessoas possui uma alteração cromossômica sutil, que não tem efeito sobre a sua saúde, mas as coloca em alto risco de terem abortos ou bebês anormais.
4. As células neoplásicas adquirem, peculiarmente, extensas alterações cromossômicas, não presentes nas células normais do paciente, e muitas alterações específicas têm significância diagnóstica e prognóstica.

A cromatina pode apresentar-se sob dois aspectos: a **eucromatina** e a **heterocromatina**. A **eucromatina**, que constitui a maior parte do cromossomo, apresenta fibras menos condensadas e coloração uniforme durante a interfase. A **heterocromatina** corresponde a regiões cromossômicas mais densamente espiralizadas e, por isso, são coradas com mais intensidade. A cromatina muda constantemente do estado eucromático para o heterocromático, significando que esses estados representam diferentes graus de condensação do material genético (ver remodelamento da cromatina no Cap. 1). Do mesmo modo, as regiões eucromáticas apresentam variados estados de condensação durante a interfase e a mitose. O material genético está, então, organizado de modo que ambos os estados alternativos possam ser mantidos lado a lado na cromatina, permitindo a ocorrência de trocas cíclicas no empacotamento da eucromatina entre a interfase e a divisão.

Há uma correlação entre a condição estrutural do material genético e sua atividade transcricional: durante a divisão, quando o DNA está compactado em cromossomos visíveis, não há transcrição; por outro lado, quando ele está desespiralizado, é que se dá a transcrição.

A heterocromatina pode ser **constitutiva** ou **facultativa**. A **constitutiva** consiste em regiões especiais que normalmente não são expressas e correspondem a regiões de DNA altamente repetitivo. A heterocromatina **facultativa** resulta da inativação de cromossomos inteiros de uma linhagem celular, embora eles possam expressar-se em determinadas circunstâncias, como é o caso de um dos cromossomos X da fêmea dos mamíferos, que é geneticamente inativo. Assim, uma condensação muito compacta do material genético está, então, associada à inatividade. Nota-se, entretanto, que o inverso não é verdadeiro. Os genes ativos estão contidos na eucromatina, mas somente uma pequena quantidade de sequências desta é transcrita. Assim, a localização na eucromatina é necessária, mas não suficiente, para a expressão gênica.

Quando certas áreas heterocromáticas de um cromossomo são translocadas para um novo local no mesmo cromossomo, ou em outro cromossomo não homólogo, às vezes as áreas geneticamente ativas se tornam geneticamente inertes, se estiverem localizadas junto à heterocromatina translocada. Essa influência sobre a eucromatina existente é um exemplo do que é referido, em geral, como **efeito de posição**, ou seja, a posição de um gene ou de um grupo de genes em relação a todo o material genético restante pode afetar a sua expressão.

Durante muito tempo, não se sabia exatamente como o DNA, o RNA e as proteínas estavam organizados para formar as fibras de cromatina. Estudos relativamente recentes evidenciam que essas fibras estão formadas por um eixo de histonas, não necessariamente contínuo, em torno do qual se enrola uma molécula contínua de DNA. Ao microscópio eletrônico, essa estrutura mostra, na interfase, uma imagem semelhante à de um colar de contas: cada "conta" está constituída por uma partícula central (*core*) formada por quatro tipos diferentes de moléculas de histona (H_2A, H_2B, H_3 e H_4). O DNA, então, enrola-se em torno dessa partícula central, formando o **nucleossomo**, que é a subunidade básica estrutural da cromatina (**Fig. 4.1**).

Assim, cada nucleossomo está formado por uma partícula central de histona envolvida por uma espiral de DNA, cujo comprimento corresponde a uma volta e ¾ de volta, abrangendo cerca de 140 pares de bases. Os nucleossomos estão unidos entre si por segmentos de DNA, chamados **DNA de ligação** e formados por 15 a cem pares de bases; esse DNA de ligação está associado à quinta histona, H1 (**Fig. 4.2**).

As histonas que compõem o *core* são essenciais para o empacotamento do DNA. Além do enrolamento primário da dupla-hélice do DNA, há um enrolamento secundário ao redor das histonas (constituindo os nucleossomos) e um enrolamento terciário dos nucleossomos para formar as fibras de cromatina que compõem alças em uma estrutura de proteínas ácidas não histônicas. Portanto, essas proteínas não histônicas também fazem parte da estrutura do cromossomo, sendo sua função contribuir para a conformação estrutural do cromossomo e/ou para a regulação gênica.

Percebe-se, então, que o cromossomo apresenta uma estrutura para empacotar o material hereditário. Essa estrutura desempenha importante papel na mitose e na meiose, assegurando a precisa transmissão de um conjunto gênico completo de uma célula para outra, bem como de uma geração para outra. Os cromossomos podem ser vistos como estruturas dinâmicas que facilitam a função do DNA por intermédio do ciclo celular.

4.1.2 Cromossomos metafásicos

Os cromossomos só podem ser visualizados individualmente por um breve período, durante a **metáfase** da divisão celular. Essa é a melhor fase para a visualização dos cromossomos, que estão condensados ao máximo. Nessa fase, apresentam-se formados por dois filamentos, as **cromátides**, unidas pelo **centrômero** ou **constrição primária**. O centrômero é uma região heterocromática que mantém juntas as cromátides e, por meio do **cinetócoro**, se prende às fibrilas do fuso acromático, na mitose e na meiose. Sendo produto da replicação ocorrida no período S do ciclo celular, essas duas cromátides são geneticamente idênticas e chamadas de **cromátides-irmãs** (ver Cap. 3).

4.2 Análise dos cromossomos

Até 1956, o número de cromossomos da espécie humana não era conhecido exatamente. O desenvolvimento de técnicas específicas por Tjio e Levan, na Suécia, e Ford e Hamerton, na Inglaterra, naquele ano, possibilitou a identificação de cada cromossomo, bem como a visualização adequada do seu conjunto, formado por 46 cromossomos ou 23 pares. A partir daí, um novo campo da genética humana – a citogenética – foi criado e tem se desenvolvido muito, trazendo grande contribuição não só para o estudo

Figura 4.1

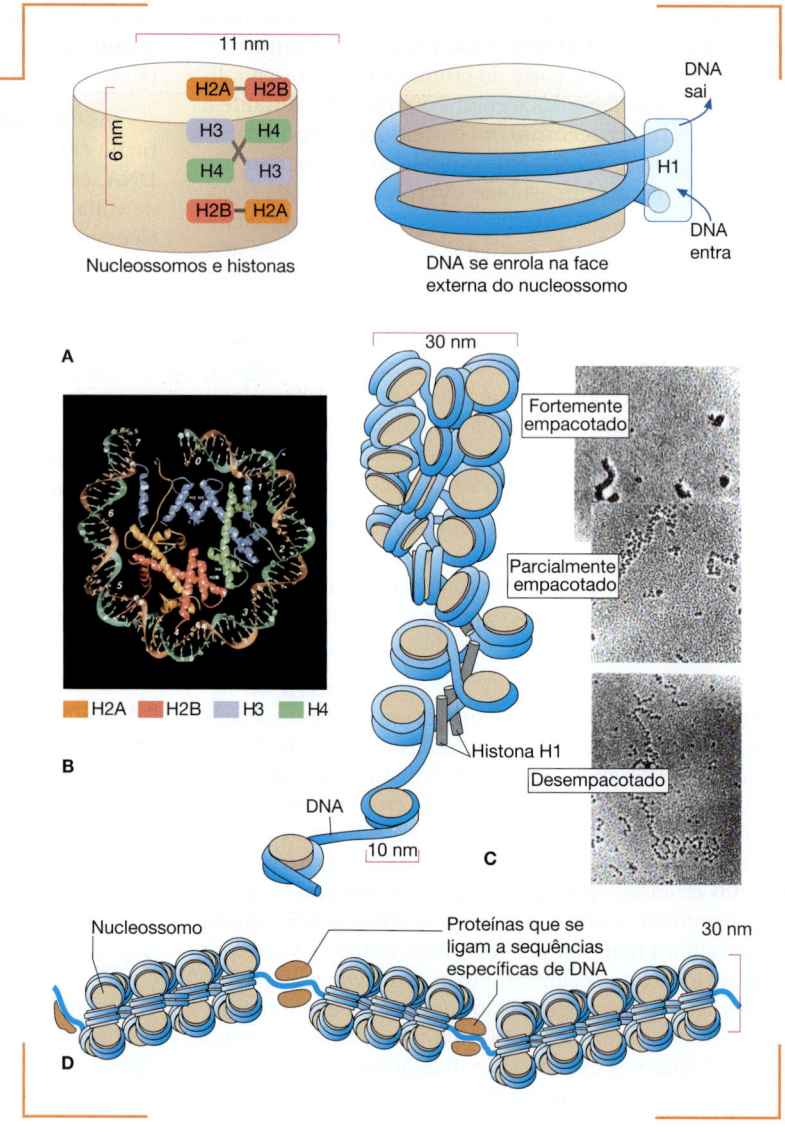

DNA e nucleossomos. **A** – Estrutura básica de um nucleossomo. **B** – Estrutura tridimensional de um nucleossomo. **C** – Estruturas de cromatina. **D** – Diferentes segmentos de cromatina.

Fonte: Passarge.[2]

das doenças humanas, como também para estudos das populações normais, sua origem e evolução.

Antigamente, a análise citogenética dos cromossomos de um determinado indivíduo ou paciente era realizada pela contagem do número de cromossomos presentes em células em **metáfase**, mediante observação ao microscópio óptico. Normalmente, era feita a contagem dos cromossomos presentes em 10 a 30 células. Após essa contagem, as melhores metáfases eram fotografadas e reveladas. Até a década de 1970, os cromossomos eram classificados somente com base em sua morfologia total, e apenas as alterações numéricas e poucas anomalias estruturais podiam ser identificadas. A partir daquela década, avanços tecnológicos permitiram o estudo mais detalhado dos cromossomos, como, por exemplo, a técnica de bandeamento cromossômico, com tratamentos específicos de coloração. As técnicas de bandeamento permitem fazer uma análise mais detalhada pelo padrão de bandeamento de cada cromossomo em ambos os membros de cada par de homólogos.

A análise citogenética de cada par de cromossomos homólogos pode ser feita por meio do microscópio óptico ou da fotografia de uma metáfase espalhada, a qual pode ser produzida eletronicamente. Hoje, cada par de homólogos do conjunto de cromossomos de uma célula diploide pode ser identificado, em ordem decrescente de tamanho. O conjunto cromossômico característico da espécie é denominado **cariótipo**. A ordenação dos cromossomos de um cariótipo segundo a classificação-padrão (i.e., de acordo com o tamanho do cromossomo e a posição do centrômero em cada par) é denominada **cariograma** ou **idiograma**.

O estudo cromossômico é realizado principalmente com objetivos diagnósticos em pacientes com suspeita de

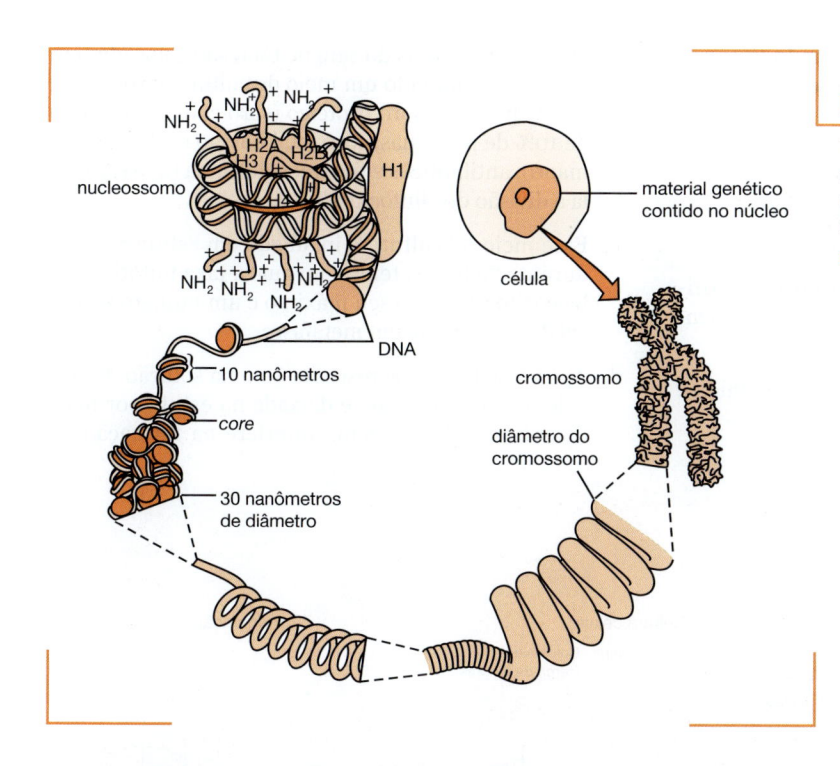

Figura 4.2

Uma visão progressivamente detalhada do material genético contido no núcleo até a unidade estrutural básica da cromatina, o nucleossomo.

Fonte: Lewis.[3]

problemas cromossômicos ou em situações clínicas específicas. Estima-se que em torno de 20 mil anormalidades cromossômicas tenham sido registradas em bancos de dados laboratoriais. Se considerarmos cada anormalidade individualmente, a maioria delas é muito rara, mas em conjunto são causas importantes de morbidade e mortalidade humana, bem como de perdas espontâneas de gestação e incapacidade infantil. As anormalidades ou alterações cromossômicas contribuem, ainda, como origem de malignidades tanto na infância como na vida adulta, em quantidades significativas, como uma consequência de anomalias cromossômicas somáticas adquiridas. O **Quadro 4.1** apresenta as principais indicações clínicas para o estudo cromossômico.

Quadro 4.1 Indicações para análise cromossômica

Abortamento recorrente
Ambiguidade sexual ou anormalidade no desenvolvimento sexual
Anormalidades congênitas múltiplas
Deficiência mental sem causa conhecida
Gestação em mulher de idade avançada
História familiar de síndromes cromossômicas
Malignidade e síndromes por quebra cromossômica ou neoplasias
Natimortos ou morte neonatal por causa desconhecida ou inexplicável
Problemas de fertilidade
Problemas precoces de crescimento e de desenvolvimento

Fonte: Mueller e Young[4] e Nussbaum e colaboradores.[5]

4.2.1 Técnicas para o estudo dos cromossomos humanos

O momento ideal para estudar os cromossomos humanos é durante a metáfase da divisão mitótica, por ser nessa fase que os cromossomos se apresentam espiralizados ao máximo; por isso, devem ser utilizados tecidos com alta taxa de multiplicação celular (alto índice mitótico) para estudos *in vivo*, ou fazer as células se multiplicarem *in vitro*. No primeiro caso, o material mais adequado são as células da medula esternal ou da crista ilíaca, da camada de Malpighi da epiderme, da bainha radicular epitelial dos bulbos capilares e pilosos ou dos tumores sólidos. No segundo caso, as células devem crescer em cultura, e os tecidos mais usados para isso são fragmentos de pele, biópsias de tecidos dos diferentes órgãos ou ainda células em suspensão no líquido amniótico, obtidas por punção do âmnio.

Técnicas mais recentes permitem o exame dos cromossomos em prometáfase, fase na qual os cromossomos estão mais estendidos do que na metáfase, possibilitando maior grau de resolução nas bandas obtidas por diferentes técnicas de bandeamento, descritas a seguir.

O material mais adequado para esse tipo de estudo, no entanto, são os linfócitos do sangue periférico, simples de coletar e de fácil divisão *in vitro*, desde que estimulados. Várias substâncias funcionam como estimuladores mitóticos: a **fitoemoaglutinina**, extraída do feijão; o soro de coelhos imunizados com uma suspensão concentrada de leucócitos humanos; e antígenos para os quais o doador dos linfócitos está sensibilizado (tuberculina, vacina antivariólica, etc.). De todas essas substâncias, a mais usada é a fitoemoaglutinina, que apresenta também a capacidade de aglutinar as hemácias (e isso é importante quando se usa o sangue total), deixando livres os linfócitos, que são as células utilizadas para o estudo dos cromossomos.

4.2.1.1 Técnica clássica para o estudo dos cromossomos humanos: microtécnica

A técnica clássica mais usada é a **microtécnica** ou **microcultura**, que é a cultura de leucócitos *in vitro*, desenvolvendo-se da seguinte maneira (**Fig. 4.3**):

a. Uma pequena amostra de sangue (5 mL) é colhida e misturada a um anticoagulante.

b. Duas a cinco gotas do sangue total são colocadas em um frasco contendo um meio de cultura apropriado, constituído por soro proteico (soro com um mínimo de 10% de proteínas, soro fetal bovino e/ou soro humano), antibióticos e fitoemoaglutinina (que estimula a divisão dos linfócitos T).

c. Esse meio de cultura é incubado em estufa a 37 °C, durante 72 horas, tempo no qual a taxa mitótica dos leucócitos atinge o seu máximo e um número razoável de células está em metáfase.

d. Após esse tempo, acrescenta-se uma solução de colchicina à cultura, que é deixada na estufa por mais duas horas. A colchicina interfere na formação do

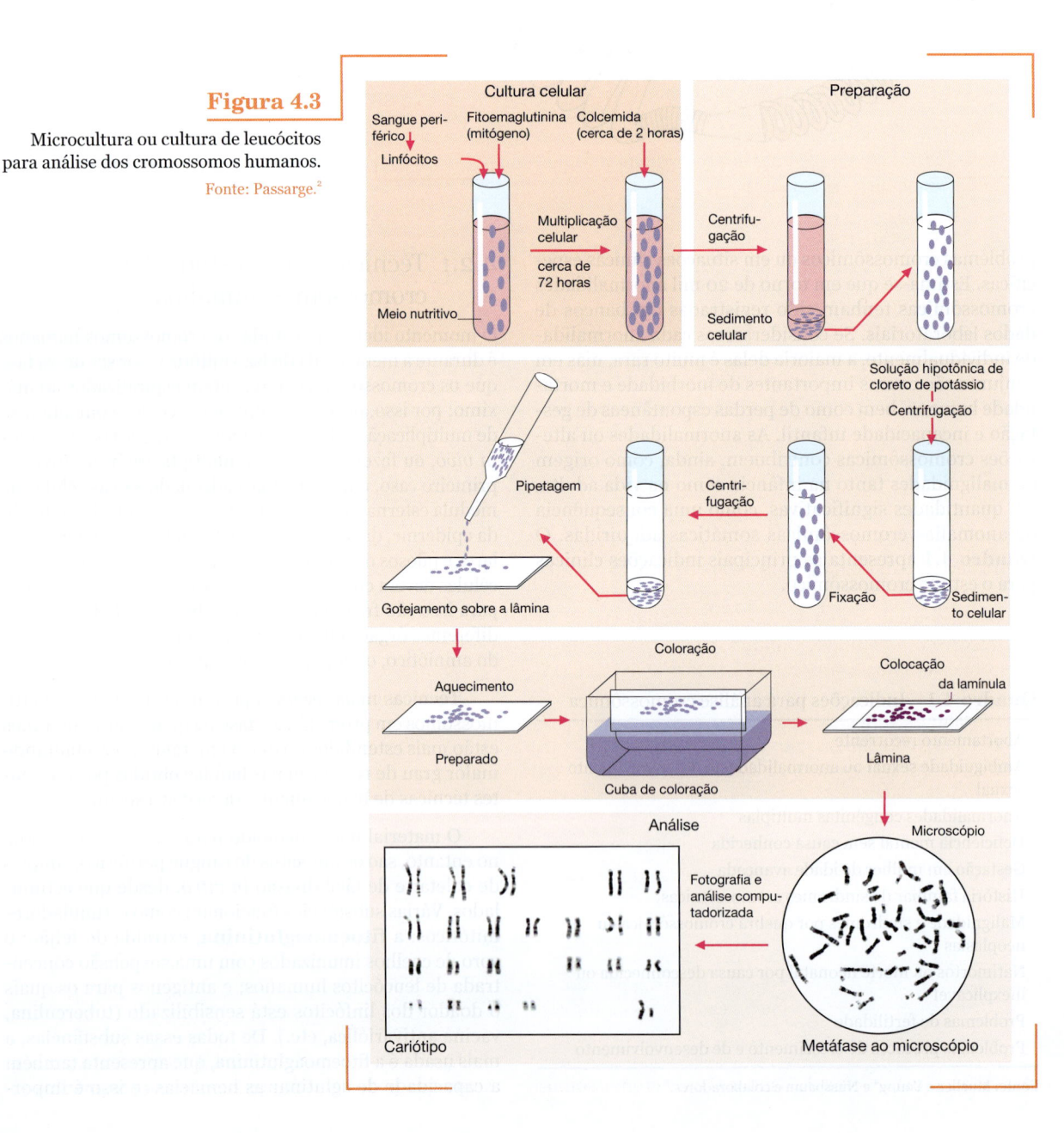

Figura 4.3

Microcultura ou cultura de leucócitos para análise dos cromossomos humanos.

Fonte: Passarge.[2]

fuso acromático, ligando-se especificamente à tubulina dos seus microtúbulos e impedindo a divisão dos centrômeros. Assim, a colchicina interrompe o processo mitótico na metáfase. A separação das cromátides-irmãs, sem divisão dos centrômeros, ocorre mesmo na presença da colchicina, o que pode ser visualizado em microscópio óptico, onde os cromossomos se apresentam em forma de X com braços de tamanhos iguais ou diferentes.

e. Após a colchicinização, o material do frasco é submetido à centrifugação por alguns minutos. O sobrenadante é desprezado e ao sedimento adiciona-se água destilada ou uma solução hipotônica de cloreto de potássio, a qual penetra nas células, inchando-as e possibilitando uma dispersão maior dos cromossomos.

f. Cerca de seis minutos depois, o material é submetido novamente à centrifugação, para sedimentação das células, desprezando-se o sobrenadante.

g. As células são, então, fixadas (mortas) com uma solução de metanol e ácido acético, na proporção de 3:1.

h. Esse material é distribuído sobre lâminas e corado adequadamente, para análise.

4.2.1.2 Técnicas de bandeamento cromossômico

Os cromossomos do genoma humano podem ser identificados citologicamente por vários procedimentos de coloração. Os principais procedimentos utilizados em laboratórios clínicos e de pesquisa são as técnicas de bandeamento cromossômico.

a. *Bandas Q.* Essas técnicas foram primeiramente desenvolvidas por T. Caspersson e colaboradores,[6] em torno de 1970, trazendo um avanço significativo para a citogenética, pois a partir delas foi possível a identificação de cada par cromossômico pelo padrão característico das bandas que ele apresenta, após tratamento apropriado, que é feito depois da distribuição do material nas lâminas. As primeiras bandas foram observadas quando as lâminas, contendo o material com os cromossomos, foram tratadas com quinacrina mostarda, uma substância fluorescente. Os cromossomos submetidos a esse tratamento apresentam faixas ou bandas com diferentes intensidades de fluorescência (bandas brilhantes e opacas), sendo tal padrão característico e constante para cada par cromossômico. Tais faixas ou bandas foram designadas de bandas Q (de quinacrina). Essa técnica apresenta uma vantagem específica na identificação do cromossomo Y, que se cora intensamente com quinacrina, mesmo quando a célula está em interfase.

b. *Bandas G.* Essa técnica é mais utilizada por ser mais simples do que a de bandas Q e dispensar o uso de microscópio de fluorescência. Os cromossomos são submetidos à digestão pela tripsina, que desnatura as proteínas cromossômicas, sendo corados com Giemsa (daí o nome de bandas G). Os cromossomos mostram um padrão de bandas claras e escuras, no qual as faixas escuras correspondem às bandas Q brilhantes. Tal padrão é único para cada cromossomo humano e possibilita sua definição inequívoca. As bandas G escuras contêm DNA rico em bases AT (adenina e timina) e poucos genes ativos. As bandas G claras têm DNA rico em bases GC (guanina e citosina) e apresentam muitos genes ativos. A maioria dos pontos de quebra e dos rearranjos cromossômicos parece ocorrer nas bandas claras.

c. *Bandas R.* Na obtenção dessas bandas, os cromossomos são tratados com calor para obtenção de desnaturação controlada e, depois, corados com Giemsa. O resultado de bandas claras e escuras representa o inverso daquele produzido pelos bandeamentos Q e G, daí a sua designação de bandas reversas (R). Esse tipo de bandeamento é usado especialmente quando algumas regiões cromossômicas se coram mal pelos padrões das bandas G ou Q. Esse é o método padrão em alguns laboratórios europeus, por exemplo. A **Figura 4.4** mostra o padrão de bandas dos cromossomos humanos pelas técnicas de bandeamento G, Q e R.

d. *Bandas C.* Nessa técnica, a coloração também é feita com Giemsa, após tratamento com hidróxido de sódio. Com esse método, são coradas regiões específicas, isto é, aquelas em que o cromossomo apresenta DNA altamente repetitivo, como nas regiões dos centrômeros e em outras regiões nos braços longos dos cromossomos 1, 9 e 16, porção distal do cromossomo Y, correspondendo à heterocromatina constitutiva, motivo de sua denominação banda C (**Fig. 4.5**).

e. *Bandas NOR.* Essas bandas coram especificamente as regiões organizadoras nucleolares, ou seja, as constrições secundárias dos cromossomos com satélites, como é o caso dos cromossomos dos grupos D e G (exceto o Y). Essas regiões constituem o centro de processamento para a produção de ribossomos e de RNA ribossômico.

f. *Bandas T.* Marcam as regiões teloméricas ou terminais dos cromossomos (daí sua denominação).

g. *Bandeamento G de alta resolução.* Também chamado de **padrão de bandas de prometáfase**, é obtido por meio do padrão de bandas G ou R, que cora cromossomos em estágio inicial da mitose, quando os cromossomos se encontram na prófase ou prometáfase. Como os cromossomos estão no início do processo de condensação, seu exame permite a visualização de 550 a 850 bandas por genoma haploide, quando as preparações-padrão em metáfase exibem apenas 450. O uso desse padrão é particularmente útil quando há suspeita de uma anomalia cromossômica estrutural sutil. A **Figura 4.6** mostra um cariótipo humano do sexo masculino, com o padrão de bandeamento G em metáfase de mitose, salientando-se em separado o par sexual feminino (XX) e o masculino (XY).

Uma banda cromossômica é definida como um segmento que pode ser distinguido dos dois segmentos vi-

Figura 4.4

Representação esquemática dos padrões de bandeamento (Q, G e R) dos cromossomos humanos (em número haploide). Abaixo de cada cromossomo encontra-se seu número de pares de bases do DNA (Mb: 1 milhão).

Fonte: Passarge.[a]

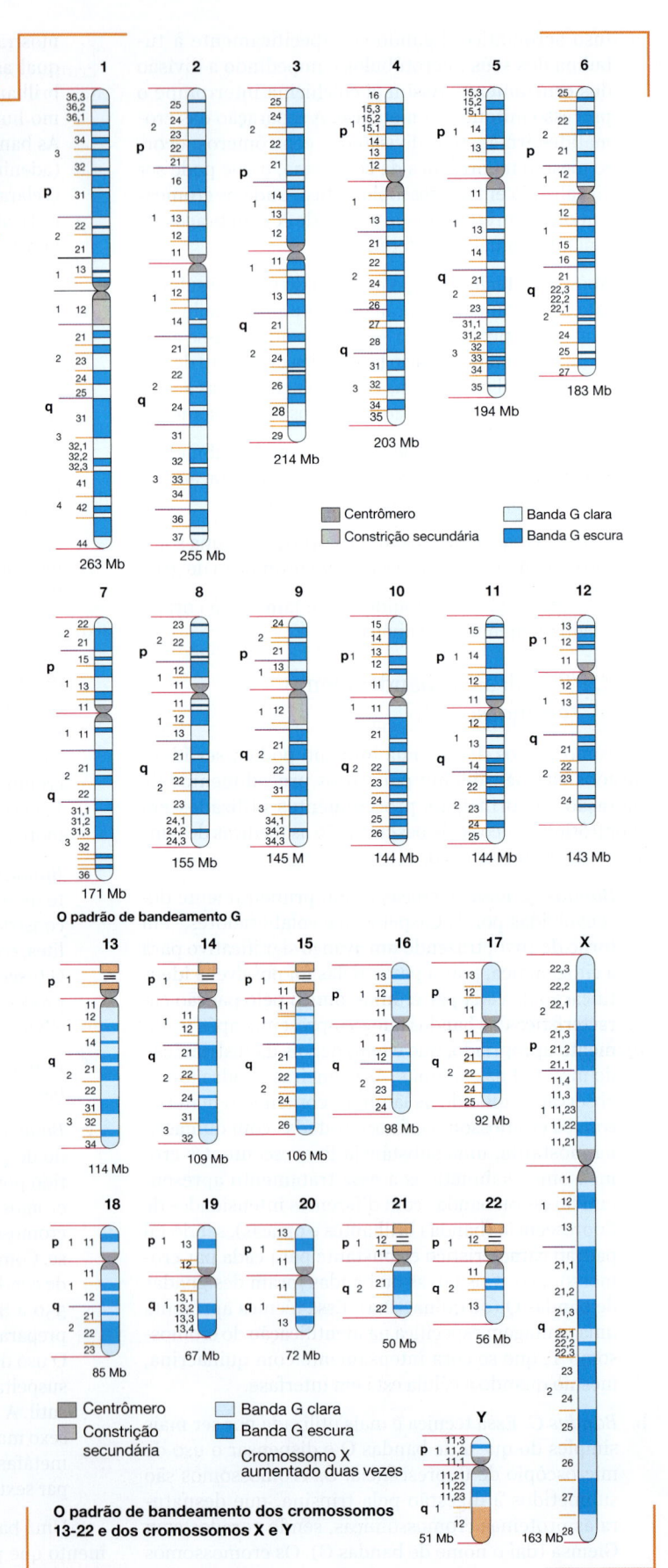

O padrão de bandeamento G

O padrão de bandeamento dos cromossomos 13-22 e dos cromossomos X e Y

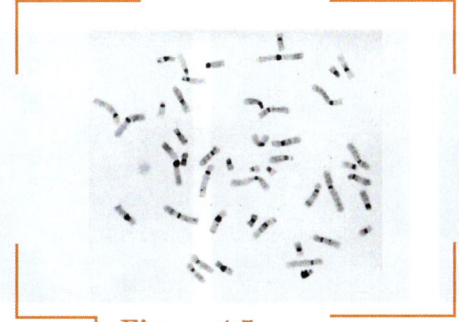

Figura 4.5

Heterocromatina constitutiva (bandas C) na região centromérica.

Fonte: Passarge.[2]

zinhos de forma inequívoca. Cada braço do cromossomo é subdividido em regiões 1, 2, etc., partindo sempre do centrômero. Por exemplo, 5p3 indica a região 3 do braço curto do cromossomo 5. Cada região, por sua vez, é subdividida em bandas; a numeração das bandas é sempre indicada a partir do centrômero, sendo chamada de banda 1, banda 2 e assim por diante. Várias bandas são subdivididas em bandas menores; essas sub-bandas só podem ser diferenciadas por meio de preparações de alta resolução, e são denominadas pelo acréscimo de um número decimal depois do número da banda respectiva. Por exemplo: a região 3 no braço longo do cromossomo 7 (7q31) possui três sub-bandas, 1, 2 e 3. Isso é representado como: 7q31.1, 7q31.2 e 7q31.3 (ver Fig. 4.4).

4.2.1.3 Técnicas de citogenética molecular

Um dos mais importantes avanços tecnológicos em citogenética molecular dos últimos anos foi o desenvolvimento da tecnologia da **hibridização *in situ* por fluorescência** (FISH, do inglês *fluorescence in situ hybridization*). Essa tecnologia é usada para detectar a presença ou ausência, o número de cópias e a localização cromossômica de uma determinada sequência de DNA nos cromossomos de um indivíduo. Baseia-se na capacidade de uma fita simples de DNA, utilizada como sonda (ou *probei*), enrolar-se com sua sequência complementar desconhecida, durante a metáfase (ver Cap. 18).

Todavia, ao contrário da maioria dos métodos de estudo cromossômico, essa técnica também pode ser usada para estudar cromossomos de células interfásicas, tendo a vantagem adicional de fornecer resultados muito rapidamente. A **Figura 4.7** mostra a análise de células interfásicas de líquido amniótico coradas pela técnica FISH, e a **Figura 4.8** apresenta o cariótipo de um feto com síndrome de Down, e, no detalhe, a mesma técnica evidenciando as três cópias do cromossomo 21 em células em metáfase mitótica.

Essa técnica envolve a preparação de sondas específicas de DNA, marcadas pela incorporação de nucleotídeos quimicamente modificados que são diretamente fluorescentes ou podem ser detectados pela ligação a uma molécula fluorescente, visualizados sob luz ultravioleta. Tais sondas de fitas simples são hibridizadas com os cromossomos em estudo.

A FISH tem sido aplicada na identificação de anormalidades cromossômicas associadas a malformações congênitas e câncer, sendo também um instrumento valioso para o mapeamento gênico. As sondas gene-específicas (ou lócus-específicas) são usadas para observar a presença e localização de um determinado gene ou sua ausência tanto nos cromossomos metafásicos como na interfase das células. Existem vários tipos de sondas para uso na técnica FISH:

Sondas centroméricas – Consistem em sequências de DNA repetitivo situadas no centrômero e na região pericentromérica de um determinado cromossomo, sendo utilizadas para um diagnóstico rápido das síndromes aneuploides mais comuns (trissomias 13, 18 e 21), pelo estudo de células interfásicas obtidas de amostra de

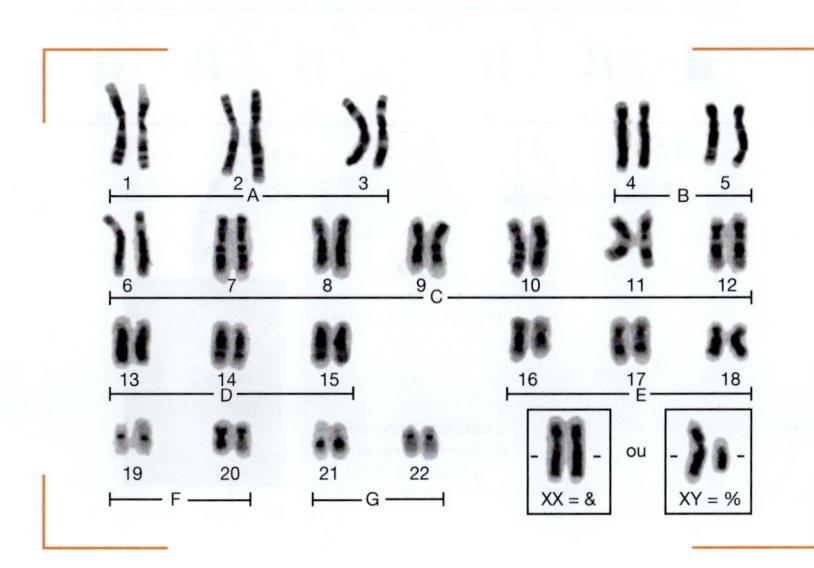

Figura 4.6

Cariótipo humano normal, constituído de 22 pares de cromossomos autossômicos e um par de cromossomos sexuais, que aparecem no detalhe: XX na mulher e XY no homem. Técnica de coloração: bandas G.

Fonte: Passarge.[7]

Figura 4.7

FISH interfásica em células amnióticas não cultivadas. **A** – Célula normal com dois sinais para os cromossomos 13 (verde) e 21 (vermelho). **B** – Três sinais verdes indicando trissomia do cromossomo 13. **C** – Três sinais vermelhos indicando trissomia do cromossomo 21. **D** – No topo, célula normal masculina com dois cromossomos 18 (azul), um cromossomo X (verde) e um cromossomo Y (vermelho). Abaixo, célula feminina normal com dois cromossomos 18 (azul) e dois cromossomos X (verde). **E** – Trissomia do cromossomo 18 (três sinais azuis) em uma célula masculina (um sinal verde e um sinal vermelho). **F** – XXY: dois sinais azuis (cromossomo 18) e dois sinais verdes (XX) mais um sinal vermelho (cromossomo Y).

Fonte: Maluf e Riegel.[8]

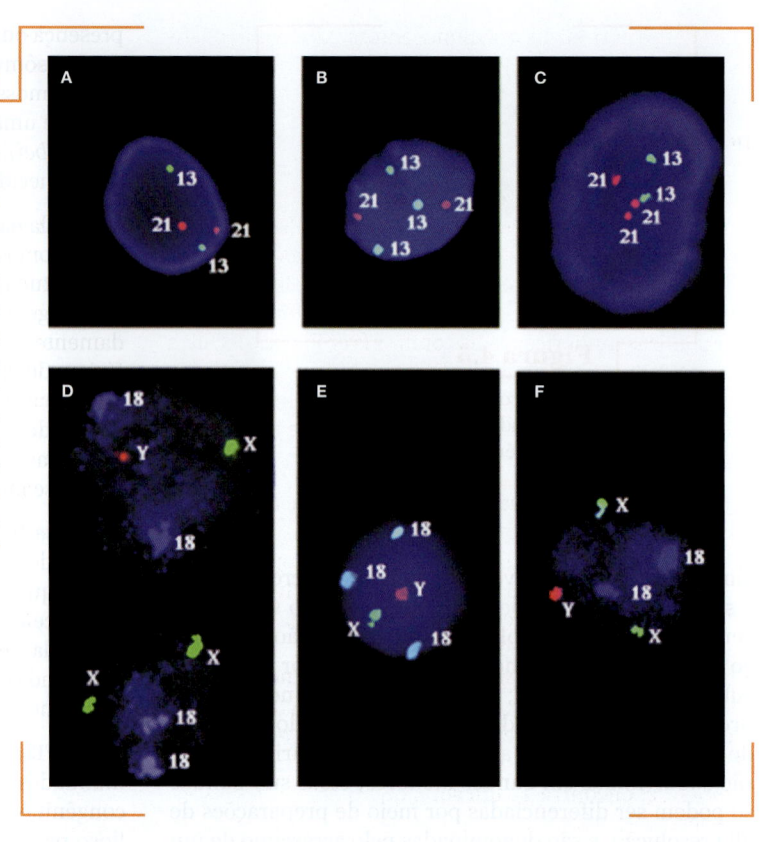

Figura 4.8

A – Cariótipo de um feto com síndrome de Down (trissomia do 21). **B** – No detalhe, as três cópias do cromossomo 21 são mostradas pela coloração FISH.

Fonte: Lewis.[3]

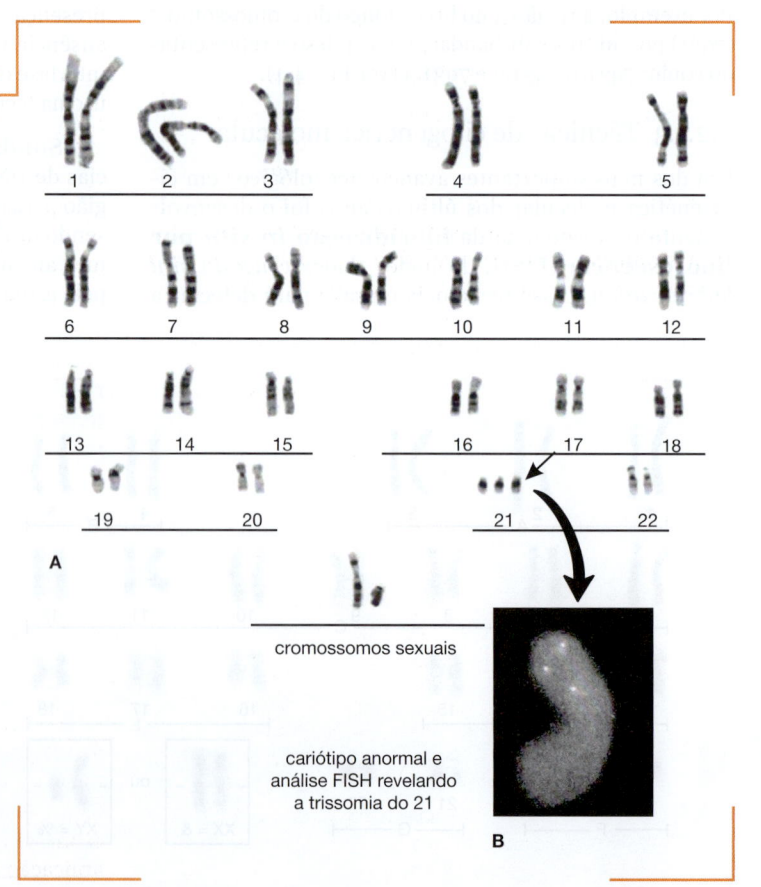

vilosidades coriônicas ou amniocentese para o diagnóstico pré-natal (ver Fig. 4.7).

Sondas de sequência única cromossomo-específicas – Essas sondas são específicas para um determinado lócus único, sendo úteis para identificar deleções e duplicações submicroscópicas, que constituem as síndromes de microdeleções (ver seção 4.5.1). Essas sondas podem ser usadas em conjunto com as sondas centroméricas para os cromossomos 18, X e Y, a fim de fornecer um rápido diagnóstico pré-natal de algumas alterações cromossômicas numéricas mais comuns (ver Fig. 4.9). Outra aplicação dessa sonda é identificar a hiperexpressão do gene *HER2* em tumores de mama, por exemplo, de modo a identificar pacientes que provavelmente se beneficiem do tratamento com o fármaco herceptina.

Sondas teloméricas – Permitem a análise simultânea da região subtelomérica de cada cromossomo por meio de apenas uma lâmina de microscopia por paciente. Além disso, são úteis para identificar pequenas alterações subteloméricas pouco perceptíveis, tais como deleções e translocações em uma pequena, mas significativa, proporção de crianças com deficiência mental inexplicável. A **Figura 4.9** mostra sequências teloméricas com FISH. Na metáfase apresentada, todos os telômeros estão corados de forma específica. Sobre cada cromátide, encontra-se um sinal que corresponde às sequências teloméricas.

Sondas para DNA-satélite – São amplamente utilizadas na determinação do número de cópias de um determinado cromossomo, especialmente as que pertencem à família α-satélite de repetições de centrômero.

Sondas para cromossomo inteiro – Consistem em um coquetel de sondas obtidas de diferentes regiões de um dado cromossomo. Quando esse coquetel é utilizado em uma única hibridização, todo o cromossomo fica fluorescente, isto é, "pintado", daí a sinonímia de "pintura cromossômica" para tal tipo de sonda. A pintura cromossômica é muito útil para caracterizar rearranjos complexos como algumas pequenas translocações e para identificar a origem de material cromossômico adicional, como, por exemplo, os pequenos marcadores supernumerários ou cromossomos em anel.

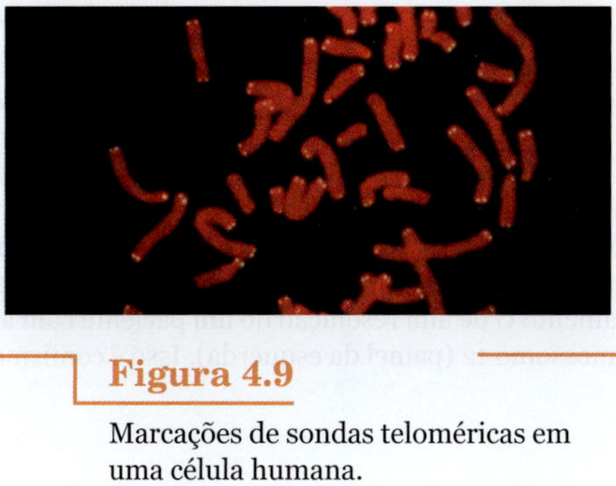

Cariotipagem por espectro multicolorido – Utiliza um conjunto de sondas de pintura cromossômica de todos os cromossomos humanos, a fim de preparar um cariótipo humano multicolorido, ou **cariótipo espectral**, no qual cada par de cromossomos homólogos pode ser identificado com base em sua coloração única. Cada sonda é preparada de tal modo que apresenta uma cor diferente quando ligada a um marcador fluorescente e analisada por computador. Tal procedimento pode ser extremamente útil para a detecção de pequenos rearranjos cromossômicos, tanto constitucionais (como em pacientes que mostram anormalidades do desenvolvimento), quanto adquiridos (como no câncer). A **Figura 4.10** mostra alguns cariótipos espectrais.

Hibridização genômica comparativa (CGH, do inglês *comparative genomic hybridization*) – Muito usada em genética do câncer para detectar regiões de amplificação gênica ou perda de alelos. Baseia-se na marcação com cores diferentes para o DNA teste ou tumoral (verde) e para o DNA normal usado como controle (vermelho). As duas amostras são misturadas e hibridizadas com cromossomos metafásicos normais. Se a amostra-teste contém mais DNA de uma região cromossômica particular do que a amostra-controle, essa região é identificada por um aumento na fluorescência do verde em relação ao vermelho, caracterizando uma amplificação gênica. Similarmente, uma deleção na amostra testada é identificada como uma redução na fluorescência do verde em relação ao vermelho.

A **Figura 4.11** mostra uma metáfase em três diferentes colorações. A coloração verde fluorescente refere-se à metáfase de uma célula tumoral; a coloração vermelha, às células normais; já a coloração vermelha, verde e amarela é resultante da sobreposição entre verde e vermelho. O DNA tumoral é verde e o DNA normal é vermelho fluorescente. Todos os segmentos cromossômicos com a mesma quantidade de DNA aparecem amarelos. O DNA adicional em células tumorais mostra-se verde, já uma redução da quantidade de DNA (deleção) resulta na cor vermelha. Todos os cromossomos foram identificados, individualmente, por microscopia fluorescente.

Citometria de fluxo – Baseia-se na ligação diferencial de corantes fluorescentes a sequências específicas de DNA; alguns se ligam a sequências GC (ricas em genes) e outros a sequências AT (pobres em genes), possibilitando a separação dos cromossomos por meio do processo de citometria de fluxo ou seleção de células ativadas por fluorescência, resultando em um histograma do tamanho dos cromossomos, denominado **cariótipo de fluxo**. A citometria de fluxo pode ser utilizada para analisar os cromossomos de um indivíduo, mas sua aplicação clínica ainda é muito limitada pelo seu alto custo e pela má resolução em relação a certos cromossomos, principalmente do grupo C. Sua maior aplicação é na separação de preparações de cromosso-

Figura 4.9

Marcações de sondas teloméricas em uma célula humana.

Fonte: Passarge.[2]

Figura 4.10

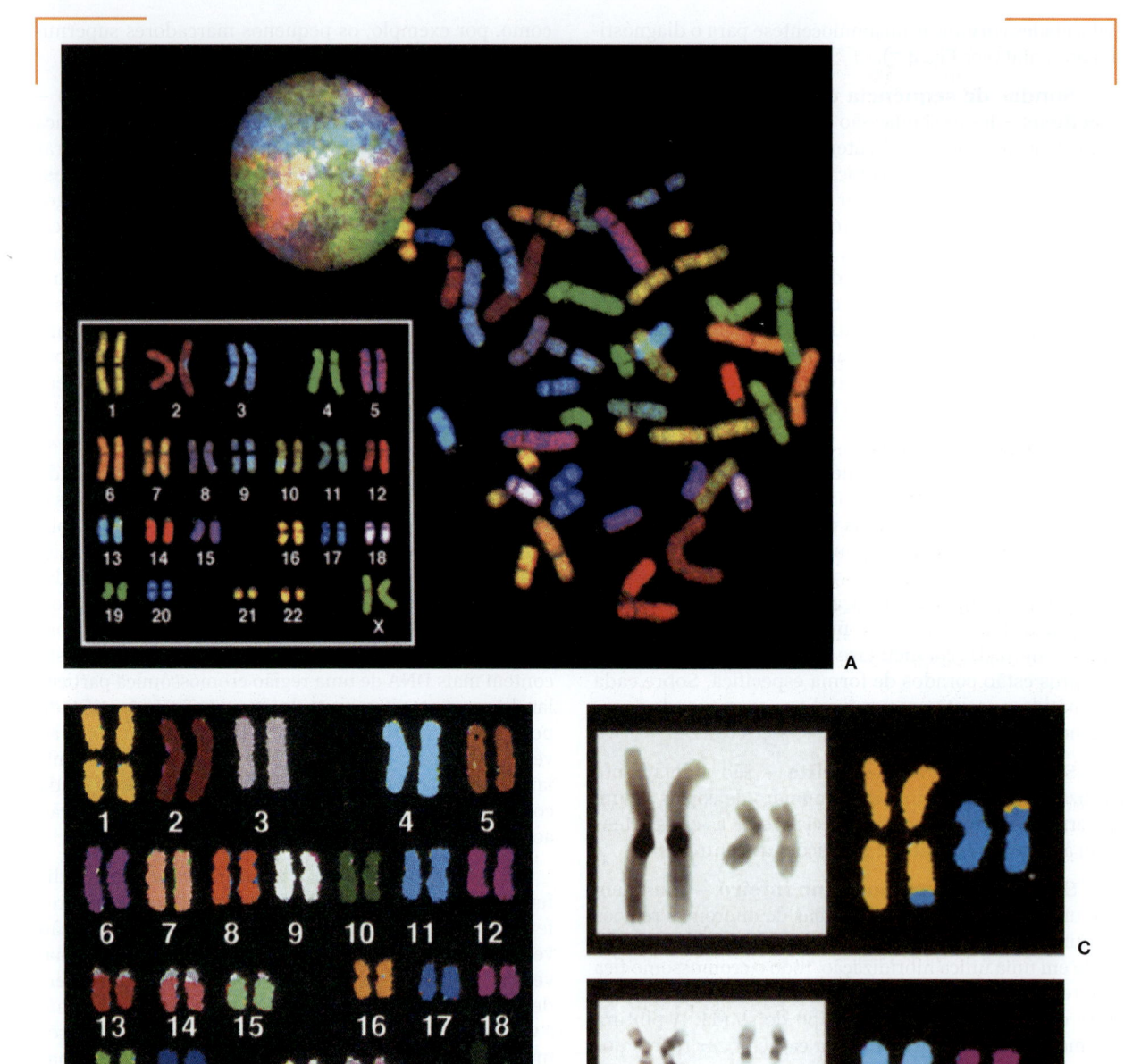

A – Cariótipo espectral. Pode ser observado que cada par de cromossomos é colorido de modo diferente. No detalhe, os cromossomos pareados. No núcleo de uma célula em interfase, pode ser observada a coloração específica de cada cromossomo, iluminando as fibras de cromatina emaranhadas. **B** – Cariótipo espectral dos cromossomos humanos após hibridização simultânea de 24 sondas de pintura cromossômica. **C** – Cariotipagem de cromossomos dos linfócitos do pai de uma criança com deficiência mental. A análise através do bandeamento convencional é insuficiente para revelar uma translocação recíproca entre os cromossomos 1 e 11 (painel da esquerda), mas essa translocação é evidenciada com a cariotipagem espectral (painel da direita). **D** – Bandeamento G de alta resolução de um paciente com ataxia sugere que parte do cromossomo 4 está translocada para o cromossomo 12 (painel da esquerda). Isso é confirmado pela cariotipagem espectral (painel da direita).

Fonte: Jorde e colaboradores[9] e Schröck e colaboradores.[10]

Figura 4.11

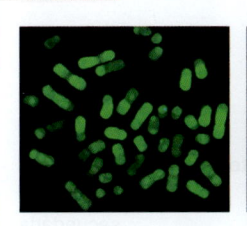

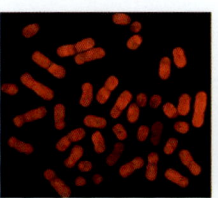

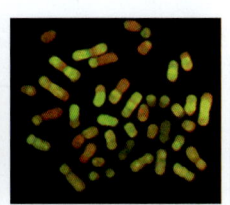

Análise de CGH mostrando áreas de amplificação gênica e redução (deleção em DNA de tumor).
Fonte: Passarge.[2]

mos únicos para a construção de bibliotecas de DNA cromossomo-específicas e na produção de coloração de cromossomos para FISH.

4.2.2 Morfologia e classificação dos cromossomos

O número normal de cromossomos humanos é 46, ou 23 pares. Desses cromossomos, 44 (ou 22 pares) são homólogos nos dois sexos e são chamados de **autossomos**. Os dois restantes são os **cromossomos sexuais**, que são homólogos na mulher (XX) e diferentes no homem (XY). Tais cromossomos contêm os genes responsáveis pela determinação do sexo. O X e o Y apresentam apenas algumas regiões homólogas (ver seção 4.2.3).

Quanto à sua forma, os cromossomos metafásicos são constituídos por duas **cromátides** unidas pelo **centrômero**, também chamado de **constrição primária**. O centrômero divide as cromátides em **braços cromossômicos**, sendo denominados **p** (do francês *petit*, pequeno) os braços curtos (ou superiores ao posicionamento do centrômero, quando dispostos em um idiograma pela ordem de tamanho, de acordo com a classificação convencional) e de **q** (do francês *queue*, cauda) os braços longos ou inferiores no idiograma. As extremidades dos braços cromossômicos são denominadas **telômeros**.

É o centrômero que determina a classificação dos cromossomos humanos em três tipos: **metacêntricos**, quando o centrômero é central ou mediano e divide o cromossomo em dois braços iguais; **submetacêntricos**, quando o centrômero está um pouco distante do centro, dividindo o cromossomo em braços ligeiramente desiguais; e **acrocêntricos**, quando o centrômero está mais próximo de uma das extremidades do cromossomo, dividindo-o em dois braços completamente desiguais.

Existe ainda um quarto tipo de cromossomo, denominado **telocêntrico**, em que o centrômero está tão próximo a uma de suas extremidades, que somente o braço longo pode ser visualizado. Esse tipo de cromossomo não é encontrado na espécie humana.

Os cromossomos humanos acrocêntricos podem possuir uma **constrição secundária** no braço curto (p); em consequência a esse estreitamento, sua extremidade apresenta-se quase separada do restante do cromossomo, mostrando uma forma arredondada, denominada **satélite**, constituída também de cromatina. As constrições secundárias são responsáveis pela produção de nucléolos, razão pela qual são também denominadas **regiões organizadoras nucleolares** (Fig. 4.12).

Quanto ao tamanho, os cromossomos são considerados grandes, médios, pequenos e muito pequenos, sendo classificados, em ordem decrescente de tamanho, em sete grupos denominados de **A** a **G** e numerados, aos pares, de **1** a **22**, além dos cromossomos sexuais, que podem ser classificados à parte ou nos respectivos grupos originais.

O cromossomo **X** é classificado originalmente no grupo **C**, sendo submetacêntrico e de tamanho intermediário ao dos pares 6 e 7. O cromossomo **Y** é classificado no grupo **G**, sendo acrocêntrico, de tamanho muito pequeno. Ele é mais facilmente distinguível dos outros cromossomos pertencentes ao mesmo grupo, pois é geralmente mais acrocêntrico, nunca apresenta satélites e seus braços longos apresentam-se pouco afastados um do outro.

O par 1 é o de maior tamanho, metacêntrico, pertencendo ao grupo A; o par 22 é o menor do cariótipo, acrocêntrico e pertencente ao grupo G. Na **Tabela 4.1**, encontra-se a classificação resumida dos cromossomos humanos, estabelecida pelos citogeneticistas em um encontro realizado em Denver (Colorado), em 1960.

Até pouco tempo, um cariótipo era construído a partir de fotografias ampliadas, os cromossomos eram recortados e organizados aos pares, levando-se em consideração sua forma e tamanho, em ordem decrescente, sobre uma folha de papel padronizada para esse fim. Essa montagem dos cromossomos constitui o que se chama de cariograma, exemplificado na Figura 4.6.

Hoje, uma abordagem computadorizada, que produz um esquema ou mapa cromossômico em minutos, substitui o método de recorte e colagem para cariotipagem. Além disso, a análise cromossômica tornou-se altamente refinada, com descrições cada vez mais informativas, incluindo resultados de análise molecular. Atualmente, esse refinamento permite a realização de uma análise cromossômica em muito menos tempo e com maior acuidade.

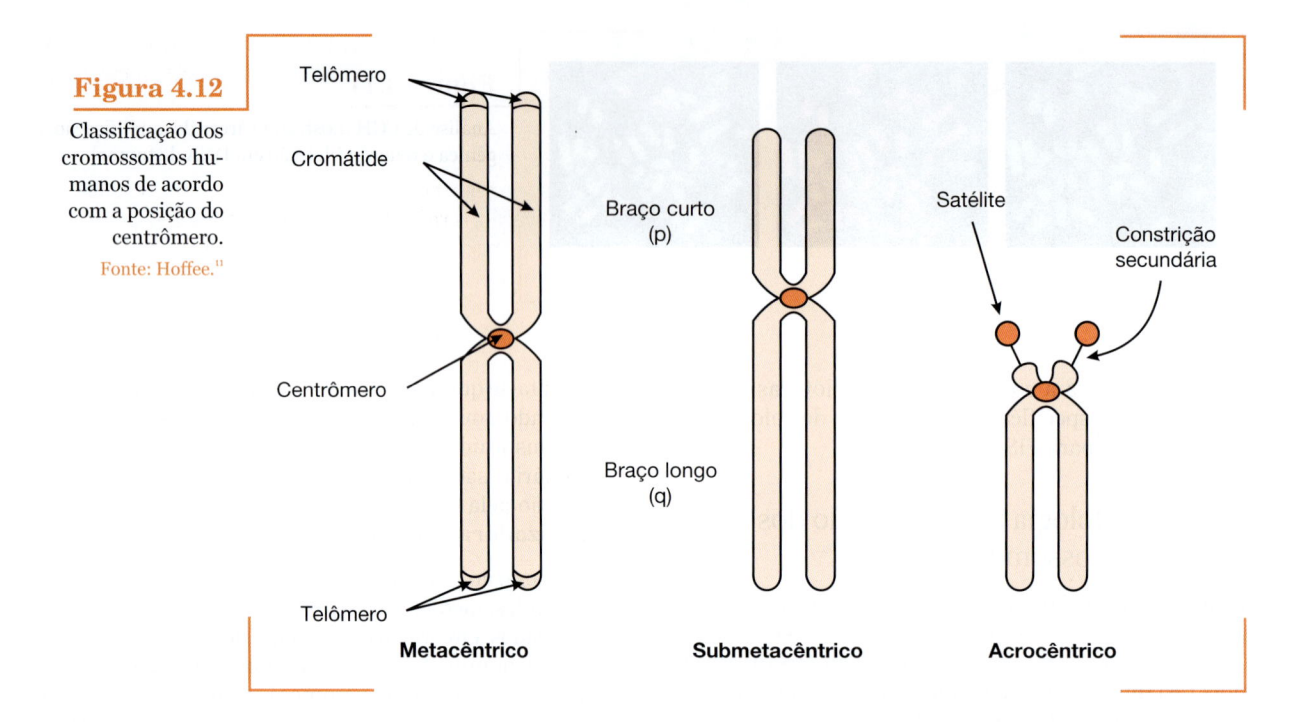

Figura 4.12
Classificação dos cromossomos humanos de acordo com a posição do centrômero.
Fonte: Hoffee.[11]

4.2.3 Estudo específico dos cromossomos sexuais X e Y

Os cromossomos humanos X e Y surgiram por evolução de um par cromossômico ancestral. No cromossomo X, foram conservados vários genes originalmente presentes e suas características estruturais, ao contrário do cromossomo Y, que sofreu mudanças consideráveis: conservou poucos genes (menos de uma centena), com perda dos demais, e reduziu seu tamanho de modo significativo. Sua função genética reside basicamente na indução do desenvolvimento masculino no início da fase embrionária e na manutenção da espermatogênese. Os cromossomos X e Y, devido à sua origem evolutiva comum, contêm segmentos de DNA homólogos em ambas as extremidades, principalmente nos braços curtos distais de ambos, denominadas regiões pseudo-autossômicas (**Fig. 4.13**; para mais informações, ver Cap. 5).

O estudo específico dos cromossomos X e Y consiste no que pode ser chamado de **sexo nuclear** ou **cromatina sexual do X** e **cromatina sexual do Y**.

4.2.3.1 Cromatina sexual do X

As técnicas de cromatina sexual do X e do Y são técnicas simples e rápidas, que podem ser usadas em substituição ao cariótipo, ou previamente à sua realização, em determinadas situações clínicas nas quais exista dúvida quanto ao sexo do paciente. Por exemplo, mulheres com amenorreia primária ou crescimento deficiente, homens com problemas de fertilidade devidos a azoospermia ou oligospermia acentuada e gestantes com alto risco de transmitir uma doença recessiva ligada ao sexo.

Para essas técnicas, são utilizados vários tipos de células em interfase, como células da mucosa oral ou vaginal (em mulheres), sedimento urinário, líquido amniótico, bulbos capilares, etc.

Tabela 4.1 Classificação dos cromossomos humanos

Grupos	Características morfológicas	Nº dos pares	Nº nas células
A	Grandes; metacêntricos (1 e 3) e submetacêntricos (2)	1, 2, 3	6
B	Grandes; submetacêntricos	4, 5	4
C	Médios; a maioria é submetacêntrica	6, 7, 8, 9, 10, 11, 12 e X	15 (M) ou 16 (F)
D	Médios; acrocêntricos	13, 14, 15	6
E	Pequenos; metacêntricos ou submetacêntricos (16) e submetacêntricos (17 e 18)	16, 17, 18	6
F	Muito pequenos; metacêntricos	19, 20	4
G	Muito pequenos; acrocêntricos	21, 22 e Y	5 (M) ou 4 (F)
			46

Figura 4.13

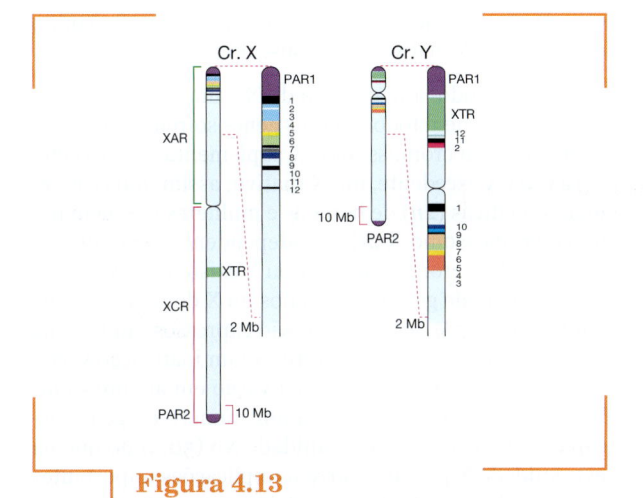

Homologias entre os cromossomos X e Y.
Fonte Passarge.²

A **cromatina sexual do X** aparece nas células interfásicas das fêmeas de mamíferos; é também chamada de **corpúsculo de Barr**, por haver sido observada pela primeira vez por Barr e Bertram, em 1949. Esse corpúsculo corresponde a um dos cromossomos X, que permanece espiralizado durante o período de interfase, sendo de replicação tardia (em comparação ao seu homólogo ativo). No aspecto citológico, apresenta-se como uma massa fortemente corada, em forma plano-convexa, de tamanho em torno de 1 μ (mícron) de diâmetro e aderida à membrana nuclear (**Fig. 4.14A**). Esse X seria geneticamente inativo, de acordo com a **hipótese de Lyon**, assim igualando, em ambos os sexos, a expressão de genes localizados no cromossomo X. Embora os homens tenham apenas uma "dose" de cada gene ligado ao X e as mulheres tenham duas, a quantidade do produto formado por um único alelo no homem ou por um par de alelos na mulher é equivalente.

Em observações citológicas de células interfásicas, o número de cromatinas X ou corpúsculos de Barr é igual ao número de cromossomos X existentes no cariótipo, menos

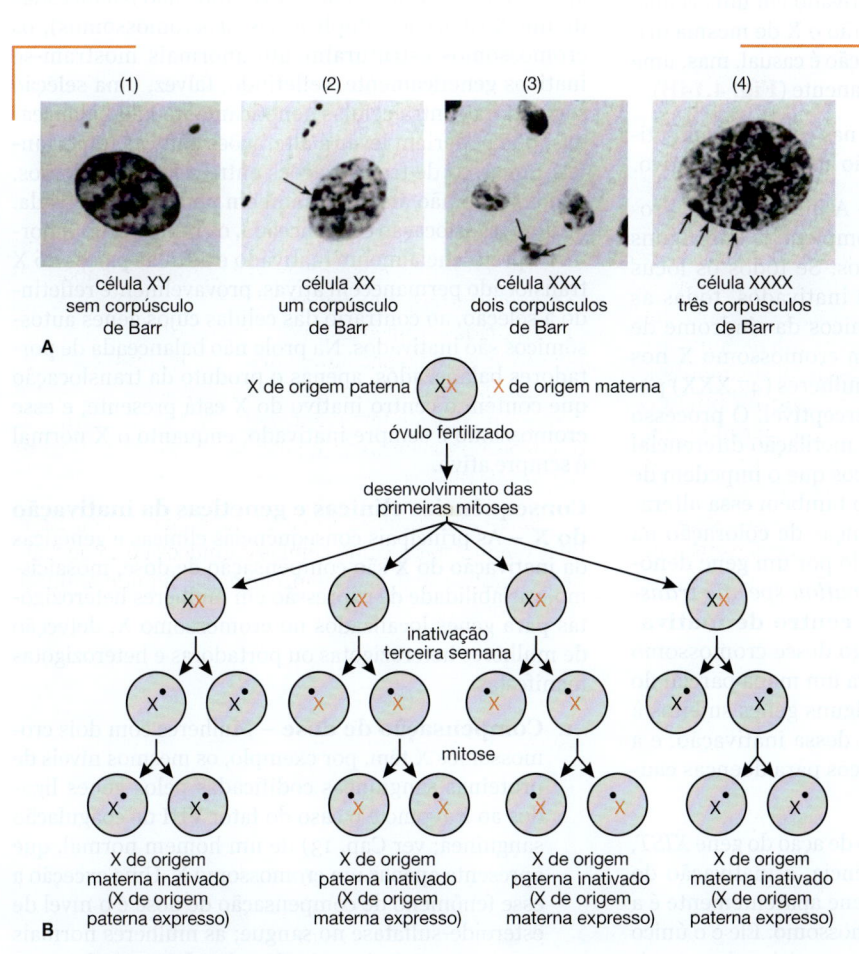

Figura 4.14

A – Fotografias mostrando núcleos interfásicos de: (1) célula de um homem normal XY (sem corpúsculo de Barr ou cromatina sexual do X); (2) célula de uma mulher normal XX (uma cromatina sexual do X); (3) célula de uma mulher com XXX ou síndrome do triplo X (2 cromatinas sexuais do X); (4) célula de uma mulher com XXXX ou síndrome do tetra X (3 cromatinas sexuais do X). **B** – Representação esquemática da inativação do cromossomo X em um embrião humano feminino. O X inativado pode originar-se da mãe ou do pai, resultando uma mulher que é mosaico ao nível celular para a expressão dos genes localizados no cromossomo X.

Fonte: Lewis.³

um cromossomo X, que deve permanecer ativo: *número de cromatinas X = número de cromossomos X – 1*.

Hipótese de Lyon – O mecanismo pelo qual se dá essa compensação de dose era desconhecido, até que, mediante estudos realizados independentemente por quatro geneticistas (Mary Lyon, Lianne Russell, Ernest Beutler e Susumo Ohno), pôde ser compreendido, sendo o mesmo denominado de **hipótese de Lyon**, em homenagem à citogeneticista inglesa. Essa hipótese pode ser assim resumida:

1. Nas células somáticas das fêmeas de mamíferos, apenas um cromossomo X é geneticamente ativo; o outro permanece condensado e geneticamente inativo, aparecendo nas células em interfase como corpúsculo de Barr.
2. A inativação ocorre muito cedo na vida embrionária (do estágio final do blastocisto até o 15º ou 16º dia após a fecundação).
3. Em qualquer célula somática feminina, o X inativo pode ser o de origem materna ou paterna (X^M ou X^P). Essa escolha se dá ao acaso; porém, uma vez que um cromossomo X tenha sido inativado em uma célula, todas as suas descendentes terão o X de mesma origem inativado, isto é, a inativação é casual, mas, uma vez ocorrida, a decisão é permanente (**Fig. 4.14B**).
4. A inativação do X é reversível nas células germinativas, de maneira que o óvulo não apresenta X inativo.

Centro de inativação do X – A inativação do cromossomo X, no entanto, não é completa, já que alguns de seus genes permanecem ativos. Se todos os lócus do cromossomo X se tornassem inativados, todas as mulheres teriam os aspectos clínicos da síndrome de Turner, e a presença de mais um cromossomo X nos homens (p. ex., 47,XXY) ou nas mulheres (47,XXX) poderia não ter efeito fenotípico perceptível. O processo dessa inativação é realizado pela metilação diferencial (o X inativado tem grupos metílicos que o impedem de ser transcritos em RNA, podendo também essa alteração ser responsável pelas diferenças de coloração na técnica de observação) e é iniciado por um gene denominado *XIST* (do inglês *X inactivation specific transcript*), que se localiza dentro do **centro de inativação do X**, situado no braço longo desse cromossomo (Xq13.2). A **Figura 4.15A** mostra um mapa parcial do cromossomo X, representando alguns genes sujeitos à inativação e outros que escapam dessa inativação, e a **Figura 4.15B** mostra lócus gênicos para doenças causadas por genes situados no X.

Não é conhecido o modo exato de ação do gene *XIST*, porém, sabe-se que, na sua ausência, a inativação do cromossomo X não ocorre; esse gene aparentemente é a chave para a inativação desse cromossomo. Ele é o único alelo expresso do X inativado e é transcricionalmente silencioso no X ativo em células tanto de homens como de mulheres. O produto do *XIST* é um RNA não codificador que permanece no núcleo em íntima associação com o cromossomo X inativo e o corpúsculo de Barr.

Desse modo, a inativação do X é um fenômeno cromossômico e nem todos os seus genes sofrem inativação. Pacientes com cromossomos X suplementares possuem, para cada X excedente, um X inativo; assim, todas as células somáticas ($2n$) de homens e mulheres possuem um único cromossomo X ativo, independentemente do número total de cromossomos X ou Y existentes. A análise da expressão de genes localizados no X demonstrou que em torno de 15% desses genes são expressos também na região de inativação e 10% apresentam inativação variável; isto é, eles escapam da inativação em algumas mulheres, mas não em outras. Maior número de genes escapa da inativação na extremidade Xp (50%) do que na extremidade Xq, o que acarreta implicações importantes em casos de aneuploidia parcial do cromossomo X, pois o desequilíbrio de genes em Xp pode ter maior significado clínico do que um desequilíbrio em Xq.

Em geral, a inativação do X é aleatória, mas há exceções quando um cromossomo X se apresenta estruturalmente anormal. Em quase todos os pacientes que apresentam anormalidades estruturais não balanceadas de um X (deleções, duplicações, isocromossomos), os cromossomos estruturalmente anormais mostram-se inativos geneticamente, refletindo, talvez, uma seleção secundária contra células geneticamente não balanceadas, que poderiam levar a alterações clínicas importantes. Em casos de translocações entre o X e autossomos, a inativação não aleatória também pode ser observada. Se uma translocação é balanceada, o cromossomo X normal é preferencialmente inativado e as duas partes do X translocado permanecem ativas, provavelmente refletindo a seleção, ao contrário das células cujos genes autossômicos são inativados. Na prole não balanceada de portadores balanceados, apenas o produto da translocação que contém o centro inativo do X está presente, e esse cromossomo é sempre inativado, enquanto o X normal é sempre ativo.

Consequências clínicas e genéticas da inativação do X – As principais consequências clínicas e genéticas da inativação do X são compensação de dose, mosaicismo, variabilidade de expressão em mulheres heterozigotas para genes localizados no cromossomo X, detecção de mulheres heterozigotas ou portadoras e heterozigotas manifestas.

1. **Compensação de dose** – Mulheres com dois cromossomos X têm, por exemplo, os mesmos níveis de proteínas sanguíneas codificadas pelos genes ligados ao X (como é o caso do fator VIII de coagulação sanguínea; ver Cap. 13) de um homem normal, que apresenta apenas um cromossomo X. Uma exceção a esse fenômeno de compensação de dose é o nível de esteroide-sulfatase no sangue; as mulheres normais apresentam níveis mais elevados do que os homens normais, indicando, portanto, que o lócus responsável pela produção dessa enzima escapa do processo

109 As Bases Cromossômicas da Hereditariedade e Cromossomopatias

A – Perfil de expressão fênica do cromossomo X. Cada símbolo indica o estado de inativação do X dos genes ligados ao X. A localização de cada símbolo indica sua posição aproximada no mapa do cromossomo X. Genes não expressos do X inativo (sujeitos à inativação) estão à esquerda. Genes expressos do X inativo (que escapam à inativação) estão à direita; genes representados em azul-claro são aqueles que escaparam da inativação em apenas um subgrupo de mulheres testadas. A localização do gene *XIST* e do centro de inativação do X (XIC) está indicada em Xq13.2. **B** – Lócus gênicos para doenças do genoma humano, localizados no cromossomo X.

Fonte: Passarge.[2]

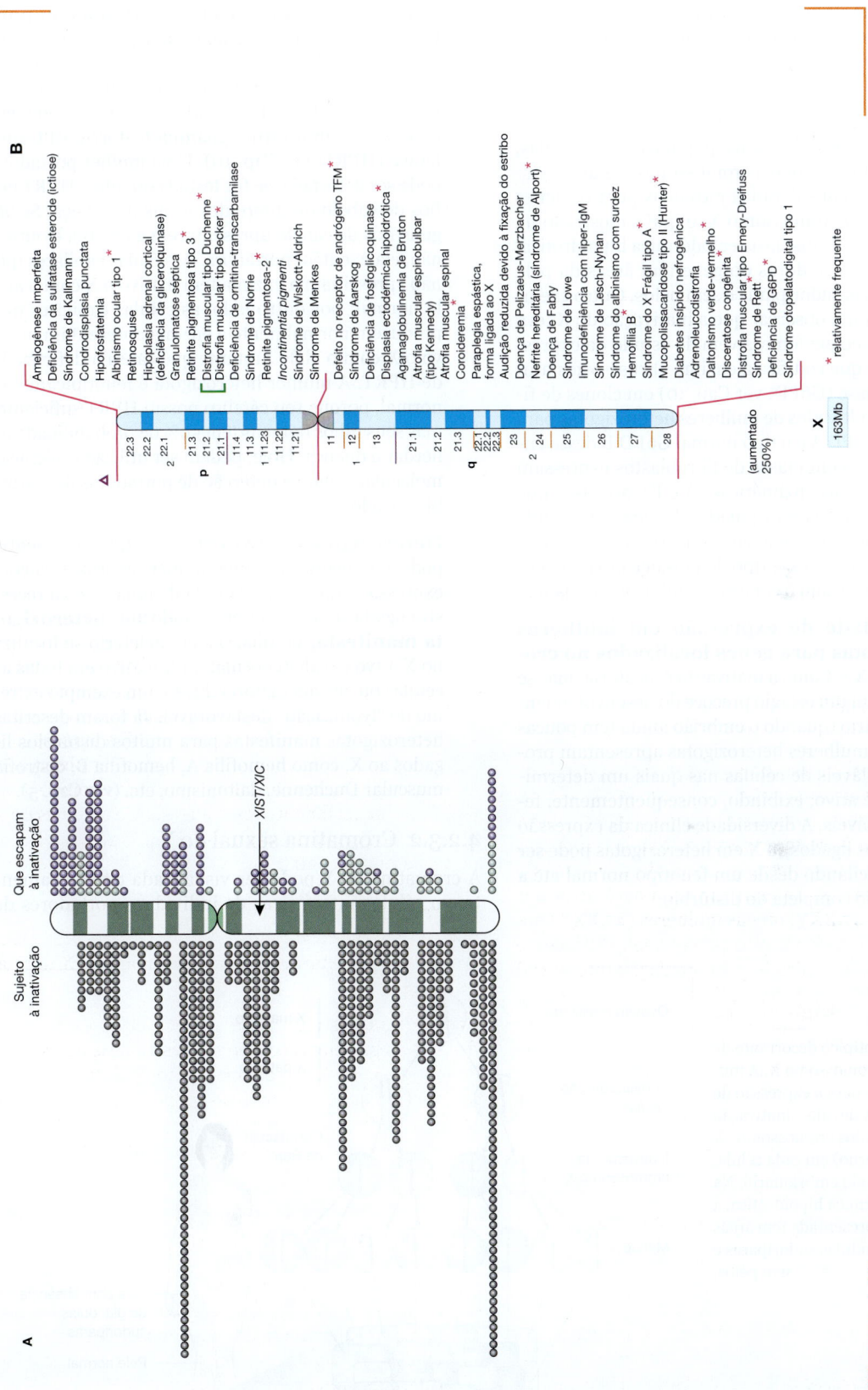

Figura 4.15

de inativação. Isso não é surpreendente, já que esse lócus, cuja deficiência causa um distúrbio cutâneo denominado ictiose (ver Cap. 5), está localizado na região pseudoautossômica do cromossomo X.

2. **Mosaicismo** – As fêmeas de mamíferos, incluindo as mulheres, possuem duas populações de células, nas quais um ou o outro cromossomo X é ativo. Assim, elas são consideradas mosaicos para os genes localizados no cromossomo X, o que é mostrado na **Figura 4.16**. Na displasia ectodérmica hipoidrótica, as mulheres portadoras do gene têm áreas da pele sem glândulas sudoríparas e sem pelos. Outro exemplo que permite observar que a inativação do X leva ao mosaicismo em fêmeas vem do estudo da expressão do gene que codifica a enzima glicose-6-fosfato-desidrogenase (G6PD; ver Cap. 10) em clones de fibroblastos cultivados de mulheres heterozigotas para a variante G6PD A e o tipo normal G6PD B dessa enzima. Culturas em massa de fibroblastos expressam ambas as formas enzimáticas (A e B), ao passo que clones de fibroblastos originados de uma única célula precursora expressam apenas uma das formas (A ou B), jamais ambas. Esse tipo de mosaicismo não deve ser confundido com o conceito geral de mosaicismo.

3. **Variabilidade de expressão em mulheres heterozigotas para genes localizados no cromossomo X** – Como a inativação é aleatória, mas se estabelece em um estágio precoce do desenvolvimento embrionário (quando o embrião ainda tem poucas células), as mulheres heterozigotas apresentam proporções variáveis de células nas quais um determinado alelo é ativo, exibindo, consequentemente, fenótipos variáveis. A diversidade clínica da expressão de distúrbios ligados ao X em heterozigotas pode ser extrema, oscilando desde um fenótipo normal até a manifestação completa do distúrbio.

4. **Detecção de mulheres heterozigotas ou portadoras** – A inativação do cromossomo X tem uma aplicação médica valiosa na detecção de portadoras para alguns distúrbios ligados ao X, como na síndrome de Lesch-Nyhan, causada por uma deficiência da enzima hipoxantina-guanina fosforribosiltransferase (HPRT; ver Cap. 10). Uma mulher portadora pode ser detectada, se for testada quanto à HPRT em fios de cabelo de diferentes locais da cabeça. Se alguns fios de cabelo apresentarem a enzima e outros não, ela é, então, portadora. As células capilares que não apresentam a enzima têm inativo o X com o alelo normal; por outro lado, as células capilares que produzem normalmente a enzima apresentam inativo o X com o alelo mutante que causa a deficiência de HPRT. A mulher heterozigota é fenotipicamente normal, porque seu cérebro possui HPRT suficiente, mas seus filhos homens têm 50% de probabilidade de herdar a doença. Hoje, podem ser utilizadas técnicas moleculares para a detecção de portadoras de distúrbios ligados ao X.

5. **Heterozigotas manifestas** – Ocasionalmente, pode ser encontrada uma mulher heterozigota com expressão grave ou moderada de uma doença recessiva ligada ao sexo, caracterizando uma **heterozigota manifesta,** na qual o alelo deletério se localiza no X ativo e o alelo normal no X inativo em todas as células ou em sua maioria. Esse é um exemplo extremo de "lyonização" desfavorável. Já foram descritas heterozigotas manifestas para muitos distúrbios ligados ao X, como hemofilia A, hemofilia B, distrofia muscular Duchenne, daltonismo, etc. (ver Cap. 5).

4.2.3.2 Cromatina sexual do Y

A cromatina do Y pode ser visualizada citologicamente em células interfásicas de indivíduos portadores de

Figura 4.16
Mosaicismo fenotípico decorrente de inativação do cromossomo X. A mulher é um mosaico para a expressão de genes ligados ao X devido a inativação casula de um dos cromossomos X (materno ou paterno) em cada célula, no início do período embrionário. Na displasia ectodérmica hipoidrótica, a mulher aqui representada tem áreas da pele sem glândulas sudoríparas e sem pelos.

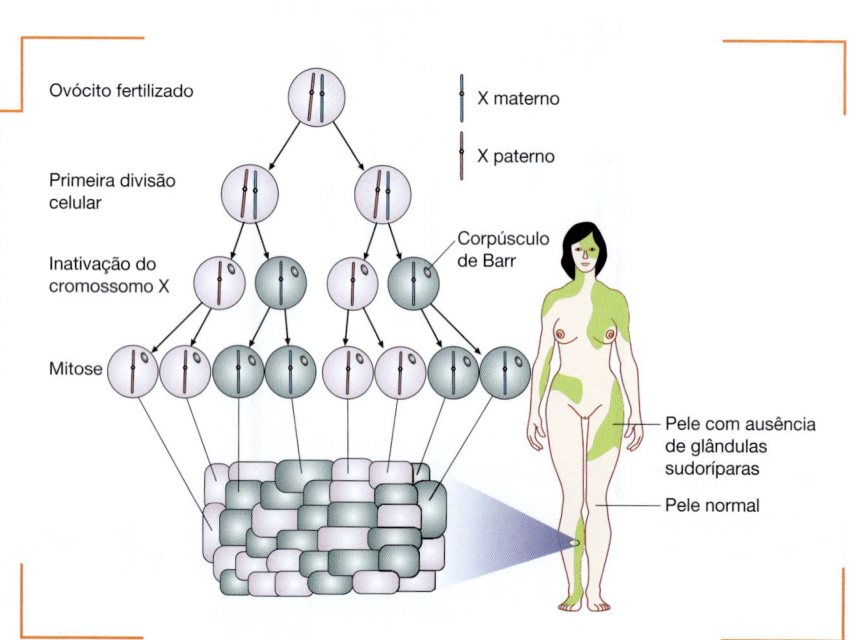

pelo menos um cromossomo Y. Como na cromatina do X, podem ser usadas células de mucosa oral, sedimento urinário, líquido amniótico, bulbos capilares, etc. A coloração utilizada, normalmente, é uma coloração fluorescente, como a quinacrina, por exemplo. A lâmina deve ser observada em microscópio de contraste de fase, onde o cromossomo Y, se presente, aparece como um ponto brilhante, que corresponde a uma banda grande do braço longo desse cromossomo. Se o indivíduo possuir dois cromossomos Y (síndrome do XYY: 47,XYY), dois pontos brilhantes podem ser observados. Na realidade, a cromatina do Y corresponde a cada cromossomo Y presente na célula (*nº de cromatinas Y = nº de cromossomos Y*) e é assim denominada por analogia com a cromatina do X. Alguns exemplos de cromatinas do X e do Y correspondentes a diferentes cariótipos podem ser vistos na **Tabela 4.2**.

4.3 Notação cromossômica

A **Tabela 4.3** mostra as principais notações para descrever ou referir as alterações cromossômicas. Os cariótipos são descritos pelo número de cromossomos, acompanhado da constituição cromossômica sexual e de qualquer alteração presente. Assim, as notações cromossômicas de um homem e de uma mulher normais são, respectivamente, 46,XY e 46,XX. As alterações cromossômicas devem ser precedidas por vírgula, após os cromossomos sexuais, por exemplo: uma criança do sexo masculino com síndrome de Down devida à trissomia livre do cromossomo 21 é referida como 47,XY, +21, enquanto uma menina com deleção do braço curto do cromossomo 5 (síndrome do "miado-do-gato") será representada como 46,XX, 5p- ou 46,XX, del(5p). A notação 46,XY, t(2;4)(p2.3;q2.5) refere-se a um homem com uma translocação recíproca envolvendo o braço curto do cromossomo 2, na região 2 banda 3, e o braço longo do cromossomo 4, na região 2 banda 5.

Tabela 4.3 Notações utilizadas nas fórmulas cariotípicas

Notação	Significado
ace	acêntrico (= sem centrômero)
arr	microarranjo
cen	centrômero
cgh	hibridização genômica comparativa
del	deleção
der	derivado
dic	dicêntrico (= com dois centrômeros)
dup	duplicação
fra	sítio frágil
h	constrição secundária
i ou isso	isocromossomo
ins	inserção
inv	inversão
ish	hibridização *in situ* (do inglês *in situ hybridization*) inserção
mar	cromossomo marcador
mat	origem materna
p	braço curto de qualquer cromossomo
pat	origem paterna
pter	extremidade do braço curto
q	braço longo de qualquer cromossomo
qter	extremidade do braço longo
r	cromossomo em anel (do inglês *ring*)
rcp	translocação recíproca
rob	translocação robertsoniana
s	satélite
t	translocação
ter	extremidade, ponta ou terminal
+	ganho de um cromossomo ou de parte dele
–	perda de um cromossomo ou de parte dele
/	mosaicismo
:	quebra cromossômica
::	quebra e junção

Fonte: Modificada de Mueller e Young[4] e Gelehrter e colaboradores.[12]

Tabela 4.2 Exemplos de cromatinas do X e do Y

Fenótipo	Cariótipo	Nº de cromatinas X	Nº de cromatinas Y
Mulher normal	46,XX	1	0
Homem normal	46,XY	0	1
Síndrome de Turner	45,X	0	0
Síndrome de Klinefelter	47,XXY	1	1
Síndrome do triplo X ou trissomia do X	47,XXX	2	0
Síndrome do tetra X	48,XXXX	3	0
Síndrome do penta X	49,XXXXX	4	0
Síndrome do XYY ou síndrome de Jacobs	47,XYY	0	2
Síndrome de Klinefelter, variantes	48,XXXY	2	1
	48,XXYY	1	2
	49,XXXYY	2	2

Esse sistema de notação cariotípica abrange também os resultados dos estudos com FISH. Por exemplo, um cariótipo 46,XX. ish del(15)(q11.2) (D 15S 10) refere-se a uma mulher com uma microdeleção envolvendo 15q11.2, identificada pela análise de hibridização *in situ*, usando uma sonda para o lócus D 15S 10 (D 15S 10 = DNA do cromossomo 15 sítio 10). Esse indivíduo possui a síndrome de Prader-Willi ou de Angelman (ver Cap. 5).

4.4 Alterações cromossômicas

Desvios patológicos do número e estrutura normais dos cromossomos humanos podem acarretar padrões diferenciáveis de distúrbio do desenvolvimento.

Com visto no Capítulo 2, mutações ou alterações cromossômicas podem ser responsáveis pela formação de indivíduos física ou psicologicamente anormais, ou mesmo inviáveis, uma vez que perdas ou ganhos de segmentos cromossômicos, por menores que sejam, podem interferir no equilíbrio cromossômico e/ou gênico. A classificação das principais alterações cromossômicas numéricas e estruturais também foi abordada no Capítulo 2.

4.4.1 Causas das alterações cromossômicas

Já foram vistos os mecanismos que produzem alterações no número e na estrutura dos cromossomos, mas as causas genéticas e ambientais que poderiam originar essas alterações cromossômicas não são totalmente conhecidas. Algumas delas podem ser apontadas:

a. **Idade materna avançada** – É uma das principais causas ambientais das aneuploidias. Um efeito da idade materna é observado, por exemplo, nas trissomias do 21, do 18 e do 13, bem como em proles com trissomia do par sexual (47,XXX ou 47,XXY). Essa regra, no entanto, não se aplica à síndrome de Turner (45,X). Abortos espontâneos com aneuploidias também ocorrem com maior frequência em mulheres com mais idade. É estimado que, se as mulheres com mais de 35 anos deixassem de se reproduzir, a incidência de crianças com alterações cromossômicas numéricas poderia decrescer em 30 a 50%.

O mecanismo pelo qual a idade da mulher atua na meiose ainda não é exatamente conhecido. Por outro lado, estudos mais recentes mostram que a idade paterna também tem influência nas aneuploidias. A identificação do cromossomo 21 por técnicas já referidas demonstrou que, em cerca de 1/3 das trissomias, a não disjunção ocorreu no pai e, a partir dos 55 anos, sua frequência aumenta com a idade paterna. A não disjunção materna se dá mais frequentemente na primeira divisão meiótica (80% dos casos), o mesmo ocorrendo com a não disjunção paterna, porém em porcentagem menos elevada (60%).

b. **Predisposição genética para a não disjunção** – A ocorrência de mais de uma criança com aneuploidia em uma irmandade levou à suposição de que tais famílias tenham predisposição genética para a não disjunção. Averiguações em famílias desse tipo comprovam essa suposição. A tendência dos cromossomos acrocêntricos à associação dos seus satélites é mais alta em genitores de pacientes aneuploides, dados que apoiam a hipótese de que uma tendência aumentada a essa associação eleva o risco para não disjunção.

c. **Radiações, drogas e vírus** – Esses agentes teriam particular importância nas alterações estruturais, uma vez que induzem quebras cromossômicas (ver Cap. 2).

4.4.2 Aspectos especiais de algumas alterações cromossômicas

4.4.2.1 Translocações robertsonianas

As **translocações robertsonianas** (observadas pela primeira vez por Robertson, em 1916) ou **fusões cêntricas** formam um tipo especial de translocação (ver Cap. 2), em que dois cromossomos acrocêntricos sofrem quebras nas regiões centroméricas, havendo troca de braços cromossômicos inteiros. Esse tipo de translocação pode ser exemplificado pela translocação D/G, sendo mais frequente a que ocorre entre os cromossomos 14 e 21, embora possa ocorrer também entre o 21 e qualquer um dos cromossomos dos grupos D ou G.

A **Figura 4.17** mostra a possível origem de uma translocação robertsoniana entre os cromossomos 14 e 21, com quebras nas regiões centroméricas de ambos, formando um novo cromossomo, isto é, um cromossomo submetacêntrico e maior, constituído pelos braços longos do 14 e do 21, cujo centrômero é o do cromossomo 14. Os segmentos dos braços curtos de ambos os cromossomos podem se perder ou formar um novo cromossomo menor. Esse cromossomo é quase sempre perdido nas divisões subsequentes.

Então, se ocorrer uma translocação robertsoniana em um zigoto normal, este dará origem a um indivíduo com 45 cromossomos; seu cariótipo anormal, na maioria dos casos, não determina alterações fenotípicas detectáveis clinicamente, formando o que se chama de **translocação equilibrada** ou **balanceada**. No entanto, seus gametas poderão apresentar anormalidades, conforme mostra a **Figura 4.18**. Se houver fecundação por um gameta normal, formar-se-ão os seguintes zigotos: **1** – normal (46 cromossomos); **2** – fenotipicamente normal, portador balanceado da translocação (45 cromossomos); **3** – indivíduo com síndrome de Down (trissomia do cromossomo 21 por translocação), porque, além dos dois cromossomos 21 livres, é portador de mais um segmento 21 no cromossomo translocado (46 cromossomos); **4** e **5** – zigotos com monossomia do 14 e do 21, respectivamente, sendo inviáveis (com exceção de raros casos de monossomia do 21) em crianças nascidas vivas (45 cromossomos); **6** – zigoto com trissomia do 14, que também é inviável, mas responsável por abortos espontâneos (46 cromossomos).

Figura 4.17

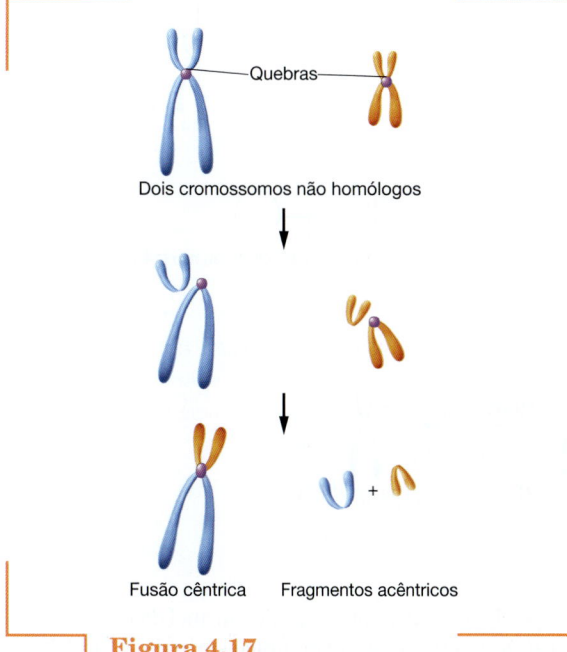

A possível origem de uma translocação robertsoniana. Ocorrem duas quebras independentes no interior da região centromérica de dois cromossomos não homólogos. A fusão cêntrica dos braços longos dos dois cromossomos acrocêntricos origina o cromossomo único, restando dois fragmentos acêntricos.

Fonte: Klug e colaboradores.[13]

Assim, um indivíduo portador balanceado de uma translocação do tipo 14/21, casando-se com uma pessoa normal e considerando-se sua prole viva, terá o risco teórico de 1/3 de ter filhos com síndrome de Down, 1/3 de ter filhos normais, porém portadores balanceados da translocação (como o genitor) e 1/3 de ter filhos perfeitamente normais.

Outro tipo de fusão cêntrica que pode ocorrer é a originada pela translocação entre os dois cromossomos 21 (translocação 21/21). O indivíduo portador dessa translocação é, em geral, fenotipicamente normal, mas sua prole será 100% afetada ou pela trissomia do 21 (50%) ou pela monossomia do 21 (50%), de acordo com a **Figura 4.19**.

Na **Figura 4.20**, pode ser observado um cariótipo de um indivíduo do sexo masculino portador balanceado da translocação 14/21 (14;21), com um quadro inserido à direita, mostrando como se dá esse tipo de translocação. Convém salientar a importância da análise cariotípica em casos de aconselhamento genético. Assim, se um casal tiver um filho com síndrome de Down por trissomia livre do cromossomo 21 (em torno de 95% dos casos), o risco médio empírico de vir a ter um segundo filho afetado é de aproximadamente 1%, mais alto do que o risco para outros indivíduos da população que ainda não tiveram prole com essa síndrome, considerando-se a idade desses genitores, mas não se conhecem bem as razões desse aumento. No entanto, se a síndrome for acarretada pela presença de um cromossomo translocado, o risco teórico de nascer outra criança afetada será muito maior (33%), no caso de uma translocação 14/21 (embora, na prática, esses riscos variem de acordo com a amostra estudada, sendo em torno de 10 a 15% quando a mãe é a portadora e somente 1 a 3% se o pai for o portador balanceado da translocação) e 100%, no de uma translocação 21/21. Entretanto, isso só poderá ser conhecido se forem analisados os cariótipos da criança afetada e dos seus genitores.

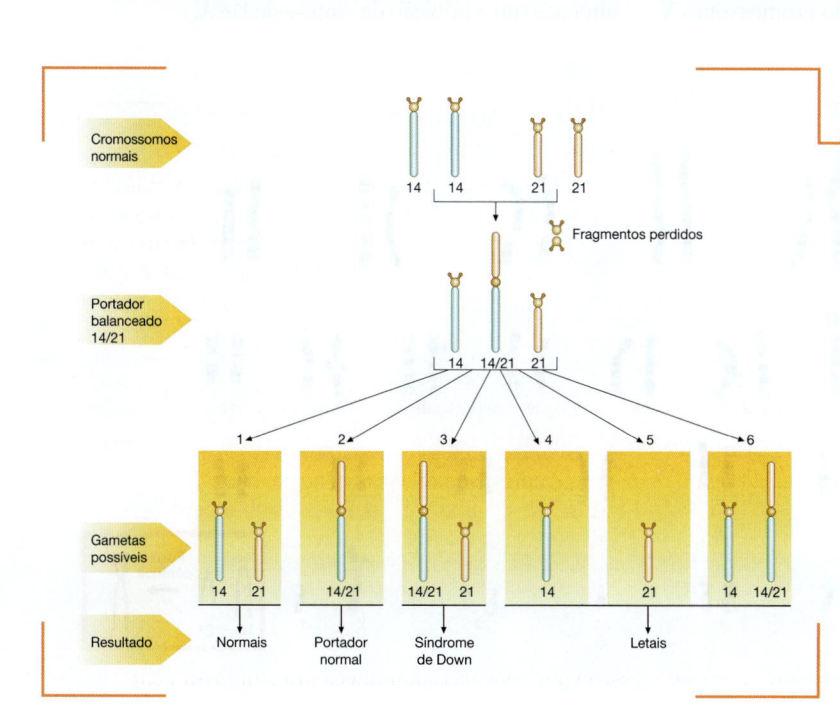

Figura 4.18

Formação de uma translocação robertsoniana 14q21q e os possíveis padrões de cromossomos dos gametas que podem ser produzidos na meiose.

Figura 4.19

Representação esquemática: **A** – da translocação 21/21; **B** – tipos de gametas produzidos por um portador balanceado da translocação 21/21, cuja fórmula cariotípica é: 45,XX ou XY, -21, -21, +t (21q21q); **C** – tipos de prole deste indivíduo cruzado com um indivíduo normal. T = translocação.

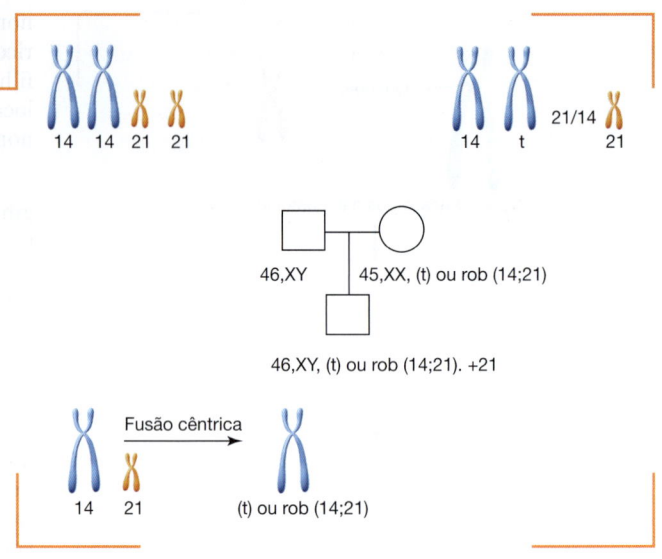

46,XY   45,XX, (t) ou rob (14;21)

46,XY, (t) ou rob (14;21). +21

Fusão cêntrica

14   21   (t) ou rob (14;21)

Em translocações recíprocas, os riscos de descendência afetada são mais ou menos de 20% se a averiguação ocorrer por intermédio de um descendente vivo afetado, ou de 5% se ela for feita a partir de abortos recorrentes.

4.4.2.2 Possibilidades de cariótipos variantes da síndrome de Turner

A síndrome de Turner, em 60% dos casos, é causada pela monossomia do X (45,X), mas, nos 40% restantes, essa síndrome pode ser causada por: mosaicismo (45,X/46,XX ou 45,X/46,XY); isocromossomo, em que um dos cromossomos X está formado pela duplicação do seu braço longo (q) havendo, portanto, monossomia do seu braço curto (p), com cariótipo 46,X, i(Xq); cromossomo em anel, em que as extremidades do cromossomo X são perdidas, com a formação de um anel da parte restante (46,X, r(X)); e deleção do braço curto do X (46,XXp-), todos com fenótipos semelhantes ao da síndrome de Turner por monossomia.

4.4.2.3 Sítios frágeis

Os sítios frágeis são regiões não coradas e distendidas dos cromossomos, de extensão variável, que geralmente abrangem ambas as cromátides, aparentando uma constrição e sendo suscetíveis a quebras; um determinado sítio frágil está sempre no mesmo ponto de um cromossomo específico derivado de um indivíduo ou irmandade. Para sua observação, as células devem ser submetidas ao crescimento ou à ação de agentes químicos que causam a alteração ou a inibição da síntese de DNA.

Figura 4.20

Cariótipo de um indivíduo do sexo masculino portador balanceado da translocação 14/21 (14:21 ou 14;21). O quadro inserido à direita mostra como surge esse tipo comum de alteração cromossômica. Os braços curtos de todos os cromossomos acrocêntricos autossômicos (13, 14, 15, 21 e 22) contêm DNA semelhante. A recombinação inadequada entre dois cromossomos não homólogos produz a fusão cromossômica, que funciona como um único cromossomo normal na mitose. O pequeno fragmento acêntrico, composto pelos dois braços curtos distais, é perdido.

Fonte: Read e Donnai.[1]

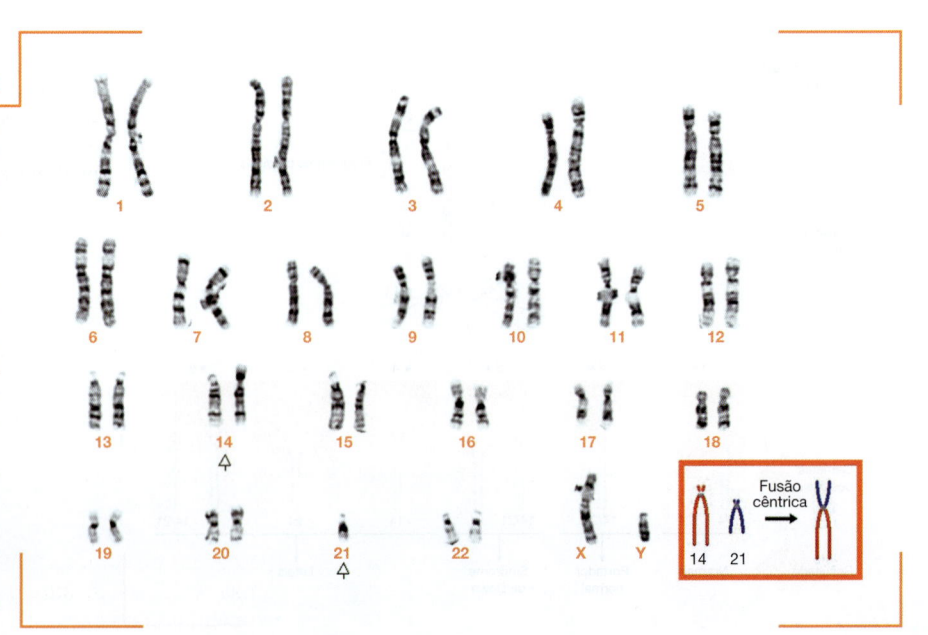

Muitos sítios frágeis apresentam herança mendeliana codominante, com variações na sua expressividade. Devido à sua tendência a quebras, evidenciadas pela produção de fragmentos acêntricos e deleções cromossômicas, são úteis como marcadores cromossômicos, principalmente em estudos de mapeamento gênico.

A causa da fragilidade nesses sítios é desconhecida, mas é sugerido que sua suscetibilidade a quebras ao longo do cromossomo pode indicar regiões cuja cromatina não está firmemente espiralizada ou compactada. Vários estudos indicam que os sítios frágeis estão relacionados a fenótipos alterados, incluindo deficiência mental e câncer. Os sítios frágeis podem estar associados a patologias, como a síndrome do X frágil, uma forma específica de deficiência mental ligada ao X. A **Figura 4.21** mostra a comparação entre um cromossomo X normal junto a outro com sítio frágil na extremidade do braço longo, assinalado com a seta.

A observação desse sítio frágil no cromossomo X é um procedimento diagnóstico específico para essa síndrome. Atualmente, é realizado um exame molecular para detectar a expansão de repetições do trinucleotídeo CGG no gene *FMR1*, associada a esse distúrbio, a fim de complementar ou substituir o exame citológico em casos de suspeita de ocorrência desse sítio frágil (ver Cap. 5).

Existem mais de 90 formas diferentes de deficiência mental ligada ao cromossomo X, porém, a síndrome do X frágil (OMIM 300624, *FMR1*), também denominada síndrome de Martin-Bell, é a forma mais comum de deficiência mental hereditária, afetando aproximadamente um em 4 mil homens e uma em 8 mil mulheres.

A doença consiste em uma expansão de um trinucleotídeo instável, CGG, na região 5' não traduzida (5'-UTR) do éxon 1 do gene *FMR1* (do inglês *fragile X mental retardation gene 1*) (OMIM 309550), localizado no braço longo do cromossomo X (Xq27.3). As repetições CGG podem existir em três estados: normal (6 a 54 repetições), pré-mutação ou portadores (55 a 230 repetições), e um nível superior a 230 repetições (mutação completa) determina a expressão da síndrome. Acredita-se que, quando o número de repetições de trinucleotídeos alcança esse nível, as regiões CGG do gene se tornam quimicamente modificadas, de maneira que as bases no interior e em torno das repetições sejam metiladas, inativando o gene. O produto normal desse gene é a proteína da deficiência mental do X frágil, que é uma proteína de ligação ao RNA expressa no encéfalo. Há várias evidências que permitem estabelecer relação direta entre a ausência dessa proteína e os defeitos cognitivos associados à síndrome.

As principais características fenotípicas desses pacientes são: face alongada (65 a 80%), orelhas grandes (65 a 78%) e, às vezes, queixo largo. Após a puberdade, é característica a macrorquidia (testículos aumentados). Podem ocorrer ainda articulações hiperextensíveis e prolapsos da válvula mitral, como sinais de fraqueza do tecido conectivo. Em relação ao comportamento, apresenta hiperatividade, medo em alguns casos, agressividade em outros e sinais de desadaptação social. A capacidade de desenvolvimento intelectual é claramente limitada, com QI médio de cerca de 80 a 90. A **Figura 4.22** se refere à síndrome do X frágil apresentando: (A) características fenotípicas, com face alongada, orelhas grandes e queixo largo; (B) sítio frágil em Xq27.3, na região distal do braço longo, mostrado em setas vermelhas; (C) o gene *FMR1* e sua proteína e (D) efeitos fenotípicos das repetições CGG em expansão (ver Caps. 5 e 16).

4.4.2.4 Mosaicismo e quimerismo

Mosaicismo é a presença de dois ou mais cariótipos diferentes, em um mesmo indivíduo ou tecido, devido à existência de duas ou mais linhagens celulares derivadas de um mesmo zigoto. Tais linhagens diferem entre si quanto ao número e/ou à estrutura dos cromossomos. O mosaicismo cromossômico resulta, normalmente, da não disjunção nas mitoses do início do desenvolvimento embrionário, com a persistência de mais de uma linhagem celular. O mosaicismo pode ser detectado pelo estudo cariotípico convencional, pela técnica FISH na interfase ou por microarranjos de CGH.

É muito difícil avaliar um indivíduo com mosaicismo cromossômico, e seu efeito no desenvolvimento vai depender do momento em que ocorreu a não disjunção, do tipo e das proporções dos cromossomos envolvidos, bem como do tipo de tecido analisado ou afetado. Às vezes, as proporções dos complementos cromossômicos analisados em um tecido não são as mesmas em outros. Por exemplo, se duas cromátides de um cromossomo 21 não se separarem na segunda divisão mitótica de um zigoto humano, resultarão quatro células: duas com 46 cromossomos, uma com 47

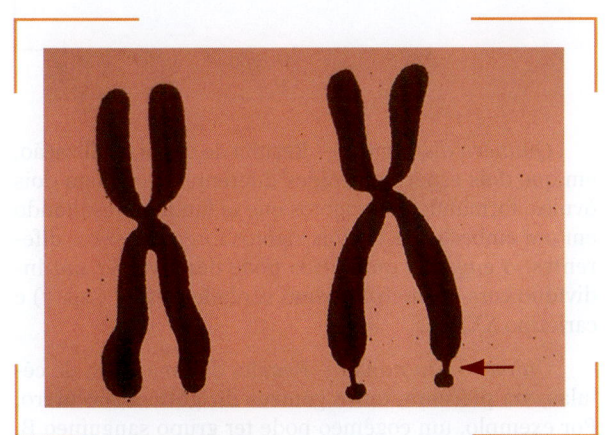

Figura 4.21

Um cromossomo X humano normal (à esquerda) comparado com um cromossomo X frágil (à direita). A região de "constrição" (próxima à extremidade inferior do cromossomo) identifica o sítio frágil do X e está associada à síndrome.

Fonte: Klug e colaboradores.[13]

Figura 4.22

Síndrome do X frágil. **A** – Fenótipo. **B** – Sítio frágil Xq27.3. **C** – O gene *FMR1* e sua proteína. **D** – Efeitos fenotípicos das repetições CGG em expansão.

Fonte: Passarge.²

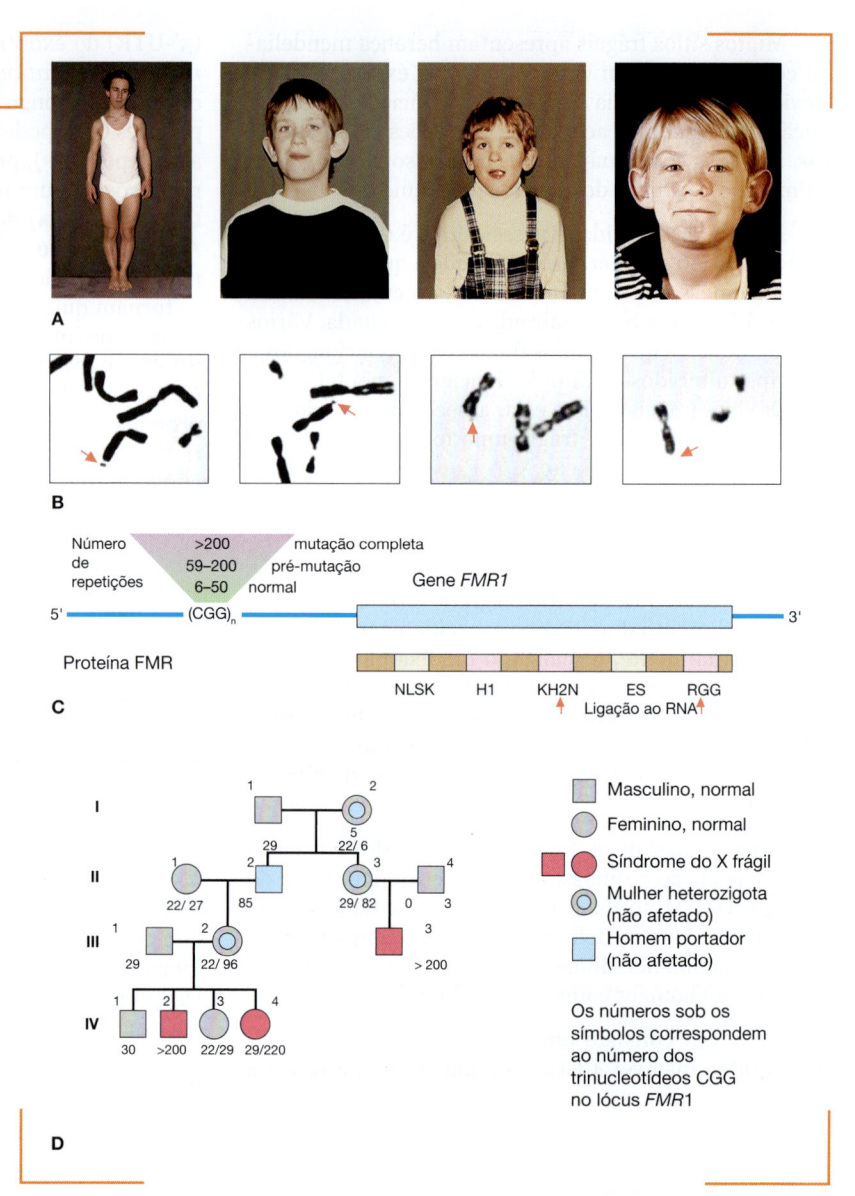

cromossomos (trissomia do 21) e uma com 45 cromossomos (monossomia do 21). Essa linhagem de células com 45 cromossomos provavelmente não sobrevive, resultando um embrião com aproximadamente 33% de mosaicismo por trissomia do 21. O mosaicismo ocorre em 2 a 3% de todos os casos reconhecidos clinicamente como síndrome de Down.

Quimerismo é a ocorrência, em um mesmo indivíduo, de duas ou mais linhagens celulares geneticamente diferentes, derivadas de mais de um zigoto. A palavra *chimaera* é derivada de um monstro da mitologia grega, o qual tem a cabeça de leão, o corpo de cabra ou bode e a cauda de um dragão. Em humanos, as quimeras são de dois tipos: *quimera dispérmica* e *quimera sanguínea*.

Quimera dispérmica – Resulta de dupla fertilização, em que dois espermatozoides diferentes fecundam dois óvulos, formando dois zigotos que se fundem, resultando em um embrião. Se os dois zigotos forem de sexos diferentes, o embrião quimérico pode desenvolver um indivíduo com hermafroditismo verdadeiro (ver Cap. 7) e cariótipo XX/XY.

Quimera sanguínea – Resulta de uma troca de células, via placenta, entre gêmeos dizigóticos, no útero. Por exemplo, um cogêmeo pode ter grupo sanguíneo B, enquanto o outro cogêmeo pode ter grupo sanguíneo A. Se células do primeiro cogêmeo passarem à circulação sanguínea do segundo, este formará os antígenos A e B, constituindo uma quimera sanguínea.

Há muito tempo, sabe-se que em bovinos, quando nascem dois bezerros de sexos opostos, a fêmea pode apresentar genitália ambígua. Acredita-se, hoje, que isso é devido ao quimerismo gonadal nas fêmeas dos bezerros, o que é chamado de *freemartin*.

4.4.3 Alterações cromossômicas e abortos espontâneos

As estimativas quanto à frequência de abortos espontâneos causados por alterações cromossômicas variam de estudo para estudo. É avaliado que aproximadamente 15% das gestações reconhecidas terminam em aborto espontâneo antes de completar 12 semanas de gestação. Diferentes estudos mostram que em 50 a 60% dos abortos espontâneos que ocorrem da 8 à 14ª semana de gestação existe uma alteração cromossômica fetal com trissomias e monossomias (**Tab. 4.4**). A anomalia isolada mais comum nos abortos é a síndrome de Turner (45,X), que é a causa de quase 20% dos abortos espontâneos cromossomicamente anormais e menos de 1% dos nativivos vivos anormais. As outras anomalias dos cromossomos sexuais que são relativamente comuns entre os nascidos vivos anormais são raras em abortos espontâneos. Outro exemplo é a trissomia do cromossomo 16, que é responsável por mais de 30% das trissomias encontradas em abortos espontâneos e raramente encontrada em nascidos vivos. Os abortos prematuros mostram, em geral, mais anormalidades cromossômicas do que os abortos mais tardios. O aborto espontâneo atua, assim, como agente seletivo, eliminando as mutações cromossômicas mais graves.

4.4.4 Alterações cromossômicas em recém-nascidos

A incidência de alterações cromossômicas ao nascer é bastante baixa, apresentando níveis de 0,5 a 1%, embora o total seja bem maior (5%), considerados os natimortos.

Tabela 4.4 Anormalidades cromossômicas em abortos espontâneos

Anormalidade	Incidência (%)
Trissomia do 13	2
Trissomia do 16	15
Trissomia do 18	3
Trissomia do 21	5
Outras	25
Monossomia do X	20
Triploidia	15
Tetraploidia	5
Outros	10

Fonte: Mueller e Young.[4]

A incidência de anormalidades cromossômicas em recém-nascidos vivos varia de acordo com o estudo e a população investigada. A **Tabela 4.5** mostra a incidência de anormalidades cromossômicas em recém-nascidos vivos.

4.5 Principais cromossomopatias

Um grande número de alterações cromossômicas autossômicas é responsável por síndromes clínicas com fenótipos variados. Algumas características fenotípicas estão presentes em quase todas as cromossomopatias, sendo relacionadas no **Quadro 4.2**. Esses sinais comuns podem ser expressos desde uma forma mais leve até uma mais grave. Por outro lado, cada alteração cromossômica determina um conjunto de características que lhe é peculiar, permitindo um diagnóstico preliminar, que deverá ser confirmado pela análise cromossômica.

As aneuploidias dos cromossomos sexuais mostram algumas diferenças marcantes em relação às aneuploidias autossômicas. Assim, na maioria dos casos, não há deficiência mental grave e as perturbações ocorrem principalmente no desenvolvimento sexual, embora possam existir, em alguns casos, anomalias em outros órgãos.

4.5.1 Síndromes de microdeleções

As síndromes de microdeleções são síndromes displásicas devido a deleções submicroscópicas. Por exemplo, microdeleções do cromossomo Y podem ser uma das causas de infertilidade masculina; em estudos recentes

Tabela 4.5 Incidência de anormalidades cromossômicas em recém-nascidos vivos

Anormalidades	Incidência / 10.000 nascimentos
Autossômicas	
Trissomia do 13	2
Trissomia do 18	3
Trissomia do 21	15
Cromossomos sexuais	
Nascimentos do sexo feminino	
45,X	1
47,XXX	10
Nascimentos do sexo masculino	
47,XXY	10
47,XYY	10
Outras, incluindo rearranjos balanceados e não balanceados	30
Total	90

Fonte: Mueller e Young.[4]

Quadro 4.2 Características fenotípicas presentes na maioria das cromossomopatias autossômicas

- Anomalias esqueléticas
- Anomalias de mãos e pés, com padrões dermatoglíficos incomuns
- Atraso no desenvolvimento físico e neuropsicomotor
- Baixa estatura
- Baixo peso ao nascer
- Cardiopatias congênitas
- Malformações cerebrais
- Malformações do sistema geniturinário
- Microcefalia
- Micrognatia
- Orelhas e olhos malposicionados

de crianças com deficiência mental inexplicável, algumas apresentavam microdeleções. A **Tabela 4.6** mostra alguns exemplos dessas síndromes. A seguir são explicadas as descrições citadas na tabela.

(1) Deleção 1p36 – Essa deleção pode ser comprovada por meio de hibridização *in situ* por fluorescência. Principais características clínicas: testa encurvada, olhos fundos, raiz nasal plana, posicionamento palpebral horizontal e hipotonia muscular com retardo do desenvolvimento (**Fig. 4.23**).

(2) Deleção 4p- (síndrome de Wolf-Hirschhorn) – Deleção parcial do braço curto do cromossomo 4 (4p-). Principais características clínicas na Tabela 4.9 e na **Figura 4.24**.

(3) Deleção 5p- (síndrome do "miado-do-gato" ou *cri-du-chat*) – Deleção parcial do braço curto do cromossomo 5. Principais características clínicas na Tabela 4.9 e na **Figura 4.25**.

(4) e (5) 15q11-13 – (síndrome de Prader-Willi) – Deleção no cromossomo 15 paterno afetado. Síndrome de Angelman – Deleção no cromossomo 15 materno afetado (**Fig. 4.26**). Ver também o Capítulo 5.

(6) 16p13.3 (síndrome de Rubinstein-Taybi) – Deficiência mental, aparência facial característica, polegares largos e grandes dedos do pés (**Fig. 4.27**).

(7) As deleções nessa região resultam em fenótipo sobreposto, dependendo da localização exata. Síndrome de Di George (OMIM 188400) – Deleção geralmente esporádica. Síndrome velocardiofacial (OMIM 192430) – Malformações faciais e um defeito cardíaco conotruncal em alguns pacientes (**Fig. 4.28**).

Tabela 4.6 Exemplos de síndromes de microdeleções

Região cromossômica	Denominação	Indicações	OMIM
1p36	Deleção de 1p36	(1)	607872
4p16.3	S. 4p- ou de Wolf-Hirschhorn	(2)	194190
5p15.2-15.3	S.5p-,de *cri-du-chat* ("miado-do-gato")	(3)	123450
5q35	Síndrome de Sotos	Aumento do crescimento em altura, crises epilépticas, gene *NSD1*	117550
7q11.2	S. de Williams-Beuren (ver **Fig. 4.29**)	São afetados genes da elastina e outros; deleção (70%)	194050
15q11-13	S. de Prader-Willi	Cromossomo 15 paterno afetado (4)	176270
15q11-13	S. de Angelman	Cromossomo 15 materno afetado (5)	105830
16p13.3	S. de Rubinstein-Taybi	Gene para a proteína de ligação ao CREB afetado (6)	180849
17q11.23	Neurofibromatose	Manchas café com leite, nódulos de Lisch, (deleção) neurofibromas cutâneos	162200
17p13.3	S. de Miller-Dieker	Lissencefalia, gene *LIS1*, deleção em cerca de 90%	247200
17p11.2	S. de Smith-Magenis	Síndrome displásica complexa	182290
20p12.1	S. de Alagille	Displasia artério-hepática e outras manifestações	118450
22q11	[1]S. de Di George/s. velocardiofacial	Defeitos imunes, hipocalcemia neonatal, defeitos cardíacos congênitos, deleção em 70-90%, gene *TBX1* afetado (7)	188400/192430
Yq11.2	Azoospermia (AZFc)	Azoospermia por microdeleção do Y (deleção)	415000

Observação: o espectro clínico e o tamanho das deleções são variáveis. (Dados segundo OMIM*.)

Fonte: Passarge[2] e Nussbaum e colaboradores.[5]

* www.ncbi.nlm.nih.gov/omim.

Figura 4.23

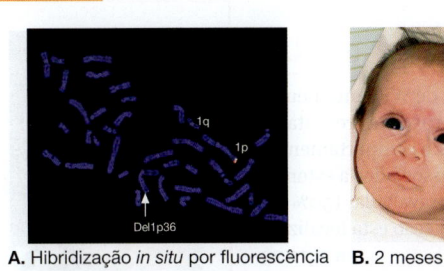

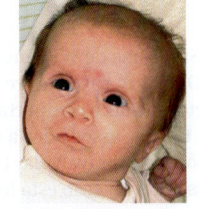

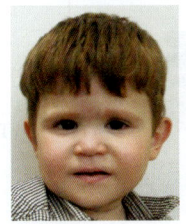

Deleção 1p36 **A** – Hibridização *in situ* por fluorescência de um cariótipo com a deleção. **B** e **C** – Fenótipo de duas crianças diferentes com idades de 2 meses e 2 anos. Características: testa encurvada, olhos fundos, raiz nasal plana, posicionamento palpebral horizontal e deficiência mental.

Fonte: Passarge.[2]

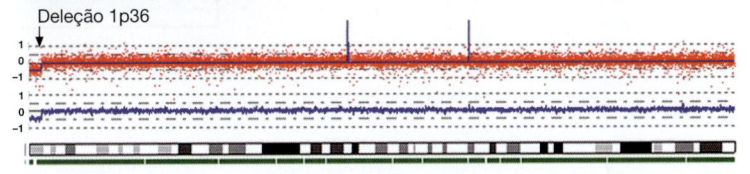

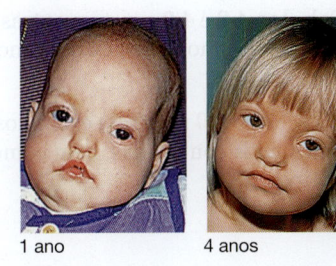

A. Hibridização *in situ* por fluorescência
B. 2 meses
C. 2 anos

Deleção 1p36

Análise do cromossomo 1 por microarranjo SNP (Affymetrix 259K Styl array)

1 ano — 4 anos

Figura 4.24

Deleção 4p – (síndrome de Wolf-Hirschhorn). Criança afetada com 1 ano de idade e com 4 anos.

Fonte: Passarge.[2]

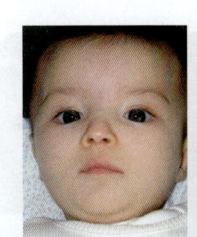

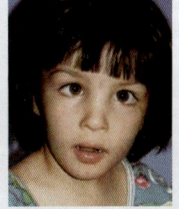

5 meses — 3 anos

Figura 4.25

Deleção 5p – (síndrome do miado de gato ou *cri-du-chat*). Criança afetada com 5 meses de idade e com 3 anos.

Fonte: Passarge.[2]

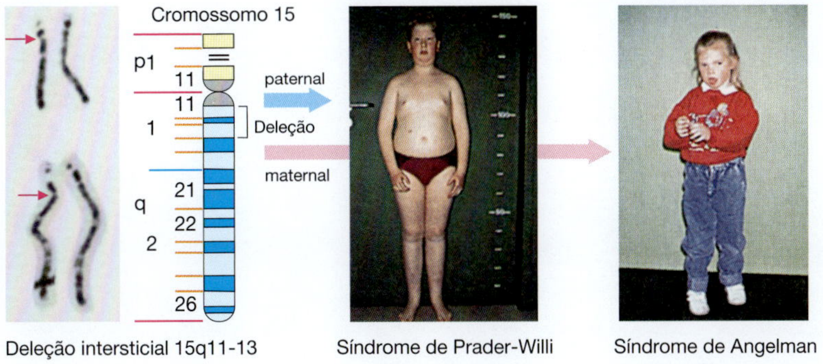

Cromossomo 15

paternal
Deleção
maternal

Deleção intersticial 15q11-13 — Síndrome de Prader-Willi — Síndrome de Angelman

Figura 4.26

As síndromes de Prader-Willi e de Angelman.

Fonte: Passarge.[2]

Figura 4.27

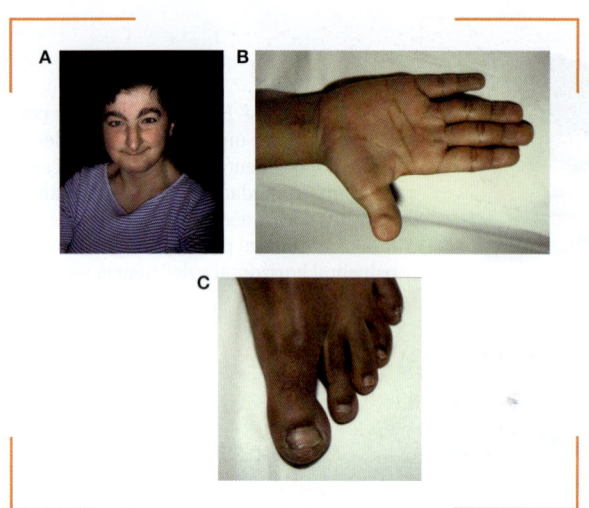

Aspectos clínicos da síndrome de Rubinstein-Taybi. **A** – Face típica. **B** – Polegar largo. **C** – Grandes dedos dos pés.

Fonte: Read e Donnai.[1]

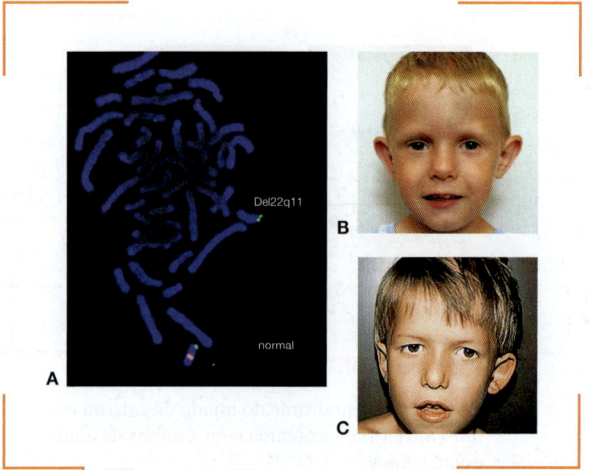

Figura 4.28

Deleção 22q11. **A** – Cariótipo com coloração FISH mostrando uma deleção 22q11 e pontos verdes brilhantes. **B** e **C** – Síndrome velocardiofacial (OMIM 192430) com malformações faciais.

Fonte: Passarge.[2]

Figura 4.29

Síndrome de Williams-Beuren (OMIM 194050). Apresenta aspectos faciais e comportamentais típicos, associados a estenose aórtica supravalvular (50% dos casos). A deleção está localizada em 7q11.23.

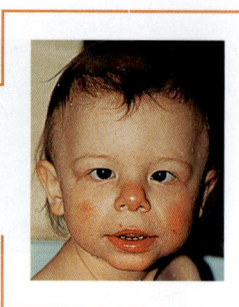

Fonte: Passarge.[2]

4.5.2 Caracterização comparativa e ilustrativa das principais síndromes cromossômicas

Para facilitar a caracterização das diferentes síndromes cromossômicas, é mostrado, a seguir, um estudo comparativo das principais cromossomopatias autossômicas e sexuais (**Tabs. 4.7** e **4.10**). Além das síndromes mais conhecidas, nas **Tabelas 4.8** e **4.9** constam outras, mais raras, das quais por isso mesmo se dispõe de menor quantidade de informações.

As **Figuras 4.30** a **4.40** mostram exemplos de algumas das síndromes mais conhecidas, bem como de seus respectivos cariótipos.

Tabela 4.7 Características das principais síndromes cromossômicas autossômicas

Área / Síndrome	Down	Edwards	Patau
Cariótipo	47,XX ou XY, +21	47,XX ou XY, +18	47,XX ou XY, +13
Sinonímia	Trissomia do 21, mongolismo	Trissomia do 18, trissomia E	Trissomia do 13, trissomia D
Histórico	Descrita por John Langdon Down em 1866, e relatada como primeira alteração cromossômica humana conhecida por Lejeune, Gauthier e Turpin em 1959; OMIM 190685	O primeiro caso foi descrito por John H. Edwards e colaboradores em 1960	
Anomalia cromossômica	Aneuploidia: trissomia do cromossomo 21 (região q22). Em 95% dos casos, trissomia livre; em 4%, translocação 14/21 ou 21/21; em 1%, mosaicismo	Aneuploidia: trissomia do cromossomo 18. Em 80% dos casos, trissomia livre; em 10%, mosaicismo; em 10%, aneuploidias duplas ou translocações	Aneuploidia; trissomia do cromossomo 13. Em 80% dos casos, trissomia livre; em 20%, translocações ou mosaicismo
Frequência	1-2/1.000, aumentando com as idades materna e paterna a partir dos 55 anos	1/3.500 a 1/8.000, aumentando com a idade materna	1/8.000 a 1/25.000, aumentando com a idade materna
Origem parental	A maioria dos casos ocorre por erro na meiose materna (geralmente na meiose I); apenas 5% dos casos ocorrem por erros na meiose paterna (principalmente na meiose II)		
Distribuição sexual	Igual para ambos os sexos	Maior no sexo feminino (3F : 1M)	Leve preferência pelo sexo feminino
Peso	2.900 g	2.000 g	2.600 g
Expectativa de vida	Reduzida; morte por doenças respiratórias ou cardíacas; risco aumentado de 10 a 20 vezes de morte por leucemia aguda	Baixa; 30% morrem antes de 1 mês de vida e 10% antes de 1 ano; meninas têm maior sobrevida do que os meninos; mosaicos duram mais, podendo chegar à vida adulta. A morte ocorre geralmente por pneumonia ou insuficiência cardíaca	Baixíssima; 45% morrem antes de 1 mês de vida, 90% antes dos 6 meses e mais de 5% antes dos 3 anos; excepcionalmente, os mosaicos podem sobreviver
Neurológica	Deficiência mental de grau variável, hipotonia	Deficiência mental, hipertonia, retardo do crescimento	Deficiência mental e motora, hiper ou hipotonia, defeitos cerebrais (holoprosencefalia, arrinencefalia)
Cabeça	Fácies característica, occipúcio e face achatados, fenda palpebral oblíqua, epicanto, manchas de Brushfield[1] na íris, problemas oculares, ponte nasal baixa, língua protrusa e fissurada, hipoplasia maxilar, palato ogival, anomalias dentárias, orelhas pequenas, dismórficas e de baixa implantação	Occipúcio proeminente, retroflexão da cabeça, suturas cranianas abertas e grandes fontanelas ao nascer, fenda palpebral pequena, epicanto, hipertelorismo ocular, sobrancelhas arqueadas, micrognatia e/ou retrognatia, palato ogival, microstomia, lábio e/ou fissura palatina (infrequentes), orelhas dismórficas e de baixa implantação (orelhas de fauno)	Microcefalia, anoftalmia ou microftalmia, hipertelorismo ocular, coloboma[2] da íris, nariz achatado, fissura labiopalatina, palato ogival, micrognatia, orelhas dismórficas e de baixa implantação, surdez, hemangiomas planos
Pescoço	Curto e grosso	Curto	Curto

(continua)

Tabela 4.7 Características das principais síndromes cromossômicas autossômicas (*continuação*)

Área / Síndrome	Down	Edwards	Patau
Tronco	Cardiopatias congênitas em 50% dos casos, principalmente defeitos septais, ausência uni ou bilateral da 12ª costela, diástase do reto, hérnia umbilical, atresia duodenal, genitais externos pouco desenvolvidos, criptorquidia ocasional, pelve estreita, índice ilíaco menor do que o das pessoas normais	Cardiopatias congênitas em 99% dos casos, principalmente defeito do septo interventricular e persistência do canal arterial, esterno curto, hipertelorismo mamilar, hérnia diafragmática, divertículo de Meckel, pelve pequena, quadris com abdução defeituosa, genitais externos anormais (criptorquidia e/ou hérnia inguinal, nos meninos; hipertrofia do clitóris com hipoplasia dos grandes lábios, nas meninas), anomalias renais (rins em ferradura, mega-ureteres ou ureteres duplos)	Cardiopatias congênitas em 88% dos casos, principalmente comunicação interventricular e persistência do canal arterial, bem como anomalias de rotação; apneias prolongadas, hérnias, ausência de baço, apêndice pré-sacral e fóvea (fossa superficial) coccigeana, genitais externos anormais (criptorquidia e pênis curvo, nos meninos; hipertrofia do clitóris e vagina dupla nas meninas), hidronefrose, rins policísticos, hidroureteres e ureteres duplos, atrofia ou ausência das últimas costelas e de vértebras, granulócitos polimorfonucleares anormais, anormalidades do desenvolvimento uterino
Membros	Curtos; mãos e dedos curtos e largos, clinodactilia e hipoplasia ou aplasia da falange média do 5º dedo, grande espaço entre o hálux e o 2º artelho, hiperextensibilidade articular por frouxidão ligamentar	Mãos fortemente fechadas, indicador maior do que os demais dedos e flexionado sobre o dedo médio, bem como o dedo mínimo flexionado sobre o anular; unhas hipoplásicas, pés em cadeira de balanço, flexão dorsal do hálux, pés equinovaros, calcanhar proeminente	Mãos com polidactilia, geralmente com o polegar, o 4º e o 5º dedos sobrepostos aos outros dedos; unhas estreitas e hiperconvexas, pés com polidactilia, em cadeira de balanço, calcanhar proeminente
Dermatóglifos[3]	Linha simiesca, trirrádio axial distal, prega de flexão única do 5º dedo; 7 ou mais alças ulnares e 2 radiais, quando presentes, nos 4º e 5º dedos; padrão dermatoglífico na região hipotenar, arco tibial na área halucal, sulco plantar profundo entre o hálux e o 2º artelho	Linha simiesca em 30% dos casos, trirrádio axial distal, sulcos simples de flexão nos dedos, 6-10 arcos simples nos dedos	Linha simiesca, trirrádio axial muito distal, arco na região tenar, alças radiais nos dedos, redução do número de trirrádios nas plantas dos pés, arco fibular em S ou arco fibular halucal
Estatura	Baixa	Não determinada	Baixa; atraso no crescimento
Risco teórico de ocorrência	Para trissomia livre: aumenta com as idades materna e paterna; para mulheres com 35 anos: 1/350; para mulheres com mais de 45 anos: 1/25	Para trissomia livre: aumenta com a idade materna; para mulheres com mais de 35 anos: 1/200	Para trissomia livre: aumenta com a idade materna; para mulheres com mais de 35 anos: 1/720
Risco teórico de recorrência	1%, não importando a idade materna	1%, não importando a idade materna	1%, não importando a idade materna
Genética molecular	Região crítica no cromossomo 21 (21q22.1-q22.2), contendo genes envolvidos na patogênese dessa síndrome; gene *DSCR1* (de região crítica da síndrome de Down) altamente expresso no encéfalo e no coração, talvez esteja envolvido na deficiência mental e em defeitos cardíacos. Essa denominação gênica refere-se ao gene *RCAN1* (OMIM 602917), descoberto anteriormente, mas renomeado devido ao seu envolvimento na síndrome de Down		

[1] Anel de manchas redondas e acinzentadas na íris, conferindo-lhe um aspecto pontilhado.

[2] Fissura congênita da íris.

[3] Ver Capítulo 15.

Fonte: Passarge,[2] Nussbaum e colaboradores,[5] Klug e colaboradores,[13] Beiguelman,[14] Jones,[15] Nora e Fraser,[16] Lima,[17] Vogel e Motulsky[18] e OMIM.[19]

Tabela 4.8 Características de outras síndromes cromossômicas autossômicas: trissomias

Área \ Síndrome	Trissomia do 8	Trissomia do 9	Trissomia do 22	Trissomia parcial do 22
Cariótipo	47,XX ou XY, +8	47,XX ou XY, +9	47,XX ou XY, +22	47,XX ou XY, +22q⁻
Sinonímia	Trissomia C			Síndrome do "olho-de-gato"; síndrome +22q⁻
Anomalia cromossômica	Aneuploidia: trissomia do 8; em 65% dos casos, mosaicismo	Aneuploidia: trissomia do 9	Aneuploidia: trissomia do 22	Aneuploidia: trissomia do braço curto do 22
Frequência, distribuição sexual	Maior no sexo masculino (3M : 1F)	Maior no sexo feminino (2F : 1M)	Igual para ambos os sexos	Maior no sexo feminino (3F : 1M)
Peso	Normal	Baixo	Baixo	Indeterminado
Expectativa de vida	Regular	Reduzida	Reduzida; poucos ultrapassam o período de lactação	Indeterminada
Neurológica	Deficiência mental variável	Deficiência mental grave	Deficiência mental variável	Deficiência mental leve a grave
Cabeça	Fronte alta e saliente, face alongada, ptose palpebral e leve hipertelorismo, nariz largo, lábio inferior grosso e saliente, palato ogival, micro e retrognatia, orelhas dismórficas e de baixa implantação	Micro e braquicefalia moderada, olhos com pupilas excêntricas, hipertelorismo, estrabismo, prega epicântica inferior interna saliente, fendas palpebrais antimongoloides (características discriminativas da síndrome); "ar preocupado", boca assimétrica, quando rindo ou chorando, orelhas dismórficas e de baixa implantação, micrognatia, lábio superior cobre o inferior	Microcefalia, pregas epicânticas frequentes, narinas antevertidas, fissura palatina, micrognatia, orelhas dismórficas, angulosas, de baixa implantação, com apêndices pré-auriculares	"Olho-de-gato" (causado pelo coloboma da íris), fendas palpebrais, antimongoloides, micrognatia, orelhas de baixa implantação, com sulcos e apêndices pré-auriculares, surdez
Pescoço	Curto	Curto e, às vezes, alado	Com pregas de pele redundante	Sem particularidades
Tronco	Cifoescoliose dorsolombar, anomalias vertebrais, costelas supernumerárias, ombros muito estreitos, cardiopatia congênita em menos de 50% dos casos, criptorquidia, hipogonadismo, cintura pélvica estreita, tronco alongado e magro	Tórax afunilado, hipertelorismo mamilar, escoliose, cardiopatia congênita em 50% dos casos, diástase do reto, hipogonadismo, deficiência de crescimento	Cardiopatia congênita em 2/3 dos casos, deslocamento congênito dos quadris	Cardiopatia congênita em 50% dos casos, com defeitos complexos que põem a vida em risco; retorno venoso pulmonar anormal, atresia anal, aplasia renal, deslocamento congênito dos quadris
Membros	Mãos e pés com limitações articulares, clinodactilia, unhas hipoplásicas, pés tortos, ausência de rótula, aracnodactilia, braquidactilia	Palmas das mãos muito longas para o tamanho dos dedos, clinodactilia, unhas displásicas, deslocamentos deformantes dos joelhos, tornozelos, cotovelos e quadris, fraturas articulares, em pacientes com a trissomia livre do 9q	Mãos com polegares anormais (largos ou malposicionados), *cubitus valgus*	Mãos com polegares malposicionados
Dermatóglifos	Dobras de flexão muito profundas nas palmas e solas, linha simiesca, trirrádio axial muito distal, excesso de arcos nas pontas dos dedos, padrões nas áreas tenar e hipotenar	Linha simiesca, excesso de arcos nas pontas dos dedos	Excesso de verticilos, trirrádio axial distal	

Fonte: Passarge,[2] Nussbaum e colaboradores,[5] Klug e colaboradores,[13] Beiguelman,[14] Jones,[15] Nora e Fraser,[16] Lima,[17] Vogel e Motulsky[18] e OMIM.[19]

Tabela 4.9 Características de outras síndromes cromossômicas autossômicas: MONOSSOMIAS

Área \ Síndrome	Monossomia 5p	Monossomia 4p	Monossomia 18p	Monossomia 18q
Cariótipo	46,XX ou XY, 5p⁻	46,XX ou XY, 4p⁻	46,XX ou XY, 18p⁻	46,XX ou XY, 18q⁻
Sinonímia	Síndrome do "miado-do-gato"; síndrome do "*cri-du-chat*"; síndrome do 5p⁻; síndrome de Lejeune	Síndrome do 4 p⁻; síndrome de Wolf-Hirschhorn	Síndrome do 18p⁻; síndrome da deleção 18p	Síndrome do 18q⁻; síndrome da deleção 18q
Histórico	Descrita por Jerôme Lejeune em 1963; OMIM 123450	OMIM 194190		
Anomalia cromossômica	Anomalia estrutural: deleção do braço curto do cromossomo 5	Anomalia estrutural: deleção do braço curto do cromossomo 4	Anomalia estrutural: deleção do braço curto do cromossomo 18	Anomalia estrutural: deleção do braço longo do cromossomo 18 (deleção parcial)
Frequência, distribuição sexual	1/50.000; maior no sexo feminino (2F : 1M)	Mais rara do que a monossomia 5p; igual para ambos os sexos	Maior no sexo feminino (5F : 1M)	Variável
Expectativa de vida	Variável; muitos chegam à idade adulta, mas com envelhecimento precoce	Variável	Variável	Variável; muitos chegam à idade adulta
Neurológica	Deficiência mental grave, deficiência neuromotora, hipotonia na criança, hipertonia no adulto	Deficiência mental grave, deficiência neuromotora e do crescimento, convulsões, hipotonia	Deficiência mental variável, convulsões, autismo	Deficiência mental grave, deficiência neuromotora e do crescimento, hipertonia, convulsões, surdez de condução
Cabeça	Microcefalia, "cara de lua", expressão de alerta, cabelos grisalhos, epicanto, fendas palpebrais antimongoloides, hipertelorismo ocular, estrabismo, retro ou micrognatia, palato ogival, orelhas dismórficas, com ou sem baixa implantação; choro característico, que lembra o miado do gato, devido à laringe hipoplásica; dificuldade de sucção e deglutição, fissura labial, dentes projetados para frente, ponte nasal baixa, perda parcial da audição	Microcefalia, protuberâncias frontais, nariz com ponta e raiz largas, glabela proeminente, semelhante à face de elmo de guerreiro grego; hipertelorismo ocular, coloboma da íris, ptose palpebral, palato ogival, fissura labiopalatina esporádica; defeitos na linha central do couro cabeludo, micrognatia, orelhas grandes, dismórficas, com apêndices pré-auriculares, hipodontia ou dentes fusionados, estrabismo, perda da audição	Microcefalia, epicanto, estrabismo, cabelos com baixa implantação na nuca (como na síndrome de Turner), orelhas grandes, dismórficas e de baixa implantação, boca larga com cantos voltados para baixo	Microcefalia, com afundamento central da face (traço característico), hipertelorismo, coloboma da íris, nariz pequeno, boca de carpa, orelhas dismórficas, com implantação normal; nistagmo: palato estreito
Tronco	Cardiopatias congênitas em 30% dos casos; anormalidades esqueléticas (escoliose, deslocamento do quadril e hérnia), constipação crônica	Cardiopatias congênitas em 40% dos casos; hipospadia, costelas supernumerárias e alterações renais e da coluna vertebral; atraso do desenvolvimento ósseo	Tórax largo, hipertelorismo mamilar, diástase do reto, hérnias, deficiência de crescimento	Cardiopatias congênitas em 40% dos casos; hipertelorismo mamilar, defeitos nos genitais e na articulação dos quadris, baixa estatura

(continua)

Tabela 4.9 Características de outras síndromes cromossômicas autossômicas: MONOSSOMIAS (*continuação*)

Área / Síndrome	Monossomia 5p	Monossomia 4p	Monossomia 18p	Monossomia 18q
Membros	Membros malformados, com clinodactilia, zigodactilia e sindactilia	Pés tortos, dedos e unhas malformados	Pernas afastadas e tronco inclinado para a frente, quando de pé; mãos curtas e largas, clinodactilia do 5º dedo, linfedema (como na síndrome de Turner)	Malformações diversas dos membros superiores e inferiores; dedos longos e pontiagudos (em gota d'água), pés tortos, depressões nos nós dos dedos, cotovelos e joelhos
Dermatóglifos	Linha simiesca completa ou incompleta, trirrádio axial bastante distal, verticilos aumentados, com alta contagem de cristas	Trirrádio axial distal, com baixa contagem de cristas; grande número de arcos	Linha simiesca	Alta contagem de cristas com muitos verticilos

Fonte: Passarge,[2] Nussbaum e colaboradores,[5] Klug e colaboradores,[13] Beiguelman,[14] Jones,[15] Nora e Fraser,[16] Lima,[17] Vogel e Motulsky[18] e OMIM.[19]

Tabela 4.10 Características das principais síndromes cromossômicas sexuais

Área / Síndrome	Turner	Klinefelter e variantes	Triplo X e variantes	Duplo Y e variantes
Cariótipo	45,X	47,XXY	47,XXX	47,XYY
Anomalia cromossômica	Aneuploidia do par sexual; em cerca de 80%, o único cromossomo X é de origem materna, ocorrendo a não disjunção na meiose paterna; em torno de 20% por não disjunção na meiose materna ou nas divisões pós-zigóticas; além da não disjunção cromossômica, pode haver perda de um cromossomo na anáfase; 60% dos casos são 45,X; mais de 25% são mosaicos (46,XX/45,X ou 46,XX/47,XXX); o restante das mulheres com essa síndrome apresenta cromossomos X estruturalmente anormais, como cromossomo em anel derivado tanto do X quanto do Y [46,X, r(X) ou r(Y)], isocromossomo do braço longo do X (46,X, i (Xq), deleção do braço curto ou longo (46,XXp–/q–) e pequenos fragmentos cêntricos	Aneuploidia do par sexual; 60% originam-se por não disjunção na meiose materna ou nas divisões pós-zigóticas; 40% por não disjunção na meiose paterna; 15% são mosaicos (46,XY/47,XXY)	Aneuploidia do X; originam-se por não disjunção meiótica paterna ou materna, ou não disjunção pós-zigótica	Aneuploidia do Y; todos originam-se por não disjunção na meiose II paterna
Frequência	1/2.500 a 1/6.000 recém-nascidos do sexo feminino; independe da idade materna	1/700 a 1/850 recém-nascidos do sexo masculino; aumenta com a idade materna	1/1.000 recém-nascidos do sexo feminino	1/800 a 1/900 recém-nascidos do sexo masculino; aumenta com a idade paterna

(*continua*)

Tabela 4.10 Características das principais síndromes cromossômicas sexuais (*continuação*)

Área / Síndrome	Turner	Klinefelter e variantes	Triplo X e variantes	Duplo Y e variantes
Fenótipo	Feminino; cromatina X negativa; cromatina Y negativa	Masculino; cromatina X positiva; cromatina Y positiva	Feminino; cromatina X positiva; cromatina Y negativa	Masculino; cromatina X negativa; cromatina Y positiva
Neurológica	Bom desenvolvimento intelectual, com deficiências específicas (dificuldades na percepção espacial, matemática e fluência verbal); imaturidade emocional	Desenvolvimento intelectual regular a bom, com deficiências específicas (dificuldades verbais, leitura e escrita, na memória a curto prazo, desatenção, incoordenação motora); passividade, dificuldade em organizar as rotinas diárias, falta de persistência; às vezes, desenvolvimento intelectual subnormal e comportamento sociopatológico	Deficiência mental leve (65% dos casos); dificuldades verbais e na memória e curto prazo; incoordenação motora leve, desatenção, imaturidade social	Deficiência mental moderada, que contribui para o comportamento agressivo que apresentam; dificuldades verbais, possível incoordenação motora fina e problemas de conduta, crises convulsivas e anormalidades eletroencefalográficas
Cabeça	Fácies característica, pregas epicânticas, ptose palpebral ocasional, raro hipertelorismo ocular, boca de tubarão (maxila estreita e mandíbula pequena), orelhas normais, às vezes proeminentes; nevos pigmentados frequentes, pescoço alado em 50% dos casos, implantação baixa dos cabelos na nuca	Ausência de barba; aspecto eunucoide	Pregas epicânticas	Orelhas anormais, dermatites frequentes e problemas dentários
Tronco	Tórax largo, em escudo ou barril; hipertelorismo mamilar, mamas pouco desenvolvidas, cardiopatias em 35% dos casos (mais frequente: coartação da aorta); disgenesia ovariana (ovários em fita), com infertilidade, infantilismo sexual, amenorreia primária, aumento de gonadotrofinas e diminuição de estrogênios e 17-cetosteroides	Ausência de pelos no corpo; ginecomastia (25% dos casos), testículos pequenos (com menos de 2 cm), hialinização dos túbulos seminíferos, azoospermia ou oligospermia, infertilidade, características sexuais secundárias pouco desenvolvidas, excreção excessiva de gonadotrofinas	Esterilidade em alguns casos	Hérnia inguinal, hipogonadismo frequente, hipospadia, subfertilidade
Membros	*Cubitus valgus*, linfedema do dorso das mãos e dos pés na infância, unhas distróficas, clinodactilia do 5º dedo, exostose tibial média	Pernas muito longas, osteoporose, clinodactilia do 5º dedo	Clinodactilia do 5º dedo	Artropatias, sinostose radioulnar, clinodactilia do 5º dedo
Dermatóglifos	Tirrádio axial distal (20-30% dos casos); alta contagem de cristas	Baixa contagem de cristas e excesso de arcos	Excesso de arcos e alças radiais	Contagem de cristas anormal ou levemente reduzida
Estatura	Baixa	Alta	Alta	Alta

(*continua*)

Tabela 4.10 Características das principais síndromes cromossômicas sexuais (*continuação*)

Área / Síndrome	Turner	Klinefelter e variantes	Triplo X e variantes	Duplo Y e variantes
Observações	Expectativa de vida normal, podendo ser alterada por doença cardiovascular ou renal. Apresentam taxa de maturação mais rápida do que as mulheres normais, o que é mostrado por sua dentição e dermatóglifos. Menor especialização hemisférica cerebral; déficit espacial pode resultar do crescimento acelerado, causado pela ausência de um cromossomo X. Não têm risco maior do que o da população normal de apresentarem problemas de aprendizagem ou psiquiátricos	Diagnóstico geralmente feito na adolescência ou vida adulta. Maior especialização hemisférica cerebral, com função espacial normal, mas com déficits de linguagem e problemas de aprendizagem (na leitura e na escrita, mas não na matemática). Problemas psiquiátricos em 15 a 25% dos casos. Os quadros clínicos afins, com acréscimos de cromossomos X e Y, têm fenótipos variantes de Klinefelter, com maior grau de anomalias e deficiência mental, quanto maior for o número de X adicionais	Peso baixo ao nascer. Quanto maior o número de cromossomos X, maior o grau de deficiência mental e incidência de malformações. Problemas emocionais e psiquiátricos são apresentados por 25% dos casos	Apresentam problemas de comportamento e dificuldades de relacionamento com as pessoas
Variantes		48,XXXY: cromatina X positiva (2); menor grau de desenvolvimento sexual e maior deficiência mental; algumas manifestações da síndrome: 49,XXXXY: cromatina X positiva (3); padrão diferente do da síndrome de Klinefelter, assemelhando-se à síndrome de Down; frequência rara, deficiência mental grave e diagnóstico na lactância e infância	Tetra X (48,XXXX): cromatina X positiva (3); deficiência mental aumentada, sem sinais físicos indicadores, a não ser, eventualmente: face ovalada e fendas palpebrais mongoloides. Penta X (49,XXXXX): cromatina X positiva (4); alterações físicas comuns a outras cromossomopatias: hipertelorismo ocular, fendas palpebrais mongoloides, baixa implantação das orelhas, sinostose radioulnar e outras anomalias esqueléticas, cardiopatias congênitas	48,XYYY: cromatina Y positiva (3); deficiência mental e anomalias múltiplas; frequência rara

Fonte: Passarge,[2] Nussbaum e colaboradores,[5] Maluf e colaboradores,[8] Klug e colaboradores,[13] Beiguelman,[14] Jones,[15] Nora e Fraser,[16] Lima,[17] Vogel e Motulsky[18] e OMIM.[19]

Figura 4.30

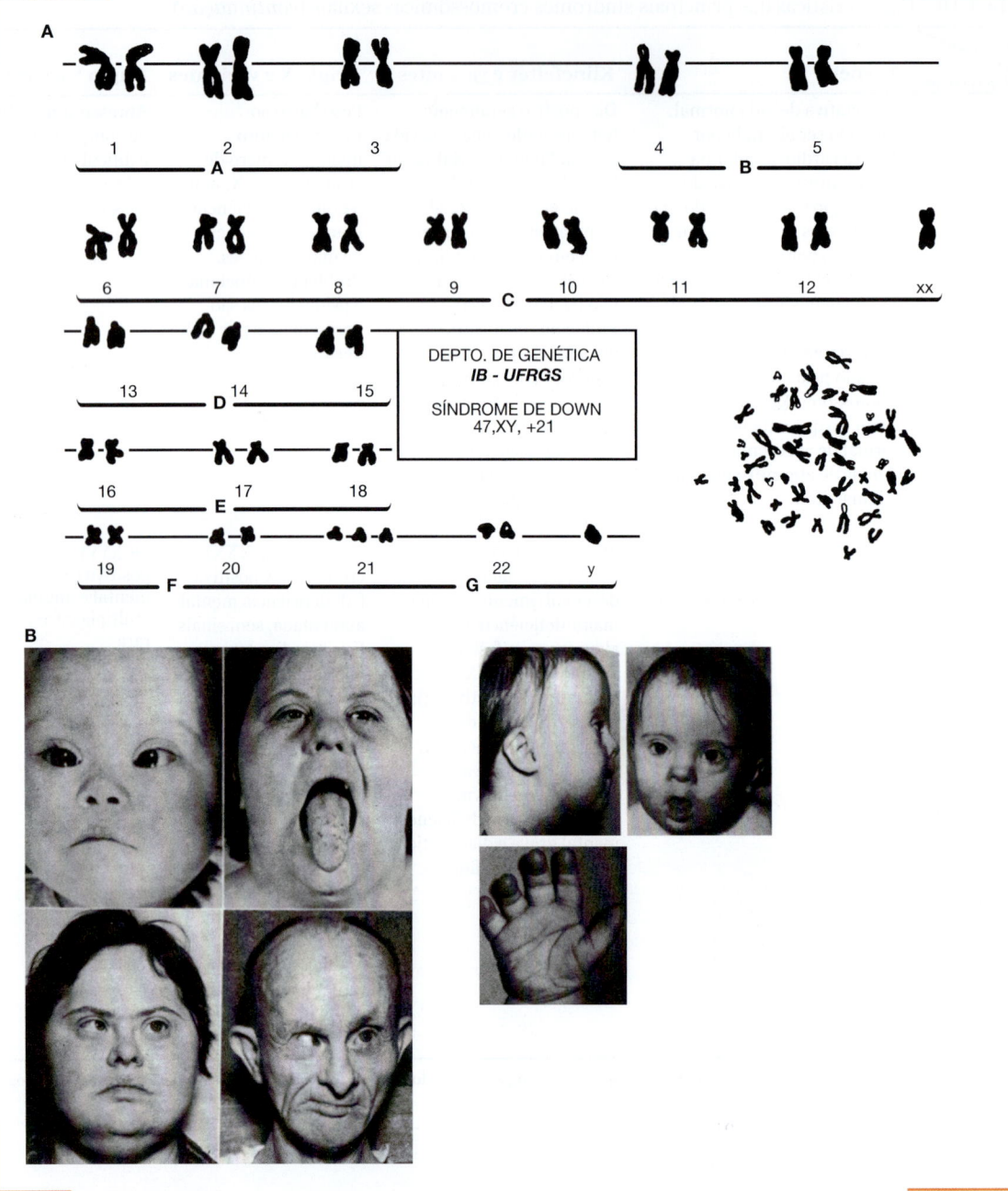

Síndrome de Down (trissomia livre do cromossomo 21). **A** – Cariograma cuja fórmula cariotípica é 47,XY, +21 (cedido pelo então Serviço de Aconselhamento Genético do Departamento de Genética da UFRGS). **B** – Fotos de pacientes com diferentes idades, mostrando as características típicas dessa síndrome: ponte nasal baixa, fissuras palpebrais oblíquas, pregas epicânticas, língua protrusa e fissurada, orelhas de baixa implantação e malformadas, fácies achatada, mãos e dedos curtos e largos, evidenciando clinodactilia do 5º dedo decorrente de aplasia de sua falange média.

Fonte: Jones[15] e Goodman e Gorlin.[20]

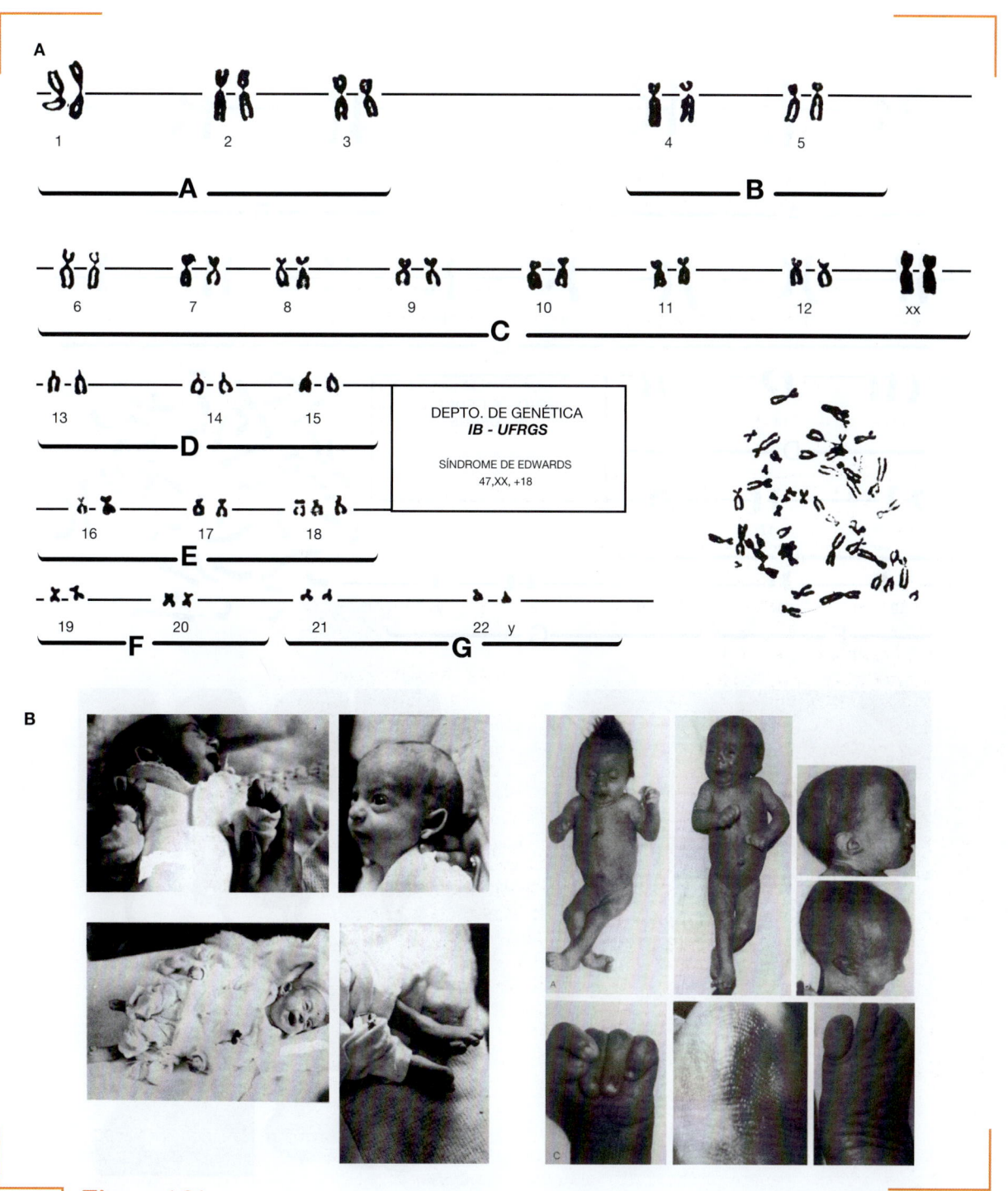

Figura 4.31

Síndrome de Edwards (trissomia do cromossomo 18). **A** – Cariograma de uma menina cuja fórmula cariotípica é 47,XX, +18 (cedido pelo então Serviço de Aconselhamento Genético do Departamento de Genética da UFRGS). **B** – Fotos de crianças mostrando as características típicas dessa síndrome: occipúcio proeminente, boca pequena, orelhas de baixa implantação e malformadas, dedos das mãos superpostos (indicador superposto ao 3º dedo), hipertonia evidente nas mãos cerradas e nas pernas cruzadas, retroflexão do hálux.

Fonte: Jones.[15]

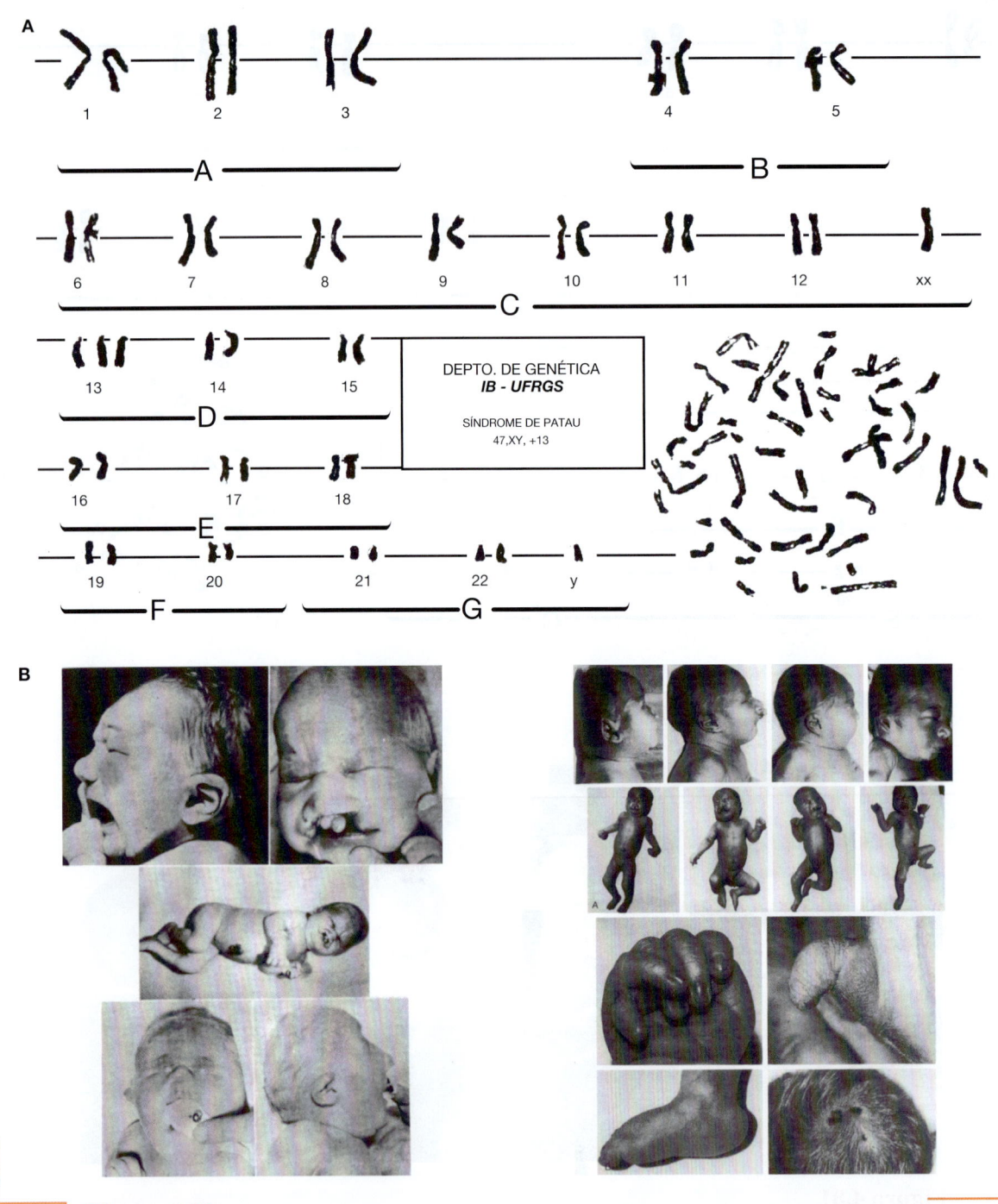

Figura 4.32

Síndrome de Patau (trissomia do cromossomo 13). **A** – Cariograma de um menino cuja fórmula cariotípica é 47,XY, +13 (cedido pelo então Serviço de Aconselhamento Genético do Departamento de Genética da UFRGS). **B** – Fotos de crianças mostrando as seguintes características: microcefalia, orelhas de baixa implantação e malformadas, fissura labial bilateral, microftalmia, unhas das mãos estreitas e hiperconvexas, escroto anormal, calcanhar proeminente, lesões no couro cabeludo posterior e posição característica dos dedos das mãos.

Fonte: Jones[15] e Goodman e Gorlin.[20]

Figura 4.33

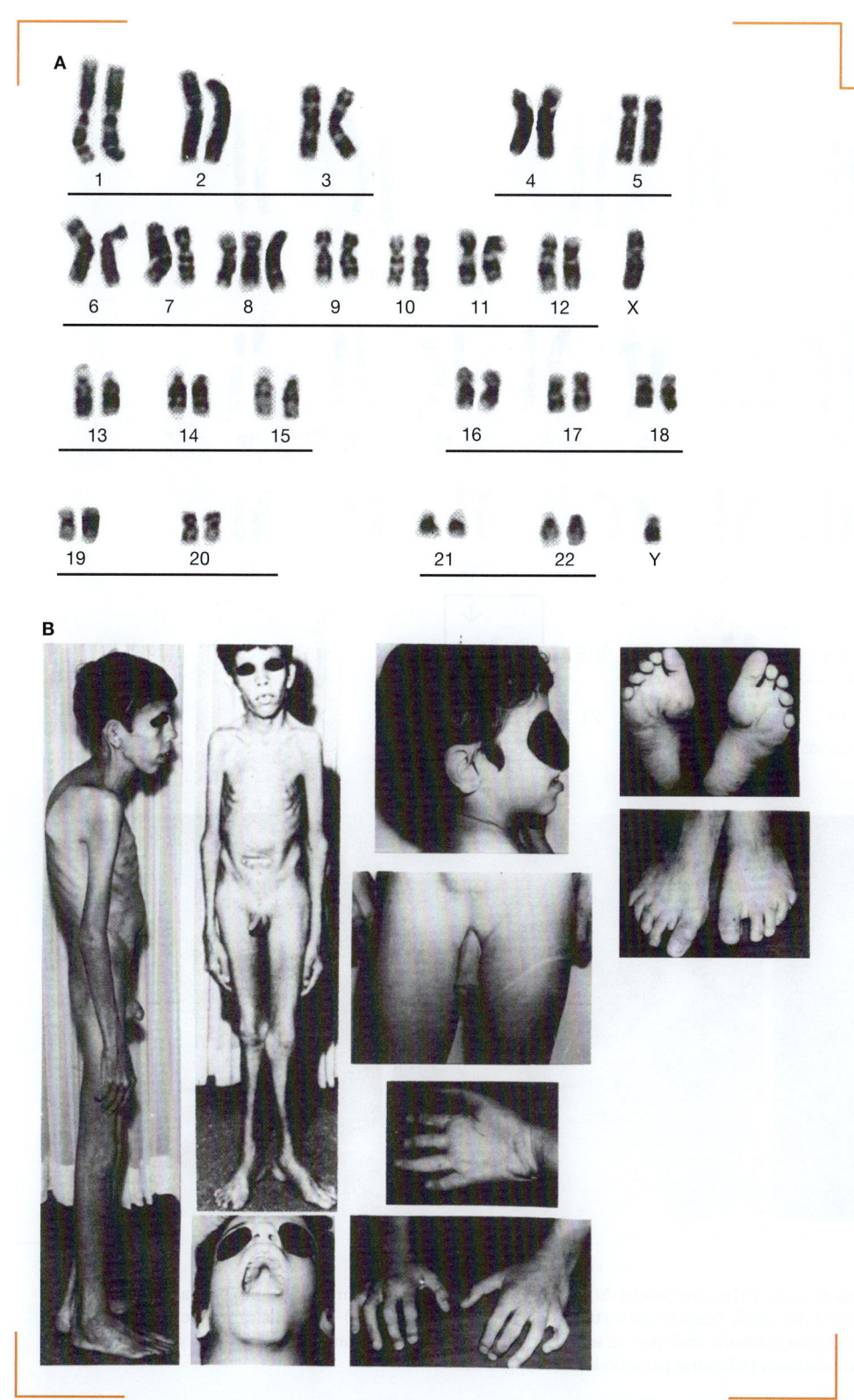

Síndrome da trissomia do cromossomo 8. **A** – Cariograma de um menino cuja fórmula cariotípica é 47,XY, +8; cromossomos identificados pelas bandas G. **B** – Fotos de pacientes, evidenciando rosto alongado, orelhas dismórficas, palato ogival, ombros estreitos, alterações da coluna vertebral, criptorquidia, mãos em garra, pés com arco muito alto e grande distância entre o hálux e o 2º artelho.

Fonte: Beiguelman.[14]

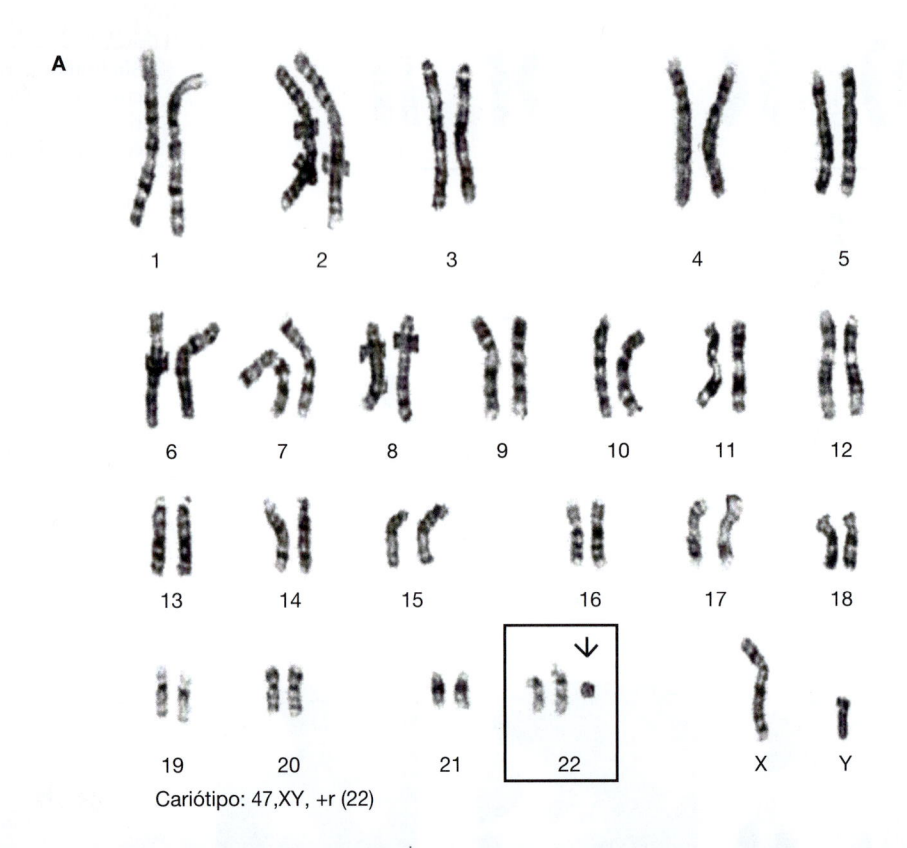

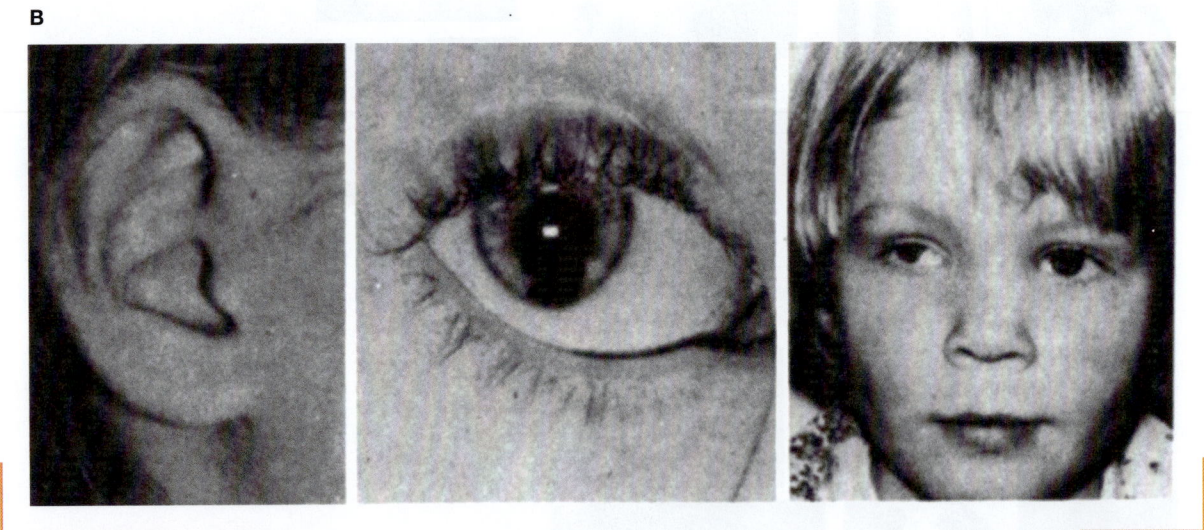

Figura 4.34

Síndrome do "olho-de-gato" (trissomia parcial do cromossomo 22). **A** – Cariograma bandeado (bandas G) de um menino, mostrando uma deleção do braço longo do terceiro cromossomo 22 (+22q-) – fórmula cariotípica: 47,XY, +22q-. **B** – Fotografias da criança afetada, onde podem ser observados sulco pré-auricular, orelhas malformadas, coloboma da íris (daí o nome da síndrome) e fissuras palpebrais antimongoloides.

Fonte: Fraser e Nora.[21]

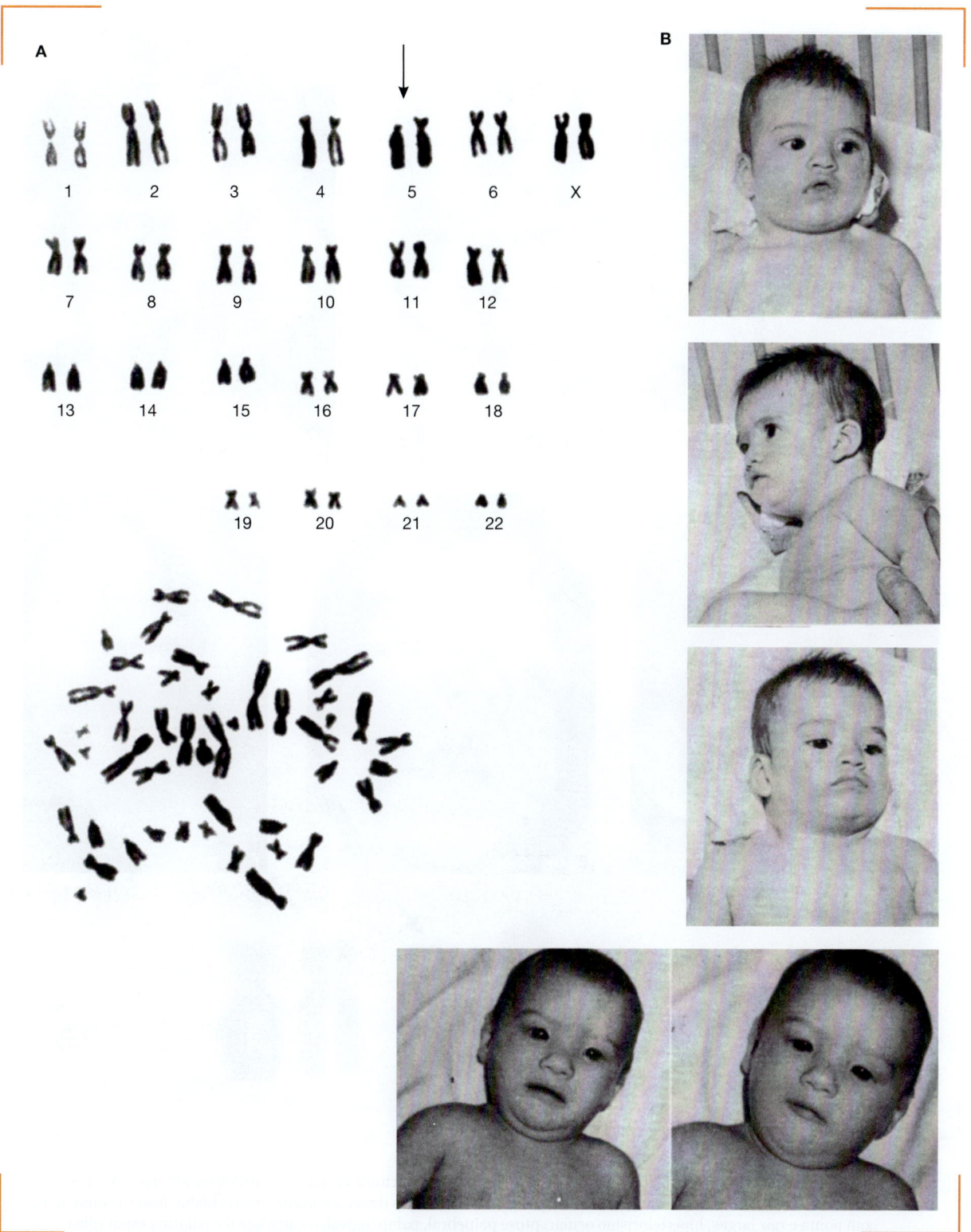

Figura 4.35

Síndrome do "miado-do-gato" (deleção parcial do braço curto do cromossomo 5). **A** – Cariograma de uma menina, cuja fórmula cariotípica é 46,XX, 5p-. (Fonte: Burns, 1976.) **B** – Fotos de crianças mostrando as seguintes características: fácies arredondada, hipertelorismo ocular, fissuras palpebrais oblíquas (antimongoloides), orelhas de baixa implantação e malformadas, pregas epicânticas e nariz achatado.

Fonte: Goodman e Gorlin.[20]

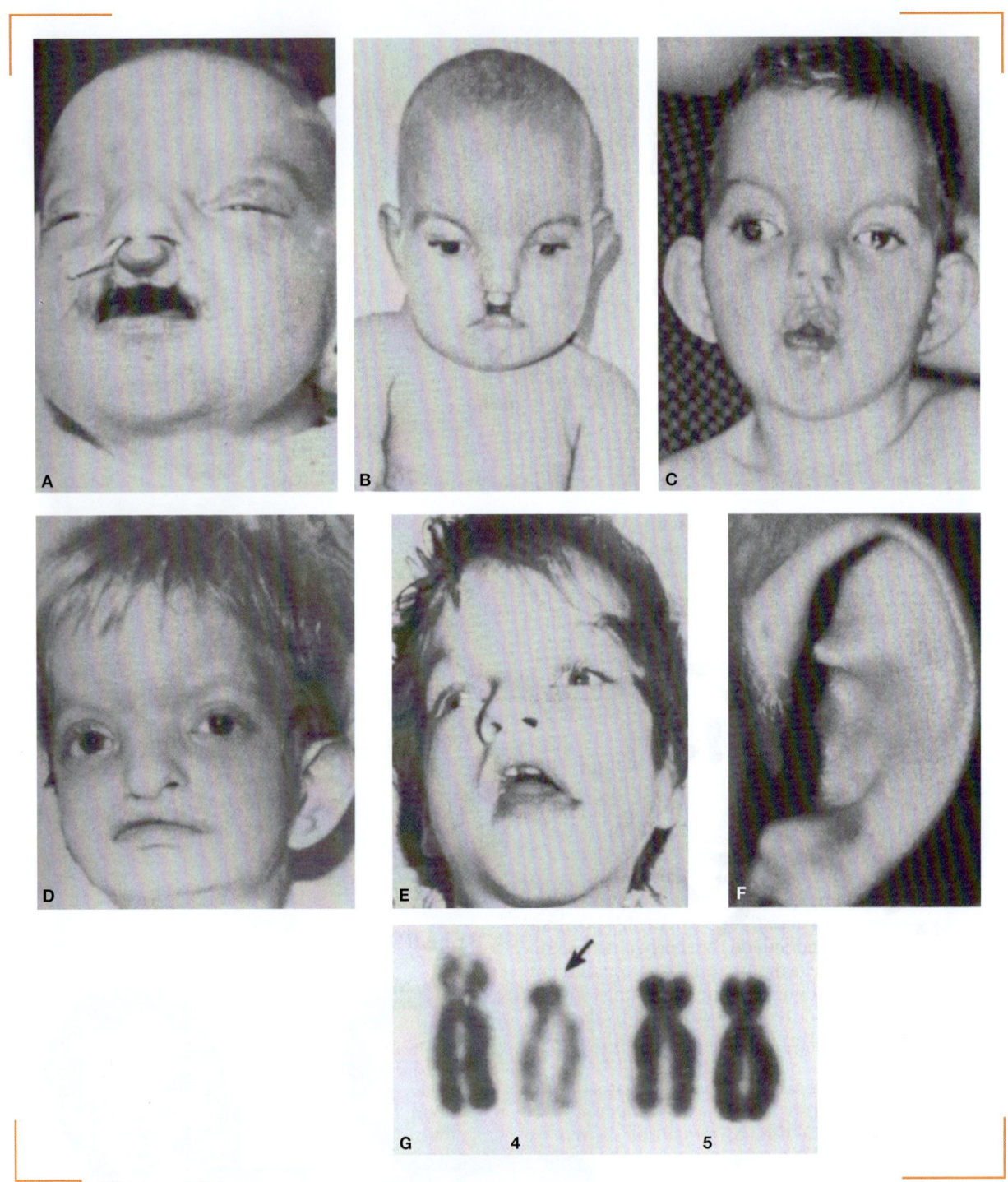

Figura 4.36

Síndrome 4p- (deleção parcial do braço curto do cromossomo 4; fórmula cariotípica: 46,XX ou XY, 4p-). **A** a **F** – Crianças de diferentes idades apresentando algumas características dessa síndrome: microcefalia, bossa frontal, nariz com ponta e raiz largas, hipertelorismo ocular, ptose palpebral, palato ogival, fissura labial e palatina esporádica, micrognatia, orelhas grandes e dismórficas, de implantação baixa e com apêndices pré-auriculares. **G** – Detalhe mostrando os pares cromossômicos 4 e 5, assinalada com uma seta a deleção parcial do braço curto do cromossomo 4.

Fonte: Jones.[15]

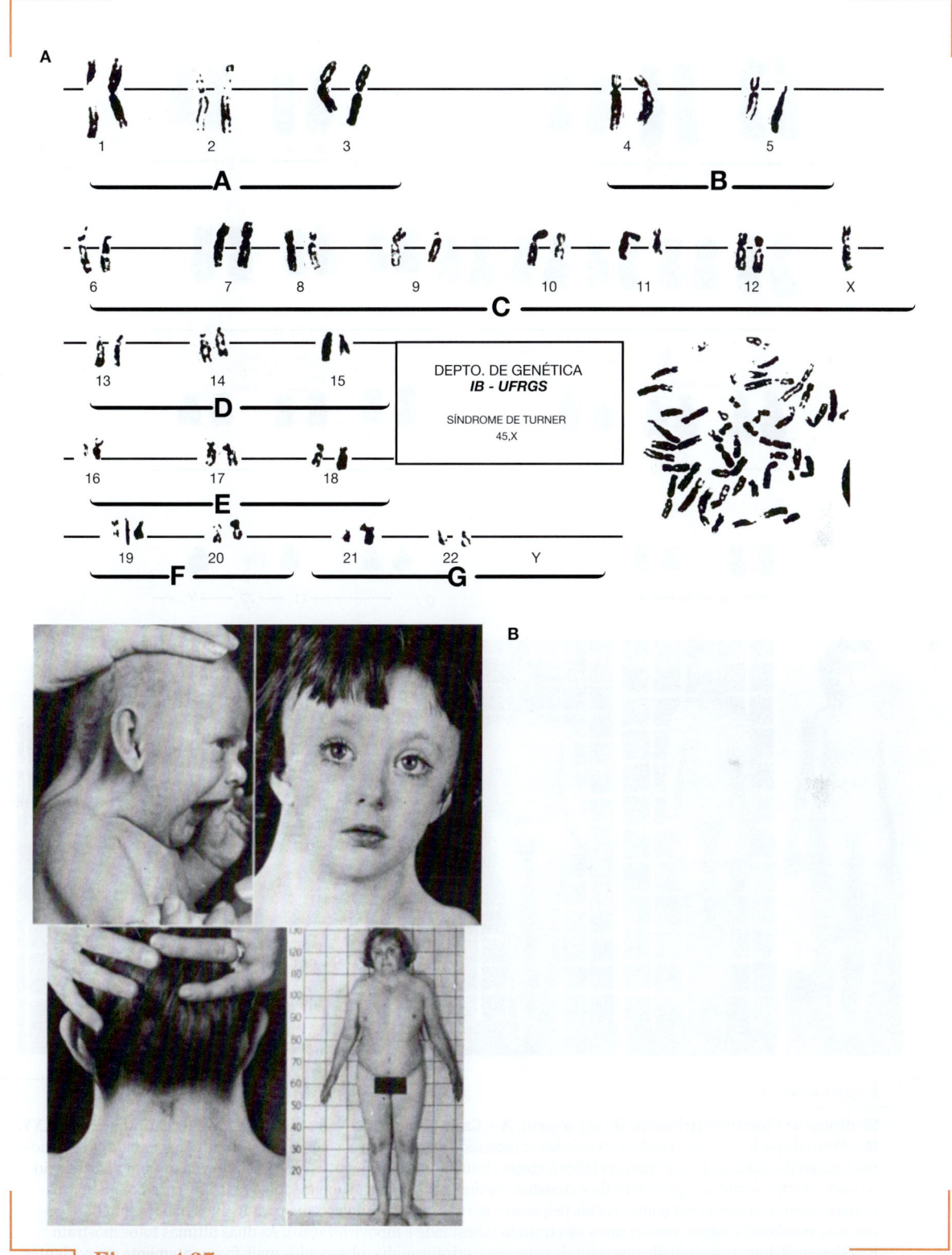

Figura 4.37

Síndrome de Turner (monossomia do cromossomo X). **A** – Cariograma de uma menina cuja fórmula cariotípica é 45,X (cedido pelo então Serviço de Aconselhamento Genético do Departamento de Genética da UFRGS). **B** – Fotos mostrando várias características dessa síndrome: pescoço alado, baixa implantação dos cabelos na região da nuca, face triangular, hipertelorismo ocular e mamilar, tórax em barril, mamas pouco desenvolvidas e *cubitus valgus*.

Fonte: Goodman e Gorlin.[20]

Figura 4.38

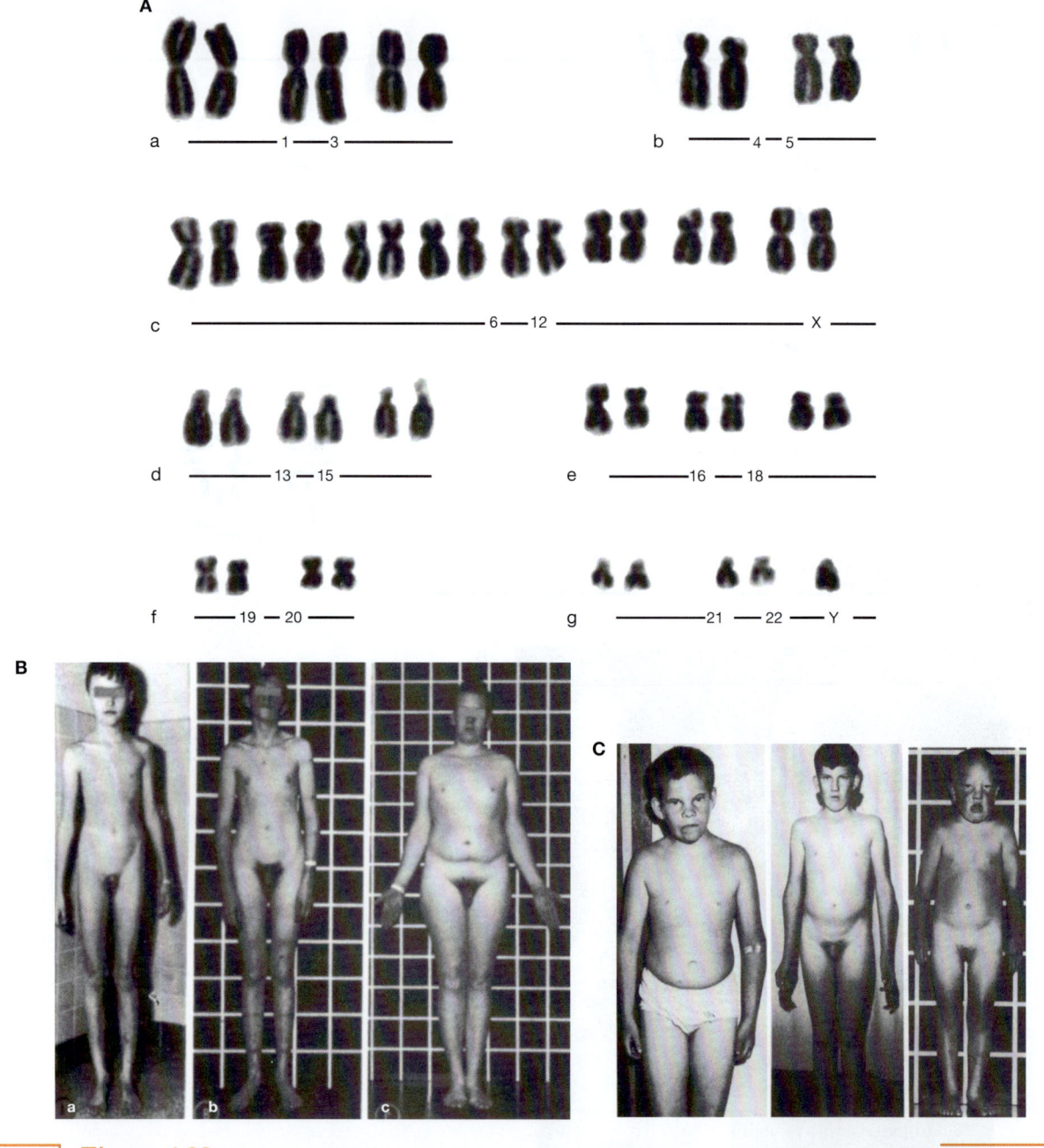

Síndrome de Klinefelter (trissomia do par sexual). **A** – Cariograma de um indivíduo cuja fórmula cariotípica é 47,XXY. **B** – Fotos de pacientes mostrando as seguintes características: estatura elevada (comprimento dos membros superiores é maior do que a distância troncocefálica), corpo eunucoide, pênis pequeno, escassa pilosidade, com distribuição pubiana do tipo feminino, ginecomastia e sinostose radiulnar. As três primeiras fotos (a, b e c) correspondem, respectivamente a: criança com 9 anos (pênis pequeno e pernas longas), adolescente com 16 anos não tratado (ginecomastia e escoliose) e adulto com 21 anos não tratado (obesidade e hipovirilização). As duas últimas fotos mostram hipodesenvolvimento acentuado dos genitais externos e criptorquidia, observados mais frequentemente em pacientes com fórmulas cariotípicas 48,XXXY e 49,XXXXY. **C** – Meninos na pré-adolescência e na adolescência com síndrome 48,XXXY, que apresentam baixa estatura, dismorfia facial e embotamento mental; à direita, menino de 6 anos de idade, com síndrome 49,XXXXY, apresentando hipogonadismo mais grave e características semelhantes às da síndrome de Down.

Fonte: Beiguelman[14] e Jones.[15]

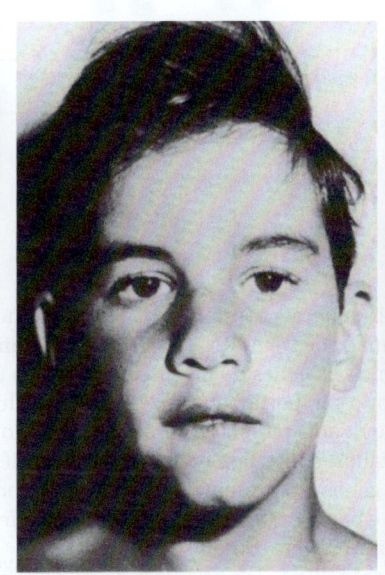

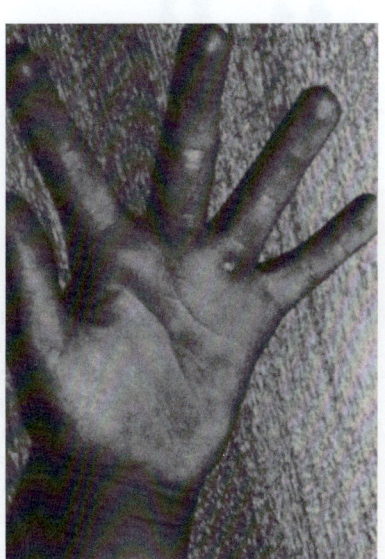

Figura 4.39

Síndrome do duplo Y (síndrome XYY; trissomia do par sexual). **A** – Cariograma de um homem com fórmula cariotípica 47,XYY. **B** – Fotos de um menino de 8 anos, avaliado por problemas comportamentais e mau desempenho escolar, mostrando glabela proeminente, face alongada e dedos longos.

Fonte: Beiguelman.[14]

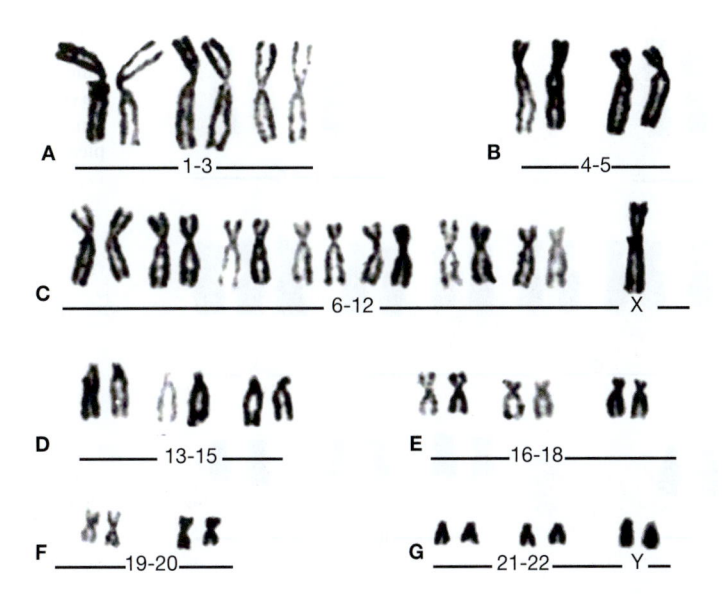

Figura 4.40

Síndrome do triplo X (trissomia do cromossomo X). Cariograma de uma mulher cuja fórmula cariotípica é 47,XXX.

Fonte: Beiguelman.[14]

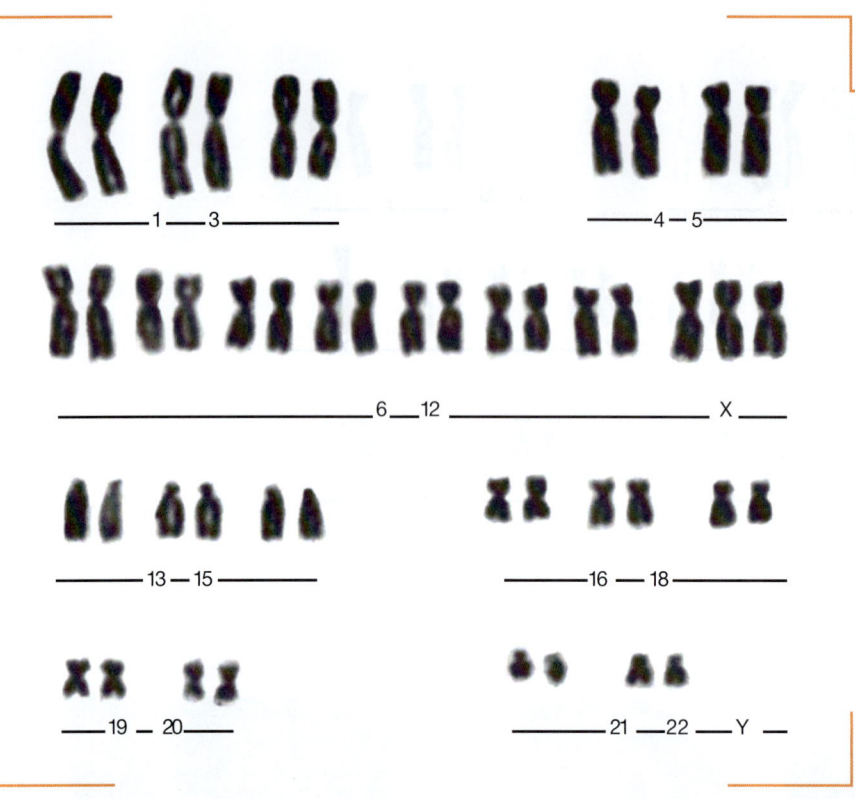

⚠ Resumo

Os cromossomos são estruturas autoduplicadoras, tendo uma organização complexa, formada de DNA, RNA, proteínas básicas e ácidas e contendo os genes do organismo. Para compreender melhor o comportamento do material genético (cromossomos), dois momentos da vida da célula podem ser focalizados: a interfase e a metáfase. Na interfase, o material genético apresenta-se como filamentos emaranhados e bem-corados, formando a cromatina, que pode se apresentar sob dois aspectos: a eucromatina e a heterocromatina.

A eucromatina apresenta fibras menos condensadas e coloração uniforme durante a interfase; a heterocromatina corresponde a regiões cromossômicas mais densamente espiralizadas e, consequentemente, coradas com mais intensidade. O material genético está organizado de modo a que ambos os estados alternativos possam ser mantidos lado a lado na cromatina, permitindo a ocorrência de trocas cíclicas no empacotamento da eucromatina entre a interfase e a divisão.

A heterocromatina pode ser constitutiva ou facultativa. A constitutiva consiste em regiões especiais que, em geral, não se expressam e correspondem a regiões de DNA altamente repetitivo. A heterocromatina facultativa resulta da inativação de cromossomos inteiros de uma linhagem celular.

Os cromossomos só podem ser visualizados durante a metáfase da divisão celular quando estão condensados ao máximo. Nessa fase, apresentam-se formados por duas cromátides, unidas pelo centrômero ou constrição primária. Essas duas cromátides, geneticamente idênticas, são produtos da replicação ocorrida no período S do ciclo celular, sendo chamadas de cromátides-irmãs.

O desenvolvimento de técnicas citogenéticas para estudo dos cromossomos permitiu a observação de cada cromossomo e a contagem do conjunto formado por 46 cromossomos ou 23 pares. Gradativamente, essas técnicas são aperfeiçoadas, permitindo um estudo cada vez mais minucioso dos cromossomos ou do material genético: trata-se das técnicas de bandeamento Q, G, R e C, entre outras, e ainda durante a metáfase da divisão mitótica, quando os cromossomos se apresentam espiralizados ao máximo e podem ser mais bem estudados. Porém, algumas técnicas permitem o exame dos cromossomos em prometáfase, possibilitando um maior grau de resolução nas bandas obtidas por diferentes técnicas de bandeamento. As principais técnicas utilizadas são bandas Q, G, R, C, NOR, T, microtécnica e bandeamento G de alta resolução.

As técnicas de citogenética molecular consistem no uso de FISH, sondas centroméricas, sondas de sequência única cromossomoespecíficas, sondas telomérticas, sondas para DNA-satélite, sondas para cromossomo inteiro, cariotipagem por espectro multicolorido, hibridização genômica comparativa e citometria de fluxo.

O número normal de cromossomos humanos é 46 ou 23 pares. Desses, 44 (ou 22 pares) são homólogos nos dois sexos – os autossomos. Os dois restantes são os cromossomos sexuais, que são homólogos na mulher (XX) e diferentes no homem (XY). Tais cromossomos contêm os genes responsáveis pela determinação do sexo.

Quanto à sua forma, os cromossomos metafásicos são constituídos por duas cromátides unidas pelo centrômero, ou constrição primária. O centrômero divide as cromátides em braços cromossômicos: p (braços curtos) e q (braços longos) e, de acordo com sua posição, os cromossomos humanos são classificados em três tipos: metacêntricos, submetacêntricos e acrocêntricos. As extremidades dos braços cromossômicos são denominadas telômeros. Os cromossomos humanos acrocêntricos podem possuir uma constrição secundária no braço curto (p), que é responsável pela produção de nucléolos, sendo denominada, também, de região organizadora nucleolar.

Quanto ao tamanho, os cromossomos são considerados grandes, médios, pequenos e muito pequenos, sendo classificados, em ordem decrescente de tamanho, em sete grupos denominados A a G e numerados, aos pares, de 1 a 22, além dos cromossomos sexuais, que podem ser classificados à parte ou nos respectivos grupos originais. Hoje em dia, é utilizada uma abordagem computadorizada que produz um esquema ou mapa cromossômico em minutos, substituindo o método de recorte e colagem pelo de cariotipagem. A análise cromossômica tornou-se altamente refinada, com descrições cada vez mais informativas, incluindo resultados de análise molecular e permitindo a realização de uma análise cromossômica em muito menos tempo e com maior acuidade.

Os cromossomos humanos X e Y surgiram por evolução de um par cromossômico ancestral. No cromossomo X, foram conservadas várias características estruturais e genes originalmente presentes, ao contrário do cromossomo Y, que sofreu mudanças consideráveis. Os cromossomos X e Y contêm segmentos de DNA homólogos em ambas as extremidades, as regiões pseudoautossômicas. Essa homologia ocorre sobretudo no braço curto distal de ambos. O estudo específico dos cromossomos X e Y consiste no que é chamado sexo nuclear ou cromatina sexual do X e cromatina sexual do Y. As técnicas de cromatina sexual do X e do Y são técnicas simples e rápidas, que têm várias aplicações. Citologicamente, na interfase, a cromatina do X (ou corpúsculo de Barr) se apresenta como uma massa fortemente corada, aderida à membrana nuclear. Esse X é considerado geneticamente inativo, assim igualando, em ambos os sexos, a expressão de genes localizados no cromossomo X. O mecanismo pelo qual se dá essa compensação de dose é denominado hipótese de Lyon. O processo de inativação do X é realizado pela metilação diferencial e é iniciado por um gene, denominado *XIST*, que se localiza dentro do centro de inativação do Xq. As principais consequências clínicas e genéticas da inativação do X são compensação de dose, mosaicismo, variabilidade de expressão em mulheres heterozigotas para genes localizados no cromossomo X, detecção de mulheres heterozigotas e heterozigotas manifestas. A cromatina do Y pode ser visualizada citologicamente em células interfásicas de indivíduos portadores de pelo menos um cromossomo Y.

As principais notações para descrever ou referir as anormalidades cromossômicas são mostradas na Tabela 4.3 e obedecem à Convenção de Paris, de 1961, sendo posteriormente atualizadas de acordo com os crescentes conhecimentos da citogenética.

As alterações cromossômicas são desvios patológicos do número e da estrutura normais dos cromossomos humanos. As principais causas dessas alterações são idade materna avançada, predisposição genética para a não disjunção, radiações, drogas e vírus.

Além das alterações cromossômicas abordadas no Capítulo 2, alguns aspectos especiais são abordados neste capítulo, como translocações robertsonianas ou fusões cêntricas, cariótipos variantes da síndrome de Turner (p. ex., isocromossomos e cromossomos em anel) e sítios frágeis.

Entre as alterações cromossômicas, pode-se citar o mosaicismo e o quimerismo. Mosaicismo é a ocorrência de dois ou mais cariótipos diferentes em um mesmo indivíduo, e quimerismo é a ocorrência, em um mesmo indivíduo, de duas ou mais linhagens celulares geneticamente diferentes, derivadas de mais de um zigoto. As quimeras são de dois tipos: *quimera dispérmica* e *quimera sanguínea*.

As alterações cromossômicas são causas importantes de abortos espontâneos; em 50 a 60% dos abortos espontâneos, que ocorrem da 8^a à 14ª semana de gestação, existe uma alteração cromossômica fetal com trissomias e monossomias. Em recém-nascidos, a incidência de alterações cromossômicas é bastante baixa (0,5 a 1%), alcançando 5% se forem considerados os natimortos.

As principais cromossomopatias são mostradas nas Tabelas 4.7 a 4.10. Várias alterações cromossômicas autossômicas são responsáveis por síndromes clínicas com fenótipos variados. Algumas características fenotípicas estão presentes em quase todas as cromossomopatias; esses sinais comuns podem ser expressos desde uma forma mais leve até uma mais grave. Por outro lado, cada alteração cromossômica determina um conjunto de características que lhe é peculiar. As aneuploidias dos cromossomos sexuais mostram algumas diferenças marcantes em relação às aneuploidias autossômicas. As síndromes de microdeleções são síndromes displásicas devido a deleções submicroscópicas. As Figuras 4.36 a 4.46 mostram exemplos de algumas das síndromes mais conhecidas, bem como de seus respectivos cariótipos.

Teste seu conhecimento

1. Conceitue cromossomo e correlacione essa estrutura em dois momentos da vida celular: a interfase e a metáfase.
2. Caracterize a cromatina: sua composição química, aspecto e grau de espiralização durante o ciclo celular.
3. Discuta a organização da cromatina no nível de microscopia eletrônica. Observe a Figura 4.1.
4. Qual é a melhor fase para o estudo dos cromossomos humanos? Explique resumidamente como são obtidos os cromossomos nessa fase.
5. (a) Como são classificados os cromossomos humanos? Explique: (b) O que é cariótipo? (c) Como se obtém um cariograma?
6. Qual é a importância das técnicas de bandeamento para o estudo cromossômico?
7. Quais as principais técnicas de citogenética molecular?
8. Que tipos de alterações podem apresentar os cromossomos em geral?
9. Das alterações discutidas na Questão 8, quais são, em sua opinião, as mais prejudiciais para a nossa espécie? Por quê?
10. Indique três causas de alterações cromossômicas e sua relação com os abortos espontâneos.
11. Quais as características fenotípicas que são, em geral, comuns às cromossomopatias autossômicas? Veja o Quadro 4.2.
12. Quais as principais indicações para o estudo cromossômico?
13. Compare os tempos relativos de sobrevivência de indivíduos com síndrome de Down, síndrome de Patau e síndrome de Edwards. Especule sobre a razão de existirem tais diferenças.
14. O que são sítios frágeis e qual sua relação com fenótipos anormais?
15. No que consistem as síndromes de microdeleções e quais as suas consequências fenotípicas? Comente dois exemplos.

Exercícios

1. Descreva a cromatina sexual do X e a cromatina sexual do Y quanto a (a) ocorrência; (b) tipos de células encontradas; (c) número por célula; (e) importância.
2. Esquematize a segregação de um par de cromossomos (a) em uma meiose normal; (b) na ocorrência de não disjunção na 1ª divisão da meiose; e (c) na 2ª divisão da meiose.
3. Uma mulher de 39 anos teve um filho com síndrome de Down. O cariótipo da criança revelou ser do tipo 47,XY,+21. Qual seria (a) a informação dada a essa senhora quanto ao risco de recorrência na prole afetada; (b) a informação seria a mesma se o cariótipo da criança revelasse ser ela portadora de uma translocação D/G?
4. Um homem fenotipicamente normal apresenta 45 cromossomos, com um isocromossomo do par 21. Casa-se com uma mulher com cariótipo normal. Qual seria a frequência esperada de filhos aneuploides na descendência desse casal?
5. Responda: (a) que tipos de gametas e em que proporções uma mulher com cariótipo 47,XXX formaria, teoricamente; (b) quais os cariótipos e fenótipos teóricos na descendência de sua progênie? *(Na prática, uma mulher 47,XXX quase sempre tem apenas filhos com cariótipo normal.)*
6. Uma criança com 5 anos apresentou indícios precoces da síndrome de Turner, cujo cariótipo é 45,X. A análise cromossômica mostrou dois cariótipos: 46,XX e 45,X. Sugira um mecanismo para explicar esse mosaicismo.
7. Um mulher fenotipicamente normal tem 45 cromossomos. Um deles apresenta uma translocação robertsoniana formada pelos cromossomos 14 (a maior parte) e 21. Supondo que essa mulher seja casada com um homem cromossomicamente normal, discuta os possíveis resultados dessa translocação materna para a descendência desse casal.
8. Indique pelo menos três situações clínicas em que as alterações cromossômicas são importantes.
9. Considerando o Caso clínico deste capítulo, por que existe alguma coisa errada com a menina, se nas mulheres normais apenas um X é geneticamente ativo?
10. Indique os possíveis gametas, zigotos e crianças nativivas que uma mulher portadora de uma translocação 21/21, casada com um homem normal, poderá ter.
11. Qual é a diferença básica entre mosaicismo e quimerismo?

Referências

1. Read A, Donnai D. Genética clínica: uma nova abordagem. Porto Alegre: Artmed; 2008.
2. Passarge E. Genética: texto e atlas. 3. ed. Porto Alegre: Artmed; 2011.
3. Lewis R. Human genetics: concepts and applications. 2nd ed. Dubuque IR: Wm. C. Brown; 1997.
4. Mueller RF, Young ID. Emery's elements of medical genetics. 10th ed. Edinburg: Churchill Livingstone; 1998.
5. Nussbaum RL, McInnes RR, Willard HF. Thompson e Thompson: genética médica. 7. ed. Rio de Janeiro: Elsevier; 2008.
6. Caspersson T, Hultén M, Lindsten J, Zech L. Distinction between extra G-like chromosomes by quinacrine mustard fluorescence analysis. Exp Cell Res. 1970;63(1):240-3.
7. Passarge E. Genética: texto e atlas. 2. ed. Porto Alegre: Artmed; 2004.
8. Maluf SW, Riegel M, organizadoras. Citogenética humana. Porto Alegre: Artmed; 2011.
9. Jorde LB, Carey JC, Bamshad MJ, White RL. Genética médica. 2. ed. Rio de Janeiro: Guanabara Koogan; 2000.
10. Schröck E, du Manoir S, Veldman T, Schoell B, Wienberg J, Ferguson-Smith MA, et al. Multicolor spectral karyotyping of human chromosomes. Science. 1996;273(5274):494-7.
11. Hoffee P. Genética médica molecular. Rio de Janeiro: Guanabara Koogan; 2000.
12. Gelehrter TD, Collins FS, Ginsburg D. Principles of medical genetics. 2nd ed. Baltimore: Williams & Wilkins; 1998.
13. Klug WS, Cummings MR, Spencer CA, Palladino MA. Conceitos de genética. 9. ed. Porto Alegre: Artmed; 2010.
14. Beiguelman B. Genética médica: citogenética humana. Rio de Janeiro: Guanabara Koogan; 1982.
15. Jones KL. Smith: padrões reconhecíveis de malformações congênitas. 5. ed. São Paulo: Manole; 1998.
16. Nora JJ, Fraser FC. Genética médica. 2. ed. Rio de Janeiro: Guanabara Koogan; 1985.
17. Lima CP. Genética médica. São Paulo: Harper & Row; 1984.
18. Vogel F, Motulsky AG. Human genetics: problems and approaches. 3rd ed. Berlin: Springer; 1997.
19. OMIM: online Mendelian nheritance in man [Internet]. Bethesda: NCBI;c2012 [capturado em 25 ago. 2012]. Disponível em: http://www.ncbi.nlm.nih.gov/omim.
20. Goodman DW, Gorlin RJ. The faces in genetic disorders. Saint Louis: Mosby; 1970.
21. Fraser FC, Nora JJ. Genética humana. 2. ed. Rio de Janeiro: Guanabara Koogan; 1988.

Leituras recomendadas

Ferrás C, Fernandes S, Marques CJ, Carvalho F, Alves C, Silva J, et al. AZF and DAZ gene copy-specific deletion analysis in maturation arrest and Sertoli cell-only syndrome. Mol Hum Reprod. 2004;10(10):755-61.

Lewis R. Human genetics: concepts and applications. 4th ed. Boston: McGraw-Hill; 2001.

Passarge E. Atlas de poche de génétique. Paris: Médecine-Sciences; 1995.

Robinson WM, Borges-Osório MR. Genética para odontologia. Porto Alegre: Artmed; 2006.

Turnpenny P, Ellard S. Emery genética médica. 13. ed. Rio de Janeiro: Elsevier; 2009.

Capítulo 5

Herança Monogênica: Tipos e Variações na Expressão dos Genes

5.1 Conceitos gerais 145

5.2 Construção de genealogias 145
    5.2.1 Principais símbolos utilizados 146
    5.2.2 Vantagens oferecidas pela construção de genealogias 146

5.3 Tipos de herança 146
    5.3.1 Herança autossômica 146
        5.3.1.1 Herança autossômica dominante 147
        5.3.1.2 Herança autossômica recessiva 149
    5.3.2 Herança ligada ao sexo 156
        5.3.2.1 Herança recessiva ligada ao sexo 161
        5.3.2.2 Herança dominante ligada ao sexo 166

5.4 Tipos especiais de herança monogênica 169
    5.4.1 Alelos múltiplos 169
    5.4.2 Codominância 171
    5.4.3 Herança mitocondrial 171

5.5 Variações na expressão dos genes 171
    5.5.1 Penetrância reduzida 171
    5.5.2 Expressividade variável 172
    5.5.3 Pleiotropia 173
    5.5.4 Heterogeneidade genética: heterogeneidade de lócus e heterogeneidade alélica 174
    5.5.5 Características limitadas pelo sexo 179
    5.5.6 Características influenciadas pelo sexo 179
    5.5.7 Interação gênica não alélica 179
    5.5.8 Antecipação 180
    5.5.9 Impressão genômica e dissomia uniparental 181
    5.5.10 Idade de manifestação variável 184
    5.5.11 Fenocópia 186
        5.5.11.1 Ligação em *cis versus* ligação em *trans* 187
        5.5.11.2 Equilíbrio e desequilíbrio de ligação 189

Caso clínico

Joice, 2 anos, branca, filha de pais normais, foi levada ao pediatra por sua mãe, Margarida. O motivo da consulta foi uma avaliação de seu crescimento, pois Margarida, comparando-a com uma vizinha de mesma idade, achou sua filha pouco desenvolvida. Além disso, Joice vinha apresentando diarreias frequentes, e, quando começou a comer a comida com sal, suas fezes apresentavam um odor fétido e ainda continham partículas de alimentos não digeridos. Na anamnese, o médico constatou que Joice apresentava problemas pulmonares. Margarida relatou que a menina, ultimamente, apresentava tosse e várias infecções do trato respiratório superior. Margarida, após inquirição do médico, disse desconhecer a existência de crianças com problemas de crescimento, distúrbios alimentares ou doenças pulmonares na família. Após minucioso exame físico, o pediatra verificou que Joice estava com peso e altura abaixo do 3º percentil e perímetro cefálico no 10º percentil. Solicitou, então, o teste de concentração de cloreto no suor por intoforese (introdução de radicais químicos nos tecidos, por meio de um campo elétrico) com pilocarpina. O nível de cloreto do suor encontrado foi de 75 mmol/L. Os níveis normais encontram-se abaixo de 40 mmol/L, e os intermediários, entre 40 e 60 mmol/L; portanto, o nível encontrado em Joice era compatível com fibrose cística. Com esse resultado e o curso clínico, o diagnóstico da menina foi de fibrose cística. Joice e seus pais foram encaminhados a uma clínica especializada para tratamento, acompanhamento e aconselhamento genético.

Comentário

A fibrose cística (FC; OMIM 219700), também conhecida como mucoviscidose, é uma das doenças autossômicas recessivas graves mais frequentes, principalmente em populações de origem europeia. Essa doença resulta de mutações no gene regulador da condutância transmembrânica.

Características clínicas – Anormalidades nas secreções exócrinas, incluindo enzimas pancreáticas e duodenais, cloretos da transpiração e secreções brônquicas; o muco espesso dos brônquios torna-os afetados e suscetíveis à pneumonia. Em suma, é uma doença pulmonar crônica devida a infecções recorrentes, que podem levar a alterações fibrosas nos pulmões, com insuficiência cardíaca secundária, uma condição conhecida como *cor pulmonale*, sendo necessário, nesse caso, transplante de coração e pulmão. O pâncreas é outro órgão muito atingido, com função prejudicada devido ao bloqueio dos ductos pancreáticos pelo espessamento das secreções, o que implica má absorção, desnutrição e atraso do desenvolvimento. O tratamento é dirigido à prevenção das infecções pulmonares, do controle dietético e da perda de sal, com a respectiva reposição. Com essas medidas, aumenta-se a expectativa de vida, e aproximadamente 75% dos pacientes chegam a ultrapassar os 20 anos.

Quase todos os homens afetados são inférteis devido à ausência bilateral congênita dos vasos deferentes, e poucas mulheres conseguem reproduzir-se. Um pequeno subgrupo de homens apresenta uma forma muito suave de FC, cujo único problema clínico significativo é a ausência dos vasos deferentes. Outros problemas frequentemente encontrados nos pacientes com fibrose cística incluem pólipos nasais, prolapso retal, cirrose e diabetes melito.

Frequência – A frequência de afetados é de 1/2.000 a 1/3.000, sendo de aproximadamente 1/20 a frequência de heterozigotos.

Genética – As possíveis explicações para a alta frequência de heterozigotos são lócus múltiplos da FC, alta taxa de mutação, *drive* meiótico (transmissão preferencial de um dos alelos do par durante a meiose) e vantagem do heterozigoto. A explicação mais provável seria esta última, segundo a qual o heterozigoto teria aumento de resistência às diarreias causadas por bactérias secretoras de cloretos, mas ainda não está definitivamente comprovada. O lócus do gene *CFTR* (do inglês *cystic fibrosis transmembrane regulator*; OMIM 602421) encontra-se no braço longo do cromossomo 7 (7q31). Esse gene codifica uma proteína receptora transmembrânica (ver Fig. 5.30), que atua como um canal para cloretos e controla os níveis intracelulares de cloreto de sódio, os quais influem, por sua vez, na viscosidade das secreções mucosas. A FC exibe uma grande heterogeneidade molecular, visto já terem sido detectadas cerca de 400 mutações diferentes no gene *CFTR*, das quais a mais comum é a mutação *F508del* (deleção de um códon na posição 508 da proteína, que remove desta uma fenilalanina). Dessa maneira, a proteína não é processada normalmente e não se localiza nas membranas das células epiteliais. Essa mutação é responsável por cerca de 70% dos casos graves de FC em populações caucasoides. No caso de mutações com efeitos moderados (p. ex., *R553X* e *A455E*), a proteína parece localizar-se corretamente, mas não funciona com normalidade. As mutações com efeitos mais leves são expressas como infertilidade isolada nos homens afetados, com pouca ou nenhuma evidência de doença pancreática ou pulmonar. A FC foi um dos primeiros exemplos de ocorrência de dissomia uniparental (ver item 5.5.9 e Fig. 5.31).

5.1 Conceitos gerais

Herança monogênica é o tipo de herança determinada por um gene apenas, apresentando genótipos e fenótipos distribuídos conforme padrões característicos. Quando o gene considerado localiza-se em cromossomos autossômicos, a herança é denominada **autossômica** e o gene é **autossômico**; quando o gene se situa nos cromossomos sexuais, a herança é **ligada ao sexo** e o gene é **ligado ao sexo**.

A constituição genética de um indivíduo chama-se **genótipo**, sendo denominada de **fenótipo** a manifestação externa de seu genótipo. Em outras palavras, o genótipo seria o conjunto de genes do indivíduo; e o fenótipo, o conjunto de características físicas, bioquímicas e fisiológicas determinadas por esses genes, sendo influenciado ou não pelo meio ambiente.

A posição que o gene ocupa no cromossomo é denominada **lócus**. Os genes que ocupam o mesmo lócus, no par de cromossomos homólogos, são chamados **alelos**. Em geral, alelos são as formas alternativas de um gene ou de uma sequência de DNA, em um dado lócus. Cada indivíduo possui dois conjuntos haploides de genes, um originado de sua mãe e o outro de seu pai. Quando os dois membros de um par de alelos são iguais, o indivíduo é **homozigoto** quanto a esses alelos; quando ambos os alelos diferem, o indivíduo é **heterozigoto**.

Característica **dominante** é aquela que se manifesta mesmo quando o gene que a determina encontra-se em dose simples (e o indivíduo é heterozigoto para esse gene); característica **recessiva** é a que se manifesta apenas quando o gene respectivo está em dose dupla (e o indivíduo é homozigoto para esse gene).

As concepções de dominância e recessividade são relativas, pois dependem das técnicas de análise utilizadas e não de fatos biológicos. Com métodos mais refinados, podem ser reconhecidos os efeitos de um gene que, investigado por meio de técnicas mais grosseiras, é considerado inativo ou não funcional.

Nos heterozigotos, cada alelo do par gênico considerado determina a formação do seu respectivo produto, seja ou não seu fenótipo distinguível daquele do homozigoto. Assim, por exemplo, os indivíduos heterozigotos *HbA/HbS*, que possuem tanto o gene para hemoglobina normal (*HbA*) quanto o gene para um tipo de hemoglobina anormal (*HbS*), são externamente normais, de onde se pode concluir que o gene para hemoglobina normal (*HbA*) é dominante sobre seu alelo mutante (*HbS*). Em laboratório, porém, os heterozigotos podem ser detectados, pois suas hemácias que contêm hemoglobina Sl mudam de forma quando submetidas a condições de baixas taxas de oxigênio. Nesse nível de análise, o gene para hemoglobina S passa a ser considerado codominante, visto que se expressa também no heterozigoto.

De modo geral, as mutações nas proteínas estruturais (não enzimáticas) são herdadas como dominantes, enquanto as que ocorrem nas proteínas enzimáticas são consideradas recessivas. A explicação para isso é que, nos heterozigotos, uma proteína estrutural anormal é formada em todas as células, levando a um fenótipo anômalo, ao passo que o gene para uma enzima anormal geralmente não produz efeito fenotípico óbvio nesses indivíduos, porque o limite de segurança nos sistemas enzimáticos permite função normal, mesmo que apenas um dos alelos produza a enzima normal.

Atualmente, segundo estatística do OMIM,[1] são conhecidas mais de 20 mil características normais e patológicas que apresentam herança monogênica obedecendo às leis de Mendel, as quais é oportuno recordar. A primeira é a **lei da segregação**, segundo a qual o organismo de reprodução sexuada possui genes que ocorrem aos pares e apenas um membro de cada par é transmitido para a prole; a segunda é a **lei da distribuição independente**, pela qual os genes de diferentes lócus são transmitidos independentemente, em proporções definidas.

Mais de 90% dessas características são de herança autossômica, menos de 10% são de herança ligada ao sexo e uma pequena proporção (< 1%) é de herança mitocondrial. Na **Tabela 5.1**, constam alguns exemplos de características humanas hereditárias de herança autossômica dominante ou recessiva.

5.2 Construção de genealogias

O estudo da herança de uma característica é feito pela análise de **genealogias** ou **heredogramas**, que constituem um método abreviado e simples de representação dos dados de uma família.

Tabela 5.1 Exemplos de características monogênicas humanas normais e seus diferentes tipos de herança

Características	Tipos de herança
Bico de viúva	AD
Capacidade de enrolar a língua	AD
Cerume no ouvido	AD
• cera úmida, amarela e pegajosa	
• cera seca, cinza e quebradiça	AR (presente em 85% dos japoneses)
Covinha na face	AD
Covinha no queixo	AD
Hiperextensibilidade do polegar	AD
Lóbulo da orelha livre	AD
Lóbulo da orelha aderido	AR
Incapacidade de enrolar a língua	AR
Insensibilidade gustativa à feniltiocarbamida	AR
Mecha branca no cabelo	AD
Presença de pelos nos cotovelos	AD
Presença de sardas	AD
Sensibilidade gustativa à feniltiocarbamida	AD

AD = autossômica dominante; AR = autossômica recessiva.

A montagem de uma genealogia é realizada a partir de informações prestadas pelo **probando**, **propósito** ou **caso-índice**, que é o indivíduo (afetado ou não) a partir do qual a família será estudada pelo profissional. Muitas vezes, o informante é um parente próximo do probando, quando esse está impossibilitado de prestar informações sobre a doença ou característica. Frequentemente, a mãe é a melhor informante, por conhecer dados sobre a gestação, parto, primeiras manifestações da doença na infância ou mais tarde, conforme o caso. As mulheres, em geral, conhecem mais detalhes sobre a família.

A coleta dessas informações deve ser cuidadosa, procurando-se abranger o maior número de gerações e a maior parte de seus membros, bem como abordar os seguintes aspectos: dados importantes sobre a doença em questão (p. ex., data de início e evolução da doença), sobre os parentes em 1º grau do afetado (pais, filhos e irmãos) e outros familiares informativos, consanguinidade, origem étnica, etc. É importante que, na genealogia, estejam representados não só os indivíduos afetados, mas também os normais, abortos e natimortos, pois o objetivo principal de sua construção é permitir a identificação do tipo de herança da característica em estudo. Deve-se mantê-la sempre atualizada, pois novas informações podem auxiliar na determinação correta do diagnóstico e do prognóstico e propiciar a interpretação mais exata da história familiar, que não precisa ser longa, mas deve ser cuidadosa, abordando os aspectos aqui mencionados.

A história familiar desempenha um papel central na genética clínica e nos estudos das doenças genéticas. Obtida e interpretada de maneira adequada, é uma das mais úteis e acessíveis ferramentas para os clínicos que cuidam de pacientes com doenças genéticas, possibilitando que o profissional ofereça aconselhamento genético aos indivíduos afetados ou a seus familiares.

5.2.1 Principais símbolos utilizados

Os principais símbolos utilizados na construção das genealogias são mostrados na **Figura 5.1**. Nessas genealogias, devem ser observados os seguintes aspectos:

a. Todas as pessoas de uma geração são colocadas em uma mesma linha.

b. Os cônjuges são conectados por uma linha horizontal (linha matrimonial), que deve ser dupla quando forem consanguíneos.

c. Da linha matrimonial, parte uma linha vertical que se liga à linha da irmandade (linha horizontal paralela à matrimonial), à qual se conecta cada um dos filhos do casal, por meio de uma pequena linha vertical, por ordem decrescente de nascimento, da esquerda para a direita.

d. As gerações são numeradas com algarismos romanos, colocados em geral à esquerda, em ordem crescente da mais remota para a mais recente.

e. Os indivíduos de cada geração são numerados com algarismos arábicos, colocados acima e à direita do respectivo símbolo, em ordem crescente da esquerda para a direita, repetindo-se essa numeração a cada geração.

f. O probando, propósito ou caso-índice deve ser assinalado por uma seta.

g. Quando for o caso, a idade de cada indivíduo da família deve constar abaixo do símbolo correspondente.

h. Deverão estar representados não só os indivíduos afetados, mas também os normais, abortos e natimortos, além dos indivíduos não pertencentes à família, mas que, de alguma maneira, estão a essa relacionados.

5.2.2 Vantagens oferecidas pela construção de genealogias

a. Compreensão imediata das relações de parentesco entre os diversos membros de uma família.

b. Identificação de casos esporádicos (caso isolado em uma família) ou de casos que se repetem em uma genealogia; nessa segunda circunstância, observe se os casos se repetem na linha vertical (avós, pais, filhos) ou colateral (irmãos, primos), ou em ambas, sua distribuição sexual, idade média do início da doença e ordem de nascimento dos afetados nas irmandades.

c. Detecção da ocorrência de casamentos consanguíneos e sua relação com a manifestação da doença.

d. Fácil reconhecimento dos padrões de herança da doença estudada.

5.3 Tipos de herança

A herança monogênica é também chamada de **mendeliana**, porque as características aparecem dentro das famílias em proporções mais ou menos fixas, como as das ervilhas estudadas por Mendel.

Os tipos de genealogias apresentadas para essas características dependem de dois fatores: se o gene está em um **autossomo** ou em um **cromossomo sexual** e se a característica é **dominante** (expressa no fenótipo mesmo quando o gene está em heterozigose) ou **recessiva** (expressa no fenótipo apenas quando o gene está em dose dupla), existindo quatro tipos básicos de herança: **autossômica dominante**, **autossômica recessiva**, **dominante ligada ao sexo** e **recessiva ligada ao sexo**.

5.3.1 Herança autossômica

Quando os genes responsáveis pelas características estão localizados nos autossomos.

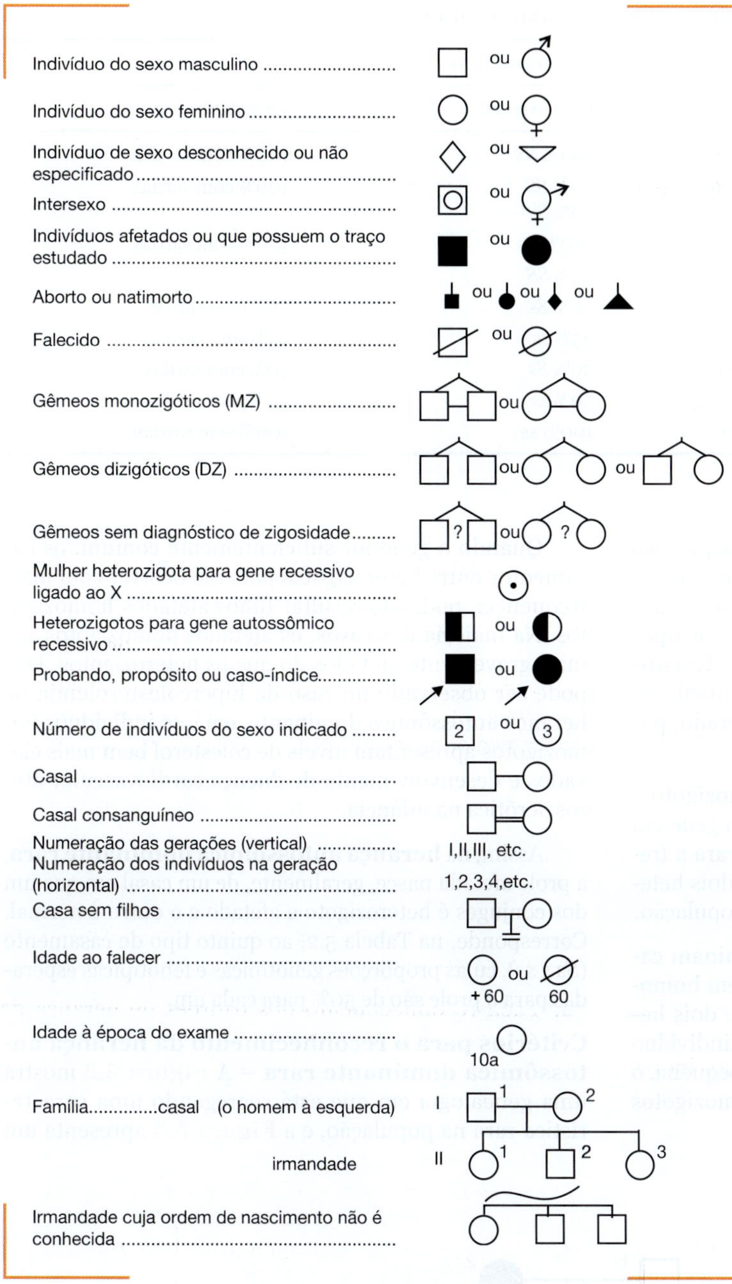

Figura 5.1

Principais símbolos utilizados nos heredogramas.

Indivíduo do sexo masculino	□ ou ♂
Indivíduo do sexo feminino	○ ou ♀
Indivíduo de sexo desconhecido ou não especificado	◇ ou ▽
Intersexo	▣ ou ⚥
Indivíduos afetados ou que possuem o traço estudado	■ ou ●
Aborto ou natimorto	▪ ou • ou ♦ ou ▲
Falecido	⊠ ou ⊘
Gêmeos monozigóticos (MZ)	
Gêmeos dizigóticos (DZ)	
Gêmeos sem diagnóstico de zigosidade	? ou ?
Mulher heterozigota para gene recessivo ligado ao X	⊙
Heterozigotos para gene autossômico recessivo	◨ ou ◐
Probando, propósito ou caso-índice	■← ou ●←
Número de indivíduos do sexo indicado	2 ou ③
Casal	□—○
Casal consanguíneo	□=○
Numeração das gerações (vertical)	I, II, III, etc.
Numeração dos indivíduos na geração (horizontal)	1, 2, 3, 4, etc.
Casa sem filhos	
Idade ao falecer	○ ou ⊘ +60 60
Idade à época do exame	○ 10a
Família............casal (o homem à esquerda) irmandade	I □¹—○² II ○¹ □² ○³
Irmandade cuja ordem de nascimento não é conhecida	

5.3.1.1 Herança autossômica dominante

A característica é determinada por um gene localizado em um autossomo e se manifesta mesmo em dose simples. Quando se trata de uma característica **comum**, como as apresentadas na Tabela 5.1, qualquer genótipo pode ser encontrado em alta frequência na população, portanto qualquer tipo de casamento é igualmente possível.

Um exemplo de uma característica hereditária comum determinada por um par de alelos autossômicos é a presença de sardas, que é dominante sobre a sua ausência. Designando por S o alelo para presença de sardas e por s o alelo para sua ausência, resultarão os seguintes genótipos e fenótipos:

Alelos	Genótipos	Fenótipos
S e s	SS	Presença de sardas
	Ss	Presença de sardas
	ss	Ausência de sardas

Como a característica "sardas" é dominante sobre a sua ausência, os indivíduos que a apresentam podem ter genótipo SS ou Ss, enquanto os que não a possuem só podem ter genótipo ss.

Sendo três o número de genótipos possíveis e como tanto o homem como a mulher podem ter qualquer um dos três, há seis tipos possíveis de casamento, que são mostrados na **Tabela 5.2**.

Tabela 5.2 Tipos de casamento e descendência esperada na herança autossômica

Tipos de casamento		Descendência	
Genótipos	Fenótipos	Genótipos	Fenótipos
SS x SS	Com sardas × com sardas	100% SS	100% com sardas
SS x Ss	Com sardas × com sardas	50% SS 50% Ss	100% com sardas
SS x ss	Com sardas × sem sardas	100% Ss	100% com sardas
Ss x Ss	Com sardas × com sardas	25% SS 50% Ss 25% ss	75% com sardas 25% sem sardas
Ss x ss	Com sardas × sem sardas	50% Ss 50% ss	50% com sardas 50% sem sardas
ss x ss	Sem sardas × sem sardas	100% ss	100% sem sardas

Se, porém, a característica for **rara** na população (porque o gene que a determina tem frequência muito baixa nessa população), nem todos os tipos de genótipos serão frequentes; consequentemente, nem todos os tipos de casamentos serão verificados. No caso da **herança autossômica dominante rara**, é mais difícil que o afetado seja homozigoto para o gene considerado, por dois motivos:

1. Para que um indivíduo afetado seja homozigoto é preciso que ambos os genitores possuam o gene em questão (sejam heterozigotos); sendo tão rara a frequência desse gene, será muito difícil que dois heterozigotos se encontrem e se casem, nessa população.

2. Sabendo-se que muitos genes que determinam características dominantes raras são letais em homozigose, quando ocorrer o casamento entre dois heterozigotos, a probabilidade de nascer um indivíduo homozigoto, na prole desse casal, é muito pequena, o que explica também a raridade desses homozigotos na população.

Quando o gene for suficientemente comum, os casamentos entre heterozigotos poderão ocorrer com mais frequência, podendo resultar filhos afetados homozigotos. Na maioria dos casos, os afetados homozigotos são mais gravemente afetados do que os heterozigotos. Isso pode ser observado no caso da hipercolesterolemia de herança autossômica dominante, em que indivíduos homozigotos apresentam níveis de colesterol bem mais elevados e desenvolvimento de doença cardiovascular aterosclerótica na infância.

Assim, na **herança autossômica dominante rara**, a prole afetada nasce, geralmente, de um casal em que um dos cônjuges é heterozigoto e afetado e o outro é normal. Corresponde, na Tabela 5.2, ao quinto tipo de casamento (Ss x ss), cujas proporções genotípicas e fenotípicas esperadas para a prole são de 50% para cada um.

Critérios para o reconhecimento da herança autossômica dominante rara – A **Figura 5.2** mostra uma genealogia em que está segregando uma característica rara na população, e a **Figura 5.3** apresenta um

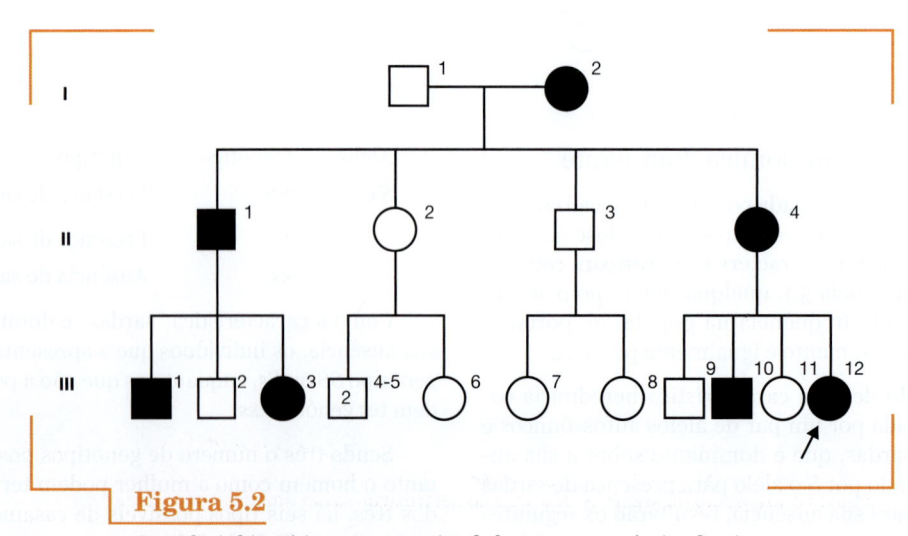

Figura 5.2

Genealogia hipotética representativa da herança autossômica dominante, rara.

diagrama de cruzamento e quadro de Punnett ilustrando o resultado de um cruzamento entre um indivíduo afetado heterozigoto e um homozigoto normal. Os critérios indicativos de que essa característica é autossômica dominante rara são:

A característica é **autossômica** porque:

- aparece igualmente em homens e mulheres;
- pode ser transmitida diretamente de homem para homem.

A característica é **dominante** porque:

- ocorre em todas as gerações (não há saltos de gerações);
- só os afetados têm filhos afetados;
- em média, um afetado tem 50% de chance dos seus filhos serem também afetados.

5.3.1.2 Herança autossômica recessiva

Característica **autossômica recessiva** é aquela cujo gene que a determina está localizado em um autossomo e se manifesta apenas quando esse gene está presente em dose dupla no genótipo (e o indivíduo é homozigoto para esse gene). Na **herança autossômica recessiva rara**, o tipo mais provável de casamento no qual venha a ocorrer prole afetada é aquele entre dois indivíduos fenotipicamente normais, mas heterozigotos; esses indivíduos apresentam um risco teórico de ter 25% de seus filhos afetados (quarto tipo de casamento, na Tabela 5.2).

Critérios para o reconhecimento da herança autossômica recessiva rara – Na **Figura 5.8**, é mostrada uma genealogia hipotética representativa da herança autossômica recessiva rara. Os critérios que indicam que a herança tem uma característica autossômica recessiva rara são demonstrados a seguir.

A característica é **autossômica** porque:

- aparece igualmente em homens e mulheres;
- pode ser transmitida diretamente de homem para homem.

A característica é **recessiva** porque:

- há saltos de gerações;
- os afetados, em geral, possuem genitores normais; portanto, indivíduos não afetados podem ter filhos afetados;
- em média, 25% dos irmãos de um afetado são também afetados;

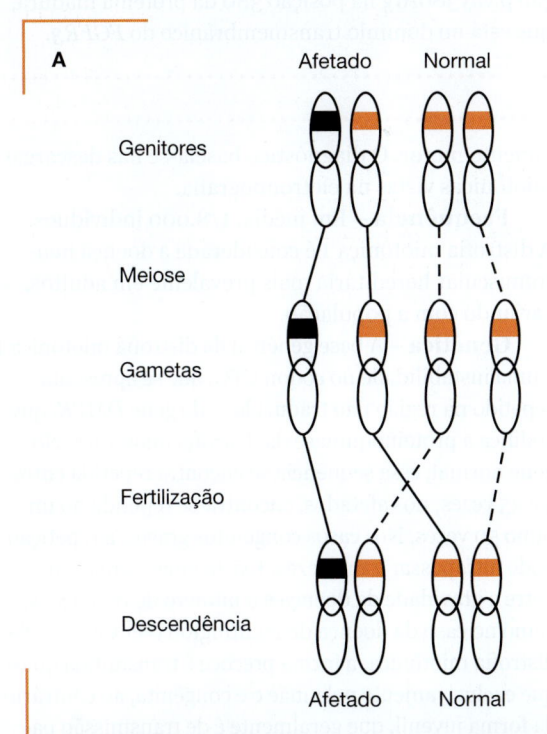

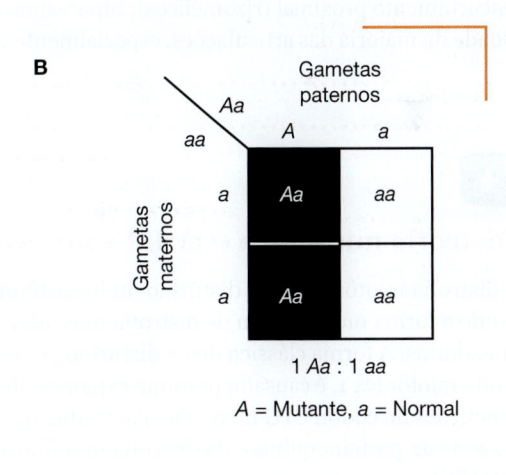

Figura 5.3

Herança autossômica dominante. **A** – Diagrama de cruzamento. **B** – Quadro de Punnett, mostrando o resultado do cruzamento de um indivíduo afetado heterozigoto e um homozigoto normal.

Fonte: Gelehrter e colaboradores.[2]

Exemplos de doenças autossômicas dominantes raras

Acondroplasia (OMIM 100800)

A acondroplasia é a causa mais comum de nanismo genético humano. As mutações no gene *FGFR3* (gene do receptor do fator de crescimento fibroblástico 3) associadas à acondroplasia são mutações de ganho de função, que causam ativação desse gene independentemente do ligante. Essa ativação constitutiva de *FGFR3* inibe, de modo inadequado, a proliferação de condrócitos na placa de crescimento e, consequentemente, leva ao encurtamento dos ossos longos, bem como à diferenciação anormal dos outros ossos.

Características clínicas – Nanismo acentuado, com membros curtos, mas tronco de tamanho normal; inteligência normal; cabeça grande, com testa saliente, nariz em sela e hipoplasia do centro da face; ao nascer, presença de giba toracolombar, que em geral resulta em exagerada lordose lombar quando a criança começa a caminhar; ossos tubulares pequenos com centros de ossificação epifisários inseridos nas metáfises das extremidades dos ossos; membros com encurtamento proximal (rizomélicos); hiperextensibilidade da maioria das articulações, especialmente dos joelhos, mas a extensão e a rotação estão limitadas no cotovelo; mãos em tridente; nádegas salientes; hipotonia leve a moderada, com atraso no desenvolvimento motor. Morte intrauterina elevada (em homozigose, o gene é letal). A idade paterna em geral está avançada.

Frequência – É estimada em 1/15.000 a 1/40.000 nascimentos. Seu valor adaptativo é de 20%, significando que a capacidade reprodutiva dos afetados (número médio de filhos) está reduzida a 20% do normal, por isso a maioria dos casos observados é esporádica, causada por mutações novas; portanto, os afetados têm genitores normais.

Genética – Essa doença é causada por mutações específicas no gene *FGFR3*, que codifica um tipo de receptor do fator de crescimento fibroblástico presente nas cartilagens. Esse gene está localizado no cromossomo 4p16.3. Duas mutações específicas são responsáveis por 99% dos casos: uma mutação do tipo transição no nucleotídeo 1138 do DNA (1138G>A) com frequência aproximada de 98%, e uma mutação do tipo transversão na mesma posição (1138G>C), com frequência de 1 a 2%, ambas resultando na substituição p.Gly380Arg na posição 380 da proteína madura, que está no domínio transmembrânico do *FGFR3*.

Distrofia miotônica (OMIM 160900)

A distrofia miotônica é um distúrbio multissistêmico, sendo a forma mais comum de distrofia muscular em adultos. A forma clássica desse distúrbio, a distrofia miotônica 1, é causada por uma expansão de repetições do códon CTG na região não traduzida 3′ do gene da proteinoquinase da distrofia miotônica (*DMPK*).

Características clínicas – Essa doença caracteriza-se por fraqueza e perda muscular lentamente progressiva, começando na face e causando característica facial da doença: ptose palpebral, grande fraqueza e destruição dos músculos mandibulares e esternoclidomastoídeo, falta de expressão facial (fácies miopática), miotonia (contração ativa contínua de um músculo após cessar o esforço ou estímulo voluntário; dificuldade de relaxar), catarata e defeitos no músculo cardíaco. Os homens têm atrofia testicular e calvície frontal. Ocorrem ainda anormalidades nas imunoglobulinas, deficiência mental leve e atraso no desenvolvimento motor. O diagnóstico baseia-se nas descargas miotônicas vistas na eletromiografia.

Frequência – Em média, 1/8.000 indivíduos. A distrofia miotônica 1 é considerada a doença neuromuscular hereditária mais prevalente em adultos, variando com a população.

Genética – A base genética da distrofia miotônica 1 é uma instabilidade no códon CTG, que se apresenta repetido na região não traduzida 3′ do gene *DMPK*, que codifica a proteinoquinase da distrofia miotônica. No gene normal, essa sequência se encontra repetida entre 5 e 35 vezes; nos afetados, encontra-se repetida no mínimo 50 vezes. Nos casos congênitos graves, a repetição pode ultrapassar 2 mil vezes. Existe uma correlação entre a gravidade da doença e o número de repetições, como no caso da doença de Huntington (ver Cap. 2). Na distrofia miotônica, a forma precoce é transmitida quase que exclusivamente pela mãe e é congênita, ao contrário da forma juvenil, que geralmente é de transmissão paterna, com início na adolescência. O gene *DMPK* localiza-se no braço longo do cromossomo 19 (19q13.2-q13.3). Nessa distrofia, é observado também o fenômeno de antecipação (ver **Fig. 5.4** e Figs. 5.27 e 5.28 no item 5.5.8).

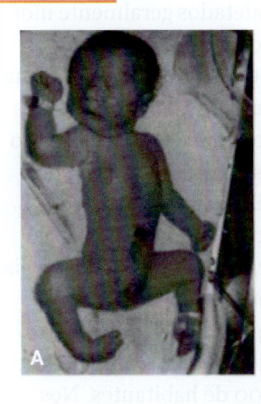

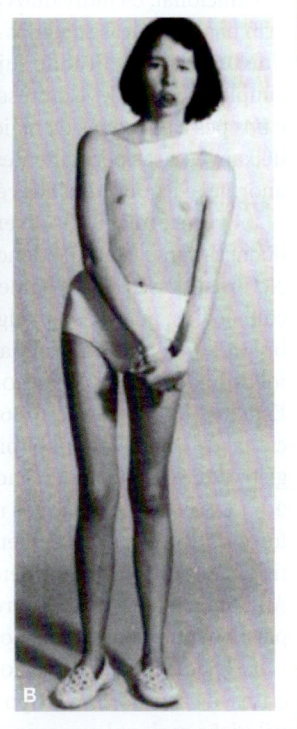

A distrofia miotônica 2 (OMIM 602668), também chamada de miopatia miotônica proximal ou síndrome de Ricker, é causada pela expansão de repetições CCTG no íntron 1 do gene *ZNF9*, localizado no lócus 3q13.3-q24 e codificador da proteína de "dedo de zinco" 9 (ZNF9; OMIM 116955; ver Cap. 1). Os alelos *ZNF9* normais apresentam 30 repetições, no máximo, enquanto os alelos patogênicos contêm 75 a 11 mil repetições. As características clínicas da distrofia miotônica 2 são semelhantes às da distrofia miotônica 1, mas sem a expansão de repetições trinucleotídicas CTG.

Figura 5.4

Distrofia miotônica. **A** – Recém-nascido afetado gravemente, quase imóvel, cuja mãe tem distrofia miotônica. **B** – Paciente com 14 anos de idade, com fácies relativamente imóvel, escoliose e QI 58.
Fonte: Jones.[3]

Epidermólise bolhosa (OMIM 131750)

A epidermólise bolhosa (EB) consiste em um grupo de distúrbios clinicamente heterogêneos, caracterizado por bolhas, erosões e cicatrizes na pele e nas membranas mucosas em resposta a trauma mecânico ou fricção, podendo também surgir de modo espontâneo. Essa doença também é conhecida sob diferentes denominações: epidermólise bolhosa distrófica autossômica dominante (EBDD), epidermólise bolhosa distrófica tipo Cockayne-Touraine, epidermólise bolhosa distrófica tipo Pasini e epidermólise bolhosa distrófica albopapuloide dominante.

Características clínicas – Além das características gerais já referidas, esse grupo de doenças não inflamatórias crônicas afeta as unhas, que são atróficas ou distróficas, e os cabelos, com graus variados de alopecia. A pele é constituída por diversas camadas ligadas entre si por fibras proteicas de colágeno. Na EB, essas fibras de união não funcionam de maneira eficaz, levando as várias camadas de pele a se separarem facilmente. Em alguns subtipos, observa-se o fenômeno patológico da lise epidérmica; em outros, a clivagem cutânea que origina as bolhas situa-se na união dermoepidérmica; e em outros, ainda, a clivagem é subepidérmica. O espaço que se forma entre as camadas é preenchido por um líquido rico em proteínas, surgindo, assim, uma bolha. Na EBDD, a separação das camadas localiza-se abaixo da junção da epiderme com a derme, onde se encontram vasos sanguíneos e nervos. Desse modo, as bolhas podem ser profundas, dolorosas e com sangue, embora algumas sejam mais superficiais. As unhas tendem a deslocar-se e cair. As formas mais graves da EB apresentam disfunções principalmente esofágicas, que estão associadas a comprometimento do crescimento e do estado nutricional. Nas formas distróficas, nas quais as unhas podem estar afetadas, é possível haver cicatrizes e contraturas, sendo os tornozelos e os dedos particularmente vulneráveis. Nessas formas, o colágeno é a proteína anormal, afetando a derme. Os diferentes subtipos mostram gravidades variáveis, resultando de anormalidades em diversas proteínas da pele; as formas dominantes são as mais comuns, pois as recessivas são mais graves e geralmente letais. No subtipo de EB juncional, os indivíduos afetados geralmente morrem nas primeiras semanas de vida, pois perdem os fluidos pela pele, ficando sujeitos a infecções. A forma simples é a mais leve, apresentando bolhas nas mãos e nos pés e em zonas de maior contato, mas estas não deixam escaras permanentes. Nesse tipo, a proteína anormal é a queratina nas células da epiderme.

Frequência – Os diversos subtipos de EB são doenças raras, com incidência e prevalência variáveis. No Brasil, esses dados epidemiológicos são pouco conhecidos, mas existem alguns dados mundiais sobre tais doenças. Na Irlanda do Norte, a prevalência foi estimada em 32/1.000.000 de habitantes. Nos Estados Unidos, desde 1986 existe um registro nacional de EB, o National Epidermolysis Bullosa Registry, que estima a incidência em aproximadamente 20/1.000.000 de nativivos naquele país. Além de fornecer informações epidemiológicas, realiza a identificação e o acompanhamento de indivíduos com EB. Atualmente, existem registros semelhantes em outros países, como Croácia, Japão, Noruega e Suécia.

Genética – Mais de 20 subtipos já foram descritos, de acordo com o tipo de padrão genético, distribuição regional e aparência individual das lesões, presença ou não de atividade extracutânea e achados ultraestruturais e imuno-histoquímicos. Esses subtipos são divididos em três categorias principais: EB simples, EB juncional e EB distrófica, de acordo com o nível da derme em que ocorre a formação das bolhas. Na EB simples, as lesões resultam da intensa degeneração das células basais da epiderme por alteração da queratina, sendo determinada por mutações gênicas localizadas nos cromossomos 8q, 12q e 17q. Na EB juncional, a clivagem é na junção dermoepidérmica, na lâmina lúcida da zona da membrana basal, e esse subtipo resulta de alterações na laminina, resultantes de mutações gênicas localizadas nos cromossomos 1q, 10q e 18q. A EB distrófica pode ter herança autossômica dominante ou recessiva. Na EBDD, a clivagem é dermoepidérmica, abaixo da lâmina densa da zona da membrana basal; e na epidermólise bolhosa distrófica recessiva (OMIM 226600), a clivagem é dermoepidérmica com defeito na estrutura do colágeno 7A1 e na liberação celular do colágeno sintetizado. Os subtipos dominante e recessivo resultam de mutações gênicas localizadas no cromossomo 3p21.3 (lócus do gene *COL7A1*).

Neurofibromatose (OMIM 162200; 101000)

A neurofibromatose foi descrita pela primeira vez em 1882, pelo patologista alemão von Recklinghausen, por isso é também conhecida como doença de von Recklinghausen. Foram reconhecidas pelo menos oito formas, porém as mais comuns são a neurofibromatose tipo 1 (doença cutânea de von Recklinghausen) e a neurofibromatose tipo 2 (neurofibromatose acústica bilateral). Embora a ocorrência de tumores neurogênicos seja comum a ambas, as duas condições são clínica e geneticamente distintas.

Características clínicas – A neurofibromatose tipo 1 (NF1; OMIM 162200) representa mais de 90% dos casos e apresenta, como principais características, pequenas lesões pigmentadas na pele, conhecidas como manchas café com leite, neurofibromas, que são nódulos cutâneos moles, geralmente não encapsulados, multilobulares e pedunculares, além de nódulos de Lisch, que são hamartomas derivados de melanócitos que se apresentam na íris como pigmentação marrom ou azul. A última característica não representa problema clínico, mas é útil para o diagnóstico. As manchas café com leite começam a aparecer cedo durante a infância, aumentando de tamanho e número até a puberdade. Para seu diagnóstico, são necessárias no mínimo seis manchas com tamanho de pelo menos 1 cm de diâmetro. Outros achados clínicos na NF1 incluem: macrocefalia, atraso médio no desenvolvimento, deficiência mental, sardas nas axilas e virilhas, hipertensão, baixa estatura, displasia óssea, escoliose, cefaleias, epilepsia e tumores do sistema nervoso central. Na neurofibromatose tipo 2 (NF2; OMIM 101000), as manchas café com leite e os neurofibromas são bem menos comuns do que na NF1. O aspecto mais característico da NF2 é o desenvolvimento, no início da vida adulta, de tumores envolvendo o oitavo nervo craniano, denominados de neuromas acústicos bilaterais. Além desses, também pode haver tumores do nervo vestibular (schwannomas bilaterais) e de outros nervos intracranianos (meningioma), espinais ou periféricos.

Frequência – A NF1 apresenta a frequência de 1/3.000 a 1/5.000 nascimentos, enquanto a NF2, entre 1/35.000 e 1/50.000 nascimentos.

Genética – A NF1 mostra penetrância completa, mas sua expressividade é muito variável: membros de uma mesma família podem apresentar grandes diferenças na gravidade da doença. Cerca de 50% dos casos de NF1 são devidos a novas mutações. A taxa de mutação estimada é de cerca de 1/10.000 gametas, isto é, em torno de 100 vezes maior do que a taxa média de mutação por lócus por geração em humanos. Já foram identificadas mais de 100 diferentes mutações para o gene *NF1*, incluindo deleções, inserções, duplicações e substituições, a maioria delas levando à produção de uma proteína truncada ou à ausência completa da expressão gênica. As manifestações clínicas da NF1 resultam de perda de função do produto do gene correspondente.

O gene da NF1 encontra-se no cromossomo 17q11.2, em região próxima ao centrômero. A análise sequencial mostrou que o gene *NF1* codifica uma proteína denominada neurofibromina 1, com possível papel na transdução de sinal. Há indicações de que esse gene funciona como um gene supressor de tumor; assim, quando há perda de ambos os alelos, origina-se um tumor. Ele também está envolvido no desenvolvimento de tumores esporádicos não associados à neurofibromatose, incluindo carcinoma de colo, neuroblastoma e melanoma maligno. Tais observações confirmam que o gene *NF1* desempenha um importante papel no crescimento e na diferenciação celular.

Outros genes, como o *TP53* (ver Cap. 12), localizado no braço curto do cromossomo 17, estão também envolvidos no desenvolvimento e na progressão tumoral na NF1.

O gene da NF2 está localizado no cromossomo 22q12.2 e seu produto gênico é a neurofibromina 2, também conhecida como merlina ou schwannomina, que faz parte da família de proteínas associadas ao citoesqueleto, importantes para a estabilidade da membrana e a forma celular.

A **Figura 5.5** mostra as manifestações cutâneas da NF1 e a **Figura 5.6** apresenta a íris com nódulo de Lisch.

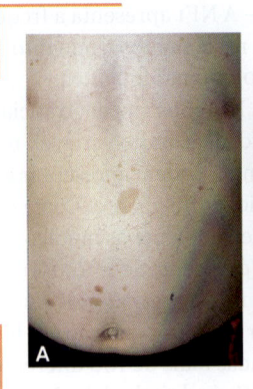

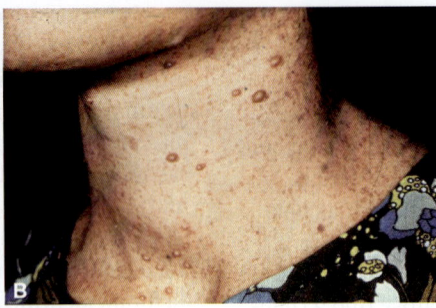

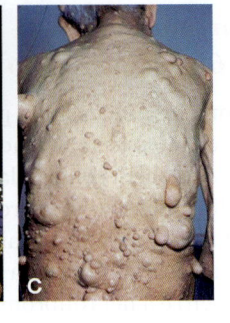

Figura 5.5

Neurofibromatose tipo 1. Os pacientes levemente afetados mostram somente as manchas café com leite na pele (**A**). Os neurofibromas cutâneos são frequentes (**B**), podendo ser numerosos e até desfigurantes (**C**).

Fonte: Read e Donnai.[4]

Figura 5.6

Nódulo de Lisch na íris, uma característica da neurofibromatose tipo 1.

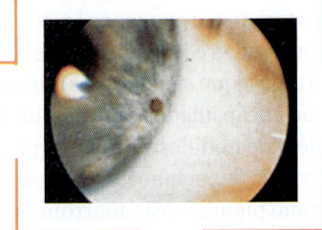

Fonte: Passarge.[5]

Doença do rim policístico (OMIM 173900)

A doença do rim policístico autossômica dominante (DRPAD), também conhecida como doença do rim policístico tipo adulto I, apresenta heterogeneidade genética e expressividade variável. Pode manifestar-se em qualquer idade, porém os primeiros sintomas costumam aparecer na terceira ou quarta década de vida, sendo variável a data de início da falência renal, mesmo dentro das famílias.

Características clínicas – A variabilidade fenotípica da DRPAD envolve diferenças na taxa de perda da filtração glomerular. Os principais sintomas são infecção e obstrução do trato urinário, hematúria, noctúria e hemorragia do cisto renal. Como consequência do aumento dos rins, o paciente pode apresentar queixas de dor na altura das costelas. Em torno de 70% dos adultos e 30% das crianças apresentam hipertensão como efeito secundário da isquemia intrarrenal e da ativação do sistema renina-angiotensina. Apresentam ainda: insuficiência renal progressiva, cistos renais, hepáticos, pancreáticos, ovarianos e esplênicos, aneurismas saculares intracranianos, prolapso da válvula mitral e divertículos colônicos.

Frequência – É um dos distúrbios genéticos mais comuns, tendo a prevalência de 1/33 a 1/1.000 em todos os grupos étnicos estudados.

Genética – O gene *PKD1*, localizado no cromossomo 16p (16p13.3-p13.12), codifica a policistina 1, uma proteína receptora de membrana, cuja função não é bem conhecida. O gene *PKD2*, localizado no cromossomo 4q (4q21-q23), codifica a policistina 2, que é uma proteína integrante da membrana, com homologia aos canais α1 de sódio e cálcio ativados por voltagem. As policistinas 1 e 2 interagem como parte de um complexo heteromultimérico. Em torno de 85% dos pacientes apresentam mutação no gene *PKD1*; a maioria dos restantes possui o gene *PKD2*. Algumas famílias não apresentam mutações nesses lócus, o que faz supor que exista, no mínimo, outro lócus ainda não identificado. Aproximadamente 90% dos pacientes apresentam história familiar de DRPAD e somente 10% são resultado de mutações novas dos genes *PKD1* e *PKD2*.

Prognatismo mandibular (MIM 176700)

O prognatismo mandibular é chamado também de queixo ou mandíbula de Habsburgo, devido à sua prevalência nessa família real europeia. Foi transmitido como uma característica autossômica dominante, ao longo de muitas gerações da linhagem dos Habsburg. Caracteriza-se por apresentar projeção da mandíbula, com má oclusão e protrusão do lábio inferior. A **Figura 5.7** mostra, respectivamente, fotografias e genealogia da família imperial brasileira com diversos membros afetados. O prognatismo mandibular também é uma das características das síndromes de Klinefelter e variantes (47,XXY, 48,XXXY e 49,XXXXY), crescendo sua gravidade à medida que o número de cromossomos X aumenta. No entanto, apesar dessa relação, essa característica mendeliana não é ligada ao X.

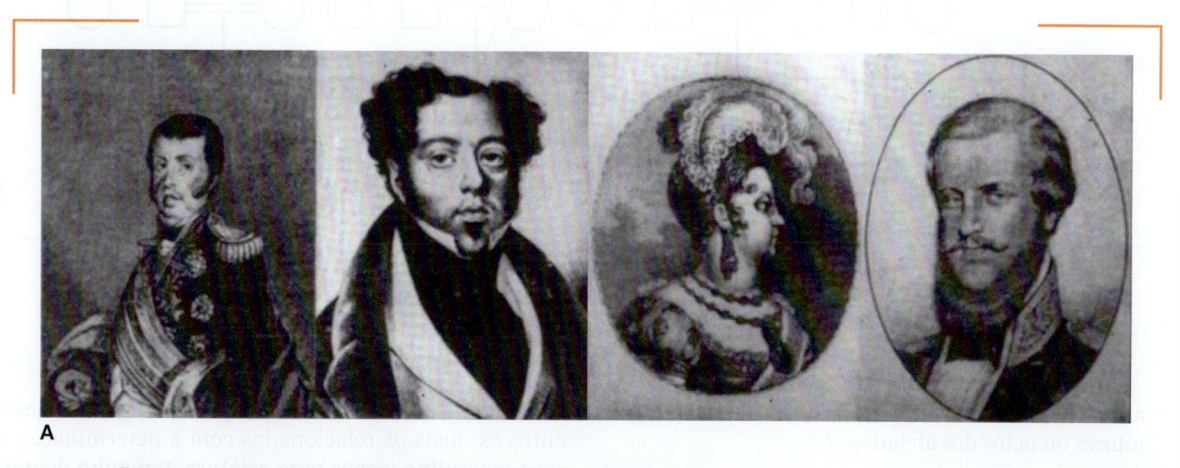

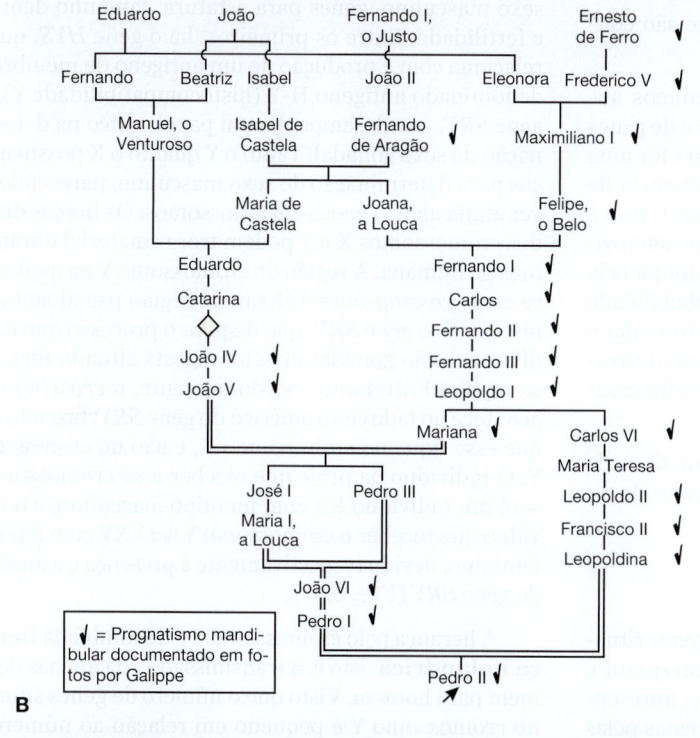

Figura 5.7

A – Fotografias da família imperial brasileira, pertencente à dinastia dos Habsburg: João VI, Pedro I, Leopoldina e Pedro II, todos mostrando prognatismo mandibular. B – Genealogia do prognatismo mandibular dos Habsburg.

Fonte: Pena e Penna.[6]

Figura 5.8

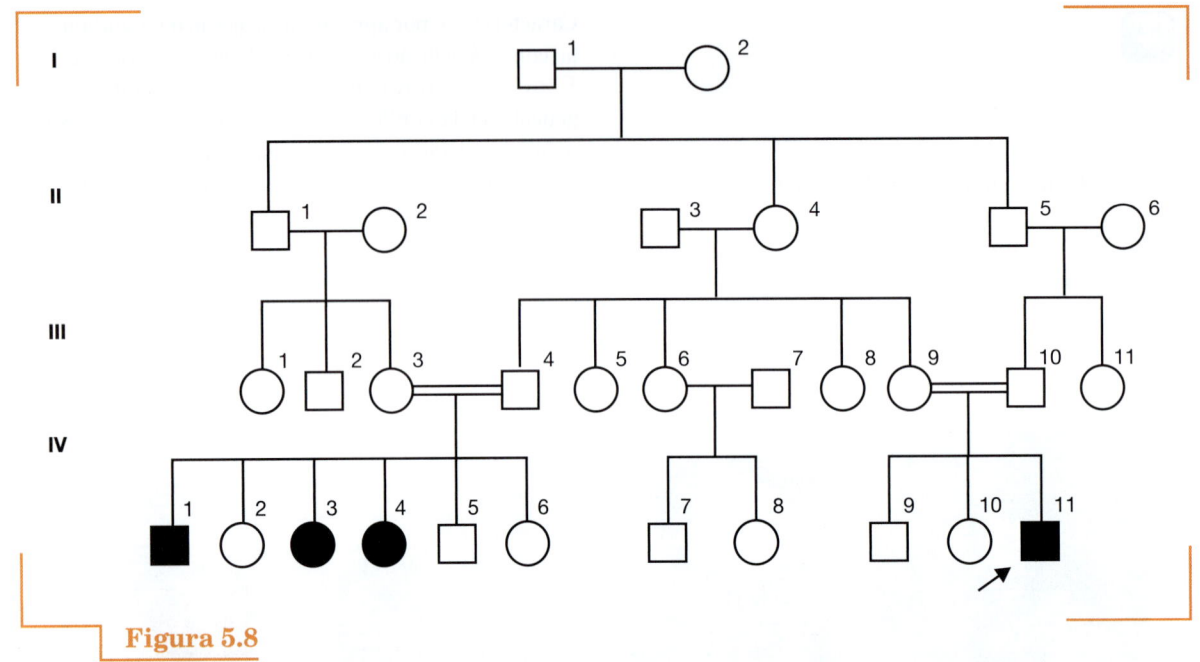

Genealogia hipotética representativa da herança autossômica recessiva rara.

- a característica aparece em irmandades e não nos genitores ou netos dos afetados;
- os genitores dos afetados frequentemente são consanguíneos.

O casamento entre indivíduos consanguíneos aumenta a probabilidade de homozigose na prole e de genes autossômicos recessivos raros. Quanto mais rara for uma característica na população, maior será a frequência de consanguinidade entre os genitores dos afetados. Isso é observado porque a chance de casamentos entre heterozigotos não aparentados diminui à medida que a frequência do gene diminui na população, enquanto a probabilidade de que um parente próximo desse heterozigoto tenha o mesmo gene não sofre muita alteração com esse decréscimo, e a proporção de homozigotos resultantes dos casamentos consanguíneos aumenta.

A **Figura 5.9** mostra diagramas de vários tipos de cruzamentos e quadros de Punnett com resultados de diversos cruzamentos.

5.3.2 Herança ligada ao sexo

A herança ligada ao sexo corresponderia aos genes situados nos cromossomos sexuais X e Y. Sabe-se, no entanto, que os cromossomos X e Y, no sexo masculino, apresentam poucas regiões homólogas (pareiam-se apenas pelas pontas dos braços curtos), motivo pelo qual a maioria dos genes situados no X não tem lócus correspondente no Y.

Além disso, o cromossomo Y apresenta poucos genes, entre os quais os relacionados com a determinação do sexo masculino, genes para estatura, tamanho dentário e fertilidade. Entre os primeiros, há o gene *HYS*, que se relaciona com a produção de um antígeno de membrana, denominado antígeno H-Y (histocompatibilidade Y), e o gene *SRY*, que desempenha um papel crítico na determinação do sexo gonadal. Tanto o Y quanto o X possuem lócus para determinação do sexo masculino, parecendo haver ainda alguns genes em autossomos. Os braços distais dos cromossomos X e Y podem trocar material durante a meiose humana. A região do cromossomo Y na qual ocorre esse *crossing-over* é chamada região pseudoautossômica, mas o gene *SRY*, que dispara o processo que leva à diferenciação gonadal masculina, está situado fora dessa região. Entretanto, ocasionalmente, o *crossing-over* acontece no lado centromérico do gene *SRY*, fazendo com que esse fique no cromossomo X, e não no cromossomo Y. O indivíduo da prole que receber esse cromossomo X será um indivíduo XX com fenótipo masculino, e o indivíduo que receber o cromossomo Y será XY com fenótipo feminino, devido respectivamente à presença e à ausência do gene *SRY* (**Fig. 5.12**).

A herança pelo cromossomo Y é denominada **herança holândrica**, isto é, a transmissão se dá apenas de homem para homem. Visto que o número de genes situados no cromossomo Y é pequeno em relação ao número de genes que se localiza no X, a **herança ligada ao sexo** pode ser denominada também de **herança ligada ao X**.

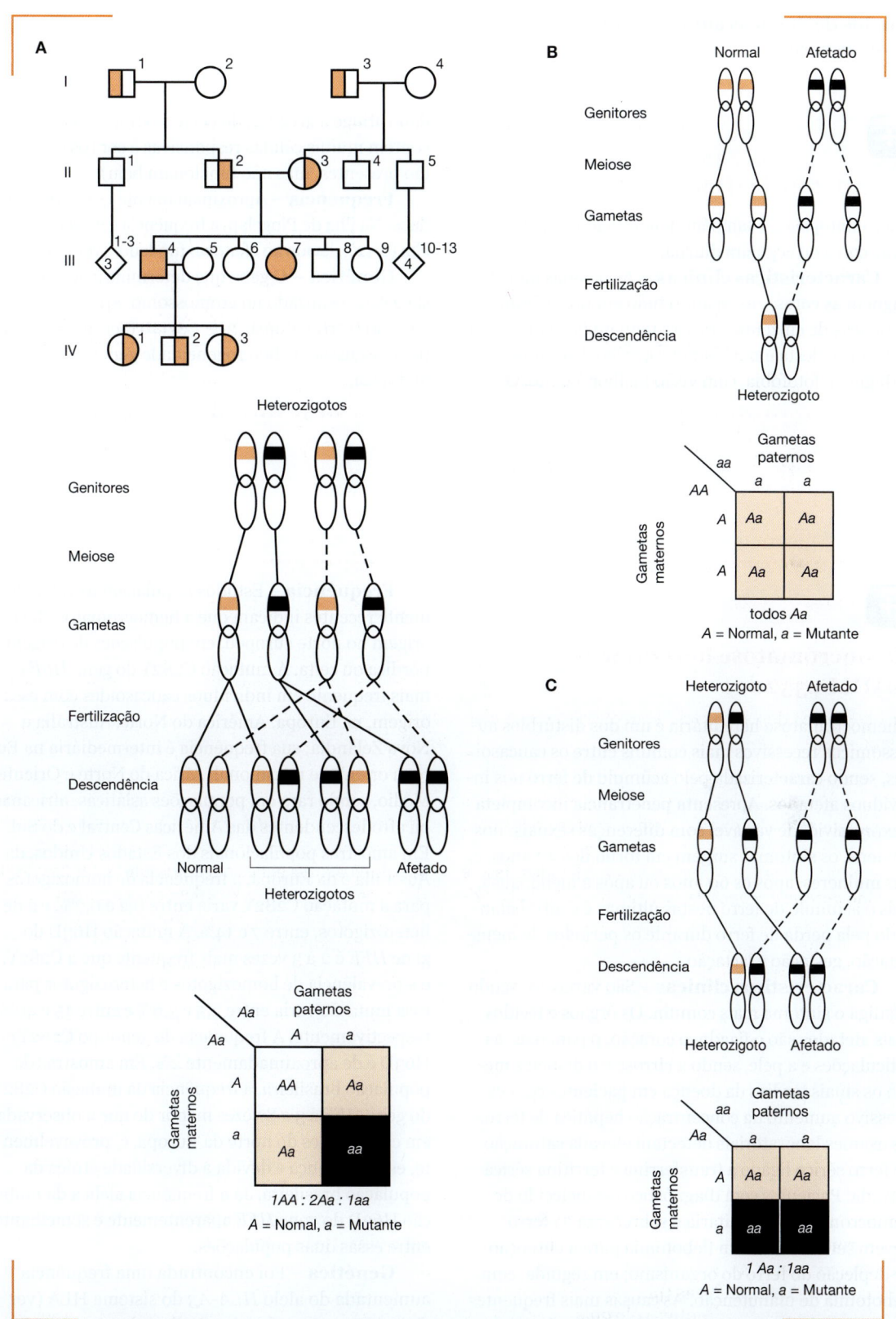

Figura 5.9

Diagrama de cruzamento e quadro de Punnett, mostrando o resultado do cruzamento de: **A** – dois indivíduos heterozigotos; **B** – indivíduo normal homozigoto e indivíduo afetado; **C** – indivíduo heterozigoto normal e indivíduo afetado por uma característica autossômica recessiva.

Fonte: Modificada de Gelehrter e colaboradores.[2]

Exemplos de doenças autossômicas recessivas raras

Acromatopsia (OMIM 216900)

A acromatopsia 2 é também denominada cegueira total às cores ou cegueira diurna.

Características clínicas – As pessoas não distinguem as cores, enxergando tudo em preto, branco e nuanças de cinzento, embora tenham boa percepção da forma e desta em movimento; visão defeituosa, nistagmo e fotofobia, com visão melhor à noite. O dano atinge a área V4, do córtex extraestriado, que contém muitas células responsivas à cor (os cones estão presentes, mas não funcionam bem).

Frequência – Aproximadamente 1/30.000 indivíduos. Na ilha de Pingelap, a frequência é extremamente alta (1/12), devido ao efeito do fundador (ver Cap. 8).

Genética – O gene que determina a acromatopsia 2 está localizado no cromossomo 2q11. Ver OMIM 262300 (acromatopsia 3) e 139340 (acromatopsia 4) para discussão da heterogeneidade genética da acromatopsia.

Hemocromatose hereditária (OMIM 235200)

A hemocromatose hereditária é um dos distúrbios autossômicos recessivos mais comuns entre os caucasoides, sendo caracterizada pelo acúmulo de ferro nos indivíduos afetados. Apresenta penetrância incompleta e expressividade variável com diferenças sexuais: nos homens, os sintomas surgem em torno dos 40 anos, e, nas mulheres, após os 60 anos ou após a menopausa, pois o acúmulo de ferro nestas últimas é contrabalançado pela perda de ferro durante os períodos de menstruação, gestação e lactação.

Características clínicas – São variáveis, sendo a fadiga o sintoma mais comum. Os órgãos e tecidos mais afetados são o fígado, o coração, o pâncreas, as articulações e a pele, sendo a cirrose e o diabetes melito os sinais tardios da doença em pacientes com expressivo aumento da concentração hepática de ferro. Os exames laboratoriais detectam elevada saturação de ferro sérico ligado à transferrina e ferritina sérica elevada. Pacientes com diagnóstico estabelecido de hemocromatose hereditária e sobrecarga de ferro devem ser tratados com flebotomia para a obtenção de depleção do ferro do organismo; em seguida, com flebotomia de manutenção. As causas mais frequentes de morte pela doença são câncer hepático, cirrose, miocardiopatia e diabetes; entretanto, pacientes submetidos à depleção do ferro de maneira satisfatória e antes do desenvolvimento da cirrose ou da diabetes podem ter sobrevida normal.

Frequência – Estudos populacionais relativamente recentes indicam que a hemocromatose teve origem no norte europeu, em populações de origem nórdica ou celta. A mutação C282Y do gene *HFE* é mais frequente em indivíduos caucasoides com essa origem, na Europa, América do Norte, Austrália e Nova Zelândia; sua frequência é intermediária na Europa oriental e meridional, África do Norte e Oriente Médio, sendo rara em populações asiáticas, africanas ou afrodescendentes das Américas Central e do Sul. Em amostras populacionais dos Estados Unidos, da Austrália e da Europa, a frequência de homozigotos para a mutação C282Y varia entre 0,2 e 0,7%, e a de heterozigotos, entre 7 e 14%. A mutação H63D do gene *HFE* é 2 a 3 vezes mais frequente que a C282Y, e a prevalência de homozigotos e heterozigotos para essa mutação varia entre 2,5 e 3,6% e entre 15 e 40%, respectivamente. A frequência do genótipo C282Y/H63D é de aproximadamente 2%. Em amostras da população brasileira, a frequência da mutação C282Y do gene *HFE* é 3 a 8 vezes menor do que a observada em caucasoides do norte da Europa, e, provavelmente, essa diferença é devida à diversidade étnica da população brasileira. Já a frequência alélica da mutação H63D do gene *HFE* aparentemente é semelhante entre essas duas populações.

Genética – Foi encontrada uma frequência aumentada do alelo *HLA-A3* do sistema HLA (ver Cap. 11) entre os afetados, indicando que o gene da hemocromatose hereditária *(HFE)* está localizado no cromossomo 6 (6p21.3), próximo ao lócus *HLA-A* daquele sistema. A hemocromatose clássica está associada às mutações do gene *HFE* (homozigose para

C282Y ou dupla heterozigose para C282Y/H63D), sendo encontrada quase exclusivamente em descendentes do norte europeu. Quando são analisados os pacientes com diagnóstico dessa doença, verifica-se que 60 a 100% deles são homozigotos para a mutação C282Y do gene *HFE*; entretanto, o número reduzido de indivíduos com diagnóstico, frente à elevada frequência das mutações do gene *HFE*, chamou a atenção dos pesquisadores com relação à penetrância incompleta do gene mutante. Estima-se que menos de 50% dos indivíduos homozigotos para a mutação C282Y desenvolverão evidência laboratorial e/ou clínica de sobrecarga de ferro. Quando não relacionada ao gene *HFE*, a hemocromatose é causada por mutações de outros genes recentemente identificados, envolvidos no metabolismo do ferro. Hepcedina é o hormônio regulador do ferro que inibe a ferroportina, proteína exportadora de ferro dos enterócitos e dos macrófagos; um defeito na expressão do gene da hepcedina ou na sua função costuma ser a causa da maioria dos tipos de hemocromatose hereditária.

Hipofosfatasia ou raquitismo dependente de vitamina D (OMIM 146300)

O defeito básico nesse tipo de hipofosfatasia é um decréscimo nos níveis de fosfatase alcalina no soro, com aumento nos níveis de fosfoetanolamina. A fosfatase alcalina participa do processo de calcificação dos ossos e cemento; por isso, esses tecidos se apresentam alterados nos pacientes com hipofosfatasia. A agenesia ou a formação anormal do cemento leva ao desprendimento prematuro espontâneo dos dentes primários, especialmente os incisivos mandibulares. Os dentes são esfoliados, sem evidência de doença periodontal ou gengival. Os molares decíduos e permanentes raramente são afetados, o que está provavelmente associado com a maior fixação mecânica resultante do aumento do tamanho das suas raízes. A falta total de cemento observada nos dentes esfoliados indica a falta de inserção da fibra periodontal, com consequente esfoliação dos dentes de raízes simples. Além dos problemas orais, os indivíduos apresentam alterações semelhantes às do raquitismo, como pernas arqueadas e fraturas múltiplas (Fig. 5.10).

Genética — Esse distúrbio é causado por uma mutação no gene *ALPL,* que se localiza no cromossomo 1p36.1-p34 e codifica a fosfatase alcalina tecidual não específica. Existem várias formas de hipofosfatasia, classificadas de acordo com o início de sua manifestação: perinatal (241500), infantil e juvenil (241500) e adulta (241510). Há ainda uma forma de hipofosfatasia somente com problemas dentários, conhecida como odonto-hipofosfatasia. Todas essas formas são determinadas por mutações gênicas alélicas.

Figura 5.10

Hipofosfatasia. **A** a **C** – Natimorto com ausência de mineralização quase completa do esqueleto. Nesse caso, a fosfatase alcalina sérica era baixa, e a taxa de fosfoetanolamina urinária estava aumentada.

Fonte: Jones.[3]

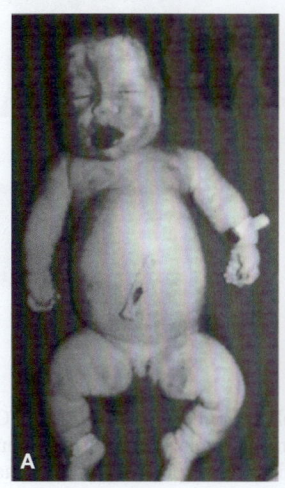

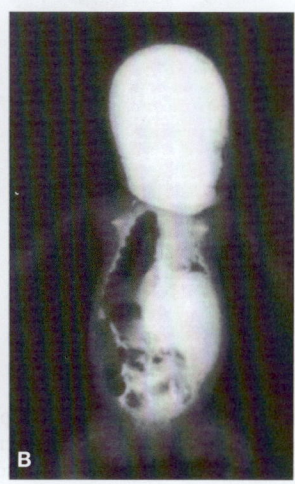

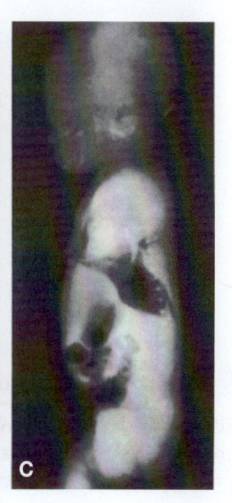

Síndrome de Ellis-van Creveld (OMIM 225500)

A síndrome de Ellis-van Creveld é também conhecida como displasia condroectodérmica.

Características clínicas – Essa displasia que envolve dentes, cabelos e unhas se caracteriza também por nanismo (estatura variando de 1,10 a 1,50 m, com membros curtos), fusão da porção média dos lábios superiores à margem gengival maxilar, de modo a não existir sulco ou prega mucobucal anteriormente, com hipoplasia dessa parte do lábio, simulando uma queiloplastia; oligodontia, dentes pequenos e cônicos, com espaçamento irregular e esmalte hipoplásico em cerca de 50% dos casos; dentes natais em pelo menos 25% dos afetados, ou neonatais, com eventual atraso na erupção dentária; cabelos finos ou escassos; polidactilia manual bilateral, limitação funcional das mãos, malformações cardíacas congênitas em 50% dos afetados, principalmente defeitos no septo atrial, tórax estreito com costelas curtas e mal desenvolvidas, anomalias genitais (criptorquidia, hipo ou epispadia), hipoplasia da porção superolateral da tíbia, com joelho valgo e, às vezes, pé equinovaro, displasia pélvica e agenesia renal. Ocasionalmente, pode ocorrer deficiência mental. Metade dos pacientes morre durante os primeiros meses de vida, devido a problemas cardiorrespiratórios (ver **Fig. 5.11**).

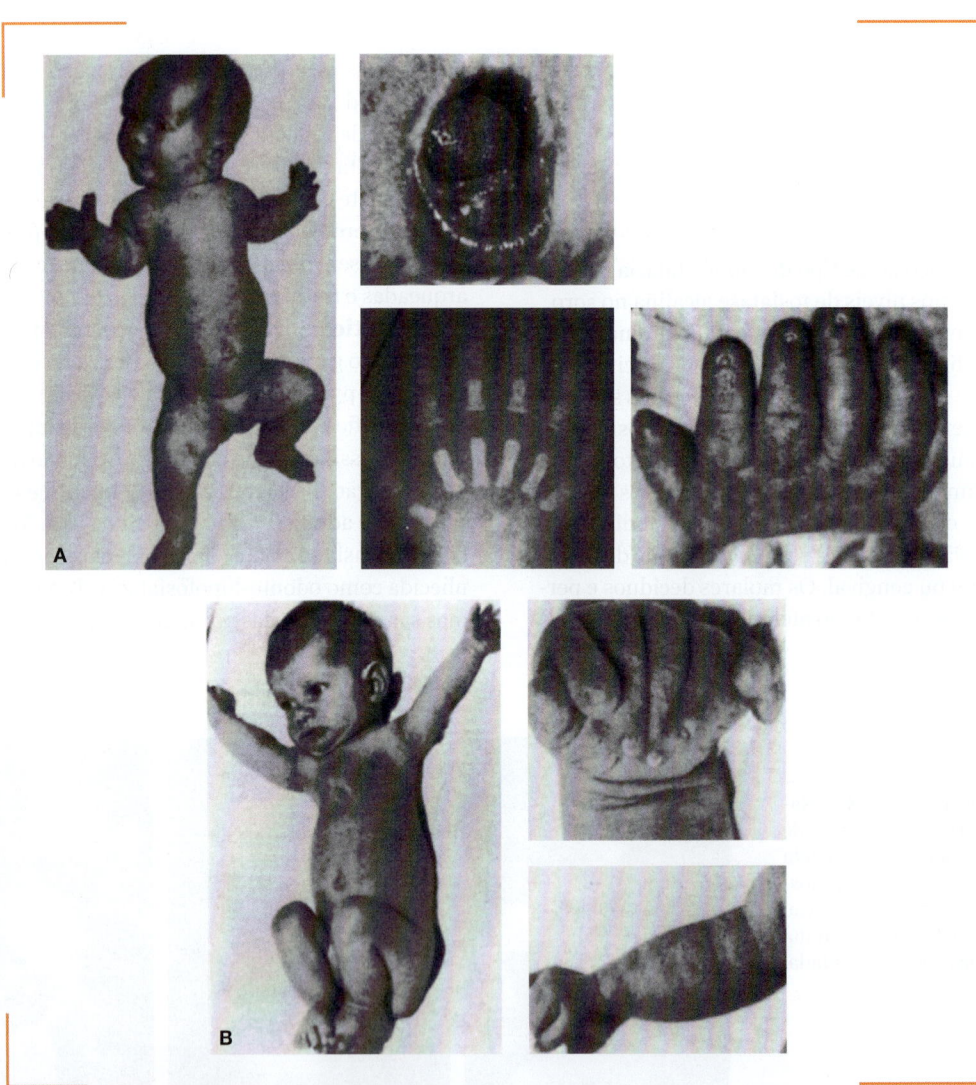

Figura 5.11

Síndrome de Ellis-van Creveld, ou displasia condroectodérmica. **A** – Criança com seis semanas de idade. É mostrada a hipoplasia da crista alveolar, com frênulo e dente anormal. **B** – Criança com cinco meses de idade. São mostrados o tórax pequeno e outras malformações.

Fonte: Jorde e colaboradores.[7]

Frequência – Em geral, é rara, mas é o tipo mais comum de nanismo entre os Amish (isolado religioso norte-americano, na Pensilvânia), entre os quais são encontrados 0,76% de afetados e 15% de heterozigotos. Esse é um exemplo de efeito do fundador (ver Cap. 8).

Genética – Essa síndrome é devida a uma mutação no gene *EVC*, localizado em 4p16, o qual codifica uma proteína de 992 aminoácidos com domínio transmembrânico, sinal de localização nuclear 3 e um motivo de zíper de leucina (ver Cap. 1). Embora sua função ainda não seja bem conhecida, essa proteína parece ser importante no crescimento e no desenvolvimento normal, principalmente do coração, dos ossos, dos rins e dos pulmões. O gene *EVC2*, não homólogo, está localizado muito próximo ao *EVC*, no cromossomo 4p16, causando o mesmo fenótipo; ambos os genes devem ter funções relacionadas, com atividades coordenadas. Já foram detectadas mais de 20 mutações relacionadas com a síndrome de Ellis-van Creveld.

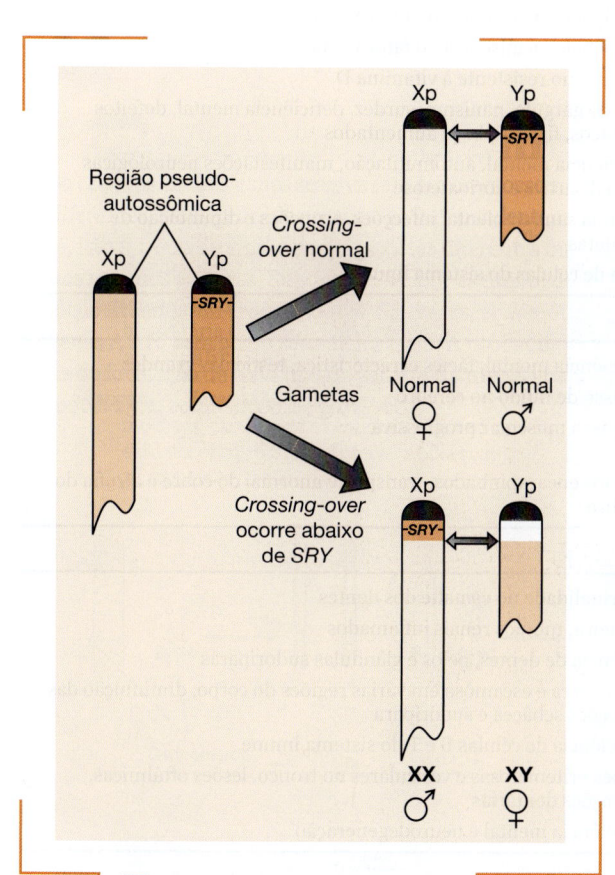

Figura 5.12

Região pseudoautossômica dos cromossomos X e Y e localização do gene *SRY* fora da região pseudoautossômica. Se ocorrer *crossing-over* envolvendo o lócus *SRY*, mudando sua posição para o cromossomo X, poderão resultar indivíduos XX com fenótipo masculino e indivíduos XY com fenótipo feminino.

Fonte: Jorde e colaboradores.[7]

Nas mulheres, as relações de dominância e recessividade dos genes situados no X são semelhantes às dos autossomos, pois elas possuem dois cromossomos X. Assim, as mulheres podem ser homozigotas para o alelo H ($X^H X^H$), heterozigotas ($X^H X^h$) ou homozigotas para o alelo h ($X^h X^h$).

Nos homens, que são **hemizigotos** para os genes situados no cromossomo X, pois só possuem um deles, qualquer gene se manifesta no seu fenótipo. Genotipicamente, os homens podem ser $X^H Y$ ou $X^h Y$, apresentando os fenótipos correspondentes a cada genótipo desses. Na **Tabela 5.3**, constam algumas doenças relacionadas a genes localizados no cromossomo X.

5.3.2.1 Herança recessiva ligada ao sexo

Critérios para o reconhecimento da herança recessiva ligada ao sexo, rara – A **Figura 5.13** mostra uma genealogia na qual está segregando uma característica ligada ao sexo. Os critérios que indicam ser o mesmo um traço recessivo ligado ao sexo, raro, são descritos a seguir.

A característica é **ligada ao sexo** (ou **ligada ao X**) porque:

- não se distribui igualmente nos dois sexos;
- não há transmissão direta de homem para homem.

A característica é **recessiva** porque:

- há mais homens afetados do que mulheres afetadas;
- é transmitida por um homem afetado, por intermédio de todas as suas filhas (que são apenas portadoras do gene), para 50% de seus netos do sexo masculino; portanto, os homens afetados são aparentados por intermédio das mulheres heterozigotas;
- os homens afetados geralmente têm filhos e filhas normais.

Tabela 5.3 Algumas doenças relacionadas a genes localizados no cromossomo X

Condição	Tipo de herança	Descrição
Olhos		
Cegueira para a cor verde	R	Pigmento verde anormal nas células cone da retina
Cegueira para a cor vermelha	R	Pigmento vermelho anormal nas células cone da retina
Doença de Norrie	R	Crescimento anormal da retina, degeneração dos olhos
Megalocórnea	R	Córnea aumentada
Retinite pigmentar	R	Constrição do campo visual, cegueira noturna, agrupamento de pigmentos no olho
Retinosquise	R	Ruptura e degeneração da retina
Erros metabólicos		
Agamaglobulinemia	R	Incapacidade de formar alguns anticorpos
Deficiência de G6PD	R	Anemia hemolítica após a ingestão de determinadas substâncias (feijões de fava, AAS, vitamina K, sulfas, etc.)
Deficiência da ornitina-transcarbamilase	R	Deterioração mental, acúmulo de amônia no sangue
Doença de Fabry	R	Dor abdominal, lesões da pele e falência renal
Doença granulomatosa crônica	R	Infecção da pele e dos pulmões, aumento do fígado e do baço
Hemofilia A	R	Deficiência ou ausência do fator VIII da coagulação
Hemofilia B	R	Deficiência ou ausência do fator IX da coagulação
Hipofosfatemia	D + R	Raquitismo resistente à vitamina D
Síndrome de Hunter	R	Face de gárgula, nanismo, surdez, deficiência mental, defeitos cardíacos, fígado e baço aumentados
Síndrome de Lesch-Nyhan	R	Deficiência mental, automutilação, manifestações neurológicas como disartria e corioatetose
Síndrome de Wiskott-Aldrich	R	Diarreia sanguinolenta, infecções, erupções e diminuição de plaquetas
Deficiência imune combinada grave	R	Falta de células do sistema imune
Nervos e músculos		
Síndrome do X frágil	R	Deficiência mental, fácies característica, testículos grandes
Hidrocefalia	R	Excesso de fluido no cérebro
Distrofia muscular tipos Becker e Duchenne	R	Fraqueza muscular progressiva
Doença de Menkes	R	Cabelos encarapinhados, transporte anormal do cobre e atrofia do cérebro
Outras		
Amelogênese imperfeita	D	Anormalidade no esmalte dos dentes
Síndrome de Alport	R	Cegueira, túbulos renais inflamados
Displasia ectodérmica hipoidrótica	R	Ausência de dentes, pelos e glândulas sudoríparas
Ictiose	R	Pele áspera e escamosa em várias regiões do corpo, diminuição das secreções sebácea e sudorípara
Imunodeficiência combinada grave	R	Deficiência de células B e T do sistema imune
Incontinência pigmentar	D	Lesões eritematosas e vesiculares no tronco, lesões oftálmicas, alterações dentárias
Síndrome de Rett	D	Deficiência mental e neurodegeneração

Fonte: Modificada de Lewis.[8]

Figura 5.13

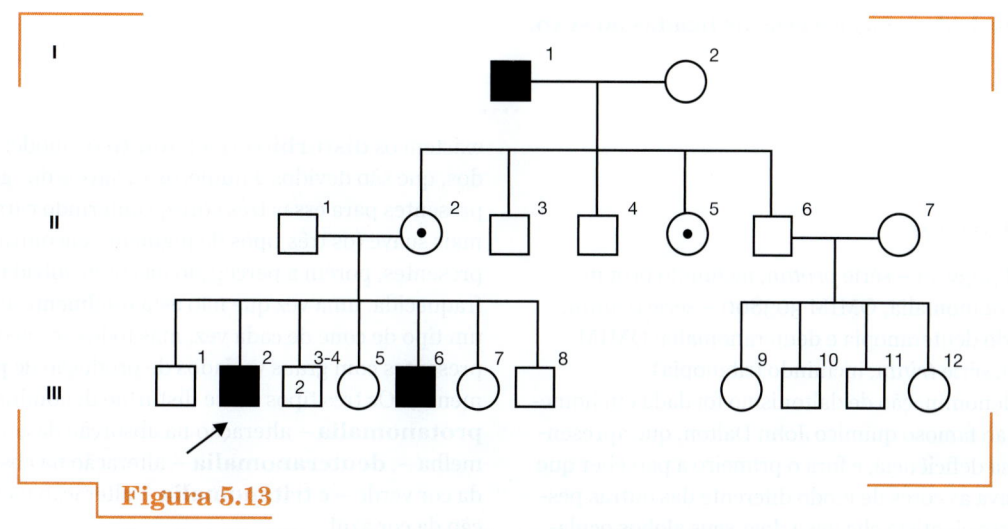

Genealogia hipotética representativa da herança recessiva ligada ao sexo, rara.

A **Figura 5.14** apresenta o diagrama e o quadro de Punnett, mostrando o resultado dos cruzamentos de uma mulher heterozigota e de um homem normal, bem como de uma mulher normal e de um homem afetado por uma característica de herança recessiva ligada ao sexo.

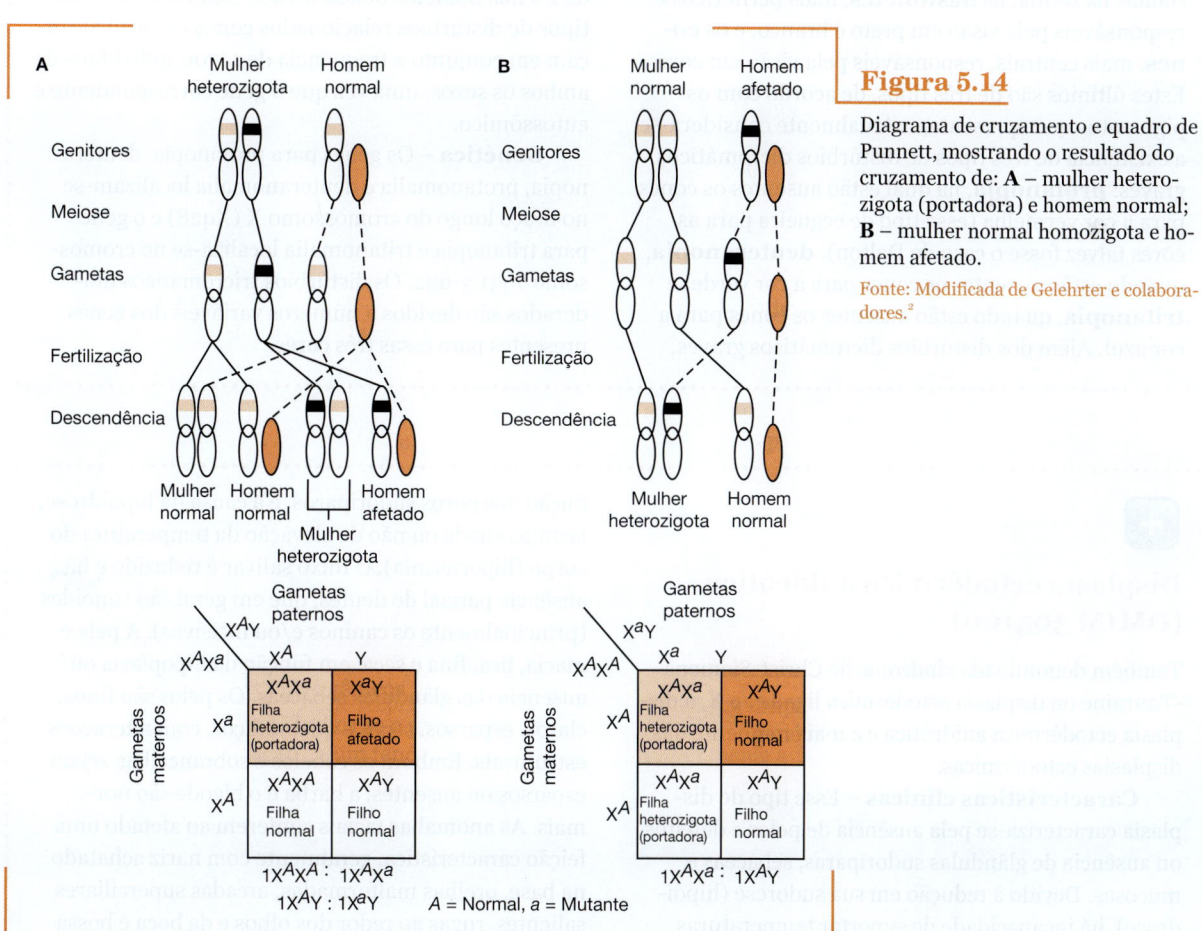

Figura 5.14

Diagrama de cruzamento e quadro de Punnett, mostrando o resultado do cruzamento de: **A** – mulher heterozigota (portadora) e homem normal; **B** – mulher normal homozigota e homem afetado.

Fonte: Modificada de Gelehrter e colaboradores.[2]

Exemplos de doenças recessivas ligadas ao sexo, raras

Daltonismo

(OMIM 303900 – série *protan*, incluindo protanopia e protanomalia; OMIM 303800 – série *deutan*, incluindo deuteranopia e deuteranomalia; OMIM 190900, série *tritan*, incluindo tritanopia)

A denominação de daltonismo foi dada em homenagem ao famoso químico John Dalton, que apresentava essa deficiência, e fora o primeiro a perceber que enxergava as cores de modo diferente das outras pessoas. Esse cientista chegou a doar seus globos oculares à ciência, na esperança de que seu estudo revelasse a causa do problema visual. O daltonismo é também denominado cegueira parcial para cores.

Características clínicas – O daltonismo é um distúrbio que envolve os cones, um dos dois principais tipos de células da retina. Existem dois tipos de células na retina: os **bastonetes**, mais periféricos e responsáveis pela visão em preto e branco, e os **cones**, mais centrais, responsáveis pela visão em cores. Estes últimos são de três tipos, de acordo com os pigmentos que apresentam. Atualmente considera-se a existência de três tipos de distúrbios dicromáticos graves: **protanopia**, na qual estão ausentes os cones para a cor vermelha (esse tipo de cegueira para as cores talvez fosse o caso de Dalton), **deuteranopia**, quando estão ausentes os cones para a cor verde; e **tritanopia**, quando estão ausentes os cones para a cor azul. Além dos distúrbios dicromáticos graves, existem os **distúrbios tricromáticos** moderados, que são devidos a números variáveis dos genes presentes para essas três cores, conferindo caráter mais suave (os três tipos de pigmento encontram-se presentes, porém a percepção da cor envolvida é enfraquecida, uma vez que não está totalmente ausente um tipo de cone de cada vez, mas todos se encontram presentes com graus variados de produção de pigmento). Os três tipos desse distúrbio denominam-se: **protanomalia** – alteração na absorção da cor vermelha –, **deuteranomalia** – alteração na absorção da cor verde – e **tritanomalia** – alteração na absorção da cor azul.

Frequência – Cerca de 8% dos homens têm daltonismo; o distúrbio mais frequente é a deuteranomalia, que se encontra presente em 4 a 5% dos homens. Com exceção dos distúrbios relacionados com a cor azul, os demais distúrbios dicromáticos e tricromáticos apresentam-se cada um com a frequência de 1% nos homens. Sendo menos estudados, os dois tipos de distúrbios relacionados com a cor azul alcançam em conjunto a frequência de 1/500 indivíduos de ambos os sexos, uma vez que o gene correspondente é autossômico.

Genética – Os genes para protanopia, deuteranopia, protanomalia e deuteranomalia localizam-se no braço longo do cromossomo X (Xq28) e o gene para tritanopia e tritanomalia localiza-se no cromossomo 7q31.3-q32. Os distúrbios tricromáticos moderados são devidos a números variáveis dos genes presentes para essas três cores.

Displasia ectodérmica anidrótica (OMIM 305100)

Também denominada síndrome de Christ-Siemens-Touraine ou displasia ectodérmica ligada ao X, a displasia ectodérmica anidrótica é a mais frequente das displasias ectodérmicas.

Características clínicas – Esse tipo de displasia caracteriza-se pela ausência de pelos e defeitos ou ausência de glândulas sudoríparas, sebáceas e mucosas. Devido à redução em sua sudorese (hipoidrose), há incapacidade de suportar temperaturas elevadas. A ausência ou hipoplasia das glândulas sudoríparas, constatada em geral pela ausência ou redução dos poros sudoríparos, é a causa da hipoidrose, acompanhada ou não de elevação da temperatura do corpo (hipertermia). O fluxo salivar é reduzido e há ausência parcial de dentes, que em geral são conoides (principalmente os caninos e/ou incisivos). A pele é macia, lisa, fina e seca, em função da hipoplasia ou ausência das glândulas sebáceas. Os pelos são finos, claros, esparsos, secos e quebradiços, com alterações estruturais. Embora os cabelos e sobrancelhas sejam esparsos ou ausentes, a barba e o bigode são normais. As anomalias faciais conferem ao afetado uma feição característica, geralmente com nariz achatado na base, orelhas malformadas, arcadas superciliares salientes, rugas ao redor dos olhos e da boca e bossa frontal. Surdez ou deficiência mental, às vezes. É mais frequente em homens do que em mulheres. A incapacidade de suar (anidrose) distingue clinicamente esse tipo de displasia das displasias hidróticas de herança autossômica dominante e das hipoidróticas de herança autossômica recessiva ou recessiva ligada ao X.

Frequência – 1/100.000 nascimentos masculinos.

Genética – O gene para a displasia ectodérmica anidrótica está localizado no braço longo do cromossomo X, na região Xq12-q13.1. Atualmente, existem muitas afecções desse tipo, abrangendo autossômicas recessivas ou dominantes, recessivas ligadas ao X, e ainda outras associadas a imunodeficiências.

Distrofia muscular Duchenne (OMIM 310200)

A distrofia muscular Duchenne é uma miopatia progressiva que resulta em degeneração progressiva e fraqueza muscular. É a mais comum e grave distrofia muscular.

Características clínicas – Embora se manifeste ocasionalmente no período neonatal com hipotonia e atraso no crescimento e desenvolvimento, as primeiras manifestações clínicas iniciam-se entre 3 e 5 anos, como fraqueza muscular lentamente progressiva, começando com os músculos da cintura e dos quadris e os flexores do pescoço; essa fraqueza muscular envolve progressivamente a cintura dos ombros, os músculos dos membros distais e tronco, resultando em um caminhar desajeitado, incapacidade para correr rapidamente e dificuldade para levantar-se do chão, com pseudo-hipertrofia dos músculos da panturrilha. Aos 5 anos, a maior parte dos pacientes utiliza a manobra de Gowers (ver **Fig. 5.15**), tendo hipertrofia da panturrilha (aumento da panturrilha devido à substituição do músculo por tecidos adiposo e conectivo). A maioria dos meninos afetados tem de usar cadeira de rodas, em torno dos 11 anos, devido à grave fraqueza muscular proximal nos membros inferiores. A deterioração subsequente leva a lordose lombar, contrações articulares e insuficiência cardiorrespiratória, que acarreta morte aos 18 anos, em média. Cerca de 1/3 dos afetados apresenta déficit intelectual leve a moderado. O defeito básico é a anormalidade da proteína **distrofina**, causando níveis nulos, não funcionais ou bastante reduzidos dessa proteína no músculo. Normalmente, a distrofina é ligada à membrana muscular e ajuda a manter a integridade da fibra muscular; na sua ausência, a fibra muscular degenera. Os afetados apresentam ainda nível elevado de creatininoquinase no soro. Em torno de 95% dos indivíduos com distrofia muscular Duchenne apresentam problemas cardíacos como cardiomiopatia dilatada ou anomalias eletrocardiográficas, ou ambas. Nas mulheres, a data de início e a gravidade da doença dependem do grau de inativação

Figura 5.15

Ilustração de um menino com distrofia muscular Duchenne levantando do chão com a manobra de Gowers.

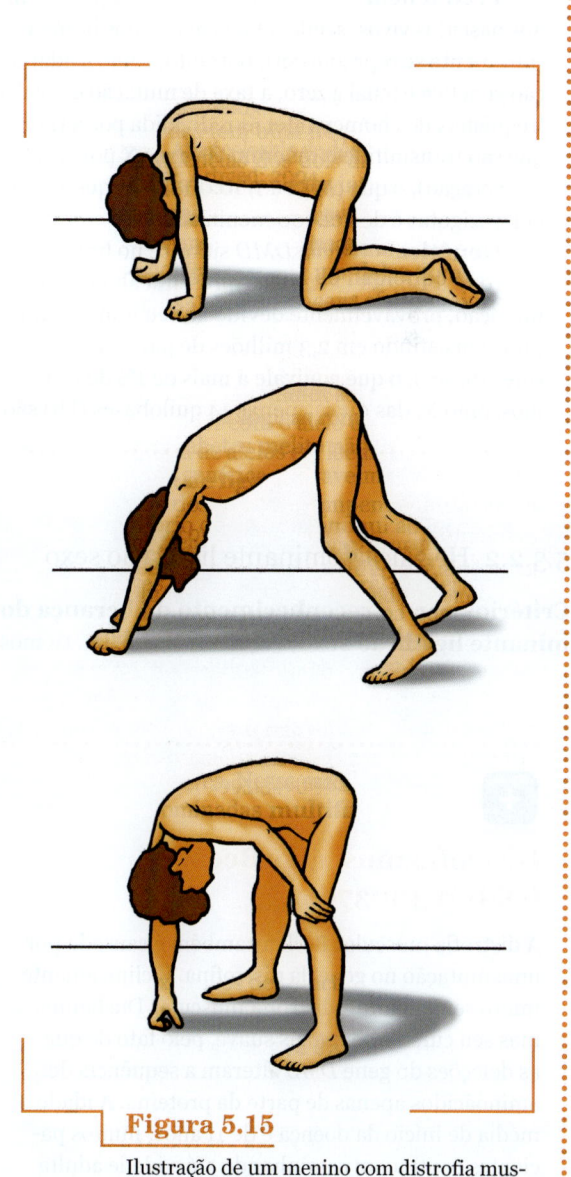

do cromossomo X. Se o cromossomo X que porta o alelo mutante *DMD* estiver inativo na maioria das células, ou seja, a maioria dos X ativos possuir o gene normal, essas mulheres apresentam poucos sintomas ou nenhum; se, ao contrário, o cromossomo X que porta o alelo normal estiver inativo na maioria das células, as mulheres desenvolverão os sintomas da doença. Independentemente do sintoma clínico de fraqueza muscular esquelética, foi observado que a maioria das mulheres heterozigotas apresenta anomalias cardíacas com alterações em seus eletrocardiogramas, dilatação do ventrículo esquerdo e cardiomiopatia dilatada.

Frequência – Aproximadamente 1/3.500 meninos nascidos vivos, sendo letal genético nos homens (raramente se reproduzem), portanto, como a adaptação genética é igual a zero, a taxa de mutação é igual à frequência dos homens afetados dividida por 3 (porque são transmitidos três cromossomos X por casal, por geração), o que chega a 1/10.000. A frequência de heterozigotas é de 1/2.500 meninas.

Genética – O gene *DMD* situa-se no braço curto do cromossomo X (Xp21.2). Apresenta alta taxa de mutação, provavelmente devido ao seu grande tamanho, consistindo em 2,3 milhões de pares de bases (megabases), o que equivale a mais de 1% do cromossomo X, das quais apenas 14 quilobases (kb) são transcritas em RNA mensageiro. Esse gene contém 79 éxons, sendo transcrito não apenas nos músculos, mas também no cérebro, o que provavelmente explica a razão de alguns meninos apresentarem problemas de aprendizagem e QI médio a inferior. Em geral, as mutações para distrofia muscular Duchenne consistem em deleções e uma minoria de duplicações. Existem dois pontos quentes de deleções, um envolvendo os 20 primeiros éxons e outro no centro do gene, entre os éxons 45 e 93. Mutações alélicas no mesmo lócus causam um distúrbio mais leve, a distrofia muscular Becker, com uma frequência de 1/20.000 homens.

Para fins de aconselhamento genético e diagnóstico pré-natal, é importante a detecção de heterozigotas. Antes do conhecimento dos métodos moleculares, essa detecção se baseava em análises de genealogias combinadas com a dosagem sérica de creatinoquinase, que é muito elevada no soro de meninos afetados e um pouco aumentada em 2/3 de todas as portadoras. Atualmente, a detecção é feita por análise direta da mutação por deleção, ou indireta por estudos de ligação utilizando marcadores intragênicos polimórficos, por meio de técnicas específicas para esse fim.

5.3.2.2 Herança dominante ligada ao sexo

Critérios para o reconhecimento da herança dominante ligada ao sexo, rara – A **Figura 5.16** mostra um heredograma no qual está segregando uma característica rara dominante ligada ao sexo. Os critérios que indicam ser essa uma característica dominante ligada ao sexo são:

Distrofia muscular Becker (OMIM 300376)

A distrofia muscular Becker também é causada por uma mutação no gene da distrofina. É clinicamente muito semelhante à distrofia muscular Duchenne, mas seu curso é bem mais suave, pelo fato de que as deleções do gene *DMB* alteram a sequência de aminoácidos apenas de parte da proteína. A idade média de início da doença é de 11 anos; muitos pacientes continuam caminhando até a idade adulta. A expectativa de vida é um pouco reduzida. Alguns pacientes continuam assintomáticos até a quinta ou sexta década de vida. A frequência de afetados é de 1/20.000 nascimentos do sexo masculino. Localização cromossômica: Xp21.2

Hidrocefalia ligada ao X (OMIM 307800)

Nesse tipo de hidrocefalia há estenose ou atresia do aqueduto de Sylvius, fazendo com que a drenagem do líquido cerebrospinal não se faça adequadamente. Pode gerar sequelas graves se não for tratada, e, mesmo se o for, pode acarretar deficiência mental e outros comprometimentos neurológicos. O gene responsável por esse tipo de hidrocefalia situa-se no cromossomo X (Xq28).

Figura 5.16

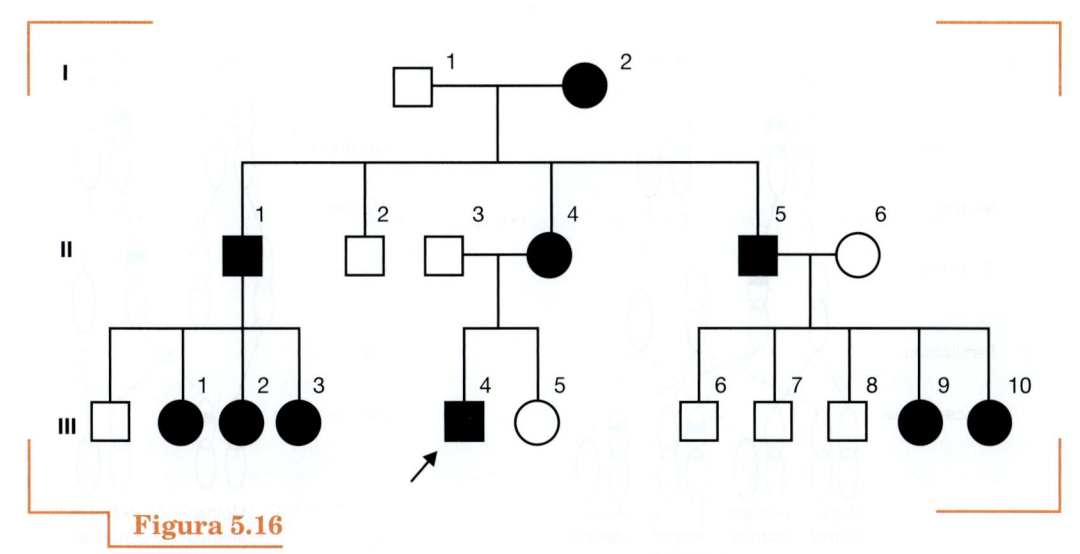

Genealogia hipotética representativa da herança dominante ligada ao sexo, rara.

A característica é **ligada ao sexo** (ou **ligada ao X**) porque:

- não se distribui igualmente nos dois sexos;
- não há transmissão direta de homem para homem.

A característica é **dominante** porque:

- há mais mulheres afetadas do que homens afetados;
- os homens afetados têm 100% de suas filhas também afetadas, mas 100% de seus filhos do sexo masculino são normais; já as mulheres afetadas podem ter 50% de seus filhos de ambos os sexos também afetados.

A herança dominante ligada ao X pode ser confundida com a herança autossômica dominante, ao exame da prole das mulheres afetadas. Ela se distingue, no entanto, pela descendência dos homens afetados: todas as filhas são afetadas, mas nenhum dos filhos o é. Um exemplo de característica normal de herança dominante ligada ao X é o grupo sanguíneo Xg, cujos genótipos e fenótipos são mostrados na **Tabela 5.4**.

A **Figura 5.17** apresenta o diagrama e o quadro de Punnett, mostrando o resultado dos cruzamentos de um homem normal e uma mulher afetada, e de um homem afetado e uma mulher normal.

Tabela 5.4 Genótipos e fenótipos do sistema sanguíneo Xg

Sexo	Genótipos	Fenótipos
Masculino	$X^{Xg^a} Y$	$Xg(a^+)$
	$X^{Xg} Y$	$Xg(a^-)$
Feminino	$X^{Xg^a} X^{Xg^a}$	$Xg(a^+)$
	$X^{Xg^a} X^{Xg}$	$Xg(a^+)$
	$X^{Xg} X^{Xg}$	$Xg(a^-)$

Figura 5.17

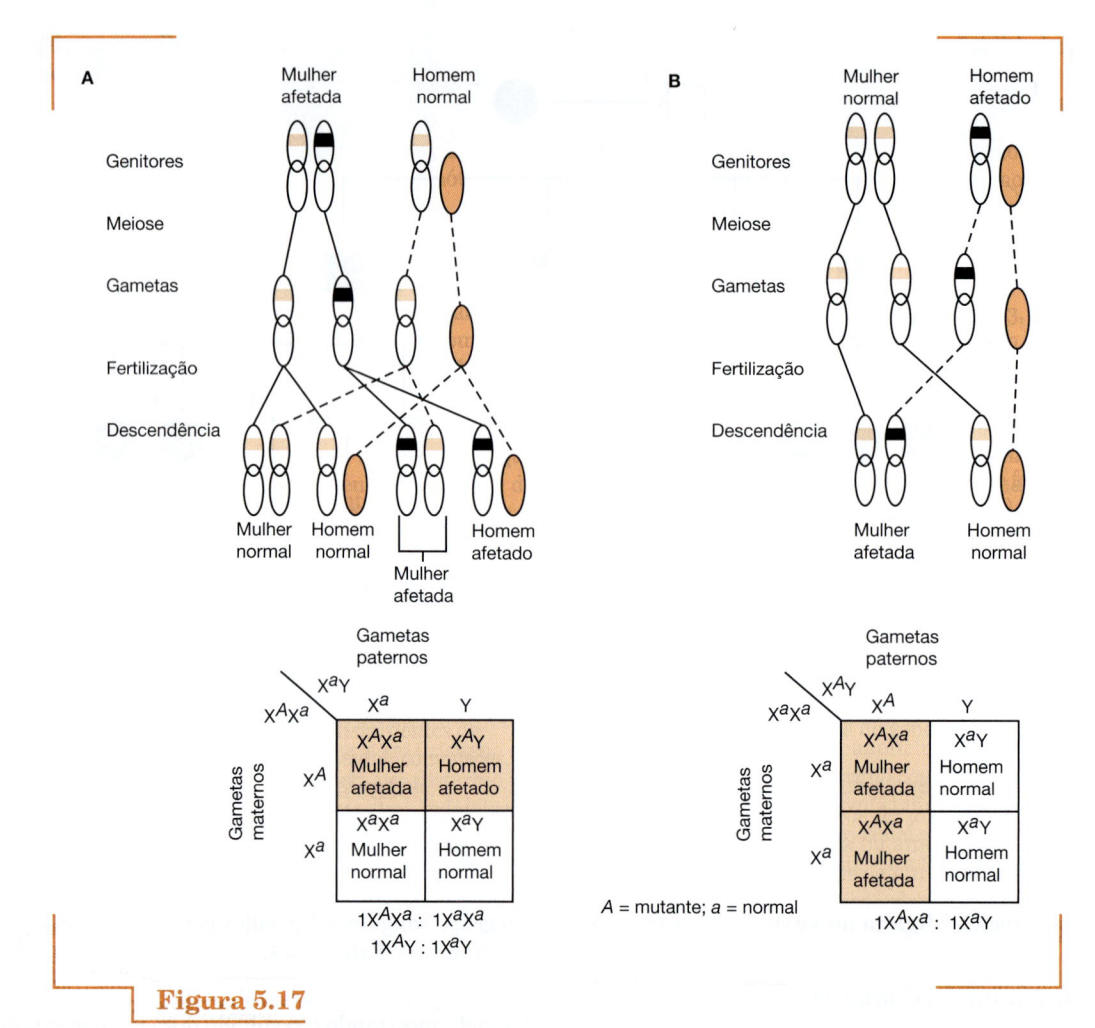

Diagrama de cruzamento e quadro de Punnett, mostrando o resultado do cruzamento de: **A** – homem normal e mulher afetada (heterozigota), e **B** – mulher normal e homem afetado.
Fonte: Modificada de Gelehrter e colaboradores.[2]

Exemplos de doenças dominantes ligadas ao X, raras

Incontinência pigmentar (OMIM 308300)

A incontinência pigmentar é também conhecida como síndrome de Bloch-Sulzberger ou incontinência pigmentar tipo II.

Características clínicas – As meninas afetadas, em geral heterozigotas, apresentam lesões de pele vesiculares eritematosas inflamatórias, ao nascer. Mais tarde, aparecem as pigmentações semelhantes a "bolo-mármore"; isso se deve ao fato de que a melanina se deposita nas camadas mais profundas da pele e reflete o padrão de inativação do X: onde o alelo para o pigmento normal está inativado, desenvolvem-se espirais claras; onde o pigmento é produzido, o padrão é escuro, daí a aparência de "bolo-mármore". Outros sintomas incluem perda de cabelo, problemas visuais, anomalias dentárias (ausência de alguns dentes ou dentes conoides) e convulsões. Os homens com essa condição são tão gravemente afetados que morrem intrauterinamente, o que é compatível com o fato de que as mulheres afetadas apresentam uma alta taxa de abortos, ao redor de 25%. Essa doença é causada por mutações no gene *IKBKG* (OMIM 300248), relacionado com o sistema imune e localizado em Xq28 (ver **Fig. 5.18**).

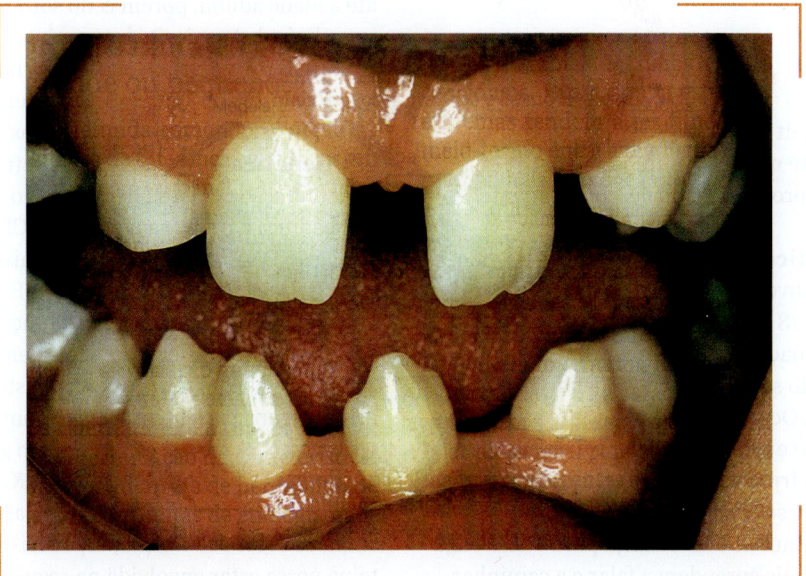

Figura 5.18

Incontinência pigmentar. Além da hiperpigmentação em várias áreas corporais, os afetados mostram ausência de alguns dentes e presença de dentes conoides.

Fonte: Laskaris.[9]

5.4 Tipos especiais de herança monogênica

5.4.1 Alelos múltiplos

Até aqui, foram consideradas características que envolvem apenas dois alelos, o normal e o mutante. Quando uma característica apresenta mais de dois alelos diferentes para o mesmo lócus, esses alelos são denominados alelos múltiplos. Várias mutações do gene normal produzem alelos diferentes, que podem ser dominantes ou recessivos em relação ao normal ou original. Exemplo: no sistema sanguíneo ABO, há, no mínimo, quatro alelos (*A1*, *A2*, *B* e *O*; ver Cap. 11). Um indivíduo pode possuir qualquer combinação de um mesmo alelo (*A1A1*, *BB*, etc.) ou de dois alelos diferentes (*A1O*, *A2B*, etc.).

Os alelos múltiplos, assim considerados, referem-se apenas a genes localizados nos autossomos. Se uma série de alelos for localizada no cromossomo X, a mulher transmitirá um ou outro alelo para um determinado descendente, enquanto o homem terá apenas um alelo para transmitir. Os alelos múltiplos não devem ser confundidos com poligenes, que são genes situados em vários lócus, determinando uma mesma característica (ver Cap. 6).

Raquitismo resistente à vitamina D (OMIM 307800)

Também chamado de raquitismo hipofosfatêmico ou hipofosfatemia.

Características clínicas – Defeito relacionado com a absorção intestinal do cálcio ou com a reabsorção do fósforo, acarretando baixos níveis sanguíneos e altos níveis urinários de fosfato. A capacidade dos túbulos renais de reabsorverem o fosfato filtrado está comprometida. Os afetados apresentam também metabolismo anormal da 1,25-di-hidroxivitamina D. Em decorrência desses problemas, apresentam atraso do crescimento, baixa estatura e raquitismo grave, necessitando de grandes doses de vitamina D. O tratamento com fosfato e vitamina D em altas doses pode levar a uma melhora nas anormalidades ósseas. Nas mulheres heterozigotas, o nível sérico de fosfato está menos reduzido e o raquitismo é menos grave. Convém lembrar também que, nas mulheres, a forma da doença se apresenta mais suave do que nos homens afetados, devido ao efeito da inativação casual do cromossomo X (ver Cap. 4).

Genética – O gene responsável por essa doença localiza-se no braço curto do cromossomo X (Xp22.2-p22.1).

Síndrome de Rett (OMIM 312750)

A síndrome de Rett é uma doença que ocorre quase exclusivamente no sexo feminino e consiste em uma deficiência progressiva no desenvolvimento neurológico.

Características clínicas – No início da vida, a criança tem desenvolvimento aparentemente normal; porém, entre 6 e 18 meses, ela entra em um período de atraso e estagnação do crescimento. O desenvolvimento do crânio se torna lento, podendo resultar em microcefalia. Ocorre perda do uso intencional das mãos, com torção e outros movimentos estereotipados. São comuns irregularidades respiratórias, ataxia e convulsão. O curso, a gravidade e a idade de início dessa doença variam de uma criança para outra. Algumas meninas jamais aprendem a falar e a caminhar, embora outras conservem essas capacidades até certo grau. Esse transtorno pode permanecer estacionário durante vários anos, embora ocorram complicações como a escoliose. Em geral, as paciente sobrevivem até a idade adulta, porém cedo sofrem morte súbita inexplicável. A maioria das meninas com síndrome de Rett consiste em casos únicos na família.

Frequência – Aproximadamente 1/10.000 a 1/15.000 meninas de todas as etnias.

Genética – A síndrome de Rett é causada por uma mutação de perda de função no gene *MECP2*, que codifica a proteína nuclear MeCP2. Essa proteína se liga ao DNA metilado e recruta histonadesacetilases para regiões de DNA metilado. Embora ainda não bem definida, aparentemente a função dessa proteína se relaciona com a mediação do silenciamento transcricional e a regulação de genes existentes nessas regiões. Alguns pacientes com síndrome de Rett atípica têm mutações em um alelo de outro gene, também localizado no cromossomo X, o *CDKL5*. A proteína CDKL5 é uma treonina/serinaquinase, mas pouco se conhece sobre sua função; especula-se que essa proteína possa estar envolvida na regulação da fosforilação de MeCP2 (**Fig. 5.19**).

Outras doenças determinadas por herança monogênica ou mendeliana serão abordadas em capítulos específicos.

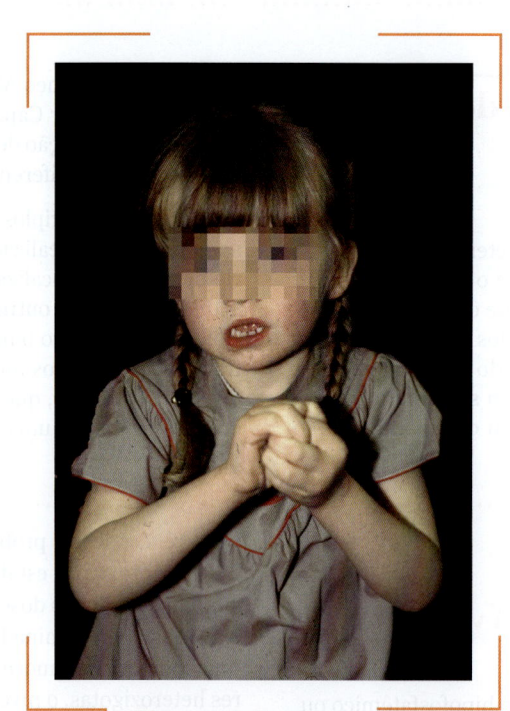

Figura 5.19

Uma menina com síndrome de Rett, mostrando a característica torção das mãos.
Fonte: Read e Donnai.[4]

5.4.2 Codominância

Quando ambos os alelos de um par de genes se expressam independentemente no heterozigoto, sendo seus fenótipos perfeitamente distinguíveis, diz-se que esses genes são codominantes. Exemplo: genes *A* e *B* do sistema sanguíneo ABO; no heterozigoto AB, há produção de ambos os antígenos, A e B.

Outro exemplo é o dos genes para hemoglobinas. Os genes *HbA* e *HbS* expressam-se no heterozigoto *HbA/HbS*, quando seus produtos são examinados por meio da técnica de eletroforese em gel de amido ou similar. Ambos os genes se expressam por intermédio de seus produtos (hemoglobinas A e S), aparecendo como bandas que se localizam em posições diferentes, devido à sua migração eletroforética diferencial.

5.4.3 Herança mitocondrial

É a herança de distúrbios codificados por genes contidos no DNA mitocondrial, abordado no Capítulo 1. Uma doença causada por mutação no mtDNA é herdada exclusivamente da mãe. Assim, apenas as mulheres podem transmitir as doenças mitocondriais, passando as mutações para toda a sua prole de ambos os sexos. No entanto, essa transmissão não parece ser tão simples, pois a expressão de alguns genes mitocondriais depende da interação com genes nucleares, cujo mecanismo ainda é obscuro. As doenças mitocondriais caracterizam-se mais frequentemente por miopatias e encefalopatias, problemas dos músculos e do encéfalo, respectivamente. Na **Tabela 5.5**, constam alguns exemplos de doenças de herança mitocondrial.

5.5 Variações na expressão dos genes

Na espécie humana, nem todos os genes mutantes mostram a regularidade de transmissão e expressão apresentada pelas características das ervilhas que Mendel escolheu para demonstrar suas leis. As irregularidades na transmissão e expressão dos genes podem ser devidas a muitos fatores, alguns dos quais serão abordados a seguir.

5.5.1 Penetrância reduzida

Penetrância reduzida ou **incompleta** ou **não penetrância** de um gene é a ausência de sua manifestação no fenótipo. Embora o gene esteja presente no genótipo, por alguma razão desconhecida ele pode não se expressar fenotipicamente. É um conceito de "tudo ou nada".

A penetrância reduzida é detectada mais facilmente no caso de características dominantes, quando um indivíduo que certamente deve possuir o alelo mutante não mostra o fenótipo correspondente. A transmissão parece pular uma geração, fazendo com que fique fora do grupo de afetados um indivíduo que certamente deve ser heterozigoto. A não penetrância também ocorre entre as características recessivas (genes em homozigose), sendo, no entanto, mais difícil de ser percebida.

A **Figura 5.20** mostra uma genealogia hipotética relacionada com a herança da ptose palpebral congênita hereditária 1 (OMIM 178300), que consiste em pálpebra caída, geralmente em um só olho, e é uma característica de herança autossômica dominante. Os dados demonstram que os indivíduos II-4 e II-7, embora fenotipicamente normais, devem possuir o gene autossômico em questão, porque tiveram filhos afetados (III-3, III-6 e III-10).

A penetrância de um gene pode ser quantificada, correspondendo à frequência percentual na qual um gene autossômico dominante em heterozigose – ou um igualmente autossômico, porém recessivo, em homozigose – produz um efeito fenotípico detectável. Essa frequência é obtida a partir da seguinte proporção:

Penetrância (%) = número de irmandades com pelo menos um irmão e seu genitor afetados

Número total de irmandades com pelo menos um irmão afetado

Tabela 5.5 Exemplos de doenças de herança mitocondrial

Doença	Características clínicas
Neuropatia óptica hereditária de Leber (LHON)	Perda repentina da visão por dano do nervo óptico no início da vida adulta
Epilepsia mioclônica com fibras vermelhas afractuosas	Epilepsia mioclônica e miopatia mitocondrial com fibras vermelhas anfractuosas; fraqueza muscular, surdez, cardiomiopatia, ataxia, disfunção renal, diabetes e demência progressiva; início da infância à idade adulta. Apresenta alta taxa de mutação
Síndrome de Pearson	Doença congênita associada à anemia sideroblástica refratária, pancitopenia, fibrose pancreática, vacuolização da medula óssea
Síndrome de Kearns-Sayre	Fraqueza do músculo cardíaco, degeneração da retina, fraqueza do músculo esquelético da face, do tronco e das extremidades
Cardiomiopatia hipertrófica com miopatia	Cardiomiopatia e miopatia com início na vida adulta; fibras musculares vermelhas defeituosas; acidose lática
Necrose estriatal infantil bilateral	Rigidez muscular, baixa estatura, inteligência reduzida, emoções instáveis; início na infância, frequentemente como parte da LHON

Fonte: Lewis,[10] Mueller & Young,[11] Nussbaum e colaboradores[12] e Seashore e Wappner.[13]

Figura 5.20

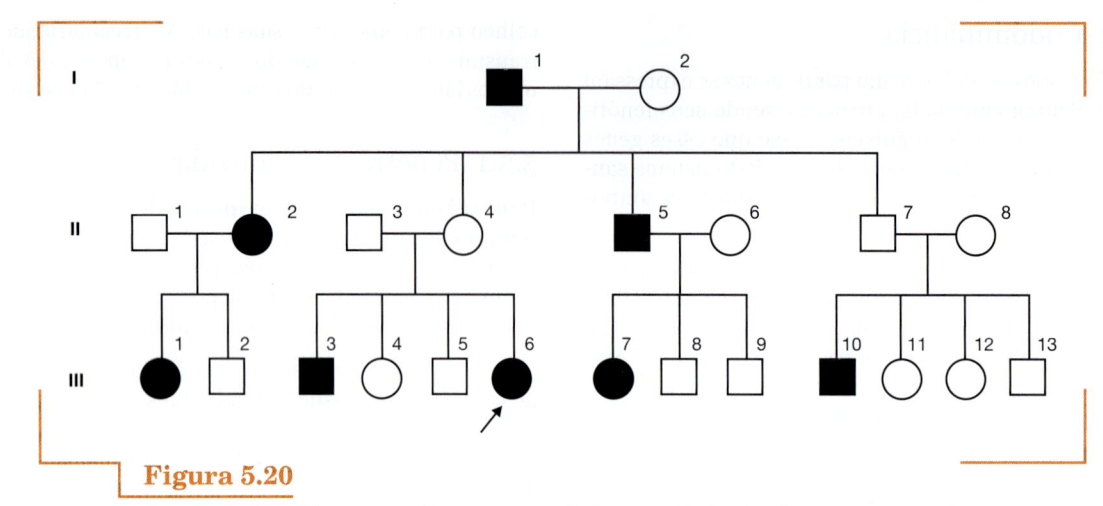

Genealogia hipotética mostrando uma característica autossômica dominante com penetrância incompleta, como, por exemplo, a ptose palpebral congênita hereditária 1. Observa-se que o gene não está se expressando nos indivíduos II-4 e II-7.

Na genealogia da Figura 5.20, a penetrância do gene é de 60%, pois o número de irmandades que satisfaz o numerador da fração é 3 e o que atende ao denominador é 5. Logo, 3/5 = 0,6 ou 60%.

Para uma característica de penetrância reduzida, o risco de que o filho de um indivíduo afetado seja também afetado é igual a ½ ou 0,5 (probabilidade de que a criança herde o alelo mutante) × P (penetrância do gene). No caso da genealogia citada, a probabilidade de um indivíduo afetado heterozigoto ter um filho também afetado é 0,5 × 0,6, ou seja, 0,3 (30%).

A falta de manifestação fenotípica de um gene pode ser devida a vários fatores:

a. **Genes epistáticos**, isto é, genes não alélicos que interagem com o gene em questão, suprimindo a manifestação do gene e, assim, tornando-o não penetrante.

b. **Genes modificadores**, genes não alélicos que alteram a expressão do gene considerado. Experimentos com animais mostraram que esses genes modificadores são comumente encontrados em camundongos, cujo exemplo mais conhecido é o encurtamento da cauda, devido ao gene autossômico dominante T, situado próximo ao lócus H-2 (complexo de histocompatibilidade do camundongo). O alelo H-$2k$ influi na expressão do gene T, enquanto o H-$2b$ praticamente não interfere nela.

c. **Idade variável na manifestação** de uma doença (p. ex., a doença de Huntington, que se manifesta em geral a partir dos 40 anos; ver Cap. 2) dificultaria a detecção de uma pessoa portadora do gene se ela morresse antes de sua manifestação, o que apareceria como não penetrância do gene nesse indivíduo.

d. **Limiar bioquímico variável** na expressão de um gene: em determinados indivíduos, esse limiar pode ser mais alto do que em outros, fazendo com que o gene em questão não manifeste seu efeito.

e. **Metodologia utilizada no exame da característica**, ocasionando a não detecção de indivíduos portadores do gene. Por exemplo, o gene dominante ligado ao sexo para raquitismo resistente à vitamina D pode produzir um intenso raquitismo em alguns indivíduos (que seriam, então, manifestantes do gene), mas apenas um baixo nível de fósforo sanguíneo em outros (que seriam considerados não manifestantes ou não possuidores do gene; neles, esse gene seria considerado não penetrante). Nos níveis radiológico e bioquímico, a presença do gene seria detectada por meio de algum defeito não identificado a olho nu.

5.5.2 Expressividade variável

A **expressividade** refere-se ao grau com que um gene se manifesta no fenótipo, indo da expressão mais leve à mais grave, ou seja, os sintomas variam de intensidade em diferentes indivíduos. Por exemplo, em um tipo de polidactilia (OMIM 603596), o número e o tamanho dos dedos extras diferem nos indivíduos que possuem o gene correspondente. A **Figura 5.21** mostra uma genealogia na qual está segregando o gene para polidactilia. Devido à variabilidade de expressão, sintomas mínimos (como um pequeno esporão, no nosso exemplo) tornam-se importantes, pois servem de pistas para identificar pessoas portadoras de certos genes que, nelas, se expressam levemente.

Pode-se dizer, então, que a não penetrância ou penetrância incompleta de um gene é a falta total de sua expressão no fenótipo. Por outro lado, se uma característica apresentar formas diferentes em membros de uma mesma família, ela terá expressividade variável. Esta pode variar desde muito leve até muito grave, e membros de

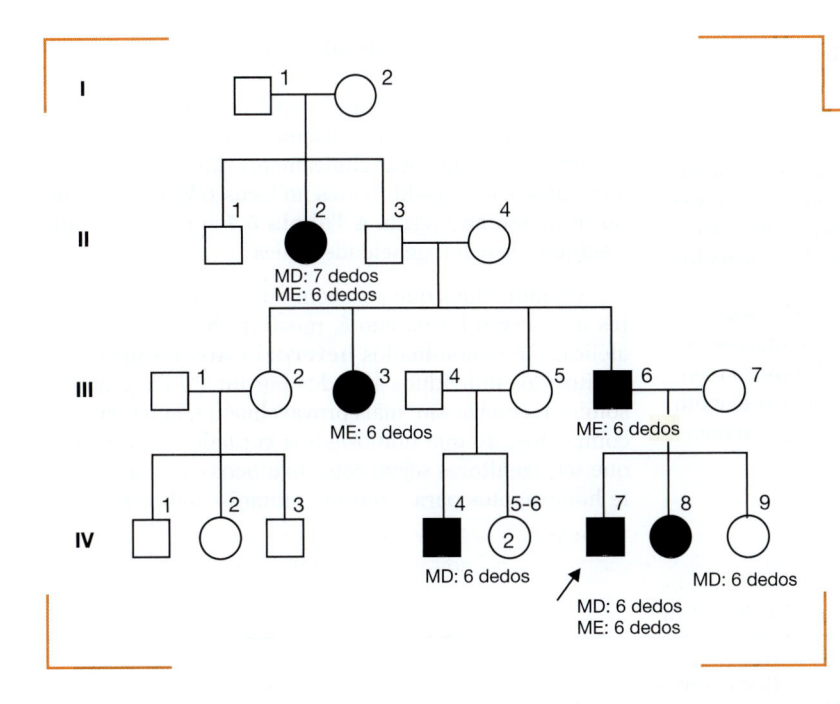

Figura 5.21
Genealogia hipotética de uma família com polidactilia. Observe-se a variação no grau em que o gene se expressa no fenótipo. Os indivíduos II-2 e IV-7 mostram a expressão mais grave da característica. MD = mão direita; ME = mão esquerda.

uma mesma família podem expressar o gene em questão de diferentes maneiras ou com intensidades variáveis.

As causas da expressividade variável não são bem conhecidas. Como a variabilidade na expressão normalmente é mais marcante em indivíduos de diferentes famílias do que nos membros de uma só família, uma possível explicação é a de que a expressão dependeria, pelo menos em parte, de **genes modificadores**, que teriam maior diferença entre as famílias do que dentro delas, como no caso da penetrância reduzida.

Em algumas doenças, cuja base molecular já é bem conhecida, é possível compreender-se que sua variabilidade de expressão é devida a diferentes tipos de mutações no mesmo lócus da doença, o que é denominado de **heterogeneidade alélica** (ver item 5.5.4). Por outro lado, **efeitos ambientais** às vezes podem ser responsáveis pela variabilidade de expressão de uma mesma característica. Na ausência de um determinado fator ambiental, o gene se expressa com gravidade diminuída ou não se expressa. Penetrância reduzida e expressividade variável costumam ocorrer juntas, em determinadas genealogias.

5.5.3 Pleiotropia

Cada gene tem um efeito primário. A partir desse efeito primário, podem surgir consequências diferentes. A **pleiotropia** corresponde a um gene com efeitos fenotípicos múltiplos. As síndromes clínicas são bons exemplos de pleiotropia. A **Tabela 5.6** mostra alguns deles.

Tabela 5.6 Alguns exemplos de pleiotropia (um gene, vários efeitos)

Condição clínica	Herança autossômica (localização cromossômica)	Efeito primário	Efeitos secundários
Doença de Waardenburg, tipo I	Dominante (2q)	Alteração no controle da transcrição por mutação com perda de função do gene PAX3	Mecha branca no cabelo, surdez neurossensitiva congênita, nariz com ponte alta e larga, deslocamento lateral dos ângulos médios dos olhos, heterocromia e hipoplasia da íris
Fenilcetonúria	Recessiva (12q)	Deficiência da enzima fenilalanina-hidroxilase	Deficiência mental, excreção de fenilcetonas na urina, pigmentação clara e odor de mofo
Síndrome de Marfan	Dominante (15q)	Defeito nas fibras elásticas do tecido conectivo	Anomalias esqueléticas, com extremidades alongadas, deslocamento do cristalino e anomalias cardiovasculares
Porfiria variegada	Dominante (14q)	Defeito no metabolismo da porfirina, componente da hemoglobina	Acúmulo de porfirina da urina, dando-lhe tom vermelho-escuro, dor abdominal, fraqueza muscular, cefaleias, insônia, problemas visuais que podem levar à cegueira, delírio e convulsões

5.5.4 Heterogeneidade genética: heterogeneidade de lócus e heterogeneidade alélica

Quando uma doença hereditária, que parece ser uma entidade única, é estudada em detalhe, muitas vezes mostra-se geneticamente heterogênea, isto é, inclui vários fenótipos que são semelhantes, mas são determinados por genótipos diferentes. A heterogeneidade genética pode ser o resultado de mutações diferentes no mesmo lócus – **heterogeneidade alélica** – ou de mutações em lócus diferentes – **heterogeneidade de lócus**. O reconhecimento de ambos os tipos de heterogeneidade é um aspecto essencial para o diagnóstico clínico e o aconselhamento genético.

A **heterogeneidade alélica** é uma causa importante de variação clínica. Muitos lócus apresentam mais de um alelo mutante. Um exemplo de heterogeneidade alélica é o das distrofias musculares tipos Duchenne e Becker, que são doenças clinicamente diferentes devidas a mutações alélicas diferentes no lócus *DMD*, localizado no cromossomo Xp21.2. A **Tabela 5.7** apresenta alguns exemplos de heterogeneidade alélica.

Os indivíduos que possuem duas mutações diferentes no mesmo lócus, isto é, mostram heterogeneidade alélica, são denominados **heterozigotos compostos**. Muitos dos indivíduos afetados por uma doença autossômica recessiva são, mais provavelmente, heterozigotos compostos, do que homozigotos verdadeiros, a menos que seus genitores sejam consanguíneos e provavelmente homozigotos para a mesma mutação alélica por des-

Tabela 5.7 Alguns exemplos de heterogeneidade alélica

Doença	OMIM	Herança (localização cromossômica)	Descrição
Distrofias musculares			
Distrofia miotônica	160900	AD (19q13)	Miotonia, catarata, atrofia gonadal e calvície frontal (nos homens); surge em qualquer fase da vida
DM Becker	310200	RLX (Xp21.2)	Inicia-se mais tardiamente que o tipo Duchenne e apresenta curso mais suave
DM congênita tipo Fukuyama	253800	AR (9q31.2)	Grave DM de início congênito, envolve malformações e deficiência mental
DM Duchenne	310200	RLX (Xp21.2)	Surge na infância, envolve músculos da cintura pélvica e dos ombros; sinal marcante: hipertrofia dos músculos da panturrilha; aos 10 anos, incapacidade para caminhar; morte antes dos 20 anos
DM Emery-Dreifuss	310300	RLX (Xq28)	Miopatia degenerativa caracterizada por fraqueza e atrofia muscular, sem envolvimento neurológico
DM facioescapuloumeral	158900	AD (4q35-qter)	Surge na adolescência ou após, mas pode aparecer também entre 2 e 45 anos; a incapacidade progride lentamente e não encurta a vida
DM membro-cintura (vários tipos)	**253600**	AR (15q15-q22; outro lócus)	Surge na 2ª ou 3ª década de evida; embora mais suave do que o tipo Duchenne, pode levar a uma incapacidade aguda na meia idade
Distrofia muscular oculofaríngea	164300	AD (14q11.2-13)	DM de início tardio, caracterizada por disfagia, ptose palpebral progressiva e paralisia faringeal
DM semelhante à Duchenne	253700	AR (13q12)	Surge antes dos 5 anos de idade, com quadro o semelhante ao da DM Duchenne
Outras doenças			
Anemia falciforme	603903	AR(AC) (11p)	Anemia, crises falcêmicas e infartos tissulares, hepatesplenomegalia, redução da imunidade
β-talassemias	141900	AR (11p)	Deficiências em graus variados das cadeias β da globina da hemoglobina A
Hipercolesterolemia hereditária	143890	AD (19p13)	Elevação dos níveis plasmáticos de colesterol (LDL), o que acarreta aumento do risco de infarto do miocárdio
Síndrome de Ehlers-Danlos	130000	AD (2q; 7q; 17q)	Redução na quantidade de colágeno da pele, que se torna frágil e hiperelástica, hiperextensibilidade das articulações; hipertelorismo ocular; ponte nasal larga e oregas epicântigas

Fonte: Gelehrter e colaboradores,[2] Passarge[5] e Robinson e Borges-Osório.[14]

DM = distrofia muscular; AC = autossômica co-dominante; AD = autossômica dominante; AR = autossômica recessiva; RLX = recessiva ligada ao X.

cendência. Por exemplo, existem várias formas de talassemias, resultantes de mais de 100 mutações diferentes no gene da β-globina; muitos indivíduos que apresentam β-talassemia (ver Cap. 9) não são "homozigotos" verdadeiros; geralmente têm uma mutação diferente de β-globina em cada um dos cromossomos do par 11, sendo, na verdade, heterozigotos compostos. Embora essas mutações difiram, ambos os alelos de β-globina são alterados, produzindo a doença talassêmica.

A **heterogeneidade de lócus** pode ser exemplificada pela surdez congênita completa, condição apresentada a seguir.

Doenças idênticas sob o ponto de vista clínico podem ter diferentes etiologias, com diferentes alelos ou lócus gênicos, forçando o especialista a fazer um estudo genealógico do paciente, antes de qualquer conclusão diagnóstica. A **Tabela 5.9** apresenta outros exemplos de heterogeneidade de lócus.

Algumas doenças mostram ambos os tipos de heterogeneidade, como a osteogênese imperfeita, as displasias ectodérmicas e as distrofias musculares. Muitas das doenças apresentadas nas Tabelas 5.7 e 5.9 estão descritas neste ou em outros capítulos deste livro.

Surdez congênita completa (OMIM 121011 e outros)

Em cerca de 1/1.000 recém-nascidos ocorre um grave distúrbio da audição, frequentemente surdez completa, que impede a aprendizagem da língua (surdez pré-lingual). Somam-se a esse distúrbio os casos de manifestação pós-lingual: no mínimo, 35% dos casos têm causa genética, 35% são adquiridos pré ou pós-parto (p. ex., por defeitos no desenvolvimento embrionário, rubéola ou otites médias recorrentes) e 30% têm causa desconhecida. Em 60% dos casos, as formas genéticas se limitam ao órgão auditivo, e os 40% restantes fazem parte de algumas síndromes com envolvimento também de outros órgãos. Mais de 100 lócus gênicos, com muitos genes já identificados, codificam, na orelha interna, um conjunto de proteínas específicas para a audição, que captam, amplificam e processam sinais provocados por ondas sonoras, diferenciando-se de acordo com a altura do som. A falha funcional de uma dessas proteínas resulta em surdez congênita completa ou em redução da capacidade auditiva.

Tipos genéticos de surdez

Aproximadamente 70 a 80% dos distúrbios auditivos pré-linguais são autossômicos recessivos, 20 a 30% são autossômicos dominantes, 1% é ligado ao cromossomo X (existem no mínimo cinco formas ligadas ao X) e 1% tem herança mitocondrial. Em quase 100 regiões cromossômicas, encontram-se genes cujas mutações autossômicas recessivas ou dominantes resultam em perda da audição ou surdez. Esses genes codificam muitas proteínas diferentes, expressas parcialmente no sistema auditivo.

A forma de surdez não sindrômica, que é a mais frequente, consiste em mutações na proteína conexina 26 (GJβ2, de *gap junction protein beta-2*, OMIM 121011). Entre as formas sindrômicas, a síndrome de Usher (OMIM 276900) consiste em mutações para 11 genes, que causam surdez e retinite pigmentar. Também são conhecidos sete lócus gênicos associados à otosclerose (OMIM 166800). A **Tabela 5.8** contém alguns exemplos de genes e proteínas alterados em distúrbios genéticos da audição.

Um enigma genealógico

A surdez congênita completa causa dificuldades de comunicação que podem ser tão agudas a ponto de isolar as pessoas afetadas dos familiares e amigos. Em geral, os surdos tendem a se casar entre si. Na genealogia da **Figura 5.22**, são apresentados três casamentos entre surdos. O casamento de I-3 com I-4 produz somente filhos surdos, igualmente o de II-8 com II-9. O casamento entre III-7 e III-9, surpreendentemente, produz filhos normais. A provável explicação para isso é a de que, nos dois primeiros casamentos, ambos os genitores eram homozigotos para o mesmo gene autossômico recessivo, porém, no terceiro casamento, a surdez nos pais era causada por genes recessivos situados em lócus diferentes, cada um dos genitores possuindo alelos normais no lócus para o qual o cônjuge somente possui alelos mutantes. Representando por *d* e *e* os genes autossômicos recessivos causadores da surdez, o pai poderia ser *ddEE* (surdo por ser homozigoto *dd*) e a mãe *DDee* (surda por ser homozigota *ee*); todos os filhos serão *DdEe*, com audição normal, já que possuem um alelo dominante para cada lócus.

Tabela 5.8 Alguns exemplos de genes e proteínas alterados em distúrbios genéticos da audição

Tipo de proteína	Função	Gene	DFN	OMIM
Proteínas do citoesqueleto				
Miosina 6	Proteína motora	MYO6	DFNB37/A22	600970
Miosina 7A	Proteína motora	MYO7A	DFNB2/A11*	276903
Miosina 15	Proteína motora	MYO15	DFNB3	600316
Harmonina	Proteína de sustentação	USH1C	DFNB18**	276900
Proteínas de transporte iônico				
Conexina 26	Proteína de junção	GJB2/CX26	DFN B1/A3	220290
Conexina 30	Proteína de junção	BJB6/CX30	DFN B1/A3	604418
KCNQ4	Canal K^+	KCNQ4	DFNA2	600101
Pendrina	Cloreto de iodo	SLC26A4	DFNB4***	605646
Proteínas estruturais				
α-tectorina	Membrana tectorial	TECTA	DFN B21/A8/A12	602574
Colágeno XI	Matriz extracelular	COL11A2	DFNB53	609706
Coclina	Matriz extracelular	COCH	DFNA9	603196
Diáfana	Polimerização da actina em células ciliadas	DIAPH1	DFNA1	602121
Fatores de transcrição				
POU3F4	Fator de transcrição	POU3F4	DFN3	300039
POU4F3	Fator de transcrição	POU4F3	DFN A15/A54	602459
Condução nervosa				
Otoferlina	Função de sinapse	OTOF	DFNB9	603681
DNA mitocondrial				
RNA 12S			DFNA5	600994

* participa também em USH1B (síndrome de Usher tipo 1B); ** participa também na síndrome de Usher tipo 1C; *** síndrome de Pendred;
Fonte: Passarge.[5]

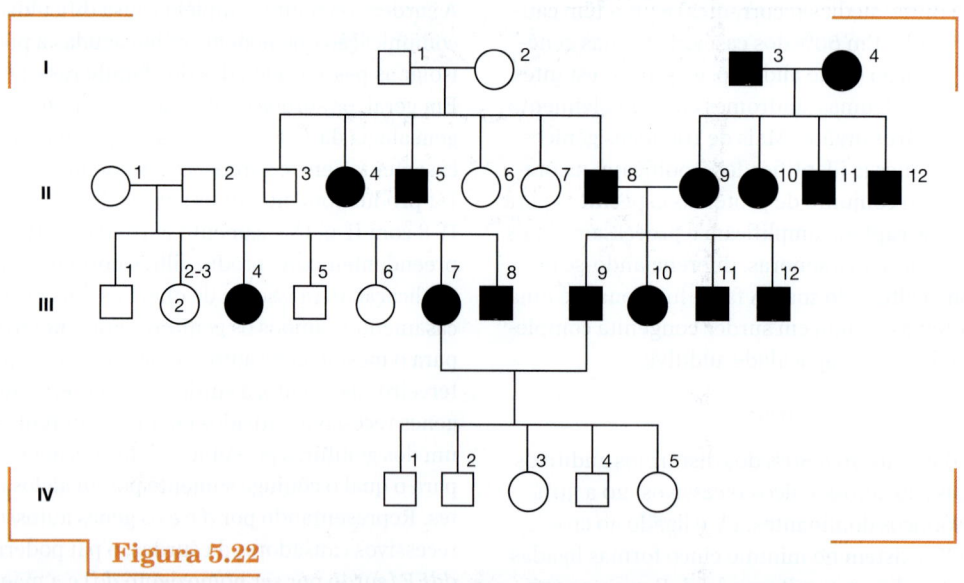

Figura 5.22

Genealogia de uma família em que a surdez congênita completa exemplifica a heterogeneidade de lócus. Os indivíduos III-7 e III-9 são afetados por mutações localizadas em lócus diferentes.

Tabela 5.9 Alguns exemplos de heterogeneidade de lócus

Doenças	Descrição	Cromossomos nos quais se situam os lócus conhecidos
Retinite pigmentar	Retinopatia progressiva e perda da visão	1, 3, 6, 7, 8, 11, 14, 16, 19, X
Osteogênese imperfeita	Fragilidade óssea	7, 17
Doença de Charcot-Marie-Tooth	Neuropatia periférica	1, 17, X
Doença de Alzheimer	Demência progressiva	1, 14, 19, 21
Melanoma familiar	Câncer de pele (AD)	1, 9
Câncer colorretal familiar (não polipose)	Câncer de colo (AD)	2, 3, 7, 15
Doença do rim policístico (adulto)	Cistos renais, levando à insuficiência renal	4, 16

Fonte: Jorde e colaboradores[7] e Lewis.[15] AD = autossômico dominante.

Os colágenos e as doenças relacionadas

Os colágenos são as proteínas mais abundantes em mamíferos, correspondendo, aproximadamente, a 25% da massa proteica. Essas glicoproteínas insolúveis e extracelulares proporcionam forma, elasticidade e resistência aos tecidos mesenquimais de sustentação. Em sua produção estão envolvidos mais de 30 genes distribuídos por todo o genoma. Há pelo menos seis classes diferentes de colágeno: (1) colágenos fibrilares dos tipos I, II, III, V e XI, presentes em ligamentos, tendões e ossos; (2) colágenos da membrana basal ou tipo IV, em artérias glomérulos renais, trato intestinal e útero; (3) colágenos associados a fibrilas dos tipos IX, XII e XIV; (4) colágenos formadores de reticulados dos tipos VIII e X; (5) colágenos de microfibrilas do tipo VI; e (6) colágenos com cadeia longa de fibrilas de ancoramento do tipo VII.

Apesar de serem proteínas grandes, os genes que as codificam não são particularmente extensos. Por exemplo, o colágeno II apresenta 1.418 aminoácidos, mas o gene que o codifica (*COL2A1*) tem somente 40 kb. Um aspecto raro é que todos os éxons que codificam a parte central da proteína que formará a hélice tripla são neutros quanto à fase de leitura. Por exemplo, no *COL2A1* esses éxons são constituídos principalmente de 54 ou 108 pb, com alguns de 45 ou 99 pb. Desse modo, as deleções de éxons nessa região não resultam em mudança na fase de leitura; a proteína apenas será menor.

O produto inicial da tradução é um pré-procolágeno. A região de sua futura hélice tripla possui uma estrutura repetitiva Gli-X-Y, em que X e Y podem ser quaisquer aminoácidos, mas frequentemente são prolina ou lisina. Esse produto passa por uma ampla modificação pós-traducional, mostrada na **Figura 5.23**.

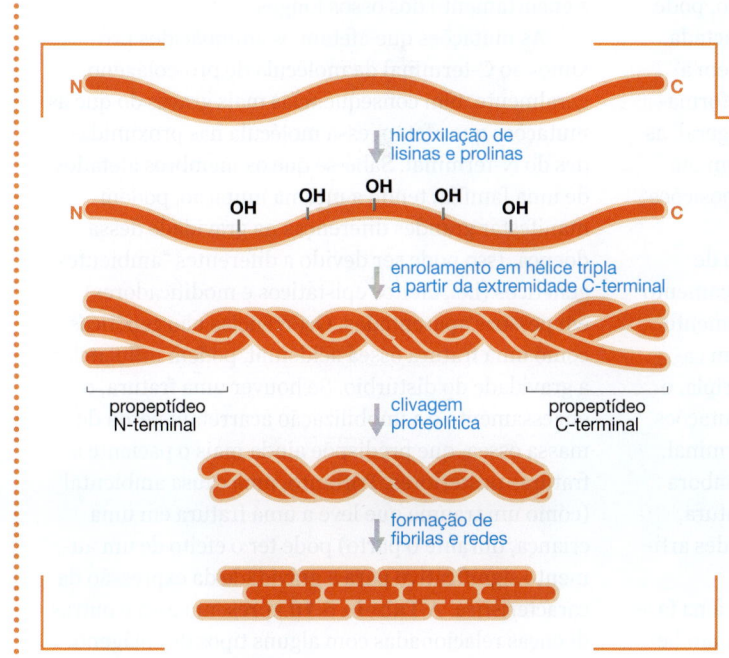

Figura 5.23

Processamento pós-traducional do pré-procolágeno II.
Fonte Read e Donnai.[4]

No retículo endoplasmático rugoso, parte das lisinas e prolinas é hidroxilada por enzimas hidroxilases especiais que utilizam oxigênio, Fe^{2+} e ácido ascórbico como cofatores. Essas modificações são essenciais para a maturação do colágeno. A seguir, os resíduos de açúcar são ligados a alguns grupos hidroxilas e as três cadeias são enroladas juntas, iniciando em suas extremidades C-terminais, a fim de formarem a hélice tripla. Muitas mutações do colágeno perturbam esse processo, substituindo especialmente as glicinas por aminoácidos mais volumosos, que não se encaixarão no interior da hélice tripla. Esse procolágeno é secretado depois que os propeptídeos C-terminais e N-terminais são clivados por enzimas especiais. Em alguns colágenos mutantes, faltam os sítios de clivagem necessários, por isso não conseguem se desenvolver completamente. Por fim, as moléculas de hélice tripla são reunidas em grandes polímeros e entrecruzadas com resíduos de lisinas.

As mutações do *COL2A1* causam fenótipos autossômicos dominantes de gravidade variável, dependendo de como interferem na biogênese do colágeno. As condrodisplasias do *COL2A1* formam um espectro cuja gravidade vai da acondrogenesia tipo II – uma condição letal intrauterina ou perinatal, passando pela hipocondrogenesia, displasia espondiloepifiseal e displasia de Kniest – à síndrome de Stickler, uma condição relativamente leve que, com frequência, é diagnosticada tardiamente. É interessante que as mutações com o efeito mais drástico sobre a síntese proteica não são as que produzem os fenótipos mais graves.

Os fenótipos mais graves são causados por mutações com sentido errado, que substituem as glicinas, nas unidades Gli-X-Y da região da hélice tripla. Somente a glicina, o menor aminoácido, pode encaixar-se no interior da hélice tripla compactada firmemente, portanto as substituições impedem a formação adequada da fibrila. A hélice tripla forma-se a partir da extremidade C-terminal e, em geral, as substituições próximas a essa extremidade têm um efeito mais grave do que as que ocorrem em posições mais N-terminais.

As deleções de éxons inteiros e a omissão de éxons devida a mutações que afetam o encadeamento também estão associadas a fenótipos relativamente graves. Os indivíduos heterozigotos combinam cadeias de diferentes comprimentos na hélice tripla, o que novamente perturba sua estrutura. As mutações localizadas nos éxons 12-24, no sentido N-terminal, tendem a causar a displasia de Kniest, que, embora não letal, está associada com grave baixa estatura, descolamento de retina, surdez e anormalidades articulares incapacitantes.

As mutações sem sentido e as de mudança na fase de leitura causam a síndrome de Stickler. Em um heterozigoto, não existem cadeias anormais para interferir na formação das cadeias normais. Seu fenótipo, que pode ser variável, com estatura baixa, normal ou alta, é causado, presumivelmente, pela deficiência quantitativa de colágeno II.

As diferentes mutações que ocorrem nos genes dos colágenos causam diversas doenças com manifestações variadas nos tecidos de sustentação. Uma dessas doenças é a osteogênese imperfeita (OI; OMIM 120150), também chamada de doença de fragilidade óssea ou doença dos ossos frágeis, que, além de expressividade variável, apresenta também heterogeneidade de lócus (ver itens 5.5.2 e 5.5.4). Existem mais de 10 tipos, clínica e geneticamente diferentes, com frequência total de 1/10.000. Certas características ocorrem em todos os tipos, com variabilidade de manifestação e de gravidade dependendo do tipo de mutação: fraturas ósseas espontâneas, deformações ósseas, dentinogênese imperfeita (formação anormal da dentina), deficiência auditiva decorrente da formação defeituosa dos ossículos auditivos, escleras azuis (a túnica externa do globo ocular, também chamada "branco do olho", é mais delgada do que o normal, de modo que a luz refratada é desviada para o azul) e baixa estatura.

De acordo com sua gravidade e evolução, a OI pode ser classificada em quatro tipos básicos: tipo I (OI clássica, com fraturas ósseas e escleras azuis); tipo II (letalidade perinatal); tipo III (deformação óssea progressiva); e tipo IV (deformação óssea leve e escleras claras). A **Figura 5.24** mostra imagens radiográficas representativas de três fenótipos: OI tipo I, com deformação na tíbia e na fíbula; OI tipo III, com graves deformidades; e OI tipo II, com espessamento e encurtamento dos ossos longos.

As mutações que afetam os aminoácidos próximos ao C-terminal da molécula de pró-colágeno, geralmente, têm consequências mais graves do que as mutações que afetam essa molécula nas proximidades do N-terminal. Sabe-se que os membros afetados de uma família, tendo a mesma mutação, podem manifestar grandes diferenças na gravidade dessa doença. Isso pode ser devido a diferentes "ambientes" genéticos (i.e., efeitos epistáticos e modificadores) em pessoas aparentadas. Ocorrências não genéticas, como uma fratura óssea acidental, podem influenciar a gravidade do distúrbio. Se houver uma fratura, o engessamento e a imobilização acarretam perda de massa óssea, que predispõe ainda mais o paciente a fraturas posteriores. Portanto, uma causa ambiental (como um trauma que leve a uma fratura em uma criança, durante o parto) pode ter o efeito de um aumento significativo para a gravidade da expressão da característica. A **Tabela 5.10** apresenta essa e outras doenças relacionadas com alguns tipos de colágeno.

Figura 5.24

Imagens radiográficas representativas de OI tipo I, OI tipo III e OI tipo II (letalidade perinatal).

Fonte: Passarge.[5]

Deformação óssea leve (OI tipo I)
Grave deformação (OI tipo III)
Forma letal (OI tipo II)

Tabela 5.10 Doenças genéticas relacionadas com alguns tipos de colágeno

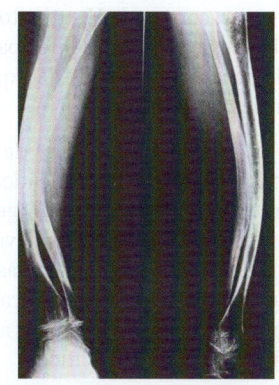

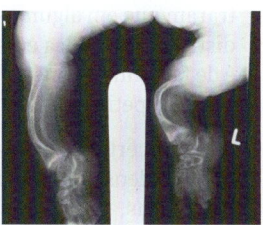

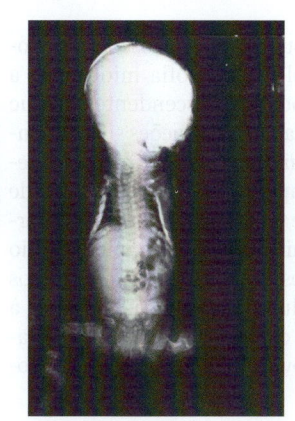

Tipo	Estrutura molecular	Gene	Lócus gênico	Doença	OMIM
I	$(\alpha1[I]_2\alpha2[II])$	COL1A1	17q21-22	Osteogênese imperfeita	120150
	$(\alpha1[II]_3)$	COL1A2	7q22	Síndrome de Ehlers-Danlos	130000
II	$(\alpha1[III]_3)$	COL2A1	12q13.1	Síndrome de Stickler	108300
				Displasia espondiloepifisária	183900
				Acondrogênese e outras	200600
III	$(\alpha1[IV]\alpha2[IV])$ e outros	COL3A1	2q31	Síndrome de Ehlers-Danlos IV	225350
IV	$(\alpha1[V]_2\alpha2[V])$ e outros	COL4A1,A2	13q34		
		A3,A4	2q36	Síndrome de Alport autossômica	203780 104200
		A5,A6	Xq22	Síndrome de Alport ligada ao cromossomo X	301050
V		COL5A1	9q34.2	Síndrome de Ehlers-Danlos I e II	130000
		COL5A2	2q31		

Fonte: Passarge.[5]

5.5.5 Características limitadas pelo sexo

São características determinadas por genes autossômicos, que afetam uma estrutura ou função do corpo presente somente em um dos sexos, devido, por exemplo, a diferenças anatômicas. Exemplos: no sexo feminino, septo vaginal transverso, desenvolvimento de mamas e virilização de crianças do sexo feminino afetadas por uma doença endócrina – hiperplasia adrenal congênita ou síndrome adrenogenital – determinada por um gene autossômico recessivo (ver Cap. 7); no sexo masculino, hipogonadismo e puberdade precoce. Nesse último exemplo, o menino manifesta transformações púberes já aos 4 anos.

5.5.6 Características influenciadas pelo sexo

São características determinadas por genes autossômicos, que se comportam como dominantes em um sexo e recessivos no outro. Essa diferença na expressão pode ser causada por diferenças hormonais entre os sexos. Exemplos: com predominância no sexo feminino, o pseudo-hermafroditismo feminino, (descrito no Cap. 7). com predominância no sexo masculino, a calvície (dominante nos homens, recessiva nas mulheres) e a hemocromatose hereditária.

5.5.7 Interação gênica não alélica

A interação gênica não alélica ocorre quando dois ou mais genes em lócus diferentes atuam juntos para produzir um fenótipo. Um exemplo dessa interação é a que ocorre entre o lócus secretor (que possui os alelos *Se* e *se*) e o lócus do sistema sanguíneo ABO. Quando um indivíduo possui genótipo *SeSe* ou *Sese*, secreta os antígenos A, B e H tanto nas hemácias como na saliva ou outros líquidos orgânicos; quando ele possui genótipo *sese* (sendo denominado não secretor), secreta os antígenos A, B e H apenas nas hemácias. Assim, o lócus secretor interfere no aparecimento ou na manifestação do lócus *ABO* (ver Cap. 11).

5.5.8 Antecipação

Em algumas características ou doenças autossômicas dominantes, como, por exemplo, a distrofia miotônica, a doença tem início mais precoce nos descendentes do que nos genitores ou maior gravidade nas gerações subsequentes. Esse fenômeno é denominado **antecipação**. Anteriormente, acreditava-se ser apenas uma consequência de viés na averiguação, em vez de um fenômeno biológico verdadeiro; os pacientes de manifestação leve e início tardio da característica seriam menos propensos a ser analisados e tenderiam mais a se reproduzir e transmitir a doença à sua prole do que os pacientes com manifestação mais grave e de início precoce, que provavelmente evitariam reproduzir-se. No entanto, estudos relativamente recentes mostraram que em algumas doenças, como a de Huntington, a distrofia miotônica e a síndrome do X frágil, a antecipação é de fato um fenômeno biológico real, resultante da expansão de repetições de sequências específicas de DNA.

Em certas doenças, a expansão de repetições de trinucleotídeos ocorre dentro das sequências codificadoras; em outras, em sequências não codificadoras do gene. Chama a atenção que até o momento as doenças devidas a essas expansões parecem ser doenças neurológicas ou com envolvimento grave do sistema nervoso central. A **Tabela 5.11** apresenta algumas doenças associadas à expansão de repetições de trinucleotídeos específicos.

Tabela 5.11 Doenças associadas à expansão de repetições de trinucleotídeos

Doença	Descrição	OMIM	Sequência repetida	Faixa normal e anormal	Genitor em que ocorre a expansão	Antecipação
Ataxia de Friedreich 1	Ataxia progressiva dos membros, disartria, cardiomiopatia hipertrófica, fraqueza piramidal nas pernas	229300	GAA	5-30; 70-1.000 ou mais	Ambos os genitores	
Ataxia espinocerebelar tipo 1	Ataxia progressiva, disartria, dismetria	164400	CAG	6-39; 41-81	Pai + frequente	Sim
Ataxia espinocerebelar tipo 2	Ataxia progressiva, disartria	183090	CAG	15-29; 35-59		
Ataxia espinocerebelar tipo 3 (doença de Machado Joseph)	Distonia, atrofia muscular distal, ataxia, oftalmoplegia externa	109150	CAG	13-44; 52-86	Pai + frequente	
Ataxia espinocerebelar tipo 6	Ataxia progressiva, disartria, nistagmo	183086	CAG	4-8; 19-33	Pai + frequente	
Atrofia muscular, etc.	Doença motora neural de início em adulto associada à insensibilidade a andrógenos	313200	CAG	10-36; 38-62	Pai + frequente	Não
Atrofia dentatorrubropalidoluisiana/ síndrome de Haw River	Atrofia cerebelar, ataxia, epilepsia mioclônica, coreatetose, demência	125370	CAG	7-25; 49-88	Pai + frequente	Sim
Distrofia miotônica 1	Perda muscular, arritmia cardíaca, catarata, calvície frontal	160900	CTG	5-37; 100 a vários milhares	Ambos os genitores, mas expansão para forma congênita pela mãe	Sim
Doença de Huntington	Perda de controle motor, demência, transtorno afetivo	143100	CAG	9-36; 37-100 ou mais	Pai + frequente	Sim
Síndrome do X frágil (FRAXA) (gene *FMR1*, no Xq27.3)	Deficiência mental, orelhas e mandíbulas grandes, macrorquidismo nos homens	300624	CGG	6-50; 230 a 2.000 ou mais	Só pela mãe	Sim
Síndrome de deficiência mental ligada ao sítio frágil FRAXE (gene *FMR2*, no Xq28)	Deficiência mental e problemas de comportamento	309548 300806	CCG GCC	6-25; 200 ou mais	Ambos os genitores, mãe + frequente	?

Fontes: OMIM,[1] Jorde e colaboradores[7] e Mueller e Young.[11]

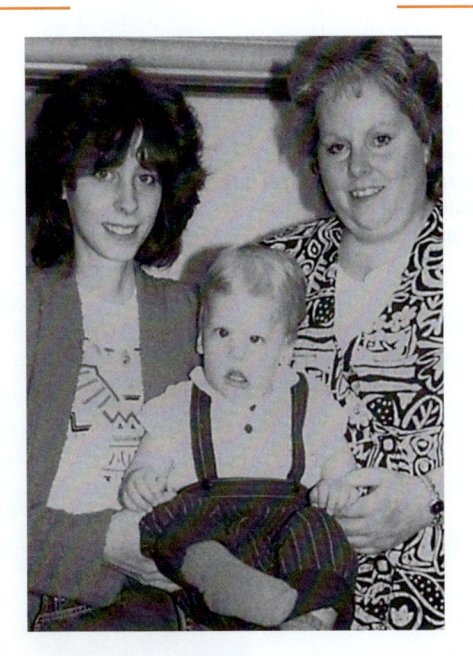

de Friedreich: GAA e íntron; síndrome do X frágil (FRA-XA): CGG e mutação na região 5' não traduzida do gene *FMR1* no lócus Xq27.3; deficiência mental ligada ao sítio frágil FRAXE: CCG e região 5' não traduzida do gene *FMR2* no lócus Xq28. Nesse último caso, além do trinucleotídeo mencionado, podem ocorrer repetições de GCC, adjacentes à ilha CpG no gene *FMR2*, resultando em fenótipo semelhante.

No caso da doença de Huntington, ocorrem múltiplas repetições do códon CAG na extremidade 5' do gene, na meiose paterna; a expansão dessas repetições parece ser responsável pelo aumento de risco da doença de Huntington juvenil, quando o gene é transmitido pelo pai. No caso da distrofia miotônica, a expansão das repetições do códon CTG na extremidade 3' não traduzida do gene ocorre predominantemente na meiose materna, e parece ser a explicação para a forma neonatal grave dessa doença quando a transmissão é feita pela mãe. A **Figura 5.25** mostra uma família com três gerações em que é evidente o fenômeno da antecipação, observando-se o aumento da gravidade da distrofia miotônica a cada geração; o surgimento cada vez mais precoce em gerações subsequentes também é observado em outra família, exemplificada na genealogia da **Figura 5.26**. Os aspectos moleculares relacionados com a antecipação são ilustrados na **Figura 5.27**.

5.5.9 Impressão genômica e dissomia uniparental

Sempre se acreditou que os genes situados em cromossomos autossômicos homólogos apresentavam a mesma expressão fenotípica. Pelo estudo de algumas síndromes, em especial duas – a síndrome de Angelman (OMIM 105830) e a de Prader-Willi (OMIM 176270), constatou-se que podem ocorrer diferenças clínicas nessas condições autossômicas, bem como na expressividade e idade de início, dependendo de o gene ter sido herdado do pai ou da mãe. Esse efeito da "origem parental" é denominado **impressão genômica** ou *imprinting* genômico.

A base molecular da impressão genômica permanece obscura. Inicialmente, supunha-se que o mecanismo pelo

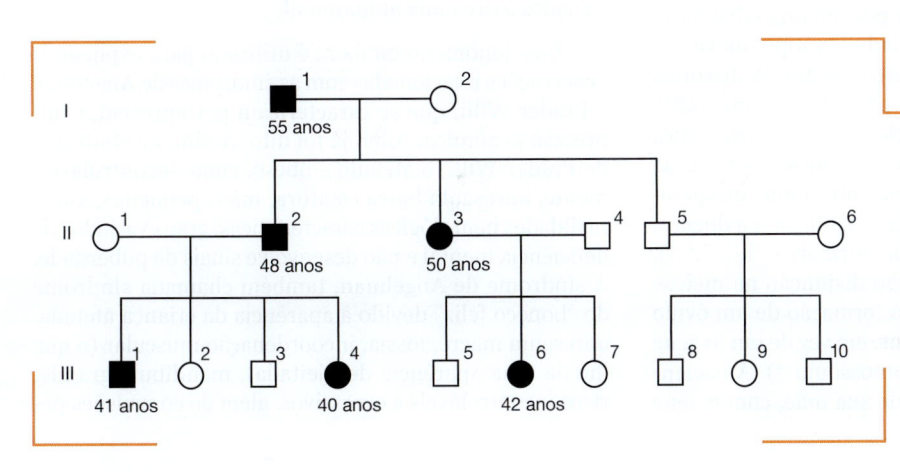

Figura 5.25

Família com três gerações afetadas por distrofia miotônica. A doença apresenta-se sucessivamente mais grave em cada geração. A avó (à direita) é levemente afetada; a mãe (à esquerda) apresenta a face estreita característica da doença e a expressão facial um pouco limitada. A criança é mais gravemente afetada, apresentando as características faciais de criança com distrofia miotônica de início neonatal, como a boca de forma triangular e aberta. Essa criança apresenta mais de mil cópias do trinucleotídeo CTG, enquanto a mãe e a avó têm aproximadamente cem repetições desse mesmo trinucleotídeo.

Fonte: Jorde e colaboradores.[7]

As doenças de Huntington, atrofia muscular espinal e bulbar, a síndrome de Haw River e as ataxias espinocerebelares tipos 1, 2, 3 e 6 apresentam expansão de repetições CAG em éxons; as demais apresentam repetições e localização da expansão diversas. Desse modo: distrofia miotônica: CTG e região 3' não traduzida do gene; ataxia

Figura 5.26

Genealogia de uma família com distrofia miotônica, mostrando o fenômeno da antecipação. Pode ser observado que a idade de início da manifestação da doença para os membros afetados da família é menor nas gerações mais recentes.

Fonte: Jorde e colaboradores.[7]

Figura 5.27

Um autorradiograma de uma análise de transferência de *Southern* do gene de distrofia muscular em três indivíduos. O indivíduo A (normal) é homozigoto para o alelo que contém apenas 4 a 5 repetições do trinucleotídeo CTG. O indivíduo B possui um alelo normal e um alelo para a doença com 175 repetições, e é afetado. O indivíduo C, também afetado, apresenta um alelo normal e outro para essa doença com 900 repetições do trinucleotídeo em questão.

Fonte: Jorde e colaboradores.[7]

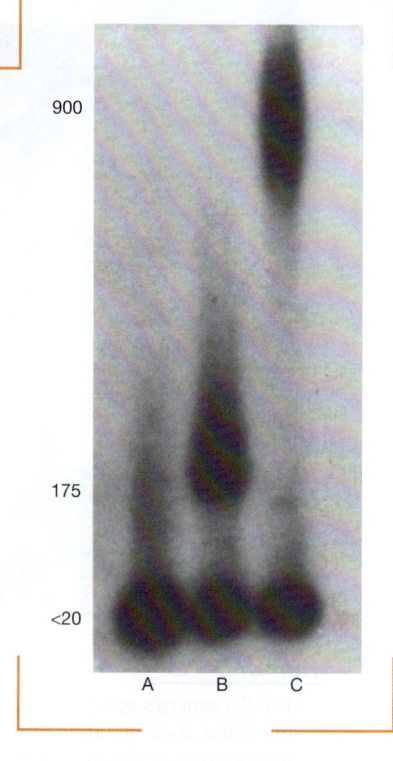

qual ocorreria a expressão diferencial dos alelos oriundos da mãe ou do pai, durante o desenvolvimento do indivíduo, envolvesse metilação diferencial do DNA. Certos genes podem ser temporariamente inativados quando a eles se ligam grupos metila (CH3) que impedem sua transcrição. Essa metilação bloqueia a expressão gênica (o fenótipo), mas não o genótipo. Entretanto, não se conhece o padrão claro de metilação quando os alelos ativos e inativos dos genes que apresentam o fenômeno de impressão genômica são comparados.

Atualmente, pensa-se que o fenômeno denominado **dissomia uniparental** possa explicar, pelo menos em alguns casos, a impressão genômica. A dissomia uniparental é um fenômeno raro, que constitui uma exceção à lei da segregação independente (primeira lei de Mendel), significando que apenas um dos genitores contribui com seus dois alelos (aparentemente por uma não disjunção na meiose II) para um determinado fenótipo, inexistindo qualquer contribuição do outro genitor. A dissomia uniparental foi observada pela primeira vez em 1988, por Arthur Beaudet, em uma paciente com fibrose cística (FC; **Fig. 5.28**). Beaudet comparou os alelos para FC da paciente e dos seus genitores e encontrou que, inesperadamente, somente a mãe era heterozigota para a doença, enquanto o pai tinha dois alelos normais (**Fig. 5.29**). Aparentemente, ocorreu uma não disjunção na meiose II da mãe da paciente, levando à formação de um óvulo com dois cromossomos 7 idênticos, em vez de um (o gene da FC, *CFTR*, localiza-se no cromossomo 7). A paciente herdou dois cromossomos 7 de sua mãe, com o gene *CFTR* em homozigose e nenhum cromossomo 7 de seu pai, encontrando-se, em todas as suas células, o par de cromossomos com o gene *CFTR* de sua mãe, o que indica que essa condição estava presente desde a concepção.

A dissomia uniparental pode ocorrer também em células somáticas, afetando apenas uma parte do corpo do indivíduo. É o que acontece na síndrome de Beckwith-Wiedemann (OMIM 130650), que apresenta, entre outros sintomas, o tamanho muito grande do bebê em relação à idade gestacional, macroglossia (língua grande), onfalocele (defeito na parede abdominal que permite a protrusão do intestino) e predisposição ao tumor de Wilms (câncer renal). As células tumorais apresentam duas cópias de um gene herdado de um dos genitores, ao passo que as outras células do indivíduo são heterozigotas para esse gene. Vários tipos de câncer infantil podem estar associados à dissomia uniparental.

Esse fenômeno também é utilizado para explicar as observações relacionadas com as síndromes de Angelman e Prader-Willi, que se caracterizam por apresentar impressão genômica, como já foi dito. Assim, na síndrome de Prader-Willi, o afetado é obeso, come incontrolavelmente, apresenta baixa estatura, mãos pequenas, anormalidades neurológicas características, graus variados de deficiência mental e não desenvolve sinais de puberdade. A síndrome de Angelman, também chamada síndrome do "boneco feliz" devido à aparência da criança afetada, apresenta macroglossia, incoordenação muscular (o que lhe dá uma aparência desajeitada), mandíbula grande, risos incontroláveis e excessivos, além de convulsões pe-

Figura 5.28

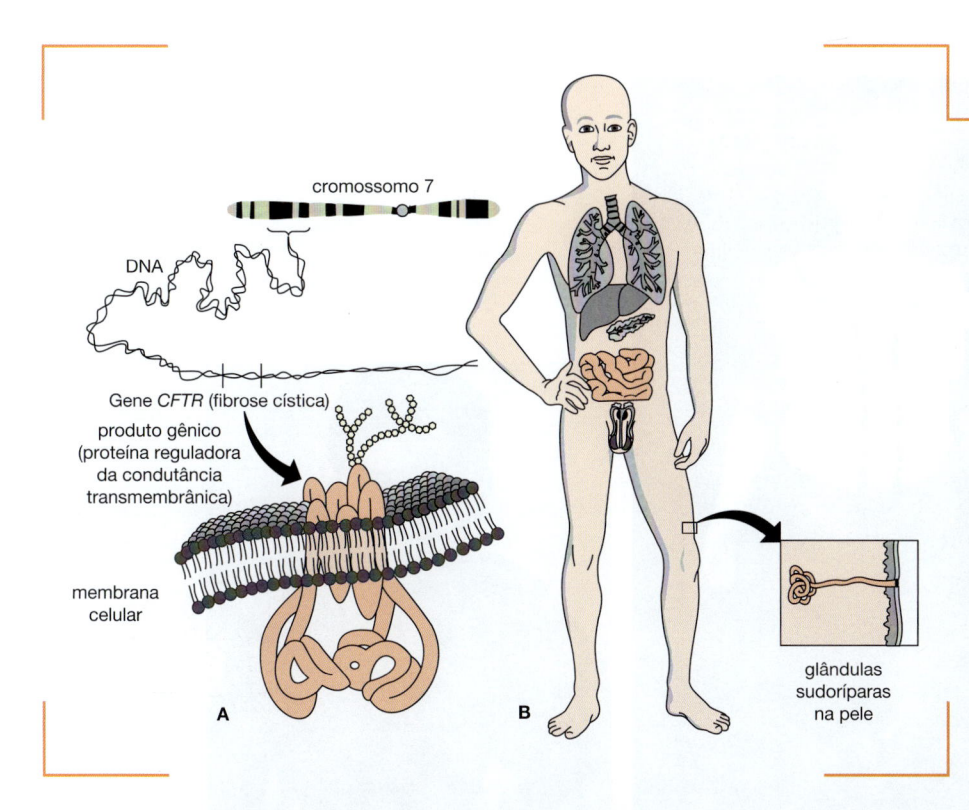

O lócus da fibrose cística (*CFTR*) foi mapeado no braço longo do cromossomo 7 (7q31). O gene *CFTR* codifica uma proteína reguladora da condutância transmembrânica, que atua como um canal para cloretos e controla os níveis de cloreto de sódio intracelulares, os quais influenciam, por sua vez, a viscosidade das secreções mucosas. **A** – A proteína CFTR normal insere-se na membrana celular. **B** – A proteína CFTR mutante não é capaz de inserir-se nessa membrana, impedindo o fluxo normal de cloretos nas células que revestem o trato respiratório, o pâncreas e possivelmente outros órgãos, aumentando a viscosidade das secreções mucosas e produzindo-se suor mais salgado.

Fonte: Lewis.[10]

culiares (durante as quais ocorre movimentação dos braços) e deficiência mental grave. Em ambas as síndromes, a causa encontra-se no braço longo do cromossomo 15: na síndrome de Prader-Willi, existe dupla dose dessa região cromossômica de origem materna, faltando completamente a região correspondente ao cromossomo paterno – microdeleção (15q11-q13) paterna; por outro lado, na síndrome de Angelman, a situação é inversa, uma vez que as crianças afetadas apresentam dupla dose dessa região cromossômica de origem paterna, com deleção da parte cromossômica correspondente ao cromossomo materno – microdeleção (15q11-q13) materna (**Fig. 5.30**; ver também síndromes de microdeleções, no Cap. 4). Desse modo, aparentemente ambas as síndromes correspondem a manifestações de impressão genômica diferencial para os sexos. Nesse caso, não pode ser descartada a hipótese da metilação diferencial, uma vez que a região do gene para uma pequena proteína ribonuclear, situada no segmento cromossômico envolvido nessas doenças, mostra-se extensamente metilada no cromossomo de origem materna dos indivíduos com síndrome de Angelman e não metilada no cromossomo de origem paterna. Situação inversa ocorre na síndrome de Prader-Willi. Essa observação fornece uma explicação molecular para o controle de pelo menos um dos genes daquele pequeno segmento cromossômico.

A metilação diferencial, seja da cópia materna ou da paterna do gene, é um mecanismo regulador, existindo outros casos em que a metilação de bases do DNA está associada à repressão da transcrição. Por exemplo, os genes da globina fetal (hemoglobina fetal; ver Cap. 9) geralmente são metilados nas células dos adultos, onde não são expressos. No entanto, o aspecto incomum sobre a impressão genômica é que ela envolve apenas os genes originados de um dos genitores, mas não existe ainda uma total compreensão do seu controle genético. Há evidências de que a impressão genômica também esteja envolvida nas alterações neoplásicas. Esses e outros exemplos de impressão genômica são mostrados na **Tabela 5.12**.

Figura 5.29

A dissomia uniparental duplica a dose gênica de um dos genitores. Normalmente, o indivíduo com fibrose cística não pode ser filho de um indivíduo homozigoto para o alelo normal, mas excepcionalmente isso pode acontecer. O estudo do DNA dos três indivíduos mostrados nesta figura revelou que o pai não apresentava o alelo mutante e a mãe era heterozigota; a criança herdou duas cópias de um dos cromossomos 7 da mãe (o que contém o alelo mutante) e nenhuma do seu pai.

Fonte: Lewis.[8]

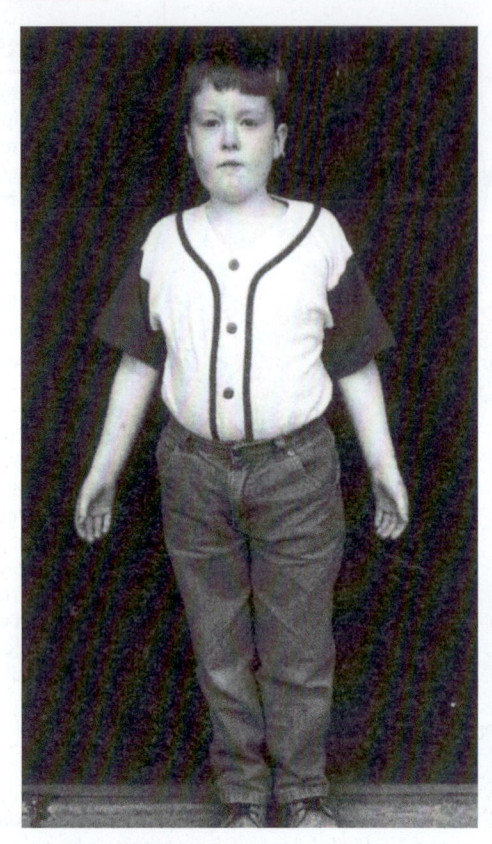

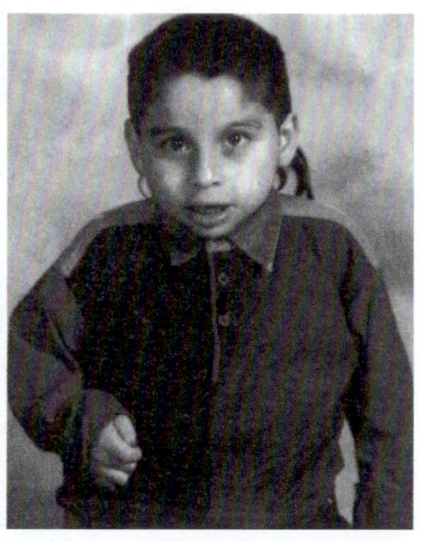

Figura 5.30

Impressão genômica. A foto da esquerda mostra uma criança com síndrome de Prader-Willi (em geral, correspondente a uma deleção no cromossomo 15q11-q13 paterno); a foto da direita apresenta uma criança com síndrome de Angelman (geralmente, correspondente a uma deleção na mesma região cromossômica, 15q11-q13 materna.

Fonte: Lewis.[8]

5.5.10 Idade de manifestação variável

O fato de uma doença ser genética não implica que deva ser congênita, da mesma maneira que nem todas as características congênitas, isto é, presentes ao nascimento, devam ser hereditárias. Várias doenças manifestam-se em idades muito variáveis ao longo do desenvolvimento, o que dificulta a determinação do seu tipo de herança, pois alguns indivíduos a elas propensos, mas que ainda não alcançaram a respectiva idade de manifestação, talvez passem despercebidos ao pesquisador.

A variabilidade na idade de manifestação de uma doença complica também o aconselhamento genético, pois muitas vezes não se tem um método seguro para a detecção dos indivíduos que possuem o genótipo predisponente, antes do aparecimento dos seus sintomas ou sinais. A **Tabela 5.13** apresenta algumas doenças e os

Tabela 5.12 Alguns exemplos de impressão genômica

Doença	Caracterização	Origem do gene
Distrofia miotônica	Forma intensa e início precoce	Materna
Doença de Huntington	Início precoce	Paterna
Ataxia espinocerebelar	Forma intensa e início precoce	Paterna
Neurofibromatose tipo 1	Forma intensa	Materna
Síndrome de Angelman	Síndrome do "boneco feliz"	Paterna
Síndrome de Prader-Willi	Obesidade, deficiência mental	Materna

Tabela 5.13 Exemplos de doenças que se manifestam em idades muito variáveis e respectivos períodos do desenvolvimento humano

Período	Doenças
Pré-natal	Síndromes cromossômicas que causam abortos
	Doenças gênicas letais
Nascimento	Malformações congênitas (p. ex., fissuras labiopalatais, anencefalia, espinha bífida, pé torto e outras)
	Síndromes cromossômicas
	Síndrome adrenogenital (algumas formas)
	Surdez (certos tipos)
Perinatal	Distúrbios metabólicos (p. ex., fenilcetonúria, fibrose cística, galactosemia e outros)
Primeira infância	Distrofia muscular Duchenne
Puberdade	Distrofia muscular membro-cintura
Juventude	Glaucoma juvenil hereditário
	Diabetes tipo I (insulinodependente)
Variável	Diabetes tipo II (não insulinodependente), 0 a 80 anos
	Distrofia muscular facioescapuloumeral, 2 a 45 anos
	Distrofia miotônica, do nascimento à velhice
	Doença de Huntington, 15 a 65 anos

O uso de características mendelianas para o estudo da ligação gênica

Se os lócus de dois genes se situarem em cromossomos diferentes, esses genes se segregarão independentemente, isto é, poderão situar-se em gametas diferentes ou nos mesmos gametas. Suponham-se, por exemplo, dois lócus situados em cromossomos diferentes, contendo os genes A e B, bem como seus alelos a e b. A probabilidade de formação de cada tipo de gameta é a mesma para todos: 25%, como mostra a parte A da **Figura 5.31**.

Se esses genes forem sintênicos, isto é, estiverem situados em um mesmo cromossomo, poderão estar afastados ou muito próximos um do outro. Primeiramente, se os genes estiverem muito afastados um do outro, eles também se segregarão independentemente e poderá haver permutação entre eles. Consideram-se, então, dois lócus situados no mesmo cromossomo, contendo os genes A e B, bem como seus alelos a e b. A probabilidade de formação de cada gameta é a mesma para todos, porém 50% dos gametas serão parentais e 50% recombinantes (**Fig. 5.31B**).

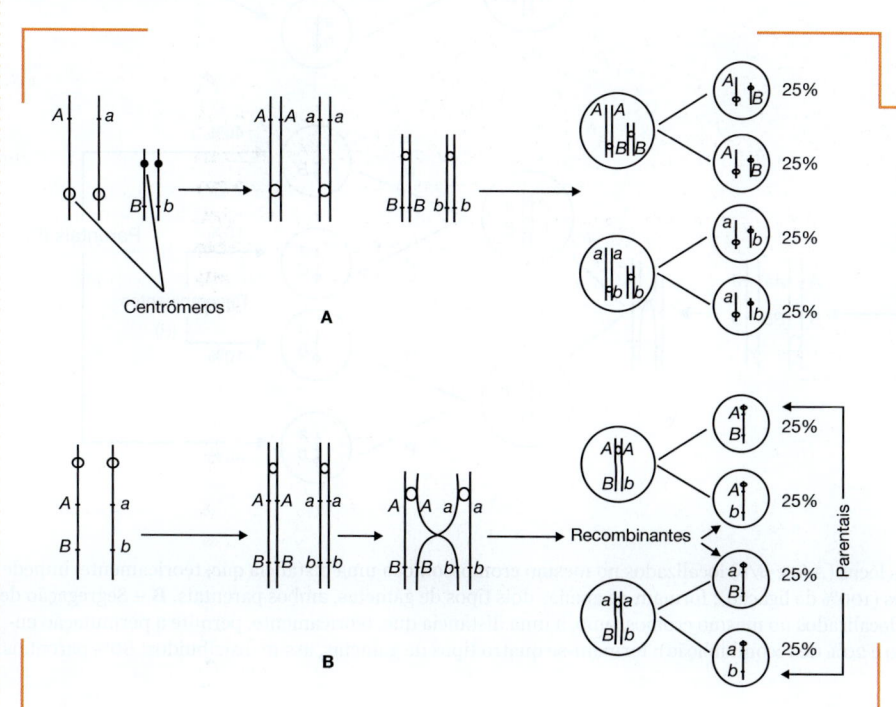

Figura 5.31

A – Segregação independente de dois lócus (A/a e B/b) localizados em cromossomos diferentes. **B** – Segregação independente de dois lócus (A/a e B/b) situados no mesmo cromossomo, porém afastados o suficiente para que haja permutação entre eles.

respectivos períodos do desenvolvimento humano em que costumam surgir.

5.5.11 Fenocópia

Fenocópia é a denominação dada a uma característica que tem causa ambiental, mas simula uma característica determinada geneticamente, sem alteração do gene correspondente a essa última. Exemplos: *focomelia* – decorrente do uso de talidomida durante o início da gestação – fenocópia da doença hereditária correspondente; *surdez congênita* – decorrente da rubéola contraída durante a gestação – fenocópia da surdez hereditária.

Entretanto, se os genes estiverem no mesmo cromossomo, mas muito próximos um do outro, sua segregação não será independente e eles serão sempre transmitidos juntos para o mesmo gameta. Esses genes estão totalmente ligados e dificilmente haverá uma permutação entre eles. Na parte A da **Figura 5.32**, estão representados dois lócus situados no mesmo cromossomo, muito próximos um do outro, contendo os genes *A* e *B*, bem como seus alelos *a* e *b*, com 100% de ligação entre eles:

os gametas resultantes serão 100% parentais. Como a recombinação é complementar à ligação, se a ligação for de 100%, a recombinação será de 0%.

Na realidade, muitas vezes a ligação entre dois genes não alcança 100%. Poderá ser, por exemplo, de 80% e haverá, portanto, 20% de recombinação entre os genes. No exemplo considerado na parte B da Figura 5.32, os dois lócus, situados no mesmo cromossomo e contendo os genes *A* e *B*, bem como seus alelos *a* e *b*, não estão totalmente ligados, ocorrendo 20% de recombinação entre eles. Dos gametas resultantes, 80% conterão combinações parentais (40% de cada genitor) e 20% serão recombinantes (10% de cada tipo).

Quando a recombinação entre dois genes for de 50%, não se pode afirmar que esses genes estejam ligados, porque, nesse caso, sua distribuição nos gametas tanto pode ser devida à ligação como à segregação independente.

A frequência com que ocorre a permutação depende de vários fatores, um dos quais sendo a distância entre os genes no cromossomo. Quanto maior for a distância entre esses, maior a probabilidade de que ocorram várias

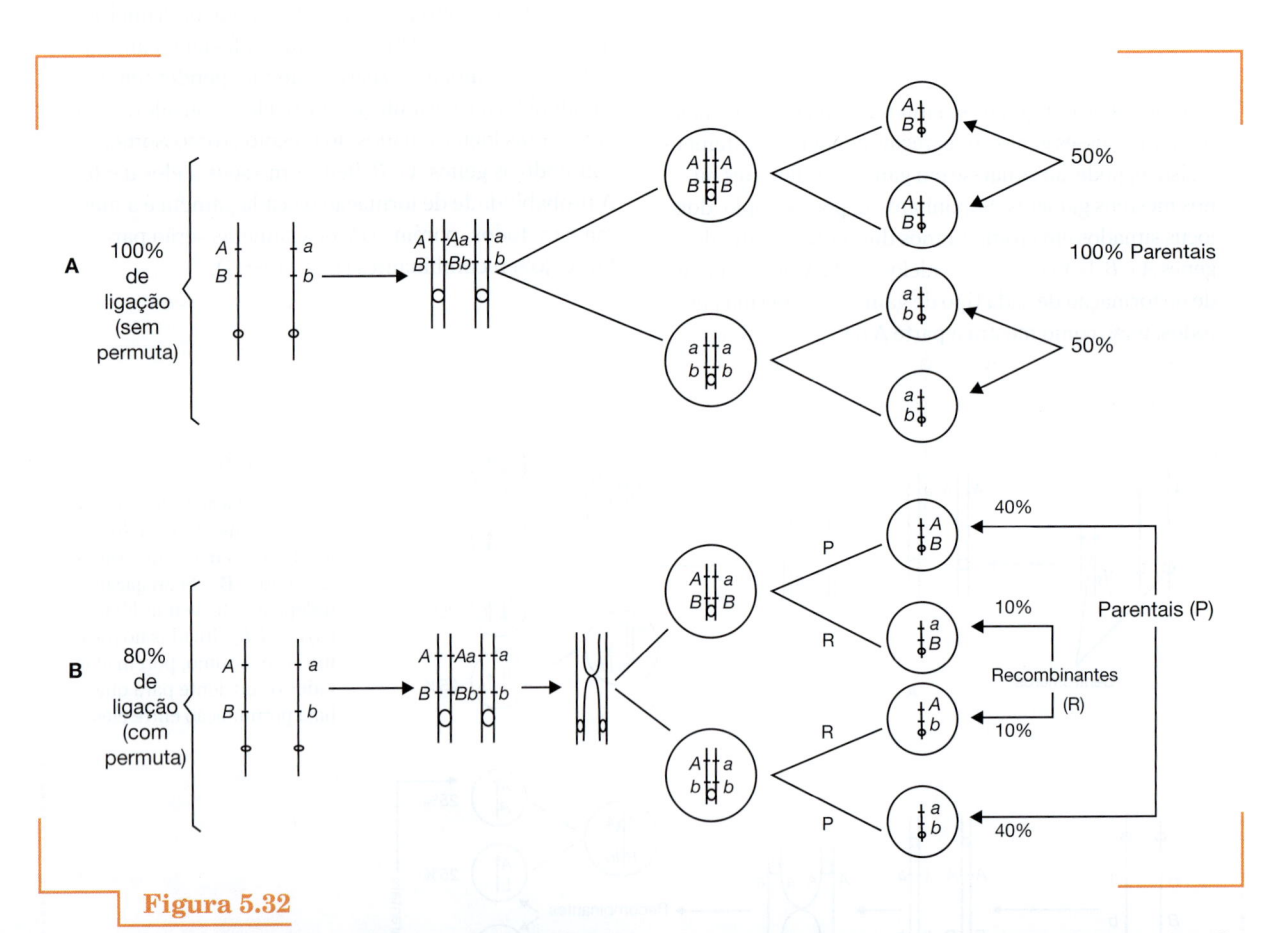

Figura 5.32

A – Segregação de dois lócus (*A/a* e *B/b*) localizados no mesmo cromossomo, a uma distância que, teoricamente, impede a permutação entre eles (100% de ligação); formam-se apenas dois tipos de gametas, ambos parentais. **B** – Segregação de dois lócus (*A/a* e *B/b*) localizados no mesmo cromossomo, a uma distância que, teoricamente, permite a permutação entre eles (80% de ligação e 20% de recombinação); formam-se quatro tipos de gametas, assim distribuídos: 80% parentais e 20% recombinantes.

permutações e maior será a recombinação entre os genes. Quanto menor for a distância entre esses, menores serão a frequência de permutações e a porcentagem de recombinação.

A distância entre os genes é dada em unidades de permutação ou centiMorgans (cM) e é calculada pela frequência de recombinação entre dois genes considerados. Por exemplo, em um caso em que dois genes tenham 10% de recombinação, a distância entre ambos será de 10 cM.

A base física da recombinação é o *crossing-over* ou permutação. A frequência de recombinação é utilizada para localizar a posição dos genes nos cromossomos, permitindo a elaboração de mapas de ligação e, consequentemente, o mapeamento gênico.

Se ocorrer uma permutação entre dois lócus contendo os genes A e B, esses genes se recombinarão. Contudo, se ocorrerem dois desses eventos, os genes continuarão com a mesma combinação parental e nenhuma recombinação perceptível terá acontecido. Já que apenas as permutações que resultem em recombinação podem ser reconhecidas geneticamente, a frequência de recombinação é sempre um pouco mais baixa do que a de permutações. Por isso, quanto mais próximos estiverem os genes, mais precisa será a medida da frequência de permutações pela recombinação.

5.5.11.1 Ligação em *cis versus* ligação em *trans*

A ligação, como foi apresentada até aqui, é denominada ligação em acoplamento, em dupla ou em posição *cis*. Isso ocorre quando, em um indivíduo de genótipo $AaBb$, por exemplo, os genes A e B se acham no mesmo cromossomo, isto é, A e B foram herdados de um genitor e seus alelos a e b do outro. Na **Figura 5.33A**, é mostrado um exemplo de ligação em posição *cis* (AB/ab). Quando

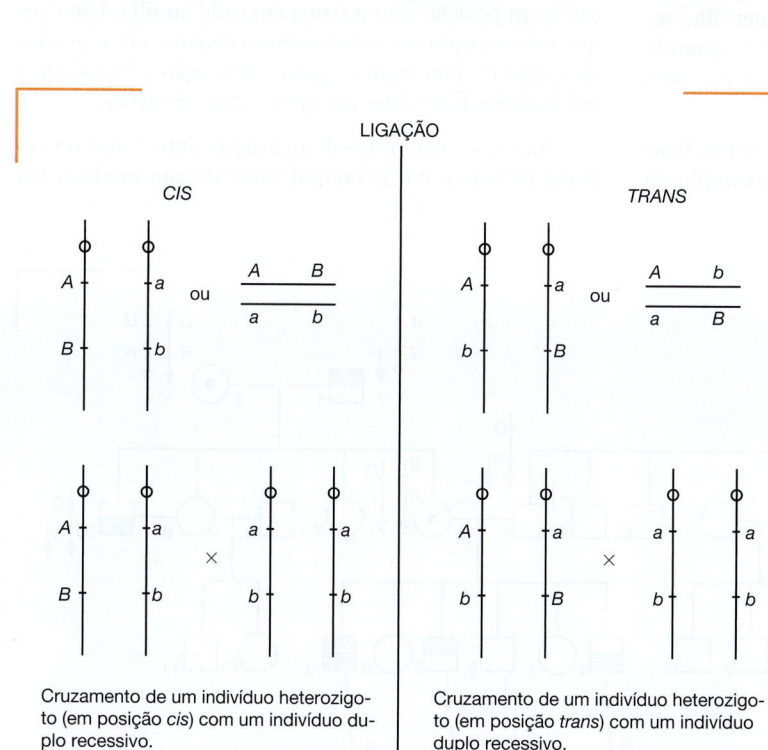

Figura 5.33

Representação esquemática de uma fase de ligação, mostrando os tipos possíveis de descendentes dos cruzamentos de duplos heterozigotos com duplos recessivos. **A** – Em acoplamento (*cis*). **B** – Em repulsão (*trans*). Os descendentes (3), (4) e (III), (IV) são recombinantes e devem ocorrer com menor frequência do que os tipos parentais (1), (2) e (I), (II). A ocorrência de proporções iguais entre os descendentes (1), (2), (3) e (4), bem como entre os indivíduos (I), (II), (III) e (IV) é indicativa de que os lócus A e B estão em cromossomos diferentes ou muito afastados um do outro, caso estejam no mesmo cromossomo.

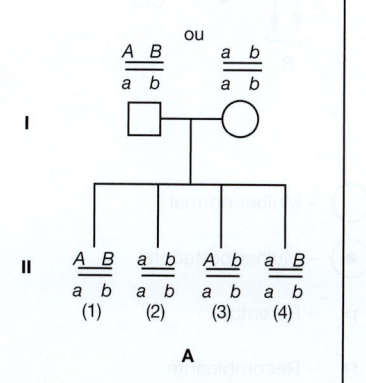

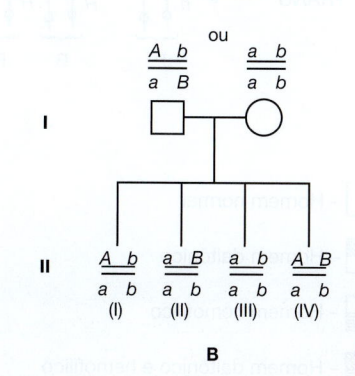

A e *B* se situam em cromossomos diferentes, estão ligados em repulsão ou em posição *trans*, conforme se vê na **Figura 5.33B**.

A ligação pode ser estudada na prole resultante do casamento entre um indivíduo duplo heterozigoto e outro homozigoto recessivo (retrocruzamento duplo), por meio da observação das proporções de cada indivíduo da prole, de acordo com os exemplos da Figura 5.33.

Se não houver ligação gênica, esperam-se iguais proporções de todos os tipos de indivíduos. Se houver grandes desvios dessas proporções, a segregação de *A* e *B* não terá sido ao acaso e indica a existência de ligação entre esses genes.

A conclusão a que se chega é que, quer estejam os dois genes ligados em *cis* ou em *trans*, seus lócus estão distantes um do outro em apenas 10 cm, havendo, portanto, 10% de recombinação entre eles.

Quando a ligação é em posição *cis*, qualquer filho receberá ambos os genes ligados ou nenhum deles. Quando é em posição *trans*, qualquer filho receberá ou um ou o outro gene considerado.

É mais fácil detectar-se a ligação entre genes ligados ao sexo do que entre autossômicos. O exemplo da **Figura 5.34** diz respeito à ligação entre os genes para daltonismo e hemofilia. Nessa genealogia, a mulher II-6 tem seu pai daltônico e um irmão hemofílico. Como ela é casada com um homem normal quanto a ambas as características e tem um filho hemofílico, dois filhos daltônicos e um quarto filho com as duas doenças, deduz-se que ela possua os genes para daltonismo e hemofilia em cromossomos diferentes, isto é, os genes estão em posição *trans*, como mostra a figura.

Por outro lado, entre os autossômicos é mais difícil a detecção da ligação, devido a uma série de fatores: (a) é improvável que quaisquer dois lócus aleatórios de 22 autossomos estejam próximos o suficiente para apresentar ligação; (b) ambos os genes mutantes devem ser detectáveis no heterozigoto e somente os cruzamentos em que pelo menos um genitor é heterozigoto para ambos os genes serão informativos; (c) são necessários os dados da geração dos avós para determinar se os genes, na geração parental, estão em posição *cis* ou *trans* em cada família. Uma vez que nem sempre esses dados estão disponíveis, é preciso usar cálculos matemáticos para a utilização adequada das informações fornecidas por apenas duas gerações.

Há vários exemplos de ligação já detectados na espécie humana, e o principal valor de sua análise, em

Figura 5.34

Genealogia hipotética de uma família em que os genes para daltonismo e hemofilia estão segregando. No indivíduo II-6 os genes estão em *trans*, possibilitando a formação de quatro tipos diferentes de gametas.

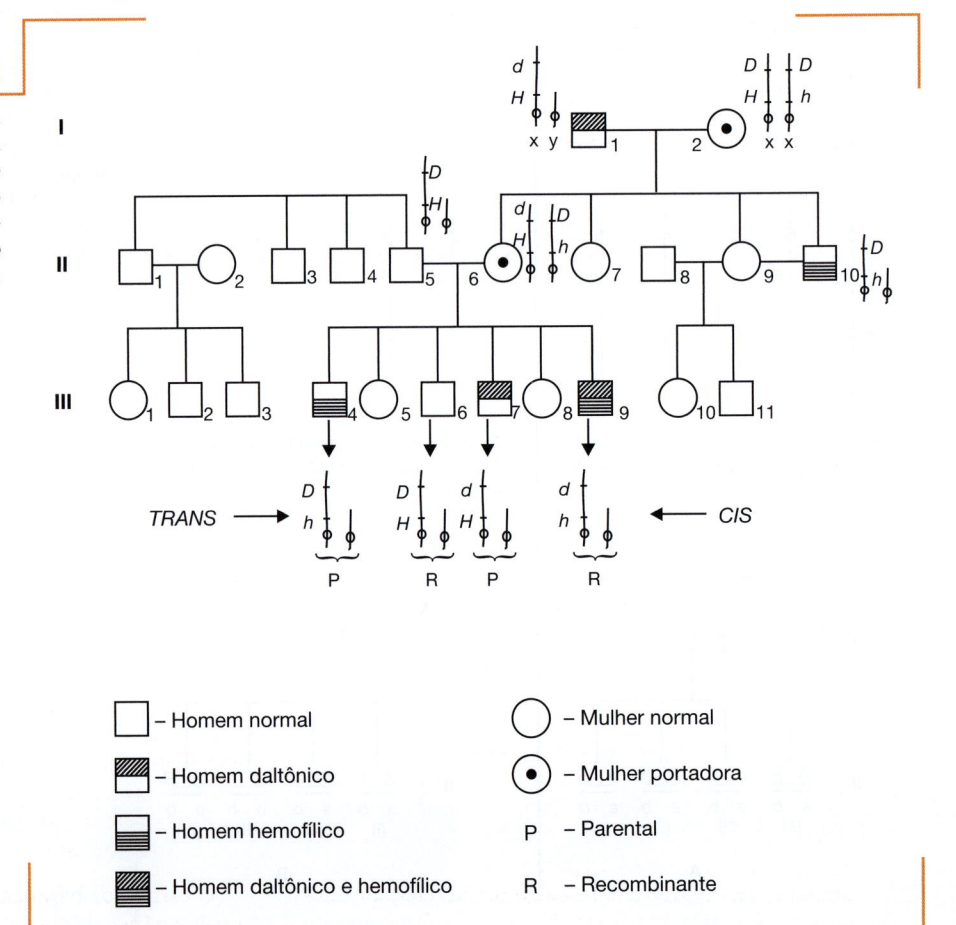

- ☐ – Homem normal
- ▨ – Homem daltônico
- ▤ – Homem hemofílico
- ▧ – Homem daltônico e hemofílico
- ○ – Mulher normal
- ⊙ – Mulher portadora
- P – Parental
- R – Recombinante

genética humana e médica, está no auxílio à identificação, ao mapeamento e ao diagnóstico dos genes responsáveis pelas doenças hereditárias. Os lócus mais informativos para esse tipo de estudo são os muito polimórficos, para os quais existe grande quantidade de indivíduos heterozigotos. Atualmente, a maioria dos lócus utilizados na análise de ligação é detectada por polimorfismos de comprimento de fragmentos de restrição (RFLP, de *restriction fragment lenght polymorphism*), com sondas de DNA. São especialmente valiosos os lócus do número variável de repetições em *tandem* (VNTR), pois a maioria dos indivíduos é heterozigota para esses lócus.

5.5.11.2 Equilíbrio e desequilíbrio de ligação

Dentro das famílias, se um alelo de um lócus marcador (ver Cap. 11) e o lócus da doença estudada estiverem ligados, eles serão transmitidos em conjunto. Por exemplo, o alelo *1* de um lócus marcador com dois alelos ligados pode ocorrer junto ao alelo causador da doença de Huntington (ver Cap. 2) em uma família. Disso resulta uma associação entre o fenótipo determinado pelo alelo *1* do lócus marcador e o da doença de Huntington, nessa família.

Entretanto, se forem examinadas muitas famílias, quanto à ligação entre DH e o lócus marcador, o fenótipo determinado pelo alelo *1* irá ocorrer com a doença em algumas famílias, enquanto o fenótipo causado pelo alelo *2* daquele marcador ocorrerá juntamente com a doença, em outras. Isso reflete dois fatos: (a) as mutações causadoras da doença podem ter ocorrido inúmeras vezes, ora no cromossomo que porta o alelo marcador *1*, ora no cromossomo que apresenta o alelo marcador *2*; (b) mesmo que a doença resulte de apenas uma mutação original, as permutações que venham a ocorrer, com o tempo, resultarão em recombinação entre cada alelo do marcador e o alelo da doença, pois os alelos do marcador e da doença estão associados dentro das famílias, e não necessariamente entre elas. Se um grande número de famílias for estudado e for observado que não há associação preferencial entre a doença e o fenótipo determinado por um alelo específico de um lócus marcador ligado ao lócus do gene para essa doença, diz-se que ambos os lócus estão em **equilíbrio de ligação**.

Às vezes, entretanto, observa-se a associação preferencial do fenótipo devido a um alelo específico do marcador com a doença estudada em uma população. Quer dizer que o haplótipo cromossômico (ver Cap. 11) constituído pelo alelo específico do marcador e o alelo da doença é encontrado mais frequentemente do que seria esperado com base nas frequências dos dois alelos na população. Suponha-se, por exemplo, que o alelo de determinada doença tem uma frequência de 0,01 na população e as frequências dos dois alelos (designados de *1* e *2*) do marcador são 0,4 e 0,6, respectivamente. Supondo independência entre os dois lócus (equilíbrio de ligação), a regra da multiplicação daria uma previsão de que a frequência populacional do haplótipo contendo o alelo da doença e o alelo *1* do marcador seria 0,01 × 0,4 = 0,004. Pela coleta de dados familiares, se for encontrado que a frequência real desse haplótipo é de 0,009 e não a prevista – de 0,004 –, isso indica associação preferencial do alelo *1* do marcador com o alelo da doença. Essa associação não aleatória de alelos em lócus ligados é chamada de **desequilíbrio de ligação**.

O desequilíbrio de ligação diminui ao longo do tempo, como consequência de recombinação e da ação de forças evolutivas como seleção natural ou deriva genética, que agem durante a história de uma população. Por exemplo, alguns lócus do complexo de histocompatibilidade principal, no cromossomo 6 (ver Cap. 11), estão em desequilíbrio de ligação, supostamente porque algumas combinações alélicas conferem uma vantagem seletiva de imunidade quanto a algumas doenças.

⚠ Resumo

Herança monogênica é o tipo de herança determinada por um único gene. Ela pode ser autossômica ou ligada ao sexo, dominante ou recessiva. Genótipo é a constituição genética de um indivíduo, e fenótipo é a manifestação externa de seu genótipo. A posição que o gene ocupa no cromossomo é denominada lócus. Alelos são as formas alternativas de um gene ou de uma sequência de DNA, situados em lócus correspondentes nos cromossomos homólogos, um originado da mãe e o outro do pai. Quando os alelos de um mesmo lócus são iguais, o indivíduo é homozigoto; quando os alelos diferem, o indivíduo é heterozigoto. Característica dominante é aquela que se manifesta no fenótipo mesmo em heterozigose, e recessiva é a que se manifesta apenas em homozigose.

Em geral, as mutações nas proteínas estruturais (não enzimáticas) são herdadas como dominantes, enquanto as que ocorrem nas proteínas enzimáticas são consideradas recessivas. Atualmente, são conhecidas mais de 20 mil características normais e patológicas que apresentam herança monogênica, obedecendo às leis de Mendel: (a) lei da segregação e (b) lei da distribuição independente.

O estudo da herança de uma característica é feito pela análise de genealogias ou heredogramas, um método abreviado e simples de representação dos dados de uma família. A montagem de uma genealogia é realizada a partir de informações prestadas pelo probando ou um parente próximo do probando, quando a circunstância exige. A mãe, geralmente é a melhor informante. A coleta de informações sobre a família deve ser cuidadosa e criteriosa. Na genealogia, deverão estar representados os indivíduos afetados, normais, abortos e natimortos. Existem símbolos convencionais para representar uma genealogia e várias são as vantagens oferecidas pela construção de genealogias para o estudo de uma característica monogênica.

Principais tipos de herança monogênica: herança autossômica, quando os genes responsáveis pelas características se localizam nos autossomos. Ela pode ser dominante ou recessiva. Quando o gene se localiza nos cromossomos sexuais a característica é dita ligada ao X ou ligada ao sexo, uma vez que o cromossomo X carrega muitos genes e o Y carrega poucos, relacionados principalmente à determinação do sexo masculino e às características sexuais secundárias masculinas. A herança ligada ao sexo, ou ao X, também pode ser dominante ou recessiva. A herança é denominada holândrica para os genes situados no cromossomo Y. Existem vários exemplos de características normais que seguem as leis de Mendel, porém são as patológicas que chamam mais atenção. Há vários exemplos de doenças ou anomalias determinadas por essas características. Para cada uma delas, há critérios para o reconhecimento do tipo de herança, pela análise de genealogias.

Há vários tipos especiais de herança monogênica. Entre eles, há os alelos múltiplos, a codominância e a herança mitocondrial.

Na espécie humana, nem todos os genes mutantes mostram a regularidade de transmissão e expressão apresentada pelas características das ervilhas que Mendel escolheu para demonstrar suas leis. Há variações na transmissão e expressão dos genes que podem ser devidas a muitos fatores, como, por exemplo: (a) penetrância reduzida ou incompleta, ou não penetrância de um gene (ausência de sua manifestação no fenótipo, embora esteja presente no genótipo), detectada mais facilmente em características dominantes, mas ocorrendo também nas características recessivas (genes em homozigose), sendo, no entanto, mais difícil de ser percebida; e (b) expressividade variável, que se refere ao grau com que um gene se manifesta no fenótipo, indo da expressão mais leve à mais grave; em geral, penetrância reduzida e expressividade variável ocorrem juntas, nas famílias.

A pleiotropia corresponde a um gene com efeitos fenotípicos múltiplos; a heterogeneidade alélica ocorre quando um lócus apresenta mais de um alelo mutante; já a heterogeneidade de lócus ocorre quando as mutações acontecem em lócus diferentes.

Características limitadas pelo sexo são as determinadas por genes autossômicos, que afetam uma estrutura ou função do corpo presente somente em um dos sexos, devido, por exemplo, a diferenças anatômicas. Por outro lado, características influenciadas pelo sexo são as determinadas por genes autossômicos, que se comportam como dominantes em um sexo e recessivo no outro, cuja diferença na expressão pode ser causada por diferenças hormonais entre os sexos.

A interação gênica não alélica ocorre quando dois ou mais genes em lócus diferentes atuam juntos para produzir um fenótipo.

Ocorre antecipação quando uma doença autossômica tem início mais precoce nos descendentes do que nos genitores ou maior gravidade nas gerações subsequentes, devido à expansão de repetições de trinucleotídeos que ocorre dentro das sequências codificadoras ou em sequências não codificadoras do gene. Chama atenção que até o momento as doenças devidas a essas expansões parecem ser doenças neurológicas ou com envolvimento grave do sistema nervoso central.

A impressão genômica se caracteriza pela ocorrência de diferenças clínicas, de expressividade e de idade de início em condições autossômicas, dependendo de o gene ter sido herdado do pai ou da mãe. Esse efeito da "origem parental" aparentemente é explicado, muitas vezes, pela dissomia uniparental, que constitui uma exceção à lei da segregação independente (primeira lei de Mendel), significando que apenas um dos genitores contribui com seus dois alelos para um determinado fenótipo, inexistindo qualquer contribuição do outro genitor.

Algumas doenças manifestam-se em idades muito variáveis ao longo do desenvolvimento, o que dificulta a determinação do seu tipo de herança e o aconselhamento genético.

Fenocópia é a denominação dada a uma característica que tem causa ambiental, mas simula uma característica determinada geneticamente, sem alteração do gene correspondente a essa última.

Quando dois genes estão no mesmo cromossomo, muito próximos um do outro, sua segregação não será independente e eles serão sempre transmitidos juntos para o mesmo gameta. Esses genes estão totalmente ligados e dificilmente haverá uma permutação entre eles, portanto os gametas resultantes serão 100% parentais. Como a recombinação é complementar à ligação, se a ligação for de 100%, a recombinação será de 0%. No entanto, quanto maior for a distância entre esses genes, maior a probabilidade de que ocorram várias permutações e maior será a recombinação entre eles. Quanto menor for a distância entre esses, menores serão a frequência de permutações e a porcentagem de recombinação. A distância entre os genes é dada em unidades de permutação ou centiMorgans (cM) e é calculada pela frequência de recombinação entre os dois genes considerados.

A ligação se dá em acoplamento, em dupla ou em posição *cis*, quando, em um indivíduo de genótipo *AaBb*, por exemplo, os genes *A* e *B* se acham no mesmo cromossomo, isto é, *A* e *B* foram herdados de um genitor e seus alelos *a* e *b* do outro. Quando *A* e *B* se situam em cromossomos diferentes, estão ligados em repulsão ou em posição *trans*. Quando a ligação é em posição *cis*, qualquer filho receberá ambos os genes ligados ou nenhum deles. Entretanto, em posição *trans*, qualquer filho receberá ou um ou o outro gene considerado.

Se, em um grande número de famílias, for observado que não há associação preferencial entre a doença e o fenótipo determinado por um alelo específico de um lócus marcador ligado ao lócus do gene para essa doença, diz-se que ambos os lócus estão em **equilíbrio de ligação**. Por outro lado, às vezes observa-se a associação preferencial do fenótipo devido a um alelo específico do marcador com a doença estudada em uma população. Essa associação não aleatória de alelos em lócus ligados é chamada de **desequilíbrio de ligação**.

Teste seu conhecimento

1. Conceitue: herança monogênica, autossômica e ligada ao sexo; lócus; alelos; homozigose; heterozigose; genótipo; fenótipo; características dominantes e recessivas.

2. Como devem ser elaboradas as genealogias? Construa uma, como exemplo.

3. Quais os tipos de casamentos mais prováveis de ter prole afetada, quando se considera uma característica autossômica dominante rara na população? E para uma característica autossômica recessiva rara?

4. Quais são os critérios para o reconhecimento das heranças: autossômica dominante, autossômica recessiva, recessiva ligada ao sexo e dominante ligada ao sexo, todas raras na população? Dê exemplos de cada uma.

5. Conceitue: herança holândrica; alelos múltiplos e codominância. Dê exemplos.

6. Explique a herança mitocondrial. Cite alguns exemplos.

7. Conceitue penetrância reduzida de um gene, indique como ela pode ser calculada e cite os fatores que lhe são influentes. Exemplifique.

8. Qual é a relação entre penetrância e expressividade? O que é expressividade variável? Exemplifique.

9. Conceitue pleiotropia. Dê exemplos.

10. Qual é a diferença entre heterogeneidade alélica e heterogeneidade de lócus? Dê exemplos de cada uma.

11. Conceitue e dê exemplos de: característica limitada pelo sexo, característica influenciada pelo sexo, interação gênica não alélica.

12. Em que consiste a antecipação? Dê exemplos de doenças em que esse fenômeno é observado.

13. O que significa impressão genômica? Correlacione impressão genômica com dissomia uniparental.

14. O que é centiMorgan (cM) e qual sua relação com a frequência de recombinação entre dois lócus ligados?

15. Qual é a importância do estudo de ligação para a genética humana e médica? Em que consiste equilíbrio de ligação e desequilíbrio de ligação, e qual a importância de ambos?

Exercícios

1. Sabendo-se que os genes *a* e *b* estão ligados, isto é, localizados no mesmo cromossomo, considere um indivíduo duplo heterozigoto (*AaBb* ou *AB/ab*) e indique os diferentes gametas que esse indivíduo poderá formar: (a) não havendo *crossing-over* entre os lócus *A* e *B*? (b) com a ocorrência de um *crossing-over* entre eles?

2. Uma criança tem um tio materno e uma tia paterna com **anemia falciforme** (herança autossômica recessiva). Qual é a probabilidade de essa criança ter anemia falciforme?

3. Que proporção de netos de um homem hemofílico será hemofílica? (Presuma casamentos com cônjuges normais.) A **hemofilia** é de herança recessiva ligada ao sexo.

4. Uma jovem quer casar e deseja saber qual é o risco de ter filhos com **displasia ectodérmica hipoidrótica** (herança recessiva ligada ao sexo), por ser ela irmã e sobrinha de afetados. Não sendo conhecidos casos dessa doença na família do noivo, o que você responderia?

5. Considerando a herança autossômica dominante e a dominante ligada ao sexo, como se diferenciam, respectivamente, as proles de um homem afetado casado com uma mulher normal?

6. Uma mulher fenotipicamente normal tem um irmão **daltônico** (herança recessiva ligada ao sexo). Seus pais são fenotipicamente normais. Qual é a probabilidade de que essa mulher, casando com

um homem normal, venha a ter um **filho do sexo masculino** e **daltônico**?

7. Um homem com **braquidactilia**, **albinismo** e **daltonismo** casou-se com uma mulher normal. Quais os genótipos mais prováveis, bem como os fenótipos, de seus filhos?

8. Considerando que o daltonismo é recessivo ligado ao X, responda: (a) Uma mulher normal pode ter pai daltônico? E mãe daltônica? (b) Uma mulher daltônica pode ter pai normal? E mãe normal? (c) Um homem normal pode ter mãe daltônica? Pai daltônico? Mãe normal? Pai normal? (d) Um irmão e uma irmã daltônicos podem ter outro irmão normal? Outra irmã normal?

9. Qual ou quais dos fenômenos seguintes explica(m) estas situações: epistasia, penetrância incompleta, expressividade variável, pleiotropia, fenocópia, heterogeneidade de lócus, heterogeneidade alélica, antecipação, dissomia uniparental ou impressão genômica?

   (a) A incontinência pigmentar é uma doença de herança dominante ligada ao X. Os afetados têm diferentes combinações de paralisia, dentes de formas incomuns, deficiência mental, convulsões, descolamento de retina, erupções na pele, hemorragias oculares e pele muito clara. Resposta:

   (b) A maioria das crianças com fibrose cística tem infecções pulmonares recorrentes e problemas digestivos. Alguns indivíduos têm formas leves, com início dos problemas respiratórios na vida adulta. Poucos homens têm fibrose cística, e seu único sintoma é a infertilidade. Resposta:

   (c) Um jogador de futebol, de 24 anos, aparentemente saudável, morreu repentinamente durante uma partida, por rompimento da artéria aorta. Seu irmão mais jovem tem dedos longos e finos, sua irmã mais velha é alta, com membros muito longos, apresentando também enfraquecimento das paredes vasculares. Esses sinais são compatíveis com a síndrome de Marfan. Resposta:

   (d) Dois indivíduos surdos-mudos casam-se e, ao contrário do que se esperava, todos os seus filhos têm audição normal. Resposta:

   (e) Em 10% dos casos de distrofia miotônica, os sintomas são congênitos, em vez de surgirem na idade adulta. Nesses casos de início precoce, em geral o gene autossômico dominante é herdado pelo lado materno. Resposta:

   (f) Uma mulher com neurofibromatose tipo 1 apresenta numerosas manchas café com leite e tumores na pele. Um teste genético mostra que seu filho herdou o alelo autossômico dominante causador dessa doença, mas não apresenta sintoma algum. Resposta:

   (g) Uma criança de baixo peso apresenta resfriados frequentes, com secreções espessas, e o médico que a atende no ambulatório suspeita de que essa criança tenha fibrose cística. Feito o exame genético dos alelos da fibrose cística, cujo resultado foi negativo, o médico tem certeza de que seu diagnóstico é outro: desnutrição. Resposta:

10. Um indivíduo calvo (cujos genitores não são calvos) com dentinogênese imperfeita e visão normal para cores casa-se com uma mulher fenotipicamente normal, cuja mãe é calva e o pai é daltônico. Quais são os genótipos do casal?

11. Na genealogia a seguir, o indivíduo III-3, que é uma mulher daltônica, quer saber se também é portadora do gene para hemofilia. Seu pai (II-2) é daltônico; sua mãe (II-1) não o é, mas deve ser heterozigota, porque seu pai (I-1), um filho (III-1) e uma filha (III-3) são daltônicos. Além desse filho daltônico, há também um filho (III-2) hemofílico. Se for ignorada, portanto, a pequena probabilidade (1%) de que ambos os filhos representem produtos de recombinação, os dois genes mutantes devem estar em fase *trans* e o genótipo do indivíduo II-1 deve ser *dH/Dh*. Com esses dados, responda: (a) que tipos de gametas o indivíduo II-1 produzirá, e em que porcentagem individual? (b) Quais são os prováveis genótipo e fenótipo do indivíduo III-3? (c) Qual é a probabilidade de que III-3 seja também portadora do gene para hemofilia?

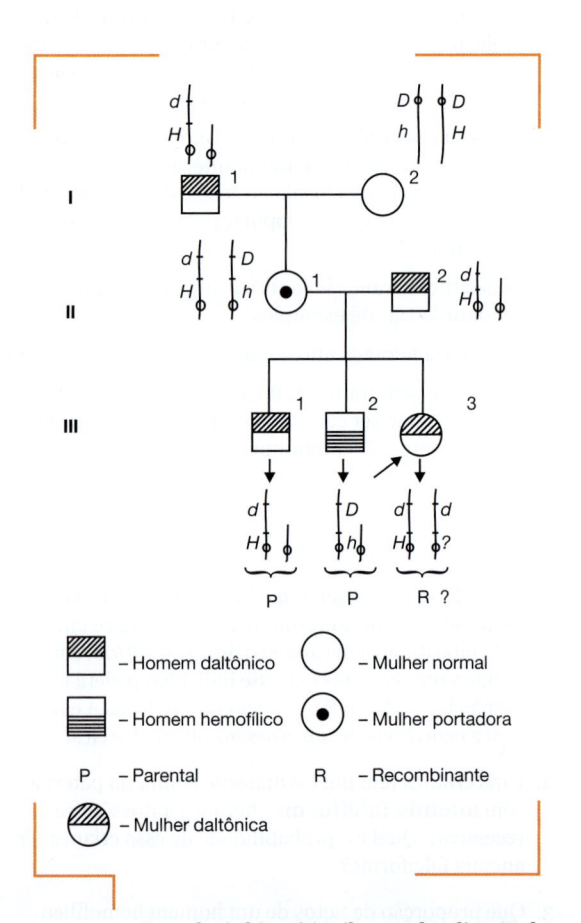

Genealogia hipotética ilustrando a ligação de daltonismo e hemofilia no cromossomo X.

Referências

1. OMIM: online Mendelian nheritance in man [Internet]. Bethesda: NCBI; c2012 [capturado em 25 ago. 2012]. Disponível em: http://www.ncbi.nlm.nih.gov/omim.
2. Gelehrter TD, Collins FS, Ginsburg D. Principles of medical genetics. 2nd ed. Baltimore: Williams & Wilkins; 1998.
3. Jones KL. Smith: padrões reconhecíveis de malformações congênitas. 5. ed. São Paulo: Manole; 1998.
4. Read A, Donnai D. Genética clínica: uma nova abordagem. Porto Alegre: Artmed; 2008.
5. Passarge E. Genética: texto e atlas. 3. ed. Porto Alegre: Artmed; 2011.
6. Pena SDJ, Penna MLF. O prognatismo mandibular dos Habsburgo na família imperial brasileira. Rev Bras Genet. 1988;11:1017-21.
7. Jorde LB, Carey JC, Bamshad MJ, White RL. Genética médica. 2. ed. Rio de Janeiro: Guanabara Koogan; 2000.
8. Lewis R Human genetics: concepts and applications. 4th ed. Boston: McGraw-Hill; 2001.
9. Laskaris G. Atlas colorido de doenças da boca. 3.ed. Porto Alegre: Artmed; 2004.
10. Lewis R. Human genetics: concepts and applications. 2nd ed. Dubuque: Wm. C. Brown; 1997.
11. Mueller RF, Young ID. Emery's elements of medical genetics. 10th ed. Edinburg: Churchill Livingstone; 1998.
12. Nussbaum RL, McInnes RR, Willard HF. Thompson e Thompson: genética médica. 7. ed. Rio de Janeiro: Elsevier; 2008.
13. Seashore MR, Wappner RS. Genetics in primary care and clinical medicine. Stamford: Appleton & Lange; 1996.
14. Robinson WM, Borges-Osório MR. Genética para odontologia. Porto Alegre: Artmed; 2006.
15. Lewis R. Human genetics: concepts and applications. 3rd ed. Boston: McGraw-Hill; 1999.

Leituras recomendadas

Byers PH. Folding defects in fibrillar collagens. Philos Trans R Soc Lond B Biol Sci. 2001;356(1406):151-7.

Cançado RD, Chiattone CS. Visão atual da hemocromatose hereditária (revisão). Rev Bras Hematol Hemoter. 2010;32(6):469-75.

Caprara A, Veras MSC. Hermeneutics and narrative: mothers' experience of children affected by epidermolysis bullosa, Interface (Botucatu). 2004;9(16)131-46.

Dra. Shirley Campos: medicina avançada [Internet]. São Paulo: Dra. Shirley Campos; c2003 [capturado em 25 ago. 2012]. Disponível em: www.drashirleydecampos.com.br.

Klug WS, Cummings MR, Spencer CA, Palladino MA. Conceitos de genética. 9. ed. Porto Alegre: Artmed; 2010.

Turnpenny P, Ellard S. Emery genética médica. 13. ed. Rio de Janeiro: Elsevier; 2009.

Capítulo 6

Herança Multifatorial – Defeitos da Morfogênese: Malformações Congênitas

6.1 Classificação das características humanas 197

6.2 Herança multifatorial: conceito e tipos 197

6.3 Critérios para o reconhecimento da herança multifatorial 199

    6.3.1 Distribuição populacional da característica em forma de uma curva normal 199

    6.3.2 Efeito de muitos genes situados em diferentes lócus e de diversos fatores ambientais 199

    6.3.3 A semelhança entre parentes pode ser expressa em termos de correlação ou de concordância entre gêmeos 200

    6.3.4 A herdabilidade indica se o papel dos genes na determinação de um fenótipo é grande ou pequeno 201

    6.3.5 A medida média de uma característica, para a descendência, situa-se entre o valor médio observado para os genitores e o valor médio da população 201

    6.3.6 Risco de recorrência *versus* sexo do probando 201

    6.3.7 Risco de recorrência *versus* número de afetados 201

    6.3.8 Risco de recorrência *versus* gravidade do defeito 201

    6.3.9 Risco de recorrência *versus* parentesco 201

    6.3.10 Risco de recorrência *versus* frequência populacional 202

6.4 Exemplos de características multifatoriais patológicas 202

6.5 Defeitos da morfogênese 204

    6.5.1 Conceitos e classificação 204

    6.5.2 Alterações quantitativas da morfogênese 204

    6.5.3 Importância para o aconselhamento genético 206

    6.5.4 Frequência das anomalias ou malformações congênitas 206

    6.5.5 Etiologia das malformações congênitas 207

        6.5.5.1 Alterações cromossômicas 207

        6.5.5.2 Herança monogênica 207

        6.5.5.3 Herança multifatorial 207

        6.5.5.4 Agentes teratogênicos 207

6.5.5.5 Agente etiológico desconhecido 210
6.5.5.6 Períodos críticos do desenvolvimento intrauterino 210

6.6 Malformações congênitas 210

6.6.1 Tipos principais 210

6.6.1.1 Anencefalia com ou sem espinha bífida 210
6.6.1.2 Deslocamento congênito do quadril 212
6.6.1.3 Estenose pilórica 212
6.6.1.4 Fissura labial associada ou não à fissura palatina 212
6.6.1.5 Fissura palatina isolada 214
6.6.1.6 *Talipes calcaneus valgus, talipes metatarsus varus* e pé postural 215
6.6.1.7 *Talipes equinovarus* (pé torto equinovaro) 215
6.6.1.8 Malformações cardíacas 216

Caso clínico

Márcia e Edmundo começaram a namorar quando ainda estavam na universidade. Casaram-se depois que Edmundo terminou o curso de engenharia civil, e, quando Márcia terminou seu curso de enfermagem, quiseram ter filhos. Como enfermeira, Márcia achava que seria proveitoso fazer uma consulta com um geneticista para saber que risco o casal teria de ter um filho com alguma doença ou malformação hereditária. Feitos os exames necessários, dada a boa saúde do casal e a história negativa de ambos quanto a doenças hereditárias, o geneticista lhes disse que teriam apenas o risco populacional de aproximadamente 3% que todos têm de ter um filho com uma malformação congênita. Márcia engravidou e deu à luz uma menina saudável. Dois anos depois, engravidou novamente e, aos dois meses de gestação, seu médico ofereceu-lhe a possibilidade de realizar testes diagnósticos pré-natais, particularmente a triagem tripla, que inclui defeitos de fechamento do tubo neural e síndrome de Down. Como todos os outros exames estavam normais, o casal achou que as chances de nascer uma criança com algum defeito eram pequenas e recusou a triagem. Entretanto, aos quatro meses de gravidez, uma ecografia de rotina, para determinar o crescimento do feto, mostrou um problema na área lombar. Com um exame mais refinado, revelou-se uma pequena massa cística, correspondente à espinha bífida cística. O obstetra descreveu essa anomalia como parte de um ONTD (sigla para os defeitos de tubo neural aberto), comum, mas grave, sendo geralmente de herança multifatorial. Isso significa que Edmundo e Márcia possuem muitos genes que determinam o fechamento mais lento do tubo neural, e que talvez existam fatores ambientais que precipitaram o defeito de seu filho ainda não nascido. A equipe médica também explicou ao casal a necessidade de monitorar cuidadosamente a espinha bífida cística quanto ao seu tamanho e se ainda permanecia coberta pela pele (somente em 20% dos casos esse defeito se mantém coberto por ossos e pele; na maioria dos casos, se mantém completamente aberto, sujeito a infecções e traumas). Se o cisto permanecesse relativamente pequeno e coberto de pele, recomendaria parto vaginal; se fosse rompido e ficasse descoberto, com a coluna dorsal exposta à pressão do útero em contração, seria mais seguro fazer um parto cesáreo. Indagada pelos pais sobre o futuro da criança, a equipe disse que isso dependeria da extensão da lesão e da cobertura dérmica presente ou não. Na pior das hipóteses, a criança poderia ter disfunção neurológica, principalmente no tronco inferior e nas pernas, além de poder apresentar falta de controle urinário e fecal, bem como hidrocefalia. O geneticista informou ao casal que, devido ao fato de já terem um filho com espinha bífida cística, o casal apresenta um risco maior do que o populacional de gestar outra criança com um ONTD (anencefalia e/ou espinha bífida). Márcia e Edmundo optaram por levar a gestação até o parto, sob rigorosa monitoração, dando à luz a um menino, que não tem hidrocefalia, nem falta de controle urinário e fecal. É inteligente, fala bem, brinca com as crianças vizinhas e já está caminhando.

Comentário

Durante a embriogênese, o sulco neural completa seu fechamento no 25º dia de gestação. Se a cabeça do embrião (porção cefálica), não se fechar, a criança nasce com anencefalia (ausência de prosencéfalo, meninges, abóbada craniana e pele), que em média leva à morte até 48 horas após o nascimento. Se a extremidade inferior do sulco neural não se fechar, a criança nasce com espinha bífida cística (meningocele, mielomeningocele ou espinha aberta, por falha de fusão dos arcos vertebrais, na região lombar), que pode envolver as áreas cervical, torácica ou lombar. A etiologia das malformações congênitas pode ser monogênica, cromossômica, multifatorial, ambiental ou esporádica. No caso dos ONTDs, a etiologia principal é multifatorial, com evidências sugestivas de que, pelo menos em alguns casos, a causa é uma deficiência de enzimas da via do ácido fólico. Por isso, recomenda-se às mulheres em idade reprodutiva que tomem uma dose diária de 0,4 mg de ácido fólico, iniciando pelo menos dois meses antes da concepção, para reduzir seu risco de ter um filho com defeito de fechamento do tubo neural. Os ONTDs podem ser diagnosticados no pré-natal, por dosagem de α-fetoproteína no líquido amniótico e/ou soro materno que, nesses casos, está elevada; nessa situação, é indicada a realização de ultrassonografia ou fetoscopia para diagnóstico mais refinado (ver Cap. 19). A α-fetoproteína é sintetizada pelo saco vitelino e pelo fígado fetal, estando envolvida na imunorregulação durante o desenvolvimento intrauterino. Sua dosagem só é diagnóstica até os três meses de gestação, pois há um pico entre a 12ª e a 14ª semanas, quando sua concentração passa a decrescer. Algumas pesquisas indicam que muitas mulheres que tiveram filhos com ONTD mostram um problema no metabolismo da homocisteína, aparentemente relacionado com a metionina-sintase, motivo pelo qual sugere-se que a profilaxia, para evitar esses defeitos, seja a ingestão associada de ácido fólico e vitamina B_{12}. As investigações da mutação 677 C→T no gene *MTHFR*, da enzima 5,10-metilenotetra-hidrofolato-redutase em pacientes com espinha bífida e seus genitores, revelaram que essa mutação está associada a redução da atividade da enzima MTHFR, baixo folato plasmático, alta homocisteína plasmática e concentrações de folato nas hemácias. Por isso, conclui-se que a referida mutação deve ser considerada um fator de risco genético para a espinha bífida.

6.1 Classificação das características humanas

Em geral, as características humanas podem ser classificadas em três grupos:

1. Características **qualitativas** ou **descontínuas**, condicionadas por herança monogênica, com fenótipos marcadamente diferentes, distribuição populacional descontínua e praticamente sem efeito ambiental.

2. Características **quantitativas** ou **contínuas**, que se distribuem de maneira contínua na população, apresentando diversos fenótipos intermediários, de um extremo ao outro. As diferenças entre os indivíduos colocados ordenadamente, em relação a esses traços, são pequenas e mensuráveis, de modo que sua distribuição populacional se dá segundo uma **curva normal** ou em forma de sino. Sua **herança** é denominada **quantitativa** ou **poligênica**, consistindo em muitos genes (poligenes) situados em diferentes lócus, cada um com pequenos efeitos sobre a característica, produzindo mudanças quantitativas mensuráveis. Seus efeitos podem dar-se aumentando ou diminuindo a expressão de um caráter, sendo que, em geral, os poligenes têm efeitos aditivos, isto é, cumulativos, nenhum dos genes sendo dominante ou recessivo em relação aos outros. Esse tipo de herança é bastante influenciado pelo ambiente.

3. Características **semicontínuas** ou **quase contínuas**, que apresentam aspectos tanto das características poligênicas quanto das monogênicas, isto é, são determinadas por vários genes, com influência ambiental variável, mas apresentam distribuição descontínua na população. Seu tipo de herança é denominado multifatorial.

6.2 Herança multifatorial: conceito e tipos

A expressão **herança multifatorial** designa um tipo de herança no qual estão envolvidos vários genes e diversos fatores ambientais, não se referindo especificamente aos poligenes clássicos. É também designada de **herança complexa**, devido às complexas interações entre diversos fatores genéticos e ambientais. Os vários genes envolvidos na herança multifatorial podem ser poligenes com efeitos aditivos; vários genes, um deles com um efeito principal ou maior; poligenes, com efeito maior de dois ou mais genes. Por exemplo, a herança poligênica, na qual há uma distribuição populacional normal gerada por muitos genes com efeitos pequenos e aditivos, é plausível para características fisiológicas como a altura, mas, para doenças como o diabetes melito não insulinodependente, a contribuição genética provavelmente envolve muitos lócus, alguns dos quais desempenhando papel mais importante do que outros. O **Quadro 6.1** mostra alguns exemplos de características multifatoriais normais e o **Quadro 6.2**, de características patológicas.

Certas características multifatoriais, como grande parte das malformações congênitas, não têm uma distribuição contínua na população, existindo um limiar que separa os indivíduos em dois grupos: os normais e os afetados, sendo que entre estes últimos as anomalias variam de moderadas a graves. Nesse caso, a característica e sua herança são denominadas **multifatoriais com efeito de limiar**.

Quadro 6.1 Exemplos de características multifatoriais na espécie humana

Normais
Altura
Cor dos olhos, do cabelo e da pele
Forma e tamanho do complexo orofacial
Impressões digitais
Inteligência
Linguagem
Personalidade
Peso
Pressão sanguínea
Tempo de erupção dentária

Quadro 6.2 Exemplos de malformações congênitas e doenças multifatoriais com idade de manifestação variável

Malformações congênitas	
Defeitos do tubo neural	Amputação transversa
Anencefalia com ou sem espinha bífida	Pé postural
	Talipes calcaneus valgus
Encefalocele	*Talipes equinovarus*
Espinha bífida	*Talipes metatarsus varus*
Hidrocefalia	Malformações do sistema digestório
Microcefalia	
Deslocamento congênito do quadril	Ânus imperfurado
	Atresia esofágica
Malformações cardíacas	Estenose pilórica
Coartação da aorta	Hérnia diafragmática
Defeitos do septo atrial	Fissuras labiopalatinas
Defeitos do septo ventricular	Fissura labial associada ou não à fissura palatina
Estenose aórtica	
Estenose pulmonar	Fissura palatina isolada
Persistência do canal arterial	Malformações do sistema urinário
Tetralogia de Fallot	
Transposição dos grandes vasos	Agenesia renal bilateral
	Extrofia da bexiga
Malformações dos membros inferiores	Rins policísticos

Doenças multifatoriais com idade de manifestação variável	
Asma	Esquizofrenia
Artrite reumatoide	Glaucoma
Colite ulcerativa	Hipertensão arterial
Diabetes melito tipo 2	Psoríase
Doença arterial coronariana	Transtorno autista
Doença de Crohn	Transtorno bipolar
Epilepsia	Úlcera péptica
Esclerose múltipla	

Fontes: Borges-Osório e Robinson[1] e Hay.[2]

Outro exemplo de característica multifatorial com efeito de limiar é a suscetibilidade às doenças. Os indivíduos são classificados em resistentes e suscetíveis, sendo que entre estes últimos o grau de suscetibilidade varia de pouco a muito suscetíveis. Tal fenômeno é explicado pela existência de um **limiar genotípico**, isto é, a quantidade mínima de genes necessários para que a característica se manifeste em um determinado ambiente.

Suponhamos que os genes para resistência a doenças sejam representados por p, e os genes para suscetibilidade às doenças (genes deletérios) sejam representados por q, e que, acima de certo número de genes q (limiar) no genótipo, os indivíduos apresentem a característica considerada, enquanto abaixo desse limiar eles sejam normais.

A **Figura 6.1** mostra a distribuição teórica dos genótipos possíveis em um sistema poligênico, considerados de um extremo ($p^n q^0$) ao outro ($p^0 q^n$). Nesse caso hipotético, o limiar é atingido quando há $p^{1/4n}$ e $q^{3/4n}$.

Os sistemas poligênicos, quando íntegros, protegem bem o desenvolvimento embrionário contra fatores ambientais nocivos, mas, se vários genes deletérios estiverem presentes no genótipo, tal proteção se enfraquecerá, a ponto de esses fatores adversos (banais em condições normais) desencadearem um defeito congênito. Existe, portanto, um limiar de predisposição hereditária que, se for ultrapassado, em consequência do acúmulo de genes prejudiciais, desencadeia uma determinada malformação ou doença, na dependência de fatores ambientais nocivos. Assim, o indivíduo suscetível geneticamente a essa doença ou malformação pode apresentá-la ou não, dependendo da interação dos vários fatores genéticos e ambientais, como dieta, atividade física, toxinas, etc. Por outro lado, diferentes constituições genéticas podem causar suscetibilidade à mesma doença ou malformação; por isso, a etiologia das doenças multifatoriais é considerada geneticamente heterogênea. Por exemplo, os fatores de risco para a doença coronariana incluem hipertensão,

Figura 6.1

Curva representativa da distribuição, em uma população qualquer, dos possíveis genótipos em um sistema poligênico, desde $p^n q^0$ até $p^0 q^n$ (p. ex., $p^{10}q^0, p^9q^1, p^8q^2,..., p^0q^{10}$), em que p = frequência de genes para normalidade e q = frequência de genes prejudiciais. Nesse caso hipotético, o limiar genotípico é atingido quando há $p^{1/4n}q^{3/4n}$.

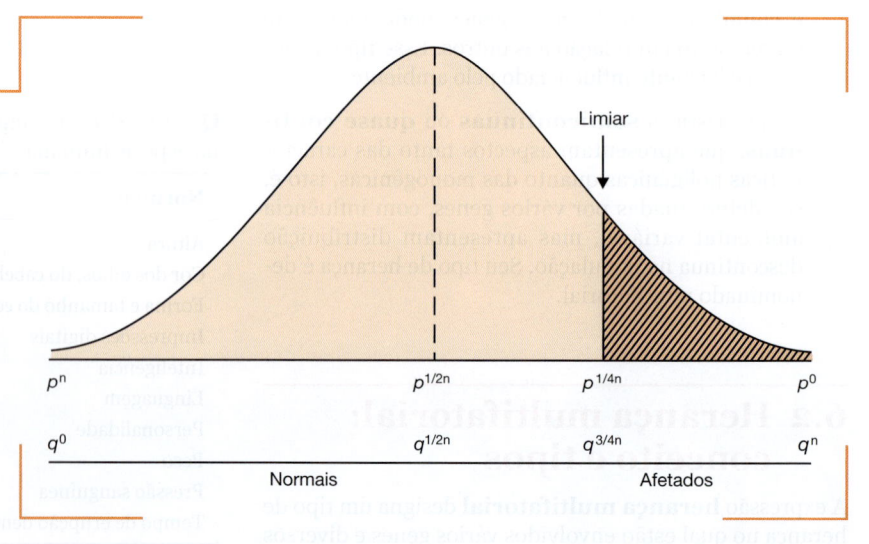

diabetes e hiperlipidemia, cada um dos quais tem seu próprio grupo de desencadeantes genéticos e ambientais (ver Cap. 14).

Em algumas malformações congênitas, o limiar genotípico parece diferir entre os sexos, sendo um deles mais suscetível, com um limiar situado mais centralmente na curva (porque necessita de menos genes deletérios para expressar a característica), e o outro menos suscetível, com um limiar mais extremo (porque precisa de mais genes deletérios para expressá-la). Provavelmente, isso se deve às interações hormonais e de desenvolvimento, que diferem entre os sexos. Características como essas e sua herança são denominadas de **multifatoriais com efeito de limiar diferencial para os sexos**. A **Figura 6.2** mostra a distribuição de uma característica multifatorial com efeito de limiar diferencial para os sexos, ilustrando os diferentes limiares para o sexo masculino (nesse caso, mais suscetível) e o feminino (menos suscetível).

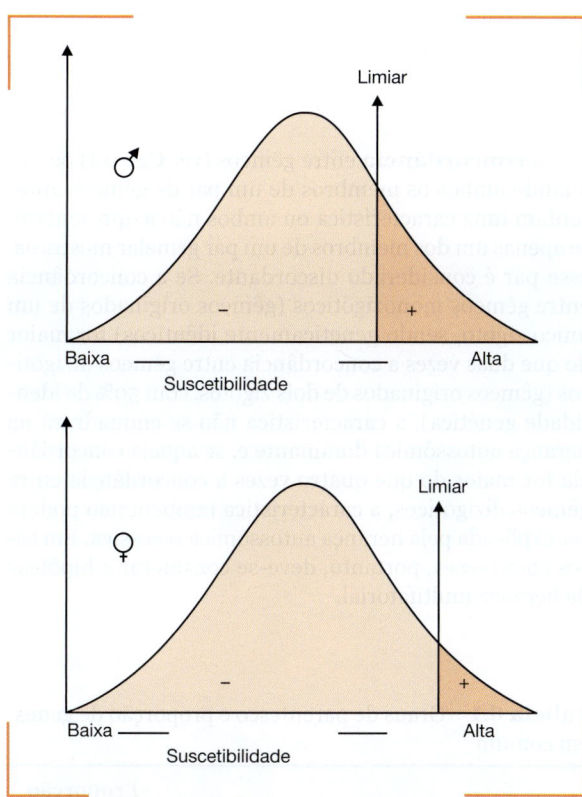

Figura 6.2

Curva representativa da distribuição, em uma população qualquer, de uma característica multifatorial com efeito de limiar diferencial para os sexos (suscetibilidade a uma doença multifatorial). Nesse caso hipotético, o sexo masculino apresenta menor limiar genotípico.

Fonte: Jorde e colaboradores.[3]

6.3 Critérios para o reconhecimento da herança multifatorial

Os principais critérios para o reconhecimento da herança multifatorial são descritos a seguir.

6.3.1 Distribuição populacional da característica em forma de uma curva normal

As características multifatoriais se distribuem, em uma população, de acordo com uma curva normal. Essa curva, composta pela distribuição dos indivíduos em cada classe fenotípica, é devida à segregação casual dos alelos de diferentes lócus.

Quando uma característica é determinada por um lócus com dois alelos codominantes (A e a), resultam três classes genotípicas e fenotípicas nos descendentes de heterozigotos $Aa \times Aa$: 1/4 AA, 1/2 Aa e 1/4 aa.

Se essa característica for determinada por dois lócus, cada um com dois alelos codominantes (A, a; B, b), haverá 16 classes genotípicas e cinco classes fenotípicas na prole de heterozigotos $AaBb \times AaBb$: 1/16 $AABB$, 4/16 $AaBB$ e $AABb$; 6/16 $AAbb$, $AaBb$, $aaBB$; 4/16 $Aabb$ e $aaBb$; 1/16 $aabb$.

Na **Figura 6.3** está representada a distribuição populacional de características determinadas por um ou mais pares de genes. Ao observá-la, pode-se compreender por que quanto maior for o número de lócus envolvidos na determinação de uma característica, maior será o número de classes fenotípicas, até que se alcance uma distribuição contínua, em que as diferenças entre as classes sejam cada vez menores, e também por que quanto maior o número de lócus envolvidos, menor será a probabilidade de se formarem homozigotos ou indivíduos fenotipicamente extremos, estando a maior parte da população distribuída em torno de valores médios.

6.3.2 Efeito de muitos genes situados em diferentes lócus e de diversos fatores ambientais

Se cada gene sofrer um pequeno efeito ambiental, os poligenes sofrerão esses efeitos somados ou multiplicados. Por exemplo, na altura, estão envolvidos metabolismo adequado (que depende de vários passos enzimáticos determinados geneticamente), hormônios (também condicionados geneticamente) e um ambiente que forneça alimentos balanceados (nesse ambiente, haverá fontes de variação: climática, socioeconômica, etc.).

Figura 6.3

Distribuição de características multifatoriais, determinadas por: **A** – um par de alelos (3 fenótipos); **B** – dois pares de alelos (5 fenótipos); **C** – três pares de alelos (7 fenótipos); **D** – quatro pares de alelos (9 fenótipos); **E** – cinco pares de alelos (11 fenótipos); **F** – n pares de alelos (distribuição em curva normal).

Fonte: Frota-Pessoa e colaboradores.[4]

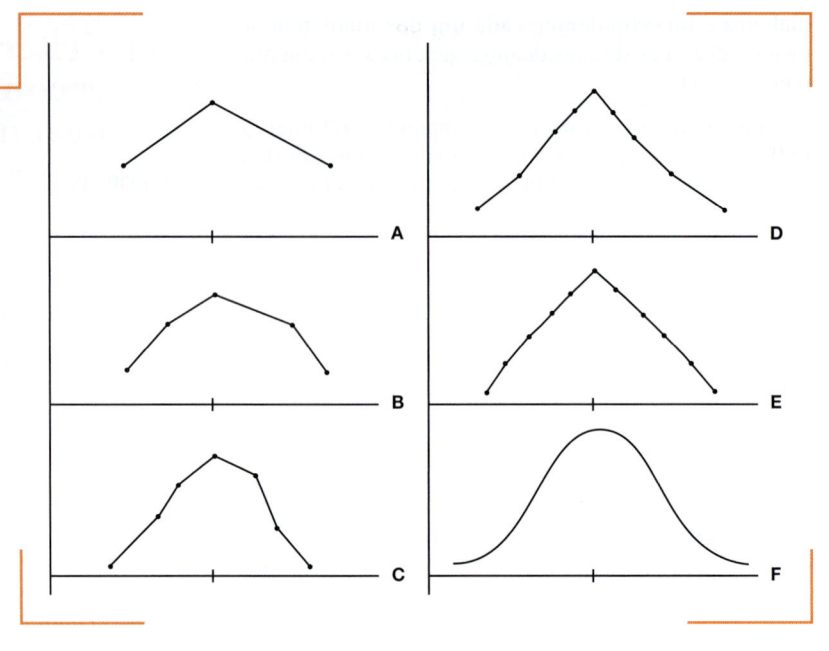

6.3.3 A semelhança entre parentes pode ser expressa em termos de correlação ou de concordância entre gêmeos

Uma das maneiras de se verificar se uma característica é multifatorial é por intermédio de estudos de famílias, de gêmeos e de populações. Assim, a semelhança entre parentes pode ser expressa em termos de **correlação** ou de **concordância** entre gêmeos.

A **correlação** é uma medida estatística do grau de semelhança ou do relacionamento entre dois parâmetros. Nesse tipo de herança, **a correlação entre parentes é proporcional aos seus genes em comum**, que são aqueles genes herdados a partir de um ancestral comum. Os parentes podem ser classificados como de primeiro grau, segundo grau, etc., em relação ao número de passos que os distanciam na família (ver Cap. 8). Os parentes do mesmo grau têm igual proporção de genes em comum e, para a herança multifatorial, todos podem ser considerados juntos, como mostra a **Tabela 6.1**. Como os parentes de primeiro grau compartilham, em média, 50% de seus genes, pode-se predizer que, se uma característica como a altura for multifatorial, a correlação entre irmãos será de 0,5 ou 1/2, o que tem sido verificado em estudos sobre essa característica.

A correlação entre parentes, para características descontínuas, nem sempre é próxima da proporção de genes em comum, porque pode ser mais afetada por fatores como o efeito de dominância de alguns genes e casamentos preferenciais.

A **concordância** entre gêmeos (ver Cap. 14) ocorre quando ambos os membros de um par de gêmeos apresentam uma característica ou ambos não a apresentam; se apenas um dos membros de um par gemelar mostrá-la, esse par é considerado discordante. Se a concordância entre gêmeos monozigóticos (gêmeos originados de um único zigoto, sendo geneticamente idênticos) for maior do que duas vezes a concordância entre gêmeos dizigóticos (gêmeos originados de dois zigotos, com 50% de identidade genética), a característica não se enquadrará na herança autossômica dominante e, se aquela concordância for maior do que quatro vezes a concordância entre gêmeos dizigóticos, a característica também não poderá ser explicada pela herança autossômica recessiva. Em casos como esses, portanto, deve-se considerar a hipótese da herança multifatorial.

Tabela 6.1 Graus de parentesco e proporção de genes em comum

Parentesco	Proporção de genes em comum
Gêmeos monozigóticos	1
Parentes em primeiro grau (genitores, gêmeos dizigóticos, irmãos, filhos)	1/2
Parentes em segundo grau (avós, tios, sobrinhos, netos, meio-irmãos)	1/4
Parentes em terceiro grau (bisavós, bisnetos, primos em primeiro grau ou primos-irmãos)	1/8

6.3.4 A herdabilidade indica se o papel dos genes na determinação de um fenótipo é grande ou pequeno

A herdabilidade pode ser definida como a proporção da variação fenotípica resultante de diferenças genéticas em relação à variação fenotípica total (que inclui as variações genética e ambiental). Foi desenvolvida para tentar separar o efeito dos genes e do ambiente. Sua fórmula simplificada é a seguinte:

$$h^2 = V_G / V_G + V_A$$

onde h^2 = herdabilidade, V_G = variação genética e V_A = variação ambiental. $V_G + V_A$ é igual a variação total, V_T. Quanto maior o valor da herdabilidade, maior o papel dos fatores genéticos na determinação da característica. A **Tabela 6.2** apresenta as estimativas de herdabilidade para algumas malformações congênitas de etiologia multifatorial, embora tais dados possam variar de um autor para outro e de acordo com as populações estudadas.

6.3.5 A medida média de uma característica, para a descendência, situa-se entre o valor médio observado para os genitores e o valor médio da população

A "regressão em direção à media" ou "lei da regressão filial" (como esse critério é chamado) é comum em estudos familiares de características métricas. Em geral, esse critério explica a observação de que genitores "extremos" na curva normal têm filhos que são, em média, menos excepcionais. Exemplo: na estatura, genitores com alturas extremas tendem a ter filhos com alturas localizadas a meio-termo entre a média da característica dos genitores e a média da população.

6.3.6 Risco de recorrência *versus* sexo do probando

Risco de recorrência é o risco de surgimento de um novo afetado em uma família na qual já existe um indivíduo afetado. Se a característica for de limiar e mais frequente em um sexo do que no outro (característica com limiar diferencial para os sexos), o risco de recorrência será maior para parentes de afetados do sexo menos suscetível. Esses últimos indivíduos terão, em média, maior número de genes prejudiciais do que os afetados do sexo mais suscetível. Portanto, quando o afetado for do sexo menos suscetível, dado que ele possui mais genes deletérios, o risco de que os transmita será maior. Por exemplo: na estenose pilórica, o risco para a prole de mulheres afetadas (sexo menos suscetível) é de 20%, enquanto o risco para a prole de homens afetados (sexo mais suscetível) é de 5%.

6.3.7 Risco de recorrência *versus* número de afetados

O risco de recorrência é maior quando há mais de um afetado na família, pois, sabendo-se que a segregação gênica é casual, o aparecimento de outros afetados supõe grande número de genes deletérios na família. Isso contrasta com a herança monogênica, em que o risco para irmãos subsequentes é o mesmo, sem considerar o número de crianças já afetadas na irmandade. Por exemplo: para fissura labial com ou sem fissura palatina, o risco de recorrência após um filho afetado é de 4%, aumentando para 10% após dois filhos afetados.

6.3.8 Risco de recorrência *versus* gravidade do defeito

Quanto mais grave a anomalia, maior o seu risco de recorrência. Quanto mais extremo for um indivíduo na distribuição da curva normal, maior o número de genes deletérios que ele apresenta, mais grave será a malformação e maior será o risco de que seus descendentes caiam além do limiar, sendo também afetados. Por exemplo: no caso da fissura labial unilateral, o risco de recorrência é de 2,5%; quando ela é bilateral com fissura palatina, o risco é de 5,6%.

6.3.9 Risco de recorrência *versus* parentesco

A consanguinidade aumenta o risco de recorrência nos parentes em primeiro grau, caindo esse risco bruscamen-

Tabela 6.2 Estimativas de herdabilidade de algumas malformações congênitas de etiologia multifatorial

Doença	Frequência populacional (%)	Herdabilidade (%)
Anencefalia com espinha bífida	0,3	60
Asma	4	80
Deslocamento congênito do quadril	0,1	60
Doença arterial coronariana	3	65
Doença cardíaca congênita	0,5	35
Espondilite anquilosante	0,2	70
Esquizofrenia	1	85
Estenose pilórica	0,3	75
Fissura labiopalatal	0,1*	76
Hipertensão (essencial)	5	62
Pé torto	0,1	68
Úlcera péptica	4	37

* No Brasil, é estimada uma frequência de 1/650 nascimentos.[5]
Fonte: Modificada de Mueller e Young[6] e Turnpenny e Ellard.[7]

te nos parentes em segundo grau e gradualmente do terceiro grau em diante. Por exemplo: o risco de recorrência para fissura labial é de 40/1.000 para parentes em primeiro grau; 7/1.000 para parentes em segundo grau; e de 3/1.000 para parentes em terceiro grau. No entanto, na herança monogênica, o risco para características autossômicas recessivas é sempre o mesmo, enquanto para as autossômicas dominantes diminui em 50% a cada grau de distância do parentesco a partir do probando.

6.3.10 Risco de recorrência *versus* frequência populacional

Se representarmos a frequência populacional por p, o risco para parentes em primeiro grau de um afetado é igual à raiz quadrada dessa frequência ($\sqrt{p}$). Portanto, quanto menor o risco populacional, maior o aumento relativo do risco para irmãos, o que não se aplica às características monogênicas. Por exemplo: para anencefalia com espinha bífida, a frequência populacional é de 1/130 e o risco de recorrência é de 1/20 (um aumento de 7 vezes em relação ao risco da população) em South Wales; já em Londres, a frequência populacional da mesma característica é de 1/350 e seu risco de recorrência é de 1/23 (aumento de 15 vezes em relação ao risco da população).

6.4 Exemplos de características multifatoriais patológicas

Hipertensão essencial (OMIM 145500)

A hipertensão essencial (HE) é um problema presente em quase todas as populações civilizadas e pode-se constituir em manifestação clínica de várias doenças. Ela é um sério fator de risco das doenças cardiovasculares e é a causa mais importante de insuficiências cardíaca e renal, bem como de morte súbita. Sua frequência em indivíduos adultos de diferentes populações é estimada em 10 a 20%. Estudos realizados na população do Rio Grande do Sul mostraram uma frequência de 16% de hipertensos em adultos com mais de 20 anos de idade.

É considerado hipertenso, pelos critérios da Organização Mundial da Saúde (OMS),[8] o indivíduo que apresenta, em repouso, pressão sistólica igual ou superior a 140 mmHg e/ou pressão diastólica igual ou superior a 90 mmHg. A hipertensão não é propriamente uma doença, porque a maioria das pessoas afetadas não apresenta sintomas clínicos, mas é um fator de risco, uma vez que o indivíduo apresenta um estado hipertensivo que, se não for controlado, poderá levá-lo a uma enfermidade grave e incapacitante que piora a qualidade de vida e pode levar à morte. No que se refere à população brasileira, estima-se que de 12 a 14% de todas as mortes podem ser atribuídas, direta ou indiretamente, à hipertensão (dados de 1991). No Rio Grande do Sul, ela é responsável diretamente por quase 10% das mortes por problemas cardiovasculares, podendo chegar a 40%, se forem consideradas as causas indiretas (dados de 1991).

Na etiologia da hipertensão, podem ser considerados os seguintes fatores: genéticos; físicos, como sexo, idade, raça, ingestão de sal e obesidade; psicológicos, como estresse e personalidade; e outros, como profissão, ingestão de álcool, tabagismo e localização geográfica.

Os fatores genéticos contribuem de um modo significativo para o desenvolvimento da hipertensão e das doenças consequentes. A pressão sanguínea é determinada por fatores genéticos e ambientais e por suas complicadas interações, embora não tenha sido totalmente esclarecido o seu verdadeiro mecanismo de herança. Segundo alguns autores, a HE seria um traço mendeliano dominante, mas a maioria das observações é compatível com a hipótese de que a pressão sanguínea apresenta uma distribuição contínua na população, com múltiplos genes e fatores ambientais influindo no seu nível individual, e que a HE é simplesmente a extremidade superior dessa distribuição. Sob essa perspectiva, o indivíduo com HE é o que herda um conjunto de genes que determina hipertensão e também está exposto a fatores exógenos que favorecem esse quadro clínico. Já foram mapeados muitos genes que contribuem para a HE, como, por exemplo, o gene da feniletanolamina--*N*-metiltransferase (*PNMT* ou *PENT*; OMIM 171190), mapeado em 17q21-q22; o gene do receptor de angiotensina 1 (*AGTR1*, OMIM 106165), mapeado em 3q21--q25; e o gene da prostaciclina-sintase (*PTGIS*; OMIM 601699), mapeado em 20q13.11-q13.13. Além desses, já são conhecidas quase duas dezenas de genes envolvidos na HE, localizados em mais de 10 cromossomos diferentes do cariótipo humano, comprovando a heterogeneidade genética e a determinação multifatorial dessa característica patológica.

Estudos em gêmeos mostraram que os valores da pressão sanguínea de gêmeos monozigóticos estão, em geral, mais fortemente correlacionados do que os dos dizigóticos. Em um estudo de recém-nascidos, foi observada uma correlação significativa entre a pressão sanguínea diastólica dos recém-nascidos e a de suas mães. Por outro lado, foram observadas correlações não significativas entre pares de crianças adotadas vivendo juntas e entre uma criança adotada e seus pais adotivos ou irmãos.

Em uma pesquisa que abrangeu mais de 16 mil famílias, foi estimado, para os homens de 20 a 39 anos, um risco relativo de 2,5 para se tornarem hipertensos no caso de haver um parente hipertenso em primeiro grau; o risco aumentava para 3,8 quando havia dois ou mais parentes afetados em primeiro grau.

Em sua maioria, os estudos populacionais mostram que os valores para a pressão sanguínea distribuem-se, sugerindo herança multifatorial. Alguns autores não excluem, nesse caso, a possibilidade de existir um simples par de genes ou um número relativamente menor de genes principais na determinação dos níveis de pressão sanguínea. Além disso, tem sido sugerida, como uma alternativa para a teoria poligênica simples, a teoria de limiar, segundo a qual a hipertensão seria o produto da ação cumulativa de muitos genes menores, que se manifestam quando estão acima de um certo limiar genotípico.

Outro aspecto importante na discussão sobre a influência genética na pressão sanguínea é o estudo de marcadores genéticos para a suscetibilidade à hipertensão. Podem ser usadas como marcadores as variáveis envolvidas no controle fisiológico da pressão sanguínea. Entre elas, podem ser citadas as anormalidades na função renal ou no sistema nervoso simpático, bem como anormalidades no transporte eletrolítico transmembrânico, como é o caso do contratransporte de lítio-sódio dos eritrócitos (fator hereditário, de herança provavelmente poligênica), que se apresenta aumentado em indivíduos hipertensos e normotensos jovens, filhos de pais hipertensos. Esse contratransporte lítio-sódio está relacionado com a resistência vascular, o sítio da lesão hemodinâmica da hipertensão. Outro marcador conhecido é o polimorfismo genético do sistema do complemento, onde há associação do gene $C_3^{F(1)}$ com hipertensão, demonstrando que fatores imunológicos podem ser de importância poligênica para o estado hipertensivo.

Em relação aos fatores físicos, no que se refere ao sexo, é, em geral, observado que a pressão arterial se apresenta mais alta entre os homens, mas, a partir da meia-idade, a pressão arterial sistólica das mulheres é mais elevada, enquanto a diastólica permanece semelhante em ambos os sexos. Em linhas gerais, a diferença pode ser explicada por fatores biológicos, como a ação de hormônios femininos e/ou pelo comportamento das mulheres em relação aos recursos de saúde, uma vez que foi constatado que as mulheres, em geral, procuram duas vezes mais atendimento médico do que os homens.

Quanto à raça, tem sido encontrada maior prevalência de hipertensão nos negros do que nos brancos, ocorrendo nos negros mais cedo, de forma mais grave e com maior suscetibilidade a complicações. Assim, também como na cardiopatia isquêmica, estão sendo realizados estudos de polimorfismos de DNA relacionados a genes que estejam possivelmente envolvidos no desenvolvimento de hipertensão.

As estimativas de herdabilidade (h2) para a pressão arterial na amostra estudada no Rio Grande do Sul variaram de 0,21, para a pressão arterial sistólica, a 0,48, para a pressão arterial diastólica, valores que estão dentro dos limites encontrados por outros autores, em populações diferentes.

Trombose venosa (OMIM 188050)

Sinonímia: suscetibilidade à trombose, trombofilia, tromboembolismo venoso.

A trombofilia é uma característica multifatorial complexa. Os genes envolvidos em traços complexos são, em geral, genes de suscetibilidades, não genes que representam a causa primária do distúrbio, como no caso das doenças mendelianas.

Esse é outro exemplo da interação de mais de um gene necessário para o desenvolvimento de uma doença. Ocorrendo em base familiar, a trombofilia pode resultar de mutação em algum dos genes dos fatores de coagulação, anticoagulantes ou trombolíticos e funcionando isoladamente ou em conjunto com alterações em outros fatores genéticos e com fatores ambientais, como o tabagismo, por exemplo. Entre os fatores genéticos, incluem-se os genes da antitrombina 3 (*AT3*; 107300), proteína C (*PROC*; 612283), proteína S (*PROS1*; 176880), glicoproteína rica em histidina (*HRG*; 142640), plasminogênio (*PLG*; 173350), inibidor do ativador do plasminogênio (*PAI1*; 173360), α-fibrinogênio (*FGA*; 134820), β-fibrinogênio (*FGB*; 134830), γ-fibrinogênio (FGG; 134850), cofator II da heparina (*HCF2*; 142360) e trombomodulina (*THBD*; 188040). O polimorfismo do gene da protrombina é outro fator de risco da trombofilia. Um polimorfismo termolábil no gene *MTHFR* está associado a essa característica, enquanto um polimorfismo no gene *HABP2* está associado à suscetibilidade ao tromboembolismo venoso.

Em um estudo recente de 5.862 indivíduos com trombose venosa e 7.112 controles sadios, foi identificado um lócus de suscetibilidade para essa doença no cromossomo 6p24.1. O alelo *C* do polimorfismo de nucleotídeo único (SNP), rs169713, que está presente na extremidade 5′ do gene *HIVEP1* (194540), aparentemente estava associado a um risco aumentado para trombose venosa. Esse gene codifica uma proteína que participa da regulação transcricional dos genes-alvo inflamatórios mediante ligação de sequências específicas de DNA nas regiões promotora e reforçadora. Esse lócus gênico envolvido na suscetibilidade à trombose venosa situa-se fora da via tradicional de coagulação/fibrinólise.

Outros exemplos de características multifatoriais patológicas são o diabetes melito tipo 2 ou não insulinodependente (DMNID; OMIM 222100) e a doença de Alzheimer ou doença de Alzheimer familiar 1 (OMIM 104300), que serão abordados nos Capítulos 14 e 16, respectivamente.

6.5 Defeitos da morfogênese

6.5.1 Conceitos e classificação

Embora seja de uso corrente a expressão "malformação congênita" para designar qualquer tipo de anomalia estrutural que possa ocorrer em um embrião, feto ou recém-nascido – o termo **congênita** significando que essa anomalia está presente ao nascimento, sem conotar nem excluir a etiologia genética –, existem conceitos mais específicos, que fornecem indicações sobre a etiologia e a caracterização clínica dessas anomalias. Na **Figura 6.4**, está representado esquematicamente o desenvolvimento dos principais tipos de anomalias congênitas.

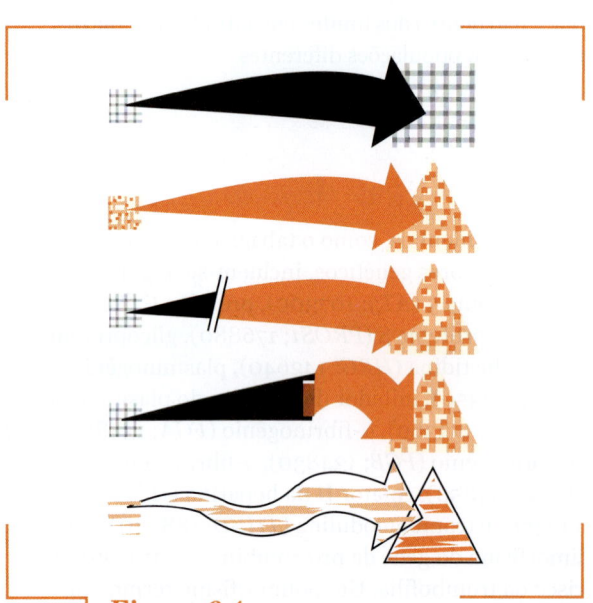

Figura 6.4
Representação esquemática do desenvolvimento normal e de diferentes tipos de anomalias congênitas. Primórdios, processos ou consequências anormais estão indicadas em vermelho. Veja descrição detalhada no texto.
Fonte: Gelehter e colaboradores.[9]

6.5.2 Alterações quantitativas da morfogênese

Hipoplasia – Subdesenvolvimento de um organismo, órgão ou tecido, resultante de uma diminuição do número de células.

Hiperplasia – Desenvolvimento exagerado de um organismo, órgão ou tecido, resultante de um aumento do número de células.

Hipotrofia – Diminuição do tamanho das células, tecido ou órgão.

Hipertrofia – Aumento do tamanho das células, tecido ou órgão.

Agenesia – Ausência de uma parte do corpo, devido à inexistência do tecido primordial.

Aplasia – Ausência de uma parte do corpo, devido a uma falha no desenvolvimento do tecido primordial existente.

Atrofia – Diminuição de um tecido ou órgão normalmente desenvolvido, devido a uma redução do tamanho e/ou número de células.

Sequência – Padrão de anomalias múltiplas derivadas de uma única anomalia ou fator mecânico anterior. Ocorre em consequência a uma cascata de eventos iniciados por um único fator primário. Por exemplo, na sequência de Potter, o vazamento crônico de líquido amniótico ou a diminuição da excreção urinária (devida à agenesia renal ou obstrução uretral do feto) resultam em oligoidrâmnio, o qual, por sua vez, causa compressão fetal, resultando em face achatada característica, deslocamento do quadril, posição e desenvolvimento anormal de mãos e pés, bem como hipoplasia pulmonar que leva à insuficiência respiratória e morte.

Síndrome – Denominação dada a padrões consistentes de múltiplas anomalias patogenicamente relacionadas, que não representam uma sequência simples e podem ser atribuídas a causas subjacentes conhecidas. Muitas dessas causas incluem as alterações cromossômicas, como na síndrome de Down, ou defeitos monogênicos, como na síndrome de van der Woude (autossômica dominante, gene localizado no cromossomo 1q32-41), na qual a fissura labial associada ou não à fissura palatina ocorre juntamente com depressões no lábio inferior e hipodontia. Entretanto, mesmo com o auxílio de uma lista de diagnósticos diferenciais, obtidos de forma computadorizada por meio de características clínicas anormais importantes, muitas das síndromes dismórficas deixam

Classificação dos principais defeitos da morfogênese

Malformação é um defeito morfológico primário de um órgão, parte de um órgão ou de uma região maior do corpo, resultante de um processo de desenvolvimento intrinsecamente anormal. Isso significa que o potencial de desenvolvimento do órgão era anormal desde o início. A malformação é também conhecida como malformação primária ou intrínseca. A maioria das malformações congênitas envolve apenas um órgão e mostra herança multifatorial com efeito de limiar diferencial para os sexos, o que significa a interação de muitos genes e diversos fatores ambientais. Grande parte das malformações consiste em defeitos de campo. Um campo morfogenético é uma região ou parte de um embrião que responde como uma unidade coordenada à interação embrionária (i.e., influência química ou física recíproca entre tecidos, durante a embriogênese) e resulta em estruturas anatômicas múltiplas ou complexas. Os exemplos desse tipo de defeito morfogenético serão abordados no item 6.6 deste capítulo.

Disrupção é um defeito morfológico de um órgão, parte de um órgão ou de uma região maior do corpo, resultante de uma interferência extrínseca em um processo de desenvolvimento originalmente normal. É também denominada malformação secundária ou extrínseca. Um exemplo de disrupção é o efeito visto no desenvolvimento dos membros, quando uma banda amniótica (banda ou filamento do âmnio que se enrola ao redor do antebraço ou dos dedos do bebê) causa uma espécie de amputação. A disrupção não é hereditária, mas os fatores genéticos podem predispor um indivíduo a esse evento. Por exemplo, uma pequena fração das bandas amnióticas é causada por um defeito do colágeno, geneticamente determinado, que enfraquece o âmnio, tornando-o mais suscetível à ruptura espontânea. Os fatores extrínsecos que podem perturbar o desenvolvimento normal, nesse caso, incluem traumas, infecções, isquemias ou teratógenos. Pode ser impossível a determinação, após o nascimento, se uma dada anomalia é uma malformação ou uma disrupção. Por exemplo, a aplasia radial pode ser uma malformação, como na síndrome de Holt-Oram (síndrome coração-mão; defeitos cardíacos associados a malformações esqueléticas dos membros superiores; os polegares podem ser semelhantes aos demais dedos, hipoplásicos ou ausentes; causada por uma mutação no gene *TBX5*, que codifica um fator de transcrição; herança autossômica dominante) ou uma disrupção, como na síndrome da talidomida (ver Tab. 6.8).

Deformação é uma forma ou posição anormal de uma parte do corpo, causada por forças mecânicas, que podem ser extrínsecas ao feto (resultantes de pressão intrauterina) ou intrínsecas (hipomobilidade fetal, devido a um defeito no seu sistema nervoso). A correção ou eliminação de tais forças pode levar a uma normalização do desenvolvimento. Por exemplo, o pé torto equinovaro tanto pode resultar da compressão extrínseca do feto, causada por oligoidrâmnio, quanto pode surgir secundariamente a uma anomalia intrínseca, como a meningomielocele, resultando em um déficit do movimento do pé e sua deformação. A deformação em geral ocorre tardiamente, na gestação, e pode ter um bom prognóstico, com o tratamento adequado. No exemplo do pé torto, o uso de tala pode corrigi-lo, já que o órgão é estruturalmente normal. As deformações também podem ocorrer no pós-natal, como resultado de deficiências funcionais do indivíduo afetado e de forças mecânicas. No raquitismo resistente à vitamina D, as pernas arqueadas resultam tanto dos ossos fracos quanto de forças estáticas do ambiente.

Displasia é uma organização anormal das células nos tecidos. Aplica-se a todas as anormalidades da histogênese. Exemplos: osteogênese imperfeita e síndrome de Marfan (ver Cap. 5) são displasias, pois as anormalidades de ambas podem ser reduzidas a um defeito no tecido conectivo. As displasias não são confinadas a um órgão. Na displasia ectodérmica (ver Cap. 5), por exemplo, estão envolvidos tecidos amplamente dispersos de origem ectodérmica, tais como cabelos, dentes e unhas. A maioria das displasias é de herança monogênica e está associada a altos riscos de recorrência para irmãos e/ou filhos de afetados.

de ser diagnosticadas com correção, o que dificulta o seu prognóstico e risco de recorrência.

Associação – Termo usado para os casos em que certas anomalias ocorrem conjuntamente com maior frequência do que a esperada ao acaso, mas tal fato não pode ser explicado com base em uma sequência ou uma síndrome. As principais diferenças em relação a uma síndrome são a falta de consistência das anomalias de um indivíduo afetado para outro e a ausência de uma explicação subjacente satisfatória. Em geral, as denominações das associações formam acrônimos criados pelas primeiras letras dos órgãos ou sistemas envolvidos, como, por exemplo, na associação VATER (que se caracteriza por anomalias vertebrais, anais, traqueoesofágicas e renais). As associações têm um baixo risco de recorrência e geralmente não são de origem genética, ainda que sua causa subjacente muitas vezes seja desconhecida.

6.5.3 Importância para o aconselhamento genético

É importante determinar se uma malformação congênita é uma anomalia isolada ou um componente de um padrão de malformações, como, por exemplo, uma sequência ou uma síndrome. Se um bebê apresentar somente fissura labial, o prognóstico é bom e o risco de recorrência para seus irmãos é baixo. Por outro lado, a fissura labial pode ser uma característica da síndrome de Patau (trissomia 13; ver Cap. 4), que mostra inúmeras anormalidades e não apresenta um bom prognóstico.

As malformações múltiplas tendem a ter uma causa definida e incluem anomalias cromossômicas e erros na morfogênese geneticamente determinados. As malformações isoladas raramente têm causa aparente. O risco de recorrência é de 1 a 5%, em geral, sem considerar afetados prévios. As deformações estão presentes em 1 a 2% dos recém-nascidos; seu risco de recorrência depende da causa da pressão mecânica. Em geral, o risco é baixo, mas, se a causa for uma anomalia do útero materno, ele poderá ser alto. As disrupções tendem a ser esporádicas, sem riscos de recorrência significativamente aumentados. As displasias são muito variáveis, de causas inespecíficas, a maioria esporádica e possivelmente de herança multifatorial. As displasias metabólicas podem representar mutações recessivas, quando associadas a deficiências enzimáticas, e dominantes, quando associadas a defeitos nas proteínas estruturais.

6.5.4 Frequência das anomalias ou malformações congênitas

As anomalias congênitas estão presentes em cerca de 3% dos recém-nascidos e são extremamente variáveis quanto aos tipos e ao seu mecanismo causal, mas todas surgem de um transtorno no desenvolvimento ontogenético. Levando-se em conta anomalias que se apresentam posteriormente na vida, como as malformações cerebrais, sua verdadeira frequência provavelmente chega a 5%. Anormalidades menores são encontradas em cerca de 10% de todos os recém-nascidos. Se duas ou mais dessas anormalidades estiverem presentes em um recém-nascido, há um risco de 10 a 20% de que o bebê também tenha uma malformação maior. A **Tabela 6.3** mostra alguns exemplos dessas anomalias congênitas maiores e menores.

As anomalias congênitas contribuem significativamente para a mortalidade infantil. Considerando-se a frequência de anormalidades maiores e menores, observada em averiguações de recém-nascidos, e a alta porcentagem de defeitos notados em abortos precoces espontâneos, pelo menos 15% de todas as concepções humanas reconhecidas são estruturalmente anormais, e é provável que os fatores genéticos estejam envolvidos na etiologia de pelo menos 50% de todas essas anomalias. A **Tabela 6.4** resume os dados de frequência das anomalias estruturais em abortos e nativivos, bem como nas mortes infantis ocorridas entre o período perinatal e a puberdade.

Tabela 6.3 Exemplos de anomalias congênitas maiores e menores

Anomalias congênitas maiores	Anomalias congênitas menores
Sistema circulatório	***Craniofaciais***
Defeito do septo atrial	Apêndice ou depressão pré-auricular
Defeito do septo ventricular	Depressões labiais
Persistência do canal arterial	Estenose do ducto lacrimal
Tetralogia de Fallot	Manchas de Brushfield na íris
	Pregas epicânticas
Sistema nervoso central	***Membros***
Anencefalia	
Encefalocele	
Espinha bífida	Clinodactilia do 5º dedo da mão
Hidrocefalia	Prega palmar única (linha simiesca)
Microcefalia	Sindactilia entre os 2º e 3º dedos dos pés
Sistema digestório	***Tronco***
Ânus imperfurado	Depressão ou covinha sacral
Atresia esofágica	Hérnia umbilical
Hérnia diafragmática	Hidrocele
Fissura labial com ou sem fissura palatina	Mamilo extranumerário
Sistema geniturinário	
Agenesia renal bilateral	
Extrofia da bexiga	
Rins policísticos (infantis)	
Disgenesia renal	
Hipospadia	
Membros	
Amputação transversa	

Fonte: Modificada de Mueller e Young[6] e Turnpenny e Ellard.[7]

Tabela 6.4 Frequência de anomalias estruturais em abortos, nativivos e nas mortes ocorridas em diferentes fases da infância

Período do desenvolvimento	Frequência (%)
Abortos espontâneos	
1º trimestre	80 a 85
2º trimestre	25
Nativivos	
Anormalidade maior	
De aparecimento congênito	2 a 3
De aparecimento posterior	2
Anormalidade menor	10
Mortes no período perinatal	
Mortes no primeiro ano de vida	25
Mortes de 1 a 9 anos	20
Mortes de 10 a 14 anos	7,5

Fonte: Mueller e Young.[6]

6.5.5 Etiologia das malformações congênitas

Há muitas causas já conhecidas dos defeitos morfogenéticos, embora permaneçam cerca de 50% deles sem definição de sua etiologia. Na **Tabela 6.5** são apresentados os prováveis agentes etiológicos das anomalias congênitas e as proporções destas que lhes são atribuídas.

6.5.5.1 Alterações cromossômicas

As alterações cromossômicas explicam aproximadamente 6% de todas as anomalias congênitas conhecidas. De modo geral, qualquer grau perceptível de desequilíbrio autossômico, tal como nas deleções, duplicações, trissomias ou monossomias, resultará em graves anomalias estruturais e de desenvolvimento; caso esse desequilíbrio seja muito grande, pode causar aborto espontâneo precoce. Não se sabe se as anomalias causadas por uma alteração cromossômica significativa, constituindo as síndromes cromossômicas (ver Cap. 4), resultam de efeitos de dosagem dos genes individuais envolvidos ou de uma instabilidade geral no desenvolvimento, causada por um grande número de produtos anormais dos genes implicados no desenvolvimento.

6.5.5.2 Herança monogênica

A herança monogênica explica cerca de 8% de todas as anomalias congênitas. Algumas delas são isoladas, envolvendo apenas um órgão ou sistema, como as do sistema nervoso central (hidrocefalia e microcefalia, a primeira de herança recessiva ligada ao X; a outra heterogênea geneticamente, incluindo-se tanto na herança autossômica dominante quanto na autossômica recessiva), sistema ocular (aniridia, autossômica dominante; catarata, autossômica dominante ou recessiva; microftalmia, autossômica dominante ou recessiva), membros (braquidactilia, ectrodactilia e polidactilia, todas de herança autossômica dominante) e sistema renal (rins policísticos infantis, de herança autossômica recessiva).

Outras anomalias de herança monogênica resultam em síndromes que envolvem muitos órgãos ou sistemas e não mostram uma relação embriológica subjacente óbvia. Por exemplo, a ectrodactilia isolada pode ter herança autossômica dominante, mas também pode ocorrer como uma manifestação da síndrome EEC (sua denominação é um acrônimo, em inglês, das características que apresenta: displasia ectodérmica, ectrodactilia e fissura labial associada ou não à fissura palatina [*ectodermal dysplasia, ectrodactyly, cleft lip and/or palate*, herança autossômica dominante]).

A identificação de anomalias congênitas de herança monogênica é duplamente importante. Para a família, é essencial que se disponha de um aconselhamento genético correto, a fim de que os parentes de um probando sejam alertados sobre os possíveis riscos. Sob o ponto de vista científico, a identificação de um defeito molecular que cause uma anomalia isolada ou sindrômica em um determinado órgão pode fornecer uma pista quanto a um gene de suscetibilidade para outras anomalias que afetem o mesmo órgão, de herança multifatorial. Por exemplo, a síndrome de Di George (Cap. 4), na qual a aplasia do timo está associada a anormalidades cardíacas, é devida a uma microdeleção do cromossomo 22 (22q11). Em diversas famílias que apresentam muitas anormalidades cardíacas isoladas consideradas multifatoriais, foram detectados defeitos moleculares semelhantes.

6.5.5.3 Herança multifatorial

Esse tipo de herança explica uma significativa fração das anomalias congênitas em que há claro envolvimento de fatores genéticos. Abrange a maioria das malformações congênitas isoladas que será apresentada detalhadamente no item 6.6 deste capítulo.

6.5.5.4 Agentes teratogênicos

Agentes teratogênicos são aqueles que agem sobre o organismo em formação, produzindo anomalias características ou gerais, ou aumentando a incidência de uma anomalia na população. Os principais agentes teratogênicos, ou teratógenos, são as radiações, os vírus, as drogas e as doenças maternas. O efeito teratogênico desses agentes depende de vários fatores:

Tempo de exposição ao teratógeno (duração e época) – Há agentes cujo efeito é de curta duração (p. ex., a talidomida, que age apenas nos primeiros 50 dias de gestação); outros de longa duração (p. ex., o álcool; ver **Tab. 6.6**).

A infecção por rubéola no primeiro mês de gestação acarreta 50% dos casos com malformações; se ela ocorrer, porém, no terceiro mês, causa malformações em apenas 17% dos casos; se a infecção ocorrer após o terceiro mês, seu efeito teratogênico vai decrescendo.

Dosagem do teratógeno – A dosagem que afeta o embrião é parcialmente determinada pela competência materna em metabolizar o produto.

Genótipo materno – O genótipo materno é importante na resposta ao teratógeno; de acordo com o seu genótipo, a mãe pode ter a capacidade de "filtrar" as substâncias nocivas, metabolizando-as mais rapidamente e com maior eficiência, assim impedindo sua passagem para o feto.

Tabela 6.5 Etiologia das anomalias congênitas e frequência atribuída a cada agente etiológico

Agente etiológico	Frequência (%)
Alterações cromossômicas	6
Herança monogênica	8
Herança multifatorial	20 a 30
Agentes teratogênicos	5 a 10
Desconhecido	50

Fonte: Mueller e Young.[6]

Tabela 6.6 Alguns agentes teratogênicos e seus efeitos

Agentes	Efeitos
Doenças	
Deficiência de zinco e folatos	Malformação, sobretudo do tubo neural
Diabetes materna insulinodependente	Natimortos, crianças muito grandes; síndrome da regressão caudal: anomalias cardíacas, ausência da vértebra lombossacra, membros inferiores malformados (sirenomelia), defeitos do tubo neural, fissura labial com ou sem fissura palatina. Frequência de filhos malformados de diabéticas: 7-13%, com média de 9%
Doenças tireóideas	Tirotoxicose fetal ou bócio, com obstrução traqueal, mas não malformação congênita
Fenilcetonúria materna (quando a gestante não restringe a ingestão de fenilalanina)	Deficiência mental, microcefalia, cardiopatias congênitas
Hipertermia (devida à febre materna ou a banhos de sauna durante o 1º trimestre)	Mau desenvolvimento pré-natal, frequência aumentada de microcefalia, anencefalia, espinha bífida, microftalmia e fácies incomum
Drogas	
Abortivos: aminopterina	Displasia craniana, ausência de cabelos na região superior da cabeça, ponte nasal larga, baixa implantação das orelhas, redução dos membros, deficiência mental
Álcool: ingestão 1-2 L/dia	10% risco de dano fetal
ingestão 2 L/dia	20% risco de dano fetal
ingestão 30 mL/dia álcool abs.	Risco de aborto e malformação congênita em 1-2/1.000 recém-nascidos Síndrome do álcool fetal: deficiência de crescimento e mental, microcefalia, hipoplasia da porção média da face, fissuras palpebrais estreitas, lábio superior fino, cardiopatia congênita
Alucinógenos: LSD (ácido lisérgico), maconha	Afetam o comportamento
Anestésicos voláteis	Aumento da frequência de aborto e malformações congênitas
Anorexígenos (redutores do apetite, dextroanfetaminas)	Malformações gerais, transposição dos grandes vasos, alterações nas catecolaminas
Antabuse (antialcoolismo)	Malformações congênitas
Antiabortivos: progestina	Masculinização de fetos femininos, câncer vaginal dos embriões expostos
Antibióticos: tetraciclina	Hipoplasia do esmalte dentário (dentes marrons) e inibição do crescimento ósseo
estreptomicina	Surdez
kana/gentamicina	Surdez
Anticoagulantes: discumarol, warfarin	Esqueleto nasal e extremidades hipoplásicas; anomalias oculares (atrofia óptica); se o tratamento da gestante é feito após o 1º trimestre: hemorragia fetal e hidrocefalia, devido ao bloqueio ventricular
Anticonvulsivantes: hidantoína, fenitoína, fenobarbital	Deficiência no desenvolvimento físico e mental, hipertelorismo ocular, implantação baixa das orelhas, unhas e falanges hipoplásicas, defeitos cardíacos, fendas faciais, microcefalia (efeitos maiores no 1º trimestre).
Ácido valproico	Defeitos do tubo neural e fácies característica
Antimaníacos: lítio	Defeitos cardiovasculares
Cafeína	Baixo peso ao nascer
Chumbo	Deficiência mental leve
Citotóxicos: ciclofosfamida, metotrexato, 6-mercaptopurina, mostarda nitrogenada, fluoruracil, procarbazina, vinblastina, vincristina	Malformações congênitas faciais, urinárias e dos membros (o manuseio dessas drogas também produz malformações congênitas na prole)
Cloroquina	Coriorretinite e surdez
Fenotiazínicos (antipsicóticos)	Sinais de distúrbios extrapiramidais
Fumo	Crianças de pequeno tamanho e/ou com malformações cardíacas; taxas aumentadas de aborto e morte perinatal; o recém-nascido pode ter pneumonia por aspiração, asfixia neonatal, hipoglicemia, retardo do crescimento e deficiência mental a longo prazo

(continua)

Tabela 6.6 Alguns agentes teratogênicos e seus efeitos (*continuação*)

Agentes		Efeitos
Hormônios:	dietilstilbestrol	Malformações uterinas e adenocarcinoma vaginal em meninas expostas intrauterinamente
	cortisona	Fissura palatina
	teste hormonal da gravidez	Anomalias esqueléticas, anais, cardíacas e renais
Mercúrio orgânico (metilmercúrio)		Doença de Minamata:* problemas neurológicos semelhantes à paralisia cerebral, deficiência mental grave associada à paralisia dos membros superiores e inferiores; aumento das taxas de aborto
Narcóticos: metadona, heroína		Abortos ou natimortos, baixo peso ao nascer, sintomas psicóticos no recém-nascido
Propiltiouracil		Bócio, hipotireoidismo fetal
Retinoides		Hidrocefalia, defeitos auditivos e oculares
Talidomida (tranquilizante, antiemético, antilepra)		Efeito no 1º trimestre (34º ao 50º dia após o início da última menstruação): focomelia, atresia intestinal, defeitos auditivos e cardíacos
Tranquilizantes menores: clordiazepóxido, clorpromazina, diazepam, meprobamato		Exposição no início da gestação produz 10-12% de anomalias graves; exposição nos últimos meses de gestação produz sintomas psicóticos no recém-nascido
Vacinas: contra difteria, febre amarela, poliomielite (oral), rubéola, sarampo e BCG. As vacinas contra cólera, gripe e tétano parecem ser inócuas		Malformações gerais
Vitamina A em excesso		Fissuras labiopalatinas
Infecções virais e outras		
Citomegalovírus (infecção assintomática)		Frequência: 1% dos recém-nascidos, sendo que 10% deles ficam com sequelas; baixo peso ao nascer, microcefalia, deficiência mental, cegueira, hepatoesplenomegalia, trombocitopenia, encefalite, calcificações intracranianas, perda auditiva e coriorretinite
Hepatite		Graves efeitos, até abortos
Herpes simples		Microcefalia e microftalmia
Rubéola		Defeitos cardíacos e dentários, surdez, catarata, microftalmia, retinite e microcefalia
Sífilis		Lesões dérmicas tipo "torta de uva", hepatoesplenomegalia, condiloma perianal, rinite hemorrágica, hidrocefalia e problemas neurológicos
Toxoplasmose (infecção assintomática)		Hidrocefalia ou microcefalia, deficiência mental, defeitos oculares, paralisia cerebral, epilepsia, calcificações cerebrais e surdez
Varicela-zóster		Microcefalia, coriorretinite e defeitos de pele
Agentes físicos		
Radiações ionizantes		Microcefalia, defeitos oculares, efeitos mutagênicos e carcinogênicos

* Da Baía de Minamata (Japão).

Fonte: Jorde e colaboradores,[3] Mueller e Young,[6] Cooper,[10] Hemminki e colaboradores,[11] Kalter e Warkany,[12,13] Nora e Fraser.[14]

Genótipo e suscetibilidade do embrião – Dependendo do seu genótipo e de sua suscetibilidade, o embrião pode responder de maneira diferente ao teratógeno. Entre os humanos, esse efeito ainda está em estudo, mas já é comprovado em camundongos: genótipo homozigoto ou alta dose de 5-fluoruracil causa polidactilia com redução dos membros; genótipo heterozigoto ou pequena dose de 5-fluoruracil acarreta polidactilia do artelho mínimo; genótipo heterozigoto + pequena dose de 5-fluoruracil causa um efeito agudo.

Atividade enzimática do feto – Podem existir mecanismos similares aos que ocorrem nos camundongos, nos quais existe um lócus (*Ah*) que é ativado para metabolizar produtos tóxicos, quando uma substância química estranha penetra na célula. Essa ativação leva a um aumento de enzimas, que destoxificam a substância, tornando-a inofensiva.

Interação entre teratógenos – Ainda que certas drogas ingeridas separadamente não tenham efeito teratogênico, quando ingeridas juntas podem produzir malformações congênitas.

Especificidade dos teratógenos – Certos teratógenos causam malformações congênitas que são características. Exemplos: focomelia (causada pela talidomida); surdez, catarata e persistência do canal arterial (causadas pela rubéola).

Na **Tabela 6.6** constam diversos agentes teratogênicos e seus possíveis efeitos.

6.5.5.5 Agente etiológico desconhecido

Em torno de 50% das anomalias congênitas não apresentam uma causa bem estabelecida. Entre elas, há condições comuns como a hérnia diafragmática isolada, a fístula traqueoesofágica, a atresia anal e defeitos de redução dos membros. Para esses últimos, como no caso de ausência de uma das mãos, a falta de irrigação vascular, em um período crítico do desenvolvimento do broto do membro ausente, acarretaria a cessação do desenvolvimento, com formação de dedos apenas vestigiais. É muito mais difícil, entretanto, vislumbrar como a oclusão vascular poderia resultar em uma anomalia como a atresia esofágica com fístula traqueoesofágica. O fato de se desconhecer o agente etiológico de uma anomalia não significa, necessariamente, que os fatores genéticos sejam irrelevantes. Algumas anomalias poderiam ser devidas a novas mutações dominantes (Cap. 5), microdeleções submicroscópicas (Cap. 4) ou dissomia uniparental (Cap. 5).

6.5.5.6 Períodos críticos do desenvolvimento intrauterino

Fase de **pré-diferenciação**: o teratógeno mata o embrião ou afeta poucas células.

Fase **embrionária**: é a mais prejudicada. Se o teratógeno agir durante determinados períodos dessa fase, seu efeito abrangerá diferentes estruturas. No período de 15 a 25 dias de vida embrionária, afeta o cérebro; 24 a 40 dias, os olhos; 20 a 40 dias, o coração; 24 a 36 dias, os membros; 45 dias em diante, a genitália.

Fase **fetal**: é a menos atingida, mas há estruturas que continuam se diferenciando, como os sistemas nervoso central, endócrino e o urinário e genital, prolongando sua suscetibilidade aos teratógenos (**Fig. 6.5**).

6.6 Malformações congênitas

Sob essa denominação agrupam-se as malformações isoladas presentes ao nascimento, geralmente de herança multifatorial. Sendo a morfogênese um processo elaborado, durante o qual devem ser realizadas muitas interações complexas em uma sequência ordenada, muitos genes devem estar nela envolvidos (ver Cap. 7).

6.6.1 Tipos principais

As malformações congênitas mais comuns são as que envolvem o **sistema nervoso central**, o **cardiovascular**, o **esquelético** e o **geniturinário**.

No sexo **masculino**, as mais frequentes são estenose pilórica, fissura labial associada ou não à fissura palatina, *talipes equinovarus* e malformações cardíacas.

No sexo **feminino**, as de maior frequência são anencefalia com ou sem espinha bífida, deslocamento congênito do quadril, fissura palatina isolada, *talipes calcaneus valgus*, *talipes metatarsus varus* e pé postural.

6.6.1.1 Anencefalia com ou sem espinha bífida

Distribuição sexual – 2F:1M.

A anencefalia e a espinha bífida são expressões diferentes da mesma malformação do desenvolvimento: falha no fechamento do tubo neural (que deveria ocorrer em torno da quarta semana de desenvolvimento embrionário), estando frequentemente associadas. A primeira resulta

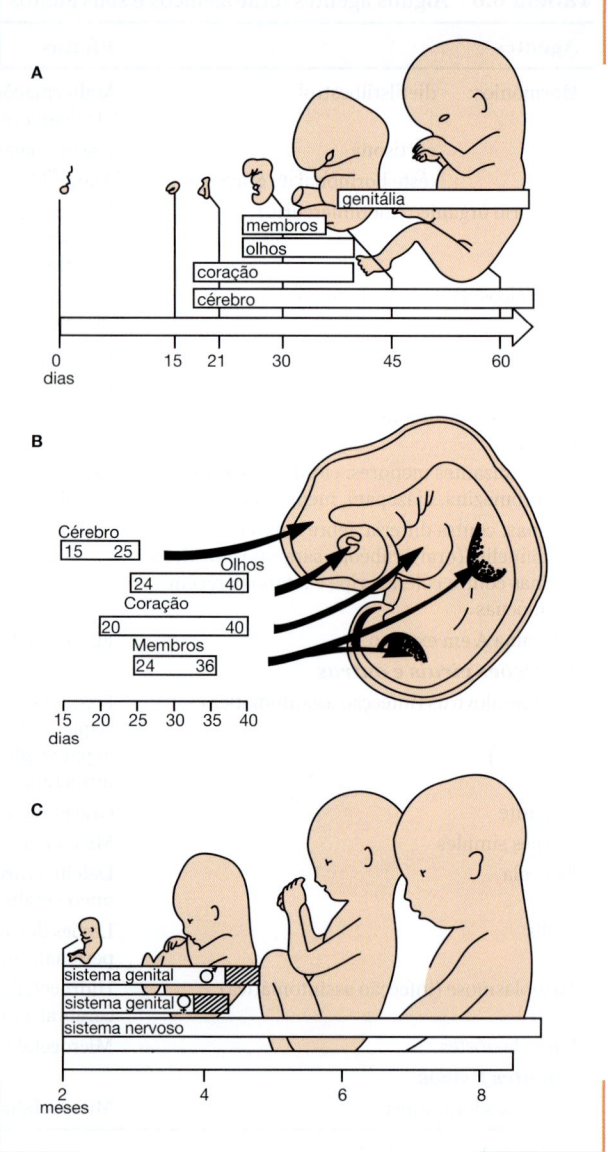

Figura 6.5

A – Estágios críticos do desenvolvimento embrionário. **B** – Tempo de duração dos estágios críticos da diferenciação no embrião. **C** – Estágios críticos do desenvolvimento fetal.

Fonte: Tuchmann-Duplessis.[15]

de falha no desenvolvimento do encéfalo e do crânio; a segunda, de falha no desenvolvimento da medula espinal e coluna vertebral, na região lombar. Os defeitos variam desde graves, incompatíveis com a vida, até suaves, como a espinha bífida oculta, defeito que só ocorre no arco ósseo. Entre esses extremos, há variantes: espinha bífida cística, na qual há defeito ósseo + meningocele (protrusão das meninges) ou meningomielocele (protrusão das meninges e dos elementos neurais); e espinha bífida + hidrocefalia (Fig. 6.6).

Frequência – Varia de acordo com os seguintes fatores: região geográfica (p. ex., é 50 vezes mais comum na Irlanda do que na França); estação do ano na qual houve a concepção (mais frequente quando as concepções se dão no outono); idade materna (mais frequente em filhos de mulheres com mais de 40 anos); condição de primogenitura (mais frequente em primogênitos); nível socioeconômico (mais frequente em condições socioeconômicas desfavoráveis); presença de teratógenos ambientais (mais frequente em regiões de polos industriais, que emitem grande volume de substâncias químicas nocivas); e deficiência de ácido fólico à época da concepção (aumenta o risco dessas malformações; cerca de 50% podem ser evitadas com a suplementação alimentar materna de ácido fólico, naquele período).

Na Irlanda e nos Países Baixos, cerca de 10% dos casos com essas malformações são atribuídos a uma mutação no gene que codifica a enzima metileno-tetra-hidrofolato-redutase (MTHFR), cuja atividade reduzida resulta na diminuição dos níveis plasmáticos de folatos (ver Comentário do Caso clínico).

A frequência de anencefalia com ou sem espinha bífida pode variar desde mais de 1%, na Irlanda, a 1/1.000, nos Estados Unidos, sendo mais baixa entre orientais e africanos. No Brasil, a prevalência de anencefalia é de 1,8/1.000, incidindo mais no sexo feminino.

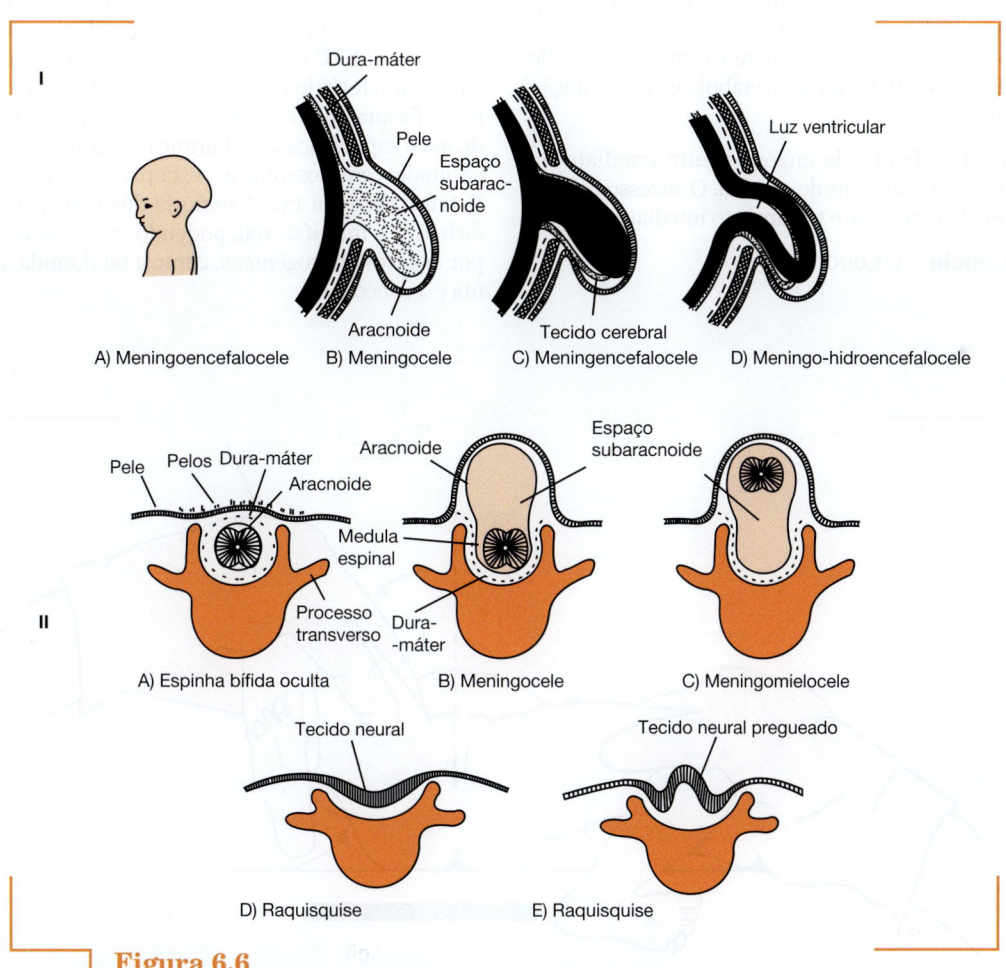

Figura 6.6

Representação esquemática de defeitos no fechamento do tubo neural (I) e de vários tipos de espinha bífida (II).

Fonte: Langman.[16]

6.6.1.2 Deslocamento congênito do quadril

Distribuição sexual – 6 F:1M.

Esse defeito pode ser demonstrado pelo exame adequado da criança, logo ao nascer. Uma fração dos afetados, se não tratada, progride para um acentuado deslocamento do quadril no momento de sustentar seu próprio peso; o restante, muitas vezes, corrige-se espontaneamente. Quanto mais cedo for feito o diagnóstico, menor será a primeira fração. Tal diagnóstico, denominado manobra de Ortolani, consiste na flexão em 90° dos quadris e abdução lenta, fazendo-se, ao mesmo tempo, ligeira pressão para baixo, sobre o joelho (**Fig. 6.7**). O sinal positivo é um abalo repentino sentido na mão que faz a manobra, quando a cabeça do fêmur desencaixa do acetábulo. Há outros sinais adicionais: assimetria da região glútea e limitação persistente da abdução da articulação coxofemoral.

Entre os fatores predisponentes, destacam-se fragilidade ligamentar da articulação coxofemoral, aumento da idade materna, condição de primogenitura, estação do nascimento (é mais frequente em crianças nascidas no inverno), nível socioeconômico (é mais frequente em famílias com condições socioeconômicas mais altas, pelo menos na Escócia), displasia do acetábulo e apresentação pélvica ao nascer.

A correção é feita pelo engessamento imediato ou imobilização em bandagens do quadril. O sucesso depende do diagnóstico precoce e tratamento imediato.

Frequência – 1/1.000.

6.6.1.3 Estenose pilórica

Distribuição sexual – 5M:1F.

A estenose pilórica caracteriza-se por hipertrofia da camada muscular circular do estômago, na região do piloro. A luz do canal pilórico torna-se muito estreita, obstruindo a passagem do alimento. Manifesta-se por vômitos, constipação intestinal, peristaltismo gástrico, presença de tumor pilórico e perda de peso pela desnutrição e desidratação. A correção cirúrgica é urgente, levando à cura total.

Frequência – 2,5/1.000 (sexo masculino); 0,5/1.000 (sexo feminino).

6.6.1.4 Fissura labial associada ou não à fissura palatina

Distribuição sexual – 2M:1F.

Essa malformação faz parte de inúmeras síndromes que apresentam fendas bucais tendo etiologia variada. Muitas dessas síndromes têm herança monogênica, citando-se, como exemplos, as síndromes de van der Woude (**Fig. 6.8**), EEC e a de Roberts, autossômica recessiva, cujas características incluem fissura labial associada ou não à fissura palatina e focomelia. Aparece ainda em síndromes esporádicas, de herança desconhecida. Entre as anomalias cromossômicas, está presente na síndrome de Patau (trissomia 13). A maioria dos casos, entretanto, é de herança multifatorial, podendo ser causados, também, por agentes teratogênicos, como a talidomida, a hidantoína e a rubéola.

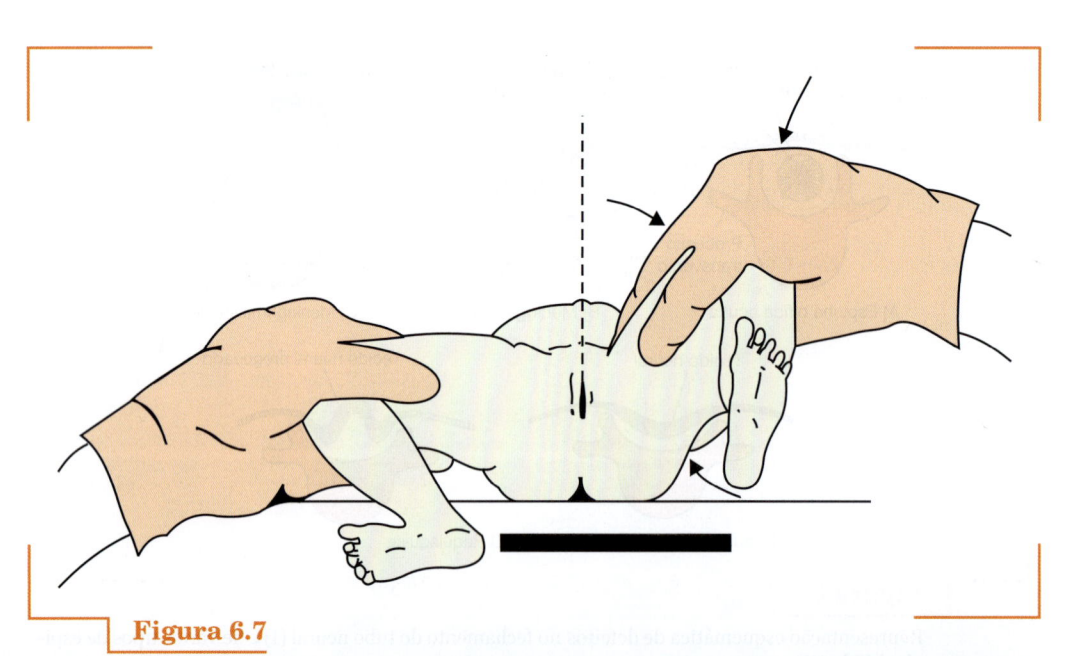

Figura 6.7

Diagnóstico de deslocamento congênito do quadril, através da manobra de Ortolani: com os quadris flexionados e os joelhos em extensão, os dedos médio e polegar são colocados sobre os trocânteres, enquanto a coxa é abduzida e o polegar faz pressão para baixo.

Fonte: Carakushansky.[17]

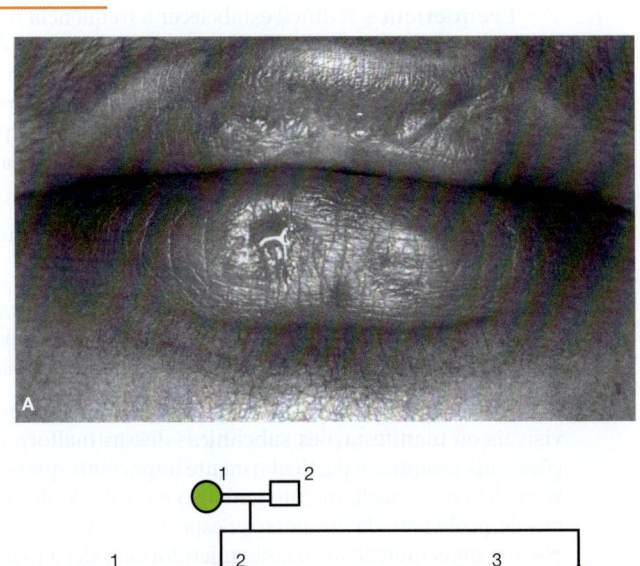

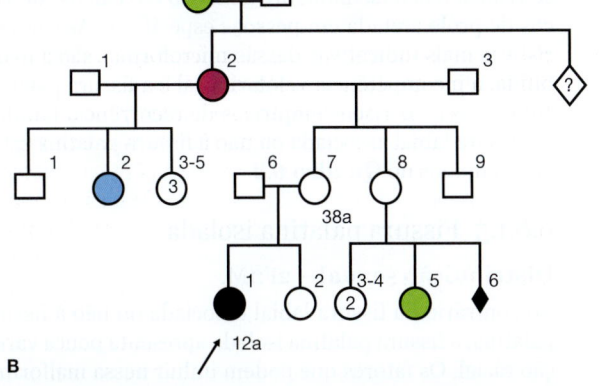

Figura 6.8

Síndrome de van der Woude. **A** – Foto de uma portadora da síndrome de van der Woude, apresentando fosseta no lábio inferior, à direita, e ácino salivar e microforma à esquerda; é visível também a cicatriz no lábio superior pós-correção cirúrgica da fissura labiopalatina bilateral. **B** – Genealogia da família da portadora.

Fonte: Sandrini.[18]

● Mulher portadora de FLP
● Mulher portadora de FLP
● Mulher afetada por atraso do desenvolvimento neurológico
● Mulher portadora de FLP bilateral e fossetas labiais, probanda

Esse tipo de malformação resulta de um defeito na fusão entre o maciço médio e os externos (laterais) das massas mesoblásticas faciais, que ocorre entre a quinta e a oitava semanas gestacionais. Uma variável contínua (estágio em que ocorre o movimento das lâminas mesoblásticas) é separada, por um limiar, em partes descontínuas (palato normal ou fendido).

O palato primitivo (lábio e processo alveolar, até o forame incisivo) fecha-se antes do palato secundário (palato mole e palato duro, até forame incisivo) e, se anormal, pode interferir no fechamento deste último. Durante a formação do palato secundário, as lâminas, para fechar, devem reorientar-se de uma posição vertical para um plano horizontal, acima da língua, onde suas bordas mediais se encontram e se fundem. Durante a reorientação, a cabeça continua a crescer, afastando ainda mais a base das lâminas. Se essas se horizontalizarem tarde demais, a cabeça será tão grande que elas serão incapazes de se encontrar, resultando em fissura palatina. O último ponto no desenvolvimento em que as lâminas podem atingir a horizontalização e ainda se encontrar pode ser considerado como um limiar ou um limite. Todos os embriões com horizontalização mais tardia terão fissura labial, fissura labiopalatina ou fissura palatina isolada. A **Figura 6.9** mostra um desenho esquemático da fusão dos maciços médio e externos faciais e de suas consequências, e a **Figura 6.10** apresenta fotografias de duas crianças com forma grave e com forma leve de fissura labiopalatina.

Vários fatores podem influir nessa malformação congênita: força da lâmina (quanto menor a força da lâmina na movimentação, menos velocidade e maior probabilidade de fissura labial); resistência da língua (quanto maior a resistência, maior probabilidade de ocorrer a malformação); largura da cabeça (quanto maior a largura, maior a dificuldade de fusão dos maciços médio e laterais); forma da face (quanto mais larga, maior a probabilidade de fissura labial associada ou não à fissura palatina); e alterações da cabeça e da mandíbula.

Os parentes de afetados tendem a ter o maxilar menos proeminente, aumento do diâmetro bizigomático e faces mais retangulares ou trapezoides.

No recém-nascido com essa malformação congênita, a alimentação é dificultada e, mais tarde, também a fonação e a audição. A correção cirúrgica é, em geral, exitosa, devendo ser realizada nos seguintes períodos, conforme a malformação: fissura labial, até 3 meses; fissura palatina, até 1 ano e meio; fissura labial com deformação do nariz, até 4 anos (partes moles) e 12 anos (partes ósseas).

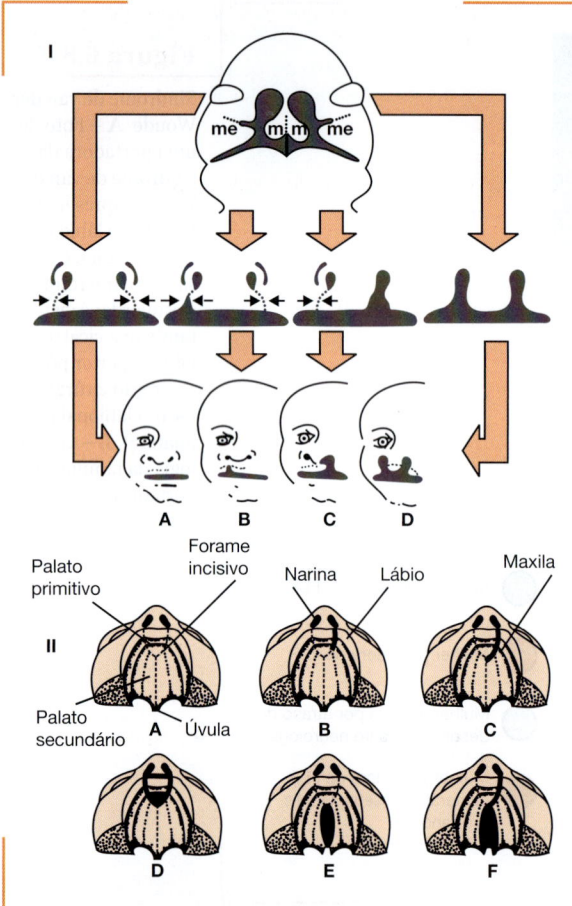

Figura 6.9

Fusão dos maciços médio e externos faciais; fissuras labiopalatinas. **I.** Vista frontal do lábio e do nariz. **A** – Normal. **B** – Fissura labial parcial. **C** – Fissura labial completa unilateral. **D** – Fissura labial bilateral. **II.** Vista ventral do palato, da gengiva, do lábio e do nariz. **A** – Normal. **B** – Fissura labial unilateral estendendo-se até o nariz. **C** – Fissura labial unilateral envolvendo lábio e maxila e estendendo-se até o forame incisivo. **D** – Fissura labial bilateral, envolvendo lábio e maxila. **E** – Fissura palatina isolada. **F** – Fissura palatina com fissura labial unilateral.

Fonte: Frota-Pessoa e colaboradores[4] e Langman.[16]

Frequência – É difícil estabelecer a frequência real dessas malformações, devido à elevada ocorrência de mortes intrauterinas dos fissurados. Os dados existentes podem constituir, assim, uma subestimativa dessa frequência, que varia com a raça e a gravidade do defeito. Por outro lado, fatores ambientais, como algumas drogas, podem aumentar a frequência de fissura labial.

Raça – Orientais > caucasoides > negroides (1,7/1.000, 1/1.000 e 0,4/1.000), respectivamente.

Gravidade – Fissura labial, 20 a 30%; unilateral, 85% (2/3 à esquerda); bilateral, 15%; fissura labial ou fissura labiopalatina, 35 a 50%; fissura palatina, 30 a 45%.

Existem, ainda, **microformas**, que são sinais pouco visíveis ou manifestações subclínicas dessas malformações, cuja pesquisa é particularmente importante quando se realiza o aconselhamento genético e o cálculo de riscos de prole afetada em pessoas específicas. As características mais indicativas dessas microformas são a úvula bífida, a incompetência velofaringeal e a fissura palatina submucosa. Os riscos empíricos de recorrência familiar de fissura labial associada ou não à fissura palatina estão apresentados no **Quadro 6.3**.

6.6.1.5 Fissura palatina isolada

Distribuição sexual – 2F:1M.

Ao contrário da fissura labial associada ou não à fissura palatina, a fissura palatina isolada apresenta pouca variação racial. Os fatores que podem influir nessa malformação são os mesmos já referidos para fissura labial ou fissura labiopalatina, e sua representação esquemática pode ser vista na Figura 6.9. A correção cirúrgica deve ser feita até 1 ano e meio de vida.

Frequência – 1/2.500.

Riscos de recorrência – Irmão(ã) afetado(a) com genitores não afetados, 3%; irmão(ã) afetado(a) com genitores afetados, aproximadamente 15%; parentes em segundo grau, 0,4%; e parentes em terceiro grau, 0,3%. O risco de incidência para irmãos de probando afetado aumenta quando os afetados com fissuras apresentam

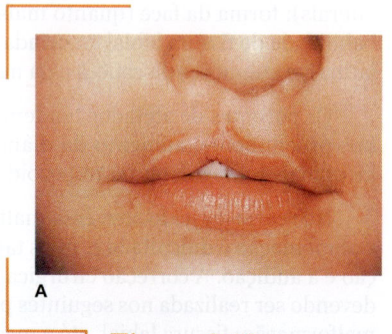

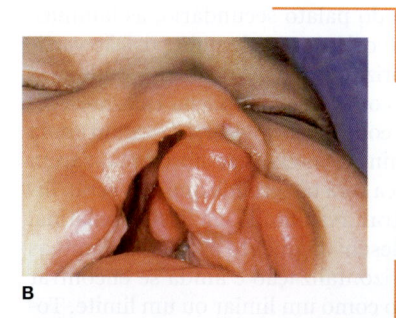

Figura 6.10

Formas grave (**A**) e branda (**B**) de fenda labial/palatina.

Fonte: Laskaris.[19]

Quadro 6.3 Riscos de recorrência (%) para fissura labial associada ou não à fissura palatina

Parentes afetados	FL associada ou não à FP
Sem irmãos	
Nenhum dos genitores	0,1
Um genitor	3
Ambos os genitores	34
Um irmão	
Nenhum dos genitores	3
Um genitor	11
Ambos os genitores	40
Dois irmãos	
Nenhum dos genitores	8
Um genitor	19
Ambos os genitores	45
Um irmão e um parente em segundo grau	
Nenhum dos genitores	6
Um genitor	16
Ambos os genitores	43
Um irmão e um parente em terceiro grau	
Nenhum dos genitores	4
Um genitor	14
Ambos os genitores	44
Parentes em segundo grau	0,7
Parentes em terceiro grau	0,4

FL: fissura labial. FP: fissura palatina.
Fonte: Modificada de Nussbaum e colaboradores.[20]

malformação com gravidade crescente, como pode ser observado na **Tabela 6.7**.

6.6.1.6 Talipes calcaneus valgus, talipes metatarsus varus e pé postural

Distribuição sexual – F > M.

No *talipes calcaneus valgus*, o pé fica virado para fora, enquanto no *talipes metatarsus varus* ele se vira para dentro e é chato. O pé postural apresenta dois subtipos:

Tabela 6.7 Risco de recorrência para FL associada ou não à FP em irmãos de afetados por fissuras leves a graves

Tipo de fissuras (gravidade)	Prevalência de FL com ou sem FP na irmandade de afetados (%)
FL unilateral sem FP	4,0
FL unilateral com FP	4,9
FL bilateral sem FP	6,7
FL bilateral com FP	8,0

FL = fissura labial; FP = Fissura palatina.

pé chato ou plano flexível, que forma o arco apenas quando o indivíduo está em posição de descanso, ou seja, deitado ou sentado; e pé chato ou plano rígido, em que não se percebe o arqueamento em posição alguma. O pé postural é uma forma benigna de *talipes equinovarus*, sendo mais frequente em mulheres. A **Figura 6.11** mostra os diferentes tipos dessas malformações, bem como o *talipes equinovarus*.

6.6.1.7 Talipes equinovarus (pé torto equinovaro)

Distribuição sexual – 2M:1F.

Essa é a forma mais grave de pé torto, com equinismo (flexão plantar) e varismo (supinação com a face plantar voltada para a linha mediana do corpo) (Figura 6.11A e C). Pode haver malformações associadas: frouxidão generalizada das juntas, hérnia inguinal e defeitos menores nas extremidades.

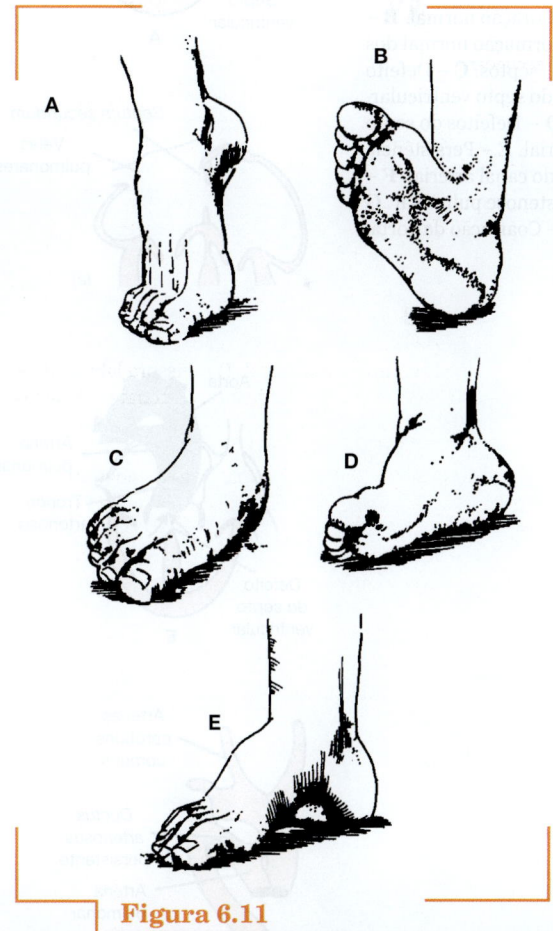

Figura 6.11
Diferentes tipos de pé torto. **A** – Equino. **B** – Calcâneo. **C** – Varo. **D** – Valgo. **E** – Cavo.
Fonte: Stedman.[21]

A causa primária pode ser esquelética, neurológica ou muscular (frouxidão ligamentar, que pode ser induzida por hormônios). Além disso, podem estar envolvidos fatores mecânicos, como posição fetal inadequada, pressão exagerada intrauterina e persistência da conformação equinovara que normalmente o pé do feto tem aos três meses. A correção deve ser iniciada no primeiro dia de vida, por engessamento; se este não corrigir o defeito, deve-se fazer tratamento cirúrgico.

Frequência – 1-2/1.000.

6.6.1.8 Malformações cardíacas

Distribuição sexual – M = F.

As malformações cardíacas constituem um grupo heterogêneo de anomalias, que incluem, entre outras: defeito do septo ventricular, defeito do septo atrial, persistência do canal arterial, estenose pulmonar, coartação da aorta,

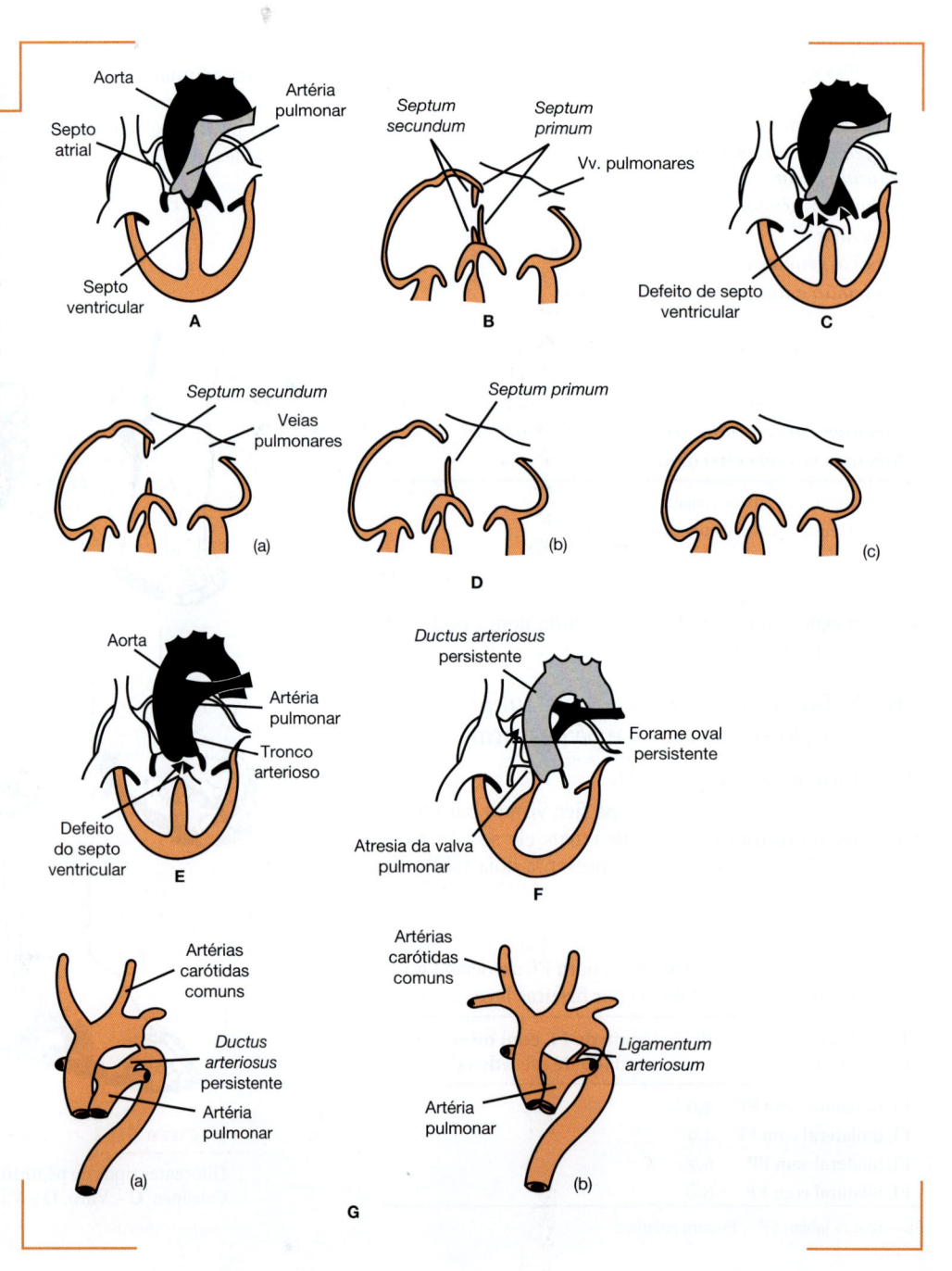

Figura 6.12

Representação esquemática da formação normal e anormal dos septos atrial e ventricular, bem como de outras estruturas cardiovasculares. **A** – Coração normal. **B** – Formação normal dos septos. **C** – Defeito do septo ventricular. **D** – Defeitos do septo atrial. **E** – Persistência do canal arterial. **F** – Estenose pulmonar. **G** – Coartação da aorta.

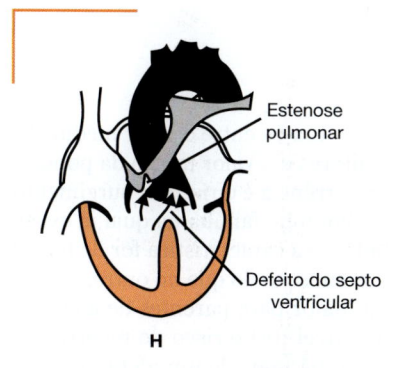

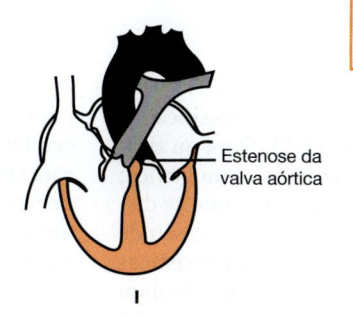

Figura 6.12

Continuação.

H – Tetralogia de Fallot (estenose pulmonar, aorta cavalgante, defeito do septo ventricular e hipertrofia do ventrículo direito. **I** – Estenose valvular aórtica. **J** – Atresia valvular aórtica. **K** – Transposição dos grandes vasos.

Fonte: Langman.[16]

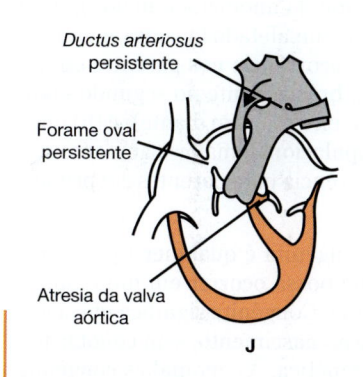

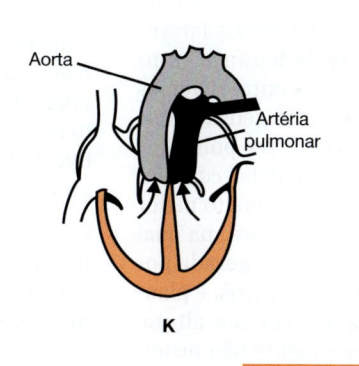

tetralogia de Fallot, estenose aórtica e transposição dos grandes vasos, podendo ocorrer isoladamente ou associadas umas às outras (**Fig. 6.12**).

Etiologicamente, a grande maioria é de herança multifatorial, o restante devendo-se a alterações cromossômicas (Cap. 4), à herança monogênica (Cap. 5), e a fatores ambientais (ver Tab. 6.8).

Frequência – 2 a 8/1.000 crianças nativivas. Apenas 30 a 50% dos casos podem ser diagnosticados no período neonatal, e muitos casos permanecem não detectados até a vida adulta. Entre escolares, a prevalência das malformações cardíacas é de cerca de 2/1.000.

A **Tabela 6.8** apresenta os riscos de recorrência de algumas malformações de herança multifatorial.

Tabela 6.8 Riscos de recorrência (%) de algumas malformações de herança multifatorial, considerando-se diferentes parentescos com o indivíduo afetado

Malformação	Irmão(ã) (genitores não afetados)	Irmão(ã) (genitores afetados)	Parentes em 2º grau	Parentes em 3º grau
FL ou FLP	4 (5)	≅ 15	0,7	0,4
Estenose pilórica (M)*	2	4	–	–
(F)**	10	17	–	–
Talipes equinovarus (M)	3	3	0,5	0,2
Defeitos do tubo neural				
Anencefalia	4-5	–	–	0,3-1,3
Espinha bífida	4-5	4	–	–
Fissura palatina	3	≅ 15	0,4	0,3
Deslocamento congênito do quadril	6	12	1,5	0,3
Malformações cardíacas	1-4	2 (pai afetado); 6 (mãe afetada)	–	–

*probando do sexo masculino; ** probando do sexo feminino. FL: fissura labial. FLP: fissura labiopalatina.

Fonte: Mueller e Young.[6]

⚠ Resumo

As características humanas podem ser classificadas em três grupos: características qualitativas ou descontínuas, condicionadas por herança monogênica; características quantitativas ou contínuas, que se distribuem de maneira contínua na população e são de herança quantitativa ou poligênica; e características semicontínuas ou quase-contínuas, que apresentam aspectos tanto das características poligênicas, como das monogênicas.

A herança multifatorial é um tipo de herança no qual estão envolvidos vários genes e diversos fatores ambientais. É também designada de herança complexa, devido às complexas interações entre diversos fatores genéticos e ambientais. Os vários genes envolvidos na herança multifatorial podem ser poligenes com efeitos aditivos; vários genes, um deles com um efeito principal ou maior; poligenes, com efeito maior de dois ou mais genes. A herança poligênica, na qual há uma distribuição populacional normal gerada por muitos genes com efeitos pequenos e aditivos, é plausível para características fisiológicas como a altura, mas, para doenças como o diabetes melito não insulinodependente, a contribuição genética provavelmente envolve muitos lócus, alguns dos quais desempenhando papel mais importante do que outros.

Certas características multifatoriais, como grande parte das malformações congênitas, não têm uma distribuição contínua na população, existindo um limiar que separa os indivíduos em dois grupos: os normais e os afetados, sendo que entre estes as anomalias variam de moderadas a graves. Nesse caso, a característica e sua herança são denominadas multifatoriais com efeito de limiar. Outro exemplo é a suscetibilidade às doenças. A etiologia das doenças multifatoriais é considerada geneticamente heterogênea. Em algumas malformações congênitas, o limiar genotípico difere entre os sexos, sendo um deles mais suscetível. Esse tipo de herança é denominado herança multifatorial com efeito de limiar diferencial para os sexos.

Os principais critérios para o reconhecimento da herança multifatorial são: (a) as características multifatoriais se distribuem, em uma população, de acordo com uma curva normal; (b) sofrem efeito de muitos genes situados em diferentes lócus e de diversos fatores ambientais; (c) a semelhança entre parentes pode ser expressa em termos de correlação ou de concordância entre gêmeos; (d) herdabilidade é a proporção da variação fenotípica resultante de diferenças genéticas em relação à variação fenotípica total, indicando se o papel dos genes na determinação de um fenótipo é grande ou pequeno; (e) em estudos familiares de características métricas, é comum a determinação da regressão em direção da média ou lei da regressão filial, segundo a qual a medida média de uma característica, para a descendência, situa-se entre o valor médio observado para os genitores e o valor médio da população; (f) o risco de recorrência é o risco de surgimento de um novo afetado em uma família na qual já existe um indivíduo afetado; se a característica for de limiar e mais frequente em um sexo do que no outro, o risco de recorrência será maior para parentes de afetados do sexo menos suscetível; (g) o risco de recorrência é aumentado quando: há mais de um afetado na família, maior gravidade da anomalia e maior grau de consanguinidade com um afetado (a consanguinidade aumenta o risco de recorrência nos parentes em primeiro grau, mas cai bruscamente no segundo grau e gradualmente do terceiro grau em diante); e (h) quanto menor o risco populacional, maior o aumento relativo do risco de recorrência para parentes em primeiro grau de um afetado.

Malformação congênita é qualquer tipo de anomalia estrutural que possa ocorrer em um embrião, feto ou recém-nascido. Congênita significa que a anomalia está presente ao nascimento, sem conotar nem excluir a etiologia genética. As anomalias congênitas classificam-se em diferentes tipos: malformação, disrupção, deformação e displasia.

As principais alterações quantitativas da morfogênese são: hipoplasia, hiperplasia, hipotrofia, hipertrofia, agenesia, aplasia e atrofia.

Sequência é um padrão de anomalias múltiplas derivadas de uma única anomalia ou fator mecânico anterior; síndrome é a denominação dada a padrões consistentes de múltiplas anomalias patogenicamente relacionadas, que não representam uma sequência simples e podem ser atribuídas a causas subjacentes conhecidas; e associação é o termo usado para os casos em que certas anomalias ocorrem conjuntamente com maior frequência do que a esperada ao acaso.

Para o aconselhamento genético, é importante distinguir se uma malformação congênita é uma anomalia isolada ou um componente de um padrão de malformações, como, por exemplo, uma sequência ou uma síndrome. As malformações múltiplas tendem a ter uma causa definida e incluem anomalias cromossômicas e erros na morfogênese geneticamente determinados.

As malformações isoladas raramente têm causa aparente; seu risco de recorrência é de 1 a 5% em geral, sem considerar afetados prévios. As deformações estão presentes em 1 a 2% dos recém-nascidos; seu risco de recorrência geralmente é baixo, mas dependendo da causa da pressão mecânica, poderá aumentar. As disrupções tendem a ser esporádicas, sem riscos de recorrência significativamente aumentados. As displasias são muito variáveis, a maioria esporádica e possivelmente de herança multifatorial.

As anomalias congênitas estão presentes em cerca de 3% dos recém-nascidos em todas as populações; considerando anomalias que se apresentam posteriormente na vida, como as malformações cerebrais, sua frequência provavelmente chega a 5%. Anormalidades menores são encontradas em cerca de 10% de todos os recém-nascidos. Se duas ou mais dessas anormalidades estiverem presentes em um recém-nascido, há risco de 10 a 20% de que a criança tenha uma malformação maior. As anomalias congênitas contribuem para a mortalidade infantil; de todas as concepções humanas, em torno de 15% são estruturalmente anormais com provável envolvimento de fatores genéticos.

As principais causas conhecidas dos defeitos morfogenéticos são: alterações cromossômicas (6%); herança monogênica (8%); herança multifatorial (20 a 30%); agentes teratogênicos (5 a 10%). Cinquenta por cento dos defeitos morfogenéticos não têm causas conhecidas.

Agentes teratogênicos são os que agem sobre o organismo em formação, produzindo anomalias características ou aumentando a incidência de uma anomalia na população. Os principais agentes teratogênicos são radiações, vírus, drogas e doenças maternas. O efeito teratogênico desses agentes depende de vários fatores: tempo de exposição ao teratógeno, dosagem do teratógeno, genótipo materno, genótipo e suscetibilidade do embrião, atividade enzimática do feto e interação entre teratógenos.

Os períodos críticos do desenvolvimento intrauterino são as fases de pré-diferenciação, embrionária (a mais prejudicada) e fetal.

As malformações congênitas mais comuns são as que envolvem os sistemas nervoso central, cardiovascular, esquelético e geniturinário, sendo as mais frequentes: no sexo masculino – estenose pilórica, fissura labial associada ou não à fissura palatina, *talipes equinovarus* e malformações cardíacas; no sexo feminino – anencefalia com ou sem espinha bífida, deslocamento congênito do quadril, fissura palatina isolada, *talipes calcaneus valgus*, *talipes metatarsus varus* e pé postural.

Teste seu conhecimento

1. Como se classificam as características humanas e quais os seus tipos de herança?

2. Herança poligênica e herança multifatorial são denominações usadas como sinônimas para um tipo especial de herança. Comente as suas diferenças e dê exemplos de características multifatoriais.

3. O que é herança multifatorial com efeito de limiar? Defina limiar genotípico.

4. Quais são os principais critérios para o reconhecimento da herança multifatorial?

5. Conceitue: correlação, risco de recorrência e herdabilidade.

6. Como se classificam os defeitos da morfogênese? Qual a importância de sua classificação correta para o aconselhamento genético?

7. Qual a etiologia e a frequência das anomalias congênitas?

8. O que são agentes teratogênicos e de que dependem seus efeitos? Comente os principais teratógenos e seus efeitos.

9. Quais os períodos críticos do desenvolvimento pré-natal, mais suscetíveis aos efeitos de teratógenos?

10. O que são malformações congênitas? Quais as mais comuns em geral, as mais frequentes no sexo masculino e as mais frequentes no sexo feminino?

11. O que são microformas? Exemplifique.

12. Comente a Tabela 6.8, que trata dos riscos de recorrência das malformações congênitas.

Exercícios

1. Sabendo-se que um indivíduo, cujo genótipo é *aabbcc*, pesa 40 kg, e outro, cujo genótipo é *AABBCC*, pesa 100 kg, calcule os pesos teóricos, máximo e mínimo, que os filhos dos seguintes casais terão:
   a. *AaBbCc* × *aabbcc*   c. *aabbcc* × *aabbcc*
   b. *AaBbcc* × *AaBbcc*   d. *AABBCC* × *aabbCc*

2. Considerando-se um homem com fissura palatina isolada, espera-se que em sua prole nasçam:
   ( ) apenas meninos afetados
   ( ) apenas meninas afetadas
   ( ) meninos e meninas afetados
   ( ) apenas crianças normais
   ( ) não há previsão possível

3. Quais dos critérios abaixo **não** se aplicam a uma característica de herança multifatorial?
   ( ) A característica é geralmente qualitativa ou descontínua.
   ( ) O risco de recorrência aumenta com a gravidade da característica.
   ( ) Quando o afetado é do sexo menos suscetível, o risco de recorrência é maior para parentes de ambos os sexos.
   ( ) Independentemente do número de genes que determinam a característica, o risco de recorrência quase sempre é de 25%.
   ( ) O risco de recorrência independe da consanguinidade.
   ( ) A característica pode ser contínua ou quantitativa.
   ( ) Quando o afetado é do sexo mais suscetível, o risco de recorrência é maior para parentes de ambos os sexos.
   ( ) Quanto maior o número de genes para a característica, maior o número de indivíduos que a apresentam.

4. Supondo-se que a altura humana seja condicionada por três pares de poligenes, quando o indivíduo for homozigoto para os três alelos recessivos (*aabbcc*), terá 1,60 m, porém quando for homozigoto para os três alelos dominantes (*AABBCC*), terá 1,90 m. Cada alelo dominante presente no genótipo aumenta 5 cm na altura dos indivíduos. Supondo o casamento entre indivíduos com genótipos *AABBCC* e *Aabbcc*, quais as alturas esperadas na descendência desse casal?

5. Discuta o caso a seguir e responda às perguntas:

   H.I.J., sexo masculino, branco, nível socioeconômico médio, falecido aos 11 dias de vida, apresentava fissura labial bilateral com fissura palatina, além de outras malformações: nariz em sela, orelhas dismórficas, micrognatia, microftalmia, comunicação interventricular, criptorquidia, rins e pulmões imaturos, fígado atrofiado, fechamento anormal das mãos e polidactilia.

   Anamnese: Primeiro filho de casal hígido, não consanguíneo, ambos com 39 anos à época do nascimento de H.I.J. Parto prematuro, aos 8 meses de idade gestacional.

   Aspectos do recém-nascido: peso – 2.650 kg, 45 cm de comprimento, hipotônico e cianótico. Os achados da necropsia e do exame citogenético indicam tratar-se de uma síndrome cromossômica.

   À vista dos dados apresentados, estabeleça a provável causa cromossômica desse caso, a denominação da síndrome, sua fórmula cariotípica e os fatores etiológicos que podem estar relacionados com o presente caso.

6. Em uma pesquisa realizada em escolas de Porto Alegre, as crianças com uma malformação congênita específica incluem meninos e meninas, e todas têm genitores fenotipicamente normais. Que critérios você usaria para determinar se essa malformação congênita tem maior probilidade de ser multifatorial do que autossômica recessiva?

Referências

1. Borges-Osório MR, Robinson WM. Genética humana. 2. ed. Porto Alegre: Artmed; 2001.
2. Hay WW Jr, Levin MJ, Sondheimer JM, Deterding RR. CURRENT Pediatria: diagnóstico e tratamento. 20. ed. Porto Alegre: AMGH; 2012.
3. Jorde LB, Carey JC, Bamshad MJ, White RL. Genética médica. 2. ed. Rio de Janeiro: Guanabara Koogan; 2000.
4. Frota-Pessoa O, Otto PG, Otto PA. Genética humana. Rio de Janeiro: Francisco Alves; 1975.
5. Mazzotini R, Freitas JAS, Silva Filho OG. A cirurgia ortognata no protocolo de tratamento das fissuras lábio-palatais. In: Araújo A. cirurgia ortognata. São Paulo: Santos; 1999. p. 309-37.
6. Mueller RF, Young ID. Emery's elements of medical genetics. 10th ed. Edinburg: Churchill Livingstone; 1998.

7. Turnpenny P, Ellard S. Emery genética médica. 13. ed. Rio de Janeiro: Elsevier; 2009.
8. World Health Organization [Internet]. Geneva: OMS; c2012 [capturado em 25 ago. 2012]. Disponível em: http://www.who.int.
9. Gelehter TD, Collins FS, Ginsburg D. Principal of medical genetics. 2nd ed. Baltimore: Williams & Wilkins; 1998.
10. Cooper SJ. Poisoned people: psychotropic drugs in pregnancy: morphological and psychological adverse effects on offspring. J Biosoc Sci. 1978;10(3):321-34.
11. Hemminki K, Kyyrönen P, Lindbohm ML. Spontaneous abortions and malformations in the offspring of nurses exposed to anaesthetic gases, cytostatic drugs, and other potential hazards in hospitals, based on registered information of outcome. J Epidemiol Community Health. 1985;39(2):141-7.
12. Kalter H, Warkany J. Medical progress. Congenital malformations: etiologic factors and their role in prevention (first of two parts). N Engl J Med. 1983;308(8):424-31.
13. Kalter H, Warkany J. Congenital malformations (second of two parts). N Engl J Med. 1983;308(9):491-7.
14. Nora JJ, Fraser FC. Genética médica. 2. ed. Rio de Janeiro: Guanabara Koogan; 1985.
15. Tuchmann-Duplessis H. Drug effects on the fetus: a survey of the mechanisms and effects of drugs on embryogenesis and fetogenesis. New York: ADIS; 1977.
16. Langman J. Embriologia médica: desenvolvimento humano normal e anormal. 3. ed. São Paulo: Atheneu; 1977.
17. Carakushanski G. Doenças genéticas na infância. Rio de Janeiro: Guanabara Koogan; 1979.
18. Sandrini FAL. Estudo familiar de pacientes com anomalias associadas às fissuras labiopalatinas no serviço de defeitos de face da Pontifícia Universidade Católica do Rio Grande do Sul [dissertação]. Porto Alegre: PUCRS; 2003.
19. Laskaris G. Atlas colorido de doenças da boca. 3. ed. Porto Alegre: Artmed; 2004.
20. Nussbaum RL, McInnes RR, Willard HF. Thompson e Thompson: genética médica. 7. ed. Rio de Janeiro: Elsevier; 2008.
21. Stedman: dicionário médico ilustrado. 23. ed. Rio de Janeiro: Guanabara Koogan; 1979. 2 vol.

Leituras recomendadas

Brasil. Tribunal de Justiça do Rio Grande do Sul. Peças jurídicas: Sentença concedendo a realização de interrupção de gravidez de feto anencefálico, publicada em 12 de maio de 2005 [Internet]. Brasília: Clube Jurídico do Brasil; c2007-2012 [capturado em 25 ago. 2012]. Disponível em: http://www.clubjus.com.br/?artigos&ver58648.458.

Hoffee P. Genética médica molecular. Rio de Janeiro: Guanabara Koogan; 2000.

OMIM: online Mendelian inheritance in man [Internet]. Bethesda: NCBI;c2012 [capturado em 25 ago. 2012]. Disponível em: http://www.ncbi.nlm.nih.gov/omim.

Robinson WM, Borges-Osório MR. Genética para odontologia. Porto Alegre: Artmed; 2006.

van der Put NM, Steegers-Theunissen RP, Frosst P, Trijbels FJ, Eskes TK, van den Heuvel LP, et al. Mutated methylenetetrahydrofolate reductase as a risk factor for spina bifida. Lancet. 1995;346(8982):1070-1.

Capítulo 7

Genética do Desenvolvimento

7.1 Principais eventos do desenvolvimento humano pré-natal 225

7.2 Desenvolvimento pré-natal 226
- 7.2.1 Estágio embrionário 226
  - 7.2.1.1 Fertilização 226
  - 7.2.1.2 Clivagem e implantação 227
  - 7.2.1.3 Formação do embrião 227
  - 7.2.1.4 Membranas fetais 229
  - 7.2.1.5 Desenvolvimento do embrião 229
- 7.2.2 Estágio fetal 229
  - 7.2.2.1 Desenvolvimento do feto 229

7.3 Aspectos moleculares do desenvolvimento 230

7.4 Genes do desenvolvimento em humanos 231
- 7.4.1 Genes de segmentação e polaridade 231
- 7.4.2 Genes *homeobox* (*HOX*) 233
- 7.4.3 Genes de *boxes* pareados (*PAX*) 234
- 7.4.4 Genes *SOX* 234
- 7.4.5 Genes *TBX* 235
- 7.4.6 Genes com "dedos de zinco" 235
- 7.4.7 Genes de transdução de sinal 235
  - 7.4.7.1 Proto-oncogene *RET* 235
  - 7.4.7.2 Receptores do fator de crescimento fibroblástico 235

7.5 Genes do desenvolvimento e câncer 236
- 7.5.1 Mutações de perda de função *versus* ganho de função e rearranjos somáticos 236

7.6 Molas hidatiformes 237
- 7.6.1 Mola hidatiforme parcial 237
- 7.6.2 Mola hidatiforme completa 237
- 7.6.3 Expressão diferencial dos cromossomos parentais em trofoblastos e embrioblastos 237

7.7 Determinação e diferenciação sexual 238
- 7.7.1 Determinação do sexo 238
- 7.7.2 Diferenciação sexual 238
- 7.7.3 Fator determinante testicular 238
  - 7.7.3.1 *HYS* 238
  - 7.7.3.2 *ZFY* 238
  - 7.7.3.3 *SRY* 239
- 7.7.4 Principais etapas da determinação do sexo 240
- 7.7.5 Regiões pseudoautossômicas dos cromossomos X e Y 241
- 7.7.6 A região da espermatogênese em Yq 241
- 7.7.7 Os diferentes níveis de identidade sexual 242

7.7.8 Anormalidades da diferenciação sexual 242

    7.7.8.1 Mutações no gene *SRY* 242

    7.7.8.2 Hermafroditismo verdadeiro 242

7.7.8.3 Pseudo-hermafroditismo masculino 243

7.7.8.4 Pseudo-hermafroditismo feminino 246

Caso clínico

O fisioterapeuta Cristiano e sua esposa foram encaminhados a uma clínica de genética após terem perdido seu primeiro filho ao nascer. A gestação foi normal, o cariótipo da criança era normal, mas, devido às malformações que apresentava, o recém-nascido recebeu o diagnóstico de holoprosencefalia. O fisioterapeuta desconhecia a história de sua família biológica, já que fora adotado com poucos meses. Sua esposa, no entanto, conhecia bem a própria história familiar, que não sugeria distúrbio genético algum. O casal submeteu-se a um exame clínico minucioso, o qual mostrou ausência do frênulo do lábio superior e presença de leve hipotelorismo no pai do bebê, sem qualquer outro traço dismórfico. O médico assistente explicou ao casal que essas características visíveis em Cristiano e a holoprosencefalia de seu filho sugerem um distúrbio no desenvolvimento, possivelmente autossômico dominante. Um exame molecular confirmou que Cristiano tinha uma mutação no gene *Sonic Hedgehog* (*SHH*), responsável por esse defeito congênito, e o médico passou a fornecer ao casal informações sobre os possíveis tipos de herança e riscos de recorrência.

Comentário

A holoprosencefalia (HPE; MIM 236100) é o defeito congênito cerebral estrutural mais comum do embrião humano, com incidência de 1:8.000 a 1:12.000 nascimentos e afetando duas vezes mais meninas do que meninos. A HPE resulta de uma falha na clivagem do prosencéfalo embrionário, que em geral, durante a terceira e a quarta semanas de desenvolvimento, se divide transversalmente em telencéfalo e diencéfalo. O telencéfalo divide-se no plano sagital para formar os hemisférios cerebrais e as vias e bulbos olfatórios. O diencéfalo desenvolve-se, formando os núcleos do tálamo, a glândula pineal, o quiasma e os nervos ópticos. Na HPE, a falha parcial desses processos causa um atraso no desenvolvimento embrionário, que pode ser correlacionado com o espectro de dismorfismo fenotípico, que vai de ciclopia (presença de um único olho central) ao fenótipo normal, e a gravidade das malformações do sistema nervoso central (SNC), significando que pacientes com uma imagem cerebral normal, na ressonância magnética, geralmente têm inteligência normal.

Fenotipicamente, a HPE pode ser subdividida em três tipos, segundo o nível de gravidade: alobar (presença de um único ventrículo, sem evidências de uma fissura inter-hemisférica), com aspecto facial grave e prejuízo do desenvolvimento neurológico; semilobar (um único ventrículo, com fissura inter-hemisférica rudimentar e separação cortical parcial), é o tipo mais frequente em recém-nascidos que sobrevivem, e lobar (com separação ventricular e separação cortical quase completa). Entre os pacientes com HPE e cariótipo normal, 60% têm HPE alobar, 28% têm HPE semilobar e 9% têm HPE lobar. Outras malformações do SNC incluem tálamos não divididos, disgenesia do corpo caloso, bulbos olfatórios hipoplásicos, bulbos dos olhos e vias ópticas hipoplásicos e disgenesia hipofisária. Além disso, os pacientes podem ter convulsões, disfunção do tronco encefálico e sono irregular. Traços dismórficos associados à HPE, embora não sejam diagnósticos desse defeito congênito, incluem microcefalia ou macrocefalia, anoftalmia ou microftalmia, hipotelorismo ou hipertelorismo ocular, nariz dismórfico, anomalias labiopalatinas, úvula bífida, um único incisivo central e ausência de frênulo labial superior, como observado no caso clínico (ver Tab. 7.4 e Fig. 7.6).

Etiologicamente, a HPE é heterogênea: resulta de várias causas, incluindo distúrbios cromossômicos e monogênicos, fatores ambientais como a diabetes materna, e, possivelmente, exposição materna a agentes redutores de colesterol (estaninas). O distúrbio ocorre tanto de forma isolada (HPE não sindrômica) quanto integrando várias síndromes (HPE sindrômica), como a síndrome de Smith-Lemli-Opitz, por exemplo. A HPE não sindrômica familiar é predominantemente autossômica dominante, com penetrância em torno de 70%, embora herança autossômica recessiva e herança ligada ao X também tenham sido relatadas. Aproximadamente 25 a 50% de toda HPE é associada a uma anomalia cromossômica. Existem pelo menos 12 lócus diferentes da HPE, conforme mostra a Tabela 7.4. O gene *SHH* (MIM, 600725), o primeiro identificado com mutações causadoras de HPE, foi mapeado em 7q36. As mutações em *SHH* respondem por cerca de 30 a 40% da HPE não sindrômica autossômica dominante familiar, mas por menos de 5% da HPE não sindrômica em geral. Outros genes implicados na HPE não sindrômica autossômica dominante são: *ZIC2*, respondendo por 5%; *SIX3* e *TGIF*, cada um respondendo por 1,3%; o *PTCH1*, que foi encontrado mutado apenas raramente na HPE; e o *GLI2*, fator de transcrição, possivelmente causador de HPE também em quatro pacientes brasileiros.

As mutações no *SHH* em humanos são mutações de perda de função. O produto desse gene é a proteína sinalizadora SHH, necessária para o padrão de desenvolvimento nos mamíferos e nos insetos.

Algumas das anomalias citogenéticas que afetam a expressão do *SHH* são translocações que ocorrem 15 a 246 kb em posição 5' à região codificadora de *SHH*. Essas translocações são chamadas de mutações de efeito de posição porque não alteram a sequência codificadora, mas interrompem elementos reguladores distantes ou a estrutura da cromatina, ou ambos, e desse modo alteram a expressão do *SHH*.

O risco de recorrência de HPE na família depende da identificação da causa do distúrbio: (a) para genitores de um paciente com anomalia cromossômica: o risco de recorrência depende de um deles ter essa anomalia que originou a anomalia no paciente; (b) para genitores de pacientes com HPE sindrômica: o risco de recorrência depende do risco para a síndrome; (c) na falta de história familiar de HPE ou de causa citogenética ou sindrômica para a HPE, os genitores e irmãos devem ser examinados quanto a microformas, traços sutis associados com a HPE, como a ausência do frênulo ou um incisivo superior único; (d) para genitores com história familiar negativa, nenhuma causa identificável de HPE e sem microformas sugestivas de HPE autossômica dominante, o risco de recorrência empírico é de 4 a 5%; e (e) mães diabéticas têm risco de 1% de terem um filho com HPE.

Existem testes moleculares para a identificação de algumas mutações da HPE (genes *SHH*, *ZIC2*, *SIX3* e *TGIF*) em centros especializados; a HPE também pode ser detectada no pré-natal (16 a 18 semanas de gestação), por ultrassom. O tratamento é sintomático e de apoio, incluindo informações e suporte aos genitores, bem como a definição das causas, visando o aconselhamento genético.

7.1 Principais eventos do desenvolvimento humano pré-natal

A genética molecular e bioquímica tem nos ensinado muito sobre a estrutura dos genes e o controle genético das enzimas e proteínas funcionais. No entanto, os conhecimentos a respeito da base genética do desenvolvimento embrionário humano ainda deixam a desejar. A genética do desenvolvimento está apenas começando a elucidar esses aspectos. Historicamente, esse campo baseia-se na fisiologia do desenvolvimento, que emergiu nas primeiras décadas do século XX, à luz dos trabalhos de Roux, Driesh, Spemann, Kühn, Waddington e Hadorn. Como em outras áreas da genética molecular, a genética do desenvolvimento humano muitas vezes vale-se experimentalmente de outros organismos, como, por exemplo, a mosca-das-frutas *Drosophila melanogaster*, o nematódeo *Caenorhabditis elegans*, o peixe-zebra *Danio rerio* e o camundongo *Mus musculus*, dadas as óbvias limitações com as pesquisas em humanos. Vários genes com ação no desenvolvimento humano foram identificados devido à sua homologia com genes desses organismos.

O desenvolvimento humano normal, da fertilização à formação completa do organismo, envolve dois processos principais: a **diferenciação**, que produz tipos celulares morfológica e funcionalmente diferentes, e o **crescimento**, que corresponde ao aumento na dimensão espacial e na massa corporal.

O problema genético fundamental durante o desenvolvimento embrionário é a diferenciação: como é possível que os agrupamentos celulares assumam diferentes funções, apesar de terem genomas idênticos? Já são conhecidos muitos mecanismos de regulação e diferenciação da atividade gênica. Por exemplo, a metilação de certas bases do DNA influencia as taxas de mutação espontânea, bem como a ação gênica, pois diferenças de metilação entre os genomas materno e paterno acarretam influências variáveis no desenvolvimento do embrião. Apesar de diferentes modelos complexos terem sido propostos para explicar a regulação gênica, a questão essencial permanece até hoje sem resposta: o que leva as células de um embrião em desenvolvimento muito recente a se diferenciarem? A resposta provavelmente deve considerar não apenas o DNA e suas interações com o RNA mensageiro e as proteínas, mas também os fatores de crescimento e de transcrição e as interações intercelulares indutivas.

Antes de serem analisados especificamente os conhecimentos atuais sobre a ação gênica no desenvolvimento, serão abordados os principais eventos do desenvolvimento pré-natal de um bebê humano. Em um ambiente adequado, os genes herdados de ambos os genitores determinam como um pequeno grupo de células indiferenciadas, oriundas do zigoto, se desenvolve em um feto humano.

O desenvolvimento pré-natal é dividido geralmente em dois estágios: o **estágio embrionário**, que vai da formação do zigoto até aproximadamente 60 dias ou oito semanas de desenvolvimento, e o **estágio fetal**, que decorre do 61º dia ou da nona semana até o nascimento, que se dá em geral entre 38 e 39 semanas ou cerca de 266 dias após a fecundação. Alguns autores subdividem o desenvolvimento intrauterino em três estágios: **estágio pré-embrionário**, que se inicia com a fertilização e formação do zigoto, indo até a formação do disco trilaminar e da linha primitiva (19 dias); **estágio embrionário**, que se estende do início da organogênese (quatro semanas) até se completarem 12 semanas; e **estágio fetal**, que transcorre da 13ª à 38ª semana de desenvolvimento. Durante o estágio embrionário, estabelecem-se os eixos craniocaudal, dorsoventral e proximal-distal, à medida que a diferenciação celular leva à formação de tecidos e órgãos. O estágio fetal caracteriza-se pelo rápido crescimento e desenvolvimento do feto. A **Tabela 7.1** mostra os principais eventos do desenvolvimento pré-natal.

Tabela 7.1 Principais eventos do desenvolvimento pré-natal humano

Estágio	Tempo após concepção	Tamanho do embrião/feto
Embrionário		
Primeira divisão celular (estágio de dois blastômeros)	30 horas	
Zigoto chega à cavidade uterina (estágio de mórula)	4 dias	
Implantação (estágio de blastocisto)	5 a 6 dias	
Formação do disco germinativo bilaminar	12 dias	0,2 mm
Inativação do cromossomo X nas mulheres	14 a 16 dias	
Formação do disco germinativo trilaminar e linha primitiva	19 dias	1 mm
Organogênese	4 a 8 semanas	
Início da formação do encéfalo e medula espinal	4 semanas	4 mm
Primeiros sinais do coração e brotos dos membros		
Cérebro, olhos, coração e membros desenvolvem-se rapidamente	6 semanas	17 mm
Início do desenvolvimento dos intestinos e dos pulmões		
Aparecem os dedos. Desenvolvimento de orelhas, rins, fígado e músculos	8 semanas	4 cm
Fetal		
Fechamento do palato e formação das articulações	9 semanas	6 cm
Diferenciação sexual quase completa	12 semanas	9 cm
São percebidos os primeiros movimentos do feto	16 a 18 semanas	20 cm
Abrem-se as pálpebras. O feto é agora viável com cuidado especializado	24 a 26 semanas	35 cm
Aumenta rapidamente de peso devido ao crescimento e acúmulo de gordura, enquanto ocorre a maturação dos pulmões	28 a 38 semanas	40 a 50 cm

Fonte: Mueller e Young[1] e Turpenny e Ellard.[2]

7.2 Desenvolvimento pré-natal

7.2.1 Estágio embrionário

7.2.1.1 Fertilização

Dos milhões de espermatozoides que são depositados na vagina durante a cópula ou intercurso sexual, somente algumas centenas chegam ao local da fertilização, mas em geral apenas um penetra no ovócito (agora já resultando em óvulo, com a expulsão do 2º corpúsculo polar). Um espermatozoide pode sobreviver no organismo feminino até três dias, mas só pode fertilizar o ovócito/óvulo entre 12 e 24 horas depois da ovulação.

O organismo feminino ajuda o espermatozoide a encontrar o ovócito/óvulo. Um processo denominado **capacitação** ativa quimicamente os espermatozoides. Antes da fertilização, células que circundam o ovócito/óvulo liberam progesterona (hormônio sexual feminino), desencadeando o afluxo de cálcio aos espermatozoides, o que permite a esses gametas um movimento mais rápido de seus flagelos, facilitando a penetração entre as camadas proteicas protetoras do ovócito/óvulo. Recentemente, foi identificado o canal de cálcio sensível à progesterona e condutor do cálcio para o interior do espermatozoide: é uma proteína de membrana denominada CatSper, conhecida desde 2001 e existente somente nas caudas dos espermatozoides humanos. Talvez a progesterona atue diretamente como um ligante, mantendo aberto esse canal iônico.

Os espermatozoides são também auxiliados pelas suas próprias caudas, pela contração dos músculos da mulher e pelo muco produzido pelas células do sistema genital feminino. Quando o espermatozoide entra em contato com o anel de células foliculares que protegem o óvulo, sua extremidade (acrossoma) rompe-se, liberando enzimas que atravessam uma camada glicoproteica protetora do ovócito/óvulo, denominada zona pelúcida. A fertilização ou concepção começa quando as membranas mais externas do espermatozoide e do ovócito/óvulo entram em contato. Uma onda elétrica desencadeia mudanças físico-químicas por toda a superfície do ovócito/óvulo, impedindo a entrada de outros espermatozoides. Se mais de um gameta masculino entrasse no ovócito/óvulo, a célula resultante teria excesso de material genético para o desenvolvimento normal. Entretanto, quando dois espermatozoides fertilizam dois ovócitos/óvulos separadamente, resultam gêmeos fraternos.

Durante um período de 12 horas após a penetração do espermatozoide, a membrana nuclear do óvulo desaparece e os dois conjuntos de cromossomos, denominados **pró-núcleos masculino e feminino**, aproximam-se um do outro. A fertilização se completa quando os dois conjuntos cromossômicos (cada um com $n = 23$) se encontram, constituindo a informação genética do novo indivíduo. O óvulo assim fertilizado passa se chamar **zigoto** (com $2n = 46$). Durante as duas primeiras semanas de desenvolvimento pré-natal, essa estrutura é denominada de embrião de pré-implantação.

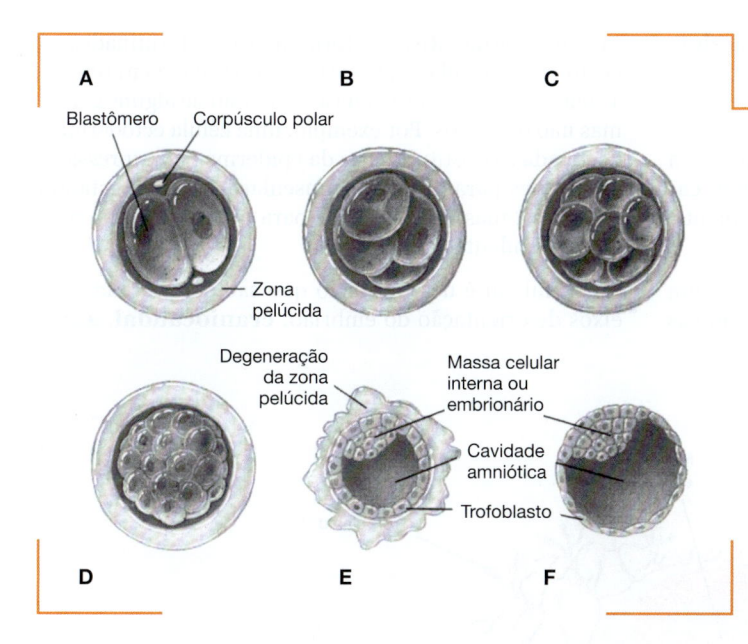

Figura 7.1

Representação esquemática das primeiras divisões de clivagem do início do período embrionário. **A** – Estágio de dois blastômeros (blastômero, corpúsculo polar, zona pelúcida). **B** – Estágio de quatro blastômeros. **C** – Estágio de oito blastômeros. **D** – Mórula. **E** – Blastocisto inicial (degeneração da zona pelúcida, massa celular interna ou embrioblasto, cavidade amniótica, trofoblasto). **F** – Blastocisto final.

Fonte: Lewis.[3]

7.2.1.2 Clivagem e implantação

Em torno de um dia após a fecundação, o zigoto divide-se mitoticamente, iniciando um período de divisão celular rápida, denominado **clivagem** (Figs. 7.1 e 7.2). As células resultantes dessas primeiras divisões são chamadas de **blastômeros**, que continuam se dividindo até formar uma bola sólida de 16 a 32 células, chamada **mórula** (do latim, *morum* = amora), devido à sua semelhança com uma amora. Provavelmente, nessa fase, já existam polaridades na mórula, como parte do processo de diferenciação que irá gerar vários tipos de células com identidades únicas.

Durante a clivagem, as organelas e as moléculas citoplasmáticas do óvulo ainda controlam a atividade celular, mas alguns dos genes do embrião já começam a funcionar. Aparentemente, o controle de sua atividade é auxiliado também por estados alternantes de metilação do DNA. O conjunto de células que formam a mórula começa a apresentar uma escavação interna, e sua parte central é preenchida então com um líquido, à medida que se transforma no **blastocisto**, uma esfera oca que contém uma camada externa de células (o **trofoblasto**) e uma massa celular interna (o **embrioblasto**), a qual dará origem ao embrião. Sua aparência é a de um anel com a pedra voltada para o interior do aro. O trofoblasto dará origem ao **córion**, membrana espessa externa, que reveste o útero e forma o componente fetal da placenta.

Uma semana após a concepção, o blastocisto começa a nidificar no **endométrio** (parede uterina interna). Esse evento, denominado **implantação**, leva aproximadamente uma semana. Quando ele se inicia, o trofoblasto secreta o hormônio gonadotropina coriônica humana (hCG), que impede a menstruação. A detecção desse hormônio na urina ou no sangue da mulher indica gravidez.

7.2.1.3 Formação do embrião

Durante a segunda semana de desenvolvimento pré-natal, entre a massa celular interna e as células externas presas ao endométrio, surge um espaço que constitui a **cavidade amniótica**. Essa cavidade passa a ser envolvida pelo **âmnio**, membrana fina que forma uma bolsa protetora cheia de líquido em torno do embrião. A massa celular interna então se achata em um disco de duas camadas. A camada mais próxima à cavidade amniótica é o **ectoderma** (do grego, pele de fora). A camada mais

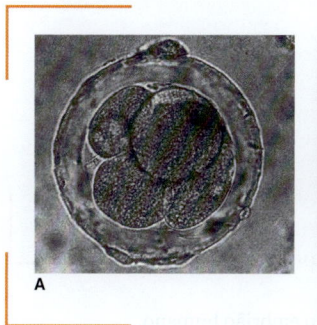

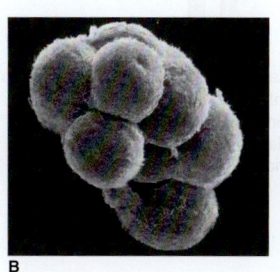

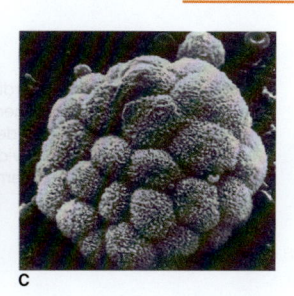

Figura 7.2

Fotomicrografias eletrônicas de um embrião humano nos estágios de quatro blastômeros (A), 16 blastômeros (B) e mórula (C).

Fonte: Lewis.[3]

interna, próxima à cavidade blastocística, é o **endoderma** (do grego, pele de dentro). Logo após, por um processo denominado gastrulação, forma-se uma terceira camada entre elas, denominada **mesoderma** (do grego, pele do meio). Essa estrutura de três camadas constitui a **gástrula**, e as camadas celulares passam a se chamar **camadas germinativas primordiais** ou, simplesmente, **camadas germinativas (Fig. 7.3)**.

O indivíduo em formação é agora considerado um **embrião**, cujas células não são mais iguais. Quando as camadas germinativas se formam, são determinados os destinos das células. A posição de uma célula em relação às outras no embrião aciona a expressão de alguns genes, mas não de outros. Por exemplo, uma célula ectodérmica destinada a constituir parte da epiderme não expressaria seus genes para proteínas musculares, mesmo estando presentes, mas usaria o gene para queratina, uma proteína abundante na pele.

Também é nesse estágio que são determinados os eixos de orientação do embrião: **craniocaudal**, **ante-**

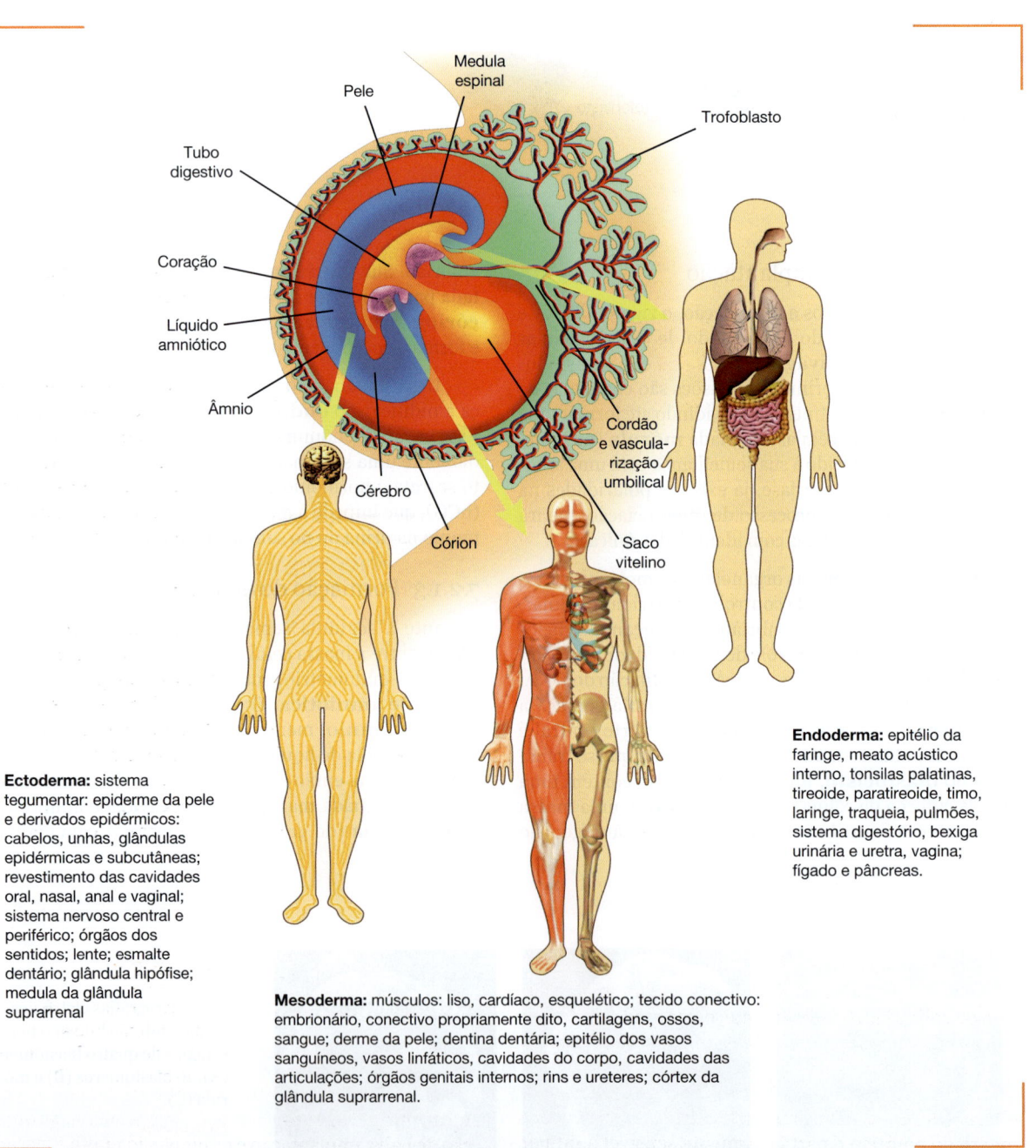

Ectoderma: sistema tegumentar: epiderme da pele e derivados epidérmicos: cabelos, unhas, glândulas epidérmicas e subcutâneas; revestimento das cavidades oral, nasal, anal e vaginal; sistema nervoso central e periférico; órgãos dos sentidos; lente; esmalte dentário; glândula hipófise; medula da glândula suprarrenal

Mesoderma: músculos: liso, cardíaco, esquelético; tecido conectivo: embrionário, conectivo propriamente dito, cartilagens, ossos, sangue; derme da pele; dentina dentária; epitélio dos vasos sanguíneos, vasos linfáticos, cavidades do corpo, cavidades das articulações; órgãos genitais internos; rins e ureteres; córtex da glândula suprarrenal.

Endoderma: epitélio da faringe, meato acústico interno, tonsilas palatinas, tireoide, paratireoide, timo, laringe, traqueia, pulmões, sistema digestório, bexiga urinária e uretra, vagina; fígado e pâncreas.

Figura 7.3

Cada uma das camadas germinativas primordiais origina diferentes sistemas e órgãos do embrião humano.

roposterior ou **rostrocaudal**, estabelecido no início da embriogênese, possivelmente sendo determinado pela posição de entrada do espermatozoide no ovócito; **eixo dorsoventral**, estabelecido pela influência de proteínas e vias sinalizadoras responsáveis por determinar estruturas dorsais e ventrais; e **proximal-distal**, estabelecido em relação à proximidade ou ao afastamento das estruturas corporais em relação ao centro do corpo, e sendo mais utilizado para especificar as posições relativas dos membros.

7.2.1.4 Membranas fetais

Durante o período embrionário – de duas a oito semanas de gestação –, formam-se órgãos e estruturas que sustentam e protegem o embrião, incluindo o **córion** e as **vilosidades coriônicas**, a **placenta**, o **saco vitelino**, o **alantoide**, o **cordão umbilical** e a **cavidade amniótica**. Pela terceira semana após a concepção, projeções em forma de dedos, chamadas **vilosidades coriônicas**, se estendem da área do disco embrionário próxima à parede uterina e mergulham nas lacunas cheias de sangue materno. Os sistemas sanguíneos do embrião e da mãe são separados, mas os nutrientes e o oxigênio se difundem, pelas vilosidades coriônicas, da circulação da mãe para o embrião, e os produtos de excreção deixam a circulação do embrião e entram na circulação materna para ser eliminados.

Em torno da 10ª semana, a placenta está completamente formada. Essa estrutura ligará mãe e feto até o fim da gravidez. A placenta secreta hormônios que mantêm a gravidez e alteram o metabolismo da mulher, para suprir o feto dos nutrientes necessários.

Outras estruturas também contribuem para o desenvolvimento do embrião. O saco vitelino fabrica as células sanguíneas, assim como o alantoide, uma membrana que envolve o embrião, dá origem aos vasos sanguíneos umbilicais. O cordão umbilical forma-se ao redor desses vasos e liga-se ao centro da placenta. Até o fim do período embrionário, o saco vitelino diminui e a cavidade amniótica aumenta com o líquido que protege o embrião e mantém pressão e temperatura constantes. O líquido amniótico, que contém células e urina fetais, é proveniente do sangue materno.

7.2.1.5 Desenvolvimento do embrião

Com o passar dos dias e semanas, a velocidade variável das divisões celulares nas diversas partes do embrião confere padrões complexos aos seus tecidos. Em um processo denominado **indução embrionária**, a especialização de um grupo de células leva as células adjacentes a se especializarem. Gradualmente, essas mudanças modelam as três camadas germinativas primordiais em órgãos e sistemas orgânicos. A **organogênese** descreve a transformação das três camadas germinativas do embrião em diferentes órgãos. Durante esse período, o desenvolvimento do embrião é particularmente sensível a influências ambientais, tais como radiações, drogas e vírus.

Durante a terceira semana de desenvolvimento pré-natal, aparece, ao longo do dorso do embrião, uma faixa de células denominada **linha primitiva**. Essa faixa se alonga, gradativamente, para formar um eixo ao redor do qual se organizam outras estruturas, à medida que se desenvolvem. A linha primitiva finalmente dá origem a células precursoras do tecido conectivo e à **notocorda**, uma estrutura que forma a base do esqueleto. A notocorda induz o ectoderma que a cobre a se especializar em um **tubo neural oco**, que se desenvolverá posteriormente em encéfalo e medula espinal. A formação do tubo neural é o evento-chave no desenvolvimento, porque marca o início da organogênese.

Logo após, surge uma protuberância avermelhada contendo o coração, que começa a bater em torno do 28° dia. Imediatamente, o SNC começa a se formar.

A quarta semana do desenvolvimento embrionário caracteriza-se por rápido crescimento e diferenciação. As células sanguíneas começam a originar-se e a preencher os vasos sanguíneos primitivos. Surgem os pulmões e os rins imaturos. É da quarta à oitava semana que se dá o estabelecimento do plano básico do corpo, com estruturas e posições definidas.

Se até o 28° dia não se der o fechamento normal do tubo neural, resultará em um defeito do tubo neural, no qual uma área da medula espinal permanece aberta, e parte do encéfalo ou da medula se projeta para fora. Se isso acontecer, uma substância formada pelo fígado fetal, chamada **α-fetoproteína**, passa com alta velocidade para a circulação da mãe. Se o sangue materno for testado com 15 semanas de gestação, e forem detectados altos níveis de α-fetoproteína, há suspeita de que o feto apresente um defeito do tubo neural, embora sejam necessários testes adicionais para confirmar esse diagnóstico. Ainda durante a quarta semana, surgem os braços e as pernas a partir de pequenos brotos localizados no dorso do embrião.

Nas quinta e sexta semanas, a cabeça do embrião parece ser demasiadamente grande em relação ao resto do seu corpo. Os membros terminam em estruturas achatadas, com sulcos que se aprofundam para modelar os dedos das mãos e dos pés. Os olhos estão abertos, mas ainda não têm pálpebras ou íris.

Nas sétima e oitava semanas, já existe um esqueleto cartilaginoso. O embrião, nessa fase, tem peso e comprimento de um clipe de papel. Na oitava semana de gestação, o embrião apresenta rudimento de todas as estruturas que estarão presentes ao nascimento (**Fig. 7.4**).

7.2.2 Estágio fetal

7.2.2.1 Desenvolvimento do feto

As proporções corporais de um feto aproximam-se gradativamente às do recém-nascido. Inicialmente, as orelhas são de baixa implantação e os olhos são muito espaçados. Os ossos começam a substituir a cartilagem mole. Logo,

Figura 7.4

A – Embriões humanos com 3, 3 a 4, 4, 7 e 8 semanas. **B** – Fetos humanos com 9, 12, 20, 28 e 38 semanas.

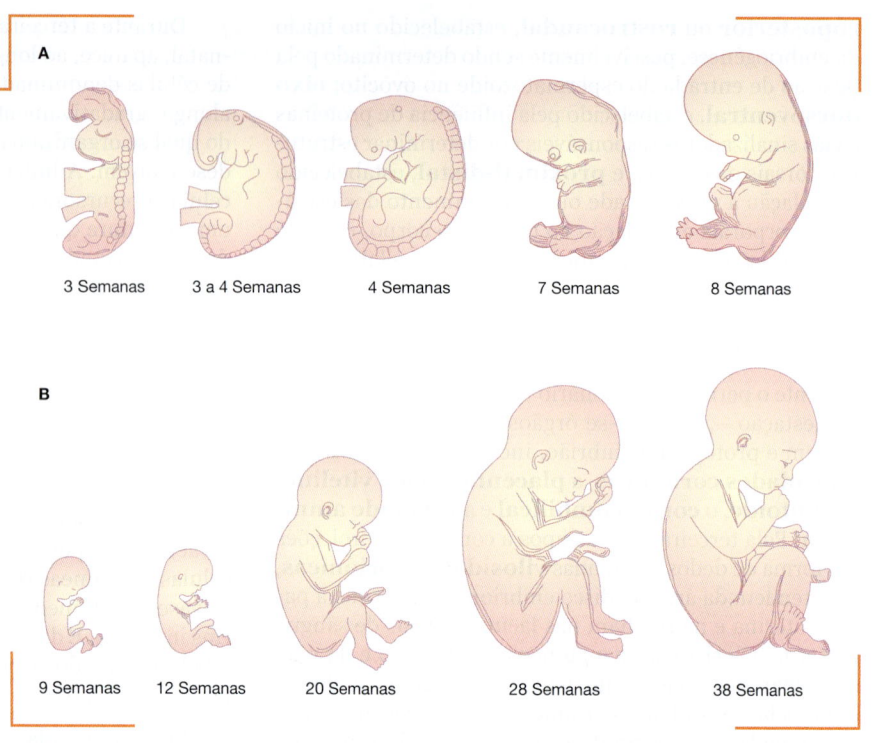

nervos e músculos se coordenam, e o feto moverá os braços e as pernas.

O sexo é determinado na concepção, quando um espermatozoide portando um cromossomo X ou Y encontra um óvulo, que sempre carrega um cromossomo X. Um indivíduo com dois cromossomos X é do sexo feminino, já um com um cromossomo X e um Y é do sexo masculino. Um gene no cromossomo Y, denominado *SRY* (região determinante do sexo do cromossomo Y; ver seção 7.7.3.3), determina a masculinização do organismo em desenvolvimento. As diferenças entre os sexos começam a aparecer na sexta semana, após a ativação do gene *SRY* nos fetos masculinos. Os hormônios masculinos, então, estimulam as estruturas indiferenciadas a se transformarem nos órgãos e glândulas reprodutivas masculinas. Em um feto feminino, as estruturas indiferenciadas desenvolvem-se em glândulas e órgãos femininos (para mais detalhes, ver a seção 7.7).

Aos três meses, o feto já tem sucção do polegar, chuta, faz caretas e inicia a formação dos dentes decíduos. Ele ingere e expele o líquido amniótico, urina e defeca nele. O primeiro trimestre da gravidez está completo.

No quarto mês, o feto tem cabelos, sobrancelhas, cílios, mamilos e unhas. Uma ultrassonografia em um feto de 17 semanas que tenha herdado osteogênese imperfeita (herança autossômica dominante ou recessiva, dependendo do tipo) já pode mostrar os efeitos da doença como uma anormalidade na forma do crânio, costelas com extremidades afiladas e ossos dos membros encurtados e deformados.

Entre o quarto e o quinto mês, as pregas vocais estão formadas, porém o feto não emite sons, porque não apresenta respiração aeróbia. No fim do quinto mês, o feto encurva-se na clássica posição da cabeça nos joelhos (posição fetal). Durante o sexto mês, sua pele aparece enrugada, porque não há muita gordura abaixo dela. A pele torna-se rosada pela extensão de capilares cheios de sangue. No fim do segundo trimestre, a gestante sente chutes e socos e pode até perceber um soluço fetal. O feto agora tem o tamanho aproximado de 23 cm.

No último trimestre, as células encefálicas fetais formam redes, ao mesmo tempo em que se dá a elaboração e o crescimento dos órgãos originados das três camadas germinativas primordiais e compondo os sistemas e tecidos inclusos no **Quadro 7.1**. Os sistemas respiratório e digestório amadurecem por último. É por isso que, quando uma criança nasce prematuramente, muitas vezes apresenta dificuldades de digestão e respiração. Aproximadamente 266 dias ou 38 semanas após a fecundação, o bebê está pronto para nascer. Para alguns órgãos e sistemas, o desenvolvimento não cessa com o nascimento. O encéfalo, e especialmente o cérebro, continuam a se desenvolver, além dos membros e de algumas glândulas.

7.3 Aspectos moleculares do desenvolvimento

As informações sobre os fatores genéticos que atuam no início, direção e manutenção da embriogênese humana ainda são limitadas. Contudo, por meio de estudos genéticos realizados em outros organismos, como a mosca-

| Quadro 7.1 | Origem dos sistemas e tecidos |

Ectoderma

Esmalte dentário
Hipófise
Medula da glândula suprarrenal
Sistema nervoso central
Sistema nervoso periférico
Tegumento comum (epiderme, glândulas epidérmicas, mamas, cabelos e unhas)

Mesoderma

Córtex da glândula suprarrenal
Dentina dentária
Derme
Glândulas suprarrenais
Sistema articular
Sistema circulatório
Sistema esquelético
Sistema genital
Sistema linfático
Sistema muscular
Sistema urinário
Tecido conectivo

Endoderma

Fígado e pâncreas
Meato acústico interno
Laringe, paratireoide, timo, tireoide e tonsilas palatinas
Sistema digestório
Sistema respiratório
Sistema urinário: bexiga urinária e uretra
Sistema genital feminino: vagina

Fonte: Modificada de Turnpenny e Ellard,[2] Lewis[3] e Sociedade Brasileira de Anatomia.[4]

-das-frutas (*Drosophila melanogaster*), e vertebrados, como o peixe-zebra (*Danio rerio*) e o camundongo (*Mus musculus*), foram identificados vários genes ou famílias de genes que desempenham papel importante no processo de desenvolvimento. A maioria desses genes produz proteínas chamadas **fatores de transcrição**, que controlam a transcrição do RNA a partir de um molde de DNA, pela ligação a sequências regulatórias específicas de DNA, formando complexos que iniciam a transcrição pela RNA-polimerase (ver Cap. 1).

Os fatores de transcrição podem ligar ou desligar genes, ativando ou reprimindo a expressão gênica. É provável que importantes fatores de transcrição controlem muitos genes, em uma cascata sequencial coordenada, que envolve a regulação de processos embrionários fundamentais, como **proliferação** (as células se multiplicam), **migração** (movem-se no embrião), **indução** (sofrem influência de outras células ou de elementos da matriz extracelular), **diferenciação** (adquirem novas estruturas e funções), **segmentação** (segmentam-se, formando estruturas especializadas diferentes) e **apoptose** (sofrem morte celular programada). Esses processos celulares básicos atuam de diferentes maneiras e combinações para possibilitar a **morfogênese** e o **crescimento**. A morfogênese é um termo abrangente: células e tecidos formando órgãos que se agrupam em sistemas orgânicos, com localização, forma, tamanho e função apropriados. O crescimento tem de ser altamente regulado, pois quando é desregulado, resulta em anormalidades, como hiperplasia, hipertrofia e outras, abordadas no Capítulo 6. Acredita-se que todos esses processos são mediados também por **fatores de crescimento, receptores celulares, moléculas de sinalização, proteínas de transdução de sinal e substâncias morfogênicas**.

Em geral, entre as espécies, as moléculas de sinalização envolvidas no desenvolvimento são muito semelhantes. Essas moléculas podem pertencer às famílias do **fator de crescimento β-transformante (TGF-β)**, ***wingless* (Wnt)** e ***hedgehog* (HH)**, por exemplo.

7.4 Genes do desenvolvimento em humanos

Estudos recentes em humanos revelaram que mutações em vários genes de famílias gênicas que mostram grande homologia com genes reguladores do desenvolvimento de outros organismos podem resultar em malformações isoladas ou síndromes com anomalias congênitas. Deve-se ter em mente que os genes são os reguladores primários dos processos de desenvolvimento, seus produtos proteicos funcionam nas vias genéticas apropriadas ao desenvolvimento de órgãos e sistemas, mas esses processos também estão sujeitos a efeitos de mutações dos genes que agem especificamente no desenvolvimento, e à influência de outros genes presentes no genoma individual e de fatores epigenéticos, que poderão alterar o curso do desenvolvimento normal, resultando em sua alteração. A **Tabela 7.2** mostra alguns genes que agem no desenvolvimento e as anormalidades humanas associadas.

Esses genes podem ser classificados em genes de segmentação e polaridade, genes *homeobox* ou homeóticos, genes de boxes pareados, genes *SOX*, genes *TBX*, genes "dedos de zinco" e genes de transdução de sinal. A seguir, são comentados alguns genes pertencentes a essas classes, bem como seus efeitos.

7.4.1 Genes de segmentação e polaridade

Em insetos, foram descobertos genes que determinam a segmentação do corpo em pequenos segmentos que se diferenciam em certas estruturas, conforme sua localização. Esses genes de segmentação foram classificados em três grupos principais: mutantes *gap*, que deletam grupos de segmentos adjacentes; mutantes *pair-rule*, que

Tabela 7.2 Alguns genes do desenvolvimento e anormalidades humanas associadas

Gene	Cromossomo	Anormalidade do desenvolvimento	OMIM
CBP	16p13	Síndrome de Rubinstein-Taybi 1	180849
GLI3	7p13	Cefalopolissindactilia de Greig	175700
GLI3	7p13	Síndrome de Pallister-Hall	146510
HOXA13	7p15-p14	Síndrome mão-pé-genital	140000
HOXD13	2q31	Simpolidactilia	186000
KIT	4q12/8q11	Piebaldismo	172800
L1CAM	Xq28	Hidrocefalia	307000
MITF	3p12	Síndrome de Waardenburg tipo 2	193510
PAX2	10q24	Síndrome papilorrenal (renal-coloboma)	120330
PAX3	2q35	Síndrome de Waardenburg tipo 1	193500
PAX6	11p13	Aniridia	106210
PAX8	2q12	Agenesia ou ectopia de tireoide	218700
PAX9	14q12	Oligodontia ou anodontia	604625
PTCH1	9q22	Síndrome de Gorlin	109400
RET	10q11	Doença de Hirschsprung	142623
SHH	7q36	Holoprosencefalia	142945
SOX2	3q26	Microftalmia sindrômica 3	206900
SOX9	17q24	Displasia campomélica	114290
SOX10	22q13	Síndrome de Waardenburg tipo 4	613266
TBX5	12q24	Síndrome de Holt-Oram	142900
TBX3	12q24	Síndrome ulnar-mamária	181450
TGFA	2p13	Fissuras labiopalatinas não sindrômicas 2	602966
WT1	11p13	Síndrome de Denys-Drash	194080

Fonte: Modificada de Mueller e Young,[1] Turpenny e Ellard[2] e OMIM.[5]

deletam segmentos alternados, e mutantes de polaridade segmentar, que levam porções de cada segmento a ser deletados em um dos lados e duplicados no outro. Os genes de polaridade segmentar produzem dois tipos principais de substâncias morfogênicas (substâncias químicas ou similares que determinam um processo de desenvolvimento), produzidas por genes denominados *hedgehog* e *wingless* e conservadas ao longo da evolução.

Em mamíferos, foram identificadas três proteínas morfogênicas transmissoras de sinal homólogas às *hedgehog*, produzidas pela rede de genes *hedgehog*: *Sonic hedgehog* (*SHH*), *Desert hedgehog* (*DHH*) e *Indian hedgehog* (*IHH*). No embrião, essa rede induz os tipos de células e os limites dos tecidos durante a diferenciação neural e o desenvolvimento dos membros. O *SHH* desempenha um papel importante no desenvolvimento do tubo neural ventral, com mutações de perda de função ou deleção resultando em uma grave malformação, frequentemente letal, conhecida como holoprosencefalia (HPE) (ver Comentário do Caso clínico). Há casos em que a mutação do alelo *SSH* é uma substituição de sentido trocado, que causa expressividade variável. Por exemplo, a mãe pode apresentar uma única manifestação (incisivo superior central único) e a filha pode ser gravemente afetada, apresentando holoprosencefalia, com microcefalia, desenvolvimento anormal do cérebro, hipotelorismo ocular e fenda palatina. O defeito primário nessa malformação está na clivagem incompleta do prosencéfalo em hemisférios e ventrículos separados. Na **Tabela 7.3** constam os tipos de HPE e os lócus gênicos envolvidos nas causas desse defeito congênito.

Tabela 7.3 Tipos de holoprosencefalia (HPE), com os lócus gênicos envolvidos em suas causas

Tipo	Lócus gênico	OMIM
HPE	1 21q.22.3	236100
HPE	2 2p21	157170
HPE	3 7q36	142945
HPE	4 18p11.3	142946
HPE	5 13q32	609637
HPE	6 2q37.1-q37.3	605934
HPE	7 9q22.3	610828
HPE	8 14q13	609408
HPE	9 2q14	610829
HPE	10 1q41-q42	612530
Síndrome de pseudotrissomia	13 13q22	264480

Fonte: Modificada de OMIM[5] e Passarge.[6]

As HPEs 2, 4, 5, 7 e 9 são causadas, respectivamente, por mutações nos genes *SIX3*, *TGIF*, *ZAIC2*, *PTCH1* e *GLI2*, pertencentes a outras famílias gênicas que também produzem proteínas de sinalização, e a HPE 10 corresponde a uma síndrome de deleção 1q41-q42 com fenótipo de HPE.

O gene *SHH* induz a proliferação celular em distribuição histoespecífica, sendo expresso na notocorda, no cérebro (prosencéfalo) e em membros em desenvolvimento. Após a clivagem e modificação pela adição de colesterol, a proteína SHH liga-se ao seu receptor, Patched (Ptch), uma proteína transmembrânica, cuja ação normal é inibir outra proteína de mesma função chamada Smoothened (Smo), mas quando Ptch está ligada a SHH, essa inibição é liberada, sendo ativada uma cascata de sinalização dentro da célula. O alvo dessa cascata é a família dos genes *GLI*, que produz fatores de transcrição (ver também seção 7.4.6). Os defeitos moleculares em qualquer parte dessa via de sinalização, conhecida como via SONIC HEDGEHOG-PATCHED-GLI, levam ao surgimento de algumas síndromes aparentemente diversas, mas com características que indicam padrões semelhantes, porque os genes envolvidos têm efeitos na mesma via genética de desenvolvimento. Por exemplo, mutações no gene *PTCH1* causam a síndrome de Gorlin (ou síndrome do carcinoma basocelular nevoide), que apresenta anomalias craniofaciais, cistos dentários, suscetibilidade ao carcinoma basocelular e polidactilia ocasional, semelhante à observada na cefalopolissindactilia de Greig. Outro exemplo é o do gene *CBP*, que codifica uma proteína de ligação que é coativadora do fator de transcrição GLI3. Mutações nesse gene causam a síndrome de Rubinstein Taybi (ilustrada na Figura 4.31 do Capítulo 4), que também compartilha aspectos fenotípicos com a cefalopossindactilia de Greig e a síndrome de Gorlin (ver Tab. 7.2).

7.4.2 Genes *homeobox* (*HOX*)

Em *Drosophila*, uma classe de oito genes conhecidos como **genes homeóticos** (*HOX*) determina a identidade segmentar. Mutações nesses genes resultam em anomalias estruturais importantes, como o desenvolvimento de uma perna em vez de uma antena. Os genes homeóticos contêm uma sequência de 180 pares de bases, denominada de **homeobox**, que parece característica dos genes envolvidos no controle e desenvolvimento do padrão espacial. As proteínas determinadas por genes que contêm tal sequência (também denominadas HOX) são, portanto, fatores de transcrição que possuem um domínio de ligação ao DNA, denominado de homeodomínio, e especificam o destino da célula, atuando sobre genes envolvidos com a divisão, adesão, migração e morte celular, e estabelecendo o padrão embrionário ao longo do eixo anteroposterior.

Em humanos, foram identificados quatro grupamentos de genes *homeobox* (*HOX*) localizados em cromossomos diferentes, que são apresentados na **Tabela 7.4**.

Cada grupamento *HOX* contém uma série de genes intimamente ligados (até o momento são conhecidos 39 genes), que foram gerados por vários eventos de duplicação, ao longo da evolução. Esses genes são expressos na ordem direta de sua posição no grupamento e de acordo com o período do desenvolvimento em que são expressos, o que significa que esses genes desempenham um papel crítico na morfogênese.

Combinações específicas da expressão dos genes *HOX* em pequenos grupos de células ajudam a determinar o destino dessas regiões no desenvolvimento. Os mamíferos utilizam vários genes *HOX* de diferentes grupos para especificar o eixo anteroposterior; por exemplo, os grupos *HOXA* e *HOXB* atuam ao longo do eixo rostrocaudal para determinar a identidade de cada vértebra e somito. Em período um pouco mais tardio do desenvolvimento, os grupamentos *HOXA* e *HOXD* determinam a identidade regional ao longo do eixo dos membros em desenvolvimento.

Mutações sem sentido do gene *HOXA13* resultam na síndrome denominada mão-pé-genital, de herança autossômica dominante, que é caracterizada por encurtamento do primeiro e do quinto dedos com hipospadia nos homens e útero bicórneo nas mulheres. Já mutações de ganho de função do gene *HOXD13* resultam em uma anomalia do desenvolvimento dos membros, conhecida como simpolidactilia. Essa anomalia mostra herança autossômica dominante e se caracteriza pela inserção de um dedo adicional entre o terceiro e o quarto dedo, que são unidos (**Fig. 7.5**). As respectivas mutações em geral constituem um acréscimo no número de resíduos numa sequência de polialanina (de 15 resíduos normais até 24). Essa repetição de trincas provavelmente altera a estrutura e a função da proteína.

Sabendo-se que há pelo menos 39 genes *HOX* em mamíferos, é surpreendente que tenham sido descobertas somente duas síndromes ou malformações atribuídas a mutações nesses genes. Uma possível explicação é a de que a maioria das mutações *HOX* seja tão grave que o embrião não sobreviva. Por outro lado, o alto grau de homologia entre os genes *HOX* em diferentes grupamentos pode causar uma redundância funcional, tanto que um gene *HOX* pode compensar uma mutação com perda de função em outro. Os genes *HOX* são denominados

Tabela 7.4 Alguns grupamentos gênicos *HOX* em humanos

Grupamento	Localização cromossômica	Nº de genes
HOXA	7p14	11 (1-7, 9-11,13)
HOXB	17q21	10 (1-9)
HOXC	12q13	9 (4-6, 8-13)
HOXD	2q31	9 (1, 3, 4, 8-13)

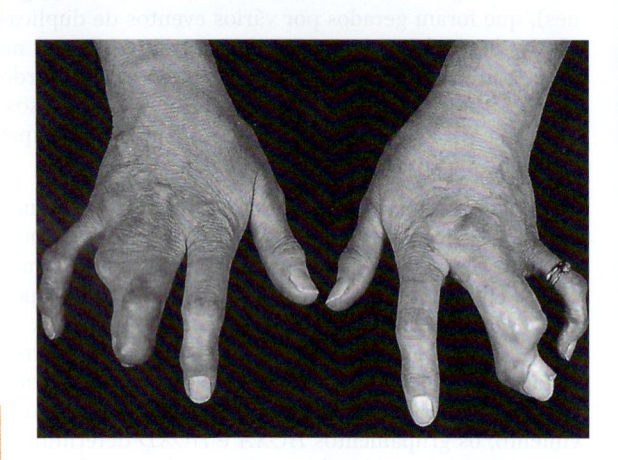

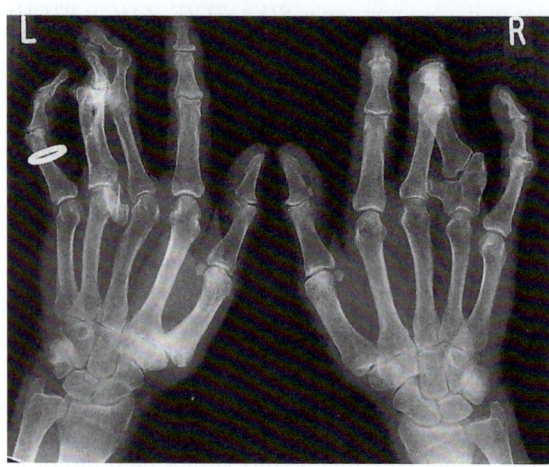

Figura 7.5

Aspectos clínicos e radiográficos das mãos, na simpolidactilia.
Fonte: Mueller e Young.[1]

parálogos, pois os membros de grupos diferentes, como *HOXA13* e *HOXD13*, são mais semelhantes do que genes adjacentes do mesmo grupo.

7.4.3 Genes de *boxes* pareados (*PAX*)

Os genes de *boxes* pareados evoluíram por duplicação e recombinação de genes ancestrais, mas têm uma sequência de DNA altamente conservada que codifica um domínio regulador da transcrição com aproximadamente 130 aminoácidos. Esses genes são conhecidos como genes *PAX*, tendo sido identificados primeiramente em *Drosophila*. Codificam proteínas de ligação ao DNA que são quase sempre fatores de controle da transcrição e desempenham um importante papel no desenvolvimento de todos os animais.

Já foram identificados nove genes *PAX* em camundongos e humanos. Nos camundongos, desempenham papel importante no desenvolvimento do sistema nervoso e da coluna vertebral; em humanos, mutações com perda de função nos genes *PAX3* e *PAX6* causam, respectivamente, a síndrome de Waardenburg tipo 1 e aniridia. A síndrome de Waardenburg tipo 1 é de herança autossômica dominante e caracteriza-se pela perda sensorioneural da audição, áreas de despigmentação no cabelo e na pele, ângulos internos dos olhos amplamente afastados e heterocromia da íris. Essa síndrome é geneticamente heterogênea; sua forma mais comum, tipo 2, em que os cantos internos dos olhos não são muito espaçados, é causada, às vezes, pelo gene da microftalmia (*MITF*), localizado no cromossomo 3.

A importância da expressão da família dos genes *PAX* no desenvolvimento ocular é ilustrada pelos efeitos das mutações em *PAX2* e *PAX6*. As mutações em *PAX2* causam a síndrome papilorrenal (ou renal-coloboma), em que ocorrem malformações renais associadas a defeitos oculares de retina e nervo óptico. As mutações em *PAX6* ocasionam a ausência de íris (aniridia), que é um aspecto-chave da síndrome WAGR (tumor de Wilms, aniridia, anomalias genitais e retardo no crescimento e desenvolvimento), resultante de deleção de genes contíguos envolvendo o lócus *PAX6* no cromossomo 11p13.

7.4.4 Genes *SOX*

Uma série de genes conhecidos como genes *SOX* mostra homologia com o gene *SRY*, que está localizado no cromossomo Y e desempenha um importante papel na determinação do sexo masculino (ver seção 7.7.3.3), por compartilharem o motivo composto por 79 aminoácidos, conhecido como *box* HMG. Relembrando: motivo é uma sequência de DNA comum a vários genes, que codifica segmentos de proteínas com conformações características. Os genes *SOX* regulam a transcrição e são expressos em tecidos específicos, durante a embriogênese. Por exemplo, *SOX1*, *SOX2* e *SOX3* são expressos no desenvolvimento do sistema nervoso do camundongo.

Em humanos, mutações de perda de função no gene *SOX9*, localizado no cromossomo 17, causam displasia campomélica, doença muito rara que se caracteriza por arqueamento dos ossos longos, reversão sexual nos indivíduos cromossomicamente masculinos e baixa taxa de sobrevivência. Mediante estudos de hibridização *in situ* feitos em camundongos, observou-se que o *SOX9* é expresso no tecido esquelético primordial e nas cristas genitais e gônadas iniciais do embrião. Atualmente, sabe-se que o gene *SOX9* é um dos vários genes expressos a jusante do gene *SRY*, no processo de determinação do sexo masculino.

As mutações em *SOX10* causam uma forma rara de síndrome de Waardenburg, cujos afetados têm também alta incidência da doença de Hirschsprung; e as mutações em *SOX2* causam a microftalmia sindrômica 3, abrangendo também casos de anoftalmia, com atresia esofágica e hipoplasia genital em homens.

7.4.5 Genes *TBX*

O gene *T*, em camundongos, desempenha importante papel na formação do mesoderma e na diferenciação da notocorda. Os heterozigotos para mutações de perda de função têm cauda curta e malformação da vértebra sacral. Esse gene, também conhecido como *Brachyury*, codifica um fator de transcrição que contém domínios ativador e repressor, mostra homologia com uma série de genes pela posse compartilhada do domínio T, que também é referido como *T-box*. Esses genes *T-box* ou *TBX* estão dispersos por todo o genoma humano. Um dos agrupamentos encontra-se no cromossomo 12 e contém *TBX3* e *TBX5*. Estudos recentes mostraram que mutações de perda de função em *TBX5* causam a síndrome Holt-Oram. Essa síndrome autossômica dominante caracteriza-se por anormalidades cardíacas congênitas, principalmente defeito do septo atrial, e encurtamento dos membros superiores, que pode variar de hipoplasia leve nos polegares a ausência quase completa dos antebraços. As mutações de mesmo tipo em *TBX3* causam a síndrome ulnar-mamária, cujas anomalias do desenvolvimento ulnar dos membros superiores estão associadas à hipoplasia das glândulas mamárias.

7.4.6 Genes com "dedos de zinco"

A expressão "dedos de zinco" refere-se à projeção de uma alça em forma de dedo, formada por uma série de quatro aminoácidos e constituindo um complexo com um íon de zinco. Os genes que contêm um motivo com "dedos de zinco" atuam como fatores de transcrição mediante ligação do DNA a esses dedos (ver Cap. 1). Consequentemente, esse genes são bons candidatos para transtornos do desenvolvimento de herança monogênica.

Por exemplo, um gene conhecido como *GLI3*, localizado no cromossomo 7, contém esse motivo e, supostamente, é o causador de dois transtornos do desenvolvimento. Por um lado, grandes deleções ou translocações que envolvem o *GLI3* causam a cefalopolissindactilia de Greig, caracterizada por anormalidades na cabeça, nas mãos e nos pés (sindactilia e polidactilia); por outro lado, mutações de mudança de fase de leitura nesse gene foram relatadas na síndrome de Pallister-Hall, cujas características principais são polidactilia, hamartoma hipotalâmico, disfunção pituitária e ânus imperfurado.

Mutações em outro motivo de "dedos de zinco" do gene conhecido como *WT1* no cromossomo 11, podem causar o tumor de Wilms ou um distúrbio raro do desenvolvimento, a síndrome de Denys-Drach, na qual a genitália externa é ambígua e há insuficiência renal progressiva devida à nefrite.

7.4.7 Genes de transdução de sinal

A transdução de sinal é o processo pelo qual os fatores de crescimento extracelulares regulam o crescimento e a diferenciação celular, em um conjunto complexo de passos intermediários geneticamente determinados. Mutações em muitos genes envolvidos na transdução de sinal fazem parte de processos malignos. Em algumas situações, podem causar também anormalidades no desenvolvimento.

7.4.7.1 Proto-oncogene *RET*

O proto-oncogene *RET*, no cromossomo 10q11.2, codifica uma tirosinoquinase de superfície celular. Nesse gene, são encontradas mutações de ganho de função em muitos tumores da tireoide, e mutações de perda de função em cerca de 50% dos casos familiares da doença de Hirschsprung, na qual há uma falha na migração das células ganglionares para os plexos submucoso e mesentérico do intestino grosso. As consequências clínicas começam a aparecer pouco após o nascimento, quando a criança passa a apresentar distensão e obstrução intestinal.

7.4.7.2 Receptores do fator de crescimento fibroblástico

Os fatores de crescimento fibroblástico (FGFs) desempenham papel importante na embriogênese, incluindo a divisão celular, migração e diferenciação. A transdução dos sinais dos FGFs extracelulares é mediada por uma família de quatro receptores transmembrânicos da tirosinoquinase, que são os FGFRs (do inglês, *fibroblast growth factor receptors*). Cada um apresenta três componentes principais: uma região extracelular, com três domínios semelhantes aos da imunoglobulina, um segmento transmembrânico e dois domínios intracelulares da tirosinoquinase, conforme é mostrado na **Figura 7.6**.

Foram identificadas mutações nos genes que codificam os FGFRs em dois grupos de distúrbios do desenvolvimento, segundo mostra a **Tabela 7.5**: as craniossinostoses, das quais a síndrome de Apert é a mais conhecida, e as displasias esqueléticas.

As craniossinostoses são caracterizadas por fusão prematura das suturas cranianas, frequentemente associadas a anormalidades das mãos e dos pés, como sindactilia. Algumas dessas anomalias serão comentadas a seguir. A síndrome de Apert é causada por uma mutação em um dos resíduos adjacentes ao *FGFR2* nos peptídeos que ligam a segunda e a terceira alças imunoglobulínicas (Fig. 7.7). Em comparação, mutações na terceira alça imunoglobulínica podem causar a síndrome de Crouzon, na qual os membros são normais, ou a síndrome de Pfeiffer, na qual, em geral, só os primeiros dedos das mãos e dos pés são anormais.

A acondroplasia é a forma mais comum de baixa estatura geneticamente determinada (ver descrição no Cap. 5). Quase sempre é causada por mutação no domínio transmembrânico do *FGFR3* ou próxima a ele. A hipocondroplasia, uma forma mais leve de displasia esquelé-

Figura 7.6

Estrutura do receptor do fator de crescimento fibroblástico (FGFR). As setas indicam o local das mutações nas craniossinostoses, acondroplasias e displasias. Ig I, Ig II e Ig III = domínios semelhantes aos das imunoglobulinas; TM = domínio transmembrânico; TK = domínio da tirosinoquinase; P = síndrome de Pfeiffer; A = síndrome de Apert; C = síndrome de Crouzon; J = síndrome de Jackson-Weiss; TD = displasias tanatofóricas; ACH = acondroplasia; HCH = hipocondroplasia.

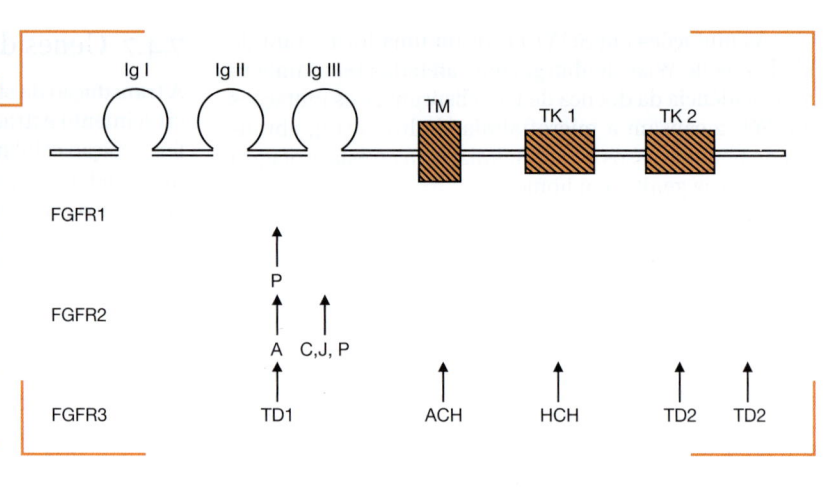

Fonte: Mueller e Young.[1]

tica, com alterações de membros e tronco semelhantes, porém tamanho e forma da cabeça normais, é causada por mutação no domínio proximal da tirosinoquinase do *FGFR3*. A displasia tanatofórica, uma forma de displasia esquelética muito mais grave e letal, é causada por mutações nos peptídeos que ligam o segundo e o terceiro domínios imunoglobulínicos do *FGFR3*, ou nos domínios distais da tirosinoquinase no *FGFR3*.

7.5 Genes do desenvolvimento e câncer

Já se mencionou, ao longo deste capítulo, que vários genes que desempenham papel importante na embriogênese são também importantes no desenvolvimento do câncer. Isso não é surpreendente, uma vez que muitos genes do desenvolvimento são expressos ao longo da vida em processos, como a transdução de sinais. A Tabela 7.2 contém alguns exemplos desses genes e das anormalidades que suas mutações causam, com alta probabilidade de virem a causar câncer. Assim, por exemplo, os genes *KIT*, *PAX3*, *PTCH1*, *RET* e *WT1* podem causar, respectivamente, leucemia de mastócitos, rabdomiossarcoma alveolar, carcinoma basocelular, carcinoma de tireoide e tumor de Wilms.

7.5.1 Mutações de perda de função *versus* ganho de função e rearranjos somáticos

O proto-oncogene *RET* exemplifica o aspecto relacionado com mutações de perda de função *versus* mutações de ganho de função. O produto proteico codificado por esse proto-oncogene consiste em três domínios principais, isto é, um domínio extracelular que se liga a uma linhagem celular glial, um domínio transmembrânico, e um domínio intracelular da tirosinoquinase, que ativa a transdução de sinal (**Fig. 7.7**). Por um lado, mutações que causam perda de função resultam na doença de Hirschsprung, que inclui deleção total do gene, pequenas deleções intragênicas, mutações sem sentido e mutações de recomposição ou emenda, levando à síntese de uma proteína truncada. Por outro lado, mutações que causam ganho de função resultam nos tipos 2A ou 2B da neoplasia endócrina múltipla, caracterizada por alta incidência de carcinoma tireoidiano medular e feocromocitoma.

A ativação do proto-oncogene *RET* pode ocorrer por um mecanismo diferente, em que a região genômica que codifica o domínio intracelular é justaposta a um dos vários genes ativadores que são expressos normalmente na

Tabela 7.5 Distúrbios do desenvolvimento causados por mutações nos FGFRs*

Gene	OMIM	Lócus gênico	Doença	Principais manifestações
FGFR1	101600	8p11.2	Síndrome de Pfeiffer	Craniossinostenose, polegares grandes
FGFR2	101200	10q25.3	Síndrome de Apert	Craniossinostose, sindactilias
	123500		Síndrome de Crouzon	Craniossinostose, proptose ocular
	101600		Síndrome de Pfeiffer	Craniossinostenose, polegares grandes
FGFR3	100800	4p16.3	Acondroplasia	Baixa estatura, displasia esquelética
	146000		Hipocondroplasia	Forma leve de acondroplasia
	602849		Síndrome de Muenke	Estenose coronariana assimétrica

* Existem várias outras formas, algumas com mutações individuais.
Fonte: Modificada de Passarge.[6]

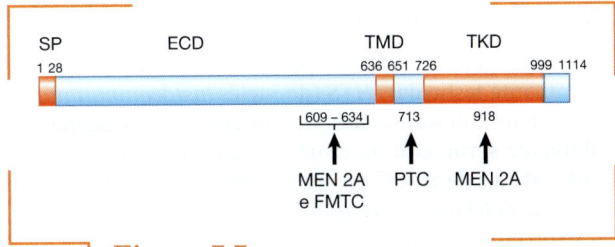

Figura 7.7

O proto-oncogene *RET* e os sítios de mutação mais comuns nas diferentes entidades clínicas associadas. Os números referem-se à posição dos aminoácidos em seu produto proteico. SP = peptídeo-sinal; ECD = domínio extracelular; TMD = domínio transmembrânico; TKD = domínio da tirosinoquinase; MEN = adenomatose endócrina múltipla; FMTC = carcinoma tireoidiano medular familiar; PTC = carcinoma tireoidiano papilar. A seta acima de PTC indica o sítio de rearranjo somático para a formação de novas formas híbridas da proteína RET.

glândula tireoide. O gene híbrido *RET* recém-formado produz uma nova proteína RET. Esses rearranjos somáticos são encontrados em alta proporção nos carcinomas tireoidianos papilares, que mostram alta incidência, particularmente, em crianças que foram expostas a radiação por ocasião do acidente de Chernobyl, em 1986.

O gene *PAX3* é outro exemplo de gene de desenvolvimento que pode causar câncer se estiver junto a novas sequências de DNA. Uma translocação específica entre os cromossomos 2 e 13 que resulta em um novo transcrito quimérico causa o desenvolvimento, em crianças, de um raro tumor de pulmão chamado rabdomiossarcoma alveolar.

7.6 Molas hidatiformes

Às vezes, a fertilização resulta de uma gravidez anormal, em que a placenta consiste em uma massa desorganizada, conhecida como mola hidatiforme parcial ou completa, cujas características são apresentadas na **Tabela 7.6**.

Tabela 7.6 Características das molas hidatiformes parciais e completas

Características	Parcial	Completa
Número de cromossomos	69	46
Origem parental dos cromossomos	23 maternos 46 paternos	Todos 46 paternos
Feto presente	Sim, mas inviável	Não
Potencial de malignização	Muito baixo	Alto

Fonte: Modificada de Mueller e Young.[1]

7.6.1 Mola hidatiforme parcial

A análise cromossômica do tecido de molas parciais mostra a presença de 69 cromossomos, isto é, uma triploidia. Usando-se polimorfismos de DNA, observa-se que 46 desses cromossomos são sempre derivados do pai, sendo os restantes 23 de origem materna. Essa duplicação do complexo haploide paterno pode ser o resultado da fertilização por dois espermatozoides, o que é chamado de **dispermia**, ou da duplicação de um conjunto cromossômico haploide do espermatozoide pelo processo conhecido como **endorreduplicação**.

Nesses tipos de gravidez, dificilmente o feto chega a termo. As concepções triploides somente sobrevivem até o nascimento se o complemento cromossômico adicional for de origem materna, caso em que não ocorre mudança hidatiforme parcial. Mesmo nessa situação, é raro uma criança triploide sobreviver por mais de poucas horas ou dias após o nascimento. Dificilmente ocorre transformação maligna nesse tipo de mola.

7.6.2 Mola hidatiforme completa

As molas completas apresentam somente 46 cromossomos, exclusivamente de origem paterna. Uma mola completa é causada pela fertilização de um óvulo vazio por dois espermatozoides ou por um único espermatozoide que sofreu endorreduplicação. A situação oposta de um ovo que sofreu desenvolvimento sem ser fertilizado por um espermatozoide, processo conhecido como **partenogênese**, ocorre em animais de organização menos complexa, como os artrópodes. Em humanos, há somente um relato, na forma de uma fusão quimérica com outra linhagem celular que tinha um complemento normal masculino.

A importância principal das molas completas é devida ao seu potencial para sofrer malignização, transformando-se em coriocarcinomas invasivos.

7.6.3 Expressão diferencial dos cromossomos parentais em trofoblastos e embrioblastos

Estudos em camundongos mostraram que quando todos os genes nucleares em um zigoto são derivados do pai, o embrião não se desenvolve, ao passo que o desenvolvimento do trofoblasto prossegue relativamente normal. Ao contrário, se todos os genes nucleares forem de origem materna, o embrião se desenvolverá normalmente, mas o desenvolvimento extraembrionário é precário. As observações quanto às molas completas ou parciais indicam que existe uma situação comparável em humanos, com os genes derivados do pai sendo essenciais para o desenvolvimento do trofoblasto e os derivados da mãe necessários para o desenvolvimento inicial do embrião. Esse fenômeno é importante para o conceito de epigenética e de impressão genômica (ver Cap. 5).

7.7 Determinação e diferenciação sexual

7.7.1 Determinação do sexo

O mecanismo de determinação do sexo tem sido objeto de investigação desde a antiguidade. Considerava-se que o sexo, em humanos, era determinado como em *Drosophila*, por meio da proporção do número de cromossomos X em relação aos autossomos. Somente em 1959 houve indicações suficientes de que é a presença ou a ausência do cromossomo Y que determina o sexo. Essas indicações consistiam nos seguintes resultados publicados naquele ano: o relato de que camundongos com apenas um cromossomo X são fêmeas; a descoberta de que indivíduos com a síndrome de Klinefelter (47,XXY) eram fenotipicamente masculinos; a descrição do cariótipo 45,X em uma mulher com síndrome de Turner; e a identificação de dois cromossomos supernumerários – um X e um 21 – em um homem com as síndromes de Down e Klinefelter (48,XXY, +21).

Desse modo, a presença de um cromossomo Y leva à masculinização, independentemente do número de cromossomos X presentes. A ausência do cromossomo Y resulta em desenvolvimento feminino. Sabe-se, no entanto, que a ação determinante do sexo do cromossomo Y limita-se especificamente ao desenvolvimento dos testículos.

Segundo Ohno,[7] os cromossomos sexuais dos mamíferos evoluíram a partir de um par ancestral de homólogos. A diferenciação morfológica acompanhou a emergência de um papel determinante do sexo no cromossomo Y e, nas fêmeas, de um mecanismo de compensação de dose para os genes localizados no cromossomo X, mediante inativação casual de um dos cromossomos X. O fato de existirem regiões homólogas entre os cromossomos X e Y corrobora a teoria sobre sua origem.

7.7.2 Diferenciação sexual

Embora os cromossomos sexuais estejam presentes no zigoto desde a concepção, as gônadas são indiferenciadas no início do desenvolvimento embrionário. Durante a quarta semana de desenvolvimento, células germinativas migram do saco vitelino para as gônadas indiferenciadas e aproximadamente na sexta semana inicia-se a diferenciação gonadal. Nessa fase, o embrião apresenta gônadas bilaterais indiferenciadas, que consistem em córtex e medula, e dois conjuntos de ductos ou canais. As estruturas potencialmente femininas são denominadas de **ductos de Müller** e as estruturas potencialmente masculinas, **ductos de Wolff**. A partir da sexta semana de desenvolvimento, o embrião desenvolve-se na direção feminina, a menos que o fator determinante testicular (TDF, do inglês *testis-determining factor*) inicie uma sequência de eventos que levem as gônadas até então indiferenciadas a se desenvolverem em testículos. A **Figura 7.8** mostra as estruturas sexuais indiferenciadas e os sistemas genitais masculino e feminino resultantes do seu desenvolvimento.

7.7.3 Fator determinante testicular

Havia três genes candidatos para atuarem como fator determinante testicular: *HYS* (do inglês *histocompatibility Y serology*), determinante do antígeno de histocompatibilidade serológica do cromossomo Y (antígeno H-Y), *ZFY* ("dedos de zinco" do cromossomo Y), e *SRY* (do inglês *sex-determining region Y*), região determinante do sexo do cromossomo Y.

7.7.3.1 *HYS*

Quando se descobriu que os anticorpos de fêmeas de camundongos que haviam sofrido transplante de células masculinas reagiam com as células do sexo heterogamético (XY) em mamíferos e outros vertebrados, propôs-se que o antígeno serológico H-Y seria o produto do fator determinante testicular. Assim, a diferenciação testicular, em mamíferos, ocorreria sempre em associação com o fenótipo antígeno H-Y positivo, independentemente do sexo cromossômico ou do sexo fenotípico do indivíduo. Entretanto, alguns machos de camundongos não expressavam esse antígeno, o que excluía o gene *HYS* como um possível candidato a fator determinante testicular. Alguns anos e muitas pesquisas mais tarde, concluiu-se que tanto o antígeno H-Y como o hormônio antimülleriano (que causa a regressão dos ductos de Müller) são secretados pelas células de Sertoli, constituem moléculas semelhantes com um epítopo comum e ambos podem ser codificados por genes autossômicos controlados pelo cromossomo Y.

7.7.3.2 *ZFY*

As proteínas em dedos são reguladoras, e algumas delas ligam-se ao DNA e regulam sua transcrição. Mediante uma série de estudos visando à detecção de translocações Y/X em indivíduos masculinos XX ou hermafroditas verdadeiros XX, localizou-se uma sequência de aminoácidos muito semelhante às sequências das proteínas em dedos, levando os pesquisadores a especularem que aquela sequência seria o produto do gene determinante testicular situado no cromossomo Y dos mamíferos. Essa sequência proteica poderia ligar-se ao DNA, regulando a transcrição de outro gene na diferenciação da gônada masculina. Esse gene foi denominado de *ZFY*, do inglês *zinc finger Y*, dado que cátions de zinco formam complexos com os domínios em dedos. Alguns aspectos do gene *ZFY* mostraram-se inconsistentes com seu papel na determinação do sexo. Descobriu-se seu gene homólogo, situado no cromossomo X, sendo denominado *ZFX*; desse modo, qualquer modelo de determinação do sexo em mamíferos, baseado no *ZFY*, teria de levar em conta a presença de um gene homólogo ligado ao X, em ambos os sexos. A descoberta de quatro homens com cariótipo 46,XX que eram portadores das sequências específicas do Y próximas à região pseudoautossômica, mas não possuíam o gene *ZFY*, resultou na reavaliação desse gene como candidato a *TDF*, bem como dos dados relativos ao mapeamento da região determinante do sexo do cromossomo Y.

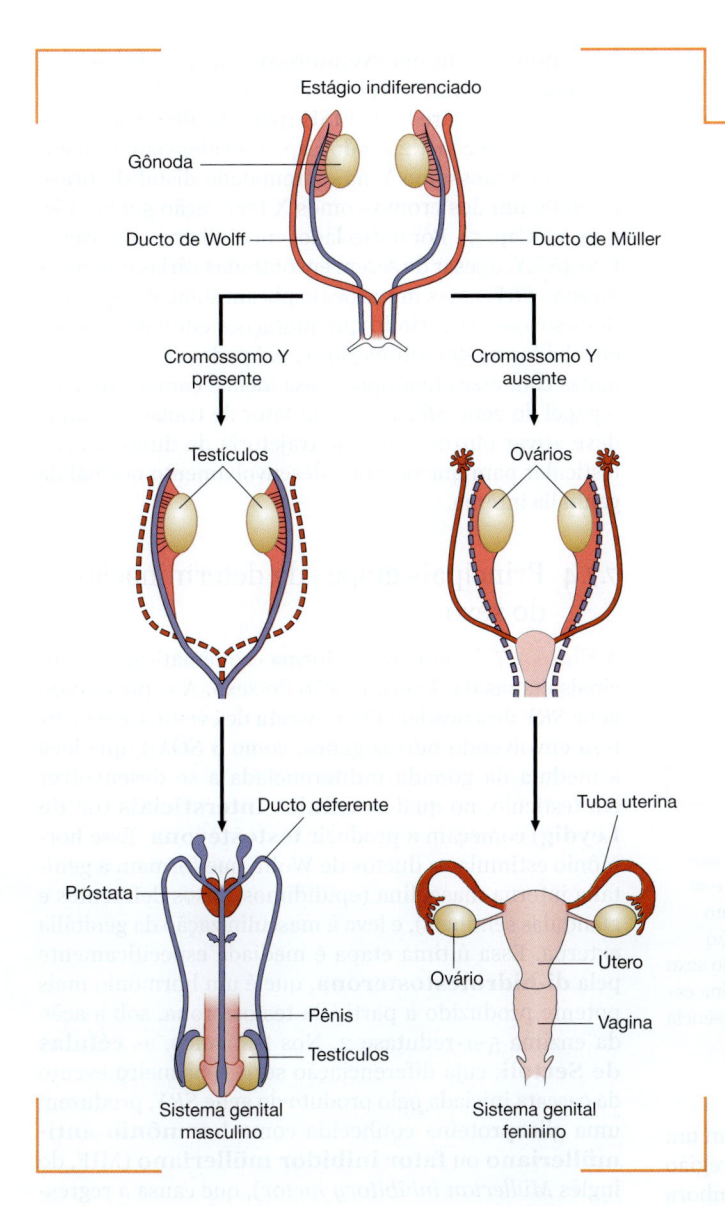

Figura 7.8

Estruturas sexuais indiferenciadas e os sistemas genitais masculino e feminino resultantes do seu desenvolvimento. Até a sexta semana de desenvolvimento embrionário, as estruturas sexuais são indiferenciadas. A partir desse período, se houver síntese de hormônios androgênicos, se desenvolverá um sistema genital masculino; na ausência dessa síntese, se desenvolverá um sistema genital feminino.

7.7.3.3 SRY

Em 1990, descobriu-se um novo gene candidato a fator determinante testicular, situado no braço curto do cromossomo Y, próximo à região pseudoautossômica (ver seção 7.7.4), mas fora dos seus limites. Atualmente, considera-se que o fator determinante testicular está localizado na região determinante do sexo do cromossomo Y (*SRY*), em Yp11.32, tendo expressão específica nos testículos. Ele codifica uma sequência de aminoácidos que mostra homologia com um motivo de ligação ao DNA altamente conservado, indicando que é um fator de transcrição da família do *box* HMG, grupo de alta mobilidade eletroforética. O domínio HMG liga-se ao DNA, encurvando a dupla-hélice, o que a torna acessível para a ligação de outros fatores de transcrição. Dada sua localização, o motivo de ligação ao DNA conservado e sua expressão específica nos testículos, o gene *SRY* mostra-se o candidato atualmente aceito para representar o TDF.

Os indivíduos com *SRY* mostram fenótipo masculino; os que não o têm mostram fenótipo feminino. A **Figura 7.9** mostra um mapa resumido do braço curto do cromossomo Y humano, com a localização do referido gene.

As evidências de que o gene *SRY* é o fator primário que determina a masculinização surgiram de diversas observações: (a) as sequências *SRY* são de ampla conservação evolutiva; (b) um gene homólogo está presente no cromossomo Y dos mamíferos marsupiais; (c) está localizado na menor região do cromossomo Y que é determinante do sexo; (d) está presente em homens de cariótipo 46,XX, que são fenotipicamente normais, mas têm testículos pequenos e são estéreis; (e) são encontradas mutações ou deleções nas sequências *SRY* de muitas mulheres com cariótipo 46,XY, que também são estéreis; (f) em camundongos, o gene homólogo *Sry* é expresso somente em células somáticas da crista gonadal masculina, imediatamente antes da diferenciação dos testículos, no

Figura 7.9

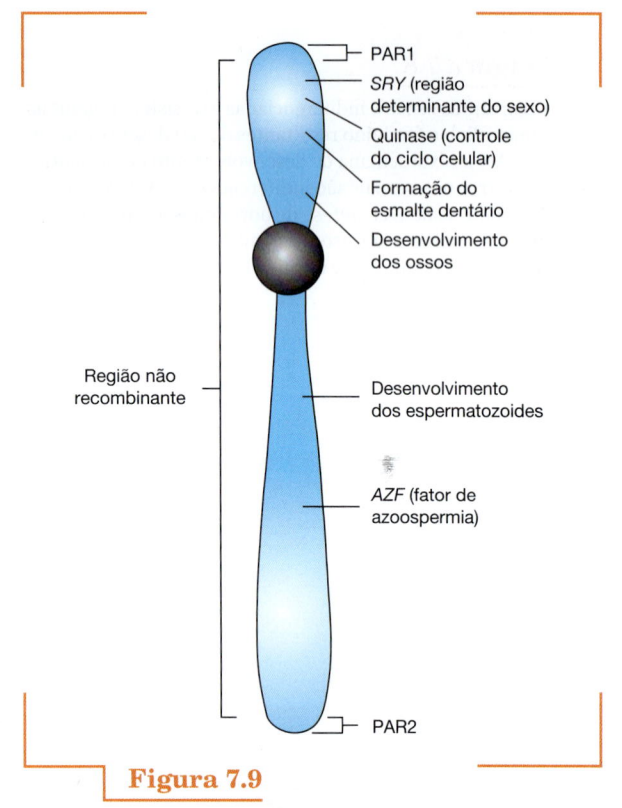

O cromossomo Y tem duas regiões pseudoautossômicas (*PAR1* e *PAR2*), cujos genes recombinam-se com seus homólogos localizados no cromossomo X, e uma região central não recombinante. Estão indicados os genes *SRY*, região determinante do sexo do cromossomo Y, e *AZF*, codificador da proteína essencial à produção de espermatozoides (sua ausência causa infertilidade).

Legendas da figura: PAR1; SRY (região determinante do sexo); Quinase (controle do ciclo celular); Formação do esmalte dentário; Desenvolvimento dos ossos; Região não recombinante; Desenvolvimento dos espermatozoides; AZF (fator de azoospermia); PAR2.

embrião; (g) camundongos transgênicos XX que têm um pequeno segmento do cromossomo Y contendo a região *Sry* desenvolvem-se em machos com testículos, embora estéreis; (h) exibe as características de um gene regulador; (i) sua transcrição é reduzida após a formação dos túbulos seminíferos; e (j) sua expressão está correlacionada com uma linhagem celular somática da gônada em desenvolvimento, não com as células germinativas.

Sob o ponto de vista evolutivo e para a manutenção da espécie, seria impossível que o gene *SRY* estivesse envolvido no pareamento entre os cromossomos X e Y, durante a meiose I. Esse gene, portanto, deve realmente situar-se fora da região pseudoautossômica do cromossomo Y. Por outro lado, tem de haver pareamento entre o X e o Y, pois de outra maneira, esses cromossomos segregariam juntos, para o mesmo gameta, em cerca de 50% das meioses.

A natureza tem o compromisso de assegurar que apenas pequenos segmentos desses cromossomos sejam homólogos e pareiem durante a meiose I. Lamentavelmente, a proximidade física do gene *SRY* à região pseudoautossômica significa que, de vez em quando, ele pode ser capturado em um evento recombinante. É isso que certamente explica a maioria dos homens XX, nos quais estudos moleculares e de FISH (para detalhes sobre essa técnica, ver seção 4.2.1.3 do Cap. 4) evidenciam sequências do cromossomo Y na extremidade distal do braço curto de um dos cromossomos X (ver seção 5.3.2 e Fig. 5.14, no Cap. 5). Por outro lado, em mulheres com cariótipo 46,XY, apesar de serem encontradas várias mutações no gene *SRY*, essas mutações explicam somente 15 a 20% desses casos, sugerindo que mutações em outros genes envolvidos na determinação sexual podem estar relacionadas com esses fenótipos. Essa ideia é compatível com o papel do gene *SRY* como um fator de transcrição, que deve ativar outros genes na trajetória da diferenciação testicular para que ocorra o desenvolvimento normal da genitália interna.

7.7.4 Principais etapas da determinação do sexo

A **Figura 7.10** mostra, de forma esquemática, as principais etapas da determinação do sexo. A expressão do gene *SRY* desencadeia uma cascata de eventos, com certeza envolvendo outros genes, como o *SOX9*, que leva a medula da gônada indiferenciada a se desenvolver em testículo, no qual as **células intersticiais** (ou **de Leydig**) começam a produzir **testosterona**. Esse hormônio estimula os ductos de Wolff, que formam a genitália interna masculina (epidídimos, vasos deferentes e glândulas seminais), e leva à masculinização da genitália externa. Essa última etapa é mediada especificamente pela **di-hidrotestosterona**, que é um hormônio mais potente produzido a partir da testosterona, sob a ação da enzima 5-α-redutase 2. Nos testículos, as **células de Sertoli**, cuja diferenciação seria o primeiro evento da cascata iniciada pelo produto do gene *SRY*, produzem uma glicoproteína conhecida como **hormônio antimülleriano** ou **fator inibidor mülleriano** (MIF, do inglês *Müllerian inhibitory factor*), que causa a regressão dos ductos de Müller.

Na ausência de um cromossomo Y, como na mulher normal (46,XX), e na ausência da expressão normal do gene *SRY*, o córtex da gônada indiferenciada desenvolve-se em ovário. Não há produção de testosterona, nem do hormônio antimülleriano. Os ductos de Müller formam a genitália interna feminina, inclusive a porção superior da vagina, o útero e a tuba uterina. A genitália externa não se desenvolve como no sexo masculino, evoluindo, então, para a genitália externa feminina normal. Sem os efeitos estimuladores da testosterona, os ductos de Wolff regridem.

A diferenciação sexual normal está completa aproximadamente entre a 12ª e a 14ª semanas de gestação, embora os testículos só migrem para o escroto quase no fim da gravidez. São raras as anormalidades da diferenciação sexual, mas são causas importantes de infertilidade e ambiguidade sexual. Algumas delas, como os pseudo-hermafroditismos, são examinadas na seção 7.7.8 deste capítulo.

Figura 7.10

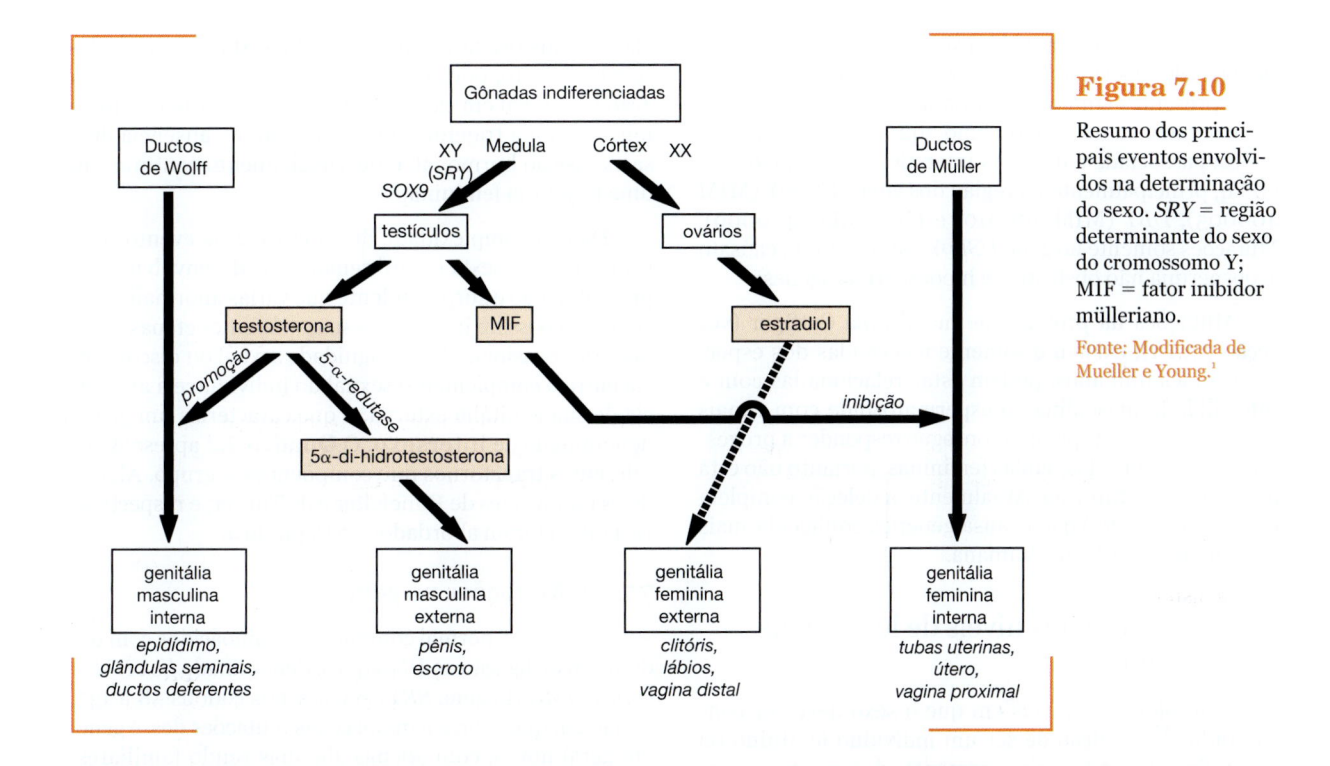

Resumo dos principais eventos envolvidos na determinação do sexo. SRY = região determinante do sexo do cromossomo Y; MIF = fator inibidor mülleriano.

Fonte: Modificada de Mueller e Young.[1]

7.7.5 Regiões pseudoautossômicas dos cromossomos X e Y

As extremidades dos braços curtos dos cromossomos X e Y, com 2,5 a 3,0 Mb de comprimento (correspondendo a quase todo o braço curto do Y e aproximadamente 27% do braço curto do X), são denominadas **regiões pseudoautossômicas**, por serem altamente homólogas e possibilitarem o pareamento e a recombinação, durante a meiose. Apesar da grande diferença de tamanho e morfologia entre esses cromossomos, tal pareamento assegura sua segregação correta durante a gametogênese. Por outro lado, a ausência de pareamento e recombinação fora dos limites das regiões pseudoautossômicas dos cromossomos sexuais provavelmente é essencial para preservar o papel da região diferencial do Y na determinação do sexo (ver também seções 4.2.3 do Cap. 4 e 5.3.2 do Cap. 5).

Como exemplos de genes identificados como pseudoautossômicos, citam-se os genes *MIC2* (gene que codifica um antígeno de superfície reconhecido pelo anticorpo monoclonal 12E7), *CSF2RA* (gene que codifica a subunidade α do receptor GM-CFS) e *XE7* (gene que codifica um fator de encadeamento, ou *splicing*, alternativo do RNA).

Fora dos limites da região pseudoautossômica, outras homologias X-Y foram descobertas, como, por exemplo, os genes *ZFY/ZFX* (ver seção 7.7.3.2) e o gene da amelogenina (componente do esmalte dentário), que constituem homologias Yp/Xp, possivelmente representando genes presentes nos ancestrais homólogos dos cromossomos sexuais; além disso, foram detectados outros genes representando homologias Yp/Xq e Yq/Xq, não presentes nos ancestrais mencionados. As homologias entre Xp/Yq parecem ter constituído parte da região pseudoautossômica ancestral, mas ao longo da evolução foram removidas da região de pareamento, por meio de uma inversão pericêntrica no cromossomo Y.

7.7.6 A região da espermatogênese em Yq

Muitas alterações cromossômicas, inclusive translocações balanceadas ou não, interferem na espermatogênese normal e causam oligospermia (presença de poucos espermatozoides) ou azoospermia (ausência de espermatozoides). Essas alterações podem abranger apenas os cromossomos autossômicos ou também os cromossomos sexuais. Assim, translocações Y/autossomo são frequentemente associadas com azoospermia.

Entretanto, as correlações entre o cariótipo e o fenótipo de pacientes com deleções de algumas regiões do Yq sugerem a existência de uma região gênica especial no braço longo do cromossomo Y, cuja presença é pré-requisito para que ocorra a espermatogênese normal. Atualmente, sabe-se que no Yq existe a região *AZF* (região do fator de azoospermia), na qual se localizam pelo menos quatro genes *DAZ* (de deletado na azoospermia), que codificam uma proteína de ligação do RNA com papel na espermatogênese normal. Quando algum dos quatro genes *DAZ* está deletado, ocorre oligospermia ou azoospermia não obstrutiva ligada ao Y (MIM 400003). Além disso, a deficiência espermatogênica não obstrutiva (MIM 415000) é causada, mais frequentemente, por deleções intersticiais no cromossomo Y.

Na avaliação da infertilidade masculina, a síndrome somente de células de Sertoli ligada ao Y (MIM 400042) é diagnosticada, mediante biópsia testicular, quando não são visíveis espermatozoides nos túbulos seminíferos ou estão presentes em uma minoria desses túbulos. Seu lócus encontra-se no cromossomo 3q21, mas essa síndrome está associada a deleções intersticiais na região *AZF* do Yq, principalmente na região dos genes *USP9Y* (MIM 400005), *DBY* (MIM 400010) e *UTY* (MIM 400009). Mutações somente no gene *USP9Y*, por exemplo, causam azoospermia não obstrutiva e hipoespermatogênese.

Mutações na proteína de membrana CatSper (ver seção 7.2.1.1), existente somente nas caudas dos espermatozoides humanos, podem estar relacionadas com a infertilidade masculina. O espermatozoide com canais defeituosos da CatSper não consegue responder à progesterona liberada pelas células femininas, portanto não está apto para a fertilização. Atualmente, a deleção completa da região *AZF* do Yq é a causa genética conhecida mais comum de infertilidade humana.

7.7.7 Os diferentes níveis de identidade sexual

Existem diferentes níveis em que o sexo deve ser considerado. A condição de ser um indivíduo feminino ou masculino depende, primeiramente, dos cromossomos sexuais presentes na concepção. Depois disso, os hormônios exercem um controle sutil sobre o desenvolvimento das estruturas reprodutivas. Os sentimentos em relação à sexualidade são influenciados tanto por fatores biológicos como por fatores socioculturais. A **Tabela 7.7** resume os diferentes níveis de identidade sexual nos humanos.

7.7.8 Anormalidades da diferenciação sexual

O desenvolvimento sexual humano normal apresenta-se semelhante nos dois sexos até a sexta semana de desenvolvimento pré-natal. Todos os embriões contêm gônadas bilaterais indiferenciadas (que se transformarão em testículos, no sexo masculino, ou ovários, no sexo feminino) e dois conjuntos de ductos (ductos de Müller, no sexo feminino, ductos de Wolff, no sexo masculino). Se o embrião contiver os cromossomos sexuais XY, as gônadas se transformarão em testículos, por ação da região *SRY* do cromossomo Y; se apresentar o complemento sexual XX, elas se transformarão em ovários. Na sexta semana de desenvolvimento, portanto, ocorre um dos dois eventos: a ação hormonal em cascata conduz o desenvolvimento ao longo de uma trajetória masculina ou, na ausência dessa exposição hormonal, o desenvolvimento continua em uma trajetória feminina.

Dada a complexidade dessa cascata de eventos que ocorre entre a sexta e a 16ª semanas de desenvolvimento pré-natal, não é surpreendente que várias anormalidades genéticas possam intervir em suas diferentes etapas, muitas vezes ocasionando ambiguidade sexual ou discordância entre o complemento sexual do indivíduo e a aparência de sua genitália externa, o que caracteriza um grupo denominado de **intersexo**. O **Quadro 7.2** apresenta os diferentes transtornos que compõem esse grupo. Alguns deles (síndromes de Klinefelter e de Turner, e respectivas variantes) foram abordados no Capítulo 4.

7.7.8.1 Mutações no gene *SRY*

A proteína SRY normal contém 240 aminoácidos com um domínio de ligação ao DNA que é denominado *box HMG*. O *box HMG* do gene *SRY* consiste nos códons 58 a 137, região em que ocorre a maioria das mutações desse gene, em geral novas, com apenas algumas sendo familiares. A formação da proteína SRY funcional é impedida pelo surgimento de códons de finalização (assinalados por X) e por mudanças da fase de leitura após deleções. O efeito dessas mutações é o desenvolvimento sexual anormal masculino (mulheres XY). A **Figura 7.11** mostra esquematicamente o local de ocorrência dessas mutações.

7.7.8.2 Hermafroditismo verdadeiro

A denominação "hermafroditismo" decorre de Hermafrodito, filho de Hermes e Afrodite, deuses mitológicos. Conta a lenda que, aos 15 anos, Hermafrodito foi descoberto, junto a um lago, pela ninfa Salmacis, que por ele se apaixonou. Ao tentar abraçá-lo, o jovem ameaçou fugir, levando Salmacis a se esconder. Hermafrodito, pensando estar só, despiu-se para banhar-se nas águas límpidas do lago, ao mesmo tempo em que a ninfa, arrebatada por sua paixão, lançou-se à água e o abraçou como uma serpente. Salmacis rogou aos deuses para não mais se separar de Hermafrodito, e foi literalmente atendida. Seus corpos fundiram-se, tornando-se um só organismo, com uma

Tabela 7.7 Níveis de identidade sexual em humanos

Nível	Eventos	Período
Cromossômico/gênico	XY = masculino; XX = feminino	Fertilização
Sexo gonadal	Gônada indiferenciada transforma-se em testículo ou ovário	6-16 semanas após a fertilização
Sexo fenotípico	Desenvolvimento das estruturas reprodutivas internas e externas continua como masculino ou feminino em resposta aos hormônios	8 semanas após a fertilização
Identidade de gênero	Desenvolvimento de fortes sentimentos de ser homem ou mulher	Desde a infância, talvez mais cedo

Fonte: Modificada de Lewis.[8]

Quadro 7.2 Transtornos da diferenciação e do desenvolvimento sexual no grupo denominado intersexo

Disgenesia dos túbulos seminíferos (síndrome de Klinefelter)
  47,XXY; 48,XXXY; 48,XXYY; 49,XXXXY
Disgenesia ovariana (síndrome de Turner)
  45,X; 46,X, i(Xq); 46,X, del(Xp), 46,X, r(X)
Disgenesia gonadal cromossômica X/XY
Mutações no gene *SRY*

Intersexo
Hermafroditismo verdadeiro
  46,XX com sequências derivadas do cromossomo Y
  Quimerismo 46,XX/46,XY
Pseudo-hermafroditismo masculino
  Insensibilidade dos receptores aos andrógenos
    Completa – síndrome de feminização testicular
    Incompleta – síndrome de Reifenstein
  Erros inatos da biossíntese de andrógenos
    Deficiência de 5-α-redutase 2 – hipospadia pseudovaginal perineoescrotal
    Mosaicismo 45,X/46,XY
Defeitos do fator inibidor mülleriano (MIF)
Pseudo-hermafroditismo feminino
  Hiperplasia adrenal congênita
  Efeitos da ingestão materna de andrógenos
  Efeitos de tumores secretores de andrógenos

Fonte: Modificada de Mueller e Young[1] e Passarge.[6]

face e uma forma, nem masculina, nem feminina, mas possuindo as características de ambos.

No **hermafroditismo verdadeiro**, condição muito rara, um indivíduo tem ambos os tecidos, testicular e ovariano, frequentemente associados a genitália ambígua. Às vezes, pode ser encontrado um ovário em um lado e um testículo no outro lado do corpo, ou ainda pode haver uma mistura de tecidos ovariano e testicular em uma gônada denominada ovoteste, que pode ser uni ou bilateral. A maioria dos pacientes com hermafroditismo verdadeiro tem cariótipo 46,XX e, em muitos desses indivíduos, o cromossomo X de origem paterna é portador de sequências específicas de DNA do cromossomo Y, o que resulta de um *crossing-over* distal na região pseudoautossômica entre os cromossomos X e Y durante a meiose I, na espermatogênese. Uma pequena fração dos pacientes com hermafroditismo verdadeiro constitui quimeras com linhagens celulares 46,XX/46,XY.

Existem indivíduos raros que apresentam uma situação reversa: homens que têm dois cromossomos X (**síndrome de reversão sexual masculina XX**) e mulheres que apresentam um cromossomo X e um cromossomo Y (**síndrome de reversão sexual feminina XY**). Esses casos resultam do raro deslocamento do gene *SRY* para a porção distal do braço curto do cromossomo X (Xp), por meio de um *crossing-over* distal da região pseudoautossômica, referido no parágrafo anterior. No primeiro caso, o gene *SRY* induz o desenvolvimento masculino em indivíduos XX; no segundo caso, esse gene está ausente do cromossomo Y. Vários estudos revelaram que os homens XX possuem realmente um pequeno fragmento de um cromossomo Y, enquanto as mulheres XY carecem desse pequeno fragmento do cromossomo Y (**Fig. 7.12**). Por outro lado, há evidências de que o hermafroditismo verdadeiro com cariótipo 46,XX e a síndrome de reversão sexual masculina XX possam ser condições intimamente relacionadas.

7.7.8.3 Pseudo-hermafroditismo masculino

Nos casos de pseudo-hermafroditismo, há tecido gonadal de um único sexo, mas a genitália externa pode ser ambígua ou do sexo oposto ao dos cromossomos sexuais presentes.

No **pseudo-hermafroditismo masculino**, os indivíduos afetados têm cariótipo masculino (46,XY), mas apresentam genitália externa feminina. Existem vários tipos, como os decorrentes de insensibilidade dos receptores aos andrógenos e os resultantes de erros inatos na biossíntese de andrógenos, alguns comentados a seguir.

Síndrome de insensibilidade androgênica (MIM 300068) – Mais conhecida como **síndrome de**

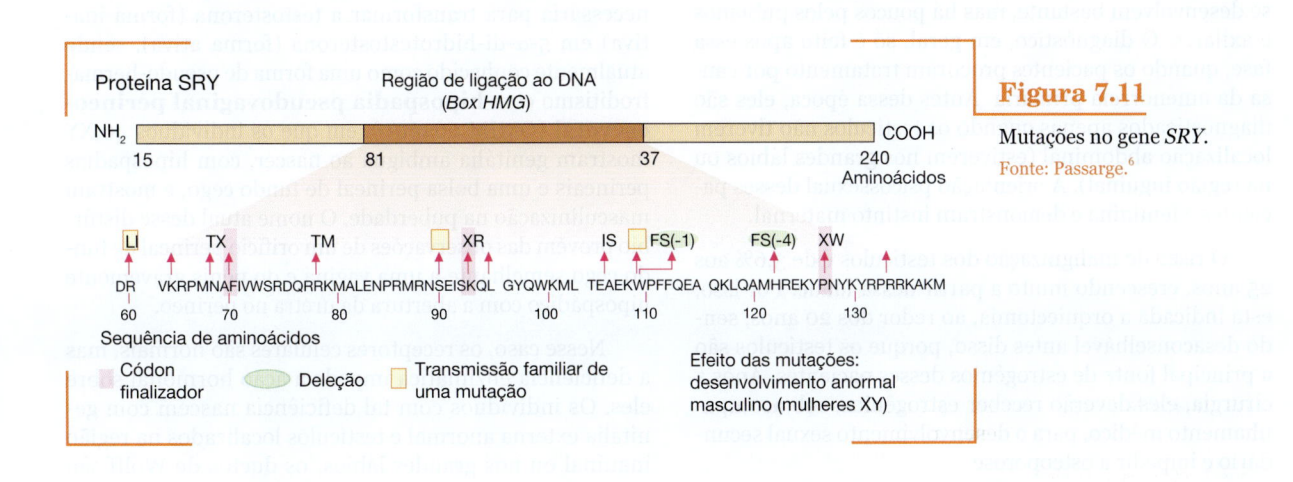

Figura 7.11

Mutações no gene *SRY*.
Fonte: Passarge.[6]

Figura 7.12

Síndromes de reversão sexual: homens XX e mulheres XY.

Fonte: Passarge.[6]

1. O *SRY* permanece no cromossomo Y 2. Transferência do *SRY* ao cromossomo X

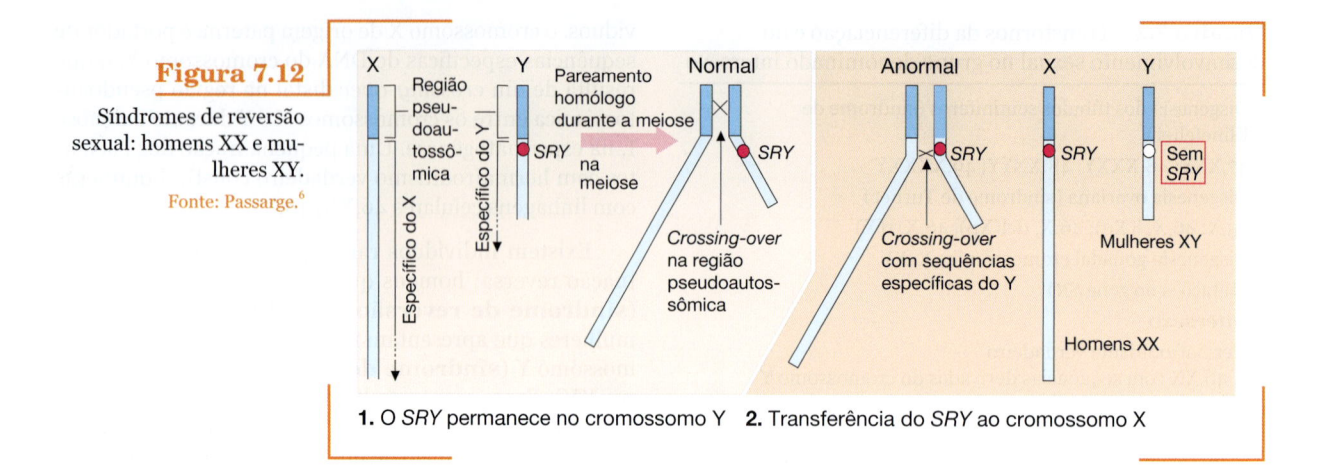

feminização testicular (TFM). Sua causa mais frequente é a insensibilidade completa dos órgãos-alvo aos hormônios androgênicos. A testosterona atua somente por meio de um receptor intracelular androgênico, que é uma proteína de 919 aminoácidos codificada por um gene localizado no cromossomo X (Xq11-q12; MIM 313700). Mutações no gene desse receptor resultam nesse tipo de pseudo-hermafroditismo masculino. Os pacientes têm cariótipo masculino normal (46,XY), cromatinas X negativa e Y positiva e testículos, mas seus genitais externos são basicamente femininos, razão pela qual são considerados desse sexo e assim criados. Internamente, a vagina tem fundo cego e o útero e as tubas uterinas estão ausentes. O defeito básico dessa síndrome reside não na produção de testosterona ou na sua transformação em 5-α-di-hidrotestosterona, mas sim nos receptores localizados nos órgãos-alvos desses hormônios, que lhes são insensíveis. Em consequência, existem testículos, geralmente localizados no abdome ou no canal inguinal, onde são tomados erroneamente por hérnias inguinais, mas os ductos de Wolff não se diferenciam; os genitais externos adquirem aspecto feminino, com clitóris, grandes e pequenos lábios e vagina em fundo cego.

A incapacidade de resposta aos hormônios masculinos se mantém por toda a vida. Na puberdade, os seios se desenvolvem bastante, mas há poucos pelos pubianos e axilares. O diagnóstico, em geral, só é feito após essa fase, quando os pacientes procuram tratamento por causa da amenorreia primária. Antes dessa época, eles são diagnosticados apenas quando os testículos não tiverem localização abdominal (estiverem nos grandes lábios ou na região inguinal). A orientação psicossexual desses pacientes é feminina e demonstram instinto maternal.

O risco de malignização dos testículos é de 3,6% aos 25 anos, crescendo muito a partir dessa idade. Por isso, está indicada a orquiectomia, ao redor dos 20 anos, sendo desaconselhável antes disso, porque os testículos são a principal fonte de estrogênios desses pacientes. Após a cirurgia, eles deverão receber estrogênios, sob acompanhamento médico, para o desenvolvimento sexual secundário e impedir a osteoporose.

Todos os casos estudados mostram que a transmissão dessa doença se dá pela mãe dos pacientes, pois há ocorrência de tios maternos afetados, mas não de tios paternos. Os afetados nunca se reproduzem, por isso os dados também poderiam ser compatíveis com a herança autossômica dominante limitada ao sexo masculino (ver Cap. 5). No entanto, experimentos feitos *in vitro* falam a favor da herança recessiva ligada ao X (**Fig. 7.13**).

A expansão de repetições do trinucleotídeo CAG no éxon 1 do gene do receptor androgênico causa um distúrbio neurológico denominado atrofia muscular espinobulbar 1 ou doença de Kennedy (OMIM 313200), que é um raro exemplo do fenômeno chamado "um gene dentro de um gene".

Síndrome de Reifenstein (OMIM 312300) – Uma variante da síndrome de feminização testicular em que a insensibilidade aos hormônios androgênicos é incompleta; os homens afetados apresentam hipospadia, micropênis e ginecomastia.

Pseudo-hermafroditismo relacionado com a biossíntese de andrógenos – Determinado por mutações em um gene autossômico recessivo, localizado no cromossomo 2p23. Esse tipo é causado pela **deficiência da enzima esteroide 5-α-redutase 2**, que é a enzima necessária para transformar a testosterona (forma inativa) em 5-α-di-hidrotestosterona (forma ativa), sendo atualmente conhecido como uma forma de pseudo-hermafroditismo com **hipospadia pseudovaginal perineoescrotal** (OMIM 264600), em que os indivíduos 46,XY mostram genitália ambígua ao nascer, com hipospadias perineais e uma bolsa perineal de fundo cego, e mostram masculinização na puberdade. O nome atual desse distúrbio provém das observações de um orifício perineal de fundo cego semelhante a uma vagina e do pênis gravemente hipospádico com a abertura da uretra no períneo.

Nesse caso, os receptores celulares são normais, mas a deficiência enzimática impede a ação hormonal sobre eles. Os indivíduos com tal deficiência nascem com genitália externa anormal e testículos localizados na região inguinal ou nos grandes lábios; os ductos de Wolff são

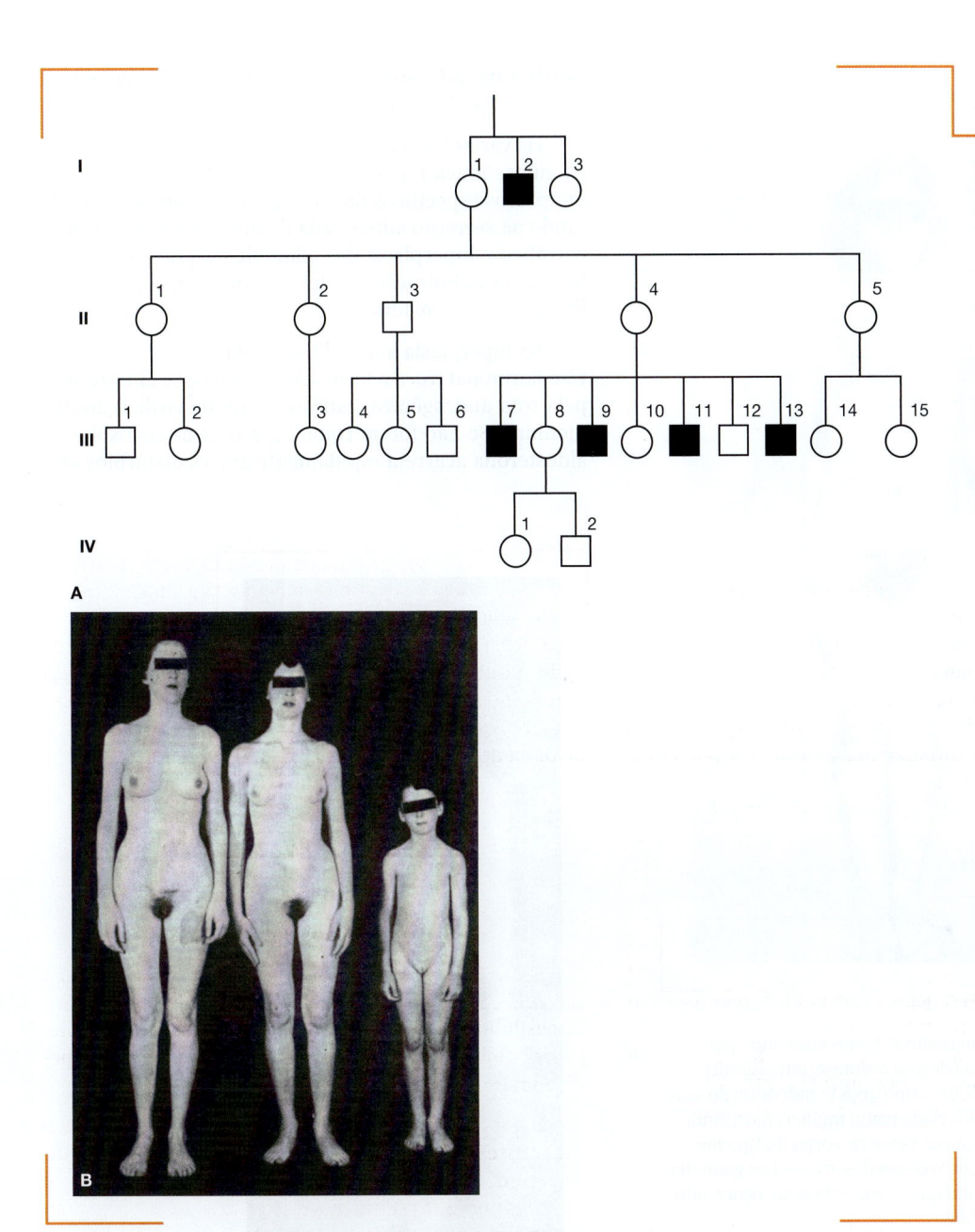

Figura 7.13

Síndrome de feminização testicular (pseudo-hermafroditismo masculino por ausência de receptores celulares para os hormônios androgênicos, recessiva ligada ao sexo, cariótipo 46,XY). **A** – Genealogia mostrando vários indivíduos do sexo masculino afetados (segundo McKusick[9]). **B** – Três irmãos, criados como mulheres, mostrando características sexuais secundárias típicas do sexo feminino.

Fonte: Burns.[10]

---

bem diferenciados, já que, para isso, eles dependem da testosterona e não da 5-α-di-hidrotestosterona. Na puberdade, entretanto, esses pacientes sofrem marcante virilização: o pênis cresce, adquirindo tamanho normal, os grandes lábios adquirem aparência de escroto bífido, os testículos crescem para o escroto. Os indivíduos também desenvolvem grande massa muscular e voz grave, e não manifestam ginecomastia (desenvolvimento de mamas). Têm ereção, orgasmo e ejaculação normal. A explicação para a falta de virilização dos genitais externos, durante o desenvolvimento fetal, e a sua masculinização após a puberdade é a de que a 5-α-di-hidrotestosterona é necessária durante o desenvolvimento dos fetos com sexo cromossômico masculino para induzir a diferenciação dos genitais externos. Durante a puberdade, porém, o desenvolvimento da genitália externa e das características sexuais secundárias depende da testosterona, não da 5-α-di-hidrotestosterona (**Fig. 7.14**).

Pseudo-hermafroditismo por mosaicismo cromossômico (45,X/46,XY) – A maioria dos indivíduos é do sexo masculino normal, mas uma pequena proporção apresenta genitália externa ambígua ou feminina.

Outros tipos de pseudo-hermafroditismo masculino – Podem ser vistos na displasia campomélica, causada por mutações no gene *SOX9*, que é um gene importante na via reguladora em que o *SRY* causa a masculinização das gônadas indiferenciadas, e na síndrome de Smith-Lemli-Opitz, causada pela deficiência de 17-de-hidrocolesterol-redutase, uma enzima envolvida na

síndrome adrenogenital (OMIM 201910; gene responsável localizado em 6p21.3).

Há várias formas genéticas e clínicas, todas de herança autossômica recessiva, caracterizadas por bloqueios em passos específicos da biossíntese do cortisol e resultando na secreção aumentada do hormônio adrenocorticotrófico e hiperplasia das glândulas suprarrenais. Isso leva à masculinização dos fetos femininos, com anomalias da genitália externa.

Na hiperplasia adrenal congênita (Fig. 7.15), a síntese hormonal troca a formação do cortisol e aldosterona pela rota androgênica, causando grande virilização das meninas. Se não forem tratadas, a falta de cortisol e de aldosterona acarreta rapidamente graves distúrbios ele-

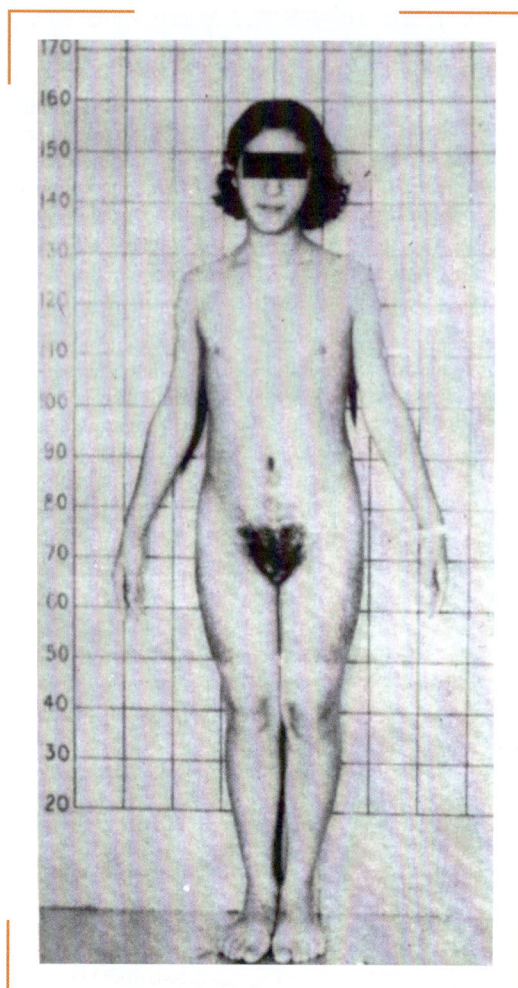

Figura 7.14

Pseudo-hermafroditismo masculino por deficiência de 5-α-redutase, autossômico recessivo, cariótipo 46,XY: indivíduo do sexo masculino criado como mulher, mostrando distribuição de pelos no corpo do tipo masculino e mamas não desenvolvidas; genitália externa ambígua, com virilização ocorrendo na puberdade.

Fonte: Burns.[10]

biossíntese do colesterol, em que alguns meninos gravemente afetados têm genitália externa feminina.

7.7.8.4 Pseudo-hermafroditismo feminino

No pseudo-hermafroditismo feminino, o cariótipo é feminino (46,XX), mas a genitália externa é ambígua ou virilizada, de modo a assemelhar-se à de um homem normal.

A causa mais frequente do pseudo-hermafroditismo feminino é a deficiência geneticamente determinada da enzima esteroide 21-hidroxilase, devida a mutações no gene *CYP21*, causando hiperplasia do córtex da glândula suprarrenal. Esse tipo de pseudo-hermafroditismo é conhecido como **hiperplasia adrenal congênita** ou

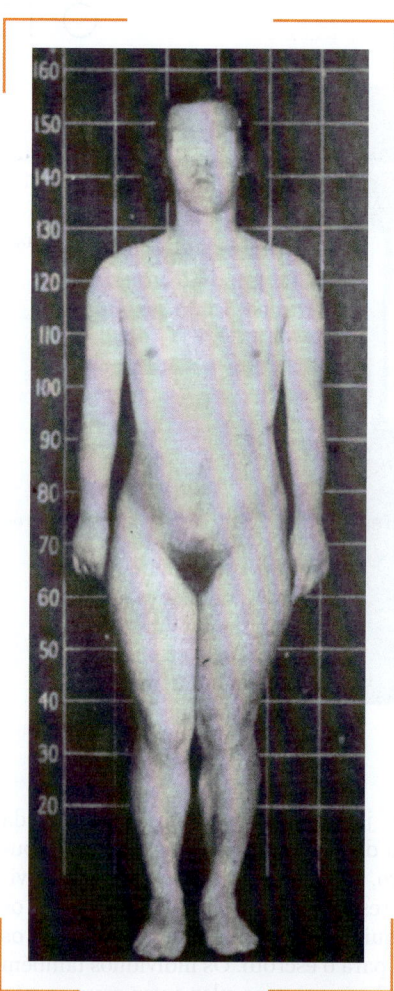

Figura 7.15

Síndrome adrenogenital ou hiperplasia adrenal congênita (pseudo-hermafroditismo feminino, autossômico recessivo, cariótipo 46,XX): indivíduo do sexo feminino, mostrando baixa estatura, corpo atarracado, distribuição de pelos no corpo do tipo masculino e mamas não desenvolvidas; genitália externa ambígua.

Fonte: Burns.[10]

trolíticos, com anorexia, vômitos e desidratação, e elas morrerão com uma ou duas semanas de vida (síndrome adrenogenital não compensada).

Os casos menos frequentes correspondem à forma virilizante simples. Seja qual for o caso, salienta-se o tratamento com reposição de cortisol, a urgente atribuição de gênero e a necessidade de cirurgia plástica no momento adequado.

Em homens, o mesmo fenótipo produz virilização precoce, sem dificuldades na determinação do sexo. Nas mulheres, entretanto, pode haver clitorimegalia, aparecimento precoce dos pelos pubianos, desenvolvimento androide com grande aumento da massa muscular e parada precoce do crescimento, depois de adquirirem alta estatura na infância. Podem manifestar amenorreia, apesar de possuírem ovário e útero, porque os ovários mostrarão fibrose capsular e diminuição do número de folículos.

Mais raramente, o pseudo-hermafroditismo feminino pode ter causas **epigenéticas** e/ou **ambientais**. Por exemplo, pode ser causado por um tumor materno secretor de andrógenos, ou pela ação de hormônios antiabortivos ingeridos pela mãe durante a gestação, constituindo, assim, uma **fenocópia** (fenótipo causado por algum fator ambiental, sendo igual ao produzido pelos genes).

⚠ Resumo

O desenvolvimento humano normal, da fertilização à formação completa do organismo, envolve dois processos principais: a **diferenciação**, que produz tipos celulares morfológica e funcionalmente diferentes, e o **crescimento**, que corresponde ao aumento na dimensão espacial e na massa corporal.

Já são conhecidos muitos mecanismos de regulação e diferenciação da atividade gênica. Por exemplo, a metilação de certas bases do DNA influencia as taxas de mutação espontânea, bem como a ação gênica, pois diferenças de metilação entre os genomas materno e paterno acarretam influências variáveis no desenvolvimento do embrião. Apesar de diferentes modelos complexos terem sido propostos para explicar a regulação gênica, a questão essencial permanece até hoje sem resposta: o que leva as células de um embrião em desenvolvimento muito recente a se diferenciarem? A resposta provavelmente deve considerar não apenas o DNA, suas interações com o RNA mensageiro e as proteínas, mas também os fatores de crescimento e de transcrição e as interações intercelulares indutivas.

O desenvolvimento pré-natal é dividido geralmente em dois estágios: o estágio embrionário, que vai da formação do zigoto, após a fertilização se completar (com a fusão dos pró-núcleos masculino e feminino), até aproximadamente 60 dias ou oito semanas de desenvolvimento, e o estágio fetal, que decorre do 61º dia ou da nona semana até o nascimento, que se dá em geral entre 38 e 39 semanas ou 266 dias após a fecundação.

No estágio embrionário, 30 horas após a concepção, ocorre a primeira divisão celular do zigoto, que chega à cavidade uterina aos quatro dias, no estágio de mórula; após a implantação (estágio de blastocisto), inicia-se a diferenciação, com a formação do disco germinativo bilaminar (12 dias) e posteriormente o disco germinativo trilaminar (composto de ectoderma, mesoderma e endoderma) e linha primitiva (19 dias); a organogênese se dá entre a quarta e a oitava semana. Paralelamente, entre a segunda e a oitava semana, formam-se as membranas fetais e outras estruturas que sustentam e protegem o embrião.

No estágio fetal, prossegue a organogênese, mas esse estágio caracteriza-se principalmente pelo crescimento fetal, com aumento de peso e acúmulo de gordura; entre 16 e 18 semanas, são percebidos os primeiros movimentos fetais.

Por meio de estudos genéticos realizados em outros organismos, como a mosca-das-frutas (*Drosophila melanogaster*), vertebrados, como o peixe-zebra (*Danio rerio*) e o camundongo (*Mus musculus*), foram identificados vários genes ou famílias de genes que desempenham papel importante no processo de desenvolvimento. A maioria desses genes produz proteínas chamadas fatores de transcrição, que controlam a transcrição do RNA a partir de um molde de DNA, pela ligação a sequências regulatórias específicas de DNA, formando complexos que iniciam a transcrição pela RNA-polimerase. Os fatores de transcrição podem ligar ou desligar genes, ativando ou reprimindo a expressão gênica. É provável que importantes fatores de transcrição controlem muitos genes, em uma cascata sequencial coordenada, que envolve a regulação de processos embrionários fundamentais, como proliferação, migração, indução, diferenciação, segmentação e apoptose. Esses processos celulares básicos atuam de diferentes maneiras e combinações para possibilitar a morfogênese e o crescimento. A morfogênese é um termo abrangente: células e tecidos formando órgãos que se agrupam em sistemas orgânicos, com localização, forma, tamanho e função apropriados. O crescimento tem de ser altamente regulado, pois, quando é desregulado, resulta em anormalidades, como hiperplasia, hipertrofia e outras. Acredita-se que todos esses processos são mediados também por fatores de crescimento, receptores celulares, moléculas de sinalização, proteínas de transdução de sinal e substâncias morfogênicas.

Estudos recentes em humanos revelaram que mutações em vários genes de famílias gênicas que mostram grande homologia com genes reguladores do desenvolvimento de outros organismos podem resultar em malformações isoladas ou síndromes com anomalias congênitas. Deve-se ter em mente que os genes são os reguladores primários dos processos de desenvolvimento. Seus produtos proteicos funcionam nas vias genéticas apropriadas ao desenvolvimento de órgãos e sistemas, mas esses processos também estão sujeitos a efeitos de mutações dos genes que agem especificamente no desenvolvimento e à influência de outros genes presentes no genoma individual e de fatores epigenéticos, que poderão alterar o curso do desenvolvimento normal, resultando em sua alteração.

Os genes que atuam no desenvolvimento humano podem ser classificados em genes de segmentação e polaridade (genes *SHH*, *DHH* e *IHH*), genes *homeobox* ou homeóticos (genes *HOX*), genes de *boxes* pareados (genes *PAX*), genes *SOX*, genes *TBX*, genes com "dedos de zinco" (genes *GLI*) e genes de transdução de sinal (proto-oncogene *RET* e genes *FGFR*).

Vários genes que desempenham papel importante na embriogênese são também importantes no desenvolvimento do câncer. Isso não é surpreendente, uma vez que muitos genes do desenvolvimento são expressos ao longo da vida em processos como a transdução de sinais. Assim, por exemplo, os genes *KIT*, *PAX3*, *PTCH1*, *RET* e *WT1* podem causar, respectivamente, leucemia de mastócitos, rabdomiossarcoma alveolar, carcinoma basocelular, carcinoma de tireoide e tumor de Wilms.

Às vezes, a fertilização resulta de uma gravidez anormal, em que a placenta consiste em uma massa desorganizada, conhecida como mola hidatiforme parcial ou completa, cujas características diferenciais são o número de cromossomos e sua origem parental, a presença ou ausência de feto e o potencial de malignização.

A determinação do sexo é devida à presença ou à ausência do cromossomo Y. Desse modo, a presença de um cromossomo Y leva à masculinização, independentemente do número de cromossomos X presentes. A ausência do cromossomo Y resulta em desenvolvimento feminino. Sabe-se, por outro lado, que a ação determinante do sexo do cromossomo Y limita-se especificamente ao desenvolvimento dos testículos.

Embora os cromossomos sexuais estejam presentes no zigoto desde a concepção, as gônadas são indiferenciadas no início do desenvolvimento embrionário. Durante a quarta semana de desenvolvimento, células germinativas migram do saco vitelino para as gônadas indiferenciadas, e, aproximadamente na sexta semana inicia-se a diferenciação gonadal. Nessa fase, o embrião apresenta gônadas bilaterais indiferenciadas, que consistem em córtex e medula, e dois conjuntos de ductos (de Wolff e de Müller). A partir da sexta semana de desenvolvimento, o embrião desenvolve-se na direção feminina, a menos que o fator determinante testicular (TDF) inicie uma sequência de eventos que levem as gônadas até então indiferenciadas a se desenvolverem em testículos. Esse fator determinante testicular está localizado na região determinante do sexo do cromossomo Y (*SRY*), tendo expressão específica nos testículos. Na ausência de um cromossomo Y, como na mulher normal (46,XX), ou da expressão normal do gene *SRY*, o córtex da gônada indiferenciada desenvolve-se em ovário. A diferenciação sexual normal está completa aproximadamente entre a 12ª e a 14ª semanas de gestação, embora, no caso masculino, os testículos só migrem para o escroto quase no fim da gestação.

No braço longo do cromossomo Y existe a região *AZF* (região do fator de azoospermia), na qual se localizam pelo menos quatro genes *DAZ* (que significa deletado na azoospermia), que codificam uma proteína de ligação do RNA com papel na espermatogênese normal. Quando algum dos quatro genes *DAZ* está deletado, ocorre oligospermia ou azoospermia não obstrutiva ligada ao Y. Além disso, a deficiência espermatogênica não obstrutiva é causada, mais frequentemente, por deleções intersticiais no cromossomo Y. A deleção completa da região *AZF* do Yq é a causa genética conhecida mais comum de infertilidade humana.

Existem diferentes níveis nos quais o sexo deve ser considerado. A condição de ser um indivíduo feminino ou masculino depende, primeiramente, dos cromossomos sexuais presentes na concepção. Depois disso, os hormônios exercem um controle sutil sobre o desenvolvimento das estruturas reprodutivas. Os sentimentos em relação à sexualidade são influenciados tanto por fatores biológicos como por fatores socioculturais.

São raras as anormalidades da diferenciação sexual, mas são causas importantes de infertilidade e ambiguidade sexual. Algumas delas são: disgenesia dos túbulos seminíferos (síndrome de Klinefelter); disgenesia ovariana (síndrome de Turner); intersexo (hermafroditismo verdadeiro, 46,XX com sequências derivadas do cromossomo Y, quimerismo 46,XX/46,XY); pseudo-hermafroditismo masculino devido à insensibilidade dos receptores aos andrógenos (completa: síndrome de feminização testicular; incompleta: síndrome de Reifenstein); pseudo-hermafroditismo masculino devido a erros inatos da biossíntese da testosterona (deficiência de 5-α-redutase 2); pseudo-hermafroditismo masculino devido a mosaicismo 45,X/46,XY; pseudo-hermafroditismo feminino genético (hiperplasia adrenal congênita); e pseudo-hermafroditismo feminino devido a fatores epigenéticos e/ou ambientais (efeitos da ingestão materna de andrógenos ou de tumores maternos secretores de andrógenos).

⚡ Teste seu conhecimento

1. À vista da Tabela 7.1, comente os principais eventos do desenvolvimento pré-natal humano.

2. Na Tabela 7.2 constam genes relacionados com o desenvolvimento humano e as anormalidades a eles associadas. Como se classificam esses genes?

3. O que são genes de segmentação e polaridade, e qual o seu papel no desenvolvimento humano?

4. O que são genes homeóticos e como agem no desenvolvimento humano? Que anormalidades suas mutações podem causar?

5. Que outros tipos de genes se relacionam com o desenvolvimento humano? Dê exemplos.

6. Qual a relação dos genes de transdução de sinal com o desenvolvimento humano?

7. Dê exemplos de genes que atuam tanto na embriogênese quanto na carcinogênese.

8. Como se dá a determinação e a diferenciação sexual humana?

9. Entre os possíveis genes candidatos, qual o mais provável para exercer a função de fator determinante testicular? Justifique.

10. Quais os diferentes níveis de identidade sexual (Tab. 7.7)?

11. À vista do Quadro 7.2, caracterize as principais anormalidades ou transtornos da diferenciação sexual.

Exercícios

1. O que são *HOX*? Que propriedades eles têm em comum?

2. Liste as principais classes de genes do desenvolvimento. Qual é a função de cada classe desses genes?

3. O que significa diferenciação e determinação? Caracterize cada termo, indicando qual delas ocorre primeiramente durante o desenvolvimento intrauterino.

4. Como se formam as três camadas germinativas primordiais e por que elas são importantes?

5. Como pode ser diagnosticado um defeito de fechamento do tubo neural, durante a embriogênese?

6. A mudança que permite a um espermatozoide fertilizar um ovócito/óvulo é conhecida como:

   ( ) vasocongestão ( ) clivagem ( ) capacitação ( ) gestação ( ) meiose

7. Faça as seguintes associações simples:

   A. blastocisto
   B. trofoblasto
   C. mórula
   D. massa celular interna
   E. zigoto
   F. clivagem

   ( ) divisão inicial do zigoto
   ( ) massa sólida de células 3-4 dias após a concepção
   ( ) esfera oca de células 5 dias após a concepção
   ( ) porção que se desenvolve formando o embrião
   ( ) porção que formará a porção fetal da placenta
   ( ) resulta da fertilização do ovócito/óvulo pelo espermatozoide
   ( ) gameta masculino que fertiliza o feminino

8. Complete as seguintes frases, relativas às anormalidades da diferenciação sexual:
   a. A presença de tecido testicular e ovariano no mesmo indivíduo indica _____.
   b. A síndrome de reversão sexual masculina ocorre quando um homem apresenta cromossomos sexuais _____. O cariótipo 48,XXYY corresponde à _____.
   c. Uma das causas do _____ é a insensibilidade/deficiência dos receptores androgênicos, de herança _____. Quando essa insensibilidade é completa, denomina-se _____, quando é incompleta, denomina-se _____.
   d. A causa mais comum de _____ é a hiperplasia adrenal congênita, cuja herança é _____.

Referências

1. Mueller RF, Young ID. Emery's elements of medical genetics. 10th ed. Edinburg: Churchill Livingstone; 1998.
2. Turnpenny P, Ellard S. Emery genética médica. 13. ed. Rio de Janeiro: Elsevier; 2009.
3. Lewis R. Human genetics: concepts and applications. 2nd ed. Dubuque IR: Wm. C. Brown; 1997.
4. Sociedade Brasileira de Anatomia. Terminologia anatômica. São Paulo: Manole; 2001.
5. OMIM: online Mendelian inheritance in man [Internet]. Bethesda: NCBI;c2012 [capturado em 25 ago. 2012]. Disponível em: http://www.ncbi.nlm.nih.gov/omim.
6. Passarge E. Genética: texto e atlas. 3. ed. Porto Alegre: Artmed; 2011.
7. Ohno S. Sex chromosomes and sex-linked genes. Berlin: Springer-Verlag; 1967.
8. Lewis R. Human genetics: concepts and applications. 4th ed. Boston: McGraw-Hill; 2001.
9. McKusick VA. Genética humana. São Paulo: EDUSP; 1971.
10. Burns GW. The science of genetics: an introduction to heredity. 3. ed. New York: MacMillan; 1976.

Leituras recomendadas

Ferrás C, Fernandes S, Marques CJ, Carvalho F, Alves C, Silva J, et al. AZF and DAZ gene copy-specific deletion analysis in maturation arrest and Sertoli cell-only syndrome. Mol Hum Reprod. 2004;10(10):755-61.

Laboratório de Patologia Molecular. Homeobox [Internet]. São Paulo: USP; c2012 [capturado em 25 ago. 2012]. Disponível em: www.fo.usp.br/lpm/homeobox.html.

Lishko PV, Botchkina IL, Kirichok Y. Progesterone activates the principal Ca2+ channel of human sperm. Nature. 2011;471(7338):387-91.

Moore KL, Persaud TVN. Embriologia básica. 5. ed. Rio de Janeiro: Guanabara Koogan; 2000.

Nussbaum RL, McInnes RR, Willard HF. Thompson e Thompson: genética médica. 7. ed. Rio de Janeiro: Elsevier; 2008.

Rahimov F, Ribeiro LA, de Miranda E, Richieri-Costa A, Murray JC. GLI2 mutations in four Brazilian patients: how wide is the phenotypic spectrum? Am J Med Genet A. 2006;140(23):2571-6.

Robinson WM, Borges-Osório MR. Genética para odontologia. Porto Alegre: Artmed; 2006.

Scudellari M. Sperms mistery solved [Internet]. Ontario: The Scientist; 2011 [capturado em 25 ago. 2012]. Disponível em: http://classic.the-scientist.com/?articles.view/articleNo/29592/article/Sperm-mystery-solved.

Strünker T, Goodwin N, Brenker C, Kashikar ND, Weyand I, Seifert R, et al. The CatSper channel mediates progesterone-induced Ca2+ influx in human sperm. Nature. 2011;471(7338):382-6.

Tortora GJ, Grabowski SR. Corpo humano: fundamentos de anatomia e fisiologia. 6.ed., Porto Alegre: Artmed; 2006

Capítulo 8

Genética de Populações

8.1 Conceitos essenciais 253

8.2 A lei de Hardy-Weinberg 254
    8.2.1 Demonstração da lei de Hardy-Weinberg 254
    8.2.2 Determinação das frequências alélicas e genotípicas em populações em equilíbrio 255
        8.2.2.1 Genes codominantes 255
        8.2.2.2 Dominância completa (quando não se conhece a frequência dos heterozigotos) 256
        8.2.2.3 Genes ligados ao sexo 256
        8.2.2.4 Alelos múltiplos 257

8.3 Fatores que alteram as frequências alélicas nas populações 258
    8.3.1 Mutação 258
    8.3.2 Seleção 259
        8.3.2.1 Seleção contra mutações dominantes 261
        8.3.2.2 Seleção contra mutações recessivas 261
        8.3.2.3 Seleção contra mutações recessivas ligadas ao sexo 261
        8.3.2.4 Tipos de seleção 262
    8.3.3 Deriva genética 262
    8.3.4 Migração ou fluxo gênico 263

8.4 Fatores que alteram apenas as frequências genotípicas na população 265
    8.4.1 Casamento preferencial 265
    8.4.2 Consanguinidade e endocruzamento 265
        8.4.2.1 Terminologia 265
        8.4.2.2 Coeficiente de consanguinidade 265
        8.4.2.3 Coeficiente de endocruzamento 266

8.5 Raças humanas 268

8.6 Conceitos gerais sobre probabilidades e riscos empíricos 269
    8.6.1 Conceito de probabilidade 269
    8.6.2 Probabilidade teórica 269
    8.6.3 Teorema de Bayes 269
    8.6.4 Risco empírico 270

Caso clínico

Felipe e Manuela, um casal jovem e normal, tiveram, após dois anos de casamento, um filho também normal, Nestor. Quando Manuela engravidou novamente, Nestor estava com 4 anos. Nasceu, então, uma menina, Sílvia, que não teve a mesma sorte de Nestor, pois aos 5 meses começou a ter problemas, como inchaço doloroso nos pés e nas mãos e suor excessivo; tinha também infecções recorrentes associadas à dor. Os pais, preocupados, levaram a menina ao pediatra. Felipe e Manuela são afrodescendentes, e ambos tiveram irmãos que morreram ainda na infância, com anemia. Ao exame clínico, o médico constatou que Sílvia, além de muito pálida, tinha o baço aumentado. Foram feitos exames laboratoriais, cujos resultados se mostraram compatíveis com anemia hemolítica, com níveis baixos de hemoglobina (7 g/dL) e contagem de eritrócitos de 12%. Um esfregaço de sangue revelou a existência de hemácias em forma de foice (falciformes), confirmada por um teste de eletroforese da hemoglobina. O pediatra explicou aos pais da menina que, ao decorrer do tempo, ela poderia ter crises que causariam graves dores ósseas e abdominais, necessitando de internações hospitalares frequentes e, talvez, de transfusões de sangue e de penicilina por toda a vida. Felipe e Manuela foram encaminhados a um Serviço de Consultoria Genética (SCG), uma vez que o casal desejava ter mais filhos. No SCG, o casal foi informado de que a doença de Sílvia, anemia falciforme, era uma doença genética de herança autossômica recessiva; portanto, a probabilidade de terem outro filho doente era de 25%, mas tinham a chance de 75% de terem uma criança normal. Ficaram sabendo também que, se Manuela engravidasse novamente, ela poderia fazer um exame de diagnóstico pré-natal no início da gravidez, para saber se a criança era afetada ou não.

Fonte: Modificado de Hoffee,[1] Nussbaum e colaboradores,[2] e Read e Donnai.[3]

Comentário

A anemia falciforme (OMIM 603903), também conhecida como siclemia ou drepanocitose, é uma doença multissistêmica associada a episódios de uma doença aguda com danos orgânicos progressivos. A polimerização da hemoglobina, levando à rigidez eritrocítica e a vaso-oclusão, é o aspecto central para a fisiopatologia da doença; porém, a anemia crônica, a hemólise e a vasculopatia são também aspectos importantes encontrados nos pacientes com essa doença. A anemia falciforme é um distúrbio de herança autossômica recessiva. É uma das doenças mais comuns herdadas por meio de uma simples mutação gênica no lócus 11p15.5, da cadeia β da globina da hemoglobina; o gene codificador dessa cadeia sofre uma mutação pontual de substituição, causando a troca, na sexta posição da cadeia polipeptídica, do **ácido glutâmico** por **valina**. Em consequência, a hemoglobina que se forma (Hb S) é alterada em sua solubilidade e cristalização, sob condições de hipoxia. A molécula de hemoglobina de uma pessoa normal (Hb A) apresenta duas cadeias α e duas cadeias β normais; a Hb de uma pessoa com a doença (Hb S) tem duas cadeias α normais e duas cadeias β mutantes. Embora as moléculas mutantes da hemoglobina possam ligar-se ao oxigênio, quando estão presentes no sangue desoxigenado tornam-se menos solúveis que a Hb normal, tendendo a formar agregados de polímeros em forma de bastão. A presença desses agregados de hemácias causa uma distorção, levando as células a adquirirem a forma de foice (daí o termo falciforme), que as impede de entrar nos capilares, bloqueando o fluxo sanguíneo. Os agregados celulares impedidos de passar pelos capilares são destruídos, o que resulta na anemia hemolítica associada à doença.

Os indivíduos heterozigotos para a mutação da Hb S em geral não são afetados, mas apresentam o *traço falcêmico*, isto é, afoiçamento das hemácias nos heterozigotos Hb^A/Hb^S sob condições de anoxia grave, apresentando sintomas semelhantes aos observados nos homozigotos afetados. Geralmente o traço falcêmico não é acompanhado de anemia, sendo clinicamente silencioso.

Um quadro clínico semelhante ao do homozigoto Hb^SHb^S é observado também quando o alelo Hb^S está acompanhado de outros alelos mutantes como, por exemplo, o alelo Hb^C. As condições em que dois alelos anormais para a hemoglobina estão presentes, sendo pelo menos um deles o gene Hb^S, causam as denominadas *doenças das células falciformes* ou, abreviadamente, *doenças falciformes*. A prevalência dessa doença varia amplamente de acordo com a exposição passada ou presente das populações à malária. A mutação falciforme parece ter evoluído em razão de conferir alguma resistência à malária e, portanto, uma vantagem de sobrevida aos heterozigotos para essa mutação.

As crianças, no início, são protegidas pelos altos níveis de hemoglobina fetal (Hb F), mas, a partir dos 6 meses iniciam-se os sintomas. Podem apresentar a síndrome das mãos e dos pés: edema das partes moles e rarefação óssea. Com o passar do tempo, essas crianças mostram-se mais fracas, com atraso do desenvolvimento e maior suscetibilidade a infecções. Os afetados passam a alternar períodos de remissão relativa com períodos de agravamento clínico, representado pelas crises hemolíticas, aplásticas, vaso-oclusivas e de sequestramento, em frequências que variam muito de indivíduo para indivíduo.

Se o paciente continuar com níveis anormalmente mais altos de Hb F, a doença é mais benigna, em termos de número de crises, anemia, necessidade transfusional, episódios hemolíticos, número de visitas hospitalares, menor evidência de obstrução vascular, tendência menor à esplenomegalia, ausência de osteomielite e tendência menor à hipertrofia ventricular esquerda.

> Com relação ao risco de herança, sendo a doença falciforme um distúrbio autossômico recessivo, os futuros irmãos de uma criança afetada, como o paciente deste caso clínico, têm um risco de 25% de apresentarem a doença e 50% de virem a ter o traço falcêmico.
>
> A maioria dos tratamentos da doença falciforme é apenas de apoio. O único tratamento que pode curar essa doença é o transplante alogênico de medula óssea. Uma perspectiva em estudo para sua cura é a terapia gênica, mas ainda não foi obtido sucesso na transferência gênica necessária. O diagnóstico pré-natal pode ser feito pela análise molecular da mutação falcêmica, usando-se DNA fetal obtido de vilosidades coriônicas ou de amniócitos. No Capítulo 9 serão abordados outros aspectos da doença falciforme.

8.1 Conceitos essenciais

A característica dominante nem sempre é a mais frequente em uma população; ela depende da frequência do alelo que a determina. Por exemplo, a doença de Huntington é autossômica dominante, enquanto o fenótipo normal é recessivo. O que é mais frequente: indivíduos afetados ou normais? Normais, porque a frequência do alelo para a doença é muito menor.

Outro exemplo: albinismo, distúrbio de herança autossômica recessiva; o que é mais frequente? Aqui, é o caráter dominante (normal), pois o alelo para a normalidade é mais frequente. Assim, a frequência de uma característica em uma determinada população (**frequência fenotípica**) depende da frequência do respectivo alelo (**frequência alélica**).

A parte da genética que estuda as frequências alélicas, genotípicas e fenotípicas de uma população, bem como a distribuição dos alelos nas populações e os fatores que mantêm ou mudam a frequência desses alelos e genótipos de geração a geração, é a **genética de populações**.

Pelo estudo da genética das populações humanas, pode-se compreender melhor a maneira como as doenças hereditárias se mantêm nas populações e avaliar os possíveis efeitos disgênicos das radiações e dos produtos químicos (agentes mutagênicos), bem como os efeitos da medicina e do controle da natalidade na frequência de moléstias hereditárias. Para se compreender a genética de populações, é necessário conhecer alguns conceitos essenciais, como:

População – É qualquer grupo de indivíduos que pode se entrecruzar. Em populações humanas, esse conceito inclui, por exemplo, os estudantes de uma turma de alunos ou as pessoas de uma comunidade, de uma cidade, estado ou nação.

Conjunto gênico ou *pool* gênico – É constituído por todos os alelos contidos na totalidade dos indivíduos que se cruzam de uma população, em um dado momento.

Frequência alélica – Refere-se à porcentagem que um determinado alelo representa entre todos os alelos de um gene, em particular na população.

Frequência genotípica – Refere-se à porcentagem com que cada um dos genótipos possíveis de um determinado alelo se encontra em uma dada população.

Frequência fenotípica – Corresponde à porcentagem com que um determinado fenótipo se manifesta em uma dada população.

A genética de populações tem numerosas aplicações na medicina e em outras ciências da saúde, na agricultura, na zoologia e na pesquisa, com implicações na ética e nas políticas sociais. A seguir, constam algumas dessas aplicações.

- A determinação das frequências alélicas tem importantes aplicações práticas para o aconselhamento genético de genitores e outros parentes de pacientes com doenças hereditárias e para o planejamento de programas de rastreamento populacional de doenças genéticas, certas características ou doenças hereditárias sendo mais comuns em alguns grupos populacionais do que em outros.

- O risco de ocorrência de uma determinada doença hereditária em um indivíduo, quando não há história familiar da doença, pode ser previsto por intermédio das frequências alélicas aplicadas à população a que pertencem os genitores desse indivíduo.

- A compreensão da genética de populações é essencial também para a aplicação dos testes de DNA (ver Cap. 17) e a interpretação estatística do significado dos seus resultados, como, por exemplo, quando os tipos de DNA encontrados em um suspeito e em uma amostra de sangue da cena de um crime são correspondentes.

- Na prática da genética médica, é essencial o conhecimento sobre genes de diversas doenças que são comuns em diferentes populações; essas informações são úteis para o diagnóstico clínico e aconselhamento genético, e também para a determinação das frequências alélicas dos diferentes distúrbios, necessária para a realização dos cálculos de risco; por intermédio da genética de populações é possível discernir-se como surgem as diferenças nas frequências de doenças gênicas entre os membros de grupos mais ou menos isolados geneticamente e os indivíduos da população originária.

- A genética de populações também é usada no delineamento de estudos de amostragem e preservação do registro da variação genética entre as populações humanas distribuídas por todo o mundo.

- Nas áreas de agricultura e de zoologia, é utilizada na melhoria do desempenho de plantas cultivadas e animais domésticos, organização de programas de cruzamento para a conservação de espécies ameaçadas em zoológicos e refúgios silvestres, amostragem e preservação de plantas e animais benéficos em risco de extinção, interpretação de diferenças nas sequências nucleotídicas de genes ou nas sequências de aminoácidos de proteínas entre os membros de uma espécie ou de espécies proximamente relacionadas, e nas análises de genes e genomas entre diversas espécies para determinar suas relações evolutivas e testar hipóteses sobre o processo evolutivo.

8.2 A lei de Hardy-Weinberg

A base da genética de populações é a **lei** ou **princípio de Hardy-Weinberg**. Essa lei foi demonstrada independentemente pelo matemático inglês G. H. Hardy e pelo fisiologista alemão W. Weinberg, em 1908. Seu enunciado é o seguinte:

Para qualquer lócus gênico, as frequências relativas dos genótipos, em populações de cruzamentos ao acaso (panmíticas), permanecem constantes, de geração a geração, a menos que certos fatores perturbem esse equilíbrio.

Esses fatores são os chamados **fatores evolutivos**: **mutação**, **seleção**, **deriva genética** (ou oscilação genética) e **migração** (ou fluxo gênico). Assim, para que uma população esteja em **equilíbrio de Hardy-Weinberg** (considerando um lócus determinado), deve atender às seguintes premissas:

a. estar livre da ação dos fatores evolutivos;

b. ser uma população suficientemente grande para que os cruzamentos se deem ao acaso, isto é, ser uma população panmítica;

c. apresentar proporção sexual em torno de 1:1, isto é, que o número de indivíduos do sexo masculino seja aproximadamente igual ao número de indivíduos do sexo feminino; e

d. constituir uma população mendeliana, ou seja, uma população formada por um grupo de organismos da mesma espécie que se reproduzem sexuadamente e residem dentro de limites geográficos definidos, permitindo o entrecruzamento.

O estudo do equilíbrio de Hardy-Weinberg permite avaliar os fatores que podem causar desvios reais ou aparentes a partir do equilíbrio verdadeiro como oposto às populações idealizadas.

Embora o modelo de Hardy-Weinberg pareça não se aplicar às populações humanas, uma vez que elas não atendem em conjunto a todas as premissas mencionadas, ele é importante porque possibilita:

a. descrever a composição populacional em termos de frequências alélicas; se uma característica autossômica recessiva ocorrer em uma população com uma frequência de 9%, essa informação oferece a possibilidade de se deduzir que a frequência do alelo que a determina é de 30% e a do seu alelo alternativo é de 70%;

b. conhecer as frequências dos diferentes genótipos, mesmo quando alguns deles não podem ser reconhecidos fenotipicamente; assim, é possível, por exemplo, avaliar a frequência de heterozigotos normais que, se cruzados entre si, poderão gerar prole afetada por doença autossômica recessiva. Se em uma população, a frequência de uma doença autossômica recessiva for de 1/10.000, deduz-se que a frequência de heterozigotos é pouco menor do que 2%, observando-se, assim, que, embora a doença seja rara, os heterozigotos são relativamente comuns (1/50); e

c. avaliar os possíveis efeitos dos fatores evolutivos (mutação, seleção, migração e deriva genética) na constituição genética de uma população.

8.2.1 Demonstração da lei de Hardy-Weinberg

Considere hipoteticamente um conjunto gênico, que é uma mistura de genes que irão dar origem à geração seguinte. Nesse conjunto gênico, qualquer gameta masculino tem igual probabilidade de se unir a qualquer gameta feminino. Assim, as frequências genotípicas esperadas no zigoto da próxima geração podem ser previstas, desde que se conheçam as frequências dos alelos considerados, A e a.

Suponha-se que p seja a frequência de A e q a frequência de a. Cruzando-se dois indivíduos heterozigotos para o lócus em questão ($Aa \times Aa$), será obtida a distribuição genotípica mostrada na **Tabela 8.1**.

Assim, as frequências genotípicas esperadas para a geração seguinte são:

p^2 = frequência esperada de **AA**

$2pq$ = frequência esperada de **Aa**

q^2 = frequência esperada de **aa**

Tais frequências se manterão constantes de geração a geração, se ocorrerem as premissas referidas para o equilíbrio de Hardy-Weinberg.

Se as frequências genotípicas (e consequentemente as alélicas) permanecessem em equilíbrio, não haveria evolução. Assim, os mesmos fatores que perturbam esse equilíbrio promovem a evolução das espécies.

A lei de Hardy-Weinberg pode ser confirmada para as gerações seguintes. Supondo todos os cruzamentos possíveis e seus descendentes, se obterá:

Tabela 8.1 Distribuição genotípica na prole dos indivíduos heterozigotos ($Aa \times Aa$)

♂ \ ♀	$A\,(p)$	$a\,(q)$
$A\,(p)$	$AA\,(p^2)$	$Aa\,(pq)$
$a\,(q)$	$Aa\,(pq)$	$aa\,(q^2)$

$(p + q)^2 = p^2 + 2pq + q^2$, que é a expansão do binômio $(p + q)^2$.

I. **Casamentos**

Tipos	Frequência
$AA \times AA$	$p^2 \times p^2 = p^4$
$AA \times Aa$	$2 \times p^2 \times 2pq = 4p^3q$
$AA \times aa$	$2 \times p^2 \times q^2 = 2p^2q^2$
$Aa \times Aa$	$2pq \times 2pq = 4p^2q^2$
$Aa \times aa$	$2 \times 2pq \times q^2 = 4pq^3$
$aa \times aa$	$q^2 \times q^2 = q^4$

II. **Descendência**

♂ \ ♀	$AA\ (p^2)$	$Aa\ (2pq)$	$aa\ (q^2)$
$AA\ (p^2)$	$AA\ (p^4)$	$AA\ (p^3q)$ $Aa\ (p^3q)$	$Aa\ (p^2q^2)$
$Aa\ (2pq)$	$AA\ (p^3q)$ $Aa\ (p^3q)$	$AA\ (p^2q^2)$ $Aa\ (2p^2q^2)$ $aa\ (p^2q^2)$	$Aa\ (pq^3)$ $aa\ (pq^3)$
$aa\ (q^2)$	$Aa\ (p^2q^2)$	$Aa\ (pq^3)$ $aa\ (pq^3)$	$aa\ (q^4)$

Dessa forma, na F1, as frequências totais dos diferentes genótipos serão:

$AA = p^4 + 2p^3q + p^2q^2 = p^2\ (p^2 + 2pq + q^2)$ como $p^2 + 2pq + q^2 = 1$, a soma das frequências genotípicas de AA é igual a $\boldsymbol{p^2}$

$Aa = 2p^3q + 2p^2q^2 + 2p^2q^2 + 2pq^3 = 2pq\ (p^2 + 2pq + q^2)$, ou $Aa = \boldsymbol{2pq}$

$aa = p^2q^2 + 2pq^3 + q^4 = q^2\ (p^2 + 2pq + q^2)$, ou $aa = \boldsymbol{q^2}$

Portanto, a soma total das frequências genotípicas será: $p^2 + 2pq + q^2$, valor igual ao da soma das frequências genotípicas da geração parental.

Para exemplificar melhor, suponha-se uma população em que os genótipos AA, Aa e aa se apresentam, na geração parental, com as frequências respectivas de 9, 42 e 49%, ou seja, o alelo A com frequência $\boldsymbol{p}$ de 30% e o alelo a com frequência $\boldsymbol{q}$ de 70%. Fazendo-se a substituição numérica na **Tabela 8.2**, serão obtidos os valores encontrados na **Tabela 8.3**.

8.2.2 Determinação das frequências alélicas e genotípicas em populações em equilíbrio

8.2.2.1 Genes codominantes

Em uma população hipotética em equilíbrio, considere um determinado lócus autossômico codominante com dois alelos, A e a.

Faça a frequência de A ser igual a $\boldsymbol{p}$ e a frequência de a igual a $\boldsymbol{q}$. Assim, se a frequência do alelo A for $\boldsymbol{p} = 0,8$, a frequência do alelo a será $\boldsymbol{q} = 0,2$, pois $p + q = 1$.

As frequências alélicas são 0,8 e 0,2, respectivamente, para A e a. Então, as frequências genotípicas poderão ser calculadas. As combinações possíveis dos dois alelos em estudo são AA, Aa e aa. Esses três genótipos ocorrem com as seguintes frequências:

$$AA = p \times p = p^2 \text{ ou } (0,8)^2 = 0,64$$

$$Aa = 2 \times p \times q = (p \times q + q \times p) \text{ ou } 2pq \text{ ou } 2 \times 0,8 \times 0,2 = 0,32$$

$$aa = q \times q = q^2 \text{ ou } (0,2)^2 = 0,04$$

Total $= p^2 + 2pq + q^2 = 0,64 + 0,32 + 0,04 = 1$, que se resume na expressão do binômio $(p + q)^2 = 1$ ou $p^2 + 2pq + q^2 = 1$, onde $p + q = 1$

Para alelos codominantes, as frequências alélicas podem ser calculadas:

1. Por **contagem de alelos** – Suponha-se uma população de 2 mil indivíduos, na qual a distribuição dos diferentes grupos sanguíneos (fenótipos) do sistema MN seja a seguinte:

Tabela 8.2 Tipos e frequências de cruzamentos na geração parental e frequências genotípicas na descendência, em uma população em que A e a têm frequências $\boldsymbol{p}$ e $\boldsymbol{q}$

Geração parental		Frequências genotípicas na descendência (F1)		
Cruzamentos	Frequência no conjunto gênico	AA	Aa	aa
$AA \times AA$	p^4	p^4	–	–
$AA \times Aa$	$4p^3q$	$2p^3q$	$2p^3q$	–
$AA \times aa$	$2p^2q^2$	–	$2p^2q^2$	–
$Aa \times Aa$	$4p^2q^2$	p^2q^2	$2p^2q^2$	p^2q^2
$Aa \times aa$	$4pq^3$	–	$2pq^3$	$2pq^3$
$aa \times aa$	q^4	–	–	q^4

Tabela 8.3 Tipos e frequências de cruzamentos na geração parental e frequências genotípicas na descendência, em uma população em que $\boldsymbol{p}\ (A) = 0,3$ e $\boldsymbol{q}\ (a) = 0,7$

Geração parental		Frequências genotípicas na descendência (F1)		
Cruzamentos	Frequência no conjunto gênico	AA	Aa	aa
$AA \times AA$	$(0,3)^4$	0,0081	–	–
$AA \times Aa$	$4(0,3)^3 \times 0,7$	0,0378	0,0378	–
$AA \times aa$	$2\,(0,3)^2 \times (0,7)^2$	0,0882	–	–
$Aa \times Aa$	$4\,(0,3)^2 \times (0,7)^2$	0,0441	0,0882	0,0441
$Aa \times aa$	$4\,(0,3) \times (0,7)^3$	–	0,2058	0,2058
$aa \times aa$	$(0,7)^4$	–	–	0,2401
Total		0,09	0,42	0,49

M = 680 indivíduos (genótipo: *MM*)

MN = 950 indivíduos (genótipo: *MN*);

N = 370 indivíduos (genótipo: *NN*)

Total = 2.000 indivíduos

Considerando que cada indivíduo do **grupo M** possui 2 alelos *M* e cada indivíduo **MN** possui apenas um alelo *M*, a frequência **p** do alelo ***M***, nesta amostra, é igual ao número de alelos *M* dividido pelo número total de alelos contidos na amostra, ou seja:

$p(M) = (680 \times 2) + 950/2 \times 2.000 = 0,58$ ou 58%

Do mesmo modo, a frequência **q** do alelo *N* é obtida pela razão: número de indivíduos do **grupo N** × 2 + número de indivíduos **MN** dividido pelo número total de alelos contidos na amostra, ou seja:

$q(N) = (370 \times 2) + 950/2 \times 2.000 = 0,42$ ou 42%

Assim, a frequência do alelo *M* = 0,58 ou 58% e a do alelo *N* = 0,42 ou 42%.

2. Pelas **fórmulas das frequências genotípicas** correspondentes:

$$p(M) = p^2 + 2pq/2$$

$$q(N) = q^2 + 2pq/2 \text{ ou } q(N) = 1 - p(M)$$

Exemplo: considere-se uma população, em equilíbrio, em que as frequências fenotípicas dos diferentes grupos sanguíneos do sistema MN sejam: M (*MM*) = 0,36; MN (*MN*) = 0,48; N (*NN*) = 0,16.

Sabendo-se que $MM = p^2$, $MN = 2pq$ e $NN = q^2$, podem-se calcular as frequências alélicas **p** e **q**:

$$p(M) = 0,36 + 0,48/2 = 0,6$$

e

$$q(N) = 0,16 + 0,48/2 = 0,4$$

8.2.2.2 Dominância completa (quando não se conhece a frequência dos heterozigotos)

Exemplo: em uma dada população em equilíbrio, a frequência de indivíduos sensíveis à feniltiocarbamida (PTC) é de 70% e a de insensíveis, 30%. Deseja-se saber qual é a frequência dos alelos *T* (sensibilidade) e *t* (insensibilidade).

Nesse caso, ocorrem **três** classes genotípicas (*TT*, *Tt* e *tt*) e apenas **duas** classes fenotípicas (sensíveis e insensíveis), já que a sensibilidade gustativa ao PTC é dominante sobre a insensibilidade. Portanto, não se pode extrair a raiz quadrada da frequência fenotípica dos sensíveis, pois ela engloba duas classes genotípicas (*TT* e *Tt*). Por isso, só se pode calcular, inicialmente, a frequência do alelo *t*, a partir da classe fenotípica dos insensíveis, que corresponde à frequência genotípica dos indivíduos homozigotos *tt*.

Considerando-se: $TT = p^2$, $Tt = 2pq$, $tt = q^2$, obtém-se a frequência **q** do alelo *t* extraindo-se a raiz quadrada da frequência genotípica q^2:

$q(t) = \sqrt{q^2}$ ou

$q(t) = \sqrt{0,30} = 0,55$, sendo

$p(T) = 1 - q = 1 - 0,55 = 0,45$

A frequência dos indivíduos *TT* será: $p^2 = (0,45)^2$ = 0,2025; a dos indivíduos heterozigotos *Tt*: $2pq = 2 \times 0,45 \times 0,55 = 0,4950$; e a dos indivíduos *tt*: $q^2 = (0,55)^2$ = 0,3025.

8.2.2.3 Genes ligados ao sexo

No caso de alelos recessivos ligados ao cromossomo X, o sexo masculino é **hemizigoto** para os alelos situados nesse cromossomo. Assim, homens e mulheres terão diferentes genótipos e as frequências alélicas e genotípicas serão também diferentes, devendo ser calculadas separadamente.

Exemplo: considere-se a herança da hemofilia A (doença recessiva ligada ao sexo) e sua frequência em uma dada população em equilíbrio.

Seja **p** = frequência do alelo *H*, que determina normalidade e **q** = frequência do alelo *h*, que determina a doença. Nesse tipo de herança, a distribuição genotípica difere entre os sexos. Assim:

no sexo masculino (XY), $p + q$ corresponde a 100% dos homens;

no sexo feminino (XX), $p^2 + 2pq + q^2$ corresponde a 100% das mulheres.

A frequência de um alelo ligado ao X é igual à frequência de homens afetados pela característica.

No exemplo dado, se a frequência de homens hemofílicos for 1/10.000, a frequência **q** do alelo *h* será 1/10.000, ou seja: $q(X^h) = 0,0001$, e a frequência **p** do alelo *H* nessa mesma população vai ser: $p(X^H) = 1 - q$ ou $p(X^H) = 1 - 0,0001 = 0,9999$.

No sexo feminino, as frequências genotípicas das mulheres normais serão:

$X^H X^H = p^2 = (0,9999)2 = 0,9998$ e

$X^H X^h = 2pq = 2 \times 0,9999 \times 0,0001 = 0,0001998 \cong$ 0,02% ou 2×10^{-4}

enquanto a frequência genotípica das mulheres afetadas será:

$X^h X^h = q^2 = (0,0001)^2 = 0,00000001$ ou 1×10^{-8}

Quando a herança for **dominante ligada ao X**, como é o caso do raquitismo resistente à vitamina D, o cálculo das frequências alélicas e genotípicas segue o mesmo procedimento visto anteriormente, mas a frequência de mulheres afetadas será bem maior do que a de homens afetados.

Exemplo: seja p = frequência do alelo R, que determina raquitismo resistente à vitamina D, e q = frequência do alelo r, que determina normalidade.

Supondo-se que a frequência do alelo X^R em uma população em equilíbrio seja de 0,02, as frequências dos alelos X^R e X^r serão:

$p(X^R) = 0{,}02$ e $q(X^r) = 1 - 0{,}02 = 0{,}98$

As frequências genotípicas, entre os homens, serão:

$X^R Y = p = 0{,}02$ (homens afetados) e

$X^r Y = q = 0{,}98$ (homens normais).

Entre as mulheres, as frequências genotípicas serão:

$X^R X^R = p^2 = (0{,}02)^2 = 0{,}0004$ (mulheres afetadas)

$X^R X^r = 2pq = 2 \times 0{,}02 \times 0{,}98 = 0{,}0392$ (mulheres afetadas)

$X^r X^r = q^2 = (0{,}98)^2 = 0{,}9604$ (mulheres normais).

A frequência total de mulheres normais será $q^2 = 0{,}9604$, e a de mulheres afetadas será $p^2 + 2pq = 0{,}0004 + 0{,}0392 = 0{,}0394 \cong 0{,}04$. Nesse caso, a frequência de mulheres afetadas é praticamente o dobro da de homens afetados.

8.2.2.4 Alelos múltiplos

O melhor exemplo para a compreensão do cálculo das frequências de alelos múltiplos é o do sistema sanguíneo **ABO**.

Considerem-se:

p = frequência do alelo A

q = frequência do alelo B

r = frequência do alelo O

As frequências genotípicas desse sistema se distribuem, em uma população em equilíbrio, segundo a seguinte fórmula:

$$(p + q + r)^2 = 1$$

Desdobrando-se essa equação, se obterá:

$$(p + q + r)^2 = p^2 + 2pr + q^2 + 2qr + r^2 + 2pq = 1$$

A frequência dos indivíduos do **grupo A** é igual a: $p^2 + 2pr$ ($AA = p^2$; $AO = 2pr$); a frequência dos indivíduos do **grupo B** é igual a: $q^2 + 2qr$ ($BB = q^2$; $BO = 2qr$); a frequência dos indivíduos do **grupo O** é igual a: r^2 ($OO = r^2$), e a frequência dos indivíduos do **grupo AB** é igual a: $2pq$ ($AB = 2pq$).

Exemplificando numericamente, suponha-se que, em uma população de 650 indivíduos, em equilíbrio de Hardy-Weinberg, os grupos sanguíneos do **sistema ABO** estejam assim distribuídos:

Grupo sanguíneo	Número de indivíduos
A	292
B	86
O	234
AB	38
Total	650

Em primeiro lugar, calcula-se a frequência do alelo O, que é r:

$r = \sqrt{O/N}$, onde O = n° de indivíduos do grupo O e N = n° total de indivíduos

Depois, para o cálculo das frequências dos alelos A (p) e B (q), usam-se, respectivamente, as fórmulas:

$p = \sqrt{O + A/N} - r$ e $q = \sqrt{O + B/N} - r$

onde A = n° de indivíduos do grupo A, e B = n° de indivíduos do grupo B.

Substituindo-se pelos valores numéricos apresentados no exemplo dado, resultará:

$r = \sqrt{234/650} = \mathbf{0{,}6}$

$p = \sqrt{234 + 292/650} - 0{,}6$ ou seja: $p = 0{,}9 - 0{,}6 = \mathbf{0{,}3}$

$q = \sqrt{234 + 86/650} - 0{,}6$ ou seja: $q = 0{,}7 - 0{,}6 = \mathbf{0{,}1}$

As frequências dos três alelos (A, B e O) são respectivamente: 0,3, 0,1 e 0,6.

As frequências genotípicas serão respectivamente:

$AA = p^2 = (0{,}3)^2 = 0{,}09$

$AO = 2pr = 2 \times 0{,}3 \times 0{,}6 = 0{,}36$

$BB = q^2 = (0{,}1)^2 = 0{,}01$

$BO = 2qr = 2 \times 0{,}1 \times 0{,}6 = 0{,}12$

$OO = r^2 = (0{,}6)^2 = 0{,}36$

$AB = 2pq = 2 \times 0{,}3 \times 0{,}1 = 0{,}06$

As frequências fenotípicas dos grupos sanguíneos do sistema ABO, no exemplo apresentado, serão:

$A = p^2 + 2pr = 0{,}09 + 0{,}36 = 0{,}45$

$B = q^2 + 2qr = 0{,}01 + 0{,}12 = 0{,}13$

$O = r^2 = 0{,}36$

$AB = 2pq = 0{,}06$

Correção: quando a soma $(p + q + r)$ não for igual a 1, usa-se a seguinte correção:

$p' = p(1 + D/2)$; $q' = q(1 + D/2)$; $r' = r(1 + D/2)$ ou $r' = 1 - (p' + q')$

onde D = desvio entre a soma das frequências obtidas $(p + q + r)$ e a unidade, e p', q', r' correspondem às frequências alélicas corrigidas.

8.3 Fatores que alteram as frequências alélicas nas populações

As frequências dos alelos nas populações alteram-se ao longo das gerações. Se elas permanecessem constantes, não haveria evolução. Há fatores que, atuando durante longos períodos de tempo, causam mudança nas frequências dos alelos, tornando diferentes as populações. Quando tais diferenças forem muito grandes, podem-se formar novas espécies a partir de uma espécie ancestral.

Para a explicação do princípio de Hardy-Weinberg, usa-se uma população-modelo, isto é, uma população sob determinadas condições e em equilíbrio. No entanto, as populações humanas, como as de outros organismos, não são estáticas, mas dinâmicas, por isso estão sob a ação de agentes que causam alteração nas frequências alélicas, promovendo, portanto, a evolução das espécies. Esses agentes são: **mutação**, **seleção**, **deriva** ou **oscilação genética** e **migração** ou **fluxo gênico**.

Para cada lócus gênico considerado, quando algum desses fatores evolutivos atua, causando o desequilíbrio das frequências alélicas e/ou genotípicas, basta uma geração de cruzamentos ao acaso para que o equilíbrio de Hardy-Weinberg se restabeleça.

8.3.1 Mutação

Mutação é a alteração hereditária no material genético e é o primeiro fator que altera as frequências dos alelos. Por exemplo, se, para um determinado lócus, existir apenas o alelo A e surgir, por mutação, o alelo a, a frequência de A diminuirá, enquanto a de a aumentará até que sua frequência entre em equilíbrio.

A mutação geralmente acarreta alteração ou perda funcional do gene. Apesar de algumas mutações serem vantajosas e se estabelecerem na população, por ação da seleção, elas, em geral, são prejudiciais. Muitas mutações são **letais**, causando a morte dos indivíduos portadores antes da idade reprodutiva. Além dessas, as mutações que levam à esterilidade, impedindo a reprodução, são também letais, enquanto outras podem ser **semiletais**, isto é, mutações que causam a morte de mais de 50% dos indivíduos (porém menos de 100%) antes da idade reprodutiva. Existem, ainda, genes **subvitais**, que provocam a morte de menos de 50% das pessoas antes dessa idade.

A taxa de mutação (μ) é a frequência com que se dá a mudança ou a alteração do material genético e é expressa como o número de mutações por lócus por gameta por geração. Todos os lócus podem sofrer mutação espontânea, que varia para os diferentes lócus, com uma **taxa média de 1×10^{-5}/lócus/geração**. Isso significa que, em média, em cada geração há um gameta mutado para 100.000 gametas normais.

A maioria das informações sobre taxas de mutações humanas vem de estudos de características autossômicas dominantes raras, porque nessas é mais fácil estimar suas taxas de mutação do que em características recessivas.

A taxa de mutação de **alelos autossômicos dominantes** pode ser calculada **pelos métodos direto e indireto**.

No **método direto**, quando o gene é totalmente penetrante (ver Cap. 5), não letal e presente ao nascimento, a taxa de mutação é medida diretamente. Nesse caso, qualquer criança afetada, filha de genitores normais, representa uma **mutação nova** (casos esporádicos). Esse método consiste na determinação do número de casos esporádicos (n), relacionando-os com o número total de nascimentos (N); a taxa de mutação (μ) é dada pela relação: $\mu = n/N$.

A acondroplasia adapta-se aos critérios mencionados. Por exemplo, em um estudo de 94 mil nascimentos, foram encontrados 10 anões acondroplásicos, oito deles sendo filhos de indivíduos normais; por esse método, a taxa de mutação para o respectivo gene será: $\mu = 8/94.000$, aproximadamente igual a 1/12.000 nascimentos. A taxa de mutação por gameta será de $8/188.000 = 1/24.000 = 4,2 \times 10^{-5}$, já que cada indivíduo corresponde a dois gametas e que a mutação pode ter ocorrido em qualquer um desses gametas.

O **método indireto**, por outro lado, considera a desvantagem seletiva e a frequência alélica, de modo que: $\mu = $ **desvantagem seletiva $\times$ frequência alélica**. A desvantagem seletiva é a diminuição na adaptação genética que uma característica acarreta. Por **adaptação genética**, **adaptação biológica** ou **valor adaptativo (f)**, entende-se a capacidade de um indivíduo transmitir seus genes para a próxima geração ou, dito de outra forma, a medida do desempenho reprodutivo do indivíduo, avaliada pelo número de seus descendentes. Já a **desvantagem seletiva ou coeficiente de seleção (s)** corresponde à proporção de genes que não são transmitidos de uma geração para outra, por serem eliminados pela seleção natural. Portanto:

$$s = 1 - f, \text{ de onde } f = 1 - s$$

Para a acondroplasia, a adaptação genética é de 20%, isto é, os anões acondroplásicos têm apenas 20% da capacidade reprodutiva das pessoas normais, sendo, portanto, de 80% a sua desvantagem seletiva. A frequência alélica pode ser determinada a partir da prevalência da característica na população em estudo. Na pesquisa anteriormente mencionada, a frequência do alelo para acondroplasia é de $0,53 \times 10^{-4}$, considerando que os anões são quase exclusivamente heterozigotos ($2pq$). Portanto, $\mu = 0,8 \times 0,53 \times 10^{-4} = 4,2 \times 10^{-5}$.

Duas importantes doenças genéticas apresentam taxas de mutação extremamente altas. Uma delas é a neurofibromatose tipo 1 (NF1; ver Cap. 5), com uma taxa de mutação estimada em $1,0 \times 10^{-4}$. A outra é a distrofia muscular Duchenne, cuja taxa de mutação varia de 0,2 a $1,0 \times 10^{-4}$. No segundo caso, a alta taxa de mutação pode ser devida ao grande tamanho do gene (maior do que

2.400 kb), sendo um dos maiores genes humanos conhecidos e representando, por isso, um grande "alvo" para supostos agentes mutagênicos.

Em equilíbrio, a frequência de nascimentos para uma característica autossômica dominante rara com adaptação reduzida, como a da acondroplasia, representa um balanço entre a introdução de novos alelos pela mutação e sua remoção pela seleção negativa. Quando há uma grave redução da adaptação biológica, a proporção de pacientes, cuja doença é o resultado de mutações novas, é maior. Por exemplo, no caso da osteogênese imperfeita tipo II, que é letal, todos os casos da doença representam novas mutações. O contrário acontece, por exemplo, na doença de Huntington, cujo início dos sintomas clínicos é, em geral, tardio e a adaptação biológica é pouco reduzida, ocorrendo poucas mutações novas no total de casos dessa doença.

Para alelos **autossômicos recessivos**, as taxas de mutação geralmente não são calculadas, pois a mutação produz heterozigotos (e não homozigotos); os heterozigotos têm fenótipo normal e constituem o grande reservatório gênico para doenças autossômicas recessivas, podendo ter uma desvantagem seletiva desconhecida e incalculável.

Para mutações **recessivas ligadas ao sexo**, a taxa de mutação pode ser calculada por meio da seguinte fórmula:

$$\mu = \text{desvantagem seletiva} \times \text{frequência alélica}/3$$

pois somente 1/3 dos alelos recessivos encontra-se nos homens (hemizigotos), enquanto as mulheres possuem 2/3 desses alelos. Quando a desvantagem seletiva é completa ($s = 1$), a equação se modifica para:

$$\mu = \text{frequência alélica}/3$$

sendo a frequência da doença considerada igual à frequência de indivíduos afetados.

Em **doenças recessivas ligadas ao X**, como a distrofia muscular Duchenne (ver Cap. 5), todos os alelos nos homens afetados hemizigotos, representando 1/3 dos alelos mutantes na população, são perdidos em cada geração. Se a população está em equilíbrio em relação à frequência da doença, o número de novas mutações deve ser igual ao número de alelos perdidos. Assim 1/3 de homens afetados com distrofia muscular Duchenne representa novas mutações.

É muito difícil distinguir as mutações novas das herdadas da geração anterior. Estima-se, entretanto, que cada indivíduo da população em geral é portador de 3 a 5 **equivalentes letais**, que são genes letais, ou um grupo de genes semiletais ou subvitais que, distribuídos na população e em conjunto, têm efeito equivalente ao de um letal. Por exemplo, cinco genes recessivos, cada um responsável por 20% da mortalidade dos indivíduos que os possuem em homozigose, constituem um equivalente letal. Entre as prováveis causas ambientais de mutações em humanos, estão as radiações ionizantes e os mutagênicos químicos (ver Cap. 2).

À primeira vista, parece que o conhecimento das fórmulas para calcular as taxas de mutação ligadas à incidência de uma doença e da adaptabilidade tem pouco valor prático. No entanto, essa informação pode ser muito útil. Se um distúrbio tem uma alta taxa de mutação, isso fornece informações sobre a estrutura do gene que ajudariam seu isolamento e caracterização. Por exemplo, o gene pode conter alta proporção de dinucleotídeos GC, considerados propensos a erros de cópia; ou podem conter alta proporção de sequências repetidas, que predisporiam a problemas de pareamento na meiose, levando à formação de deleção e duplicação ou simplesmente mostrando que o gene é muito grande.

8.3.2 Seleção

Na população "ideal", não há seleção a favor nem contra um genótipo particular. Na realidade, para características deletérias, a seleção pode atuar eliminando-as ou reduzindo-as. A seleção representa a ação dos fatores ambientais sobre um fenótipo particular, portanto também sobre seus genótipos. Ela pode ser **positiva**, quando preserva esses fenótipos, ou **negativa**, quando os elimina ou diminui, resultando de diferenças na adaptação biológica dos fenótipos individuais. A seleção pode atuar em qualquer tempo da vida do indivíduo, desde a concepção até o fim de seu período reprodutivo, incluindo seus gametas. Um alelo mutante pode ser um "**letal genético**", se interferir na fertilidade do indivíduo, mesmo que não cause doença alguma.

Para características deletérias, em geral a seleção é negativa em relação aos indivíduos afetados, os quais têm valor adaptativo reduzido. Isso significa que a descendência desses indivíduos será menor do que a dos membros não afetados dessa população. Na ausência de novas mutações, tal redução na adaptação levará a uma diminuição gradual na frequência do alelo mutante, perturbando o equilíbrio de Hardy-Weinberg.

A seleção confere capacidade reprodutiva diferencial aos diversos genótipos. Se um determinado alelo for desfavorável em um dado ambiente, os indivíduos que o possuem terão menor probabilidade de sobrevivência; assim, o alelo desfavorável vai diminuindo de frequência até ser eliminado da população. Se, por exemplo, forem eliminados indivíduos com o genótipo ***aa***, a frequência do alelo *a* diminui, enquanto a do seu alelo *A* aumenta. Portanto, seleção e mutação agem em sentidos contrários. Assim, se um alelo determinar alguma doença, sua frequência irá diminuindo progressivamente, sendo suprimido pela seleção; no entanto, se houver equilíbrio, sua frequência nunca chegará a zero, pois as mutações lançam continuamente novos alelos na população. Por isso, as doenças hereditárias não chegam a ser completamente eliminadas.

Os alelos autossômicos dominantes deletérios estão mais expostos à seleção, ao contrário dos alelos autossômicos recessivos, geralmente encobertos nos heterozigotos. Assim, os efeitos seletivos são mais evidentes, portanto mais facilmente mensuráveis, no caso dos dominantes do que nos dos recessivos. A seleção pode ser positiva, atuando na direção oposta, isto é, aumentando a adaptação biológica de um determinado genótipo. Para algumas doenças autossômicas recessivas, há evidência de que o heterozigoto mostra um leve aumento do valor adaptativo, comparado ao dos indivíduos não afetados. Isso é referido como **sobredominância**, **vantagem do heterozigoto** ou **superioridade do heterozigoto**.

A vantagem ou a desvantagem de um determinado genótipo é relativa ao ambiente em que ele se situa. Um bom exemplo é o da hemoglobina S, que causa a anemia falciforme (ver Caso clínico e Cap. 9). Existem três genótipos possíveis: Hb^A/Hb^A (indivíduos normais), Hb^A/Hb^S (indivíduos normais, porém com traço falcêmico) e Hb^S/Hb^S (indivíduos com anemia falciforme). A malária ou paludismo é uma doença infecciosa causada pelo protozoário *Plasmodium falciparum*, que é transmitido por mosquitos do gênero *Anopheles*. Em locais onde a malária é endêmica, como certas regiões da África e do Brasil, o genótipo Hb^A/Hb^S tem maior valor adaptativo do que os outros dois, porque os heterozigotos, nesse caso, sobrevivem melhor ao ataque do protozoário (agente da malária) do que os próprios homozigotos normais (Hb^A/Hb^A). Quanto aos homozigotos Hb^S/Hb^S, morrem de anemia falciforme. Os indivíduos Hb^A/Hb^S reagem melhor ao ataque do *Plasmodium* do que os homozigotos normais, pois, quando esse protozoário se encontra no interior da hemácia, ele consome oxigênio, diminuindo a quantidade desse gás na hemácia. Com a redução de oxigênio, a hemácia torna-se falciforme, sendo destruída pelos leucócitos, juntamente com o parasita. Assim, os protozoários não conseguem se espalhar pelo organismo dos heterozigotos.

A **Figura 8.1A** mostra um mapa da distribuição do alelo da anemia falciforme na África, no qual se percebe que há regiões da África em que a frequência do alelo Hb^S é superior a 20%, significando que a frequência de heterozigotos (Hb^A/Hb^S) pode alcançar valores de 20 a 40% e que pelo menos 4% dos recém-nascidos são Hb^S/Hb^S. As frequências desses genótipos na população brasileira são referidas no Capítulo 9 deste livro.

A malária está entre os agentes seletivos de maior atuação sobre o genoma humano, em que vários genes mostram evidência de seleção mediada por essa doença. Além da anemia falciforme, outro mecanismo de resistência está associado à deficiência da enzima glicose-6--fosfatodesidrogenase (G6PD), presente nas hemácias (**Fig. 8.1B**).

Outro exemplo é o da fibrose cística (Cap. 5), doença autossômica recessiva. Para manter o respectivo alelo em populações caucasoides com a frequência observada (em

Figura 8.1

A – Mapa da distribuição da malária e do alelo Hb^S, causador da anemia falciforme, na África. Na parte superior esquerda do mapa, constam, em laranja-escuro, as áreas de incidência da malária na década de 1920, antes da implementação de programas de controle do mosquito (do gênero *Anopheles*) vetor da doença. Na parte superior direita, consta a distribuição do alelo da β-globina da hemoglobina S. **B** – Mapa global da distribuição dos alelos de deficiência de G6PD, indicada pela intensidade da cor. A extensiva sobreposição nas distribuições, em relação à malária, foi uma indicação inicial de que deveria haver uma conexão com essa doença. Atualmente, sabe-se que as mutações na hemoglobina e na G6PD são associadas à resistência à malária causada pelo *Plasmodium*.

Fonte: Hartl e Clark.[4]

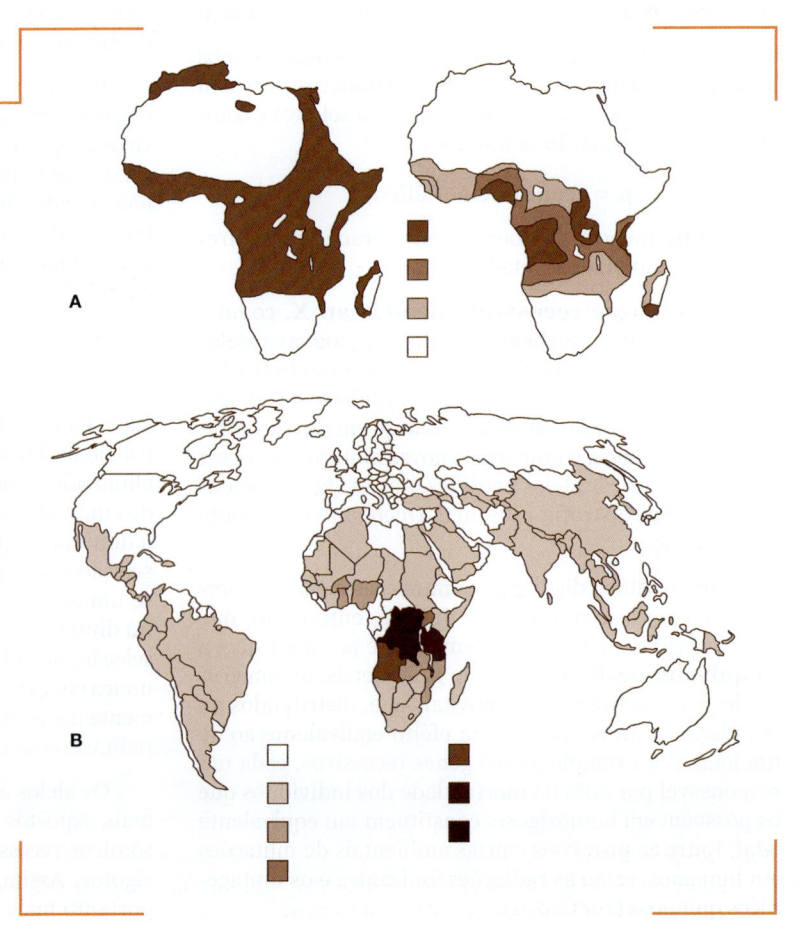

torno de 2%), sendo de aproximadamente 4 a 5% a prevalência dos heterozigotos, deve haver uma vantagem para estes últimos. A descoberta do papel do produto proteico desse alelo na permeabilidade da membrana reforça a hipótese da sua vantagem seletiva pelo aumento de resistência aos efeitos de várias infecções gastrintestinais, tais como a cólera e a disenteria, podendo resultar na diminuição da perda de fluidos e eletrólitos nos heterozigotos, durante tais infecções. Talvez essa vantagem seletiva tenha sido muito valiosa há centenas de anos, quando essas infecções eram endêmicas na Europa Ocidental. Se isso for verdadeiro, espera-se um declínio gradual da frequência da fibrose cística.

Um mecanismo alternativo e inteiramente especulativo para a alta incidência de uma característica, como a fibrose cística, é o de que o alelo mutante tem transmissão preferencial na meiose. Esse tipo de distorção na segregação, pelo qual um alelo de um lócus particular é transmitido mais frequentemente do que poderia ser esperado pelo acaso, isto é, em mais de 50% dos gametas, é denominado *drive* meiótico ou direcionamento meiótico. Não existem evidências concretas de que isso ocorra no caso da fibrose cística, porém foi bem demonstrado na distrofia miotônica, de herança autossômica dominante (Cap. 5).

O principal problema prático no estudo da sobredominância é que até um pequeno aumento na adaptação do heterozigoto, quando comparado com a adaptação de um homozigoto não afetado, pode ser suficiente para manter a alta frequência do alelo. Por exemplo, na fibrose cística, com uma frequência alélica de aproximadamente 1/44, a vantagem do heterozigoto da ordem de 2 a 3% poderia ser suficiente para a alta frequência do alelo. Exemplos semelhantes de vantagem adaptativa do heterozigoto podem ser vistos na **Tabela 8.4**.

8.3.2.1 Seleção contra mutações dominantes

A maioria dos mutantes deletérios dominantes tem valor adaptativo entre 0 (letal genético) e 1 (adaptação do alelo normal). Os alelos mutantes que codificam características autossômicas dominantes são expressos no heterozigoto e expostos à seleção direta; portanto, uma mudança nas forças seletivas pode alterar rapidamente a frequência do alelo para uma mutação dominante.

Se uma mutação dominante for inteiramente penetrante e impedir a reprodução (letal genético), ela será eliminada na mesma geração em que surgir, e seu valor adaptativo será igual a zero. No entanto, se a mutação for transmitida para a próxima geração, isto é, for prejudicial sem impedir a reprodução, a seleção atuará sobre ela menos intensamente.

8.3.2.2 Seleção contra mutações recessivas

É menos efetiva do que contra as mutações dominantes. A seleção contra alelos mutantes que codificam doenças autossômicas recessivas atua (muito) lentamente. A frequência dos indivíduos heterozigotos para doenças recessivas raras é muito maior do que a frequência dos homozigotos afetados; assim, a grande maioria de alelos mutantes apresenta-se mais no estado heterozigoto do que no estado homozigoto.

Mesmo quando a seleção contra os homozigotos recessivos é completa, são necessárias 10 gerações para reduzir a frequência de um alelo de 0,10 para 0,05; quanto mais baixa for essa frequência, mais lenta será sua redução. A remoção da seleção permite que o alelo retorne lentamente à sua frequência original.

8.3.2.3 Seleção contra mutações recessivas ligadas ao sexo

Essas mutações, na proporção de 1/3, estão expostas à seleção direta nos homens hemizigotos, mas não nas mulheres heterozigotas. Quando esses alelos são letais, somente as mulheres heterozigotas os transmitem à próxima geração, o que resulta na ocorrência de apenas homens afetados. Como consequência, 1/3 de todos os afetados são novos mutantes, nascidos de mães geneticamente normais. Em doenças não letais, como a hemofilia A, onde o valor adaptativo, embora reduzido, é maior do

Tabela 8.4 Provável vantagem do heterozigoto que poderia explicar a manutenção de várias doenças genéticas em certas populações

Doença	Tipo de herança	Região	Vantagem ou resistência contra
Anemia falciforme	AR	África tropical	Malária
β-talassemia	AR	Mediterrânea	Malária
Deficiência de G6PD	RLX	Mediterrânea	Malária
Fibrose cística	AR	Europa Ocidental	Tuberculose? Cólera? Peste?
Doença de Tay-Sachs	AR	Judeus da Europa Oriental	Tuberculose?
Hiperplasia adrenal congênita	AR	Esquimós Yupik	Influenza B
Diabetes tipo MODY	AD	Índios Pima e outros	Inanição periódica
Fenilcetonúria	AR	Europa Ocidental	Menor taxa espontânea de aborto?

Fonte: Mueller e Young.[5]

AR = autossômica recessiva; RLX = recessiva ligada ao X; AD = autossômica dominante; MODY = diabetes da maturidade que ocorre na juventude, não insulinodependente; G6PD = glicose-6-fosfatodesidrogenase.

que zero, a proporção de novos mutantes é inferior a 1/3. Aumentando-se a adaptação biológica de homens afetados, por exemplo, pela melhoria da terapia para esse tipo de hemofilia, poderia ser esperado um aumento significativo na frequência do alelo mutante.

8.3.2.4 Tipos de seleção

Com relação a características quantitativas, distinguem-se três tipos principais de seleção: estabilizadora, direcional e disruptiva, conforme mostra a **Figura 8.2**.

A seleção **estabilizadora** favorece um fenótipo intermediário e atua contra os fenótipos extremos. Ao longo do tempo, esse tipo de seleção reduzirá a variância da população, mas sem causar uma alteração importante na média.

A seleção **direcional** favorece um dos fenótipos, resultando em mudança na média da população ao longo do tempo, em resposta a uma mudança ambiental. Esse tipo de seleção é amplamente usado na produção de plantas e animais.

A seleção **disruptiva**, em vez de favorecer um fenótipo, favorece dois fenótipos completamente diferentes e atua contra os intermediários. Pode ser vista como o oposto da seleção estabilizadora.

Dos três tipos, a seleção estabilizadora parece exercer um papel mais notável; para muitas características humanas, um valor intermediário é o favorecido pela seleção. Nessa situação, os indivíduos mais próximos da média em relação a uma determinada característica são os que têm maior valor adaptativo. Um exemplo disso é o do peso ao nascer, cuja distribuição é mostrada na **Figura 8.3**: os recém-nascidos com menor ou maior peso do que a média terão menos chance de sobrevivência do que os de peso intermediário.

8.3.3 Deriva genética

A **deriva genética**, ou **oscilação genética ao acaso**, refere-se à flutuação nas frequências dos alelos, seja por introdução ou por eliminação casual dos mesmos; seu

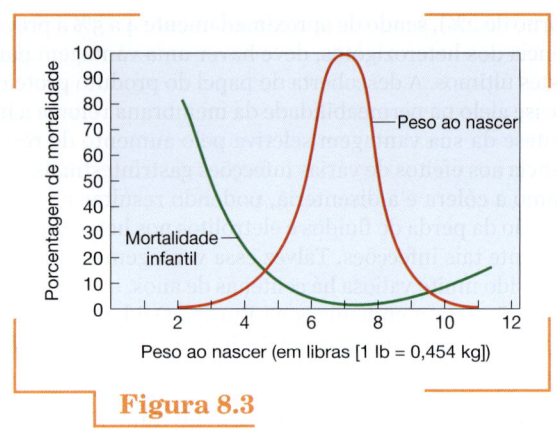

Figura 8.3

Relação entre peso ao nascer e mortalidade em humanos.

Fonte: Klug e colaboradores.[7]

efeito é detectado principalmente em **populações de tamanho pequeno** ou isoladas por motivos geográficos, religiosos ou sociais. Quando o tamanho da população é grande, essas variações casuais nas frequências alélicas têm efeitos pouco significativos, mas, quando a população é pequena, esse tipo de variação pode ter efeito intenso. Em geral, o grau de flutuação aumenta à medida que o tamanho da população diminui. Essas populações pequenas, chamadas de **isolados**, são atualmente raras, devido ao desenvolvimento dos meios de comunicação; no passado, porém, os grupos isolados eram numerosos, o que faz pensar que a deriva genética possa ter desempenhado um papel relevante na evolução humana. Como podem surgir tais populações pequenas? Pela ocorrência, por exemplo, de um desastre, uma epidemia ou um pequeno grupo pode emigrar de uma população maior e se tornar fundador em um novo ambiente. Portanto, além de ser devida ao pequeno tamanho populacional, a deriva genética também pode ocorrer em razão do **efeito do fundador**: o estabelecimento de uma população por poucos indivíduos, cujos genótipos contêm somente uma fração dos diferentes tipos de alelos da população

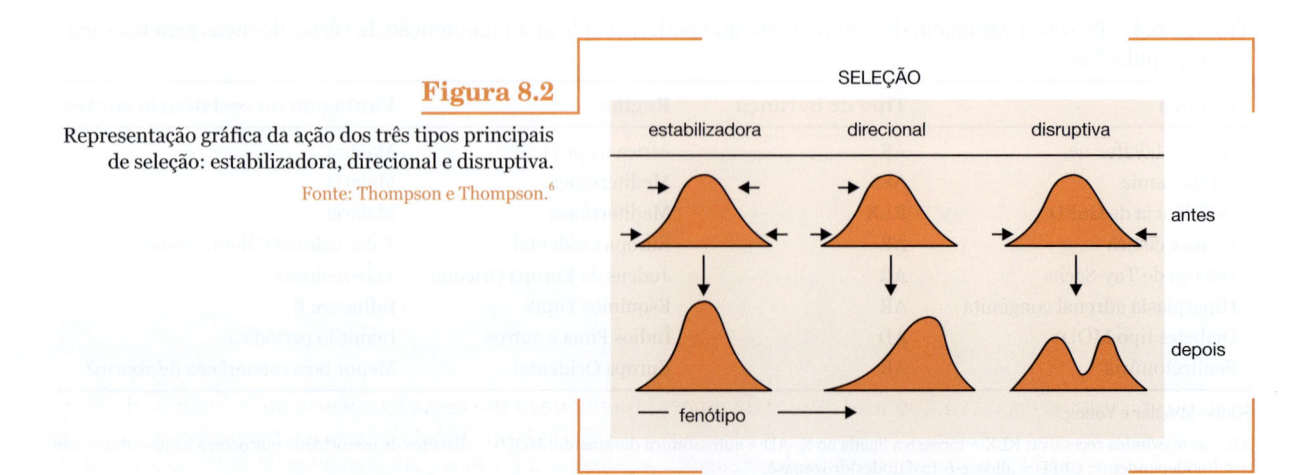

Figura 8.2

Representação gráfica da ação dos três tipos principais de seleção: estabilizadora, direcional e disruptiva.

Fonte: Thompson e Thompson.[6]

parental. Graças à deriva genética, a frequência de um determinado alelo pode alcançar valores bastante altos na população descendente, levando-a a diferir muito da população original. Em geral, esse fenômeno ocorre quando uma região, até então desabitada, é colonizada por um pequeno grupo de indivíduos que não é representativo geneticamente da população da qual se originam.

Finalmente, a deriva genética também pode ser induzida por um **gargalo populacional ou genético** (*population bottleneck*), também denominado **afunilamento da população**, que surge quando uma população numerosa sofre redução numérica drástica, mas temporária. Mesmo que essa população se recupere, sua diversidade genética permanece reduzida, devido à deriva genética.

Alguns exemplos de deriva genética são bem conhecidos. A acromatopsia (cegueira total às cores) congênita associada a miopia e catarata, de herança autossômica recessiva, ocorre em frequência muito mais alta (entre 4 e 10%) em duas ilhas da Micronésia (Pinguelape e Pronape, pertencentes às ilhas Carolinas, localizadas no Oceano Pacífico) do que em outras populações mundiais (frequência entre 1/20.000 e 1/50.000). Cerca de 30% dos pinguelapenses são portadores do alelo causador dessa doença. A explicação para a alta frequência desse alelo é a deriva genética, com um forte gargalo genético na população, combinado com o isolamento geográfico e cultural. Essa explicação se baseia no conhecimento de que a população atual dessas duas ilhas é de aproximadamente 2 mil indivíduos, provavelmente descendentes de um dos 19 sobreviventes (9 homens e 10 mulheres) que restaram na ilha de Pinguelape, após sua devastação por um tufão, por volta de 1780. Um desses sobreviventes deveria ser heterozigoto para a acromatopsia; o alelo acumulou-se na população descendente de sua numerosa prole e apareceu em homozigose após cinco gerações.

Um exemplo do efeito do fundador é a frequência muito alta do alelo que determina um tipo de nanismo com displasia ectodérmica e polidactilia (síndrome de Ellis-van-Creveld; MIM 225500). Esse alelo, que é autossômico recessivo, apresenta-se em frequência baixa na população em geral. No entanto, no isolado religioso dos Amish, na Pensilvânia (Estados Unidos), uma comunidade de 8 mil pessoas, ocorreram mais de 60 casos dessa síndrome, ou seja, 0,76%. Ao que tudo indica, quase todos os indivíduos dessa comunidade são descendentes de apenas três casais. Muito provavelmente um dos seis indivíduos fundadores era portador do alelo em questão. Atualmente, em torno de 15% dessa comunidade Amish são heterozigotos para esse alelo. Por outro lado, grupos Amish de outras regiões dos Estados Unidos (como Ohio e Indiana), que foram fundados por outros casais, não apresentam essa doença.

Os índios Navajos que vivem no nordeste do Arizona apresentam albinismo oculocutâneo 2 (OCA 2; MIM 203200) na frequência de 1:1.500 a 1:2.000 indivíduos, que é alta, quando comparada com as de 1:36.000 em caucasoides e 1:10.000 em afro-americanos. Existem cinco tipos diferentes de OCA (OCA 1A e 1B, OCA 2, OCA 3 e OCA 4), cada um associado a graus variáveis de deficiência de melanina na pele, olhos e cabelos, e alterações oculares específicas. O OCA 2 é causado por mutações no gene *P*, que codifica uma proteína de membrana citoplasmática. Na amostra estudada, todos os navajos eram homozigotos para uma deleção de 122,5 kb nesse gene, estendendo-se do éxon 10 ao éxon 20. Esse alelo com deleção não estava presente em 34 indivíduos pertencentes a outras populações de nativos norte-americanos. O fato de que essa deleção foi encontrada somente na população Navajo sugere que o alelo mutante pode ter surgido em um único indivíduo de um grupo pequeno de fundadores dessa população.

Na Ilha dos Lençóis, pertencente ao arquipélago de Maiaú e localizada na área denominada Reentrâncias Maranhenses, no município de Cururupu (Maranhão), a alta frequência de albinos é, possivelmente, devida ao fenômeno da deriva genética por efeito do fundador. Essa ilha, com 70% de seu território coberto por dunas, abriga aproximadamente 500 habitantes, dos quais cerca de 3% são albinos, provavelmente descendentes de algum albino que estaria entre os primeiros imigrantes ali chegados. Além dessa peculiaridade, a Ilha dos Lençóis é dotada de um rico imaginário, por ser considerada a morada "encantada" do rei de Portugal, D. Sebastião, figura histórica que teria morrido em batalha contra os mouros, em Alcácer-Quibir (África) no ano de 1578. Segundo a lenda, o jovem rei português não morreu e se tornou encantado, por sortilégio dos mouros, em uma ilha coberta de dunas, abaixo da qual está sediado seu palácio, no fundo do mar, de onde algum dia deverá emergir para restaurar seu reinado e distribuir bens materiais aos seus adeptos, que se autodenominam "filhos do rei Sebastião".

8.3.4 Migração ou fluxo gênico

A **migração** ocasiona movimentos nas populações naturais, trocando indivíduos entre si, o que resulta em **fluxo gênico**, isto é, a entrada e a saída de alelos que vão acarretar a alteração da constituição genética dessas populações. É um fator evolutivo cujos efeitos são notados em **populações grandes**.

Se uma determinada população tiver 100% de alelos *A* e nela for introduzido um indivíduo heterozigoto *Aa*, o alelo *a* vai ser distribuído às gerações seguintes, de modo que, em determinada geração, poderão aparecer os primeiros indivíduos homozigotos *aa*. Foi pela migração de portugueses, africanos, alemães e italianos, entre outros, que a população brasileira sofreu profunda modificação em sua constituição genética original.

A distribuição dos grupos sanguíneos do sistema ABO é um exemplo da influência da migração na estrutura genética da população europeia atual. A leste da Europa existe alta frequência de indivíduos do grupo sanguíneo B e baixa frequência de indivíduos do grupo A. Essas frequências vão gradativamente se alterando em direção a Portugal, até que, quando se chega ao extremo oeste europeu, é encontrada a situação oposta: alta frequência do grupo sanguíneo A e baixa do grupo B. Esse gradiente é atribuído à invasão da Europa por asiáticos (tártaros e mongóis) que, entre os anos 500 e 1500 a.C., invadiram o continente e deixaram sua contribuição genética, representada pela alta frequência do grupo B, nas zonas próximas ao local da invasão. A **Figura 8.4** mostra a distribuição mundial do alelo I^B do lócus *ABO*, produtor dos antígenos do grupo sanguíneo B.

Métodos mais modernos, com programas computadorizados apropriados, permitiram estimar-se a migração entre subpopulações africanas do vale do Nilo, com base na análise de sequências variáveis do DNA mitocondrial humano em uma amostra de 225 indivíduos dessa região geográfica, cujos resultados são apresentados na **Figura 8.5**. Os grupos representados são do Egito, da antiga Núbia e do Sudão, sendo expresso entre parênteses o número de indivíduos de cada grupo. Uma vez que o DNA mitocondrial é transmitido pela mãe, as estimativas do tamanho efetivo da população (número de indivíduos da população com igual probabilidade de contribuir com gametas para a próxima geração) e da taxa de migração são pertinentes somente às mulheres. Na figura mencionada, é mostrado o número estimado de mulheres imigrantes por geração em cada subpopulação. O fluxo gênico entre os grupos corresponde a poucas mulheres por geração, exceto na migração para a Núbia, que é bem maior.

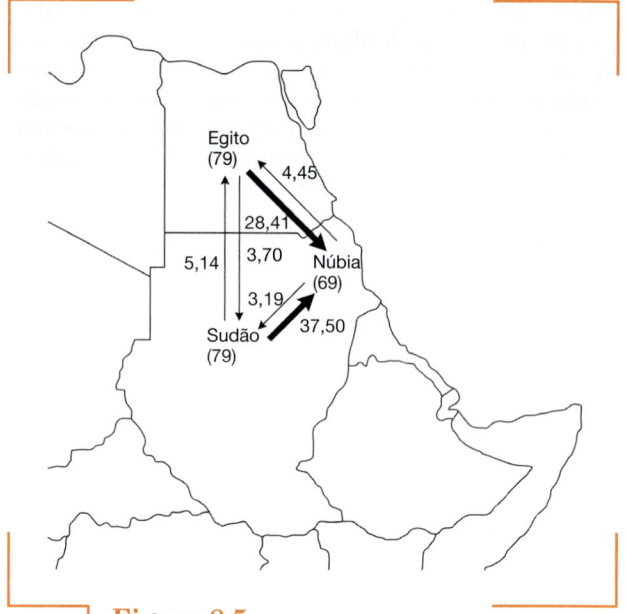

Figura 8.5

Migração estimada entre subpopulações do Egito, Núbia e Sudão, com base nas sequências de DNA mitocondrial. O número de indivíduos amostrados em cada subpopulação está entre parênteses. O número próximo a cada seta é o número estimado de mulheres migrantes ao longo dessa rota por geração.

Fonte: Hartl e Clark.[4]

Figura 8.4

A migração como força evolutiva. O alelo I^B do lócus *ABO* forma um gradiente de leste a oeste. Ele apresenta a frequência mais alta na Ásia central e a mais baixa no nordeste da Espanha. O gradiente tem paralelo com as ondas migratórias de mongóis para a Europa, depois da queda do Império Romano, e é uma relíquia genética da história da humanidade.

Fonte: Klug e colaboradores.[7]

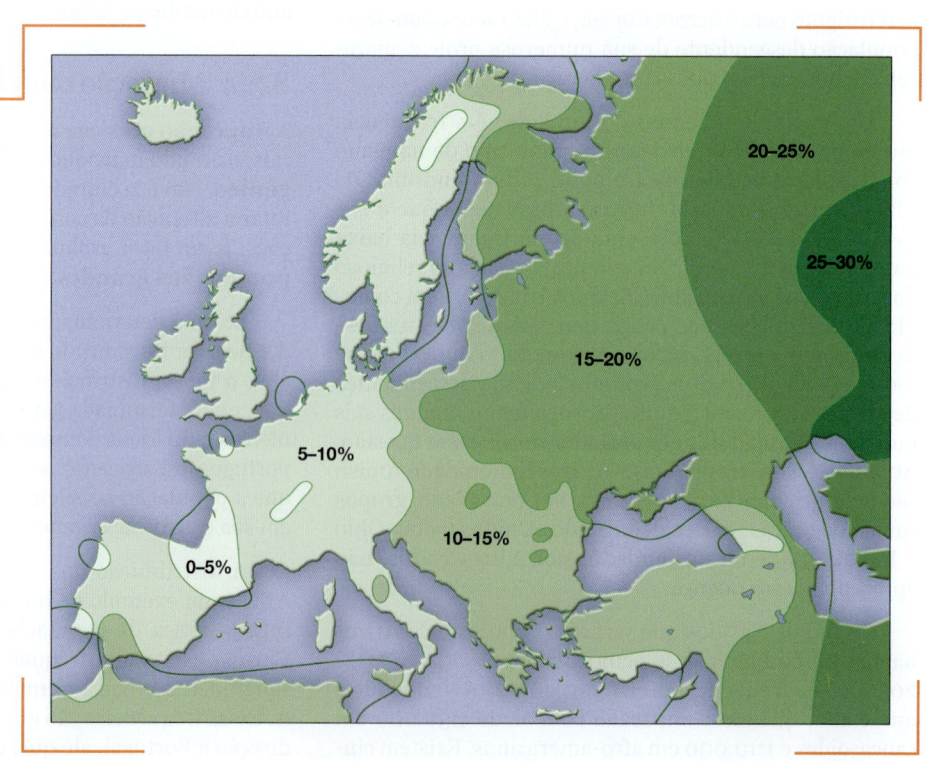

8.4 Fatores que alteram apenas as frequências genotípicas na população

8.4.1 Casamento preferencial

Casamento preferencial é a tendência dos seres humanos para escolherem parceiros que apresentam características semelhantes às suas, como altura, inteligência e origem étnica. Se os casamentos preferenciais se estenderem a condições, como a surdo-mudez autossômica recessiva, que explica uma grande proporção de todas as perdas auditivas congênitas, então isso levará a um pequeno aumento na frequência relativa dos homozigotos afetados.

8.4.2 Consanguinidade e endocruzamento

Indivíduos consanguíneos são os que apresentam ancestrais comuns. Os casamentos consanguíneos constituem um tipo de casamento preferencial, que causa alterações nas frequências genotípicas da população, sem alterar, no entanto, as frequências alélicas.

A consanguinidade é importante, pois aumenta a probabilidade de homozigose, elevando o risco de recorrência de anomalias devidas a alelos recessivos. Quanto mais raro for o alelo, maior será o efeito dos casamentos consanguíneos. O risco de prole afetada é proporcional à proximidade de parentesco dos genitores envolvidos.

O endocruzamento resulta na produção de indivíduos homozigotos para alelos recessivos, que muitas vezes são deletérios, reduzindo o valor adaptativo médio da população. A **depressão por endocruzamento** é uma medida da perda do valor adaptativo causada pelo endocruzamento, principalmente em grandes populações panmíticas. Em humanos, o endocruzamento aumenta o risco de abortos espontâneos, mortes neonatais, malformações congênitas e doenças genéticas recessivas.

8.4.2.1 Terminologia

Para a análise da consanguinidade e do endocruzamento, é necessário o conhecimento de alguns termos relacionados a essas características.

Tronco – Casal fundador, na genealogia em estudo. Pode ser simples, quando há apenas um ancestral comum, ou múltiplo, quando há mais de um ancestral comum (**Fig. 8.6**).

Parentesco – Relação que se estabelece entre os indivíduos, em consequência de casamento. O parentesco é por **consanguinidade**, quando há ancestrais comuns, e por **afinidade**, quando não há ancestral comum.

Linha – Sucessão de indivíduos ao longo das gerações. A consanguinidade pode se dar em **linha reta** ou em **linha colateral**. A primeira refere-se a ascendentes e descendentes (pais e filhos, avós e netos); a segunda refere-se a indivíduos que, não estando nessas condições, procedem de um mesmo ancestral comum (tios e sobrinhos, irmãos, primos).

Grau – Unidade de medida da relação genética entre dois consanguíneos; ele traduz o número de gerações que os separa.

Caminho – Trajeto percorrido pelo gene ou pelo alelo considerado, do ancestral ao descendente em questão.

8.4.2.2 Coeficiente de consanguinidade

O **coeficiente de consanguinidade** ou **de parentesco** (r) é a probabilidade de dois indivíduos consanguíneos serem heterozigotos para o mesmo alelo, proveniente de um ancestral comum. Esse coeficiente mede também a correlação genética entre dois indivíduos e a porcentagem de todos os alelos que são idênticos por descendência de ancestrais comuns aos dois consanguíneos.

O coeficiente de consanguinidade pode ser representado pela fórmula:

$$r = (1/2)^N$$

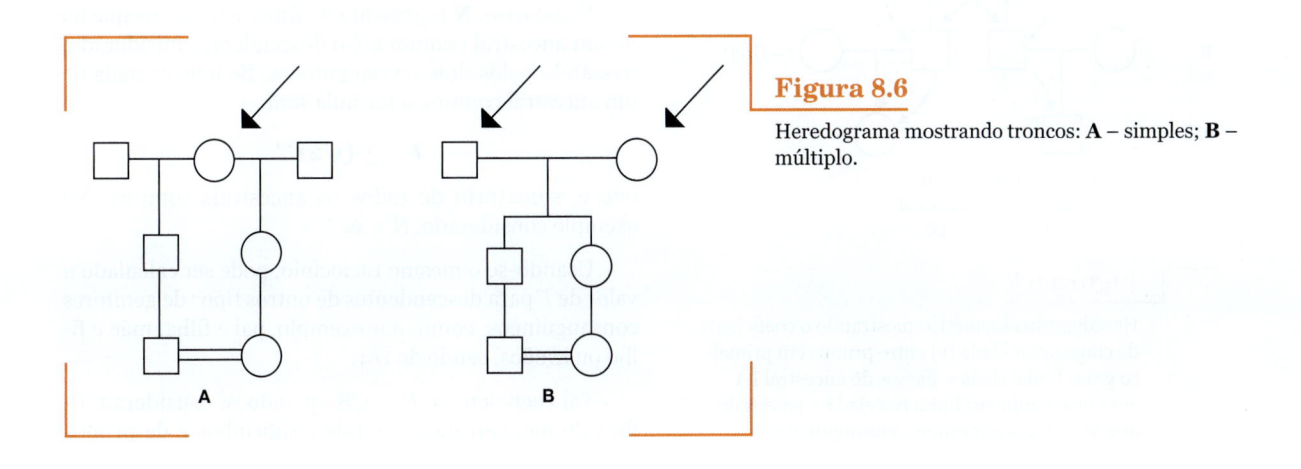

Figura 8.6

Heredograma mostrando troncos: **A** – simples; **B** – múltiplo.

onde N representa o número total de passos genéticos percorridos de um ancestral comum aos dois consanguíneos. Cada passo genético, ou simplesmente passo, representa uma geração. Se houver dois ou mais ancestrais comuns, usa-se a seguinte fórmula:

$$r = \sum (1/2)^N$$

Cada passo percorrido pelo alelo, de um indivíduo ao seu descendente, é igual a 1/2, ou seja, um indivíduo heterozigoto (*Aa*) tem a probabilidade de 1/2 de passar o alelo *A*, ou o alelo *a*, para cada um de seus descendentes. A **Figura 8.7** traz um exemplo do cálculo do coeficiente de consanguinidade, com a indicação de todos os passos considerados.

8.4.2.3 Coeficiente de endocruzamento

O **coeficiente de endocruzamento** (*F*) mede a probabilidade de homozigose na descendência de dois indivíduos consanguíneos, ou, ainda, a proporção de alelos em homozigose na descendência de um casal consanguíneo.

A **Figura 8.8** ilustra o cálculo do coeficiente de endocruzamento entre primos em primeiro grau, mostrando todos os passos considerados. Assim, para se calcular o coeficiente de endocruzamento do indivíduo IV-1, que é filho de primos em primeiro grau, deve-se levar em conta a probabilidade de que um alelo autossômico presente em seu bisavô (I-1) ou em sua bisavó (I-2), ancestrais comuns a ambos os genitores (III-1 e III-2), esteja presente nele em homozigose. Considere-se, então, que os genótipos de seus bisavós sejam A_1A_2 e A_3A_4, como mostra a figura. Os algarismos 1 a 4 são usados apenas para diferenciar os alelos e não para indicar eventual alelismo múltiplo. A probabilidade de que cada um desses alelos passe à geração seguinte é 1/2, portanto a probabilidade de que o indivíduo IV-1 tenha recebido de seu pai o alelo

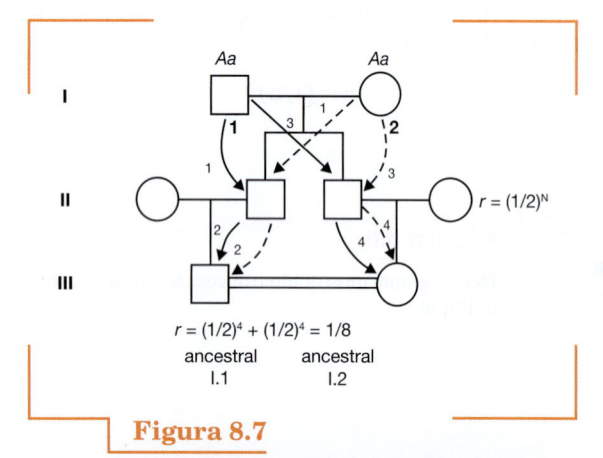

Figura 8.7

Heredograma hipotético mostrando o coeficiente de consanguinidade (*r*) entre primos em primeiro grau. Linha cheia = passos do ancestral I-1 aos consanguíneos; linha tracejada = passos do ancestral I-2 aos mesmos consanguíneos.

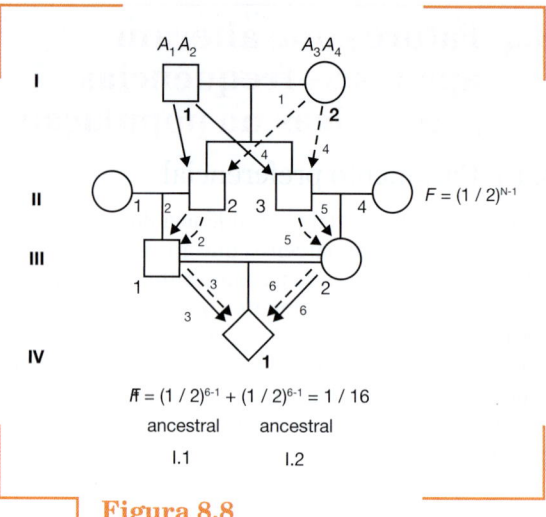

Figura 8.8

Heredograma hipotético mostrando o coeficiente de endocruzamento (*F*) entre primos em primeiro grau. Linha cheia = passos do ancestral I-1 ao indivíduo IV-1; linha tracejada = passos do ancestral I-2 ao indivíduo IV-1.

A_1 proveniente de seu bisavô é de 1/2 1/2 × 1/2 = 1/8 (i.e., o alelo deve percorrer três passos). A probabilidade de que ele receba esse mesmo alelo de sua mãe é de 1/8 (deve percorrer também três passos). Portanto, a probabilidade de que o indivíduo receba o alelo *A1* de seu pai e de sua mãe, sendo, portanto, homozigoto para o mesmo, é de 1/8 × 1/8 = 1/64. Da mesma forma, para que ele seja homozigoto quanto aos alelos A_2, A_3 ou A_4, a probabilidade é de 1/64, para cada alelo. Consequentemente, a probabilidade de que o indivíduo IV-1 seja homozigoto para qualquer um desses quatro alelos é de 4 × 1/64 = 1/16. Portanto, o coeficiente de endocruzamento entre primos em primeiro grau é **1/16**.

O coeficiente de endocruzamento (*F*) pode ser calculado pela fórmula:

$$F = (1/2)^{N-1}$$

Nesse caso, **N** representa o número de passos que há de um ancestral comum até o descendente considerado, passando pelos dois consanguíneos. Se houver mais de um ancestral comum, a fórmula será:

$$F = \sum (1/2)^{N-1}$$

isto é, somatório de todos os ancestrais comuns. No exemplo considerado, N = 6.

Usando-se o mesmo raciocínio, pode ser calculado o valor de *F* para descendentes de outros tipos de genitores consanguíneos, como, por exemplo, pai e filha, mãe e filho ou irmãos, sendo de 1/4.

Tal coeficiente é *F* = 1/8, quando se consideram filhos de meios-irmãos, de tios e sobrinhos e de primos duplos em primeiro grau. Entre os filhos de tios e meios-sobrinhos, o valor de F é igual a 1/16, sendo de 1/32 entre os filhos de primos em segundo grau e de 1/64 entre primos em terceiro grau.

A **Figura 8.9** mostra genealogias hipotéticas, nas quais há casamentos consanguíneos, inclusive incestuosos, de diferentes graus de parentesco, indicando-se junto às genealogias os valores dos coeficientes de consanguinidade (r) e endocruzamento (F), em cada um dos casos.

Se forem comparados os valores de r e F, pode-se observar que o valor do coeficiente de endocruzamento é a

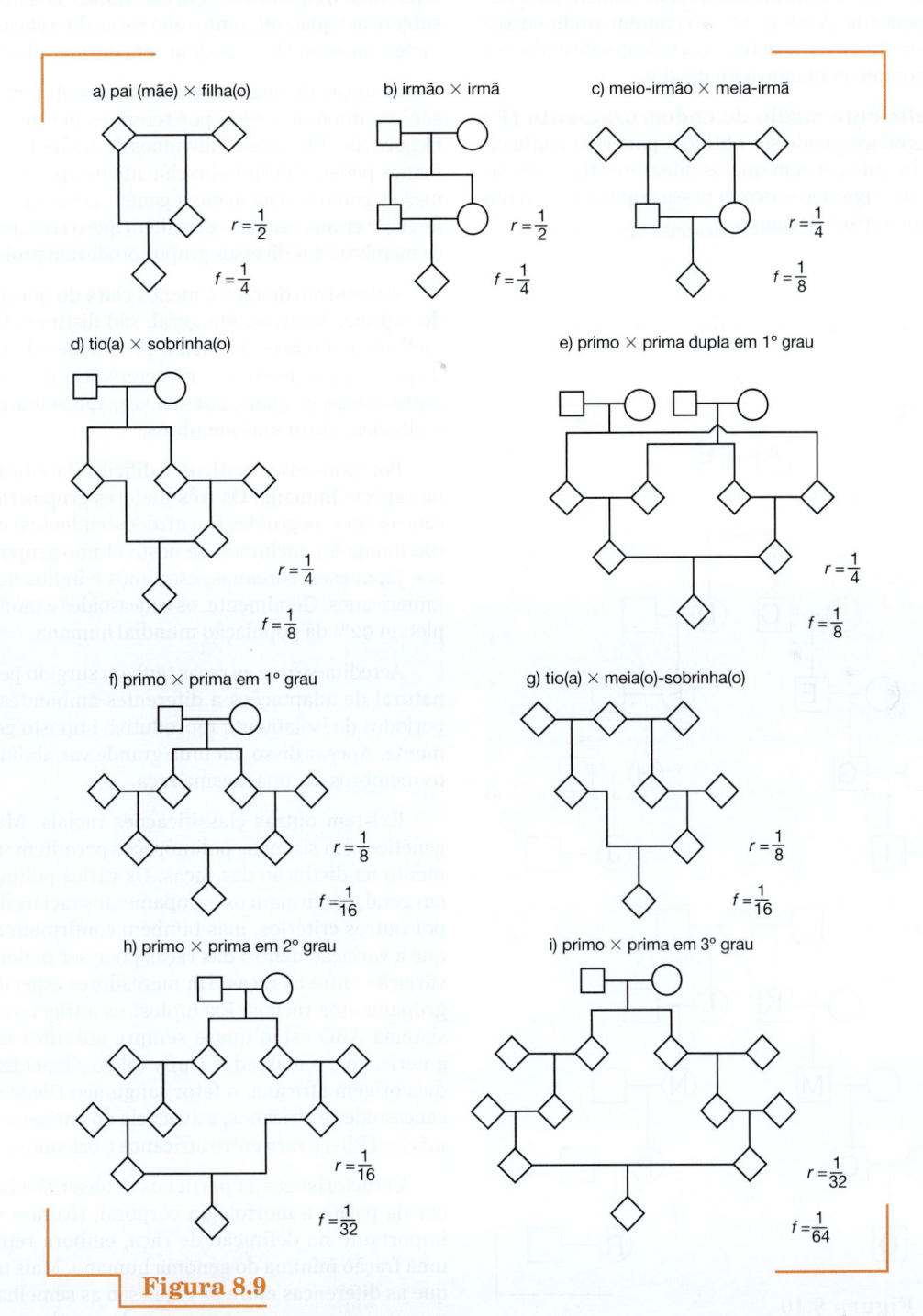

a) pai (mãe) × filha(o) $r = \frac{1}{2}$ $f = \frac{1}{4}$

b) irmão × irmã $r = \frac{1}{2}$ $f = \frac{1}{4}$

c) meio-irmão × meia-irmã $r = \frac{1}{4}$ $f = \frac{1}{8}$

d) tio(a) × sobrinha(o) $r = \frac{1}{4}$ $f = \frac{1}{8}$

e) primo × prima dupla em 1º grau $r = \frac{1}{4}$ $f = \frac{1}{8}$

f) primo × prima em 1º grau $r = \frac{1}{8}$ $f = \frac{1}{16}$

g) tio(a) × meia(o)-sobrinha(o) $r = \frac{1}{8}$ $f = \frac{1}{16}$

h) primo × prima em 2º grau $r = \frac{1}{16}$ $f = \frac{1}{32}$

i) primo × prima em 3º grau $r = \frac{1}{32}$ $f = \frac{1}{64}$

Figura 8.9

Heredogramas de genealogias hipotéticas em que há casamentos consanguíneos, inclusive incestuosos, de diferentes graus de parentesco. Junto a cada genealogia, constam os respectivos coeficientes de consanguinidade (R) e de endocruzamento (F).

Fonte: Beiguelman.[8]

metade do valor do coeficiente de consanguinidade; portanto, basta calcular um deles e multiplicá-lo ou dividi-lo por 1/2, para se ter o outro valor.

Para genes recessivos ligados ao sexo, deve-se levar em conta, com exceção dos casos com alteração do cromossomo X, que apenas as mulheres podem apresentar homozigose e que a transmissão do X de homem para homem é bloqueada. A **Figura 8.10** contém ainda outros tipos de parentesco e respectivos coeficientes de endocruzamento, complementando a Figura 8.9.

O **coeficiente médio de endocruzamento ($\bar{F}$)** de uma população pode ser obtido a partir do conhecimento da frequência com que os diferentes tipos de casamento consanguíneo ocorrem nessa população, em um determinado espaço de tempo.

8.5 Raças humanas

Do ponto de vista prático, raças são grupos de indivíduos dentro de uma espécie que parecem diferentes um do outro. Sob o ponto de vista genético, raças são grupos de indivíduos dentro de uma espécie que se distinguem pelas diferentes frequências alélicas. Ambas as definições são subjetivas: quão diferentes são essas diferenças? Que características ou alelos podem ser considerados?

As raças distinguem-se por apresentarem conjuntos gênicos diferentes e/ou por terem os mesmos alelos em frequências diferentes. Indivíduos de diferentes grupos humanos podem diferir notavelmente na aparência externa, mas as grandes semelhanças genéticas e a ausência de diferenças cromossômicas permitem que o cruzamento entre os membros dos diversos grupos produzam prole fértil.

A definição de raça é menos clara do que a definição de espécie. As raças, em geral, são distinguidas por semelhanças no aspecto facial, proporções do corpo, cor da pele e lugar de origem, características que diferem em outras raças, as quais, por sua vez, apresentam essas semelhanças entre seus membros.

Por todos esses motivos, é difícil a classificação racial na espécie humana. Os três maiores grupos raciais são: caucasoides, negroides (ou afrodescendentes) e orientais (ou mongóis), incluindo-se neste último grupo os chineses, japoneses, coreanos, esquimós e índios norte e sul-americanos. Geralmente, os caucasoides e mongóis completam 92% da população mundial humana.

Acredita-se que as raças tenham surgido pela seleção natural de adaptações a diferentes ambientes, durante períodos de isolamento reprodutivo imposto geograficamente. Apesar disso, há uma grande variabilidade entre os membros de uma mesma raça.

Existem outras classificações raciais. Marcadores genéticos em sistemas polimórficos permitem um refinamento na distinção das raças. Os vários polimorfismos, em geral, confirmam os agrupamentos raciais delineados por outros critérios, mas também confirmam a ideia de que a variação dentro das raças pode ser maior do que a variação entre as raças. Há marcadores específicos para grupamentos raciais. Exemplos: os antígenos A e B do sistema ABO estão quase sempre ausentes nos índios americanos; o marcador Duffy (alelo silencioso Fy^o) indica origem africana; o fator sanguíneo Diego é raro em caucasoides e africanos; a ausência do antígeno D nas hemácias (Rh-) é rara entre africanos e orientais.

Características superficiais e observáveis, como a cor da pele e a morfologia corporal, tiveram um papel importante na definição de raça, embora representem uma fração mínima do genoma humano. Mais notável do que as diferenças entre as raças são as semelhanças que permaneceram nas raças que se desenvolveram a partir de isolamentos reprodutivos. Com a queda de barreiras geográficas, políticas e culturais, proporcionando maior mistura gênica, as definições raciais continuam obscuras.

Figura 8.10

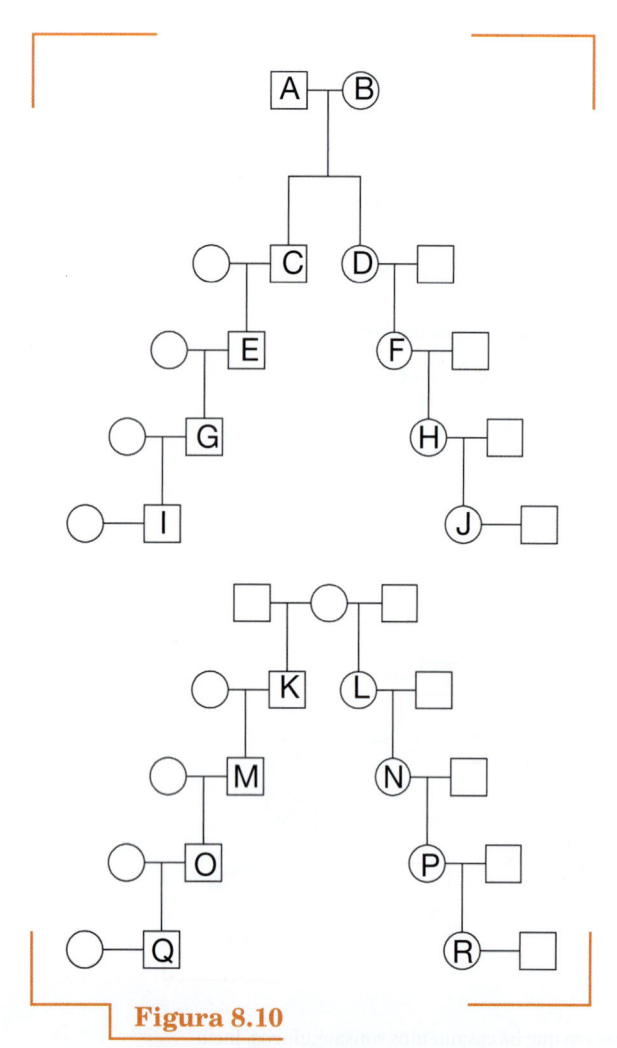

Coeficientes de endocruzamento dos descendentes de vários tipos de cruzamentos consanguíneos.
Fonte: Hartl e Clark.[4]

8.6 Conceitos gerais sobre probabilidades e riscos empíricos

8.6.1 Conceito de probabilidade

Um dos mais importantes aspectos do aconselhamento genético é o fornecimento de um valor numérico do risco de ocorrência de um evento, seja um evento inédito (risco de ocorrência), seja a repetição de um evento já ocorrido (risco de recorrência). Para estimar o risco de recorrência de uma doença, síndrome ou malformação, deve-se considerar:

a. o diagnóstico da característica anormal em estudo e seu modo de herança;
b. a análise da genealogia da família; e
c. o resultado dos testes, que podem incluir estudos de ligação usando marcadores de DNA e outros testes.

Algumas vezes, o cálculo do valor de um risco pode ser muito fácil, mas em outras situações podem surgir fatores complicadores, tornando mais difícil esse cálculo. Por exemplo, a mãe de um menino que apresenta um caso esporádico de uma doença recessiva ligada ao X quer saber qual é a probabilidade de ocorrer a mesma doença no próximo filho.

A probabilidade de ocorrência de um evento pode ser definida como a proporção de vezes que ele ocorre em uma série grande de eventos. Convencionalmente, a probabilidade é indicada como uma proporção da unidade, tanto que a probabilidade de zero implica admitir que o evento nunca será observado, enquanto a probabilidade de 1, que ele será sempre observado. Assim, a probabilidade de 0,25 indica, em média, que um acontecimento particular será observado em 1/4 ou 25% das ocasiões. A probabilidade de não ocorrência será então 0,75, 3 em 4 ou 75%. Costuma-se representar as probabilidades em frações ordinárias, por ser mais fácil de compreender do que em números decimais.

8.6.2 Probabilidade teórica

Com o objetivo de calcular o risco genético de uma doença, síndrome ou malformação, é necessário ter uma compreensão básica da teoria da probabilidade.

Quando forem considerados dois eventos diferentes, é importante esclarecer se eles são **mutuamente exclusivos** ou **independentes**. Se os eventos forem **mutuamente exclusivos**, a probabilidade de ocorrência de um ou de outro é igual à **soma de suas probabilidades individuais**. Essa é a chamada **lei da adição** ou **lei do "ou ... ou"**.

No entanto, se dois ou mais eventos forem **independentes**, então a probabilidade de que **ambos**, o primeiro e o segundo, ocorram simultaneamente é igual ao **produto das probabilidades individuais**. Essa é a conhecida **lei da multiplicação**, **do produto** ou **lei do "e ... e"**.

Como exemplo, podemos considerar um casal que esteja esperando seu primeiro filho. A probabilidade de que a criança nasça do sexo masculino ou do sexo feminino é igual a 1, isto é: 1/2 + 1/2. Se a mãe, ao fazer a ultrassonografia, descobrir que está gerando gêmeos, e que não são idênticos, a probabilidade de que **ambos**, o primeiro e o segundo, sejam do sexo feminino é igual a 1/4 isto é: 1/2 × 1/2.

8.6.3 Teorema de Bayes

O teorema de Bayes, criado pelo Reverendo Thomas Bayes no século XVIII, é muito usado em aconselhamento genético. Essencialmente, esse teorema proporciona um valioso método para a determinação da probabilidade total de um evento ou resultado, considerando todas as possibilidades iniciais, como o estado de portador ou não portador de um gene, e então modificando as possibilidades iniciais ou incorporando-lhes informações, como o resultado de um teste que indica a alternativa mais provável.

A probabilidade inicial de cada evento é a **probabilidade *a priori***, que é baseada na **informação anterior**. As observações que podem modificar essa probabilidade *a priori* permitem a determinação de **probabilidades condicionais**. Em aconselhamento genético, estas últimas são normalmente baseadas no número de indivíduos da prole e/ou nos resultados de testes, constituindo as informações posteriores que modificam as possibilidades iniciais. A **probabilidade conjunta** para cada evento é o resultado da coocorrência das probabilidades *a priori* e **condicional**. A **probabilidade final** de cada evento é conhecida como sua **probabilidade relativa** ou ***a posteriori***, sendo obtida pela divisão da probabilidade conjunta para o evento considerado pela soma de todas as probabilidades conjuntas de cada evento.

Para melhor compreensão do teorema de Bayes, considere-se uma genealogia como a da **Figura 8.11**, em

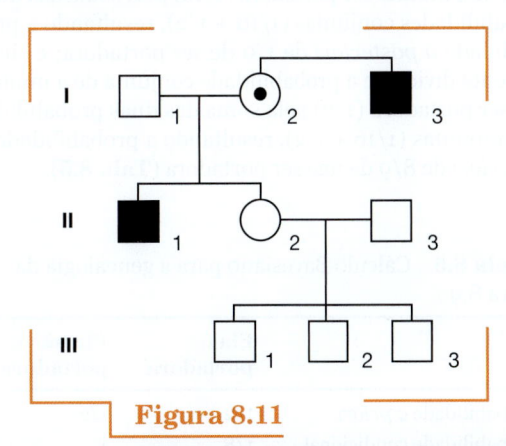

Figura 8.11

Genealogia mostrando uma característica de herança recessiva ligada ao sexo. Para se calcular a probabilidade de que o indivíduo II-2 seja portador do gene, é necessário considerar seus três filhos não afetados.

Fonte: Mueller e Young.[5]

que dois homens (I-3 e II-1) são afetados por uma doença recessiva ligada ao X. A irmã II-2 de um desses homens deseja saber qual é a probabilidade de ela ser portadora do gene para essa doença. Sua mãe, I-2, deve ser portadora, uma vez que tem um filho e um irmão afetados, isto é, ela é uma portadora obrigatória. Assim, a probabilidade *a priori* de que II-2 não seja portadora é igual a 1/2.

O fato de a mulher II-2 já ter três filhos normais deve ser levado em consideração. Intuitivamente, isso torna improvável que ela seja portadora do gene, mas como essa nova informação pode ser incorporada à estimativa do risco de recorrência? O teorema de Bayes fornece um meio de se quantificar tal informação. A probabilidade condicional de que II-2 tenha tido três filhos normais considerando-se que ela **seja portadora** é igual a: $1/2 \times 1/2 \times 1/2 = 1/8$. Tais valores (1/2) são multiplicados como se fossem eventos independentes, nos quais o fato de um irmão ser normal não influi na possibilidade de outro também ser normal. A seguir, é calculada a probabilidade condicional de que II-2 tenha tido três filhos normais considerando-se que ela **não seja portadora**, a qual é praticamente igual a 1.

Em seguida, deseja-se encontrar a probabilidade de que II-2 **seja portadora e com três filhos normais**. Para obter-se a probabilidade da coocorrência desses dois eventos, multiplica-se a probabilidade *a priori* pela probabilidade condicional correspondente, a fim de se obter a **probabilidade conjunta**. Neste exemplo, a probabilidade conjunta de que II-2 seja portadora é: $1/2 \times 1/8 = 1/16$; por outro lado, a probabilidade conjunta de ela não ser portadora é: $1/2 \times 1 = 1/2$. Essas probabilidades conjuntas indicam que é mais provável a mulher não ser portadora do que o ser.

A etapa final consiste na padronização das probabilidades conjuntas, de modo que as duas probabilidades consideradas (portadora *vs.* não portadora) somem 1. Para isso, simplesmente divide-se a probabilidade conjunta de a mulher ser portadora (1/16) pela soma das duas probabilidades conjuntas (1/16 + 1/2), resultando a probabilidade *a posteriori* de 1/9 de ser portadora; e similarmente divide-se a probabilidade conjunta de a mulher não ser portadora (1/2) pela soma das duas probabilidades conjuntas (1/16 + 1/2), resultando a probabilidade *a posteriori* de 8/9 de não ser portadora (**Tab. 8.5**).

Tabela 8.5 Cálculo Bayesiano para a genealogia da Figura 8.9

	Ela é portadora	Ela não é portadora
Probabilidade *a priori*	1/2	1/2
Probabilidade condicional	1/8	1
Probabilidade conjunta	1/16	1/2
Probabilidade *a posteriori*	1/9	8/9

Embora existam, atualmente, várias técnicas de detecção de heterozigotos, a análise bayesiana ainda é um instrumento útil para as estimativas de risco, pois nem sempre é possível identificar o alelo responsável pela doença.

8.6.4 Risco empírico

Em aconselhamento genético, no cálculo dos riscos de ocorrência ou recorrência de afetados por uma doença monogênica, são usados conhecimentos básicos de genética mendeliana e aplicada à teoria da probabilidade. No entanto, em muitas situações de aconselhamento, não é possível chegar-se a um valor numérico preciso do risco de ocorrência ou recorrência, porque a doença em questão não apresenta herança monogênica simples, ou o diagnóstico clínico fornecido à família mostra heterogeneidade, ou, ainda, porque a doença é de herança multifatorial.

Em características multifatoriais, o número de genes que contribuem para a doença não é conhecido, nem a constituição genotípica exata dos genitores, variando também a extensão dos efeitos ambientais. Nessas situações, é necessário recorrer-se ao uso dos riscos normalmente observados nas famílias e/ou populações, os chamados **riscos empíricos**. Esses riscos, portanto, são baseados mais em observações derivadas de estudos familiares do que de cálculos teóricos.

Para serem obtidos os riscos empíricos, é examinada uma grande série de famílias nas quais uma criança (o probando) desenvolveu a doença considerada. Os irmãos de cada probando são examinados, a fim de se calcular a porcentagem dos que apresentaram a mesma doença. No Capítulo 6, a Tabela 6.11 apresenta os riscos de recorrência empíricos de algumas malformações congênitas, obtidos dessa maneira. Ao contrário do que ocorre com as doenças monogênicas, os riscos empíricos de recorrência de doenças multifatoriais podem variar de uma população para outra; geralmente aumentam se mais membros da família são afetados, se a doença tiver uma expressão mais grave e se o probando pertencer ao sexo menos suscetível a essa doença, mas diminuem bruscamente em graus mais distantes de parentesco. Em geral, o risco de recorrência para parentes em 1º grau de um afetado é igual à raiz quadrada da frequência da doença na população, ou seja, $P^{1/2}$, onde P = frequência na população em geral. Por exemplo, se em uma população a frequência de uma característica é igual a 1/1.000, o risco teórico para um parente em 1º grau é igual à raiz quadrada de 1/1.000, que é aproximadamente 1/32 ou 3%. O risco teórico para parentes em 2º e 3º graus é aproximadamente igual a $P^{3/4}$ e $P^{7/8}$, respectivamente.

Às vezes, uma doença pode ter tanto componentes monogênicos quanto multifatoriais, o que deve ser levado em conta no cálculo dos riscos de recorrência correspondentes.

⚠ Resumo

A frequência de uma característica em uma determinada população (frequência fenotípica) depende da frequência do respectivo alelo (frequência alélica). A parte da genética que estuda as frequências alélicas, genotípicas e fenotípicas de uma população, bem como a distribuição dos alelos nas populações e os fatores que mantêm ou mudam a frequência desses alelos e genótipos de geração a geração, é a genética de populações.

Pelo estudo da genética das populações humanas, pode-se compreender melhor a maneira como as doenças hereditárias se mantêm nas populações e avaliar os possíveis efeitos disgênicos das radiações e dos produtos químicos (agentes mutagênicos), bem como os efeitos da medicina e do controle da natalidade na frequência de moléstias hereditárias.

Para compreender-se a genética de populações, é necessário conhecer alguns conceitos essenciais, como: população (qualquer grupo de indivíduos que pode se entrecruzar), conjunto gênico ou *pool* gênico (constituído por todos os alelos contidos na totalidade dos indivíduos que se cruzam de uma população, em um dado momento), frequência alélica (porcentagem que um determinado alelo representa entre todos os alelos de um gene em particular), frequência genotípica (porcentagem com que cada um dos genótipos possíveis de um determinado alelo se encontra em uma dada população), frequência fenotípica (porcentagem com que um determinado fenótipo se manifesta em uma dada população).

A genética de populações tem numerosas aplicações na medicina e outras ciências da saúde, no aconselhamento genético, possibilitando o cálculo do risco de ocorrência de doenças hereditárias, na aplicação e interpretação de testes de DNA, na percepção de como surgem diferenças nas frequências de doenças gênicas entre os membros de grupos mais ou menos isolados geneticamente e os indivíduos da população originária, e no planejamento de programas de rastreamento de doenças genéticas; nas áreas de agricultura e zoologia, para melhoria do desempenho de plantas cultivadas e animais domésticos, organização de programas de cruzamento para a conservação de espécies ameaçadas em zoológicos e refúgios silvestres, amostragem e preservação de plantas e animais benéficos em risco de extinção, interpretação de diferenças nas sequências nucleotídicas de genes ou nas sequências de aminoácidos de proteínas entre os membros de uma espécie ou de espécies proximamente relacionadas e nas análises de genes e genomas entre diversas espécies para determinar suas relações evolutivas e testar hipóteses sobre o processo evolutivo.

A base da genética de populações é a **lei** ou **princípio de Hardy-Weinberg**, demonstrada independentemente pelo matemático inglês G. H. Hardy e pelo fisiologista alemão W. Weinberg, em 1908 e tendo o seguinte enunciado: "Para qualquer lócus gênico, as frequências relativas dos genótipos, em populações de cruzamentos ao acaso (panmíticas), permanecem constantes, de geração a geração, a menos que certos fatores perturbem esse equilíbrio." Esses fatores são os chamados fatores evolutivos: mutação, seleção, deriva genética (ou oscilação genética) e migração (ou fluxo gênico).

Para uma população estar em equilíbrio de Hardy-Weinberg (considerando um lócus determinado), deve atender às seguintes premissas: (a) estar livre da ação dos fatores evolutivos; (b) ser uma população suficientemente grande para que os cruzamentos se deem ao acaso, isto é, ser uma população panmítica; (c) apresentar proporção sexual em torno de 1:1, isto é, que o número de indivíduos do sexo masculino seja aproximadamente igual ao número de indivíduos do sexo feminino; e (d) constituir uma população mendeliana, ou seja, uma população formada por um grupo de organismos da mesma espécie que se reproduzem sexuadamente e residem dentro de limites geográficos definidos, permitindo o entrecruzamento. O estudo do equilíbrio de Hardy-Weinberg permite avaliar os fatores que podem causar desvios reais ou aparentes a partir do equilíbrio verdadeiro como oposto às populações idealizadas.

Embora o modelo de Hardy-Weinberg pareça não se aplicar às populações humanas, uma vez que elas não atendem em conjunto a todas as premissas mencionadas, ele é importante porque possibilita descrever a composição populacional em termos de frequências alélicas, conhecer as frequências dos diferentes genótipos, mesmo quando alguns deles não podem ser reconhecidos fenotipicamente e avaliar os possíveis efeitos dos fatores evolutivos (mutação, seleção, migração e deriva genética) na constituição genética de uma população.

A lei de Hardy-Weinberg fornece um modelo matemático simples que descreve a relação entre as frequências alélicas e genotípicas de uma população, permitindo prever-se as frequências alélicas e genotípicas em um dado lócus de uma população. A fórmula de Hardy-Weinberg consiste na seguinte expressão matemática: $p^2 + 2pq + q^2 = 1$ (correspondendo às frequências genotípicas), ou $(p + q) = 1$ (correspondendo às frequências alélicas).

Para alelos autossômicos codominantes, as frequências alélicas podem ser calculadas por contagem de alelos ou pelas fórmulas das frequências genotípicas. Para alelos com dominância completa e desconhecendo-se a frequência de heterozigotos, as frequências alélicas podem ser calculadas extraindo-se a raiz quadrada da frequência genotípica dos homozigotos recessivos (q^2).

No caso de alelos recessivos ligados ao cromossomo X, o sexo masculino é hemizigoto, portanto homens e mulheres terão diferentes genótipos e as frequências alélicas e genotípicas serão também diferentes, devendo ser calculadas separadamente. No sexo masculino (XY), $p + q$ corresponde a 100% dos homens; no sexo feminino (XX), $p^2 + 2pq + q^2$ corresponde a 100% das mulheres. A frequência de um alelo ligado ao X é igual à frequência de homens afetados pela característica. Quando a herança for dominante ligada ao X, o cálculo das frequências alélicas e genotípicas segue o mesmo procedimento visto anteriormente, mas a frequência de mulheres afetadas será bem maior do que a de homens afetados.

No caso de alelos múltiplos, as frequências genotípicas se distribuem, em uma população em equilíbrio, segundo a seguinte fórmula: $(p + q + r)^2 = 1$, que se for desdobrada resultará em: $(p + q + r)^2 = p^2 + 2pr + q^2 + 2qr + r^2 + 2pq = 1$.

As frequências dos alelos nas populações alteram-se ao longo das gerações. Se elas permanecessem constantes, não haveria evolução. Há fatores que, atuando durante longos períodos de tempo, causam mudança nas frequências dos alelos, tornando diferentes as populações. Para a explicação do princípio de Hardy-Weinberg, usa-se uma população-modelo, isto é, uma população sob determinadas condições e em equilíbrio. No entanto, as populações humanas, como as de outros organismos, não são estáticas, mas dinâmicas, por isso estão sob a ação de agentes que causam alteração nas frequências alélicas, promovendo, portanto, a evolução das espécies. Esses agentes são: mutação, seleção, deriva ou oscilação genética, migração ou fluxo gênico. A seleção natural é o fator que mais afeta as frequências alélicas. A mutação e a migração introduzem alelos novos na população, mas geralmente têm pequenos efeitos sobre as frequências alélicas. A deriva genética produz mudanças aleatórias nas frequências alélicas e seu maior impacto é sobre as populações pequenas. Para cada lócus gênico considerado, quando algum desses fatores evolutivos atua, causando o desequilíbrio das frequências alélicas e/ou genotípicas, basta uma geração de cruzamentos ao acaso para que o equilíbrio de Hardy-Weinberg se restabeleça.

Os fatores que alteram apenas as frequências genotípicas, mas não as frequências alélicas, de uma população são os casamentos preferenciais, a consanguinidade e o endocruzamento. Para a análise da consanguinidade e do endocruzamento, é necessário o conhecimento de alguns termos, como tronco, parentesco, linha, grau e caminho.

Do ponto de vista prático, raças são grupos de indivíduos dentro de uma espécie que parecem diferentes um do outro. Sob o ponto de vista genético, raças são grupos de indivíduos dentro de uma espécie que se distinguem pelas diferentes frequências alélicas. As raças distinguem-se por apresentarem conjuntos gênicos diferentes e/ou por terem os mesmos alelos em frequências diferentes. É difícil a classificação racial na espécie humana, mas em geral os três maiores grupos raciais são: caucasoides, negroides (ou afrodescendentes) e orientais (ou mongóis), incluindo-se neste último grupo os chineses, japoneses, coreanos, esquimós e índios norte e sul-americanos. Geralmente, os caucasoides e mongóis completam 92% da população mundial humana. Existem outras classificações raciais. Marcadores genéticos em sistemas polimórficos permitem um refinamento na distinção das raças. Os vários polimorfismos, em geral, confirmam os agrupamentos raciais delineados por outros critérios, mas também confirmam a ideia de que a variação dentro das raças pode ser maior do que a variação entre as raças. Há marcadores específicos para grupamentos raciais. Exemplos: os antígenos A e B do sistema ABO estão quase sempre ausentes nos índios americanos; o marcador Duffy (alelo silencioso Fy^o) indica origem africana; o fator sanguíneo Diego é raro em caucasoides e africanos; a ausência do antígeno D nas hemácias (Rh-) é rara entre africanos e orientais.

Um dos mais importantes aspectos do aconselhamento genético é o fornecimento de um valor numérico do risco de ocorrência de um evento, seja um evento inédito (risco de ocorrência), seja a repetição de um evento já ocorrido (risco de recorrência). Para estimar o risco de recorrência de uma doença, síndrome ou malformação deve-se considerar: o diagnóstico da característica anormal em estudo e seu modo de herança, a análise da genealogia da família e o resultado dos testes, que podem incluir estudos de ligação usando marcadores de DNA e outros testes.

A probabilidade de ocorrência de um evento pode ser definida como a proporção de vezes que ele ocorre em uma série grande de eventos. Convencionalmente, a probabilidade é indicada como uma proporção da unidade, tanto que a probabilidade de zero implica admitir que o evento nunca será observado, enquanto a probabilidade de 1 que ele será sempre observado. Quando forem considerados dois eventos diferentes, é importante esclarecer se eles são mutuamente exclusivos ou independentes. Se forem mutuamente exclusivos, a probabilidade de ocorrência de um ou de outro é igual à soma de suas probabilidades individuais. Essa é a chamada lei da adição ou lei do "ou ... ou". No entanto, se os eventos forem independentes, então a probabilidade de que ambos, o primeiro e o segundo, ocorram simultaneamente é igual ao produto das probabilidades individuais. Essa é a conhecida lei da multiplicação, do produto ou lei do "e ... e".

O teorema de Bayes proporciona um valioso método para a determinação da probabilidade total de um evento ou resultado, considerando todas as possibilidades iniciais, como o estado de portador ou não portador de um gene, e então modificando as possibilidades iniciais ou incorporando-lhes informações, como o resultado de um teste que indica a alternativa mais provável. A probabilidade inicial de cada evento é a probabilidade *a priori*, que é baseada na informação anterior. As observações que podem modificar essa probabilidade *a priori* permitem a determinação de probabilidades condicionais. Em aconselhamento genético, estas últimas são normalmente baseadas no número de indivíduos da prole e/ou nos resultados de testes, constituindo as informações posteriores que modificam as possibilidades iniciais. A probabilidade conjunta para cada evento é o resultado da coocorrência das probabilidades *a priori* e condicional. A probabilidade final de cada evento é conhecida como sua probabilidade relativa ou *a posteriori*, sendo obtida pela divisão da probabilidade conjunta para o evento considerado pela soma de todas as probabilidades conjuntas de cada evento.

Teste seu conhecimento

1. Explique a lei de Hardy-Weinberg. Essa lei se aplica às populações humanas? Justifique.

2. Quais são os fatores evolutivos e qual sua relação com essa lei?

3. O que significa afirmar que a taxa média de mutação nas populações humanas é de 1×10^{-5}/lócus/geração?

4. Existem doenças hereditárias autossômicas recessivas que são letais, isto é, os afetados morrem antes de atingir a idade reprodutiva ou não têm condições de deixar descendentes. Assim sendo, pode-se supor que, após muitas gerações, os genes autossômicos recessivos que as determinam sejam completamente eliminados da população. Isso poderia realmente acontecer? Justifique sua resposta.

5. Relacione as expressões: coeficiente de seleção, adaptação e eficiência reprodutiva.

6. O que é deriva genética e qual seu efeito em: (a) populações de pequeno tamanho; (b) populações grandes.

7. O que significa "efeito do fundador"? Exemplifique.

8. Como atuam as migrações como fator evolutivo? Exemplifique.

9. O que são coeficientes de consanguinidade e de endocruzamento? Como são calculados?

10. Quais os principais grupos raciais? Qual é o conceito de raça, sob o ponto de vista genético?

11. Em que consiste o teorema de Bayes? Qual sua aplicação?

Exercícios

1. Qual é a probabilidade de dois primos em primeiro grau, cujas mães são gêmeas monozigóticas, serem heterozigotos para um gene autossômico oriundo de um ancestral comum?

2. Para a herança ligada ao X, em cruzamentos ao acaso, a frequência de uma característica recessiva é sempre menor nas mulheres do que nos homens, acontecendo o contrário quando a característica for dominante. Demonstre numericamente essa afirmativa.

3. Se, em uma determinada população em equilíbrio, a frequência de indivíduos albinos for de 1/10.000: (a) calcule a frequência do gene para o albinismo; (b) dê a probabilidade de um casal normal, não aparentado, vir a ter um filho albino, sabendo-se que o genitor da mulher é afetado; (c) como mudaria sua resposta à questão (b), se a mulher for prima em primeiro grau (pelo lado paterno) do marido?

4. Em uma amostra de 1.500 indivíduos, foram encontrados três afetados por uma doença autossômica recessiva. Responda: (a) qual é a probabilidade de casamento entre dois indivíduos heterozigotos, nessa população? (b) qual é a probabilidade de que dois indivíduos fenotipicamente normais, primos em primeiro grau, tenham um filho afetado?

5. João tem 51 anos. Seu pai, já falecido, tinha a doença de Huntington, de herança autossômica dominante. João não apresenta sintomas dessa doença. A curva da idade de início da mesma mostra que aproximadamente 85% dos indivíduos heterozigotos para o respectivo alelo, cujo pai é afetado, apresentam sintomas por volta dessa idade (a porcentagem é um pouco mais baixa, 80%, se o genitor afetado for a mãe). Com base nessa informação, use o teorema de Bayes para estimar a probabilidade de que João tenha herdado o alelo para a doença de seu pai.

6. A doença de Tay-Sachs ou idiotia amaurótica é uma doença metabólica de herança autossômica recessiva, causada por uma deficiência da enzima β-hexosaminidase A. A mutação responsável pela doença está localizada no cromossomo 15, sendo uma mutação de perda de função. Sua frequência é mais elevada entre os judeus asquenazes, onde nasce uma criança doente em 3.600 nascimentos. Pergunta-se: qual é a frequência de indivíduos heterozigotos nessa população?

7. Avalie e comente a afirmativa: o endocruzamento aumenta a frequência de alelos recessivos na população.

Referências

1. Hoffee P. Genética médica molecular. Rio de Janeiro: Guanabara Koogan; 2000.
2. Nussbaum RL, McInnes RR, Willard HF. Thompson e Thompson: genética médica. 7. ed. Rio de Janeiro: Elsevier; 2008.
3. Read A, Donnai D. Genética clínica: uma nova abordagem. Porto Alegre: Artmed; 2008.
4. Hartl DL, Clark AG. Princípios de genética de populações. 4. ed. Porto Alegre: Artmed; 2010.
5. Mueller RF, Young ID. Emery's elements of medical genetics. 10th ed. Edinburgh: Churchill Livingstone; 1998.
6. Thompson JS, Thompson MW. Genética médica. 4. ed. Rio de Janeiro: Guanabara Koogan; 1988.
7. Klug WS, Cummings MR, Spencer CA, Palladino MA. Conceitos de genética. 9. ed. Porto Alegre: Artmed; 2010.
8. Beiguelman B. Genética médica: citogenética humana. Rio de Janeiro: Guanabara Koogan; 1982.

Leituras recomendadas

Lewis R. Human genetics: concepts and applications. 4th ed. Boston: McGraw-Hill; 2001.

Pereira MJF. "Filhos do Rei Sebastião", "Filhos da Lua": construções simbólicas sobre os nativos da Ilha dos Lençóis. Cadernos de Campo. 2005;14(13):61-74.

Capítulo 9

Hemoglobinas e Hemoglobinopatias

9.1 Hemoglobinas normais e anormais   276

    9.1.1 Hemoglobina: importância, estrutura química e função   276

    9.1.2 Hemoglobinas normais   277

        9.1.2.1 Genética   277

        9.1.2.2 Ontogenia   279

        9.1.2.3 Variantes normais da hemoglobina   280

    9.1.3 Hemoglobinas anormais   281

        9.1.3.1 Variantes estruturais   281

        9.1.3.2 Defeitos na síntese das hemoglobinas: talassemias   287

        9.1.3.3 Síndromes de persistência hereditária de Hb F   292

        9.1.3.4 Metemoglobinemias   292

Caso clínico

Amélia, 28 anos, e Paulo, 32 anos, resolveram ter seu primeiro filho. Ambos eram saudáveis e, assim que Amélia engravidou, consultaram um obstetra para receber orientação durante a gravidez e fazer os exames pré-natais necessários. Os resultados de um hemograma completo mostraram que Amélia apresentava anemia microcítica leve. Amélia e Paulo eram descendentes de gregos provenientes da ilha de Chipre, localizada no Mar Mediterrâneo, que vieram para o Brasil ainda crianças. O casal não tinha conhecimento de qualquer problema sanguíneo nas famílias de ambos, porém outros exames foram recomendados, devido à sua origem mediterrânea. Na análise eletroforética da hemoglobina, o resultado do teste de Amélia mostrou que a hemoglobina A_2 (Hb A_2) e a hemoglobina fetal (Hb F) eram um pouco elevadas, sugerindo a presença do traço β-talassêmico. Foram realizados testes moleculares para confirmar esse resultado e saber outros, mais detalhados; os resultados mostraram uma mutação sem sentido em um alelo da cadeia β da globina (β-globina), porém nada foi encontrado na cadeia α. Os resultados dos testes de Paulo acusaram também a presença de uma mutação sem sentido em um alelo da β-globina, não apresentando deleção alguma na α-globina. Encaminhados a uma clínica de consultoria genética, foram informados de que a criança que estavam esperando tinha um risco de 25% de nascer com β-talassemia *major*, e de que poderiam fazer um diagnóstico pré-natal para saber se a criança era normal ou não.

Fonte: Modificado de Nussbaum e colaboradores[1] e Read e Donnai.[2]

Comentário

De todas as doenças genéticas, as hemoglobinopatias são as mais estudadas, pois afetam milhões de pessoas em muitos países. No caso clínico presente, é importante saber que na população grega de Chipre estima-se que, em cada sete pessoas, uma é portadora de uma mutação para β-talassemia. Desse modo, espera-se que, a cada 49 casamentos, um ocorra entre portadores dessa mutação.

Entre os cipriotas gregos, cinco mutações específicas no gene da β-globina constituem 98,4% de todas as mutações da β-talassemia presentes naquela população: c.93-21G>A (79,8%), c.92+6T>C (5,5%), c.92+1G>A (5,1%), c.316-106C>G (5,1%) e p.Gln39X (2,9%). Com exceção da última mutação, as demais se localizam em um íntron do gene da β-globina. Paulo é portador da mutação p.Gln39X, que é uma clássica mutação sem sentido, em que a substituição de um único nucleotídeo converte o códon para glutamina (CAG) em um códon finalizador (TAG). O gene mutado não forma produto algum, causando a $β^0$-talassemia, nos homozigotos. Amélia é portadora de uma mutação que é uma substituição de nucleotídeo único, c.316-106C>G, no interior do íntron 2 do gene da β-globina, 106 nucleotídeos à montante do início do éxon 3. Essa mutação, aparentemente inócua, ativa um sítio de encadeamento oculto, que depois passa a ser usado preferencialmente, em relação ao sítio doador do encadeamento normal. A consequência é uma $β^+$-talassemia, ou seja, o gene mutante produz algumas cadeias β normais, usando o sítio de encadeamento normal, mas não em quantidade suficiente. Todas as mutações mencionadas anteriormente poderiam ser investigadas por sequenciamento, PCR alelo-específica ou hibridização com oligonucleotídeos aleloespecíficos; mas a mutação apresentada por Amélia só pode ser caracterizada mediante estudo do mRNA.

Confirmando a informação que Paulo e Amélia receberam na clínica de consultoria genética, de um lado seu bebê tem 25% de probabilidade de apresentar β-talassemia maior (ou *major*), uma anemia grave, com alguma produção de cadeias β devida ao alelo mutante transmitido por Amélia, uma vez que a mutação transmitida por Paulo impediria a produção desse tipo de cadeia. Por outro lado, há 25% de chance de a criança ser genotípica e fenotipicamente normal e 50% de ser heterozigota como seus genitores. Se o bebê for afetado, além do tratamento com transfusões sanguíneas frequentes, poderia ser beneficiado por transplante de medula óssea e pela possível terapia gênica.

9.1 Hemoglobinas normais e anormais

9.1.1 Hemoglobina: importância, estrutura química e função

A hemoglobina é a principal proteína das hemácias, sendo responsável pelo transporte de oxigênio dos pulmões para os tecidos, e sua obtenção para diagnóstico e outros estudos não requer métodos bioquímicos complicados. A molécula homóloga também pode ser encontrada em alguns invertebrados e nas raízes de certas leguminosas. Seu estudo contribuiu muito para a compreensão da ação gênica no nível molecular, e a maioria dos conceitos assim obtidos pode ser aplicada para outras proteínas.

O conhecimento genético sobre a hemoglobina humana iniciou-se com o estudo de uma doença hereditária, a anemia falciforme. Herrick, em 1910, observou uma anormalidade peculiar nas hemácias – a forma de foice – de um estudante afrodescendente que tinha anemia. Logo se constatou que essa condição era comum entre os afrodescendentes norte-americanos. Além da anemia hemolítica, esses indivíduos tinham episódios recorrentes de dores abdominais e musculoesqueléticas. Em 1922, Mason empregou, pela primeira vez, a designação de anemia falciforme para tal quadro clínico, e, em 1923, Taliaferro e Huck reconheceram a hereditariedade dessa condição. Em 1949, Neel e Beet, independentemente, mostraram que os pacientes com anemia falciforme eram homozigotos para um gene que, em heterozigose, causava uma condição muito mais benigna: o traço falciforme. No mesmo ano, Pauling e colaboradores, usando a técnica de eletroforese, observaram uma diferença entre a mobilidade eletroforética da hemoglobina dos eritrócitos dos indivíduos normais e dos que tinham anemia falciforme. Em 1956, Ingram demonstrou que essa migração diferencial era devida à substituição de um só aminoácido na molécula da hemoglobina.

A importância da hemoglobina e das hemoglobinopatias na genética humana fundamenta-se não só em seu significado histórico aqui relembrado, mas também em seu enorme impacto na morbidade e mortalidade humana. Estima-se que cerca de 5% da população mundial tenham uma mutação de hemoglobina, e que mais de 350 mil crianças nasçam a cada ano com um distúrbio grave na estrutura (p. ex., anemia falciforme) ou na síntese (p. ex., talassemia) da hemoglobina.

A molécula de hemoglobina é um tetrâmero com peso molecular de 64.458, formado por quatro subunidades, iguais duas a duas. Cada subunidade é composta de duas partes: a **globina**, cadeia polipeptídica que varia muito geneticamente, e a **heme**, grupo prostético que consiste em um átomo de ferro situado no centro de um anel de porfirina, sendo semelhante em todas as formas geneticamente diferentes de hemoglobina. A heme (ou grupo heme, como é mais conhecida) é tão importante como a globina, por dois motivos: é o agente que disponibiliza o oxigênio para a célula, e é um pigmento corado que possibilita o estudo da diferenciação e maturação dos precursores eritrocitários. Portanto, é o ferro, componente da heme, que se combina com o oxigênio, conferindo à molécula de hemoglobina sua capacidade de transporte de O_2. Essa molécula tem estrutura aproximadamente esférica, com as cadeias de globina dobradas, de modo a que os quatro grupos heme se localizem em fendas superficiais equidistantes umas das outras. Esse tetrâmero é mantido junto por ligações entre as quatro cadeias de globina, e sua estrutura quaternária muda à medida que o oxigênio é captado pela oxigenação de cada grupo heme. Na **Figura 9.1** está representada a molécula da hemoglobina humana adulta normal.

9.1.2 Hemoglobinas normais

A hemoglobina normal do adulto (Hb A) tem a seguinte fórmula: $\alpha_2\beta_2$. As duas cadeias α (α_2) são iguais, possuindo cada uma 141 aminoácidos; as duas cadeias β (β_2) são também iguais entre si, compreendendo cada uma 146 aminoácidos. As cadeias α e β são quase iguais em comprimento, estrutura primária (sequência de aminoácidos) e estrutura terciária (configuração tridimensional). Elas também se assemelham à mioglobina (proteína transportadora de oxigênio no músculo), mas essa possui apenas uma cadeia polipeptídica. As semelhanças na sequência de aminoácidos e na estrutura terciária sugerem que as moléculas da hemoglobina e da mioglobina evoluíram a partir de um polipeptídeo ancestral comum.

A função da hemoglobina como receptora e transportadora de oxigênio está associada aos movimentos de suas subunidades.

9.1.2.1 Genética

Existem pelo menos oito lócus bem conhecidos comandando a síntese da globina: *alfa 1* (α1), *alfa 2* (α2), *beta* (β), *delta* (δ), *gama A* ($^A\gamma$), *gama G* ($^G\gamma$), *épsilon* (ε) e *zeta* (ζ). Cada lócus é responsável pela estrutura de um tipo de cadeia polipeptídica. Existe ainda o lócus do gene *eta* (θ), de função ainda não bem conhecida e atividade no saco vitelínico e fígado fetal.

Os genes das globinas α e β fazem parte das famílias multigênicas, que são grupamentos de muitos genes, alguns deles não transcritos.

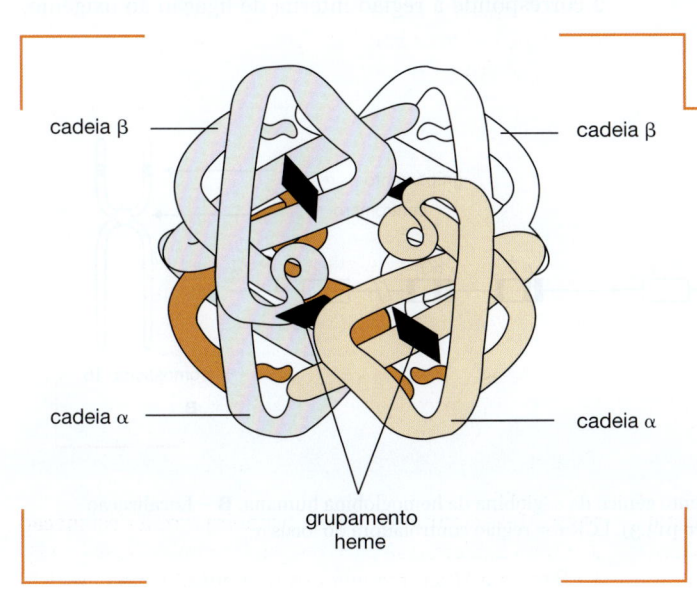

Figura 9.1

Representação esquemática da molécula da hemoglobina normal do adulto. Há duas cadeias α e duas cadeias β, cada uma ligada a um grupamento heme.

Fonte: Lewis.[3]

Os **genes do grupamento da α-globina** são genes muito ligados, situados no braço curto do cromossomo 16 (16pter-p13.3). São eles: ζ, α2, α1 e θ (**Fig. 9.2**). Os três primeiros genes são ativados e transcritos nessa mesma ordem durante o desenvolvimento. Esse complexo engloba cerca de 30 kb ou 30 mil pares de bases nitrogenadas. Na literatura genética consultada, também se encontram valores que variam de 28 a 40 kb para o tamanho desse grupamento gênico humano.

Cada gene é formado por três éxons e dois íntrons. Entre os genes ζ e α2, existem três pseudogenes (ψζ ψα$_2$ e ψα$_1$). Os pseudogenes (representados pela letra grega ψ e o símbolo do gene a que mais se assemelham) são remanescentes de genes que outrora funcionavam, mas sofreram tantas mutações, que se tornaram incapazes de ser transcritos e produzir proteínas. São relíquias evolutivas, que conservam grande homologia de sequências com os genes funcionais.

Os **genes do grupamento da β-globina** são genes ligados, situados no braço curto do cromossomo 11 (11p15.5). São eles: ε, ^{G}γ, ^{A}γ, δ e β, sendo expressos nessa mesma ordem durante o desenvolvimento (**Fig. 9.3**). Cada gene está formado também por três éxons e dois íntrons.

Os dois genes ^{G}γ e ^{A}γ codificam cadeias γ que diferem em apenas um aminoácido na posição 136: γ^G possui **glicina**; γ^A, **alanina**. A expressão desses genes no desenvolvimento fetal é evolutivamente recente, tendo surgido nos primatas. Especula-se que a hemoglobina fetal (Hb F), da qual participam as cadeias γ, seja vantajosa para esses organismos, devido ao seu tempo maior de gestação, que exige um meio mais eficiente de assegurar o transporte adequado de O$_2$ no feto. Essa hemoglobina tem uma afinidade mais alta pelo oxigênio do que a hemoglobina adulta, sendo, portanto, capaz de captar oxigênio da circulação materna com mais eficiência, através da placenta.

O gene δ assemelha-se ao β, mas adquiriu muitas alterações em seu promotor, que o tornam relativamente ineficiente.

Esse complexo gênico é mais extenso do que o grupamento α, compreendendo cerca de 60 kb ou 60 mil pares de bases nitrogenadas. A literatura genética consultada também menciona valores que variam de 50 kb a 65 kb para esse complexo gênico. No grupamento da β-globina, há um pseudogene (ψβ), localizado entre os genes ^{A}γ e δ.

A cadeia ζ assemelha-se à cadeia α, enquanto a cadeia ζ é similar à cadeia β; por sua vez, as cadeias γ, β e δ também se assemelham, sendo que β e δ diferem em apenas 10 aminoácidos, e β e γ em 39 aminoácidos. Existem evidências de que todos os genes da globina possuem uma estrutura geral comum, a qual reflete uma provável origem comum a partir de um gene ancestral, que também teria originado o gene da mioglobina. Após a duplicação, esses genes, que estariam todos em um mesmo cromossomo, teriam se separado, por translocações cromossômicas, ao longo da evolução.

Estudos de DNA dos genes dos grupamentos da β-globina e da α-globina, bem como das suas regiões flanqueadoras, mostraram que, além das sequências promotoras dos vários genes da globina, há sequências localizadas a uma distância de 6 a 20 kb 5' em relação ao gene *épsilon*, necessárias para regular a expressão dos vários genes do grupamento da β-globina. Uma sequência similar foi identificada para os genes do grupamento da α-globina, localizada a uma distância de aproximadamente 40 kb 5' em relação ao gene *zeta*. Essas sequências reguladoras são denominadas de **região controladora de lócus α** e **região controladora de lócus β** (***LCRα*** e ***LCRβ***). Na **Figura 9.4**, estão representados os lócus gênicos, as cadeias de globina e as hemoglobinas que eles codificam.

A molécula de globina apresenta domínios funcionais que são codificados pelos três éxons de cada gene presente nos respectivos grupamentos. Por exemplo, na β-globina, o éxon 1 do gene β codifica o domínio funcional 1 (aminoácidos 1 a 30), o éxon 2 codifica do domínio funcional 2 (aminoácidos 31 a 104) e o éxon 3 codifica do domínio funcional 3 (aminoácidos 105 a 146). O domínio 2 corresponde à região interna de ligação ao oxigênio,

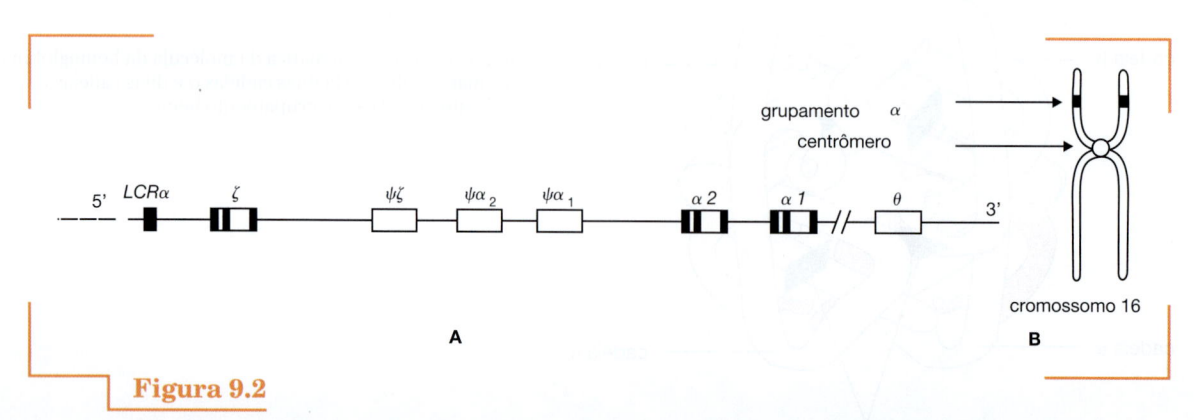

Figura 9.2

A – Representação esquemática do grupamento gênico da α-globina da hemoglobina humana. **B** – Localização desse grupamento no cromossomo 16 (16pter-p13.3). LCRα = região controladora do lócus α.

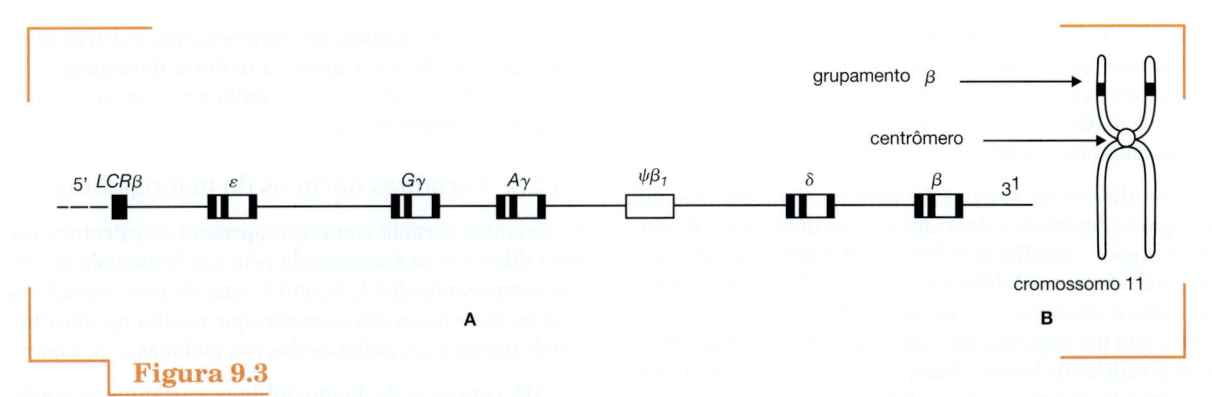

Figura 9.3

A – Representação esquemática do grupamento gênico da β-globina da hemoglobina humana. **B** – Localização desse grupamento no cromossomo 11 (11p15.5). LCRβ = região controladora do lócus β.

que é hidrofóbica. Os aminoácidos localizados externamente, principalmente hidrófilos, tornam a molécula flexível para a deformação em pequenos vasos capilares sanguíneos.

9.1.2.2 Ontogenia

Durante o desenvolvimento intrauterino, o oxigênio transportado pela hemoglobina é fornecido pelo sangue materno através da placenta. Com o nascimento, ocorrem

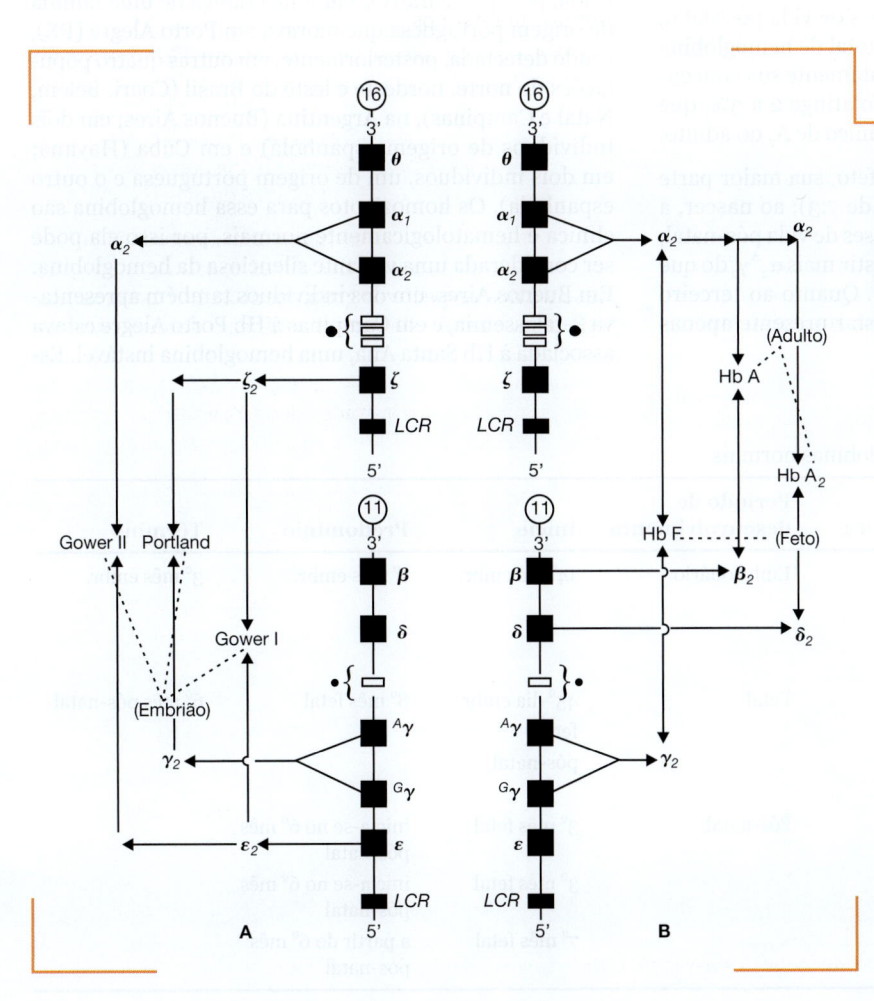

Figura 9.4

Desenho esquemático mostrando a ativação dos lócus dos cromossomos 11 e 16, envolvidos em cada tipo de hemoglobina. **A** – Hemoglobinas embrionárias. **B** – Hemoglobinas fetais e do adulto. Não está representada a hemoglobina Gower I de estrutura ε_4. ■ = genes (não estão representados os éxons e os íntrons); 11 = cromossomo 11; 16 = cromossomo 16; • = pseudogenes.

grandes modificações respiratórias e o oxigênio passa a ser captado nos pulmões, diretamente do ar atmosférico. Dadas essas condições respiratórias tão diferentes, explica-se a existência de tipos distintos de hemoglobinas, adequadas aos períodos intra e extrauterinos de vida.

As diferentes cadeias da globina são formadas em estágios diferentes, antes e após o nascimento, e em células e órgãos específicos. A **Tabela 9.1** apresenta os tipos normais de hemoglobina e os períodos de sua ocorrência durante o desenvolvimento ontogenético. A **Figura 9.5** apresenta um esquema da regulação da produção das diferentes cadeias da hemoglobina, bem como suas proporções, ao longo do desenvolvimento individual.

Durante o desenvolvimento embrionário, existem três hemoglobinas embrionárias e seu apogeu ocorre no primeiro mês de vida intrauterina, com predominância da Hb Gower I. Os outros dois tipos são transitórios, pois ocorrem durante o período em que os genes fetais já começam a ser ativados. A Hb F predomina no oitavo mês de vida fetal (em torno de 90% do conteúdo total hemoglobínico), diminuindo seu conteúdo para 50 a 80% ao nascimento, após o qual continua a baixar, até atingir cerca de 1%, aos seis meses de vida pós-natal; a Hb A atinge concentrações próximas a 10% ao nascimento, passando a aumentar, até que, no sexto mês de vida pós-natal, constitui mais de 95% do conteúdo total de hemoglobina do indivíduo; e a Hb A_2 aumenta lentamente sua concentração até esse mesmo mês, quando atinge 2 a 3%, que corresponde ao conteúdo hemoglobínico de A_2 do adulto.

Com relação ainda à Hb F, no feto, sua maior parte é composta por $\alpha_2{}^G\gamma_2$ (na proporção de 7:3); ao nascer, a relação passa a 3:1 e, após os seis meses de vida pós-natal, a situação inverte-se, passando a existir mais $\alpha_2{}^A\gamma_2$ do que $\alpha_2{}^G\gamma_2$ (na proporção de 3:2, agora). Quanto ao terceiro tipo de Hb F ($\alpha_2{}^A\gamma_2{}^{75(tre)}$), costuma estar presente apenas em 10 a 15% dos indivíduos.

Além das hemoglobinas mencionadas, existem aproximadamente 800 variantes, a maioria denominada de acordo com o local de sua descoberta, e muitas sendo causadoras de graves doenças.

9.1.2.3 Variantes normais da hemoglobina

As variantes normais são as que apresentam estrutura química diferente da apresentada pela sua hemoglobina normal correspondente (A, A_2 ou F), causada pela mutação de uma ou mais bases nitrogenadas que resulta na substituição de um ou mais aminoácidos nas globinas α, β, δ ou γ.

Há centenas de hemoglobinas variantes normais, principalmente devidas a mutações na cadeia β. Uma dessas variantes foi descoberta em Porto Alegre, por Tondo, Salzano e Rucknagel, em 1963, tendo sido denominada **Hb Porto Alegre**. Sua fórmula química é a seguinte: $\alpha_2\beta_2{}^{9(cis)}$, tendo cisteína em vez de serina, na posição 9 da cadeia β. Essa variante leva à polimerização *in vitro*, mas não *in vivo*, provavelmente devido à síntese compensatória de glutationa-redutase. A substituição da serina pela cisteína criou um grupo sulfidrila na superfície da molécula da hemoglobina, possibilitando a formação de pontes dissulfeto intermoleculares. Essa variante foi encontrada, pela primeira vez, em uma criança de uma família de origem portuguesa que morava em Porto Alegre (RS), sendo detectada, posteriormente, em outras quatro populações do norte, nordeste e leste do Brasil (Coari, Belém, Natal e Campinas), na Argentina (Buenos Aires; em dois indivíduos de origem espanhola) e em Cuba (Havana; em dois indivíduos, um de origem portuguesa e o outro espanhola). Os homozigotos para essa hemoglobina são clínica e hematologicamente normais, por isso ela pode ser considerada uma variante silenciosa da hemoglobina. Em Buenos Aires, um dos indivíduos também apresentava β-talassemia, e em Campinas a Hb Porto Alegre estava associada à Hb Santa Ana, uma hemoglobina instável. Es-

Tabela 9.1 Ontogenia das hemoglobinas normais

Hemoglobina	Estrutura química	Período de desenvolvimento	Início	Predomínio	Término
Hb embrionária		Embrionário	14º dia embr.	1º mês embr.	3º mês embr.
Hb Gower II	$\alpha_2\varepsilon_2$				
Hb Gower I	ε_4 ou $\zeta_2\varepsilon_2$				
Hb Portland	$\zeta_2\gamma_2$				
Hb fetal ou Hb F		Fetal	45º dia embr. fetal pós-natal	8º mês fetal	6º mês pós-natal
	$\alpha_2{}^G\gamma_2$				
	$\alpha_2{}^A\gamma_2$				
	$\alpha_2{}^A\gamma_2{}^{75(tre)}$				
Hb do adulto		Pós-natal	3º mês fetal	inicia-se no 6º mês pós-natal	
Hb A	$\alpha_2\beta_2$		3º mês fetal	inicia-se no 6º mês pós-natal	
Hb A_2	$\alpha_2\delta_2$		7º mês fetal	a partir do 6º mês pós-natal	

$\alpha_2{}^G\gamma_2$ = Hb F com glicina na posição 136; $\alpha_2{}^A\gamma_2$ = Hb F com alanina na posição 136; $\alpha_2{}^A\gamma_2{}^{75(tre)}$ = Hb F com alanina na posição 136 e treonina na posição 75.

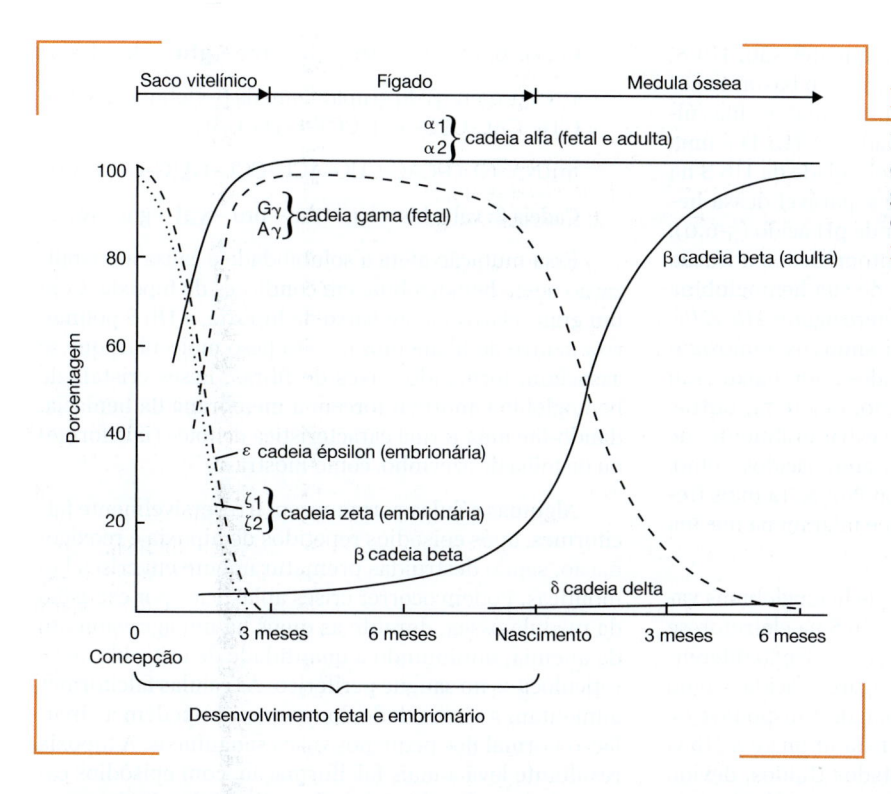

Figura 9.5

Representação esquemática da regulação da produção das cadeias da hemoglobina ao longo do desenvolvimento do indivíduo.

Fonte: Lima.[4]

ses resultados salientam o fato de que a alteração molecular verificada na Hb Porto Alegre não leva a problemas clínicos, porque pode coexistir com variantes anormais.

9.1.3 Hemoglobinas anormais

As hemoglobinas anormais costumam abranger as que são consideradas variantes, bem como as hemoglobinas normais com alterações quantitativas, por exemplo: Hb A_2 elevada, Hb F elevada, Hb A_2 diminuída.

Há centenas de variantes já descritas, porém nem todas estão associadas a manifestações clínicas e alterações hematológicas. Essas variantes podem ser classificadas em duas categorias principais: as **variantes estruturais** e os **defeitos de síntese das hemoglobinas**.

As variantes estruturais abrangem cinco classes: (1) hemoglobinas de agregação, que formam cristais, com repercussões clínicas e laboratoriais variáveis, como as hemoglobinas **S** e **C**; (2) hemoglobinas sem alterações funcionais, que consistem na maioria das variantes estruturais e, embora apresentem importância bioquímica, genética e antropológica, não produzem efeitos clínicos e laboratoriais significativos, como a **Hb Kenya**; (3) hemoglobinas instáveis, com graus variáveis de manifestações clínicas e hematológicas, bem como expressão laboratorial diversificada entre os tipos já descritos, cujo exemplo é a **Hb Niterói**; (4) hemoglobinas com alterações funcionais que causam metemoglobinemias por **Hb M**, cianose e alteração da afinidade hemoglobínica pelo oxigênio; e (5) hemoglobinas com fenótipos talassêmicos, devidas a falhas na regulação da síntese da globina por adição de aminoácidos à extremidade C-terminal das globinas α e β, e por fusão de cadeias devido ao *crossing-over* desigual durante a meiose, sendo exemplos, respectivamente, a **Hb Cranston** e as **Hbs Lepore/anti-Lepore**.

Os defeitos de síntese das hemoglobinas englobam as **α-talassemias** e as **β-talassemias**, as **síndromes de persistência hereditária da hemoglobina fetal** e as **metemoglonemias**.

9.1.3.1 Variantes estruturais

As variantes estruturais resultam de mutações que levam à síntese de uma globina estruturalmente anormal. Sua grande maioria resulta de mutações pontuais, por substituição de apenas um aminoácido. Entre as variantes resultantes de mutação pontual na cadeia β, o melhor exemplo é a hemoglobina S. Outras variantes caracterizam-se por duas substituições de aminoácidos na mesma cadeia. Exemplo: **Hb C Harlem**, com duas substituições na cadeia β: glu6val e asp73asn. Essa hemoglobina apresenta a mesma mutação da Hb S (glu-6val), mas é denominada Hb C (não Hb S) devido às suas propriedades eletroforéticas, que são as da Hb C clássica.

Também nas cadeias α podem ocorrer mutações estruturais, afetando, nesse caso, todas as hemoglobinas que as contêm (Hb A, Hb A_2, Hb F e Hb Gower II). A primeira variante de cadeia α descoberta foi a **Hb Hopkins-2**, na qual a cadeia α apresenta asparagina, em vez de histidina, na posição 112 da cadeia, mutação representada por his112asn.

No Brasil, as variantes mais frequentes são: Hb S, Hb C, Hb D e Hb G. As duas primeiras são bastante conhecidas (ver seções 9.1.3.1.1 e 9.1.3.1.2), mas as duas últimas geralmente não são mencionadas. A **Hb D** é uma variante que apresenta a mesma mobilidade da Hb S na eletroforese de pH alcalino, mas é separável dessa hemoglobina por eletroforese em ágar de pH ácido (5-6,0). O heterozigoto para Hb AD é assintomático, e a fração anormal constitui entre 30 e 50% de sua hemoglobina total. No Brasil, a prevalência de heterozigotos Hb^A/Hb^D é de 1/5.000 indivíduos, sendo raríssimos os homozigotos Hb^D/Hb^D, que estariam associados a um baixo grau de anemia leve. Após sua descrição, em 1953, outras hemoglobinas foram diferenciadas estruturalmente, de acordo com o tipo de substituição de aminoácidos, como, por exemplo, a Hb D Los Angeles ou Punjab (a mais frequente de todas as hemoglobinas que migram na mesma posição da Hb S).

A **Hb G** consiste em um grupo de hemoglobinas variantes que migram pouco atrás da Hb S na eletroforese alcalina em acetato de celulose e agarose, Sendo diferenciada por meio de eletroforese em agarose ácida. Como exemplos, citam-se a Hb G Waimanalo (αasp64asn) e a Hb G Philadelphia (αasn68lys). Esta última é a Hb G mais frequente no Brasil e nos Estados Unidos, devido à sua origem africana. No Brasil, sua prevalência é de 1/15.000 indivíduos; apesar de não ser alta, por ser comum entre pessoas de origem africana e se situar em região próxima à da Hb S em eletroforese alcalina, é importante estudá-la também. Sendo uma mutação de cadeia α, geralmente afeta um dos quatro genes do grupamento da α-globina, por isso sua concentração é praticamente inferior a 25%. Quando em heterozigose com a Hb A (Hb AG), é possível separar as seguintes hemoglobinas: Hb A ($\alpha^A_2\beta_2$) – 70 a 80%; Hb G ($\alpha^G_2\beta_2$) – 20 a 25%; Hb A_2 ($\alpha^A_2\delta_2$) – 1 a 3%; Hb G_2 ($\alpha^G_2\delta_2$); Hb F ($\alpha^A_2\gamma_2$) = 0 a 1%; e Hb G fetal ($\alpha^G_2\gamma_2$) – 0 a 0,5%. Os heterozigotos Hb^A/Hb^G e os homozigotos Hb^G/Hb^G são assintomáticos; no entanto, é possível a ocorrência de tríplice heterozigose entre as hemoglobinas A, S e G Philadelphia, originada de genitores heterozigotos Hb^A/Hb^G e Hb^A/Hb^S. Esses e outros exemplos de variantes estruturais da hemoglobina podem ser vistos na **Tabela 9.2**.

A **Figura 9.6** ilustra alguns tipos de variantes originadas por deleção resultante de *crossing-over* desigual, por fusão de cadeias e por alongamento de cadeia, constantes na Tabela 9.2.

Hemoglobina S ($\alpha_2\beta_2^{6\,val}$) – A hemoglobina S foi a primeira variante detectada eletroforeticamente por Pauling (1949). A única diferença estrutural entre a Hb S e a Hb A ocorre na posição 6 da cadeia β da globina, onde o ácido glutâmico é substituído por valina, devido a uma mutação pontual no 6º códon do gene β do grupamento da β′′′-globina da Hb A:

- DNA do gene β do grupamento da β-globina da Hb A: GTG-CAC-CTG-ACT-CCT-**GAG**-GAG-AAG
- mRNA: GUG-CAC-CUG-ACU-CCU-**GAG**-GAG-AAG
- Cadeia β: val – his – leu – thr – pro – **glu** – glu – lys -...
- DNA do gene β do grupamento da β-globina da Hb S: GTG-CAC-CTG-ACT-CCT-**G**T**G**-GAG-AAG
- mRNA: GUG-CAC-CUG-ACU-CCU-**GUG**-GAG-AAG
- Cadeia β: val – his – leu – thr – pro – **val** – glu – lys -...

Essa mutação afeta a solubilidade e causa a cristalização dessa hemoglobina em condições de hipoxia. Com um grau relativamente baixo de hipoxia, a Hb S polimeriza dentro de filamentos de alto peso molecular, que se associam, formando feixes de fibras. Esses cristais de hemoglobina anormal torcem a membrana da hemácia, dando-lhe uma forma característica de foice (falciforme) ou de folha de azevinho, como mostra a **Figura 9.7**.

Algumas células permanecem irreversivelmente falciformes, após episódios repetidos de hipoxia e reoxigenação, sendo destruídas prematuramente em crises hemolíticas. Podem ocorrer crises aplásticas, por exaustão da medula óssea, durante as quais há um agravamento da anemia, diminuindo a quantidade de eritroblastos e reticulócitos no sangue periférico. As células falciformes aumentam a viscosidade do sangue e impedem a circulação normal nos pequenos vasos sanguíneos. A hipoxia resultante leva a mais falciformação, com episódios característicos de crise falcêmica, dor abdominal e musculoesquelética. A viscosidade aumentada pela elevada concentração de hemoglobina e a rigidez da membrana, possivelmente, diminuem a capacidade das células falciformes irreversíveis para atravessarem os vasos capilares. Com o passar do tempo, a obstrução recorrente da circulação (crises vaso-oclusivas) acarreta dano significativo para os órgãos internos, especialmente coração, pulmões e rins. Os acidentes vasculares cerebrais constituem outra complicação grave. As hemácias falciformes costumam acumular-se em alguns órgãos, principalmente no baço e no fígado, aumentando-os de volume. A manifestação mais grave desse acúmulo de hemácias anormais é a crise de sequestramento, que pode levar o paciente à morte em poucas horas. Durante essa crise, o indivíduo apresenta anemia aguda e choque, sem as manifestações características de uma crise hemolítica. A necropsia mostra vasos periféricos vazios, isquemia generalizada e grande quantidade de hemácias falciformes sequestradas pelo baço. Esse é o quadro clínico hematológico da **anemia falciforme, siclemia, drepanocitose** ou **doença das células falciformes**, causada pela Hb S nos homozigotos Hb^S/Hb^S. A última denominação é a mais atual, correspondendo aos casos em que estão presentes dois alelos anormais para a hemoglobina, sendo pelo menos um deles o alelo Hb^S. Os indivíduos de genótipo Hb^S/Hb^S possuem cerca de 7 a 8% de hemoglobina (enquanto os níveis normais são de 16% no homem e 14% na mulher), e sua idade média de sobrevida varia proporcionalmente ao grau de atendimento médico dado aos pacientes. Assim, em Zâmbia (África), 50% dos pacientes morrem antes dos 3 anos, enquanto, nos Estados Unidos e na Europa, a expectativa média de vida para esses pacientes é de 40 anos. Dados brasilei-

Tabela 9.2 Exemplos de variantes estruturais da hemoglobina

Tipo de mutação	Exemplos	Cadeia/resíduo(s)/alteração	Efeito eritrocitário
Pontual			
Uma substituição (muitas variantes)	Hb C	β, glu6lys*	Cristais de Hb; anemia hemolítica leve
	Hb D	β, thr87lys	Anemia leve
	Hb Duarte	β, 1l162pro	Eritrocitose; afin. O_2 ↑
	Hb E	β, glu26lys→**	Hemólise; anemia microcítica leve
	Hb Kansas	β, asn102thr	Metemoglobina; afin. O_2 ↓
	Hb Köln	β, val96met	Corpos de Heinz; hemólise
	Hb Malmö	β, glu97his	Policitemia
	Hb S	β, glu6val	Falciformação; anemia hemolítica grave
	Hb Zürich	β, his63arg	Metemoglobina
	Hb Campinas	α, ala26val	Nenhum
	Hb Fort Worth	α, glu27gli	Fenótipo de talassemia minor
	Hb Hirosaki	α, phe47leu	Anemia hemolítica
	Hb M (Boston)	α, his58tyr	Metemoglobina; afin. O_2 ↓
	Hb Tarrant	α, asp126asn	Eritrocitose; afin. O_2 ↑
	Hb B2	δ, gli16arg	Nenhum
	Hb F Texas***	γ, glu5lys nenhum	Nenhum
Duas substituições	Hb C Harlem	β, glu6lys; asp73asn	Falciformação
Deleção			
(cadeia encurtada)	Hb Freiburg	β, val23del	Hb instável
	Hb Gun Hill	β, códons 91-95del	Hb instável; anemia hemolítica
	Hb Lyon	β, lys17del e val18del	
	Hb Leiden	β, glu6del e glu7del	
	Hb Niterói	β, códons 44-46del	Corpos de Heinz; hemólise; Hb instável
Inserção			
(cadeia alongada)	Hb Grady	α, 116-118pb (glu, phe, thr) duplicados	nenhum
Com mudança na fase de leitura			
(deleção ou inserção de nº de pb diferente de 3)	Hb Cranston	β, + 11 resíduos → perda do códon finalizador; alongamento de cadeia por mudança na fase de leitura devido à inserção de 2 pb	Hb instável
	Hb Tak	β, + 8 resíduos → perda dos códons 145/146, substituídos por 10 resíduos em C-terminal; alongamento de cadeia por inserção e mudança na fase de leitura	Afin. O_2 ↑, causando policitemia
	Hb Wayne	α, + 5 resíduos → perda do códon finalizador; alongamento de cadeia por mudança na fase de leitura devido à deleção de 1 pb	Hb instável
	Hb McKees Rock	β, −2 resíduos, mutação pontual no códon 145, gerando códon finalizador prematuro	Hb instável
De códon finalizador			
	Hb Constant Spring	α, ter142gln + 31 resíduos, mutação pontual no códon finalizador	Anemia microcítica e hipocrômica; Hb instável
De fusão de cadeias			
(por *crossing-over* desigual)	Hb Lepore/anti-Lepore	*Crossing-over* desigual entre as cadeias δ e β	Síntese reduzida da cadeia de fusão δβ
	Hb Kenya/antiKenya	*Crossing-over* desigual entre as cadeias γ e β	Nenhum

* Representação das mutações de hemoglobina: aminoácido substituído/posição na cadeia/aminoácido substituto.
** Causa ativação de sítio doador de corte críptico.
*** Variante de Hb F detectada somente em sangue de recém-nascidos.
Fonte: Mueller & Young,[5] OMIM,[6] Passarge[7] e Young.[8]

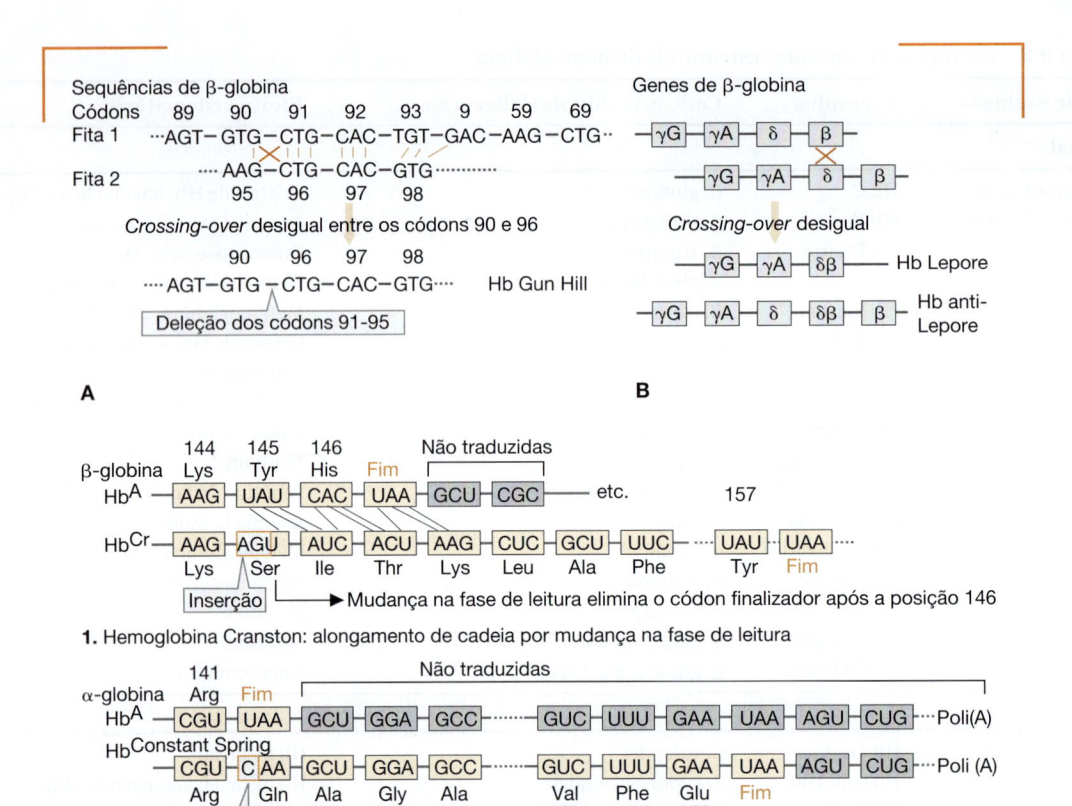

Figura 9.6

A – Formação da Hb Gun Hill. O *crossing-over* desigual causa deleção de 15 nucleotídeos nos códons 91-95 (aminoácidos 93-97), fazendo surgir essa Hb instável. **B** – Formação das hemoglobinas Lepore e anti-Lepore. Ocorre *crossing-over* desigual entre os genes δ de uma fita de DNA e β de outra fita, resultando fusão das cadeias codificadas por esses genes, com deleção de 7,4 kb; a contrapartida complementar é a Hb anti-Lepore, com duplicação das partes faltantes na Hb Lepore. **C** – Formação das hemoglobinas Cranston e Constant Spring. Quando uma das cadeias é muito longa, a molécula de hemoglobina torna-se instável. Na Hb Cranston, a inserção, na cadeia β, de duas bases (A e G) nas posições 1 e 2 do códon 145 (tirosina) causa mudança na fase de leitura, resultando em troca do códon finalizador normal UAA para ACU (thr). Em consequência, as sequências não traduzidas que se seguem ao códon finalizador agora são traduzidas, formando-se um peptídeo que tem 11 aminoácidos a mais. Na Hb Constant Spring, a cadeia α é alongada pela mutação do códon finalizador UAA para CAA (gln), resultando em um peptídeo com 31 aminoácidos a mais em sua extensão. Ambas as hemoglobinas são instáveis.

Fonte: Passarge.[7]

ros indicam uma idade variável entre 6 meses e 53 anos, com médias em torno de 25 anos.

Além disso, o quadro clínico inclui anemia hemolítica grave (pois a vida média de uma hemácia homozigota para a Hb S é de aproximadamente 20 dias, comparada com os 120 dias das hemácias normais), hemácias com tendência a adquirirem a forma de foice em condições de hipoxia, icterícia e crises falcêmicas (i.e., aglomerações de células falciformes, obstrução vascular e infartos dolorosos em vários tecidos, como ossos, baço e pulmões). Os afetados também podem apresentar: cardiomegalia, hematúria, úlcera de perna, osteoporose vertebral, manifestações neurológicas que se iniciam na adolescência (hemiplegia, convulsões, afasia, rigidez da nuca, paralisia facial, parestesia das extremidades, perturbações visuais e crises dolorosas) e fertilidade relativamente diminuída.

Os heterozigotos Hb^A/Hb^S, como já mencionado no comentário do Caso clínico do Capítulo 8, apresentam o **traço falcêmico**: são normais clinicamente, mas suas células adquirem a forma de foice *in vitro* ou em condições de baixa tensão de oxigênio. Essas condições abrangem: hipoxia, acidose, desidratação, vasoconstrição,

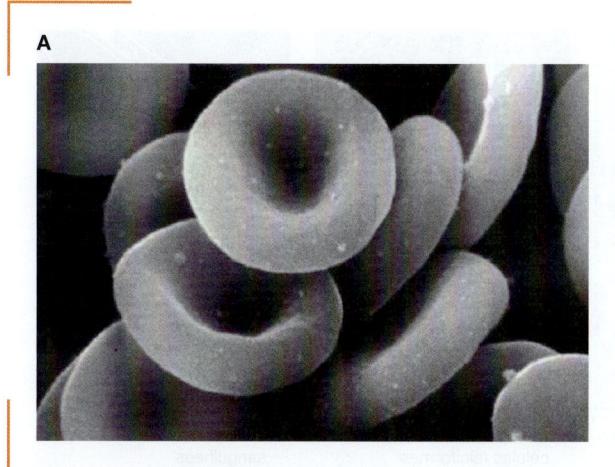

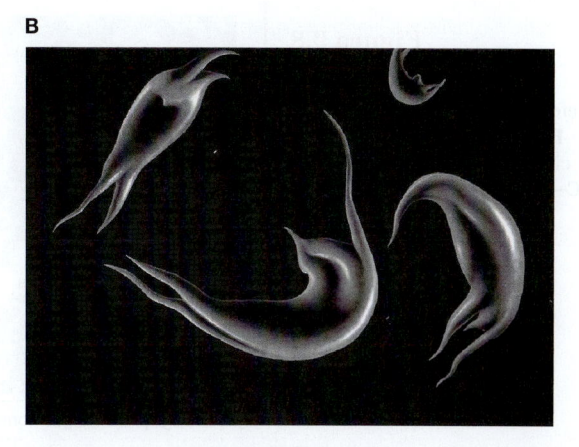

Figura 9.7
Comparação entre eritrócitos de (**A**) indivíduo sadio e de (**B**) indivíduo com doença das células falciformes.
Fonte: Klug e colaboradores.[9]

anestesia geral, infecções, voo em avião despressurizado, regiões de grande altitude, mergulhos em profundidade, excesso de esforço físico, desidratação, aumento do coração, sopros, osteoporose decorrente de anemia crônica de longa duração e anomalias ósseas.

Diagnóstico – As células falcêmicas podem estar presentes em um esfregaço de sangue periférico, mas o diagnóstico definitivo é feito por meio de migração eletroforética da hemoglobina ou por análise direta da mutação da Hb S, mediante técnicas baseadas em PCR. Os heterozigotos podem ser diagnosticados por um simples teste de falciformação em um esfregaço de sangue periférico exposto a baixa tensão de O_2, ou pelos outros testes usados para os homozigotos. O diagnóstico pré-natal pode ser feito por PCR do DNA fetal obtido em biópsia de vilosidade coriônica.

Tratamento – Envolve imunização contra infecções pneumocócicas, antibioticoterapia para evitar infecções, suplementação de ácido fólico, pois a deficiência de folato pode exacerbar a anemia; e transfusões em pacientes com alto risco de oclusão de vasos. Transfusões intermitentes reduzem o risco de acidentes vasculares cerebrais, mas podem ocorrer hemossiderose (sobrecarga de ferro), infecções sanguíneas e complicações imunológicas. As crises são tratadas com hidratação, oxigênio e analgésicos. O uso de hidroxiureia (droga antitumoral aprovada especificamente para o tratamento da anemia falciforme) aumenta os níveis circulantes de Hb F, diminuindo a indução de células falciformes, o que leva à diminuição das crises dolorosas e reduz a mortalidade. Segundo alguns autores, o transplante de medula óssea em número reduzido de pacientes obteve sucesso em 90% dos casos, e existem perspectivas de futuramente se tornarem possíveis o tratamento com células-tronco e a terapia gênica.

Frequência – A doença das células falciformes ocorre principalmente na África Equatorial, Mediterrâneo e Índia. Nos Estados Unidos, 0,25% dos negros são homozigotos (Hb^S/Hb^S) e 8% heterozigotos (Hb^A/Hb^S). No Brasil, entre os negros, 0,1% são homozigotos e 6 a 10% heterozigotos. Dados correspondentes a Porto Alegre (RS) indicam para adultos as frequências, respectivas, de 0,03 e 4%. Mais informações podem ser obtidas no Capítulo 8.

Os altos índices falcêmicos das populações africanas e algumas populações brasileiras coincidem com áreas endêmicas do *Plasmodium falciparum*, o qual provoca um tipo de malária que é fatal, na maioria dos casos, entre 6 meses e 3 anos. Nessas regiões, a frequência do gene Hb^S é bastante alta, apesar da intensa seleção a que estão sujeitos os homozigotos Hb^A/Hb^S, porque os heterozigotos Hb^A/Hb^S, com o traço falcêmico, são mais protegidos do que os homozigotos Hb^A/Hb^A (normais) contra a malária causada pelo *P. falciparum*. Isso ocorre porque, quando esse protozoário se encontra no interior das hemácias, consome mais oxigênio, diminuindo a quantidade desse elemento nas hemácias, o que faz com que elas tomem a forma de foice. Esse tipo de célula é destruído pelos leucócitos, junto aos parasitas que estão no seu interior, de modo que o *P. falciparum* não consegue se espalhar pelo organismo dos heterozigotos. Além disso, o nível de oxidação da Hb S nos heterozigotos é 2,5 vezes superior ao dos eritrócitos com hemoglobinas normais, e certamente a contínua oxidação causada pela metemoglobina S (meta Hb S) deve ser deletéria ao protozoário em questão.

A **Figura 9.8** fornece uma visão geral do aspecto das células falciformes, da mutação causadora da Hb S e seus efeitos clínicos, e da vantagem seletiva dos heterozigotos para essa hemoglobina.

Hemoglobina C ($\alpha_2\beta_2^{6\,lis}$) – A Hb C é uma variante anormal da hemoglobina, que resulta da substituição do ácido glutâmico pela lisina na mesma posição 6 da cadeia

Figura 9.8

Visão geral da Hb S e de seus efeitos. **A** – Células falciformes. **B** – A mutação das células falciformes e seus efeitos clínicos. **C** – Vantagem seletiva dos heterozigotos.

Fonte: Passarge.[7]

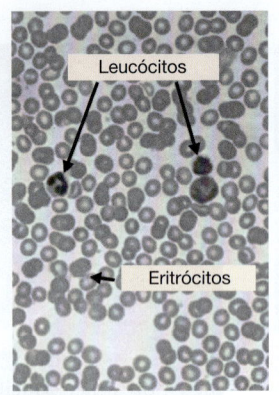

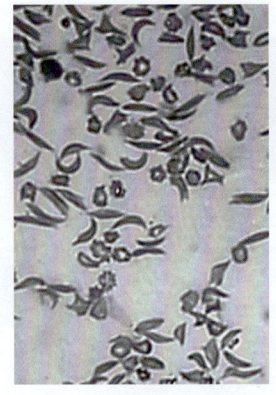

1. Esfregaço de sangue normal
2. Esfregaço de sangue com células falciformes
3. Células falciformes em vasos sanguíneos

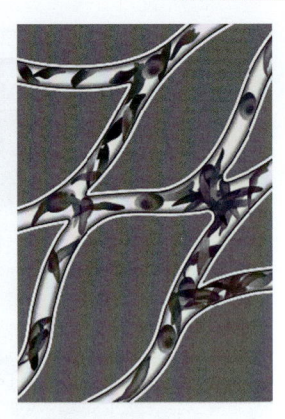

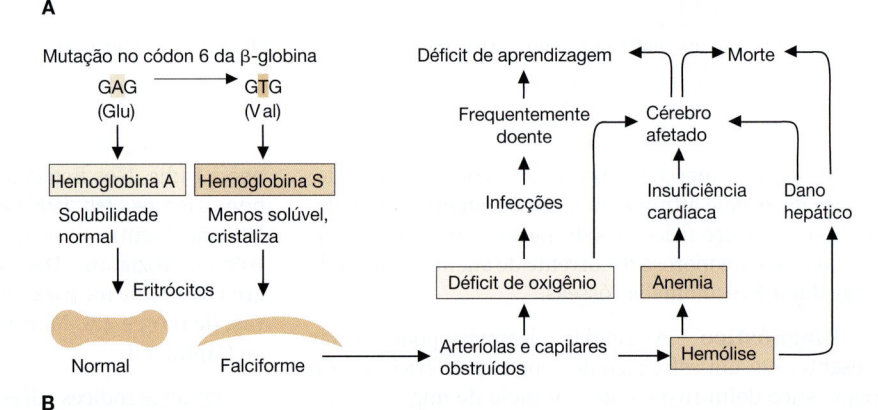

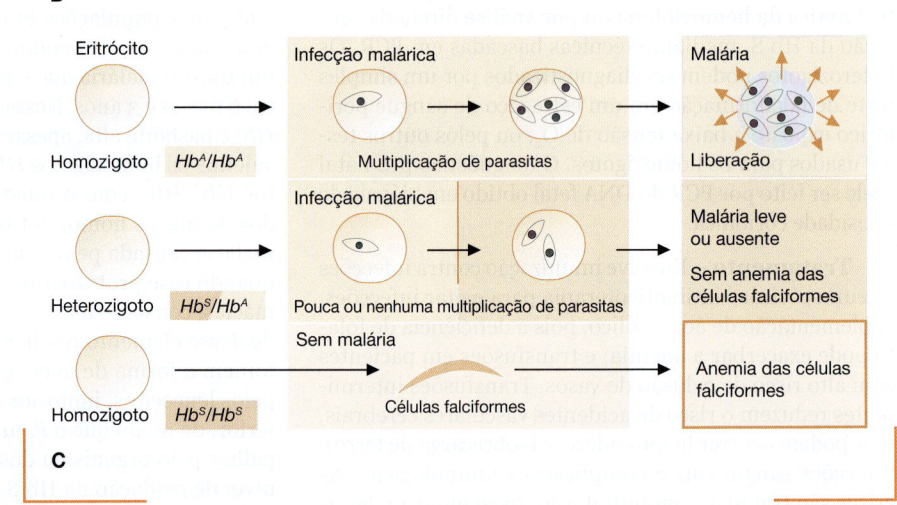

A

Mutação no códon 6 da β-globina
GAG → GTG
(Glu)   (Val)

Hemoglobina A — Solubilidade normal
Hemoglobina S — Menos solúvel, cristaliza

Eritrócitos: Normal / Falciforme

Arteríolas e capilares obstruídos → Déficit de oxigênio → Infecções → Frequentemente doente → Cérebro afetado → Déficit de aprendizagem / Morte
Anemia → Insuficiência cardíaca / Dano hepático
Hemólise

B

Eritrócito
- Homozigoto Hb^A/Hb^A → Infecção malárica → Multiplicação de parasitas → Malária → Liberação
- Heterozigoto Hb^S/Hb^A → Infecção malárica → Pouca ou nenhuma multiplicação de parasitas → Sem malária → Malária leve ou ausente / Sem anemia das células falciformes
- Homozigoto Hb^S/Hb^S → Células falciformes → Anemia das células falciformes

C

β da globina, tendo migração eletroforética mais lenta do que a Hb S (**Fig. 9.9**):

- DNA do gene β do grupamento da β-globina da Hb A: GTG-CAC-CTG-ACT-CCT-**GAG**-GAG-AAG
- mRNA: GUG-CAC-CUG-ACU-CCU-**GAG**-GAG-AAG
- Cadeia β: val – his – leu – thr – pro – **glu** – glu – lys -...

- DNA do gene β do grupamento da β-globina da Hb C: GTG-CAC-CTG-ACT-CCT-**AAG**-GAG-AAG
- mRNA: GUG-CAC-CUG-ACU-CCU-**UUG**-GAG-AAG
- Cadeia β: val – his – leu – thr – pro – **lys** – glu – lys -...

Sendo a Hb C alélica da Hb S, são possíveis os seguintes genótipos: Hb^A/Hb^A, Hb^A/Hb^S, Hb^S/Hb^S, Hb^A/Hb^C, Hb^C/Hb^C e Hb^S/Hb^C.

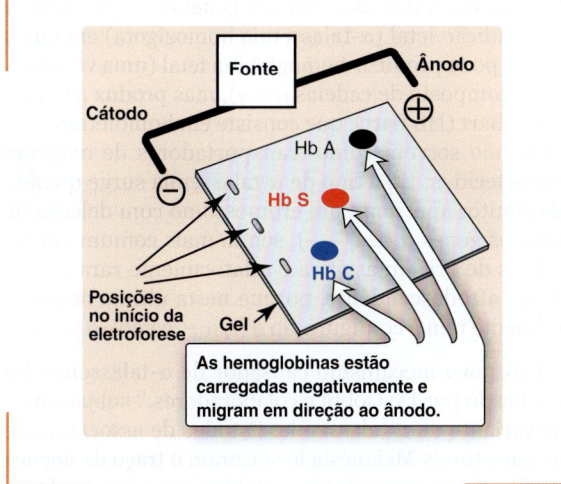

Figura 9.9

Eletroforese de hemoglobina, mostrando a migração das hemoglobinas A, C, S e F.

Fonte: Champe e colaboradores.[10]

Os homozigotos Hb^C/Hb^C apresentam **doença da Hb C**, que se caracteriza por anemia mais leve do que a dos homozigotos Hb^S/Hb^S, acompanhada, muitas vezes, por esplenomegalia, icterícia e dores ósseas e abdominais.

Os indivíduos Hb^S/Hb^C (heterozigotos compostos, pois ambos os alelos das cadeias β são anormais e diferentes, mas pertencentes ao mesmo lócus) têm anemia de gravidade intermediária às dos homozigotos Hb^C/Hb^C e Hb^S/Hb^S. Sua manifestação é mais tardia do que a da anemia falciforme, as crises são espaçadas e os indivíduos possuem maior concentração de hemoglobina (9-12%) do que os siclêmicos. Pode ser confundida com um quadro benigno de anemia falciforme.

Os heterozigotos Hb^A/Hb^C apresentam de 25 a 40% de Hb C, sendo clinicamente assintomáticos.

Frequência – A Hb C ocorre nos locais onde existe a Hb S, principalmente na África Equatorial, onde sua frequência alcança 15 a 30%; nos Estados Unidos e no Brasil, a frequência é de 1 a 2% entre os afrodescendentes.

9.1.3.2 Defeitos na síntese das hemoglobinas: talassemias

As **talassemias** consistem em um conjunto de síndromes motivadas principalmente por alterações quantitativas da síntese de globinas α e β, causando desequilíbrio entre elas e graus variáveis de anemias hemolíticas, além de outras consequências patológicas.

As talassemias são anemias autossômicas recessivas, cuja denominação se origina do grego *thalassa* (= mar) e *hemos* (= sangue), visto que essas doenças são mais frequentes em pessoas oriundas da região do Mediterrâneo, como gregos, turcos e italianos, bem como da Índia e do Oriente Médio. Como na anemia falciforme, sua distribuição coincide com a da malária, e a alta frequência dos genes para talassemia nessas regiões corresponde à proteção que os heterozigotos têm contra a mencionada doença. As talassemias são também conhecidas como anemia de Cooley, anemia mediterrânea ou síndromes talassêmicas, caracterizando-se microscopicamente pelo aspecto típico das hemácias em forma de alvo. Podem ser diagnosticadas pré-natalmente e por estudo de DNA em qualquer idade.

As síndromes talassêmicas são classificadas de acordo com as cadeias da globina que apresentam síntese reduzida, existindo, portanto, α-, β-, δ-β- ou γ-δ-β-talassemias.

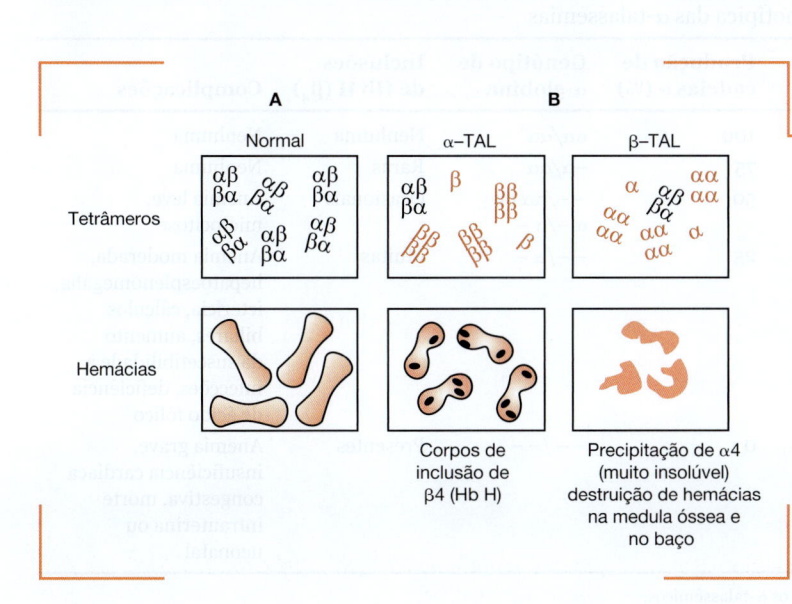

Figura 9.10

Diagrama esquemático da patogênese das talassemias. **A** – Células normais. **B** – α-tal (α-talassemias); β-tal (β-talassemias).

Fonte: Gelehrter e colaboradores.[12]

A patogênese das talassemias está exemplificada na **Figura 9.10**. Nos indivíduos normais, são produzidas quantidades iguais de cadeias de α-globina e β-globina, de modo a resultar a formação adequada dos tetrâmeros da hemoglobina. A concentração de hemoglobina é alta e o volume celular médio é de aproximadamente 90 mm^3.

α-talassemias – As α-talassemias (OMIM 141800) caracterizam-se por uma deficiência relativa das cadeias de α-globina, com produção normal das cadeias de β-globina. Se algumas cadeias de α-globina estiverem sendo produzidas, ainda se formará uma pequena quantidade de tetrâmeros normais, mas haverá um excesso de cadeias de β-globina.

Cada indivíduo possui quatro genes α localizados no cromossomo 16 (16pter-p13.3): dois genes α1 e dois genes α2. Esses genes produzem quantidades quase iguais de cadeias α da globina. A causa primária das α-talassemias é uma deleção gênica, que acarreta fenótipos diferentes, conforme atinja um, dois, três ou os quatro lócus α (**Tab. 9.3**). A perda de um gene constitui um estado de portador silencioso, sem importância clínica. Quando dois dos genes estão inativos, há duas situações possíveis: na primeira, frequentemente a causa de α-talassemia heterozigota no sudeste asiático, ambos os genes deletados localizam-se no mesmo cromossomo (αα/– –); na outra, frequente entre os afrodescendentes com α-talassemia heterozigota, em cada cromossomo há um gene α deletado (α –/α –). Esse fenótipo é relativamente benigno, resultando em anemia leve com microcitose. Já a perda de três genes resulta em problemas clínicos graves, as cadeias de β-globina predominam e formam homotetrâmeros (β$_4$), resultando a hemoglobina H (Hb H), de reduzida capacidade para o transporte de oxigênio e visualizada como corpos de inclusão nas hemácias de indivíduos com α-talassemia. A deleção total dos genes α (– –/– –) causa uma condição letal (α-talassemia homozigota) em que o feto não pode produzir hemoglobina fetal (uma vez que a Hb F é composta de cadeias α e γ), mas produz a hemoglobina Bart (Hb Bart), que consiste em homotetrâmeros γ$_4$ que não servem como transportadores de oxigênio para os tecidos. Esse tipo de α-talassemia surge quando cada genitor apresenta um cromossomo com deleção de ambos os genes α (αα/– –), sendo mais comum em indivíduos de origem asiática e relativamente rara na população afrodescendente, porque nesta última os alelos geralmente têm a configuração α –/α –, e não αα/– –.

Um novo mecanismo causador de α-talassemia foi identificado por De Gobbi e colaboradores,[11] subjacente a uma variante de α-talassemia. Estudos de associação de uma amostra da Melanésia localizaram o traço da doença na região do grupamento da α-globina, mas sem qualquer defeito molecular que pudesse ser detectado pelos métodos convencionais; com análises mais sofisticadas, os autores detectaram um polimorfismo de nucleotídeo único regulador (rSNP) em uma região extragênica, localizada entre os genes da α-globina e seus elementos reguladores à montante. Esse rSNP criou um novo elemento semelhante ao promotor, que interfere na ativação normal de todos os genes α. A Tabela 9.3 mostra como se caracterizam os diferentes tipos de α-talassemias, ilustrados na **Figura 9.11**.

Frequência – As α-talassemias heterozigota e homozigota são comuns nas populações asiáticas, bem como em afrodescendentes. O traço talassêmico α é encontrado em recém-nascidos afrodescendentes brasileiros na frequência de 8,4%, em Campinas (SP), e 5,4%, em Porto Alegre (RS); em afrodescendentes norte-americanos, 10%; em recém-nascidos brasileiros de origem caucasoide (Porto Alegre, RS), 2,5%.

Tabela 9.3 Caracterização genotípica e fenotípica das α-talassemias

Fenótipo de complicações	Nº genes funcionais de α-globina	Produção de cadeias α (%)	Genótipo de α-globina	Inclusões de Hb H (β$_4$)	Complicações
Normal	4	100	αα/αα[a]	Nenhuma	Nenhuma
Portador silencioso	3	75	–α/αα	Raras	Nenhuma
Traço de α-talassemia ou α-tal heterozigota	2	50	– –/αα ou α –/α –	Ocasionais	Anemia leve, microcitose
Doença da Hb H (β$_4$)	1	25	– –/α –	Muitas	Anemia moderada, hepatoesplenomegalia, icterícia, cálculos biliares, aumento da suscetibilidade a infecções, deficiência de ácido fólico
Hidropisia fetal ou α-tal homozigota (Hb Bart: γ$_4$)	0	0	– –/– –	Presentes	Anemia grave, insuficiência cardíaca congestiva, morte intrauterina ou neonatal

[a] Consta na tabela apenas para termo de comparação com os α-talassêmicos.
Fonte: Nussbaum e colaboradores,[1] Young[8] e Champe e colaboradores.[10]

β-talassemias – As β-talassemias (OMIM 141900) caracterizam-se pela deficiência de cadeias de β-globina ou pela sua ausência completa. Sob tais circunstâncias, a Hb F ($\alpha_2\gamma_2$) e a α-globina estão aumentadas, esta última sob a forma de homotetrâmeros que são instáveis e se precipitam nas células precursoras das hemácias, formando corpos de inclusão e causando sua destruição prematura na medula óssea e marcante sequestro pelo baço. Os eritrócitos dos β-talassêmicos são de número e tamanho reduzido (50-80 mm^3). A hematopoiese reduzida e o aumento da destruição de hemácias resultam em anemia hemolítica grave.

Essas talassemias são graves desde a infância, sendo caracterizadas por deformidades esqueléticas decorrentes da hipertrofia da medula óssea, aumento de pigmentação da pele, atraso no crescimento, aumento da absorção intestinal de ferro e hepatoesplenomegalia. Os níveis de hemoglobina são quase sempre inferiores a 6%. O tratamento, por transfusões sanguíneas repetidas, acentua a sobrecarga de ferro, o que pode levar à morte, entre os 16 e os 24 anos. Entretanto, a morte se dá, em geral, na infância.

Ao contrário das α-talassemias, as β-talassemias geralmente são devidas não a uma deleção gênica, mas à redução ou à supressão da síntese de cadeias β, que podem resultar de mais de cem diferentes mutações pontuais, com preponderância das substituições de bases. Os diferentes tipos de mutações que causam β-talassemias muitas vezes são particulares a determinadas populações e se classificam em cinco tipos principais: (a) mutações transcricionais que ocorrem no TATA box (região 5') ou na região promotora do gene da β-globina, acarretando níveis reduzidos do mRNA dessa cadeia; (b) mutações no encadeamento (*splicing*) do mRNA, resultando em níveis reduzidos do mRNA correspondente; (c) mutações que modificam o RNA, ocorrendo nas sequências 5' e 3' do DNA, envolvidas respectivamente no *capping* e na poliadenilação do mRNA, e causando uma anormalidade no processamento e transporte do mRNA ao citoplasma, com redução dos níveis de tradução; (d) mutações de término de cadeia (mutações sem sentido ou de mudança na fase de leitura), gerando um códon finalizador que resulta no término prematuro da tradução; em geral, a proteína formada é instável e rapidamente degradada; e (e) mutações com sentido trocado, que resultam em β-globina muito instável.

A **Tabela 9.4** mostra a classificação e a caracterização das β-talassemias, ilustradas na **Figura 9.12**. Saliente-se que a nomenclatura usada para os diferentes níveis de gravidade das β-talassemias é bastante complexa e variável na literatura consultada. Assim, optou-se pela classificação aparentemente de mais fácil compreensão. Os portadores heterozigotos (deleção de um alelo β), que geralmente são assintomáticos, pertencem ao grupo da talassemia menor (ou *minor*) ou traço β-talassêmico; a talassemia β$^+$, que não é dependente de transfusões, pertence ao grupo da talassemia intermediária (deleção de um alelo β); e a talassemia β^o, que é a mais grave e de-

Figura 9.11

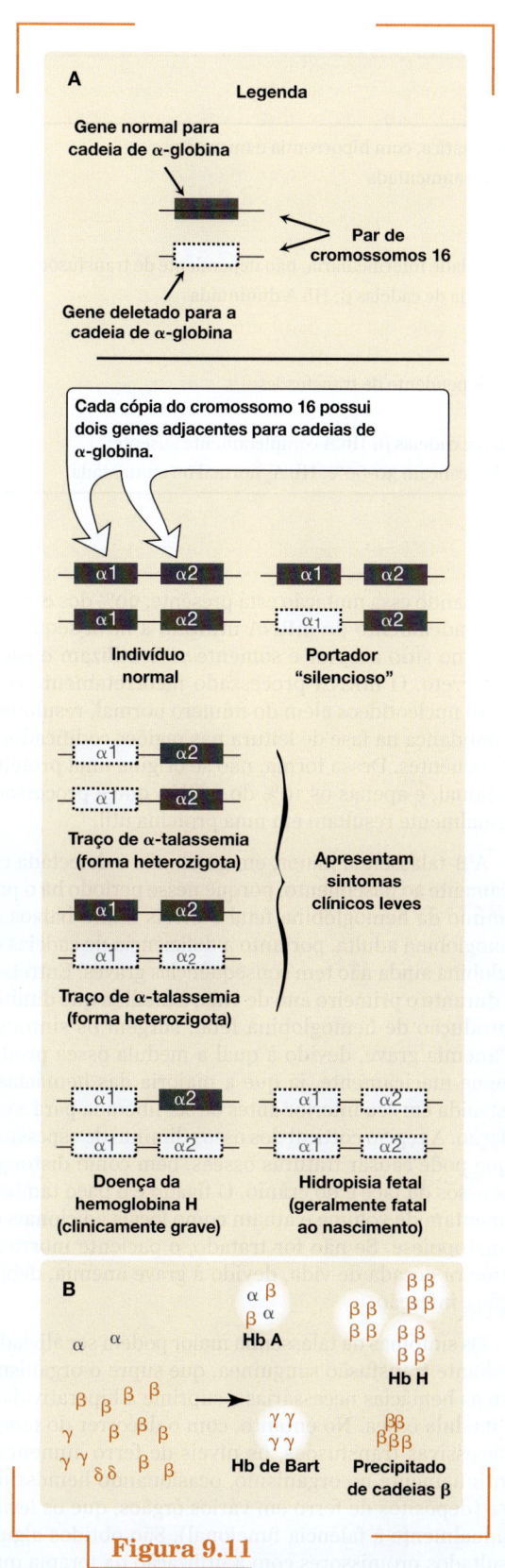

A – Deleções do gene de α-globina nas α-talassemias. **B** – Tetrâmeros de hemoglobina, formados nas α-talassemias.

Fonte: Champe e colaboradores.[10]

Tabela 9.4 Classificação e caracterização das β-talassemias

Nº de alelos de β-talassemia	Denominação clínica	Caracterização
1 alelo	β-talassemia menor ou traço β-talassêmico ou síndrome β/β⁺	Anemia assintomática, com hipocromia e microcitose; Hb A_2 levemente aumentada
1 alelo	β-talassemia intermediária talassemia β⁺ ou síndrome β⁺/β⁺	Anemia de gravidade intermediária, não dependente de transfusões; Produção reduzida de cadeias β; Hb A diminuída
2 alelos	β-talassemia maior ou anemia de Cooley talassemia β° ou síndrome β°/β°	Anemia grave dependente de transfusões; Sem produção de cadeias β; Hb A completamente ausente; níveis de Hb F alcançam 30-60%; Hb A_2 normal ou aumentada

Fonte: Nussbaum e colaboradores,[1] OMIM,[6] Young[8] e Gelehrter e colaboradores.[12]

pendente de transfusões, pertence ao grupo da talassemia maior (ou *major*), com deleções nos dois alelos β.

A causa mais comum de talassemia β⁺ da região mediterrânea é uma mutação pontual de G para A na posição 110 do íntron 1 do gene β, que não afeta a sequência dos sítios doador e aceptor normais e ocorrem em 21 nucleotídeos a montante do sítio aceptor da emenda normal. Em consequência, cria-se uma sequência inédita AG naquela região, que passa a funcionar como novo sítio aceptor. Quando essa mutação está presente, 90% dos eventos do encadeamento do mRNA utilizam a nova sequência AG como sítio aceptor e somente 10% utilizam o aceptor correto. O mRNA processado incorretamente contém 19 nucleotídeos além do número normal, resultando em mudança na fase de leitura nas regiões codificadoras subsequentes. Dessa forma, não se origina uma proteína funcional, e apenas os 10% do mRNA que é processado normalmente resultam em uma proteína útil.

A β-talassemia maior, em geral, não é detectada clinicamente ao nascimento, porque nesse período há o predomínio da hemoglobina fetal e níveis muito baixos da hemoglobina adulta, portanto a deficiência de cadeias de β-globina ainda não tem consequências graves. Entretanto, durante o primeiro ano de vida, à medida que diminui a produção de hemoglobina fetal, surgem os sintomas de anemia grave, devido à qual a medula óssea produz sangue maciçamente, já que a maioria das hemácias é destruída em seu interior antes de ser liberada para a circulação. A região cortical dos ossos diminui de espessura, o que pode causar fraturas ósseas, bem como distorção dos ossos da face e do crânio. O fígado e o baço também aumentam de volume e atuam como locais adicionais da hematopoiese. Se não for tratado, o paciente morre na primeira década de vida, devido à grave anemia, debilitação e infecção.

Os sintomas da talassemia maior podem ser aliviados mediante transfusão sanguínea, que supre o organismo com as hemácias necessárias e suprime a hiperatividade da medula óssea. No entanto, com o decorrer do tempo e sucessivas transfusões, os níveis de ferro aumentam continuamente no organismo, ocasionando hemossiderose (depósitos de ferro em vários órgãos, que os levam gradualmente à falência funcional). São obtidos alguns resultados promissores com a utilização da terapia quelante, que reduz de forma significativa as complicações da sobrecarga de ferro, inclusive a doença cardíaca. La-

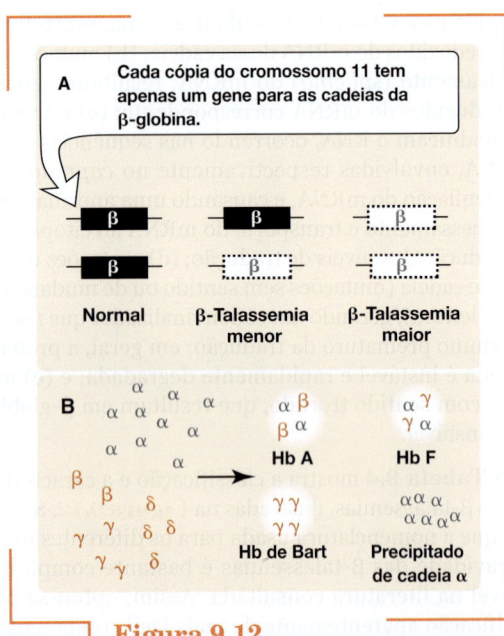

Figura 9.12

A – Mutações no gene da β-globina nas β-talassemias. **B** – Tetrâmeros de hemoglobina formados nas β-talassemias.
Fonte: Champe e colaboradores.[10]

Síndrome de α-talassemia e deficiência mental: síndrome ATR-X

A α-talassemia resulta de uma deficiência do componente de α-globina da hemoglobina. A deficiência completa causa hidropisia fetal letal, enquanto uma deficiência parcial causa a doença da Hb H com microcitose e hemólise. A α-talassemia afeta milhões de pessoas nas regiões mundiais em que existe malária, especialmente no sudeste da Ásia. Essa deficiência é causada por deleções ou, às vezes, por mutações pontuais dos genes da α-globina, no cromossomo 16p. Entre as populações indígenas de regiões não maláricas, a α-talassemia é extremamente rara.

Durante a década de 1980, foram relatados muitos casos de nativos norte-europeus que tinham α-talassemia (doença da Hb H) e deficiência mental, que não é um traço típico da talassemia. Investigados, vários desses indivíduos mostraram ter grandes deleções (1-2 Mb) do cromossomo 16p que removiam o gene da α-globina e, presumivelmente, outros genes cuja perda explicaria a deficiência mental (síndrome ATR-16; OMIM 141750). No entanto, outros casos de afetados não apresentavam qualquer alteração identificável no cromossomo 16. Além disso, esses pacientes eram sempre do sexo masculino, às vezes tinham parentes afetados também do sexo masculino em um padrão sugestivo de herança ligada ao X e mostravam uma aparência facial característica. A doença da Hb H, embora presente, com frequência era atipicamente leve e apenas detectável nos testes laboratoriais. Muitas vezes, os indivíduos afetados tinham outras características, inclusive a reversão sexual de homem para mulher. Com técnicas de mapeamento genético e clonagem posicional, finalmente foram identificadas mutações em um gene denominado *ATRX*, localizado no cromossomo X (Xq13), e a condição clínica foi denominada síndrome ATR-X (OMIM 301040).

Como as mutações em um gene localizado no cromossomo X poderiam resultar em α-talassemia, associada a outras características? Sob a evidência de sua sequência de aminoácidos, a proteína ATRX faz parte de uma grande família proteica, a família SWI2/SNF, que regula a expressão gênica e o comportamento cromossômico por meio de efeitos sobre a estrutura da cromatina. Conforme explicado no Capítulo 4, o DNA é empacotado enrolando-se em torno de um octâmero de proteínas histônicas, para formar os nucleossomos. O colar de nucleossomos é, depois, submetido a níveis crescentes de empacotamento, sob o controle de outras numerosas proteínas. Existem duas configurações básicas da cromatina: (a) a heterocromatina é fortemente empacotada e seus genes não se expressam; e (b) a eucromatina é mais aberta e variável; os genes localizados nas regiões eucromatínicas dos cromossomos podem ser expressos ou não.

A proteína ATRX é uma helicase, isto é, uma proteína que pode desenrolar as duplas-hélices de DNA. Acredita-se que essa proteína faça parte dos grandes complexos multiproteicos que controlam a estrutura local da cromatina. Esta, por sua vez, controla a expressão dos genes no DNA empacotado. A ATRX é especificamente associada aos centrômeros, que contêm a estrutura heterocromatínica repressora. Outras regiões locais da cromatina também podem formar essas estruturas repressoras, bloqueando a expressão dos genes, nessas regiões, em resposta aos sinais relativos ao estado metabólico da célula. Provavelmente, a ATRX está envolvida no estabelecimento ou na manutenção das estruturas cromatínicas repressoras.

A síndrome ATR-X é um exemplo também de doença da cromatina. Outros exemplos incluem a síndrome ICF (OMIM 242860) e a síndrome de Rett (OMIM 312750). Por intermédio de variações locais na estrutura da cromatina, os cromossomos fornecem um ambiente dinâmico para a regulação da maneira em que os genes são expressos. Os complexos remodeladores da cromatina, entre os quais se encontra a proteína ATRX, rearranjam constantemente os nucleossomos ao longo do DNA, expondo sítios para modificação seletiva do DNA e das histonas. (Fonte: Read e Donnai.[2])

---

mentavelmente, os métodos de administração ainda são dolorosos e pouco adequados.

O transplante de medula óssea de um doador histocompatível (ver Cap. 11) é potencialmente curativo, embora ainda seja um procedimento com significativa morbidade e mortalidade. Contudo, alguns estudos mostram que mais de 90% dos pacientes com β-talassemia grave parecem curar-se com esse tratamento.

Devido ao tipo de hemograma que apresentam, os heterozigotos podem ser confundidos com casos de anemia ferropriva, o que é prejudicial, porque, se essas pessoas forem tratadas com ferro, também correrão o risco de ter hemossiderose.

Frequência – As β-talassemias ocorrem no Mediterrâneo, no Oriente Médio, na Índia, no sudeste da Ásia, na África (regiões de malária) e em países para onde migraram pessoas oriundas dessas regiões. As frequências podem ser tão altas quanto 20 a 25% em algumas ilhas do Mediterrâneo (Chipre e Rodes), como mais baixas de 3 a 10% na Índia subcontinental e sudeste asiático. No Brasil, a frequência de heterozigotos é de aproximadamente 6% entre descendentes não miscigenados de italianos de São Paulo; entre caucasoides em geral, de São Paulo e Porto Alegre, essa frequência é de 1%.

Outros tipos de talassemias – Nas δ-β-talassemias, também há ausência completa (nos homozigotos) ou subprodução (nos heterozigotos) de cadeias δ e β, associada a um aumento na síntese de cadeias γ, mas não tão pronunciado como na persistência hereditária de hemoglobina fetal (Hb F), resultando um fenótipo talassêmico. Nesse caso, os níveis de Hb F são muito mais altos do que o aumento compensatório dessa hemoglobina visto nos homozigotos para β-talassemias. Essas talassemias são devidas a extensas deleções na região da β-globina que envolve os genes estruturais das cadeias δ e β (**Fig. 9.13**). Os heterozigotos são assintomáticos e os homozigotos apresentam uma leve anemia hemolítica. A expressão dos genes γ não está suprimida nas δ-β-talassemias, com níveis de Hb F de 4 a 18% e 100% nos heterozigotos e homozigotos, respectivamente, que protegem o indivíduo durante toda a vida.

Nas regiões em que a malária é endêmica, é comum o encontro de pessoas que herdaram duas ou mais mutações nos grupamentos gênicos α e/ou β. Nas **talassemias interativas**, o indivíduo que apresenta α-tal/β'''-tal consiste em duplo heterozigoto (pois é heterozigoto para duas mutações que ocorrem em alelos diferentes não homólogos) e são assintomáticos. A presença de uma mutação de α-talassemia tende a reduzir a gravidade da anemia observada nos homozigotos para a β-talassemia. Provavelmente, isso é devido à redução do desequilíbrio entre as cadeias de globina α:β pela presença de uma mutação de cadeia α.

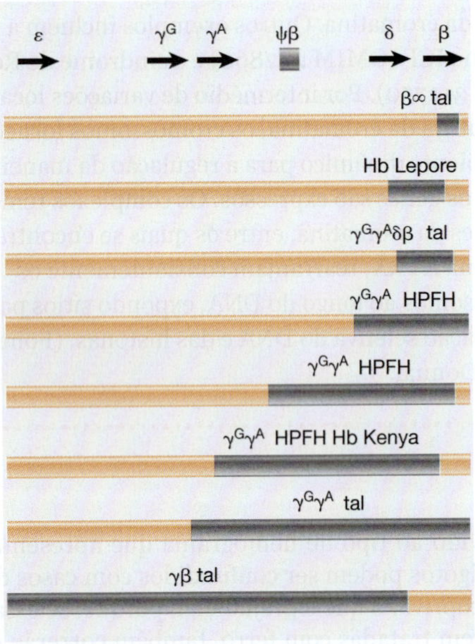

Na talassemia $β^o$/Hb S, o gene β não produz cadeia β alguma e o fenótipo laboratorial é idêntico ao da anemia falciforme, apresentando principalmente Hb S (70-90%) e Hb F (20-30%). As duas condições diferenciam-se porque os indivíduos com talassemia $β^o$/Hb S apresentam apenas um genitor com Hb S, e mostram, quando adultos, esplenomegalia, hipocromia e microcitose, possuindo o dobro dos níveis normais de Hb A_2. Os indivíduos com talassemia $β^+$/Hb S apresentam condição mais benigna, 4 a 6% de Hb A_2, elevação da Hb F e Hb S em dobro da Hb A.

9.1.3.3 Síndromes de persistência hereditária de Hb F

As síndromes de persistência hereditária de Hb F (PHHF) resultam de mutações pontuais ou deleções nos genes β e δ do grupamento gênico da β-globina, que acarretam a persistência da síntese de cadeias γ ao longo da vida adulta, sem um fenótipo talassêmico associado. No entanto, a PHHF é bastante heterogênea, sendo que pelo menos algumas variantes determinam alterações talassêmicas nos eritrócitos.

A presença de uma das formas de PHHF em um indivíduo homozigoto para β-talassemia pode contribuir para um quadro clínico β-talassêmico mais leve, já que o aumento na produção de cadeias de γ-globina compensa a produção deficiente de cadeias de β-globina.

O interesse no estudo da PHHF prende-se ao fato de que seu conhecimento pode fornecer indicações sobre o controle geral da expressão gênica, e especificamente sobre o controle da expressão dos genes que produzem a hemoglobina fetal, o que permitiria manipular a produção dessa hemoglobina em indivíduos com anemia falciforme ou β-talassemia, condições em que a ativação dos genes para Hb F provavelmente seria terapêutica.

9.1.3.4 Metemoglobinemias

As hemoglobinas associadas com as metemoglobinemias são denominadas hemoglobinas M. A maioria das variantes da Hb M tem substituições de histidina nas posições 58 ou 87 da cadeia α e nas posições 63 ou 92 da cadeia β, que são críticas para a ligação do heme. A metemoglobina se forma em decorrência da oxidação do grupo heme da hemoglobina ao estado de íon férrico (Fe^{3+}), que não pode se ligar ao oxigênio. Na Tabela 9.2 encontram-se alguns exemplos de mutações que têm como efeito a formação de metemoglobina, como a Hb M Boston (α, his58tyr) e a Hb Zürich (β, his63arg). A oxidação também pode ser causada pela ação de certos fármacos, como os nitratos ou por produtos endógenos, como intermediários reativos do oxigênio.

Figura 9.13

As deleções no agrupamento de genes de β-globina provocam vários tipos de talassemias.

Fonte: Lewin.[13]

Os recém-nascidos apresentam cerca de metade da capacidade dos adultos para reduzir a metemoglobina, por isso são especialmente suscetíveis aos efeitos de compostos capazes de produzi-la.

As metemoglobinemias caracterizam-se pela "cianose chocolate", uma coloração marrom-azulada da pele e das membranas, e pelo sangue cor de chocolate, em razão da cor escura da metemoglobina. Os sintomas relacionam-se à hipoxia tecidual, e incluem dor de cabeça, ansiedade e dispneia. Em casos raros, podem ocorrer coma e morte. O tratamento das metemoglobinemias consiste no uso de azul de metileno, que se oxida ao reduzir o Fe^{3+}.

⚠ Resumo

A hemoglobina é a principal proteína das hemácias, sendo responsável pelo transporte de oxigênio dos pulmões para os tecidos; molécula homóloga, também pode ser encontrada em alguns invertebrados e nas raízes de certas leguminosas. Seu estudo contribuiu muito para a compreensão da ação gênica no nível molecular, e a maioria dos conceitos assim obtidos pode ser aplicado para outras proteínas.

A molécula de hemoglobina é um tetrâmero com peso molecular de 64.458, formado por quatro subunidades, iguais duas a duas. Cada subunidade é composta de duas partes: a globina, cadeia polipeptídica que varia muito geneticamente, e a heme, grupo prostético que consiste em um átomo de ferro situado no centro de um anel de porfirina, sendo semelhante em todas as formas geneticamente diferentes de hemoglobina. A heme (ou grupo heme, como é mais conhecida) é tão importante como a globina, por dois motivos: é o agente que disponibiliza o oxigênio para a célula e é um pigmento corado que possibilita o estudo da diferenciação e maturação dos precursores eritrocitários. Portanto, é o ferro, componente da heme, que se combina com o oxigênio, conferindo à molécula de hemoglobina sua capacidade de transporte de O_2. Essa molécula tem estrutura aproximadamente esférica, com as cadeias de globina dobradas, de modo a que os quatro grupos heme se localizem em fendas superficiais equidistantes umas das outras. Esse tetrâmero é mantido junto por ligações entre as quatro cadeias de globina, e sua estrutura quaternária muda à medida que o oxigênio é captado pela oxigenação de cada grupo heme.

A hemoglobina normal do adulto (Hb A) tem a seguinte fórmula: $\alpha_2\beta_2$. As duas cadeias α (α_2) são iguais, possuindo cada uma 141 aminoácidos; as duas cadeias β (β_2) são também iguais entre si, compreendendo cada uma 146 aminoácidos. As cadeias α e β são quase iguais em comprimento, estrutura primária (sequência de aminoácidos) e estrutura terciária (configuração tridimensional). Elas também se assemelham à mioglobina (proteína transportadora de oxigênio no músculo), mas essa possui apenas uma cadeia polipeptídica. As semelhanças na sequência de aminoácidos e na estrutura terciária sugerem que as moléculas da hemoglobina e da mioglobina evoluíram a partir de um polipeptídeo ancestral comum. A função da hemoglobina como receptora e transportadora de oxigênio está associada aos movimentos de suas subunidades.

Existem pelo menos oito lócus bem conhecidos comandando a síntese da globina: *alfa 1* ($\alpha 1$), *alfa 2* ($\alpha 2$), *beta* (β), *delta* (δ), *gama A* ($^A\gamma$), *gama G* ($^G\gamma$), *épsilon* (ε) e *zeta* (ζ). Cada lócus é responsável pela estrutura de um tipo de cadeia polipeptídica. Existe ainda o lócus do gene *eta* (θ), de função ainda não bem conhecida e atividade no saco vitelínico e fígado fetal. Os genes das globinas α e β fazem parte das famílias multigênicas, que são grupamentos de muitos genes, alguns deles não transcritos. Os genes do grupamento da α-globina são muito ligados, situados no braço curto do cromossomo 16 (16pter-p13.3). São eles: ζ, $\alpha 2$, $\alpha 1$ e θ. Cada gene é formado por três éxons e dois íntrons. Entre os genes ζ e $\alpha 2$, existem três pseudogenes ($\psi\zeta$ $\psi\alpha_2$ e $\psi\alpha_1$). Os genes do grupamento da β-globina são ligados, situados no braço curto do cromossomo 11 (11p15.5). São eles: ε, $^G\gamma$, $^A\gamma$, δ e β, sendo expressos nessa mesma ordem durante o desenvolvimento. Cada gene está formado também por três éxons e dois íntrons. Estudos de DNA dos genes dos grupamentos da β-globina e da α-globina, bem como das suas regiões flanqueadoras, mostraram que, além das sequências promotoras dos vários genes da globina, há sequências localizadas a uma distância de 6 a 20 kb 5' em relação ao gene ε, necessárias para regular a expressão dos vários genes do grupamento da β-globina. Uma sequência similar foi identificada para os genes do grupamento da α-globina, localizada a uma distância de aproximadamente 40 kb 5' em relação ao gene ζ. Essas sequências reguladoras são denominadas de região controladora de lócus α e região controladora de lócus β (*LCR*α e *LCR*β).

As diferentes cadeias da globina são formadas em estágios diferentes, antes e após o nascimento, e em células e órgãos específicos. Durante o desenvolvimento embrionário, existem três hemoglobinas embrionárias e seu apogeu ocorre no primeiro mês de vida intrauterina, com predominância da Hb Gower I. Os outros dois tipos são transitórios, pois ocorrem durante o período em que os genes fetais já começam a ser ativados. A Hb F predomina no oitavo mês de vida fetal (em torno de 90% do conteúdo total hemoglobínico), diminuindo seu conteúdo para 50 a 80% ao nascimento, após o qual continua a baixar, até atingir cerca de 1%, aos 6 meses de vida pós-natal; a Hb A atinge concentrações próximas a 10% ao nascimento, passando a aumentar, até que, no sexto mês de vida pós-natal, constitui mais de 95% do conteúdo total de hemoglobina do indivíduo; e a Hb A_2 aumenta lentamente sua concentração até esse mesmo mês, quando atinge 2 a 3%, que corresponde ao conteúdo hemoglobínico de A_2 do adulto. Além das hemoglobinas mencionadas, existem cerca de 800 variantes, a maioria denominada de acordo com o local de sua descoberta, e muitas sendo causadoras de graves doenças.

Há centenas de hemoglobinas variantes normais, principalmente devidas a mutações na cadeia β. Uma dessas variantes foi descoberta em Porto Alegre, por Tondo, Salzano e Rucknagel, em 1963, tendo sido denominada Hb Porto Alegre. Sua fórmula química é $\alpha_2\beta_2^{9(cis)}$, tendo cisteína em vez de serina, na posição 9 da cadeia β. Os homozigotos para essa hemoglobina são clínica e hematologicamente normais, por isso ela pode ser considerada uma variante silenciosa da hemoglobina.

As hemoglobinas anormais costumam abranger as que são consideradas variantes, bem como as hemoglobinas normais com alterações quantitativas, por exemplo: Hb A2 elevada, Hb F elevada, Hb A_2 diminuída. Há centenas de variantes já descritas, porém nem todas estão associadas a manifestações clínicas e alterações hematológicas. Essas variantes podem ser classificadas em duas categorias principais: as variantes estruturais e os defeitos de síntese das hemoglobinas.

As variantes estruturais abrangem cinco classes: (1) hemoglobinas de agregação, que formam cristais, com repercussões clínicas e laboratoriais variáveis, como as hemoglobinas S e C; (2) hemoglobinas sem alterações funcionais, que consistem na maioria das variantes estruturais e, embora apresentem importância bioquímica, genética e antropológica, não produzem efeitos clínicos e laboratoriais significativos, como a Hb Kenya; (3) hemoglobinas instáveis, com graus variáveis de manifestações clínicas e hematológicas, bem como expressão laboratorial diversificada entre os tipos já descritos, cujo exemplo é a Hb Niterói; (4) hemoglobinas com alterações funcionais que causam metemoglobinemias por Hb M, cianose e alteração da afinidade hemoglobínica pelo oxigênio; e (5) hemoglobinas com fenótipos talassêmicos, devidas a falhas na regulação da síntese da globina por adição de aminoácidos à extremidade C-terminal das globinas α e β, e por fusão de cadeias devido ao *crossing-over* desigual durante a meiose, sendo exemplos, respectivamente, a Hb Cranston e as Hbs Lepore/anti-Lepore.

Os defeitos de síntese das hemoglobinas englobam as α-talassemias e as β-talassemias, as síndromes de persistência hereditária da hemoglobina fetal e as metemoglobinemias.

As variantes estruturais resultam de mutações que levam à síntese de uma globina estruturalmente anormal. Sua grande maioria resulta de mutações pontuais, por substituição de apenas um aminoácido. Entre as variantes resultantes de mutação pontual na cadeia β, o melhor exemplo é a hemoglobina S. Outras variantes caracterizam-se por duas substituições de aminoácidos na mesma cadeia. Exemplo: Hb C Harlem, com duas substituições na cadeia β: glu6val e asp73asn. Essa hemoglobina apresenta a mesma mutação da Hb S (glu6val), mas é denominada Hb C (não Hb S) devido às suas propriedades eletroforéticas, que são as da Hb C clássica. Também nas cadeias α podem ocorrer mutações estruturais, afetando, nesse caso, todas as hemoglobinas que as contêm (p. ex., Hb A, Hb A_2, Hb F e Hb Gower II). A primeira variante de cadeia α descoberta foi a Hb Hopkins-2, na qual a cadeia α apresenta asparagina, em vez de histidina, na posição 112 da cadeia, mutação representada por his112asn.

No Brasil, as variantes mais frequentes são: Hb S, Hb C, Hb D e Hb G. A Hb D é uma variante que apresenta a mesma mobilidade da Hb S na eletroforese de pH alcalino, mas é separável dessa hemoglobina por eletroforese em ágar de pH ácido (5-6,0). O heterozigoto para Hb AD é assintomático, e a fração anormal constitui entre 30 e 50% de sua hemoglobina total. A Hb G consiste em um grupo de hemoglobinas variantes que migram pouco atrás da Hb S na eletroforese alcalina em acetato de celulose e agarose, sendo diferenciada por meio de eletroforese em agarose ácida. Como exemplos, citam-se a Hb G Waimanalo (αasp64asn) e a Hb G Philadelphia (αasn68lys). Os heterozigotos Hb^A/Hb^G e os homozigotos Hb^G/Hb^G são assintomáticos; no entanto, é possível a ocorrência de tríplice heterozigose entre as hemoglobinas A, S e G Philadelphia, originada de genitores heterozigotos Hb^A/Hb^G e Hb^A/Hb^S.

A hemoglobina S foi a primeira variante detectada eletroforeticamente. A única diferença estrutural entre essa hemoglobina e a Hb A ocorre na posição 6 da cadeia β da globina, onde o ácido glutâmico é substituído por valina, devido a uma mutação pontual no 6º códon do gene β do grupamento da β-globina da Hb A. Essa mutação afeta a solubilidade e causa a cristalização dessa hemoglobina em condições de hipoxia. Com um grau relativamente baixo de hipoxia, a Hb S polimeriza dentro de filamentos de alto peso molecular, que se associam, formando feixes de fibras. Esses cristais de hemoglobina anormal torcem a membrana da hemácia, dando-lhe uma forma característica de foice (falciforme) ou de folha de azevinho.

Os homozigotos para a Hb S (Hb^S/Hb^S) têm anemia falciforme, siclemia, drepanocitose ou doença das células falciformes, sendo esta última a denominação mais atual, correspondente aos casos em que estão presentes dois alelos anormais para a hemoglobina, sendo pelo menos um deles o alelo Hb^S. Os indivíduos de genótipo Hb^S/Hb^S possuem cerca de 7 a 8% de hemoglobina (enquanto os níveis normais são de 16% no homem e 14% na mulher), e sua idade média de sobrevida varia proporcionalmente ao grau de atendimento médico dado aos pacientes, sendo variável entre 6 meses e 53 anos, com médias em torno de 25 anos. Seu quadro clínico inclui anemia hemolítica grave, hemácias com tendência a adquirirem a forma de foice em condições de hipoxia, icterícia e crises falcêmicas. Os afetados podem apresentar muitas complicações clínicas decorrentes dessa mutação.

Os heterozigotos Hb^A/Hb^S apresentam o traço falcêmico: são normais clinicamente, mas suas células adquirem a forma de foice *in vitro* ou em condições de baixa tensão de oxigênio. Essas condições abrangem: hipoxia, acidose, desidratação, vasoconstrição, anestesia geral, infecções, voo em avião despressurizado, regiões de grande altitude, mergulhos em profundidade, excesso de esforço físico, desidratação, aumento do coração, sopros, osteoporose decorrente de anemia crônica de longa duração e anomalias ósseas.

Os altos índices falcêmicos das populações africanas e algumas populações brasileiras coincidem com áreas endêmicas do *Plasmodium falciparum*, o qual provoca um tipo de malária que é fatal, na maioria dos casos, entre 6 meses e 3 anos. Nessas regiões, a frequência do gene Hb^S é bastante alta, apesar da intensa seleção a que estão sujeitos os homozigotos Hb^A/Hb^S, porque os heterozigotos Hb^A/Hb^S, com o traço falcêmico, são mais protegidos do que os homozigotos Hb^A/Hb^A (normais) contra a malária causada pelo *P. falciparum*.

A Hb C é uma variante anormal da hemoglobina, que resulta da substituição do ácido glutâmico pela lisina na mesma posição 6 da cadeia β da globina, tendo migração eletroforética mais lenta do que a Hb S. Os homozigotos Hb^C/Hb^C apresentam doença da Hb C, que se caracteriza por anemia mais leve do que a dos homozigotos Hb^S/Hb^S, acompanhada, muitas vezes, por esplenomegalia, icterícia e dores ósseas e abdominais. Os indivíduos Hb^S/Hb^C têm anemia de gravidade intermediária às dos homozigotos Hb^C/Hb^C e Hb^S/Hb^S. Sua manifestação é mais tardia do que a da anemia falciforme, as crises são espaçadas e os indivíduos possuem maior concentração de hemoglobina (9-12%) do que os siclêmicos. Os heterozigotos Hb^A/Hb^C apresentam de 25 a 40% de Hb C, sendo clinicamente assintomáticos.

As talassemias consistem em um conjunto de síndromes motivadas principalmente por alterações quantitativas da síntese de globinas α e β, causando desequilíbrio entre elas e graus variáveis de anemias hemolíticas, além de outras consequências patológicas. São anemias autossômicas recessivas, cuja denominação se origina do grego *thalassa* (= mar) e *hemos* (= sangue), visto que essas doenças são mais frequentes em pessoas oriundas da região do Mediterrâneo, como gregos, turcos e italianos, bem como da Índia e do Oriente Médio. Como na anemia falciforme, sua distribuição coincide com a da malária, e a alta frequência dos genes para talassemia nessas regiões corresponde à proteção que os heterozigotos têm contra a mencionada doença. As talassemias são também conhecidas como anemia de Cooley, anemia mediterrânea ou síndromes talassêmicas, caracterizando-se microscopicamente pelo aspecto típico das hemácias em forma de alvo. Podem ser diagnosticadas pré-natalmente e por estudo de DNA em qualquer idade. As síndromes talassêmicas são classificadas de acordo com as cadeias da globina que apresentam síntese reduzida, existindo, portanto, α-, β-, δ-β- ou γ-δ-β-talassemias.

As α-talassemias caracterizam-se por uma deficiência relativa das cadeias de α-globina, com produção normal das cadeias de β-globina. Cada indivíduo possui quatro genes α localizados no cromossomo 16 (16pter-p13.3): dois genes *α1* e dois genes *α2*. Esses genes produzem quantidades quase iguais de cadeias α da globina. A causa primária das α-talassemias é uma deleção gênica, que acarreta fenótipos diferentes, conforme atinja um, dois, três ou os quatro lócus α. A perda de um gene constitui um estado de portador silencioso, sem importância clínica. Quando dois dos genes estão inativos, há duas situações possíveis: na primeira, frequentemente a causa de α-talassemia heterozigota no sudeste asiático, ambos os genes deletados localizam-se no mesmo cromossomo (αα/– –); na outra, frequente entre os afrodescendentes com α-talassemia heterozigota, em cada cromossomo há um gene α deletado (α –/α –). Esse fenótipo é relativamente benigno, resultando em anemia leve com microcitose. Já a perda de três genes resulta em problemas clínicos graves, as cadeias de β-globina predominam e formam homotetrâmeros ($β_4$), resultando a hemoglobina H (Hb H), de reduzida capacidade para o transporte de oxigênio e visualizada como corpos de inclusão nas hemácias de indivíduos com α-talassemia. A deleção total dos genes α (––/––) causa uma condição letal (α-talassemia homozigota) em que o feto não pode produzir hemoglobina fetal (uma vez que a Hb F é composta de cadeias α e γ), mas produz a hemoglobina Bart (Hb Bart), que consiste em homotetrâmeros $γ_4$ que não servem como transportadores de oxigênio para os tecidos.

As β-talassemias caracterizam-se pela deficiência de cadeias de β-globina ou pela sua ausência completa. Sob tais circunstâncias, a Hb F ($α_2γ_2$) e a α-globina estão aumentadas, esta última sob a forma de homotetrâmeros que são instáveis e se precipitam nas células precursoras das hemácias, formando corpos de inclusão e causando sua destruição prematura na medula óssea e marcante sequestro pelo baço. A hematopoiese reduzida e o aumento da destruição de hemácias resulta em anemia hemolítica grave. Ao contrário das α-talassemias, as β-talassemias geralmente são devidas não a uma deleção gênica, mas à redução ou à supressão da síntese de cadeias β, que podem resultar de mais de cem diferentes mutações pontuais, com preponderância das substituições de bases. Os portadores heterozigotos (deleção de um alelo β) que geralmente são assintomáticos pertencem ao grupo da talassemia menor (ou *minor*) ou traço β-talassêmico; a talassemia β⁺, que não é dependente de transfusões, pertence ao grupo da talassemia intermediária (deleção de um alelo β); e a talassemia β°, que é a mais grave e dependente de transfusões, pertence ao grupo da talassemia maior (ou *major*), com deleções nos dois alelos β.

Nas δ-β-talassemias, também há ausência completa (nos homozigotos) ou subprodução (nos heterozigotos) de cadeias δ e β, associada a um aumento na síntese de cadeias γ, mas não tão pronunciado como na persistência hereditária de hemoglobina fetal (Hb F), resultando um fenótipo talassêmico. Nesse caso, os níveis de Hb F são muito mais altos do que o aumento compensatório dessa hemoglobina visto nos homozigotos para β-talassemias. Essas talassemias são devidas a extensas deleções na região da β-globina que envolve os genes estruturais das cadeias δ e β. Os heterozigotos são assintomáticos e os homozigotos apresenoõtam uma leve anemia hemolítica.

As PHHFs resultam de mutações pontuais ou deleções nos genes β e δ, do grupamento gênico da β-globina, que acarretam a persistência da síntese de cadeias γ ao longo da vida adulta, sem um fenótipo talassêmico associado. No entanto, a PHHF é bastante heterogênea, sendo que pelo menos algumas variantes determinam alterações talassêmicas nos eritrócitos.

As hemoglobinas associadas com as metemoglobinemias são denominadas hemoglobinas M. A maioria das variantes da Hb M tem substituições de histidina nas posições 58 ou 87 da cadeia α e nas posições 63 ou 92 da cadeia β, que são críticas para a ligação do heme. A metemoglobina se forma em decorrência da oxidação do grupo heme da hemoglobina ao estado de íon férrico (Fe^{3+}), que não pode se ligar ao oxigênio. Os recém-nascidos apresentam cerca de metade da capacidade dos adultos para reduzir a metemoglobina, por isso são suscetíveis aos efeitos de compostos capazes de produzi-la. As metemoglobinemias caracterizam-se pela "cianose chocolate", uma coloração marrom-azulada da pele e das membranas, e pelo sangue cor de chocolate, em razão da cor escura da metemoglobina. Os sintomas relacionam-se à hipoxia tecidual, e incluem dor de cabeça, ansiedade e dispneia. Em casos raros, podem ocorrer coma e morte. O tratamento das metemoglobinemias consiste no uso de azul de metileno, que se oxida ao reduzir o Fe^{3+}.

⚡ Teste seu conhecimento

1. Descreva a estrutura e a função da hemoglobina humana.

2. Como se dá a determinação genética da hemoglobina (cadeias α e cadeias β)? Comente a Figura 9.4.

3. Observe a Tabela 9.1 e a Figura 9.5 e descreva a ontogenia das hemoglobinas normais.

4. Existem muitas variantes anormais de hemoglobina? Como elas se classificam? Discuta a Tabela 9.2.

5. Sobre a hemoglobina S, descreva: estrutura, função, ocorrência, alterações hematológicas e manifestações clínicas.

6. Faça o mesmo em relação à hemoglobina C.

7. Considerando a genealogia a seguir, dê os genótipos para hemoglobina de todos os indivíduos:

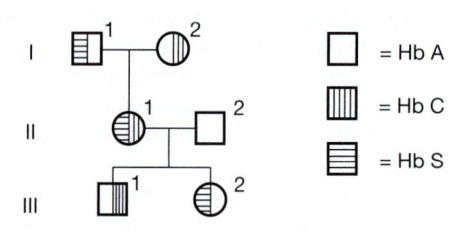

8. O que são talassemias? Como se classificam? No que consiste a síndrome ATR-X?

9. Descreva as α e β-talassemias, à vista das Figuras 9.7 a 9.12 e das Tabelas 9.3 e 9.4.

10. Como se originam as síndromes de persistência hereditária da hemoglobina F e quais as suas manifestações?

11. O que são meteglobinemias?

Exercícios

1. A talassemia é a anemia hereditária mais comum em populações mediterrâneas, sendo relativamente rara em outros povos. Ocorre em duas formas: aguda (mais grave) e moderada. A talassemia aguda é devida à homozigose de um gene de herança autossômica recessiva. O heterozigoto apresenta a forma moderada. Um homem com talassemia moderada casa-se com uma mulher normal. Que tipos de descendentes são esperados desse casamento? **T** = normal; **t** = talassemia.

2. Um homem tem o traço falcêmico e sua mulher é heterozigota para a Hb C. Como serão os descendentes desse casal, genotípica e fenotipicamente?

3. Se o irmão de uma criança que morreu de anemia falciforme se casar com a irmã de uma criança também afetada, qual será a probabilidade de esse casal ter **filhos afetados**?

4. Correlacione a segunda coluna de acordo com a primeira:

   A. Hemoglobina A
   B. Hemoglobina A_2
   C. Hemoglobina C
   D. Hemoglobina F
   E. Hemoglobina Gower$_1$
   F. Hemoglobina Gower$_2$
   G. Hemoglobina H
   H. Hemoglobina Portland
   I. Hemoglobina S

   ( ) contém cadeias α e ε
   ( ) cadeia β, pos. 6: valina, em vez de ácido glutâmico
   ( ) contém cadeias α e β
   ( ) contém só cadeias ε ou cadeias ε e ζ
   ( ) contém cadeias α e δ
   ( ) cadeia β, pos. 6: lisina, em vez de ácido glutâmico
   ( ) contém cadeias ζ e γ
   ( ) contém cadeias α e γ

5. Marque com V as frases verdadeiras e com F as falsas:

   ( ) A hemoglobina adulta contém duas cadeias de globina α e duas cadeias de globina β.
   ( ) Os humanos normais têm dois genes de globina α e quatro de globina β.
   ( ) A hemoglobina fetal contém duas cadeias de globina α e duas cadeias de globina δ.
   ( ) Os grupamentos gênicos das globinas α e β estão dispostos no cromossomo 11.

6. Quais das seguintes afirmativas sobre as talassemias estão corretas?

   ( ) A β-talassemia geralmente é causada pela deleção completa de ambos os genes de globina β.
   ( ) A α-talassemia geralmente é causada por inserção na fase de leitura.
   ( ) A perda de três genes de globina α causa a doença da Hb H.
   ( ) Os homozigotos para a δ-β-talassemia em geral são levemente afetados.
   ( ) O indivíduo que herdar uma mutação de α-talassemia de um genitor e uma mutação de β-talassemia do outro genitor terá uma grave anemia.

Referências

1. Nussbaum RL, McInnes RR, Willard HF. Thompson e Thompson: genética médica. 7. ed. Rio de Janeiro: Elsevier; 2008.

2. Read A, Donnai D. Genética clínica: uma nova abordagem. Porto Alegre: Artmed; 2008.

3. Lewis R. Human genetics: concepts and applications. 2nd ed. Dubuque: Wm. C. Brown; 1997.

4. Lima CP. Genética médica. São Paulo: Harper & Row; 1984.

5. Mueller RF, Young ID. Emery's elements of medical genetics. 10th ed. Edinburg: Churchill Livingstone; 1998.

6. OMIM: online Mendelian nheritance in man [Internet]. Bethesda: NCBI; c2012 [capturado em 25 ago. 2012]. Disponível em: http://www.ncbi.nlm.nih.gov/omim.

7. Passarge E. Genética: texto e atlas. 3. ed. Porto Alegre: Artmed; 2011.

8. Young ID. Genética médica. Rio de Janeiro: Guanabara Koogan; 2007.

9. Klug WS, Cummings MR, Spencer CA, Palladino MA. Conceitos de genética. 9. ed. Porto Alegre: Artmed; 2010.

10. Champe PC, Harvey RA, Ferrier DR. Bioquímica ilustrada. 4. ed. Porto Alegre: Artmed; 2009.

11. De Gobbi M, Viprakasit V, Hughes JR, Fisher C, Buckle VJ, Ayyub H, et al. A regulatory SNP causes a human genetic disease by creating a new transcriptional promoter. Science. 2006;312(5777):1215-7.

12. Gelehrter TD, Collins FS, Ginsburg D. Principles of medical genetics. 2nd ed. Baltimore: Williams & Wilkins; 1998.

13. Lewin B. Genes IX. 9. ed. Porto Alegre: Artmed; 2009.

Leituras recomendadas

Lewis R. Human genetics: concepts and applications. 4. ed. Boston: McGraw-Hill, 2001.

Robinson WM, Borges-Osório MR. Genética para odontologia. Porto Alegre: Artmed; 2006.

Salzano FM. Permanence or change? The meaning of genetic variation. Proc Natl Acad Sci U S A. 2000;97(10):5317-21.

Turnpenny P, Ellard S. Emery genética médica. 13. ed. Rio de Janeiro: Elsevier; 2009.

Capítulo 10

Genética Bioquímica

10.1 Erros metabólicos hereditários 301
- 10.1.1 Conceito e história 301
- 10.1.2 Genética 302
- 10.1.3 Mecanismos que reduzem a atividade enzimática 302
- 10.1.4 Consequências patológicas dos defeitos enzimáticos 302
  - 10.1.4.1 Ausência do produto final 302
  - 10.1.4.2 Acúmulo do substrato 310
  - 10.1.4.3 Interferência nos mecanismos reguladores 313
  - 10.1.4.4 Doenças do metabolismo das porfirinas 314
  - 10.1.4.5 Doenças do metabolismo dos ácidos orgânicos 315
  - 10.1.4.6 Doenças do metabolismo do cobre 315
  - 10.1.4.7 Doenças do metabolismo dos esteroides 315
  - 10.1.4.8 Doenças do armazenamento de glicogênio 315
  - 10.1.4.9 Doenças do armazenamento lisossômico 315
  - 10.1.4.10 Doenças do ciclo da ureia 317
  - 10.1.4.11 Doenças peroxissômicas 317
  - 10.1.4.12 Doenças relacionadas com vitaminas 318
- 10.1.5 Tratamento de doenças metabólicas 318

10.2 Farmacogenética/farmacogenômica e ecogenética/toxicogenômica 318
- 10.2.1 Conceitos e aspectos principais 318
- 10.2.2 Determinação genética 319
- 10.2.3 Exemplos de distúrbios farmacogenéticos 319
  - 10.2.3.1 A N-acetiltransferase 1 e a inativação lenta da isoniazida 319
  - 10.2.3.2 Deficiência de α_1-antitripsina 322
  - 10.2.3.3 Deficiência de glicose-6--fosfatodesidrogenase 323
  - 10.2.3.4 Deficiência de butirilcolinesterase e sensibilidade à succinilcolina 324
  - 10.2.3.5 Hipertermia maligna 324

Caso clínico

Rosa Maria é a segunda filha de um casal descendente de judeus asquenazes, que já tem um filho mais velho, com 5 anos, saudável. Ao nascer, a menina parecia normal, porém, em torno dos 6 meses, ao fazer uma revisão clínica, o pediatra observou que ela apresentava um pequeno problema no controle da cabeça, sinais de letargia e prostração. Uma nova consulta foi realizada três a quatro semanas mais tarde, quando o pediatra observou que o descontrole da cabeça agravara-se e a menina respondia mal aos estímulos. O médico fez, então, um exame neurológico mais apurado e constatou a presença de uma mancha vermelho-cereja na mácula de ambos os olhos de Rosa Maria. Supondo o diagnóstico da pequena paciente, o pediatra encaminhou uma requisição de dosagem da enzima β-hexosaminidase A (que se apresenta diminuída em pacientes com a doença de Tay-Sachs); o resultado do exame de Rosa Maria confirmou a suspeita diagnóstica do pediatra, pois apresentou níveis muito baixos dessa enzima. A deterioração dos sintomas progrediu nos 3 anos seguintes. A menina ficou com seus membros espásticos, perdeu a audição e a visão, vindo a falecer aos 4 anos.

Fonte: Read e Donnai, 2008, modificado.

Comentário

A doença de Tay-Sachs (DTS; OMIM 272800), ou gangliosidose G_{M2}, é uma doença autossômica recessiva que causa degeneração progressiva do sistema nervoso central (SNC). As crianças nascem assintomáticas e parecem desenvolver-se normalmente, porém, entre 3 e 6 meses começam a apresentar os primeiros sintomas, que consistem na deterioração progressiva de suas capacidades físicas e mentais. Um indicador característico da DTS é o aparecimento de uma mancha vermelho-cereja na mácula do olho da criança afetada (**Fig. 10.1**). Há também acúmulo e precipitação dos gangliosídeos G_{M2} no cérebro. A DTS infantil é uma doença grave, que leva os indivíduos afetados (de ambos os sexos) a se tornarem cegos, surdos, paralíticos e mentalmente deficientes em 1 ou 2 anos, terminando em morte, em torno dos 4 ou 5 anos, às vezes até antes.

As formas de início juvenil e adulto dessa doença são raras. O gene responsável pela forma juvenil é alélico ao da forma infantil clássica, mas na forma juvenil os pacientes têm deficiência enzimática parcial, nem todos apresentam cegueira, e morrem em torno dos 15 anos. Na forma adulta, o quadro clínico é variável, sendo detectado quando os pacientes têm de 20 a 30 anos e incluindo sintomas como tremores das mãos, comprometimento da fala, fraqueza muscular e perda do equilíbrio. O nível de atividade residual da Hex-A é inversamente correlacionado com a gravidade clínica da doença. Os pacientes com DTS de início infantil possuem dois alelos nulos que praticamente causam ausência de atividade enzimática da Hex-A. Já os pacientes com as formas de início juvenil ou adulto da doença geralmente são heterozigotos compostos para um alelo nulo e um alelo com baixa atividade residual da Hex-A. Os níveis de atividade enzimática podem ser assim exemplificados: pacientes com DTS infantil, 0,01% da atividade normal; pacientes com a forma juvenil, 0,5%; pacientes com a forma adulta, 2 a 4%; pessoas saudáveis com baixa atividade de Hex-A, 11 a 20%.

Neste caso clínico, os genitores são heterozigotos simples para uma mutação no gene *HEXA*, localizado no cromossomo 15q23-q24. Os heterozigotos para essa mutação produzem pelo menos 50% da quantidade normal de Hex-A (produzida pelo alelo normal), porém não apresentam sintomas da doença.

Quimicamente, os gangliosídeos são os esfingolipídeos mais complexos, encontrados inicialmente em células ganglionares do sistema nervoso, principalmente nos terminais nervosos. Em um indivíduo normal, a síntese e a degradação dos esfingolipídeos se encontram em equilíbrio, mas a falta da enzima necessária à sua degradação acarreta o acúmulo dessas substâncias nos lisossomos, organelas que contêm as enzimas para decompô-las e, assim, promover sua reciclagem pelas células. Assim, a DTS faz parte das esfingolipidoses, um dos grupos componentes da ampla classe de doenças do armazenamento lisossômico, sendo caracterizadas pelo acúmulo de esfingolipídeos, por ausência ou deficiência da enzima hexosaminidase A (Hex-A). Essa enzima, que é encontrada em todas as células, é particularmente necessária para degradar os gangliosídeos G_{M2}, componentes lipídicos de todas as membranas celulares, com maior concentração nos neurônios e suas terminações. Sem a Hex-A funcional, os gangliosídeos se acumulam no interior dos neurônios do encéfalo, causando degeneração do sistema nervoso.

A hexosaminidase A é composta de duas subunidades: α e β. A subunidade α é codificada pelo gene *HEXA* (OMIM 606869), que está mapeado no cromossomo 15q23-q24; a subunidade β é codificada pelo gene *HEXB* (OMIM 606873) que está no cromossomo 5q13. O gene *HEXA* contém 14 éxons que cobrem 35 kb de DNA. A Hex-A tem estrutura proteica α-β, enquanto a outra enzima, Hex-B, tem estrutura β-β. Na DTS, a enzima deficiente é a β-hexosaminidase A, devido às mutações ocorridas no gene *HEXA*, codificador da subunidade α.

As mutações no gene *HEXA* associadas à doença, que já somam 80 descritas, incluem substituições, deleções e inserções de bases. Essas mutações geralmente causam perda completa da função ou redução drástica na atividade da enzima. Mutação no gene *HEXB*, da subunidade β, causa a doença de Sandhoff (OMIM 268800), cujo quadro clínico é similar ao da DTS, com acúmulo de gangliosídeos G_{M2} nos lisossomos do SNC. A diferença fica por conta de sua distribuição, uma vez que a doença de Sandhoff é pan-étnica, enquanto a DTS é mais comum em judeus asquenazes, de descendência europeia central ou oriental, ainda que ocorra mais raramente em todos os grupos étnicos. Na realidade, a DTS é muito mais frequente em judeus asquenazes (1 em cada 3.600 nascimentos; frequência de heterozigotos: 1/30) do que nas outras populações. Três mutações principais contribuem para a forma infantil grave da doença em descendentes de judeus asquenazes, consistindo em mais de 90% de todas as mutações encontradas nesse grupo: (1) inserção de 4 pb no éxon 11, levando a uma mudança na fase de leitura e a um códon finalizador subsequente; (2) mutação no sítio de encadeamento do íntron 12; (3) mutação de sentido trocado, de glicina para serina, no éxon 7. Essa mutação produz uma forma de início tardio da doença, na qual a proteína mutante é produzida, mas é instável, resultando na redução na atividade enzimática e consequente fenótipo clínico.

Em outras populações, a inserção de 4 pb no éxon 11 e a mutação de sentido trocado no éxon 7 estão presentes, respectivamente, em 20 e 5% dos heterozigotos não judeus. Cerca de 15% desses indivíduos têm mutação no sítio de corte do íntron 9, que é diferente da mutação de sítio de corte comum nas populações de judeus asquenazes. A alta porcentagem dessas mutações comuns que levam à DTS, ocorrendo tanto nas populações de judeus asquenazes quanto em não asquenazes, indica a possibilidade de um efeito do fundador (ver Cap. 8) ou alguma vantagem seletiva para o estado heterozigoto do gene.

Para o diagnóstico da DTS, são solicitadas as dosagens de hexosaminidase A feitas em substratos sintéticos ou gangliosídeos G_{M2}, usando amostras de tecidos, de soro ou leucócitos obtidos dos pacientes. Com a identificação de mutações comuns causando a DTS, o diagnóstico molecular pode ser feito usando amplificação por reação em cadeia da polimerase (PCR) e hibridização de oligonucleotídeos aleloespecíficos. Embora ainda não existam tratamentos eficazes para a DTS, a triagem de heterozigotos ajuda a diminuir a prevalência dessa doença em populações de alto risco. Os heterozigotos podem ser identificados por testes de atividade da enzima Hex-A ou por testes de DNA que detectam mutações gênicas específicas. Quando ambos os genitores são portadores, pode-se realizar o diagnóstico pré-natal, em cada gestação, para detectar os fetos afetados. Além disso, atualmente está sendo pesquisada a terapia de reposição de Hex-A e de inibidores da síntese de gangliosídeos, como tratamentos viáveis para recém-nascidos com DTS.

10.1 Erros metabólicos hereditários

10.1.1 Conceito e história

Os erros metabólicos hereditários são distúrbios bioquímicos determinados geneticamente, nos quais um defeito enzimático específico produz um bloqueio metabólico que pode originar uma doença. O conceito de erro hereditário do metabolismo como causa de doença foi proposto por Archibald Garrod, que, em 1902, utilizou pela primeira vez o modelo mendeliano em pesquisa com humanos. Baseado em seus estudos sobre a alcaptonúria, uma doença cujos pacientes não realizavam determinada etapa metabólica, Garrod fez as seguintes observações:

- um indivíduo tem ou não uma doença metabólica, inexistindo formas intermediárias; portanto, os desvios da normalidade são marcantes;
- as doenças metabólicas são congênitas ou surgem muito cedo na vida;
- essas doenças tendem a aparecer nos irmãos, mas não nos genitores de afetados;
- ocorrem em famílias cuja consanguinidade parental está aumentada;
- não estão sujeitas a grandes flutuações quanto à sua gravidade;
- essas doenças são decorrentes de alterações enzimáticas.

Alguns erros metabólicos são assintomáticos e não acarretam doenças, como, por exemplo, a redução da sensibilidade gustativa à feniltiocarbamida; outros são assintomáticos até que sejam evidenciados pela ingestão de certas substâncias, como a deficiência da enzima glicose-6-fosfatodesidrogenase (G6PD). Por outro lado, certa fração dos erros metabólicos é sintomática, mas não causa grandes problemas clínicos (p. ex., alcaptonúria). A maioria deles, no entanto, manifesta-se com sintomas agudos, e só são compatíveis com a sobrevivência normal se sua causa for eliminada (p. ex., galactosemia).

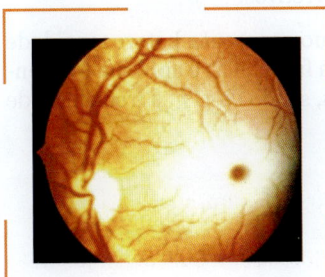

Figura 10.1
Mancha vermelho-cereja característica na retina de uma criança com doença de Tay-Sachs.
Fonte: Read e Donnai.[1]

10.1.2 Genética

Atualmente são conhecidos mais de 500 distúrbios metabólicos hereditários, alguns deles apresentados na **Tabela 10.1**. A maioria é de herança autossômica recessiva; alguns são determinados por genes recessivos ligados ao X (p. ex., síndrome de Lesch-Nyhan e síndrome de Hunter), e são raros os de herança autossômica dominante (p. ex., várias formas de porfiria e uma forma de hipercolesterolemia familiar) ou dominante ligada ao X (deficiência de ornitina-transcarbamilase), vários mostrando, também, heterogeneidade genética.

A herança recessiva da maioria das deficiências enzimáticas é compreensível, porque os níveis da maior parte das enzimas, nas células, não limitam as reações; isto é, o heterozigoto, que apresenta em torno de 50% do nível enzimático normal, geralmente é capaz de sintetizar o produto final da rota prejudicada, em quantidades normais. São raros os casos em que os heterozigotos podem manifestar alterações clínicas.

Por outro lado, quando as proteínas envolvidas são não enzimáticas, como receptores ou proteínas estruturais, seu padrão de herança é dominante, causando doenças mesmo quando o gene está em heterozigose, conforme se verifica entre doenças hereditárias como a síndrome de Marfan.

A maioria dos erros metabólicos hereditários, nos quais seja identificado um produto gênico deficiente ou anormal, pode ser diagnosticada pré-natalmente. Isso pode ser feito por análise bioquímica de amniócitos cultivados, obtidos por meio de amniocentese, análise das vilosidades coriônicas ou estudo do DNA (ver Cap. 19).

10.1.3 Mecanismos que reduzem a atividade enzimática

O metabolismo processa-se em uma série gradativa de reações, cada etapa sendo catalisada por uma enzima específica. Normalmente, uma enzima catalisa a conversão de um substrato em um produto. A maior parte das enzimas (holoenzimas) é composta de uma apoenzima (porção proteica da molécula), ligada a uma coenzima (geralmente uma vitamina), que é o principal componente do centro ativo da enzima.

A via metabólica pode ser bloqueada em qualquer etapa, se a enzima necessária para a via estiver deficiente ou ausente. Essa alteração pode ser causada por vários mecanismos:

- mutação no gene estrutural que codifica a enzima pode acarretar, nos homozigotos, ausência da enzima ou produzir uma forma anormal, com atividade reduzida;

- mutação no gene regulador da taxa de produção da enzima pode levar a uma quantidade inadequada da enzima estruturalmente normal;

- degradação acelerada da enzima pode levar à deficiência da enzima ativa;

- mutação que afeta a absorção ou a biossíntese do cofator, ou altera o seu sítio de ligação, pode reduzir a atividade enzimática;

- quando a enzima é codificada por dois ou mais genes, uma mutação em um desses genes pode causar a inatividade enzimática, e diferentes lócus mutantes podem ter o mesmo produto final.

10.1.4 Consequências patológicas dos defeitos enzimáticos

Na **Figura 10.2**, está representada uma via metabólica hipotética para conversão do substrato S_1 no produto final P por meio de uma série de reações enzimáticas. Em qualquer etapa da rota principal, podem ocorrer bloqueios enzimáticos, cujas consequências podem ser as seguintes.

10.1.4.1 Ausência do produto final

A ausência do produto final pode acarretar dois tipos de efeito:

a. ausência de reação subsequente para a qual o produto final seria o substrato;

b. o mecanismo de controle do tipo inibição retroativa, que tal produto realizaria, encontra-se prejudicado.

Ausência de reação subsequente para a qual o produto final seria o substrato — Um exemplo do primeiro tipo de efeito é o do **albinismo oculocutâneo tipo I**. No tipo clássico dessa condição, de herança autossômica recessiva, a falta de **tirosinase** no melanócito bloqueia a via metabólica que leva a tirosina até melanina por meio da DOPA (3,4-di-hidroxifenilalanina), não havendo, portanto, o pigmento melanina no cabelo, na pele e na íris. A pele é branco-leitosa, desenvolvendo eritemas intensos quando exposta ao sol. O cabelo é branco-amarelado e os olhos não têm pigmento na coroide, nem na retina, sendo a íris azul-acinzentada. Além disso, os afetados apresentam fotofobia, astigmatismo, nistagmo e diminuição da acuidade visual. Os albinos em geral são suscetíveis ao câncer de pele. Os cuidados médicos consistem na proteção da pele contra os raios solares e no uso de óculos escuros e corretivos.

Esse tipo de albinismo apresenta heterogeneidade genética e bioquímica. Sua frequência é aproximadamente de 1/20.000 indivíduos, sendo de 1/75 a frequência de heterozigotos.

Tabela 10.1 Exemplos de distúrbios metabólicos hereditários

Distúrbio metabólico	Tipo de herança	Enzima ou fator deficiente	Principais características clínicas
Metabolismo dos aminoácidos			
Albinismo oculocutâneo I (OMIM 203100) e II (OMIM 203200)	AR	Tirosinase	Ausência de pigmentação (pele, cabelos e olhos), defeitos oculares (fotofobia, astigmatismo, nistagmo e redução da acuidade visual), eritemas intensos por exposição ao sol
Alcaptonúria (OMIM 203500)	AR	Oxidase do ácido homogentísico	Artrite, ocronose do tecido cartilaginoso, escurecimento da urina em contato com o ar
Doença da urina em xarope de bordo IA (OMIM 248600)	AR	α-cetoácido descarboxilase de cadeia ramificada	Anorexia, apatia, vômitos, desidratação, convulsões, coma e morte, se não for tratada até 10 dias de vida pós-natal; odor característico de xarope de bordo devido à presença de aminoácidos de cadeia ramificada no sangue e na urina; mesmo tratada, pode resultar em algum grau de deficiência mental
Fenilcetonúria (OMIM 261600)	AR	Fenilalanina-hidroxilase	Deficiência mental, pele, cabelos e olhos claros, eczema, epilepsia, dermatite, cheiro de mofo devido à excreção de fenilcetonas na urina
Hipotireoidismo congênito 1 (OMIM 274400) e variantes	AR	Tiroxina (T4)	Cretinismo bocígeno (por insuficiência funcional da tireoide), deficiência mental
Hipotireoidismo congênito não bocígeno (OMIM 275200)	AR	Receptor de TSH	Níveis elevados do hormônio tireoestimulante (TSH), devido à mutação no receptor de TSH
Hipotireoidismo congênito não bocígeno 2 (OMIM 218700) e variantes 3, 4 e 5 (OMIM 609893; 275100; 225250)	AR	Várias	Associado à disgenesia da tireoide; se a terapia com hormônios tireoidianos não for iniciada aos 2 meses de idade, podem ocorrer graves danos neurológicos, com prejuízo mental e motor
Homocistinúria (OMIM 236200)	AR	Cistationina-sintase	Deficiência mental, deslocamento da lente, trombose, infarto do miocárdio, anomalias esqueléticas com osteoporose e acúmulo de homocisteína na urina
Tirosinemia I (OMIM 276700)	AR	Fumaril-acetoacetato-hidrolase	Vômitos, diarreia, hepatoesplenomegalia, cirrose, raquitismo, catarata, insuficiência hepática e renal, atraso no desenvolvimento físico, odor característico de repolho e deficiência mental; risco de carcinoma hepatocelular nos pacientes que sobrevivem à infância
Tirosinemia II (OMIM 276600)	AR	Tirosina-aminotransferase hepática	Ceratomalacia (tipo de lesão na córnea), hiperceratite palmoplantar, níveis elevados de tirosina sérica e deficiência mental
Tirosinemia III (OMIM 276710)	AR	4-hidroxifenilpiruvato-dioxigenase	Níveis sanguíneos elevados de tirosina e excreção maciça de seus derivados na urina, deficiência mental leve e/ou convulsões, ausência de dano hepático
Metabolismo dos carboidratos			
Galactosemia (OMIM 230400)	AR	Galactose-1-fosfato-uridiltransferase	Vômitos, diarreia, desidratação, desnutrição, icterícia, cirrose, hepatoesplenomegalia, galactosúria, catarata, deficiência mental
Deficiência de galactoquinase (OMIM 230200)	AR	Galactoquinase	Aumento da galactose no sangue e na urina, acúmulo de galactitol na lente, se houver galactose na dieta, com formação de catarata, principalmente em crianças cuja dieta inclui a lactose (que é derivada da β-galactose)
Intolerância hereditária à frutose (OMIM 229600)	AR	Frutose-1-fosfato-aldolase	Dor abdominal aguda, vômitos, hipoglicemia; se não cessar a ingestão de frutose, insuficiência hepática e/ou renal e morte
Metabolismo dos lipídeos			
Hipercolesterolemia familiar (OMIM 143890)	AD	Receptores de LDL	Nos heterozigotos, aterosclerose, altos níveis de colesterol, xantomas e xantelasmas, doença arterial coronariana, infarto do miocárdio. Nos homozigotos, aparecimento precoce dessas características

(continua)

Tabela 10.1 Exemplos de distúrbios metabólicos hereditários *(continuação)*

Distúrbio metabólico	Tipo de herança	Enzima ou fator deficiente	Principais características clínicas
Metabolismo das purinas/pirimidinas			
Acidúria orótica I hereditária (OMIM 258900)	AR	Orotato-fosforribosil-transferase e orotidina 5'-monofosfato-descarboxilase	Anemia megaloblástica, atraso do desenvolvimento e excreção de grande quantidade de orotato na urina
Deficiência de adenosina-desaminase (OMIM 102700)	AR	Adenosina-desaminase	Imunodeficiência combinada grave, com grande redução de células B, T e *natural killer* (NK), devida a mutação no gene *ADA*. Corresponde a 15% de todas as imunodeficiências combinadas graves. Crianças com deficiência de ADA, se não tratadas, morrem aos 2 anos por infecção generalizada
Deficiência de purino-nucleosídeo-fosforilase (OMIM 613179)	AR	Purino-nucleosídeo fosforilase	Imunodeficiência caracterizada por redução da função das células T. Alguns pacientes têm disfunção neurológica
Síndrome de Lesch-Nyhan (OMIM 300322)	RLX	Hipoxantina-guanina-fosforribosil-transferase 1	Deficiência mental e outras manifestações neurológicas, movimentos incontrolados, automutilação, espasticidade, disartria, insuficiência renal
Metabolismo das porfirinas			
Porfirias hepáticas			
Coproporfiria hereditária (OMIM 121300)	AD	Coproporfobilinogênio-oxidase	Dor abdominal, ataques agudos de disfunção neurológica provocados por drogas, jejum, ciclo menstrual ou doenças infecciosas, fotossensibilidade cutânea
Porfiria aguda intermitente (OMIM 176000)	AD	Uroporfirinogênio-III-sintase	Dor abdominal, vômitos, problemas no SNC (distúrbios emocionais, confusão mental, alucinações); crises podem ser precipitadas pela administração de certas drogas (esteroides exógenos, anticonvulsivantes e barbitúricos)
Porfiria variegata (OMIM 176200)	AD	Protoporfirinogênio-oxidase	Fotossensibilidade cutânea com hiperpigmentação pós-inflamatória, dor abdominal, urina escura e sintomas neuropsiquiátricos
Porfirias eritropoiéticas			
Porfiria eritropoiética congênita (OMIM 263700)	AR	Uroporfirinogênio II-sintase	É causada por defeitos na síntese do heme, resultando no acúmulo de porfirinas ou de seus precursores; anemia hemolítica, fotossensibilidade cutânea, dentes vermelho-acastanhados
Protoporfiria eritropoiética (OMIM 177000)	AD	Ferroquelatase	Fotossensibilidade, doença hepática e níveis elevados de protoporfirina nos eritrócitos. A ferroquelatase é responsável pela inserção de ferro ferroso junto ao precursor da porfirina, para formar o grupamento heme
Distúrbios de oxidação dos ácidos orgânicos			
Acidemia metilmalônica (OMIM 251000)	AR	Metilmalonil-CoA-mutase	Nos casos graves, hipotonia, desnutrição, acidose metabólica aguda com risco de vida, vômitos e atraso do desenvolvimento; complicações posteriores são pancreatite, cardiomiopatia, derrame nos núcleos da base, nefrite intersticial e deficiência mental. Responde ao tratamento com vitamina B_{12}
Acidemia propiônica (OMIM 606054)	AR	Propionil-CoA-carboxilase	Vômitos episódicos, letargia e cetose, neutropenia, trombocitopenia periódica, atraso do desenvolvimento, intolerância às proteínas e deficiência mental. Os pacientes respondem ao tratamento com biotina
Deficiência de acil-CoA-desidrogenase de cadeia média (OMIM 201450)	AR	Acil-CoA-desidrogenase de cadeia média	Distúrbio da oxidação de ácidos graxos, que pode apresentar episódios semelhantes aos da síndrome de morte súbita infantil; hipoglicemia intermitente e vômitos causados por jejum transitório, geralmente associados a uma infecção intercorrente que, se não for tratada, pode levar a coma e morte; hepatoesplenomegalia e encefalopatia

(continua)

Tabela 10.1 Exemplos de distúrbios metabólicos hereditários (*continuação*)

Distúrbio metabólico	Tipo de herança	Enzima ou fator deficiente	Principais características clínicas
Acidúria glutárica tipo I (OMIM 231670)	AR	Glutaril-CoA desidrogenase	Encefalopatia episódica, distonia cerebral, distúrbio progressivo dos movimentos, paralisia. Também conhecida como acidemia glutárica I
Acidúria glutárica tipo II (OMIM 231680)	AR	Acil-CoA-desidrogenase	Hipotonia, hepatomegalia, acidose, dificuldade respiratória, odor de pés suados e morte neonatal. Também conhecida como deficiência múltipla de acil-CoA-desidrogenase
Metabolismo do cobre			
Doença de Menkes (OMIM 309400)	RLX	ATPase da proteína de transporte transmembrânica do cobre	Atraso do desenvolvimento, dificuldade de alimentação, vômitos e ganho insuficiente de peso nos primeiros meses de vida; mais tarde, hipotonia, convulsões e deterioração neurológica progressiva, com morte aos 3 anos de idade. Traço típico dessa doença é o cabelo eriçado, quebradiço e despigmentado
Doença de Wilson (OMIM 277900)	AR	ATPase da proteína de transporte transmembrânica do cobre	Espasticidade, rigidez, disfagia, disartria, halos esverdeados ao redor da íris (anel de Kayser-Fleischer), convulsões, deterioração da coordenação motora, movimentos involuntários, problemas de leitura e escrita e disfunção hepática que pode evoluir para cirrose
Metabolismo dos esteroides			
Síndrome de insensibilidade androgênica ou feminização testicular (OMIM 300068)	RLX	Receptor de andrógenos	Genitália externa feminina, genitália interna masculina; cariótipo 46,XY
Síndrome de Reifenstein ou insensibilidade androgênica parcial (OMIM 312300)	RLX	Receptor de andrógenos	Hipospadia, micropênis e ginecomastia. Variante da síndrome anterior
Pseudo-hermafroditismo masculino relacionado com a síntese de andrógenos (OMIM 264600)	AR	5-α-redutase	Genitália externa feminina, genitália interna masculina, com forte virilização geral na puberdade; cariótipo 46,XY. Denominado atualmente de hipospadia pseudovaginal e perineoescrotal
Hiperplasia adrenal congênita (OMIM 201910)	AR	21-hidroxilase; 11 β-hidroxilase; 3 β-desidrogenase	Genitália externa virilizada e desenvolvimento androide nas meninas, cariótipo 46,XX; puberdade precoce nos meninos, cariótipo 46,XY; 2/3 dos indivíduos com deficiência de 21-hidroxilase têm distúrbios eletrolíticos, com grave perda de sal, levando-os à morte, se não tratados
Armazenamento de glicogênio			
Afetando primariamente o fígado			
Doença do armazenamento de glicogênio tipos Ia e Ib (doença de von Gierke) (GSD I; OMIM 232200)	AR	Glicose-6-fosfatase	Hepatomegalia, hipoglicemia, fraqueza muscular e, se o músculo cardíaco estiver envolvido, insuficiência cardíaca. No tipo Ib, está deficiente a enzima transportadora da glicose-6-fosfato (glicose-6-fosfato-translocase), e há neutropenia
Doença do armazenamento de glicogênio tipo III (doença de Cori) (GSD III; OMIM 232400)	AR	Oligo-α(1→4)→α(1→4)-glicantransferase e amilo-α(1→6)-glicosidase	Hepatomegalia, hipoglicemia e atraso do crescimento (componentes da enzima de desramificação do glicogênio)
Doença do armazenamento de glicogênio tipo IV (doença de Andersen) (GSD IV; OMIM 232500)	AR	Amilo-α(1→4)→α(1→6)-transglicosidase	Funcionamento anormal (enzima de ramificação) do fígado, cirrose hepática
Doença do armazenamento de glicogênio tipo VI (GSD VI; OMIM 232700)	AR/RLX	Fosforilase hepática	Hepatomegalia, hipoglicemia, cetose, atraso do desenvolvimento

(*continua*)

Tabela 10.1 Exemplos de distúrbios metabólicos hereditários (*continuação*)

Distúrbio metabólico	Tipo de herança	Enzima ou fator deficiente	Principais características clínicas
Afetando primariamente os músculos			
Doença do armazenamento de glicogênio tipo V (doença de McArdle) (GSD V; OMIM 232600)	AR	Fosforilase muscular	Miopatia esquelética, com fraqueza e cãibras musculares
Doença do armazenamento de glicogênio tipo II (doença de Pompe) (GSD II; OMIM 232300)	AR	α-1,4-glicosidase (maltase ácida)	Insuficiência cardíaca, macroglossia, fraqueza e hipotonia muscular
Armazenamento lisossômico			
Esfingolipidoses			
Doença de Gaucher tipo I (OMIM 230800)	AR	β-glicosidase ácida	Forma não neuropática crônica, com dores nos membros e articulações, hepatoesplenomegalia; compatível com a expectativa normal de vida
Doença de Gaucher tipo II (OMIM 230900)	AR	β-glicosidase ácida	Forma neuropática aguda, com acúmulo de glicocerebrosídeos nos lisossomos, hepatoesplenomegalia, mancha vermelho-cereja na mácula e células de Gaucher na medula óssea, deficiência mental; morte entre 1 e 2 anos
Doença de Gaucher tipo III (OMIM 231000)	AR	β-glicosidase ácida	Forma neuropática subaguda, de início mais tardio e progressão mais lenta do que o tipo II; mioclonia, demência e doença sistêmica agressiva
Doença de Gaucher perinatal letal (OMIM 608013)	AR	Glicocerebrosidase	Forma distinta do tipo II, com hepatoesplenomegalia, ictiose, artrogripose e dismorfia facial em 40% dos casos; quando não há hidropisia, causa a morte aos 3 meses; se houver hemorragia intracraniana, pode causar morte aos 2 dias
Doença de Niemann-Pick tipos C1 e C2 (OMIM 257220)	AR	Esfingomielinase	Tipo C1 é causado por mutações no gene *NPC1* (95% dos casos); tipo C2, causado por mutações no gene *NPC2*. Ambos têm manifestações clínicas semelhantes: doença hepática colestática, neurodegeneração progressiva, com ataxia, convulsões, espasticidade, perda da fala; alguns têm esplenomegalia
Doença de Tay-Sachs (idiotia amaurótica infantil) (OMIM 272800)	AR	β-hexosaminidase A	Deposição crescente de lipídeos ou glicolipídeos no encéfalo, fígado e baço, levando à regressão do levando à regressão no desenvolvimento
Doença de Refsum adulta (OMIM 266500)	AR	Fitanoil-CoA-hidroxilase (tipo 1) peroxina-7 (tipo 2)	Retinite pigmentar, neuropatia periférica, ataxia cerebelar, níveis elevados de proteínas no líquido cerebrospinal, leucodistrofia, cardiomiopatia e cataratas. A doença de Refsum infantil tem fenótipo e base genética diferentes, fazendo parte das doenças da biogênese peroxissômica
Mucopolissacaridoses			
Síndrome de Hurler (MPS I-H: OMIM 607014)	AR	α-L-iduronidase	Deficiência mental, anomalias esqueléticas, hepatoesplenomegalia, baixa estatura, insuficiência coronariana e espessamento das válvulas cardíacas, aspectos faciais grosseiros (semelhantes aos das gárgulas, seres mitológicos, daí o nome de gargoilismo para essas doenças) e opacidade de córnea
Síndrome de Hunter (MPS II; OMIM 309900)	RLX	Iduronato-2-sulfatase	Semelhantes às da síndrome de Hurler, porém menos graves, sem opacidade de córnea nem Giba
Síndrome de Maroteaux-Lamy (MPS VI; OMIM 253200)	AR	arilsulfatase B	Anomalias esqueléticas e cardíacas, opacidade de córnea, baixa estatura, dismorfismo facial e inteligência normal
Síndrome de Morquio (MPS IVA; OMIM 253000)	AR	Galactosamina-6-sulfato-sulfatase	Os tipos A e B são geneticamente diferentes, mas apresentam características semelhantes: baixa estatura, anomalias esqueléticas, opacidade de córnea e inteligência normal

(*continua*)

Tabela 10.1 Exemplos de distúrbios metabólicos hereditários (*continuação*)

Distúrbio metabólico	Tipo de herança	Enzima ou fator deficiente	Principais características clínicas
(MPS IVB; OMIM 253010)	AR	β-galactosidase	
Síndrome de Sanfilippo (MPS IIIA; OMIM 252900)	AR	heparan-*N*-sulfatase	Graves distúrbios do sistema nervoso, com deficiência mental grave e hiperatividade, alterações esqueléticas moderadas, visceromegalia e fácies grosseira. Os quatro tipos são diferentes geneticamente, mas não são diferenciados clinicamente
(MPS IIIB; OMIM 252920)	AR	α-*N*-acetilglicosaminidase	
(MPS IIIC; OMIM 252930)	AR	Glicosamina-*N*-acetiltransferase	
(MPS IIID; OMIM 252940)	AR	*N*-acetilglicosamina-6-sulfatase	
Síndrome de Scheie (MPS I-S; OMIM 607016)	AR	α-L-iduronidase	Forma alélica leve da MPS I-H (síndrome de Hurler), com opacidade de córnea, articulações enrijecidas e inteligência normal
Síndrome de Scheie-Hurler (MPS I-H/S; OMIM 607015)	AR	α-L-iduronidase	Forma alélica de expressão fenotípica intermediária à das síndrome de Scheie e Hurler
Síndrome de Sly (MPS VII; OMIM 253220)	AR	β-glicuronidase	Manifestações variáveis, anomalias esqueléticas e cardíacas, opacidade de córnea, hepatoesplenomegalia, baixa estatura, deficiência mental. Foi a primeira mucopolissacaridose autossômica que teve seu gene cromossomicamente localizado
Oligossacaridoses			
Doença da célula I ou mucolipidose II (ML II; OMIM 252500)	AR	*N*-acetilglicosaminil-fosfotransferase	Sua primeira denominação deriva da presença de corpos de inclusão nas células dos pacientes. Há formas graves e leves, com baixa estatura, deficiência mental, fácies grosseira e articulações enrijecidas
Fucosidose (OMIM 230000)	AR	α-L-fucosidase	Fácies grosseira, alterações esqueléticas, hepatoesplenomegalia, angioqueratomas, deficiência psicomotora progressiva e sinais neurológicos
Manosidose (OMIM 248500)	AR	α-manosidase	Variam de deficiência mental grave, fácies grosseira, baixa estatura, alterações esqueléticas e hepatoesplenomegalia a fácies levemente grosseira e articulações frouxas. Perda auditiva é comum. Oligossacarídeos anormais na urina
Sialidose (ML I; OMIM 256550)	AR	*N*-acetilneuraminidase	Deficiência mental, fácies grosseira, displasia esquelética, convulsões mioclônicas, mancha vermelho-cereja na mácula
Ciclo da ureia			
Acidúria argininossuccínica (OMIM 207900)	AR	Ácido argininossuccínico-liase	Hiperamonemia, deficiência mental leve, vômitos, intolerância a proteínas, encefalopatia, convulsões, alcalose respiratória. Há duas formas, uma de início precoce, maligna, e outra de início tardio. Na forma tardia, crônica, os cabelos são quebradiços, com pontos de quebra semelhantes a nós, daí a denominação de tricorrexe nodosa. O início dos sintomas varia com a atividade enzimática residual, ingestão proteica, crescimento e estresses, como infecções
Citrulinemia (OMIM 215700)	AR	Argininossuccínico-sintase	Curso clínico variável, com sintomas desde o nascimento e morte no período neonatal em mais de 50% dos casos. hiperamonemia, vômitos, alta concentração de citrulina no soro, líquido cerebrospinal e urina, deficiência mental
Deficiência de ornitina-transcarbamilase (OMIM 311250)	DLX	Ornitina-carbamoil-transferase	Hiperamonemia, deterioração mental e morte na primeira infância. Na forma clássica grave, os principais sintomas são, além dos mencionados, letargia, convulsões e alcalose respiratória; na forma mais leve, esse distúrbio pode ser tratado com suplementação de arginina e dieta com baixo consumo de proteínas
Deficiência de carbamoil-fosfato-sintase I (OMIM 237300)	AR	Carbamoil-fosfato-sintase I	Hiperamonemia, coma e morte na forma mais grave e de início precoce

(*continua*)

Tabela 10.1 Exemplos de distúrbios metabólicos hereditários   (*continuação*)

Distúrbio metabólico	Tipo de herança	Enzima ou fator deficiente	Principais características clínicas
Hiperargininemia (OMIM 207800)	AR	Arginase hepática I	Hiperamonemia, espasticidade progressiva, deterioração mental
Distúrbios peroxissômicos			
Distúrbios de biogênese peroxissômica			
Síndrome de Zellweger (OMIM 214100)	AR	Todas as enzimas peroxissômicas	Fácies característica, com fronte ampla, convulsões, hipotonia, hepatopatia colestática, cistos renais e ausência de peroxissomos. Morte no início da infância. Os pacientes com fenótipo bioquímico e clínico similar, mas mais leve, têm adrenoleucodistrofia ou doença de Refsaum infantil, que é a mais branda
Deficiências enzimáticas peroxissômicas isoladas			
Adrenoleucodistrofia (OMIM 300100)	RLX	CoA-sintase de ácidos graxos de cadeia muito longa	Deterioração mental, alterações comportamentais, insuficiência adrenocortical e células de Leydig anormais (nos testículos). Os afetados com maior sobrevida têm profunda incapacidade e perda de todas as habilidades. O tratamento com o óleo de Lorenzo (tema de filme homônimo), uma mistura de glicerol trioleato e glicerol trierucato, diminui os níveis de ácidos graxos de cadeias muito longas, mas não é eficaz nos pacientes sintomáticos
Doença de Refsum infantil (OMIM 266510)	AR	α-hidroxilase	Início precoce dos sintomas, deficiência mental, dismorfismo facial menor, retinite pigmentar, déficit auditivo sensorineural, hepatomegalia, osteoporose, deficiência de crescimento, hipocolesterolemia e deficiência de peroxissomos. Essa é uma doença do armazenamento do ácido fitânico, diferente da doença de Refsum adulta (OMIM 266500)
Doenças relacionadas com vitaminas			
Deficiência de biotinidase (OMIM 253260)	AR	Biotinidase	Alopecia, exantema seborreico, convulsões e deficiência mental e do desenvolvimento, perda da audição e da visão

AD = autossômica dominante; AR = autossômica recessiva; DLX = dominante ligada ao X; RLX = recessiva ligada ao X; LX = ligada ao X.
Fonte: Champe e colaboradores,[2] Lewis,[3] Mueller e Young,[4] Robinson e Borges-Osório,[5] Saudubray,[6] Thomas e Van Hove,[7] Turnpenny e Ellard[8] e Young.[9]

Figura 10.2

Representação esquemática de uma via metabólica hipotética. S_1, S_2, S_3, P = substratos e produto final da via principal; S_4, S_5 e P_S = substratos e produto final da via secundária; T_{S_1} = transporte ativo para S_1, $E_{S_1 \to S_2}$, $E_{S_2 \to S_3}$, $E_{S_3 \to P}$, $E_{S_2 \to S_4}$, $E_{S_4 \to S_5}$, $E_{S_5 \to PS}$ = enzimas que catalisam as reações metabólicas.

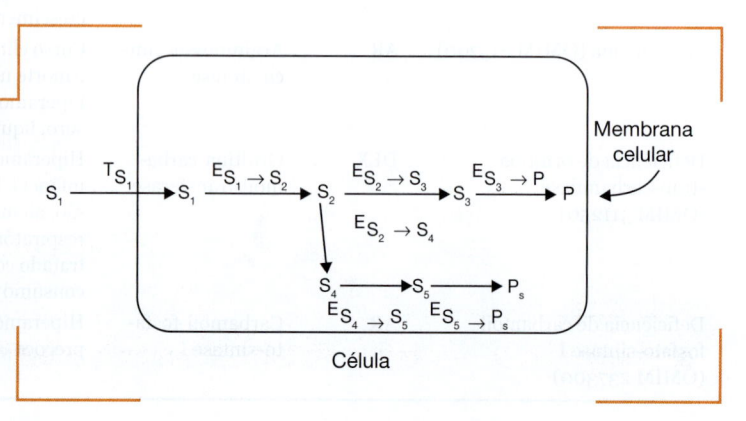

Devido à ausência do produto final, não é realizado o mecanismo de controle retroinibitório – Um exemplo de doença na qual não ocorre o mecanismo de controle retroinibitório é o da **síndrome de Lesch-Nyhan**, de herança recessiva ligada ao X, que se caracteriza por uma superprodução de purinas e excreção excessiva de ácido úrico, além das características inclusas na Tabela 10.1. Embora já tivessem sido descritos pacientes com traços semelhantes a esses, foram Lesch e Nyhan, em 1964, os primeiros a relacionar essa doença com um defeito no metabolismo das purinas: a deficiência da enzima **hipoxantina-guanina fosforribosiltransferase 1 (HPRT1)**, cujo gene está localizado no cromossomo Xq26-q27.2. Essa deficiência resulta em níveis elevados de 5'-fosforribosil-1-pirofosfato (substância que em quantidades normais exerce o controle da síntese de purinas), acarretando hiperuricemia e hiperuricosúria (altos níveis de ácido úrico no sangue e na urina, respectivamente).

Os pacientes geralmente parecem normais ao nascer, mas a partir dos 3 meses começam a apresentar atraso no desenvolvimento, vômitos e hipotonia; embora os demais sinais neurológicos, como a coreoatetose e a espasticidade, se tornem evidentes dos 6 meses em diante, o comportamento compulsivo autodestrutivo manifesta-se geralmente entre os 2 e os 4 anos de idade, quando os pacientes começam a morder a mucosa oral, lábios e dedos, sem qualquer perda da sensibilidade (**Fig. 10.3**). Essa compulsão é tão extrema que requer, muitas vezes, a extração dos dentes e a imobilização dos braços dos pacientes. Alguns deles costumam ainda bater a cabeça contra qualquer objeto ou colocar mãos e pés em lugares perigosos. Esses indivíduos podem também mostrar comportamento agressivo em relação às outras pessoas. Estudos recentes indicam que a deficiência de HPRT1 pode afetar os neurônios dopaminérgicos, influenciando os mecanismos do desenvolvimento comportamental. A hiperuricemia, frequentemente, resulta na formação de cálculos de ácido úrico nos rins e na deposição de cristais de urato nas articulações (artrite gotosa) e nos tecidos moles. Hematúria, cálculos renais de ácido úrico e nefropatia obstrutiva são comuns e a hiperuricemia não tratada geralmente é a *causa mortis* durante a infância. O tratamento é feito com drogas como o alopurinol, para reduzir os níveis de ácido úrico e evitar a formação de cálculos de ácido úrico e outras complicações, mas nenhuma delas reduz os efeitos prejudiciais ao SNC; a contenção do paciente é necessária para impedir a automutilação.

Frequência – Inferior a 1/300.000 recém-nascidos. Sua principal prevenção é detectar precocemente as mulheres heterozigotas e fazer o aconselhamento genético e diagnóstico pré-natal nas gestações de risco.

Existem variantes da síndrome de Lesch-Nyhan em que, dependendo da atividade parcial da enzima mutante, os indivíduos do sexo masculino (hemizigotos) podem ser gravemente incapacitados, apresentando a maioria das características da síndrome de Lesch-Nyhan, em graus variáveis. Por outro lado, cerca de 10% dessas variantes consistem na **síndrome de Kelley-Seegmiller** (OMIM 300323), que apresenta somente as manifestações clínicas da produção excessiva de purinas, com cálculos renais, nefropatia devida ao excesso de ácido úrico e obstrução renal; após a puberdade, a hiperuricemia dessa síndrome pode causar gota.

Embora a deficiência em até 70% de HPRT1 seja responsável por 1 a 2% de todos os casos de gota, a **gota primária** (OMIM 300661) é causada principalmente pela superatividade da enzima fosforribosil-pirofosfato-

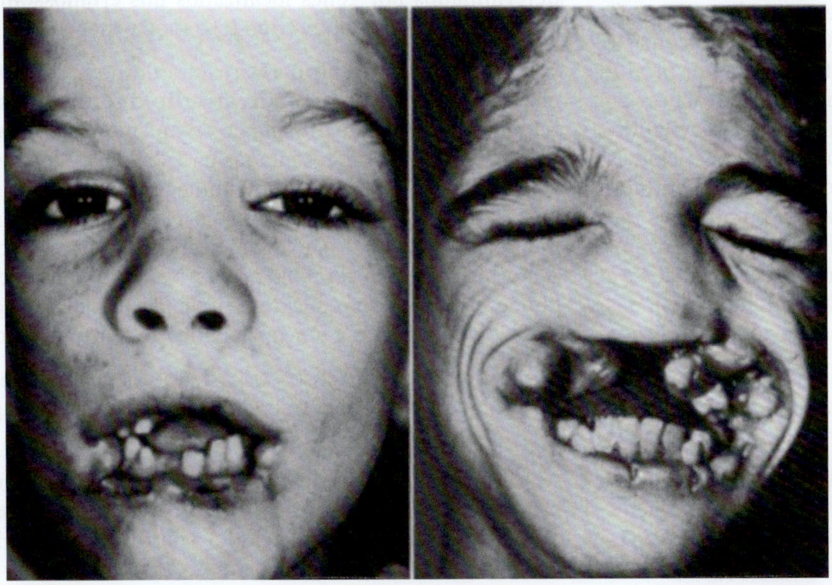

Figura 10.3

Fotos de dois meninos com a síndrome de Lesch-Nyhan, onde é notada sua aparência facial defeituosa, devida à automutilação.
Fonte: Goodman e Gorlin.[10]

-sintase 1, determinada por uma mutação do gene *PRPS1*, localizado no cromossomo Xq22-q24. A alta atividade enzimática causa superprodução de purinas e aumento dos níveis de ácido úrico. Essa doença é caracterizada por hiperuricemia, com inflamação artrítica recorrente nas articulações metatarsofalangeanas, especialmente na primeira, devido à deposição de cristais de urato. A artrite da gota, geralmente, se manifesta na segunda ou terceira década de vida, não acarreta comprometimento muito grave na função renal e praticamente não diminui a sobrevida dos pacientes; às vezes, a gota primária também pode apresentar manifestações neurológicas, como surdez sensorioneural e deficiência mental.

10.1.4.2 Acúmulo do substrato

O acúmulo do substrato pode acarretar duas consequências principais:

- o próprio substrato acumulado é prejudicial;
- dado o acúmulo do precursor, são utilizadas vias metabólicas alternativas, com superprodução de metabólitos tóxicos.

O próprio substrato acumulado é prejudicial – Aqui, um dos exemplos é o da forma clássica da **galactosemia**, de herança autossômica recessiva, determinada por um gene localizado no cromossomo 9p13, a qual resulta da deficiência da enzima **galactose-1-fosfato-uridiltransferase**, que normalmente converte a galactose-1-fosfato em glicose-1-fosfato. Nos homozigotos, essa etapa metabólica está bloqueada, acumulando-se galactose nas células sanguíneas, no fígado, no cérebro e nos rins.

Ao nascerem, os bebês parecem normais, mas na segunda semana de vida começam a apresentar vômitos, diarreia, desidratação, icterícia, desnutrição e atraso no desenvolvimento. Caso não sejam tratados, sofrem complicações como cirrose, hepatoesplenomegalia, galactosúria, catarata e deficiência mental. O tratamento consiste na substituição permanente do leite da dieta por produtos que não contenham galactose nem lactose (açúcar do leite, que pode ser convertido em galactose), evitando, assim, a maioria dos efeitos prejudiciais da deficiência enzimática. Há indicações de que o desenvolvimento intelectual fique prejudicado, revelando-se por uma dispraxia verbal (perda parcial da capacidade de executar movimentos coordenados na fala, sem que a motricidade e a sensibilidade sejam afetadas). Muitas mulheres afetadas desenvolvem insuficiência ovariana, devido à toxidez da galactose.

Frequência – Cerca de 1/40.000, embora seja variável nos diferentes países.

Existem mais de 150 mutações no gene *GALT*, algumas delas causando alguns tipos benignos de galactosemia, como a **variante Duarte** e a **variante S135L**, anteriormente denominada variante da raça negra, que são assintomáticas. Na primeira, há redução de 50% na atividade enzimática, enquanto na outra se desenvolve uma rota metabólica alternativa, com níveis enzimáticos quase normais nos linfócitos dos heterozigotos. Cerca de 1% da população é heterozigota para o gene da galactosemia, sendo que, dessa fração, 10% são portadores da mutação para a variante Duarte.

Ainda como exemplos do acúmulo prejudicial do substrato, citam-se a **alcaptonúria** e a **tirosinemia** (anteriormente denominada **tirosinose**), doenças relacionadas com o metabolismo dos aminoácidos e de herança autossômica recessiva (ver Tab. 10.1). A **Figura 10.4** apresenta o esquema do metabolismo da fenilalanina e da tirosina, no qual estão assinalados os bloqueios enzimáticos que originam, entre outras, essas duas doenças.

A **alcaptonúria** é causada pela deficiência da enzima **oxidase do ácido homogentísico**, que converte esse ácido em ácido maleilacetoacético. Tal deficiência é determinada por um gene autossômico recessivo localizado no cromossomo 3q21-q23. Seus sintomas resultam do depósito de ácido homogentísico no tecido conectivo, principalmente na pele e nas articulações. Os afetados podem apresentar endurecimento e coloração ocre do tecido cartilaginoso (daí o nome de ocronose para descrever o respectivo tipo de artrite), bem como depósitos escuros nas escleras oculares (antigamente denominadas escleróticas) e no palato, escurecimento da urina em contato com o ar (de maneira que a fralda molhada de urina fica marrom), artrite aguda e invalidez entre os 50 e 70 anos. A diminuição da ingestão de fenilalanina e tirosina retarda a progressão da doença.

Frequência – 1/200.000 indivíduos.

A **tirosinemia** é uma doença resultante de heterogeneidade de lócus, existindo pelo menos três tipos, determinados por genes localizados nos cromossomos 15q23-q25 (tipo I), 16q22 (tipo II) e 12q24-qter (tipo III).

A **tirosinemia tipo III** resulta da deficiência da enzima **4-hidroxifenilpiruvato-dioxigenase**, acarretando o acúmulo de tirosina no organismo. Suas características, além das apresentadas na Tabela 10.1, incluem vômitos, diarreia, hepatoesplenomegalia, insuficiência hepática e renal, cirrose, raquitismo, catarata, deficiência mental e atraso no desenvolvimento em graus variados. A morte ocorre, em geral, no primeiro ano de vida. O tratamento consiste na redução de tirosina e fenilalanina da dieta, o que melhora a função hepática, a ascite e o peso.

Frequência – 1/100.000 a 1/600.000, exceto em um isolado de Québec (Canadá), onde a doença atinge 1/13.000.

Abertura de vias metabólicas alternativas, com superprodução de metabólitos tóxicos – Nesse caso, o exemplo mais conhecido é o da **fenilcetonúria**

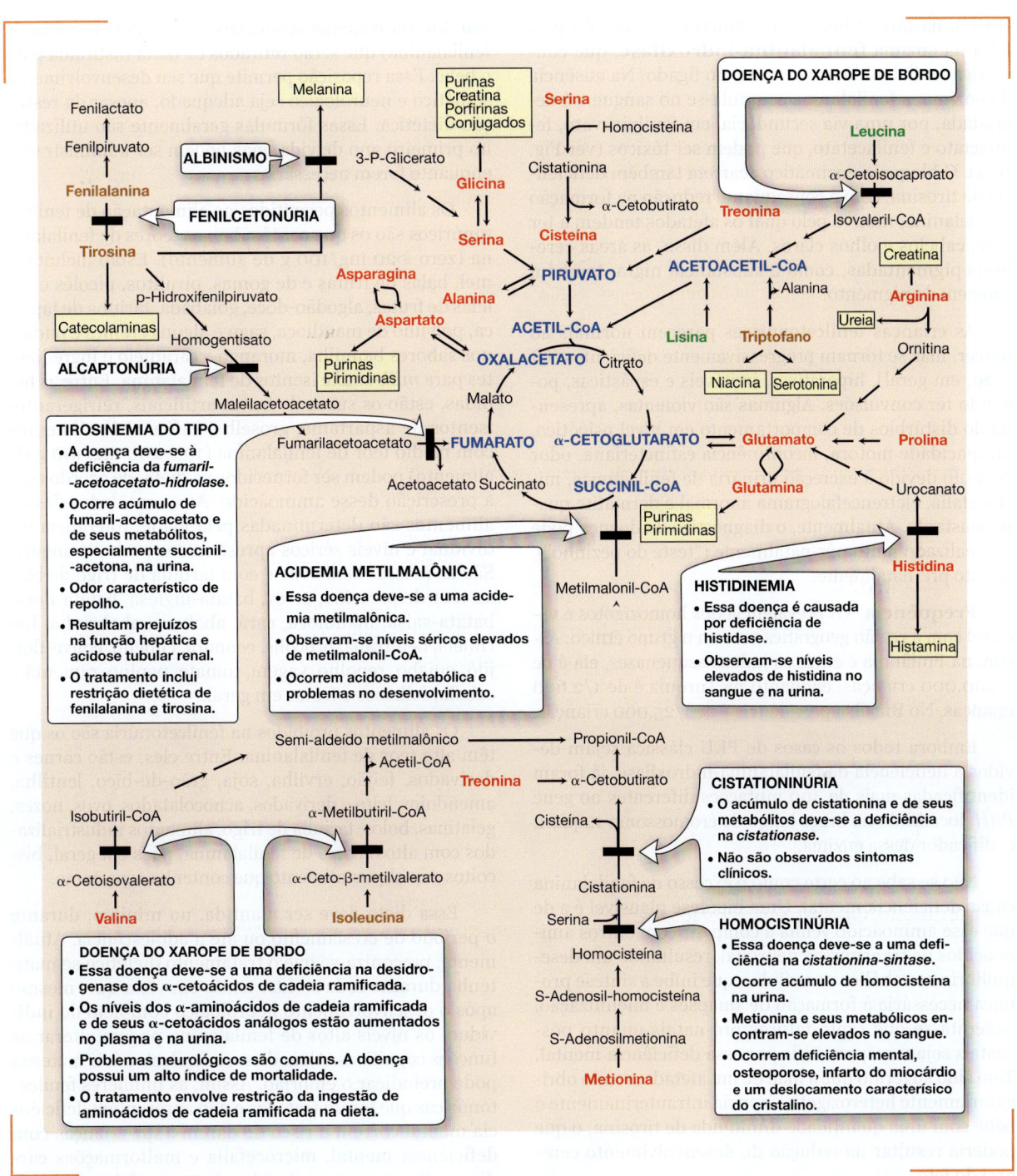

Figura 10.4

Representação esquemática do metabolismo dos aminoácidos e de bloqueios que podem ocorrer, com algumas doenças consequentes. Os compostos em letras maiúsculas azuis são os sete metabólitos para os quais converge o metabolismo de todos os aminoácidos.

Fonte: Modificada de Champe e colaboradores.[2]

(PKU), na qual o bloqueio enzimático é causado pela falta da enzima **fenilalanina-hidroxilase**, que converte a fenilalanina em tirosina, no fígado. Na ausência da enzima, a fenilalanina acumula-se no sangue e é degradada, por uma via secundária, em fenilpiruvato, fenilactato e fenilacetato, que podem ser tóxicos (ver Fig. 10.4). O bloqueio enzimático acarreta também deficiência de tirosina, com a consequente redução na formação de melanina, motivo pelo qual os afetados tendem a ter pele, cabelos e olhos claros. Além disso, as áreas cerebrais pigmentadas, como a substância nigra, também carecem de pigmento.

As crianças fenilcetonúricas parecem normais ao nascer, mas se tornam progressivamente deficientes (QI < 20, em geral), hiperativas, irritáveis e espásticas, podendo ter convulsões. Algumas são violentas, apresentando distúrbios de comportamento em nível psicótico, incapacidade motora, incontinência esfincteriana, odor de mofo devido à excreção urinária de fenilcetonas, microcefalia, eletrencefalograma anormal e dermatite quase constante. Atualmente, o diagnóstico da doença pode ser realizado tanto pós-natalmente ("teste do pezinho"), quanto pré-natalmente.

Frequência – A prevalência dos homozigotos é variável com a região geográfica ou com o grupo étnico. Assim, na Finlândia e entre os judeus asquenazes, ela é de 1/200.000 crianças, enquanto na Turquia é de 1/2.600 crianças. No Brasil, a prevalência é de 1/25.000 crianças.

Embora todos os casos de PKU clássica sejam devidos à deficiência da fenilalanina-hidroxilase, já foram identificadas mais de 400 mutações diferentes no gene *PAH*, localizado no braço longo do cromossomo 12q24.1, codificador dessa enzima.

Não se sabe ao certo como o excesso de fenilalanina causa deficiência mental. Uma hipótese plausível é a de que esse aminoácido venha a competir com outros aminoácidos na transmissão neuronal, resultando um desequilíbrio metabólico nas células, que inibe a síntese proteica necessária à formação de sinapses e mielinização. Acredita-se que tanto fatores pré-natais quanto pós-natais sejam responsáveis por essa deficiência mental. Tem sido sugerido que a mãe de um afetado, sendo obrigatoriamente heterozigota, supriria intrauterinamente o bebê com uma quantidade diminuída de tirosina, o que poderia resultar na redução do desenvolvimento cerebral do feto.

De qualquer maneira, o tratamento deve ser iniciado o mais cedo possível, antes que ocorram danos cerebrais irreversíveis. Não se deve excluir a fenilalanina da alimentação – já que ela é um aminoácido essencial, constituinte importante de muitas proteínas –, mas reduzir sua ingestão ao mínimo indispensável, a fim de evitar a grave deficiência mental associada à fenilcetonúria. Em geral, são utilizados complementos alimentares, cuja característica básica é a concentração muito baixa de fenilalanina (não superior a 0,1 g de fenilalanina por 100 g de produto). São fórmulas lácteas que servem para reposição dos aminoácidos essenciais (todos, com exceção da fenilalanina) que serão retirados da dieta instituída para o bebê. Essa reposição permite que seu desenvolvimento somático e neurológico seja adequado, apesar da restrição dietética. Essas fórmulas geralmente são utilizadas no primeiro ano de vida, mas podem ser administradas enquanto forem necessárias.

Os alimentos permitidos na alimentação de fenilcetonúricos são os que contêm baixos teores de fenilalanina (zero a 20 mg/100 g de alimento). Estão incluídos: mel, balas de frutas e de gomas, pirulitos, picolés e geleias de frutas, algodão-doce, goiabada, farinha de tapioca, polvilho de mandioca, sagu e alguns cremes e pudins nos sabores baunilha, morango e caramelo e ingredientes para *milk-shake* isentos de fenilalanina. Entre as bebidas, estão os sucos de frutas artificiais, refrigerantes isentos de aspartame, groselha, café e chá. Alimentos com médio teor de fenilalanina (10 a 200 mg/100 g do alimento) podem ser fornecidos na dieta, de acordo com a prescrição desse aminoácido. As quantidades desses alimentos são determinadas pela idade, tolerância individual e níveis séricos apresentados periodicamente. São as massas sem ovos e com farinha de trigo de baixo teor de proteína, arroz, batata-inglesa, batata-doce, batata-salsa, mandioca, cará, abóbora, abobrinha, berinjela, beterraba, brócolis, cenoura, chuchu, couve-flor, jiló, quiabo, repolho, vagem, tomate, pepino, pimentão, cebola, folhosos e frutas em geral.

Os alimentos proibidos na fenilcetonúria são os que têm alto teor de fenilalanina. Entre eles, estão carnes e derivados, feijão, ervilha, soja, grão-de-bico, lentilha, amendoim, leite e derivados, achocolatados, ovos, nozes, gelatinas, bolos, farinha de trigo, alimentos industrializados com altos teores de fenilalanina, pães em geral, biscoitos e qualquer alimento que contenha aspartame.

Essa dieta deve ser mantida, no mínimo, durante o período de crescimento ou até a adolescência. Atualmente, preconiza-se que o tratamento dietético se mantenha durante toda a vida, tendo em vista que, mesmo após o desenvolvimento neurológico completo do indivíduo, os níveis altos de fenilalanina podem alterar as funções cognitivas. Além disso, a fenilcetonúria materna pode prejudicar o embrião. Assim, as mulheres fenilcetonúricas que foram tratadas e não apresentam deficiência mental correm o risco de darem à luz crianças com deficiência mental, microcefalia e malformações cardíacas. Esse quadro é devido não ao genótipo do bebê, que é heterozigoto para a PKU, mas sim ao excesso de fenilalanina ao qual estava exposto intrauterinamente. A incidência de deficiência mental na prole de mães com PKU clássica não tratada é de cerca de 100%. As mulheres com outras hiperfenilalaninemias também podem ter esse risco. O controle dietético dos níveis de fenilalanina materna parece reduzir ou evitar o dano, mas deve começar até mesmo antes da concepção.

Para que o tratamento da PKU seja eficaz, a detecção da doença deve ser precoce, o que levou ao desenvolvimento de programas de triagem neonatal, já implantados em um grande número de países. Os primeiros resultados acompanharam-se de um fator complicador: a heterogeneidade genética dos erros metabólicos relacionados com a fenilalanina. Além disso, a hidroxilação da fenilalanina em tirosina é um processo mais complexo do que se pensava, porque requer a colaboração de coenzimas.

A PKU clássica faz parte de um grupo maior de hiperfenilalaninemias, que resultam de defeitos autossômicos recessivos no metabolismo da fenilalanina e podem ser subdivididas em leves e graves, de acordo com seus efeitos clínicos. As formas leves de variantes da PKU podem ser tratadas com dieta baixa em fenilalanina, mas não tão restritiva; as formas graves são devidas à PKU em aproximadamente 98% dos casos e à deficiência de tetra-hidrobiopterina (BH_4) nos restantes 2% (**Fig. 10.5**). A BH_4 é o cofator para a fenilalanina-hidroxilase na conversão de fenilalanina em tirosina, sendo também necessária para manter os níveis normais dos neurotransmissores dopamina e serotonina no cérebro. Por isso, as crianças com defeito no metabolismo desse cofator apresentam deficiência mental, apesar da restrição dietética de fenilalanina. As informações sobre as correlações genotípicas e fenotípicas na PKU e nas outras hiperfenilalaninemias podem ser obtidas no *site* OMIM.*

10.1.4.3 Interferência nos mecanismos reguladores

A falta de um produto final ou o excesso de um substrato pode interferir nos mecanismos reguladores, causando vários tipos de doenças. Uma delas é a **hipercolesterolemia hereditária**; de herança autossômica dominante, é caracterizada pela elevação do nível plasmático de colesterol acima dos valores considerados normais. Esse composto, importante na síntese de membranas celulares, hormônios e sais biliares, é insolúvel, sendo transportado como um complexo lipoproteico, principalmente como lipoproteína de baixa densidade (LDL, de *low density lipoprotein*). Esse complexo pode ser obtido de modo exógeno, por meio da alimentação, ou endógeno, pela síntese celular, sendo produzido principalmente no fígado. Em geral, a LDL entra na célula por meio de receptores específicos da superfície da membrana plasmática, alojando-se nos lisossomos. Nessas organelas, o colesterol é separado da proteína e, como colesterol livre, desencadeia o aumento da atividade da enzima acil-CoA: colesteril-aciltransferase, acarretando sua esterificação e armazenamento, inibe a síntese da hidroximetilglutaril-CoA-redutase, impedindo a síntese do colesterol, e suprime a síntese dos receptores de LDL, a fim de evitar a entrada de mais colesterol no interior da célula. Dessa forma, os níveis intracelulares de colesterol são mantidos por meio de um sistema de regulação retroativa, no qual o colesterol livre inibe a síntese de receptores de LDL e a síntese endógena de colesterol.

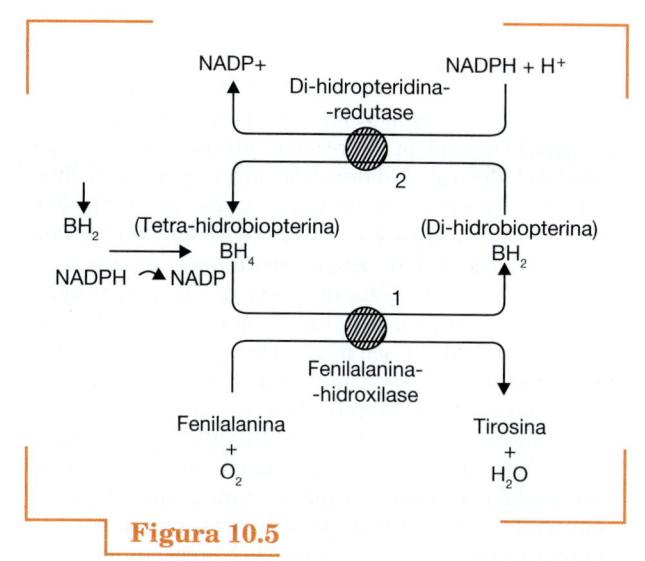

---
*www.ncbi.nlm.nih.gov/omim/612349

Figura 10.5

Representação esquemática de bloqueios no metabolismo da fenilalanina: 1- deficiência de fenilalanina-hidroxilase bloqueia a via fenilalanina → tirosina; 2 – deficiência de di-hidropteridina-redutase bloqueia a síntese de BH4 (coenzima da fenilalanina-hidroxilase).

Fonte: Modificada de Fraser e Nora.[11]

Os altos níveis de colesterol em pessoas com hipercolesterolemia hereditária são devidos aos níveis elevados de LDL, em consequência da deficiência de receptores de LDL ou de sua função defeituosa. Normalmente, esses receptores são sintetizados no retículo endoplasmático, glicosilados no complexo de Golgi e inseridos na membrana celular, como um componente proteico.

O gene *LDLR*, codificador dos receptores de LDL, compõe-se de 18 éxons e se localiza no cromossomo 19p13.2. Já foram identificadas mais de 400 mutações nesse gene, algumas com distribuição geográfica preferencial, resultando em um alto grau de heterogeneidade alélica na hipercolesterolemia hereditária. A maior parte dos pacientes tidos como "homozigotos" seria constituída, na verdade, de heterozigotos compostos, ou seja, heterozigotos para diferentes mutações alélicas no gene *LDLR*, manifestando um efeito fenotípico similar ao dos verdadeiros homozigotos.

As diversas mutações referidas podem ser agrupadas em pelo menos cinco classes de alterações funcionais nos receptores de LDL: (1) redução ou ausência de síntese; (2) redução ou defeito no transporte do receptor entre o retículo endoplasmático e o complexo de Golgi; (3) ligação deficiente entre o receptor e a LDL; (4) internalização anormal da LDL pelo receptor; e (5) o receptor não consegue liberar a LDL nos lisossomos e retornar para a superfície celular (ausência de reciclagem), sendo degradado o complexo LDL-receptor. Na **Figura 10.6** estão representados o metabolismo do colesterol e as alterações funcionais dos receptores de LDL mencionadas.

A análise das alterações funcionais dos receptores permitiu correlacionar algumas mutações específicas com certos fenótipos clínicos. Os pacientes com mutações que diminuem, mas não eliminam a função dos receptores para LDL tendem a apresentar níveis mais baixos de colesterol, doença cardiovascular menos grave e melhor resposta terapêutica do que os pacientes cujas mutações resultam em receptores totalmente disfuncionais. Por exemplo, considerando-se a primeira classe de alteração funcional, os homozigotos mostram ausência ou profunda deficiência desses receptores, enquanto os heterozigotos têm metade do seu número normal. As células dos heterozigotos só atingem um estado de equilíbrio quando o nível de colesterol externo está alto o bastante para que os receptores existentes sejam utilizados mais efetivamente. Nos homozigotos, como não há receptores, para que as células atinjam o equilíbrio é preciso que o nível de colesterol seja tão alto que permita sua captação por outra rota. Como nos homozigotos não há receptores e, nos heterozigotos, eles são reduzidos à metade, não há entrada de LDL na célula, não ocorre a regulação retroativa e a síntese do colesterol não é reprimida, ocorrendo, então, uma superprodução desse esteroide. Por outro lado, as concentrações plasmáticas de LDL e os fenótipos clínicos podem variar consideravelmente entre os afetados pertencentes a uma mesma família e possuindo a mesma mutação, o que indica possíveis efeitos de outros genes e/ou fatores ambientais.

Os heterozigotos têm risco aumentado de cardiopatia isquêmica precoce, pois o colesterol forma depósitos (placas) nas paredes internas das artérias. Além disso, podem apresentar xantomas (depósitos de colesterol na pele e nos tendões) e xantelasmas (depósitos amarelados de lipídeos nas pálpebras). Cerca de 50% dos homens heterozigotos sofrem um ataque coronariano em torno dos 55 anos. Nas mulheres, as manifestações clínicas ocorrem cerca de 10 a 15 anos mais tarde.

Os homozigotos são raros, têm níveis sanguíneos muito altos de colesterol (600-1.200 mg/dL), sofrem infartos na infância e frequentemente morrem de doença arterial coronariana aterosclerótica na segunda ou terceira década de vida. O gene da hipercolesterolemia hereditária não é a única causa da elevação do colesterol sanguíneo, mas corresponde a 5% dos ataques coronarianos que ocorrem antes dos 60 anos.

Frequência – A prevalência dos homozigotos é baixa, provavelmente inferior a 1/250.000 recém-nascidos. A frequência dos heterozigotos é de 1/500 para os indivíduos caucasoides, sendo mais alta entre os da África do Sul (1%). Essa doença pode ser diagnosticada pré-natalmente pela análise direta do DNA (em populações que apresentam uma única mutação no gene *LDLR*) ou por análise de ligação com polimorfismos de DNA (na maioria das populações, nas quais há múltiplas mutações).

10.1.4.4 Doenças do metabolismo das porfirinas

Existem várias doenças do metabolismo das porfirinas, compostos nitrogenados que se ligam facilmente a íons metálicos e fazem parte do grupamento heme da hemoglobina, da mioglobina, dos citocromos e outras proteínas. Essas doenças são devidas à deficiência de enzimas na biossíntese do grupamento heme, sendo classificadas em porfirias hepáticas e porfirias eritropoiéticas, de acordo com o maior acúmulo de porfirina no fígado ou no sistema eritropoiético, respectivamente.

As **porfirias hepáticas** podem ser agudas ou crônicas. As porfirias hepáticas agudas (**coproporfiria hereditária**, **porfiria aguda intermitente** e **porfiria variegata**; ver Tab. 10.1) apresentam ataques agudos de sintomas gastrintestinais, neuropsiquiátricos e cardiovasculares. Essas crises são frequentemente desencadeadas por substâncias como etanol, barbitúricos, esteroides exógenos e anticonvulsivantes. Entre as porfirias crônicas, a mais comum é a **porfiria cutânea tardia** (OMIM 176100), que atinge o fígado e os tecidos eritroides. Essa doença está associada à deficiência da enzima **uroporfirinogênio-descarboxilase** e costuma manifestar-se geralmente entre 30 e 40 anos, caracterizando-se por fo-

Figura 10.6

Representação esquemática do metabolismo do colesterol e alguns de seus distúrbios: 2 = hipercolesterolemia hereditária, por falta de receptores de LDL; 3 = hipercolesterolemia hereditária com receptores defeituosos; 1, 4 e 5 = outros defeitos monogênicos. ACAT = colesteril-aciltransferase; HMG-CoA-redutase = 3-hidroxi-3-metilglutaril coenzima A redutase (enzima microssômica); LDL = lipoproteína de baixa densidade.

Fonte: Modificada de Gelehrter e colaboradores[12] e Thompson e Thompson.[13]

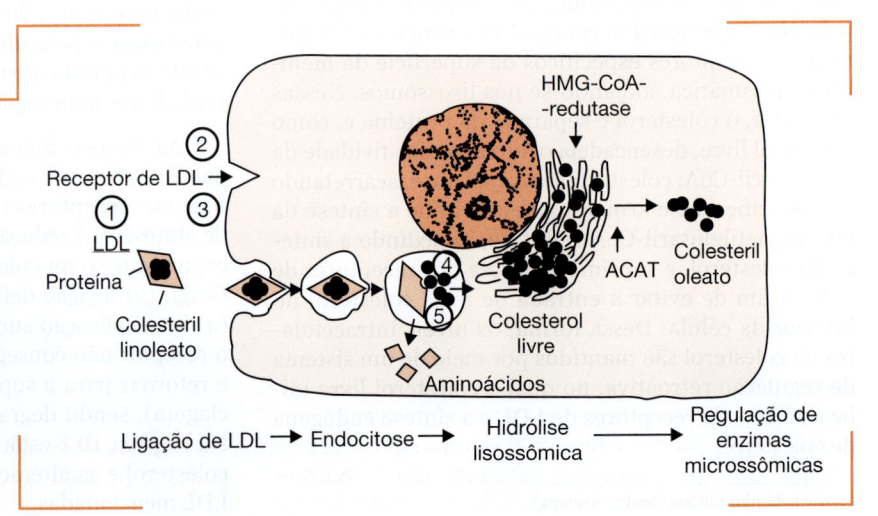

tossensibilidade, em que a pele apresenta prurido, sensação de queimação quando exposta à luz visível e erupções avermelhadas, e por mudanças na cor da urina (que fica entre o vermelho e o marrom à luz natural, e entre o rosa e o vermelho à luz fluorescente). Sua expressão clínica é influenciada por vários fatores: sobrecarga hepática de ferro, exposição à luz solar, presença de hepatite B ou C ou infecções por HIV.

As porfirias eritropoiéticas (**porfiria eritropoiética congênita** e **protoporfiria eritropoiética**; ver Tab. 10.1) são caracterizadas por erupções e vesículas na pele no início da infância, sendo complicadas por cirrose colestática hepática e insuficiência hepática progressiva. Com exceção da porfiria eritropoiética congênita, que é autossômica recessiva, as demais porfirias mencionadas são autossômicas dominantes, como a porfiria cutânea tardia apresentando baixa penetrância.

10.1.4.5 Doenças do metabolismo dos ácidos orgânicos

As crianças afetadas por essas doenças apresentam episódios periódicos de anorexia, vômitos e letargia, associados a grave acidose metabólica, neutropenia, trombocitopenia, hipoglicemia e altos níveis sanguíneos de amônia. Esses episódios são frequentemente precipitados por doenças intercorrentes ou aumento na ingestão de proteínas, com prejuízo no desenvolvimento de habilidades. O tratamento de longo prazo envolve restrição da ingestão proteica e manejo rápido de alguma doença intercorrente, como qualquer infecção comum. Na Tabela 10.1 constam algumas doenças do metabolismo dos ácidos orgânicos, com os respectivos tipos de herança, enzimas deficientes e características clínicas.

10.1.4.6 Doenças do metabolismo do cobre

Os erros inatos do metabolismo do cobre mais conhecidos são as **doenças de Menkes** e **de Wilson**. A primeira delas é de herança recessiva ligada ao X e se caracteriza, em seu início, nos primeiros meses de vida, por dificuldades de alimentação, vômitos e ganho insuficiente de peso. Mais tarde, a criança passa a apresentar hipotonia, convulsões e deterioração neurológica progressiva, com a morte advindo ao redor dos 3 anos, em geral por infecções respiratórias recorrentes. Um traço típico dessa doença é o cabelo muito crespo, despigmentado e quebradiço.

A doença de Wilson apresenta herança autossômica recessiva e se caracteriza por convulsões, deterioração da coordenação motora, movimentos involuntários, tonicidade anormal, disartria (dificuldade para falar), disfagia (dificuldade para engolir) e distúrbios psiquiátricos, além do chamado anel de Kayser-Fleischer (halo esverdeado ou castanho-dourado no bordo da córnea) e disfunção hepática, que pode evoluir para cirrose. Os altos níveis de cobre no fígado e as concentrações diminuídas da proteína de transporte do cobre, ceruloplasmina, comprovam o diagnóstico desse erro metabólico. O tratamento precoce com agentes quelantes como D-penicilamina e trientina diminui os problemas neurológicos, mas pode apresentar efeitos tóxicos colaterais.

10.1.4.7 Doenças do metabolismo dos esteroides

As principais doenças do metabolismo dos esteroides, apresentadas na Tabela 10.1, são vistas com mais detalhes no Capítulo 7.

10.1.4.8 Doenças do armazenamento de glicogênio

O glicogênio é um polímero de glicose muito ramificado, que é armazenado no fígado e nos músculos. A biossíntese e a degradação desse polímero podem ser afetadas por diferentes defeitos enzimáticos.

As doenças do armazenamento de glicogênio resultam da formação de um produto com estrutura anormal ou no acúmulo excessivo desse produto em tecidos específicos, devido à sua degradação defeituosa. Uma deficiência enzimática pode afetar primariamente um único tecido, como o fígado, ou essa deficiência pode ser generalizada, afetando vários órgãos, como fígado, músculo, rins, etc. Na Tabela 10.1 constam alguns exemplos de doenças do armazenamento de glicogênio, a maioria tendo herança autossômica recessiva, com exceção da doença do armazenamento de glicogênio VI, que pode ser autossômica recessiva ou recessiva ligada ao X. A gravidade dessas doenças varia desde as que são fatais no início da infância até os distúrbios mais leves.

As **doenças que afetam primariamente o fígado** causam deficiência de crescimento, hepatomegalia e hipoglicemia de jejum grave, como a doença de von Gierke, dividida em dois subtipos, Ia e Ib, de acordo com a deficiência enzimática envolvida, e a doença de Cori (tipo III), que resulta de deficiência da enzima de desramificação de cadeias do glicogênio. A doença de Andersen (tipo IV) resulta de deficiência da enzima de ramificação de cadeias e se caracteriza por cirrose hepática progressiva.

As **doenças que afetam primariamente os músculos esqueléticos** causam miopatia esquelética com fraqueza ou desintegração do músculo e excreção de mioglobina na urina (rabdomiólise), como nas doenças do armazenamento de glicogênio tipos II (doença de Pompe) e V (doença de McArdle). A forma infantil da doença tipo II também apresenta cardiomiopatia hipertrófica e macroglossia.

10.1.4.9 Doenças do armazenamento lisossômico

Em vários erros metabólicos, os substratos acumulados são depositados em quantidades anormais nas células, podendo prejudicar os afetados simplesmente pela sua presença.

Nas doenças lisossômicas, estão envolvidos os lisossomos, organelas intracelulares formadas por uma membrana lipídica e diversas enzimas hidrolíticas ácidas. Se faltar uma determinada enzima lisossômica, o respectivo substrato pode acumular-se nessa organela, com a célula chegando a ficar repleta de vacúolos de armazenamento. Um dos exemplos mais conhecidos é a **doença de Tay-Sachs**, abordada no caso clínico e na Tabela 10.1. A frequência dessa doença é bastante alta entre os judeus asquenazes, afetando 1/3.600 indivíduos e sendo de 1/30 a frequência de heterozigotos. Nesse grupo populacional, 98% dos casos de doença de Tay-Sachs são devidos a três mutações diferentes no mesmo gene. Entre outras populações, a frequência de afetados é de 1/360.000 e a de heterozigotos, de 1/300.

Além dessa doença, existe outro grupo de doenças lisossômicas heterogêneas: as **mucopolissacaridoses**, devidas à redução de enzimas envolvidas no metabolismo dos mucopolissacarídeos, componentes do tecido conectivo. Os produtos de cisão são armazenados nos lisossomos e aparecem em grande quantidade na urina. Essas doenças abrangem tanto mutações em diferentes lócus como mais de uma mutação em um mesmo lócus. Existem no mínimo sete grupos de mutantes, cada um envolvendo uma enzima necessária à degradação dos mucopolissacarídeos e causando outros tantos tipos de mucopolissacaridoses (ver Tab. 10.1). Em geral, os pacientes apresentam alterações esqueléticas, vasculares e/ou neurológicas, bem como características faciais grosseiras, semelhantes às das gárgulas (entidades mitológicas), daí se originando a denominação de gargoilismo pela qual essas moléstias são também conhecidas.

Os 2 primeiros tipos reconhecidos receberam as denominações de **síndromes de Hunter** (recessiva ligada ao X) e de **Hurler** (autossômica recessiva), mostradas na **Figura 10.7**.

A **síndrome de Hurler** (mucopolissacaridose do tipo I) é a mais grave, em geral fatal na infância e se distingue da síndrome de Hunter porque apresenta opacidade de córnea. A enzima deficiente é a α-**L-iduronidase**, que quebra as cadeias laterais dos mucopolissacarídeos ácidos, cujo acúmulo em vários tecidos causa início precoce da doença e morte antes dos 10 anos, além das características referidas na Tabela 10.1. Formas alélicas menos graves, devidas aos níveis variáveis de atividade da enzima envolvida, foram classificadas separadamente como síndrome de Scheie (MPS V ou MPS IS) e síndrome de Hurler/Scheie (MPS I H/S); ver Tabela 10.1.

Frequência – 1-2/100.000 nativivos.

Na **síndrome de Hunter** (mucopolissacaridose do tipo II), a enzima deficiente é a **iduronato-2-sulfatase**, e o quadro clínico decorrente assemelha-se ao da síndrome de Hurler, sendo, porém, menos grave. Não há opacidade de córnea e os pacientes podem alcançar a vida adulta.

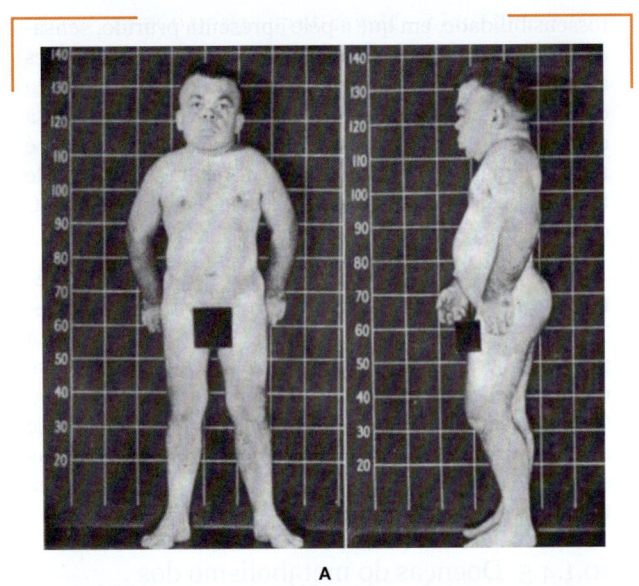

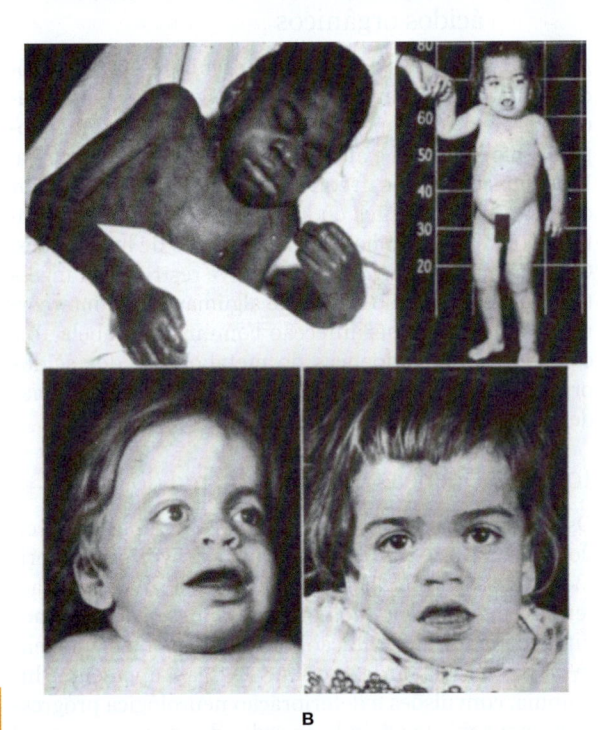

Figura 10.7

A – Fotografias de um indivíduo com síndrome de Hunter (herança recessiva ligada ao X). **B** – Fotografias de indivíduos com síndrome de Hurler (herança autossômica recessiva). Em ambas as síndromes, o crânio apresenta-se escafocefálico, com cristas supraorbitárias proeminentes, ponte nasal baixa, narinas amplas, sobrancelhas cerradas, lábios grossos, baixa estatura ou nanismo, abdome proeminente devido à hepatoesplenomegalia e mãos defeituosas. A opacidade progressiva da córnea está presente apenas na síndrome de Hurler.

Frequência – Menor do que 1/100.000 nativivos.

Essas doenças são progressivas, havendo, entretanto, possível melhora clínica temporária por transfusão de plasma ou leucócitos normais como fonte da enzima carente. Recentemente, tem sido tentado o transplante de medula óssea, com relativo sucesso.

10.1.4.10 Doenças do ciclo da ureia

O ciclo da ureia é uma rota metabólica de cinco passos que ocorre principalmente nas células hepáticas, para remoção do nitrogênio ou amônia residual do metabolismo proteico. Ele converte duas moléculas de amônia e uma de bicarbonato em ureia. As deficiências enzimáticas nesse ciclo resultam em intolerância à proteína, devido à hiperamonemia (acúmulo de amônia no corpo), principalmente no SNC, podendo levar ao coma e, se não tratado, à morte. Na Tabela 10.1, constam algumas doenças do ciclo da ureia, e na **Figura 10.8** é mostrado um esquema desse ciclo com os bloqueios enzimáticos que as causam. Essas doenças são raras e de herança autossômica recessiva, com exceção da deficiência de ornitina-transferase, que é dominante ligada ao X.

10.1.4.11 Doenças peroxissômicas

Os peroxissomos são organelas celulares abundantes no fígado e nos rins, que contêm mais de 50 enzimas envolvidas na oxidação dos ácidos graxos e na biossíntese do colesterol, interagindo em rotas metabólicas externas a essas organelas. Tais enzimas são produzidas nos polirribossomos, passam ao citosol e dali são transferidas para os peroxissomos.

As doenças desse grupo classificam-se em duas categorias: as que afetam a biogênese dos peroxissomos, como a **síndrome de Zellweger**, e as que envolvem deficiências enzimáticas isoladas, como a **adrenoleucodistrofia** e a **doença de Refsum infantil** (ver Tab. 10.1).

A **síndrome de Zellweger** caracteriza-se por hipotonia, fraqueza, bossa frontal e grande fontanela anterior, podendo incluir catarata, hepatomegalia, cistos renais e calcificação anormal das extremidades cartilaginosas dos ossos longos. Geralmente, os pacientes têm convulsões e regressão do desenvolvimento, morrendo em torno do primeiro ano de idade. Essa doença pode ter um amplo espectro de gravidade, muitas vezes sendo dados diagnósticos diferentes para os casos menos graves. Os diagnósticos podem ser confirmados pelos níveis plasmáticos elevados de ácidos graxos de cadeia longa. Essa síndrome é causada por um gene autossômico recessivo que codifica uma proteína envolvida no agrupamento dos peroxissomos.

A **adrenoleucodistrofia**, de herança recessiva ligada ao X, causa convulsões e deterioração neurológica,

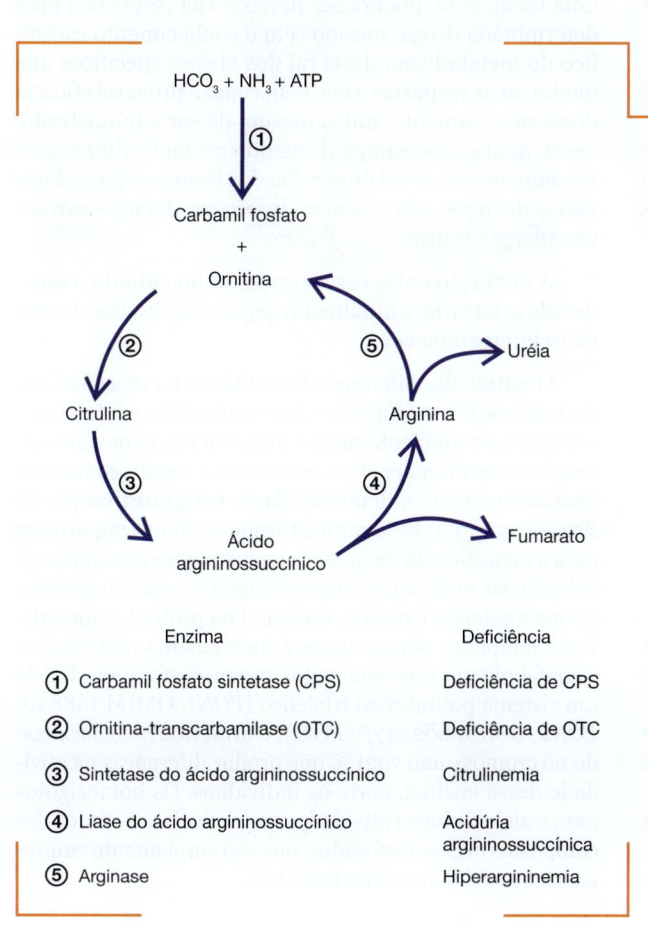

Figura 10.8

Via metabólica do ciclo da ureia, com os bloqueios enzimáticos e as doenças resultantes.

Enzima	Deficiência
① Carbamil fosfato sintetase (CPS)	Deficiência de CPS
② Ornitina-transcarbamilase (OTC)	Deficiência de OTC
③ Sintetase do ácido argininossuccínico	Citrulinemia
④ Liase do ácido argininossuccínico	Acidúria argininossuccínica
⑤ Arginase	Hiperargininemia

com prejuízo do desempenho escolar no período pré-púbere. Seus primeiros sintomas incluem hipoglicemia, escurecimento da pele, fraqueza muscular e irregularidade nos batimentos cardíacos, evoluindo para o quadro já descrito e morte em poucos anos. O tratamento com o óleo de Lorenzo (tema de filme homônimo sobre a história real de uma criança com 6 anos, Lorenzo Odone, que sofria dessa doença), uma mistura de glicerol trioleato e glicerol trierucato, diminui os ácidos graxos de cadeias muito longas, mas não parece eficaz.

10.1.4.12 Doenças relacionadas com vitaminas

A biotina é uma vitamina do complexo B, necessária ao metabolismo energético. Sua deficiência não ocorre de maneira natural, porque essa vitamina está amplamente distribuída nos alimentos. Além disso, grande parte da biotina necessária aos humanos é suprida por bactérias intestinais. A adição de muitas claras de ovo cruas à dieta, como fonte de proteína, induz sintomas de deficiência de biotina, ou seja, dermatite, glossite, perda do apetite e náusea. Isso acontece porque a clara de ovo crua contém avidina, uma glicoproteína que se liga à biotina, impedindo sua absorção pelo intestino, funcionando como uma fenocópia de um defeito enzimático geneticamente determinado. Na Tabela 10.1, consta um exemplo de deficiência enzimática genética, a **deficiência de biotinidase**, enzima envolvida na reutilização da biotina, e suas consequências.

10.1.5 Tratamento de doenças metabólicas

Os métodos de tratamento de doenças metabólicas dependem do conhecimento da natureza bioquímica do defeito e dos processos que resultam em doença. É crescente o número de doenças metabólicas hereditárias que podem ser tratadas. Neste livro são abordados alguns métodos de tratamento dessas doenças.

10.2 Farmacogenética/farmacogenômica e ecogenética/toxicogenômica

10.2.1 Conceitos e aspectos principais

Farmacogenética é o termo criado por F. Vogel, em 1959 – época em que as informações sobre a estrutura e a função dos genes ainda eram limitadas –, para conceituar o estudo das diferenças hereditárias (variações) no metabolismo e na resposta às drogas e de como os genes afetam essa resposta. Cerca de 50% dos sistemas enzimáticos conhecidos mostram-se polimórficos, o que explica a marcante diversidade fenotípica nas reações farmacológicas. A frequência das variantes enzimáticas difere bastante entre as populações, existindo, possivelmente, vantagens seletivas para algumas delas.

Recentemente, como um dos resultados do Projeto Genoma Humano, surgiu a **farmacogenômica**, correspondendo ao estudo simultâneo das funções e interações de todos os diferentes genes que determinam o comportamento de resposta às drogas. Ela abrange também o desenvolvimento de novas drogas que tenham como alvo um paciente específico, não só uma doença específica, com o mínimo de efeitos adversos. Por exemplo, certas drogas que contêm tiopurinas entre seus componentes são usadas como imunossupressoras em transplantes e no tratamento de várias condições, como a doença intestinal inflamatória, a artrite inflamatória e as leucemias infantis. Alguns indivíduos têm mutações na sequência do gene *TPMT*, codificador da enzima tiopuriuna-metil-transferase, que degrada as tiopurinas. Se esses indivíduos forem tratados com 6-mercaptopurina, que tem uma estrutura tiopurínica, terão reações graves ou até fatais a esse fármaco. As crianças com a enzima normal respondem bem ao tratamento da leucemia, mas as heterozigotas ou homozigotas para mutações no gene *TPMT*, não.

A farmacogenômica utiliza microarranjos de DNA para selecionar o tratamento farmacológico que seja, provavelmente, o mais eficaz, considerando-se o genótipo de uma pessoa. Por meio do conhecimento do perfil farmacogenético de cada indivíduo candidato a receber uma medicação, poderá ser prevista sua resposta a uma determinada droga, mesmo sem o conhecimento específico do metabolismo desta ou dos alelos específicos que modulam as respostas a ela, bem como a provável eficácia desse medicamento, antes mesmo de ser administrado. Desse modo, esse campo de estudo promete alterar profundamente os meios de escolha dos fármacos para tratar várias doenças, como câncer, infecções, doenças cardiovasculares e outras.

A distinção entre esses termos é, no entanto, considerada arbitrária, e atualmente ambos são usados de maneira intercambiável.

O estudo das diferenças hereditárias na suscetibilidade à ação de diversos agentes físicos, químicos e infecciosos existentes no ambiente surgiu, inicialmente, como uma extensão da farmacogenética, evoluindo, a seguir, como uma área independente, denominada de **ecogenética** por G. Brewer, em 1971. Esse campo tornou-se muito importante para a identificação de indivíduos suscetíveis aos efeitos de substâncias ambientais mutagênicas e/ou carcinogênicas, às quais estejam expostos acidental ou profissionalmente. Por exemplo, a paraoxonase é uma enzima que catalisa o metabolismo dos compostos organofosforados. Existe um sistema polimórfico trialélico (*PON1*, OMIM 168820; *PON2*, OMIM 602447; e *PON3*, OMIM 602720), localizado no cromossomo 7q21.3, que produz diferenças na atividade dessa enzima, entre os indivíduos. Os homozigotos para o alelo de baixa atividade são sensíveis aos efeitos dos compostos organofosforados, que são amplamente empregados na agricultura e na indústria.

O estudo das suscetibilidades individuais aos contaminantes ou poluentes ambientais vem constituindo um novo campo: a **toxicogenômica**. Esse campo visa à identificação de alelos que codificam enzimas, receptores e componentes do sistema imune, para predizer a resposta de uma pessoa a uma determinada toxina.

10.2.2 Determinação genética

Os desvios farmacogenéticos/farmacogenômicos podem ser considerados como erros metabólicos hereditários especiais, que têm implicações farmacológicas e forte interação genético-ambiental. Muitos deles são de herança **monogênica**, como as deficiências de G6PD e de butirilcolinesterase sérica, mas as respostas a uma grande parte das substâncias químicas adaptam-se de modo melhor à herança **poligênica** ou **multifatorial complexa**. Isso talvez se explique pelo fato de que a transformação de um fármaco por um organismo envolve várias etapas (ingestão, absorção, ligação com proteínas plasmáticas, distribuição aos tecidos, interação celular, decomposição, conjugação e excreção), cada uma dependendo de fatores genéticos (enzimas e outras proteínas), que podem interagir com diversos fatores ambientais (dieta, outras drogas, etc.). Desse modo, a variação genética na resposta aos fármacos pode ser devida aos fatores envolvidos no processamento de um fármaco (farmacocinética) ou aos fatores envolvidos no efeito real dele (farmacodinâmica).

Um exemplo é fornecido pela família enzimática do **citocromo P450** (OMIM 108330), codificada por mais de 50 genes *CYP* e com importante função no processamento da maioria dos fármacos, carcinógenos e toxinas ambientais. Pelo menos quatro enzimas dessa família (CYP2C9, CYP2C19, CYP2D6 e CYP3A4) estão envolvidas no metabolismo de cerca de 80% dos fármacos mais usados, e sua atividade é afetada por polimorfismos genéticos comuns. Os indivíduos podem ser classificados em metabolizadores lentos, intermediários, rápidos ou ultrarrápidos. O efeito clínico de um determinado fármaco será maior no metabolizador lento e muito menor no ultrarrápido, devido às taxas de excreção diferenciais nesses indivíduos. No entanto, os metabolizadores ultrarrápidos podem não obter o efeito benéfico do fármaco, enquanto os metabolizadores lentos podem sofrer os efeitos tóxicos de sua dosagem.

Alguns fármacos precisam da ação enzimática de P450 para se tornarem ativos. Por exemplo, a codeína é convertida pela enzima CYP2D6 em sua forma ativa, que é a morfina. Os metabolizadores rápidos não obtêm alívio algum da dor com as doses-padrão de codeína, e os lentos sofrem aumento do risco de efeitos adversos, como problemas respiratórios e sedação. Essa enzima ainda está envolvida no metabolismo de outras substâncias, como atenolol, haloperidol e tamoxifeno.

A enzima CYP2C19 tem papel no metabolismo de vários fármacos que agem sobre o SNC, como diazepam, imipramina, amitriptilina, carbamazepina, warfarin e uma forma de fenitoína, além do propanolol e do omeprazol. Esse último fármaco é usado no tratamento de úlcera péptica causada por infecção de *Helicobacter pylori*. A atividade enzimática correlaciona-se com a toxidez e a eficácia. Por exemplo, o sucesso obtido no tratamento com omeprazol é de 100% nos metabolizadores lentos, mas de cerca de 30% nos metabolizadores rápidos.

Uma das enzimas do citocromo P450 mais expressas no fígado humano é a CYP3A4, que está envolvida no metabolismo de mais de 50% dos medicamentos geralmente prescritos, entre os quais vários são usados no tratamento do câncer. A variação polimórfica na capacidade dessa enzima para metabolizar substâncias cancerígenas ambientais e toxinas possivelmente tem um papel importante na determinação da suscetibilidade individual ao câncer.

10.2.3 Exemplos de distúrbios farmacogenéticos

A **Tabela 10.2** contém exemplos de respostas farmacogenéticas, relacionando droga, enzima ou sistema envolvidos, o fator predisponente, as consequências clínicas, o modo de herança e a frequência populacional. Alguns desses exemplos, por sua importância peculiar, serão abordados com mais detalhes, separadamente.

10.2.3.1 A N-acetiltransferase 1 e a inativação lenta da isoniazida

Há muitos fármacos que são acetilados pela enzima **N-acetiltransferase 1** (OMIM 108345) no fígado, entre elas: isoniazida, hidralazina, procainamida, fenelzina, dapsona, sulfametazina e nitrazepam. No caso da isoniazida (substância tuberculostática), essa enzima transforma-a em acetilisoniazida, forma não ativa e de fácil excreção renal.

A concentração de isoniazida no plasma seis horas após sua administração, ou a dosagem da substância livre excretada na urina durante as 24 horas seguintes à sua ingestão, mostra uma distribuição bimodal típica, que permite separar os indivíduos em dois grupos: o dos **inativadores rápidos** da isoniazida (fenótipo dominante) e o dos seus **inativadores lentos**, estes últimos sendo homozigotos para um gene autossômico recessivo. A frequência de inativadores lentos difere entre as populações, sendo que, no Brasil, as frequências estimadas são 57% (euro-brasileiros) e 50% (afro-brasileiros).

Nos acetiladores lentos, o fármaco acumula-se no sangue, a excreção urinária de acetilisoniazida é pequena e se instala uma polineurite (inflamação nervosa, que causa fraqueza e dores musculares nos membros, perda dos reflexos dos joelhos e tornozelos, perturbações sensoriais, podendo acompanhar-se de sudorese intensa, rubor e perturbações mentais), que pode ser evitada ou debelada com o uso de piridoxina (vitamina B_6) associada ao tratamento.

Tabela 10.2 Exemplos de distúrbios farmacogenéticos

Droga ou substância	Enzima ou sistema afetado	Mecanismo ou fator predisponente	Consequências clínicas	Tipo de herança	Frequência populacional
Ácido acetilsalicílico	Hemostasia (coagulação)	Inibição plaquetária em indivíduos com distúrbios hemostásicos, como a hemofilia	Hemorragias	Desconhecido	Desconhecida
Álcool	Fígado	Deficiência enzimática (aldeído-desidrogenase I)	Intolerância ao álcool, enrubescimento e alterações cardiovasculares	AC	Orientais: 30-50%
Alopurinol	Metabolismo do ácido úrico	Deficiência enzimática (HPRT1)	Cálculos de xantina em pacientes com gota	Desconhecido	Desconhecida
Anestésicos voláteis, succinilcolina	Retículo sarcoplasmático	Metabolismo anormal do cálcio	Hipertermia maligna, rigidez muscular	AD com HG	Caucasoides: 1/14.000
Barbitúricos, sulfas, anticonvulsivantes	Fígado; sintetase do ácido α-aminolevulínico-sintase uroporfirinogênio-sintase	Atividade reduzida da sintetase do uroporfirinogênio e aumento da atividade enzimática, na porfiria hepática	Crises agudas de porfiria hepática (dor abdominal e neuropatia)	AD	Rara
Benzantraceno, metilcolantreno, hexobarbital, penzoapirina	Aril-hidrocarbono-hidroxilase	Indução da monoxigenase mediada pelo citocromo P-450	Carcinoma de pulmão	Desconhecido	Caucasoides: 32%
Chumbo	Desidrase do ácido α-aminolevulínico-desidrase; fígado	Deficiência enzimática	Cólicas abdominais, parestesia, anemia	Desconhecido	Muito rara
Cloreto de vinil	Esquelético, hepatico e circulatório	Suscetibilidade ao cloreto de vinil	Acrosteólise, lesões hepáticas, angiossarcoma	Desconhecido	Rara
Clorotiazida	Metabolismo do ácido úrico	Gota	Crises agudas de gota	Desconhecido	Regular
Clorpropamida	Vasomotor	Diabetes melito	Enrubescimento após ingestão de álcool	Desconhecido	Comum
Cobre	Hepático, nervoso e urinário	Deficiência de ceruloplasmina	Doença de Wilson, cirrose hepática, sintomas neurológicos e renais	AR	~ 0,05%
Cobre	Nervoso e tegumentar	Deficiência de ceruloplasmina	Doença de Menkes (cabelo enrolado, degeneração cerebral, convulsões, morte na infância)	LX	Muito rara
Dapsona, primaquina, cloroquina	Hemácias	Deficiência de NADH-desidrogenase	Cianose	AR com expressão nos heterozigotos	Muito comum em índios americanos e esquimós
Debrisoquina, esparteína, nortriptilina metoprolol	Deficiência de citocromo P-450	Deficiência da hidroxilação da debrisoquina	Efeitos tóxicos de superdose	AR	Orientais: 30%; caucasoides: 6-9%
Dicumarol e outros anticoagulantes orais	Coagulação	Resistência ao dicumarol	Efeito anticoagulante reduzido; necessidade de doses 25 × maiores	AD	Muito rara
Estrogênios de anticoncepcionais orais; dieta hipocalórica	Fígado	Deficiência de conjugação da bilirrubina para deficiência da enzima glicuroniltransferase hepática	Agravamento da síndrome de Gilbert (hiperbilirrubinemia não conjugada, não hemolítica; icterícia conjuntival)	AD com PI	Desconhecida

(continua)

Tabela 10.2 Exemplos de distúrbios farmacogenéticos (*continuação*)

Droga ou substância	Enzima ou sistema afetado	Mecanismo ou fator predisponente	Consequências clínicas	Tipo de herança	Frequência populacional
Feijões de fava (*Vicia faba*)	Hemácias	Deficiência de G6PD	Favismo, anemia hemolítica	RLX	Mediterrâneo: 30%
Fenacetina	Hemácias	Deficiência de citocromo P-450	Metemoglobinemia, cianose	AR	Desconhecida
Feniltiocarbamida	Desconhecida	Sensibilidade gustativa	Sabor amargo	AD	Insensíveis caucasoides: ~30%; chineses: 10%; negroides: 3%
Fenitoína	Deficiência de citocromo P-450	Deficiência de hidroxilação da fenitoína	Efeitos tóxicos de superdose, ataxia, nistagmo	AR	Muito rara
Fumo	Plasma	Deficiência de α-1-antitripsina	Enfisema, insuficiência pulmonar, cirrose hepática	AC	Moderadamente rara; caucasoides: 0,03%
Glicocorticoides	Ocular	Glaucoma	Hipertensão ocular	AR	Caucasoides: 5% com alta resposta
Isoniazida, fenelzina, hidralazina, dapsona, sulfadimidina, aminas aromáticas	Fígado	Fenótipo inativador lento p/N-acetil-transferase de atividade lenta	Polineurite (isoniazida), psicose (fenelzina), câncer de bexiga	AR	Caucasoides e negroides: 50-60%; orientais; 5-20%
Lactose e produtos correlatos	Intestino	Deficiência de lactase	Intolerância à lactose (cólicas, diarreia)	AR	Negroides e orientais: 80-100%; caucasoides: 50%
Levodopa, alfametildopa, isoproterenol	Cérebro	Atividade lenta da enzima catecol-*O*-metil-transferase	Desconhecidas	AR	Rara
Mefenitoína, mefobarbital	Deficiência de citocromo P-450	Deficiência de hidroxilação da mefenitoína	Efeitos tóxicos de superdose	AR	Japoneses: 23%; caucasoides: 5%
Metais (zinco)	Tegumentar	Suscetibilidade aos efeitos tóxicos dos metais	Acrodermatite enteropática, lesões na boca e no nariz, distúrbio do desenvolvimento	AR	Rara
Metais (chumbo, urânio, mercúrio)	Urinário	Suscetibilidade aos efeitos tóxicos dos metais	Acidose tubular renal, defeitos renais semelhantes aos da síndrome de Fanconi	Desconhecido	Rara
Metais (compostos mercuriais orgânicos)	Nervoso	Suscetibilidade aos efeitos tóxicos dos metais	Doença de Minamata, sintomas neurológicos	Desconhecido	Só no Japão
Metais (ferro)	Plasma	Deficiência de transferrina	Anemia hipocrômica, distúrbio do desenvolvimento	Desconhecido	Muito rara
Metais (ferro)	Plasma	Transferrina anormal	Hemocromatose primária, hepatomegalia, insuficiência coronariana, arritmia, diabetes	AD	Muito rara

(*continua*)

Tabela 10.2 Exemplos de distúrbios farmacogenéticos *(continuação)*

Droga ou substância	Enzima ou sistema afetado	Mecanismo ou fator predisponente	Consequências clínicas	Tipo de herança	Frequência populacional
Metais (cádmio)	Nervoso, esquelético e urinário	Suscetibilidade aos efeitos tóxicos dos metais	Doença de Itai-itai, sintomas neurológicos	Desconhecido	Só no Japão
Metoxifluorano, fluoretos, etilenoglicol	Urinário	Metabolismo anormal dos oxalatos	Insuficiência renal, calcinose, excreção de oxalatos	AR	Muito rara
Nitritos, oxidantes	Hemácias	Metemoglobina-redutase	Metemoglobinemia	AR	Variável
Paration, paraxon (pesticidas)	Hepático	Polimorfismo da enzima paraoxonase	Envenenamento por pesticidas	AR	Caucasoides: ~50%; orientais: 30% negroides: 10%
Peróxido de hidrogênio	Hemácias	Deficiência de catalase	Acatalasia, gangrena oral, gengivite, ulceração	AR	Japão: 1% Suíça: rara
Primaquina, cloroquina, antipirina, dapsona, fenilidrazina, sulfapiridina	Hemácias	Deficiência de G6PD	Hemólise, anemia hemolítica induzida por drogas	RLX	Mediterrâneo: muito alta; negroides: comum
Succinilcolina, suxametônio	Plasma	Polimorfismo da butirilcolinesterase	Sensibilidade à succinilcolina, apneia prolongada	AR	Caucasoides: ~0,004%; orientais e negroides: muito rara
Sulfonamidas, oxidantes ambientais, chumbo	Hemácias	Hemoglobinas instáveis (Hb H, Hb Zurich)	Hemoglobinopatias, hemólise	AD	Muito rara
Trigo (glúten)	Digestório	Absorção ineficiente	Doença celíaca	Multifatorial complexo	Muito rara

AC = autossômica codominante; AD = autossômica dominante; HG = heterogeneidade genética; AR = autossômica recessiva; LX = ligada ao X; PI = penetrância incompleta; RLX = recessiva ligada ao X.
Fonte: Fraser e Nora,[11] Goedde,[14] OMIM,[15] Salzano[16] e Vogel e Motulsky;[17] site OMIM.

Os inativadores rápidos, por outro lado, nem sempre têm uma boa resposta terapêutica, estando também sujeitos a efeitos hepatotóxicos, uma vez que a isoniazida acetilada é mais prejudicial ao organismo do que a não acetilada.

Nos inativadores lentos com tuberculose e epilepsia pode ocorrer interação de drogas. Quando a epilepsia é tratada com difenilidantoína, os altos níveis de isoniazida podem inibir o metabolismo do fármaco antiepiléptico, fazendo-o atingir níveis tóxicos para o paciente.

O risco de câncer de bexiga entre os inativadores lentos é 30% maior do que o dos controles, sugerindo que o fenótipo inativador tem algum papel na suscetibilidade a essa neoplasia por carcinogenicidade de aminas não acetiladas. Por outro lado, existem relatos recentes sobre o possível aumento do risco de câncer colorretal entre os inativadores rápidos. Atualmente, é possível detectar-se o inativador lento mediante técnicas de PCR (ver Cap. 17), identificando-se todos os genótipos variantes.

10.2.3.2 Deficiência de α_1-antitripsina

Quando as células de um indivíduo sofrem uma lesão, os mecanismos de defesa do corpo incluem as **proteases** (enzimas que degradam as proteínas que devem ser eliminadas, como parte do processo de desobstrução) e os **inibidores das proteases**, que as impedem de atacar as células normais. Existem vários desses inibidores no soro sanguíneo, dos quais um dos mais importantes é a α_1-**antitripsina** (OMIM 613490), responsável por quase 90% da capacidade inibitória sérica em relação às proteases, inibindo a tripsina, a quimotripsina e a elastase pancreática, entre outras substâncias. Sua principal função é inibir a elastase leucocitária, enzima que, se não inativada, destrói proteínas do tecido conectivo pulmonar, causando lesão dos alvéolos e enfisema. Nessa doença pulmonar obstrutiva crônica, os primeiros sintomas surgem aos 30 ou 40 anos, sendo destruída a elastina dos alvéolos pulmonares, que perdem sua elasticidade, permanecem dilatados e possibilitam menor troca de ar. Fatores ambientais, como o fumo, outros tipos de poluição do ar e infecções brônquicas recorrentes aceleram o desenvolvimento da doença, que é de início precoce e mais grave entre os tabagistas.

O lócus da α_1-antitripsina encontra-se no braço longo do cromossomo 14 (14q32.1), sendo denominado de *Pi* (inibidor de protease) e possuindo uma série de alelos múltiplos codominantes que produzem dezenas de variantes enzimáticas. As principais dessas são representadas, de acordo com sua mobilidade eletroforética, pelas letras M (média), S (lenta) e Z (muito lenta), enquanto os respectivos alelos são representados por Pi^M, Pi^S e Pi^Z. O alelo mais frequente é o Pi^M (mais de 90%), cujos homozigotos apresentam atividade normal desse inibidor de protease, seguindo-se o Pi^S e o Pi^Z.

As variantes Pi^Z e Pi^S têm importância especial, porque apresentam níveis de α_1-antitripsina reduzidos e são responsáveis pela grande maioria dos casos de doença pulmonar obstrutiva crônica a elas associada. Os indivíduos $Pi^Z Pi^Z$ têm um risco 20 vezes maior de apresentarem enfisema do que a população geral, mas somente 80 a 90% chegam a desenvolvê-lo. Os heterozigotos para o gene Pi^Z ($Pi^M Pi^Z$ e $Pi^S Pi^Z$) sofrem maior participação dos fatores ambientais no desencadeamento dessa doença pulmonar.

Outra doença associada aos níveis baixos de α_1-antitripsina nos homozigotos $Pi^Z Pi^Z$ é a cirrose hepática da infância, de mau prognóstico. Cerca de 20% dos adultos com deficiência de α_1-antitripsina também apresentam cirrose hepática, com risco aumentado para carcinoma hepático primário.

10.2.3.3 Deficiência de glicose-6--fosfatodesidrogenase

A enzima **glicose-6-fosfatodesidrogenase** ou **G6PD** (OMIM 305900) está envolvida em uma via secundária da glicólise nas hemácias (via oxidativa direta), sendo necessária para a manutenção dos níveis de glutatião reduzido (tripeptídeo que contém ácido glutâmico, cisteína e glicina, com importante papel nas oxidações celulares), o qual, por sua vez, é importante para a integridade das hemácias, na presença de determinadas drogas.

O gene que determina essa enzima localiza-se no braço longo do cromossomo X (Xq28), motivo pelo qual as variantes anormais de G6PD afetam com mais frequência os homens, pois estes possuem apenas um cromossomo X. Nas mulheres heterozigotas, essas variantes, em geral, não se expressam clinicamente, embora possam ser detectadas laboratorialmente.

A deficiência de G6PD na hemácia torna-a sensível a certas substâncias e alimentos, provocando crises hemolíticas nos indivíduos afetados, além dos seguintes sinais: icterícia, dores abdominais e lombares, fraqueza, urina escura, diminuição do número de hemácias e da hemoglobina, e aumento dos reticulócitos. Ela é a causa, por exemplo, do favismo, condição hemolítica comum em pessoas da região do Mediterrâneo, relacionada com a ingestão de feijões de fava (*Vicia faba*), crus ou cozidos, um prato típico daquela região. A base enzimática (deficiência de G6PD) só foi conhecida quando se usou primaquina contra a malária nos soldados norte-americanos, na Segunda Guerra Mundial, e muitos apresentaram reações hemolíticas, sobretudo os afrodescendentes. Um menor número de soldados brancos de origem mediterrânea também desenvolveu anemia hemolítica, frequentemente mais grave. Na **Tabela 10.3** estão relacionadas algumas substâncias que podem produzir crise hemolítica em indivíduos com deficiência de G6PD.

Já foram descritas cerca de 500 variantes alélicas dessa enzima, muitas delas sem manifestações clínicas. Em geral, essas variantes são classificadas de acordo com suas características eletroforéticas, atividade enzimática e gravidade do quadro clínico resultante. A **Tabela 10.4** apresenta os principais tipos de G6PD, com dados sobre sua frequência, atividade enzimática e características clínicas.

Como no caso da hemoglobina S, a frequência populacional da deficiência de G6PD está aumentada em regiões endêmicas de malária, sugerindo que o respectivo gene também confira resistência contra esta (ver Caps. 8 e 9).

Além dessa classificação das variantes de G6PD, o *site* OMIM fornece a classificação de Beutler e colaboradores[20] para as variantes de G6PD, de acordo com o nível de atividade enzimática: classe 1 – deficiência enzimática com anemia hemolítica não esferocítica crônica; classe 2 – deficiência enzimática grave (menos de 10% de atividade); classe 3 – deficiência enzimática moderada a leve (10-60%); classe 4 – deficiência enzimática muito leve ou ausente (60%); classe 5 – atividade enzimática aumentada. No entanto, nos trabalhos resumidos naquele *site* e na

Tabela 10.3 Substâncias capazes de produzir crise hemolítica em indivíduos com deficiência de G6PD

Substâncias	Substâncias
Acetanilida	Niridazol
Acetofenetidina*	Nitrito de isobutil
Ácido acetilsalicílico*	Nitrofurantoína
Ácido ascórbico*	Primaquina
Aminopirina**	Quinacrina
Antipirina**	Sulfacetamida
Azul de metileno*	Sulfanilamida
Azul de toluidina	Sulfapiridina
Fenazopiridina	Tiazolsulfona
Fenilidrazina	Trinitrotolueno
Furazolidona	Urato-oxidase
Naftaleno	Vitamina K[1]
Naftalina	

*Quando associados a infecções e outros fatores predisponentes, como doenças crônicas.

**Apenas em indivíduos euro-brasileiros.

Fonte: Beiguelman[18] e Lichtman e colaboradores.[19]

Tabela 10.4 Caracterização das principais variantes de G6PD

Variante	Alelo	Atividade enzimática	Frequência	Quadro clínico
G6PD^B	Gd^B	100%	Alta em todos os grupos étnicos	Normal
A	Gd^A	80-100%	Homens afro-brasileiros: 8%	Normal
G6PD^{A-}	Gd^{A-}	10-20%	Homens afro-brasileiros: 6-10%	Sensibilidade a drogas, infecções ou acidose diabética; deficiência enzimática leve
Med (Mediterrânea)	Gd^{Med}	0-5%	Comum no Mediterrâneo; Homens euro-brasileiros: 3%	Sensibilidade a drogas, infecções e favismo; deficiência enzimática grave

Fonte: Thompson & Thompson,[13] OMIM,[15] Vogel e Motulsky.[17]

literatura científica em geral, verifica-se que a nomenclatura para as variantes mais conhecidas continua sendo a que consta na Tabela 10.4.

10.2.3.4 Deficiência de butirilcolinesterase e sensibilidade à succinilcolina

A **butirilcolinesterase** ou **BCHE** (OMIM 177400), anteriormente denominada colinesterase sérica ou pseudocolinesterase, é uma enzima que degrada, em geral rapidamente, a succinilcolina ou suxametônio, substância usada como relaxante muscular no período pré-operatório, ou antes de uma eletroconvulsoterapia. Essa substância causa paralisia dos músculos estriados, por um ou dois minutos, sendo logo metabolizada pela enzima normal. Quando esta não tem a atividade usual ou está ausente, a paralisia pode ser prolongada e o paciente terá apneia por meia-hora ou mais, podendo ser fatal.

A causa genética dessas reações diferenciais à succinilcolina está em um sistema de alelos múltiplos codominantes, pertencentes ao lócus *BCHE*, localizado no braço longo do cromossomo 3 (3q26.1-q26.2). Os alelos mais conhecidos são $BCHE^U$ (U = usual), $BCHE^A$ (A = atípico), $BCHE^S$ (S = silencioso) e $BCHE^F$ (F = fluoreto-resistente), o primeiro deles determinando, em homozigose ($BCHE^U/BCHE^U$) ou em heterozigose com o alelo $BCHE^S$ ($BCHE^U/BCHE^S$), a BCHE usual ou normal, que é o tipo mais frequente em todas as populações.

Saliente-se que um baixo nível de BCHE ou mesmo sua ausência completa são perfeitamente compatíveis com o desenvolvimento normal. Nesses casos, somente quando se administra succinilcolina e outros fármacos afins é que podem ocorrer problemas. Em populações europeias, aproximadamente 1 em 3.300 indivíduos é homozigoto para um alelo atípico de BCHE. Sendo incapazes de degradar a succinilcolina na taxa normal, os homozigotos respondem com apneia prolongada (de uma a várias horas) e requerem suporte respiratório artificial.

A BCHE também hidrolisa lentamente a cocaína, e suas variantes prolongam a meia-vida dessa droga no organismo, raramente acarretando problemas clínicos. Entretanto, em condições de uso continuado da mesma, sobretudo sob formas de absorção rápida, como o *crack*, acumulam-se níveis tóxicos da droga, podendo levar à morte, o que possivelmente é mais frequente entre os homozigotos e heterozigotos compostos para as variantes da BCHE.

10.2.3.5 Hipertermia maligna

A **hipertermia maligna** ou **HM** (OMIM 145600) é uma miopatia hereditária, caracterizada por um estado hipermetabólico que é desencadeado quando o indivíduo é exposto a alguns fármacos anestésicos. A frequência mundial da HM, também chamada **síndrome de hipertermia maligna**, varia de 1:3.000 a 1:250.000 anestesias.[21] A HM se manifesta principalmente durante a cirurgia, mas também pode ocorrer nas primeiras horas de recuperação da anestesia. Essa condição é devida a uma redução na recaptação de cálcio pelo retículo sarcoplasmático, necessária para o término da contração muscular. Em consequência, essa contração é mantida, resultando nos sinais de hipermetabolismo, que incluem as características constantes no **Quadro 10.1**. A HM típica é desencadeada pelas respostas a certos anestésicos voláteis (halotano, enflurano, isoflurano, metoxiflurano, tricloroetileno, dietil-éter, etileno, sevoflurano, desflurano) e aos relaxantes musculares despolarizantes, como a succinilcolina (mais importante).

O desencadeamento da hipertermia maligna é resultante de um aumento súbito e anormal da concentração de cálcio no citoplasma da célula muscular esquelética (mioplasma). Esse aumento anormal de cálcio mioplásmico acarreta um estado de contração permanente, que por sua vez determina um aumento anormal de CO_2, ácido láctico, fosfato e calor. Essa é a manifestação intracelular da síndrome, que repercute em manifestações extracelulares. É a fonte de hipercarbia (grande quantidade de CO_2 na circulação sanguínea), acidose metabólica, hiperfosfatemia, febre de mais de 40°C e taquicardia, até que o cálcio intracelular possa ser desbloqueado e absorvido. A rigidez muscular é o sinal mais típico da hipertermia maligna, podendo ocorrer tardiamente ou, como é mais comum, logo após o contato com o agente desencadeante, por exemplo, uma infusão de succinilcolina. O espasmo do músculo facial masseter pode ser o primeiro indício de uma rigidez generalizada. A taquicardia resulta da rigidez do músculo cardíaco, de efeitos fisiológicos deletérios, levando, finalmente, ao *rigor mortis*. Pode haver óbito rápido, por parada cardíaca, ou lento, em consequência das lesões renais causadas pela mioglobina liberada no plas-

Quadro 10.1 Principais manifestações clínicas da hipertermia maligna

- Acidoses metabólica e respiratória
- Arritmias cardíacas
- Aumento de creatinofosfoquinase
- Cianose
- Hipercalcemia
- Hipercalemia
- Hipercarbia (o indicador mais sensível de uma possível HM)
- Hipertensão
- Hipertemia (geralmente um sinal tardio de HM)
- Hipoxemia
- Instabilidade hemodinâmica
- Insuficiência renal aguda
- Lactacidemia
- Mioglobinemia
- Mioglobinúria
- Rabdomiólise
- Rigidez muscular esquelética (o sinal mais específico)
- Taquicardia
- Taquipneia

Fonte: Hospital Israelita Albert Einstein[21] e Amaral.[22]

ma sanguíneo. A única maneira de reverter esse quadro é a interrupção imediata do anestésico e a administração de dantrolene sódico, medicamento capaz de diminuir o risco de morte de 70 para menos de 10%. No Brasil, a maioria dos hospitais tem de manter esse medicamento em estoque, para seu uso imediato.

Sendo a alta temperatura um fenômeno tardio em relação à taquicardia, a denominação de hipertermia maligna seria imprópria para essa condição, porém ficou consagrada na literatura médica geral. Nos pacientes que apresentam sinais de hipertermia maligna e rigidez muscular, não deve ser injetada succinilcolina como relaxante muscular, porque seu efeito será exatamente oposto ao desejado: a rigidez aumentará, independentemente da atividade da BCHE dos indivíduos tratados.

O modo de herança da HM é autossômico dominante com penetrância reduzida e expressividade variável, de maneira que, teoricamente, 50% dos filhos de indivíduos suscetíveis à HM estarão em risco. Alguns estudos mostraram que, em cerca de 20% das famílias afetadas, a causa da HM era uma mutação no gene *RYR1*, do receptor de rianodina (canal iônico de liberação do cálcio muscular). Além disso, essa condição apresenta heterogeneidade de lócus. Além do gene do canal acima mencionado, localizado no cromossomo 19q13.1, há pelo menos seis lócus *MHS* distribuídos em cromossomos autossômicos diversos, relacionados com a hipertermia maligna.

Frequência – A HM é estimada em 1/5.000-10.000 em crianças e 1/40.000-50.000 em adultos. Cerca de 40% dos casos ocorrem durante a anestesia para cirurgias na cabeça e no pescoço.

⚠ Resumo

Os erros metabólicos hereditários são distúrbios bioquímicos determinados geneticamente, nos quais um defeito enzimático específico produz um bloqueio metabólico que pode originar uma doença. Alguns erros metabólicos são assintomáticos e não acarretam doenças; outros são assintomáticos até que sejam evidenciados pela ingestão de certas substâncias; e certa fração dos erros metabólicos é sintomática, mas não causa grandes problemas clínicos. A maioria deles, no entanto, manifesta-se com sintomas agudos, e só são compatíveis com a sobrevivência normal se sua causa for eliminada.

Atualmente, são conhecidos mais de 500 distúrbios metabólicos hereditários, a maioria de herança autossômica recessiva; alguns são determinados por genes recessivos ligados ao X e são raros os de herança autossômica dominante ou dominante ligada ao X, vários mostrando, também, heterogeneidade genética.

A maioria dos erros metabólicos hereditários nos quais seja identificado um produto gênico deficiente ou anormal pode ser diagnosticada pré-natalmente. Isso pode ser feito por análise bioquímica de amniócitos cultivados, obtidos por meio de amniocentese, análise das vilosidades coriônicas ou estudo do DNA.

O metabolismo processa-se em uma série gradativa de reações, cada etapa sendo catalisada por uma enzima específica. Normalmente, uma enzima catalisa a conversão de um substrato em um produto. A maior parte das enzimas (holoenzimas) é composta de uma apoenzima (porção proteica da molécula), ligada a uma coenzima (em geral uma vitamina), que é o principal componente do centro ativo da enzima. A via metabólica pode ser bloqueada em qualquer etapa, se a enzima necessária para esta estiver deficiente ou ausente.

Esse bloqueio enzimático pode ser causado por vários mecanismos: mutação no gene estrutural que codifica a enzima, acarretando sua ausência ou uma forma anormal, com atividade reduzida; mutação no gene regulador da taxa de produção da enzima, levando a uma quantidade inadequada da enzima estruturalmente normal; degradação acelerada da enzima, levando à deficiência da enzima ativa; mutação que afeta a absorção ou a biossíntese do cofator, ou altera o seu sítio de ligação, reduzindo a atividade enzimática. Quando a enzima é codificada por dois ou mais genes, uma mutação em um desses genes pode causar a inatividade enzimática, e diferentes lócus mutantes podem ter o mesmo produto final.

As consequências patológicas dos bloqueios enzimáticos podem ser: (a) por falta do produto final, causando ausência de reação subsequente para a qual esse produto seria o substrato ou prejuízo do mecanismo de controle do tipo inibição retroativa; (b) por acúmulo do substrato, com o próprio substrato acumulado sendo prejudicial ou causando a utilização de vias metabólicas alternativas, com superprodução de metabólitos tóxicos; e (c) por interferência nos mecanismos reguladores, uma vez que a falta de um produto final ou o excesso de um substrato pode interferir nos mecanismos reguladores, causando vários tipos de doenças. A Tabela 10.1 apresenta alguns exemplos de distúrbios metabólicos hereditários.

Farmacogenética é o termo criado por F. Vogel, em 1959, para conceituar o estudo das diferenças hereditárias (variações) no metabolismo e na resposta às drogas e de como os genes afetam essa resposta. Cerca de 50% dos sistemas enzimáticos conhecidos mostram-se polimórficos, o que explica a marcante diversidade fenotípica nas reações farmacológicas. A frequência das variantes enzimáticas difere bastante entre as populações, existindo, possivelmente, vantagens seletivas para algumas delas.

Como um dos resultados do Projeto Genoma Humano, surgiu a farmacogenômica, correspondendo ao estudo simultâneo das funções e interações de todos os diferentes genes que determinam o comportamento de resposta às drogas. Ela envolve também o desenvolvimento de novas drogas que tenham como alvo uma doença específica, com o mínimo de efeitos adversos.

O estudo das diferenças hereditárias na suscetibilidade à ação de diversos agentes físicos, químicos e infecciosos existentes no ambiente surgiu, inicialmente, como uma extensão da farmacogenética, evoluindo, a seguir, como uma área independente, denominada de ecogenética por G. Brewer, em 1971. Esse campo tornou-se particularmente importante para a identificação de indivíduos suscetíveis aos efeitos de substâncias mutagênicas e/ou carcinogênicas ambientais, às quais estejam expostos acidental ou profissionalmente.

O estudo das suscetibilidades individuais aos contaminantes ou poluentes ambientais vem constituindo um novo campo: a toxicogenômica. Esse campo visa à identificação de alelos que codificam enzimas, receptores e componentes do sistema imune, para predizer a resposta de uma pessoa a uma determinada toxina.

Os desvios farmacogenéticos/farmacogenômicos podem ser considerados como erros metabólicos hereditários especiais, que têm implicações farmacológicas e forte interação genético-ambiental. Muitos deles são de herança monogênica, como as deficiências de G6PD e de BCHE sérica, mas as respostas a uma grande parte das substâncias químicas adaptam-se de modo melhor à herança poligênica ou multifatorial complexa. Isso talvez se explique pelo fato de que a transformação de um fármaco por um organismo envolve várias etapas (ingestão, absorção, ligação com proteínas plasmáticas, distribuição aos tecidos, interação celular, decomposição, conjugação e excreção), cada uma dependendo de fatores genéticos (enzimas e outras proteínas), que podem interagir com diversos fatores ambientais (dieta, outras drogas, etc.). Desse modo, a variação genética na resposta aos fármacos pode ser devida aos fatores envolvidos no processamento de um fármaco (farmacocinética) ou aos fatores envolvidos no efeito real dele (farmacodinâmica). A Tabela 10.2 contém exemplos de respostas farmacogenéticas, relacionando droga, enzima ou sistema envolvidos, o fator predisponente, as consequências clínicas, o modo de herança e a frequência populacional.

⚡ Teste seu conhecimento

1. Conceitue erro metabólico hereditário e indique o tipo de herança da maioria dos erros metabólicos hereditários. Justifique.

2. Quais são os mecanismos que reduzem a atividade enzimática?

3. Que tipos de consequências patológicas os bloqueios enzimáticos podem acarretar? Exemplifique cada um deles, comentando também as Figuras 10.2 e 10.4.

4. À vista da Tabela 10.1, comente os erros metabólicos hereditários mais conhecidos, seu tipo de herança, defeito enzimático envolvido e principais características clínicas.

5. Comente a Figura 10.5 e a fenilcetonúria materna.

6. Como um bloqueio enzimático pode interferir nos mecanismos de regulação metabólica? Exemplifique e comente a Figura 10.6.

7. Comente e exemplifique as doenças de armazenamento, especialmente as mucopolissacaridoses. Observe a Figura 10.7 e indique as principais características das síndromes de Hunter e de Hurler.

8. Qual a importância da farmacogenética/farmacogenômica e da ecogenética/toxicogenética para a espécie humana? As respostas individuais às drogas e a outras substâncias químicas podem ser determinadas geneticamente? Explique. Comente a Tabela 10.2.

9. Discuta os seguintes distúrbios farmacogenéticos: o papel do citocromo P450 nas respostas individuais às drogas; a N-acetiltransferase e a inativação da isoniazida; a deficiência de α_1-antitripsina; a deficiência de G6PD; a deficiência de BCHE e a sensibilidade à succinilcolina; a hipertermia maligna.

Exercícios

1. Correlacione cada uma das seguintes condições com o erro metabólico que a exemplifica:

   (A) Ausência do produto final
   (B) Interferência nos mecanismos reguladores
   (C) Depósitos de substrato em organelas
   (D) Acúmulo de substrato que se torna prejudicial
   (E) Abertura de vias metabólicas secundárias

   (   ) Doença de Tay-Sachs
   (   ) Síndrome de Lesch-Nyhan
   (   ) Galactosemia
   (   ) Síndrome de Hurler
   (   ) Hipercolesterolemia familiar
   (   ) Fenilcetonúria
   (   ) Intolerância hereditária à frutose

2. Desejando ter filhos, um casal (fenotipicamente normal) procura o setor de aconselhamento genético para saber qual o risco de que nasça uma criança com fenilcetonúria (herança autossômica recessiva rara), uma vez que ambos os cônjuges possuem irmãos afetados por essa doença. Qual seria sua resposta quanto a esse risco? Que exame(s) você indicaria que o casal fizesse, antes da gestação, para eliminar (ou não) a sua preocupação?

3. Correlacione a doença e seu tipo de herança (escolha múltipla):

   (A) Hiperplasia adrenal congênita
   (B) Hipercolesterolemia familiar
   (C) Albinismo oculocutâneo
   (D) Síndrome de Lesch-Nyhan
   (E) Síndrome de Hunter
   (F) Porfiria eritropoiética congênita
   (G) Feminização testicular

   (   ) Herança autossômica recessiva
   (   ) Herança autossômica dominante
   (   ) Herança codominante
   (   ) Herança dominante ligada ao X
   (   ) Herança recessiva ligada ao X

4. Marta e Hélio são sadios, mas têm um filho, Guilherme, cuja aparência é surpreendente, com seu cabelo despigmentado e eriçado. Infelizmente, essa não é a única anormalidade. Guilherme apresenta, ainda, atraso do desenvolvimento, degeneração encefálica, anomalias arteriais e curvatura dos ossos longos das pernas. Marta ficou intrigada com o médico de seu filho, que retirou amostras do seu cabelo e do cabelo do menino, para enviar a um laboratório, para exames. Quando os resultados vieram, as suspeitas do médico haviam sido confirmadas: Guilherme herdou a doença de Menkes de sua mãe, que é portadora do gene respectivo. A doença de Menkes é um erro metabólico hereditário relacionado com o metabolismo do cobre. O cobre é necessário para a função de diversas enzimas e sua deficiência causa sintomas variados. Por exemplo, o cobre é necessário para formar a queratina, a principal proteína capilar; as artérias de Guilherme são muito fracas, porque o tecido conectivo, que constitui parte de suas paredes, não contém as fibras cruzadas de colágeno e elastina, para as quais o cobre é necessário; e o cobre também é necessário para a função de uma enzima que auxilia o corpo a utilizar a vitamina C, razão pela qual os ossos do paciente assemelham-se aos dos indivíduos que têm escorbuto (causado pela falta de vitamina C).

   a. O modo de herança da doença de Menkes é _____.

   b. A irmã de Marta está pensando em ter filhos, por isso deseja saber qual a probabilidade de que ela venha a ter um filho com a mesma doença de Guilherme. A probabilidade de que ela também seja heterozigota para o gene dessa doença é _____ Então, a probabilidade de que um filho seu seja afetado, considerando que o pai da criança não tem o gene para essa doença, é _____.

   c. O irmão de Marta também está interessado em saber se corre o risco de ter um filho com essa doença. Ele e sua esposa têm duas filhas sadias. A probabilidade de eles terem um filho afetado é _____.

5. Correlacione as colunas:

   (A) Suxametônio
   (B) Halotano
   (C) Ácido acetilsalicílico
   (D) Isoniazida
   (E) Proteases e tabaco

   (   ) Deficiência de α-1-antitripsina
   (   ) Deficiência de G6PD
   (   ) Deficiência de N-acetiltransferase
   (   ) Butirilcolinesterase atípica
   (   ) Hipertermia maligna

6. Uma mulher, Ane, tem albinismo oculocutâneo (autossômico recessivo). Brenda, filha da irmã de Ane, casa-se com Miguel, filho do irmão de Ane, e eles têm um filho, Luís.
   a. Traçar o heredograma.
   b. Qual é a probabilidade de que Luís tenha albinismo?
   c. Se Luís tiver albinismo, qual é o risco de que o próximo filho de Brenda e Miguel também tenha albinismo?

7. A fenilcetonúria (PKU) é uma doença causada por uma deficiência enzimática na etapa I da sequência simplificada de reações, e a alcaptonúria é devida a uma deficiência enzimática em uma etapa mais avançada do metabolismo dos aminoácidos, constante a seguir como etapa II:

$$\text{I} \qquad\qquad\qquad \text{II}$$
$$\text{fenilalanina} \rightarrow \text{tirosina...} \quad \text{...ácido homogentísico} \rightarrow CO_2 + H_2O$$

Se um indivíduo fenilcetonúrico casar-se com uma mulher alcaptonúrica, quais poderiam ser seus genótipos, e quais seriam os genótipos e fenótipos de sua prole?

8. Em humanos, a galactosemia é um erro metabólico por deficiência da enzima galactose-1-fosfato-uridiltransferase, que causa deficiência mental na idade infantil. A lactose (açúcar do leite) é normalmente degradada em galactose mais glicose pela ação da enzima citada. Em pacientes com galactosemia, a enzima é inativa, levando ao acúmulo de altos níveis de galactose no cérebro, o que causa deficiência mental. Como você faria uma cura secundária para a gactosemia? Você esperaria que esse fenótipo de doença fosse dominante ou recessivo? Justifique sua resposta.

9. Marisa e seu marido pretendem ter um filho, mas estão preocupados, pois Marisa tem uma irmã com a síndrome de Lesch-Nyhan; o outro irmão é normal. Os pais dela e do marido são todos normais. O que você responderia para o casal sobre a probabilidade de terem filhos afetados?

Referências

1. Read A, Donnai D. Genética clínica: uma nova abordagem. Porto Alegre: Artmed; 2008.
2. Champe PC, Harvey RA, Ferrier DR. Bioquímica ilustrada. 4. ed. Porto Alegre: Artmed; 2009.
3. Lewis R. Human genetics: concepts and applications. 4th ed. Boston: McGraw-Hill; 2001.
4. Mueller RF, Young ID. Emery's elements of medical genetics. 10th ed. Edinburg: Churchill Livingstone; 1998.
5. Robinson WM, Borges-Osório MR. Genética para odontologia. Porto Alegre: Artmed; 2006.
6. 5. Saudubray JM, editor. Intolerância à frutose [Internet]. Orphanet: Paris; 2004 [capturado em 15 set. 2012]. Disponível em: http://www.orpha.net/consor/cgi-bin/OC_Exp.php?lng=pt&Expert=469.
7. Thomas JA, Van Hove JLK. Inborn errors of metabolism. In: Hay WW Jr, Levin MJ, Sondheimer JM, Deterding RR, editors. Current diagnosis and treatment: pediatrics. 20th ed. New York: McGraw-Hill; 2011. p. 992-1019.
8. Turnpenny P, Ellard S. Emery genética médica. 13. ed. Rio de Janeiro: Elsevier; 2009.
9. Young ID. Genética médica. Rio de Janeiro: Guanabara Koogan; 2007.
10. Goodman DW, Gorlin RJ. The faces in genetic disorders. Saint Louis: Mosby; 1970.
11. Fraser FC, Nora JJ. Genética humana. 2. ed. Rio de Janeiro: Guanabara Koogan; 1988.
12. Gelehrter TD, Collins FS, Ginsburg D. Principles of medical genetics. 2nd ed. Baltimore: Williams & Wilkins; 1998.
13. 12. Thompson JS, Thompson MW. Genética médica. 4. ed. Rio de Janeiro: Guanabara Koogan; 1988.
14. Goedde HW. Introduction to the symposium on pharmacogenetics. In: Vogel F, Sperling L, editors. Human genetics: proceedings of the 7th International Congress Berlin 1986. Berlin: Springer-Verlag; 1987. p. 492-6.
15. OMIM: online Mendelian nheritance in man [Internet]. Bethesda: NCBI; c2012 [capturado em 25 ago. 2012]. Disponível em: http://www.ncbi.nlm.nih.gov/omim.
16. Salzano FM. Genética e farmácia. São Paulo: Manole; 1990.
17. Vogel F, Motulski AG. *Human genetics*: *problems* and *approaches*. 3rd ed. Berlin: Springer; 1997.
18. Beiguelman B. Genética médica: citogenética humana. Rio de Janeiro: Guanabara Koogan; 1982.
19. Lichtman MA, Beutler E, Kipps TJ, Williams WJ. Manual de hematologia de Williams. 6. ed. Porto Alegre: Artmed; 2005
20. Beutler E, Kuhl W, Gelbart T, Forman L. DNA sequence abnormalities of human glucose-6-phosphate dehydrogenase variants. J Biol Chem. 1991;266(7):4145-50.

21. Hospital Israelita Albert Einstein. Protocolo de atendimento a hipertermia maligna: unidade de anestesia [Internet]. São Paulo: HIAE; 2009 [atualizado em jan. 2012; capturado em 15 set. 2012]. Disponível em: http://medicalsuite.einstein.br/diretrizes/anestesia/hipertermia-maligna.pdf.

22. Amaral JLG. Hipertermia maligna anestésica. Rev Neurociênc [Internet]. 2005 [capturada em 15 set. 2012];13(3):39-46. Disponível em: http://www.revistaneurociencias.com.br/edicoes/2005/RN%2013%20SUPLEMENTO/Pages%20from%20RN%2013%20SUPLEMENTO-10.pdf.

Leituras recomendadas

Carvalho TM. Resultados do levantamento epidemiológico da Sociedade Brasileira de Triagem Neonatal (SBTN). Rev Med Minas Gerais. 2003;13(1 Supl 2):S109-35.

Hoffee P. Genética médica molecular. Rio de Janeiro: Guanabara Koogan; 2000.

Klug WS, Cummings MR, Spencer CA, Palladino MA. Conceitos de genética. 9. ed. Porto Alegre: Artmed; 2010.

Monteiro LT, Cândido LMB. Fenilcetonúria no Brasil: evolução e casos. Rev Nutr. 2006;19(3):381-7.

Nussbaum RL, McInnes RR, Willard HF. Thompson e Thompson: genética médica. 7. ed. Rio de Janeiro: Elsevier; 2008.

Capítulo 11

Imunogenética

11.1 Imunogenética: conceitos essenciais 333

   11.1.1 Antígenos e anticorpos 333

   11.1.2 Competência, homeostasia, tolerância e memória imunológicas 333

11.2 Sistemas de grupos sanguíneos eritrocitários 334

   11.2.1 Conceitos essenciais 334

   11.2.2 Sistema de grupos sanguíneos ABO 334

      11.2.2.1 Determinação dos grupos sanguíneos do sistema ABO 335

      11.2.2.2 Genética do sistema de grupos sanguíneos ABO 337

      11.2.2.3 Base bioquimicomolecular do sistema de grupos sanguíneos ABO 337

      11.2.2.4 Sistema do antígeno H 337

      11.2.2.5 Secreção dos antígenos A, B e H em líquidos orgânicos 339

      11.2.2.6 Frequências dos grupos sanguíneos do sistema ABO 340

      11.2.2.7 Doença hemolítica perinatal devida à incompatibilidade ABO 340

      11.2.2.8 Sistema de grupos sanguíneos ABO e doenças comuns 341

      11.2.2.9 Sistema de grupos sanguíneos Lewis 341

   11.2.3 Sistema de grupos sanguíneos Rh 341

      11.2.3.1 Genética do sistema de grupos sanguíneos Rh 341

      11.2.3.2 Frequências dos grupos sanguíneos do sistema Rh 344

      11.2.3.3 Doença hemolítica perinatal devida à incompatibilidade Rh 344

   11.2.4 Sistemas ABO e Rh em transfusões sanguíneas 347

   11.2.5 Sistema de grupos sanguíneos MNSs 348

11.3 Os sistemas linfático e circulatório, a função imunológica e a resposta imune 349

   11.3.1 Função imunológica natural 349

   11.3.2 Função imunológica adaptativa 349

      11.3.2.1 Desenvolvimento da imunidade adaptativa 350

      11.3.2.2 Organização e classificação da imunidade adaptativa 352

11.3.3 A resposta imune 353
    11.3.3.1 Células e moléculas que participam das respostas imunes 354
    11.3.3.2 Resposta imune humoral 356
    11.3.3.3 Resposta imune celular 361

11.4 **Transplantes** 366
  11.4.1 Tipos de transplantes ou enxertos 367
  11.4.2 Reações aos transplantes 368
    11.4.2.1 Reação ao alotransplante 368
    11.4.2.2 Reação transplante *versus* receptor 369
  11.4.3 Prevenção da rejeição do transplante 369
    11.4.3.1 Seleção do doador 369
    11.4.3.2 Imunossupressão 369

11.5 **Associação entre antígenos HLA e doenças** 369

11.6 **Doenças por deficiência imune ou imunodeficiências** 370
  11.6.1 Imunodeficiências hereditárias 370
  11.6.2 Imunodeficiências adquiridas 370

11.7 **Doenças autoimunes** 372

Caso clínico

Josué, terceiro filho de Celeste e Solano, casal não consanguíneo, era um bebê doentio desde que nasceu. Apresentava com frequência tosse, otite ou diarreia e parecia quase não aumentar de peso. A avó materna de Celeste perdeu dois meninos, antes de 1 ano, com sintomas semelhantes aos de Josué. Preocupada, aconselhou sua neta a levar o filho a um hospital pediátrico. No hospital, o menino foi internado para investigação e vários exames laboratoriais foram realizados. Os exames de sangue de Josué apontaram uma contagem de leucócitos muito baixa. As células T e NK (*natural killer*) estavam ausentes; e as células B presentes não eram funcionais. Os resultados dos exames laboratoriais e a história familiar do pequeno paciente levaram o pediatra a sugerir o diagnóstico de **imunodeficiência combinada grave ligada ao X**. Foi sugerido aos pais do paciente que ele fizesse um transplante de medula óssea, o melhor tratamento possível para um diagnóstico tão grave.

Fonte: Modificado de Read e Donnai.[1]

Comentário

A imunodeficiência combinada grave está associada a um aumento de suscetibilidade a infecções, tanto virais como bacterianas, devido à ausência total de células T e à imunidade humoral mediada por células anormais. Essa imunodeficiência é geneticamente heterogênea, podendo ser autossômica recessiva (OMIM 601457 e 600802) ou recessiva ligada ao X (OMIM 300400). Pela descrição do caso clínico e da história familiar, com dois meninos afetados, além do probando, o pediatra fez o diagnóstico correto. A **imunodeficiência combinada grave ligada ao X** (SCIDX1, de *severe combined immunodeficiency X-linked*; OMIM 300400, Xq13) é causada por uma mutação no gene que codifica a subunidade γ do receptor da interleucina-2 (*IL2RG*; OMIM 308380), consistindo em uma substituição que causa truncamento da cadeia (lys97ter). A cadeia γ é um componente comum dos receptores para vários tipos de interleucina, e a interleucina 2 normal é necessária para a indução e a autorregulação das respostas imunes mediadas pelos linfócitos T, estimulando, também, a proliferação e as funções efetoras das células NK e dos linfócitos B. A SCIDX1 foi inicialmente denominada de "agamaglobulinemia tipo suíço", por ter sido descrita pela primeira vez na Suíça e para distingui-la da agamaglobulinemia tipo Bruton (OMIM 300300). A SCIDX1 difere desta última imunodeficiência pela presença adicional de linfocitopenia, morte em idade mais precoce, vulnerabilidade para infecções virais, bacterianas e fúngicas, atrofia do timo, ausência de hipersensibilidade tardia e falta de resposta à administração de gamaglobulina. Nessa doença, as células T estão totalmente ausentes, e as células B apresentam um defeito funcional.

Existe uma versão moderada da SCIDX1, denominada CIDX (imunodeficiência combinada ligada ao X; OMIM 312863), que é causada por outra mutação recessiva no mesmo gene *IL2RG* (leu271gln), mas não é confundível com a SCIDX1 devido às suas características clínicas mais leves.

A princípio, pode chamar à atenção o fato de que um tipo de agamaglobulinemia seja de herança ligada ao sexo, uma vez que os genes que codificam as imunoglobulinas localizam-se nos autossomos 2, 14 e 22. No entanto, a produção de anticorpos não necessita apenas de genes estruturais para codificar a proteína certa, mas também necessita de células B que funcionem adequadamente, com desenvolvimento adequado, o que exige outras etapas corretas, controladas geneticamente. Ao longo deste capítulo, veremos um pouco do processamento complicado que é necessário para que essas células se tornem capazes de produzir uma quantidade infinitamente grande de moléculas de anticorpos.

Hoje, o tratamento mais indicado para a SCIDX1 é o transplante de medula óssea. Inicialmente, pode-se pensar que o receptor mais indicado para transplante de medula seria um paciente com imunodeficiência, pois não possuindo células T funcionais não haveria rejeição, porém os pacientes com SCIDX1 apresentam o problema adicional da doença do transplante *versus* receptor ou GVHD (de *graft-versus-host disease*). Se a medula óssea transplantada reconstituir com sucesso um sistema imune, reconhecerá como estranho o tecido do receptor e iniciará uma resposta imune que poderá ser fatal para o paciente. No entanto, esse risco pode ser reduzido pela busca de um doador com boa compatibilidade imunológica.

O tratamento da SCIDX1 com transplante de medula óssea já é conhecido desde 1968, quando Gatti e colaboradores restauraram a função imune de uma criança com essa imunodeficiência por transplante de medula óssea de um irmão com HLA (ver seção 11.4) idêntico ao do paciente. Entretanto, ao longo das décadas seguintes, a doença do transplante *versus* receptor foi o problema principal em transplantes com doador e receptor incompatíveis em relação ao sistema HLA. A exemplo de estudos realizados com sucesso em ratos e camundongos nos anos 1970, na década seguinte foram desenvolvidas técnicas para depletar as células T da medula humana, tornando possível restaurar a função imune pelo transplante de medula óssea em pacientes com qualquer forma de SCIDX1. Algumas células T, no entanto, inevitavelmente permanecem presentes, por esse motivo é sempre preferível o uso de um doador o mais semelhante possível ao receptor, embora o problema das incompatibilidades atualmente seja controlável.

Outros tipos de tratamento indicados para a SCIDX1 são o transplante de células-tronco e a terapia gênica (ver Cap. 17), embora ainda sejam pouco utilizados, por motivos técnicos e éticos, entre outros.

11.1 Imunogenética: conceitos essenciais

A imunogenética trata dos aspectos genéticos dos antígenos, dos anticorpos e suas interações, envolvendo cinco temas importantes na área da saúde: os sistemas de grupos sanguíneos eritrocitários e os problemas clínicos resultantes de suas incompatibilidades, as respostas imunes, os transplantes de tecidos e órgãos, as doenças por deficiência imune e as doenças autoimunes. Antes de serem abordados esses tópicos é necessário lembrar alguns conceitos essenciais.

11.1.1 Antígenos e anticorpos

Antígeno é uma substância ou macromolécula (geralmente uma proteína) com a capacidade de induzir uma resposta imune específica. Um antígeno pode ser uma substância geneticamente determinada na superfície de uma hemácia, de uma célula viva nucleada ou bactéria; ou pode ser algo não diretamente relacionado a nenhuma célula viva. É denominado **endógeno** se produzido no interior das células do hospedeiro (p. ex., um vírus ou outro parasita intracelular) e **exógeno** se produzido fora delas (p. ex., bactérias, fungos, etc.). Sendo em geral muito grande, o antígeno apresenta pequenas regiões específicas, denominadas **epítopos** ou **determinantes antigênicos**, que são reconhecidos pelos receptores de antígenos, gerados pelos linfócitos B e T, e que realmente fazem contato com o anticorpo ou com outras células responsáveis pela resposta imune. O antígeno é denominado **autoantígeno** quando o organismo o percebe e tolera como próprio, e **aloantígeno** quando é percebido como estranho pelo organismo, provocando nesse uma resposta imune.

Anticorpos são proteínas do soro, do tipo γ-globulina, denominadas de imunoglobulinas, que apresentam especificidade para um epítopo das moléculas que compõem um antígeno. As regiões de especificidade do anticorpo são denominadas **parátopos** ou **sítios combinatórios** (sítios de ligação de um anticorpo ao antígeno). Assim, as reações antígeno-anticorpo dependem, em sua maioria, de sítios mutuamente ajustáveis e específicos, em um sistema de "chave-fechadura". Os anticorpos são classificados geralmente em **regulares**, que resultam de estímulos naturais e têm ocorrência esperada, e **irregulares**, que resultam como resposta a aloantígenos e têm ocorrência inesperada.

11.1.2 Competência, homeostasia, tolerância e memória imunológicas

Competência imunológica ou **imunocompetência** é a capacidade do organismo de formar anticorpos contra antígenos estranhos. Essa capacidade tem início no feto, pouco antes do seu nascimento. Quando isso acontece, os antígenos que poderiam desencadear uma resposta imune já se encontram, em geral, presentes no organismo, motivo pelo qual não chegam a desencadeá-la. Enquanto sua imunocompetência ainda não está totalmente desenvolvida, o bebê apresenta imunidade temporária contra algumas doenças, graças às imunoglobulinas IgG maternas que atravessam a placenta, durante sua vida intrauterina, e ao leite materno que inicialmente contém colostro, substância rica em IgA, que protege o recém-nascido contra algumas infecções respiratórias e digestivas. Em poucos dias, o leite maduro substitui o colostro, acrescentando anticorpos contra alguns parasitas intestinais.

Homeostasia imunológica é a capacidade do organismo de reconhecer ou aceitar seus próprios antígenos, bem como de formar anticorpos contra antígenos estranhos. Assim, os componentes do sistema imune estão interligados em uma situação de equilíbrio; apenas quando um elemento próprio ou não próprio for apresentado em um contexto de "infecção" é que se rompe esse equilíbrio e ocorre a resposta imune.

Tolerância imunológica adquirida é a aceitação do organismo, durante o desenvolvimento pré-natal ou em recém-nascidos, de células de organismos geneticamente diferentes. Essa aceitação é devida à falta de competência imunológica do feto ou do recém-nascido. Um exemplo disso é o caso de gêmeos dizigóticos (ou fraternos) que sofreram troca de células primordiais hematopoiéticas durante a vida intrauterina, aceitando as células sanguíneas do seu cogêmeo como as suas próprias, fenômeno conhecido como quimera (ver Cap. 4).

Memória imunológica é a capacidade do sistema imune adaptativo para responder mais rapidamente e com maior eficiência à exposição repetida a um antígeno, em comparação com a resposta à primeira exposição.

11.2 Sistemas de grupos sanguíneos eritrocitários

11.2.1 Conceitos essenciais

Os sistemas de grupos sanguíneos eritrocitários são antígenos situados na superfície das hemácias. Constituem, juntamente com as proteínas do soro e enzimas dos eritrócitos, polimorfismos importantes como marcadores genéticos. Segundo seu conceito clássico, **polimorfismo** é a ocorrência de dois ou mais alelos alternativos, em uma população, cada um dos quais apresentando frequência apreciável; um lócus é considerado polimórfico quando o seu alelo mais raro apresenta frequência igual ou superior a 1%. Os polimorfismos resultam de mutações (p. ex., substituições, deleções, inserções e encadeamentos alternativos) em um segmento do gene (nucleotídeo, códon ou sequências maiores) e consequente alteração do produto codificado.

Marcadores genéticos são características genéticas que, pelo seu padrão simples de herança, fenótipos facilmente identificáveis, frequências relativamente altas de seus alelos em diferentes populações e por não sofrerem influências ambientais, são úteis em estudos familiares, populacionais e de ligação. Os sistemas de grupos sanguíneos consistem em marcadores clinicamente essenciais em transfusões de sangue, transplantes de órgãos e obstetrícia, na incompatibilidade materno-fetal. Além disso, são usados em medicina legal e genética forense, na identificação individual e na investigação de paternidade.

O estudo dos sistemas de grupos sanguíneos forneceu importante contribuição ao conhecimento das leis da hereditariedade na espécie humana, uma vez que a redescoberta das leis de Mendel e a descoberta do primeiro sistema de grupos sanguíneos (ABO) ocorreram no mesmo ano, isto é, em 1900.

Os polimorfismos dos sistemas de grupos sanguíneos originaram-se, com maior frequência, de mutações pontuais, sobretudo os polimorfismos de nucleotídeo único (SNPs), embora também tenham ocorrido recombinações gênicas, deleções e inserções ao longo da evolução dos genes e alelos que codificam esses sistemas.

De acordo com a International Society for Blood Transfusion (ISBT; Sociedade Internacional de Transfusão Sanguínea), atualmente são conhecidos mais de 300 antígenos, dos quais 270 estão agrupados em cerca de 30 sistemas de grupos sanguíneos diferentes. Os sistemas Rh, MNS e Kell são os mais complexos, contendo 49, 46 e 30 antígenos, respectivamente (**Fig. 11.1**). Os genes que codificam 28 das proteínas que contêm os antígenos de grupos sanguíneos já foram sequenciados. Alguns já são bem conhecidos, outros nem tanto. Existem sistemas de antígenos que são muito comuns entre os indivíduos da espécie humana (chamados antígenos públicos) e outros muitos raros (chamados antígenos privados).

Dentre os vários sistemas de grupos sanguíneos, serão abordados apenas os mais importantes para transfusões, consequências clínicas de incompatibilidades, transplantes, zigosidade gemelar, estudos populacionais e genética forense.

11.2.2 Sistema de grupos sanguíneos ABO

No sistema de grupos sanguíneos ABO (OMIM 110300), existe uma relação inversa recíproca, no indivíduo, entre os antígenos presentes nas hemácias e os anticorpos presentes no soro, o que não ocorre em outros sistemas sanguíneos, em que os anticorpos correspondentes aos antígenos não estão presentes no soro, a não ser que sejam formados por sensibilização.

O sistema foi descoberto em 1900 por Landsteiner, que observou que os indivíduos da espécie humana podiam ser classificados em quatro grupos ou tipos, de acordo com a presença ou ausência dos antígenos (ou aglutinogênios) A e B nas hemácias e dos anticorpos (ou aglutininas) anti-A e anti-B no soro.

Os antígenos do sistema sanguíneo ABO não se restringem à membrana dos eritrócitos, podendo ser en-

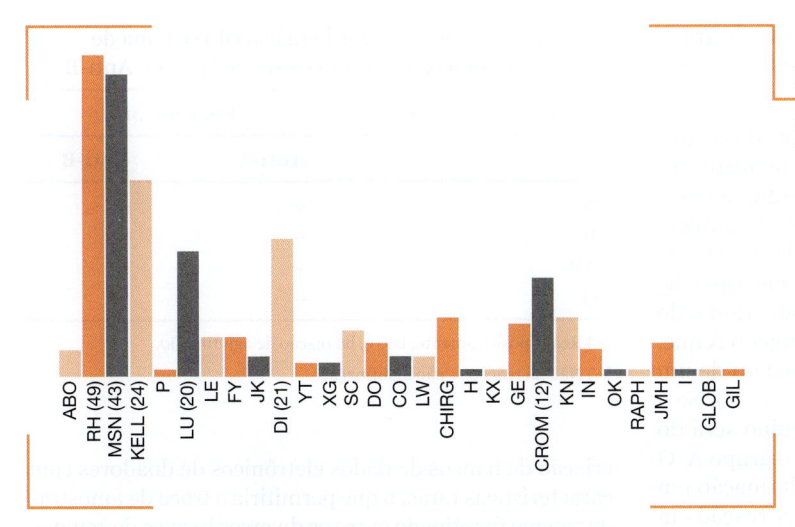

Figura 11.1

Sistemas de grupos sanguíneos.

contrados também em muitas células, como linfócitos, plaquetas, endotélio, capilares venosos e arteriais, células sinusoides do baço, medula óssea, mucosa gástrica, além de secreções e outros líquidos, como saliva, sêmen, leite e urina.

Os anticorpos regulares anti-A e anti-B somente começam a ser produzidos pelo organismo humano após o nascimento, em torno do terceiro mês; assim, se os anticorpos desse sistema forem encontrados no sangue do cordão umbilical, pode-se presumir que são oriundos do sangue materno. A partir dessa época, a concentração de anticorpos do sistema sanguíneo ABO vai aumentando, e atinge seu máximo na adolescência (**Fig. 11.2**). A **Tabela 11.1** apresenta a distribuição de fenótipos, genótipos, antígenos (nas hemácias) e anticorpos (no soro) do sistema de grupos sanguíneos ABO nos indivíduos.

11.2.2.1 Determinação dos grupos sanguíneos do sistema ABO

As técnicas mais simples empregadas geralmente para a determinação dos grupos sanguíneos são provas de hemaglutinação, feitas em tubos de ensaio ou lâminas, com antissoros contendo anticorpos de especificidade conhecida e em níveis elevados. Normalmente, usam-se antissoros comerciais anti-A e anti-B. Na ausência destes,

Tabela 11.1 Distribuição de fenótipos, genótipos, antígenos e anticorpos nas hemácias e no soro, respectivamente, do sistema de grupos sanguíneos ABO

Fenótipo	Genótipo	Antígenos (hemácias)	Anticorpos (soro)
A	AA, AO	A	Anti-B
B	BB, BO	B	Anti-A
AB	AB	A e B	Nenhum
O	OO	Nenhum	Anti-A e Anti-B

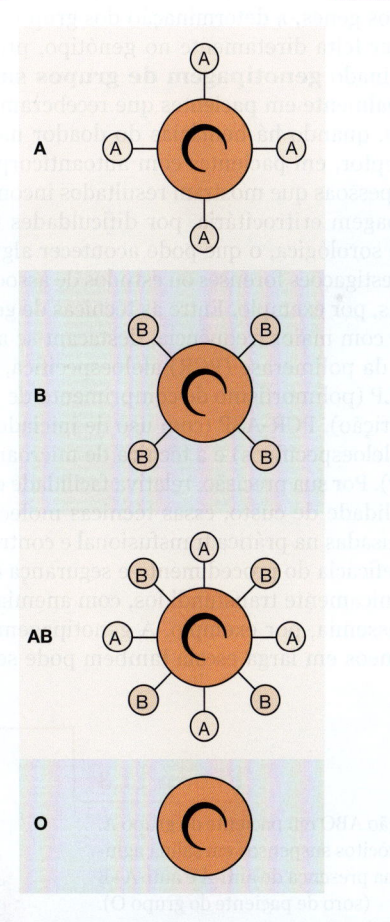

Figura 11.2

Os quatro grupos ou tipos sanguíneos do sistema ABO baseiam-se nos antígenos presentes na superfície das hemácias.

Fonte: Lewis.[2]

podem-se usar soros de indivíduos do grupo A e do grupo B, uma vez que esses indivíduos possuem anticorpos regulares anti-A (grupo B) e anti-B (grupo A).

Assim, colocando-se soro anti-A em uma das extremidades de uma lâmina e anti-B na outra, e misturando hemácias ou sangue total de um indivíduo a esses antissoros, é possível determinar seu tipo sanguíneo, pela observação da ocorrência ou não da reação de aglutinação (= formação de aglomerados celulares). Se a aglutinação ocorrer no soro anti-A, o indivíduo é do grupo A, isto é, possui hemácias com o antígeno A que, em presença do anticorpo anti-A (comercial ou de um indivíduo do grupo B), se aglutinam (**Fig. 11.3**). Se a reação ocorrer com o soro anti-B, o indivíduo será do grupo B, pela mesma razão explicada para o grupo A. O indivíduo será do grupo AB se houver aglutinação em ambos os antissoros; porém, se não houver reação em nenhum deles, o indivíduo será do grupo O, por não apresentar antígeno A nem B em suas hemácias, como mostra a **Tabela 11.2**.

Atualmente, com o conhecimento das sequências de DNA dos genes, a determinação dos grupos sanguíneos pode ser feita diretamente no genótipo, procedimento denominado **genotipagem de grupos sanguíneos**, principalmente em pacientes que receberam transfusão recente, quando há hemácias do doador na circulação do receptor, em pacientes com autoanticorpos, ou ainda em pessoas que mostram resultados inconclusivos na fenotipagem eritrocitária, por dificuldades técnicas na análise sorológica, o que pode acontecer algumas vezes em investigações forenses ou estudos de associações com doenças, por exemplo. Entre as técnicas de genotipagem usadas com maior frequência, destacam-se a reação em cadeia da polimerase (PCR) aleloespecífica, PCR-RFLP ou RFLP (polimorfismo de comprimento de fragmentos de restrição), PCR-ASP (com uso de iniciadores ou *primers* aleloespecíficos) e a técnica de microarranjos (ver Cap. 17). Por sua precisão, relativa facilidade de execução e viabilidade de custo, essas técnicas moleculares vêm sendo usadas na prática transfusional e contribuem para maior eficácia do procedimento e segurança dos pacientes cronicamente transfundidos, com anemia falciforme ou talassemia, por exemplo. A genotipagem de grupos sanguíneos em larga escala também pode servir para a criação de bancos de dados eletrônicos de doadores com características raras, o que permitiria a troca de amostras de sangue fenotipado entre os diversos bancos de sangue, possibilitando a identificação de doadores mais compatíveis com os pacientes, em tempo reduzido.

As técnicas moleculares suprem as deficiências das técnicas de hemaglutinação, que detectam somente o produto do gene, ao passo que a genotipagem molecular detecta o DNA do próprio gene, podendo ser uma excelente alternativa para os casos em que os testes de hemaglutinação não apresentam eficiência (seja devido à ausência de antissoros comerciais de baixa incidência ou à presença de hemácias do doador ainda circulantes no receptor).

Entretanto, embora o método de genotipagem contribua de maneira importante para a caracterização molecular dos antígenos de grupos sanguíneos, essa poderosa ferramenta ainda é utilizada em pequena escala para resolução de casos isolados, uma vez que, para cada paciente ou doador analisado, dezenas de alelos diferentes devem ser pesquisados para garantir a eficiência da análise, o que desencadeia a execução de diversas técnicas de PCR para cada amostra. A alternativa para a resolução desses conflitos seria a aplicação de técnicas moleculares que permitam o trabalho em larga escala (tecnologia de microarranjos), ou seja, a triagem automatizada dos SNPs de grupos sanguíneos em doadores de sangue, possibilitando a exata compatibilidade entre doadores e receptores.

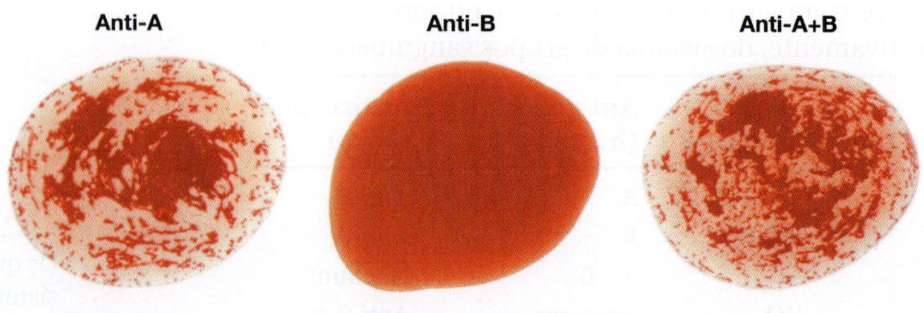

Tabela 11.2 Reação das hemácias do sistema de grupos sanguíneos ABO com os soros Anti-A e Anti-B

Grupos sanguíneos	Reação com	
	Anti-A	Anti-B
A	+	−
B	−	+
AB	+	+
O	−	−

(+) Reage positivamente, isto é, há reação de aglutinação.
(−) Não há reação = não aglutinação.

Figura 11.3

Tipificação ABO em paciente do grupo A. Os eritrócitos suspensos em salina aglutinam na presença de anti-A e anti-A+B (soro de paciente do grupo O).

Fonte: Hoffbrand e colaboradores.[3]

Existem outras aplicações clínicas da genotipagem molecular: identificação do risco de doença hemolítica perinatal, teste direto de antiglobulina positivo, identificação de anticorpos, confirmação de discordâncias nos fenótipos ABO e Rh, determinação da homozigose/heterozigose do antígeno RhD em pais de crianças geradas por mães RhD-negativas, determinação de antígenos fracos (de fraca expressão na membrana eritrocitária), confirmação dos antígenos RhD fraco e RhD parcial, determinação de microquimerismo em pacientes transplantados, testes em medicina legal (testes de paternidade e forenses) e disponibilidade de sangue para pacientes dependentes de transfusão.

Todavia, o uso da genotipagem de grupos sanguíneos ainda apresenta limitações. Por exemplo, há situações em que a genotipagem detecta a presença de um gene que não é expresso, portanto o antígeno não é produzido, como nos fenótipos nulos dos grupos sanguíneos Rh, Fy, K, JK, LW, etc. Existem, também, antígenos que somente são expressos mediante coexpressão de uma proteína de interação produzida por outro gene; se esse gene sofrer mutação e a proteína de interação não se expressar, o antígeno não será encontrado na membrana eritrocitária. Além disso, certas proteínas são expressas em baixo número de cópias, sendo de difícil detecção, como o antígeno Fyx. Algumas vezes, há moléculas híbridas, formadas a partir de genes idênticos, que se desemparelham durante a meiose e podem acarretar resultados falso-positivos ou falso-negativos, se os iniciadores (*primers*) selecionados hibridizarem com o segmento envolvido. A análise de PCR demonstra a presença de uma parte do gene, mas não informa, necessariamente, se o gene inteiro está presente ou se o antígeno é expresso.

11.2.2.2 Genética do sistema de grupos sanguíneos ABO

Os alelos responsáveis pela determinação genética dos antígenos do sistema de grupos sanguíneos ABO estão localizados em um lócus situado no braço longo do cromossomo 9 (9q34), muito próximo ao lócus *AK1*, da enzima adenilatoquinase eritrocitária. O lócus *ABO* consiste em 7 éxons e 6 íntrons, com grande parte da sequência codificadora localizada nos éxons 6 e 7. Existem no mínimo três alelos principais: *A, B* e *O* (alelos múltiplos), cada um apresentando muitas variantes, resultantes principalmente de mutações pontuais de substituição e de mudança da fase de leitura, bem como de recombinação. Estima-se que existam mais de 80 alelos variantes já descritos no sistema de grupos sanguíneos ABO.

Os alelos *A* e *B* são codominantes e o alelo *O* é recessivo em relação a eles. Este último é considerado um alelo amorfo, por não codificar um produto gênico conhecido. Os fenótipos e os genótipos correspondentes ao sistema de grupos sanguíneos ABO estão apresentados na Tabela 11.1.

As variantes mais importantes dos alelos *A* são A_1, A_2, A_3 e A_x. Assim, indivíduos do grupo A podem dividir-se nos subgrupos A_1, A_2, A_3, A_{el} e A_x e os indivíduos do grupo AB em A_1B, A_2B, A_3B, $A_{el}B$ e A_xB, por exemplo. Os dois alelos principais do sistema ABO, A_1 e *B*, diferem entre si em sete substituições nucleotídicas. Existem variantes dos alelos *B*, mais raras do que as de *A*, designadas como B_3, B_x e B_{el}.

O alelo *O* difere do alelo *A* pela deleção de guanina na posição 261, o que causa mudança da fase de leitura e tradução em uma proteína sem atividade enzimática. As variantes do alelo *O* são O_1, O_{1v}, O_2, O_3, O_4 e O_5.

11.2.2.3 Base bioquimicomolecular do sistema de grupos sanguíneos ABO

Os estudos sobre a base bioquímica do sistema ABO demonstraram a existência de uma glicoproteína precursora (cuja cadeia apresenta a sequência: *N-acetilgalactosamina, D-galactose, N-acetilglicosamina* e *D-galactose*; **Fig. 11.4A**), sem qualquer atividade antigênica. O alelo *H*, em homozigose (*HH*) ou heterozigose (*Hh*), determina a produção de uma enzima, a *α-2-L-fucosiltransferase*, que adiciona *L-fucose* à *D-galactose* terminal da glicoproteína precursora, convertendo-a em **antígeno H** (**Fig. 11.4B**).

O antígeno H é uma substância necessária para a produção dos antígenos A e B. Para formar o antígeno A, ou seja, ser dos grupos sanguíneos A (genótipos *AA* ou *AO*) ou AB (genótipo *AB*), além do alelo *H*, o indivíduo necessita do alelo *A*, que determina a produção de uma enzima (*α-N-acetil-D-galactosaminiltransferase*) para fazer a ligação de *N-acetilgalactosamina* à mesma *D-galactose*, à qual está ligada a *L-fucose* do antígeno H (**Fig. 11.4C**). Os indivíduos dos grupos sanguíneos B (genótipos *BB* ou *BO*) ou AB (genótipo *AB*) necessitam do alelo *B*, que determina a produção de outra enzima (*α-D-galactosiltransferase*) para catalisar a ligação de outra *D-galactose* com aquela que está unida à *L-fucose* do antígeno H (**Fig. 11.4D**). Assim, para uma pessoa ser do grupo sanguíneo AB, por exemplo, necessita dos alelos *H, A* e *B* (**Fig. 11.5**). Os indivíduos do grupo sanguíneo O apresentam apenas o antígeno H inalterado (SP).

Se um indivíduo for homozigoto para o alelo *h* (*hh*), o que é muito raro, não poderá produzir a enzima necessária para converter a glicoproteína precursora em antígeno H, não apresentando esta última, nem os antígenos A e/ou B, mesmo sendo portador dos alelos *A, B* ou ambos. Suas hemácias aparentam ser do grupo O, pois não são aglutinadas quando suspensas em antissoros anti-A ou anti-B. Como esse indivíduo não produz antígeno H, não reage tampouco com o antissoro anti-H.

11.2.2.4 Sistema do antígeno H

Atualmente, sabe-se que o sistema do antígeno H é determinado pelo lócus *FUT1* (OMIM 211100), que contém 2

Figura 11.4

Representação esquemática da formação dos antígenos H (**B**), A (**C**) e B (**D**), a partir da adição de cadeias específicas de carboidratos à glicoproteína precursora (**A**).

Fonte: Modificada de Race e Sanger[4].

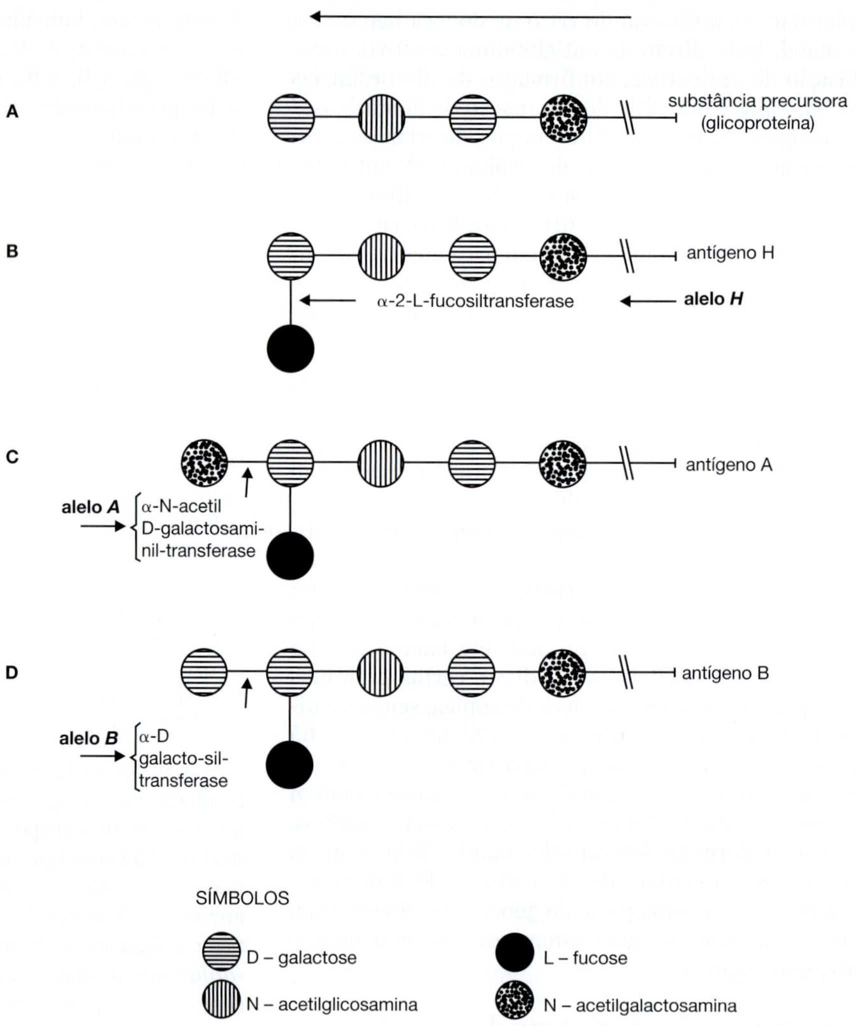

A — substância precursora (glicoproteína)

B — antígeno H
α-2-L-fucosiltransferase ← **alelo H**

C — antígeno A
alelo A → α-N-acetil D-galactosaminil-transferase

D — antígeno B
alelo B → α-D galacto-sil-transferase

SÍMBOLOS

- D – galactose
- N – acetilglicosamina
- L – fucose
- N – acetilgalactosamina

---

alelos, *H* e *h*, e seu produto é o substrato ou antígeno H, sobre o qual ocorre a ação das enzimas produzidas pelos alelos *A* e *B* para a formação dos antígenos A e B. O lócus *FUT1* está localizado no braço longo do cromossomo 19 (19q13.3).

Sua descoberta iniciou quando se percebeu que alguns indivíduos portadores do alelo A_1 apresentavam um anticorpo em seu soro, que aglutinava hemácias do grupo O, sugerindo que estas últimas teriam um antígeno, que então foi denominado **H**. Tal antígeno, portanto, é aglutinado por soro contendo anti-H. A descoberta do raro **fenótipo Bombaim** ajudou a esclarecer esse fato.

O fenótipo Bombaim, assim chamado por ter sido identificado, pela primeira vez, em Bombaim (Índia), em 1952, é aquele em que as hemácias do indivíduo não são aglutinadas por anti-A, anti-B ou anti-H, mostrando que não são células do grupo O; posteriormente, esse fenótipo foi encontrado também em outros locais, sendo hoje denominado de **fenótipo O_h**.

Esse fenótipo foi detectado também na família ilustrada na **Figura 11.6**, na qual se podia mostrar, pelo estudo genealógico, que uma mulher com tal fenótipo era portadora do alelo *B*, pois tinha uma filha *AB* de pai *AO*, embora não tivesse antígeno B demonstrável em suas hemácias. O fenótipo O_h ou Bombaim resultaria da homozigose para um alelo mutante amorfo *h*, muito raro, que em homozigose (genótipo *hh*) não produz antígeno algum a ele associado, sendo o alelo normal *H* responsável pela produção do antígeno H, que é o substrato para a formação dos antígenos A e B. Sem o antígeno H (homozigota *hh*), a mulher II-2 da genealogia mostrada na Figura 11.6 não pode produzir o antígeno B. Esse foi o primeiro caso, detectado em seres humanos, de um *mutante supressor*, embora já fosse conhecido em outros organismos.

Os indivíduos do grupo O diferem dos indivíduos O_h, porque, no primeiro caso, há produção da substância H, porém, no segundo, mesmo que sejam portadores dos alelos *A* e/ou *B*, não formam antígeno algum desse

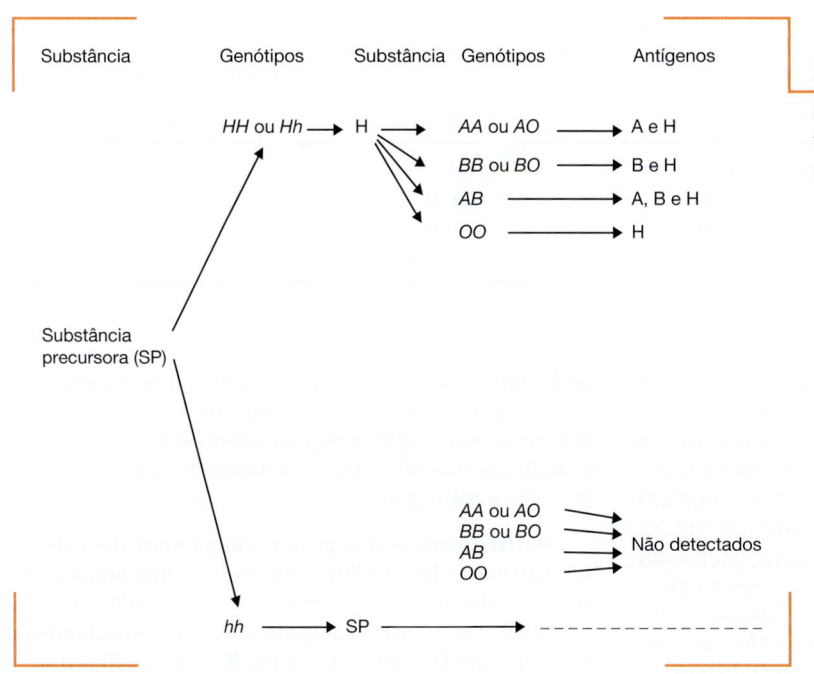

Figura 11.5

Os passos genéticos para a produção dos antígenos A, B e H.
Fonte: Race e Sanger.[4]

sistema na superfície de suas hemácias, sendo, portanto, "falsos O".

No fenótipo O_h, falta a enzima α-2-L-fucosiltransferase, por isso não há produção de antígeno H, não havendo, consequentemente, substrato para a produção dos antígenos A e B. Atualmente, sabe-se que esse fenótipo é causado pela homozigose de uma mutação de sentido trocado (leu242arg) no alelo *FUT1* (antígeno H) e da deleção total do alelo *FUT2* (fator secretor; ver próxima seção). Os indivíduos com o fenótipo O_h transmitem seus alelos *A* e/ou *B* para seus descendentes, nos quais poderão expressar-se, se estes possuírem pelo menos um alelo *H*.

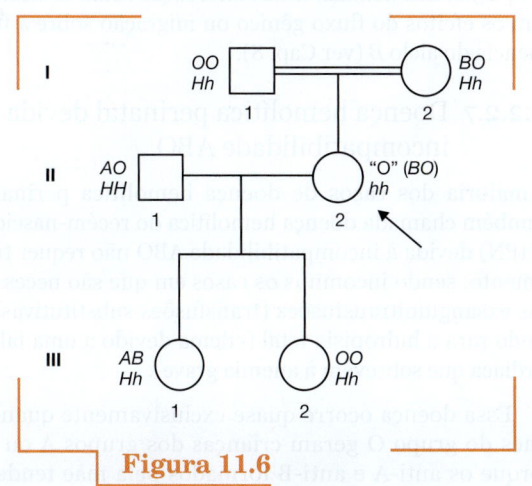

Figura 11.6

Genealogia mostrando o fenótipo O_h (genótipo *hh*) no indivíduo II-2.
Fonte: Thompson e Thompson.[5]

Posteriormente, foram detectados outros alelos variantes do alelo *H*, dois relacionados com o fenótipo Bombaim e dois com efeitos semelhantes a esse fenótipo, com a produção de mínimas quantidades dos antígenos A, B e H: (1) variante do fenótipo Bombaim, com uma mutação sem sentido que cria um códon terminal na região correspondente ao aminoácido 316 (*FUT1*; tyr316ter), resultando em uma enzima encurtada e inativa; (2) variante devida a uma mutação de sentido trocado (*FUT1*; leu242arg), causando fenótipo Bombaim; (3) e (4) mutações com efeitos semelhantes ao do fenótipo Bombaim: leu164his e gln276ter.

11.2.2.5 Secreção dos antígenos A, B e H em líquidos orgânicos

Além de nas hemácias, os antígenos A, B e H podem ser produzidos também na forma hidrossolúvel, em líquidos orgânicos, como saliva, leite materno, lágrima, sêmen, urina, sucos gástricos, etc. Para que isso ocorra, é necessária a presença de um gene secretor (*Se*), que é autossômico dominante; o gene não secretor (*se*) é autossômico recessivo. Os indivíduos secretores podem ser homozigotos ou heterozigotos (*SeSe* ou *Sese*), enquanto os não secretores são sempre *sese*. A **Tabela 11.3** mostra a distribuição dos antígenos A, B e H nas hemácias e na saliva de indivíduos secretores e não secretores dos diferentes grupos sanguíneos do sistema ABO.

O lócus *Secretor* (atualmente denominado *FUT2*; MIM 182100), localiza-se na mesma região cromossômica do alelo *FUT1* (19q13.3) e codifica a enzima α-fucosiltransferase 2. Essa enzima controla a expressão dos antígenos do sistema de grupos sanguíneos ABO(H) na superfície de células epiteliais e nos líquidos cor-

Tabela 11.3 Antígenos A, B e H em secretores e não secretores

Grupo sanguíneo	Antígenos dos secretores		Antígenos dos não secretores	
	Hemácias	Saliva	Hemácias	Saliva
O	H	H	H	–
A	A, H	A, H	A, H	–
B	B, H	B, H	B, H	–
AB	A, B, H	A, B, H	A, B, H	–

(–) = ausência de antígeno.

porais, determinando o estado secretor dos antígenos ABO. A importância do lócus *Secretor* decorre ainda do fato de protagonizar a primeira ligação autossômica descrita em humanos, com os lócus do sistema de grupos sanguíneos Lutheran (Lu) (MIM 111200; 19q13.2) e da distrofia miotônica (MIM 605377; 19q13.2-q13.3). Classicamente, o fator secretor (*Se*) era tido como um regulador da expressão do alelo *H* em secreções externas; sob esse aspecto, no entanto, os indivíduos com fenótipo O_h (ou fenótipo Bombaim; genótipo *hh*) são também incapazes de expressar o alelo *Se*, sugerindo que, na verdade, *H* e *Se* sejam alelos estruturais localizados na mesma região cromossômica, mas cada um codificando uma α-L-fucosiltransferase.

O polimorfismo do lócus *Secretor* (*FUT2*) inclui três variantes conhecidas: (1) resultante de uma mutação sem sentido (*FUT2*, trp143ter) que encurta a enzima e é responsável pelo fenótipo não secretor em 20% dos caucasoides, mas não em japoneses; essa mutação sem sentido é devida à transição G→A no nucleotídeo 428 que acarreta a mudança da fase de leitura; (2) tipo japonês, resultante da transversão A→T no nucleotídeo 385, causando a mutação com sentido trocado (*FUT2*, ile129phe) em japoneses não secretores; e (3) tipo clássico do fenótipo Bombaim, resultante da deleção completa do alelo *FUT2* (*FUT2*, del), encontrada na amostra de indivíduos não consanguíneos com esse fenótipo.

A relação entre o sistema de grupos sanguíneos ABO e o sistema secretor de ABH na saliva e outros líquidos orgânicos é um exemplo de **interação gênica não alélica**, que ocorre quando dois ou mais genes em lócus diferentes (*FUT1* e *FUT2*) atuam juntos para produzir um fenótipo. Quando um indivíduo possui genótipo *SeSe* ou *Sese*, secreta os antígenos A, B e H tanto nas hemácias como na saliva; quando possui genótipo *sese* (portanto, denominado não secretor), secreta os antígenos A, B e H apenas nas hemácias. Assim, o lócus *secretor* interfere na manifestação do lócus *ABO*.

11.2.2.6 Frequências dos grupos sanguíneos do sistema ABO

As frequências dos grupos sanguíneos do sistema ABO variam, em geral, de uma população para outra. Por isso, os valores das frequências alélicas são específicos para cada população estudada. Dados compilados por Dean[6] registram as seguintes frequências fenotípicas desse sistema sanguíneo: eurodescendentes: O = 44%, A = 43%, B = 9% e AB = 4%; afrodescendentes: O = 49%, A = 27%, B = 20% e AB = 4%; e asiáticos: O = 43%, A = 27%, B = 25% e AB = 5%.

As frequências dos grupos sanguíneos do sistema ABO encontradas em Porto Alegre, em uma amostra de euro-brasileiros sadios, foram as seguintes: O = 45%, A = 43%, B = 9% e AB = 3%; para afro-brasileiros também sadios foram: O = 48%, A = 34%, B = 14% e AB = 4%.

Em outra amostra de 2.586 indivíduos euro-brasileiros, englobando o Rio Grande do Sul, foram encontradas as seguintes frequências para os grupos sanguíneos do sistema ABO: O = 45%, A = 41%, B = 10% e AB = 4%.

Para termos de comparação, em uma amostra de doadores de sangue euro-brasileiros e afro-brasileiros de São Paulo, as frequências respectivas são: para euro-brasileiros: O = 46%, A = 40%, B = 12% e AB = 2%; e para afro-brasileiros: O = 48%, A = 32%, B = 17% e AB = 3%.

Em geral, a maior variação entre as frequências dos grupos sanguíneos desse sistema é observada nos grupos A e B, entre os eurodescendentes e os afrodescendentes e asiáticos, que têm as seguintes amplitudes: A = 41-43% e B = 9-12%, nos eurodescendentes; e A = 27-34% e B = 14-25%, nos demais. Essas diferenças estão de acordo com os efeitos do fluxo gênico ou migração sobre a frequência do alelo *B* (ver Cap. 8).

11.2.2.7 Doença hemolítica perinatal devida à incompatibilidade ABO

A maioria dos casos de doença hemolítica perinatal (também chamada doença hemolítica do recém-nascido, DHPN) devida à incompatibilidade ABO não requer tratamento, sendo incomuns os casos em que são necessárias exsanguinitransfusões (transfusões substitutivas) e sendo rara a hidropisia fetal (edema devido a uma falha cardíaca que sobrevém à anemia grave).

Essa doença ocorre quase exclusivamente quando mães do grupo O geram crianças dos grupos A ou B, porque os anti-A e anti-B formados pela mãe tendem a ser do tipo IgG (portanto, atravessam a placenta), ao passo que os anti-A e anti-B encontrados no soro de indivíduos dos grupos B e A, respectivamente, tendem a ser do tipo IgM. Embora seja incomum, já foram relatados casos de DHPN em crianças filhas de mães dos grupos A_2 e B.

Apesar de ser a DHPN mais frequente, em geral é leve, principalmente porque o feto não expressa o nível adulto dos antígenos A e B e pela neutralização parcial dos anticorpos IgG maternos pelos antígenos A e B localizados em outras células, no plasma e nos líquidos orgânicos. No entanto, a potência dos antígenos do sistema ABO pode variar, portanto o grau de hemólise e a gravidade da DHPN são imprevisíveis. A prevalência de doenças que necessitaram de tratamento não difere significativamente entre asiáticos, afrodescendentes e eurodescendentes.

Ao contrário da DHPN devida à incompatibilidade do Rh, a DHPN devida ao ABO pode surgir na primeira gravidez e pode afetar as gestações subsequentes ou não.

11.2.2.8 Sistema de grupos sanguíneos ABO e doenças comuns

Existem numerosos estudos, originados de diferentes partes do mundo, sobre a possível associação do sistema de grupos sanguíneos ABO e a suscetibilidade ou resistência a doenças. A **Tabela 11.4** mostra alguns dos exemplos mais importantes dessa associação.

Os indivíduos do tipo O têm cerca de 25% menos fator VIII e fator von Willebrand (ver Cap. 13) no plasma do que os de tipos não O, baixos níveis desses fatores causam sangramento excessivo. Por outro lado, níveis aumentados causam risco maior de doença arterial (doença cardíaca isquêmica) e venosa (doença tromboembólica), portanto os indivíduos de tipos não O têm maior risco de doenças arteriais e venosas.

Tabela 11.4 Exemplos de associação entre os grupos sanguíneos do sistema ABO e doenças comuns

Doença	Comparação	Risco relativo
Câncer gástrico	A : O	1,2
Câncer pancreático	Não O : O	>1,0
Doença cardíaca isquêmica	Não O : O	1,2
Doenças reumáticas	Não O : O	1,2
Doenças tromboembólicas	Não O : O	1,6
Lúpus eritematoso crônico discoide disseminado	A : Não A	>1,0
Malária (grave)	Não O : O	1,6
Tumores de glândulas salivares (malignos)	A : O	1,6
Tumores de glândulas salivares (não malignos)	A : O	2,0
Úlcera duodenal	O : A	1,3
Úlcera gástrica	O : A	1,2

Fonte: Thompson e Thompson,[5] Rowe e colaboradores,[7] Tamega e colaboradores[8] e OMIM.[9]

No caso da suscetibilidade/resistência a infecções, a interação entre o patógeno e a membrana dos eritrócitos pode resultar de semelhança antigênica, adesão com receptores específicos ou modulação da resposta imune. Segundo dados antropológicos, as distribuições geográfica e racial dos grupos sanguíneos humanos refletem a suscetibilidade das populações com tipos específicos de grupos sanguíneos à peste bubônica, cólera, varíola, malária e outras doenças infecciosas.

11.2.2.9 Sistema de grupos sanguíneos Lewis

O sistema de grupos sanguíneos Lewis (Le ou LE; lócus *FUT3*; OMIM 111100) envolve antígenos produzidos por células teciduais e secretados nos líquidos orgânicos e apenas secundariamente adsorvidos aos eritrócitos, causando reações hemolíticas pós-transfusionais. A última etapa na formação dos antígenos Lewis (adição de uma fucose aos polissacarídeos precursores) pode ser catalisada pela FUT1, ou Bombaim (OMIM 211100), pela FUT2, ou secretor (OMIM 182100) ou pela FUT3, ou Lewis (existindo ainda a FUT4, que é a forma mieloide da α-3-fucosiltransferase; OMIM 104230).

A α-3-fucosiltransferase é codificada pelo alelo *FUT3*, localizado no cromossomo 19p13.3. Sua expressão depende da interação dos alelos *H* e *h* (do sistema do antígeno H), *Se* e *se* (do sistema Secretor), e dos alelos do sistema ABO.

Além de ser importante em transfusões sanguíneas, uma vez que alguns indivíduos tipificados como Le(+) nos eritrócitos podem mudar esse fenótipo para Le(-) no decorrer de certas doenças ou gestação, esse sistema de grupos sanguíneos é utilizado em determinação de paternidade. Os pacientes cujos eritrócitos converteram-se de Le(+) para Le(-) durante sua doença eram heterozigotos para o alelo *FUT3*.

11.2.3 Sistema de grupos sanguíneos Rh

O sistema de grupos sanguíneos Rh foi descoberto por Landsteiner e Wiener, em 1940. Sua importância é a mesma do sistema ABO, isto é, em transfusões e em obstetrícia, na incompatibilidade materno-fetal, que pode originar a DHPN.

Esse sistema foi assim denominado porque foram usados macacos *Rhesus* (atualmente *Macaca mulata*) nos experimentos que levaram à sua descoberta (**Fig. 11.7**).

11.2.3.1 Genética do sistema de grupos sanguíneos Rh

Apesar de ser mais complexo sob o aspecto molecular, para fins didáticos e práticos o sistema de grupos sanguíneos Rh (OMIM 111680), também simbolizado por RH de acordo com a ISBT, pode ser descrito com um único par de alelos, *D* e *d*. As pessoas Rh-positivas têm genótipo *DD* ou *Dd*, e as Rh-negativas são *dd*.

Figura 11.7

Obtenção do soro anti-Rh e modos como as hemácias dos macacos *Rhesus* (atualmente *Macaca mulata*) e das pessoas reagem a esse soro.

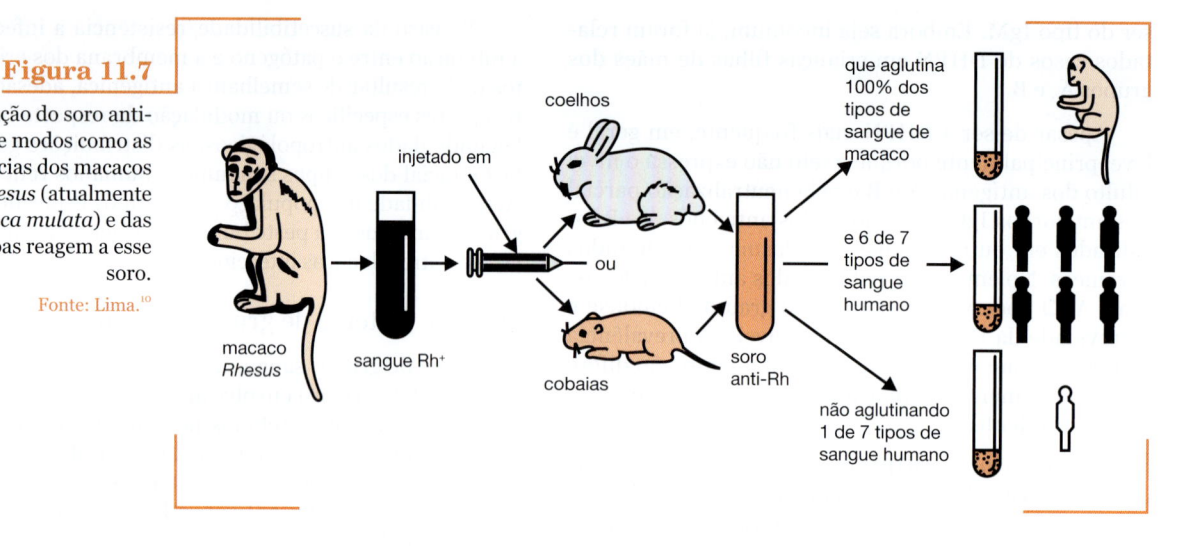

Fonte: Lima.[10]

Até a década de 1990, havia controvérsia sobre a exata determinação genética desse sistema, com duas hipóteses que não se excluíam: a de Fisher-Race e a de Wiener. Segundo a hipótese de Fisher-Race, o sistema de grupos sanguíneos Rh era determinado por uma série de três genes intimamente ligados, na ordem *D*, *C* e *E* com seus respectivos alelos *d*, *c*, e *e*, ebastava estar presente um alelo *D* para o indivíduo ser considerado Rh-positivo (*Dce, DCe, DcE* e *DCE*). De acordo com a hipótese de Wiener, esse sistema sanguíneo era determinado por um único lócus com uma série de oito alelos; os indivíduos Rh-positivos eram R^0, R^1, R^2 e R^Z.

No início daquela década, evidências bioquímicas mostraram que existem dois tipos de polipeptídeos na membrana dos eritrócitos: um correspondente ao antígeno RhD (nova nomenclatura) e o outro às séries de antígenos RhC/c e RhE/e. A clonagem das sequências genômicas respectivas, usando DNA complementar (cDNA) de Rh de reticulócitos, revelou que existem dois genes codificando o sistema Rh, um para o antígeno D (*RHD*; OMIM 111680) e um segundo para os antígenos Cc e Ee (*RHCE*; OMIM 111700), localizados em direções opostas no cromossomo 1 (1p36.2-p34) e intercalados pelo gene *SMP1* (OMIM 605348). A **Figura 11.8** mostra os lócus *RHD* e *RHCE* e suas características, enquanto a **Figura 11.9** ilustra os fenótipos e os genótipos correspondentes do sistema Rh. A localização do gene *SMP1* entre ambos os genes do sistema Rh significa que qualquer polimorfismo que ele apresente deve estar intimamente ligado a algum haplótipo específico de Rh, podendo causar pressão seletiva favorável ou contrária a esse haplótipo. Isso talvez explique a alta frequência de indivíduos Rh-negativos na população europeia.

Independentemente da presença dos antígenos codificados pelo lócus *RHCE*, as pessoas RhD-positivas, ou simplesmente Rh-positivas, apresentam o antígeno RhD, codificado pelo gene *RHD*, pertencente ao lócus *RHD*, enquanto as pessoas RhD-negativas, ou Rh-negativas, não apresentam o antígeno RhD, porque nelas está faltando o gene *RHD*. Essas pessoas são homozigotas para a deleção do gene *RHD*, e talvez por isso nunca tenha existido o antígeno d, nem tenha sido formado um anticorpo para esse antígeno. Os anticorpos Rh são anticorpos irregulares e ocorrem de maneira imune, isto é, resultam de transfusão ou gestação anteriores incompatíveis quanto a esse sistema de grupos sanguíneos, sendo o anti-D responsável pela maior parte dos problemas

Figura 11.8

Sistema sanguíneo Rh, com os lócus RHD e RHCE.

- 69Kb, 10 exons
- Proteína transmembrana 30-32kDa
- 95% identidade
- 49 ags definidos sorologicamente
- RHD flanqueado por 2 caixas Rhesus
- SMP = Pequena proteína de membrana

Figura 11.9

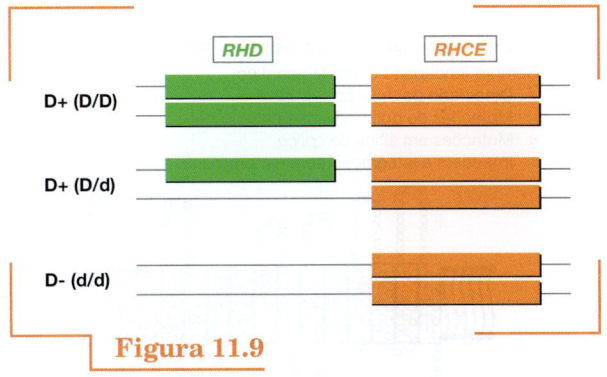

Fenótipos e genótipos correspondentes do sistema de grupos sanguíneos Rh.

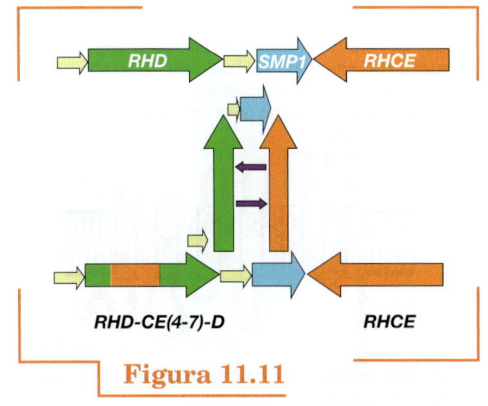

Figura 11.11

Formação de genes híbridos.

clínicos. Os anticorpos anti-C, anti-c, anti-E e anti-e às vezes são detectados em alguns indivíduos e podem causar reações transfusionais e DHPN.

O sistema de grupos sanguíneos Rh tem 49 antígenos já detectados, mais de 200 alelos e muitos fenótipos. Os principais antígenos são RhD, RhC/Rhc e RhE/Rhe. A diferença entre os antígenos RhC e Rhc depende de mutações pontuais, que causam a substituição de aminoácidos nos éxons 1 e 2 no alelo *RHc*; a diferença entre os antígenos RhE e Rhe depende de uma mutação pontual no éxon 5, que troca prolina por alanina no resíduo 226 do alelo *RHe*. Um mecanismo provável de codificação dos polipeptídeos Cc e Ee por um só gene (*RHCE*) é por encadeamento alternativo (ver Cap. 1). Na **Figura 11.10** é apresentada a localização cromossômica dos genes do sistema Rh, os antígenos codificados e sua estrutura proteica.

Existem ainda outros alelos, perfazendo mais de uma centena de combinações, pois a proximidade dos genes *RHD* e *RHCE* e suas orientações opostas no cromossomo aumentam a probabilidade de trocas genéticas. Portanto, essas variantes podem originar-se, por exemplo, de mutações de sentido trocado, ou de rearranjos gênicos com formação de genes híbridos (**Fig. 11.11**).

Entre as principais variantes dos antígenos RhD, resultantes de mutações no gene *RHD*, encontram-se as seguintes: D fraco (com 53 mutações), D parcial (com ~ 50) e D_{el} (com ~8), ilustradas nas **Figuras 11.12, 11.13 e 11.14**. O D fraco, anteriormente conhecido como D^U, está presente em 0,2 a 1% dos caucasoides com expressão reduzida do antígeno RhD. A maioria dos fenótipos com esse tipo de antígeno tem proteínas RhD alteradas. Os indivíduos com o antígeno D parcial podem produzir anti-D similar à produzida pelos indivíduos RhD-negativos. Essa variante é encontrada em menos de 1% dos europeus. A **síndrome de deficiência de Rh** ou **doença do Rh nulo** (OMIM 268150) consiste na presença apenas do gene *RHCE*, com falta total do gene *RHD*. O fenótipo Rh nulo pode ser de dois tipos. O tipo regulador é o mais comum, sendo análogo ao fenótipo Bombaim; é causado pela homozigose de um gene repressor autossômico recessivo (*RHAG* ou *Rh50Ato*), que é independente do lócus *RH* e está mapeado no cromossomo 6p21.1-p11; suas características clínicas incluem anemia, redução da sobrevida eritrocitária,

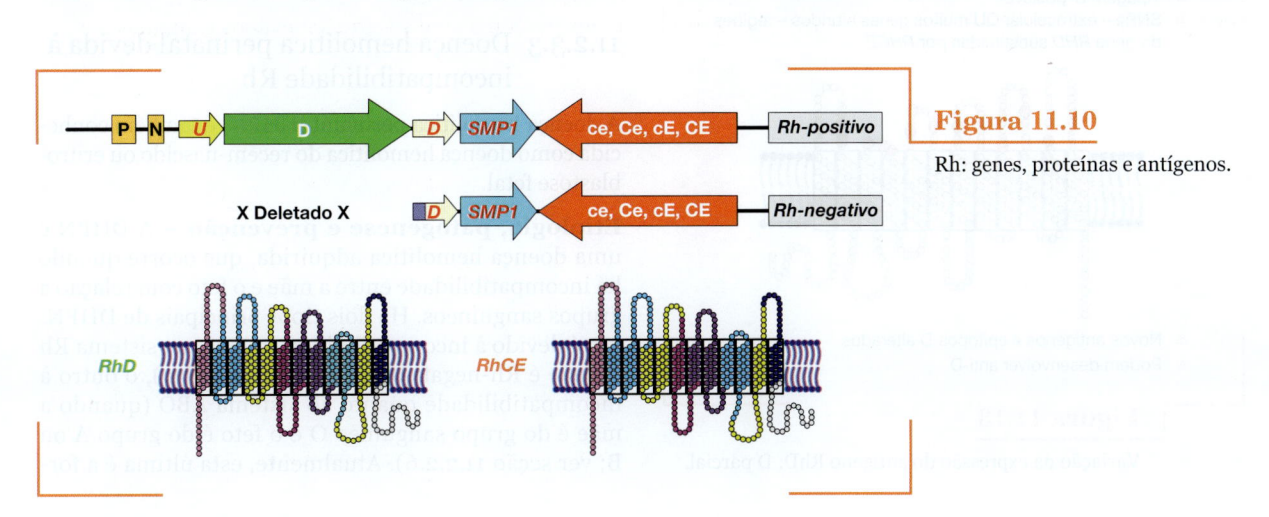

Figura 11.10

Rh: genes, proteínas e antígenos.

- Incidência - 0.2-3% - diferenças populacionais
- Requer teste indireto da AGH para ser detectado (dependente do reagente utilizado)
- Mutações de polimorfismo único no gene

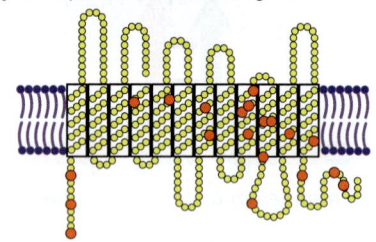

- Efeito na quantidade da proteína, mas não nos epítopos de D
- Geralmente não desenvolvem anti-D

Figura 11.12

Variação na expressão do antígeno RhD: D fraco.

- Expressão muito fraca do antígeno RhD
Sempre fenotipado como D-negativo
- Detectado por eluição
- Mutações de polimorfismo único no gene
- Mutações em sítios de *splice*
- Impedem a integração com a membrana

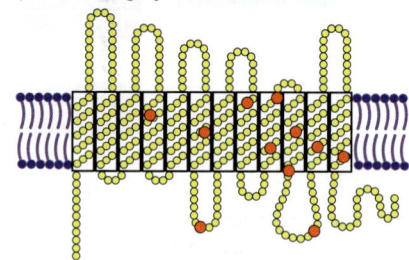

- DEL RHD (K409K) encontrado nos raros asiáticos D-negativos e são C+ (28% dos japoneses D-negativos)

Figura 11.14

Variação na expressão do antígeno RhD: D_{el}.

estomatócitos (formas de eritrócito em que uma fenda ou boca substitui a área central de palidez da célula) e hemoglobina fetal (Hb F) aumentada. O outro tipo é o amorfo, causado pela homozigose de um alelo silencioso no lócus *RH*; suas características clínicas são estomatocitose e anemia hemolítica crônica.

As bases moleculares dos fenótipos RhD-negativos podem ser: deleções do gene *RHD*, que são comuns em populações europeias e eurodescendentes; ausência de expressão do gene *RHD* intacto, mais comum em populações orientais; formação de genes híbridos; mutações que geram códons de finalização prematuros; inserções ou deleções de bases que causam mudança na fase de leitura; e mutações nos sítios de encadeamento.

É importante mencionar o fenômeno de quimeras D^+/D^- em indivíduos *ccee*, que são 95% RhD-negativos e 5% RhD-positivos. São fenotipados como RhD-negativos, por isso é necessária sua genotipagem, pois já têm imunogenicidade estabelecida. Em geral, os pacientes RhD-negativos que recebem quimeras D^+/D^- desenvolvem o anticorpo anti-D.

11.2.3.2 Frequências dos grupos sanguíneos do sistema Rh

Em geral, 85% dos indivíduos caucasoides são Rh-positivos (*DD* ou *Dd*) e 15% são Rh-negativos (*dd*), mas essa frequência é variável. Por exemplo, a prevalência de Rh-negativos é de 20 a 30% em europeus, 7% em afro-americanos e inferior a 1% em chineses e japoneses.

Em afro-brasileiros de Porto Alegre (RS), a frequência de Rh-positivos é de 94% e a de Rh-negativos é de 6%, considerando-se apenas o lócus *RHD*, que é o que tem maior importância para transfusões, e o uso somente de soro anti-D.

11.2.3.3 Doença hemolítica perinatal devida à incompatibilidade Rh

A doença hemolítica perinatal (DHPN) é também conhecida como doença hemolítica do recém-nascido ou eritroblastose fetal.

Etiologia, patogênese e prevenção – A DHPN é uma doença hemolítica adquirida, que ocorre quando há incompatibilidade entre a mãe e o feto com relação a grupos sanguíneos. Há dois tipos principais de DHPN: um é devido à incompatibilidade quanto ao sistema Rh (a mãe é Rh-negativa e o feto, Rh-positivo), o outro à incompatibilidade quanto ao sistema ABO (quando a mãe é do grupo sanguíneo O e o feto é do grupo A ou B; ver seção 11.2.2.6). Atualmente, esta última é a for-

- Tipagem D-positivo
- SNPs – extracellular OU muitos genes híbridos – regiões do gene *RHD* substituídas por *RHCE*

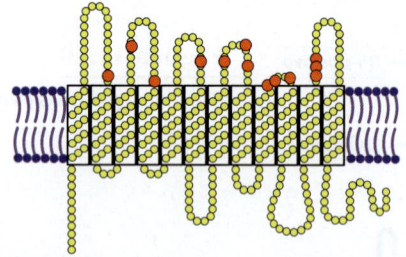

- Novos antígenos e epítopos D alterados
- Podem desenvolver anti-D

Figura 11.13

Variação na expressão do antígeno RhD: D parcial.

ma mais comum de DHPN, sendo seguida pela DHPN causada pela incompatibilidade quanto ao sistema Rh. Em menor frequência, a DHPN pode ser causada por incompatibilidade quanto a outros sistemas sanguíneos, como o Kell ou o Duffy. Em qualquer caso, o diagnóstico deve ser confirmado por testes específicos, como o teste de Coombs. A **Tabela 11.5** mostra esses e outros sistemas de grupos sanguíneos clinicamente importantes.

Normalmente, a circulação materna e a fetal são completamente separadas pela placenta, mas, quando ocorrem falhas nessa membrana, pequenas quantidades de sangue fetal atingem a circulação materna. A grande transferência de eritrócitos fetais para a circulação materna ocorre durante o trabalho de parto e o nascimento, quando a placenta se desprende e um grande número de hemácias fetais entra na corrente sanguínea da mãe (0,5 mL de sangue fetal é suficiente para o estímulo imunológico primário). Geralmente o primeiro filho não sofre a ação dos anticorpos maternos, mas, em uma segunda gestação, o feto poderá ser prejudicado. No entanto, quando a mãe Rh-negativa já sofreu uma transfusão prévia incompatível ou teve um aborto Rh-positivo, fez amniocentese ou sofreu outro traumatismo placentário, ela poderá ter ficado sensibilizada, acarretando problemas também na primeira gestação.

Em uma mãe Rh-negativa, as células fetais Rh-positivas que entrarem na circulação materna (em geral no terceiro trimestre de gestação ou durante o parto) podem estimular a formação de anti-D pela mãe, o qual pode ser transferido para a circulação fetal. Quando isso acontece, suas hemácias são destruídas, o feto torna-se anêmico e libera grande quantidade de eritroblastos (hemácias imaturas e nucleadas; daí a denominação de eritroblastose fetal) no sangue. A gravidade da doença hemolítica varia desde ligeira anemia até morte intrauterina, que pode ser causada por hidropisia. A **Figura 11.15** mostra o mecanismo determinante da DHPN.

Após o nascimento, a rápida destruição das hemácias produz grande quantidade de bilirrubina, causando icterícia durante as primeiras 24 horas de vida. A bilirrubina vai se ligando à albumina até a sua total saturação (bilirrubina conjugada); a fração livre de bilirrubina (não conjugada) irá depositar-se nas células nervosas da criança, constituindo o chamado *kernicterus* e provocando lesão cerebral.

As crianças que sobrevivem à DHPN apresentam, geralmente, surdez, deficiência mental e paralisia cerebral. Podem mostrar outros sinais clínicos, como hepatoesplenomegalia, ascite, petéquias hemorrágicas e edema generalizado.

Como a frequência de mães Rh-negativas com filhos Rh-positivos é relativamente alta na população, seria de se esperar que a ocorrência de casos de DHPN fosse maior do que a constatada. O que acontece é que a mãe raramente se sensibiliza, em virtude de diversos fatores que a protegem, sendo estes os mais importantes: (1) eficácia da placenta como barreira às hemácias do feto (normalmente a placenta separa por completo as circulações materna e fetal; em algumas circunstâncias, como em abortos, essa barreira pode sofrer solução de continuidade, favorecendo a sensibilização materna); (2) proteção devida à incompatibilidade quanto ao sistema ABO; por exemplo, se a mãe for do grupo O e a criança A ou B, as hemácias do feto que penetrarem na circulação materna serão destruídas, em grande parte, pelos anticorpos maternos (anti-A e anti-B) antes que possam sensibilizar a mãe, isto é, antes que ela forme anticorpos anti-Rh (**Fig. 11.16**); e (3) variabilidade na capacidade individual de cada mulher para formar anticorpos; assim, há mulheres que já na primeira gestação podem ter crianças com doença hemolítica, enquanto outras têm três ou mais gestações incompatíveis sem produzir anticorpos anti-Rh.

Para evitar a sensibilização de uma mulher Rh-negativa, deve ser usado sempre um sangue Rh compatível em qualquer transfusão de sangue. A sensibilização e,

Tabela 11.5 Sistemas de grupos sanguíneos clinicamente importantes

Sistemas	Frequência de anticorpos	Causa de reação hemolítica transfusional	Causa de doença hemolítica perinatal
ABO	Quase universal	Sim (comum)	Sim (geralmente leve)
Rh	Comum	Sim (comum)	Sim
Kell	Ocasional	Sim (ocasional)	Anemia, não hemólise
Duffy	Ocasional	Sim (ocasional)	Sim (ocasional)
Kidd	Ocasional	Sim (ocasional)	Sim (ocasional)
Lutheran	Raro	Sim (rara)	Não
Lewis	Ocasional	Sim (rara)	Não
P	Ocasional	Sim (rara)	Sim (rara)
MN	Raro	Sim (rara)	Sim (rara)
Li	Raro	Improvável	Não

Fonte: Hoffbrand e colaboradores.[3]

Figura 11.15

Mecanismo determinante da DHPN. Se um homem Rh⁺ e uma mulher Rh⁻ gerarem uma criança Rh⁺, essa mulher poderá se tornar sensibilizada e formará anticorpos contra os antígenos presentes na superfície das hemácias de uma futura criança Rh⁺.

Fonte: Doan e colaboradores.[11]

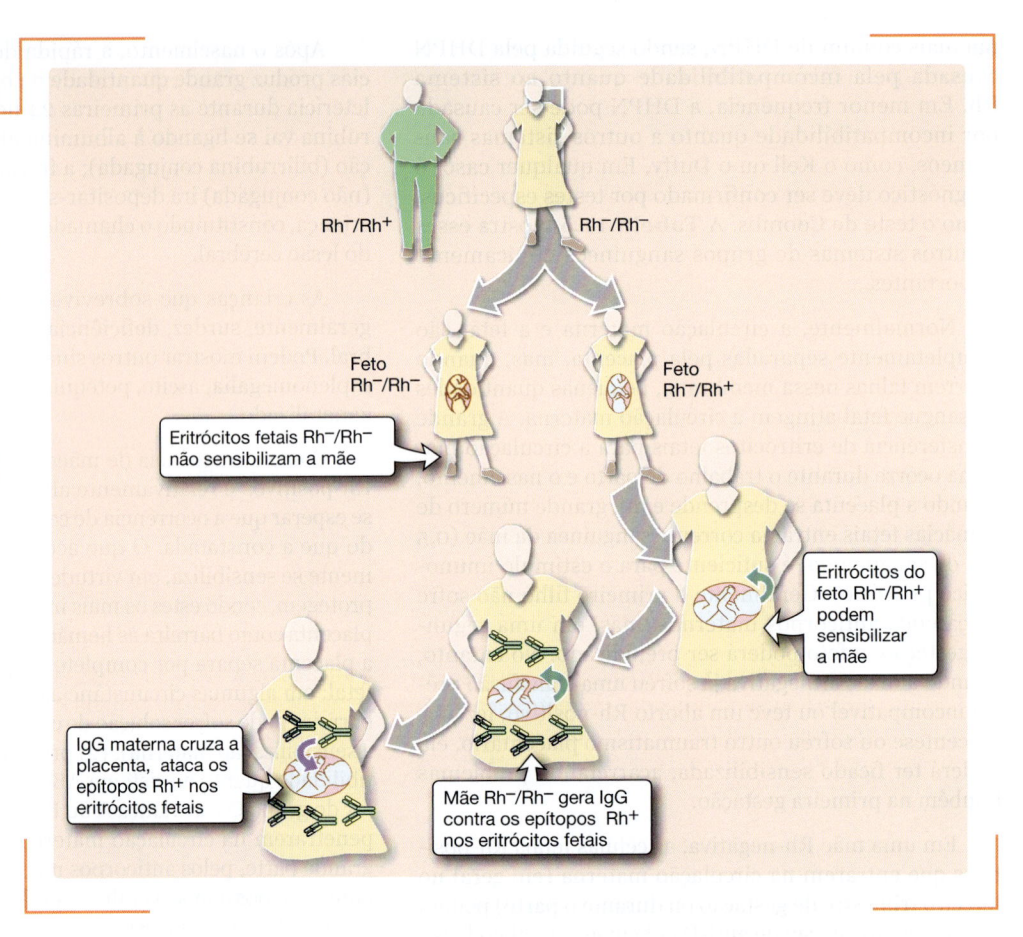

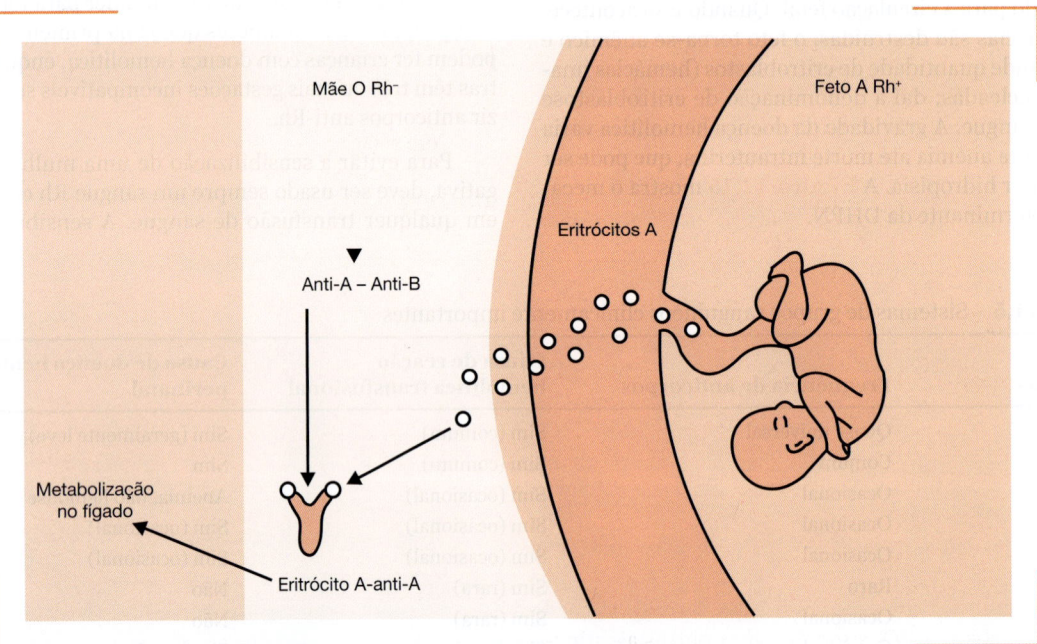

Figura 11.16

Proteção devida à incompatibilidade quanto ao sistema ABO, contra a imunização por feto Rh⁺. Neste caso, em que a mãe é do grupo O e a criança é do grupo A, as hemácias do feto que penetrarem na circulação materna serão destruídas, em grande parte, pelos anticorpos maternos (anti-A e anti-B), antes que a mãe forme anticorpos anti-Rh.

Fonte: Vermes.[12]

portanto, a incompatibilidade de Rh após o parto podem ser evitadas pela administração de uma injeção, via intramuscular, de anticorpos anti-D, na mãe Rh-negativa, nas primeiras 72 horas após o parto, pois assim qualquer célula fetal Rh-positiva que seja encontrada a caminho da circulação materna será destruída antes que a mãe seja sensibilizada. Como a imunoglobulina injetada (ao contrário da produzida naturalmente) tem vida curta e é logo gasta no processo de inativação das hemácias fetais, ela se esgota nesse processo, evitando assim a imunização da mãe. Além disso, antes da 28ª semana de gestação, o genótipo RhD fetal pode ser determinado em uma amostra de sangue materno, por PCR para antígeno RhD, dada a notável sensibilidade dessa técnica.

É procedimento de rotina fazer a prevenção da imunização anti-RhD, nas gestantes Rh-negativas, com pesquisa de anticorpos irregulares durante todas as gestações, para impedir ou controlar o desenvolvimento de anticorpos anti-Rh. Se o genótipo fetal revelado pelo exame de PCR for RhD-negativo, nenhuma outra profilaxia anti-D será necessária. Se esse exame não for feito ou revelar genótipo fetal RhD-positivo, as gestantes Rh-negativas não sensibilizadas devem receber ao menos 500 unidades (100 μg) de anti-D na 28ª e na 34ª semanas, para reduzir o risco de sensibilização originado por hemorragias fetomaternas. Além disso, o sangue do cordão dos recém-nascidos de mães RhD-negativas não sensibilizadas deve ser tipificado para ABO e Rh. Quando os bebês forem RhD-negativos, as mães não precisam receber tratamento posterior, mas quando forem RhD-positivos, as mães devem receber a injeção de anticorpos anti-D já referida. Apesar desse acompanhamento, é possível que algumas gestantes sejam sensibilizadas. Se surgirem anticorpos anti-D, é necessário realizar sua titulação em intervalos regulares; a potência do anti-D presente no soro materno relaciona-se com a gravidade clínica da DHPN, mas outros fatores também influem, como a subclasse de IgG, o ritmo de elevação do título e a história pregressa. Pode-se saber se o feto foi afetado realizando-se um exame de velocimetria do fluxo sanguíneo na artéria cerebral média, feita por ultrassonografia com Doppler, pois essa velocidade correlaciona-se com a baixa viscosidade sanguínea causada pela anemia. Se for detectada anemia, deve ser decidido entre um parto antecipado com os riscos da prematuridade e uma transfusão substitutiva intrauterina, com hemácias RhD-negativas irradiadas, ou o tratamento do feto no útero, com transfusões de sangue.

Tratamento – A hiperbilirrubinemia consequente à incompatibilidade materno-fetal poderá ser evitada por transfusões substitutivas ou exsanguinitransfusões, administrando-se ao bebê sangue Rh-negativo e compatível quanto ao sistema ABO, a fim de evitar outras aglutinações e debelar a crise aguda. Essa troca de sangue pode ser realizada com a criança ainda no útero materno ou logo após o nascimento, porém os resultados ainda não são plenamente satisfatórios.

A fototerapia (exposição do recém-nascido à luz de comprimento de onda adequado) é útil, por degradar a bilirrubina e diminuir o risco de *kernicterus*.

11.2.4 Sistemas ABO e Rh em transfusões sanguíneas

Os sistemas sanguíneos ABO e Rh são os mais considerados em casos de transfusão. Os receptores devem receber sangue de grupo idêntico ao seu, mas, em casos de emergência, indivíduos de outros tipos sanguíneos podem ser doadores, contanto que haja compatibilidade sanguínea entre doador e receptor. Quando houver necessidade de transfusão de sangue superior a 500 mL, deve ser utilizado sangue idêntico ao do receptor. A **Tabela 11.6** mostra as reações de aglutinação entre hemácias do doador e anticorpos do receptor, para o sistema ABO. Deve-se notar que é considerada a *presença de antígenos nas hemácias do doador e de anticorpos no soro do receptor*. Os anticorpos no plasma do doador, normalmente, não são levados em conta, pois em geral não causam reação transfusional, visto que são muito diluídos no sangue do receptor e, no caso do sistema ABO, absorvidos quase que totalmente nos tecidos do indivíduo. A **Figura 11.17** mostra a compatibilidade e a incompatibilidade entre os diversos grupos sanguíneos do sistema ABO em transfusões sanguíneas. Observe que quando o doador for do grupo sanguíneo O não existe reação de aglutinação, pelo fato de não possuir antígenos A e/ou B nas suas hemácias; é por essa razão que ele é denominado **doador universal**. Por outro lado, quando o receptor for do grupo sanguíneo AB, pelo fato de não possuir anticorpos anti-A e anti-B em seu soro, poderá receber sangue de indivíduos de todos os grupos sanguíneos, motivo pelo qual ele é denominado **receptor universal**.

Com relação ao sistema sanguíneo Rh, um indivíduo Rh-negativo deve receber somente sangue de indivíduos Rh-negativos. Quando se desconhece o grupo sanguíneo do receptor, em casos de emergência, por exemplo, deverá ser-lhe transfundido sangue de indivíduo Rh-negativo.

Tabela 11.6 Reações de aglutinação no sistema ABO em casos de transfusão

Receptor		Doador			
		Antígenos (hemácias)			
Grupo sanguíneo	Anticorpos (soro ou plasma)	A	B	AB	O
A	Anti-B	−	+	+	−
B	Anti-A	+	−	+	−
AB	Nenhum	−	−	−	−
O	Anti-A e Anti-B	+	+	+	−

Figura 11.17

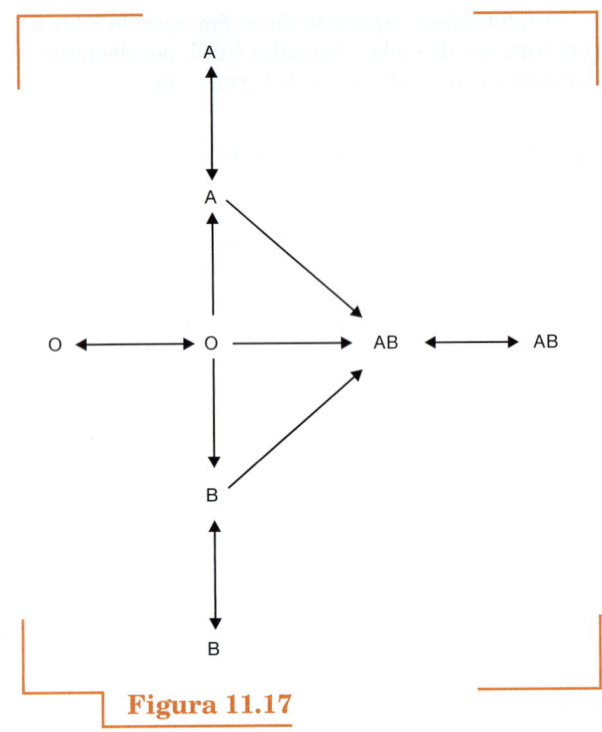

Compatibilidade e incompatibilidade no sistema ABO em transfusões sanguíneas.

Fonte: Doan e colaboradores.[11]

Em doadores de sangue, gestantes e pacientes, deve-se cuidar a tipificação RhD, detectando-se todos os casos em que há risco de desenvolverem anti-D. Entre os doadores, alguns D fracos não são identificados e todos os D_{el} são tipificados como RhD-negativos. O risco é que esses fenótipos podem estimular a produção de anti-D em pacientes RhD-negativos. Entre as gestantes e os pacientes, a maioria dos D fracos não apresenta risco de desenvolver o anti-D; já o D parcial traz o risco de desenvolver anti-D, mas os fenotipados como D-positivos não são detectados. As mulheres em idade fértil e as gestantes devem ser consideradas RhD-negativo para fins transfusionais e prevenção da incompatibilidade Rh.

Quando há necessidade de transfusões sanguíneas frequentes, em casos de indivíduos talassêmicos ou com anemia falciforme, deve haver a maior similaridade antigênica possível entre doador e receptor, porque os indivíduos politransfundidos, por receberem grandes volumes de sangue, ficam mais expostos a estímulos de antígenos que eles não possuem.

Futuramente, será feita a genotipagem em larga escala, com *chips* de *RHD* e *RHCE*, incluindo as variantes, embora existam limitações, como a extensão dos genes, a necessidade de estudos populacionais em populações miscigenadas e a de algoritmos complexos para sua interpretação. Além disso, já está em fase final de testes uma série de soluções que serão utilizadas como substitutos sintéticos para o sangue, ainda que nenhum deles seja exatamente eficaz. Cientistas britânicos inventaram um sangue sintético a partir de embriões humanos. Esse material será usado para criar um banco de sangue ilimitado, livre de infecções e apropriado para transfusões, fato inédito que representa a realização de um sonho científico de meio século e cujo desdobramento vislumbra o teste do sangue sintético ainda nesta década.

11.2.5 Sistema de grupos sanguíneos MNSs

Depois do sistema ABO, o segundo sistema de grupos sanguíneos a ser descoberto foi o MN, por Landsteiner e Levine, em 1927. Esses pesquisadores injetaram sangue humano em coelhos e observaram que o soro dos coelhos, assim imunizados, continha anticorpos anti-M e anti-N. Ao contrário do que ocorre com o sistema ABO, no qual os indivíduos apresentam, em seu soro, anticorpos regulares ou naturais, no sistema MN, bem como nos demais sistemas de grupos sanguíneos, os anticorpos são irregulares ou imunes, sendo encontrados no soro de indivíduos imunizados pelos antígenos correspondentes. Esses anticorpos (antissoros), quando misturados com hemácias de diferentes indivíduos da espécie humana, podem reagir de três formas diferentes, como pode ser visto na **Tabela 11.7**.

A herança do sistema de grupos sanguíneos MN (OMIM 111300) depende de um par de alelos codominantes *M* e *N*, do lócus *MN*, situado no cromossomo 4 (4p28.2-q31.1) e que determina os genótipos *MM*, *MN* e *NN* e os fenótipos correspondentes. O polipeptídeo do grupo M difere daquele do grupo N em dois aminoácidos: M tem serina e glicina, enquanto N tem leucina e ácido glutâmico; MN tem os quatro aminoácidos referidos.

Mais tarde, foi descoberto que, na mesma região cromossômica em que se situa o lócus do sistema de grupos sanguíneos MN, está localizado o lócus *Ss*, do grupo san-

Tabela 11.7 Fenótipos, genótipos, reação com os anticorpos imunes Anti-M e Anti-N e frequência dos grupos sanguíneos do sistema MN

Fenótipos (grupos sanguíneos)	Genótipos	Reação com		Frequência (%) (euro-brasileiros de Porto Alegre)
		Anti-M	Anti-N	
M	MM	+	–	31
MN	MN	+	+	48
N	NN	–	+	21

guíneo Ss (OMIM 111740), na direção 3', sendo intimamente ligado ao lócus MN. As especificidades antigênicas Ss receberam essa denominação pelo fato de que o anticorpo anti-S foi reconhecido primeiramente em Sidney, na Austrália. As diferenças estruturais entre S e s consistem na substituição de metionina (presente em S) por treonina (presente em s) na posição 29.

As especificidades antigênicas MNSs estão localizadas nas glicoproteínas A e B (também denominadas glicoforinas A e B) da membrana eritrocitária humana. A glicoforina A (α) expressa atividade de M ou N, enquanto a glicoforina B (δ) expressa atividades de N e Ss. Essas glicoforinas situam-se parcialmente dentro da membrana eritrocitária e parcialmente expostas ao exterior. A fração aminoterminal, que está exposta, é a que contém as especificidades antigênicas desses grupos sanguíneos, funcionando também como receptora de aglutininas de plantas e vírus.

As combinações alélicas *MN* e *Ss* são herdadas juntas, como os seguintes haplótipos: *MS*, *NS*, *Ms*, *Ns*. As duas últimas combinações são as mais frequentes nas populações. As frequências das combinações alélicas do sistema MNSs, na população do Rio Grande do Sul, são: *MS* = 20,2%; *Ms* = 37,1%; *NS* = 8,9% e *Ns* = 33,8%. A determinação do sistema MNSs é feita separadamente, usando-se antissoros anti-M, anti-N, anti-S e anti-s.

O sistema sanguíneo MNSs raramente pode ser causa de doença hemolítica transfusional e de DHPN (ver Tab. 11.5), mas tem grande aplicação como marcador genético, bem como na determinação de zigosidade gemelar e em genética forense.

11.3 Os sistemas linfático e circulatório, a função imunológica e a resposta imune

Embora a literatura especializada continue usando os termos compostos *sistema imunológico* e *sistema imune* para designar os órgãos e mecanismos de defesa que identificam e neutralizam as ameaças externas ao corpo humano, de acordo com a *Terminologia Anatômica Internacional*[13] esse sistema não mais existe como uma entidade orgânica, e seus componentes foram partilhados entre o sistema circulatório (os troncos e ductos linfáticos) e o sistema linfático (os órgãos linfáticos primários, como a medula óssea e o timo; e os órgãos linfáticos secundários, como o baço, o anel linfático da faringe e os linfonodos). Portanto, neste capítulo, será usado preferencialmente o termo composto *função imunológica* em substituição aos termos referidos, ainda que às vezes seja inevitável o seu uso. As células, moléculas e vários mecanismos responsáveis pela proteção do organismo contra substâncias estranhas (microrganismos e macromoléculas de todo tipo) consistem na **função imunológica**, e a sua resposta fisiológica conjunta e coordenada a essas substâncias estranhas que invadem o organismo consiste na **resposta imune** (também chamada **resposta imunológica**). As principais células da função imunológica são os linfócitos, as células apresentadoras de antígenos e as células efetoras, que serão abordadas oportunamente.

11.3.1 Função imunológica natural

O corpo humano tem várias barreiras mecânicas, químicas e biológicas que constituem a primeira linha de defesa contra a entrada de microrganismos e moléculas tóxicas. As **barreiras mecânicas** de proteção incluem a epiderme e seus componentes, o epitélio das membranas mucosas dos sistemas digestório, genital, respiratório e urinário, bem como os cílios do sistema respiratório. As **barreiras químicas** que inibem o crescimento microbiano incluem o pH levemente ácido da pele e da vagina e altamente ácido do estômago, assim como a ação microbicida de moléculas secretadas pelos tecidos que estão em contato com o ambiente: RNases, DNases, lisozimas, defensinas (polipeptídeos ricos em cisteína) e outras, na pele, nas secreções lacrimais e nos sistemas digestório e respiratório. As **barreiras biológicas** consistem nos microrganismos comensais, que existem em relação simbiótica com o corpo, colonizando a pele e o trato gastrintestinal e assim impedindo o estabelecimento de outros microrganismos potencialmente patogênicos.

O conjunto dessas barreiras e outros componentes (células fagocitárias, células NK, complemento e citocinas) fazem parte da **imunidade natural**, **inata** ou **nativa**, que é a segunda linha de defesa contra as infecções. Os mecanismos da imunidade natural são inespecíficos e preexistentes ao contato com os microrganismos e são imediatamente ativados, antes do desenvolvimento de respostas imunológicas posteriores. A imunidade natural reage praticamente apenas a microrganismos, respondendo essencialmente do mesmo modo a sucessivas infecções, sem distinguir as diferenças discretas entre seus causadores.

11.3.2 Função imunológica adaptativa

A **imunidade adaptativa**, **específica** ou **adquirida** é a terceira linha de defesa contra potenciais ameaças ao organismo. Diferentemente da imunidade natural, esse tipo de imunidade se caracteriza por respostas específicas e flexíveis a diferentes macromoléculas, e pela memória imunológica, que é a capacidade de responder com maior vigor e eficácia a um mesmo microrganismo exposto repetidamente.

Na imunidade adaptativa, existem três aspectos muito importantes, que não existem na imunidade natural: **discriminação**, que é a capacidade de um organismo reconhecer o que lhe é próprio e o que lhe é estranho, sendo vital para a sua sobrevivência; **memória**, que é a capacidade de lembrar contatos prévios com um antígeno; e **especificidade**, pois cada anticorpo reage com um antígeno específico.

A **Figura 11.18** ilustra o papel da memória imunológica na função imunológica adaptativa, comparando-a

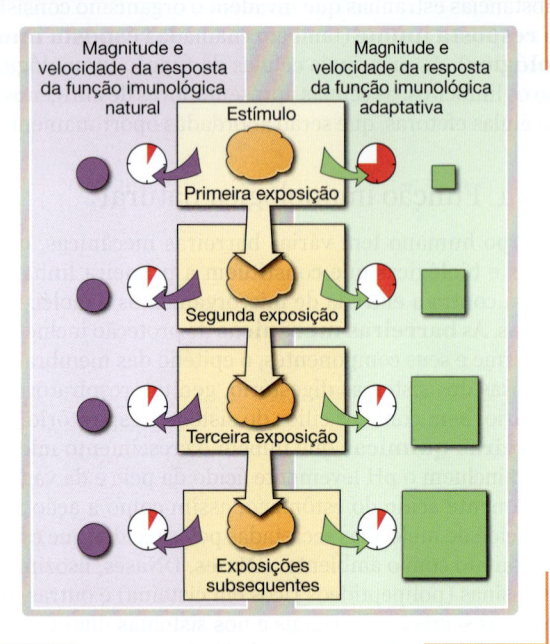

Figura 11.18

Memória imunológica. A função imunológica natural reage a um certo estímulo em uma mesma intensidade, independentemente de quantas vezes ele foi exposto ao mesmo estímulo. A função imunológica adaptativa é capaz de adaptar e modificar sua resposta depois de cada exposição a um determinado antígeno.

Fonte: Doan e colaboradores.[11]

com a natural. Vários tipos de células e moléculas participam dessas respostas, como os linfócitos B e T, que geram receptores e outros produtos diferentes para as diversas substâncias estranhas (chamadas antígenos). A função imunológica adaptativa utiliza algumas células ou moléculas que são também usadas pela função imunológica natural. Outras, como os receptores de células B e de células T, presentes nos linfócitos B e T, respectivamente, são únicas da imunidade adaptativa. A **Figura 11.19** apresenta uma comparação entre a imunidade natural e a imunidade adaptativa, cujas características são apresentadas na **Tabela 11.8**.

11.3.2.1 Desenvolvimento da imunidade adaptativa

A maturação da resposta imunológica, na espécie humana, inicia-se no útero materno, durante o segundo ou terceiro mês de gestação. A diferenciação das células destinadas a desempenhar as funções imunológicas específicas e inespecíficas parece ter uma origem ancestral comum. Todas as células que circulam no sangue são derivadas de uma célula progenitora comum, ou célula precursora, na medula óssea. Essa célula precursora é denominada **célula-tronco hematopoiética** (também denominada **hemopoiética**), **indiferenciada** e **multipotente**. As rotas de desenvolvimento pelas quais as células sanguíneas são produzidas estão representadas na **Figura 11.20**.

À medida que as células-tronco hematopoiéticas amadurecem na medula óssea (no saco vitelino do embrião e no fígado do feto), dão origem a diferentes tipos de **células-tronco**, **indiferenciadas**, mas **monopotentes**.

O primeiro tipo de célula-tronco é denominado **progenitor mieloide comum**, originando a linhagem mieloide, que se divide e se diferencia para produzir vários tipos celulares: eritrócitos, hemácias ou células vermelhas do sangue (produzidos pela linhagem eritroide); megacariócitos (que permanecem residindo na medula óssea e originam as plaquetas, que atuam na coagulação sanguínea e na resposta inflamatória); três tipos de granulócitos (neutrófilos, eosinófilos e basófilos); mastócitos

Figura 11.19

Imunidade natural adaptativa. Os mecanismos da imunidade natural fornecem a defesa inicial contra infecções. As respostas imunológicas adquiridas se desenvolvem posteriormente e consistem na ativação dos linfócitos. A cinética das respostas imunológicas natural e adquirida é uma estimativa e pode variar em diferentes infecções.

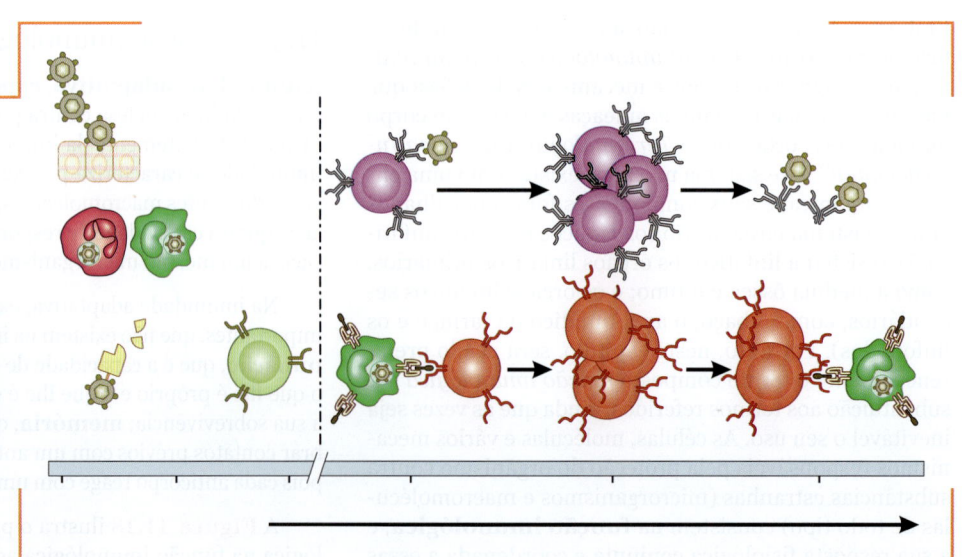

Tabela 11.8 Mecanismos efetores comuns para destruição de patógenos

Mecanismos de reconhecimento da imunidade inata	Mecanismos de reconhecimento da imunidade adaptativa
Resposta rápida (horas)	Resposta lenta (dias a semanas)
Invariável	Variável
Número limitado de especificidades	Várias especificidades altamente seletivas
Constante durante a resposta	Melhora durante a resposta

Fonte: Parham.[14]

(que fixam residência nos tecidos conectivos e nas mucosas); monócitos circulantes (que originam os macrófagos localizados nos tecidos) e células dendríticas.

O segundo tipo de célula-tronco é denominado **progenitor linfoide comum**, originando os leucócitos ou células brancas da linhagem linfoide, os quais se diferenciam em linfócitos ou células B, linfócitos ou células T e células NK. No momento da ativação por infecção, as células B se dividem e se diferenciam em plasmócitos, enquanto as células T amadurecem no timo e se diferenciam em vários tipos de células T efetoras (citotóxicas) ativadas. A formação dos linfócitos B depende da própria medula óssea (nos mamíferos) ou na bolsa cloacal de Fabricius (nas aves).

A **Figura 11.21** mostra a distribuição dos principais órgãos linfáticos no corpo humano. A medula óssea e o timo são os **órgãos linfáticos** (ou **tecidos linfoides**) **primários** ou **centrais**, onde os linfócitos se desenvolvem e amadurecem até o estágio em que são capazes de responder a um patógeno. Os **órgãos linfáticos** (ou **tecidos linfoides**) **secundários** ou **periféricos** são: adenoides, tonsilas palatinas (anteriormente denominadas amígdalas), linfonodos, apêndice vermiforme, ducto torácico, baço e placas de Peyer (no intestino delgado). Nesses órgãos periféricos é que os linfócitos maduros se tornam estimulados para responder aos patógenos invasores.

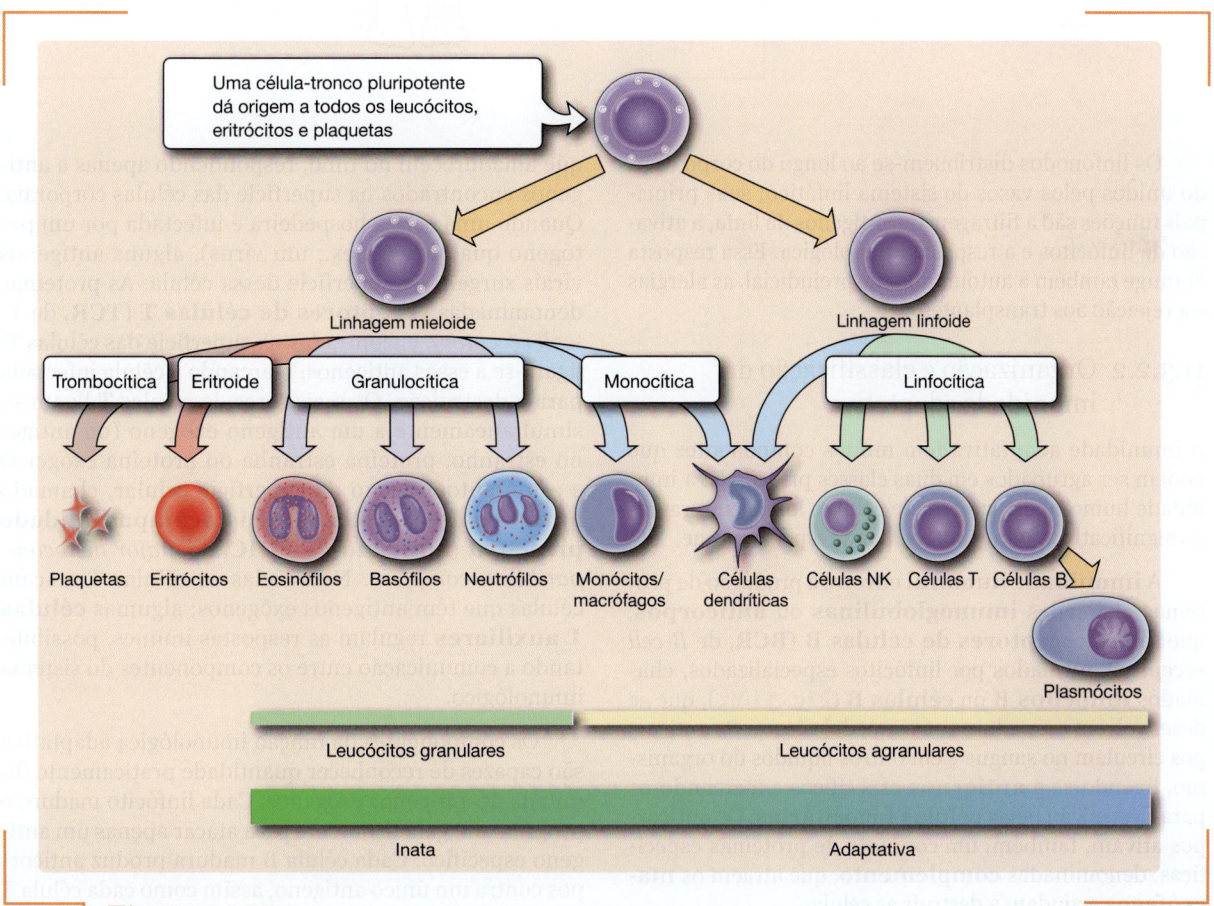

Figura 11.20

Linhagens hematopoiéticas. As células-tronco pluripotentes, na medula óssea, dão origem a todas as células sanguíneas.

Fonte: Doan e colaboradores.[13]

Figura 11.21

Localização dos principais tecidos linfóides no corpo humano. Os linfócitos originam-se de célulastronco na medula óssea. As células B completam sua maturação na medula óssea, enquanto as células T saem em um estágio imaturo e completam seu desenvolvimento no timo. A medula óssea e o timo são os tecidos linfóides primários (mostrados em cinza). Os tecidos linfóides secundários e os linfáticos são: adenóides, tonsila (anteriormente amígdala), linfonodos, apêndice vermiforme, canal torácico, baço e placas de Peyer (no intestino delgado).

Fonte: Parham.[14]

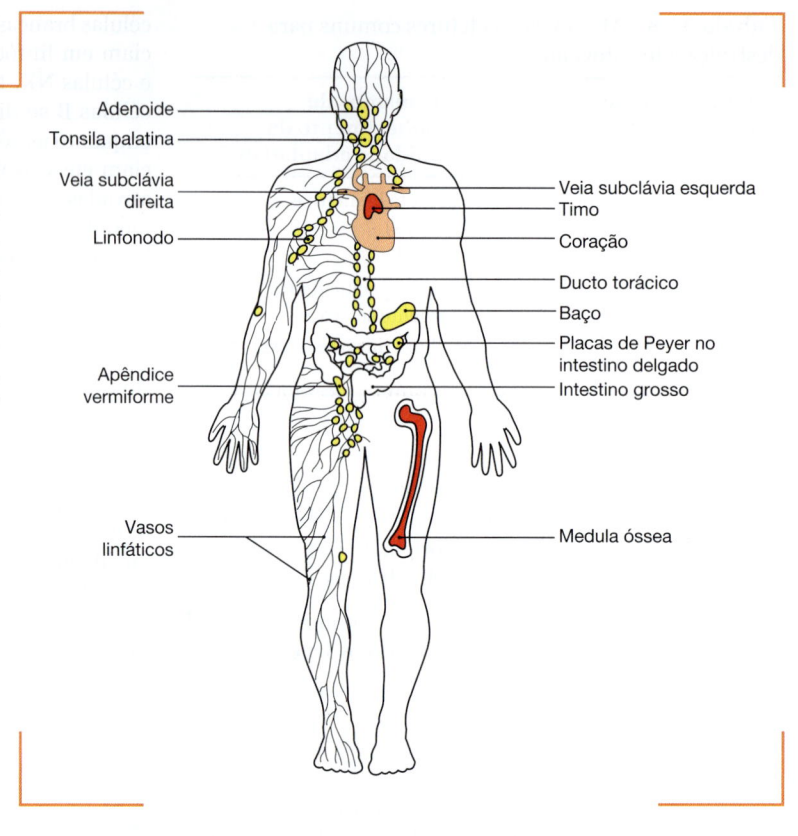

Os linfonodos distribuem-se ao longo do corpo, sendo unidos pelos vasos do sistema linfático; suas principais funções são a filtragem de antígenos da linfa, a ativação de linfócitos e a resposta imunológica. Essa resposta abrange também a autoimunidade prejudicial, as alergias e a rejeição aos transplantes.

11.3.2.2 Organização e classificação da imunidade adaptativa

A imunidade adaptativa tem muitos componentes que podem ser agrupados em duas classes principais: a imunidade humoral e a imunidade celular, ambas interagindo significativamente para efetuar a resposta imune.

A **imunidade humoral** envolve a produção de proteínas chamadas **imunoglobulinas** ou **anticorpos**, que são os **receptores de células B** (**BCR**, de *B-cell receptor*), formados por linfócitos especializados, chamados **linfócitos B** ou **células B** (**Fig. 11.22**), que se desenvolvem e amadurecem na medula óssea. Os anticorpos circulam no sangue e em outros líquidos do organismo, ligando-se a **antígenos** específicos e marcando-os para destruição pelas **células fagocitárias**. Os anticorpos ativam, também, um conjunto de proteínas específicas, denominadas **complemento**, que atraem os **macrófagos** e ajudam a destruir as células.

A **imunidade celular** é realizada pelas **células T** (ver Fig. 11.22B), que são linfócitos especializados que amadurecem no timo, respondendo apenas a antígenos encontrados na superfície das células corporais. Quando uma célula hospedeira é infectada por um patógeno qualquer (p. ex., um vírus), alguns antígenos virais surgem na superfície dessa célula. As proteínas denominadas **receptores de células T** (**TCR**, de *T-cell receptor*), encontradas na superfície das células T, ligam-se a esses antígenos, marcando a célula infectada para a destruição. Os receptores de células T ligam-se simultaneamente a um antígeno exógeno (ou antígeno estranho, proteína estranha ou proteína exógena) e a um autoantígeno da superfície celular, chamado **antígeno do complexo de histocompatibilidade principal** (**antígeno de MHC**, de *major histocompatibility complex*). Nem todas as células T atacam células que têm antígenos exógenos; algumas **células T auxiliares** regulam as respostas imunes, possibilitando a comunicação entre os componentes do sistema imunológico.

Os componentes da função imunológica adaptativa são capazes de reconhecer quantidade praticamente ilimitada de antígenos exógenos. Cada linfócito maduro é programado geneticamente para atacar apenas um antígeno específico. Cada célula B madura produz anticorpos contra um único antígeno, assim como cada célula T é capaz de se ligar a um tipo específico de antígeno exógeno. Por isso se diz que a ligação antígeno-anticorpo é, na maioria dos casos, do tipo chave-fechadura, induzin-

Figura 11.22

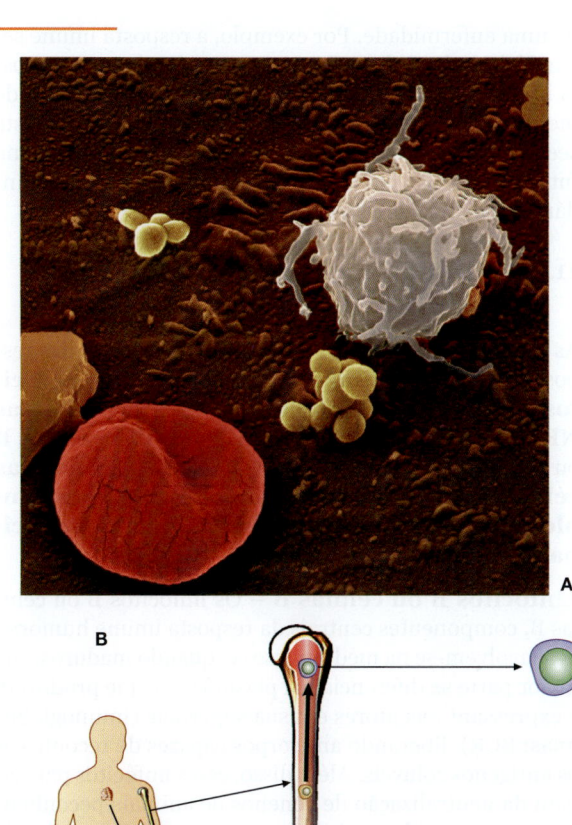

A – Fotomicrografia eletrônica apresentando bactérias *Staphylococcus aureus* (em amarelo), um eritrócito (a célula em vermelho) e um linfócito (a célula em branco). **B** – As respostas imunes são classificadas como imunidade humoral, na qual os anticorpos são produzidos pelas células B, e imunidade celular, que é produzida pelas células T.

Fonte: Klug e colaboradores.[15]

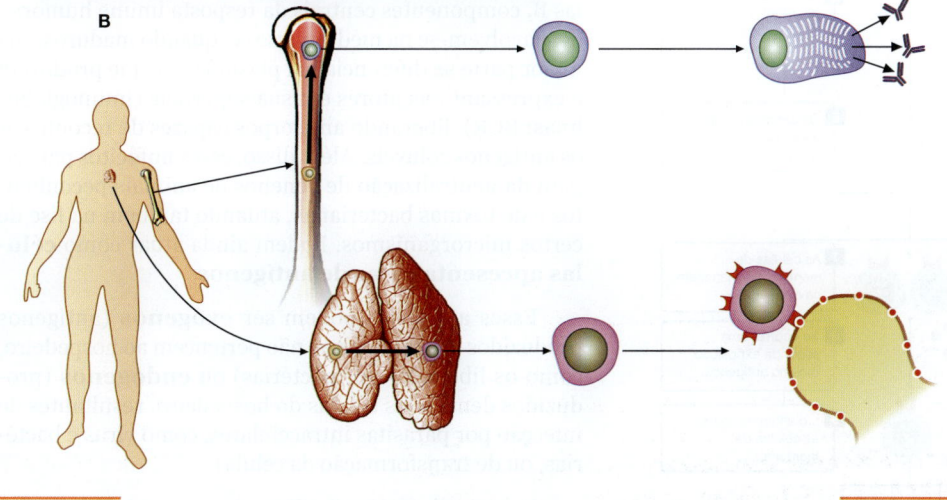

do um determinado linfócito a entrar em divisão celular e formar, desse modo, um clone de linfócitos geneticamente idênticos e capazes, portanto, de sintetizar o anticorpo específico necessário – processo denominado **seleção clonal**.

A teoria da seleção clonal explica que, inicialmente, há um conjunto de milhões de linfócitos diferentes, sendo cada um capaz de se ligar a um só antígeno (**Fig. 11.23**). Desse modo, milhões de antígenos exógenos diferentes podem ser detectados. Por exemplo, se uma proteína é estranha ao organismo, do conjunto de linfócitos apenas alguns serão específicos para esse antígeno estranho. Quando um desses linfócitos encontra o antígeno exógeno, liga-se a ele e então esse linfócito é estimulado a se dividir. O linfócito multiplica-se rapidamente, formando uma grande população de células idênticas geneticamente, um clone. Cada linfócito desse clone é específico contra esse antígeno.

11.3.3 A resposta imune

Com a formação do complexo antígeno-BCR ou antígeno-RCT, inicia-se o processo de remoção do antígeno estranho ao organismo. A proliferação inicial de células B e T antígenoespecíficas é denominada **resposta imune primária**, como pode ser observado na Figura 11.23. Na maioria dos casos, a resposta imune primária precisa de vários dias para destruir o antígeno estranho. Em geral, a maior parte dos linfócitos do clone morre logo após a resposta imune primária; alguns linfócitos, no entanto, permanecem circulando no organismo. São as células de memória, que podem permanecer na circulação por vários anos ou até o resto da vida do indivíduo. O antígeno que desencadeou esse mecanismo pode, futuramente, reaparecer no corpo, então as células de memória específicas para esse antígeno tornam-se ativas e dão rapidamente origem a outro clone de células capazes de se ligar e destruir o antígeno em 2 a 3 dias. Essa reação de forde uma enfermidade. Por exemplo, a resposta imune secundária é a base da vacinação, que estimula uma resposta imune primária a um antígeno e resulta em células de memória que podem rapidamente produzir uma resposta secundária, se o mesmo antígeno invadir o organismo, no futuro. A seleção clonal e as respostas primária e secundária também ocorrem nos linfócitos T.

11.3.3.1 Células e moléculas que participam das respostas imunes

As principais células e moléculas que participam das respostas imunes são: **linfócitos B ou células B**; **linfócitos T ou células T**; **células B de memória**; **células NK e NKT**; **receptores de antígenos das células B ou imunoglobulinas**; **receptores de antígenos das células T**, **moléculas de classe I e classe II do complexo de histocompatibilidade principal**; **citocinas** e **moléculas acessórias**.

Linfócitos B ou células B – Os linfócitos B ou células B, componentes centrais da resposta imune humoral, desenvolvem-se na medula óssea e, quando maduros, sua maior parte se diferencia em plasmócitos, que produzem e expressam receptores em sua superfície (imunoglobulinas; BCR), liberando anticorpos capazes de reconhecer os antígenos solúveis. Além disso, esses linfócitos participam da neutralização de venenos de animais peçonhentos e de toxinas bacterianas, atuando também na lise de certos microrganismos. Podem ainda atuar como **células apresentadoras de antígenos**.

Esses antígenos podem ser **exógenos** (antígenos produzidos por células que não pertencem ao hospedeiro, como os liberados por bactérias) ou **endógenos** (produzidos dentro das células do hospedeiro, resultantes de infecção por parasitas intracelulares, como vírus e bactérias, ou de transformação da célula).

Existem linfócitos B e T maduros, produzidos pelos órgãos linfoides, que nunca encontraram antígenos estranhos e que, se não os encontrarem, morrerão entre 1 e 3 meses de vida. Esses linfócitos são chamados **células naïves** ou **células em repouso**, porque não se dividem ativamente nem exercem funções efetoras.

Linfócitos T ou células T – Os linfócitos T ou células T, componentes centrais da resposta imune celular, originam-se de células hematopoiéticas existentes na medula óssea, mas amadurecem no timo e expressam receptores em sua superfície (TCR), participando de diversas funções: resposta imune do hospedeiro aos microrganismos de multiplicação intracelular, rejeição de enxertos, reações de hipersensibilidade do tipo tardio e regulação do sistema linfático, intervindo nas atividades dos linfócitos B, dos macrófagos e dos próprios linfócitos T.

Funcionalmente, os linfócitos T podem ser divididos em três subpopulações, cada uma delas com funções específicas:

1. **Linfócitos T efetores, citolíticos** ou **citotóxicos (T_C)** – Responsáveis pela resposta imune celu-

Figura 11.23

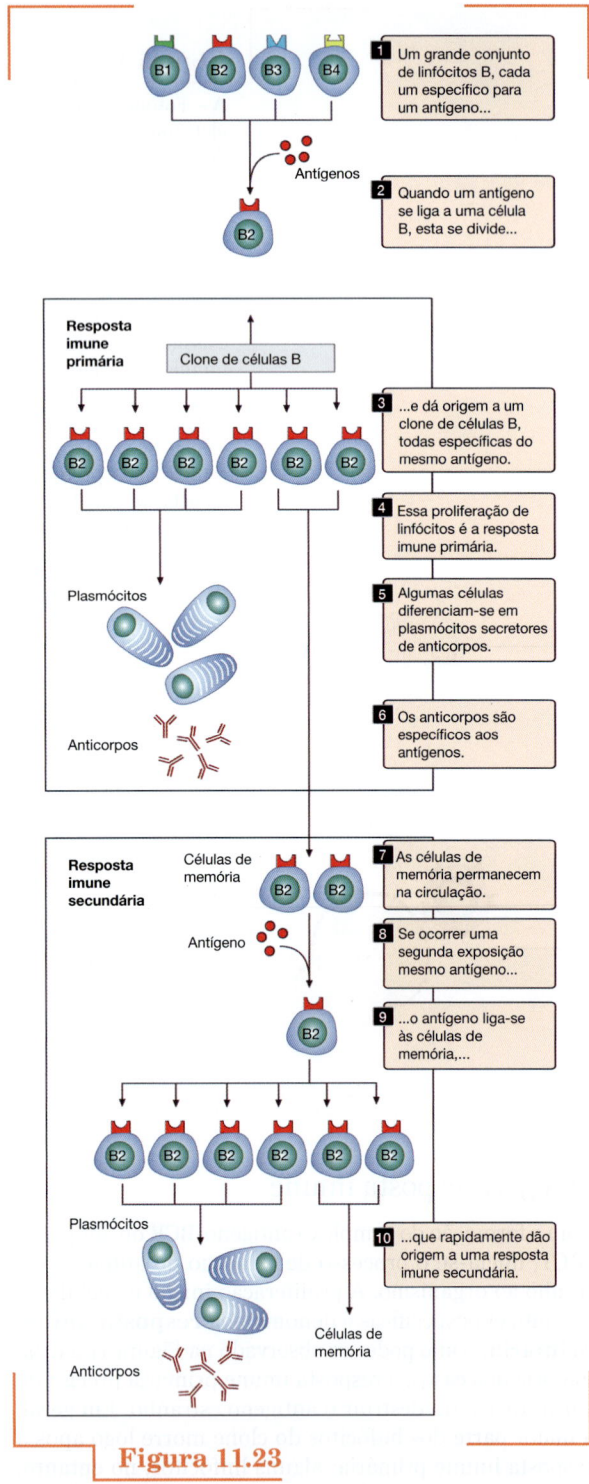

Uma resposta imune a um antígeno específico é produzida por seleção clonal.

mação de um novo clone denomina-se **resposta imune secundária** também demonstrada na Figura 11.23). A capacidade dessas células de reproduzirem rapidamente um segundo clone de células antígenoespecíficas permite a imunidade de longa duração, que segue a recuperação lar, participam da lise de células alogênicas de órgãos transplantados de doadores não compatíveis. Estão envolvidos com a morte de células tumorais e de células infectadas por vírus e outros tipos de parasitas.

2. **Linfócitos T auxiliares (T_A)** (ou T_H, de *helper*) – Têm função essencial na regulação da resposta imune, atuando na atividade dos linfócitos T e linfócitos B, bem como das células fagocitárias. Esses linfócitos são multifuncionais, pois reconhecem os antígenos estranhos apresentados nos macrófagos, produzem citocinas, atuam sobre os linfócitos T_C, induzindo-lhes a capacidade citolítica, estimulam a produção de anticorpos pelos linfócitos B, participam da hipersensibilidade tardia e provocam a ativação dos macrófagos.

3. **Linfócitos T supressores (T_S)** – Participam da atividade reguladora da função imunológica adaptativa, inibindo ou suprimindo a resposta imune.

Os linfócitos T supressores e auxiliares interagem de modo complexo, tendo efeitos opostos nos linfócitos T citotóxicos. Uma vez cessada a resposta imune, os linfócitos T supressores também reprimem os T auxiliares.

Os linfócitos apresentam, em sua superfície, moléculas denominadas de **antígenos CD** (de *cluster-of-differentiation*) antígenos de grupamento de diferenciação que lhes possibilitam o reconhecimento de antígenos estranhos apresentados pelas células apresentadoras de antígenos. Por exemplo, os linfócitos T_A expressam o CD4, daí serem também conhecidos como **linfócitos T-CD4**, ao passo que as células T_C e T_S exibem o CD8, sendo conhecidas como **linfócitos T-CD8**.

Células B de memória – Nem todas as células B, inicialmente estimuladas pelo antígeno (resposta imune primária), se tornam plasmócitos, sintetizando e secretando imunoglobulinas durante o resto de sua vida. Algumas células B estimuladas, as **células B de memória**, são mantidas na reserva contra futuras exposições ao mesmo antígeno. Em um novo contato com esse antígeno, as células de memória passam por outro rearranjo de DNA para mudar de classe ou de isotipo de imunoglobulina. Para troca de isotipo (p. ex., células de memória que secretam IgM podem trocar para IgG ou IgA), as células de memória sofrem outro rearranjo de DNA para juntar seus genes *VDJ* rearranjados a genes *C* da cadeia pesada, alterar o transcrito de mRNA e, finalmente, mudar o isotipo da imunoglobulina.

Células NK e NKT – Há um quarto tipo de linfócitos, denominados **células NK**, que recebem essa denominação devido à sua capacidade de reconhecer e destruir células anormais (p. ex., infectadas ou malignas) do hospedeiro na resposta imune natural, sem precisarem de sensibilização prévia para agir. Essas células são responsáveis por 5 a 10% de todos os linfócitos na circulação. As células NK desenvolvem-se na medula óssea e, em vez de possuírem TCR, apresentam outro conjunto de receptores, chamados receptores de ativação de citotoxicidade e receptores de inibidores da citotoxicidade, que permitem o reconhecimento das células que precisam ser destruídas.

Essas células NK, presentes na imunidade natural e adaptativa, não devem ser confundidas com uma pequena subpopulação de células T, denominadas **células NKT**, que compartilham algumas características das células NK, mas se desenvolvem no timo e expressam TCR, embora em baixos níveis e repertório muito limitado.

Receptores de antígenos – Ocorrem nos linfócitos B e T. Os receptores de antígenos das células B (BCR) são as **imunoglobulinas** (Ig) ou anticorpos, que podem reconhecer antígenos em sua forma nativa ou solúvel. Os TCRs só reconhecem antígenos processados por outras células do organismo (células apresentadoras de antígenos) e apresentados na superfície das mesmas, combinados com as moléculas do MHC.

Cada célula T ou B madura tem uma especificidade geneticamente determinada para cada tipo de antígeno, que é mediada por receptores celulares. Os TCRs estão situados na superfície celular e são estruturalmente semelhantes às imunoglobulinas, sendo compostos por uma cadeia polipeptídica α e outra β, mantidas juntas por pontes dissulfeto. Uma ponta de cada cadeia se insere na membrana celular, e a outra se projeta para fora da célula, ligando-se a antígenos (**Fig. 11.24**). Cada cadeia do TCR possui uma região constante e uma região variável, como as imunoglobulinas. As regiões variáveis das duas cadeias formam o **sítio de ligação do antígeno**.

Os genes que codificam as cadeias α e β do TCR são organizados como os que codificam as cadeias pesadas e leves das imunoglobulinas; cada gene é formado por segmentos que sofrem recombinação somática antes da transcrição do gene. Por exemplo, o gene humano para a cadeia α constitui-se inicialmente de 44 a 46 segmentos gênicos V, 50 segmentos gênicos J e apenas um segmento gênico C. A organização do gene para a cadeia β é semelhante, exceto por conter segmentos do gene D também. As cadeias α e β se combinam aleatoriamente, havendo uma diversidade juncional, porém, não há evidência de hipermutação somática nos genes dos TCRs.

Moléculas do complexo de histocompatibilidade principal – O **complexo de histocompatibilidade principal** (**MHC**; OMIM 142800), também conhecido como **complexo de antígenos leucocitários humanos** (**HLA**, de *human leucocyte antigen*), consiste em um segmento do braço curto do cromossomo 6 (6p21.3), que contém uma série de genes intimamente ligados e relacionados de maneira importante à resposta imune, que codificam as moléculas que apresentam antígenos aos linfócitos T. Essas moléculas podem ser divididas em três classes: classe I, II e III. As **moléculas de classe I** são produzidas em todas as células nucleadas do organismo e sua função é apresentar os antígenos aos linfócitos T_C, com os quais interagem. As **moléculas de classe II** são produzidas

Figura 11.24

Um receptor de células T é composto de duas cadeias polipeptídicas, cada um tendo uma região variável e uma constante. A maioria dos receptores de célula T são compostos de cadeias polipeptídicas α e β mantidas juntas por pontes dissulfeto. Uma extremidade de cada cadeia atravessa a membrana celular; a outra ponte projeta-se para fora da célula e liga-se a antígenos.

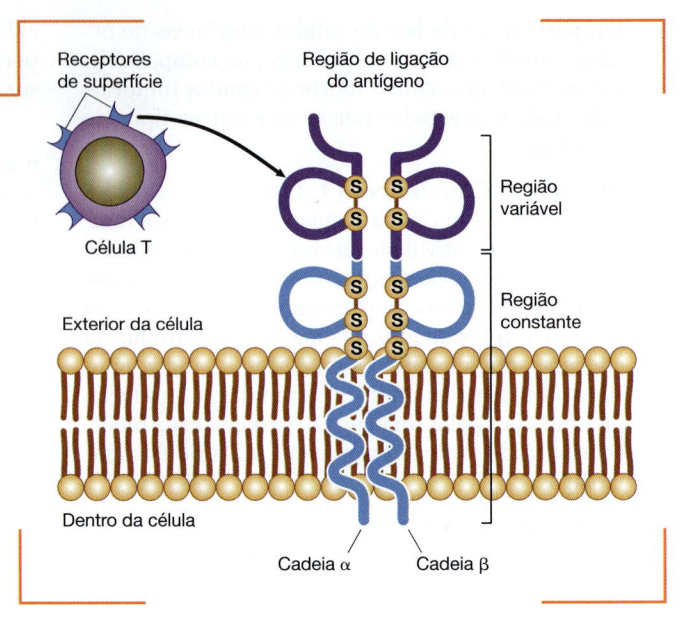

apenas nos linfócitos B, nas células apresentadoras de antígenos e em outras células em estados específicos de ativação, tendo a função de apresentar os antígenos aos linfócitos T_A, com os quais interagem. Ambos os tipos de moléculas apresentam uma fenda nas suas extremidades aminoterminais, nas quais ocorre a ligação com os peptídeos, resultantes da fragmentação do antígeno, que serão apresentados ao sistema responsável pela resposta imune celular. As **moléculas de classe III** fazem parte do complemento. Este último consiste em um conjunto de proteínas do soro que são ativadas em cascata, interagem com o complexo antígeno-anticorpo e auxiliam na lise das células que carregam o antígeno, facilitando a fagocitose. O complemento atua na destruição de microrganismos, produção de inflamações e rejeição de tecidos implantados.

Citocinas – As citocinas são proteínas produzidas por vários tipos de células da imunidade natural e adaptativa, que desempenham uma ampla variedade de funções no sistema linfático. Citocinas como a interleucina-1 (IL-1) e a interleucina-6 (IL-6) induzem a produção de proteínas que elevam a temperatura corporal. Outras, como o fator de necrose tumoral α (TNF-α), aumentam a permeabilidade do epitélio vascular local e aumentam o movimento de células e moléculas solúveis dos vasos para os tecidos. Os interferons inibem a replicação viral, aumentam o potencial lítico das células NK e a expressão das moléculas de classe I do MHC nas células infectadas por vírus, e estimulam o desenvolvimento de células T_A.

Algumas citocinas ainda não têm seu papel bem definido, mas muitas são essenciais para a regulação do desenvolvimento dos linfócitos e na determinação dos tipos de respostas imunes evocadas por reações específicas.

Moléculas acessórias – As moléculas acessórias são importantes na regulação da função imunológica. São exemplos: *moléculas de membrana*, que contribuem para ativação antigenoespecífica dos linfócitos B e T; *moléculas de adesão e seus receptores*, que permitem a ligação de células entre si e com a matriz extracelular; e *moléculas que realizam a transdução de sinais*, isto é, transmitem os sinais de ativação da superfície celular para o citoplasma.

11.3.3.2 Resposta imune humoral

A resposta imune humoral é o tipo de resposta adaptativa mediada por anticorpos produzidos pelos linfócitos B. Esse tipo de resposta imune é o principal mecanismo de defesa contra microrganismos extracelulares (ou exógenos) e suas toxinas. Na **Figura 11.25** está representada a resposta imune humoral contra antígenos exógenos.

Em geral, a resposta imune adaptativa apresenta-se em duas fases. Na primeira fase, a **fase indutora**, o antígeno é apresentado ao sistema imune por meio da ativação, proliferação e diferenciação das células responsáveis pela resposta imune. O tipo de antígeno (endógeno ou exógeno) condiciona sua apresentação por uma molécula de classe I ou II do MHC, respectivamente, e o tipo de molécula (de classe I ou classe II) determina a ativação respectiva de células T_C ou T_A. Na segunda fase, a **fase efetora**, o sistema imune promove processos humorais e/ou celulares levando à eliminação desse antígeno.

Os antígenos exógenos (antígenos produzidos por células que não pertencem ao hospedeiro, como os liberados por bactérias) podem ligar-se em sua forma natural, solúvel, aos receptores antigênicos dos linfócitos B, que são as imunoglobulinas (Ig); essa ligação, no entanto, é insuficiente para a ativação dos linfócitos B, sendo, por

Figura 11.25

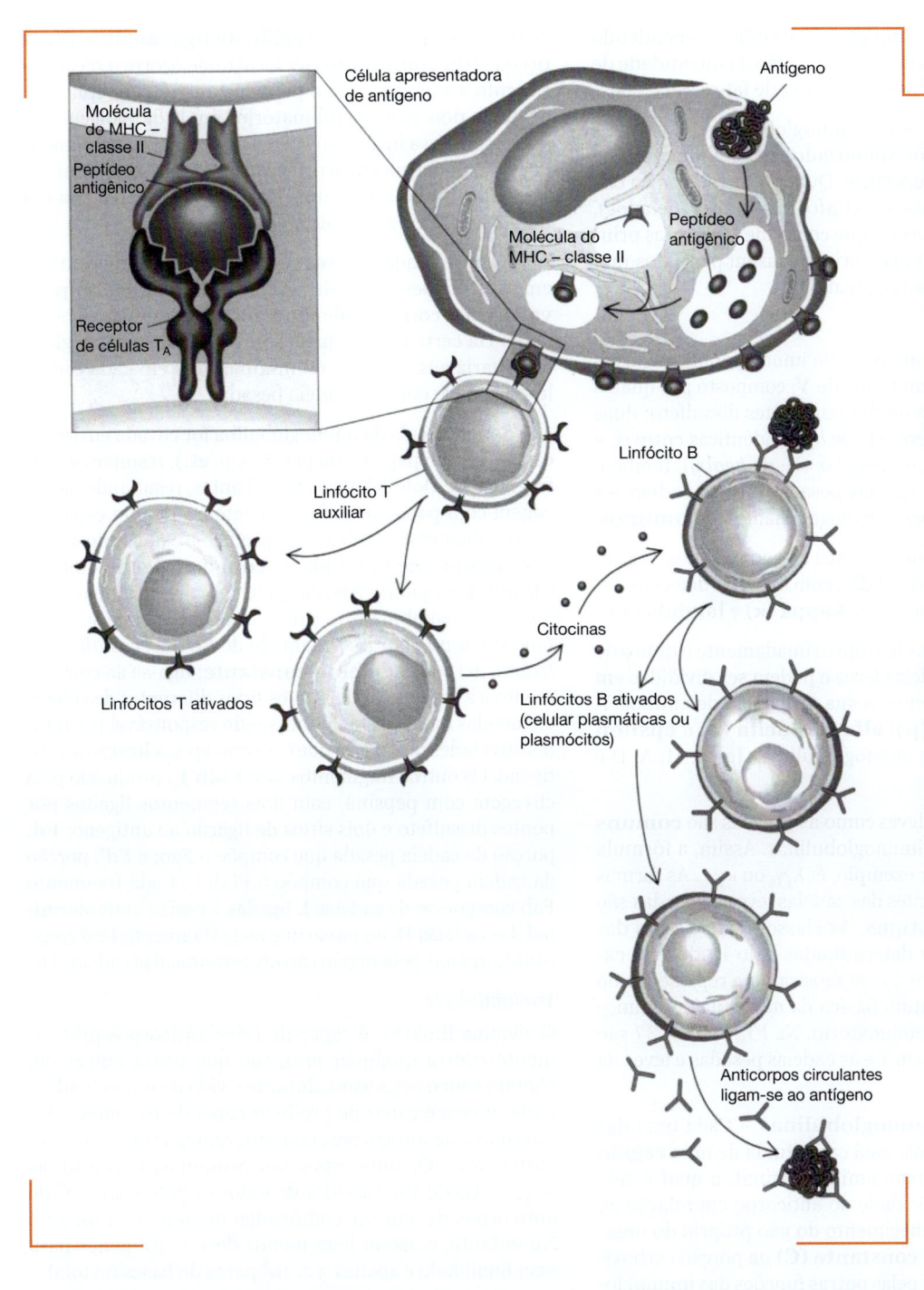

Resposta imune humoral. Nas células apresentadoras de antígenos, que podem ser linfócitos B ou macrófagos, por exemplo, as moléculas de classe II do MHC apresentam os peptídeos exógenos (obtidos do processamento do antígeno pela célula apresentadora de antígeno) na superfície celular, onde são reconhecidos por um linfócito T auxiliar (T_A; CD4). Esse linfócito secreta citocinas que estimulam os linfócitos B a formar as imunoglobulinas específicas, que se ligam ao antígeno exógeno. Os linfócitos B diferenciam-se em plasmócitos, os quais produzem anticorpos circulantes, que auxiliam no combate ao antígeno (à infecção).

Fonte: Nossal.[16]

isso, necessários os sinais liberados pelas células T_A. Estas, por sua vez, só podem ser ativadas pelo complexo Ag + MHC classe II. Dessa forma, os antígenos exógenos são internalizados (em geral por fagocitose) e degradados pelas células apresentadoras de antígeno, ocorrendo do modo mostrado na Figura 11.25.

Dos milhões de linfócitos B existentes na periferia, somente os que possuem receptores para o antígeno determinado serão selecionados para se multiplicarem. Essa multiplicação resulta em linfócitos B diferenciados em **plasmócitos** (células efetoras que liberam imunoglobulinas) e **células B de memória**, presentes por longos períodos no organismo e responsáveis pela resposta secundária mais forte e mais rápida a um antígeno do que a resposta primária. Cada linfócito B reconhece apenas um epítopo (porção específica de um antígeno ao qual a imunoglobulina se liga), devido à estrutura de seu receptor antigênico, portanto as populações de linfócitos B e T são compostas por um grande número de clones celulares, cada um capaz de reconhecer um epítopo diferente. A imensa variabilidade dessas células é encontrada mesmo na ausência de antígenos estranhos, dependendo apenas de processos internos, à exceção da quantidade de células formadas que pode depender de fatores externos.

Imunoglobulinas – As imunoglobulinas (Ig) são os receptores antigênicos sintetizados pelos linfócitos B e encontrados na sua superfície. Quando secretadas na circulação, pelos plasmócitos (linfócitos B diferenciados), denominam-se anticorpos, que constituem uma das principais classes de proteínas séricas e fazem parte dos mecanismos de defesa do organismo.

Estrutura básica

A estrutura básica da molécula da imunoglobulina consiste em um tetrâmero em forma de **Y**, composto por quatro cadeias polipeptídicas unidas por pontes dissulfeto: duas cadeias menores ou leves (L, de *light*) idênticas entre si, e duas cadeias maiores ou pesadas (H, de *heavy*), também idênticas entre si. As cadeias pesadas e leves podem ser subdivididas em regiões homólogas chamadas **domínios**.

As cadeias leves contêm cerca de 220 resíduos de aminoácidos e podem ser divididas, com base nos determinantes antigênicos, em dois tipos: **kappa (κ)** e **lambda (λ)**.

As cadeias pesadas têm aproximadamente o dobro de comprimento das cadeias leves e podem ser divididas em cinco tipos que diferem em sua sequência de aminoácidos: **gama (γ)**, **mi (μ)**, **alfa (α)**, **delta (δ)** e **épsilon (ε)**, que dão nome às imunoglobulinas (Ig) G, M, A, D e E, respectivamente.

Tanto as cadeias leves como as pesadas são **comuns** a todas as classes de imunoglobulinas. Assim, a fórmula molecular da IgG, por exemplo, é: $\lambda_2\gamma_2$ ou $\kappa_2\gamma_2$. As formas geneticamente diferentes das cadeias leves e pesadas são conhecidas como **isotipos**. As classes e subclasses das imunoglobulinas são determinadas pelo isotipo da cadeia pesada. A **Figura 11.26** mostra uma representação esquemática da estrutura básica da molécula de imunoglobulina e do sítio combinatório. Na **Figura 11.27** são reveladas a estrutura em Y e as cadeias pesadas e leves da imunoglobulina.

Regiões das imunoglobulinas – Cada uma das cadeias leves ou pesadas está constituída de uma **região variável (V)** na porção aminoterminal, a qual é responsável pela especificidade do anticorpo em relação ao antígeno e pelo reconhecimento do não próprio do organismo, e uma **região constante (C)** na porção carboxiterminal, responsável pelas outras funções das imunoglobulinas, como, por exemplo, a fixação do complemento.

Duas pontes dissulfeto ligam as cadeias pesadas às leves e duas outras pontes unem as cadeias pesadas entre si, além de existirem outras partes, entre essas cadeias, que permitem o dobramento das cadeias polipeptídicas. As pontes dissulfeto juntam as cadeias pesadas na região rica em prolina, denominada **dobra** ou **dobradiça**, dando flexibilidade à molécula de imunoglobulina.

A combinação entre as regiões variáveis das cadeias pesadas e leves forma uma fenda (também denominada de bolso), que constitui a **região de ligação do antígeno** ou **sítio combinatório**, local onde ocorre o reconhecimento e a ligação com o peptídeo antigênico (epítopo), havendo dois sítios combinatórios em cada molécula de anticorpo. Essa ligação é específica, devido à complementaridade de forma entre o anticorpo e o antígeno. Em geral, cada molécula de imunoglobulina liga-se apenas a *um tipo* de peptídeo antigênico (epítopo).

Tanto as cadeias leves como as pesadas apresentam, em suas regiões variáveis, as chamadas **regiões hipervariáveis**, correspondendo a zonas de intensa diversidade. Há certa discordância sobre o número das regiões hipervariáveis, mas há, no mínimo, três em cada cadeia leve e quatro em cada cadeia pesada.

Se a molécula da imunoglobulina for clivada enzimaticamente (com papaína ou pepsina, p. ex.), resultam vários fragmentos. Dois deles são semelhantes, resultando da clivagem com papaína; cada um contém um sítio capaz de se combinar com o antígeno específico e é denominado de **fragmento que se combina com o antígeno** ou **Fab**, (de *antigen binding fragment*). O terceiro fragmento não tem poder combinatório com o antígeno e pode ser cristalizado, sendo por isso chamado de **Fc** (de *crystallizable fragment*) ou **fragmento constante**; liga-se ao complemento e a receptores de muitos tipos diferentes de células envolvidas na resposta imune, sendo responsável por muitas atividades biológicas que ocorrem após a ligação ao antígeno. Os outros fragmentos são: **F(ab')$_2$**, produzido pela clivagem com pepsina, com dois segmentos ligados por pontes dissulfeto e dois sítios de ligação ao antígeno; **Fd**, porção da cadeia pesada que compõe o Fab; e **Fd'**, porção da cadeia pesada que compõe o F(ab')$_2$. Cada fragmento Fab compõe-se de cadeias L ligadas à região aminoterminal das cadeias H, ao passo que cada fragmento Fc é constituído apenas pela região carboxiterminal das cadeias H.

Variabilidade

O sistema linfático é capaz de fazer anticorpos praticamente contra qualquer antígeno que possa entrar em contato com o organismo durante a vida de um indivíduo. Cada pessoa é capaz de produzir cerca de 10^{15} moléculas diferentes de anticorpos, com diferentes especificidades antigênicas. Os anticorpos são proteínas, portanto, as sequências de aminoácidos de todos os potenciais 10^{15} de anticorpos devem ser codificadas no genoma humano. No entanto, existem bem menos de 1×10^5 genes para essa finalidade e apenas 3×10^9 pares de bases no total.

Existe um número de cópias de cada tipo de segmento, cada um diferindo levemente dos outros. Na maturação de um linfócito, os segmentos são unidos para formar um gene de imunoglobulina. A cópia de cada segmento é aleatória e, como há muitas cópias de cada tipo, as combinações possíveis dos segmentos são numerosas. Uma quantidade limitada de segmentos pode, portanto, codificar uma enorme diversidade de anticorpos. Os genes para as cadeias pesadas e leves da imunoglobulina não se apresentam completamente formados e adjacentes no genoma humano; encontram-se separados por centenas

Figura 11.26

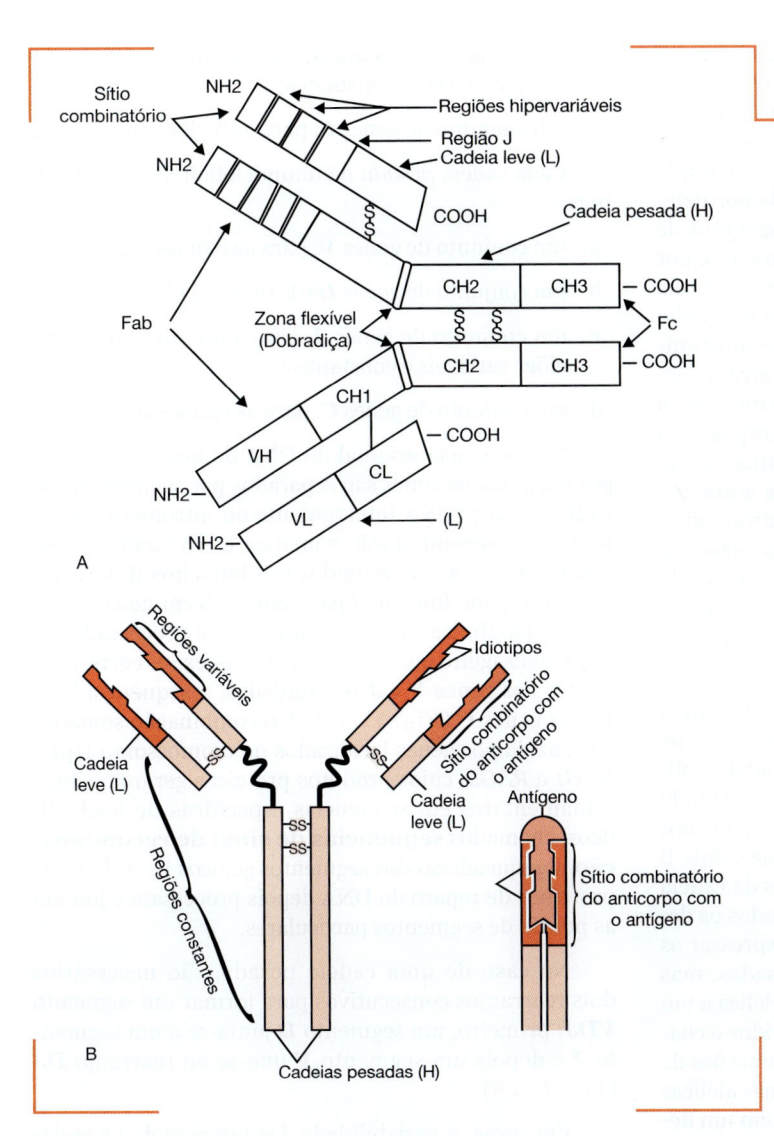

A – Representação esquemática da estrutura básica da molécula de imunoglobulina (anticorpo). VL e CL = regiões variável e constante, respectivamente, da cadeia leve (L); VH = região variável da cadeia pesada H; J = junção entre as regiões variável e constante; SS = pontes dissulfeto; Fab = fragmento que se combina com o antígeno; Fc = fragmento cristalizável.

B – A combinação entre as regiões variáveis das cadeias pesadas e leves forma uma fenda, constituindo o sítio combinatório, local onde ocorre o reconhecimento e a ligação com o peptídeo antigênico, havendo dois sítios combinatórios em cada molécula de anticorpo. A figura mostra como o antígeno se adapta aos idiotipos (partes específicas do anticorpo que realmente se ligam ao antígeno) do sítio combinatório.

Fonte: Modificada de Lewis[2] e Calich.[17]

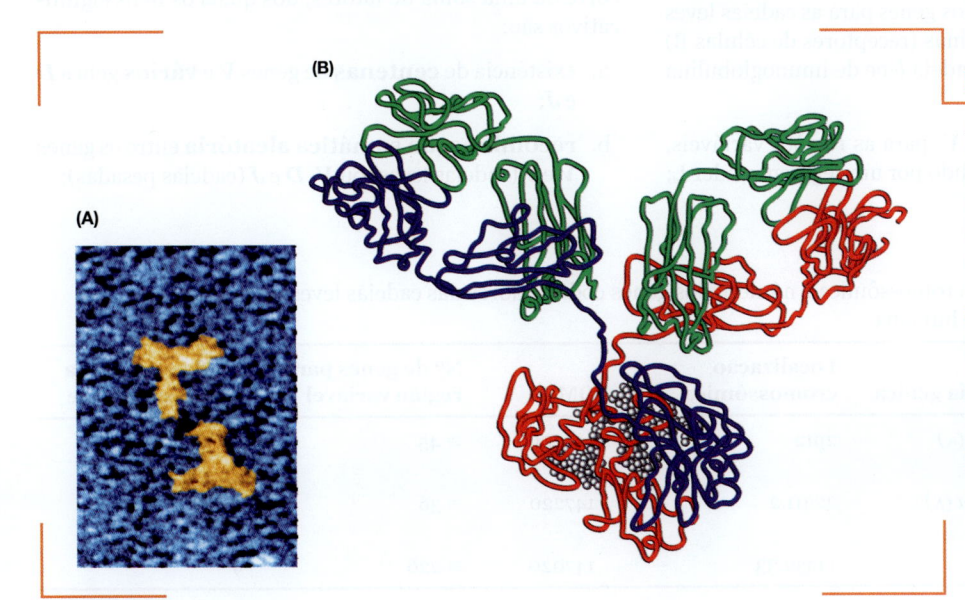

Figura 11.27

A – Fotomicrografia eletrônica de varredura colorida mostra a estrutura em Y das moléculas de imunoglobulinas; as moléculas foram coradas negativamente antes da microscopia eletrônica.

Fonte: Klug e colaboradores.[15]

B – A estrutura de uma molécula de IgG humana é revelada pela cristalografia de raios X. As cadeias pesadas aparecem em azul e vermelho, as cadeias leves em verde; os carboidratos estão em cinza.

de quilobases no DNA da linhagem germinativa, em um número relativamente pequeno de genes que, durante o desenvolvimento das células B, sofrem um processo peculiar de rearranjo somático e recombinação, antes da transcrição, possibilitando a geração de uma ampla diversidade. Essa diversidade é incrementada por deleções causadas por ligações inespecíficas e segmentos de genes durante o processo de rearranjos somáticos, e por inserções no local de ligação, quando os nucleotídeos são inseridos nos locais de recombinação. A perda e o ganho de alguns nucleotídeos produzem estruturas de substituição que codificam diferentes aminoácidos no arranjo gênico final; além disso, uma vez que ocorra a estimulação antigênica, as células B que produzem anticorpos com alguma afinidade para esse determinado antígeno são estimuladas a proliferar, sofrendo frequentes mutações pontuais dentro das sequências codificadas rearranjadas. Essa taxa de mutação espontânea (10^3 pares de bases de DNA por divisão celular) é de cem a mil vezes maior do que a taxa média de mutações em outras partes do genoma. A **Tabela 11.9** dá uma ideia da magnitude aproximada dessa variabilidade.

Os segmentos gênicos das cadeias pesada e leve para as regiões variáveis e constantes são rearranjados, transcritos em RNA e traduzidos em uma única cadeia polipeptídica pesada ou leve. Os indivíduos herdam de modo codominante os conjuntos de alelos maternos e paternos para os lócus das cadeias pesadas e leves. Uma célula B ou plasmócito pode expressar apenas os alelos da cadeia leve κ ou λ maternos ou paternos, excluindo todos os demais. Da mesma forma, uma célula B pode expressar os alelos maternos ou paternos das cadeias pesadas, mas não ambos os tipos. A restrição da expressão alélica a um único membro do par de cromossomos envolvidos é chamada **exclusão alélica**. No entanto, as combinações de todas as células B fazem com que tanto as formas alélicas maternas quanto as paternas sejam expressas em um determinado indivíduo. A **Figura 11.28** mostra, esquematicamente, a configuração dos genes para as cadeias leves e pesadas das imunoglobulinas (receptores de células B) da espécie humana. Cada cadeia *leve* de imunoglobulina é codificada por:

a. um conjunto de genes *V*, para as regiões variáveis, cada gene sendo precedido por um segmento líder L;

b. um conjunto de genes *J*, para a junção entre as regiões variáveis e constantes;

c. um conjunto de genes *C*, para as regiões constantes.

Cada cadeia *pesada* de imunoglobulina é codificada por:

a. um conjunto de genes *V*, para as regiões variáveis;

b. um conjunto de genes *D* (de diversidade);

c. um conjunto de genes *J*, para a junção entre as regiões variáveis e constantes;

d. um conjunto de genes *C*, para as regiões constantes.

Na sequência original do DNA de uma cadeia leve, por exemplo, os genes são separados por segmentos não codificadores (DNA interveniente ou intrônico); entretanto, por recombinação somática e clivagem, os segmentos *V*, *J* e *C* são reunidos nos linfócitos B, formando um só gene funcional para uma determinada cadeia imunoglobulínica. Após a transcrição, é processado um RNA mensageiro que contém apenas os éxons correspondentes aos genes *V* e *J* rearranjados, a sequência líder L e os genes *C* (**Fig. 11.29**). A recombinação somática é induzida por genes localizados no cromossomo 11p13, *RAG1* e *RAG2*, cujos produtos proteicos geram quebras bifilamentares em sequências específicas de nucleotídeos, chamados **sequências de sinal de recombinação**, flanqueadoras dos segmentos gênicos *V*, *D*, *J* e *C*. As proteínas de reparo do DNA depois processam e juntam as pontas de segmentos particulares.

No caso de uma cadeia pesada, são necessários dois rearranjos consecutivos para formar um segmento **VDJ**: primeiro, um segmento *D* junta-se a um segmento *J* e depois um segmento *V* une-se ao rearranjo *DJ* (**Fig. 11.30**).

Em suma, a variabilidade das imunoglobulinas decorre de uma soma de fatores, dos quais os mais significativos são:

a. existência de **centenas** de genes *V* e **vários** genes *D* e *J*;

b. **recombinação somática aleatória** entre os genes *V* e *J* (cadeias leves) ou *V*, *D* e *J* (cadeias pesadas);

Tabela 11.9 Localização cromossômica e número dos genes codificadores das cadeias leves e pesadas das imunoglobulinas da espécie humana

Cadeia	Família gênica	Localização cromossômica	OMIM	Nº de genes para região variável	Nº de genes para região constante
leve	kappa (κ)	2p12	147200	≅ 45	1
	lambda (λ)	22q11.2	147220	≅ 36	≅ 6
pesada	H	14q32.33	147020	≅ 226	9

Fonte: OMIM[9] e Doan e colaboradores.[11]

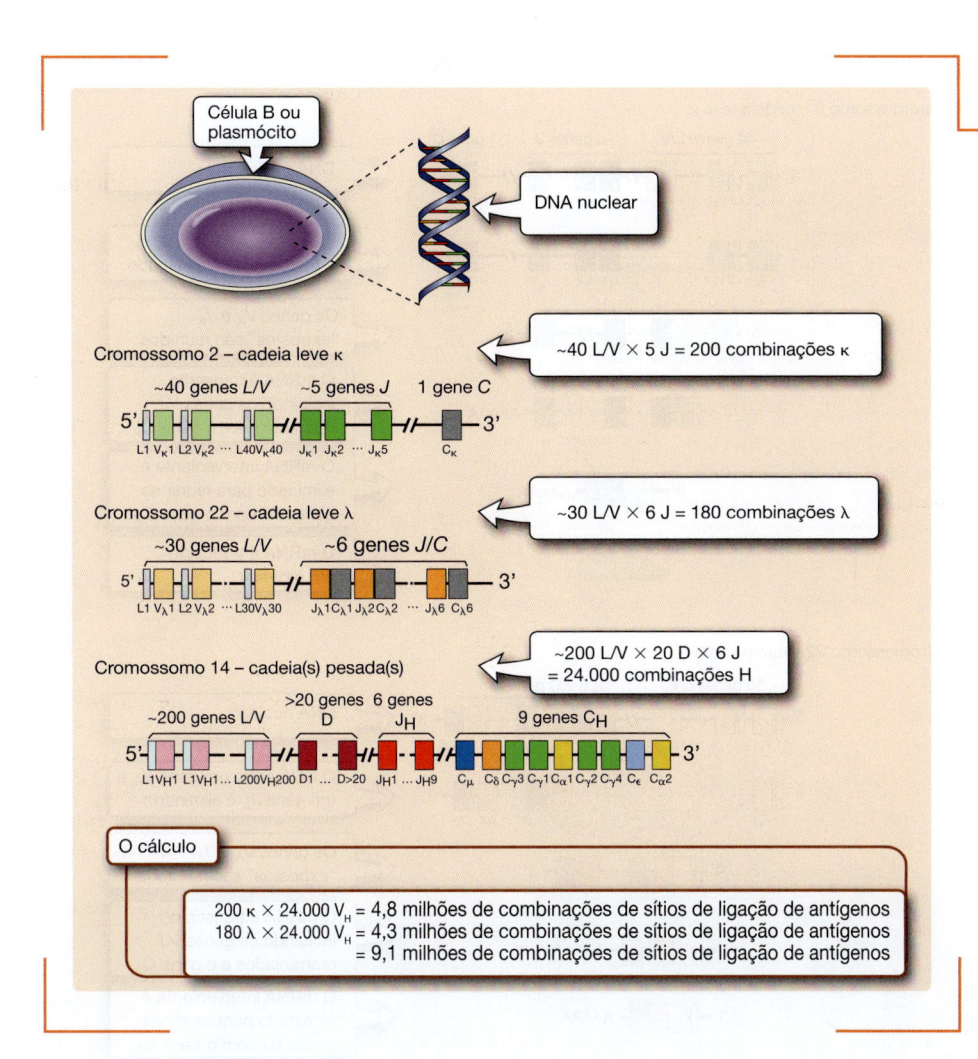

Figura 11.28

Grupos de genes codificadores de cadeias de imunoglobulina (receptor de células B; BCR). Os grupos de genes que codificam as cadeias leves (κ ou λ) do BCR estão localizados nos cromossomos 2 e 22, respectivamente. Cada grupo inclui séries de genes *V*, de genes *J* e um ou mais genes *C* (das regiões constantes). O único grupo de genes codificadores da cadeia pesada (H) está localizado no cromossomo 14, incluindo séries de genes *V*, genes *D*, genes *J* e uma série de genes *C*.

Fonte: Doan e colaboradores.[11]

Cromossomo 2 – cadeia leve κ: ~40 L/V × 5 J = 200 combinações κ
~40 genes *L/V*, ~5 genes *J*, 1 gene *C*

Cromossomo 22 – cadeia leve λ: ~30 L/V × 6 J = 180 combinações λ
~30 genes *L/V*, ~6 genes *J/C*

Cromossomo 14 – cadeia(s) pesada(s): ~200 L/V × 20 D × 6 J = 24.000 combinações H
~200 genes L/V, >20 genes D, 6 genes J_H, 9 genes C_H

O cálculo
200 κ × 24.000 V_H = 4,8 milhões de combinações de sítios de ligação de antígenos
180 λ × 24.000 V_H = 4,3 milhões de combinações de sítios de ligação de antígenos
= 9,1 milhões de combinações de sítios de ligação de antígenos

c. ocorrência de **variação** na **região de junção (J)** entre esses genes, durante o processo de recombinação que une os segmentos *V*, *G*, *D* e *C*, no desenvolvimento das células B; nesse processo, alguns nucleotídeos aleatórios são frequentemente perdidos ou ganhos por ação da transferase deoxinucleotidil terminal, fazendo com que a **diversidade juncional** contribua muito para a variabilidade dos anticorpos;

d. ocorrência de alta taxa de mutações somáticas (**hipermutação somática**) nas **regiões hipervariáveis** das **cadeias leves** e **pesadas**;

e. **cada cadeia leve pode combinar-se a cada tipo de cadeia pesada**, aumentando a quantidade de variação possível nos anticorpos.

Classes de imunoglobulinas

As classes de imunoglobulinas são determinadas pelas regiões constantes das cadeias pesadas. Os genes *C* para as regiões constantes das diferentes cadeias pesadas são: *gama* (γ) para IgG, *mi* (μ) para IgM, *alfa* (α) para IgA, *delta* (δ) para IgD e *épsilon* (ε) para IgE. A **Tabela 11.10** apresenta as classes das imunoglobulinas humanas, com suas respectivas características.

11.3.3.3 Resposta imune celular

A resposta imune celular é uma forma de imunidade adaptativa mediada por linfócitos T e serve como mecanismo de defesa contra microrganismos que sobrevivem no interior de células fagocitárias ou infectam células não fagocitárias. Essa resposta inclui ativação de macrófagos mediada por linfócitos T-CD4 que fagocitaram micróbios e morte das células infectadas por linfócitos T-CD8.

Assim como as imunoglobulinas, as moléculas do MHC formam uma fenda, na porção aminoterminal, onde se liga o peptídeo antigênico, porém com uma diferença significativa: as moléculas do MHC ligam-se a *qualquer* peptídeo antigênico com o qual entram em contato, não a um só tipo.

A **Figura 11.31** mostra a resposta imune celular contra antígenos endógenos. Os antígenos endógenos (produzidos dentro das células do hospedeiro, resultantes de infecção por parasitas intracelulares, como vírus e bactérias, ou de transformação da célula) formam complexos Ag + MHC classe I dentro das células infectadas, passando à superfície da mesma, onde são apresentados aos linfócitos T_C. Esses linfócitos possuem receptores de

Figura 11.29

Rearranjo para formar as cadeias leves de imunoglobulina (BCR). Na reunião de um gene *V* e um gene *J* selecionados ao acaso, é eliminado um segmento de DNA. O transcrito de mRNA inclui os genes *VJ* reunidos e um gene *C* (constante). Subsequentemente, os genes *VJ* e *C* são unidos, formando um mRNA que pode ser traduzido diretamente em um polipeptídeo com os segmentos *VJC* juntos.

Fonte: Doan e colaboradores.[11]

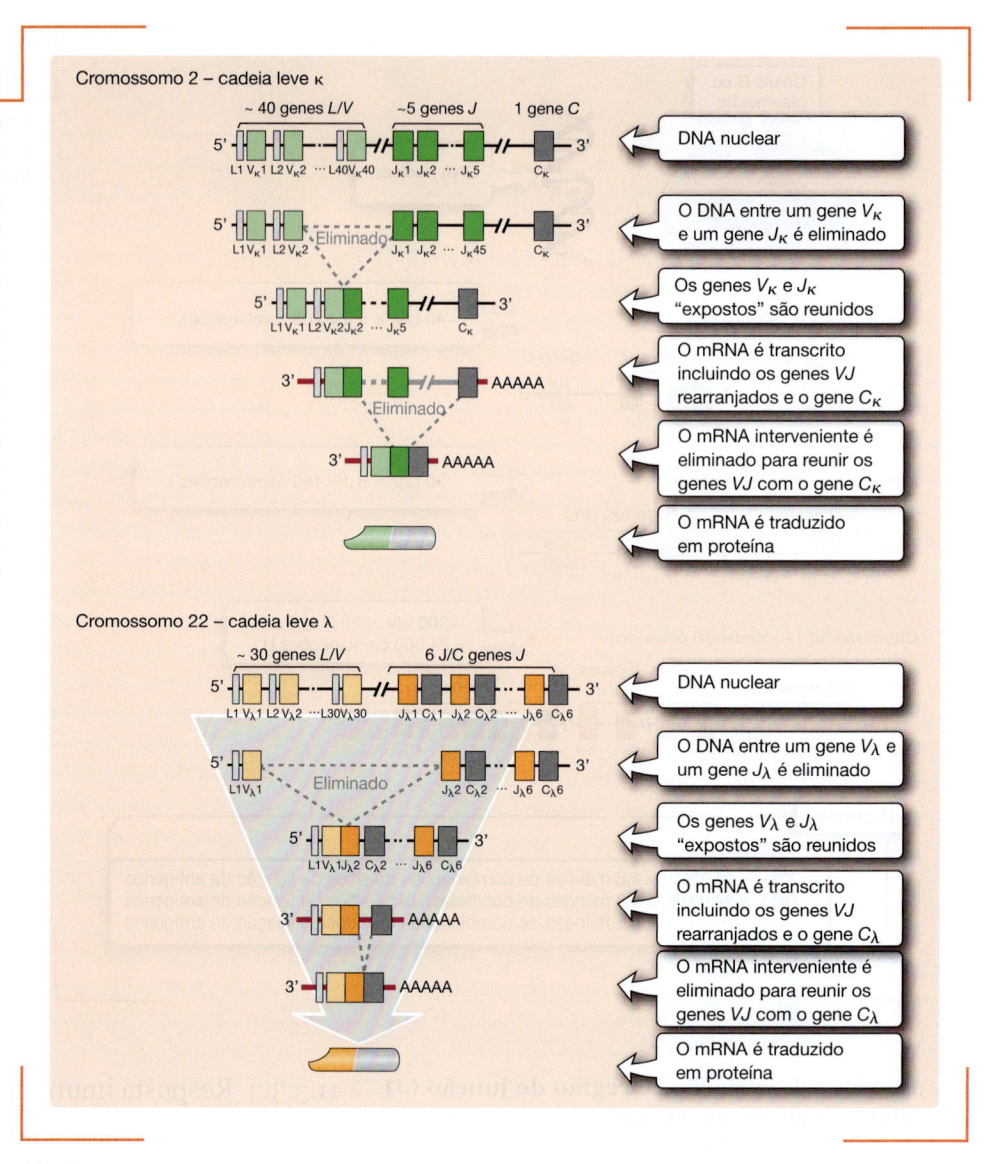

antígenos (TCR) capazes de reconhecer o complexo Ag + MHC classe I, os quais são ativados. Na fase efetora, esses linfócitos lisam as células infectadas, promovendo assim a eliminação do antígeno.

Ainda que os TCRs tenham a mesma estrutura geral tanto nos linfócitos T_C quanto nos linfócitos T_A, os primeiros contêm a molécula CD8 e reconhecem o antígeno apresentado por moléculas de classe I do MHC, ao passo que os últimos contêm a molécula CD4 e reconhecem o antígeno apresentado por moléculas de classe II do MHC. Além disso, os TCRs também têm mecanismos de rearranjo somático, como as imunoglobulinas.

Genética das moléculas do complexo de histocompatibilidade principal — Os genes do MHC foram descobertos devido à participação das moléculas de classe I e II na aceitação ou rejeição de tecidos ou órgãos transplantados de um indivíduo para outro. Posteriormente, descobriu-se que a aceitação ou rejeição era apenas um efeito colateral da função básica dessas moléculas: a apresentação de antígenos aos componentes da resposta imune.

Neste capítulo, foram citadas algumas informações sobre o MHC, as quais serão, aqui, complementadas. O MHC compreende um grupo de lócus intimamente ligados, localizados em uma região de aproximadamente 4.000 kb de DNA do cromossomo 6p21.3, codificando antígenos ou moléculas de compatibilidade celular de grande importância imunológica, além de conter outros lócus que codificam proteínas relacionadas à função imune (citocinas, fator de necrose tumoral, linfotoxinas, entre outras). O MHC recebe diferentes denominações, conforme as espécies consideradas. Por exemplo, no camundongo, é denominado H-2; no homem é chamado sistema HLA, sendo essa a

Figura 11.30

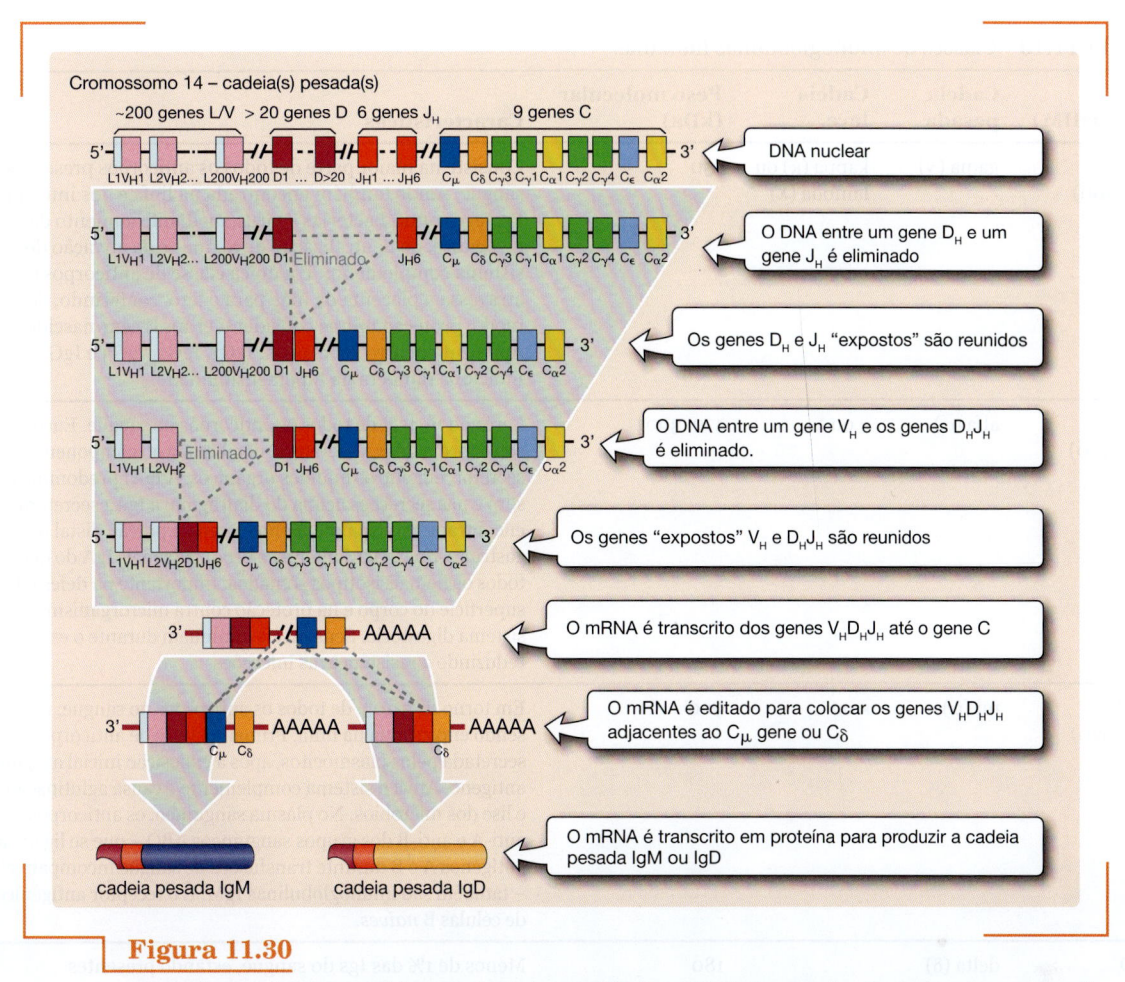

Rearranjo para formar as cadeias pesadas de imunoglobulina (BCR). Os genes D e J, selecionados ao acaso, formam o segmento DJ, com a eliminação do DNA interveniente; em seguida, ocorre uma segunda eliminação de DNA e a formação do segmento VDJ. É produzido um transcrito de mRNA que une os genes VDJ com um gene μ ou δ da região constante da cadeia H (os demais genes dessa região são transcritos em um estágio posterior do desenvolvimento das células B) e pode ser traduzido diretamente em cadeias pesadas da IgM ou da IgD.

Fonte: Doan e colaboradores.[11]

denominação internacional da região cromossômica que constitui o MHC nos seres humanos.

Os genes do MHC, denominados *HLA*, distribuem-se em três regiões cromossômicas, conforme a estrutura e função das moléculas por eles codificadas: classe II (centromérica; moléculas de classe II), classe III (intermediária; moléculas de classe III) e classe I (telomérica; moléculas de classe I). A posição relativa dos genes desse sistema foi estabelecida por meio da combinação de informações genéticas, dados sorológicos e de transplantes. A **Figura 11.32** mostra a organização genética do MHC e de seus produtos proteicos.

Nas **Figuras 11.33** e **11.34** podem ser vistas as estruturas de moléculas de classes I e II do MHC, enquanto na **Figura 11.35** pode ser observada a interação entre essas moléculas.

Como já salientado, os genes do MHC são altamente polimórficos, apresentando grande quantidade de alelos codominantes para cada lócus, com muitas combinações possíveis entre eles. Estima-se que existam mais de 250 alelos conhecidos para alguns desses genes na população. Já estão descritos pelo menos 11 lócus principais: **classe I**: *HLA-A, HLA-B, HLA-C, HLA-E, HLA-F* e *HLA-G*, cujas moléculas produzidas são encontradas na *superfície de todas as células nucleadas* e nas *plaquetas* (com algumas exceções); os lócus *HLA-H* e *HLA-J* abrigam pseudogenes de *HLA* de classe I, relacionados ao *HLA-A*. **Classe II**: *HLA-D*, que é subdividido em cinco subclasses: *HLA-DR, HLA-DQ, HLA-DP, HLA-DO* e *HLA-DM*, além de outros ainda pouco conhecidos; as moléculas por eles codificadas são encontradas nos *linfócitos B* e nos *macrófagos*. Os lócus que produzem os componentes do **sistema complemento** são denominados de **classe III**.

Tabela 11.10 Classes de imunoglobulinas humanas

Classe (Nº OMIM)	Cadeia pesada	Cadeia leve	Peso molecular (kDa)	Características
IgG (147100)	gama (γ)	kappa (κ) ou lambda (λ)	150	Consiste na maior parte de todos os anticorpos presentes no sangue, sendo também encontrada na linfa e nos intestinos. Protege contra bactérias e vírus, mediante aumento da fagocitose, da neutralização de toxinas e da ativação do sistema complemento. É a única classe de anticorpos que atravessa a placenta da mãe para o feto, conferindo, desse modo, proteção imune considerável aos recém-nascidos. Apresenta quatro subclasses: IgG1, IgG2, IgG3 e IgG4. Funciona também na hipersensibilidade.
IgA (146900)	alfa (α)	κ ou λ	170, 390	Cerca de 10-15% de todos os anticorpos no sangue. Encontrada sob a forma de IgA secretora, combinada ao componente secretor, em outros líquidos orgânicos. A IgA1 predomina no soro e nas secreções acima do diafragma; a IgA2 secretora é encontrada principalmente no lúmen da porção distal do trato gastrintestinal. Diariamente, é produzida mais IgA do que todos os demais isotipos somados. Importante na defesa da superfície do corpo e na proteção contra microrganismos do sistema digestório. Seus níveis diminuem durante o estresse, reduzindo a resistência às infecções.
IgM (147020)	mi (μ)	κ ou λ	900	Em torno de 5-10% de todos os anticorpos no sangue, também sendo encontrada na linfa. Primeira classe de anticorpos a ser secretada pelos plasmócitos, após a exposição inicial a algum antígeno. Ativa o sistema complemento e causa aglutinação e lise dos micróbios. No plasma sanguíneo, os anticorpos anti-A e anti-B dos grupos sanguíneos ABO – que se ligam aos antígenos A e B durante transfusões de sangue incompatíveis – também são imunoglobulinas IgM. É o receptor antigênico de células B *naives*.
IgD (147170)	delta (δ)		180	Menos de 1% das Igs do sangue, estando presentes principalmente na superfície das células B, como receptores de antígenos, e envolvendo-se na ativação dessas células.
IgE (147180)	épsilon (ε)		190	Menos de 1% de todos os anticorpos no sangue. Encontrada na membrana de basófilos e mastócitos. Atua na proteção das superfícies externas do organismo e na rejeição de parasitas intestinais, sendo ainda responsável pelas reações alérgicas e pela liberação de histamina e outros mediadores inflamatórios.

kDa = quilodálton.
Fonte: Doan e colaboradores,[11] Abbas e colaboradores,[18] Nardi,[19] Roitt,[20] e Tortora e Grabowski.[21]

Haplótipos do complexo de histocompatibilidade principal — Exceto os raros casos de homozigose, cada indivíduo apresenta dois antígenos HLA diferentes para cada lócus. A permutação (*crossing-over*) entre os lócus contidos no sistema MHC é raríssima, uma vez que se apresentam intimamente ligados no cromossomo. Dada essa estreita proximidade, os genes *HLA* são herdados em bloco. O conjunto de lócus de um dado cromossomo é chamado **haplótipo**, que é herdado inteiro de cada um dos genitores. Todo indivíduo tem, portanto, um haplótipo em comum com seu pai e outro em comum com sua mãe. A probabilidade de dois irmãos terem haplótipos iguais é, assim, de 25%. A **Figura 11.36** mostra a segregação dos haplótipos HLA, considerando apenas três lócus *HLA* de classe I e dois de classe II, cada um com diferentes especificidades antigênicas.

Figura 11.31

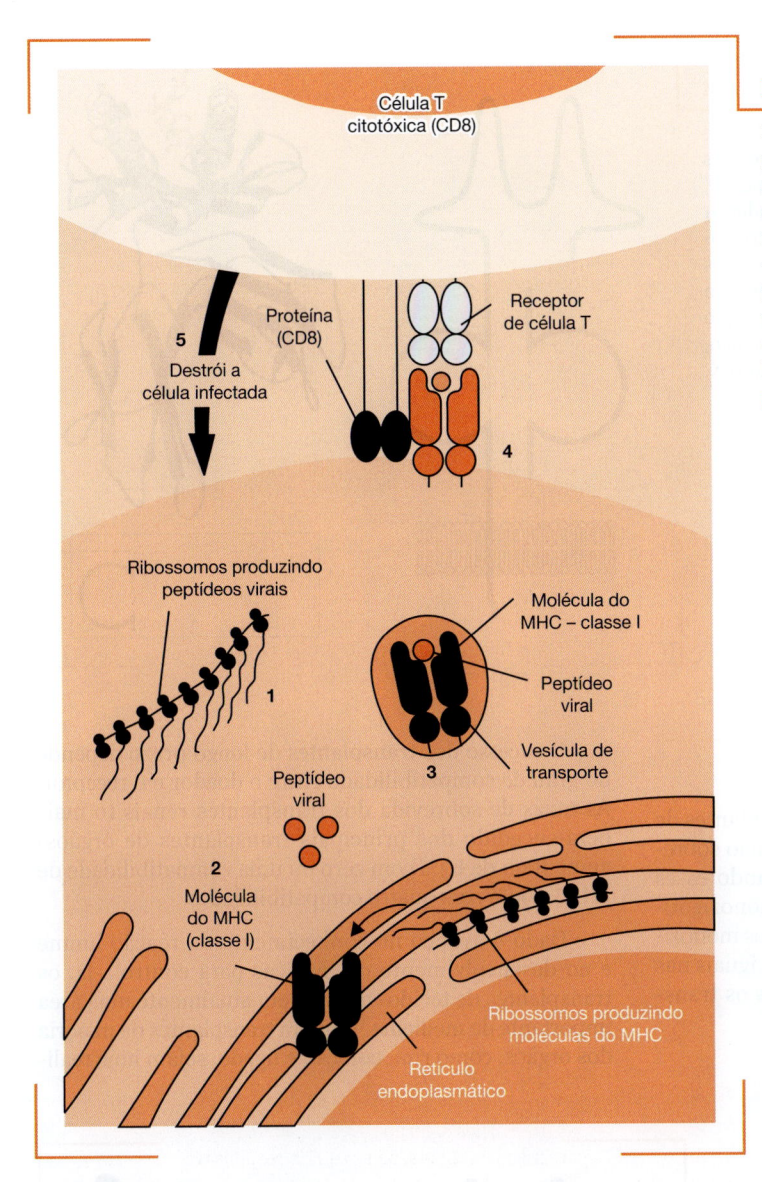

Resposta imune celular. Em uma célula infectada por vírus, os peptídeos virais (1) são levados para a superfície da célula por moléculas classe I do MHC (2). O receptor de célula T de uma célula T citotóxica (T_C;CD8) liga-se ao complexo peptídeo viral – molécula classe I do MHC (4). Reconhecendo o peptídeo como exógeno, a célula T citotóxica secreta substâncias químicas que matam diretamente a célula infectada ou induzem-na a sofrer morte celular programada (apoptose).

Fonte: Janeway.[22]

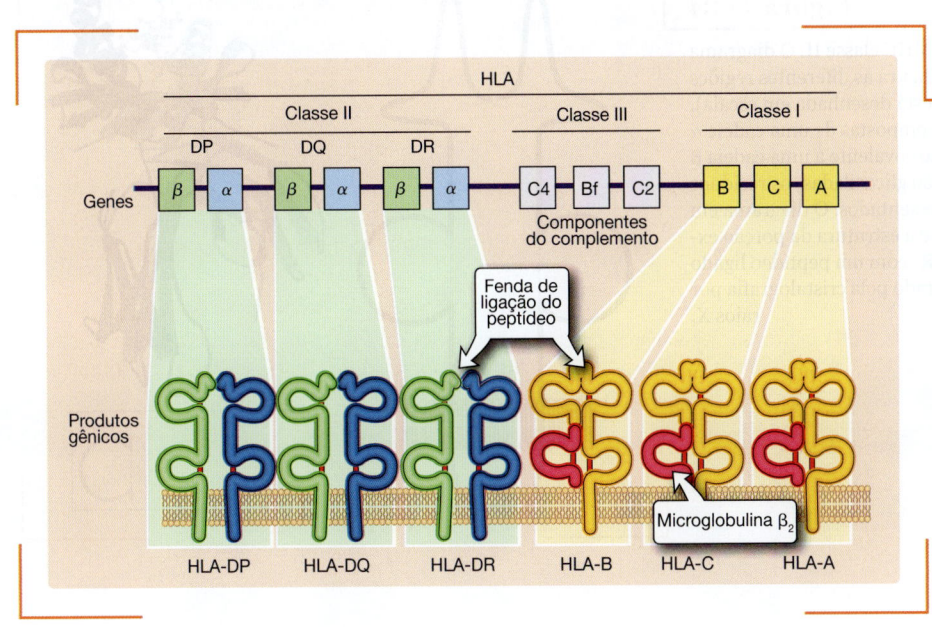

Figura 11.32

Organização genética do MHC e das moléculas de classes I, II e III. Localizados no braço curto do cromossomo 6, os genes *HLA* estão organizados na ordem mostrada nesta figura, e seus produtos proteicos estão agrupados segundo suas características estruturais e funcionais.

Fonte: Doan e colaboradores.[11]

Figura 11.33

Estrutura de uma molécula do MHC classe I. O diagrama esquemático (à esquerda) ilustra as diversas regiões da molécula do MHC (não está desenhado em escala). As moléculas classe I são compostas de uma cadeia α polimórfica ligada de forma não covalente à β_2-microglobulina não polimórfica (2m). A cadeia α é glicosilada; os resíduos de carboidratos não são exibidos. O diagrama em formato de fita (à direita) mostra a estrutura da porção extracelular da molécula HLA-B27 ligada a um peptídeo, exibido pela cristalografia de raios X.

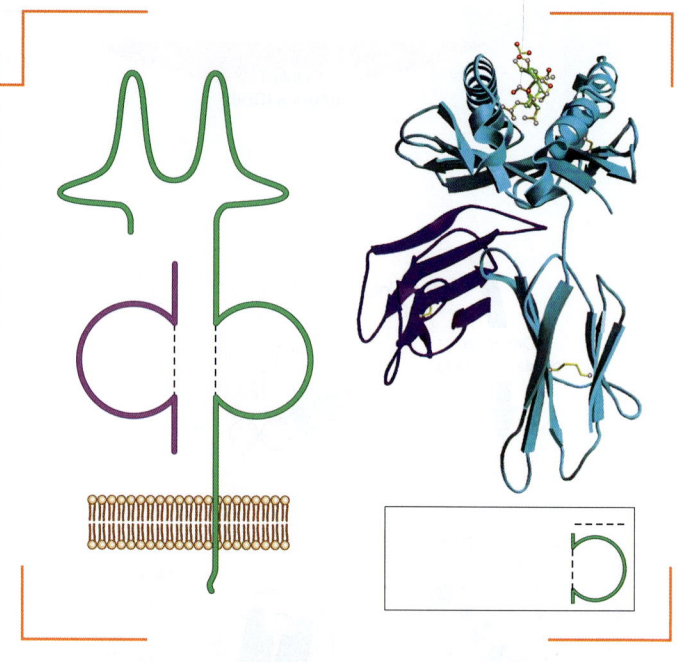

11.4 Transplantes

Nas primeiras tentativas, os enxertos ou transplantes de tecidos de um indivíduo para outro qualquer não sobreviviam mais do que alguns dias. Porém, quando esses transplantes eram realizados entre gêmeos monozigóticos, normalmente eram bem-sucedidos. Gêmeos monozigóticos são geneticamente idênticos, portanto, iguais nas especificidades antigênicas, daí serem aceitos os transplantes de um cogêmeo para o outro.

O sucesso dos transplantes de longo prazo depende do grau de compatibilidade entre o doador e o receptor. As taxas de sobrevida dos transplantes renais (o mais bem-sucedido dos principais transplantes de órgãos) aumentam de 63% com zero ou uma compatibilidade de MHC a 90% com quatro compatibilidades.

Dado o avanço no conhecimento da reação imune e no desenvolvimento de técnicas para controlá-la, os transplantes de tecidos constituem atualmente uma área importante da medicina. Embora transplantes da maioria dos órgãos, como rim, coração e fígado, sejam hoje reali-

Figura 11.34

Estrutura da molécula do MHC classe II. O diagrama esquemático (à esquerda) ilustra as diferentes regiões da molécula do MHC (não está desenhada em escala). As moléculas classe II são compostas de uma cadeia α polimórfica ligada de forma não covalente a uma cadeia β polimórfica. As duas cadeias são glicosiladas; os resíduos de carboidratos não estão representados. O diagrama em forma de fita (à direita) exibe a estrutura da porção extracelular da molécula HLA-DR1 com um peptídeo ligado a ela, conforme foi demonstrado pela cristalografia por raios X.

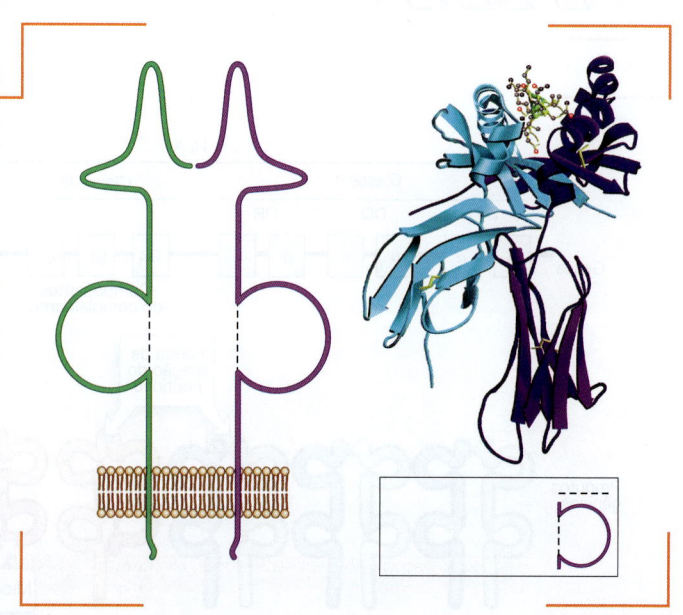

Figura 11.35

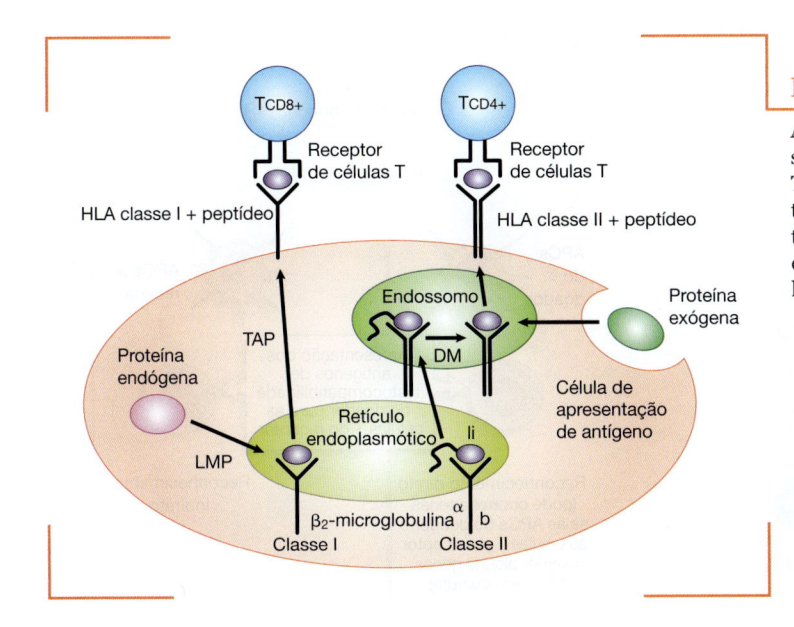

A interação entre as moléculas MHC classe I e classe II, proteínas estranhas e receptores de células T. LMP = grande protease multifuncional; TAP = transportador associado ao processamento de antígeno; li = cadeia invariável; DM = heterodímero codificado pelos genes *DMA* e *DMB*; CD8+ = células T citotóxicas; CD4+ = células T auxiliares.

zados com relativo sucesso e com sobrevivência razoável, o problema da rejeição é ainda sua principal limitação. Demonstrou-se que essa rejeição é devida a mecanismos imunológicos decorrentes de diferenças genéticas quanto aos sistemas sanguíneos ABO e Rh e ao MHC.

11.4.1 Tipos de transplantes ou enxertos

Usa-se a seguinte classificação para os diferentes tipos de transplantes, ilustrados na **Figura 11.37**:

Autotransplante – É o transplante de tecido do próprio indivíduo. Exemplo: transplante de pele ou de osso de um local do corpo para outro. Nesses casos, o transplante é normalmente aceito.

Isotransplante ou **transplante isogênico** – É um transplante entre indivíduos geneticamente idênticos. Exemplo: transplante entre gêmeos monozigóticos. Esse tipo de transplante também é normalmente aceito.

Alotransplante ou **transplante alogênico** – É o transplante realizado entre dois indivíduos da mesma espécie, mas geneticamente diferentes. Esse é o tipo de transplante mais comum, sendo geralmente **rejeitado**, a não ser que algumas precauções sejam tomadas.

Xenotransplante – É o transplante entre membros de espécies diferentes. Exemplo: transplante do macaco para o homem. Esse tipo de transplante também é **rejeitado**, e mais rapidamente do que o alotransplante.

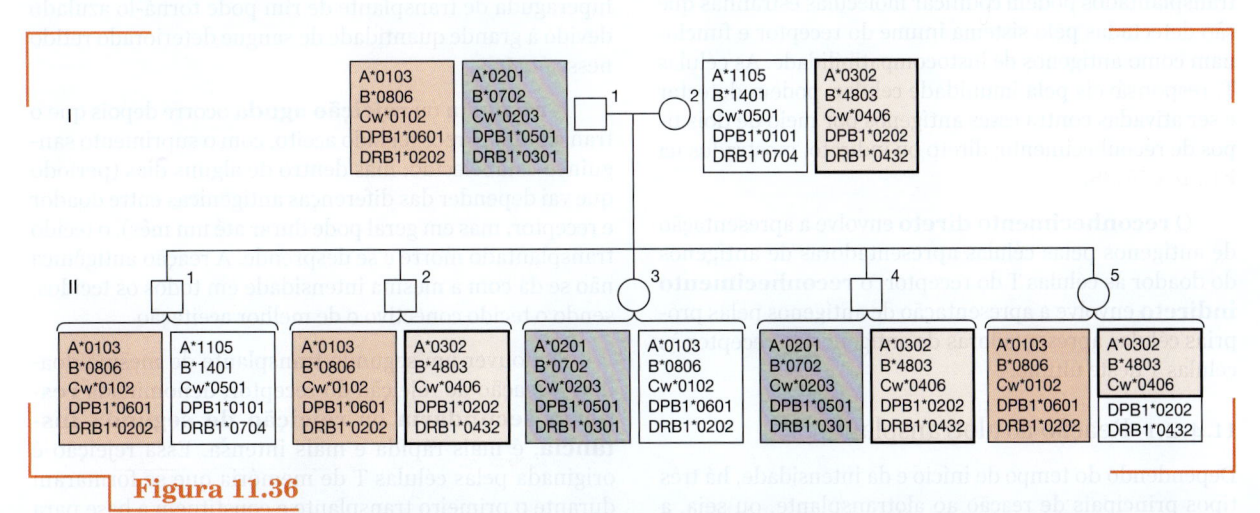

Figura 11.36

A herança de haplótipos de HLA. Um haplótipo normalmente é transmitido, como mostrado nessa figura, como uma unidade. Em ocasiões extremamente raras, um genitor transmitirá um haplótipo recombinante para a criança, como visto no indivíduo II-5, que recebeu um haplótipo que é recombinante entre os lócus classe I e classe II.

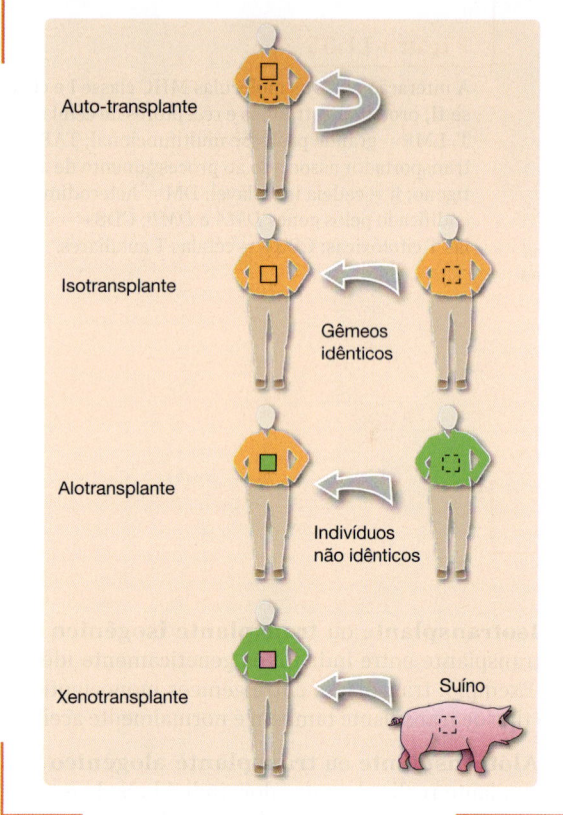

Figura 11.37

Classificação dos enxertos pela relação genética entre doador e receptor.
Fonte: Doan e colaboradores.[11]

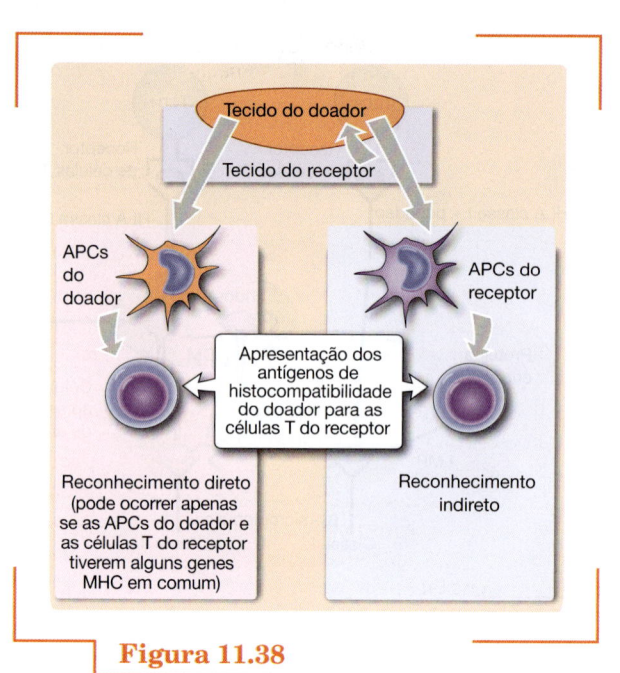

Figura 11.38

Reconhecimento direto e reconhecimento indireto. APCs: células apresentadoras de antígenos.
Fonte: Doan e colaboradores.[11]

11.4.2 Reações aos transplantes

No caso de transplantes, os genes das células ou tecidos transplantados podem codificar moléculas estranhas que são detectadas pelo sistema imune do receptor e funcionam como antígenos de histocompatibilidade. As células T, responsáveis pela imunidade celular, podem detectar e ser ativadas contra esses antígenos por meio de dois tipos de reconhecimento; direto ou indireto, mostrados na **Figura 11.38**.

O **reconhecimento direto** envolve a apresentação de antígenos pelas células apresentadoras de antígenos do doador às células T do receptor; o **reconhecimento indireto** envolve a apresentação de antígenos pelas próprias células apresentadoras de antígenos do receptor às células T deste último.

11.4.2.1 Reação ao alotransplante

Dependendo do tempo de início e da intensidade, há três tipos principais de reação ao alotransplante, ou seja, a maneira como o organismo do receptor reage ao tecido do órgão de um doador geneticamente incompatível.

A **resposta** ou **rejeição hiperaguda** é o tipo mais rápido de rejeição, que ocorre pouco após o transplante, geralmente antes que o tecido ou órgão transplantado possa estabelecer conexões vasculares com os tecidos do receptor. Esse tipo de rejeição também é conhecido como "enxerto branco" porque, no caso de um enxerto de pele, a falha em estabelecer a vascularização confere à pele enxertada uma aparência esbranquiçada. Essa denominação é restrita, pois em casos de transplante de outros tecidos isso não é observado. Por exemplo, uma rejeição hiperaguda de transplante de rim pode torná-lo azulado devido à grande quantidade de sangue deteriorado retido nesse órgão.

A **resposta** ou **rejeição aguda** ocorre depois que o transplante parece ter sido aceito, com o suprimento sanguíneo estabelecido, mas dentro de alguns dias (período que vai depender das diferenças antigênicas entre doador e receptor, mas em geral pode durar até um mês), o tecido transplantado morre e se desprende. A reação antigênica não se dá com a mesma intensidade em todos os tecidos, sendo o tecido conectivo o de melhor aceitação.

Se houver um segundo transplante do mesmo doador, a reação de rejeição do receptor, denominada **resposta secundária** ou **rejeição de segunda instância**, é mais rápida e mais intensa. Essa rejeição é originada pelas células T de memória que se formaram durante o primeiro transplante e constituem a base para a resposta secundária acelerada e aumentada contra os antígenos de histocompatibilidade do doador.

A **resposta** ou **rejeição crônica** é o tipo mais lento de rejeição. Os tecidos ou órgãos transplantados começam a funcionar normalmente durante semanas, meses ou anos antes de serem percebidos os primeiros sinais de rejeição. O tecido transplantado vai sendo substituído gradualmente por matriz extracelular e tecido de cicatrização.

11.4.2.2 Reação transplante *versus* receptor

As células do doador, se forem imunocompetentes, também reagem contra os antígenos do hospedeiro. Esta é a **reação transplante *versus* receptor**. Durante muito tempo, esse tipo de reação impediu o transplante de medula óssea, porque o tecido doado, contendo células imunocompetentes, reagia aos estímulos do hospedeiro, com consequências muitas vezes fatais. Técnicas modernas na seleção do doador tornaram possíveis os transplantes de medula com fins terapêuticos para certas deficiências imunes, anemias aplásticas ou mesmo leucemias resultantes de destruição das células da medula do hospedeiro, por radiação, quimioterapia e outros meios.

11.4.3 Prevenção da rejeição do transplante

O tecido ou órgão do doador terá mais possibilidade de ser aceito se for antigenicamente idêntico ou o mais semelhante possível ao do receptor, ou ainda se o mecanismo imunológico deste último puder ser controlado ou suprimido.

Em autotransplantes, não há rejeição, porque não há resposta imune. Existem tipos especiais de transplantes em que a resposta imune não é importante ou é inexistente. Exemplos: transplante de córnea, enxerto de osso (neste caso, o osso funciona apenas como um suporte, dando-se normalmente o novo crescimento ósseo do receptor), próteses plásticas usadas nas cirurgias de artérias sanguíneas, etc. Quando o transplante deve ser feito e a reação imune não tem como ser evitada, o procedimento mais correto é a seleção do doador mais adequado (aquele que possibilite a mais fraca reação imune possível) e o uso de imunossupressores.

11.4.3.1 Seleção do doador

A identidade quanto aos alelos do MHC entre doador e receptor é essencial para o sucesso de um transplante. Assim, a determinação dos haplótipos HLA do receptor (tipagem dos antígenos HLA por meio do uso de antissoros obtidos de indivíduos sensibilizados) e dos possíveis doadores é de fundamental importância, já que a rejeição de um transplante ocorre devido à ativação do sistema linfático do receptor por moléculas do MHC do doador, desencadeando, dessa forma, uma resposta imune exacerbada contra o tecido transplantado.

Na escolha do doador, o objetivo é selecionar aquele de maior semelhança quanto ao MHC (rotineiramente, os lócus testados são *HLA-A*, *HLA-B*, *HLA-C* de classe I, e o *HLA-DR* de classe II), bem como aos sistemas sanguíneos ABO e Rh, para minimizar também a necessidade de supressão da resposta imune do receptor. Saliente-se que, quando um doador tem algum antígeno que o receptor não tenha, caracteriza-se uma incompatibilidade antigênica; dessa forma, a seleção do melhor doador vai depender do menor número possível de incompatibilidades antigênicas quanto aos referidos sistemas genéticos. Em teoria, o doador ideal é aquele que é geneticamente idêntico ao receptor, caso dos cogêmeos monozigóticos. Entretanto, muitas vezes o cogêmeo de um indivíduo doente não é o doador ideal, pois, por serem geneticamente idênticos, ambos podem ter ou vir a ter a mesma doença.

Não sendo esse o caso, com a ressalva anterior, o doador mais adequado seria um irmão ou uma irmã do receptor, tendo em vista a probabilidade de 25% de que dois irmãos compartilhem os mesmos haplótipos HLA (ver Fig. 11.36), a seguir, um dos seus genitores, uma vez que a semelhança genética entre genitores e prole é de ½, e daí em diante outros parentes com maior similaridade genética.

11.4.3.2 Imunossupressão

As substâncias ou drogas imunossupressoras são substâncias que suprimem a atividade imunológica do indivíduo, por isso são usadas em transplantes para diminuir a possibilidade de sua rejeição. Em casos de rejeição aguda, são usadas também as irradiações de raios X.

A imunossupressão ainda não é suficientemente específica, e a resposta imune do paciente é suprimida não só para o transplante, mas também para a defesa do organismo, quanto a infecções bacterianas, virais e câncer. O paciente fica, por um lado, protegido contra a rejeição, e por outro, suscetível a infecções.

11.5 Associação entre antígenos HLA e doenças

Os lócus *HLA* do MHC, que consistem no mais extenso polimorfismo da espécie humana, têm estimulado o estudo da sua relação com as doenças. A **Tabela 11.11** apresenta alguns exemplos, em uma população norueguesa, de forte associação entre antígenos do sistema HLA e a suscetibilidade a doenças autoimunes. As mais fortes associações de distúrbios clínicos com antígenos HLA são a espondilite anquilosante (OMIM 106300), que apresenta associação com o antígeno *HLA-B27*, a coriorretinopatia de Birdshot (OMIM 605808), com o antígeno HLA-A29, a narcolepsia (OMIM 161400), com o antígeno HLA-DQ6 e a doença celíaca (OMIM 212750), com os antígenos HLA-DQ2 e HLA-DQ8.

Tabela 11.11 Fatores de risco associados ao HLA para as doenças autoimunes

Doença	Alótipo HLA	Frequência (%) Pacientes	Controle	Risco relativo
Espondilite anquilosante	B27	> 95	9	> 150
Corioretinopatia de Birdshot	A29	> 95	4	> 50
Narcolepsia	DQ6	> 95	33	> 40
Doença celíaca	DQ2 e DQ8	95	28	30
Diabetes tipo 1	DQ8 e DQ2	81	23	14
Tireoidite subaguda	B35	70	14	14
Esclerose múltipla	DQ6	86	33	12
Artrite reumatoide	DR4	81	33	9
Artrite reumatoide juvenil	DR8	38	7	8
Psoríase vulgar	Cw6	87	33	7
Doença de Addison	DR3	69	27	5
Doença de Graves	DR3	65	27	4
Miastenia grave	DR3	50	27	2
Diabetes tipo 1	DQ6	< 0,1	33	0,02

Fonte: Parham.[14]

Há doenças que apresentam ligação e associação com algum alelo do lócus *HLA*, como a hemocromatose (OMIM 235200) com o alelo *HLA-A3*.

É oportuno diferenciar ligação e associação. Na **ligação**, o alelo do sistema HLA geralmente não desempenha um papel na patogênese da doença, já que o gene que determina esta última está apenas situado muito próximo do lócus *HLA*, no mesmo cromossomo. Assim, a ligação refere-se a uma conexão física de dois ou mais lócus gênicos. Por outro lado, em certas doenças cujo padrão de herança não é simples e sofre a ação de fatores ambientais, um determinado alelo do sistema HLA pode estar associado à doença na população geral. Desse modo, uma **associação** indicaria um papel direto ou indireto do HLA marcador específico na patogênese, mas esse papel é ainda obscuro.

11.6 Doenças por deficiência imune ou imunodeficiências

11.6.1 Imunodeficiências hereditárias

A alteração da resposta imune pode resultar em imunodeficiências hereditárias ou adquiridas. As imunodeficiências hereditárias são causadas por defeitos em algum dos genes necessários ao sistema linfático ou à resposta imune; em sua maioria, são congênitas, raras e seus sintomas surgem geralmente na infância, estando associadas a grande morbidade e mortalidade. A classificação das doenças por imunodeficiência hereditária, seus defeitos gênicos e suscetibilidades aos patógenos é mostrada na **Tabela 11.12**.

11.6.2 Imunodeficiências adquiridas

As imunodeficiências adquiridas podem resultar de infecções, como a do vírus da imunodeficiência humana (HIV), cujo nível de maior gravidade é conhecido como síndrome da imunodeficiência adquirida (aids, de *acquired immune deficiency syndrome*).

Na aids, como a síndrome é mais conhecida, há o surgimento de imunodeficiência associada a infecções oportunistas, envolvendo, mais comumente, *Pneumocystis carinii*, citomegalovírus, vírus Epstein-Barr e herpes simples, além de fungos, como *Candida*, *Aspergillus* e *Cryptococcus*, e o protozoário *Toxoplasma*. Há também uma suscetibilidade aumentada para o sarcoma de Kaposi, câncer relacionado com o vírus *Herpes*.

Os pacientes com aids apresentam linfopenia, hipergamaglobulinemia e grande número de células que secretam espontaneamente imunoglobulinas em cultura. A resposta dos anticorpos a novos antígenos é pobre. A linfopenia pode estar amplamente ligada à diminuição da população de linfócitos T auxiliares (T-CD4). As células T citotóxicas e T supressoras se apresentam normais ou aumentadas, produzindo uma baixa relação T-CD4:T-CD8.

O causador da aids é um retrovírus, isto é, um vírus cujo material genético é o RNA. Esse vírus, denominado HIV, atua sobre os linfócitos T auxiliares (T_A), desarticulando, assim, todo o sistema linfático e a resposta imune.

O vírus liga-se aos receptores CD4 dos linfócitos T auxiliares e introduz seu RNA nessas células. Uma enzima, denominada **transcriptase reversa**, catalisa a formação de uma fita de DNA complementar ao RNA viral. A fita de DNA viral inicial replica-se para formar um DNA de dupla-hélice, o qual entra no núcleo do linfócito T_A. O HIV replica-se e ocupa a célula hospedeira com RNA viral

Tabela 11.12 Doenças por imunodeficiência hereditária, seus defeitos gênicos e suscetibilidades ao patógenos

Imunodeficiências	Doenças e OMIM	Defeito gênico	Características	Suscetibilidade a infecções	Localização no cromossomo
Predominantemente humorais	Agamaglobulinemia congênita ligada ao X ou doença de Bruton (300300)	Mutações no gene *BTK* (gene para tirosinoquinase específico para maturação das células B)	Defeito primário nas células B, que se manifesta dos 6 aos 12 meses; imunidade celular; capacidade de rejeição a tecidos adequada	Bacterianas: (pneumocócicas e estreptocócicas)	XXq21.3-q22
Predominantemente celulares	Aplasia congênita do timo ou síndrome Di George (188400)	HAD com EV	Defeito primário nas células T; ausência de timo e glândulas paratireoides; ausência de linfócitos T e de resposta imune celular	Virais e fúngicas	22q11.2
Combinadas (humorais + celulares)	SCIDX1 (300400) ou tipo suíço	Heterogeneidade genética: HAR ou HRLX	Deficiência de células B e T; ausência de resposta imunocelular. Aceitam qualquer tipo de transplante. Fatal no primeiro ano de vida quando não tratada com transplante de medula óssea	Vários tipos, virais e bacterianas	Xq13
Distúrbios dos fagócitos	Doença granulomatosa crônica (306400, RLX; 233700, AR e 233710, AR.	HAR ou HRLX	Monócitos e polimorfonucleares deixam de produzir H_2O_2 em decorrência de um defeito enzimático	Bacterianas recorrentes, muitas vezes fatais	Xp21.1 7q11.23 1q25
	Síndrome Chediak-Higashi (214500)	HAR	Lisossomos com estrutura e função anormais. Hepatoesplenomegalia, albinismo parcial. Manifestações associadas: anomalias do SNC e tumores linforreticulares		1q42.1q42.2
Distúrbios do complemento	Edema angioneurótico hereditário (106100)	HAD	Defeitos do inibidor do componente C_1, episódios edematotosos em várias regiões do corpo. Se envolverem a laringe, podem ser fatais		11q11-q13.1

HAD = herança autossômica dominante; HAR = herança autossômica recessiva; HRLX = herança recessiva ligada ao X; EV = expressividade variável; H_2O_2 = peróxido de hidrogênio; SNC = sistema nervoso central.

e proteínas. Essa célula não só deixa de fornecer imunidade, como também arrebenta, liberando muitas novas partículas de HIV. A maturação de novas células T para combater o vírus não consegue superar a replicação viral e o número de células T auxiliares reduz-se gradualmente.

O HIV é tão variável geneticamente, que poucos dias depois da infecção inicial surgem variantes resistentes às drogas utilizadas no tratamento da doença. Devem ser administradas combinações de drogas (coquetéis) que atuem de diferentes maneiras.

A infecção pelo HIV espalha-se por meio do contato sanguíneo direto com fluidos corporais infectados, como sêmen e sangue. Hoje, determina-se o estágio da infecção mais pela quantidade de vírus na corrente sanguínea do que por medidas indiretas, como contagem de células T auxiliares ou a presença de anticorpos contra o vírus.

Para que surja uma doença autoimune, é necessário que ocorram modificações nos autoantígenos ou, então, que o sistema imunológico se torne incapaz de reconhecer os antígenos próprios do organismo, voltando-se contra estes. Mais de 75% das pessoas afetadas por doenças autoimunes são do sexo feminino, o que reflete sua resposta imune acentuada. Na **Tabela 11.13**, constam alguns exemplos de doenças autoimunes, suas características e os anticorpos formados.

11.7 Doenças autoimunes

Normalmente, o organismo não desenvolve reações imunes contra os seus próprios antígenos (autoantígenos).

Tabela 11.13 Exemplos de doenças autoimunes

Doenças	OMIM	Anticorpos contra	Características
Organoespecíficas (órgão envolvido)			
Anemia perniciosa (sistema digestório)	170900	Sítio de ligação para a vitamina B nas células que revestem o estômago	Falta de absorção da vitamina B_{12}; anemia e alterações neurológicas progressivas, podendo levar à morte
Doença de Addison (glândula suprarrenal)	240200	Glândula suprarrenal, principalmente contra suas enzimas	Insuficiência dos hormônios da suprarrenal, hipotensão, debilidade geral e alteração peculiar da cor da pele; sinonímia: hipoadrenocorticismo
Doença de Graves (glândula tireoide)	275000	Antígenos tireoidianos próximos ao receptor do hormônio estimulante da tireoide, causando hiperatividade	Hipertireoidismo
Glomerulonefrite (sistema urinário)	137940	Antígenos das células renais que se assemelham a antígenos de estrepto--hematúria, déficit de função	Hipertensão arterial sistêmica, bactérias renais
Tireoidite de Hashimoto (glândula tireoide)	140300	Antígeno de superfície das células da tireoide	Hipotireoidismo, aumento difuso da glândula
Intermediárias			
Anemia hemolítica autoimune	205700	Antígenos do grupo sanguíneo Rh	Destruição das hemácias para complemento e fagócitos; anemia
Cirrose biliar primária	109720	Interleucina 12, modulador da função imune	Coceira pelo corpo, cansaço, aumento do tamanho do fígado e do baço, nódulos de gordura na pele, nos tendões e nas pálpebras.
Colite ulcerativa	266600	Células do colo	Inflamação crônica do intestino grosso, diarreia sanguinolenta
Diabetes juvenil (tipo I)	222100	Células β-pancreáticas	Destruição das células β; incapacidade de produzir insulina
Miastenia gravis	254200	Receptores para acetilcolina	Fraqueza progressiva
Síndrome de Sjögren	270150	Células do ducto salivar	Diminuição da função das glândulas salivares e lacrimais, levando a secura da boca e dos olhos
Sistêmicas			
Artrite reumatoide	180300	Células que revestem as articulações	Inflamação e destruição das articulações
Esclerodermia familiar progressiva	181750	Tecido conectivo	Espessamento localizado da pele, fraqueza muscular, comprometimento dos sistemas digestório e respiratório
Febre reumática	268240	Antígenos do músculo cardíaco que se assemelham a antígenos de estreptobactérias	Artrite, miocardite e fibrose tardia das valvas cardíacas

(continua)

Tabela 11.13 Exemplos de doenças autoimunes (*continuação*)

Doenças	OMIM	Anticorpos contra	Características
Lúpus eritematoso sistêmico	152700	DNA, histonas, ribossomos, snRNP e scRNP	Glomerulonefrite, vasculite, febre alta persistente, destruição do coração, do cérebro e dos rins; erupção facial
Esclerose múltipla	126200	Proteína básica da mielina, proteolipídeo	Degeneração cerebral e medular, produzindo fraqueza e falta de coordenação
Crioglobulinemia essencial mista	123550	Complexos de IgG do fator reumatoide	Vasculite sistêmica (com ou sem antígenos da hepatite C)

snRNP = pequena partícula nuclear de ribonucleoproteínas; scRNP = pequena partícula citoplasmática de ribonucleoproteínas.
Fonte: Lewis,[2] OMIM,[9] Parham[14] e Roitt.[20]

Resumo

A imunogenética trata dos aspectos genéticos dos antígenos, dos anticorpos e suas interações, envolvendo os sistemas de grupos sanguíneos eritrocitários e os problemas clínicos resultantes de suas incompatibilidades, as respostas imunes, os transplantes de tecidos e órgãos, as doenças por deficiência imune e as doenças autoimunes.

Antígeno é uma substância ou macromolécula com a capacidade de induzir uma resposta imune específica. Pode ser endógeno, se produzido no interior das células do hospedeiro, ou exógeno, se produzido fora delas. O antígeno é denominado autoantígeno quando o organismo o percebe e tolera como próprio, e aloantígeno quando é percebido como estranho pelo organismo, provocando neste uma resposta imune. Anticorpos são proteínas do soro, do tipo γ-globulina, denominadas de imunoglobulinas, que apresentam especificidade para um epítopo das moléculas que compõem um antígeno. Assim, as reações antígeno-anticorpo dependem, em sua maioria, de sítios mutuamente ajustáveis e específicos, em um sistema de "chave-fechadura". Os anticorpos são classificados geralmente em regulares, que resultam de estímulos naturais e têm ocorrência esperada, e irregulares, que resultam como resposta a aloantígenos e têm ocorrência inesperada.

Competência imunológica ou imunocompetência é a capacidade do organismo de formar anticorpos contra antígenos estranhos. Essa capacidade tem início no feto, pouco antes do seu nascimento. Enquanto sua imunocompetência ainda não está totalmente desenvolvida, o bebê apresenta imunidade temporária contra algumas doenças, graças às imunoglobulinas IgG maternas que atravessam a placenta, e ao leite materno que protege o recém-nascido contra algumas infecções respiratórias e digestivas.

Homeostasia imunológica é a capacidade do organismo de reconhecer ou aceitar seus próprios antígenos, bem como de formar anticorpos contra antígenos estranhos. Tolerância imunológica adquirida é a aceitação do organismo, durante o desenvolvimento pré-natal ou em recém-nascidos, de células de organismo geneticamente diferente, devido à falta de competência imunológica do feto ou do recém-nascido. Memória imunológica é a capacidade do sistema imune adaptativo para responder mais rapidamente e com maior eficiência à exposição repetida a um antígeno, em comparação com a resposta à primeira exposição.

Os sistemas de grupos sanguíneos eritrocitários são antígenos situados na superfície das hemácias. São polimorfismos importantes como marcadores genéticos. São usados em medicina legal e genética forense, na identificação individual e na investigação de paternidade. A redescoberta das leis de Mendel e a descoberta do primeiro sistema de grupos sanguíneos (ABO) ocorreram no mesmo ano, 1900. Os polimorfismos dos sistemas de grupos sanguíneos originaram-se, com maior frequência, de mutações pontuais, principalmente os SNPs, tendo ocorrido ainda recombinações gênicas, deleções e inserções ao longo da evolução dos genes e alelos que codificam esses sistemas.

Atualmente são conhecidos mais de 300 antígenos, dos quais 270 estão agrupados em cerca de 30 sistemas de grupos sanguíneos diferentes. Os mais complexos são os sistemas Rh, MNSs e Kell. Existem sistemas de antígenos que são muito comuns entre os indivíduos da espécie humana (chamados antígenos públicos) e outros muitos raros (chamados antígenos privados).

No sistema de grupos sanguíneos ABO, existe uma relação inversa recíproca, no indivíduo, entre os antígenos presentes nas hemácias e os anticorpos presentes no soro, o que não ocorre em outros sistemas sanguíneos. Os indivíduos da espécie humana podem ser classificados em quatro grupos ou tipos, de acordo com a presença ou ausência dos antígenos (ou aglutinogênios) A e B nas hemácias, e dos anticorpos (ou aglutininas) regulares anti-A e anti-B no soro. Seus antígenos podem também ser encontrados em muitas células e líquidos orgânicos. Os anticorpos anti-A e anti-B começam a ser produzidos pelo organismo humano em torno do terceiro mês; a partir dessa época, a concentração de anticorpos desse sistema vai aumentando, atingindo seu máximo na adolescência.

Várias técnicas podem ser empregadas para a determinação dos grupos sanguíneos, que se classificam em quatro grupos de acordo com a presença ou ausência dos antígenos A e B: grupos: A, B, AB e O. Atualmente, a determinação dos grupos sanguíneos pode ser feita diretamente no genótipo (genotipagem de grupos sanguíneos). Entre as técnicas usadas com maior frequência, destacam-se: a reação em cadeia da polimerase (PCR) aleloespecífica, RFLP (polimorfismo de comprimento de fragmentos de restrição), PCR-ASP (com uso de iniciadores ou *primers* aleloespecíficos) e a técnica de microarranjos. As técnicas moleculares suprem as deficiências das técnicas de hemaglutinação, detectando o DNA do próprio gene, podendo ser uma excelente alternativa para os casos em que os testes de hemaglutinação não apresentam eficiência.

Os alelos que determinam geneticamente os antígenos do sistema de grupos sanguíneos ABO estão localizados em um lócus situado no braço longo do cromossomo 9 (9q34), muito próximo ao lócus *AK1*. Existem no mínimo três alelos principais: *A*, *B* e *O* (alelos múltiplos), cada um apresentando muitas variantes, resultantes principalmente de mutações pontuais de substituição e de mudança da fase de leitura, bem como de recombinação. Existem mais de 80 alelos variantes já descritos no sistema de grupos sanguíneos ABO. Os alelos *A* e *B* são codominantes e o alelo *O* é recessivo em relação a eles. Existem muitas variantes do alelo *A*, bem como dos alelos *B* e *O*.

A base bioquímica do sistema ABO é uma glicoproteína precursora sem atividade antigênica. O alelo *H*, em homozigose (*HH*) ou heterozigose (*Hh*), determina a produção de uma enzima que adiciona *L-fucose* à *D-galactose* terminal da glicoproteína precursora, convertendo-a em antígeno H. Esse antígeno H é uma substância necessária para a produção dos antígenos A e B. Para formar os antígenos A e B dos grupos sanguíneos A, B e AB, os indivíduos necessitam (além da enzima *L-fucose* à *D-galactose)* de enzimas específicas (determinadas por genes específicos) para cada um dos antígenos. Se um indivíduo for homozigoto para o alelo *h* (*hh*), o que é muito raro, não poderá produzir a enzima necessária para converter a glicoproteína precursora em antígeno H, não apresentando esta última, nem os antígenos A e/ou B, mesmo sendo portador dos alelos *A*, *B* ou ambos. Suas hemácias aparentam ser do grupo O, pois não são aglutinadas quando suspensas em antissoros anti-A ou anti-B. Como esse indivíduo não produz antígeno H, não reage tampouco com o antissoro anti-H.

O antígeno H é determinado pelo lócus *FUT1* com dois alelos, *H* e *h*, e seu produto é o substrato ou antígeno H, sobre o qual ocorre a ação das enzimas produzidas pelos alelos *A* e *B* para a formação dos antígenos A e B. O lócus *FUT1* está localizado no braço longo do cromossomo 19 (19q13.3). O fenótipo Bombaim ajudou a esclarecer esse fato. São portadores do fenótipo Bombaim ou fenótipo O_h aqueles indivíduos que não possuem a capacidade de formar a substância H por não possuírem o gene *H*, sendo homozigotos para *h* (*hh*).

Os antígenos A, B e H podem ser produzidos também na forma hidrossolúvel, em líquidos orgânicos, como saliva, leite materno, lágrima, sêmen, urina e sucos gástricos. Para isso, é necessária a presença de um gene secretor (*Se*), que é autossômico dominante; o gene não secretor (*se*) é autossômico recessivo. Os indivíduos secretores podem ser homozigotos ou heterozigotos (*SeSe* ou *Sese*), enquanto os não secretores sempre são *sese*.

As frequências dos grupos sanguíneos do sistema ABO variam, geralmente, de uma população para outra. Por isso, os valores das frequências alélicas são específicos para cada população estudada. Em geral, a maior variação entre as frequências dos grupos sanguíneos desse sistema é observada nos grupos A e B, entre os eurodescendentes e os afrodescendentes e asiáticos, que têm as seguintes amplitudes: A = 41 a 43% e B = 9 a 12%, nos eurodescendentes; A = 27 a 34% e B = 14 a 25%, nos demais. Essas diferenças estão de acordo com os efeitos do fluxo gênico ou migração sobre a frequência do alelo *B*.

A maioria dos casos de DHPN devida à incompatibilidade ABO não requer tratamento, sendo incomuns os casos em que são necessárias transfusões substitutivas e sendo rara a hidropisia fetal. Essa doença ocorre quase exclusivamente quando mães do grupo O geram crianças dos grupos A ou B, porque os anti-A e anti-B formados pela mãe tendem a ser do tipo IgG (portanto, atravessam a placenta), ao passo que os anti-A e anti-B encontrados no soro de indivíduos dos grupos B e A, respectivamente, tendem a ser do tipo IgM.

Há numerosos estudos sobre a possível associação do sistema de grupos sanguíneos ABO e a susceptibilidade ou resistência a doenças. Os exemplos mais importantes dessa associação são câncer pancreático, lúpus eritematoso crônico discoide disseminado e malária (grave). Os indivíduos do tipo O têm cerca de 25% menos fator VIII e fator von Willebrand no plasma do que os de tipos não O, e baixos níveis desses fatores causam sangramento excessivo. Por outro lado, níveis aumentados causam risco maior de doença arterial (doença cardíaca isquêmica) e venosa (doença tromboembólica); portanto, os indivíduos de tipos não O têm maior risco de doenças arteriais e venosas.

O sistema de grupos sanguíneos Lewis envolve antígenos produzidos por células teciduais e secretados nos líquidos orgânicos e apenas secundariamente adsorvidos aos eritrócitos, causando reações hemolíticas pós-transfusionais. Além de ser importante em transfusões sanguíneas, uma vez que alguns indivíduos tipificados como Le(+) nos eritrócitos podem mudar esse fenótipo para Le(-) no decorrer de certas doenças ou gestação, esse sistema de grupos sanguíneos é utilizado em determinação de paternidade.

O sistema de grupos sanguíneos Rh apresenta a mesma importância que o sistema ABO: em transfusões, obstetrícia e na incompatibilidade materno-fetal, podendo originar DHPN. É mais complexo sob o aspecto molecular, mas, para fins didáticos e práticos, o sistema de grupos sanguíneos Rh pode ser descrito com um único par de alelos, *D* e *d*. As pessoas Rh-positivas têm genótipo *DD* ou *Dd*, e as Rh-negativas são *dd*. Os anticorpos Rh são imunes ou irregulares. Os anticorpos anti-C, anti-c, anti-E e anti-e às vezes são detectados em alguns indivíduos e podem causar reações transfusionais e DHPN. Esse sistema de grupos sanguíneos tem 49 antígenos já detectados, mais de 200 alelos e muitos fenótipos.

A DHPN, também conhecida como eritroblastose fetal, é uma doença hemolítica adquirida, que ocorre quando há incompatibilidade entre a mãe e o feto com relação a grupos sanguíneos. Há dois tipos principais de DHPN: um é devido à incompatibilidade quanto ao sistema Rh (a mãe é Rh-negativa e o feto, Rh-positivo), o outro à incompatibilidade quanto ao sistema ABO (quando a mãe é do grupo sanguíneo O e o feto é do grupo A ou B). Em menor frequência, a DHPN pode ser causada por incompatibilidade quanto a outros sistemas sanguíneos, como o Kell ou o Duffy. Em qualquer caso, o diagnóstico deve ser confirmado por testes específicos, como o de Coombs, por exemplo. A gravidade da doença hemolítica varia desde ligeira anemia até morte intrauterina, que pode ser causada por hidropisia.

Os sistemas de grupos sanguíneos ABO e Rh são os mais considerados em casos de transfusão. Os receptores devem receber sangue de grupo idêntico ao seu, mas, em casos de emergência, indivíduos de outros tipos sanguíneos podem ser doadores, contanto que haja compatibilidade sanguínea entre doador e receptor. Quando houver necessidade de transfusão de sangue superior a 500 mL, deve ser utilizado sangue idêntico ao do receptor. Considera-se a presença de antígenos nas hemácias do doador e de anticorpos no soro do receptor. Quando o doador for do grupo sanguíneo O não existe reação de aglutinação, pelo fato de não possuir antígenos A e/ou B nas suas hemácias; é por essa razão que ele é denominado doador universal. Por outro lado, quando o receptor for do grupo sanguíneo AB, pelo fato de não possuir anticorpos anti-A e anti-B em seu soro, poderá receber sangue de indivíduos de todos os grupos sanguíneos, motivo pelo qual ele é denominado receptor universal. Com relação ao sistema sanguíneo Rh, um indivíduo Rh-negativo deve receber somente sangue de indivíduos Rh-negativos. Quando se desconhece o grupo sanguíneo do receptor, em casos de emergência, por exemplo, deverá ser-lhe transfundido sangue de indivíduo Rh-negativo. Entre os doadores, alguns D fracos não são identificados e todos os D_{el} são tipificados como RhD-negativos. O risco é que esses fenótipos podem estimular a produção de anti-D em pacientes RhD-negativos. Entre as gestantes e os pacientes, a maioria dos D fracos não apresenta risco de desenvolver o anti-D; já o D parcial traz o risco de desenvolver anti-D, mas os fenotipados como D-positivos não são detectados. Quando há necessidade de transfusões sanguíneas frequentes, em casos de indivíduos talassêmicos ou com anemia falciforme, deve haver a maior similaridade antigênica possível entre doador e receptor, porque os indivíduos politransfundidos, por receberem grandes volumes de sangue, ficam mais expostos a estímulos de antígenos que eles não possuem.

O corpo humano tem várias barreiras mecânicas, químicas e biológicas que constituem a primeira linha de defesa contra a entrada de microrganismos e moléculas tóxicas. As barreiras mecânicas de proteção incluem a epiderme e seus componentes, o epitélio das membranas mucosas dos sistemas digestório, genital, respiratório e urinário, bem como os cílios do sistema respiratório. As barreiras químicas que inibem o crescimento microbiano incluem o pH levemente ácido da pele e da vagina e altamente ácido do estômago, assim como a ação microbicida de moléculas secretadas pelos tecidos que estão em contato com o ambiente: RNases, DNases, lisozimas, defensinas (polipeptídeos ricos em cisteína) e outras, na pele, nas secreções lacrimais e nos sistemas digestório e respiratório. As barreiras biológicas consistem nos microrganismos comensais, que existem em relação simbiótica com o corpo, colonizando a pele e o trato gastrintestinal e assim impedindo o estabelecimento de outros microrganismos potencialmente patogênicos. O conjunto dessas barreiras e outros componentes (células fagocitárias, células NK, complemento, citocinas) fazem parte da imunidade natural, inata ou nativa, que é a segunda linha de defesa contra as infecções. Os mecanismos da imunidade natural são inespecíficos e preexistentes ao contato com os microrganismos e são imediatamente ativados, antes do desenvolvimento de respostas imunológicas posteriores. A imunidade natural reage praticamente apenas a microrganismos, respondendo essencialmente do mesmo modo a sucessivas infecções, sem distinguir as diferenças discretas entre seus causadores.

A imunidade adaptativa, específica ou adquirida é a terceira linha de defesa contra potenciais ameaças ao organismo. Diferentemente da natural, esse tipo se caracteriza por respostas específicas e flexíveis a diferentes macromoléculas, e pela memória imunológica, que é a capacidade de responder com maior vigor e eficácia a um mesmo microrganismo exposto repetidamente. Na imunidade adaptativa, existem três aspectos muito importantes, que não existem na imunidade natural: discriminação, que é a capacidade de um organismo reconhecer o que lhe é próprio e o que lhe é estranho, sendo vital para a sua sobrevivência; memória, que é a capacidade de lembrar contatos prévios com um antígeno; e especificidade, pois cada anticorpo reage com um antígeno específico.

A maturação da resposta imune no homem inicia-se no útero materno, durante o segundo ou terceiro mês de gestação. A diferenciação das células destinadas a desempenhar as funções imunológicas específicas e inespecíficas parece ter uma origem ancestral comum. Todas as células que circulam no sangue são derivadas de uma célula precursora, na medula óssea, a célula-tronco hematopoiética, indiferenciada e multipotente; à medida que essas células amadurecem na medula óssea (no saco vitelino do embrião e no fígado do feto), dão origem a diferentes tipos de células-tronco, indiferenciadas, mas monopotentes. O primeiro tipo de célula-tronco, denominado progenitor linfoide comum, dá origem aos leucócitos que se diferenciam em linfócitos B, linfócitos T e células NK. O segundo tipo de célula-tronco é denominado progenitor mieloide, originando granulócitos, mastócitos, monócitos circulantes e células dendríticas. O terceiro tipo de célula-tronco, denominado progenitor eritroide, origina as hemácias transportadoras de oxigênio e os megacariócitos. Os linfonodos distribuem-se ao longo do corpo, sendo unidos pelos vasos do sistema linfático; suas principais funções são a filtragem de antígenos da linfa, a ativação de linfócitos e a resposta imune.

A função imunológica consta da imunidade humoral e da imunidade celular, com interação mútua. A imunidade humoral envolve a produção de proteínas chamadas imunoglobulinas ou anticorpos, que são os receptores de células B (BCRs), formados por linfócitos especializados, chamados linfócitos B ou células B. Os anticorpos circulam no sangue e em outros líquidos do organismo, ligando-se a antígenos específicos e marcando-os para destruição pelas células fagocitárias. Os anticorpos ativam também um conjunto de proteínas específicas, denominadas complemento, que atraem os macrófagos e ajudam a destruir as células.

A imunidade celular é realizada pelas células T, que são linfócitos especializados que respondem apenas a antígenos encontrados na superfície das células corporais. Quando uma célula hospedeira é infectada por um patógeno qualquer, um vírus, por exemplo, alguns antígenos virais surgem na superfície dessa célula. As proteínas denominadas receptores de células T (TCRs), encontradas na superfície das células T, ligam-se a esses antígenos, marcando a célula infectada para a destruição. Os TCRs ligam-se simultaneamente a um antígeno exógeno (ou antígeno estranho, proteína estranha ou proteína exógena) e a um autoantígeno da superfície celular, chamado antígeno do MHC. Nem todas as células T atacam células que têm antígenos exógenos; algumas células T auxiliares regulam as respostas imunes, possibilitando a comunicação entre os componentes do sistema imunológico.

Os componentes da função imunológica adaptativa são capazes de reconhecer quantidade praticamente ilimitada de antígenos exógenos. Cada linfócito maduro é programado geneticamente para atacar apenas um antígeno específico. Cada célula B madura produz anticorpos contra um único antígeno, assim como cada célula T é capaz de se ligar a um tipo específico de antígeno exógeno. Por isso, diz-se que a ligação antígeno-anticorpo é, na maioria dos casos, do tipo chave-fechadura, induzindo um determinado linfócito a entrar em divisão celular e formar, desse modo, um clone de linfócitos geneticamente idênticos e capazes, portanto, de sintetizar o anticorpo específico necessário – processo denominado de seleção clonal. A teoria da seleção clonal explica que, inicialmente, há um conjunto de milhões de linfócitos diferentes, sendo cada um capaz de se ligar a um só antígeno. Desse modo, milhões de antígenos exógenos diferentes podem ser detectados. Por exemplo, se uma proteína é estranha ao organismo, do conjunto de linfócitos apenas alguns serão específicos para esse antígeno estranho. Quando um desses linfócitos encontra o antígeno exógeno, liga-se a ele e então esse linfócito é estimulado a se dividir. O linfócito multiplica-se rapidamente, formando uma grande população de células idênticas geneticamente, um clone. Cada linfócito desse clone é específico contra esse antígeno.

As principais células e moléculas que participam das respostas imunes são: (1) linfócitos ou células B; (2) linfócitos T ou células T; (3) células B de memória; (4) células NK e NKT; (5) receptores de antígenos das células B ou imunoglobulinas; (6) receptores de antígenos das células T; moléculas de classe I e classe II do MHC; (7) citocinas (interferons, interleucinas, fator de necrose tumoral, etc.); e (8) moléculas acessórias (moléculas de membrana, de adesão, de transdução de sinais e receptores). Os linfócitos B também podem atuar como células apresentadoras de antígenos. As subpopulações dos linfócitos T são linfócitos T efetores ou citotóxicos (T_C), linfócitos T auxiliares (T_A) e linfócitos T supressores (T_S), cada um com funções específicas.

Em geral, a resposta imune adaptativa apresenta-se em duas fases. Na fase indutora, o antígeno é apresentado ao sistema imune por meio da ativação, proliferação e diferenciação das células responsáveis pela resposta imune. O tipo de antígeno (endógeno ou exógeno) condiciona sua apresentação por uma molécula de classe I ou II do MHC, respectivamente, e o tipo de molécula (de classe I ou classe II) determina a ativação respectiva de células T_C ou T_A. Na fase efetora, o sistema imune promove processos humorais e/ou celulares levando à eliminação desse antígeno. Os antígenos exógenos (antígenos produzidos por células que não pertencem ao hospedeiro, como os liberados por bactérias) podem ligar-se em sua forma natural, solúvel, aos receptores antigênicos dos linfócitos B, que são as imunoglobulinas (Ig); essa ligação, no entanto, é insuficiente para a ativação dos linfócitos B, sendo, por isso, necessários os sinais liberados pelas células T_A. Estas, por sua vez, só podem ser ativadas pelo complexo Ag + MHC classe II. Dessa forma, os antígenos exógenos são internalizados (em geral por fagocitose) e degradados pelas células apresentadoras de antígenos. Dos milhões de linfócitos B existentes na periferia, somente os que possuem receptores para o antígeno determinado serão selecionados para se multiplicarem. Essa multiplicação resulta em linfócitos B diferenciados em plasmócitos (células efetoras que liberam imunoglobulinas) e células B de memória, presentes por longos períodos no organismo e responsáveis pela resposta secundária mais forte e mais rápida a um antígeno do que a resposta primária.

As imunoglobulinas (Ig) ou anticorpos são os principais produtos da resposta imune humoral. São os receptores antigênicos encontrados na superfície dos linfócitos B. A estrutura básica da molécula da imunoglobulina constitui-se de um tetrâmero em forma de Y, composto por quatro cadeias polipeptídicas unidas por pontes dissulfeto: duas cadeias menores ou leves (L) idênticas entre si, e duas cadeias maiores ou pesadas (H), também idênticas entre si. Cada uma das cadeias está constituída de uma região variável e uma região constante (C). A combinação entre as regiões variáveis das cadeias pesadas e leves forma uma fenda, constituindo o sítio combinatório, onde ocorre o reconhecimento e a ligação com o peptídeo antigênico. Tanto as cadeias leves como as pesadas apresentam, em suas regiões variáveis, as chamadas regiões hipervariáveis. Duas pontes dissulfeto ligam as cadeias pesadas às leves e duas outras pontes unem as cadeias pesadas entre si, além de existirem outras partes, entre essas cadeias, que permitem o dobramento das cadeias polipeptídicas.

O sistema imune é capaz de fazer anticorpos contra qualquer antígeno que possa entrar em contato com o organismo. Cada indivíduo é capaz de produzir cerca de 10^{15} moléculas diferentes de anticorpos, com diferentes especificidades antigênicas. Os genes para as cadeias pesadas e leves da imunoglobulina não se apresentam completos no genoma humano, se encontram separados por centenas de quilobases no DNA da linhagem germinativa em um número relativamente pequeno de genes que, durante o desenvolvimento das células B, sofrem um processo peculiar de rearranjo somático e recombinação, antes da transcrição, possibilitando a geração de uma ampla diversidade. A variabilidade das imunoglobulinas decorre de uma soma de fatores, dos quais os mais significativos são: existência de centenas de genes *V* e vários genes *D* e *J*; recombinação aleatória entre os genes *V* e *J* (cadeias leves) ou *V*, *D* e *J* (cadeias pesadas); ocorrência de variação na região de junção entre esses genes, ocasionando ainda maior variabilidade; ocorrência de mutações somáticas nas regiões hipervariáveis das cadeias leves e pesadas; e combinação entre cadeias leves e pesadas.

O MHC é um segmento do braço curto do cromossomo 6 (6p21.3), que contém uma série de genes intimamente ligados e relacionados de maneira importante à resposta imune, os quais codificam as moléculas que apresentam antígenos aos linfócitos T. Essas moléculas podem ser divididas em três classes: classe I, II e III. As moléculas de classe I são produzidas em todas as células nucleadas do organismo e sua função é apresentar os antígenos aos linfócitos T_C. As moléculas de classe II são produzidas apenas nos linfócitos B. As moléculas de classe III fazem parte do sistema de complemento. O MHC recebe diferentes denominações, conforme as espécies consideradas. No homem é chamado de sistema HLA, sendo essa a denominação internacional da região cromossômica que constitui o MHC nos seres humanos. São conhecidos aproximadamente 250 alelos distribuídos em pelo menos 11 lócus principais.

O sistema HLA é altamente polimórfico, apresentando um grande número de alelos codominantes para cada lócus, com muitas combinações possíveis entre eles. Exceto os raros casos de homozigose, cada indivíduo apresenta dois antígenos HLA diferentes para cada lócus. A permutação entre os lócus contidos no sistema MHC é raríssima, uma vez que se apresentam intimamente ligados no cromossomo. Dada essa estreita proximidade, os genes *HLA* são herdados em bloco. O conjunto de lócus de um dado cromossomo é chamado **haplótipo**, que é herdado inteiro de cada um dos genitores. Todo indivíduo tem, portanto, um haplótipo em comum com seu pai e outro em comum com sua mãe. A probabilidade de dois irmãos terem haplótipos iguais é, assim, de 25%.

O sucesso dos transplantes depende do grau de compatibilidade entre o doador e o receptor. Gêmeos monozigóticos são geneticamente idênticos, portanto, iguais nas especificidades antigênicas, daí os transplantes de um cogêmeo para o outro serem aceitos. Embora transplantes da maioria dos órgãos sejam hoje realizados com relativo sucesso e com sobrevivência razoável, o problema da rejeição é ainda sua principal limitação. Essa rejeição é devida a mecanismos imunológicos, decorrentes de diferenças genéticas quanto aos sistemas sanguíneos ABO e Rh e ao MHC.

Os tipos de transplantes são autotransplante (transplante de tecido do próprio indivíduo), isotransplante ou transplante isogênico (transplante entre indivíduos geneticamente idênticos, como os gêmeos monozigóticos), alotransplante ou transplante alogênico (transplante realizado entre dois indivíduos da mesma espécie, mas geneticamente diferentes) e xenotransplante (transplante entre membros de espécies diferentes).

No caso de transplantes, os genes das células ou tecidos transplantados podem codificar moléculas estranhas que são detectadas pela função imunológica do receptor e funcionam como antígenos de histocompatibilidade. As células T, responsáveis pela imunidade celular, podem detectar e ser ativadas contra esses antígenos por meio de dois tipos de reconhecimento: direto ou indireto. O reconhecimento direto envolve a apresentação de antígenos pelas células apresentadoras de antígenos do doador às células T do receptor;

o reconhecimento indireto envolve a apresentação de antígenos pelas próprias células apresentadoras de antígenos do receptor às células T deste último. Dependendo do tempo de início e da intensidade, há três tipos principais de reação ao alotransplante, ou seja, a maneira como o organismo do receptor reage ao tecido do órgão de um doador geneticamente incompatível.

A resposta ou rejeição hiperaguda é o tipo mais rápido de rejeição, que ocorre pouco após o transplante, geralmente antes que o tecido ou órgão transplantado possa estabelecer conexões vasculares com os tecidos do receptor. Esse tipo de rejeição também é conhecido como "enxerto branco" porque, no caso de um enxerto de pele, a falha em estabelecer a vascularização confere à pele enxertada uma aparência esbranquiçada. A resposta ou rejeição aguda ocorre depois que o transplante parece ter sido aceito, com o suprimento sanguíneo estabelecido, mas dentro de alguns dias (período que vai depender das diferenças antigênicas entre doador e receptor, mas em geral pode durar até um mês), o tecido transplantado morre e se desprende. Se houver um segundo transplante do mesmo doador, a reação de rejeição do receptor, denominada resposta secundária ou rejeição de segunda instância, é mais rápida e mais intensa. Essa rejeição é originada pelas células T de memória que se formaram durante o primeiro transplante e constituem a base para a resposta secundária acelerada e aumentada contra os antígenos de histocompatibilidade do doador. A resposta ou rejeição crônica é o tipo mais lento de rejeição. Os tecidos ou órgãos transplantados começam a funcionar normalmente durante semanas, meses ou anos antes de serem percebidos os primeiros sinais de rejeição.

O tecido ou órgão do doador terá mais possibilidade de ser aceito se for antigenicamente idêntico ou o mais semelhante possível ao do receptor, ou ainda se o mecanismo imunológico deste último puder ser controlado ou suprimido. Em autotransplantes, não há rejeição, porque não há resposta imune. Há tipos especiais de transplantes em que a resposta imune não é importante ou é inexistente, como, por exemplo, o transplante de córnea. Quando o transplante deve ser feito e a reação imune não tem como ser evitada, o procedimento mais correto é a seleção do doador mais adequado (aquele que possibilite a mais fraca reação imune possível) e o uso de imunossupressores.

Na escolha do doador, o objetivo é selecionar aquele de maior semelhança quanto ao MHC (rotineiramente, os lócus testados são *HLA-A*, *HLA-B*, *HLA-C*, de classe I, e o *HLA-DR*, de classe II), bem como aos sistemas sanguíneos ABO e Rh, para minimizar também a necessidade de supressão da resposta imune do receptor. A seleção do melhor doador vai depender do menor número possível de incompatibilidades antigênicas quanto aos referidos sistemas genéticos. As substâncias ou drogas imunossupressoras são substâncias que suprimem a atividade imunológica do indivíduo, por isso elas são usadas em transplantes para diminuir a possibilidade de sua rejeição.

Os lócus *HLA* do MHC, que consistem no mais extenso polimorfismo da espécie humana, têm estimulado o estudo da sua relação com as doenças. Entre os exemplos de forte associação entre antígenos do sistema HLA e a suscetibilidade a doenças, estão a síndrome de Reiter e a espondilite anquilosante, que apresentam associação com o alelo *HLA-B27*, a narcolepsia, com o alelo *HLA-DQ6* e a doença celíaca, com o alelo *HLA-DQ2*. Há doenças que apresentam ligação (proximidade física entre os respectivos lócus) e associação com algum alelo do lócus *HLA*, como a hemocromatose com o alelo *HLA-A3*.

A alteração da resposta imune pode resultar em imunodeficiências hereditárias ou adquiridas. As primeiras são causadas por defeitos em algum dos genes necessários ao sistema linfático ou à resposta imune; em sua maioria, são congênitas e raras. A classificação das doenças por imunodeficiência hereditária, seus defeitos gênicos e suas suscetibilidades aos patógenos são mostrados na Tabela 11.12. As imunodeficiências adquiridas podem resultar de infecções, como a do HIV, cujo nível de maior gravidade é conhecido como síndrome da imunodeficiência adquirida (aids).

Normalmente, o organismo não desenvolve reações imunes contra os seus próprios antígenos (autoantígenos). Para que surja uma doença autoimune, é necessário que ocorram modificações nos autoantígenos ou, então, que o sistema imunológico se torne incapaz de reconhecer os antígenos próprios do organismo, voltando-se contra eles. Mais de 75% das pessoas afetadas por doenças autoimunes são do sexo feminino, o que reflete sua resposta imune acentuada.

⚡ Teste seu conhecimento

1. Defina antígeno, anticorpo, competência, homeostasia, tolerância e memória imunológicas.

2. O que são sistemas sanguíneos eritrocitários e qual a sua importância?

3. Conceitue polimorfismo e marcador genético.

4. Que tipos de testes laboratoriais podem ser feitos para a determinação dos grupos sanguíneos em geral? Examine as Tabelas 11.1, 11.2 e 11.3 e correlacione-as.

5. O que é antígeno H e qual a sua importância? O que é fenótipo Bombaim ou O_h?

6. Explique a genética do sistema ABO.

7. No que consiste a doença hemolítica do recém-nascido, também chamada doença hemolítica perinatal. O que ocorre na relação materno-fetal e como se dá a proteção pelo sistema ABO? O que você sabe sobre a profilaxia e o tratamento da doença hemolítica do recém-nascido?

8. Quais os procedimentos normalmente usados em transfusões sanguíneas, em relação aos sistemas sanguíneos ABO e Rh?

9. Quando se dá a maturação da resposta imune, na espécie humana, e quais as linhagens celulares nela envolvidas?

10. Caracterize os linfócitos B e T, de acordo com sua origem e funções. Que outras células e moléculas participam também da resposta imune?

11. O que são respostas imunes natural e adaptativa, e quais são suas características? Defina resposta imune primária e secundária.

12. O que é imunoglobulina e qual sua estrutura molecular básica? Como se explica sua grande variabilidade?

13. Caracterize o complexo de histocompatibilidade principal (MHC), quanto a sua localização cromossômica, lócus conhecidos, produtos e função na resposta imune.

14. O que são haplótipos e como se dá sua segregação familiar?

15. Qual o papel da função imunológica em casos de transplantes? Como é feita a prevenção da rejeição aos transplantes? Quais os principais tipos de transplantes?

16. Quais os principais tipos de rejeição aos transplantes?

17. Conceitue, classifique e exemplifique: (a) doenças por deficiência imune ou imunodeficiências; e (b) doenças autoimunes. Analise as Tabelas 11.11 e 11.13.

Exercícios

1. Uma mulher do grupo sanguíneo AB, casada com um homem do grupo sanguíneo O, teve um aborto com trissomia do cromossomo 9. O lócus responsável pelo sistema ABO está localizado nesse cromossomo. Qual seria o grupo sanguíneo do feto em questão, se:
    a. a não disjunção do par 9 ocorreu na 1ª divisão meiótica da gametogênese materna;
    b. a não disjunção do par 9 ocorreu na 2ª divisão meiótica da gametogênese materna.

2. Uma mulher do grupo sanguíneo B,N tem um filho do grupo O,MN. Ela afirma que um determinado indivíduo do grupo sanguíneo A,M é o pai de seu filho.
    Pergunta-se: o homem pode ser excluído como pai, com as evidências desses grupos sanguíneos?

3. Uma mulher do grupo sanguíneo AB tem um filho também AB.
    a. Quais são os possíveis grupos sanguíneos do pai?
    b. Indique a qual ou quais grupos o pai dessa criança não pode pertencer.

4. Uma mulher Rh-negativa se casa com um homem Rh-positivo. (a) Os filhos apresentam risco de desenvolver a doença hemolítica do recém-nascido? (b) Se as crianças estão sob risco da doença, em que ordem de nascimento ela poderá ocorrer? (c) A doença pode ser evitada? (d) O que pode ocorrer se o marido for Rh-negativo?

5. O avô paterno de uma mulher é do grupo sanguíneo AB e todos os outros avós são do grupo O. Qual a probabilidade de essa mulher ser do grupo AB?

6. Um indivíduo sofreu um acidente e necessita de transfusão. Essa transfusão poderia ser feita com sangue de seu irmão ou de sua irmã, sem tipá-los, se os pais fossem _____.

7. Uma mulher do grupo sanguíneo O, casada com um homem do grupo B, teve um filho do grupo A.
    a. Considerando tudo o que você sabe sobre o sistema sanguíneo ABO, a criança pode ser filha do casal em questão?
    b. Qual o exame que você faria para confirmar a sua hipótese? Por quê?

8. Um casal de grupo sanguíneo Rh desconhecido teve o primeiro filho normal, o segundo com eritroblastose fetal e o terceiro filho normal. Qual o provável genótipo desses cinco indivíduos, quanto ao sistema Rh?

9. Um indivíduo necessita de um transplante de rim. A tipagem necessária não poderá ser feita. Ordene os seguintes possíveis doadores, começando pelo que poderá fornecer um transplante mais bem-sucedido:
    ( ) amigo do mesmo sexo e idade   ( ) pai
    ( ) cogêmeo monozigótico   ( ) mãe
    ( ) irmão   ( ) tio materno

10. Na tabela a seguir, há um receptor e cinco prováveis doadores para um transplante de fígado. Indique ao lado da tipagem do doador com (+) onde ocorrerá reação de **rejeição** e com (−) onde não haverá rejeição, concluindo finalmente por um doador adequado.

Indivíduos, grupos sanguíneos e sistema HLA

	ABO	Rh	Lócus A	Lócus B	Lócus C	Lócus DP	Lócus DR
Receptor	A	positivo	A3A5	B4B6	C1C2	D7D11	DR3DR4
Doadores							
1	O	positivo	A5A8	B4B4	C1C2	D8D11	DR4DR4
2	B	positivo	A2A7	B6B6	C7C9	D1D7	DR5DR3
3	A	positivo	A1A3	B2B6	C1C5	D3D11	DR4DR2
4	AB	negativo	A3A5	B5B6	C2C2	D7D7	DR3DR4
5	O	negativo	A5A5	B4B6	C1C1	D11D11	DR3DR3

O doador ou os doadores mais adequados são _____.

11. Em que consistem o complexo de histocompatibilidade principal (MHC) e o sistema HLA?

12. Qual é a diferença que existe, quanto à presença de anticorpos, entre um recém-nascido e um adulto?

13. Por que um cogêmeo monozigótico de um receptor não é necessariamente um doador de escolha?

14. Quais moléculas do MHC são apresentadas aos TCRs? De classe I, II ou III?

Referências

1. Read A, Donnai D. Genética clínica: uma nova abordagem. Porto Alegre: Artmed; 2008.
2. Lewis R. Human genetics: concepts and applications. 4th ed. Boston: McGraw-Hill; 2001.
3. Hoffbrand AV, Moss PAH, Pettit JE. Fundamentos em hematologia. 5. ed. Porto Alegre: Artmed; 2008.
4. Race RR, Sanger R. Blood groups in man. 6th ed. Oxford: Blackwell; 1975.
5. Thompson JS, Thompson MW. Genética médica. 4. ed. Rio de Janeiro: Guanabara Koogan; 1988.
6. Dean L. Blood groups and red cell antigens [Internet]. Bethesda: NCBI; 2005 [capturado em 10 set. 2012]. Disponível em: http://www.ncbi.nlm.nih.gov/books/NBK2261/.
7. Rowe JA, Handel IG, Thera MA, Deans AM, Lyke KE, Koné A, et al. Blood group O protects against severe Plasmodium falciparum malaria through the mechanism of reduced rosetting. Proc Natl Acad Sci U S A. 2007;104(44):17471-6.
8. Tamega, AA, Bezerra LVGSP, Pereira FP, Miot HA. Grupos sanguíneos e lúpus eritematoso crônico discoide. An Bras Dermatol. 2009;84(5):477-81.
9. OMIM: online Mendelian nheritance in man [Internet]. Bethesda: NCBI; c2012 [capturado em 25 ago. 2012]. Disponível em: http://www.ncbi.nlm.nih.gov/omim.
10. Lima CP. Genética médica. São Paulo: Harper & Row; 1984.
11. Doan T, Melvold R, Viselli S, Waltenbaugh C. Imunologia ilustrada. Porto Alegre: Artmed; 2008.
12. Vermes LMS. Grupos sanguíneos. In: Calich VLG, Vaz CAC, editores. Imunologia básica. São Paulo: Artes Médicas; 1988. p. 275-91.
13. Sociedade Brasileira de Anatomia. Terminologia anatômica: terminologia anatômica. São Paulo: Manole; 2001.
14. Parham P. O sistema imune. Porto Alegre: Artmed; 2001.
15. Klug WS, Cummings MR, Spencer CA, Palladino MA. Conceitos de genética. 9. ed. Porto Alegre: Artmed; 2010.
16. Nossal GL. Life, death and the immune system. Sci Am. 1993; 269(3):52-62.
17. Calich I. Doenças autoimunes. In: Calich VLG, Vaz CAC, editores. Imunologia básica. São Paulo: Artes Médicas; 1988. p. 331-60.
18. Abbas AK, Lichtman AH, Pillai S. Imunologia celular e molecular. 6. ed. Rio de Janeiro: Elsevier; 2008.
19. Nardi NB. Caderno de Imunologia. Porto Alegre: UFRGS; 1995.
20. Roitt IM. Imunologia. 5. ed. São Paulo: Atheneu; 1999.
21. Tortora GJ, Grabowski SR. Corpo humano: fundamentos de anatomia e fisiologia. 6. ed. Porto Alegre: Artmed; 2006.
22. Janeway CA Jr. How the immune system recognizes invaders. Sci Am. 1993;269(3):72-9.

Leituras recomendadas

Berger SA, Young NA, Edberg SC. Relationship between infectious diseases and human blood type. Eur J Clin Microbiol Infect Dis. 1989;8(8):681-9.

Castilho L. Aplicações da biologia molecular em imunohematologia eritrocitária [Internet]. Lagoa Santa: DiaMed; 2008 [capturado em 10 set. 2012]. Disponível em: http://www.imunohematologia.com.br/ello_plugins/content/images/file/19_apostila_genotipagem.pdf.

Castilho L. Complexidades do sistema Rh [Internet]. Lagoa Santa: DiaMed; [2000?] [capturado em 10 set. 2012]. Disponível em: www.diamed.com.br/Cmi/Download.aspx?837.

Daniels G, Flegel WA, Fletcher A, Garratty G, Levene C, Lomas-Francis C, et al. International Society of Blood Transfusion Committee on Terminology for Red Cell Surface Antigens: Cape Town report. Vox Sang. 2007;92(3):250-3.

Daniels GL, Fletcher A, Garratty G, Henry S, Jørgensen J, Judd WJ, et al. Blood group terminology 2004: from the International Society of Blood Transfusion committee on terminology for red cell surface antigens. Vox Sang. 2004;87(4):304-16.

Gatti RA, Meuwissen HJ, Allen HD, Hong R, Good RA. Immunological reconstitution of sex-linked lymphopenic immunological deficiency. Lancet. 1968;2(7583):1366-9.

Martins ML, Cruz KVD, Silva MCF, Vieira ZM. Uso da genotipagem de grupos sanguíneos na elucidação de casos inconclusivos na fenotipagem eritrocitária de pacientes atendidos na Fundação Hemominas. Rev Bras Hematol Hemoter. 2009;31(4):252-9.

National Center for Biotechnology Information [Internet]. Bethesda: NLM; c2012 [capturado em 10 set. 2012]. Disponível em: http://www.ncbi.nlm.nih.gov/.

Robinson WM, Borges-Osório MR. Genética para odontologia. Porto Alegre: Artmed; 2006.

Capítulo 12

Genética e Câncer

12.1 O que é o câncer? 385

12.2 Características das células cancerosas 386

12.3 Aspectos genéticos do câncer humano 386

12.4 Fatores epigenéticos que contribuem para o desenvolvimento do câncer 386
- 12.4.1 Mutações genéticas que afetam a regulação do ciclo celular nas células cancerosas 389
  - 12.4.1.1 Perda do controle do ciclo celular 389
- 12.4.2 Mutações que afetam a estabilidade genômica, o reparo do DNA e a remodelagem da cromatina 393
  - 12.4.2.1 Instabilidade genômica e reparo deficiente do DNA 393
  - 12.4.2.2 Alterações na remodelagem da cromatina 394

12.5 Como se desenvolve o câncer? 394
- 12.5.1 Modelos para explicar a carcinogênese 396
  - 12.5.1.1 A hipótese dos dois eventos 396
  - 12.5.1.2 O modelo da haploinsuficiência 396

12.6 Proto-oncogenes, oncogenes e genes supressores de tumor 397
- 12.6.1 Proto-oncogenes e oncogenes 397
  - 12.6.1.1 Mecanismos de ativação dos proto-oncogenes 400
  - 12.6.1.2 Produtos dos oncogenes 403
- 12.6.2 Genes supressores de tumor 403
  - 12.6.2.1 Os genes protetores 403
  - 12.6.2.2 Os genes de manutenção 406
  - 12.6.2.3 Genes supressores de tumor formadores de metástases 407
  - 12.6.2.4 Outros genes supressores de tumor 407
- 12.6.3 Produtos dos genes supressores de tumor 407

12.7 Neoplasias hereditárias 408
- 12.7.1 Neoplasias de herança monogênica 409
- 12.7.2 Neoplasias de herança multifatorial 410
  - 12.7.2.1 Câncer de mama 410
  - 12.7.2.2 Câncer de pulmão 416
  - 12.7.2.3 Leucemias 417

12.8 Neoplasias e alterações cromossômicas 418

12.9 Neoplasias e vírus 419

12.10 **Sistemas de defesa do organismo humano**   420

    12.10.1   Sistema íntegro de reparo do DNA   420

    12.10.2   Função imunológica íntegra   420

    12.10.3   Apoptose, morte celular programada ou suicídio celular   421

    12.10.4   Ausência de telomerase e encurtamento dos telômeros na divisão celular   421

12.11 **Fatores de risco e de prevenção**   421

12.12 **Perspectivas terapêuticas**   424

    12.12.1   Terapias epigenéticas para o câncer   425

12.13 **Cancer Genome Anatomy Project (Projeto da Anatomia Genômica do Câncer)**   425

Caso clínico

Assistindo a um programa de televisão, André Lopes ficou sabendo que os homens também podem desenvolver câncer de mama. Sua mãe, Teresa, havia falecido com um tumor de mama aos 46 anos, tendo descoberto a doença dois anos antes. Raquel, irmã de Teresa, também teve câncer de mama em torno dos 40 anos. Preocupado, André entrou em contato com seus irmãos, Ricardo e Celeste; esta já havia investigado a ocorrência da doença em membros mais distantes da família, descobrindo que uma prima em 1º grau e um primo em 2º grau de Teresa tinham falecido, ainda jovens, por câncer de mama. Os três irmãos, preocupados, procuraram, então, uma clínica de atendimento de doenças genéticas, fornecendo dados detalhados sobre a doença e o tratamento realizado pelos membros da família. Foi traçado um heredograma da família, mostrado na **Figura 12.1**. O centro de aten-

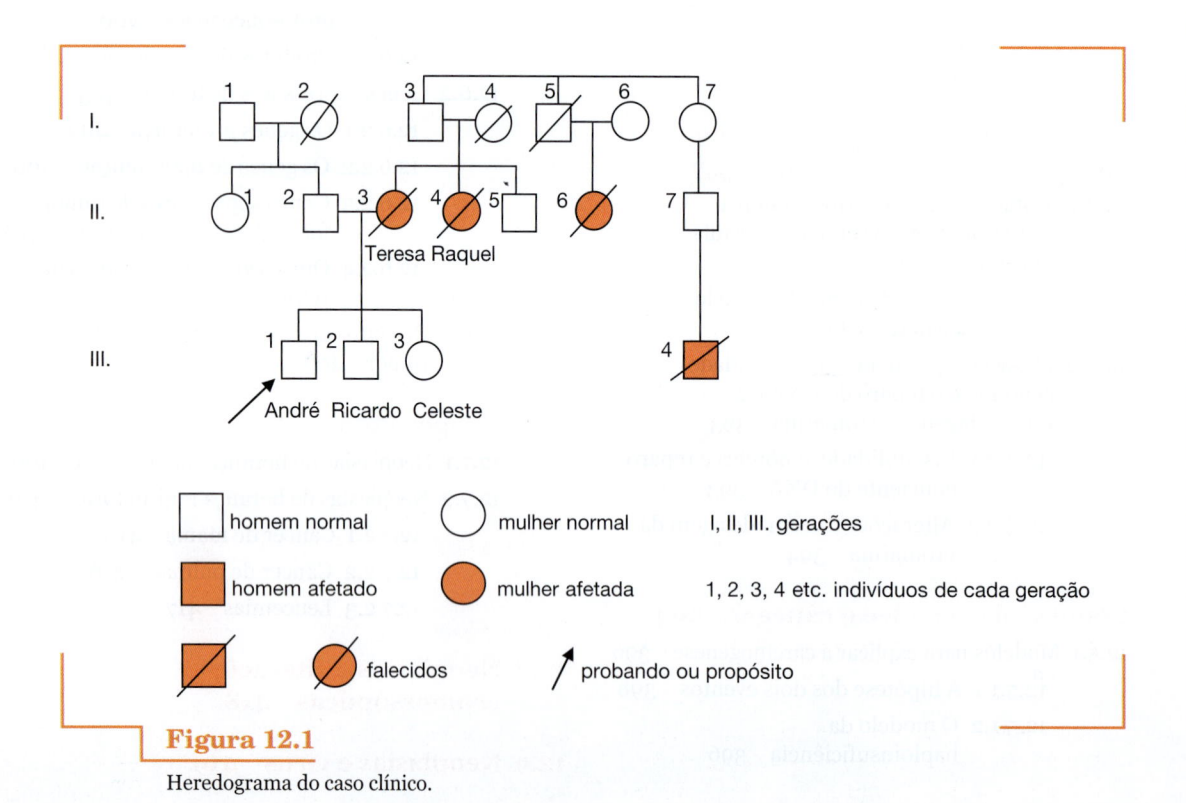

Figura 12.1
Heredograma do caso clínico.

dimento entrou em contato com a clínica em que Teresa fora tratada, para saber detalhes sobre a doença e o tratamento a que ela se havia submetido. Ficou constatado que a família de André preenchia os critérios de alto risco de repetição da doença em outros membros da família.

Comentário

Considerando que, no Brasil, o câncer de mama é a primeira causa de morte entre as mulheres, é previsível que muitas famílias tenham mais de um membro com essa doença. Entre as mulheres afetadas, 5 a 10% têm mãe ou irmã com câncer de mama, e aproximadamente o dobro de afetados entre os parentes em 1º ou 2º graus. Na década de 1990, foram realizados estudos de ligação gênica em uma grande amostra de famílias; o resultado desses estudos indicou um possível lócus de suscetibilidade, no cromossomo 17 (17q21), para o câncer de mama de início precoce. Após alguns anos de trabalho, foi identificado o gene *BRCA1*, por clonagem posicional. Uma nova análise com as famílias *BRCA1* negativas conduziu à identificação do gene *BRCA2*, no cromossomo 13 (13q12.3).

O gene *BRCA1* (OMIM 113705) tem 24 éxons, que codificam uma proteína com 1.863 aminoácidos; o *BRCA2* (OMIM 600185) tem 28 éxons, e sua proteína, 3.418 aminoácidos. Provavelmente, essas proteínas tão grandes têm funções múltiplas e muitos parceiros interativos. Sabe-se que uma de suas principais funções é a detecção do dano do DNA, sinalização de sua presença nos pontos de controle e controle da transcrição. Os genes *BRCA1* e *BRCA2* comportam-se como genes supressores de tumor nos casos familiares, que frequentemente envolvem mutações hereditárias de perda de função e tumores com perda ou inativação do alelo normal remanescente. No entanto, é muito raro que os tumores de mama esporádicos tenham mutações nesses genes, ainda que 10 a 15% desses tumores silenciem epigeneticamente o gene *BRCA1*. Especula-se que, embora as células com duas mutações de *BRCA1/2* tenham um potencial tumorigênico significativo, as que possuem apenas uma mutação não tenham aumento desse potencial em relação às células normais. Nesse caso, podem existir rotas alternativas, com probabilidade mais elevada de causarem um tumor esporádico. Sustentando essa hipótese, os estudos de expressão, por meio de microarranjos (ver Cap. 17), mostram diferentes padrões de expressão gênica nos tumores de mama esporádicos sem envolvimento de *BRCA1*, comparados aos que têm a mutação ou o silenciamento desse gene.

Fonte: Modificado de Read e Donnai.[1]

12.1 O que é o câncer?

O câncer é um grupo de doenças complexas, com comportamentos diferentes, conforme o tipo celular do qual se originam. As doenças que compõem o câncer variam em sua idade de início, velocidade de desenvolvimento, capacidade invasiva e em seu prognóstico e capacidade de resposta ao tratamento. No entanto, em nível molecular, todos os tipos de câncer apresentam características comuns, que os reúnem em uma classe abrangente de doenças.

Todos os cânceres mostram duas características fundamentais: a proliferação celular descontrolada, caracterizada por crescimento e divisão celulares anormais, e as metástases, um processo que permite que as células cancerosas se disseminem e invadam outras partes do corpo. Nas células normais, a proliferação e a invasão são estritamente controladas por genes que se expressam em ocasiões e locais apropriados. Nas células cancerosas, muitos desses genes são mutantes, ou se expressam de foma inadequada.

Embora os tumores malignos possam ter bilhões de células e possam ingressar e crescer em várias partes do corpo, todas as células cancerosas de tumores primários ou secundários são clonais. Isso quer dizer que todas se originam de uma célula ancestral comum, sofrendo e acumulando novas e numerosas mutações ao longo de sua multiplicação.

Ao contrário das doenças cromossômicas, monogênicas e multifatoriais, cuja anormalidade genética se encontra no DNA de todas as células do organismo (inclusive os gametas) e podem ser transmitidas às gerações subsequentes, o câncer é uma doença genética das células somáticas, originando-se preferencialmente de mutações em genes que controlam a multiplicação celular somática. O acúmulo dessas mutações torna o câncer a doença genética mais comum entre os humanos.

As células normais apresentam uma regulação muito precisa do seu crescimento. Durante o desenvolvimento, os órgãos aumentam até o seu tamanho adequado e então param de crescer. A pele e outros epitélios mantêm-se em um equilíbrio dinâmico, substituindo as células mortas da superfície por células novas, resultantes de divisão celular da membrana basal.

Às vezes, algumas células escapam desse processo regulatório e passam a crescer e se dividir de maneira descontrolada. A passagem para esse crescimento desregulado chama-se **neoplasia** e o conjunto de células resultantes é denominado **neoplasma** ou **tumor**. É comum, entretanto, o uso do termo neoplasia como sinônimo de neoplasma ou tumor.

Os tumores podem ser benignos ou malignos. Os benignos são autolimitantes, não se disseminam entre tecidos adjacentes, nem formam metástases, mas podem causar problemas por pressão mecânica. Os tumores malignos mostram crescimento ilimitado, podem se disseminar tanto para os tecidos vizinhos, quanto por metástases, formando um novo foco tumoral.

Os principais tipos de tumores classificam-se em carcinomas (tecido epitelial), sarcomas (tecido conectivo), linfomas (tecido linfático), gliomas (células gliais do sistema nervoso central [SNC]) e leucemias (órgãos hematopoiéticos). A denominação dos tumores deriva, em geral, dos tecidos que os originam. Assim, por exemplo, miomas e adenomas são tumores benignos de músculos e glândulas, respectivamente; o carcinoma ovariano e o sarcoma osteogênico são neoplasmas malignos do epitélio ovariano e do tecido ósseo.

O termo **câncer** (do latim, *cancer* = caranguejo) referia-se originalmente aos carcinomas, que se estendem aos tecidos adjacentes como as pernas de um caranguejo, mas passou a ser aplicado também às demais neoplasias.

12.2 Características das células cancerosas

Veja em **Características das células cancerosas** as principais características que distinguem essas células das células normais.

12.3 Aspectos genéticos do câncer humano

Veja **Principais aspectos genéticos do câncer humano**.

12.4 Fatores epigenéticos que contribuem para o desenvolvimento do câncer

Normalmente, as células cumprem um ciclo em que se multiplicam, crescem, diferenciam-se e morrem, obedecendo a um controle genético e a um sistema complexo de sinais bioquímicos. Esse controle genético é exercido por duas classes de genes específicos: os proto-oncogenes e os genes supressores de tumor.

Com vistas a continuarem sua multiplicação ou a interrompê-la, diferenciando-se em células especializadas, as células recebem, processam e interpretam diversos sinais bioquímicos, que são devidos a vários fatores:

- fatores de crescimento que transmitem sinais de uma célula para outra, como fator de crescimento plaquetário, fator de crescimento fibroblástico, fator de crescimento epidérmico e hormônios esteroides;
- receptores de fatores de crescimento, localizados na superfície celular; esses receptores, ativados pelos

Características das células cancerosas

- Crescimento e multiplicação descontrolados, que levam as células a se multiplicarem indefinidamente
- Perda da inibição por contato (característica das células normais, segundo a qual as mesmas, ao se tocarem, param de se reproduzir), levando à formação de várias camadas celulares
- Perda da afinidade celular específica (adesão preferencial entre células que possuem características semelhantes)
- Perda da dependência do fator de crescimento
- Insensibilidade aos sinais externos de interrupção do crescimento
- Resistência à apoptose (morte celular programada)
- Propriedades imunológicas diferentes, com a presença de antígenos específicos tumorais na membrana celular
- Desdiferenciação, o que significa que as células cancerosas são menos especializadas do que o tipo normal do qual se originam
- Capacidade para estimular ininterruptamente a angiogênese (formação de vasos sanguíneos)
- Capacidade para invadir os tecidos e estabelecer tumores secundários distantes (metástases)
- Maior e mais rápida captação de glicose do que a das células normais
- Utilização de metabolismo anaeróbio, mostrando glicólise acelerada e secreção de grande quantidade de ácido láctico
- Alterações morfológicas, sendo mais arredondadas, possivelmente por serem menos adesivas às células normais circundantes, e por sua membrana celular ser mais fluida e permitir o fluxo de diferentes substâncias
- Citoplasma indiferenciado, com organelas mal-desenvolvidas, mudanças degenerativas frequentes e presença de inclusões citoplasmáticas
- Imortalidade (ausência de senescência celular)

fatores de crescimento, iniciam um processo conhecido como transdução de sinal: emissão de moléculas (em geral, proteinoquinases) que desencadeiam uma série de reações de fosforilação no interior da célula, enviando, assim, mensagens ao núcleo celular;

- fatores de transcrição nuclear que regulam a atividade dos genes controladores do crescimento e proli-

Principais aspectos genéticos do câncer humano

- Cerca de 1% dos casos de câncer é familiar ou hereditário, significando que a mutação inicial causadora do câncer é herdada por meio da linhagem germinativa e, portanto, já está presente em cada célula do corpo desde o início da vida
- Aproximadamente 99% dos casos são esporádicos, significando que as mutações ocorrem em uma única célula somática que, então, se divide e prossegue para desenvolver um câncer
- No câncer familiar, há alta frequência de vários tipos de tumores em uma mesma genealogia
- Em alguns casos raros, o câncer familiar pode ter herança mendeliana simples, porém a maioria é de herança multifatorial
- Existe uma forte associação entre vários tipos de câncer e anomalias cromossômicas
- Alguns tipos de câncer estão associados ao reparo defeituoso do DNA
- Os fatores genéticos parecem ter maior importância etiológica em pacientes com doença bilateral e de aparecimento precoce, do que em pacientes com câncer unilateral e de surgimento tardio
- Há muitos fatores ambientais predisponentes ao câncer, como radiações, alguns vírus e substâncias químicas consideradas carcinogênicas, demonstrando que os fatores genéticos não são os únicos a explicar o surgimento das neoplasias
- Os genes cujas mutações causam o câncer se classificam em duas categorias: os proto-oncogenes e os genes supressores de tumor. Os proto-oncogenes controlam o crescimento e a diferenciação celular normal, mas, se ativados, transformam-se em oncogenes (ou genes causadores de câncer); os genes supressores de tumor (ou antioncogenes) são os genes protetores e de manutenção, que inibem o crescimento celular anormal, reparam danos do DNA e mantêm a estabilidade genômica.

feração celulares, e interagem com os componentes da cascata de eventos da transdução de sinal; existem vários fatores de transcrição nuclear, como, por exemplo, os produtos dos genes *FOS*, *JUN*, *MYB* e *MYC1*.

A **Figura 12.2** mostra alguns desses fatores e sua localização celular.

Todos esses fatores são objetos de estudo da epigenética do câncer, ramo da genética que vem proporcionando novas perspectivas para a compreensão dessa doença. Por **epigênese** (ou **epigenética**) entende-se o estudo dos fatores que afetam a expressão gênica de modo reversível e hereditário, mas sem alterar a sequência nucleotídica do DNA. A metilação do DNA, as modificações das histonas e a ação de RNAs não codificadores são exemplos de modificações epigenéticas. Os padrões genômicos e os locais dessas modificações podem ser herdados e afetar a expressão gênica.

A metilação do DNA está relacionada, normalmente, ao silenciamento de genes, ocorrendo em 70 a 80% nas ilhas CpG (regiões ricas em citosina e guanina) que estão localizadas nos promotores de genes supressores de tumor. As modificações das histonas e a metilação do DNA são fundamentais para delinear uma programação correta da expressão dos genes. Erros nesses processos podem conduzir à expressão alterada dos genes e à perda dos pontos de controle anticâncer. Tanto a hipermetilação nas ilhas CpG como a hipometilação geral parecem desempenhar um papel importante no desenvolvimento de câncer. Nos tumores, ocorre um padrão anormal de metilação, quando comparados aos tecidos normais. Os genes supressores de tumor regulam o crescimento celular, inibindo-o, e as metilações nesses genes inibem também a sua ação supressora. Por outro lado, os proto-oncogenes atuam favorecendo o crescimento ordenado das células, mas sua hipometilação conduz a um crescimento celular desordenado, que leva à formação de tumores.

O equilíbrio entre a acetilação das histonas e a sua desacetilação é fundamental para regulação da proliferação celular. Mutações no gene *HAT1* (OMIM 603053), que codifica a histona-acetiltransferase 1 (HAT1), uma das várias enzimas responsáveis pela acetilação histônica, ou translocações cromossômicas envolvendo esse gene, estão relacionadas com o desenvolvimento de câncer. O aumento anormal da atividade de várias histona-desacetilases (p. ex., a HDAC1) pode causar a inibição da transcrição de genes supressores de tumor, devido à desacetilação de histonas seguida da metilação do DNA, inativando assim o gene em questão.

Na transformação maligna das células ocorrem modificações importantes, como a perda da metilação em oncogenes e em genes prometastáticos, a hipometilação geral dos elementos repetitivos e a hipermetilação de genes supressores de tumor, genes de moléculas de adesão, genes de reparo do DNA e de genes inibidores de metástases. A hipometilação de genes específicos talvez seja secundária às mudanças locais da cromatina, marcadas pelos fatores de transcrição que reconhecem sequências específicas. As mudanças globais na cromatina, que ocorrem no câncer, são devidas à ativação das HATs, bem como à expressão acima do normal de metiltransfe-

Figura 12.2

Esquema simplificado das etapas de recepção de fatores de crescimento, transdução de sinal e transcrição de genes nucleares. A via intracelular amplifica o sinal por uma cascata que envolve uma ou mais etapas. Além dos fatores de crescimento e seus receptores, são importantes as tirosinoquinases citoplasmáticas, as proteínas com atividade de GTPase e fatores de transcrição de proteínas nucleares de ligação ao DNA.

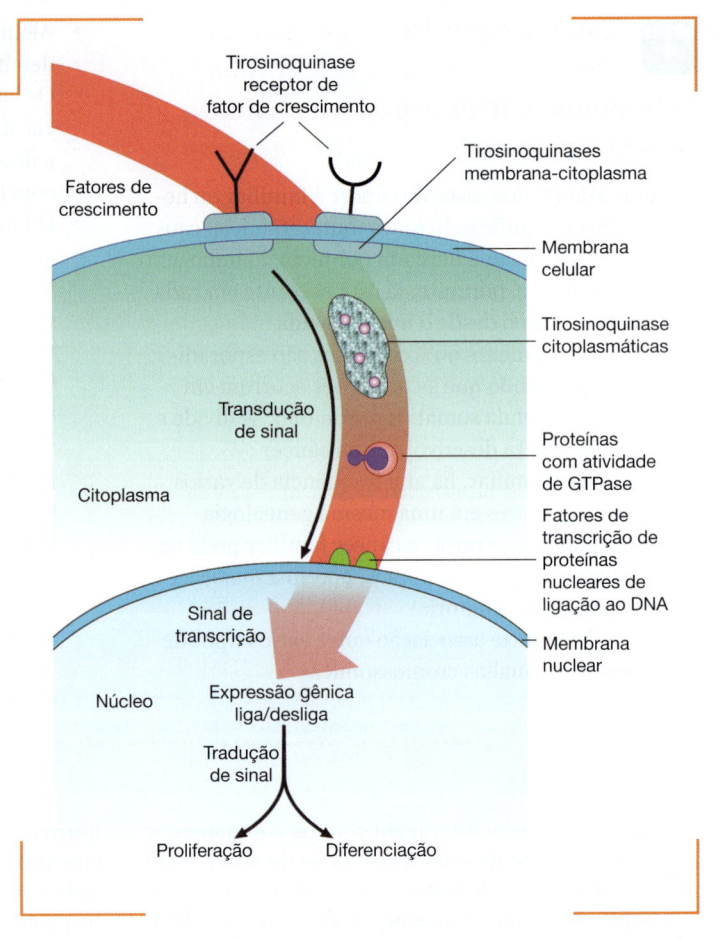

rases das histonas ou ao aumento da atividade de DNA-desmetilases, tudo resultando na desmetilação geral do DNA nas células cancerosas. A hipometilação leva à instabilidade genômica, provocando quebras cromossômicas e servindo como um mecanismo de ativação de genes prometastáticos em estágios avançados de câncer. A hipermetilação serve como um mecanismo para um crescimento descontrolado dessas células metastáticas.

Os genes supressores de tumor são silenciados pela metilação do promotor praticamente com a mesma frequência com que o são pelas mutações, embora varie de gene para gene. Diversos genes são sempre silenciados epigeneticamente, jamais por mutações, enquanto para alguns o inverso é verdadeiro, e para outros ainda ambos os processos são comuns. Por exemplo, o gene *MLH1* muitas vezes é silenciado epigeneticamente, mas o *MSH2* nunca o é. Existem indicações de que a hipometilação dos centrômeros poderia predispor as células cancerosas à instabilidade cromossômica. Isso se baseia, em parte, na observação de que na síndrome de Nijmegen (OMIM 242860), também conhecida como síndrome de ICF (sigla em inglês das suas principais características: imunodeficiência, instabilidade centromérica e anomalias faciais), a deficiência de DNA-metiltransferase, causada por uma mutação no seu gene codificador, *DNMT1* (OMIM 126375), resulta na compactação anormal da heterocromatina centromérica. A síndrome de Nijmegen faz parte do grupo de síndromes humanas de instabilidade cromossômica, algumas das quais são apresentadas em **Síndromes com defeito no sistema de reparo do DNA**.

Em suma, uma célula qualquer, às vezes, começa a se multiplicar descontroladamente, em vez de seguir seu programa normal de diferenciação, podendo constituir o início de uma futura linhagem tumoral. As células de um tumor descendem, portanto, de uma célula ancestral comum que, em um dado momento, geralmente décadas antes que o tumor seja palpável, iniciou um programa de reprodução inadequada. A transformação maligna de uma célula se dá em uma série progressiva de eventos, pelo acúmulo de mutações nos genes que controlam o crescimento e a diferenciação celulares e afetam a estabilidade genômica, o reparo do DNA, as modificações da cromatina (heterocromatina e eucromatina) e os padrões de metilação do DNA. Esses genes são essenciais para a compreensão dos processos originários do câncer humano.

12.4.1 Mutações genéticas que afetam a regulação do ciclo celular nas células cancerosas

O controle da divisão celular (ver Cap. 3) envolve grande quantidade de produtos gênicos que regulam as etapas do ciclo celular, a morte celular programada (apoptose) e a resposta celular aos sinais externos para o crescimento. Nas células cancerosas, muitos genes que regulam essas funções estão mutados ou se expressam de maneira anormal, ocasionando várias consequências para a célula.

12.4.1.1 Perda do controle do ciclo celular

Quando os pontos de controle G1/S, G2/M e da anáfase do ciclo celular estão alterados, não ocorre a resposta normal das células ao estresse em geral e ao dano do DNA em particular. As proteínas-chave para tal resposta são formas levemente diferentes do fator de transcrição p53, mais conhecido como **proteína p53**, codificada pelo gene supressor de tumor *TP53*. Nas células normais, o nível da p53 ativada é muito baixo, devido à atividade de outra proteína nuclear humana chamada MDM2 (denominação originada da proteína murídea Mdm2, de *murine doble minute 2*), que é um importante regulador negativo da proteína p53. Para funcionar como fator de transcrição, a p53 tem de ser ativada por fosforilação e depois por acetilação, mas a MDM2 liga-se à p53, impedindo a fosforilação e os passos seguintes de sua ativação. Além disso, a MDM2 desloca-se continuamente entre o núcleo e o citoplasma, e nesse processo exporta a p53 continuamente do núcleo, para ser degradada pelo proteossomo no citoplasma. O ciclo de exportação p53-MDM2 é mostrado na **Figura 12.3**.

Perda do controle do dano de DNA – Quando as células são tratadas com agentes que danificam o DNA, algumas param em G1 e outras em G2. O sinal desse dano é percebido e transmitido, causando a ativação da p53 por proteinoquinases e acetilases, o que suprime o efeito inibidor da MDM2. A ativação da p53 libera a MDM2, resultando em níveis aumentados da proteína supressora de tumor. Então, essa proteína ativada desencadeia a transcrição de vários genes (p. ex., o gene *GADD45*; OMIM 126335) e a repressão de outros (p. ex., o gene *CCNB*; OMIM 123836, da ciclina B), afetando outros processos do ciclo celular, conforme mostra a **Figura 12.4**.

O ponto de controle da transição G1/S é mediado pelos níveis aumentados da proteína inibidora p21, o que resulta na inibição do complexo ciclinoquinase dependente de ciclina (ciclina-CDC2, também representado por ciclina-CDK1) em G1 e, desse modo, no bloqueio da transição G1/S.

A resposta ao dano do DNA na fase S é mediada pelas proteínas p21 e GADD45, que formam um complexo com o antígeno nuclear de proliferação celular (PCNA, de *proliferating cell nuclear antigen*; OMIM 176740) e reduzem o que se chama de processividade da DNA-polimerase. A processividade da DNA-polimerase é estimada pelo número de nucleotídeos consecutivos na fita-molde que é replicado antes que essa polimerase se separe do molde. A diminuição de sua processividade torna mais lenta a síntese de DNA, dando tempo para a célula reparar o dano ocorrido.

O ponto de controle G2/M é mediado pela proteína 14-3-3σ, que retarda a ativação do complexo ciclina B-CDC2, impedindo a desfosforilação de CDC2 e bloqueando, assim, a transição G2/M. Ao mesmo tempo, a redução do nível de ciclina B diminui o nível do complexo ciclina B-CDC2, o que também garante a permanência do ciclo celular em G2. Portanto, se o dano do DNA for detectado nas fases S ou G2, o ciclo celular cessa no ponto de controle G2/M.

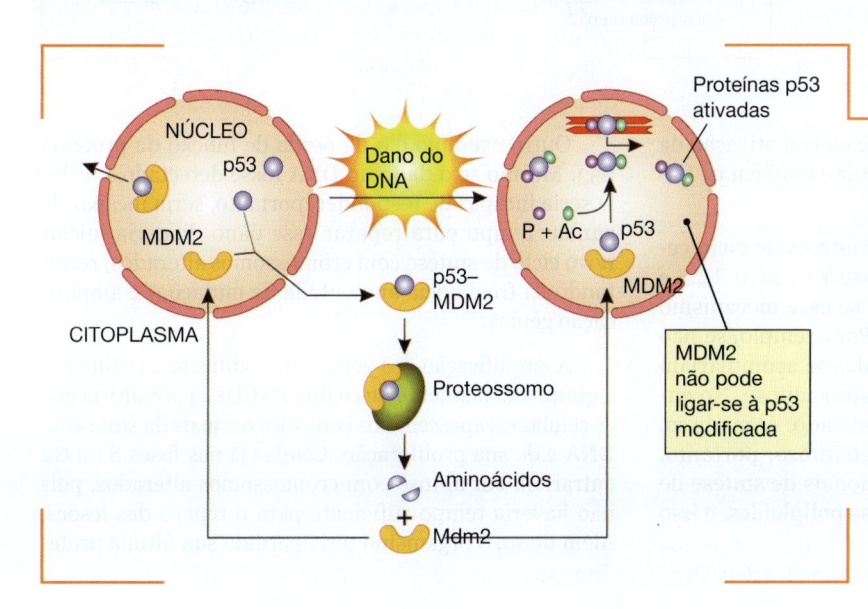

Figura 12.3

O efeito do dano do DNA sobre a proteína p53. Em células normais, o nível de p53 é baixo, em parte porque a proteína MDM2 a exporta para o citoplasma, onde é destruída pelo proteossomo. O dano do DNA resulta em fosforilação (P) e acetilação (Ac) de p53, incapacitando-a de se ligar a MDM2, e ativação da proteína p53 como fator de transcrição. Portanto, o nível de p53 aumenta.

Figura 12.4

Os eventos desencadeados pela proteína p53 incluem ativação da transcrição dos genes para p21, GADD45, 14-3-3σ, BAX, maspin, APAF1 e miRNA34; da via da apoptose e da via de interrupção e reparo.

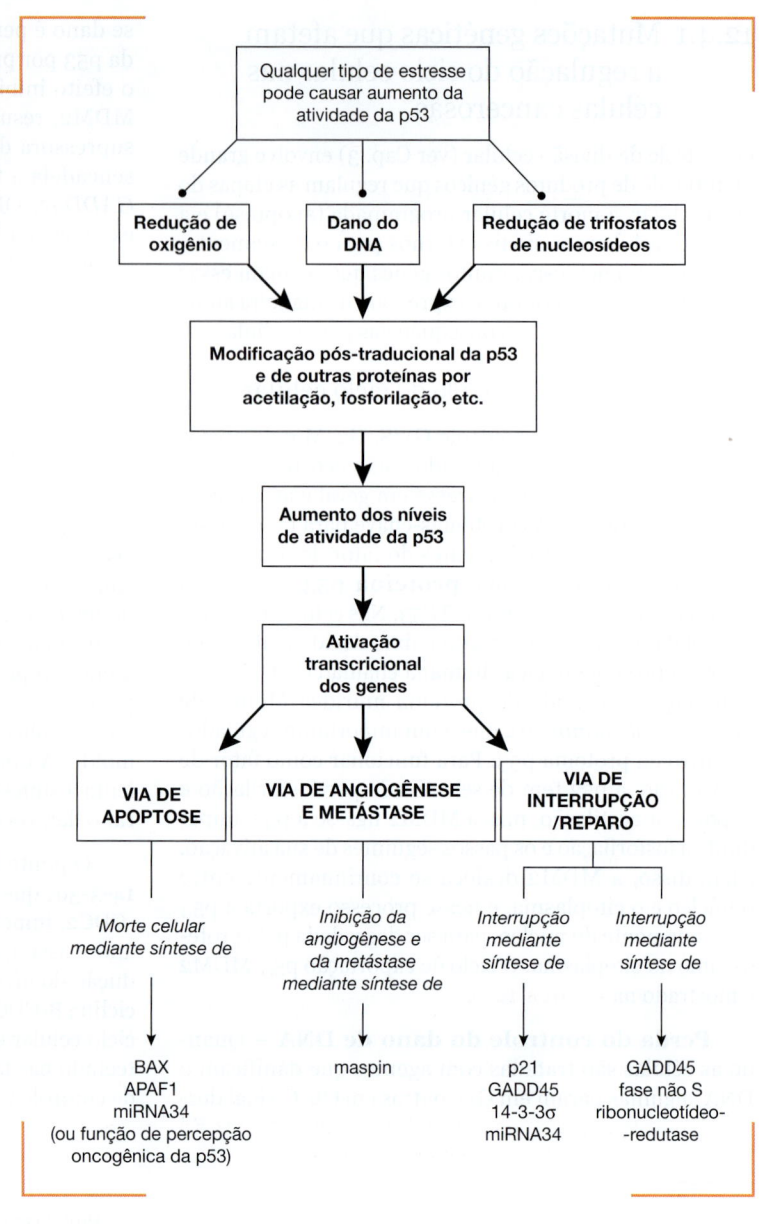

```
Qualquer tipo de estresse pode causar aumento da atividade da p53
    │         │          │
    ▼         ▼          ▼
Redução de  Dano do   Redução de trifosfatos
oxigênio    DNA       de nucleosídeos
    │         │          │
    └─────────┼──────────┘
              ▼
Modificação pós-traducional da p53
e de outras proteínas por
acetilação, fosforilação, etc.
              │
              ▼
Aumento dos níveis de atividade da p53
              │
              ▼
Ativação transcricional dos genes
    │         │          │
    ▼         ▼          ▼
VIA DE     VIA DE ANGIOGÊNESE   VIA DE
APOPTOSE   E METÁSTASE          INTERRUPÇÃO/REPARO
```

- Morte celular mediante síntese de: BAX, APAF1, miRNA34 (ou função de percepção oncogênica da p53)
- Inibição da angiogênese e da metástase mediante síntese de: maspin
- Interrupção mediante síntese de: p21, GADD45, 14-3-3σ, miRNA34
- Interrupção mediante síntese de: GADD45 fase não S ribonucleotídeo-redutase

O dano do DNA também desencadeia a ativação da rota para a apoptose, abordada a seguir e também no Capítulo 3.

A importância dos pontos de controle do ciclo celular pode ser avaliada observando-se a **Figura 12.5** e considerando-se o que aconteceria se esse mecanismo de salvação não funcionasse bem. Por exemplo, se não contivessem a proteína p21, as células se acumulariam na fase G2 e seriam incapazes de sofrer mitose. No entanto, o DNA continuaria a ser sintetizado. Além disso, o ponto de controle G1/S seria defeituoso, portanto, as células entrariam em ciclos adicionais de síntese de DNA. Nesse caso, resultariam células poliploides, e isso é o que se observa.

Outro exemplo é o da perda de função da proteína p53. Mesmo se o dano do DNA fosse detectado, a célula seria incapaz de responder, portanto, seria incapaz de ganhar tempo para reparar esse dano. Poderia iniciar novo ciclo de síntese com cromossomos alterados, resultando na frequência aumentada de mutações e amplificação gênica.

A amplificação dos genes que codificam a ciclina D e a quinase dependente de ciclina D (CDK4) permitiria que as células escapassem dos controles normais da síntese de DNA e de sua proliferação. Células já nas fases S ou G2 entrariam em mitose com cromossomos alterados, pois não haveria tempo suficiente para o reparo das lesões. Além disso, o organismo teria perdido sua última prote-

Figura 12.5

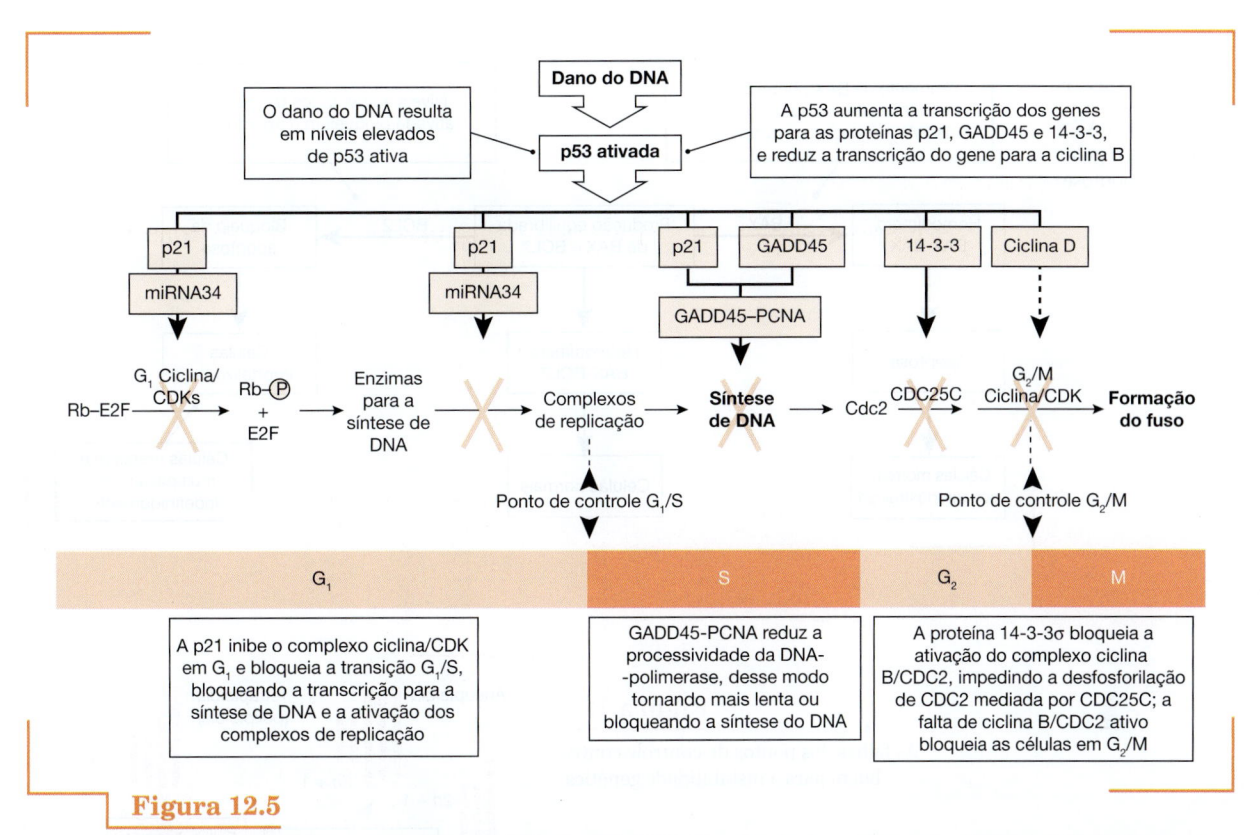

Papel da proteína p53 no ponto de controle do dano do DNA. Esse dano causa aumento do nível de atividade da p53, que aumenta a transcrição dos genes para p21, GADD45 e 14-3-3σ e reduz a transcrição dos genes para a ciclina B.

ção contra essas células lesadas: a apoptose. A ausência de p53 significa que a transcrição dos genes *BAX* e *APAF1* não aumentaria e que a rota apoptótica não aconteceria. A **Figura 12.6** ilustra a interação entre as proteínas BAX e BCL2. A proteína BAX existe normalmente como um heterodímero com uma inibidora da apoptose, chamada BCL2. Quando a p53 ativa a transcrição do gene *BAX* (cujo produto promove a apoptose) e reduz a expressão do gene *BCL2*, o equilíbrio pende em favor de homodímeros de BAX, que promovem a apoptose e a autodestruição da célula. Na ausência da p53, o equilíbrio normal entre as proteínas BAX e BCL2 seria mantido, garantindo a sobrevivência dessas células danificadas, mas pondo em risco a sobrevivência do organismo. É isso que ocorre quando as células se tornam cancerosas, pois essa transformação decorre de alterações nos mecanismos de controle celular. A perda de função do gene *BAX* é encontrada principalmente em adenocarcinomas gástricos e carcinomas colorretais. A ativação de oncogenes pode aumentar o nível de BCL2 fosforilada, o que impede a apoptose e possibilita que as células afetadas cresçam e se dividam indefinidamente. Além disso, em consequência de mutação ou de inativação dos genes dos pontos de controle, a célula é incapaz de reparar seu DNA ou de atingir a apoptose. Essa incapacidade leva ao acúmulo de mais mutações nos genes que controlam o crescimento, a divisão e a metástase.

Os defeitos de qualquer ponto de controle resultam em instabilidade genética. A **Figura 12.7** mostra tipos particulares de instabilidade genômica, associados a efeitos nos três pontos de controle aqui abordados. O mau funcionamento do fuso pode levar a aneuploidias, enquanto a não duplicação do centrossomo pode levar a poliploidias. Os defeitos nos pontos de controle do dano do DNA podem resultar em alterações cromossômicas de vários tipos (translocações, deleções e amplificação de genes ou de segmentos cromossômicos).

Perda do controle da apoptose – Quando algum componente essencial da célula está danificado ou um de seus pontos de controle está desregulado, a célula detém seu avanço no ciclo celular até que a condição seja corrigida. Isso reduz o número de mutações e de anormalidades cromossômicas que se acumulam nas células de proliferação normal. Entretanto, se o dano for tão grave que o reparo se torne impossível, a célula inicia uma segunda linha de defesa: a apoptose ou morte celular programada. Por exemplo, o dano ao DNA, a ativação de um oncogene ou a inativação de um gene supressor de tumor são fatores que podem desencadear a apoptose. A autodestruição é ruim para a célula em si, porém os possíveis efeitos de mutações carcinogênicas são muito maiores do que a perda de uma única célula. Os tumores que afetam os teci-

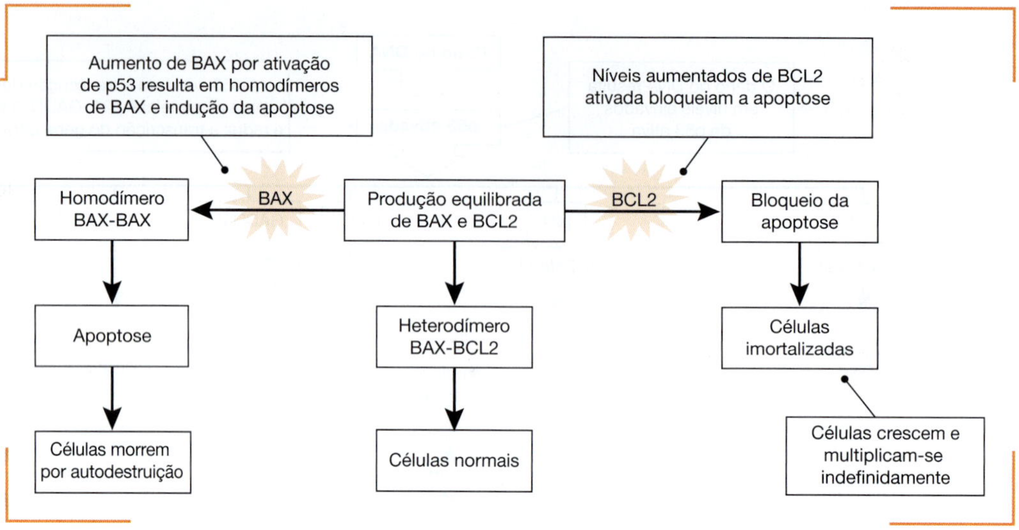

Figura 12.6

Interação de BAX e BCL2 para regular a apoptose.

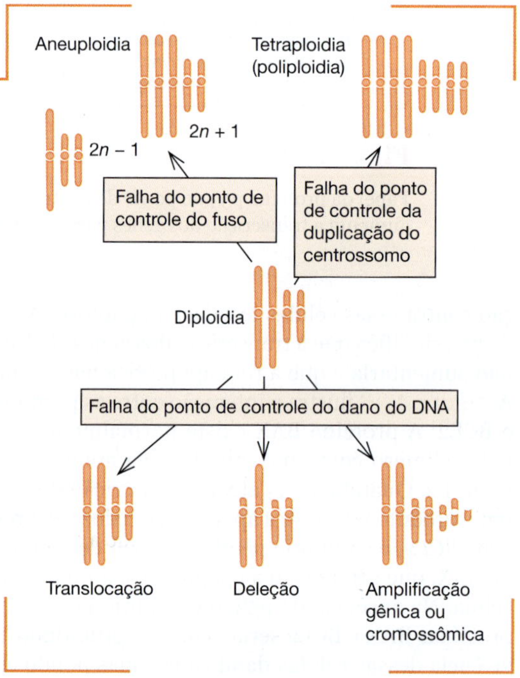

- Aumento de BAX por ativação de p53 resulta em homodímeros de BAX e indução da apoptose → BAX
- Níveis aumentados de BCL2 ativada bloqueiam a apoptose → BCL2
- BAX → Homodímero BAX-BAX → Apoptose → Células morrem por autodestruição
- Produção equilibrada de BAX e BCL2 → Heterodímero BAX-BCL2 → Células normais
- BCL2 → Bloqueio da apoptose → Células imortalizadas → Células crescem e multiplicam-se indefinidamente

Figura 12.7

As falhas dos pontos de controle contribuem para a instabilidade genética.

- Aneuploidia (2n − 1, 2n + 1) — Falha do ponto de controle do fuso
- Tetraploidia (poliploidia) — Falha do ponto de controle da duplicação do centrossomo
- Diploidia → Falha do ponto de controle do dano do DNA → Translocação, Deleção, Amplificação gênica ou cromossômica

dos do organismo humano parecem surgir de uma única célula geneticamente anormal, que escapa do programa da apoptose.

As etapas da apoptose são idênticas nas células lesadas e nas que são eliminadas durante o desenvolvimento: o DNA nuclear torna-se fragmentário, as estruturas intracelulares se deterioram e a célula se dissolve em pequenas estruturas esféricas conhecidas como corpos apoptóticos (**Fig. 12.8**). Na etapa final, os corpos apoptóticos são fagocitados. Uma série de proteases chamadas caspases é responsável pelo início da apoptose e pela digestão dos componentes intracelulares. A ação em cascata das caspases resulta na destruição do DNA celular, das organelas internas e do citoesqueleto de actina, sendo acompanhada por condensação nuclear e seguida, geralmente, pelo engolfamento dos resíduos celulares pelos fagócitos da função imune.

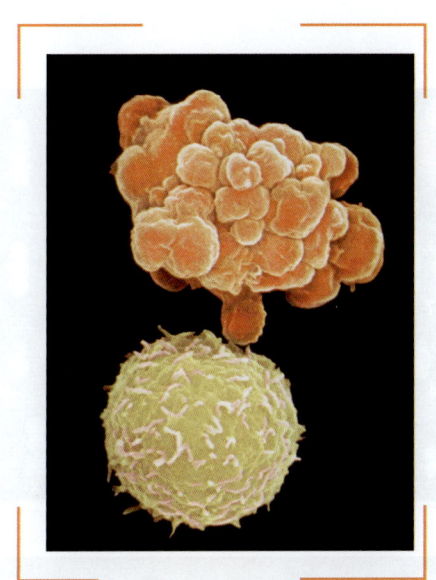

Figura 12.8

Leucócito normal (abaixo) e leucócito sofrendo apoptose (acima). Os corpos apoptóticos assemelham-se a bagos de uva na superfície celular.

Fonte: Klug e colaboradores.[2]

A morte celular programada reduz o número de mutações transmitidas à próxima geração, inclusive as que ocorrem nos genes causadores de câncer. Os mesmos genes reguladores dos pontos de controle do ciclo celular podem desencadear a apoptose, tendo-se constatado que esses genes estão mutados em muitos tipos de câncer. Existe também evidência de que a proteína p53 provoca o aumento da permeabilidade das mitocôndrias, resultando na liberação da enzima mitocondrial citocromo c, que desencadeia a apoptose. Como fator de transcrição, a p53 também ativa a rota da apoptose, promovendo a transcrição, entre outros, do gene *BAX* e inibindo a transcrição de *BCL2* (ver Fig. 12.6).

12.4.2 Mutações que afetam a estabilidade genômica, o reparo do DNA e a remodelagem da cromatina

As células cancerosas apresentam taxas de mutação, anormalidades cromossômicas e instabilidade genômica mais elevadas do que as normais. Muitos pesquisadores creem que o defeito fundamental nessas células seja um descontrole da capacidade celular normal de reparar os danos ao DNA. A perda da integridade genômica leva a um aumento geral na taxa de mutação de cada gene, inclusive dos genes que controlam a proliferação celular, a morte celular programada e o contato célula a célula. O acúmulo de mutações nesses genes, por sua vez, leva ao câncer.

12.4.2.1 Instabilidade genômica e reparo deficiente do DNA

A instabilidade genômica das células cancerosas caracteriza-se pela presença de translocações, aneuploidias, deleções cromossômicas e amplificação do DNA, um conjunto de características que é conhecido como **fenótipo mutador**. Em geral, as células cancerosas apresentam defeitos cromossômicos específicos, que são usados para diagnosticar o tipo e o estágio do câncer. A **Figura 12.9** mostra o cariótipo espectral de uma célula normal e o cariótipo de uma célula de câncer apresentando translocações, deleções e aneuploidia, que são aspectos característicos das células cancerosas.

O fenótipo mutador relaciona-se a certas neoplasias hereditárias causadas por defeitos em genes que controlam o reparo do DNA. Por exemplo, o xeroderma pigmentoso é uma doença hereditária rara que se caracteriza por extrema sensibilidade à luz ultravioleta e a outros carcinógenos. Os pacientes com xeroderma pigmentoso frequentemente desenvolvem câncer de pele. As células desses pacientes são defeituosas quanto ao reparo por excisão de nucleotídeos, podendo surgir mutações em qualquer um dos genes cujos produtos são necessários para executar esse reparo.

Além dessa doença, também o câncer colorretal hereditário não poliposo (HNPCC, de *hereditary non polyposis colorectal cancer*) é causado por mutações em genes que controlam o reparo do DNA.

A observação de que os defeitos hereditários nos genes que controlam o reparo por excisão de nucleotídeos e o reparo dos erros de pareamento do DNA levam a altas taxas de câncer ajuda a sustentar a ideia de que o fenótipo mutador é importante para o desenvolvimento do câncer.

As células cancerosas apresentam também alterações na metilação do DNA, sendo esta menos frequente do que nas células normais. Por outro lado, os promotores de alguns genes tornam-se hipermetilados nas células cancerosas. Essas mudanças resultam, aparentemente, na liberação da transcrição de genes que estariam silenciosos nas células normais, como os proto-oncogenes, que poderiam se transformar em oncogenes. Concomitantemente, essas alterações resultam na transcrição de genes que normalmente regulariam funções eficientes de reparo do DNA, controle do ciclo celular e diferenciação celular. Segundo diversos autores, a maioria dos tipos de tumores já examinados apresenta hipermetilação nos promotores dos genes cujos produtos controlam o crescimento, o reparo do DNA e a invasão celular. As células tumorais possuem padrões específicos de metilação gênica, o que é revelado pelo rastreamento desses padrões nos diferentes subtipos de tumores. Atualmente, os perfis de metilação auxiliam no diagnóstico de tumores e na previsão de sua evolução.

Figura 12.9

A – Cariótipo espectral de uma célula normal. **B** – Cariótipo típico de uma célula cancerosa, apresentando aneuploidia, translocações e deleções.

Fonte: Klug e colaboradores.[2]

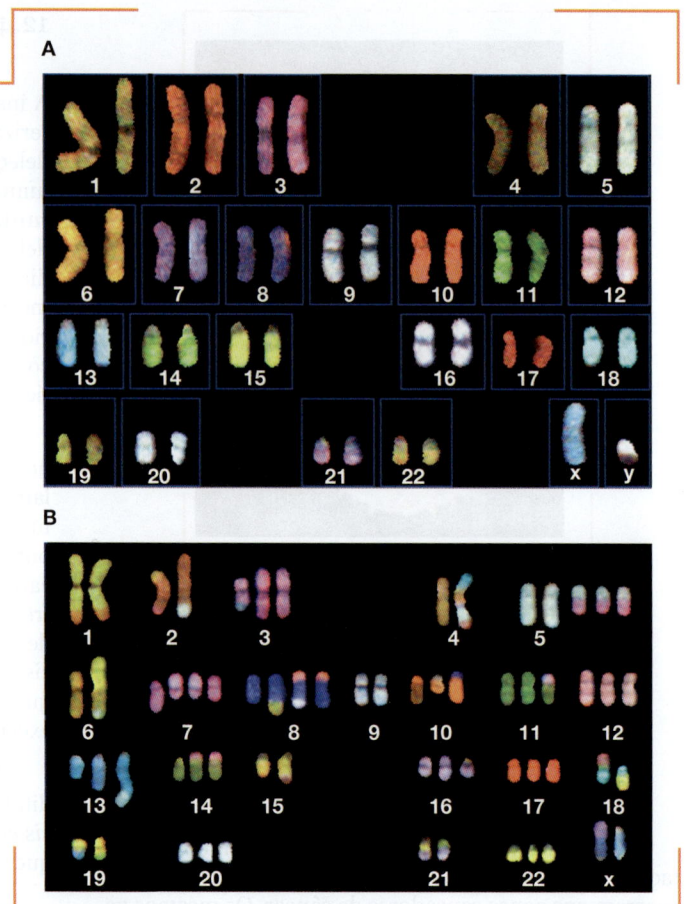

12.4.2.2 Alterações na remodelagem da cromatina

O processo geral de indução de alterações na estrutura da cromatina é denominado remodelagem (ou remodelamento) da cromatina. Esses estados dinâmicos da cromatina são controlados por processos epigenéticos, interdependentes e reversíveis, de metilação do DNA e modificações das histonas envolvidas na estrutura da cromatina. As histonas modificadas funcionam como sítios de fixação para proteínas modificadoras do DNA, e o DNA metilado liga-se às proteínas remodeladoras da cromatina.

Nas células cancerosas, existem alterações na remodelagem da cromatina. Em casos de hipometilação geral (caso em que a cromatina estará ativa, permitindo a transcrição dos genes) ou hipermetilação dos promotores de genes supressores de tumor (caso em que a cromatina estará inativa, impedindo a expressão dos genes), pode ocorrer expressão gênica anormal e irregularidades nos pontos de controle anticâncer. A grande quantidade de anormalidades epigenéticas nos tumores faz pensar que o número de defeitos desse tipo nas células cancerosas possa ser maior do que o número de mutações gênicas. No entanto, como as modificações epigenéticas são reversíveis, os próprios cânceres podem ser usados em terapias baseadas na epigênese.

12.5 Como se desenvolve o câncer?

O surgimento de um tumor maligno no tecido epitelial, por exemplo, pode seguir os passos apresentados em **Sequência de eventos que ocorrem na formação de um tumor maligno no tecido epitelial** e ilustrados na **Figura 12.10**.

O câncer epitelial é o mais comum, sua massa emerge como consequência de mutações em quatro genes nesse exemplo, mas o número de genes envolvidos em qualquer tumor pode variar. Na realidade, a causa básica do câncer é a mutação em genes específicos. Geralmente, ocorrem várias mutações que se acumulam ao longo dos anos, até que uma célula perca um número crítico de mecanismos de controle do crescimento e inicie um tumor. Se o dano ocorrer em células germinativas, entretanto, uma forma alterada de um desses genes pode ser transmitida à prole, predispondo-a ao câncer.

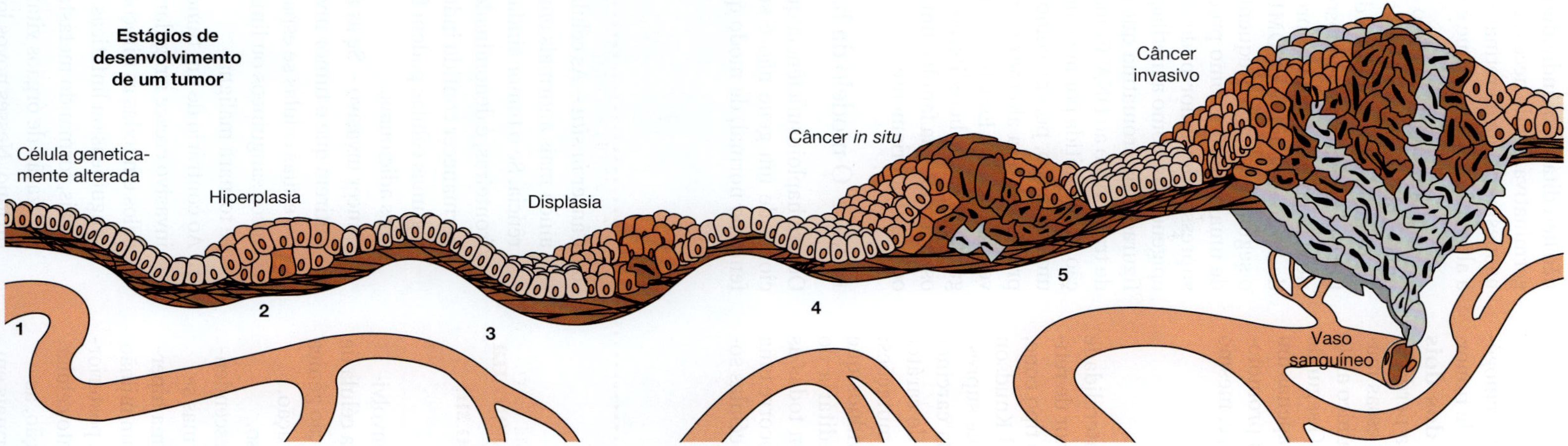

Figura 12.10

Estágios do desenvolvimento de um tumor. **1** – Surgimento, em uma célula qualquer, de uma mutação gênica que aumenta sua capacidade de proliferação. **2** – Suas células descendentes podem tornar-se hiperplásicas e, após alguns anos, uma delas sofre outra mutação que descontrola o crescimento celular. **3** – Além de proliferarem excessivamente, suas descendentes tornam-se anormais, constituindo uma displasia; após algum tempo, ocorre outra mutação em uma dessas células, alterando o seu comportamento. **4** – As células afetadas tornam-se cada vez mais anormais em aparência e crescimento, formando um tumor *in situ*. **5** – Ocorrendo novas mutações, o tumor pode invadir o tecido subjacente e liberar células, através da corrente sanguínea ou linfática, capazes de formar metástases.

Fonte: Weinberg.[3]

12.5.1 Modelos para explicar a carcinogênese

Atualmente, há dois modelos para explicar a carcinogênese com envolvimento dos genes supressores de tumor. O primeiro e mais difundido é a **hipótese dos dois eventos**, em que as mutações devem causar a perda de função dos dois alelos para originar o câncer; essas mutações têm caráter recessivo, uma vez que um único alelo mutado não é capaz de induzir uma neoplasia. O segundo é o **modelo da haploinsuficiência**, em que apenas um alelo mutado, associado a eventos adicionais promotores de tumor, é capaz de induzir a carcinogênese, mesmo com a expressão normal do outro alelo.

12.5.1.1 A hipótese dos dois eventos

As características de idade de manifestação, lateralidade e transmissão familiar do retinoblastoma (tumor de retina que geralmente se inicia em uma célula do tipo cone, responsável pela visão a cores) levaram Alfred Knudson a propor, na década de 1970, o modelo do gene supressor de tumor e a hipótese dos dois eventos da carcinogênese. Segundo essa hipótese, nos tumores de caráter hereditário, a alteração maligna requer duas mutações: uma germinativa e outra somática. Os indivíduos que herdam a mutação germinativa (forma hereditária do retinoblastoma) apresentam essa mutação em todas as suas células, mas o tumor só se inicia quando ocorre uma segunda mutação no outro alelo, em uma das células somáticas da retina. Nos tumores de caráter esporádico ou não hereditário, os indivíduos não apresentam a mutação germinativa, sendo necessárias duas mutações somáticas na mesma célula da retina, ao longo da vida, para ocorrer a alteração maligna, o que é muito mais raro (Fig. 12.14).

Atualmente, o modelo de Knudson é aceito como uma explicação para muitas neoplasias familiares, além do retinoblastoma: câncer de mama familiar, câncer colorretal hereditário poliposo, câncer colorretal hereditário não poliposo, neurofibromatose tipo 1 e a síndrome de Li-Fraumeni tipo 1 (OMIM 151623). Nessas doenças, o segundo evento é frequente, mas nem sempre se trata de uma mutação, como preconizava Knudson. Um gene supressor de tumor pode ser silenciado por alterações epigenéticas, como a metilação do DNA, associada à configuração da cromatina que impede o acesso dos fatores de transcrição ao DNA. Como a alteração devida à metilação é transmitida por meio de mitoses, comporta-se como uma mutação, porém, como não há modificação no próprio DNA, essa alteração é considerada epigenética, em vez de genética. Essa hipótese esclarece também como algumas doenças hereditárias não se manifestam em todos os indivíduos da família, uma vez que a segunda mutação ocorre aleatoriamente.

12.5.1.2 O modelo da haploinsuficiência

Ocorre haploinsuficiência quando uma única cópia funcional de um gene não é suficiente para produzir um fenótipo normal, de modo que as mutações de perda de

---

Sequência de eventos que ocorrem na formação de um tumor maligno no tecido epitelial

a. Célula geneticamente alterada – O desenvolvimento do tumor começa quando alguma célula de uma população normal sofre uma mutação gênica que aumenta sua capacidade de proliferação, mesmo quando deveria estar em repouso.

b. Hiperplasia – A célula alterada e suas descendentes continuam aparentemente normais, mas se reproduzem muito mais, constituindo uma hiperplasia. Depois de alguns anos, uma em um milhão dessas células sofre outra mutação, que, posteriormente, leva ao descontrole do crescimento celular.

c. Displasia – Além da excessiva proliferação, as descendentes dessa célula parecem anormais em forma e orientação. Assim, diz-se que o tecido mostra uma displasia. Uma vez mais, após algum tempo, pode ocorrer uma nova mutação rara que altera o comportamento celular.

d. Câncer *in situ* – As células afetadas tornam-se ainda mais anormais em seu crescimento e aparência. Se o tumor ainda não ultrapassou suas fronteiras, é denominado de câncer *in situ* e pode permanecer contido indefinidamente; entretanto, algumas células podem finalmente sofrer mutações adicionais.

e. Câncer invasivo – Se as alterações genéticas permitirem que o tumor invada os tecidos subjacentes e suas células se espalhem para o interior dos vasos sanguíneos ou linfáticos, a massa tumoral se tornará maligna.

f. Ao contrário de um tumor benigno, o maligno invasivo cresce irregularmente, emitindo tentáculos em todas as direções; através das correntes sanguíneas ou linfáticas, se estabelece em novos locais, formando metástases, que causam a desorganização de órgãos vitais e levam à morte do indivíduo. Nesses novos locais, as células malignas secretam substâncias químicas que contribuem para a produção de novos vasos sanguíneos para nutri-las, bem como hormônios que estimulam o seu próprio desenvolvimento.

função nesse gene produzem um caráter dominante. Nesse caso, 50% da função normal não bastam para produzir um fenótipo normal. O modelo da haploinsuficiência baseia-se em estudos que demonstraram a ocorrência de câncer por alteração de genes supressores de tumor, mesmo estando presente somente um alelo mutado. A manutenção de um alelo normal não suporta o efeito do alelo mutado, quer pela produção de proteína em níveis insuficientes, quer por um efeito dominante negativo, em que o alelo mutado bloqueia a atividade da proteína normal. A haploinsuficiência não resulta diretamente em um determinado fenótipo neoplásico, necessitando de outros eventos promotores de tumor, como mutação oncogênica, alteração de outro gene supressor de tumor ou alterações epigenéticas.

12.6 Proto-oncogenes, oncogenes e genes supressores de tumor

Existem duas classes de genes que constituem apenas uma pequena proporção do genoma inteiro, mas têm papéis importantes no desencadeamento do câncer. Em sua configuração normal, fazem parte do ciclo vital da célula – sequência de eventos pelos quais uma célula cresce e se divide. Esses genes são os proto-oncogenes e os genes supressores de tumor (ou antioncogenes): os primeiros regulam o crescimento celular e a diferenciação normais, enquanto os últimos regulam o crescimento anormal, inibindo-o. Conjuntamente, alterações nessas duas classes de genes explicam adequadamente a proliferação celular descontrolada observada nos cânceres humanos.

12.6.1 Proto-oncogenes e oncogenes

Por meio de estudos de transferência gênica, verificou-se que um oncogene humano clonado, utilizado como sonda para explorar o genoma humano normal, hibridizava fortemente com uma sequência de DNA, de mesmo tamanho, desse genoma. A caracterização de ambos os genes mostrou que eles eram quase idênticos, mas funcionavam de modo diferente: os clones do oncogene transformavam as células normais em cancerosas, enquanto os clones do gene normal não o faziam. O oncogene é uma versão alterada do gene normal, denominado de proto-oncogene. Os proto-oncogenes não teriam sido mantidos no genoma se não tivessem um papel vital no metabolismo celular normal.

Os oncogenes são genes dominantes no nível celular que codificam proteínas estimuladoras do crescimento, as quais contribuem para o descontrole da divisão celular e o fenótipo maligno da célula. Derivam, portanto, de genes celulares normais expressos sob uma forma alterada e atuam sinergisticamente, nenhum deles sozinho causando câncer. A maioria dos oncogenes não apresenta mutações na linhagem germinativa que originem síndromes de câncer familiar, mas, sim, mutações somáticas de ganho de função que causam cânceres esporádicos: é necessária uma única cópia de um oncogene para contribuir ao processo de múltiplas etapas na formação de um tumor.

Em geral, os oncogenes são representados por abreviaturas compostas de três letras, que correspondem à sua origem ou ao tipo de tumor com o qual estão associados. Por exemplo, a denominação do oncogene *src* origina-se do vírus do sarcoma de Rous em aves; o oncogene *myc* deve seu nome à mielocitomatose (*myelocytomatosis*) de aves.

Anteriormente, o oncogene celular presente em células de mamíferos era referido como *c-onc*, sendo homólogo aos oncogenes virais (que eram denominados *v-onc*). Hoje, o órgão internacional cuja função é aprovar o nome e o símbolo para cada gene catalogado, de acordo com regras que visem facilitar a comunicação entre os pesquisadores e o armazenamento e busca em bancos de dados eletrônicos, é o HUGO Gene Nomenclature Committee (HGNC). Geralmente, cada gene humano recebe um nome que deve ser curto e trazer informações sobre sua função e relação com outros genes da mesma família gênica. Em **Nomenclatura de genes humanos e seus produtos**, pode-se conhecer algumas regras atuais para sua grafia e exemplos de seu uso correto e errado. Na maioria dos casos, a proteína é designada pelo mesmo símbolo do gene, porém não italicizado. As

---

➕ Nomenclatura de genes humanos e seus produtos

Regras para grafia de genes humanos em trabalhos científicos

Regras	Exemplos	
	Certo	Errado
Genes humanos devem ser grafados sempre em maiúsculas e em itálico	*BRCA1*	BRCA1 *Brca1*
Nos símbolos não são permitidos hífens, sobre ou subscritos, algarismos romanos ou letras do alfabeto grego	*IGF2* *TGFB3*	IGF-II TGFβ3
Não se deve usar "g" (de gene) ou "h" (de humano) antes do símbolo	*MSH2*	h*MSH2*
Não se deve usar o prefixo "c-" para designar oncogenes celulares	*MYC* *HRAS*	c-myc c-H-ras

Fonte: Splendore.[4]

exceções mais conhecidas são as proteínas dos genes *RB1* e *TP53*, que são designadas por pRB e p53, respectivamente.

Atualmente, há mais de uma centena de oncogenes conhecidos, alguns dos quais constam na **Tabela 12.1**, com seus produtos e origens. A parte A da **Tabela 12.2**

Tabela 12.1 Alguns oncogenes conhecidos, localização cromossômica, produto, origem e número de OMIM

Oncogene	OMIM	Localização cromossômica	Produto oncogênico	Origem
ABL1	189980	9q34.1	Tirosinoquinase	Leucemia de camundongo
ARAF1	311010	Xp11.4-p11.2	Serino/treoninoquinase	Sarcoma de camundongo
BCL2	151430	18q23	Proteína da membrana mitocondrial, que impede a eficiência da apoptose	Linfoma/leucemia de células B
BRAF	164757	7q34	Fator citoplasmático de transdução de sinal	Sarcoma de camundongo
CRK	164762	17p13.3	Ativador de tirosinoquinase	Sarcoma de ave
ERBB2	164870	17q21	Receptor de fator de crescimento	Leucemia eritroblástica de ave
ETS1	164720	11q23.3	Fator de transcrição nuclear	Eritroblastose de ave
ETS2	164740	21q22.3	Fator de transcrição nuclear	Eritroblastose de ave
FES	190030	15q26.1	Tirosinoquinase	Sarcoma de gato
FGF4	164980	11q13	Fator de crescimento fibroblástico	
FGR	164940	1p36.2-p36.1	Tirosinoquinase	Sarcoma de gato
FMS	136352	5q35.3	Tirosinoquinase; receptor de fator de crescimento	Sarcoma de gato
FOS	164810	14q24.3	Fator de transcrição nuclear	Osteossarcoma de camundongo
HRAS	190020	11p15.5	Proteína ligadora de GTP (proteína G)	Sarcoma de rato; eritroleucemia
JUN	165160	1p32-31	Fator de transcrição nuclear	Fibrossarcoma de galinha
KIT	164920	4q.12	Tirosinoquinase	Sarcoma de gato
KRAS	190070	12p12.1	Proteína ligadora de GTP (proteína G)	Sarcoma de rato; eritroleucemia
LMYC	164850	1p34.3	Fator de transcrição nuclear	Mielocitomatose de ave
MET	164860	7q31	Receptor de fator de crescimento do hepatócito	
MOS	190060	8q11	Serino/treoninoquinase	Sarcoma de camundongo
MYB	189990	6q22	Fator de transcrição nuclear	Mieloblastose de galinha
MYC	190080	8q24.12-q24.13	Fator de transcrição nuclear	Mielocitomatose de galinha; sarcoma; carcinoma
MYCN	164840	2p24.1	Fator de transcrição nuclear	Mielocitomatose de ave; neuroblastoma; Ca de pulmão
NRAS	164790	1p13-2	Proteína ligadora de GTP (proteína G)	Neuroblastoma
NTRK1	191315	1q21-q22	Receptor de fator de crescimento neurotrófico	
PDGFB	190040	22q12.3 q13.1	Polipeptídeo β do fator de crescimento plaquetário	Sarcoma de macaco
RAF1	164760	3p25	Serino/treoninoquinase	Leucemia de camundongo
REL	164910	2p13-p12	Proteína nuclear	Reticuloendoteliose de ave
RET	164761	10q11.2	Receptor de fator de crescimento	Neoplasia endócrina múltipla
ROS1	165020	6q22	Tirosinoquinase	Sarcoma de ave
SEA	165110	11q13	Receptor de fator de crescimento	Eritroblastose de ave
SKI	164780	1p36.3	Proteína nuclear	Sarcoma de ave
SRC	190090	20q12-13	Tirosinoquinase	Sarcoma de Rous (galinha)
THRA	190120	17q11.2	Receptor do hormônio tireóideo α 1	Leucemia eritroblástica de ave
THRB	190160	3p24.3	Receptor do hormônio tireóideo β	Leucemia eritroblástica de ave
YES	164880	18p11.3	Tirosinoquinase	Sarcoma viral Yamagushi

Fonte: Alberts e colaboradores,[5] Hartl e Jones[6] e OMIM.[7]

Tabela 12.2 Oncogenes e genes supressores de tumor que alteram a regulação do ciclo celular e consequências

(A) Oncogenes	OMIM	Alteração gênica	Consequência
BCL2	151430	Superexpressão devida a translocação	Bloqueia a apoptose próxima a um forte reforçador
CDK4	123829	Amplificação	Promove entrada na fase S
CDK4		Mutação	Resistência à inibição pela p16; promove entrada na fase S
CCND1	168461	Amplificação ou superexpressão	Promove entrada na fase S
EGFR	131550	Amplificação	Promove a proliferação celular por ativação da via do EGFR
FGFR	136350	Amplificação	Promove a proliferação celular por ativação da via do FGFR
MDM2	164785	Amplificação	Mimetiza a perda da p53 com a perda de função dos pontos de controle de G1/S, S e G2/M
RAS	190020	Amplificação	Promove a proliferação celular por transmissão do sinal de crescimento
RAS		Mutação	Inativa a GTPase; ativa a via do GFR
TERT	187270	Superexpressão	Células não entram em senescência

(B) Genes supressores de tumor	OMIM	Alteração	Consequência
BAX	600040	Mutação	Falha na promoção da apoptose de células danificadas
BUB1	602452	Mutação	Perda da função do ponto de controle da formação do fuso
CDH1	192090	Mutação	Perda da inibição por contato; invasão dos tecidos e metástases
CDKN1A	116899	Mutação	Perda das funções dos pontos de controle de G1/S e S
TP53	191170	Mutação	Perda das funções dos pontos de controle de G1/S, S e G2/M
RB1	180200	Mutação	Promove a proliferação celular; liberação do fator de transcrição E2F

EGFR = receptor do fator de crescimento epidérmico; FGFR = receptor do fator de crescimento fibroblástico; GFR = receptor de fator de crescimento; GTPase = enzima hidrolisadora do trifosfato de guanosina.
Fonte: Modificada de Hartl e Jones.[6]

apresenta os principais oncogenes que alteram o controle do ciclo celular e suas consequências, como é visto a seguir.

- Proto-oncogenes *CCND1* (OMIM 168461) e *CCNE* (OMIM 123837) – Codificam as ciclinas D1 e E, que formam complexos com as moléculas de quinases (CDKs) e regulam suas atividades. Os complexos ciclina-CDK são controladores importantes de cada fase do ciclo celular. São conhecidos vários alelos codificadores de ciclinas, associados ao desenvolvimento do câncer. O gene que codifica a ciclina D1, por exemplo, está amplificado em certos tumores, dentre eles os de mama, bexiga, pulmão e esôfago. Nas células cancerosas, a amplificação do DNA cria múltiplas cópias do gene *CCND1*, elevando a ciclina D1 a níveis mais altos do que o normal, que podem contribuir para uma entrada descontrolada na fase S. Em outros cânceres, o gene *CCND1* está superexpresso, mesmo na ausência de amplificação gênica. Em certos tumores de paratireoide e nos linfomas de células B, esse gene é afetado por alterações cromossômicas, como as translocações, expressando-se anormalmente. Da mesma forma, o gene *CCNE* está amplificado ou superexpresso em algumas leucemias e em tumores de mama e colo. É possível que a superexpressão desses genes controladores do ciclo celular, ou a supressão de sua degradação periódica, mantenham as células sempre prontas para ciclos contínuos, impedindo-as de sair do ciclo celular, de entrar na fase quiescente G0 ou de sofrer diferenciação.

- Fatores de crescimento e os genes *RAS* – Os fatores de crescimento atuam pela ligação a um receptor localizado na membrana celular. Essa ligação ativa a transdução de sinal que se dá por meio das proteínas RAS, ciclina D e CDKs. O gene *EGFR*, que codifica o receptor do fator de crescimento epidérmico (EGFR), está amplificado em 35 a 50% dos astrocitomas malignos (espécie de tumor cerebral), em 20% dos glioblastomas (outro tipo de tumor cerebral) e em 10 a 30% dos melanomas e cânceres de mama, ovário, cabeça e pescoço. O gene *FGFR*, do receptor do fator de crescimento fibroblástico (FGFR), está amplificado em cerca de 20% dos tumores de mama. A amplificação ou a superexpressão de *EGFR* e *FGFR* resulta na autoativação dos receptores e transmissão de um sinal de crescimento por meio da rota da proteína RAS. A superexpressão dessa proteína também reforça a transdução de sinal e de novos ciclos de proliferação celular.

- Proteína MDM2 – A amplificação do gene *MDM2*, que codifica essa proteína, promove indiretamente a proliferação celular. A superexpressão do gene *MDM2* pode resultar na inativação da proteína p53, diminuindo sua função de supressora de tumor, pois a proteína MDM2 transporta o excesso de p53 do núcleo para o citoplasma, onde é destruído pelo proteossomo (ver Fig. 12.3). Esse processo impede o funcionamento do ponto de controle de G1/S e a apoptose, propiciando a formação de tumor mediante interações com outras proteínas, como a supressora de tumor pRB. A atividade de *MDM2* é equivalente, em seu efeito, à inativação do gene *TP53*. A amplificação do gene *MDM2* é encontrada principalmente em tumores de tecido adiposo, sarcomas de tecidos moles, osteossarcomas e carcinomas esofágicos.

- Enzima telomerase (OMIM 187270) – As células normais em cultura cessam sua divisão após cerca de 50 ciclos mitóticos, em um processo denominado senescência, enquanto as células cancerosas em cultura dividem-se indefinidamente – são imortais. O comportamento senescente das células normais está associado à perda da atividade da telomerase, enzima que promove a reposição, nos telômeros dos cromossomos, dos nucleotídeos perdidos em cada divisão celular. Com a inatividade da telomerase, os telômeros não se alongam mais, o que contribui para o início da senescência e morte celular. No entanto, as células cancerosas apresentam níveis altos de telomerase ativa, que ajudam a protegê-las da senescência, tornando-as, assim, imortais.

12.6.1.1 Mecanismos de ativação dos proto-oncogenes

Os proto-oncogenes podem ser ativados de várias maneiras, como é apresentado em **Principais mecanismos de ativação dos proto-oncogenes**.

Mutação pontual – Um exemplo de ativação por mutação pontual é o do proto-oncogene *RAS* que pode transformar-se em um oncogene por uma única substituição de base: GGC → GTC, que acarreta a troca do 12º aminoácido, glicina, por valina, causando carcinoma de bexiga. Substituições de glicina por qualquer outro aminoácido (exceto prolina) levam também à ativação da capacidade oncogênica de *RAS*. As mutações ativadoras desse proto-oncogene têm sido detectadas em cerca de 30% das neoplasias humanas, mas sua frequência varia muito com a origem do tumor. Por exemplo, os oncogenes da família *RAS* são vistos em 25 a 30% dos tumores de pulmão, 50% dos cânceres de colo e 90% dos carcinomas pancreáticos, sendo ainda presentes em lesões pré-malignas, o que sugere seu papel no início de um processo neoplásico. As mutações dos proto-oncogenes podem ser induzidas por agentes carcinogênicos físicos ou químicos, sendo assim que atuam os fatores de risco.

Amplificação e/ou superexpressão gênica – A **amplificação gênica** corresponde ao aumento do número de cópias dos proto-oncogenes, cerca de 50 a cem vezes, potencializando sua função. Em alguns exemplos, isso ocorre em uma célula tumoral pela amplificação da própria sequência de DNA que codifica o proto-oncogene, incluindo outros genes que lhe são próximos. A amplificação de oncogenes específicos parece ser característica de certos tumores e é frequentemente vista na família gênica *MYC*. Por exemplo, o oncogene *NMYC* está amplificado em aproximadamente 30% dos neuroblastomas, um dos tumores mais comuns na infância; essa porcentagem eleva-se para 50% dos tumores, nos estágios mais avançados, estando associado a mau prognóstico. A **superexpressão gênica** é o aumento da função de um gene, mesmo que não ocorra aumento do seu número de cópias. Um exemplo é a superexpressão do gene *ERBB2* (também conhecido como gene *EGFR2*, *NEU1* ou *HER2*), com produção excessiva de receptores na superfície celular. Esse gene é responsável por cerca de 15 a 20% dos tumores de mama. A amplificação e a superexpressão do gene *MDM2*, já abordada neste capítulo, traz consequências desastrosas ao ciclo celular, mediante interação de seu produto com a proteína p53.

Translocação cromossômica – Essa alteração pode levar a superexpressão de um proto-oncogene ou de um oncogene; um gene quimérico, também conhecido por gene de fusão, devido ao seu produto (proteínas de fusão); e instabilidade cromossômica.

Entre os exemplos de superexpressão de um gene está o do oncogene *MYC* associado com leucemia aguda e linfoma de Burkitt (OMIM 113970); esse gene mostra superexpressão nas células malignas, quando comparadas com células normais do mesmo indivíduo. O linfoma de Burkitt é um tumor infantil que afeta principalmente a mandíbula e é encontrado com maior frequência na África. Sua incidência está associada à infecção pelo protozoário *Plasmodium falciparum* (causador da malária) e pelo vírus Epstein-Barr (causador da mononucleose infecciosa). As células tumorais linfomatosas têm, em geral, uma translocação recíproca balanceada característica entre os cromossomos 8 e 14. O efeito dessa translocação é mover o oncogene *MYC* do cromossomo 8q24 para a posição distal ao lócus *IGH* da cadeia pesada da imunoglobulina, no cromossomo 14q32 (**Fig. 12.11**) Ao contrário da maioria dos rearranjos específicos de tumores, essa mudança não origina um gene quimérico. No entanto, nos linfócitos, mas não em outras células, o gene *IGH* apresenta nível elevado de expressão nas células B. Por isso, os linfócitos apresentam também uma superexpressão do oncogene *MYC*, resultando em um linfoma. Em alguns casos, uma translocação alternativa transporta o oncogene *MYC* para as regiões dos genes das cadeias le-

---

Principais mecanismos de ativação dos proto-oncogenes

- Mutação pontual
- Amplificação e/ou superexpressão gênica
- Translocação cromossômica
- Ativação retroviral

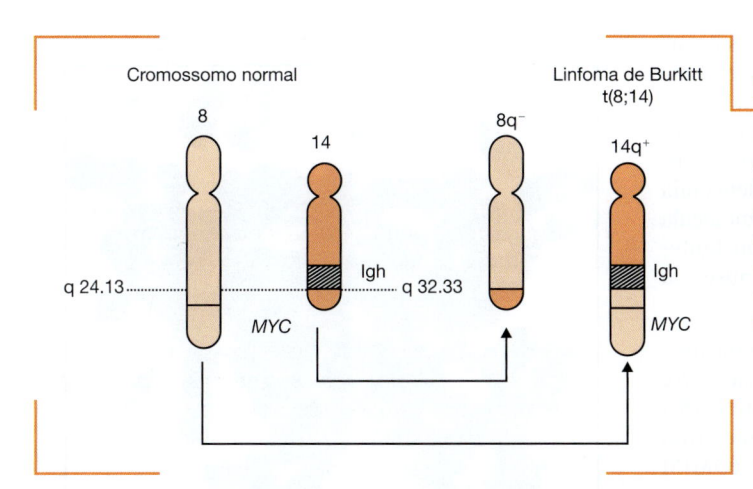

Figura 12.11

Representação esquemática dos eventos citogenéticos associados com o linfoma de Burkitt. O proto-oncogene *MYC* (localizado no cromossomo 8q) é translocado para um novo sítio, no cromossomo 14q, onde se torna ativo e aciona o lócus gênico responsável pela produção da cadeia H da imunoglobulina (IgH).

Fonte: Luderer e Weetall.[8]

ves (κ e λ) da imunoglobulina, situadas nos cromossomos respectivos 2 e 22. Citogeneticamente, a translocação 8;14 é percebida como balanceada; entretanto, é provável que essa alteração cromossômica coloque perto do gene *MYC* alguns fatores de transcrição associados em geral aos genes da imunoglobulina. A proteína MYC parece ser um fator de transcrição com grande efeito na expressão de genes envolvidos na proliferação celular e na expressão da telomerase.

Um exemplo de formação de gene quimérico ou de fusão é o da leucemia mielogênica crônica (também chamada de leucemia mieloide crônica). Os leucócitos leucêmicos mostram uma translocação recíproca balanceada, na qual o gene *ABL1*, no cromossomo 9q34, é translocado para perto do gene *BCR*, no cromossomo 22q11.2. Essa translocação cria uma estrutura conhecida como **cromossomo Philadelphia, Ph1** (**Fig. 12.12**). A fusão dos genes *BCR/ABL1* (OMIM 151410) contém sempre o

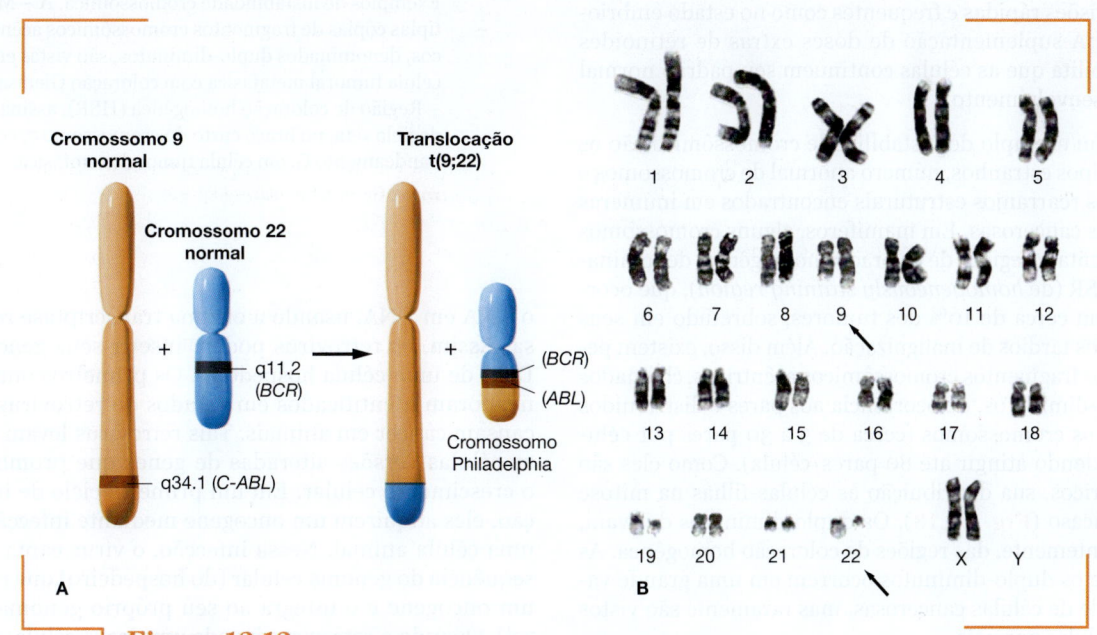

Figura 12.12

A – O cromossomo Philadelphia (Ph1) resulta de uma translocação recíproca que envolve os braços longos dos cromossomos 9 e 22, estando relacionado com a leucemia mielogênica (mieloide) crônica. A translocação t(9q;22q) resulta na fusão do proto-oncogene *ABL* do cromossomo 9 com o gene *BCR* do cromossomo 22. A proteína de fusão é uma molécula híbrida que permite que a célula escape do controle do ciclo celular, contribuindo para o desenvolvimento dessa leucemia. **B** – Cariograma de um paciente com leucemia mieloide crônica, mostrando o cromossomo Philadelphia (22), assinalado pela seta, e o cromossomo 9 translocado.

Fonte: Klug e colaboradores[2] e Mueller e Young.[9]

éxon 1 do *BCR* e os próximos 10 éxons unidos aos éxons 2-11 do *ABL*. Esse gene de fusão codifica uma proteína quimérica BCR/ABL1. A proteína ABL1 normal é uma proteinoquinase que atua nas vias de transdução de sinais, transferindo sinais do fator de crescimento do ambiente externo para o núcleo. Nas células com leucemia mieloide crônica, a proteína BCR/ABL1 é uma molécula anormal de transdução de sinal, que estimula constantemente a proliferação dessas células, mesmo em ausência de sinais externos de crescimento.

Outra proteína de fusão ocorre na leucemia promielocítica aguda. Nesse caso, uma translocação entre os cromossomos 15q22 e 17q21.1 fusiona o gene *RARA* (OMIM 180240), do receptor α do ácido retinoico (um receptor de superfície celular) com o gene *PML* (OMIM 102578), que é um gene supressor de tumor, cujo produto está envolvido em várias funções celulares antitumorais. Na situação de gene de fusão, seu produto perde sua função antitumoral, constitui a proteína de fusão oncogênica PML/RARA e passa a ser indutor de leucemia promielocítica aguda, identificado em quase todos os casos daquela leucemia. Essa proteína de fusão funciona como um fator de transcrição e explica uma interessante observação clínica: alguns pacientes que recebem drogas retinoides experimentam ótima recuperação. Suas células cancerosas tipicamente imaturas e indiferenciadas repentinamente amadurecem, diferenciam-se e então morrem! Talvez a proteína de fusão impeça que os linfócitos afetados consigam retinoides suficientes para continuar sua especialização, retendo-as em um estado de divisões rápidas e frequentes como no estado embrionário. A suplementação de doses extras de retinoides possibilita que as células continuem seu padrão normal de desenvolvimento.

Um exemplo de instabilidade cromossômica são os cariótipos estranhos, número anormal de cromossomos e muitos rearranjos estruturais encontrados em inúmeras células cancerosas. Em mamíferos, alguns cromossomos apresentam regiões de coloração homogênea, denominadas HSR (de *homogeneously staining region*), que ocorrem em cerca de 10% dos tumores, sobretudo em seus estágios tardios de malignização. Além disso, existem pequenos fragmentos cromossômicos acêntricos, chamados duplo-diminutos, de ocorrência aos pares e distribuídos entre os cromossomos (cerca de 5 a 30 pares por célula, podendo atingir até 80 pares/célula). Como eles são acêntricos, sua distribuição às células-filhas na mitose é ao acaso (**Fig. 12.13**). Os duplo-diminutos derivam, aparentemente, das regiões de coloração homogênea. As HSR e os duplo-diminutos ocorrem em uma grande variedade de células cancerosas, mas raramente são vistos nas células normais.

Alguns tumores são cromossomicamente normais, mas os testes de DNA mostram que foi perdido o controle normal de sua replicação, devido à instabilidade dos microssatélites (ver Cap. 1).

Ativação retroviral – Os retrovírus (vírus cujo material genético é o RNA) são capazes de transcrever o RNA em DNA, usando a enzima transcriptase reversa. Assim, os retrovírus podem inserir seus genes no DNA de uma célula hospedeira. Os primeiros oncogenes foram identificados em estudos de retrovírus que causam câncer em animais. Tais retrovírus levam para as células versões alteradas de genes que promovem o crescimento celular. Em um primeiro ciclo de infecção, eles adquirem um oncogene mediante infecção de uma célula animal. Nessa infecção, o vírus capta uma sequência do genoma celular (do hospedeiro) que inclui um oncogene e o integra ao seu próprio genoma (viral). Quando o retrovírus invade uma nova célula, pode transformá-la, por transferência desse oncogene para o genoma do novo hospedeiro. Vários produtos gênicos, que recebem e interpretam sinais extracelulares de crescimento e diferenciação, foram identificados pelos oncogenes levados por retrovírus transformantes. Por exemplo, o oncogene *sis*, portado pelo vírus do sarcoma de macaco, foi identificado como uma versão alterada

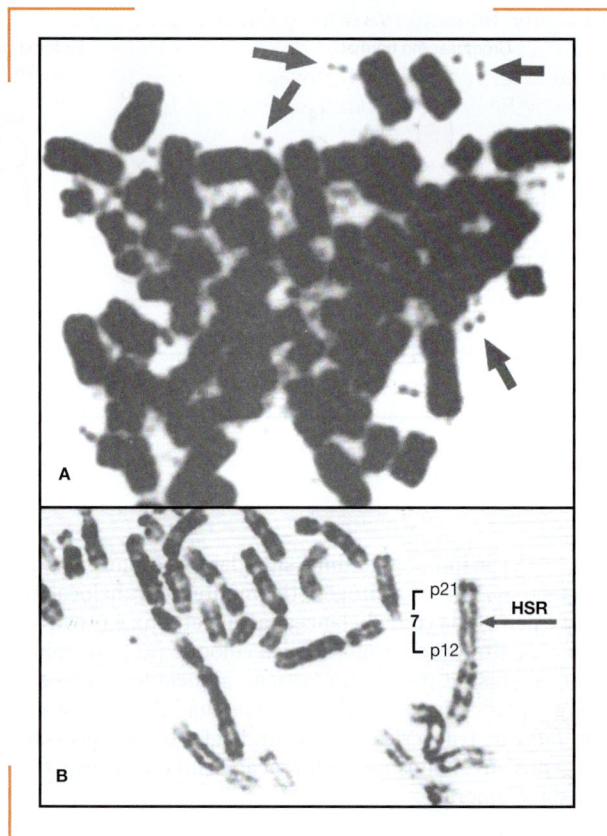

Figura 12.13

Exemplos de instabilidade cromossômica. **A** – Múltiplas cópias de fragmentos cromossômicos acêntricos, denominados duplo-diminutos, são vistas em célula tumoral metafásica com coloração Giemsa. **B** – Região de coloração homogênea (HSR), assinalada pela seta, no braço curto do cromossomo 7, com bandeamento G, em célula tumoral metafásica.

Fonte: Gelehrter e colaboradores.[10]

do gene humano *PDGFRB* (OMIM 173410), que codifica o receptor β do fator de crescimento derivado de plaquetas (PDGFRB). De forma similar, foi identificado o gene *ERBB2*, que codifica um tipo de EGFR, por meio do oncogene viral *erbb2*.

12.6.1.2 Produtos dos oncogenes

Os produtos dos oncogenes são semelhantes a certos produtos de genes normais, como os fatores de crescimento e seus receptores. Nas células normais, tais fatores regulam o crescimento celular, agindo sobre as células-alvo por meio de ligação a receptores específicos situados na superfície celular. A entrada dos fatores de crescimento na célula pode ser influenciada por quinases, que constituem parte do domínio citoplasmático do receptor (ver Fig. 12.2).

Certos produtos oncogênicos parecem restritos ao citoplasma celular, outros ao núcleo, mas sua ação exata ainda não é totalmente conhecida. Uma classe de oncogenes assemelha-se aos genes para receptores dos fatores de crescimento, como, por exemplo, o oncogene *ERBB2*, que corresponde ao gene para o EGFR. Outro tipo de oncogenes atua na transdução de sinal entre os receptores de membrana e o núcleo, como o oncogene *RAS*. Finalmente, certos oncogenes, como o *MYC* e o *FOS*, codificam proteínas localizadas no núcleo, provavelmente envolvidas diretamente na regulação da replicação ou da transcrição do DNA.

As diferentes funções das proteínas oncogênicas sugerem um efeito cascata: um oncogene pode controlar a liberação dos fatores de crescimento, outro a disponibilidade de receptores, um terceiro, um sinal interno disparado pelo receptor, e um quarto a replicação ou a transcrição do DNA. Uma célula normal, que já cumpriu seu ciclo, se tornará permanentemente estimulada a proliferar, quando for ativada por um fator de crescimento e seu receptor.

12.6.2 Genes supressores de tumor

Os genes supressores de tumor ou genes de supressão tumoral são genes recessivos, no nível celular, cuja função é reprimir a divisão celular e ativar a apoptose, como um mecanismo normal de controle da proliferação celular. Por deleção ou mutação pontual, sua função pode ser perdida ou alterada. Portanto, contribuem para o desenvolvimento do câncer quando estão deletados ou alterados por mutações. A perda das proteínas supressoras (produtos dos genes supressores de tumor) desregula o crescimento celular, podendo levar à formação de tumores. Algumas das funções significativas dos genes supressores de tumor são apresentadas na parte B da Tabela 12.2.

Pelo que foi visto até aqui, para que um tumor se desenvolva são necessárias mutações em meia dúzia ou mais dos genes que controlam o crescimento da célula original. Formas alteradas de outros genes também podem participar na geração desse tumor, tornando a célula invasiva e capaz de se espalhar pelo organismo para formar metástases. Os genes supressores de tumor podem ser divididos em dois grandes grupos: os genes protetores (*gatekeepers*) e os genes de manutenção (*caretakers*).

12.6.2.1 Os genes protetores

Os genes protetores regulam diretamente o ciclo celular. São genes de suscetibilidade para câncer. Como exemplos, citam-se os genes *RB1*, *TP53*, *WT* e *APC*, este último tratado em **Câncer colorretal poliposo hereditário e câncer colorretal não poliposo hereditário**.

O gene *RB1* — Um exemplo de inativação de gene supressor de tumor é o do retinoblastoma, tumor maligno da retina conhecido há de mais de 2 mil anos a. C. O retinoblastoma (OMIM 180200) ocorre com uma frequência de 1 em 15 mil indivíduos, surgindo no início da vida e provocando a morte, se não for logo tratado. Os indivíduos que apresentam a forma hereditária (autossômica dominante) geralmente têm tumor bilateral (cerca de 70%), de início precoce e alta incidência de outros tumores, sobretudo osteossarcomas. A **Figura 12.14** mostra comparativamente genealogias com as formas hereditária e esporádica do retinoblastoma.

As características de idade de manifestação, lateralidade e transmissão familiar do retinoblastoma levaram Alfred Knudson a propor, na década de 1970, o modelo do gene supressor de tumor e a hipótese dos dois eventos da carcinogênese (ver seção 12.5.1.1).

Na forma familiar da doença, os indivíduos herdam um gene *RB1* mutante e têm 85% de probabilidade de desenvolver retinoblastomas, além de risco aumentado para outros cânceres. Todas as células somáticas dos pacientes com retinoblastoma hereditário contêm um alelo mutado do gene *RB1*. Entretanto, o retinoblastoma só se desenvolve quando o segundo alelo (normal) do gene *RB1* é perdido ou mutado em algumas células retinianas. Em indivíduos sem essa condição hereditária, o retinoblastoma é extremamente raro, porque requer pelo menos duas mutações somáticas independentes numa célula retiniana, para que haja a inativação de ambas as cópias do gene *RB1*.

Muitas crianças com retinoblastoma apresentam deleções na mesma região do braço longo do cromossomo 13 (13q), o que sugeriu aos pesquisadores o local onde procurar o gene causador do câncer. O gene mutante foi localizado no cromossomo 13q14.1-q14.2, e o seu produto foi identificado como uma longa proteína supressora de tumor — pRB — de 928 aminoácidos, estabelecendo uma conexão entre o tumor e o ponto de controle G1/S do ciclo celular. Ela é encontrada no núcleo de todos os tipos celulares, em todas as etapas do ciclo celular. Entretanto, sua atividade varia ao longo do ciclo, em função de seu estado de fosforilação. No estado não fosforilado ou hipofosforilado, é ativa na supressão da divisão celular; nesse estado, a proteína pRB liga-se ao fator de transcrição E2F, impedindo-o de estimular

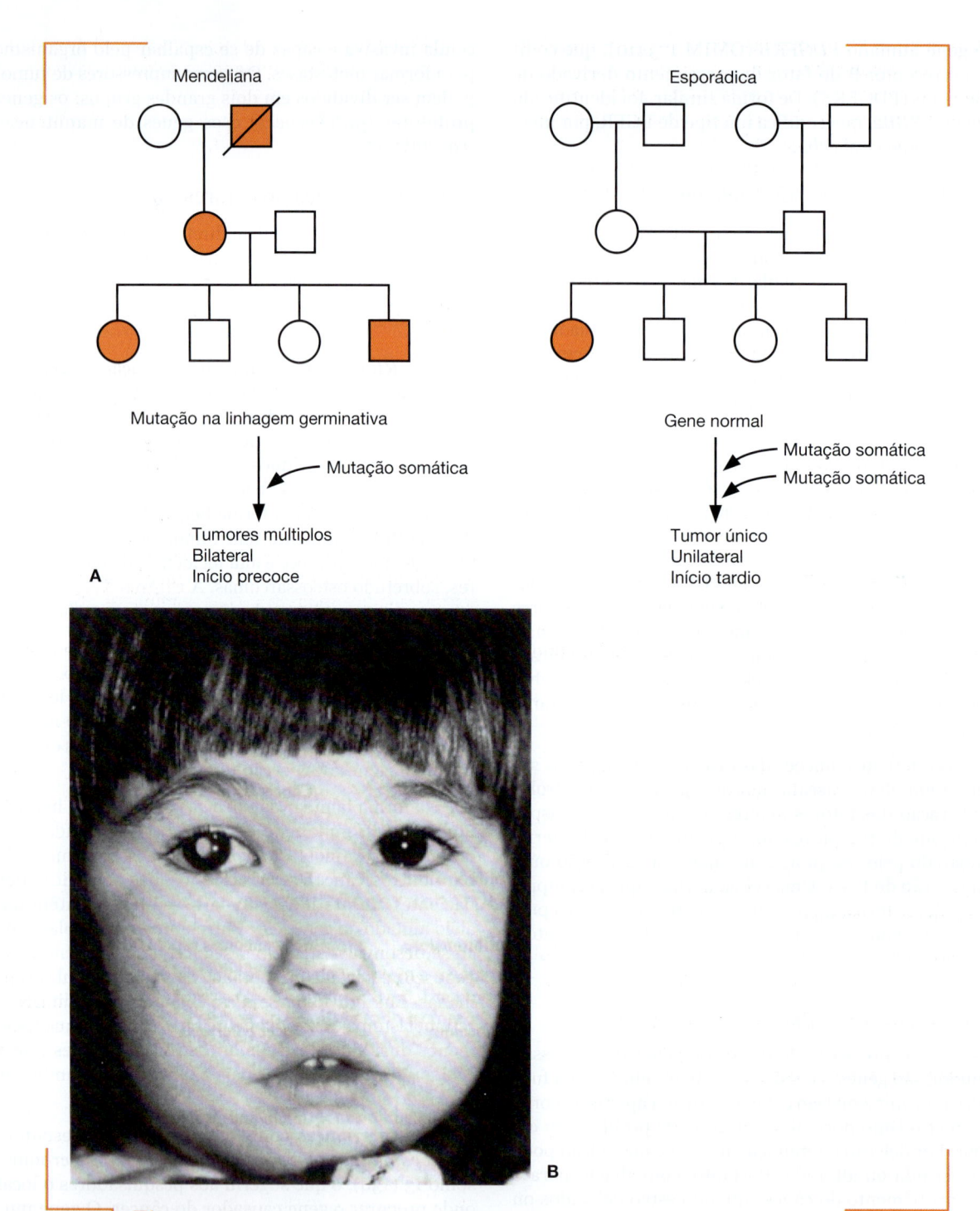

Figura 12.14

A – Genealogias representando as formas mendeliana (padrão autossômico dominante) e esporádica de cânceres tais como o retinoblastoma e a polipose familiar do colo. Na forma mendeliana, ou familiar, os tumores geralmente são bilaterais, múltiplos e de início precoce. Na forma esporádica, geralmente apenas um indivíduo é afetado, o tumor é unilateral, único e de início tardio. **B** – Uma menina com retinoblastoma. Pode ser observado um reflexo branco no olho afetado, quando a luz reflete diretamente da superfície do tumor.
Fonte: Nussbaum e colaboradores.[11]

a síntese de outras proteínas necessárias à continuidade do ciclo celular. No estado fosforilado, associa-se a muitos fatores nucleares envolvidos no ciclo celular e é inativada, permitindo que a célula prossiga até a fase S. Quando essa proteína é resultante de mutação ou deleção do gene *RB1*, encontra-se permanentemente hiperfosforilada, permitindo a progressão do ciclo e dando início a um processo neoplásico. Apesar de o gene *RB1* expressar-se em vários tecidos além da retina, sua mutação resulta geralmente em retinoblastoma hereditário (em 40% dos casos) e esporádico (em 60% casos).

O gene *RB1* também está envolvido em outros tipos de câncer. Por exemplo, crianças com retinoblastoma que foram tratadas com êxito, muitas vezes desenvolvem câncer ósseo na adolescência ou câncer de bexiga na vida adulta. Os genes *RB1* mutantes também são encontrados em pacientes com câncer de mama, pulmão ou próstata, bem como com leucemia mieloide aguda, que nunca tiveram tumores oculares. Esses tipos de câncer podem representar expressões da mesma mutação em diferentes tecidos.

O gene *TP53* – Outro gene supressor de tumor que, quando alterado ou perdido, causa uma grande variedade de tumores é o gene *TP53* (OMIM 191170), cujo nome deriva do fato de que seu produto foi inicialmente conhecido como "proteína com peso molecular de 53.000". Da mesma maneira que outros genes supressores de tumor, o gene *TP53*, localizado no cromossomo 17p13.1, codifica um fator de transcrição nuclear, denominado p53, que intervém no ciclo celular, interrompendo-o na fase G1 quando há qualquer dano na sequência de DNA, a fim de que esse dano seja reparado. Se o reparo não for feito, o gene induzirá a ativação do mecanismo de apoptose. Devido à importância do gene *TP53* para a integridade do genoma, esse gene é, frequentemente, mencionado como "o guardião do genoma".

A disfunção do gene *TP53* faz com que o ciclo celular prossiga mesmo que haja uma mutação no DNA, permitindo sua transmissão às células descendentes e iniciando um processo neoplásico. Um exemplo de doença causada por alterações no *TP53* é a síndrome de câncer familiar Li-Fraumeni, condição em que ocorre predisposição a desenvolver câncer em vários órgãos, como mama, cérebro, sangue, ossos, glândulas suprarrenais, tecidos muscular e conectivo, colo e pâncreas. Os pacientes com essa síndrome herdam a mutação no gene *TP53*, a qual lhes confere um risco muito alto de desenvolver câncer: 50% aos 30 anos e 90% aos 70 anos. Também nesse caso é necessária uma mutação somática para que o câncer se desenvolva. A doença tende a surgir mais cedo nos indivíduos que apresentam a mutação germinativa do que nas pessoas que não a apresentam e, frequentemente, seu primeiro sinal é a presença de tumores múltiplos em um ou vários órgãos.

Cerca de 2/3 de todos os tipos de câncer humano envolvem um gene *TP53* mutado ou deletado. Pelo que se conhece até o momento, os cânceres de colo, mama, bexiga, pulmão, fígado, próstata, sangue, cérebro, esôfago, baço, tireoide e pele mostram tipos distintos de mutações desse gene.

A perda de função do gene *TP53* resulta no aparecimento de duas características das células cancerosas: insensibilidade aos sinais de anticrescimento e evasão da apoptose. Essa perda elimina o ponto de controle do dano do DNA em G1 e S. Na ausência de sua função, as proteínas e microRNAs responsáveis pela permanência das células em G1 ou em G2 não são sintetizadas em resposta ao dano do DNA. Assim, não existe bloqueio algum ao prosseguimento da divisão, da fase G1 para S e desta para a fase M.

Em geral, a proteína p53 é sintetizada de maneira contínua, mas degradada com grande rapidez, por isso está presente em baixos níveis nas células. Essa proteína encontra-se normalmente associada a outra, chamada MDM2, da qual sofre vários efeitos. Quando MDM2 e p53 se juntam, a primeira proteína marca a segunda para ser degradada e sequestra o seu domínio de ativação da transcrição. Ela também impede as fosforilações e acetilações que convertem a proteína p53 da forma inativa para a ativa. Vários tipos de eventos provocam aumentos rápidos nos níveis nucleares dessa proteína ativada: danos químicos ao DNA, quebras de fitas duplas de DNA, induzidas por radiações ionizantes, e presença de intermediários do reparo de DNA, gerados por exposição das células à luz ultravioleta. Em resposta a esses sinais, a MDM2 se dissocia da p53, tornando-a mais estável e revelando seu domínio de ativação da transcrição. Os níveis aumentados da proteína p53 ativada também resultam de aumentos da fosforilação e da acetilação proteicas e de outras modificações pós-traducionais.

Portanto, células que não possuem p53 funcional são incapazes de deter o ciclo celular nos pontos de controle, ou de entrar em apoptose, em resposta a danos no DNA. Por conseguinte, elas continuam sem controle ao longo do ciclo celular, independentemente das condições de seu DNA.

Análises mutacionais e observações epidemiológicas revelaram que o gene *TP53* pode ser o mediador genético entre danos ambientais e o desenvolvimento de cânceres. Como pode ser observado na **Figura 12.15**, um desencadeante ambiental (vírus, toxina ou radiação) pode causar mutações somáticas nesse gene, levando ao desenvolvimento de vários tipos de câncer como os mencionados anteriormente.

Os genes *WT* – O tumor de Wilms (câncer renal infantil mais comum; OMIM 194070) desenvolve-se pela perda da supressão tumoral exercida pelos genes *WT*. Os afe-

Figura 12.15

O ambiente desencadeia alterações genéticas que levam ao câncer. O gene *TP53* pode atuar como o mediador genético.

Fonte: Lewis.[12]

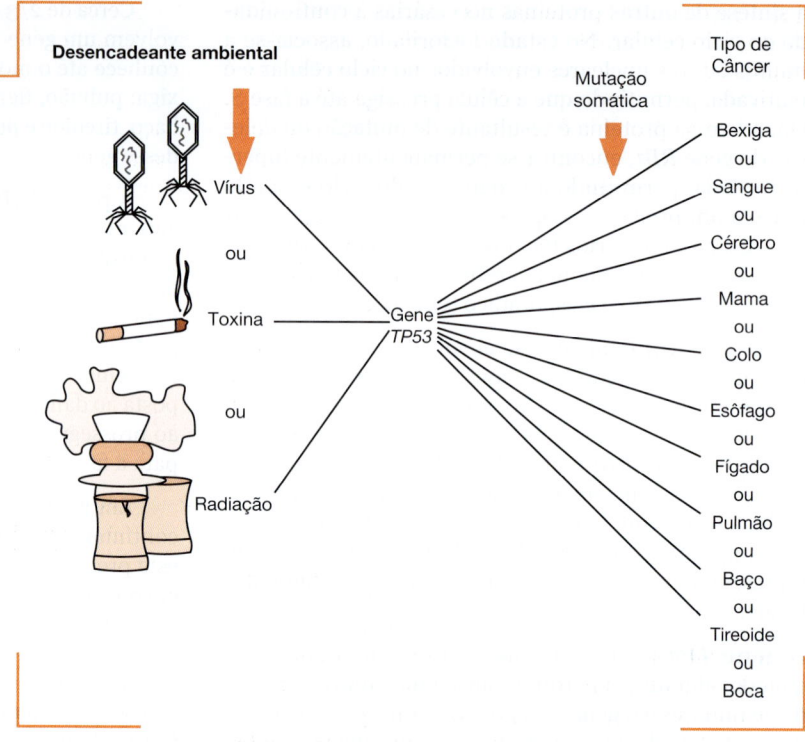

---

tados também podem apresentar aniridia (ausência de íris), anomalias geniturinárias e deficiência mental. Uma deleção heterozigota 11p13 é necessária, mas não suficiente para o desenvolvimento do tumor, o qual requer um segundo evento genético (como uma mutação pontual ou uma deleção) no cromossomo homólogo, ou ainda uma recombinação mitótica.

O gene supressor de tumor associado com mais frequência a essa neoplasia é o *WT1*, localizado no cromossomo 11p13 e ligado à regulação da transcrição. Sua função normal é fazer cessar as mitoses nos túbulos renais, de rápido desenvolvimento no período fetal. Entretanto, quando esse gene está deletado ou mutado, após o nascimento o rim da criança conterá muitas células em divisões tão frequentes como se estivesse ainda no período fetal, desenvolvendo um tumor. Entre outros genes relacionados com o desenvolvimento do tumor de Wilms, há um segundo gene, *WT2*, localizado em 11p15.5, que está relacionado com a síndrome de Beckwith-Wiedemann (OMIM 130650).

Também no tumor de Wilms, há casos esporádicos e hereditários, cujo padrão é autossômico dominante na transmissão familiar, mas autossômico recessivo no nível celular.

12.6.2.2 Os genes de manutenção

Os genes de manutenção atuam reparando danos no DNA, mantendo a integridade genômica e evitando a instabilidade genética. Sozinhos, não induzem a formação de neoplasia, pois as alterações nesses genes não conferem vantagens proliferativas à célula, mas facilitam a ocorrência de mutações nos genes protetores, que podem dar início à carcinogênese. Como exemplos, citam-se os genes *BRCA1*, *BRCA2* e o grupo de genes do reparo de erros de pareamento, *MMR* (de *mismatch repair*).

Os genes *BRCA1* e *BRCA2* – Os genes *BRCA1* e *BRCA2* localizam-se nos cromossomos 17q21 e 13q12.3, respectivamente, e codificam proteínas nucleares contidas em um mesmo complexo multiproteico, as quais são responsáveis pela manutenção da integridade genômica, regulando o reparo do DNA, a transativação transcricional e o ciclo celular. Esses genes são ativados nas fases G1 e S do ciclo celular. Quando mutados, predispõem ao aparecimento de câncer de mama e de ovário, que tanto podem ter caráter esporádico quanto hereditário.

É provável que a perda de função de *BRCA1* e *BRCA2* favoreça a ocorrência e o acúmulo de outras mutações responsáveis pelo tumor. De acordo com essa hipótese, pacientes com carcinomas de mama e ovário, desenvolvidos por mutações nesses genes, apresentam instabilidade cromossômica e mutações frequentes em outros genes supressores de tumor.

A formação de tumores em portadores de mutações na linhagem germinativa dos lócus *BRCA1* e *BRCA2* é compatível com a hipótese dos dois eventos, ou seja, os indivíduos nascem com a mutação germinativa em um dos alelos, e a mutação somática de perda de função pode ocorrer por perda da heterozigose, mutação intragênica ou hipermetilação do promotor. O Centro de Informações sobre o Câncer de Mama do Instituto Nacional de Pesquisas sobre o Genoma Humano nos Estados Unidos[13] lista em torno de 1.500 alterações de sequência do gene *BRCA1* e 1.800 do gene *BRCA2*, consistindo em pequenas deleções ou inserções com mudança na fase de leitura, mutações no sítio de encadeamento ou deleções de um ou mais éxons inteiros.

Devido à alta frequência com que o segundo alelo de *BRCA1* ou de *BRCA2* perde sua função, as famílias que segregam uma mutação desses genes nas linhagens germinativas mostram herança autossômica dominante da neoplasia.

Os genes *MMR* – Os genes *MMR* (OMIM 276300) são responsáveis pelo reparo de erros de pareamento do DNA. Existem inúmeros genes de reparo do mau pareamento, mas somente alguns já foram identificados como causadores de tumores, como, por exemplo, os genes *MLH1*, *MSH2*, *PMS1*, *PMS2* e *MSH6*. Mutações nesses genes provocam aumento da incidência de mutações pontuais no DNA e tendência à instabilidade genômica. Essa instabilidade é chamada de fenótipo **Erro de Replicação Positivo (RER+)**, que ocorre em vários tipos de tumores. Alterações nos genes de reparo provocam, com mais frequência, câncer colorretal hereditário não poliposo, mas também são responsáveis por cânceres intestinais esporádicos.

12.6.2.3 Genes supressores de tumor formadores de metástases

Para formar um tumor maligno e com risco à vida, as células cancerosas precisam adquirir a característica de formar metástases, ou seja, a capacidade de se separar do local do tumor original, entrar no sistema sanguíneo ou linfático, invadir os tecidos circundantes e desenvolver tumores secundários. Para sair do local do tumor primário e invadir outros tecidos, as células tumorais têm de se desligar de outras células e digerir a matriz extracelular e a lâmina basal, que normalmente rodeiam e separam os tecidos do organismo. Essas matriz e lâmina, compostas de proteínas e carboidratos, formam o arcabouço para o crescimento tecidual e inibem a migração das células.

A capacidade de invadir a matriz extracelular também ocorre em certos tipos de células normais. Por exemplo, a implantação do embrião na parede uterina durante a gestação exige a migração de células através da matriz extracelular; os leucócitos atingem os locais de infecção penetrando pelas paredes dos vasos capilares. É provável que os mecanismos de invasão nas células normais e nas células cancerosas sejam semelhantes; a diferença é que nas células normais a capacidade invasiva é bem regulada, enquanto nas células tumorais essa regulação foi perdida.

Embora se saiba menos sobre os genes que controlam as metástases do que sobre os que regulam o ciclo celular, é provável que as metástases sejam controladas por muitos genes, abrangendo os que codificam as moléculas promotoras da adesão celular, os reguladores do citoesqueleto e as enzimas proteolíticas. Os tumores epiteliais, por exemplo, têm nível subnormal da glicoproteína caderina-E (OMIM 192090), que é responsável pela adesão celular nos tecidos normais. Nos tumores de alta malignidade, enzimas proteolíticas como as metaloproteinases estão presentes em níveis acima dos normais e não são suscetíveis ao controle normal exercido pelos inibidores tissulares dessas metaloproteinases (TIMPs, de *tissue inhibitors of metalloproteinases*). Sabe-se que o nível de agressividade de um tumor está correlacionado positivamente com os níveis de enzimas proteolíticas expressos por esse tumor. Portanto, uma expressão inadequada da adesão celular, ou das enzimas proteolíticas, pode ajudar as células dos tumores malignos a formar metástases, porque relaxa as restrições normalmente impostas à localização das células, possibilitando a entrada de células tumorais no sistema circulatório. Além disso, foram localizados fatores genéticos no cromossomo 7p12-cen, relacionados com a invasão e metástases de células T tumorais humanas (gene *TTIM1*; OMIM 147830).

Assim, como os genes supressores de tumores dos cânceres primários, os genes supressores de metástases controlam o crescimento dos tumores secundários. Até agora, foram identificados poucos genes desses, como o gene *KISS1* (OMIM 603286), cujo produto é a proteína metastina, que suprime as metástases de melanomas e carcinomas de mama, mas não afeta a sua tumorigenicidade. Aliás, todos os genes identificados até o momento parecem afetar o crescimento dos tumores metastáticos, mas não o dos tumores primários. Frequentemente, sua expressão é reduzida por mecanismos epigenéticos, e não por mutações.

12.6.2.4 Outros genes supressores de tumor

O gene *CDKN2A* (OMIM 600160) está localizado no cromossomo 9p21 e codifica uma proteína de 16kDa, que controla negativamente a progressão do ciclo celular nas fases G1/S, inibindo o complexo ciclina D-CDK4 e interferindo, de alguma maneira, na rota das proteínas p53 e pRB. Uma das formas de silenciamento desse gene é a hipermetilação, inativando sua transcrição e contribuindo para o desenvolvimento tumoral.

O gene *NF1* localiza-se no cromossomo 17q11.2, e seu produto (neurofibromina) restringe a proliferação celular pelo bloqueio do fluxo de sinais do circuito estimulador do crescimento. Essa molécula citoplasmática ataca repentinamente a proteína RAS antes que esta possa promover o crescimento celular. Quando mutado ou deletado, esse gene causa a neurofibromatose tipo 1 (OMIM 162200).

12.6.3 Produtos dos genes supressores de tumor

A partir do que foi comentado no item anterior, pode-se dizer que a maioria dos produtos dos genes supressores de tumor consiste em proteínas com funções nas diferentes fases do ciclo celular, inibidoras de quinases e ciclinas e bloqueadoras da transdução de sinais de fatores estimulantes do crescimento.

12.7 Neoplasias hereditárias

Deve ser dada especial atenção às chamadas síndromes de câncer familiar ou hereditário. As síndromes de câncer hereditário são afecções genéticas cujas neoplasias malignas parecem se aglomerar em certas famílias. Apenas uma pequena parcela dos cânceres relatados pode ser considerada como uma síndrome de câncer hereditário. A maior parte resulta de defeitos na replicação do DNA, em seus mecanismos de controle, ou da ação de agentes carcinogênicos. Algumas das características clínicas associadas ao câncer hereditário incluem: idade precoce na época do diagnóstico, múltiplas neoplasias em um mesmo indivíduo, muitos membros de uma mesma família apresentando igual tipo de neoplasia ou neoplasias relacionadas, e múltiplas gerações afetadas. A **Tabela 12.3** apresenta exemplos de síndromes de câncer familiar ou hereditário e os genes supressores de tumor associados.

A identificação de indivíduos em risco para câncer hereditário é importante por vários motivos. Primeiro, porque os indivíduos afetados apresentam risco cumulativo vital muito superior ao da população em geral para vários tipos de câncer. Segundo, porque outros familiares de um indivíduo afetado podem estar em risco para o câncer hereditário (como a maioria dessas doenças genéticas

Tabela 12.3 Algumas síndromes de câncer familiar e genes supressores de tumor associados

Síndrome de câncer familiar	Genes supressores de tumor	OMIM	Localização cromossômica	Função	Tipos de tumores
Ataxia-telangiectasia	ATM	607585	11q22-23	Regulação do ciclo celular	Leucemia, linfoma
Câncer colorretal não poliposo	MLH1	120436	3p21	Reparo de DNA	
Câncer de colo hereditário	MSH2	609309	2p 16	Reparo de DNA	Câncer de colo
Câncer de mama	BRCA1	113705	17q21	Interação com proteína de reparo do DNA	Câncer de mama e ovário
Câncer de mama	BRCA2	600185	13q12	Interação com proteína de reparo do DNA	Câncer de mama (ambos os sexos)
Melanoma familiar	CDKN2A	600160	9p21	Regulação do ciclo celular	Melanoma, câncer pancreático, outros
Neoplasia endócrina múltipla tipo 1	MEN1	613733	11q13	Regulação do ciclo celular	Adenomas da paratireoide e da hipófise, outros
Neurofibromatose tipo 1	NF1	613113	17q11	Catálise da inativação do gene RAS	Neurofibromas, sarcomas, gliomas
Neurofibromatose tipo 2	NF2	607379	22q12	Possível ligação entre proteínas da membrana celular e o citoesqueleto	Neurofibromas, gliomas, outros
Polipose adenomatosa familiar	APC	611731	5q21	Transdução de sinal	Câncer de colo
Retinoblastoma familiar	RB1	180200	13q14.1-q14.2	Regulação do ciclo celular	Retinoblastoma, sarcoma osteogênico
Síndrome de Gorlin-Goltz	PTCH1	601309	9q22-31	Receptores de membrana que inibem a transdução de sinal	Câncer de pele basocelular
	PTCH2	603673	1p32		
Síndrome de Li-Fraumeni	TP53	191170	17p13	Regulação do ciclo celular e apoptose	Tumores cerebrais, sarcomas, leucemia, câncer de mama
Síndrome de von Hippel-Lindau	VHL	608537	3p26-p25	Regulação da fase de alongamento da tradução	Câncer renal hemangioblastomas, feocromocitomas
Tumor de Wilms	WT1	607102	11p13	Regulação da transcrição	Câncer renal infantil

Fonte: OMIM[7] e Martinez.[14]

segue herança autossômica dominante, 50% dos irmãos e 50% dos filhos de um afetado podem ser portadores da mesma mutação que está levando ao câncer). Terceiro, porque medidas de rastreamento intensivo e intervenções preventivas (cirurgias profiláticas e quimioprofilaxia) se mostraram eficazes em reduzir de modo significativo o risco de câncer em portadores de tais mutações.

Os conhecimentos adquiridos já estão sendo usados no tratamento das neoplasias, mas, no futuro, a doença será combatida com muito mais sucesso e precisão. A escolha do tratamento será feita com base em estudos moleculares individuais para cada paciente. Além disso, o avanço nos estudos sobre o câncer tornará possível não só tratar a doença, mas preveni-la.

12.7.1 Neoplasias de herança monogênica

Muitas doenças de transmissão monogênica predispõem ao câncer. A **Tabela 12.4** apresenta alguns tipos de câncer, seu modo de herança e as doenças que lhes são predisponentes.

A maioria das neoplasias incluídas nessa tabela mostra herança mendeliana típica (autossômica dominante ou recessiva), mas alguns cânceres, embora com incidência aumentada em certas famílias, não apresentam transmissão monogênica evidente. Isso pode ser explicado, no mínimo, por dois fatores: o início de um câncer hereditário na meia-idade, quando alguns indivíduos geneticamente predispostos já faleceram por outras causas, e a presença simultânea, na mesma família, de um câncer hereditário e de outro não hereditário. Por exemplo, no câncer de mama, talvez apenas 5% das famílias em que essa neoplasia ocorre possam incluir-se na síndrome de câncer familiar; o restante parece ser uma mistura de casos hereditários e casos não hereditários.

Várias características são indicativas de um câncer hereditário: (a) os mesmos tipos de câncer, ou uma variedade de tipos (sarcoma, câncer de mama, ovário, colo e cérebro), tendem a ocorrer nos parentes próximos dos probandos; (b) início precoce, cerca de 20 anos antes do início das neoplasias esporádicas histologicamente iguais; e (c) origem multicêntrica e ocorrência bilateral,

Tabela 12.4 Alguns tipos de câncer, seu modo de herança e as doenças predisponentes

Tipo de câncer	Modo de herança	Doenças predisponentes
Câncer colorretal poliposo hereditário	AD	Polipose adenomatosa familiar
	AD	Síndrome de Gardner
	AR	Síndrome de Turcot
Câncer colorretal não poliposo hereditário	AD	
Carcinoma de esôfago	AD	Tilose
Carcinoma de mama	AD	Síndrome de câncer familiar
Carcinoma de mama/ovário	AD	
Carcinoma de pele (células basais)	AD	Síndrome do carcinoma nevoide das células basais
Carcinoma de pele (todos os tipos)	AR	Xeroderma pigmentoso
Hepatoblastoma, rabdomiossarcoma, tumor de Wilms e carcinoma da suprarrenal		Síndrome de Beckwith-Wiedemann
Hepatoma	AR	Doenças metabólicas (deficiência de α_1-antitripsina, galactosemia, doença de armazenamento de glicogênio do tipo I, hemocromatose, doença de Niemann-Pick, tirosinemia)
Leucemia, linfoma	AR	Ataxia-telangiectasia (síndrome de Louis-Bar)
	AR	Síndrome de Bloom
	AR	Pancitopenia de Fanconi
	AR	Síndrome de Chédiak-Higashi
Meduloblastoma, astrocitoma, câncer de células ovarianas e hamartoma		Síndrome do nevo basocelular
Melanoma de pele	AD	Síndrome de nevos displásicos (melanoma mole atípico familiar)
Sarcoma	AD	Exostoses múltiplas hereditárias
	AD	Neurofibromatose tipos 1 e 2
	AD	Doença de Paget
Tumores endócrinos	AD	Neoplasias endócrinas múltiplas I, II e III
Tumor renal maligno (nefroblastoma)	AD	Tumor de Wilms

AD = autossômica dominante; AR = autossômica recessiva.
Fonte: Modificada de Muench.[15]

quando em órgãos pares. Em **Síndromes com defeito no sistema de reparo do DNA** é apresentada a descrição das principais síndromes com defeito no sistema de reparo do DNA, de herança monogênica.

12.7.2 Neoplasias de herança multifatorial

Nos cânceres comuns – colorretal, de mama, pulmão e leucemias –, um pequeno grupo (talvez 5% dos casos) apresenta uma síndrome de câncer hereditário, na qual um gene dominante predispõe a neoplasias de vários órgãos, como mamas, ovários, cérebro, sistema digestório e precursores dos leucócitos. Esse grupo inclui as chamadas "famílias cancerosas". Além desses, cada tipo de câncer tem um pequeno grupo que se adapta ao padrão de um gene principal predisponente ao câncer do mesmo tipo. Um grupo muito maior, entretanto, parece ter grande influência ambiental, pois vem crescendo constantemente o número de substâncias químicas, agentes físicos e profissões associadas ao aumento da frequência de câncer. Os efeitos de vários fatores genéticos e epigenéticos no desenvolvimento do câncer estão exemplificados em **Câncer colorretal poliposo hereditário e câncer colorretal não poliposo hereditário**.

12.7.2.1 Câncer de mama

O câncer de mama (OMIM 114480) é heterogêneo quanto aos aspectos histopatológico, etiológico e genético. É o segundo tipo de câncer mais frequente no mundo e o mais comum entre as mulheres. A cada ano, cerca de 22% dos casos novos de câncer em mulheres são de mama.

O risco médio de mulheres norte-americanas desenvolverem carcinoma de mama é de 1,5% aos 50 anos e 6% aos 70 anos. No Brasil, o câncer de mama ocupa o terceiro lugar em frequência, precedido apenas pelos cânceres de colo uterino e de pele, sendo a primeira causa de mortalidade por neoplasia entre as mulheres. Na região Sudeste, esse tipo de câncer é o mais incidente entre as mulheres, com um risco estimado de 65 casos novos por 100 mil indivíduos do sexo feminino. Sem considerar os tumores de pele não melanoma, esse tipo de câncer também é o mais frequente nas mulheres das regiões Sul (64/100 mil), Centro-Oeste (38/100 mil) e Nordeste (30/100 mil). Na região Norte, é o segundo tumor mais incidente (17/100 mil). Mulheres que apresentam mutação nos genes *BRCA1* e *BRCA2* têm 85% de probabilidade de desenvolver câncer de mama antes dos 70 anos. A amamentação, a prática de atividade física e a alimentação saudável com a manutenção do peso corporal estão associadas a um menor risco de desenvolver a doença.

Grande parte dos casos de câncer de mama hereditário resulta de mutações germinativas nos genes supressores de tumor *BRCA1* e *BRCA2*, sendo que as mulheres que herdam alelos mutantes de *BRCA1* apresentam, além do câncer de mama, frequência elevada de câncer ovariano. As mutações em ambos os genes também estão associadas a um aumento significativo no risco de câncer ovariano em mulheres heterozigotas.

Na população norte-americana, a prevalência de mutações em *BRCA2* é praticamente o dobro da observada no gene *BRCA1*, que se situa entre 1/500 a 1/1.000 casos. Essas mutações são responsáveis por cerca de 70 a 80% dos casos de câncer familiar, mas por uma pequena fração do câncer de mama em geral.

As mutações em *BRCA1* e *BRCA2* na linhagem germinativa de pacientes lhes conferem um risco aumentado para outros tipos de tumor, como é possível observar na **Tabela 12.8**.

O câncer de mama masculino é bem mais raro do que o câncer de mama feminino, afetando 0,1% dos homens. No entanto, quando ocorre, a frequência de mutações germinativas de *BRCA1* e *BRCA2* é alta, principalmente neste último gene (em torno de 16%). Portanto, todos os pacientes masculinos com esse tipo de câncer seriam candidatos ao sequenciamento gênico para *BRCA1* e *BRCA2*, bem como todos os parentes de primeiro grau, se não existir disponibilidade de uma amostra de DNA do paciente. A detecção de mutação em um paciente ou em um parente de primeiro grau permitiria, então, um teste específico de mutação no restante da família.

Segundo a Organização Mundial da Saúde, existem pelo menos 17 tipos de câncer de mama, alguns relacionados com mutações em outros genes. Por exemplo, em um pequeno grupo de pacientes, seriam encontradas mutações no gene *BRCA3* (situado no 13q21; OMIM 605365). Uma deleção com mudança na fase de leitura no gene *CHEK2* (OMIM 604373), envolvido na detecção e sina-

---

Síndromes com defeito no sistema de reparo do DNA

Xeroderma pigmentoso (XP; OMIM 278700) – Caracteriza-se pela presença de muitas sardas, nódulos córneos na pele e áreas de atrofia, fotossensibilidade, catarata, anomalias neurológicas, envelhecimento acelerado e tumores malignos múltiplos de pele. O defeito genético no sistema de reparo consiste na falta de uma endonuclease, enzima responsável pela primeira etapa do reparo por excisão de nucleotídeos, impedindo a eliminação de dímeros de timina formados pela ação da luz ultravioleta. Na **Figura 12.16** está representado o reparo normal do DNA lesado pela luz ultravioleta. Por ação desta última, dímeros de timina ligam-se covalentemente a uma das fitas de DNA, distorcendo a geometria normal da dupla-hélice e interferindo no pareamento das bases. Normalmente, uma endonuclease reconhece essa mutação e inicia o reparo pela clivagem da fita lesada do DNA.

Figura 12.16

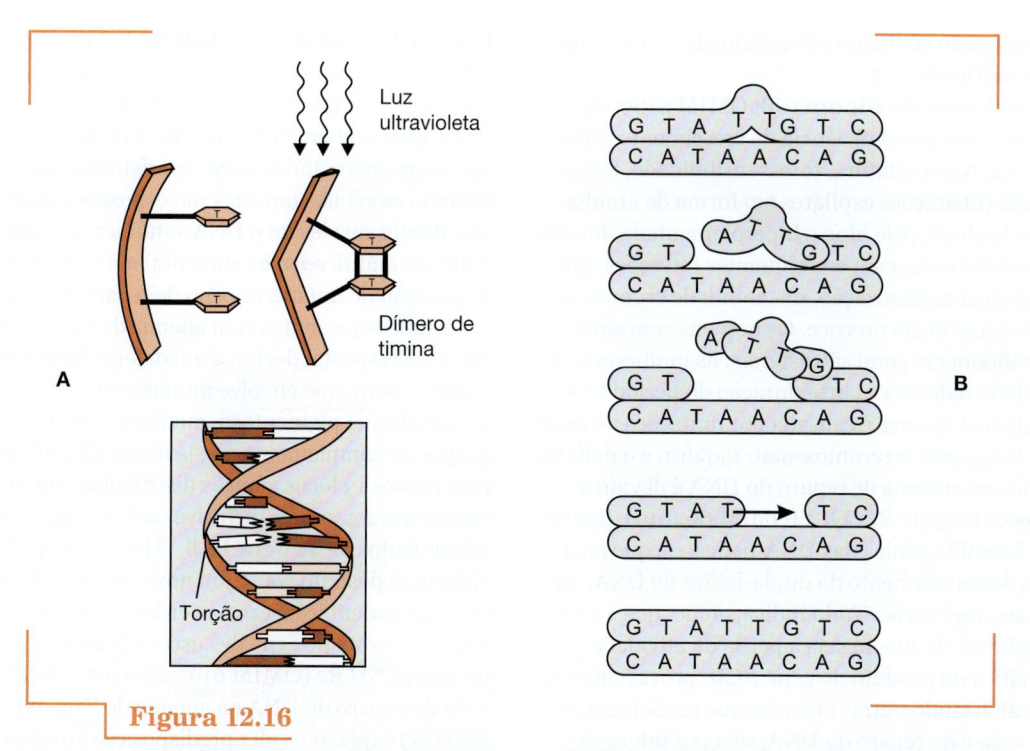

A – Os dímeros de pirimidina originam-se quando são formadas ligações covalentes entre bases pirimídicas adjacentes (citosina e timina). Isso deforma o DNA, interferindo no pareamento normal de bases. **B** – O dímero e suas bases de ambos os lados são removidos e substituídos, usando-se a fita complementar de DNA como molde.

Fonte: Jorde e colaboradores.[16]

A seguir, uma exonuclease retira o dímero de timina e os nucleotídeos vizinhos. A DNA-polimerase repõe os nucleotídeos necessários, pareando-os com a fita intacta do DNA. Por fim, a ligase forma a ligação fosfodiéster, para completar o reparo.

Quando se fusionam células normais e células de pacientes com XP, evidenciam-se grupos de complementação que corrigem o defeito existente nas células dos pacientes. De acordo com esses grupos de complementação, existem pelo menos oito tipos de XP autossômicos recessivos (XPA, XPB, XPC, XPD, XPE, XPF, XPG e XPV), cuja caracterização é apresentada na **Tabela 12.5**. Desses tipos, XPA e XPC são os mais frequentes, XPD e XPF têm frequência intermediária, e os demais são raros. Os estudos familiares sustentam a hipótese de que a heterozigose para os genes *XP* pode predispor os indivíduos ao câncer de pele, sobretudo em associação com a exposição substancial à luz solar, que pode sobrecarregar suas enzimas de reparo do DNA. Os heterozigotos para *XP* podem ser diagnosticados pela alta frequência de quebras cromatídicas e lacunas após a fase G2, resultantes de irradiação de linfócitos ou fibroblastos com raios X. O tipo XPV é uma forma autossômica recessiva variante, causada por mutações no gene *ETA* da DNA-polimerase POLH (OMIM 603968). Alguns pacientes com XPV têm re-

Tabela 12.5 Caracterização dos tipos de xeroderma pigmentoso

Tipo	OMIM	Lócus gênico	Função no sistema de reparo reduzida a (%)
XPA	278700	9q22.3	2%
XPB	610651	2q21	3-7%
XPC	278720	3p25	10-20%
XPD	278730	19q13.2-q13.3	25-50%
XPE	278740	11p12-p11	40-50%
XPF	278760	16p13.3-p13.13	10-20%
XPG	278780	13q33	10%
XPV	278750	6p21.1-p12	

Fonte: Modificada de OMIM[7] e Passarge.[17]

paro por excisão normal, mas reparo pós-replicativo defeituoso. Existiria ainda um tipo autossômico dominante clinicamente mais leve (OMIM 194400), em que os pacientes apresentam tumores múltiplos de pele, como nos tipos recessivos, mas de início mais tardio e sem prejuízo da longevidade. Entretanto, esse tipo de XP carece de maiores estudos, pois nem sua localização gênica está determinada, por isso não consta na Tabela 12.5.

Síndrome de Bloom (SB; OMIM 210900) – Caracteriza-se por deficiência de crescimento pré e pós-natal, baixa estatura, fotossensibilidade, telangiectasia (dilatações capilares em forma de aranha nas bochechas), pele hipo e hiperpigmentada, função imune defeituosa, com consequentes infecções, predisposição à malignização, instabilidade cromossômica e senescência precoce. Os homens com síndrome de Bloom em geral são estéreis; as mulheres têm fertilidade reduzida e curta duração do período reprodutivo. A doença é causada por mutações no gene *BLM*, localizado no cromossomo 15q26.1, e o defeito genético no sistema de reparo do DNA é devido a mutações no gene *RECQL3* (OMIM 604610), pertencente à família gênica das DNA-helicases, que auxiliam o desenrolamento da dupla-hélice do DNA, durante sua replicação. Tudo indica, então, que a causa da síndrome de Bloom seja a perda da atividade enzimática do produto do gene *BLM*, provavelmente desestabilizando outras enzimas que participam da replicação e do reparo do DNA, seja por interação direta ou por meio de respostas mais gerais ao dano do DNA. A proteína RECQL3 é semelhante a outras proteínas da família Recq de helicases, como os produtos codificados pelos genes *RECQL2* e *RECQL4*, cujas mutações são causadoras, respectivamente, das síndromes de Werner (OMIM 277700) e de Rothmund-Thomson (268400). Além disso, mostra homologia com o produto do gene *SGS1* de levedura, levando a pensar que as quatro proteínas tenham papéis semelhantes no metabolismo. A identificação de mutações de perda de função no gene *BLM* é compatível com a herança autossômica recessiva. A alteração cromossômica mais característica da síndrome de Bloom é a estrutura formada pelo pareamento mitótico parcial das cromátides dos cromossomos homólogos, o que não é comum na mitose normal. Esse pareamento propicia a permutação e a recombinação mitótica entre as cromátides homólogas, processo que ocorre à semelhança da permutação entre cromátides-irmãs, nas células somáticas. Nessa síndrome, a permutação entre cromátides-irmãs ocorre 10 vezes mais do que o esperado ao acaso e aparentemente a frequência de troca entre cromátides homólogas também pode estar aumentada. A dupla dose do gene envolvido poderia induzir malignização nas células-filhas homozigotas.

Anemia de Fanconi (OMIM 227650) – Também chamada de pancitopenia de Fanconi, caracteriza-se por deficiência de crescimento, microcefalia, anemia progressiva, leucopenia e trombocitopenia, hiperpigmentação da pele, malformações cardíaca, renal e de elementos radiais do antebraço e da mão (aplasia do rádio, deformidade do dedo polegar). A longevidade dos afetados é diminuída pelo surgimento de um câncer, geralmente leucemia ou linfoma, que também pode ocorrer em familiares que não apresentam todas as características sindrômicas. Quando as células normais são expostas a agentes alquilantes que lesam o DNA, o número de trocas entre cromátides-irmãs aumenta muito, indicando a operação de um mecanismo de reparo do DNA. Os linfócitos de pacientes com anemia de Fanconi não dão essa resposta, devido a um defeito do mecanismo de reparo, que envolve muitas mutações. Como no xeroderma pigmentoso, mediante estudo dos grupos de complementação, já foram identificados pelo menos 13 lócus gênicos distribuídos em diferentes cromossomos, inclusive no X, os quais estão relacionados na **Tabela 12.6**. O lócus *FANCH*, inicialmente descrito como um novo membro do grupo de complementação, era na verdade o próprio lócus *FANCA*. A rota do gene de suscetibilidade ao câncer de mama *PALB2* (OMIM 610355) e sua relação com a via do reparo do DNA na anemia de Fanconi (gene *FANCN*) explicam a alta predisposição ao câncer nos pacientes com essa doença. As proteínas FANCA, FANCC, FANCE, FANCF, FANCG e FANCL fazem parte de um complexo de multiproteínas no núcleo celular que desencadeia a atividade da proteína FANCD2 durante a fase S do ciclo celular e após danos do DNA. O mais novo membro do grupo de complementação O (*FANCO*) é devido à mutação homozigota no gene *RAD51C* (OMIM 602774), que tem função no reparo recombinacional do dano do DNA e na recombinação meiótica.

Tabela 12.6 Caracterização dos genes envolvidos na Anemia de Fanconi

Gene	OMIM	Lócus gênico
FANCA	607139	16q24.3
FANCB	300514	Xp22.31
FANCC	227645	9q22.3
FANCD1	605724	13q12.3
FANCD2	227646	3p25.3
FANCE	600901	6p22-p21
FANCF	603467	11p15
FANCG	602956	9p13
FANCI	609053	15q25-q26
FANCJ	609054	17q22
FANCL	608111	2p16.1
FANCM	609644	14q21.3
FANCN	610832	16p12
FANCO	613390	17q22

Fonte: OMIM.[7]

Ataxia-telangiectasia (OMIM 208900) – Conhecida também como síndrome de Louis-Bar, é uma doença autossômica recessiva caracterizada pela perda precoce e progressiva do equilíbrio (ataxia cerebelar), lesões vasculares causadas pela dilatação capilar (telangiectasia) da pele e conjuntiva ocular, nível elevado de α-fetoproteína, imunodeficiência combinada com consequentes infecções respiratórias crônicas, envelhecimento prematuro e predisposição a neoplasias, sobretudo leucemia ou linfoma. Nas células de pacientes com ataxia-telangiectasia, existe acentuada radiossensibilidade com reparo deficiente das anomalias cromossômicas induzidas pelas radiações ionizantes e resistência anormal à inibição da síntese de DNA por essas radiações. Essa resistência foi usada para a identificação de grupos de complementação para a forma clássica da doença. Pelo menos quatro grupos de complementação (*ATA*, *ATC*, *ATD* e *ATE*) mapeiam no cromossomo 11q e estão associados com mutações no gene supressor de tumor *ATM* (OMIM 607585; gene mutado na ataxia-telangiectasia). A proteína ATM faz parte da família de proteinoquinases que respondem ao dano do DNA mediante fosforilação de substratos essenciais envolvidos no reparo do DNA e/ou no controle do ciclo celular. Os pacientes com a doença são muito sensíveis aos raios X, por isso o tratamento de câncer com as doses convencionais de radiação pode lhes ser fatal. Os casos mais leves da doença, denominados variantes de ataxia-telangiectasia, abrangem um grupo heterogêneo caracterizado por surgimento tardio dos sintomas clínicos, progressão mais lenta da doença e maior longevidade, em comparação à maioria dos pacientes de ataxia-telangiectasia, bem como níveis mais baixos de instabilidade cromossômica e radiossensibilidade celular. Nesses pacientes, a telangiectasia e/ou a imunodeficiência podem estar ausentes, embora as características neurológicas estejam presentes. Os genótipos dos pacientes com variantes da doença frequentemente são heterozigotos compostos para uma mutação grave e outra leve, expressando a proteína ATM com função residual.

Síndrome de Werner (SW; OMIM 277700) – Caracteriza-se por baixa estatura, nariz adunco, cataratas, calcificações subcutâneas, alterações esclerodérmicas na pele, sobretudo nas extremidades, osteoporose, aterosclerose prematura, perda de elasticidade da pele, diabetes melito, branqueamento precoce dos cabelos e envelhecimento prematuro. Os afetados apresentam uma instabilidade cromossômica incomum (mosaicismo e translocações variadas) e incidência elevada de tumores malignos. O defeito genético no sistema de reparo consiste em mutações no gene *RECQL2*, localizado em 8p12-p11.2 e também conhecido como *WRN*, que codifica uma DNA-helicase homóloga à proteína RecQ de *Escherichia coli*.

Embora essas cinco síndromes sejam raras, seu impacto quanto à morbidade e à mortalidade pelo câncer é considerável devido ao grande número de heterozigotos na população. A síndrome de Bloom e a anemia de Fanconi do grupo de complementação C são doenças de alta frequência entre os judeus asquenazes, sendo consideradas exemplos de um forte efeito do fundador (ver Cap. 8).

Câncer colorretal poliposo hereditário e câncer colorretal não poliposo hereditário

A maioria dos tumores colorretais desenvolve-se a partir de adenomas benignos. Cerca de 1% dos casos de **câncer colorretal poliposo hereditário** (HPCC) resulta de uma forte predisposição genética a esse tipo de câncer, conhecida como polipose adenomatosa familiar (FAP; OMIM 175100), de herança autôssomica dominante. Essa doença caracteriza-se pela presença de centenas a milhares de pólipos adenomatosos no colo e no reto, dos quais uma pequena proporção evoluirá para carcinoma colorretal, se não forem extirpados cirurgicamente. A FAP é causada por mutações no gene *APC* (OMIM 611731), cujo produto é uma proteína de domínio múltiplo, com funções na supressão tumoral, migração, adesão e agregação cromossômica, formação do fuso mitótico, apoptose e diferenciação neuronal. A síndrome de Gardner é uma variante da FAP em que, além de múltiplos adenomas do colo e do reto, ocorrem tumores desmoides, osteomas e outras neoplasias.

A transição de um pequeno pólipo adenomatoso assintomático para um câncer leva em torno de cinco a 10 anos, com um risco de praticamente 100% aos 50 anos em um paciente que apresente a FAP. Ao longo desse período, acumulam-se diversas alterações genéticas, correspondendo proporcionalmente a um aumento na malignidade tumoral, conforme mostra a **Figura 12.17**.

Cromossomo	5q			12p	18q	17p	
Alteração	Mutação			Mutação	Perda	Perda	
Gene	APC			ras	DCC	p53	

Epitélio do colo normal → Epitélio proliferativo → Adenoma benigno → Adenoma intermediário → Adenoma tardio, com vilosidades → Adenoma canceroso → Câncer de colo

Figura 12.17

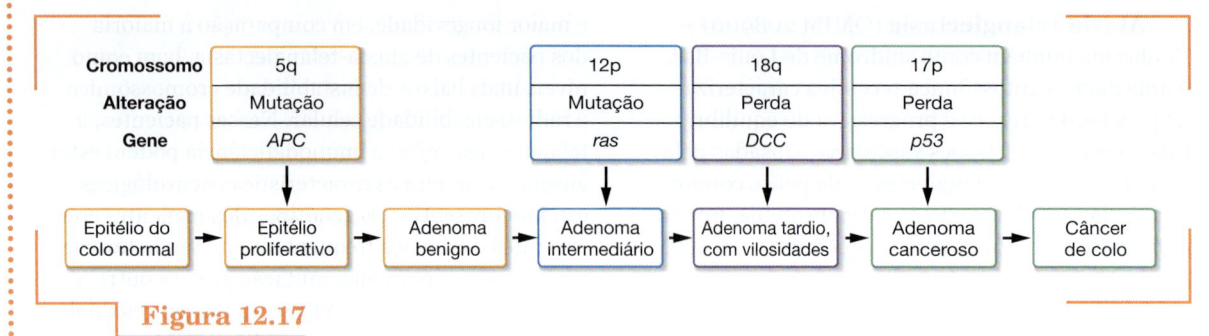

Modelo de desenvolvimento do câncer colorretal em múltiplas etapas. O primeiro passo é a perda ou a inativação de um alelo do gene supressor de tumor *APC* (5q). Nos casos de polipose adenomatosa familiar, é herdado um mutante do alelo *APC*. As mutações subsequentes, que envolvem genes nos cromossomos 12, 17 e 18, em células de adenomas benignos, podem levar a transformações malignas que resultam em câncer colorretal. Embora essas mutações geralmente ocorram em uma fase mais tardia do que as que envolvem o cromossomo 5, o somatório das modificações é mais importante do que a ordem de sua ocorrência.

Fonte: Klug e colaboradores.[2]

Considera-se que o primeiro evento seja uma mutação germinativa no gene supressor de tumor *APC*, localizado no braço longo do cromossomo 5 (5q21-q22; OMIM 611731). A função normal do produto desse gene é controlar o contato célula a célula e a inibição do crescimento, mediante interação com a proteína β-catenina. Em condições normais, quando a célula não precisa se multiplicar, a β-catenina se encontra ligada à E-caderina, inibindo a progressão do ciclo celular. Se o gene *APC* estiver mutado, produzirá uma proteína truncada, responsável pelo aumento da porção livre de β-catenina, que é transportada para o núcleo, ativando a transcrição de genes de proliferação celular, como o gene *MYC*. A presença de uma mutação em heterozigose no gene *APC* faz com que as células epiteliais do colo escapem parcialmente do controle do ciclo celular e se multipliquem, formando pequenos aglomerados de células (chamados pólipos ou adenomas) no colo e no reto, em idade precoce.

A segunda mutação nas células poliposas que já contêm a mutação no gene *APC* ocorre no proto-oncogene *RAS*, localizado em 12p12.1 (OMIM 190070). A combinação dessas duas mutações leva ao desenvolvimento de adenomas intermediários, cujas células têm defeitos em sua diferenciação, crescem em culturas e seu crescimento não é inibido pelo contato com outras células (processo chamado de transformação).

O terceiro passo em direção à malignidade é a perda de função de ambos os alelos do gene supressor de tumor *DCC* (deletado no câncer de colo; OMIM 120470), situado em 18q21.3, causando a formação de adenomas de fase tardia, com vilosidades. Quando esses adenomas evoluem para adenomas cancerosos, geralmente sofrem perda de genes *TP53* funcionais (localizados em 17p13.1). Os passos finais até a malignidade e a formação de metástases envolvem alterações na metilação do DNA, mutações no segundo alelo do gene *APC* e em um gene próximo a esse, conhecido como *MCC* (mutado no câncer de colo, 5q21, OMIM 159350), além de possivelmente outras alterações genéticas que ainda não foram identificadas.

Outras síndromes de câncer colorretal incluem a polipose adenomatosa autossômica recessiva (OMIM 608456), que é causada por mutações no gene *MUTYH* (OMIM 604933), e a síndrome de câncer colorretal com oligodontia (OMIM 608615), que é causada por mutações no gene *AXIN2* (OMIM 604025). Além dessas, são conhecidas várias síndromes de suscetibilidade ao câncer colorretal, com envolvimento de diferentes genes.

Por intermédio do estudo do câncer colorretal, foi identificada uma classe de genes que define um novo mecanismo de desenvolvimento do câncer. Esses genes (denominados em conjunto de genes *MMR*, de *mismatch repair*) estão envolvidos, normalmente, no reconhecimento e no reparo de erros de pareamento no DNA, como o pareamento incorreto de bases complementares (p. ex., G com T, e não com C), mas suas mutações podem causar um tipo de câncer geneticamente heterogêneo que é responsável por 4 a 6% de todos os tumores colorretais: o **câncer colorretal não poliposo hereditário** HNPCC1; OMIM 120435 e HNPCC2; OMIM 609310). Inicialmente, esse tipo de câncer foi subdividido em duas síndromes: síndrome de Lynch 1, causada por mutações heterozigotas nos genes *MMR* e se caracterizando especificamente pelo câncer de colo correspondendo às características do tipo atualmente denominado HNPCC; e a síndrome de Lynch 2, com câncer de colo e de outros órgãos ou tecidos (estômago, en-

Tabela 12.7 Caracterização dos tipos de câncer colorretal não poliposo hereditário

Tipo	Gene	OMIM	Lócus gênico
CCNPH1	MSH2	609309	2p22-p21
CCNPH2	MLH1	120436	3p21.3
CCNPH3	PMS1	600258	2q31-q33
CCNPH4	PMS2	600259	7p22
CCNPH5	MSH6	600678	2p16
CCNPH6	TGFBR2	190182	3p22
CCNPH7	MLH3	604395	14q24.3
CCNPH8	MSH2	613244	2p21

Fonte: OMIM.[7]

dométrio, vesícula biliar, pâncreas e rins), de início precoce e padrão de herança autossômico dominante. A **Tabela 12.7** apresenta alguns tipos já descritos de HNPCC com os genes envolvidos e respectivos lócus. O gene *MSH2* está envolvido nos tipos 1 e 8 de HNPCC, sendo que o tipo 8 resulta do silenciamento epigenético desse gene, causado por deleção de alguns éxons do gene *TACSTD1* (OMIM 185535) e de regiões intergênicas diretamente a montante do gene *MSH2*. Como as alterações nos genes *MSH2* são responsáveis por 60% dos casos de HNPCC e as mutações no gene *MLH1*, por até 30%, pode-se dizer que a maioria dos casos desse tipo de câncer colorretal é causada por esses dois genes.

lização do dano do DNA, foi encontrada em 1,9% de pacientes não aparentados com câncer de mama, e apenas em 0,7% dos controles, fornecendo um risco relativo de 2,34. Têm sido encontradas mutações no gene do receptor de andrógeno (*AR*; OMIM 313700), localizado no cromossomo X, no câncer de mama masculino.

Além disso, o carcinoma lobular, um tipo especial de câncer de mama que se origina nas glândulas produtoras de leite, está relacionado com a superexpressão do gene *FGFR1*, cujo produto é um receptor de tirosinoquinase que atua na divisão celular e está presente de forma abundante nas células neoplásicas de 10% dos tumores de mama; alguns estudos mostram que aproximadamente 50% das células desse carcinoma apresentam número elevado de cópias de *FGFR1*, enquanto as células normais adjacentes mostram apenas duas cópias desse gene.

Muitas famílias com casos múltiplos de câncer de mama não possuem mutações nos lócus *BRCA1* e *BRCA2*. As mutações nesses dois genes são responsáveis apenas por 25% da tendência familiar total para o câncer de mama. É provável que uma pequena porção de casos possa dever-se à herança mendeliana autossômica dominante do câncer de mama e que a tendência familiar restante seja poligênica ou multifatorial, formada de efeitos combinados de vários genes de baixa penetrância e de fatores epigenéticos, como os que já foram abordados neste capítulo. Os fatores de risco relacionados à vida reprodutiva da mulher (menarca precoce, nuliparidade, idade da primeira gestação a termo acima dos 30 anos, anticoncepcionais orais, menopausa tardia e terapia de reposição hormonal) estão bem estabelecidos em relação ao desenvolvimento do câncer de mama. A idade continua sendo um dos mais importantes fatores de risco. A taxa de incidência aumenta rapidamente até a meia-idade (45 a 55 anos), quando sofre uma inflexão, para posteriormente voltar a subir, mas de forma mais lenta. Essa mudança no comportamento da taxa (inflexão e subida, suscitando a imagem de um gancho) é conhecida na literatura como o "gancho de Clemmesen" (Johannes Clemmesen, 1908-2010, patologista dinamarquês que se dedicou à pesquisa

Tabela 12.8 Outros tipos de câncer que podem resultar de mutações germinativas nos lócus *BRCA1/BRCA2*

Mutação em *BRCA1*	Mutação em *BRCA2*
Câncer de mama feminino	Câncer de mama feminino e masculino
ovariano	ovariano
próstata	próstata
colo	pâncreas
	ducto biliar
	vesícula biliar

Algumas características e riscos familiares do câncer de mama hereditário

- Casos com início precoce incomum
- Casos bilaterais
- Casos de homens com câncer de mama (sobretudo casos com mutações de *BRCA2*)
- Famílias com câncer de mama e de ovário (especialmente casos com mutações de *BRCA1*)
- O risco de uma mulher desenvolver câncer de mama é cerca de três vezes maior se ela tiver um parente de primeiro grau afetado e cerca de 10 vezes maior se tiver mais de um parente de primeiro grau afetado
- Os riscos familiares são ainda aumentados se a doença de um parente de primeiro grau iniciar até os 40 anos

Fonte: Modificado de Read e Donnai.[1]

da etiologia do câncer), e tem sido atribuída ao início da menopausa. Além desses, alguns estudos recentes mostram que a exposição à radiação ionizante, mesmo em baixas doses, aumenta o risco de desenvolver câncer de mama, sobretudo durante a puberdade. Ao contrário do câncer do colo do útero, o câncer de mama encontra-se relacionado ao processo de urbanização da sociedade, evidenciando maior risco de morbidade entre mulheres com *status* socioeconômico elevado.

Alguns estudos apontam que a agressividade dos tumores se deve ao fato de estarem relacionados aos receptores de estrogênio (ER). As variações morfológicas também estão relacionadas ao ER, como, por exemplo, os carcinomas medulares em ER-negativos e os carcinomas tubulares e lobulares em ER-positivos. Com relação aos carcinomas medulares, pode-se dizer ainda que estão associados às mutações no gene *BRCA1* e são mais frequentes em populações de baixo risco, como a do Japão. Por outro lado, os carcinomas tubulares e lobulares têm associação com as mutações do gene *BRCA2* e são mais comuns em populações de alto risco, como a dos Estados Unidos.

No Brasil, o rastreamento mamográfico para mulheres de 50 a 69 anos pelo menos a cada dois anos e o exame clínico anual das mamas para mulheres de 40 a 49 anos é a estratégia recomendada para controle do câncer de mama, pelo Ministério da Saúde, com base no Documento de Consenso para Controle do Câncer de Mama.[18] O exame clínico da mama deve ser realizado em todas as mulheres que procuram o serviço de saúde, independentemente da faixa etária, como parte do atendimento à saúde da mulher. Para as mulheres de grupos populacionais considerados de risco elevado para câncer de mama (com história familiar de câncer de mama em parentes de primeiro grau), recomendam-se o exame clínico da mama e a mamografia, anualmente, a partir de 35 anos.

Apesar de ser considerado um câncer de relativamente bom prognóstico se diagnosticado e tratado oportunamente, as taxas de mortalidade por conta da doença continuam elevadas no Brasil, muito provavelmente porque a doença ainda é diagnosticada em estágios avançados. Na população mundial, a sobrevida média após cinco anos é de 61%, sendo que, para países desenvolvidos, essa sobrevida aumenta para 73%, enquanto nos países em desenvolvimento fica em 57%.

12.7.2.2 Câncer de pulmão

O câncer de pulmão é o tumor de maior mortalidade em todo o mundo. No Brasil, sem considerar os tumores de pele não melanoma, o câncer de pulmão em homens é o segundo mais frequente nas regiões Sul (35/100.000), Sudeste (21/100.000) e Centro-Oeste (16/100.000), sendo o terceiro mais frequente nas regiões Nordeste (9/100.000) e Norte (8/100.000). Entre as mulheres, é o quarto mais frequente nas regiões Sul (16/100.000), Sudeste (11/100.000), Centro-Oeste (9/100.000) e Norte (5/100.000), sendo o quinto mais frequente na região Nordeste (6/100.000).

Esse câncer abrange diferentes tipos: carcinoma de pulmão de células pequenas (cerca de 20% de todos os tipos), carcinoma de pulmão de células não pequenas (cerca de 75%) e outros menos frequentes, como o carcinoma indiferenciado de células pequenas. Entre os carcinomas de pulmão de células não pequenas, citam-se o subtipo com fenótipo neuroendócrino, adenocarcinoma, carcinoma de células escamosas e carcinoma de grandes células. O tabagismo é o seu principal fator de risco e está associado a 90% dos casos diagnosticados. Estima-se que 15% dos fumantes desenvolvam câncer de pulmão e que 10% dos cânceres de pulmão ocorram em pessoas que nunca fumaram. Entre os não fumantes, a exposição aos carcinógenos e à fumaça de fumantes são fatores de risco para o aparecimento do tumor. Embora o principal fator ambiental predisponente seja o tabagismo, existe um polimorfismo genético associado à suscetibilidade ao câncer de pulmão. Em ambos os casos, o componente hereditário é determinante, pois confere aos indivíduos maior predisposição genética ao desenvolvimento do tumor. Mutações em diferentes genes, como *TP53*, *RB1*, *FHIT* (OMIM 601153), *EGFR*, *KRAS*, *BRAF*, *ERBB2*, *MET*, *STK11* (OMIM 602216) e *PARK2* (OMIM 602544), a amplificação e a deleção de vários genes, bem como o gene de fusão *ALK/EML4* (OMIM 105590), estão associados ao câncer de pulmão. Existem vários polimorfismos envolvidos na suscetibilidade ao câncer de pulmão, como um polimorfismo de nucleotídeo único (SNP) no gene *ERCC6* (OMIM 609413) e SNPs no grupamento gênico do receptor da acetilcolina nicotínica, localizado no cromossomo 15q25.1. Os genes aqui mencionados constituem apenas uma parte dos inúmeros genes relacionados com o câncer de pulmão, estando descritos em um acervo genético[19] de fundamental importância para o conhecimento do programa genético envolvido no surgimento e desenvolvimento do câncer de pulmão. Três representantes desse acervo, os genes *CYP1A1* (OMIM 108330), *CYP2A6* (OMIM 122720) e *CYP2E1* (124040), são membros da família do citocromo P450 e participam do metabolismo de várias drogas, inclusive as derivadas do tabaco, como a 4-(metilnitrosamina)-1-(3-piridil)-1-butanona e a N′-nitrosonornicotina. Mutações em membros dessa família gênica aumentam o risco de surgimento do câncer de pulmão. Além disso, um trabalho recente mostrou que variantes nos genes *CYP1A1* e *GSTM1* (OMIM 138350), relacionados com o metabolismo de substâncias carcinogênicas derivadas do tabaco, podem aumentar o risco para tumores de cabeça e pescoço, não só de pulmão. Esses estão entre os inúmeros genes que podem aumentar o risco de desenvolvimento de câncer, ainda nem todos conhecidos.

A aril-hidrocarbono-hidroxilase é uma enzima microssômica induzível envolvida no metabolismo de hidrocarbonetos policíclicos, que os converte na forma epóxido, a qual é carcinogênica. A intensidade da indução mostra uma variação genética, 45% da população geral apresentando baixa indução, 46% intermediária e 9% alta indução. Entre os pacientes com câncer de pulmão, ocorrem 30% com alta indução e quase nenhum com baixa. Isso sugere que os indivíduos com enzimas de mais fácil indução convertem com mais rapidez os hidrocarbonetos do fumo em formas carcinogênicas.

Por outro lado, a deleção de alelos dos genes *CYP2A6* e *CASP8* (OMIM 601763) está associada ao risco reduzido de câncer de pulmão em japoneses e chineses, respectivamente. Um SNP localizado no gene *MPO* (OMIM 606989) está associado à redução do risco de câncer de pulmão em fumantes.

Estudos epidemiológicos indicam, além do tabagismo ativo ou passivo, outros importantes fatores de risco para o câncer de pulmão: história familiar de câncer, exposição ao asbesto, ao gás radioativo radônio e poluição do ar, assim como infecções pulmonares de repetição, deficiência e excesso de vitamina A. Junto ao asbesto, existem outros agentes cancerígenos de origem ocupacional e ambiental relacionados ao câncer de pulmão, como fumo passivo, poluição do ar (hidrocarbonetos policíclicos e a fumaça do óleo diesel, oriundos dos veículos a motor e das indústrias), radiação e história de tuberculose.

12.7.2.3 Leucemias

As leucemias são neoplasias do tecido hematopoiético, com acúmulo ou multiplicação irregular de células leucêmicas, originadas de uma linhagem celular pluripotente, que substituem progressivamente as células normais e se infiltram na maioria dos tecidos. De acordo com o tecido atingido e a sua evolução clínica, existem quatro grandes grupos de leucemias: leucemia mieloide aguda (LMA), leucemia mieloide crônica, leucemia linfoide aguda (LLA) e leucemia linfoide crônica (LLC). As leucemias agudas são progressivas e afetam células primitivas, perdendo a capacidade de desempenho de suas funções. As leucemias crônicas progridem mais lentamente, permitindo o crescimento de maior número de células, já que podem ser capazes de exercer algumas de suas funções normais.

Vários estudos sugerem uma predisposição genética para essas neoplasias; por exemplo, a LMA é de duas a quatro vezes mais frequente nas irmandades de afetados do que em indivíduos não aparentados. O risco de recorrência da leucemia em gêmeos idênticos é de 1:5 e em irmãos é de 1:720, comparado a um risco populacional de 1:3.000.

As leucemias também podem resultar de mutações somáticas, muitas das quais consistindo em alterações cromossômicas características (translocações e inversões) nas células da medula óssea, conforme mostra a **Tabela 12.9**.

A LMA é o resultado de uma alteração genética; as células tornam-se cancerosas e substituem as normais na medula óssea, são liberadas na corrente sanguínea e transportadas a diversos órgãos, afetando-os. A LMA pode formar pequenos tumores na pele e causar meningite, anemia, insuficiência hepática e renal, bem como lesões em outros órgãos. Seus sintomas são os mesmos da LLA. As células leucêmicas podem alojar-se no líquido cerebrospinal, causando dores de cabeça e vômitos.

A LMC é uma doença adquirida, na qual as células doentes passam a ter maior sobrevida que os glóbulos brancos normais. Essa doença permite o desenvolvimento de outras células normais, diferentemente do que ocorre na forma aguda, o que explica a progressão gradual e menos grave da doença. Os pacientes apresentam mal-estar, cansam-se com facilidade e mostram falta de fôlego durante atividades físicas. Podem apresentar palidez, desconforto no lado esquerdo do abdome por causa do aumento do baço, suor excessivo, perda de peso e intolerância a temperaturas mais altas.

A LLA, também chamada leucemia linfoblástica aguda, resulta de um dano genético adquirido no DNA, em que as células doentes substituem a medula óssea normal. Há crescimento incontrolável e acúmulo dos linfoblastos, que deixam de funcionar como células sanguíneas normais, levando à redução da produção de alguns tipos de células sanguíneas na medula óssea.

Tabela 12.9 Alterações cromossômicas características em alguns tipos de leucemias e linfomas

Neoplasia	Alteração cromossômica	Porcentagem de casos	Proto-oncogene afetado
Linfoma de Burkitt	t(8;14)(q24;q32)	80%	*MYC*
	t(8;22)(q24;q11)	15%	
	t(2;8)(q11;q24)	5%	
Leucemia mieloide crônica	t(9;22)(q34;q11)	90 a 95%	*BCR/ABL*
Leucemia linfocítica aguda	t(9;22)(q34;q11)	10 a 15 %	*BCR/ABL*
Leucemia linfoblástica aguda	t(1;19)(q23;p13)	3 a 6%	*TCF3/PBX1*
Leucemia promielocítica aguda	t(15;17)(q22;q11)	~ 95%	*RARA/PML*
Leucemia linfocítica crônica	t(11;14)(q13;q32)	10 a 30%	*BCL1*
Leucemia folicular	t(14;18)(q32;q21	~ 100%	*BCL2*
Leucemia mieloide aguda sem maturação	(FAB-M4) inv(3)(q21:q26)	–	*RPN1/EVI1*
Leucemia mielomonocítica aguda	(FAB-M4) inv(16)(p13;q22)	–	*CBFB/MYH11*

Fontes: Modificada de Read e Donnai[1] e Nussbaum e colaboradores.[11]

Os sintomas da LLA são diminuição na produção de glóbulos vermelhos, acarretando sinais de anemia, cansaço fácil, sonolência; diminuição na produção de plaquetas, que causa manchas roxas, pequenos pontos vermelhos sob a pele ou sangramento prolongado em pequenos ferimentos; e diminuição na produção de glóbulos brancos, que aumenta o risco de infecção.

A LLC, ou leucemia linfocítica crônica, é a forma mais comum de leucemia em adultos e resulta de uma lesão adquirida no DNA de uma única célula, um linfócito, na medula óssea. Caracteriza-se por grande número de linfócitos maduros cancerosos e linfonodos (nódulos linfáticos) com tamanho aumentado. Os sintomas da LLC desenvolvem-se gradualmente. Os pacientes apresentam mais cansaço e falta de ar durante as atividades físicas, perda de peso e possíveis infecções, em decorrência da menor concentração e atividade dos anticorpos. Muitos pacientes apresentam aumento dos gânglios (ínguas).

O sistema imune pode atuar de forma inadequada, reagindo contra os tecidos normais do organismo e destruindo-os, o que pode resultar na destruição de eritrócitos e de plaquetas, inflamação dos vasos sanguíneos, inflamação das articulações e da glândula tireoide.

Além desses quatro tipos, há casos de leucemia bifenotípica, ou seja, leucemia mista que ocorre em cerca de 5 a 10% dos pacientes com leucemia aguda, em que há demonstração de duas linhagens diferentes nos blastos: a linhagem mieloide e a linhagem linfoide.

12.8 Neoplasias e alterações cromossômicas

Nas células neoplásicas encontram-se várias alterações cromossômicas que não estão presentes nas células normais. Essas alterações podem ser generalizadas ou inespecíficas, como quebras e rearranjos observados nas síndromes com deficiência do reparo do DNA, e alguns tipos de aneuploidia, vistos nas pré-leucemias (doenças que evoluem para leucemia aguda), antes de se manifestarem os sinais diagnósticos de leucemia, ou específicas para determinados tipos de tumores. Muitas alterações específicas têm significância diagnóstica e prognóstica, por isso têm sido realizadas pesquisas cuidadosas para identificar as alterações específicas de determinados tipos de tumores e diferenciá-las da grande quantidade de inespecíficas.

Os rearranjos cromossômicos podem reunir éxons de dois genes distantes, resultando um novo gene quimérico ou gene de fusão. A **Tabela 12.10** fornece exemplos de rearranjos cromossômicos balanceados e específicos de tumores, que criam genes de fusão, cuja descoberta permitiu o conhecimento de muitos oncogenes. Alguns genes estão envolvidos em rearranjos diferentes, como o gene *MLL* (OMIM 159555), localizado no cromossomo 11q23, que foi observado com mais de 30 parceiros de fusão diferentes em pacientes leucêmicos. O conhecimento dos genes de fusão constitui uma importante ferramenta no

Tabela 12.10 Rearranjos cromossômicos balanceados, específicos de tumores, que criam genes quiméricos

Rearranjo	Genes	Doença
t(1;22)(p13;q13)	RBM15/MKL1	Leucemia megacarioblástica aguda (FAB-M7)
t(2;13)(q35;q14)	PAX3/FKHR	Rabdomiossarcoma alveolar
t(3;8)(p21;q12)	PLAG1/CTNNB1	Adenoma pleomórfico de glândulas salivares
inv(3)(q21q26)	RPN1/EVI1	AML sem maturação (FAB-M1)
t(4;11)(q21;q23)	MLL/AFF	ALL/linfoma linfoblástico
t(6;11)(q27;q23)	MLL/MLLT4	AMML (FAB-M4)
t(9;11)(p22;q23)	MLL/AF9	ALL/linfoma linfoblástico
t(11;19)(q23;p13)	MLL/MLLT1	ALL/linfoma linfoblástico
t(7;11)(p15;p15)	NUP98/HOXA11, HOXA13, HOXA9	AML com maturação (FAB-M2)
t(9;22)(q34;q11)	BCR/ABL1	Leucemia mieloide crônica
t(11;14)(q13;q32)	IGH/CCND1	Leucemia linfocítica crônica, linfoma de células do manto
t(15;17)(q22;q12)	PML/RARA	Leucemia promielocítica aguda (FAB-M3)
t(12;16)(q13;p11)	FUS/DDIT3	Lipossarcoma
inv(16)(p13q22)	CBFB/MYH11	AMML (FAB-M4)
t(X;18)(p11;q11)	SS18/SSX1, SSX2, SSX4	Sarcoma sinovial
t(14;18)(q32;q21)	IGH/BCL2	Linfoma folicular
t(12;21)(p13;q22)	ETV6 (TEL)/RUNX1 (AML1)	ALL/linfoma linfoblástico
t(8;21)(q22;q22)	RUNX1/ETO	AML com maturação (FAB-M2)

Os rearranjos estão particularmente definidos em leucemias e linfomas, porque nessas condições as células, em geral, são monoclonais e mais suscetíveis à análise citogenética do que as dos tumores sólidos. ALL, leucemia linfoblástica aguda; AML, leucemia mieloblástica aguda; AMML, leucemia mielomonocítica aguda.

Fonte: Read e Donnai.[1]

diagnóstico molecular do câncer, servindo também para orientar o prognóstico e o tratamento.

A primeira alteração cromossômica associada a uma neoplasia foi o cromossomo Philadelphia (Ph1) (ver Fig. 12.12), remanescente de uma translocação entre os braços longos dos cromossomos 9 e 22, presente na LMC. Outros exemplos envolvem as leucemias e os linfomas, nos quais as alterações específicas consistem, principalmente, em translocações recíprocas balanceadas. Exemplos: t(9q;22q), na LMC; t(8;21), na LMA; t(15;17), na leucemia promielocítica aguda; t(8q;14q), no linfoma de Burkitt (ver Fig. 12.11).

A análise da translocação específica entre os cromossomos 14 e 18, característica do linfoma de célula B folicular, levou à identificação do gene *BCL2*, localizado no cromossomo 18q21 e codificador de uma proteína crítica na regulação da apoptose (ver Fig. 12.6). Esse processo exerce um papel crítico no desenvolvimento normal, sobretudo dos agentes da função imunológica, cuja grande maioria de linfócitos deve ser destruída como proteção contra as células que poderiam reagir aos antígenos do próprio indivíduo. A superexpressão de uma proteína antiapoptótica em linhagens de linfócitos pode levar a uma grande expansão do número de linfócitos, contribuindo, desse modo, para a patogênese do linfoma. Em quase todos os linfomas de células B foliculares foi encontrado o gene *BCL2*, ativado pela t(14;18). Essa translocação colocou o gene sob um forte promotor e reforçador do gene da cadeia pesada (*IGH*) da imunoglobulina, localizado no cromossomo 14q32. A proteína codificada pelo *BCL2* é uma proteína mitocondrial de membrana interna, com grande efeito antiapoptótico nas células B. A expressão prolongada e inadequada desse gene, ativada pelo promotor da cadeia pesada da imunoglobulina, resulta em expansão maciça de células B, não por multiplicação aumentada, mas porque a apoptose normal dessas células é inibida.

É possível que, na maioria dos linfomas e leucemias, uma alteração cromossômica específica (primária) da neoplasia humana seja necessária para o desenvolvimento da transformação maligna. Entretanto, essa alteração primária pode ser seguida por mudanças cromossômicas secundárias, com um importante papel na evolução das doenças. As alterações cromossômicas secundárias podem ativar os oncogenes não envolvidos no primeiro evento cromossômico e resultar em uma cascata de ativações oncogênicas transitórias ou permanentes, sendo, portanto, responsáveis pela progressão do tumor e metástases.

Entretanto, algumas trissomias também predispõem ao câncer. Assim, na trissomia do cromossomo 21 (síndrome de Down), o risco de leucemia está aumentado 30 vezes (1:95) em relação ao risco para a população geral (1:2.880); na síndrome de Klinefelter (47,XXY), há um risco considerável de câncer de mama.

Nos tumores sólidos, as alterações cromossômicas mais frequentes são as deleções. Exemplos: del 1p, no neuroblastoma disseminado (OMIM 256700); del 3p, no carcinoma de pequena célula do pulmão (OMIM 182280); del 6q, no melanoma maligno (OMIM 155600); del 13q, no retinoblastoma; del 11p, no tumor de Wilms. Além das deleções, são encontradas translocações em certos tumores, como o carcinoma de mama e os tumores testiculares.

As alterações cromossômicas também têm sido achadas em alguns tumores benignos. Assim, nos meningiomas (OMIM 607174) ocorrem linhagens celulares aneuploides, nas quais falta um cromossomo 22 ou este apresenta uma deleção (del 22q). Nos tumores mistos das glândulas salivares, têm sido observados vários tipos de translocações. Outras alterações encontradas nas neoplasias são as HSRs e os duplo-diminutos (abordados neste capítulo).

12.9 Neoplasias e vírus

O estudo dos vírus causadores de câncer em animais contribui de forma significativa para o maior conhecimento da genética do câncer humano. Tanto os vírus de DNA quanto os vírus de RNA (retrovírus) podem causar câncer em animais e humanos, e, hoje, considera-se que cerca de 15% dos tumores malignos humanos estejam associados aos vírus. Assim como os outros fatores de risco, inclusive a predisposição hereditária para certos tipos de câncer, a infecção viral sozinha não é suficiente para desencadear cânceres humanos. Como os vírus contêm apenas ácido nucleico, circundado por uma capa proteica, precisam utilizar os mecanismos biossintéticos da célula hospedeira para se reproduzirem. Para acessar as enzimas sintetizadoras de DNA do hospedeiro, a maioria dos vírus necessita de uma célula hospedeira que esteja em estado de crescimento ativo. Por isso, muitos vírus contêm genes codificadores de produtos que estimulam o ciclo celular. Se essa célula hospedeira sobreviver, isso pode significar a perda do controle do ciclo celular e o início da gênese de um tumor.

Entre os vírus de DNA, existem quatro que são potencialmente oncogênicos para a espécie humana: o vírus Epstein-Barr, o vírus da hepatite B, o herpes-vírus humano 8 e o papilomavírus humano.

O vírus Epstein-Barr é um herpes-vírus humano que infecta as células B e causa mononucleose infecciosa, estando associado a linfoma de Burkitt, doença de Hodgkin (OMIM 236000), carcinoma nasofaríngeo (OMIM 607107) e outros tumores sólidos.

O vírus da hepatite B está epidemiologicamente associado ao câncer hepático (OMIM 114550), o mais frequente tumor de fígado e uma das neoplasias letais mais prevalentes no mundo. O herpes-vírus humano 8 infecta linfócitos B em divisão, sendo encontrado em pacientes com aids que desenvolvem sarcoma de Kaposi (OMIM 148000), por isso é também conhecido como herpes-vírus do sarcoma de Kaposi; a presença do vírus em pacientes com sarcoma de Kaposi relacionado à aids é uma condição necessária, porém não suficiente para o desenvolvimento desse tipo de câncer.

O papilomavírus humano contém genes que se expressam em sua fase inicial, cujos produtos induzem a transformação maligna das células infectadas. Entre esses genes virais, *e6* e *e7* codificam proteínas que têm como alvo as proteínas supressoras de tumor humanas RB1 e p53, respectivamente, estando associados, portanto, ao câncer cervical (OMIM 603956).

Os tumores causados por vírus de RNA têm sido encontrados em muitos vertebrados, inclusive no homem. Como esses vírus transformam as células de animais em células cancerosas, são conhecidos como retrovírus de transformação aguda. O primeiro desses retrovírus foi descoberto em 1910 por Francis Peyton Rous. Estudando sarcomas em galinhas, observou que os extratos desses tumores causavam a formação de novos sarcomas, quando injetados em galinhas sem tumores. Várias décadas mais tarde, o agente do extrato que causara os sarcomas foi identificado como sendo um retrovírus e foi denominado vírus do sarcoma de Rous (RSV, de *Rous sarcoma virus*). O RSV é um dos carcinógenos mais potentes. Seu genoma contém quatro genes em uma sequência codificadora única (sem íntrons). São eles: *gag*, que codifica a proteína do capsídeo viral; *pol*, que codifica a transcriptase reversa; *env*, que codifica as pontas proteicas do envelope viral; e o oncogene *src* (derivado de sarcoma), que codifica a proteinoquinase ligada à membrana. O genoma viral carrega também seu próprio promotor, produzindo grandes quantidades dos produtos virais. Entre os vírus de transformação aguda, encontram-se numerosos proto-oncogenes.

Os retrovírus que possuem oncogenes transformam rapidamente as células infectadas, enquanto aqueles que não os apresentam transformam-nas mais lentamente e não conseguem fazer isso *in vitro*. A capacidade dos vírus não oncogênicos para transformarem as células é explicada pela inserção de sequências reguladoras, promotoras ou amplificadoras próximas aos proto-oncogenes do genoma do hospedeiro.

Existem pelo menos três retroviroses humanas: a do HTLV-I (vírus da leucemia das células T humanas), que causa um tipo incomum de leucemia, endêmico no Japão, no Caribe, na América do Sul e na África; a do HTLV-II, responsável por outra variante da leucemia linfocítica; e a do HTLV-III, atualmente denominado HIV (vírus da imunodeficiência humana), que causa a síndrome de imunodeficiência adquirida (aids). Esses três vírus possuem um gene, designado *tat*, cujo produto parece controlar a replicação viral. A integração dos genomas retrovirais no genoma do hospedeiro se dá ao acaso, podendo ocorrer em qualquer sítio. As células leucêmicas de uma pessoa infectada são clonais, mas o sítio de integração é diferente para cada pessoa.

12.10 Sistemas de defesa do organismo humano

A frequência do câncer só não é mais alta porque o organismo humano possui sistemas de defesa para evitar a divisão celular descontrolada. Esses sistemas são descritos a seguir.

12.10.1 Sistema íntegro de reparo do DNA

A replicação do DNA é incrivelmente correta, pois os genes, além de produzirem enzimas como as polimerases e as ligases, também controlam a fidelidade da replicação, por meio das enzimas de reparo que detectam e eliminam qualquer dano ao DNA, substituindo o segmento alterado (ver Fig. 12.16).

O reparo deficiente do DNA, causado por mutações nos genes *MMR* e outros, resulta em uma instabilidade genômica caracterizada por mutações generalizadas, quebras cromossômicas e aneuploidias em todo o genoma, o que pode comprometer a regulação do ciclo celular, levando à formação de tumores. Por exemplo, indivíduos afetados por xeroderma pigmentoso de tipos variados, ataxia-telangiectasia, síndrome de Bloom, vários tipos de anemia de Fanconi e síndrome de Werner, apresentam defeitos no sistema de reparo do DNA e alta suscetibilidade a certos tipos de câncer.

12.10.2 Função imunológica íntegra

A integridade da função imunológica é outro mecanismo de defesa do organismo contra as células cancerosas, já que, por intermédio de anticorpos e citocinas, combatem (entre outras funções) as células cancerosas, muitas das quais possuem antígenos específicos, estranhos à bagagem antigênica normal do organismo (p. ex., os antígenos específicos do câncer de próstata).

As células T auxiliares (TCD4) produzem citocinas, como interferons e fatores de necrose tumoral, que atacam as células cancerosas e fazem cessar o crescimento do tumor. As células T citotóxicas (TCD8) atacam as células cancerosas, ligando-se a elas fisicamente, mediante união de dois peptídeos de superfície que formam os receptores das células T, pelos quais se ligam a antígenos estranhos. Quando uma célula T citotóxica encontra uma célula cancerosa, esses receptores colocam as duas células em contato físico e a célula T citotóxica libera uma proteína chamada perforina, que perfura a membrana da célula cancerosa. Essa perfuração desequilibra o fluxo de substâncias químicas para dentro e para fora da célula cancerosa, levando-a à morte. Existe outro mecanismo que resulta na sinalização para o início da apoptose, envolvendo a ativação de um receptor na membrana da célula cancerosa.

12.10.3 Apoptose, morte celular programada ou suicídio celular

Quando algum componente essencial da célula está danificado ou algum de seus sítios de controle está desregulado, a célula entra em apoptose ou morte celular programada. Por exemplo, dano ao DNA, ativação de um oncogene, ou inativação de um gene supressor de tumor, todos esses fatores podem desencadear a apoptose. A destruição da célula é ruim para a célula em si, porém é bom para o organismo como um todo: os perigos potenciais para o organismo, por mutações carcinogênicas, são muito maiores do que o pequeno preço pago pela perda de uma única célula. É possível que os tumores que afetam os tecidos do organismo humano surjam de uma rara célula geneticamente anormal, que escapa do programa da apoptose.

As células cancerosas usam vários meios para escapar da apoptose, como a inativação da proteína p53, que entre suas muitas funções ajuda, normalmente, a desencadear o suicídio celular, por algumas ou muitas células tumorais, reduzindo a probabilidade de eliminação das células com problemas; e a produção, pelas células cancerosas, de grandes quantidades da proteína da membrana mitocondrial BCL2 (produto do gene *BCL2*), que impede a eficiência da apoptose.

A capacidade de evasão da apoptose contribui não só para a expansão do tumor, mas também para maior resistência deste à terapia. Durante muitos anos, pensou-se que a terapia química ou por radiação matava as células malignas diretamente, danificando muito seu DNA. Hoje, sabe-se que o tratamento danifica em grau menor o DNA. Contudo, nas células afetadas, em que o dano não pode ser reparado com facilidade, ocorre morte celular maciça. Essa descoberta significa que as células cancerosas capazes de escapar da apoptose responderão menos ao tratamento.

12.10.4 Ausência de telomerase e encurtamento dos telômeros na divisão celular

Outro sistema de defesa é um mecanismo que "conta e limita o número total de vezes que as células podem reproduzir-se", relacionado com a apoptose. Normalmente, quando as células são cultivadas *in vitro*, sua população dobra a cada dia, mas, após um número previsível de duplicações – 50 a 60 em células humanas –, o crescimento cessa, momento em que as células são consideradas senescentes. Na ocasião apropriada, tais células entram em apoptose. É isso que acontece em células cujos genes supressores de tumores estão intatos. As células que apresentam esses genes mutantes ou inativados continuam a se dividir, depois que as outras entram em senescência. Finalmente, as sobreviventes atingem um segundo estágio, chamado crise, no qual morrem em grande número. Uma célula, no entanto, pode escapar dessa crise e tornar-se imortal: essa célula e suas descendentes se multiplicarão de forma indefinida.

Os dispositivos celulares que indicam o número de duplicações pelas quais uma população de células normais passa são os telômeros, segmentos de DNA nas extremidades dos cromossomos que limitam a capacidade de expansão indefinida da célula, devido ao seu encurtamento a cada ciclo de divisões – e a inativação ou ausência da enzima telomerase, cuja função é reconstituir os telômeros, após cada ciclo mitótico (**Fig. 12.18**; ver também Cap. 3).

Se o sistema de contagem feito pelos telômeros ocorresse de maneira adequada nas células cancerosas, sua proliferação excessiva seria abortada antes de os tumores se tornarem muito grandes. Mas esse sistema de defesa é avariado durante o desenvolvimento da maioria das células cancerosas, pela ativação do gene que codifica a enzima telomerase. Essa enzima, possivelmente ausente na maioria das células normais, porém presente em quase todas as células tumorais, repõe sistematicamente os segmentos teloméricos que são, em geral, podados durante cada ciclo celular. Assim, ela mantém a integridade dos telômeros e capacita as células a se replicarem eternamente.

Essa imortalidade celular é problemática em vários aspectos: permite que os tumores cresçam e dá tempo às células pré-cancerosas, ou já cancerosas, de acumularem mutações adicionais que aumentarão sua capacidade para se reproduzir, invadir outros tecidos e formar metástases.

Se a telomerase puder ser bloqueada nas células cancerosas, seus telômeros encurtarão de novo sempre que elas se dividirem, levando-as à apoptose ou à crise.

12.11 Fatores de risco e de prevenção

Os principais fatores de risco para o desenvolvimento do câncer são substâncias químicas, radiações e vírus. Qualquer fator que danifique o DNA tem potencial carcinogênico. O DNA não reparado ou mal reparado introduz mutações que, se ocorrerem em proto-oncogenes ou em genes supressores de tumor, podem causar o descontrole do ciclo celular, da inibição por contato e da invasão celular. Por isso se considera que a maioria das substâncias mutagênicas é também carcinogênica. Por outro lado, os agentes carcinogênicos que não são mutagênicos promovem o crescimento de tumores iniciados pelos mutagênicos.

Figura 12.18

Nas células somáticas normais, os telômeros encurtam-se levemente a cada divisão celular. Quando atingem uma extensão crítica, os cromossomos tornam-se instáveis e a célula cessa suas divisões. Nas células germinativas normais e nas células cancerosas, a telomerase ativa continua adicionando nucleotídeos aos telômeros, reajustando continuamente o relógio celular. A parte B mostra como as extremidades de um cromossomo continuam crescendo – a telomerase atua como molde e enzima.

Fonte: Lewis.[20]

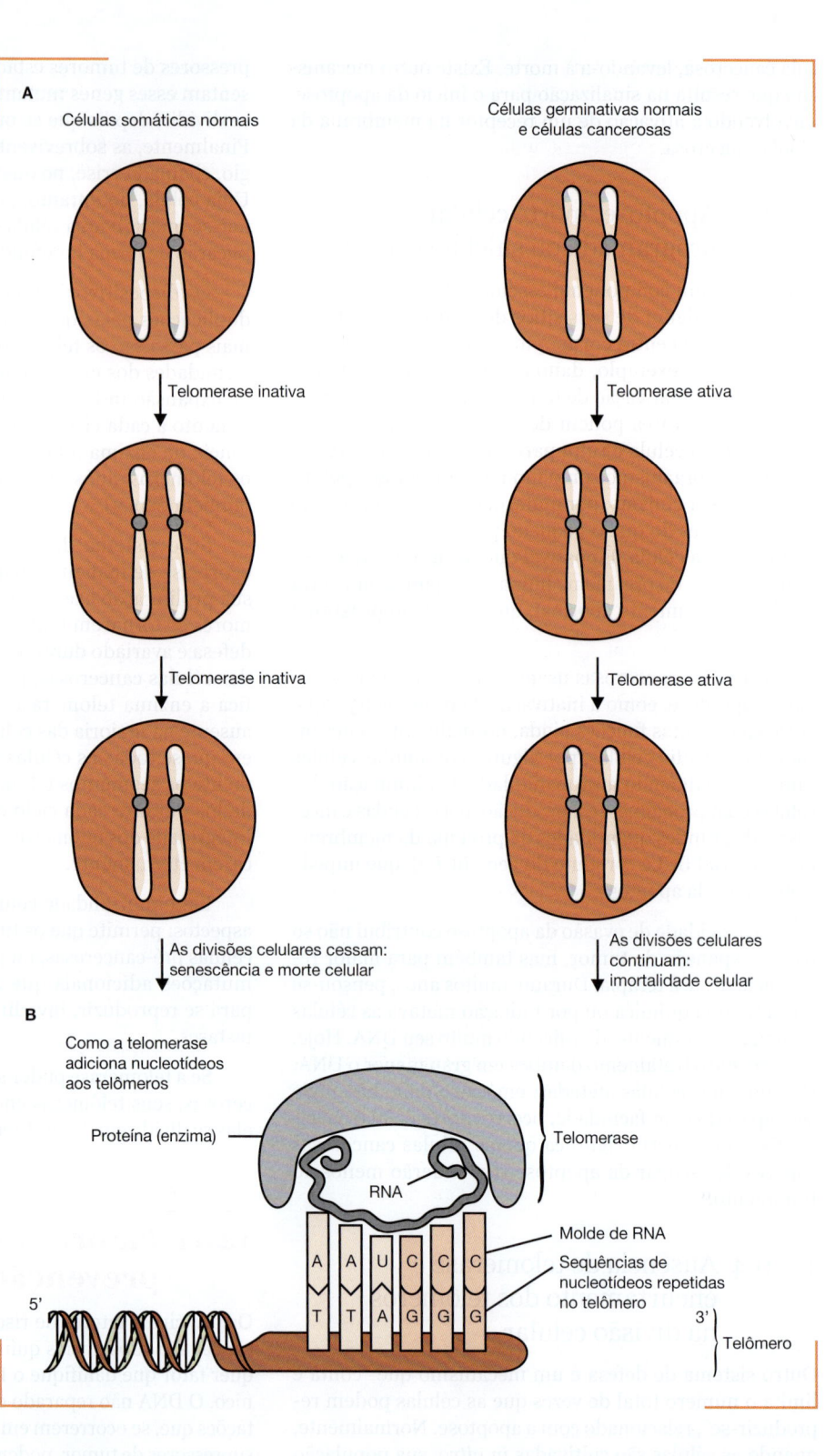

A

Células somáticas normais — Telomerase inativa → Telomerase inativa → As divisões celulares cessam: senescência e morte celular

Células germinativas normais e células cancerosas — Telomerase ativa → Telomerase ativa → As divisões celulares continuam: imortalidade celular

B

Como a telomerase adiciona nucleotídeos aos telômeros

- Proteína (enzima)
- RNA
- Telomerase
- Molde de RNA
- Sequências de nucleotídeos repetidas no telômero
- Telômero

5' ... A A U C C C ...
      T T A G G G
3'

Talvez o carcinógeno mais significativo em nosso ambiente seja a fumaça do tabaco, que contém diversos produtos químicos causadores de câncer. Os epidemiologistas estimam que cerca de um terço das mortes por câncer humano está associado ao tabagismo. Além do câncer, o tabaco pode causar outras doenças pulmonares, como a asma, o enfisema pulmonar e a doença pulmonar obstrutiva crônica.

O consumo de carnes vermelhas e de gordura animal está associado com alguns cânceres como os de colo, próstata e mama. Não estão claros os mecanismos pelos quais essas substâncias podem contribuir para a carcinogênese, mas podem envolver a estimulação da divisão celular por meio de hormônios ou a criação de produtos químicos carcinogênicos durante o cozimento. O álcool pode causar inflamação do fígado e contribuir para o câncer hepático.

Produtos naturais também podem ser carcinogênicos. A aflatoxina B1, componente de um mofo que cresce no amendoim e no milho, é um dos produtos químicos mais carcinogênicos que se conhece. A aflatoxina causa a substituição da base G por T no códon 249 do gene supressor de tumor *TP53*, convertendo a arginina em serina e inativando, assim, o produto desse gene. Além disso, a aflatoxina B1 pode agir sinergicamente com as infecções das hepatites B e C. A maioria dos carcinógenos químicos, como as nitrosaminas, é componente de substâncias sintéticas, que são encontradas em algumas carnes em conserva; entretanto, muitas substâncias são de ocorrência natural. Por exemplo, os pesticidas e antibióticos naturais encontrados em plantas podem ser carcinogênicos, e o próprio corpo humano cria agentes alquilantes no ambiente ácido do intestino. Entretanto, essas observações não diminuem os graves riscos de câncer para certas populações específicas, que estão expostas a carcinógenos produzidos pelos humanos, como os pesticidas sintéticos e o asbesto.

As lesões de DNA, originadas pela radiação natural (p. ex., raios X e luz ultravioleta), substâncias da dieta natural e substâncias do ambiente externo contribuem para a maioria das mutações causadas pelo ambiente, que levam ao câncer. Além disso, o metabolismo normal cria produtos finais oxidantes, que podem danificar DNA, proteínas e lipídeos. Pensa-se que o corpo humano sofre cerca de 10 mil lesões danosas ao DNA por dia, devido aos radicais de oxigênio livres. As enzimas de reparo do DNA eliminam de maneira satisfatória a maior parte desses danos, embora alguns possam levar a mutações permanentes. O próprio processo de replicação do DNA é mutagênico. Por isso, substâncias como os fatores de crescimento ou os hormônios, que estimulam a divisão celular, são mutagênicos e/ou carcinogênicos.

Tanto a luz ultravioleta (UV) quanto as radiações ionizantes (como os raios X e gama) induzem danos ao DNA, sendo evidente que a UV da luz solar é indutora de câncer de pele.

Sabendo-se que as pessoas, em geral, estão expostas a vários mutagênicos encontrados na superfície terrestre, na água, nos alimentos, no ambiente de trabalho e no lazer, por que somente uma parte delas chega a desenvolver neoplasias? Uma possível explicação para isso seria a variabilidade genética que existe entre os indivíduos nas enzimas de reparo do DNA, no controle da vigilância imunológica e na capacidade metabólica de transformar determinadas substâncias em agentes carcinogênicos.

Há pessoas que fumam durante toda a vida e morrem idosas, sem apresentar qualquer problema respiratório. O que as protege? Um trabalho recente, publicado no periódico *New England Journal of Medicine*,[21] sugere que pessoas portadoras de uma variante do gene codificador da metalopeptidase 12 (*MMP12*; OMIM 601046) da matriz extracelular teriam menor risco de desenvolver doenças pulmonares como asma, enfisema pulmonar e doença pulmonar obstrutiva crônica, mesmo quando são fumantes ou expostas a condições ambientais negativas (como poluição ou exposição a agentes tóxicos). Entretanto, somente cerca de 10% das pessoas são portadoras dessa variante, ou seja, para a maioria, o tabagismo, além de causar câncer, aumenta muito o risco de outras doenças pulmonares.

No **Quadro 12.1** constam alguns fatores que podem diminuir os riscos de desenvolver câncer, assim como no **Quadro 12.2** estão alguns sinais de alerta quanto à possível presença de um tumor.

Quadro 12.1 Fatores que diminuem os riscos de câncer

Aprender a reconhecer os sinais de alerta sobre o câncer
Fazer exercícios regularmente
Ingestão frequente de fibras e vegetais crucíferos (brócolis, couve-flor, espinafre, etc.)
Limitar a exposição à luz solar
Limitar a ingestão de lipídeos
Não beber álcool ou fazê-lo com moderação
Não fumar
Evitar o sobrepeso ou a obesidade

Quadro 12.2 Sinais de alerta sobre a presença de um tumor

Alteração na aparência de um sinal ou de uma verruga
Dificuldade para engolir
Ferida que não cicatriza
Hemorragia ou sangramento incomum
Indigestão persistente
Mudança de hábitos fisiológicos intestinais e renais
Presença de um edema ou de um nódulo
Tosse ou rouquidão crônica

12.12 Perspectivas terapêuticas

A terapia genética do câncer há muito deixou de ser ficção científica, incorporando-se a laboratórios e testes clínicos no mundo todo. Desvendando-se os mecanismos básicos de funcionamento dos genes, criou-se uma perspectiva revolucionária no tratamento das neoplasias. Seu princípio é a reposição de um gene mutante por uma cópia correta, restaurando o funcionamento celular normal e alterando terapeuticamente o fenótipo maligno. Com base nas classes de genes participantes no desenvolvimento das neoplasias, as terapias genéticas podem ser divididas em três grupos:

1. Terapia de supressão do gene tumoral (TSGT), objetivando matar a célula ou alterar seu padrão de crescimento, comportamento, capacidade de invasão e disseminação metastática. Uma vez que o *TP53* é o gene mutante mais comum no câncer, influenciando a transcrição, o ciclo celular, a apoptose e a angiogênese, é natural que ele seja o principal alvo da TSGT.

    Sabe-se que a transdução de células cancerosas com o gene *TP53* inibe o crescimento e a angiogênese, induzindo a apoptose. Testes clínicos iniciais, utilizando retrovírus com vetores de *TP53*, mostraram resultados encorajadores. No entanto, a TSGT possui limitações: o número de genes que induzem ou mantêm o padrão de crescimento neoplásico é pequeno, e é difícil realizar a transdução de um número suficiente de células cancerosas para alcançar a cura. Ainda assim, as possibilidades terapêuticas desse mecanismo são excelentes: pode-se combinar a transdução com radiação ou quimioterapia. O *TP53* pode ser veiculado sistemicamente através de lipossomos ou utilizando-se a artéria hepática. Também está sendo estudado o uso de retrovírus que se repliquem apenas em células que tenham sofrido mutação nesse gene, o que resultaria na morte da célula.

2. Terapia do gene suicida, que consiste na transdução de um gene que transforma uma pró-droga atóxica em uma substância tóxica. Algumas pesquisas estão analisando a capacidade de genes da *E. coli* em ativar certos quimioterápicos. Alguns genes do vírus da herpes também parecem ser úteis na fosforilação do ganciclovir, causando inibição da síntese de DNA. Essa estratégia tem sido aplicada no tratamento de tumores cerebrais localizados, metástases hepáticas, metástases peritoneais e mesoteliomas. O uso de vetores tecido-específicos para inocular os genes e a associação dessa terapia com radioterapia podem melhorar os resultados da terapia do gene suicida no futuro.

3. Terapia genética imunomoduladora, que consiste em um método para induzir uma resposta imune contra as lesões metastáticas. Injeta-se na pele do paciente uma suspensão de células tumorais irradiadas geneticamente modificadas, que estimulam uma resposta imune sistêmica contra antígenos tumorais específicos. Existem alguns problemas que ainda precisam ser solucionados para que essa estratégia realmente funcione: ainda são conhecidos poucos antígenos tumorais específicos que possam ser utilizados como alvos; em muitos estudos, a atividade antitumoral foi eficaz apenas contra cânceres relativamente pequenos e localizados, e os custos dessa abordagem são razoavelmente elevados. A combinação de vacinas de citocinas e moléculas coestimuladoras e a inoculação intratumoral do vetor são alternativas para melhorar a eficácia dessa estratégia sem aumentar demasiadamente os custos.

Nos últimos 50 anos, pouco mudaram as taxas de mortalidade por câncer. A pequena redução verificada deveu-se principalmente a mudanças dos hábitos de vida ou a métodos mais eficazes de diagnóstico. Apesar do avanço do conhecimento sobre a genética molecular do câncer, a maioria das terapêuticas ainda abrange cirurgias, coquetéis de quimioterápicos e irradiação. O objetivo atual do tratamento do câncer continua sendo a tentativa de eliminar as células que se multiplicam permanentemente em desacordo com o ambiente das células normais, que pouco se dividem.

Novos fármacos eficazes de origem gênica estão surgindo e constituem um grupo de terapias direcionadas ao câncer. Essas terapias inibem, em determinados grupos de pacientes, a atividade dos produtos dos oncogenes envolvidos no crescimento dos tumores. Por exemplo, já foi desenvolvida uma droga para o tratamento da LMC, com atividade inibidora da tirosinoquinase. Esse medicamento foi escolhido porque inibia esse tipo de tumores em camundongos, sendo então submetido a testes clínicos em humanos. Os resultados dos primeiros testes clínicos foram animadores. Além disso, descobriu-se que esse fármaco também é eficaz para outras formas de câncer, como outros tipos de leucemia e tumores do estroma gastrintestinal.

Outro fármaco é um anticorpo monoclonal que vem sendo usado no tratamento do câncer de mama, causando a morte das células tumorais. Quando administrado com outros quimioterápicos, reduz a recorrência do câncer e aumenta a sobrevida dos pacientes, em comparação ao uso apenas da quimioterapia.

Essas drogas potentes, porém, apresentam efeitos colaterais importantes: insuficiência hepática, com o uso do primeiro fármaco mencionado, ou insuficiência cardíaca, com o uso do segundo. Outro efeito colateral importante é que praticamente todos os pacientes acabam desenvolvendo resistência a essas drogas. Tal resistência pode ser causada por amplificações gênicas ou mutações secundárias que ocorrem nos genes cujos produtos são os visados por essas terapias. Com o objetivo de eliminar esses efeitos indesejáveis, estão sendo pesquisados novos agentes terapêuticos contra os tumores que se tornaram resistentes.

O diagnóstico e a terapêutica do câncer vêm recebendo aportes promissores de uma área de estudo relativamente nova: a análise do **transcritoma**, ou seja, análise global da expressão gênica. Todas as células de um organismo possuem o mesmo genoma, mas, em cada tipo de célula ou tecido, certos genes são expressos de forma intensa, outros pouco se expressam e muitos não se expressam. A análise do transcritoma proporciona os chamados perfis de expressão gênica, que, para o mesmo genoma, podem variar de célula para célula ou de um tipo de tecido para outro. Desse modo, conhecendo-se os padrões normais de expressão gênica, há boas perspectivas para o conhecimento também dos perfis de expressão gênica em células anormais e em doenças. Por exemplo, o exame do perfil de expressão gênica de um tumor pode ajudar no diagnóstico do tipo desse tumor, na determinação da probabilidade de metástases tumorais e na estratégia de tratamento mais eficaz.

12.12.1 Terapias epigenéticas para o câncer

No processo de desenvolvimento do câncer, há acúmulo de erros genéticos e epigenéticos transformando a célula normal em células invasivas ou células tumorais metastáticas. Alterações nos padrões de metilação do DNA mudam a expressão de genes associados ao câncer, entre eles os genes supressores tumorais e os oncogenes. Atualmente, são poucas as terapias que utilizam os conhecimentos epigenéticos no tratamento do câncer; por exemplo, as que se utilizam de nucleosídeos análogos aos do DNA, como a substância azacitidina, um análogo a nucleosídeos que se incorpora no DNA em replicação inibindo a metilação e reativando os genes previamente silenciados. Essa terapia está em estudo, em especial para doenças em que ocorre hipermetilação de genes, como as síndromes mielodisplásicas e as leucemias.

O uso do oligonucleotídeo antisense MG98 (que baixa os níveis de DNMT1) na primeira fase das triagens clínicas e na marcação de tumores sólidos e células cancerosas dos rins, mostra resultados promissores. As análises moleculares de biópsias de cânceres de cabeça e pescoço, seguidas do tratamento com MG98, revelaram a desmetilação de genes supressores de tumor que se encontravam metilados e também de oncogenes que se encontravam metilados anteriormente ao tratamento. O ácido valproico está sendo usado para induzir a morte das células tumorais e conter o crescimento do tumor. Combinações de terapias epigenéticas (agentes desmetiladores associados com inibidores de histona-desacetilases [HDACs]) ou terapias epigenéticas seguidas de quimioterapias convencionais (ou imunoterapias), talvez sejam mais efetivas, porque elas podem reativar genes silenciados, incluindo genes de supressão tumoral, que favorecem a ativação de células para agirem de acordo com essas terapias, matando as células cancerosas. Para o futuro, o grande desafio será diminuir ou eliminar os efeitos tóxicos em células normais, assegurando os efeitos das drogas sobre os genes marcados das células tumorais.

12.13 Cancer Genome Anatomy Project (Projeto da Anatomia Genômica do Câncer)

É relativamente recente o conhecimento de que, dos 20 mil a 25 mil genes já identificados no genoma humano, certa parcela apresenta mutações relacionadas direta ou indiretamente com o câncer. Está em andamento um projeto federal norte-americano de triagem sistemática do genoma humano, a fim de detectar genes que estão mutados em vários tipos diferentes de cânceres. O objetivo do Cancer Genome Anatomy Project (CGAP, Projeto da Anatomia Genômica do Câncer) é compreender os perfis de expressão dos genes de células normais, pré-cancerosas e cancerosas. Os dados do CGAP são disponibilizados a todos os pesquisadores em câncer no *site*.

⚠ Resumo

O câncer consiste em um grupo de doenças complexas, com comportamentos diferentes, conforme o tipo celular do qual se originam. As doenças que compõem o câncer variam em sua idade de início, velocidade de desenvolvimento, capacidade invasiva, seu prognóstico e sua capacidade de resposta ao tratamento. No entanto, no nível molecular, todos os tipos de câncer apresentam características comuns, que os reúnem em uma classe abrangente de doenças.

As principais características que distinguem as células cancerosas das células normais são: crescimento e multiplicação descontrolados; perda da inibição por contato; perda da afinidade celular específica; perda da dependência do fator de crescimento; insensibilidade aos sinais externos de interrupção do crescimento; resistência à apoptose; propriedades imunológicas diferentes; desdiferenciação; capacidade para estimular ininterruptamente a angiogênese e para formar metástases; maior e mais rápida captação de glicose do que a das células normais; utilização de metabolismo anaeróbio; alterações morfológicas e fisiológicas e imortalidade.

Principais aspectos genéticos do câncer humano: o câncer pode ser hereditário ou familiar (1%) ou esporádico (cerca de 99%). No câncer familiar, há alta frequência de vários tipos de tumores em uma mesma família, podendo ser, em alguns casos, de herança mendeliana simples, porém sendo em sua maioria de herança multifatorial. Existe associação entre vários tipos de câncer e anomalias cromossômicas, e alguns tipos estão associados ao reparo defeituoso do DNA. Os genes cujas mutações causam o câncer se classificam em duas categorias: os proto-oncogenes, que controlam o crescimento e a diferenciação celular normal, mas, se ativados, transformam-se em oncogenes, e os genes supressores de tumor, que são os genes protetores e de manutenção, que inibem o crescimento celular anormal, reparam danos do DNA e mantêm a estabilidade genômica.

Vários fatores epigenéticos, isto é, que afetam a expressão dos genes de modo hereditário, sem alterar a sequência do DNA (p. ex., fatores de crescimento e seus receptores, fatores de transcrição nuclear e modificações da cromatina) e ambientais (p. ex., radiações, substâncias químicas e vírus) predispõem ao câncer. Os mecanismos principais de alterações epigenéticas são a metilação do DNA, as modificações de histonas e ação de RNAs não codificadores. Na transformação maligna da célula ocorrem modificações importantes, como a perda da metilação em oncogenes e em genes prometastáticos, a hipometilação geral dos elementos repetitivos e a hipermetilação de genes supressores de tumor, genes de moléculas de adesão, genes do reparo do DNA e em genes inibidores de metástases. No processo de desenvolvimento do câncer, há acúmulo de erros genéticos e epigenéticos transformando a célula normal em células invasivas ou células tumorais metastáticas.

A sequência de eventos que ocorre na formação de um tumor maligno no tecido epitelial inicia-se em uma célula geneticamente alterada, que aumenta sua capacidade de proliferação, mesmo quando deveria estar em repouso, dividindo-se a ponto de constituir uma hiperplasia; se uma célula dessas sofrer outra mutação que leve ao descontrole do crescimento celular, pode formar-se uma displasia, cujas células são anormais em forma e orientação; se ocorrer nova mutação, essas células poderão constituir um câncer *in situ* que pode permanecer contido indefinidamente ou, ocorrendo novas mutações, transformar-se em um câncer invasivo, espalhando-se para outros tecidos pelos vasos sanguíneos ou linfáticos e formando metástases, que causam a desorganização de órgãos vitais e levam à morte do indivíduo.

A formação de tumores hereditários pode ser explicada pela hipótese dos dois eventos, segundo a qual a alteração maligna requer duas mutações, isto é, uma germinativa e outra somática. Os indivíduos que herdam a mutação germinativa apresentam essa mutação em todas as suas células, mas o tumor só se inicia quando ocorre uma segunda mutação no outro alelo, em uma das células somáticas envolvidas. Nos tumores de caráter esporádico ou não hereditário, os indivíduos não apresentam a mutação germinativa, sendo necessárias duas mutações somáticas na mesma célula, ao longo da vida, para ocorrer a alteração maligna, o que é muito mais raro. Hoje, essa hipótese é aceita como uma explicação para muitas neoplasias familiares, mas nem sempre se trata de uma mutação, pois um gene supressor de tumor pode ser silenciado por alterações epigenéticas. Por outro lado, a hipótese da haploinsuficiência, ou seja, quando uma única cópia funcional de um gene não é suficiente para produzir um fenótipo normal, de modo que as mutações de perda de função nesse gene produzem um caráter dominante, baseia-se em estudos que demonstraram a ocorrência de câncer por alteração de genes supressores de tumor, mesmo estando presente somente um alelo mutado. A haploinsuficiência não resulta diretamente em um determinado fenótipo neoplásico, necessitando de outros eventos promotores de tumor, como mutação oncogênica, alteração de outro gene supressor de tumor ou alterações epigenéticas.

Existem duas classes de genes que constituem apenas uma pequena proporção do genoma inteiro, mas têm papéis importantes no desencadeamento do câncer. Em sua configuração normal, fazem parte do ciclo vital da célula – sequência de eventos pelos quais uma célula cresce e se divide. Esses genes são os proto-oncogenes e os genes supressores de tumor (ou antioncogenes): os primeiros regulam o crescimento celular e a diferenciação normais, enquanto os últimos regulam o crescimento anormal, inibindo-o. Conjuntamente, alterações nessas duas classes de genes explicam de forma adequada a proliferação celular descontrolada observada nos cânceres humanos. As versões alteradas dos proto-oncogenes são denominadas oncogenes. Esses oncogenes são genes dominantes no nível celular que codificam proteínas estimuladoras do crescimento, contribuindo para o descontrole da divisão celular e o fenótipo maligno da célula. A maioria dos oncogenes apresenta mutações somáticas de ganho de função que causam cânceres esporádicos: é necessária uma única cópia de um oncogene para contribuir ao processo de múltiplas etapas na formação de um tumor. Os proto-oncogenes podem ser ativados por mutação pontual, amplificação e/ou superexpressão gênica, translocação cromossômica e ativação retroviral.

Os genes supressores de tumor ou genes de supressão tumoral são genes recessivos no nível celular cuja função é reprimir a divisão celular e ativar a apoptose, como um mecanismo normal de controle da proliferação celular. Por deleção ou mutação pontual, sua função pode ser perdida ou alterada, contribuindo para o desenvolvimento do câncer. Os genes supressores de tumor podem ser divididos em dois grandes grupos: os genes protetores (*gatekeepers*) e os genes de manutenção (*caretakers*).

As síndromes de câncer hereditário são afecções genéticas cujas neoplasias malignas parecem se aglomerar em certas famílias. Apenas uma pequena parcela dos cânceres relatados pode ser considerada parte de uma síndrome de câncer hereditário. A maior parte resulta de defeitos na replicação do DNA, em seus mecanismos de controle ou da ação de agentes carcinogênicos. Algumas das características clínicas associadas ao câncer hereditário são idade precoce na época do diagnóstico, múltiplas neoplasias em um mesmo indivíduo, muitos membros de uma mesma família apresentando igual tipo de neoplasia ou neoplasias relacionadas, múltiplas gerações acometidas, origem multicêntrica e ocorrência bilateral, quando em órgãos pares.

Nos cânceres comuns – colorretal, mama, pulmão e leucemias –, um pequeno grupo (talvez 5% dos casos) apresenta uma síndrome de câncer hereditário, na qual um gene dominante predispõe a neoplasias de vários órgãos, como mamas, ovários, cérebro, sistema digestório e precursores dos leucócitos. Esse grupo inclui as chamadas "famílias cancerosas". Além desses, cada tipo de câncer tem um pequeno grupo que se adapta ao padrão de um gene principal predisponente ao câncer do mesmo tipo. Um grupo muito maior, entretanto, parece ter grande influência ambiental, pois vem crescendo constantemente o número de substâncias químicas, agentes físicos e profissões associadas ao aumento da frequência de câncer.

As alterações cromossômicas presentes nas células neoplásicas podem ser generalizadas ou inespecíficas, como quebras e rearranjos observados nas síndromes com deficiência do reparo do DNA, e alguns tipos de aneuploidia, vistos nas pré-leucemias, antes de se manifestarem os sinais diagnósticos de leucemia, ou específicas para determinados tipos de tumores, como as translocações, inversões e deleções, muitas das quais têm significância diagnóstica e prognóstica. Os rearranjos cromossômicos podem reunir éxons de dois genes distantes, resultando um novo gene quimérico ou gene de fusão.

Os vírus de DNA e os vírus de RNA (retrovírus) podem causar câncer em animais e humanos, e, hoje, considera-se que cerca de 15% dos tumores malignos humanos estejam associados aos vírus. Assim como os outros fatores de risco, inclusive a predisposição hereditária para certos tipos de câncer, a infecção viral sozinha não é suficiente para desencadear cânceres humanos. Para acessar as enzimas sintetizadoras de DNA do hospedeiro, a maioria dos vírus necessita de uma célula hospedeira que esteja em estado de crescimento ativo. Por isso, muitos vírus contêm genes codificadores de produtos que estimulam o ciclo celular. Se essa célula hospedeira sobreviver, isso pode significar a perda do controle do ciclo celular e o início da gênese de um tumor.

No organismo humano, os sistemas de defesa para evitar a divisão celular descontrolada são sistema íntegro de reparo do DNA, função imunológica íntegra, apoptose, morte celular programada ou suicídio celular, ausência de telomerase e encurtamento dos telômeros na divisão celular.

Os principais fatores de risco para o desenvolvimento do câncer são substâncias químicas, radiações e vírus. Qualquer fator que danifique o DNA tem potencial carcinogênico.

Os principais fatores de prevenção contra o câncer são aprender a reconhecer os seus sinais de alerta, fazer exercícios regularmente, ingerir fibras e vegetais crucíferos (brócolis, couve-flor, espinafre, etc.), limitar a exposição à luz solar e a ingestão de lipídeos, não beber álcool ou fazê-lo com moderação, não fumar e evitar o sobrepeso ou a obesidade.

A terapia genética do câncer tem como princípio a reposição de um gene mutante por uma cópia correta, restaurando o funcionamento celular normal e alterando terapeuticamente o fenótipo maligno. Com base nas classes de genes participantes no desenvolvimento das neoplasias, as terapias genéticas podem ser divididas em três grupos: terapia de supressão do gene tumoral da célula, terapia do gene suicida e terapia genética imunomoduladora. Nos últimos 50 anos, a pequena redução verificada nessas taxas deveu-se principalmente a mudanças do modo de vida ou a métodos mais eficazes de diagnóstico. O objetivo atual do tratamento do câncer continua sendo a tentativa de eliminar as células que se multiplicam permanentemente em desacordo com o ambiente das células normais, que pouco se dividem. Entretanto, estão surgindo novos fármacos eficazes, de origem gênica, que constituem um grupo de terapias direcionadas ao câncer, mas apresentam efeitos colaterais importantes.

O diagnóstico e a terapêutica do câncer vêm recebendo aportes promissores de uma área de estudo relativamente nova: a análise do transcritoma, ou seja, análise global da expressão gênica. Todas as células de um organismo possuem o mesmo genoma, mas, em cada tipo de célula ou tecido, certos genes são expressos de forma intensa, outros pouco se expressam e muitos não se expressam. A análise do transcritoma proporciona os chamados perfis de expressão gênica, que, para o mesmo genoma, podem variar de célula para célula ou de um tipo de tecido para outro. Desse modo, conhecendo-se os padrões normais de expressão gênica, há boas perspectivas para o conhecimento também dos perfis de expressão gênica em células anormais e em doenças. Por exemplo, o exame do perfil de expressão gênica de um tumor pode ajudar no diagnóstico do tipo desse tumor, na determinação da probabilidade de metástases tumorais e na estratégia de tratamento mais eficaz.

Ainda são novas as terapias que utilizam os conhecimentos epigenéticos no tratamento do câncer; por exemplo, as que se utilizam de nucleosídeos análogos aos do DNA, que se incorporam ao DNA em replicação, inibindo a metilação e reativando os genes previamente silenciados. Esse tipo de tratamento é muito importante para doenças em que ocorre hipermetilação de genes, como as síndromes mielodisplásicas e as leucemias. Combinações de terapias epigenéticas (agentes desmetiladores associados com inibidores de histona-desacetilases [HDACs]) ou terapias epigenéticas seguidas de quimioterapias convencionais (ou imunoterapias), talvez sejam mais efetivas, porque elas podem reativar genes silenciados, incluindo genes de supressão tumoral, que favorecem a ativação de células para agirem de acordo com essas terapias, matando as células cancerosas. Para o futuro, o grande desafio será diminuir ou eliminar os efeitos tóxicos em células normais, assegurando os efeitos das drogas sobre os genes marcados das células tumorais.

O Cancer Genome Anatomy Project (CGAP, Projeto da Anatomia Genômica do Câncer)[23] consiste na triagem sistemática do genoma humano – a fim de detectar genes que estão mutados em vários tipos diferentes de cânceres – e na compreensão dos perfis de expressão dos genes de células normais, pré-cancerosas e cancerosas.

⚡ Teste seu conhecimento

1. Defina câncer, dê sua classificação e as características das células cancerosas.
2. Que aspectos genéticos sobre o câncer podem ser generalizados?
3. Cite alguns fatores epigenéticos que contribuem para o desenvolvimento do câncer.
4. O que as células cancerosas mostram quanto ao controle do ciclo celular?
5. Qual a consequência do reparo deficiente do DNA?
6. O que ocorre com a cromatina nas células cancerosas?
7. Como se desenvolve o câncer? Discuta o que foi lido em "Sequência de eventos que ocorrem na formação de um tumor maligno no tecido epitelial".
8. Comente os modelos existentes para explicar a carcinogênese.
9. O que são proto-oncogenes e como podem ser ativados, transformando-se em oncogenes? Exemplifique.
10. O que são genes supressores de tumor? Exemplifique.
11. O que você entende por genes protetores e genes de manutenção? Dê exemplos de cada tipo.
12. Existem genes formadores de metástases? Comente.
13. Quais os principais sistemas de defesa do organismo humano para evitar a divisão celular descontrolada?
14. Qual a relação entre o câncer e as síndromes com defeito no sistema de reparo do DNA?
15. Existem neoplasias de herança multifatorial? Dê exemplos.
16. Cite características e riscos familiares do câncer de mama hereditário.
17. Qual é o papel dos genes no desenvolvimento do câncer de pulmão?
18. Que associação existe entre neoplasias e alterações cromossômicas? Dê exemplos e comente a Tabela 12.10.
19. Relacione vírus e câncer.
20. Quais são os principais sistemas de prevenção contra o câncer do organismo humano?

Exercícios

1. Giovana tem 30 anos de idade e está preocupada com o risco de vir a desenvolver câncer de mama, uma vez que sua mãe teve esse tipo de câncer aos 38 anos e uma irmã, Sílvia, com 33 anos, apresentou recentemente um pequeno nódulo maligno no seio esquerdo.

   Sabe-se que 5% das mulheres com câncer de mama herdam uma mutação germinativa no gene *BRCA*, que determina suscetibilidade ao câncer. Os tumores desenvolvem-se quando uma mutação somática também afeta o outro alelo *BRCA1* situado no cromossomo homólogo, nas células mamárias.

   Responda às seguintes questões:
   a. Qual a função normal do gene *BRCA1*? Que tipos de mutações esse gene pode apresentar e como sua função se altera?
   b. Qual o risco de Giovana herdar o gene *BRCA1* mutado? Se essa mutação for por ela herdada, seria suficiente para causar-lhe câncer de mama? Justifique sua resposta.
   c. Quanto ao seu modo de ocorrência, como podem ser diferenciadas as formas hereditária e esporádica desse tipo de câncer?
   d. Quais são as evidências que mostram que o câncer de mama hereditário é geneticamente heterogêneo?

2. Determinado paciente apresenta um rim com tumor e outro saudável. Responda:
   a. Que etapas você estabeleceria para determinar se é um caso de tumor renal hereditário ou esporádico?
   b. Que explicação genética você daria nesse caso?

c. Que informações os pais do paciente devem receber antes de programar uma nova gestação?

3. Antônio, 34 anos, procura seu médico por apresentar distúrbios visuais intensos, principalmente diminuição da acuidade visual à direita. Após os exames específicos, Antônio teve diagnosticado um câncer de retina, denominado retinoblastoma, do qual foi operado. O médico, alertado de que esse tipo de câncer pode evoluir de forma precoce e rápida, indagou a Antônio sobre a existência, na família, de casos semelhantes ao seu. Antônio informou que, segundo consta, o seu é o primeiro caso de câncer de retina na família, que conta, além de seus pais, com quatro tios paternos (dois homens e duas mulheres) e uma tia e um tio maternos.

Moacir, amigo de Antônio, consultou o mesmo oftalmologista, pois sua filha Vanessa (8 anos) começou a ter um problema semelhante ao do amigo, apresentando grande deficiência de visão. Segundo o informante, em sua família não há outros casos como o dela, mas na de sua esposa há vários parentes que já apresentaram tumores, não só retinoblastoma, mas também hepatoma e meningioma. A avó materna de Vanessa também apresentara um quadro clínico semelhante que se agravou até à morte. A mãe e a irmã de Vanessa (Carmen e Valéria, respectivamente) parecem ser sadias. Por outro lado, o irmão mais novo de Carmen (Dalton) retirou cirurgicamente um hepatoma e passa bem. Por enquanto, Ivo (filho de Dalton) e Ana, Michele e Samuel (filhos de Valéria) não apresentam sintoma algum. Consta que Carmen teria tido um irmão que morreu pouco após o nascimento, com retinoblastoma bilateral.

a. Construa o heredograma da família de Antônio, assinalando o probando.
b. Construa o heredograma da família de Moacir, assinalando a probanda e os demais afetados.
c. Indique as diferenças entre as duas famílias quanto à presença, evolução e etiologia genética do câncer.
d. Indique se ambos os casos apresentam alguma relação com oncogenes ou com genes supressores de tumor. Explique.

4. Um estudo abrangeu cerca de cem famílias com a síndrome Li-Fraumeni (síndrome do câncer familiar). Essa síndrome caracteriza-se pela presença de tumores cerebrais e em outros órgãos, bem como sarcomas e leucemia. Os afetados herdam uma mutação germinativa no gene autossômico *TP53*. O câncer desenvolve-se quando o outro alelo desse gene sofre uma mutação somática. A proteína p53 atua na regulação do ciclo celular e apoptose.

Em uma família com essa síndrome, Roberto (25 anos) apresenta câncer ósseo. Duas irmãs de Roberto, já falecidas, Magali e Raquel, apresentavam, respectivamente, câncer de mama e osteossarcoma. O pai dos três irmãos morreu aos 32 anos, com a mesma doença do filho.

O gene *TP53* de Roberto foi sequenciado, tendo-se encontrado uma inserção de uma citosina (C) em uma sequência de quatro bases desse tipo (C). Essa mutação por inserção resultou em uma proteína p53 diminuída em 212 aminoácidos, com função prejudicada. Hilda, a filha de Roberto, e Téo, seu sobrinho, ambos sadios, também apresentam essa mutação.

Complete a genealogia, preenchendo os símbolos de todos os membros que herdaram ou parecem ter herdado a mutação germinativa do gene *TP53*.

Responda:
a. O que precisa ocorrer para que Hilda ou Téo venham a apresentar câncer?
b. Como uma mutação envolvendo apenas a inserção de uma base (citosina) pode causar uma mudança tão drástica na proteína p53: diminuição de 212 aminoácidos, com prejuízo de função?
c. Qual é a função especial do gene *TP53*?

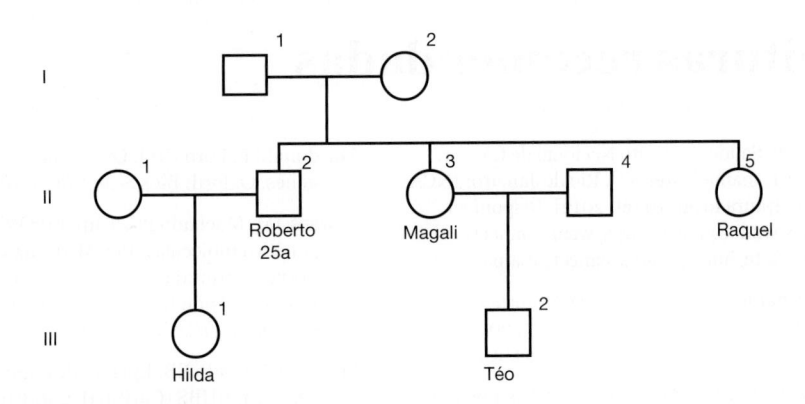

Referências

1. Read A, Donnai D. Genética clínica: uma nova abordagem. Porto Alegre: Artmed; 2008.
2. Klug WS, Cummings MR, Spencer CA, Palladino MA. Conceitos de genética. 9. ed. Porto Alegre: Artmed; 2010.
3. Weinberg RA. How cancer arises. Sci Am. 1996;275(3):62-70.
4. Splendore A. Para que existem as regras de nomenclatura genética? Rev Bras Hemato Hemoter. 2005;27(2):148-52.
5. Alberts B, Bray D, Lewis J, Raff M, Roberts K, Watson JD. Molecular biology of the cell. 2nd ed. New York: Garland; 1989.
6. Hartl DL, Jones EW. Genetics: analysis of genes and genomes. 7th ed. Sudbury: Jones and Bartlett; 2009.
7. OMIM: online Mendelian nheritance in man [Internet]. Bethesda: NCBI; c2012 [capturado em 25 ago. 2012]. Disponível em: http://www.ncbi.nlm.nih.gov/omim.
8. Luderer AA, Weetall HH, editors. The human oncogenic viruses: molecular analysis and diagnosis. Clifton: Humana; 1986.
9. Mueller RF, Young ID. Emery's elements of medical genetics. 10th ed. Edinburg: Churchill Livingstone; 1998.
10. Gelehrter TD, Collins FS, Ginsburg D. Principles of medical genetics. 2nd ed. Baltimore: Williams & Wilkins; 1998.
11. Nussbaum RL, McInnes RR, Willard HF. Thompson e Thompson: genética médica. 7. ed. Rio de Janeiro: Elsevier; 2008.
12. Lewis R. Human genetics: concepts and applications. 4th ed. Boston: McGraw-Hill; 2001.
13. National Human Genome Research Institute. Breast cancer information core: an open access on-line breast cancer mutation data base [Internet]. Bethesda: NIH; 2009 [capturado em 10 set. 2012]. Disponível em: http://research.nhgri.nih.gov/bic/.
14. Martinez MAR. Estudo das alterações do microssatélites D6S251 e D6S252 no carcinoma basocelular esporádico [dissertação]. São Paulo: USP; 2006.
15. Muench KH. Genetic medicine. New York: Elsevier; 1988.
16. Jorde LB, Carey JC, Bamshad MJ, White RL. Genética médica. 2. ed. Rio de Janeiro: Guanabara Koogan; 2000.
17. Passarge E. Genética: texto e atlas. 3. ed. Porto Alegre: Artmed; 2011.
18. Brasil. Ministério da Saúde. Instituto Nacional de Câncer. Controle do câncer de mama: documento de consenso [Internet]. Rio de Janeiro: INCA; 2004 [capturado em 10 set. 2012]. Disponível em: http://bvsms.saude.gov.br/bvs/publicacoes/Consensointegra.pdf.
19. Lung Cancer Gene Database [Internet]. Hudson: LuGenD; c2009 [capturado em 10 set. 2012]. Disponível em: http://www.bioinformatics.org/LuGenD/.
20. Lewis R. Human genetics: concepts and applications. 2nd ed. Dubuque IR: Wm. C. Brown; 1997.
21. Hunninghake GM, Cho MH, Tesfaigzi Y, Soto-Quiros ME, Avila L, Lasky-Su J, et al. MMP12, lung function, and COPD in high-risk populations. N Engl J Med. 2009;361(27):2599-608.
22. Cancer Genome Anatomy Project [Internet]. Bethesda: NCI; c2012 [capturado em 10 set. 2012]. Disponível em: http://cgap.nci.nih.gov/cgap.html.

Leituras recomendadas

Brasil. Ministério da Saúde. Instituto Nacional de Câncer. Tipos de câncer: mama [Internet]. Rio de Janeiro: INCA; c1996-2012 [capturado em 10 set. 2012]. Disponível em: http://www2.inca.gov.br/wps/wcm/connect/tiposdecancer/site/home/mama/cancer_mama

Cancer Genome Characterization Initiative [Internet]. Bethesda: NCI; c2012 [capturado em 10 set. 2012]. Disponível em: http://cgap.nci.nih.gov/cgci.html.

Lima MAP, Rabenhorst SHB. Associação do vírus Epstein-Barr (EBV) com tumores sólidos. Rev Bras Cancerol. 2006;52(1):87-96.

Macdonald F, Ford CHJ. Oncogenes and tumor suppressor genes. Oxford: Bios Scientific; 1991.

Moraes JM, Machado PC. Tumor de Wilms: revisão da genética molecular. Rev Med Ana Costa [Internet]. 2003 [capturada em 15 set. 2012];8(4):82-92. Disponível em: http://www.revistamedicaanacosta.com.br/8(4)/artigo_1.htm.

Muller HR, Prado KB. Epigenética: um novo campo da genética. RUBS (Curitiba). 2008;1(3):61-9.

Robinson WM, Borges-Osório MR. Genética para odontologia. Porto Alegre: Artmed; 2006.

Scully C. Oncogenes, onco-suppressors, carcinogenesis and oral cancer. Br Dent J. 1992;173(2):53-9.

Silva Jr WA. Editorial: a importância dos estudos genéticos sobre câncer de pulmão. J Bras Pneumol. 2009;35(8):721-2

Tay JS. Molecular genetics of Wilms' tumour. J Paediatr Child Health. 1995;31(5):379-83.

Turnpenny P, Ellard S. Emery genética médica. 13. ed. Rio de Janeiro: Elsevier; 2009.

Vogel F, Motulski AG. Human genetics: problems and approaches. 3rd ed. Berlin: Springer; 1997.

Capítulo 13

Coagulopatias Hereditárias

13.1 O processo da hemostasia 434
    13.1.1 Vasoconstrição 434
    13.1.2 Aderência, agregação e liberação plaquetária 435
    13.1.3 Ativação do mecanismo de coagulação sanguínea 436
    13.1.4 Formação de fibrina 437
    13.1.5 Destruição do coágulo sanguíneo (fibrinólise) 437

13.2 Distúrbios vasculares e plaquetários hereditários 437
    13.2.1 Distúrbios vasculares hereditários 438
    13.2.2 Distúrbios plaquetários hereditários 438

13.3 Coagulopatias hereditárias 438
    13.3.1 Hemofilia A (hemofilia clássica) 439
    13.3.2 Hemofilia B (doença de Christmas) 440
    13.3.3 Doença de von Willebrand 442
    13.3.4 Outras deficiências hereditárias dos fatores de coagulação 443
    13.3.5 Avaliação pré-operatória da hemostasia 443

13.4 Estados hipercoaguláveis ou pré-trombóticos 445
    13.4.1 Deficiência de antitrombina III 445
    13.4.2 Deficiência de proteína C 446
    13.4.3 Deficiência de proteína S 447
    13.4.4 Mutação Leiden do fator V de coagulação, conferindo resistência à proteína C ativada 447
    13.4.5 Mutação G20210A do gene do fator II (protrombina) 447
    13.4.6 Alterações no sistema fibrinolítico 448

📄 Caso clínico

P. R., sexo feminino, 19 anos, procurou o serviço de cirurgia e traumatologia bucomaxilofacial, queixando-se de pericoronarite em terceiros molares.

Durante a anamnese, a paciente informou estar em tratamento hormonal – por apresentar menorragia constante – e com sulfato ferroso, por apresentar anemia. Foi indagada sobre alguma ocorrência familiar de distúrbios hematológicos, por terem sido observadas petéquias e equimoses no seu corpo. A mãe de P.R. informou que havia relatos de que a avó e a bisavó maternas da paciente haviam apresentado quadros hemorrágicos após procedimentos cirúrgicos, e que uma tia-avó materna havia falecido após intervenção cirúrgica, devido à intensa hemorragia na ferida operatória.

Foi solicitado que a paciente procurasse o serviço de hematologia, onde foram realizados os seguintes exames laboratoriais, tanto da paciente quanto de sua mãe e de seu irmão: tipagem sanguínea, tempo de sangramento, tempo de protrombina (TP), tempo de tromboplastina parcial ativada (TTPA), fator VIII e fator von Willebrand.

A paciente apresentou: TP – 20,0 s (11 a 15 s); TTPA – 35,85 s (24 a 35 s); fator VIII – 59,5 unidades/dL (40 a 150%); fator von Willebrand – 56,5 unidades/dL; grupo sanguíneo O. A mãe da probanda: TP – 18,85 s (11 a 15 s); TTPA – 32,25 s (24 a 35 s); fator VIII – 86 unidades/dL (40 a 150%); fator von Willebrand – 65,0 unidades/dL; grupo sanguíneo A. O irmão da probanda: TP – 18,05 s (11 a 15 s); TTPA – 32,65 s (24 a 35 s); fator VIII – 165,0 unidades/dL (40 a 150%); fator von Willebrand – 102,5 unidades/dL; grupo sanguíneo A.

Com base nos resultados acima, foi estabelecido o diagnóstico de doença de von Willebrand. O procedimento cirúrgico para remoção dos terceiros molares retidos foi realizado em ambiente hospitalar, sob anestesia geral com supervisão da equipe de hematologia e medicação profilática iniciando um dia antes da intervenção cirúrgica e prosseguindo no pós-operatório até completar 24 horas. Após esse período, a paciente passou a fazer uso por via oral de um comprimido a cada 8 horas até completar 48 horas de pós-operatório.

Comentário

Existem muitas mutações alélicas no gene *VWF* (OMIM 613160), localizado no cromossomo 12p13.3, resultando em cerca de 40 subtipos da doença de von Willebrand, os principais estando descritos na Tabela 13.4. Sendo a mais comum das coagulopatias hereditárias, essa doença é causada por uma deficiência e/ou anormalidade genética de uma glicoproteína multimérica plasmática, de alto peso molecular, chamada fator von Willebrand. Essa glicoproteína tem um papel importante nas primeiras fases da hemostasia, além de auxiliar a adesão de plaquetas nos locais de sangramento e unir-se ao fator VIII, agindo como uma molécula de transporte.

A doença de von Willebrand é autossômica dominante, de expressividade variável e penetrância incompleta. Seu diagnóstico requer atenção para três componentes: história pessoal de sangramentos mucocutâneos excessivos, história familiar de sangramentos excessivos e avaliação laboratorial que seja condizente com defeito do fator von Willebrand. O tipo 1, apresentado pela paciente, responde por 60 a 80% dos casos dessa doença.*

13.1 O processo da hemostasia

Vários mecanismos fisiológicos mantêm o sangue em um estado fluido constante, permitindo adequada perfusão dos tecidos, ao mesmo tempo em que outros mecanismos são responsáveis pela produção de coágulos ou trombos sanguíneos localizados, em situações de dano vascular endotelial, impedindo, assim, o extravasamento do sangue (hemorragia). Desse modo, pode-se dizer que a **hemostasia** (do grego, *haima* = sangue; *stasis* = detenção), também denominada **hemóstase**, se refere aos mecanismos gerais envolvidos na manutenção do equilíbrio sanguíneo interno. Esses mecanismos envolvem a estrutura e o funcionamento normais dos **vasos sanguíneos**, das **plaquetas** e dos **fatores de coagulação**. A **Figura 13.1** mostra a resposta hemostática normal a um dano vascular: a vasoconstrição, a adesão e a agregação das plaquetas às superfícies vasculares, e a ativação da cascata da coagulação sanguínea, para formar redes de fibrina que produzem, em conjunto, um tampão hemostático estável, ou coágulo, que impede a continuidade do sangramento. A formação do coágulo de fibrina denomina-se de **coagulação**, enquanto a sua dissolução constitui a **fibrinólise**. O processo da hemostasia pode ser dividido em cinco fases principais, abordadas a seguir.

13.1.1 Vasoconstrição

A vasoconstrição ocorre na região em que há rupturas ou lesões dos vasos sanguíneos. Embora essa primeira reação seja incapaz de estancar sozinha o sangramento, reduz a perda sanguínea. Quando a ruptura for de capilares sanguíneos e a elasticidade natural da parede dos vasos sanguíneos for normal, a vasoconstrição pode ser

---

* Caso clínico e comentário cedidos por Rogério Belle de Oliveira, Roger Lanes Silveira e Rosilene Andrea Machado à disciplina de Genética do curso de Mestrado em Cirurgia e Traumatologia Bucomaxilofacial da Faculdade de Odontologia da PUCRS.

Figura 13.1

O envolvimento dos vasos sanguíneos, das plaquetas e da coagulação sanguínea na hemostasia. ADP= difosfato de adenosina.

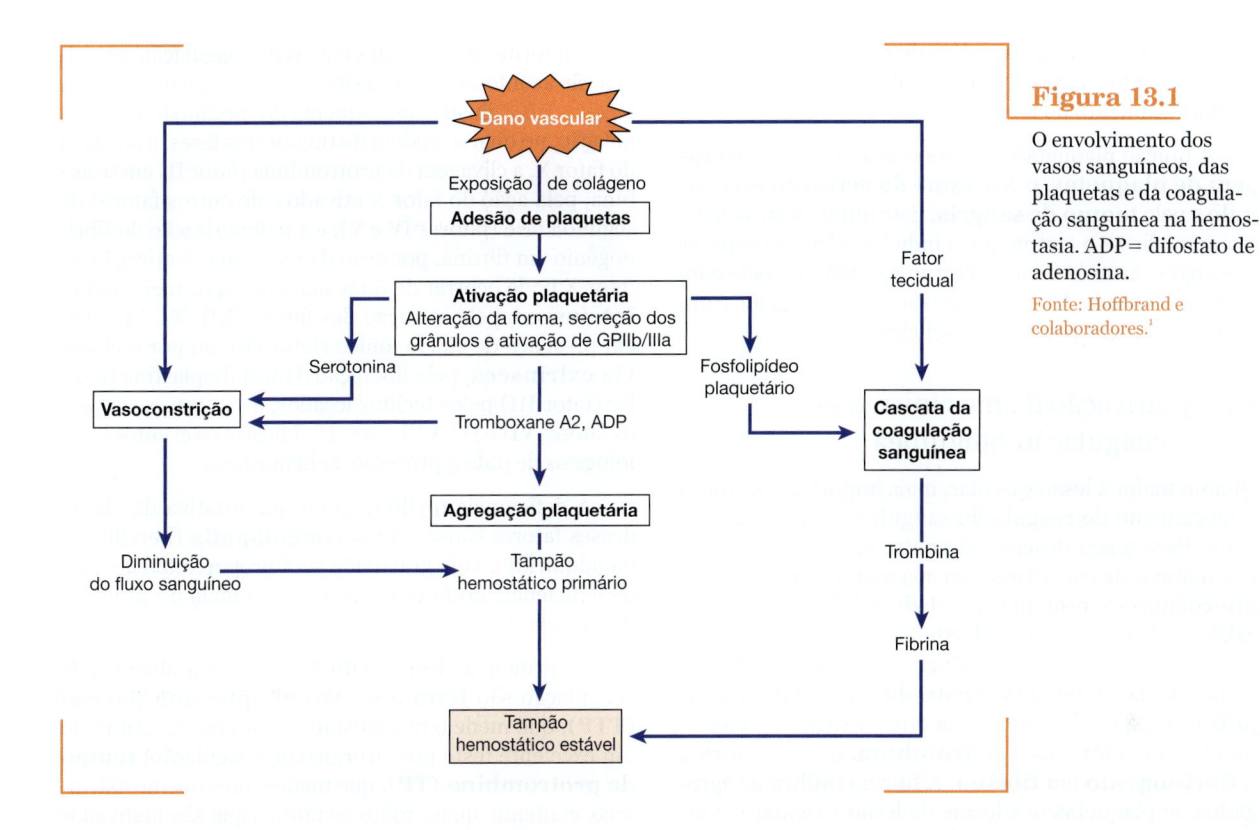

Fonte: Hoffbrand e colaboradores.[1]

suficiente para manter a hemostasia. No entanto, quando essa elasticidade está diminuída (p. ex., em pessoas idosas), é frequente a ocorrência de equimoses e hematomas nas regiões corporais muito vascularizadas e sujeitas a traumatismos, como o dorso das mãos e do antebraço.

A fragilidade vascular pode ser avaliada pela **prova do laço**, que consiste em garrotear o braço do indivíduo e, em uma área previamente demarcada da face interna do antebraço, contar o número de petéquias (pequenas manchas subcutâneas, semelhantes a picadas de insetos) que surgem. O normal é não haver petéquias, ou muito poucas.

13.1.2 Aderência, agregação e liberação plaquetária

Em lesões vasculares mais extensas, cresce a importância da ação das plaquetas. Em um primeiro momento, devem aderir à face interna do vaso lesado. Logo após, novas plaquetas vão se agregando às que já estão no local da lesão, formando-se um tampão capaz de vedar pequenas perfurações, como as produzidas por uma agulha hipodérmica. Finalmente, as plaquetas liberam várias substâncias, entre as quais um fator plaquetário, de natureza fosfolipídica, que auxilia no desencadeamento do mecanismo de coagulação.

As plaquetas são produzidas na medula óssea, por fragmentação do citoplasma dos megacariócitos, uma das maiores células do organismo, originando-se de mil a 5 mil de cada célula. A quantidade (150.000 a 450.000/ mm^3), composição química, sobrevida média (de 7 a 10 dias) e as dimensões das plaquetas são importantes para que suas funções de aderência, agregação e liberação se processem normalmente. Plaquetas muito grandes (como na síndrome de Bernard-Soulier) ou de composição deficiente (nas trombocitopatias e tromboastenia), em número reduzido (trombocitopenia) ou elevado (trombocitose) podem causar problemas hemorrágicos.

A principal função plaquetária é a formação do tampão mecânico durante a resposta hemostática normal à lesão vascular. Na ausência de plaquetas, pode ocorrer vazamento espontâneo de sangue de pequenos vasos. A imobilização das plaquetas nos sítios de lesão vascular requer interações específicas entre essas células e a parede vascular (adesão) e entre as próprias plaquetas (agregação). As plaquetas aderem à matriz subendotelial em consequência à lesão da parede vascular. Essas células secretam serotonina e tromboxane A2, que têm três funções: aumentar o processo de agregação plaquetária, aumentar a vasoconstrição e ativar os fatores X (fator Stuart-Prower) e II (protrombina) da coagulação sanguínea (**Tab. 13.1**). As plaquetas requerem a intervenção de uma proteína plasmática, denominada fator von Willebrand (VWF), que facilita a adesão plaquetária à matriz subendotelial do endotélio exposto. Em danos vasculares mais extensos, aumenta a importância da ação das plaquetas. Inicialmente, algumas plaquetas aderem à face interna do vaso lesado, depois novas células vão se agregando às que já estão nesse local, formando um tampão mecânico capaz de vedar pequenas perfurações. Por fim, as plaquetas liberam várias substâncias, entre as quais o fator von Willebrand, que, além de mediar a adesão plaquetária e a formação do tampão plaquetário, auxilia no desencadeamento do mecanismo de coagulação.

A função plaquetária pode ser avaliada pela **contagem de plaquetas**, pelo **exame da retração do coágulo** e pelo **tempo de sangria**. Este último teste consiste em medir-se o tempo que o indivíduo leva para parar de sangrar através de uma perfuração feita na pele com agulha ou lanceta. Um tempo de sangria prolongado é um indício de função plaquetária deficiente.

13.1.3 Ativação do mecanismo de coagulação sanguínea

Quanto maior a lesão vascular, mais importante se torna o mecanismo de coagulação sanguínea para a hemostasia. Para o seu desenvolvimento, concorrem fatores plasmáticos de coagulação, na sua maioria proenzimas, pró-cofatores e proteínas reguladoras (C e S), além do cálcio iônico e da tromboplastina tissular (ou tecidual). As reações ocorrem em sequência (por isso esse processo também é chamado **cascata da coagulação sanguínea**), na qual uma enzima ativa a seguinte, culminando com a formação de **trombina**, que transforma o **fibrinogênio** em **fibrina**. A fibrina infiltra os agregados de plaquetas nos locais de lesão vascular e converte os tampões primários e instáveis das plaquetas em tampões hemostáticos firmes, definitivos e estáveis. O funcionamento dessa cascata enzimática necessita da concentração dos fatores de coagulação circulantes no local da lesão.

Conforme as diferentes etapas da coagulação sanguínea vão acontecendo, intensifica-se a ação hemostática. A **Figura 13.2** ilustra um esquema do mecanismo de coagulação, no qual se podem distinguir três fases: a ativação do fator X, a clivagem da protrombina (fator II) em trombina, pela ação do fator X ativado e de outros fatores de segunda fase (fatores IV e V), e a polimerização do fibrinogênio em fibrina, por ação da trombina. A ativação do fator X pode ocorrer de duas maneiras: por meio da **via intrínseca**, pela ativação dos fatores XII, XI, IX, VIII, em presença do cálcio iônico (fator IV), ou por meio da **via extrínseca**, pela liberação da tromboplastina tissular (fator III) pelos tecidos lesados, e sua interação com os fatores VII e IV. A **Figura 13.3** ilustra os eventos morfológicos de todo o processo da hemostasia.

A deficiência qualitativa ou quantitativa de algum desses fatores causará uma **coagulopatia** (hereditária ou adquirida), cuja gravidade será proporcional ao grau de deficiência do fator e à sua importância no processo de coagulação.

Os principais testes para triagem de problemas de coagulação são **tempo de tromboplastina parcial (TTP)**, que mede o mecanismo intrínseco, constituindo um excelente teste pré-cirúrgico de coagulação; **tempo de protrombina (TP)**, que mede o mecanismo extrínseco, contendo quase todos os fatores que são inativados pelos anticoagulantes orais (é o teste utilizado no controle da terapêutica anticoagulante oral) e **tempo de trombina (TT)**, que mede a quantidade e a reatividade do fibrinogênio; é um teste utilizado no estudo da coagulação intravascular disseminada e da fibrinólise.

Tabela 13.1 Fatores da coagulação

Fator	Nome comum	Forma ativa
I	Fibrinogênio	Subunidade de fibrina
II	Protrombina	Serina-protease
III	Tromboplastina (fator tissular)	Receptor/cofator*
IV	(Cálcio iônico)	
V	Proacelerina (fator lábil)	Cofator
VI	(Não designado)	
VII	Proconvertina (cotromboplastina)	Serina-protease
VIII	Fator anti-hemofílico; Fator von Willebrand	Cofator
IX	Fator Christmas (componente de tromboplastina plasmática)	Serina-protease
X	Fator Stuart-Prower	Serina-protease
XI	Antecedente de tromboplastina plasmática	Serina-protease
XII	Fator Hageman (contato)	Serina-protease
XIII	Fator estabilizador da fibrina (FSF)	Transglutaminase
Fator Fitzgerald	Quininogênio de alto peso molecular (HMWK)	Cofator*
Fator Fletcher	Pré-calicreína	Serina-protease
APC	Proteína C ativada	

* Ativo sem modificação proteolítica

Fonte: Modificada de Hoffbrand e colaboradores[1] e Gómez-Moreno e colaboradores.[2]

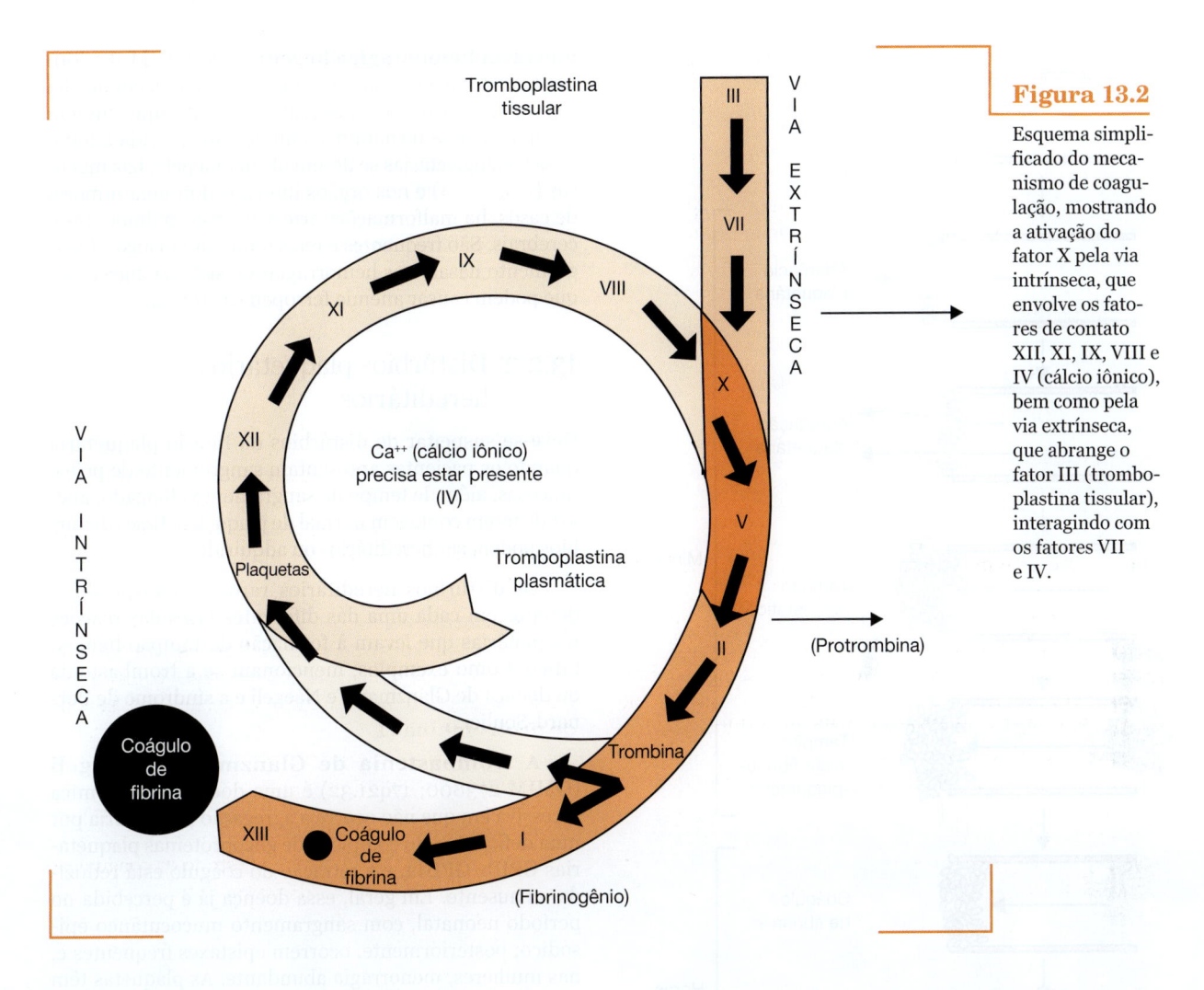

Figura 13.2

Esquema simplificado do mecanismo de coagulação, mostrando a ativação do fator X pela via intrínseca, que envolve os fatores de contato XII, XI, IX, VIII e IV (cálcio iônico), bem como pela via extrínseca, que abrange o fator III (tromboplastina tissular), interagindo com os fatores VII e IV.

13.1.4 Formação de fibrina

A fibrina consiste em uma rede que estabiliza o coágulo recém-formado e facilita o crescimento celular e a regeneração do tecido danificado. A ação da trombina é limitada, efetuando-se por meio da ativação de um receptor localizado na membrana celular endotelial, denominado **trombomodulina**; desse modo, é garantido que o processo de coagulação não vá além do necessário para estancar a hemorragia e restaurar a integridade vascular. A partir do momento em que a trombina se liga à trombomodulina, produz-se um potente inibidor da coagulação, que é a **proteína C**.

13.1.5 Destruição do coágulo sanguíneo (fibrinólise)

Embora a formação do coágulo de fibrina seja necessária para estancar o sangramento e regenerar o endotélio vascular lesado, sua persistência pode ser prejudicial. A **fibrinólise** é responsável pela destruição do coágulo, um processo que começa quando o plasminogênio é ativado em **plasmina**. No local do coágulo, essa reação é induzida pelo ativador do plasminogênio tissular e pela urocinase.

Com a finalidade de evitar um excesso de fibrinólise, que implicaria em risco de hemorragia, o próprio organismo produz a **antiplasmina-α 2**, que inibe a ação da plasmina.

Para conter a formação do coágulo sanguíneo, a **proteína C** ativada, com o auxílio da **proteína S**, medeia a inativação dos fatores V e VIII e a antitrombina III inibe a trombina.

13.2 Distúrbios vasculares e plaquetários hereditários

Os distúrbios vasculares e plaquetários tendem a ser associados a sangramento das mucosas e da pele, enquanto os distúrbios de coagulação apresentam sangramento em articulações ou tecidos moles. A **Tabela 13.2** mostra algumas diferenças clínicas entre esses tipos de distúrbios.

Figura 13.3

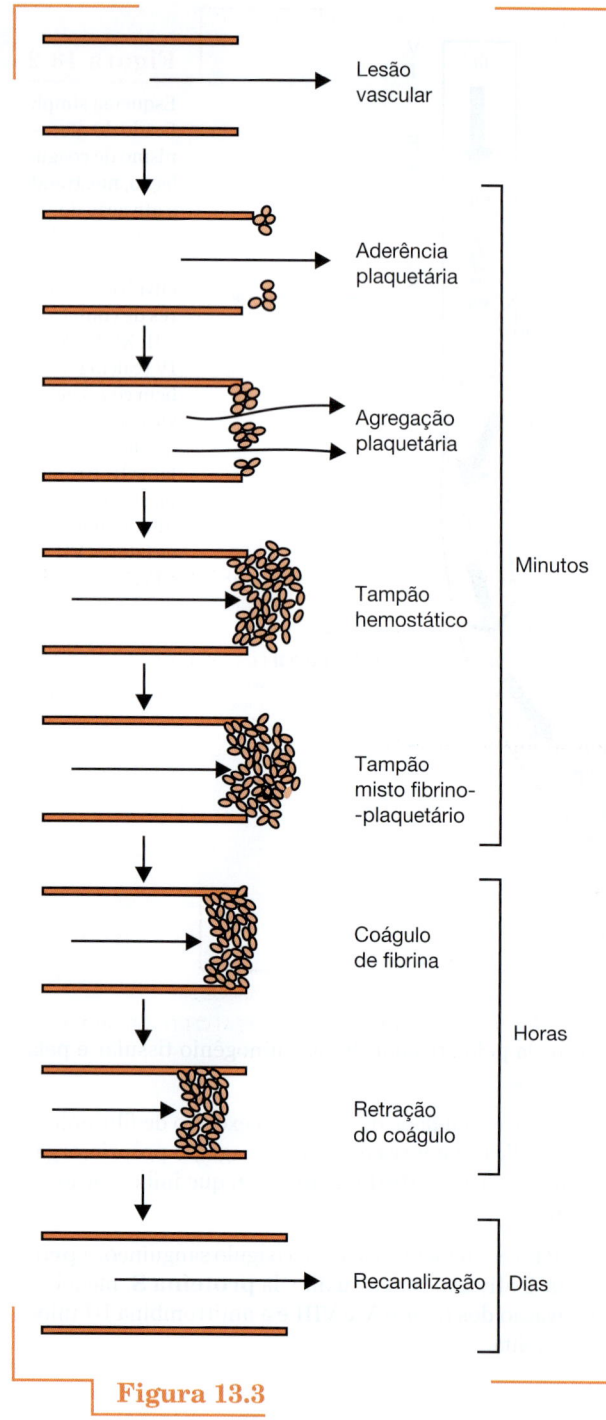

Eventos morfológicos da hemostasia.

13.2.1 Distúrbios vasculares hereditários

Os distúrbios hemorrágicos vasculares formam um grupo heterogêneo, caracterizado por equimoses faciais e sangramento espontâneo dos pequenos vasos. Esses distúrbios podem ser hereditários ou adquiridos. Um exemplo de distúrbio vascular hereditário é a **telangiectasia hemorrágica hereditária** (OMIM 187300; 9q34.1), doença rara autossômica dominante, em que há ingurgitamentos microvasculares dilatados que surgem na infância e se tornam mais numerosos na vida adulta. Essas telangiectasias se desenvolvem, na pele, nas mucosas (**Fig. 13.4**) e nos órgãos internos. Em uma minoria de casos, há malformações arteriovenosas pulmonares e cerebrais. São frequentes e recorrentes as epistaxes (sangramento nasal) e as hemorragias do sistema digestório, que podem causar anemia ferropênica crônica.

13.2.2 Distúrbios plaquetários hereditários

Deve-se suspeitar de distúrbios da função plaquetária quando os pacientes apresentam sangramento de pele e mucosas, além de tempo de sangramento alongado, apesar de terem contagem normal de plaquetas. Esses distúrbios podem ser hereditários ou adquiridos.

Os distúrbios hereditários raros podem produzir defeitos em cada uma das diferentes fases das reações plaquetárias que levam à formação do tampão hemostático. Como exemplos, mencionam-se a trombastenia ou doença de Glanzmann e Naegeli e a síndrome de Bernard-Soulier.

A **trombastenia de Glanzmann e Naegeli** (OMIM 273800; 17q21.32) é uma doença autossômica recessiva em que não ocorre a agregação plaquetária por uma deficiência do complexo de glicoproteínas plaquetárias GPIIb/GPIIIa, e a retração do coágulo está reduzida ou ausente. Em geral, essa doença já é percebida no período neonatal, com sangramento mucocutâneo episódico; posteriormente, ocorrem epistaxes frequentes e, nas mulheres, menorragia abundante. As plaquetas têm contagem e morfologia normais, o tempo de coagulação é normal, mas o tempo de sangramento é prolongado. Como característica, as plaquetas não se agregam *in vitro* com agonista algum, exceto a ristocetina.

A **síndrome de Bernard-Soulier** (OMIM 231200; 17pter-p12) é autossômica recessiva, caracterizando-se por sangramento de pele e mucosas, plaquetas de tamanho maior do que o normal e deficiência da glicoproteína Ib. Nos afetados, verifica-se ligação defeituosa com o fator von Willebrand, aderência também anormal aos tecidos conectivos subendoteliais e falha na agregação plaquetária até com ristocetina. Além dessas características, existe grau variável de trombocitopenia.

13.3 Coagulopatias hereditárias

As coagulopatias hereditárias correspondem, em geral, a deficiências dos diferentes fatores envolvidos no processo de coagulação. A maioria é herdada como autossômica recessiva, havendo algumas autossômicas dominantes e somente duas recessivas ligadas ao cromossomo X (he-

Tabela 13.2 Algumas diferenças clínicas entre doenças plaquetárias/vasculares e dos fatores de coagulação

Dados clínicos	Plaqueta/parede vascular	Coagulação
Hematomas profundos	Raros	Comuns
Petéquias	Comuns	Raras
Sangramento das mucosas	Comum	Raro
Sangramento de cortes na pele	Persistente	Mínimo
Sexo do paciente	Sem diferença sexual	> 80% masculino

Fonte: Modificada de Hoffbrand e colaboradores.[1]

mofilias A e B). As coagulopatias hereditárias mais frequentes são as **hemofilias A e B** e a **doença de von Willebrand**; as demais são bastante raras.

13.3.1 Hemofilia A (hemofilia clássica)

A **hemofilia A** (OMIM 306700) é causada pela deficiência do **fator VIII** da coagulação, também chamado **globulina anti-hemofílica**, e atualmente tem-se mostrado duas vezes mais frequente do que era observado anteriormente: atinge 1 em cada 5.000-10.000 indivíduos do sexo masculino. Embora seja muito mais frequente em homens do que em mulheres, como toda herança recessiva ligada ao X, a literatura relata vários casos de mulheres hemofílicas, sejam descendentes de casamentos entre homem afetado e mulher portadora, ou resultantes de translocação autossômica perturbando a estrutura do gene, inativação tendenciosa do X, dissomia uniparental, além de outras causas.

O gene *F8*, do fator VIII, está mapeado na porção distal do braço longo do cromossomo X (Xq28), consistindo em 26 éxons e estendendo-se ao longo de 186 kb (0,1% de todo o cromossomo X). Nesse gene, podem ocorrer praticamente todos os tipos de mutações. As **deleções** são responsáveis por 5% de todos os casos e, em geral, causam ausência total de fator VIII. Têm sido descritas **mutações pontuais** de todo tipo, **inserções** e um tipo específico de **inversão**, denominado inversão *flip*, identificado pela primeira vez na hemofilia A em 1993 e responsável por cerca de 50% dos casos mais graves de hemofilia A. Esse tipo de inversão surge na meiose, quando um pequeno gene (denominado *A*) localizado no íntron 22 do gene do fator VIII pareia com outras cópias do gene *A* que se encontram mais próximas ao telômero de Xq, e um *crossing-over* interrompe a continuidade do gene *F8* (**Fig. 13.5**). A taxa de mutação da inversão *flip* é 10 vezes mais alta nos gametas masculinos do que nos femininos, provavelmente porque na espermatogênese não existe pareamento homólogo de Xq, possibilitando mais oportunidades para a recombinação intracromossômica que origina tal inversão.

Devido ao tamanho do gene e ao grande número de possíveis mutações diferentes, é difícil identificar o defeito específico em uma determinada família. Estudos recentes mostraram que as mutações pontuais geralmente se originam nas células germinativas masculinas, ao passo que as deleções surgem principalmente nas células germinativas femininas, talvez em consequência a uma permutação desigual entre as cromátides dos cromossomos X. Dados atualizados do *site* de OMIM registram 270 variantes alélicas de hemofilia A já descritas.

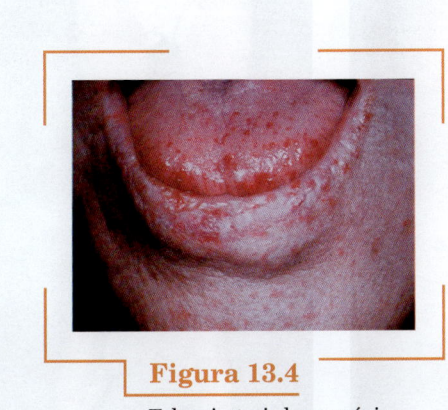

Figura 13.4

Telangiectasia hemorrágica hereditária: as pequenas lesões vasculares características são visíveis na língua e nos lábios.

Fonte: Hoffbrand e colaboradores.[1]

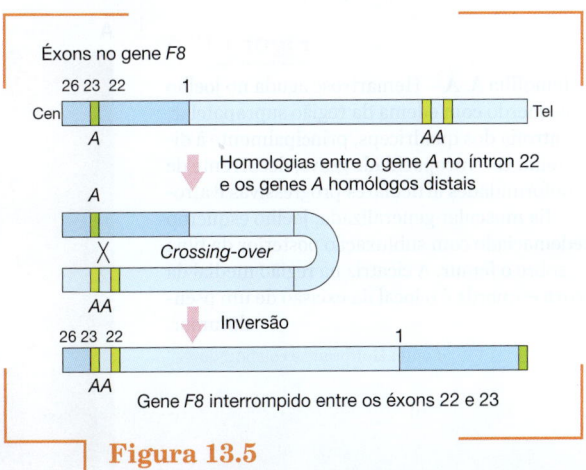

Figura 13.5

A inversão *flip* origina-se de uma recombinação intracromossômica. Esse tipo de inversão causa cerca de 50% dos casos graves de hemofilia A.

Fonte: Passarge.[3]

Apesar da heterogeneidade das mutações do gene *F8*, pode-se fazer a detecção de portadoras e o diagnóstico pré-natal, por observações diretas com sondas de DNA de determinadas mutações, sobretudo as inversões, ou de forma indireta pela técnica de *Southern* ou pela análise de ligação.

Clinicamente, essa doença se caracteriza por episódios recorrentes de sangramento que podem ocorrer de maneira espontânea ou em consequência a pequenos traumas, e sua gravidade se correlaciona com a extensão da deficiência do fator VIII. O sangramento nos espaços articulares causa edema doloroso, e as hemartroses (hemorragia nas articulações) repetidas levam ao espessamento e à destruição das superfícies articulares, resultando em invalidez permanente. Essa hemorragia também pode ocorrer em outros órgãos, como o cérebro e o sistema digestório, sendo causa frequente de morte nesses pacientes. Nas extrações dentárias, ocorre sangramento prolongado. Nos pacientes, podem ser encontrados pseudotumores hemofílicos, que são grandes hematomas encapsulados, com dilatação progressiva do cisto pela repetição das hemorragias (**Fig. 13.6**).

A hemofilia pode ser grave, moderada ou leve, de acordo com os níveis de fator VIII e seus aspectos clínicos, como pode ser observado na **Tabela 13.3**. As frequências das formas grave, moderada e leve são, respectivamente, 50, 10 e 40%.

Os hemofílicos têm tempo de coagulação sanguínea prolongado, devido à atividade deficiente do fator VIII. A molécula do fator VIII, ou globulina anti-hemofílica, é de alto peso molecular, formando um complexo com dois componentes: o fator VIII:C (assim denominado quando medido por sua atividade pró-coagulante) ou fator VIII:Ag (quando medido imunologicamente), e o fator VIII R (que é o fator von Willebrand).

O fator VIII apresenta três domínios (A, B e C), quando inativo, e cinco subunidades (A1, A2, A3, C1 e C2) unidas por íons Ca^{2+}, além do domínio B em uma só cópia, que é removido quando o fator VIII é ativado pela trombina (**Fig. 13.7**). O fator VIII é codificado pelo gene *F8*, localizado no cromossomo Xq28, enquanto o fator von Willebrand é codificado pelo gene *VWF*, localizado no cromossomo 12p13.3.

Em sua forma ativada (VIII:Ca), o fator VIII é um cofator para a ativação do fator X. Ele circula no plasma acoplado ao fator von Willebrand (VWF), que lhe dá estabilidade. Deficiências do VWF causam redução ou ausência da adesão plaquetária e deficiência secundária do fator VIII. O **Quadro 13.1** especifica a terminologia relativa aos fatores VIII e von Willebrand.

A reposição do fator VIII é feita por meio de preparações derivadas de plasma humano e purificadas por imunoafinidade ou por fator VIII recombinante (reunião de preparações comerciais diferentes). Embora essa terapia de reposição seja eficaz na maioria dos casos, 10 a 15% dos indivíduos tratados desenvolvem anticorpos neutralizantes que diminuem sua eficácia. Nesses casos, faz-se uso de imunossupressores, de fator VIIa recombinante e concentrados de complexo protrombínico ativado.

13.3.2 Hemofilia B (doença de Christmas)

A **hemofilia B** ou **doença de Christmas** (OMIM 306900) é causada pela deficiência do fator IX, ou fator Christmas, da coagulação, apresentando quadro clínico semelhante ao da hemofilia A. Sua frequência é de 1/100.000 meninos recém-nascidos, sendo de seis a 10 vezes menor do que a dessa hemofilia. Na Tabela 13.3 consta a classificação clínica da hemofilia B, com base nos níveis do fator IX.

Figura 13.6

Hemofilia A. **A** – Hemartrose aguda no joelho esquerdo com edema da região suprapatelar; atrofia dos quadríceps, principalmente à direita. **B** – Incapacidade grave, decorrente de deformidades articulares progressivas e atrofia muscular generalizada; joelho esquerdo edemaciado com subluxação posterior da tíbia sobre o fêmur. A cicatriz na região medial da coxa esquerda é o local da excisão de um pseudotumor.

Fonte: Hoffbrand e colaboradores.[1]

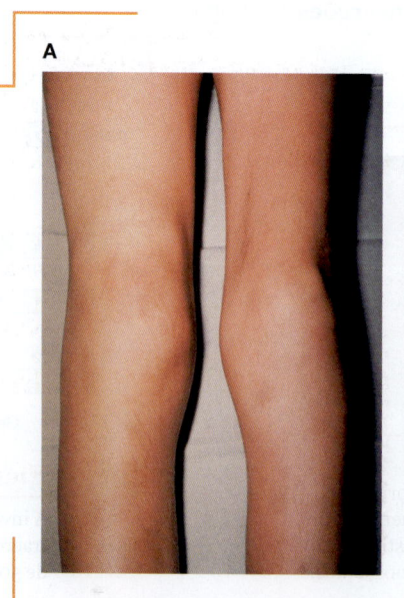

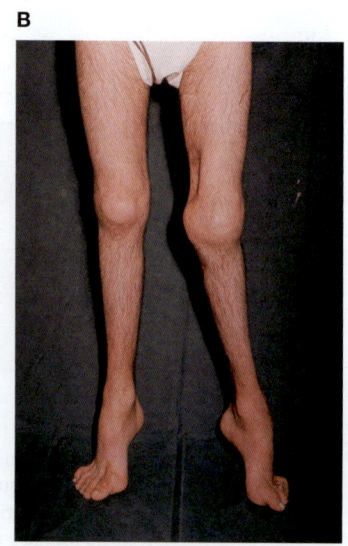

Tabela 13.3 Classificação das hemofilias A e B, de acordo com os níveis dos respectivos fatores de coagulação

Hemofilia A (OMIM 306700)		Hemofilia B (OMIM 306900)	
Classificação	Níveis de fator VIII	Níveis de fator IX	Aspectos clínicos
Grave	≤ 1% do normal (≤ 0,01 U/mL)	≤ 1% do normal (≤ 0,01 U/mL)	Hemorragias espontâneas desde a primeira infância Hemartroses espontâneas frequentes e outras hemorragias, necessitando de reposição de fatores de coagulação
Moderada	1-5% do normal (0,01-0,05 U/mL)	1-5% do normal (0,01-0,05 U/mL)	Hemorragia secundária a traumas ou cirurgias Hemartroses espontâneas ocasionais
Leve	6-30% do normal (0,06-0,30 U/mL)	6-40% do normal (0,06-0,40 U/mL)	Hemorragia secundária a traumas ou cirurgias Hemorragias espontâneas raras

U/mL = unidades/mililitro
Fonte: Lichtman e colaboradores.[4]

O gene *F9* (OMIM 300746), do fator VIII, está mapeado no braço longo do cromossomo X (Xq27.1-q27.2), consistindo em oito éxons e estendendo-se ao longo de 34 kb.

O fator IX circula como um precursor enzimático inativo até que a liberação proteolítica de seu peptídeo de ativação permita que ele assuma a conformação de uma serina-protease ativa. Seu papel na cascata da coagulação sanguínea é ativar o fator X, mediante interações com o cálcio, os fosfolipídeos da membrana e o fator VIII.

Assim como ocorre com o fator VIII, na hemofilia A, alguns pacientes possuem níveis reduzidos de fator IX, imunologicamente detectável, outros não apresentam antígeno de fator IX e alguns ainda têm concentrações normais de antígeno desse fator no plasma, embora com atividade coagulante anormal. Isso está relacionado ao fato de que as principais causas da hemofilia B são **deleções** em diferentes segmentos do gene do fator IX. Também as **mutações pontuais** podem acarretar quadros clínicos de gravidade variável nessa hemofilia.

Em recente trabalho, foi identificada uma mutação de sítio de encadeamento (*splicing*) no gene *F9* como a mutação causadora da "doença Real", como é apelidada a forma de hemofilia transmitida pela Rainha Victoria, da Inglaterra, a várias famílias reais europeias, como as da Rússia e a da Espanha.

Também como na hemofilia A, o tratamento de pacientes com deficiência do fator IX por meio de plasma normal resulta no desenvolvimento de anticorpos específicos contra esse fator da coagulação em cerca de 1% de todos os casos, ou, aproximadamente, 3% dos casos graves.

Entre as variantes da hemofilia B, um subgrupo de pacientes tem tempo de protrombina (TP) prolongado, quando exposto ao tecido cerebral bovino, que serve como uma fonte de tromboplastina (fator tissular ou fator III), e deficiência do fator VII (proconvertina), sendo classificado como portador de **hemofilia B(M)**, em alusão à inicial do sobrenome de família dos pacientes. Posteriormente, verificou-se que esses indivíduos tinham uma forma estruturalmente anormal e inativa do fator IX, que atuava como inibidor da reação normal entre o fator VII, o tecido cerebral bovino e o fator X. Estudos subsequentes mostraram que esse inibidor era estrutural e funcionalmente inativo, mas antigenicamente indistinguível do fator IX normal.

Outra variante rara, conhecida como **hemofilia B Leyden**, causada por mutações na região promotora do gene *F9*, mostra expressão incomum: durante a infância

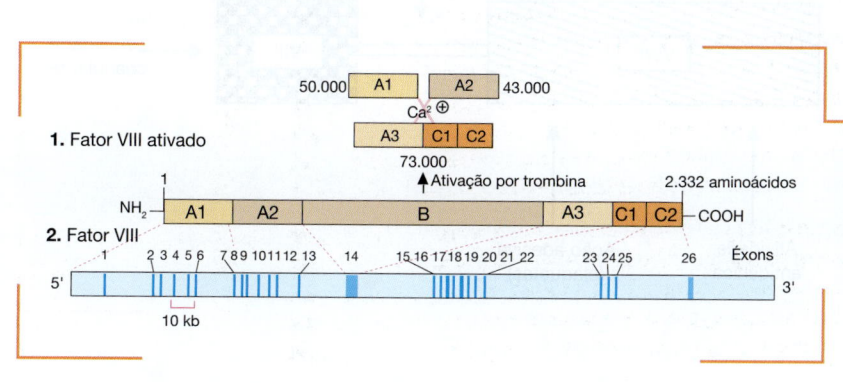

Figura 13.7

Fator VIII da coagulação sanguínea: domínios e subunidades. **1** – Fator VIII ativado. **2** – Fator VIII não ativado.
Fonte: Passarge.[5]

Quadro 13.1 Terminologia relativa ao fator VIII e ao fator von Willebrand

Fator VIII

Fator anti-hemofílico (AHF), proteína reduzida em pacientes com a hemofilia A clássica e a VWD, e é dosada nos testes usuais de coagulabilidade

Atividade (coagulante) do fator VIII (VIII:C)

Propriedade coagulante da proteína fator VIII (termo às vezes usado como sinônimo de fator VIII)

Antígeno do fator VIII (VIII:Ag)

Determinantes antigênicos do fator VIII, medidos por imunoensaio, usando anticorpos poli ou monoclonais

Fator von Willebrand

Grande glicoproteína multimérica necessária à adesão normal de plaquetas, tempo de sangramento normal e estabilização do fator VIII

Antígeno do fator von Willebrand (VWF:Ag)

Determinantes antigênicos do VWF, medidos por imunoensaios, usando anticorpos poli ou monoclonais; *designações só de interesse histórico*, incluem antígeno relacionado ao fator VIII (VIIIR:Ag), antígeno fator VIII, AHF antígeno e antígeno similar ao AHF

Atividade de cofator da ristocetina

Propriedade do VWF de suportar a aglutinação induzida pela ristocetina de plaquetas normais lavadas ou fixadas

Fonte: Lichtman e colaboradores.[4]

13.3.3 Doença de von Willebrand

A **doença de von Willebrand** (VWD; OMIM 193400) é o distúrbio hemorrágico mais comum na espécie humana, com uma frequência aproximada de 1/250 para todas as formas, inclusive as leves. Essa coagulopatia é causada pela deficiência ou função anormal do fator von Willebrand e caracterizada por sangramento mucocutâneo (epistaxes, menorragia) de gravidade variável, perda sanguínea excessiva depois de cortes e escoriações superficiais, e, nos casos mais graves, hemorragias pós-parto ou em cirurgias.

O gene *VWF* (OMIM 613160) está mapeado no braço curto do cromossomo 12 (12p13.3), consistindo em 52 éxons e estendendo-se ao longo de 178 kb. Seu produto, o VWF, é uma grande glicoproteína multimérica com funções na coagulação sanguínea. Por um lado, participa da hemostasia primária, mediando a interação e a adesão das plaquetas ao subendotélio vascular exposto e promovendo a formação do trombo plaquetário. Por outro lado, participa da hemostasia secundária, ao formar um complexo não covalente com o fator VIII, transportando-o e protegendo-o da degradação proteolítica prematura. A Figura 13.8 mostra uma representação esquemática do complexo fator VIII/VWF. Além disso, o VWF também apresenta domínios para ligação com receptores das membranas plaquetárias, heparina e colágeno.

O receptor do VWF é um complexo formado por quatro proteínas plaquetárias de membrana: a porção principal do receptor é composta pela glicoproteína Ib, que contém duas cadeias polipeptídicas α e β ligadas por pontes dissulfeto e codificadas, respectivamente, pelos genes *GP1BA* (OMIM 606672) e *GP1BB* (OMIM 138720); essas subunidades estão associadas de forma não covalente às glicoproteínas plaquetárias IX (*GP9*,

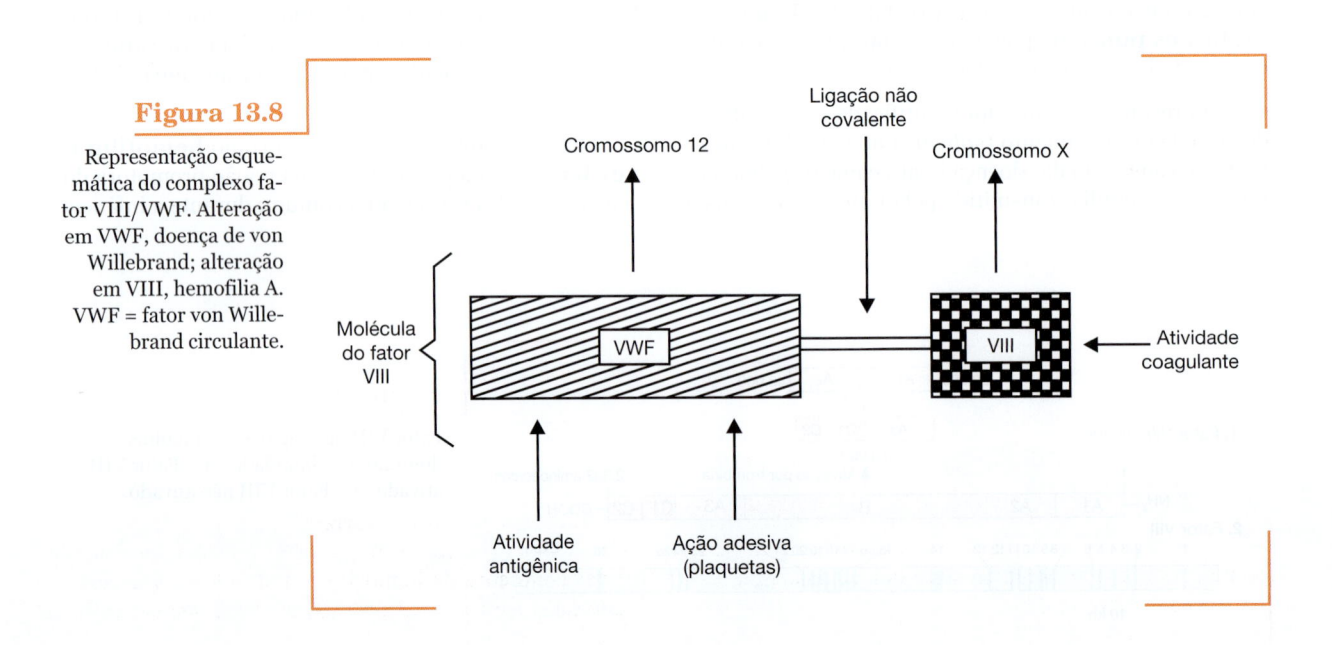

a doença é muito grave, com níveis de fator IX abaixo de 1%, melhorando após a puberdade, quando os níveis desse fator chegam a 50% do normal. Essa forma de hemofilia é mais um exemplo de que as mudanças hormonais que ocorrem durante a puberdade podem influir na expressão gênica.

Figura 13.8 Representação esquemática do complexo fator VIII/VWF. Alteração em VWF, doença de von Willebrand; alteração em VIII, hemofilia A. VWF = fator von Willebrand circulante.

OMIM 173515) e V (*GP5*, OMIM 173511). As principais causas da redução no nível ou da função anormal do VWF são **mutações pontuais** ou **deleções** no gene respectivo.

Na **Tabela 13.4** consta a classificação atual da doença de Von Willebrand, com base em várias características. O tipo 1 abrange 60 a 80% dos casos, com níveis plasmáticos de VWF reduzidos para 5 a 30% do nível normal. Estudos populacionais recentes indicam que esse tipo é geneticamente complexo, provavelmente com envolvimento de outros lócus e diversos fatores ambientais. A herança autossômica dominante com penetrância incompleta e expressividade variável da doença do tipo 1 contribui para a complexidade do diagnóstico e da compreensão de sua patogênese. Há também indicações de que os casos mais graves do tipo 1 tendem a ter mutações intragênicas no gene *VWF* que são altamente hereditárias. Em compensação, os casos mais leves, em que a herança é variável, têm determinantes genéticos mais complexos e provavelmente recebem contribuições de outros fatores genéticos, como outros alelos variantes do gene *VWF* (em torno de 40) e os genes do sistema de grupos sanguíneos ABO, e de fatores ambientais, como os hormônios da tireoide, os estrogênios e o estresse. Por exemplo, os indivíduos do grupo sanguíneo O têm os níveis médios de VWF:Ag mais baixos (74,8 U/dL), seguindo-se os do grupo A (105,9 U/dL), grupo B (116,9 U/dL) e grupo AB (123,3 U/dL). Além disso, análises de regressão múltipla revelam que a idade se correlaciona de maneira significativa com os níveis de VWF:Ag em cada grupo sanguíneo. O sistema sanguíneo ABO parece ser o modificador genético mais bem caracterizado, sendo responsável por cerca de 30% do efeito genético. A associação entre o grupo sanguíneo O e os baixos níveis de VWF ocorre aparentemente por uma redução da sobrevivência ou um aumento da degradação do VWF, devida aos alelos das diferentes glicosiltransferases que estão envolvidas no sistema ABO. Os antígenos A e B são adicionados às cadeias de *N*-oligossacarídeos presentes no VWF maduro, e essa glicosilação pode proteger o referido fator contra sua degradação. No entanto, a glicosiltransferase não é funcional no grupo O, portanto o VWF dos indivíduos desse grupo não tem a proteção da glicosilação, resultando no aumento de sua degradação.

O tipo 2 corresponde a quatro subtipos, com anormalidades qualitativas do VWF, sendo responsável por 10 a 30% dos casos. Nos subtipos 2A, 2B e 2M os defeitos encontram-se na função do VWF dependente de plaquetas, enquanto no subtipo 2N o defeito é na capacidade de ligação do VWF com o fator VIII.

O tipo 3 apresenta os níveis plasmáticos mais baixos de VWF (< 1%) e níveis de fator VIII entre 1 e 10% do normal, abrangendo 1 a 5% dos casos, com os sintomas mais frequentes e mais graves da doença. Por exemplo, esse tipo pode apresentar hemartroses e hematomas musculares, raros nos tipos 1 e 2.

Existe, ainda, o tipo plaquetário ou pseudodoença de von Willebrand, que é causado por uma mutação no gene *GP1BA*, que codifica a subunidade α da glicoproteína Ib, uma das componentes do receptor do VWF. Esse tipo é caracterizado pelo aumento da ligação do VWF ao seu receptor e a função hemostática fica prejudicada devido à remoção de multímeros de VWF da circulação. A **Tabela 13.5** resume os principais dados clínicos e laboratoriais das hemofilias A e B e da doença de von Willebrand.

13.3.4 Outras deficiências hereditárias dos fatores de coagulação

As deficiências hereditárias dos fatores VIII e IX são defeitos genéticos um tanto frequentes, diferentemente das deficiências hereditárias dos demais fatores de coagulação, que em geral são raras. Na maior parte dos casos, os pacientes são homozigotos ou heterozigotos compostos para defeitos genéticos clinicamente recessivos. A gravidade do defeito hemostático em geral é proporcional à intensidade da deficiência do fator.

Um exemplo dessas deficiências hereditárias é a **hemofilia C** (OMIM 612416), decorrente da deficiência do fator XI de coagulação, a qual mostra herança autossômica recessiva (gene localizado no cromossomo 4q35) e quadro clínico leve, com sangramento importante apenas por lesões ou cirurgia. Embora rara na população geral, sua frequência em judeus asquenazes é bastante alta, variando de 0,1 a 0,3%.

Exemplos de outras deficiências hereditárias raras são as deficiências dos fatores de coagulação II (OMIM 613679), V (também conhecida como para-hemofilia; OMIM 227400), VII (OMIM 227500), X (OMIM 227600), XII (OMIM 234000), XIII (OMIM 613225 e 613235) e deficiências combinadas dos fatores V e VIII (OMIM 227300 e 613625), VIII e IX (OMIM 134510), IX e XI (OMIM 134540), VIII, IX e XI (OMIM 134520) e dos fatores vitamina K-dependentes (OMIM 277450 e 607473).

13.3.5 Avaliação pré-operatória da hemostasia

É recomendável realizar-se uma avaliação pré-cirúrgica da hemostasia, com base na história de sangramentos prévios, na determinação de distúrbios subjacentes que possam comprometer a hemostasia, nos testes laboratoriais iniciais e nos tipos de cirurgias planejadas, visto que o risco de sangramento durante o procedimento pode ser alto.

Também as extrações dentárias são procedimentos sujeitos a provocar hemorragias, e a magnitude e a duração do sangramento prestam-se à avaliação objetiva das condições da hemostasia, notando-se a necessidade de sutura, de compressão ou de transfusões. A

Tabela 13.4 Classificação da doença de von Willebrand

Tipo	Herança	Frequência	Atividade do fator VIII	Antígeno VWF	Atividade de cofator de ristocetina	Agregação plaquetária induzida por ristocetina	Estrutura dos multímeros do VWF	Nomenclatura anterior
Tipo 1 OMIM 193400	Autossômica dominante	1-30:1.000 variante mais comum da VWD (60-80%)	Diminuída	Diminuído	Diminuída	Diminuída ou normal	Normal	Tipo I
Tipo 2A OMIM 613554	Geralmente autossômica dominante	~10-15% dos casos clinicamente significativos de VWD	Diminuída a normal	Geralmente baixo	Muito diminuída	Diminuída	Multímeros maiores e intermediários ausentes	Tipo IIA, IB, I "discordante das plaquetas", IIC-H
Tipo 2B	Autossômica dominante	Variante incomum (<5% dos casos clínicos de VWD)	Diminuída a normal	Geralmente baixo	Diminuída a normal	Concentração de ristocetina de baixa a aumentada	Multímeros maiores ausentes	Tipo IIB
Tipo 2M	Geralmente autossômica dominante	Rara (só descrições esporádicas)	Variavelmente diminuída	Variavelmente diminuído	Diminuída	Variavelmente diminuída	Normal	Tipo B, IC, ID, Vicenza
Tipo 2N	Autossômica recessiva	Incomum: heterozigotos podem ser prevalentes em algumas populações	Diminuída	Normal	Normal	Normal	Normal	VWD tipo Normandia
Tipo 3 OMIM 277480	Autossômica recessiva (ou codominante)	1-5:10^6	Muito diminuída	Muito baixo ou ausente	Muito baixa ou ausente	Ausente	Geralmente ausente	Tipo III
Tipo plaquetário (pseudo) OMIM 177820	Autossômica dominante	Rara	Diminuída a normal	Diminuído a normal	Diminuída	Concentração de ristocetina de baixa a aumentada	Multímeros maiores ausentes	

VWD = doença de von Willebrand.
Fonte: Lichtman e colaboradores.[4]

Tabela 13.5 Principais dados clínicos e laboratoriais na hemofilia A, na hemofilia B e na doença de von Willebrand

	Hemofilia A	Hemofilia B	Doença de von Willebrand
Herança	Ligada ao sexo	Ligada ao sexo	Dominante (incompleta)
Principais locais de hemorragia	Músculos, articulações, após traumatismo ou cirurgia	Músculos, articulações, após traumatismo ou cirurgia	Mucosas, cortes da pele, após traumatismo ou cirurgia
Contagem de plaquetas	Normal	Normal	Normal
Tempo de sangramento	Normal	Normal	Alongado
Tempo de protrombina	Normal	Normal	Normal
Tempo de tromboplastina parcial	Alongado	Alongado	Alongado ou normal
Fator VIII	Baixo	Normal	Pode ser moderadamente diminuído
Fator IX	Normal	Baixo	Normal
VWF	Normal	Normal	Baixo ou função anormal
Agregação de plaquetas induzida por ristocetina	Normal	Normal	Diminuída

Fonte: Hoffbrand e colaboradores.[1]

Tabela 13.6 mostra a avaliação do risco de sangramento durante cirurgias.

13.4 Estados hipercoaguláveis ou pré-trombóticos

Existem pessoas que são excepcionalmente predispostas a tromboembolismos. Trombos são massas sólidas ou tampões formados por constituintes do sangue, na circulação, cuja significância clínica resulta da isquemia (diminuição ou suspensão da irrigação sanguínea) por obstrução vascular local ou embolia a distância. Os trombos estão envolvidos na patogenia de várias doenças: infarto do miocárdio, doença cerebrovascular, doença arterial periférica e oclusão venosa profunda.

A trombose arterial ou venosa é mais comum com o aumento da idade e quase sempre é associada a fatores de risco, como cirurgias ou gravidez. O termo **trombofilia** é usado para descrever distúrbios hereditários ou adquiridos do mecanismo hemostático que predispõem à trombose.

Os problemas clínicos apresentados por esses indivíduos suscetíveis são denominados de **estados hipercoaguláveis** ou **pré-trombóticos** e constituem um desequilíbrio entre os mecanismos coagulante e anticoagulante que pode levar a um evento trombótico perceptível. Todos os estados hipercoaguláveis conhecidos atualmente envolvem defeitos, hereditários ou não, nas proteínas dos sistemas de **coagulação**, **anticoagulação** ou **fibrinolítico**. Nos **Quadros 13.2** e **13.3** encontram-se alguns fatores de risco de trombose arterial e de trombose venosa, respectivamente.

13.4.1 Deficiência de antitrombina III

A antitrombina III, proteína pertencente à superfamília das proteínas inibidoras de serina-proteases, é o principal anticoagulante fisiológico. Essa proteína neutraliza não só a trombina, como também os fatores IX, X, XI e XII da coagulação.

Tabela 13.6 Avaliação do risco de sangramento durante cirurgias

	Risco de sangramento	
Fator avaliado	**Baixo**	**Alto**
História de sangramento	Negativo	Positivo
Condições subjacentes que comprometem a hemostasia	Ausentes	Presentes
Testes iniciais da hemostasia	Normais	Anormais
Tipo de cirurgia	Menor	Maior
	Não costuma induzir defeito hemostático	Costuma induzir defeito hemostático*
	Em sítio sem fibrinólise local	Em sítio com fibrinólise local**
	Medidas hemostáticas locais eficazes	Medidas hemostáticas locais ineficazes***

* Cirurgia cardíaca a céu aberto ou cirurgia cerebral.
** Prostatectomia, adenoidectomia, cirurgia nasal ou oral.
*** Biópsia de fígado e rim.
Fonte: Lichtman e colaboradores.[4]

Quadro 13.2 Fatores de risco de trombose arterial (aterosclerose)

História familiar positiva
Sexo masculino
Hiperlipidemia
Hipertensão
Diabetes melito
Gota
Hiper-homocisteinemia
Poliglobulia
Tabagismo
Alterações eletrocardiográficas
Fator VIII alto
Fibrinogênio alto
Anticoagulante lúpico
Doenças vasculares do colágeno
Doença de Behçet

Fonte: Hoffbrand e colaboradores.[1]

Quadro 13.3 Alguns fatores de risco de trombose venosa

Relacionados com alterações da coagulação

Distúrbios hemostáticos hereditários

Fator V Leiden
Variante G20210A da protrombina
Deficiência de proteína C
Deficiência de antitrombina
Deficiência de proteína S
Fibrinogênio anormal
Plasminogênio anormal

Distúrbios hemostáticos hereditários ou adquiridos

Níveis plasmáticos aumentados de fator VII, VIII, IX ou XI
Níveis plasmáticos aumentados de fibrinogênio
Níveis plasmáticos aumentados de homocisteína
Deficiência de glicosilceramida
Uso de concentrados de fator IX da coagulação
Anticoagulante lúpico
Tratamento com estrogênio (anticoncepcional oral ou reposição hormonal)
Trombocitopenia induzida por heparina
Gravidez e puerpério
Cirurgia, especialmente do abdome e do quadril
Traumatismo extenso
Tumores malignos
Infarto do miocárdio
Trombocitemia

Relacionados a estase

Insuficiência cardíaca
Acidente vascular cerebral
Imobilização prolongada
Obstrução pélvica
Síndrome nefrótica
Desidratação
Hiperviscosidade, poliglobulia
Veias varicosas

Relacionados com fatores desconhecidos

Idade
Obesidade
Sepse
Hemoglobinúria paroxística noturna
Doença de Behçet

Fonte: Hoffbrand e colaboradores.[1]

Pacientes com deficiência qualitativa ou quantitativa desse inibidor plasmático podem apresentar trombose venosa profunda (sobretudo nos membros inferiores), embolia pulmonar, trombose das veias viscerais e axilares, vasos cerebrais, entre outros. Cerca de 2/3 desses pacientes têm sua primeira manifestação trombótica na segunda ou terceira década de vida e a gravidade da doença é variável.

O tipo clássico da **deficiência hereditária de antitrombina III** (OMIM 613118) é autossômico dominante, o gene correspondente situando-se no cromossomo 1q23-q25. Entre pacientes com história de trombose venosa ou embolia pulmonar, a prevalência da deficiência de antitrombina III é de 3 a 5% e sua frequência populacional varia de 1/630 a 1/2.000 indivíduos. Já foram identificadas muitas variantes moleculares dessa proteína, que estão associadas a um grau variável do risco de trombose.

13.4.2 Deficiência de proteína C

A proteína C é uma glicoproteína que, em sua forma ativada, inibe a atividade dos fatores V e VIII e estimula a fibrinólise, regulando a formação e a degradação da fibrina. A ativação da proteína C é, aparentemente, muito lenta e requer a ação de cofatores: a trombomodulina, presente na superfície das células endoteliais, e a proteína S, cofator plasmático dependente de vitamina K.

Quando a proteína C está deficiente, seu efeito anticoagulante é reduzido, gerando-se hipercoagulabilidade. Os pacientes com deficiência hereditária dessa proteína apresentam manifestações clínicas semelhantes às da deficiência de antitrombina III, também aqui predominando a trombose venosa, em relação à arterial.

A **deficiência hereditária de proteína C** pode ser autossômica dominante (OMIM 176860) ou autossômica recessiva (OMIM 612304), ambas sendo expressões de mutações do gene *PROC*, localizado no cromossomo 2q13-q14. A deficiência dominante heterozigota se caracteriza por trombose venosa recorrente; no entanto, muitos adultos podem ser assintomáticos. A deficiência recessiva resulta de homozigose para outra mutação ou de heterozigose composta para diferentes mutações no mesmo gene, caracterizando-se por uma condição trombótica que pode manifestar-se como um distúrbio neonatal grave ou um distúrbio mais leve, com trombofilia de início tardio. Já foram identificadas muitas variantes moleculares dessa proteína, que estão associadas a um grau variável do risco de trombose.

13.4.3 Deficiência de proteína S

A proteína S é necessária para a ligação da proteína C ativada às plaquetas e às células endoteliais, inibindo os fatores V, VIII e X.

A **deficiência hereditária de proteína S** (OMIM 612336), causada por mutações dominantes ou recessivas no gene *PROS1*, localizado no cromossomo 3q11.2, apresenta características clínicas semelhantes às da deficiência da proteína C; cerca de 50% dos pacientes tendem a mostrar episódios recorrentes de trombose venosa, sendo de 28 anos a idade média do primeiro desses eventos. O padrão de herança dessa doença é heterogêneo, podendo ser autossômico dominante ou recessivo.

13.4.4 Mutação Leiden do fator V de coagulação, conferindo resistência à proteína C ativada

Segundo alguns autores, essa é a causa hereditária mais comum de aumento do risco de trombose venosa. Foi reconhecida devido à falta de alongamento do tempo de tromboplastina parcial ativada (TTPA) quando era acrescentada proteína C ativada ao plasma de certos pacientes. Normalmente, essa proteína cliva o fator V ativado, tornando mais lenta a reação de coagulação e alongando o TTPA, o que não acontecia com os referidos pacientes. Na década de 1990, foi descrita a causa básica desse fenômeno como um polimorfismo genético no gene *F5*, localizado no cromossomo 1q23, que causava a substituição de arginina por glutamina na posição 506 (Arg506Gln), tornando o fator V menos suscetível à clivagem pela proteína C ativada (**Fig. 13.9**). Essa mutação foi denominada **fator V Leiden** (OMIM 612309), por ter sido descoberta na cidade holandesa de mesmo nome.

Os indivíduos heterozigotos para o fator V Leiden têm risco de 5 a 8 vezes maior de trombose venosa, em comparação com a população geral; em homozigotos, esse risco é de 30 a 140 vezes maior. Contudo, essa mutação não aumenta o risco de trombose arterial.

A **Figura 13.10** mostra a incidência de portadores do fator V Leiden em diferentes países, que chega a ser de 5% nos países ocidentais. Frequências mais elevadas (não representadas) foram obtidas na Suécia (7%) e na Alemanha (8%). No Brasil, essa frequência está em torno de 2%. Tal frequência populacional alta suscita a ideia de que poderia ser resultante de pressão seletiva positiva, provavelmente pela diminuição da tendência ao sangramento.

A triagem da mutação fator V Leiden é feita por reação em cadeia da polimerase (PCR), podendo ser feita em grande escala. Como o risco de trombose também depende de outros fatores, não é aconselhável o tratamento anticoagulante em indivíduos com essa mutação sem história de trombose, mesmo nos homozigotos.

Uma minoria de pacientes resistentes à proteína C ativada não tem o fator V Leiden, mas pode apresentar outras mutações com efeitos semelhantes, por exemplo, o fator V Hong-Kong (mutação Arg306Gly) e a mutação alélica Arg306Thr.

13.4.5 Mutação G20210A do gene do fator II (protrombina)

O gene *F2*, localizado no cromossomo 11p11-q12, apresenta uma mutação do tipo transição: substituição de uma guanina por uma adenina na região não traduzida 3' (G20210A), que está associada à elevação dos níveis plasmáticos de protrombina e ao risco aumentado de trombose venosa. Essa mutação também está associada ao risco quatro vezes maior de infarto do miocárdio em mulheres, enquanto nos homens esse risco é 1,5 vezes, em relação aos não portadores.

Essa variante tem a prevalência de 2 a 3% na população e, com a mutação Leiden do fator V, consiste nos polimorfismos genéticos mais frequentes associados ao tromboembolismo venoso. Um estudo populacional realizado com mais de mil parentes de probandos com a mutação G20210A do gene *F2*, com a mutação Leiden do gene *F5* ou com ambas, mostrou que o risco relativo de trombose era, respectivamente, 2, 3 e 6 vezes mais alto nesses parentes, do que em não portadores.

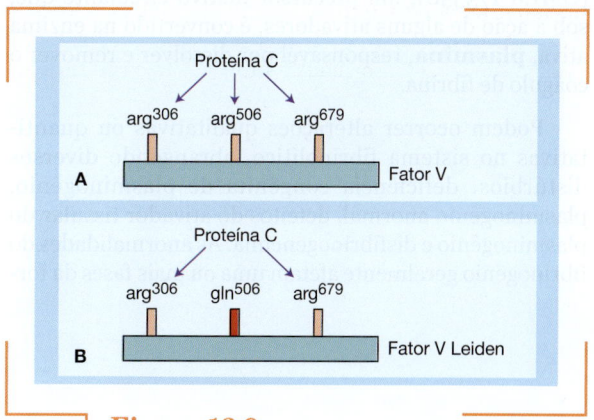

Figura 13.9

Base genética do fator V Leiden. **A** – A proteína C ativada inativa o fator Va por clivagem proteolítica na cadeia pesada em três sítios. **B** – Na mutação V Leiden, o polimorfismo Arg506Gln coloca uma glutamina, em vez da arginina, na posição 506, o que torna menos eficiente a inativação do fator Va e aumenta o risco de trombose.

Fonte: Hoffbrand e colaboradores.[1]

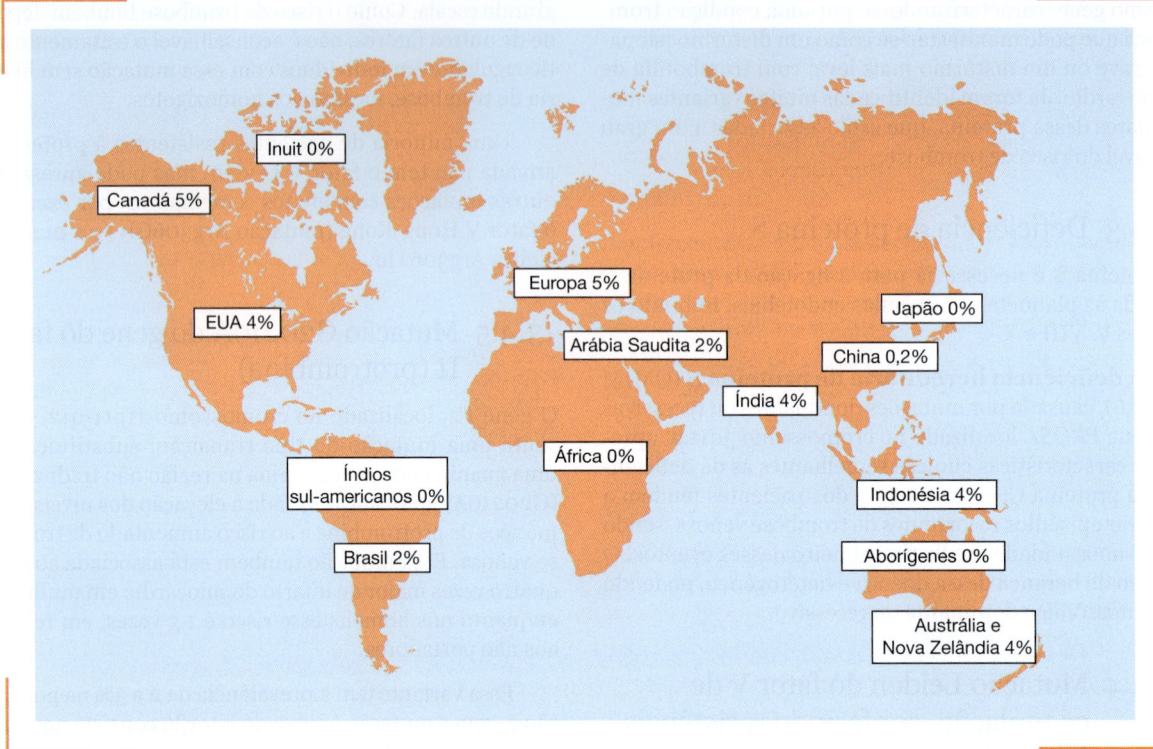

Figura 13.10

Incidência de portadores de fator V Leiden.
Fonte: Hoffbrand e colaboradores.[1]

13.4.6 Alterações no sistema fibrinolítico

A **fibrinólise** remove o excesso de fibrina depositado nas paredes dos vasos, tecidos, ductos e fluidos corporais. Seu componente mais importante é o **plasminogênio** (OMIM 173350), um precursor inativo circulante que, sob a ação de alguns ativadores, é convertido na enzima ativa, **plasmina**, responsável por dissolver e remover o coágulo de fibrina.

Podem ocorrer alterações qualitativas ou quantitativas no sistema fibrinolítico, abrangendo diversos distúrbios: deficiência congênita de plasminogênio, plasminogênio anormal, defeitos do ativador tissular do plasminogênio e disfibrinogenemia. As anormalidades do fibrinogênio geralmente afetam uma ou mais fases da formação de fibrina, por exemplo, a diminuição da liberação de fibrinopeptídeos e a polimerização defeituosa.

A **disfibrinogenemia** (OMIM 134820) é um defeito genético autossômico dominante, em que há a produção de uma molécula estruturalmente anormal de fibrinogênio, com propriedades funcionais alteradas. Foram descritas cerca de 300 famílias com essa disfunção, sendo os pacientes, em sua maioria, heterozigotos, embora alguns homozigotos tenham sido descritos. A maioria dos pacientes são assintomáticos; aproximadamente 25% têm manifestações hemorrágicas e 20% trombofilia; alguns pacientes têm ambas as tendências. Em todos, há fibrinólise deficiente, resultando em eventos trombóticos recorrentes.

⚠ Resumo

Vários mecanismos fisiológicos mantêm o sangue em um estado fluido constante, permitindo adequada perfusão dos tecidos, ao mesmo tempo em que outros mecanismos são responsáveis pela produção de coágulos ou trombos sanguíneos localizados, em situações de dano vascular endotelial, impedindo, assim, o extravasamento do sangue (hemorragia). Desse modo, pode-se dizer que a hemostasia se refere aos mecanismos gerais envolvidos na manutenção do equilíbrio sanguíneo interno. Esses mecanismos envolvem a estrutura e o funcionamento normais dos vasos sanguíneos, das plaquetas e dos fatores de coagulação.

A resposta hemostática normal a um dano vascular ocorre em cinco fases: vasoconstrição, aderência, agregação e liberação plaquetária, ativação do mecanismo de coagulação sanguínea, formação de fibrina e destruição do coágulo sanguíneo.

Os distúrbios vasculares e plaquetários tendem a ser associados a sangramento das mucosas e da pele, enquanto os distúrbios de coagulação apresentam sangramento em articulações ou tecidos moles.

Os distúrbios hemorrágicos vasculares formam um grupo heterogêneo, caracterizado por equimoses faciais e sangramento espontâneo dos pequenos vasos. Esses distúrbios podem ser hereditários ou adquiridos. Um exemplo de distúrbio vascular hereditário é a telangiectasia hemorrágica hereditária, doença rara autossômica dominante, em que há ingurgitamentos microvasculares dilatados que surgem na infância e se tornam mais numerosos na vida adulta.

Deve-se suspeitar de distúrbios da função plaquetária quando os pacientes apresentam sangramento de pele e mucosas, além de tempo de sangramento alongado, apesar de terem contagem normal de plaquetas. Esses distúrbios podem ser hereditários ou adquiridos. Os distúrbios hereditários raros podem produzir defeitos em cada uma das diferentes fases das reações plaquetárias que levam à formação do tampão hemostático. Como exemplos, mencionam-se a trombastenia ou doença de Glanzmann e Naegeli e a síndrome de Bernard-Soulier.

Quanto maior a lesão vascular, mais importante se torna o mecanismo de coagulação sanguínea para a hemostasia. Para o seu desenvolvimento, concorrem fatores plasmáticos de coagulação, na sua maioria proenzimas, pró-cofatores e proteínas reguladoras (C e S), além do cálcio iônico e da tromboplastina tissular (ou tecidual). As reações ocorrem em sequência, na qual uma enzima ativa a seguinte, culminando com a formação de trombina, que transforma o fibrinogênio em fibrina. A fibrina infiltra os agregados de plaquetas nos locais de lesão vascular e converte os tampões primários e instáveis das plaquetas em tampões hemostáticos firmes, definitivos e estáveis. A ativação do mecanismo de coagulação se dá em três fases: ativação do fator X, clivagem da protrombina (fator II) em trombina, pela ação do fator X ativado e de outros fatores de segunda fase (fatores IV e V), e polimerização do fibrinogênio em fibrina, por ação da trombina. A ativação do fator X pode ocorrer pela via intrínseca, pela ativação dos fatores XII, XI, IX, VIII, em presença do cálcio iônico (fator IV), ou pela via extrínseca, pela liberação da tromboplastina tissular (fator III) pelos tecidos lesados, e sua interação com os fatores VII e IV. A deficiência qualitativa ou quantitativa de algum desses fatores causará uma coagulopatia (hereditária ou adquirida).

As coagulopatias hereditárias correspondem, em geral, a deficiências dos diferentes fatores envolvidos no processo de coagulação. A maioria é herdada como autossômica recessiva, havendo algumas autossômicas dominantes e somente duas recessivas ligadas ao cromossomo X (hemofilias A e B). As coagulopatias hereditárias mais frequentes são as hemofilias A e B e a doença de von Willebrand.

A hemofilia A é causada por uma deficiência do fator VIII; atinge 1 em cada 5.000-10.000 indivíduos do sexo masculino. O gene para o fator VIII está mapeado na porção distal do braço longo do cromossomo X (Xq28) As deleções são responsáveis por 5% de todos os casos e, geralmente, causam ausência total de fator VIII. São descritas mutações de ponto de todo tipo, inserções e um tipo específico de inversão (*flip*). O fator VIII ou fator ou globulina anti-hemofílica, em sua forma ativada (VIII:Ca), é um cofator para a ativação do fator X. Ele circula no plasma acoplado ao fator von Willebrand, que lhe dá estabilidade.

A hemofilia B (doença de Christmas) é causada por deficiência do fator IX ou fator Christmas, apresentando quadro clínico semelhante ao da hemofilia A. Sua frequência é de cerca de seis a 10 vezes menor do que a daquela hemofilia. Sua incidência é de 1/100.000 meninos neonatos. Alguns pacientes possuem níveis reduzidos de fator IX, outros não apresentam antígeno de fator IX e alguns ainda têm concentrações normais de antígeno desse fator no plasma, embora com atividade coagulante anormal.

O VWF é uma grande glicoproteína multimérica com funções de adesividade. O gene para o VWF localiza-se no cromossomo 12p13.3. O VWF participa da hemostasia primária, mediando a adesão das plaquetas ao subendotélio vascular exposto e promovendo a formação do trombo plaquetário. Participa da hemostasia secundária, ao formar um complexo não covalente com o fator VIII, protegendo-o de uma rápida degradação proteolítica. Os diferentes tipos de defeitos hereditários relacionados com o VWF são denominados de doença de von Willebrand e caracterizam-se por sangramento mucocutâneo e, nos casos mais graves, hemorragias pós-parto ou em cirurgias. A deficiência hereditária do VWF é o distúrbio hemorrágico mais comum na espécie humana, com frequência aproximada de 1/250 para todas as formas, inclusive as leves.

As deficiências hereditárias dos fatores VIII e IX são defeitos genéticos relativamente frequentes. Na maior parte dos casos, os pacientes são homozigotos ou heterozigotos compostos para defeitos genéticos clinicamente recessivos. Em geral, a gravidade do defeito hemostático é proporcional à intensidade da deficiência do fator. Exemplos de outras deficiências hereditárias raras são as deficiências dos fatores de coagulação II, V, VII, X, XIII e deficiências combinadas dos fatores V e VIII e dos fatores vitamina K-dependentes. Um exemplo dessas deficiências hereditárias é a hemofilia C, decorrente da deficiência do fator XI de coagulação, a qual mostra herança autossômica recessiva (gene localizado no cromossomo 4q35) e quadro clínico leve, com sangramento importante apenas por lesões ou cirurgia. Embora rara na população geral, sua frequência em judeus asquenazes é bastante alta, variando de 0,1 a 0,3%.

É recomendável realizar-se uma avaliação pré-cirúrgica da hemostasia, com base na história de sangramentos prévios, na determinação de distúrbios subjacentes que possam comprometer a hemostasia, nos testes laboratoriais iniciais e nos tipos de cirurgias planejadas, visto que o risco de sangramento durante o procedimento pode ser alto. Também as extrações dentárias são procedimentos sujeitos a provocar hemorragias, e a magnitude e a duração do sangramento prestam-se à avaliação objetiva das condições da hemostasia, notando-se a necessidade de sutura, de compressão ou de transfusões.

Existem pacientes que são excepcionalmente predispostos a tromboembolismos. O termo trombofilia é usado para descrever distúrbios hereditários ou adquiridos do mecanismo hemostático que predispõem à trombose. Os problemas clínicos apresentados por esses indivíduos são denominados estados hipercoaguláveis ou pré-trombóticos e constituem um desequilíbrio entre os mecanismos coagulante e anticoagulante que pode levar a um evento trombótico perceptível. Todos os estados hipercoaguláveis conhecidos atualmente envolvem defeitos, hereditários ou não, nas proteínas dos sistemas de coagulação, anticoagulação ou fibrinolítico.

A antitrombina III é o principal anticoagulante fisiológico. Ela neutraliza não só a trombina, como também os fatores X, IX, XII e XI da coagulação. Pacientes com deficiência qualitativa ou quantitativa desse inibidor plasmático podem apresentar trombose venosa profunda, embolia pulmonar, trombose das veias viscerais e axilares, vasos cerebrais, entre outros. O tipo clássico desse defeito é autossômico dominante, o gene correspondente situando-se no cromossomo 1q23-q25.

A proteína C é uma glicoproteína que, em sua forma ativada, inibe a atividade dos fatores V e VIII e estimula a fibrinólise, regulando a formação e a degradação da fibrina. A ativação da proteína C é, aparentemente, muito lenta e requer a ação de cofatores: a trombomodulina, presente na superfície das células endoteliais, e a proteína S, cofator plasmático dependente de vitamina K. Ocorrem deficiências hereditárias tanto de proteína C quanto de proteína S. A deficiência de proteína C reduz o efeito anticoagulante e gera hipercoagulabilidade.

A proteína S é necessária para a ligação da proteína C ativada às plaquetas e às células endoteliais, inibindo os fatores V, VIII e X. Quanto à deficiência hereditária de proteína S, cerca de 50% dos pacientes tendem a apresentar episódios recorrentes de trombose venosa, sendo de 28 anos a idade média do primeiro desses eventos. O padrão de herança dessa doença é heterogêneo, podendo ser autossômico dominante ou recessivo.

Segundo alguns autores, a mutação Leiden do fator V de coagulação, conferindo resistência à proteína C ativada, é a causa hereditária mais comum de aumento do risco de trombose venosa. Os heterozigotos para o fator V Leiden têm risco de cinco a oito vezes maior de trombose venosa, em comparação com a população geral; em homozigotos, esse risco é de 30 a 140 vezes maior.

O gene do fator II de coagulação (protrombina) apresenta uma mutação do tipo transição (G20210A), que está associada à elevação dos níveis plasmáticos de protrombina e ao risco aumentado de trombose venosa. Essa mutação também está associada ao risco quatro vezes maior de infarto do miocárdio em mulheres, enquanto nos homens esse risco é de 1,5 vez, em relação aos não portadores.

A fibrinólise remove o excesso de fibrina depositado nas paredes de vasos, tecidos, ductos e fluidos corporais. Seu componente mais importante é o plasminogênio, que, sob a ação de vários ativadores, é convertido em plasmina, responsável por dissolver e remover o coágulo de fibrina. Podem ocorrer alterações qualitativas ou quantitativas no sistema fibrinolítico, abrangendo diversos distúrbios. A disfibrinogenemia é um defeito genético autossômico dominante, em que há a produção de uma molécula estruturalmente anormal de fibrinogênio, com propriedades funcionais alteradas.

Teste seu conhecimento

1. Conceitue: hemostasia, coagulação e fibrinólise.

2. Como se dá a resposta hemostática normal? Qual a função das plaquetas na coagulação sanguínea e como pode ser ela avaliada? Analise a Figura 13.1.

3. Quais são os fatores da coagulação e como agem nesse processo? Observe a Tabela 13.1 e a Figura 13.2.

4. Como podem ser avaliadas as principais deficiências de fatores de coagulação?

5. Existem diferenças clínicas entre os distúrbios vasculares/plaquetários e os distúrbios de coagulação? Examine a Tabela 13.2.

6. Analise a Tabela 13.3, sobre a classificação das hemofilias A e B. Caracterize as hemofilias A, B e C, apontando suas diferenças, principalmente quanto aos tipos de herança.

7. Observe o Quadro 13.1 sobre a terminologia relativa ao fator von Willebrand e ao fator VIII e procure fazer um esquema relacionando ambos os fatores.

8. Caracterize a doença de von Willebrand, indicando seus principais tipos e sua determinação genética (Tab. 13.4).

9. À vista da Tabela 13.5, compare clinicamente as hemofilias A e B e a doença de von Willebrand, acrescentando-lhe outros dados de seu conhecimento, que não constem na referida tabela.

10. A Tabela 13.6 mostra a avaliação do risco de sangramento durante cirurgias. Analise essa tabela.

11. O que é trombofilia? O que são estados hipercoaguláveis? Como são classificados?

12. Compare os Quadros 13.2 e 13.3 e distinga os fatores de risco importantes para ambos os tipos de trombose (arterial e venosa), dos que são exclusivos para um ou o outro tipo de trombose.

Exercícios

1. Otávio e seu avô materno, Felipe, têm hemofilia clássica, que é de herança recessiva ligada ao sexo. Clara, esposa de Otávio, é sobrinha da mãe do marido. Otávio e Clara têm um filho hemofílico (Sérgio), duas filhas hemofílicas (Lúcia e Teresa) e uma filha (Alice) não afetada.
   a. Traçar o heredograma correspondente.
   b. Por que Lúcia e Teresa são hemofílicas?
   c. Qual é a probabilidade de que Alice venha a ter um filho hemofílico, casando-se com um indivíduo normal?
   d. Qual é a probabilidade de que Teresa venha a ter um filho do sexo masculino e afetado?

2. Paula (30 anos) e Jorge (32 anos) estão planejando ter filhos, porém, estão preocupados, pois Paula tem um irmão e um primo em primeiro grau, pelo lado materno, com hemofilia A.

   Antes de casar, Paula havia decidido que, quando estivesse grávida, faria um diagnóstico pré-natal e se seu filho tivesse hemofilia ela realizaria a interrupção da gravidez. Sua decisão estava baseada na preocupação de que seu filho pudesse vir a contrair aids por meio do tratamento, que consistia normalmente na administração do fator VIII de coagulação, produzido a partir de sangue coletado de um *pool* de indivíduos, entre os quais poderia haver algum doador infectado pelo vírus HIV.

   Entretanto, a partir de 1993, o fator VIII começou a ser produzido pela tecnologia de DNA recombinante, tornando o tratamento muito mais seguro. O novo fator de coagulação poderia também ser ministrado preventivamente, melhorando muito a qualidade de vida dos hemofílicos. Por isso, Paula e seu marido, planejando sua vida reprodutora, desejam saber se ela é portadora do gene para hemofilia. Ela realizou alguns testes de coagulação, e a quantidade de fator VIII encontrada em seu soro correspondeu a 20% da normal. Para confirmar se era mesmo portadora, foram feitos novos testes, agora com seus cromossomos X, para averiguar se ela havia herdado o mesmo cromossomo X de seu irmão. Os marcadores genéticos confirmaram ser este o caso.

Questões:
a. Faça uma genealogia mostrando a relação entre Paula, seu irmão e seu primo.
b. O risco da mãe de Paula ser uma portadora do gene para a hemofilia A é _____.
c. O risco de Paula ser portadora do gene para a hemofilia A é _____.
d. O risco de Paula ter um filho hemofílico é _____.

3. Que proporção de netos de um homem hemofílico será hemofílica? (Presuma que o casamento desse homem e os de seus/suas filhos/filhas sejam com cônjuges normais.)

4. Correlacione a segunda coluna de acordo com a primeira:

(A) Hemofilia A
(B) Doença de von Willebrand
(C) Deficiência da proteína C
(D) Disfibrinogenemia
(E) Hemofilia B
(F) Deficiência da proteína S
(G) Hemofilia C
(H) Deficiência de antitrombina III

( ) Produz trombose venosa
( ) Deficiência do fator IX
( ) Maioria dos tipos é de herança autossômica dominante
( ) Deficiência do fator VIII
( ) distúrbio do sistema fibrinolítico
( ) Deficiência do fator XI
( ) Gene autossômico dominante localizado no cromossomo 1
( ) Deficiência do fator X
( ) Resulta em hipercoagulabilidade

Referências

1. Hoffbrand AV, Moss PAH, Pettit JE. Fundamentos em hematologia. 5. ed. Porto Alegre: Artmed; 2008.
2. Gómez-Moreno G, Cutando-Soriano A, Arana C, Scully C. Hereditary blood coagulation disorders: management and dental treatment. J Dent Res. 2005;84(11):978-85.
3. Passarge E. Genética: texto e atlas. 3. ed. Porto Alegre: Artmed; 2011.
4. Lichtman MA, Beutler E, Kipps TJ, Williams WJ. Manual de hematologia de Williams. 6. ed. Porto Alegre: Artmed; 2005.
5. Passarge E. Genética: texto e atlas. 2. ed. Porto Alegre: Artmed; 2004.

Leituras recomendadas

OMIM: online Mendelian nheritance in man [Internet]. Bethesda: NCBI; c2012 [capturado em 25 ago. 2012]. Disponível em: http://www.ncbi.nlm.nih.gov/omim.

Robinson WM, Borges-Osório MR. Genética para odontologia. Porto Alegre: Artmed; 2006.

Capítulo 14

Genética das Doenças Complexas

14.1 Introdução 456

14.2 O Projeto HapMap de mapeamento da variação genética 456

14.3 Classificação das doenças complexas 456
- 14.3.1 Estratégias para abordagem da etiologia genética das doenças complexas 457
- 14.3.2 Tipos e mecanismos de suscetibilidade genética 458
- 14.3.3 Tipos de abordagem genética às doenças complexas 458

14.4 Principais doenças complexas 458
- 14.4.1 Artrite reumatoide 458
- 14.4.2 Diabetes melito 461
  - 14.4.2.1 Diabetes melito insulinodependente 461
  - 14.4.2.2 Diabetes melito não insulinodependente 462
- 14.4.3 Doenças cardiovasculares 463
  - 14.4.3.1 Doenças cardíacas congênitas 463
  - 14.4.3.2 Doença arterial coronariana 464
- 14.4.4 Hipertensão 467
- 14.4.5 Doença de Hirschsprung 468
- 14.4.6 Obesidade 469
- 14.4.7 Osteoporose 470
- 14.4.8 Febre reumática 472

Caso clínico

Catarina havia completado 56 anos e achou que estava na idade de fazer uma avaliação clínica. Ultimamente, ela vinha apresentando tonturas e visão embaçada; além disso, andava bebendo muita água e urinava em grande quantidade, mas isso não a preocupava muito.

Ela lembrou, porém, que seu irmão mais velho, que era obeso, morreu de um ataque cardíaco aos 49 anos. Submeteu-se, então, a um exame clínico e pela anamnese ficou constatado que ela tinha vida sedentária e seu índice de massa corporal (IMC) era 30. Alguns exames foram sugeridos pelo médico: o exame de urina mostrou presença de açúcar, e um exame posterior de glicose em jejum acusou um nível glicêmico de 9 mmol/L. Os dados da anamnese e o resultado do exame de glicose confirmaram o diagnóstico de diabetes tipo 2. O médico informou a Catarina a necessidade de mudar seu estilo de vida, de modo que perdesse peso e aumentasse sua atividade física. Além disso, prescreveu-lhe o fármaco tiazolidinediona. Ela foi ainda informada do risco que seus parentes (filhos ou irmãos) correm de vir a desenvolver a mesma doença e da necessidade de tomarem imediatamente algumas precauções em relação ao sobrepeso e ao sedentarismo. Seguindo a orientação do médico, Catarina diminuiu a ingestão de gordura e iniciou caminhadas várias vezes por semana. Livrou-se de alguns quilos. A diminuição de peso e a realização de exercícios, bem como o uso do medicamento indicado pelo clínico, ajudaram a minimizar a morbidade dessa doença.

Fonte: Baseado em Read e Donnai.[1]

Comentário

A prevalência de obesidade vem aumentando na maioria dos países desenvolvidos, com raras exceções. Isso tem resultado em aumentos também preocupantes na prevalência de **diabetes melito tipo 2**, um dos mais importantes fatores de risco para doença cardiovascular, insuficiência renal e perda da visão. O aumento da prevalência da obesidade tem se verificado também em países em desenvolvimento, como o Brasil. Está ocorrendo em nosso país a chamada transição nutricional, que consiste na redução dos índices de desnutrição e aumentos da prevalência de obesidade. Barness e colaboradores[2] mencionam que a obesidade é um dos mais graves problemas de saúde pública do século XXI.

O diabetes melito é uma doença crônica, heterogênea, caracterizada por alterações no metabolismo dos carboidratos, as quais resultam em deficiência absoluta ou relativa de insulina, respectivamente no diabetes melito tipo 1 (DM1) e no diabetes melito tipo 2 (DM2). O metabolismo das proteínas e dos lipídeos também é afetado, levando à cetose e à acidose. O marcador diagnóstico é a hiperglicemia crônica persistente. Segundo a American Diabetes Association,[3] são diagnosticados como diabéticos os indivíduos (adultos, mulheres não grávidas e crianças) que apresentam, em jejum, taxas de glicose no sangue ou glicemia com valores iguais ou superiores a 126 mg/dL; ou glicemia pós-prandial de duas horas com valor igual ou maior de 200 mg/dL durante teste oral de tolerância à glicose, com a utilização de uma carga de 75 g de glicose em água; ou glicemia ao acaso, não em jejum, com valor igual ou superior a 200 mg/dL, na presença de sintomas clássicos de hiperglicemia.

O teste de rastreio para a detecção de diabetes melito tipo 2 e para a avaliação do risco futuro para diabetes em pessoas assintomáticas deve ser considerado em adultos de qualquer idade que apresentem sobrepeso ou obesidade (IMC ≥ 25 kg/m^2) e que apresentem um ou mais dos fatores de risco para diabetes. Em pessoas que não apresentem fatores de risco, os testes de rastreio devem ser iniciados aos 45 anos.

Ambas as doenças (DM1 e DM2) envolvem fatores de suscetibilidade genética e ambiental. As evidências dos fatores ambientais originam-se de grandes aumentos recentes na prevalência dessa doença em países desenvolvidos, como os Estados Unidos, e em países em desenvolvimento, como o Brasil; provêm ainda dos estudos de intervenção, que mostram a eficácia dos controles de peso e dos exercícios físicos. As evidências dos fatores genéticos originam-se de estudos familiares e gemelares, assim como de variações étnicas em sua prevalência.

A insulina é um hormônio sintetizado pelas células beta (β) das ilhotas de Langerhans do pâncreas, que ajuda a glicose a entrar nas células. Esse hormônio se liga às células, abre passagem por suas membranas e permite que a glicose passe ao seu interior. A insulina age no fígado e nos tecidos muscular e adiposo, sendo o principal hormônio anabolizante do organismo. É responsável pela síntese e armazenamento hepático de glicogênio, triglicerídeos (TGR) e colesterol VLDL, e pela inibição de glicogenólise, gliconeogênese e cetogênese. No músculo, sintetiza e armazena proteínas e glicogênio. No tecido adiposo, é responsável pelo estímulo à lipogênese e ativação do sistema de transporte de glicose para dentro do músculo e células adiposas, armazenamento de TGR e inibição da lipólise dos TGR sintetizados. O diabetes acontece quando o organismo não consegue usar a insulina de maneira apropriada, ou o pâncreas não produz insulina suficiente; consequentemente, a glicose permanece em nível aumentado na corrente sanguínea e falta dentro das células. É uma doença crônica que pode ser controlada, mas não curada, podendo causar danos aos grandes e pequenos vasos sanguíneos, envolver vários órgãos e sistemas e causar sérios problemas neurológicos, cardíacos, visuais e renais.

Existem quatro tipos principais de diabetes, e cada tipo ocorre por um defeito diferente, mas todos causam níveis elevados de glicose: diabetes melito tipo 1 (DM1), ou insulinodependente (DMID), diabetes melito tipo 2 (DM2), ou não insulinodependente (DMNID), diabetes da maturidade que ocorre na juventude (MODY) e diabetes gestacional.

No diabetes melito tipo 2, o pâncreas não produz insulina suficiente ou o organismo não consegue usar corretamente a insulina, resistindo à sua ação; por isso, entram quantidades insuficientes de glicose nas células. Essa doença é comum na meia-idade e no idoso, mas, geralmente, é menos grave do que o tipo 1. No DMNID, os fatores genéticos têm papel preponderante, sendo sua herança multifatorial. O risco de desenvolvimento desse tipo é maior para pessoas acima dos 45 anos, com história familiar de diabetes, excesso de peso, sedentarismo, baixos níveis de colesterol do tipo HDL ou altos níveis de triglicerídeos, mulheres que tiveram diabetes gestacional e crianças que não dependem de insulina para o controle glicêmico.

A cetoacidose ocorre apenas em situações especiais, como infecções graves. O DMNID resulta de perturbações na secreção e na resistência à ação da insulina. Ele apresenta um início insidioso, e o diagnóstico, em geral, é feito pelo nível elevado de glicose no exame de rotina. Normalmente, o seu desenvolvimento é dividido em três fases clínicas: (1) a glicose do plasma permanece normal, apesar da resistência à insulina; (2) desenvolve-se a hiperglicemia pós-prandial, apesar das concentrações elevadas de insulina; e (3) a secreção declinante de insulina causa hiperglicemia em jejum, e o diabetes se manifesta. Em adição à hiperglicemia, a desregulação metabólica resultante da disfunção das células β das ilhotas de Langerhans e a resistência à insulina causam aterosclerose, neuropatia periférica, doença renal, cataratas e retinopatia.

Em relação à insulina, o DMNID se caracteriza por: secreção inadequada de insulina e resistência periférica a insulina. No primeiro caso, ocorre diminuição ou retardo na secreção insulínica anormal em resposta ao estímulo glicêmico ou à produção de insulinas anormais. No segundo caso, os distúrbios acorrem na fase de ligação de insulina ao seu receptor.

Para a Sociedade Brasileira de Diabetes,[4] o diabetes tipo 2 é um problema de saúde pública, e sua frequência leva o Brasil a ocupar o 8º lugar na classificação mundial de indivíduos diabéticos. Em torno de 3 milhões de diabéticos morrem por ano no mundo. Noventa por cento dos diabéticos são do tipo 2, causado pela obesidade e por resistência à insulina; porém, 80% dos casos desse tipo de diabetes podem ser prevenidos por hábitos alimentares saudáveis e exercícios físicos. Muitos pacientes desenvolvem a patologia em função do seu histórico familiar.

Em uma pesquisa realizada no Rio Grande do Sul, envolvendo mais de 650 indivíduos, observou-se uma frequência de 9% de diabetes de todos os tipos, afetando principalmente pessoas obesas do sexo feminino, com idade média de 55 anos. Nesse mesmo estudo, em outra amostra constituída por 201 pessoas (diabéticos dos tipos 1 e 2 e seus familiares), detectou-se um aumento na frequência de abortos espontâneos nas mulheres com DMID, bem como alterações da hemostasia (níveis médios de fator VIII mais elevados) em pacientes com DMNID, sugerindo que essas alterações poderiam ser responsáveis pelo processo de aterosclerose precoce e generalizado que acomete os diabéticos.

A predisposição genética está mais fortemente associada ao DMNID do que ao DMID, porém o DMNID é altamente heterogêneo. A maioria dos estudos com gêmeos relata uma concordância mais alta entre gêmeos monozigóticos, quando comparados com gêmeos dizigóticos. Uma história familiar positiva confere um aumento de 2,4 vezes no risco. A razão de risco para irmãos é de 4 a 6; 15 a 25% dos parentes em primeiro grau (genitores/filhos e irmãos) de pacientes com DMNID desenvolvem tolerância reduzida à glicose ou diabetes diagnosticável.

Recentemente, foi detectado um polimorfismo de comprimento de fragmento de restrição (RFLP; ver Cap. 17) na extremidade 5' do gene da insulina, mapeado no braço curto do cromossomo 11 (11p15.5). Um dos alelos desse polimorfismo parece mostrar forte associação com o DMNID, podendo estar envolvido na regulação da síntese da insulina. Os fatores genéticos mostram herança multifatorial e, embora sejam preponderantes, estão sob a ação de fatores ambientais, como idade, sexo, etnia, condicionamento físico, obesidade, dieta e uso de fumo, bem como do efeito da distribuição de gordura sobre a sensibilidade à insulina e sua excreção.

Há quase 50 síndromes genéticas raras nas quais o diabetes aparece como uma das características. Um exemplo é o dos indivíduos afetados por distrofia miotônica (herança autossômica dominante; ver Cap. 5), que apresentam risco aumentado de desenvolver diabetes.

O MODY é o diabetes da maturidade que ocorre na juventude, com início precoce e herança autossômica dominante. Não mostra associação à obesidade ou ao estilo de vida, mas se assemelha muito à forma de início no adulto em outros aspectos. Existem mais de 10 tipos já descritos, causados por genes localizados em diversos cromossomos.

Mutações diferentes no DNA mitocondrial foram relacionadas ao diabetes, algumas vezes apresentando outras características, como a surdez. Aparentemente, isso se deve mais ao mau funcionamento das mitocôndrias no DMNID, do que a alguma variante específica no DNA mitocondrial associada ao tipo comum de DMNID.

Por fim, 1 a 3% das mulheres apresentam intolerância à glicose durante a gestação, a qual é conhecida como diabetes gestacional. Esse quadro geralmente reverte à normalidade após a gestação, embora 50 a 75% dessas mulheres passem a desenvolver diabetes posteriormente.[5]

14.1 Introdução

As doenças genéticas causadas por alterações cromossômicas ou por mutações que afetam genes isolados são relativamente bem compreendidas, porém, em geral, essas doenças são raras.

Existem outras doenças que não apresentam um erro metabólico específico identificado, nem um tipo de herança definido, mas sua agregação familiar indica que estão sob a influência de alguns fatores genéticos. Essas doenças compõem o grupo das **doenças complexas**, anteriormente denominadas doenças comuns. Sua análise, tanto sob o ponto de vista molecular como clínico, constitui atualmente a área mais ativa de pesquisa na genética humana e médica. As doenças mais comuns da espécie humana estão relacionadas não a mutações em um ou dois genes, mas a polimorfismos genéticos combinados com a ação de fatores ambientais, o que torna mais complexo o estudo dessas doenças. Nessa categoria, podemos citar: artrite reumatoide, diabetes melito (tipos 1 e 2), doença de Alzheimer (ver Cap. 16), doença de Hirschsprung, doenças cardiovasculares, esquizofrenia (ver Cap. 16), hipertensão, hipotireoidismo, obesidade, osteoporose, retinite pigmentar (ver Cap. 5) e trombose venosa (ver Cap. 13).

14.2 O Projeto HapMap de mapeamento da variação genética

Um novo enfoque no estudo das doenças complexas é o mapeamento da variação genética, útil na descoberta de genes relacionados às doenças complexas. Esse estudo é feito por meio do **Projeto HapMap**, que é um projeto internacional constituído, inicialmente, por mais de 200 pesquisadores de seis países (Canadá, China, EUA, Japão, Nigéria e Reino Unido). Para a descoberta dos polimorfismos genéticos mais comuns, foi estudado o DNA de 270 indivíduos de Pequim, Utah, Tóquio e Nigéria.

O objetivo desse projeto é desenvolver um mapa de haplótipos conservados do genoma humano em vários grupos étnicos e descrever os padrões comuns de variação da sequência do DNA humano. Em seu desenvolvimento, pretende analisar amostras de DNA de indivíduos pelo mundo afora e identificar polimorfismos de nucleotídeo único (SNPs) em diferentes indivíduos de diversos grupos étnicos, construindo um catálogo das variações genéticas comuns entre eles. Suas principais aplicações são comparar os padrões de SNPs de indivíduos afetados por alguma doença com os padrões de indivíduos normais, e, dessa forma, identificar as variações espalhadas no genoma, descobrindo abordagens para lidar com as doenças no nível genético, além de desenvolver terapêuticas mais adequadas e eficientes para essas doenças.

Os SNPs são sítios da sequência de DNA que diferem por uma única base em muitos indivíduos (ver Caps. 1 e 17). Por exemplo, algumas pessoas podem ter uma adenina (A) em um determinado sítio de um segmento de DNA, no qual outras têm uma guanina (G). O Projeto HapMap sugere que essas pequenas variações podem ser marcadores importantes para avaliar riscos de ocorrência de doença ou para terapias. Os blocos haplotípicos podem ser constituídos, por exemplo, pelo genótipo de dois ou três SNPs selecionados (SNPs marcadores).

Embora duas pessoas não relacionadas possam ter até 99,9% das mesmas sequências de DNA, o restante, 0,1%, contêm variantes genéticas que influenciam o modo como as pessoas diferem em seu risco de doença ou em sua resposta às drogas. Portanto, o Projeto HapMap mostra que os genomas dos indivíduos da nossa espécie são muito parecidos, mas há em torno de 10 milhões de pontos na sequência do DNA em que os códigos genéticos podem variar. A maioria dos haplótipos mais comuns ocorre em todas as populações humanas, mas suas frequências diferem entre populações. Então, o primeiro desafio é determinar se os indivíduos que sofrem de uma mesma doença têm alguns polimorfismos em comum. Igualmente, descobrir as variantes da sequência do DNA que contribuem para o risco das doenças complexas oferece uma das melhores oportunidades para a compreensão de suas causas.

Ao comparar as diferenças genéticas entre os indivíduos, os pesquisadores desse projeto confiam na criação de ferramentas que auxiliem os investigadores a detectarem a contribuição genética para muitas doenças, sobretudo as complexas, causadas pela combinação de vários fatores genéticos e ambientais. Assim, a descoberta dos fatores genéticos das doenças complexas fornecerá novos conhecimentos fundamentais sobre patogênese, diagnóstico e tratamento dessas doenças humanas.

A combinação de dados do Projeto HapMap e as tecnologias avançadas, como a genotipagem de altíssima resolução, por exemplo, prometem um progresso real nas pesquisas sobre as doenças complexas. Espera-se que o futuro conhecimento dos fatores de suscetibilidade a essas doenças forneça indicações para as pesquisas farmacológicas, levando a terapias mais bem-sucedidas. Além disso, conhecendo sua suscetibilidade biológica, talvez as pessoas possam evitar o risco de adoecerem.

14.3 Classificação das doenças complexas

As doenças complexas podem ser classificadas em três categorias: malformações congênitas comuns (abordadas no Cap. 6), transtornos psíquicos comuns (examinados no Cap. 16) e doenças complexas da meia-idade, como diabetes, hipertensão, doença arterial coronariana, osteoporose, etc. Essa última categoria é o objeto deste capítulo.

14.3.1 Estratégias para abordagem da etiologia genética das doenças complexas

As diferentes doenças podem ser consideradas dentro de um espectro relacionado com os papéis relativos da herança e do ambiente em sua etiologia, conforme ilustra a **Figura 14.1**.

Na zona A, incluem-se as doenças que ocorrem somente em indivíduos com uma determinada constituição genética, independentemente das condições ambientais (p. ex., acondroplasia, hemofilia, fenilcetonúria, osteogênese imperfeita, galactosemia e distrofia muscular Duchenne); enquanto no outro extremo (zona E), são agrupadas as doenças que podem ocorrer em pessoas de genótipos variados e cuja frequência e gravidade dependem quase exclusivamente de fatores ambientais (p. ex., traumatismo, rubéola e tuberculose).

As zonas B, C e D correspondem ao grupo das doenças complexas que, via de regra, não apresenta padrão simples de herança, mostrando a contribuição de múltiplos fatores genéticos que interagem entre si e com fatores ambientais de um modo complexo. Na realidade, é raro que apenas fatores genéticos ou apenas fatores ambientais sejam inteiramente responsáveis por uma determinada doença comum. Na maioria dos casos, tanto os fatores genéticos quanto os ambientais participam da etiologia da doença, embora algumas vezes alguns possam parecer mais importantes de que outros. As doenças complexas aqui abordadas enquadram-se nessas zonas: artrite reumatoide, diabetes, febre reumática, hipertensão e doenças cardiovasculares, obesidade, etc.

O modelo genético multifatorial enfatiza, por um lado, os fatores genéticos, que abrangem os poligenes além de outros genes com efeito maior ou principal, e, por outro, os fatores epigenéticos e ambientais. Nas doenças complexas, um pequeno número de genes principais potencialmente identificáveis pode contribuir para a etiologia genética e explicar a maior parte da variação fenotípica observada. Tais genes principais atuam sobre o conjunto de todos os demais genes, são os poligenes integrantes do pano de fundo genético do indivíduo. Da mesma forma, esses genes podem modificar e influenciar a expressão dos principais. Os genes predisponentes a uma doença podem determinar um limiar fenotípico que separa os indivíduos em normais e afetados, em um ambiente considerado. Além disso, fatores epigenéticos, como a metilação do DNA, as modificações das histonas e a ação de RNAs não codificadores, podem afetar a expressão gênica de modo reversível e hereditário, ainda que sem alterar a sequência nucleotídica do DNA. Os padrões genômicos e os locais dessas modificações podem ser herdados e afetar a expressão gênica.

O uso adequado de métodos de pesquisa, combinando os aspectos moleculares, genéticos, bioquímicos, imunológicos, clínicos e estatísticos, permite detectar subgrupos que são condições clínicas de herança mendeliana, separando-os das doenças multifatoriais complexas. É o caso, por exemplo, da deficiência de hipoxantina-guanina fosforribosiltransferase (herança recessiva ligada ao X) e gota (herança multifatorial).

Estudos clínicos, laboratoriais e de famílias sobre grupos heterogêneos de doenças podem resultar, também, na separação entre os casos familiares e os esporádicos; a análise apropriada destes últimos pode estabelecer que uma parte deles é autossômica recessiva, como, por exemplo, no caso da surdez.

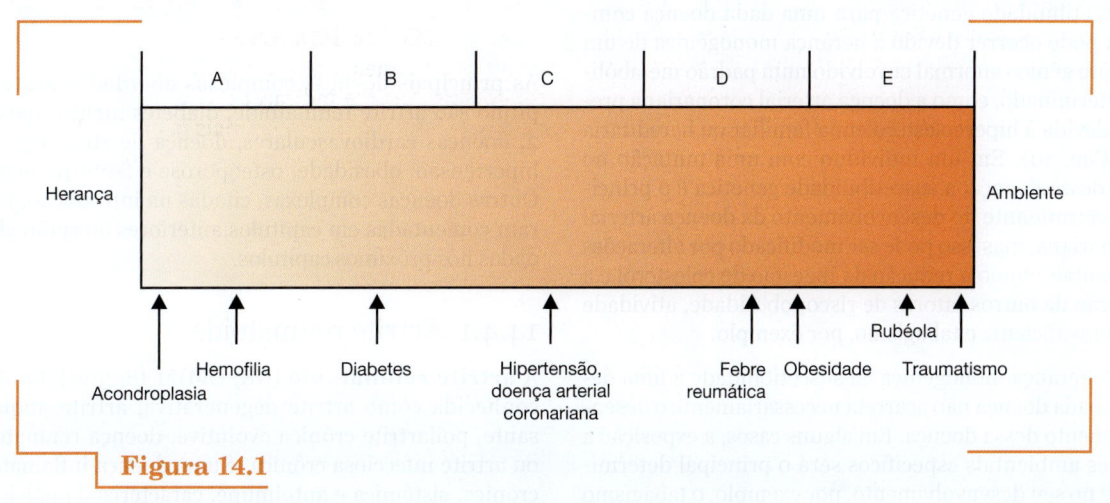

Figura 14.1

Influência relativa de fatores genéticos e ambientais em várias doenças.
Fonte: Stewart e Spence.[6]

Outro aspecto a considerar é o de que alguns polimorfismos genéticos podem ser a base genética da suscetibilidade diferencial a algumas doenças complexas. Um exemplo é o da malária, que se relaciona, entre outros, com os polimorfismos da hemoglobina S, β-talassemias, deficiência de glicose-6-fosfatodesidrogenase (G6PD) e sistema sanguíneo Duffy. Outra associação evidenciada envolve o sistema HLA e algumas doenças complexas, entre elas o diabetes.

Os resultados das pesquisas tendem a ser mais significativos quando os marcadores genéticos estudados estão relacionados fisiopatologicamente com a doença em questão. Um dos objetivos do estudo genético das doenças complexas é, portanto, a elaboração de "perfis marcadores", úteis à identificação dos subgrupos de indivíduos com risco de desenvolver uma determinada doença, bem como à sua prevenção ou melhoria do seu quadro clínico.

O estudo de heterozigotos para genes raros também pode fornecer resultados promissores na investigação das doenças complexas, uma vez que esses indivíduos podem ter um risco maior para tais doenças, se relacionadas fisiopatogenicamente com o defeito raro para o qual eles são heterozigotos. Como exemplo, está a frequência aumentada de câncer entre os heterozigotos para os genes da ataxia-telangiectasia e da síndrome de Bloom (ver Cap. 12), assim como o aumento do número de heterozigotos para a deficiência de α1-antitripsina entre os pacientes com doença pulmonar obstrutiva crônica (ver Cap. 10).

Com o Projeto HapMap, o estudo das doenças complexas obterá resultados mais detalhados sobre o papel genético na sua etiologia, e irá além, com a construção de um catálogo de haplótipos suscetíveis, que servirá para melhorar os diagnósticos e os tratamentos dessas doenças.

14.3.2 Tipos e mecanismos de suscetibilidade genética

A suscetibilidade genética para uma dada doença complexa pode ocorrer devido à herança monogênica de um produto gênico anormal envolvido num padrão metabólico determinado, como a doença arterial coronariana precoce devida à hipercolesterolemia familiar ou hereditária (ver Cap. 10). Em um indivíduo com uma mutação no gene dessa doença, a suscetibilidade genética é o principal determinante do desenvolvimento da doença arterial coronariana, mas isso pode ser modificado por alterações ambientais, como a redução da ingestão de colesterol e a evitação de outros fatores de risco: obesidade, atividade física insuficiente e tabagismo, por exemplo.

A herança monogênica da suscetibilidade a uma determinada doença não acarreta necessariamente o desenvolvimento dessa doença. Em alguns casos, a exposição a fatores ambientais específicos será o principal determinante no seu desenvolvimento, por exemplo, o tabagismo ou as exposições ocupacionais a resíduos na evolução do enfisema pulmonar em indivíduos com deficiência de α1--antitripsina (ver Cap. 10).

Em outras circunstâncias, o mecanismo de suscetibilidade genética é menos evidente. Pode envolver a herança de um polimorfismo genético que causa diferenças na suscetibilidade a uma doença, por exemplo, a atividade da aldeído-desidrogenase e o alcoolismo (ver Cap. 16). Além disso, polimorfismos genéticos hereditários parecem determinar uma resposta a fatores ambientais ainda indefinidos, como os antígenos do complexo de histocompatibilidade principal (sistema HLA) e associações com doenças específicas (diabetes insulinodependente, artrite reumatoide e doença celíaca).

Por fim, a suscetibilidade genética pode determinar diferenças individuais nas respostas a um mesmo tratamento médico, por exemplo, a condição da inativação da isoniazida no tratamento da tuberculose.

14.3.3 Tipos de abordagem genética às doenças complexas

Para entender a genética das doenças complexas, o investigador pode abordar o problema de diversas maneiras: comparar sua prevalência e incidência em vários grupos populacionais diferentes; estudar os efeitos da migração; investigar a ocorrência da doença entre parentes; comparar a frequência em gêmeos idênticos e fraternos; determinar o efeito de alterações ambientais em estudos de adoção; estudar a associação dessas doenças com diversas características, como os grupos sanguíneos, sistema MHC e os polimorfismos bioquímicos e de DNA; estudar, em animais, doenças que são homólogas às que ocorrem nos humanos; e estudar comparativamente os SNPs de indivíduos sadios e afetados por doenças complexas, em diferentes grupos étnicos, e construir um catálogo dos haplótipos suscetíveis, estratégia utilizada pelo recente Projeto HapMap.

14.4 Principais doenças complexas

As principais doenças complexas abordadas neste capítulo são artrite reumatoide, diabetes melito tipos 1 e 2, doenças cardiovasculares, doença de Hirschsprung, hipertensão, obesidade, osteoporose e febre reumática. Outras doenças complexas, citadas na introdução, já foram comentadas em capítulos anteriores ou serão abordadas nos próximos capítulos.

14.4.1 Artrite reumatoide

A **artrite reumatoide** (AR; OMIM 180300), também conhecida como artrite degenerativa, artrite anquilosante, poliartrite crônica evolutiva, doença reumatoide ou artrite infecciosa crônica, é uma doença inflamatória crônica, sistêmica e autoimune, caracterizada por inflamações frequentes nas articulações, que podem levar à incapacidade funcional dos pacientes, com um complexo componente genético.

A AR apresenta um alto grau de morbidade, consistindo em um importante problema de saúde. Essa doença envolve predominantemente as pequenas articulações, levando a deformidades pela erosão da cartilagem e do osso. Afeta muitos órgãos e tecidos, sobretudo as articulações, como punhos, mãos, cotovelos, ombros e pescoço, causando deformidades. Seu principal sintoma é dor nas articulações afetadas. As manifestações clínicas da artrite envolvem dor, calor, inchaço, simetria das articulações afetadas, movimentos limitados, rigidez matinal, fraqueza e fadiga. Por se tratar de uma doença complexa, o quadro clínico varia de pessoa para pessoa. A **Figura 14.2** mostra a lesão induzida pela artrite reumatoide.

Os indivíduos predisponentes são expostos a um eventual agente desencadeante (ainda não conhecido), que pode ser reconhecido por um complexo formado por uma célula apresentadora de antígeno, geralmente um macrófago, por meio de suas moléculas do complexo de histocompatibilidade de classe II (CHP II) e por um linfócito T com seu receptor. A partir daí, é desencadeado um processo inflamatório complexo no sítio primário da doença, que é a membrana sinovial. Essa membrana se torna inflamada e proliferada, formando o *pannus*, que é um tecido inflamatório neoformado, resultante da proliferação do tecido sinovial de uma articulação. O *pannus* forma uma pequena faixa que se localiza sobre a cartilagem articular e invade o osso, a cartilagem e os ligamentos, levando ao dano e à deformidade articular característicos da doença.

Com o reconhecimento do agente desencadeante pelo CHP e pelo linfócito T CD4, ocorre ativação de macrófagos, de linfócitos B, de moléculas de adesão e de moléculas associadas à função dos linfócitos, além de um grupo de mediadores inflamatórios, incluindo as interleucinas, os fatores de necrose tumoral, os fatores de crescimento fibroblástico, os fatores de crescimento derivados de plaquetas, os peptídeos estimuladores de monócitos e neutrófilos, o fator estimulador de colônias granulócito-macrófago, as prostaglandinas e o óxido nítrico, os quais, em conjunto, promovem um processo inflamatório complexo, resultando em proliferação celular, angiogênese e apoptose, responsável pela destruição celular.

Conforme ocorrem os eventos inflamatórios, vão surgindo os sinais e sintomas clínicos. No início, em que se dá a apresentação do antígeno desconhecido ao linfócito T, não se observa manifestação alguma. Quando a resposta inflamatória se inicia, ocorre proliferação das células linfocitárias, liberação de citocinas, proliferação sinovial

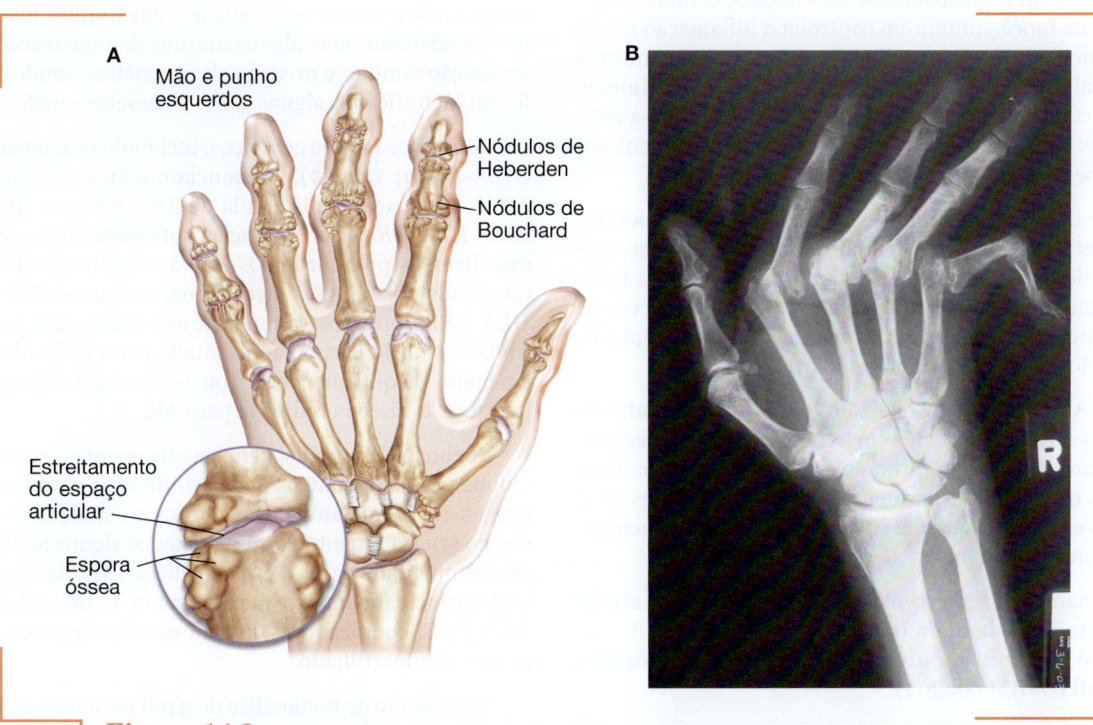

Figura 14.2

Artrite reumatoide. **A** – A lesão induzida pela artrite reumatoide na cartilagem da articulação é devida ao reconhecimento por células T CD4+ de um antígeno iniciador na articulação, desencadeando a liberação de citocinas inflamatórias. A produção de anticorpos IgG contra o antígeno iniciador também contribui para a inflamação pela formação de complexos imunes. **B** – Radiografia da mão de paciente com artrite reumatoide grave.

Fonte: Doan e colaboradores.[7]

e angiogênese, que é responsável pela perpetuação do processo inflamatório. Então a dor articular, o edema e a rigidez matinal aparecem como sintomas principais. Mais tarde se dá a invasão do *pannus* no osso subcondral, erosão óssea e distorção da arquitetura articular. O comprometimento articular ocorre de forma simétrica e evolutiva, com dor e edema, além de rigidez matinal e limitação funcional que são decorrentes da invasão e proliferação do *pannus*.

A inflamação provoca o aumento da produção de líquido dentro da articulação. Esse líquido, que se chama **líquido sinovial**, pode ser acumulado em grandes quantidades, provocando dificuldade de movimento e aumento da dor.

A origem da AR é uma alteração das respostas imunes humoral e celular, que passam a reagir contra proteínas próprias do organismo e localizadas nas articulações (embora possam agir também em outras partes do organismo). É o resultado do autoataque das células das respostas imunes, que entram nos tecidos e no líquido sinovial, causando um intenso processo inflamatório, com a produção de enzimas, citocinas e anticorpos.

Acredita-se na existência de vários estímulos diferentes que, quando em contato com indivíduos com defeitos de origem genética na função imune, desencadeiam uma resposta inflamatória. A persistência dos estímulos ou a incapacidade dos órgãos, células e proteínas da função imune em controlar a inflamação levam à cronicidade da doença. Tanto a invasão da membrana sinovial como a ação das enzimas produzidas localmente pelas células provocam destruição das estruturas articulares (cartilagem e ossos vizinhos) e junta-articulares (tendões e ligamentos).

Boilard e colaboradores[8] investigaram o papel das plaquetas na AR, identificando vesículas submicrométricas de micropartículas plaquetárias, elaboradas pelas plaquetas ativadas no líquido sinovial das articulações de pacientes com AR e outras formas de artrite inflamatória, mas não em pacientes com osteoartrite.

A AR afeta de 0,6% a 2% dos adultos, representando de 10% a 12% das artrites em geral. Em algumas regiões, sua prevalência é em torno de 1,5% da população. Afeta ambos os sexos, com frequência maior em mulheres (de 2 a 5 vezes mais do que nos homens). Seu pico de incidência é entre 30 a 55 anos.

Crianças e adolescentes também podem ter artrite reumatoide. Quando a doença tem início antes dos 16 anos, é denominada **artrite reumatoide sistêmica juvenil** (OMIM 604302).

Pacientes com AR têm risco maior de sofrer um acidente vascular cerebral (derrame) do que a população geral, segundo estudo apresentado na 71ª reunião científica anual do Colégio Americano de Reumatologia. Cerca de 80% dos pacientes têm uma proteína circulando em seu sangue, denominada **fator reumatoide**, que consiste em anticorpos IgM ou IgG contra a região Fc das IgGs circulantes, facilitando a formação de complexos imunes. Sua presença no sangue ajuda no diagnóstico de AR, porém sua ausência não elimina a possibilidade de um diagnóstico positivo. Quanto maior a quantidade de fator reumatoide no sangue, mais intensa é a doença.

A primeira pista da autorreatividade da artrite foi a identificação, no sangue de pacientes afetados, do fator reumatoide, que se liga à porção Fc das imunoglobulinas, levando a crer que a AR é uma doença autoimune causada por anticorpos reativos. Os fatores reumatoides e outros anticorpos fixam o sistema complemento e liberam fatores quimiotáticos como o C5a (componente do complemento 5a). As células inflamatórias são então guiadas por essas quimiocinas para as articulações, onde são ativadas e contribuem para a destruição local. Apesar disso, o complexo imune formado pela ação dos autoanticorpos não é o único fator envolvido na AR. A infiltração de células T no líquido sinovial sugere que essas células são peças-chave no processo, mediante apresentação de antígenos e subsequente regulação da produção de anticorpos.

Atualmente, considera-se a artrite reumatoide como um dos melhores exemplos de doença autoimune com envolvimento tanto da resposta imune humoral como da resposta imune celular. Como já mencionado, a AR apresenta determinação genética complexa; algumas famílias mostram uma quantidade considerável de casos. Essa doença não pode ser explicada por um simples mecanismo mendeliano, mas alguns autores demonstraram sua agregação familiar e predisposição genética, sendo que já foram identificados alguns genes a ela relacionados.

Múltiplos fatores genéticos, incluindo o sistema HLA (*HLA-DRB1*; 142857), influenciam a suscetibilidade à AR. A associação mais citada de AR e sistema HLA é o lócus *HLA-DR4*. Há evidências suficientes para sugerir que diversos polimorfismos em vários genes podem estar envolvidos na AR, entre os quais os genes *PTPN22* e *HLA-DRB1*, que mostraram forte associação com a suscetibilidade à AR. O risco apresentado pelos alelos do CHP é o maior de qualquer região ou gene, sendo responsável por 30% do risco hereditário para AR.

Alguns SNPs predispõem geneticamente alguns indivíduos para AR e outros podem influenciar a resposta a drogas, tais como anti-inflamatórios ou analgésicos usados no seu tratamento. Foram relatados alguns SNPs com risco aumentado para AR, que incluem SNPs da região do CHP, principalmente os que assinalam os alelos do lócus *HLA-DRB1* codificadores do epitopo (determinante antigênico) compartilhado.

Um estudo de metanálise de 3 mil pacientes com AR, em seis países da Europa, confirmou 18 SNPs não HLA como associados ao risco de AR, alguns aqui citados: rs1160542 (gene *AFF3*), rs1678542 (*KIF5A*), rs2476601 (*PTPN22*), rs3087243 (*CTLA4*), rs4810485 (*CD40*), rs5029937 (6q23), rs10760130 (*TRAF1/C5*), rs7574865 (*STAT4*). Para mais informações sobre os alelos de SNPs associados à AR, já identificados, acessar OMIM 180300.

14.4.2 Diabetes melito

O termo diabetes origina-se do grego *diabetes*, significando passar através de um sifão; e o termo melito vem do latim *mellitus*, significando mel. Sob essa denominação, são agrupadas algumas doenças que envolvem defeitos no metabolismo da glicose e resultam em taxas elevadas desse açúcar no sangue (ver Comentário do Caso clínico).

Existe uma série de complicações crônicas do diabetes, envolvendo vários órgãos e sistemas, como os rins, os olhos, a circulação periférica, o sistema nervoso e o coração. Inicialmente, não se sabia se essas complicações decorreriam do mau controle do diabetes ou se haveria dois subgrupos, um com complicações inevitáveis e outro sem elas, apesar do mau controle da doença. Atualmente, há evidência de que existem fatores genéticos específicos predisponentes a tais complicações. Por exemplo, existe uma evidência preliminar de que os indivíduos com diabetes melito tipo 1 (DMID) que são homozigotos para o alelo *I* (de inserção) da enzima conversora da angiotensina I têm um risco reduzido de desenvolver complicações renais, ao passo que a presença do alelo *D* (de deleção) para a mesma enzima em pessoas com diabetes melito tipo 2 (DMNID) está associada a um risco aumentado de doença arterial coronariana.

O diabetes é altamente heterogêneo, sendo causado por diferentes fatores genéticos e não genéticos. Sua determinação genética parece enquadrar-se no tipo de herança multifatorial. Há quase 50 síndromes genéticas raras nas quais o diabetes aparece como uma de suas características. Um exemplo é o dos indivíduos afetados por distrofia miotônica (herança autossômica dominante), que apresentam um risco aumentado de desenvolver diabetes.

As formas mais frequentes de diabetes são conhecidas como **diabetes melito tipo 1 (DM1)** ou **insulinodependente (DMID)** e **diabetes melito tipo 2 (DM2)** ou **não insulinodependente (DMNID)**, que podem ser diferenciadas pelas características apresentadas na **Tabela 14.1**. Ambas as formas mostram agregação familiar limitada ao tipo de diabetes do probando. As demais formas, como os tipos de diabetes melito neonatal permanente ou transitório e o diabetes da maturidade que ocorre na juventude (MODY), são mais raras, com frequência em torno de 2%.

O **MODY** é uma forma que ocorre no jovem, com início aos 20 anos, mas tem manifestação peculiar do diabetes tipo 2. É menos grave, controlável por dietas ou drogas e de progressão lenta com a idade. Parece ser, até o momento, o único tipo de diabetes com um padrão simples de herança, possivelmente autossômico dominante com alta penetrância, embora não se verifique esse tipo de herança no total de famílias estudadas. Os parentes em primeiro grau apresentam um risco mais alto do que nos outros tipos de diabetes, mas o quadro clínico é menos grave.

Inicialmente, foi demonstrado que o tipo MODY 1 (OMIM 125850) era devido a uma mutação no gene *HNF4A*, localizado no cromossomo 20q12-q13.1, que codifica o fator nuclear 4-α do hepatócito, mas essa mutação não explicaria outros fenótipos de MODY, descritos depois. O MODY 2 (OMIM 125851), causado por mutação no gene *GCK*, da glicoquinase, e o MODY 3 (OMIM 600496), causado por mutação no gene *HNF1A*, do fator nuclear 1-α do hepatócito, são responsáveis por cerca de 80% de todos os MODYs e os mais prevalentes em caucasoides. Ao longo do tempo, foram detectadas outras mutações em diferentes genes, que também resultam em fenótipos de MODY, demonstrando a heterogeneidade desse tipo de diabetes. Atualmente, existem pelo menos 11 tipos descritos de MODY (ver OMIM 606391 para mais informações).

Por fim, de 1 a 3% das mulheres apresentam intolerância à glicose durante a gestação, condição conhecida como **diabetes gestacional**. Esse quadro geralmente reverte à normalidade após a gestação, embora de 50 a 75% dessas mulheres passem a desenvolver diabetes posteriormente. Essa forma da doença parece ser geneticamente heterogênea, mostrando associação com os antígenos HLA-DR3 e HLA-DR4 do sistema HLA do CHP, anticorpos contra células das ilhotas pancreáticas e doenças autoimunes.

14.4.2.1 Diabetes melito insulinodependente

O DMID (OMIM 222100) é um distúrbio autoimune da homeostasia da glicose, caracterizado por absoluta deficiência de insulina e pela suscetibilidade a cetoacidose na ausência de insulinoterapia. É geneticamente heterogêneo, afetando cerca de 0,3% das populações caucasoides. O fenótipo clássico do diabetes é polidipsia, polifagia e poliúria, que resultam da diurese osmótica e da sede secundária, induzidas pela hiperglicemia. Essas disfunções resultam em complicações que afetam vários órgãos, como olhos, rins, nervos e vasos sanguíneos. A hiperglicemia, anormalidade básica desse tipo de diabetes, é causada por crescimento anormal da gliconeogênese e disponibilidade insuficiente de glicose. A cetose resulta de acúmulo de ácidos graxos livres e sua oxidação.

Existem evidências de que o DMID possa ser causado por uma infecção viral nas células β das ilhotas de Langerhans, no pâncreas, acarretando a produção de autoanticorpos anti-ilhotas, que gradualmente as destroem. Esse processo autoimune pode levar à absoluta deficiência de insulina e suas consequências clínicas. A infecção viral, por si só, no entanto, não é suficiente para desencadear a doença. Ela deve ocorrer em um hospedeiro geneticamente suscetível para formar os autoanticorpos em questão. Como nem todos os indivíduos chegam a manifestar diabetes, outros fatores etiológicos também devem atuar, como, por exemplo, as diferentes condições de exposição ao vírus ou uma taxa reduzida de multiplicação das células pancreáticas.

Com relação à associação entre o DMID e o sistema HLA, existem pelo menos seis alelos (*HLA-B8*, *HLA-B15*, *HLA-B18*, *HLA-C3*, *HLA-DR3* e *HLA-DR4*) desse sistema que conferem ao seu portador um risco aumentado de

Tabela 14.1 Caracterização do diabetes melito dos tipos I e II

Características	Diabetes melito tipo I (DMID)	Diabetes melito tipo II (DMNID)
Sinonímia	Diabetes juvenil	Diabetes da maturidade
Frequência	0,2-0,3%	2-4%
Proporção de todos os diabetes	7-10%	90-93%
Início	Menos de 30 anos	Mais de 40 anos
Tipo físico	Magro	Obeso
Sintomatologia (poliúria e polidipsia)	Início abrupto	Discreta
Cetoacidose	Frequente	Rara
Deficiência de insulina	Absoluta	Rara
Terapia	Insulina	Dieta às vezes complementada por medicação hipoglicêmica oral
Complicações	Vasculopatias, neuropatias, nefropatias, oculopatias	Infrequentes e tardias
Concordância entre cogêmeos monozigóticos quanto à doença	40-50%	90-100%
Parentes em 1° grau também afetados	5-10%	10-15%
Associação com os lócus *DR3* e *DR4* do sistema HLA	Sim	Não
Autoanticorpos circulantes contra as células das ilhotas pancreáticas	Sim	Não
Outros fenômenos autoimunes	Ocasionais	Não
Resistência à insulina	Ocasional; anticorpos contra insulina	Usual; defeitos pós-receptor?
Genética	Sem padrão mendeliano simples	Multifatorial

Fonte: Fraser e Nora[9] e Vogel e Motulsky.[10]

vir a apresentar diabetes do tipo 1, bem como três alelos (*HLA-B7*, *HLA-B12* e *HLA-DR2*) que, ao contrário, protegem seu portador contra esse risco. Sugere-se que a suscetibilidade ao DMID é devida a um lócus pertencente ao sistema HLA, denominado de *IDDM-1*, no qual um alelo predispõe à forma recessiva de DMID autoimune, associada ao alelo *HLA-DR3*, enquanto outro alelo predispõe a uma forma dominante ou intermediária, com anticorpos anti-insulina, associada ao alelo *HLA-DR4* e com manifestação mais precoce do que a anterior. Um segundo lócus importante, chamado *IDDM-2*, é o do próprio gene da insulina (*INS*). Os alelos de suscetibilidade parecem estar associados à expressão aumentada desse gene.

As pessoas com os alelos *HLA-DR3* ou *HLA-DR4* têm um risco 3 a 5 vezes maior de apresentar DMID. A homozigose para qualquer um desses alelos não aumenta significativamente tal risco, mas os heterozigotos *DR3/DR4* o apresentam de 20 a 40 vezes mais alto, mostrando um efeito sinergístico dos genes.

O DMID mostra também heterogeneidade dos aspectos clínicos e imunológicos, relacionada com a idade de manifestação clínica. O DMID infantil caracteriza-se por início repentino e cetose, sendo associado com alelos dos lócus *HLA-DRB1* e *HLA-DQA1* e alta frequência de autoanticorpos contra a insulina. Por outro lado, um tipo mais raro, denominado diabetes autoimune latente do adulto, surge lentamente, não depende de insulina à época de seu diagnóstico e é caracterizado por autoanticorpos contra células da ilhota e/ou contra a descarboxilase do ácido glutâmico.

Assim, pelo menos alguns alelos ligados ao sistema HLA são necessários, embora não suficientes, para a manifestação do DMID, devendo existir, ainda, outros genes também predispondo a essa doença. Pelo método de varredura do genoma, foram identificados mais de 10 lócus gênicos adicionais que afetam a suscetibilidade ao DMID. Pela análise de polimorfismos de HLA e do gene *INS* da insulina, é possível a identificação de indivíduos na população geral, sem história familiar de DMID, mas com risco aumentado de desenvolverem diabetes. Em famílias de diabéticos, esse mesmo tipo de análise pode identificar crianças com 25% de risco de desenvolverem também DMID. Por fim, pelos estudos combinados de marcadores genéticos com análises para anticorpos anti-ilhotas pancreáticas e para função das células β, pode-se identificar as crianças com risco muito alto de desenvolverem o DMID, em famílias de diabéticos.

O DMID exibe uma concordância de 30 a 50% em gêmeos monozigóticos, sugerindo que a doença é dependente tanto de fatores genéticos como de ambientais. O risco médio para irmãos é de 6%. O risco de DMID para a irmandade de um indivíduo afetado aumenta com o número de haplótipos HLA compartilhados com este.

14.4.2.2 Diabetes melito não insulinodependente

O diabetes melito não insulinodependente (DMNID; OMIM 125853) apresenta herança multifatorial, com interações gene-gene e genes-fatores ambientais, penetrância de 10 a 40% e, em geral, surge entre os 40 e 60 anos, mas ocasionalmente pode manifestar-se na adolescência, se a pessoa for obesa. As genealogias raramente são multigeracionais. As pessoas com DMNID costumam ter corpo obeso e manifestações da chamada síndrome metabólica (OMIM 605552), que é caracterizada por diabetes, resistência à insulina, hipertensão e hipertrigliceridemia. Essa síndrome pode afetar 25% dos adultos norte-americanos, sendo considerada um dos principais fatores de risco para o DMNID e as doenças cardiovasculares. Mais informações sobre esse tipo de diabetes melito são encontradas no Comentário do Caso clínico.

14.4.3 Doenças cardiovasculares

De modo geral, as **doenças cardiovasculares** abrangem as doenças que afetam o sistema circulatório, designadamente o coração e os vasos sanguíneos. Na Figura 14.1, é mostrada a interação entre a herança e o ambiente na etiologia das principais categorias de doenças cardiovasculares. Pode-se notar que se concentram na zona C, em que as doenças são influenciadas tanto por fatores genéticos como por fatores ambientais.

As doenças cardiovasculares representam a principal causa de morte no Brasil, sendo uma importante causa de incapacidade. Devem-se essencialmente ao acúmulo de gorduras na parede dos vasos sanguíneos, a chamada aterosclerose. Esse fenômeno se inicia em uma fase precoce da vida e progride silenciosamente durante vários anos; em geral, já está avançado no momento em que aparecem as primeiras manifestações clínicas. Suas consequências mais importantes são o infarto do miocárdio, o acidente vascular cerebral e a morte, frequentemente súbitos e inesperados. As doenças cardiovasculares resultam, em sua maior parte, de um estilo de vida inadequado, fatores psicológicos e alguns fatores de risco que podem ser alterados, como o sedentarismo, a falta de atividade física, uma alimentação não balanceada e o tabagismo. A idade e a história familiar encontram-se entre as condições que aumentam o risco de uma pessoa vir a desenvolver doenças no sistema circulatório. O tabagismo é um fator de risco importante para as doenças cardiovasculares, independentemente dos níveis de colesterol, sendo que níveis baixos de colesterol não conferem efeito protetor nos fumantes.

14.4.3.1 Doenças cardíacas congênitas

Os dados acumulados até o momento sugerem que a maioria das lesões cardíacas congênitas é devida a uma predisposição hereditária, muitas vezes desencadeada por um ou mais fatores ambientais. É estimado que 3% das lesões cardiovasculares congênitas são causadas por gene mutante único. Cerca de 5% estão associadas a alterações cromossômicas; em torno de 2% são principalmente ambientais e os restantes 90% presumivelmente resultam de uma interação genético-ambiental, como conceituado pela herança multifatorial (**Tab. 14.2**).

Devido às complexas interações no desenvolvimento, muitas condições mendelianas estão associadas com as doenças cardíacas congênitas (DCCs), conforme mostra a **Tabela 14.3**. Além disso, deve-se observar que essa doença também apresenta uma conhecida associação com teratógenos, que podem abranger drogas, elementos ambientais, infecções ou outras doenças associadas a um risco aumentado de DCCs. Um dos exemplos mais estudados quanto à sua interação com drogas é o da talidomida. Além dos seus efeitos importantes de encurtamento dos membros (focomelia), o uso da talidomida durante a gestação tem sido associado com ampla gama de DCCs. O **Quadro 14.1** apresenta alguns teratógenos associados a DCCs e outras doenças vasculares. Os riscos de recorrência para DCCs variam de 2 a 4 % entre os tipos de doenças consideradas e conforme o indivíduo tenha um irmão ou um genitor afetado (**Tab. 14.4**).

Tabela 14.2 Bases etiológicas das doenças cardiovasculares congênitas

Fatores etiológicos	Frequência (%)
Fatores primariamente genéticos	
cromossômicos	5
gene mutante único	3
Fatores primariamente ambientais	2
Herança multifatorial	90

Fonte: Nora e Fraser.[11]

Tabela 14.3 Síndromes mendelianas associadas com doenças cardíacas congênitas*

Síndromes	Herança
Holt-Oram	AD
Zellweger	AR
Williams	Microdeleção 7q11
Distrofia miotônica	AD
Noonan	HG
Ellis-van Creveld	AR
Carpenter	AR
Cornelia de Lange	AD
Di George	Microdeleção 22q11 (materna)
Fanconi	AR
Velocardiofacial	Microdeleção 22q11.21-23
Rubinstein-Taybi	Microdeleção 16p13
Trombocitopenia com aplasia radial	AR
Weill-Marchesani	AR
Alagille	AD
Smith-Lemli-Opitz	AR
Beckwith-Wiedemann	AD, C/PI e EV
Ivemark	HG

* Listadas apenas as associações mendelianas mais frequentes.

AD = autossômica dominante; AR = autossômica recessiva; HG = heterogeneidade genética.

Fonte: Vogel e Motulski,[10] Jones[12] Sack.[13]

Quadro 14.1 Teratógenos associados com as doenças cardíacas congênitas e vasculares*

Drogas
Álcool
Dilantina
Fenitoína
Lítio
Trimetadina
Ácido valproico
Ácido retinoico
Anfetaminas
Talidomida

Doenças maternas
Rubéola
Fenilcetonúria
Diabetes melito
Doença da tireoide
Doença do tecido conectivo

* Estão listadas apenas as associações mais frequentes. O uso de qualquer droga durante a gravidez deve ser considerado com cautela.

Fonte: Sack.[13]

As causas genéticas e ambientais das doenças cardiovasculares eram vistas, até pouco tempo, como interpretações etiológicas conflitantes. Atualmente, no entanto, é aceito que existe, em certas famílias, uma predisposição genética para o mau desenvolvimento cardiovascular congênito, do tipo encontrado na herança multifatorial com efeito de limiar (ver Cap. 6). A maioria dos defeitos pertencentes à categoria das DCCs pode ser corrigida cirurgicamente, permitindo vida saudável a grande parte dos afetados.

Tabela 14.4 Riscos empíricos de recorrência para doenças cardíacas congênitas considerando-se diferentes graus de parentesco com o probando

Condição	Risco sugerido (%) Um irmão afetado	Risco sugerido (%) Um genitor afetado
Defeito do septo ventricular	3	4
Ducto arterial persistente	3	4
Defeito do septo atrial	2,5	2,5
Tetralogia de Fallot	2,5	4
Estenose pulmonar	2	2,5
Coartação da aorta	2	2
Estenose aórtica	2	4

Fonte: Sack.[13]

14.4.3.2 Doença arterial coronariana

A doença arterial coronariana (DAC; OMIM 608320), também denominada doença cardíaca coronariana (DCCo; OMIM 608901 e 608316, para suscetibilidade a DCCo), cardiopatia isquêmica (CI) ou doença isquêmica do coração (DIC), é um problema de saúde pública importante no mundo ocidental. Sua incidência é maior em homens do que em mulheres e apresenta agregação familiar; parentes em primeiro grau de afetados têm de 2 a 6 vezes maior risco de ter a doença do que indivíduos da população geral. Após a menopausa, o risco para as mulheres aumenta e aproxima-se ao dos homens em cerca de 10 a 15 anos, como uma consequência das modificações hormonais associadas.

A DAC é a primeira causa de morbidade e mortalidade no mundo desenvolvido. Por exemplo, nos Estados Unidos, afeta aproximadamente 7 milhões de pessoas e causa cerca de 750 mil mortes anuais. Embora existam fatores ambientais bem conhecidos associados ao risco aumentado de desenvolver a DAC, os fatores genéticos são também importantes em sua etiologia. São conhecidas poucas doenças mendelianas que apresentam essa doença. A mais comum delas é a hipercolesterolemia familiar de herança autossômica dominante (ver Cap. 10), que apresenta um defeito do receptor de lipoproteína de baixa densidade (LDL). A maioria dos casos de DAC apresenta herança multifatorial, com fatores de predisposição genéticos e não genéticos. Vários distúrbios com componentes genéticos, como hipertensão, obesidade e diabetes, também são fatores de risco para DAC; distúrbios metabólicos e fisiológicos representados por essas doenças também contribuem para o aumento do risco de DAC.

Vários estudos realizados em famílias e em gêmeos confirmam a importância do papel da hereditariedade na DAC, sobretudo quando se trata de indivíduos relativamente jovens. Gêmeos monozigóticos apresentam maior concordância (39-48%) quanto a essa doença do que gêmeos dizigóticos (15-25%). Foram calculados valores de herdabilidade que variam de 56 a 63%. Quando o probando é do sexo feminino, o aumento do risco é de 7 vezes, comparado com o risco aumentado de 2,5 vezes em parentes do sexo feminino de um caso-índice masculino. Quando o probando é jovem (menos de 55 anos), o risco é 11,4 vezes o da população geral. Estudos com gêmeos encontraram resultados na mesma direção. Por exemplo, um estudo realizado na Suécia com cerca de 21 mil pares de gêmeos encontrou que, se o cogêmeo masculino do par gemelar MZ sofreu um infarto do miocárdio antes dos 65 anos, o risco para o outro cogêmeo foi aumentado de 6 a 8 vezes; se esse par gemelar for DZ, o risco é triplicado. Pacientes com parentes em primeiro grau que tiveram cardiopatia coronariana precoce têm maiores riscos de desenvolver DAC do que a população em geral, corrigindo para fatores de risco como diabetes, tabagismo e hipertensão. Entre cogêmeas, o aumento no risco para infarto do miocárdio em MZ foi de 15 vezes e, em DZ de 2,6 vezes. Quanto mais velho era o primeiro cogêmeo no momento do infarto, menor era o risco para o seu cogêmeo. Esses dados sugerem que, quando o caso-índice é jovem ou do sexo feminino, provavelmente há maior componente hereditário para infarto de miocárdio na família, aumentando, assim, o risco para a doença nos parentes do probando. Os fatores ambientais também são importantes, tanto que a mortalidade diminuiu cerca de um terço nos últimos 15 anos, nos Estados Unidos, pelo controle dos fatores de risco. Além disso, observou-se que populações geneticamente uniformes, em ambientes diversos apresentam frequências diferentes de DAC. Por exemplo, japoneses, no seu país de origem, apresentam uma frequência de DAC mais baixa, enquanto japoneses do Havaí têm uma frequência intermediária, e nos Estados Unidos essa frequência é mais alta.

Existem muitos estágios na evolução de lesões na artéria coronariana, aos quais as diferenças genéticas podem predispor ou proteger contra a DAC (**Fig. 14.3**). Na camada íntima da artéria aparece uma linha fina de gordura que vai evoluindo para uma placa fibrosa contendo músculo liso, lipídeo e tecido fibroso. Essas placas na camada íntima vascularizam-se, podendo sangrar, ulcerar e calcificar, causando estreitamento vascular grave e ocasionando uma trombose que resulta em súbita oclusão completa e infarto do miocárdio.

A DAC é devida à aterosclerose, que consiste na deposição de lipídeos no espaço subendotelial (íntima) das artérias, com consequente estreitamento das artérias coronarianas. Essa deposição de lipídeos na parede vascular é determinada por fatores hemodinâmicos. Os monócitos aderem às paredes vasculares com depósitos de lipídeos, entram na parede vascular, proliferam e diferenciam-se em macrófagos; estes englobam os lipídeos, produzindo camadas gordurosas que, por meio de vários mecanismos, induzem a proliferação de placas ateroscleróticas fibrosas do músculo liso. A ruptura das lesões ateroscleróticas está associada com os acidentes trombóticos que levam a isquemia e infarto do miocárdio.

A DAC pode ocorrer secundariamente a outras doenças, como diabetes melito e hipertensão. Além disso, há doenças hereditárias relacionadas com os níveis de lipídeos que conferem aos afetados um risco aumentado de DAC, como a hiperlipidemia combinada familiar (autossômica dominante) e a hipercolesterolemia familiar (tipo autossômico dominante).

Os principais fatores de risco de DAC, portanto, são: sexo masculino, idade, histórico familiar da doença, hiperlipidemia, hipercolesterolemia, hipertensão, diabetes, obesidade, baixos níveis de lipoproteínas de alta densidade (HDL) e altos níveis de LDL, polimorfismos lipoproteicos, como altos níveis de apolipoproteína B, apolipoproteína A1 (apo A1), lipoproteína a – Lp(a) – e a enzima conversora da angiotensina I. Além desses, sugerem-se ainda como fatores de risco as variações inatas na espessura da íntima e das camadas musculoelásticas vasculares. Tais achados são compatíveis com a etiologia multifatorial da DAC. Alguns desses fatores, por sua vez, dependem da interação de fatores genéticos e ambientais, como vida sedentária, dieta rica em colesterol, tabagismo e o tipo A de personalidade, caracterizado por ansiedade, competitividade, ambição e envolvimento em múltiplas funções, entre outros aspectos. A **Tabela 14.5** apresenta fatores hereditários e fatores ambientais, não necessariamente correlacionados, que interagem na etiologia da DAC.

Doença arterial coronariana e marcadores genéticos — Polimorfismos genéticos que são bioquímica e fisiopatologicamente relacionados a uma doença qualquer podem representar o substrato genético que faz com que

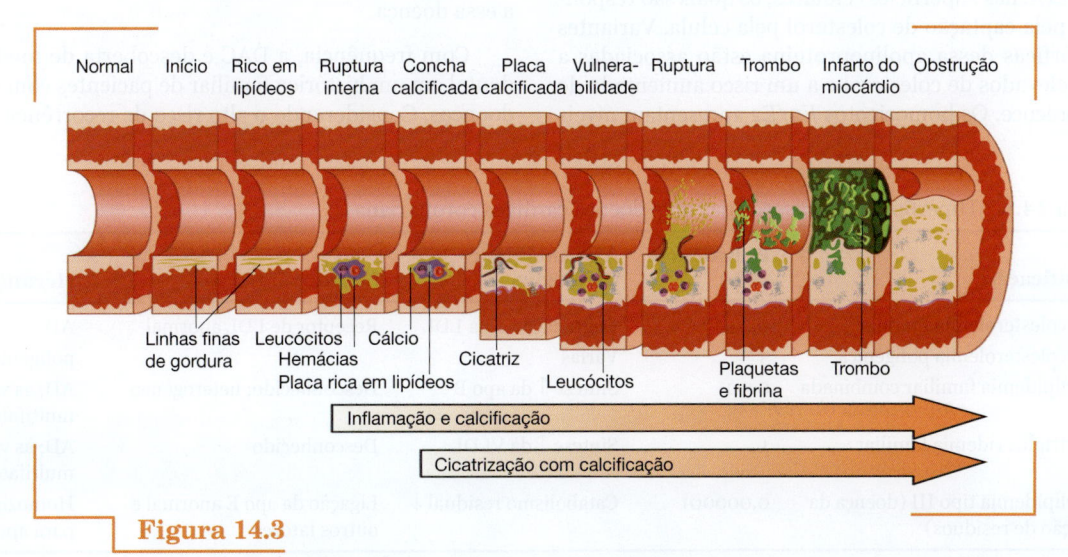

Figura 14.3

Cortes da artéria coronária demonstrando as etapas que levam à doença das artérias coronárias. Fatores genéticos e ambientais operando em algumas ou em todas as etapas nessa via podem contribuir para o desenvolvimento dessa doença complexa comum.

Tabela 14.5 Alguns fatores etiológicos da cardiopatia isquêmica

Interação	
Herança ⟷	**Ambiente**
Metabolismo	Dieta
Colesterol, sal, etc.	Estresse
Diabetes	Luta pela sobrevivência
Personalidade	Exercício inadequado
Hipertensão	Excesso de peso
Anatomia da artéria coronária	Tabagismo
Mecanismos celulares	Nível socioeconômico
Fatores imunológicos (sistema HLA)	Educação
Coagulação	Cultura

Fonte: Nora e Fraser.[11]

certos indivíduos sejam preferencialmente afetados por essa doença. A análise desses polimorfismos pode reunir um grupo de marcadores capazes de contribuir significativamente para a suscetibilidade à doença. Vários marcadores têm sido estudados na aterosclerose coronariana, a maioria contribuindo somente com uma pequena fração da etiologia total. Por exemplo, indivíduos do grupo sanguíneo A (sistema ABO) têm uma probabilidade maior de ter doença arterial coronariana trombótica e também níveis mais altos de colesterol.

O polimorfismo genético de um tipo de lipoproteína, a apolipoproteína E ou apo E (codificada por um gene do lócus ε, no cromossomo 19q13.2; OMIM 107741), está relacionado com os níveis lipídicos. Essa lipoproteína plasmática está envolvida no transporte e no metabolismo dos lipídeos, sendo a principal lipoproteína associada ao aumento dos riscos de DAC. A apo E liga-se aos receptores de LDL nas superfícies celulares, os quais são responsáveis pela captação de colesterol pela célula. Variantes polimórficas dessa apolipoproteína estão associadas a níveis elevados de colesterol e a um risco aumentado de DAC precoce. Os homozigotos *E2/E2* apresentam níveis mais baixos de colesterol do que outros genótipos, fato que também pode ser observado entre heterozigotos para tal polimorfismo, enquanto o alelo $\varepsilon 4$ eleva esses níveis. O efeito desses alelos na frequência da hiperlipidemia e da DAC, contudo, ainda não está totalmente esclarecido.

Outro marcador estudado é a lipoproteína ou Lp(a), uma glicoproteína que se liga à apolipoproteína B (apo B), a qual, por sua vez, é a principal apolipoproteína da LDL. Níveis elevados de Lp(a) e algumas de suas variantes polimórficas estão associados a níveis elevados de colesterol plasmático e risco aumentado de DAC. É interessante observar que essa lipoproteína tem homologia de sequências com o plasminogênio, uma das enzimas fibrinolíticas. A possibilidade de competição entre a Lp(a) e o plasminogênio na fibrinólise poderia ser o elo entre a aterosclerose e a trombose na DAC.

Os indivíduos considerados de baixo risco para DAC de acordo com os polimorfismos lipoproteicos e os fatores de risco ambientais, que tiveram uma história de infarto do miocárdio, provavelmente são homozigotos para o alelo *D* (deleção) da enzima conversora da angiotensina I (ACE), em vez de heterozigotos ou homozigotos para o alelo *I* (inserção).

No que se refere a marcadores de DNA, foram elaboradas sondas para moléculas dessas apolipoproteínas e outras substâncias envolvidas no metabolismo dos lipídeos, que são usadas também para estudar populações com hiperlipidemia e doença arterial coronariana. Um polimorfismo de DNA do lócus *A1C3* da apolipoproteína (cromossomo 11) parece ser mais frequente em indivíduos com hipertrigliceridemia indefinida e em sobreviventes de infarto do miocárdio, sugerindo que uma variante de apolipoproteína ligada a esse marcador de DNA pode contribuir para a suscetibilidade à hiperlipidemia e à doença arterial coronariana. Na **Tabela 14.6** são mostrados os diferentes tipos de hiperlipidemias associadas a essa doença.

Com frequência, a DAC é descoberta de modo acidental em um histórico familiar de pacientes com outras doenças. Considerando o alto risco de recorrência, seria

Tabela 14.6 Hiperlipidemias associadas com doença cardíaca coronariana

Classificação	Prevalência (%)	Anormalidade fisiológica	Defeito	Herança
Hipercolesterolemia familiar	0,2	Degradação ↓ da LDL	Receptor de LDL anormal	AD
Hipercolesterolemia poligênica	5	Várias		poligênica
Hiperlipidemia familiar combinada	0,3-1	Síntese ↑ da apo B	Desconhecido; heterogêneo	AD; às vezes multifatorial
Hipertrigliceridemia familiar	1	Síntese ↑ da VLDL	Desconhecido	AD; às vezes multifatorial
Hiperlipidemia tipo III (doença da remoção de resíduos)	0,000001	Catabolismo residual ↓	Ligação da apo E anormal e outros fatores	Homozigota para apo E_2

LDL = lipoproteína de baixa densidade; VLDL = lipoproteína de muito baixa densidade; apo B, E, E_2 = apolipoproteínas B, E, E_2; AD = autossômica dominante.

Fonte: Vogel e Motulsky.[10]

importante que os profissionais considerassem a possibilidade de avaliar os parentes em primeiro grau de pacientes com DAC, fornecendo-lhes informações sobre a genética e o tratamento, principalmente quando o probando é jovem e mesmo quando a DAC não é o problema genético primário.

14.4.4 Hipertensão

A hipertensão essencial (HE; OMIM 145500) é um problema presente em quase todas as populações civilizadas e pode constituir-se em manifestação clínica de várias doenças. A HE é um sério fator de risco das doenças cardiovasculares e é a causa mais importante de insuficiências cardíaca e renal, bem como de morte súbita. As pessoas com hipertensão enquadram-se em dois grupos: no primeiro grupo, a manifestação da hipertensão se dá, geralmente, no início da vida adulta e é uma consequência de outro distúrbio, por exemplo, doença renal ou anomalias de algumas glândulas endócrinas, o que é chamado de **hipertensão secundária**; no segundo grupo, o mais comum, a hipertensão começa na meia-idade, sem causa reconhecida, sendo denominada **hipertensão essencial**.

É considerado hipertenso o indivíduo que apresenta, em repouso, pressão sistólica igual ou superior a 140 mmHg (milímetros de mercúrio) e/ou pressão diastólica igual ou superior a 90 mmHg, confirmada em três vezes consecutivas e em várias visitas médicas; ou seja, uma única medida de pressão não é suficiente para determinar a patologia.

Sua frequência em indivíduos adultos de diferentes populações é estimada em 10 a 20%. Estudos realizados na população do Rio Grande do Sul mostraram uma frequência de 16% de hipertensos em adultos com mais de 20 anos. Nessa região, a HE é responsável diretamente por quase 10% das mortes por causas cardiovasculares, podendo chegar a 40%, se forem consideradas as causas indiretas.

Popularmente conhecida como "pressão alta", a HE não é propriamente uma doença, porque a maioria das pessoas afetadas não apresenta sintomas clínicos, mas é um fator de risco, pois o indivíduo apresenta um estado hipertensivo que, se não for controlado, poderá levá-lo a uma enfermidade grave e incapacitante, que piora a qualidade de vida e pode levar à morte. No que se refere à população brasileira, estima-se que de 12 a 14% de todas as mortes podem ser atribuídas direta ou indiretamente à hipertensão.

Na etiologia da hipertensão, podem ser considerados fatores genéticos, físicos – como sexo, idade, raça, ingestão de sal e obesidade –, psicológicos – estresse e personalidade e outros, como profissão, ingestão de álcool, tabagismo e localização geográfica.

Os fatores genéticos contribuem de modo significativo para o desenvolvimento de hipertensão e doenças consequentes. A pressão sanguínea é determinada por fatores genéticos e ambientais e suas complicadas interações, embora não tenha sido totalmente esclarecido o seu verdadeiro mecanismo de herança. As estimativas de herdabilidade (h^2) para a pressão arterial na amostra estudada no Rio Grande do Sul variaram de 0,21, para a pressão arterial sistólica, a 0,48, para a pressão arterial diastólica, valores que estão dentro dos limites encontrados por outros autores, em populações diferentes.

Estudos em gêmeos mostraram que os valores da pressão sanguínea de gêmeos monozigóticos estão, em geral, mais fortemente correlacionados do que os da pressão sanguínea de gêmeos dizigóticos. De acordo com Turnpenny e Ellard,[14] o coeficiente de correlação para a pressão sanguínea entre gêmeos dizigóticos é de 0,25 a 0,27, e entre monozigóticos é de 0,55 a 0,72. Entre irmãos, esse coeficiente varia de 0,12 a 0,34, e entre genitor-filho, de 0,12 a 0,37. Segundo esses autores, o risco de recorrência de hipertensão para um indivíduo que tem um dos genitores hipertenso é de 8 a 28%; quando os dois genitores são hipertensos, esse risco é de 25 a 45%. Essas porcentagens são bastante significativas, se comparadas ao risco de 4% quando os dois genitores normotensos.

Em um estudo de recém-nascidos, foi observada uma correlação significativa entre a pressão sanguínea diastólica dos recém-nascidos e a de suas mães. Por outro lado, foram observadas correlações não significativas entre pares de crianças adotadas vivendo juntas e entre uma criança adotada e seus pais adotivos ou irmãos.

Em uma pesquisa envolvendo mais de 16 mil famílias norte-americanas, foi estimado, para os homens de 20 a 39 anos, um risco relativo de 2,5 para se tornarem hipertensos quando tinham um parente em primeiro grau hipertenso; esse risco aumentava para 3,8 quando havia dois ou mais parentes em primeiro grau afetados.

Em sua maioria, os estudos populacionais mostram que os valores para a pressão sanguínea se distribuem de acordo com a herança multifatorial. Alguns autores não excluem, nesse caso, a possibilidade de existir um único par de genes ou quantidade relativamente menor de genes principais, na determinação dos níveis de pressão sanguínea. Além disso, tem sido sugerida, como uma alternativa para a teoria poligênica simples, a teoria da herança multifatorial com efeito de limiar, segundo a qual a hipertensão seria o produto da ação cumulativa de muitos genes menores, que se manifestam quando estão acima de certo limiar genotípico.

Outro aspecto importante na discussão sobre a influência genética na pressão sanguínea é o estudo de marcadores genéticos para a suscetibilidade à hipertensão. Podem ser usadas como marcadores as variáveis envolvidas no controle fisiológico da pressão sanguínea. Entre essas, podem ser citadas as anormalidades na função renal ou no sistema nervoso simpático, bem como anormalidades no transporte eletrolítico transmembrânico, como é o caso do contratransporte de lítio-sódio dos eritrócitos (fator hereditário, de herança provavelmente poligênica), que se apresenta aumentado em indivíduos hipertensos e normotensos jovens, filhos de pais hipertensos. Esse contratransporte lítio-sódio está relacionado com a resistência vascular, o sítio da lesão hemodinâmica da hipertensão.

Outro marcador conhecido é o polimorfismo genético do sistema complemento, onde há associação do gene *C3* com hipertensão, demonstrando que os fatores imunológicos podem ser importantes para o estado hipertensivo.

Há estudos de associação de vários lócus relacionados com a predisposição à HE, que incluem o gene *HYT1* (OMIM 603918), localizado no cromossomo 17q, *HYT2* (OMIM 604329), no cromossomo 15q, e *HYT3* (OMIM 607329), no cromossomo 2p. Embora uma varredura genômica ampla de cerca de 2 mil pares de irmãos afetados não tenha conseguido confirmar esses lócus como associados à predisposição à HE, encontrou um lócus importante em 6q e outros secundários, em outros cromossomos, o que indica a necessidade de mais pesquisas nessa direção.

Em relação aos fatores físicos, como o sexo, geralmente se observa que a pressão arterial se apresenta mais alta entre os homens, mas, a partir da meia-idade, a pressão arterial sistólica das mulheres é mais elevada, enquanto a diastólica permanece semelhante em ambos os sexos. Em linhas gerais, a diferença pode ser explicada por fatores biológicos, como a ação de hormônios femininos e/ou pelo comportamento das mulheres em relação aos recursos de saúde, uma vez que foi constatado que as mulheres, em geral, procuram duas vezes mais atendimento médico do que os homens.

Quanto à raça, tem sido encontrada maior prevalência de hipertensão nos afrodescendentes do que nos eurodescendentes, ocorrendo naqueles mais cedo, de forma mais grave e com maior suscetibilidade a complicações.

14.4.5 Doença de Hirschsprung

A **doença de Hirschsprung** (HSCR; OMIM 142623) ou aganglionose intestinal congênita é uma doença congênita relativamente comum. Na maioria dos casos, o diagnóstico da doença é clínico, feito no recém-nascido que apresenta falha na passagem do mecônio nas primeiras 48 horas de vida, distensão abdominal que é aliviada por estimulação retal ou enemas, vômitos e enterocolite neonatal, ou no início da lactância, com obstrução intestinal aguda e distensão abdominal. Apresenta ampla variação fenotípica e padrão de herança complexo. A definição do fenótipo desse distúrbio tem sido complicada pelo fato de que, em geral, as mutações causadoras também estão associadas com outras anormalidades. A HSCR é a principal causa genética da obstrução intestinal funcional, com uma incidência de 1/5.000 nativivos.

Esse distúrbio do desenvolvimento é uma neurocristopatia (defeito no desenvolvimento da crista neural) caracterizada pela ausência congênita de células ganglionares na parte distal do colo e do reto. É dividida nos tipos de segmento longo e curto (L-HSCR e S-HSCR, respectivamente), dependendo de presença ou ausência da doença proximal ao colo sigmoide. A doença de segmento longo é assim classificada porque a aganglionose ocorre do esfíncter anal interno até próximo à flexura esplênica; e a de segmento curto, porque apresenta aganglionose com um limite proximal distal em relação à flexura esplênica.

Cerca de 30% dos casos ocorrem em associação a outras anomalias (12% junto com uma anomalia cromossômica reconhecida, como a síndrome de Down, e 18% em conjunto com várias anomalias congênitas). Em torno de 70% da HSCR ocorrem como um traço isolado, casos não sindrômicos atribuídos à herança multifatorial, com base, sobretudo, em estudos familiares. De acordo com Young,[15] os riscos de recorrência para irmãos e irmãs de afetados de ambos os sexos variam de 0,6%, para irmãs de um menino com doença de segmento curto, a 18,2%, para irmãos de uma menina com doença de segmento longo. Tanto para os irmãos como para as irmãs de probandos masculinos ou femininos, os riscos são mais elevados quando os afetados apresentam doença de segmento longo.

Segundo o mesmo autor, os dados observados são compatíveis com o modelo de herança multifatorial com efeito de limiar diferencial para os sexos, pois o risco de recorrência para os parentes do sexo masculino de um indivíduo afetado é, aproximadamente, 4 vezes maior do que o risco de recorrência para os parentes do sexo feminino desse indivíduo, na doença de segmento curto (S-HSCR).

Recentes pesquisas esclareceram a patogenia molecular subjacente da HSCR. O proto-oncogene *RET* (OMIM 164761) é considerado importante na suscetibilidade a essa doença, com mutações heterozigotas, geralmente de perda de função, identificadas em cerca de 50% de todos os casos familiares e até 75% de todas as crianças com L-HSCR. O receptor transmembrânico de tirosinoquinase codificado por esse proto-oncogene modula a sinalização celular no sistema nervoso entérico embrionário, mas quando é mutante sua função fica prejudicada. Nem todos os membros da família que possuem a mutação *RET* são afetados, o que indica que a penetrância dessa mutação é incompleta.

Outras mutações em vários genes foram encontradas em uma quantidade muito menor de crianças afetadas, incluindo os genes dos ligandos do receptor de RET, *GDNF* (OMIM 600837) e *NRTN* (OMIM 602018), que codificam fatores neurotróficos derivados de células gliais, e o gene *EDNRB* (OMIM 131244) e seu ligando *EDN3* (OMIM 131242). O gene *EDNRB* parece estar envolvido no desenvolvimento normal e na migração do sistema nervoso intestinal derivado da crista neural.

Pelo menos 13 genes parecem estar envolvidos na suscetibilidade à doença de Hirschsprung, o mais importante deles sendo o *RET*, mas ainda não é bem conhecido como esses genes e seus produtos proteicos interagem para causar a doença (**Fig. 14.4**). O número relativamente pequeno de genes que contribuem para o desenvolvimento dessa doença faz a doença de Hirschsprung ser considerada oligogênica; e a expressão heterozigose sinergística indica a interação de um pequeno número de genes mutantes em diferentes lócus.

14.4.6 Obesidade

A **obesidade** (OMIM 601665) pode ser definida tecnicamente de acordo com o IMC, que é o peso corporal em relação à altura e que é dado pela medida do peso dividido pela altura ao quadrado (peso/altura^2). Pessoas com IMC inferior a 18,5 kg/m^2 têm déficit de peso, e uma população é caracterizada como desnutrida quando 5% de seus integrantes se encontram abaixo desse índice. Já o excesso de peso (sobrepeso) e a obesidade são definidos por IMC iguais ou superiores a 25 kg/m^2 e 30 kg/m^2, respectivamente.

A obesidade é um grave problema de saúde pública que tem atingido proporções endêmicas em muitos países desenvolvidos, inclusive no Brasil. Pesquisas recentes do Ministério da Saúde e do Instituto Brasileiro de Geografia e Estatística (IBGE) revelam que os brasileiros com sobrepeso consistem em quase metade da população (48,1%) e os obesos já somam 15%. Para o Ministério da Saúde, o Brasil segue uma tendência mundial de aumento da obesidade, por conta de uma alimentação inadequada aliada ao sedentarismo. Também na população brasileira infantil essa situação é alarmante, pois cerca de 30% das crianças de 5 a 9 anos e 20% dos adolescentes abaixo de 20 anos estão acima do peso recomendado pela Organização Mundial da Saúde. Acrescente-se o fato de que o número de células adiposas individuais é um aspecto importante na determinação da massa de gordura em adultos. Esse número permanece constante na maturidade, em indivíduos magros ou obesos, mesmo após uma perda acentuada de peso, indicando que a quantidade de células adiposas do adulto é estabelecida durante a infância e a adolescência. Portanto, uma criança obesa terá mais células adiposas (e, consequentemente, mais espaço para depósitos de gordura) na vida adulta, do que uma criança magra ou com peso adequado à sua idade.

A obesidade aumenta o risco de ocorrência de várias doenças, como, por exemplo, diabetes melito tipo 2, doença da vesícula biliar, hipertensão essencial, doenças cardiovasculares, acidentes vasculares cerebrais e alguns tipos de câncer.

A obesidade tende a ocorrer em famílias; quando ambos os genitores são obesos, 80% de seus filhos também o são; quando ambos não estão acima do peso, apenas 15% dos filhos serão obesos. Essa influência familiar na obesidade, por um lado, deve ser devida a genes que influenciam o peso do corpo. Por outro lado, a influência pode ser totalmente ambiental, uma vez que membros de uma mesma família podem ter os mesmos hábitos alimentares e de exercícios.

Entre os estudos gemelares realizados para distinguir os efeitos genéticos e ambientais da obesidade, inclui-se o estudo de 4 mil pares de gêmeos obtidos do registro de gêmeos das Forças Armadas Americanas (de um total de 16 mil pares de gêmeos masculinos, nascidos entre 1917 e 1928). Os autores do estudo obtiveram peso e altura de cada um dos gêmeos nesses registros. Dados equivalentes foram novamente coletados em 1967, quando os homens estavam com 40 a 50 anos, computando assim como se deu o excesso de peso de cada indivíduo na época do alistamento e na meia-idade em 1967. Em cada categoria de peso, a concordância foi significativamente maior em gêmeos MZ do que em DZ, na ocasião do alistamento (MZ: 44-61%; DZ: 0-31%) e 25 anos depois (MZ: 34-68%; DZ: 6-49%). Os pesquisadores concluíram que, no grupo de estudo, o peso corporal pareceu ser fortemente influenciado por fatores genéticos. Métodos estatísticos adequados mostraram que a genética contribuiu com 77% da variação do peso corporal por ocasião do alistamento e 84% na meia-idade. Os resultados do estudo mostram que os genes influenciam a variação no peso do corpo, porém os genes não são os únicos responsáveis pela obesidade.

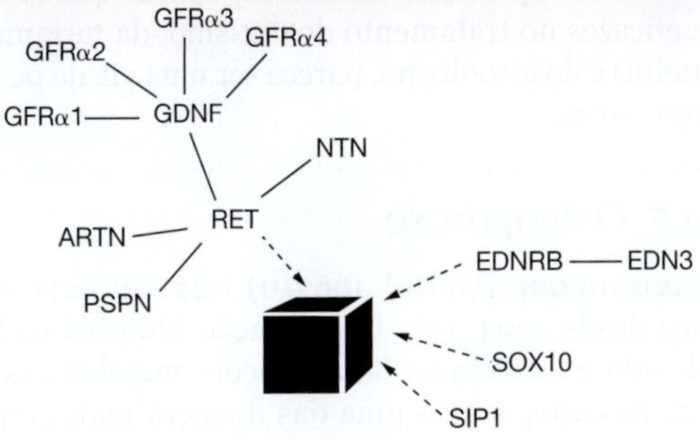

Figura 14.4

Diagrama simplificado para mostrar a patogenia da doença de Hirschsprung. O diagrama apresenta vários receptores e ligandos tidos como envolvidos. As linhas sólidas conectam interações de redes como proteínas individuais e sub redes com o fenótipo da doença de Hirschsprung (a caixa).
RET = receptor de tirosinoquinase; NTN = neurturina; GDNF = fator neurotrófico derivado de linhagens celulares gliais; GFRα = receptor de GDNF; ARTN = artemina; PSPN = persefina; EDNRB = receptor de endotelina B acoplado à proteína G; EDN3 = endotelina 3; SOX10 = boxe relacionado a fator determinante de sexo; SIP1 = proteína 1 de interação com sobrevida de neurônios motores.

Não se conhece ainda o modo como os genes influenciam o peso do corpo. Um indivíduo não herda a obesidade e sim uma predisposição para determinado peso corporal. Cientistas da Universidade Rockefeller descobriram, em 1994, um gene para obesidade em camundongos. Esse gene codifica uma proteína denominada **leptina**, que é produzida pelo tecido gorduroso e afeta o hipotálamo, diminuindo o apetite. Com a diminuição da gordura corporal, há uma diminuição da leptina, o que estimula o apetite; o aumento na gordura corporal leva ao aumento da leptina, o que reduz o apetite. Os camundongos obesos possuem duas mutações para o gene da leptina e não produzem leptina funcional; dando leptina para esses camundongos, eles começam a perder peso.

A descoberta desse gene aumentou a expectativa de que a obesidade em humanos pudesse também estar relacionada com uma mutação do gene da leptina e que um tratamento à base de leptina pudesse ser eficaz. Foi constatado que algumas pessoas obesas são deficientes em leptina, mas a maioria das pessoas com sobrepeso tem níveis elevados de leptina e aparentemente é resistente a seus efeitos.

O controle genético do peso corporal é muito complexo, tendo sido identificados outros genes que causam a obesidade em camundongos e no homem. A base molecular do controle de peso ainda está sendo investigada (para uma revisão da base molecular da obesidade, ver Barsh e colaboradores[16] e Bell e colaboradores,[17] que apresentam uma revisão da genética da obesidade humana).

Mutações heterozigotas no gene do receptor da melanocortina 4 (*MC4R*; OMIM 155541) causam obesidade como uma característica isolada. Distúrbios autossômicos recessivos, cuja principal característica é a obesidade, incluem deficiência de leptina (OMIM 164160), deficiência do receptor de leptina (OMIM 601007), deficiência do pró-hormônio convertase 1 (OMIM 162150) e deficiência da pró-opiomelanocortina (OMIM 609734). Associados a esses distúrbios, estão o hipogonadismo hipogonadotrófico, o hipoadrenalismo e a baixa estatura.

Barness e colaboradores[2] apresentam uma revisão sobre os aspectos genéticos, moleculares e ambientais dessa doença, salientando, além das doenças associadas já referidas, complicações como *acanthosis nigricans* (OMIM 100600), doença da vesícula biliar, dislipidemia, disfunção endotelial, esteatose hepática, puberdade precoce, hipogonadismo, síndrome do ovário policístico, transtorno obstrutivo do sono e complicações ortopédicas, entre outras condições. Os autores dessa revisão mencionam também que a morbidade e a mortalidade associadas à obesidade continuam a aumentar, apesar de a obesidade ser uma das principais causas de morte evitável.

Foram identificados alguns lócus principais para a suscetibilidade à obesidade, bem como alguns lócus para a suscetibilidade à magreza. Há também síndromes associadas com a obesidade, como as síndromes de Prader-Willi (OMIM 176270), Bardet-Biedl (OMIM 209900) e Cohen (216550), entre outras.

Em estudo de associação genômica ampla para a obesidade, realizado com aproximadamente 4.900 adultos da Suécia, Renström e colaboradores[18] encontraram várias associações dessa doença com polimorfismos de SNPs.

Sintetizando os dados atuais sobre os fatores neurológicos, metabólicos e genéticos da obesidade, Freedman[19] menciona:

- o envolvimento do centro de recompensa e/ou prazer do sistema límbico e o córtex pré-frontal (com funções de análise), pois o hábito crônico de comer demais tem semelhanças bioquímicas com a dependência a drogas;
- a variação na capacidade de queimar energia, relacionada com o tecido adiposo marrom, que está associado à magreza e aos músculos, contribuindo para a geração de calor, ao contrário do tecido adiposo branco, cuja principal finalidade é armazenar a energia excedente; e
- os efeitos de mutações em aproximadamente 20 genes que predispõem as pessoas a ganhar peso com facilidade, mas que não explicam a atual epidemia de obesidade e estão sujeitas às interações com o ambiente.

Por ser uma doença complexa e ainda sem solução, o foco no comportamento dos indivíduos obesos e sobrepesados, com adoção de técnicas terapêuticas que se mostram eficazes no tratamento do autismo, da tartamudez (gagueira) e do alcoolismo, parece ser uma via de pesquisa promissora.

14.4.7 Osteoporose

A **osteoporose** (OMIM 166710) está definida como doença desde 1994, pela Organização Mundial da Saúde, devido à ocorrência de alterações metabólicas que afetam os ossos, sendo uma das doenças mais comuns em mulheres após a menopausa, embora também possa ocorrer em homens. A osteoporose se caracteriza como a queda da densidade mineral óssea (DMO) entre 25 e 30%, ou mais, abaixo da densidade óssea média das pessoas saudáveis na terceira década de vida, caracterizando a deterioração do tecido ósseo, com consequente aumento na sua fragilidade e suscetibilidade para fraturas, até com o mínimo esforço. É a doença óssea metabólica mais frequente, sendo a fratura a sua manifestação clínica. É considerada um grave problema de saúde pública, sendo uma das mais importantes doenças associadas ao envelhecimento. A osteoporose juvenil ocorre em crianças ou jovens adultos de ambos os sexos.

A massa óssea é medida em densitômetros. A densidade óssea aumenta até os 30 anos e, depois, começa a cair; entre os 30 e 80 anos, o cálcio total diminui, aproximadamente, em 20%, sendo essa diminuição maior nos ossos da coluna, onde alcança 60%.

As mulheres normalmente possuem densidade óssea menor do que os homens; além disso, depois da menopausa, sua perda óssea é maior por um período de cerca de 10 anos. Afrodescendentes possuem maior densidade óssea, alcançam maior massa óssea e sua taxa de perda é menor em comparação a eurodescendentes e asiáticos.

Uma das consequências mais preocupantes da osteoporose é a fratura de fêmur. Quinze a 20% dos pacientes com fratura de quadril morrem devido à fratura ou a complicações cirúrgicas, ou mais tarde por embolia ou problemas cardiopulmonares em um período de três meses, e um terço do total de fraturados morrerá em seis meses. O restante, em sua maioria, fica com graus variáveis de incapacidade. A osteoporose é secundária em cerca de 20% dos casos; em 80%, os pacientes são portadores de osteoporose da pós-menopausa ou osteoporose senil.

Além de fraturas, a osteoporose causa o encolhimento das vértebras, redução da estatura, ossos doloridos e costas curvadas. Existe outro fator que torna as mulheres mais suscetíveis à doença: a redução acentuada do hormônio estrogênio durante a menopausa, que faz com que os ossos passem a absorver menos cálcio do que o necessário para seu equilíbrio e manutenção, tornando-os porosos e, por consequência, muito frágeis. Geralmente, no início da doença não aparecem sintomas; por esse motivo, é necessária a realização de exames periódicos, sobretudo a partir da menopausa.

Apesar de não existirem fatores de risco estritos para a osteoporose, a deficiência de estrogênios, a deficiência de cálcio e a inatividade física são os principais fatores atuantes, de modo independente ou combinado, aumentando o seu desenvolvimento. Outros fatores, como não ter alcançado o nível de massa óssea máximo durante a adolescência, o envelhecimento, a deficiência nutricional, o tabagismo e o consumo de álcool, a exposição a alguns medicamentos, como corticosteroides, heparina e hormônios tireoídeos em excesso, podem participar desse processo.

O desenvolvimento da osteoporose depende de uma combinação de fatores como idade, sexo e raça. Os fatores genéticos são importantes para a determinação do pico da massa óssea e podem também influenciar o nível de perda óssea relacionada com a idade, ou, em alguns casos, a perda óssea motivada por doença, drogas ou estilo de vida.

Vários estudos mostram que há uma influência genética importante na osteoporose, com um papel fundamental na determinação do pico da massa óssea. Há uma possível interação entre o gene *VDR* (OMIM 601769), do receptor da vitamina D, e o gene *ESR1* (OMIM 133430), do receptor de estrogênio 1, associada diretamente com a densidade óssea. O estrogênio influencia o metabolismo e o crescimento ósseo, e esse efeito é dependente de receptores nucleares. Mulheres norte-americanas eurodescendentes, mutantes recessivas para o gene *ESR1*, apresentam densidade óssea significativamente mais baixa, em comparação às mulheres portadoras de genótipos normais. Além disso, a variação genética no lócus *ESR*, como evento único ou combinado com o gene *VDR*, influencia a obtenção e a manutenção do pico de massa óssea em mulheres jovens, podendo contribuir para a existência de indivíduos mais suscetíveis à osteoporose, em comparação a outros. É importante salientar que existe uma potencial ligação fisiológica entre o gene *ESR1* e a vitamina D, pois esta regula a aromatase P450, enzima que modula a disponibilidade de estrogênio ao seu receptor, expresso nos osteoblastos. A descoberta de que a inativação do gene *ESR1* (133430) está associada com a baixa densidade mineral óssea indica o *ESR1* como um gene candidato para a osteoporose.

As formas polimórficas para o receptor da calcitonina podem realçar diferenças genéticas na suscetibilidade à perda de massa óssea, bem como na resposta aos tratamentos; assim, o gene *CALCR* (OMIM 114131), do receptor da calcitonina, pode ser considerado um gene candidato, com outros genes que influenciam a determinação da densidade mineral óssea. Há evidências de que o gene *RIL* (OMIM 603422) está associado à osteoporose; estudos de associação sugeriram uma relação entre a suscetibilidade para osteoporose (OMIM 166710) e a variação genética na região flanqueadora 5' desse gene, bem como a associação do polimorfismo do gene *ITGB3* (OMIM 173470) com fraturas do quadril.

O gene do colágeno tipo I α 1 (*COLIA1*; OMIM 120150) está associado à massa óssea e à predisposição a fraturas; esse gene se caracteriza por conter um sítio polimórfico, *Sp1*; assim, esse sítio polimórfico *Sp1* do *COLIA1* pode estar relacionado com a qualidade do colágeno no esqueleto. Do mesmo modo, o gene *COLIA1* pode estar relacionado com a determinação da força e massa óssea.

Outro gene envolvido no processo da osteoporose é o da apolipoproteína E (*APOE*; OMIM 107741), que pode atuar no aparecimento de fraturas, alterando a absorção de vitamina K (que medeia a gama carboxilação dos resíduos de glutamil em muitas proteínas ósseas, principalmente a osteocalcina); assim, altas concentrações de osteocalcina descarboxilada e baixas concentrações de vitamina K estão associadas à menor densidade mineral óssea e, consequentemente, a risco aumentado de fraturas.

A DMO, principal fator de risco para a osteoporose, tem um forte componente genético, com vários lócus de traços quantitativos, alguns dos quais associados à suscetibilidade para osteoporose (ver OMIM 601884). Estudos de ligação sugeriram que variação no gene para interleucina-6 (*IL6*; OMIM 147620) está associada à DMO e à osteoporose.

Parece ser evidente a participação genética na densidade, na forma, no tamanho e na modificação óssea. Desse modo, a hereditariedade contribui de maneira importante em qualquer idade ou fase da vida nesses processos;

entretanto, a interação dos fatores genéticos com fatores ambientais (como a dieta e o estilo de vida) pode interferir na penetrância dos genes envolvidos.

A maioria das citações sobre a suscetibilidade à osteoporose se refere a estudos familiares e de gêmeos, cujos resultados sugerem que os fatores genéticos expressos como baixos picos de massa óssea podem desempenhar um papel importante no desenvolvimento da osteoporose após a menopausa, e que a herdabilidade da massa óssea pode ser de cerca de 90% na espinha lombar e 70% no colo do fêmur, dependendo do tipo de osso considerado.

Osteoporoses idiopáticas, indistinguíveis da osteoporose involuntária ou pós-menopausa, iniciam em idade muito precoce, tendo sido descritas em famílias, com base em mutações específicas no gene *COL1A1* (OMIM 120150), localizado no cromossomo 17q, e no gene *COL1A2* (OMIM 120160), localizado no cromossomo 7q.

Trabalhos publicados nos últimos anos têm demonstrado associação dos SNPs e características quantitativas, como a densidade mineral óssea do quadril ou da espinha lombar. Foram testadas dezenas de associações de SNPs em várias populações, e a conclusão foi que as sequências variantes comuns estão associadas compativelmente com a DMO e com fraturas de baixo trauma. Foi observado também que, embora essas variantes sozinhas não sejam consideradas úteis clinicamente, na predição de riscos individuais, podem fornecer informações sobre os passos bioquímicos fundamentais na osteoporose (para uma discussão da heterogeneidade genética da densidade mineral óssea, ver o lócus de traços quantitativos *BMND1*, OMIM 601884).

14.4.8 Febre reumática

O agente etiológico da **febre reumática** (FR; OMIM 268240) é o estreptococo β-hemolítico do grupo A. Para que a FR se desenvolva, além da infecção são necessárias a formação de anticorpos antiestreptocócicos, a permanência do microrganismo por algum tempo no local da infecção e a localização da infecção na porção condutora do sistema respiratório (ou sistema respiratório superior, anteriormente denominado vias aéreas superiores). As infecções estreptocócicas do sistema respiratório superior podem determinar, como sequelas, a FR e a glomerulonefrite difusa aguda.

A frequência da FR após infecção estreptocócica é de 3% em situações epidêmicas e 3/1.000 em situações endêmicas. Muitos autores sugerem uma suscetibilidade familiar para as infecções estreptocócicas, devida, provavelmente, a fatores genéticos, o que, entretanto, ainda não foi confirmado.

Em estudo familiar, focalizando parentes em primeiro grau de 433 probandos reumáticos e 470 controles da cidade de Jerusalém (Israel), foi verificado que, entre os irmãos dos reumáticos, cerca de 20% tinham FR ou cardiopatia reumática crônica, enquanto que, entre os irmãos dos controles, apenas 3% apresentavam essas afecções. Outra pesquisa apontou que a prevalência de cardiopatia reumática na prole de genitores afetados era 2,5 vezes maior do que em controles expostas às mesmas condições ambientais.

Em pesquisa realizada em Porto Alegre com pacientes afetados por FR e cardiopatia reumática crônica, foi observada a recorrência familiar de 17%. A **Figura 14.5** apresenta a genealogia de uma das famílias estudadas em Porto Alegre.

Estudos gemelares detectaram uma taxa de concordância mais alta entre os gêmeos monozigóticos (19%) do que entre os dizigóticos (5%). No entanto, como em apenas um quinto dos pares idênticos ambos os cogêmeos mostraram-se afetados, outros fatores, além dos genéticos, devem influir na manifestação dessa doença.

Dos pacientes com febre reumática aguda, 40 a 60% apresentam evidências de cardite, que pode deixar sequelas graves, sendo uma das principais causas de cirurgia cardíaca no Brasil. A cardite é uma pancardite que envolve o pericárdio, o miocárdio e o endocárdio, sendo caracterizada por um ou mais dos seguintes sinais clínicos: taquicardia sinusal, sopro de insuficiência bicúspide, galope de B3, ruído de atrito pericárdico e cardiomegalia. Sessenta e cinco por cento dos casos envolvem a valva bicúspide (antigamente denominada mitral), seguida pela valva da aorta. O comprometimento bicúspide é mais comum em mulheres, enquanto o comprometimento da valva da aorta é mais comum em homens. É a causa principal da doença cardíaca adquirida em crianças e adultos jovens em todo o mundo, mas é a cardiopatia de mais fácil prevenção.

Recentemente, observou-se que certos haplótipos de alelos de classe II do sistema HLA estão associados ao risco para cardiopatia reumática crônica ou à proteção contra essa doença, e essas associações são mais fortes quando analisadas em pacientes com manifestações clínicas mais homogêneas.

Os fatores ambientais mais importantes parecem ser o clima e o nível socioeconômico. Com relação ao primeiro, há padrões clínicos e incidências diferentes em regiões climáticas distintas. A maior incidência da doença e os padrões clínicos alterados em países tropicais ou semitropicais devem-se, provavelmente, mais às suas condições de pobreza e subnutrição do que propriamente à influência climática. Quanto à altitude, parece haver maior incidência da doença em regiões de maior altitude. A explicação é que o frio e o ar seco favoreceriam a implantação da infecção no sistema respiratório superior, pelo fato de afetarem intensamente as membranas mucosas, em especial as mucosas nasais, propiciando a proliferação do estreptococo. Na América Latina, os países de maior altitude apresentam as maiores prevalências da doença.

O nível socioeconômico, é, sem dúvida, o fator ambiental mais importante na FR. As más condições de higiene e habitação, a promiscuidade, a alta densidade demográfica, as más condições de nutrição, o baixo nível cultural e a dificuldade de acesso aos recursos de saúde

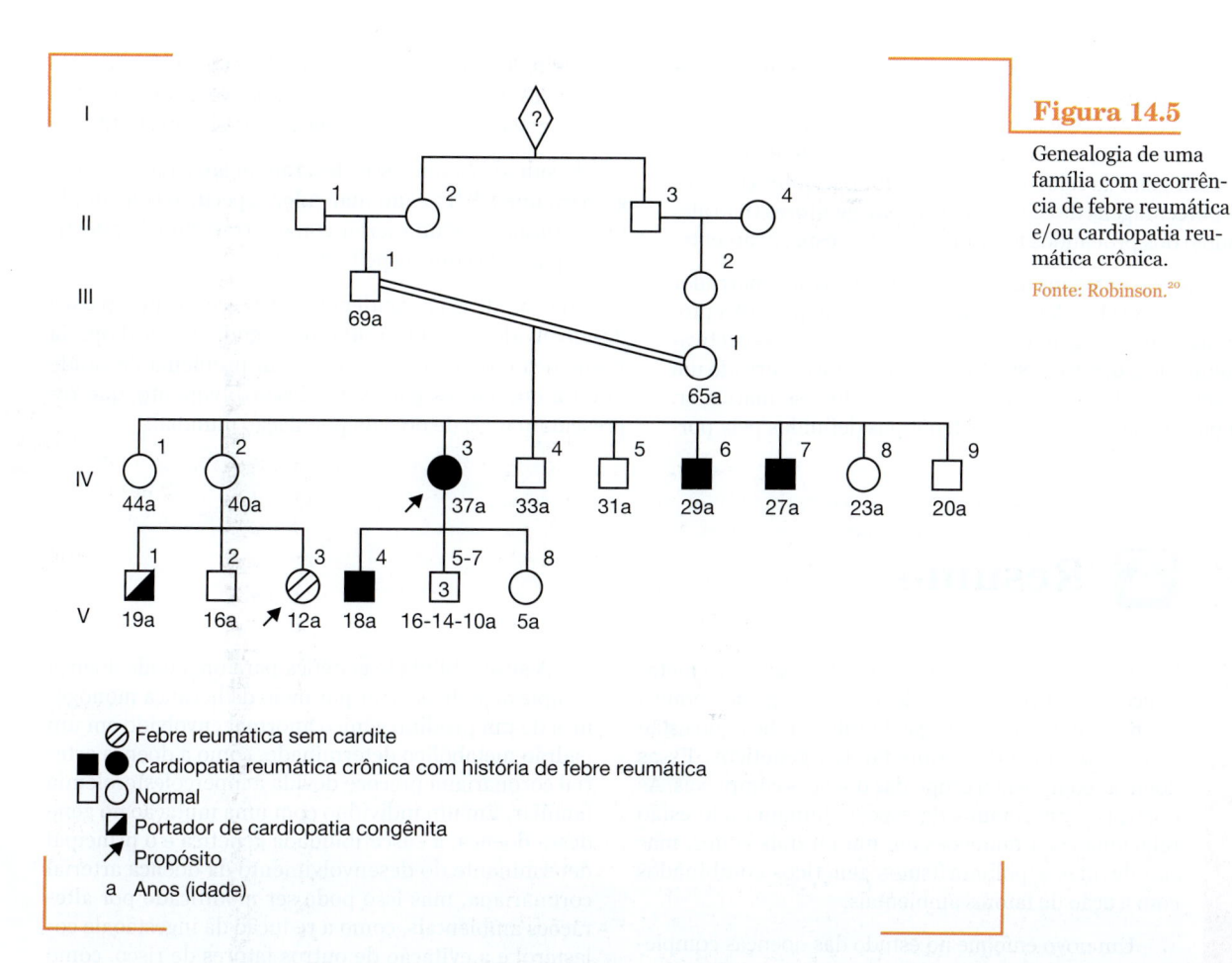

Figura 14.5

Genealogia de uma família com recorrência de febre reumática e/ou cardiopatia reumática crônica.

Fonte: Robinson.[20]

⊘ Febre reumática sem cardite
■ ● Cardiopatia reumática crônica com história de febre reumática
□ ○ Normal
◨ Portador de cardiopatia congênita
↗ Propósito
a Anos (idade)

---

são aspectos que concorrem para a maior disseminação dos germes, facilitando o contágio e aumentando a incidência da infecção estreptocócica e da FR.

Outros fatores influentes no desenvolvimento dessa doença são a idade e a raça. A FR pode ocorrer em qualquer idade; no entanto, a faixa etária de maior risco é, em geral, dos 5 aos 15 anos, com picos que variam nas diferentes populações. Nos países industrializados, tem sido observada uma tendência para que o primeiro surto ocorra um pouco mais tarde, ou seja, entre os 10 e os 15 anos. Quanto à raça, foram encontradas taxas de incidência mais altas em não caucasoides do que em caucasoides norte-americanos, o que foi interpretado não como uma suscetibilidade particular dos não caucasoides à febre reumática, mas sim devido à diferença de nível socioeconômico e, dentro do mesmo nível, às condições de aglomeração nas quais vivia a maioria dos não caucasoides da região estudada.

A FR parece ser um ótimo exemplo de uma doença produzida por interação genético-ambiental. Certas famílias têm predisposição hereditária, mas a FR não aparece, a menos que haja uma infecção estreptocócica precedente. Há evidências de que o estreptococo β-hemolítico do grupo A tem um antígeno de reação cruzada comum com o músculo cardíaco humano (mimetismo molecular). Pode-se demonstrar que o sangue de pacientes com FR aguda contém anticorpos para esse antígeno de reação cruzada. Desse modo, ao produzir anticorpos para combater uma infecção estreptocócica, o paciente poderá formar anticorpos capazes de atacar o coração. Uma possível explicação para esse mimetismo molecular é a de que, durante o processo evolutivo, o estreptococo invasor deve ter trocado sequências de DNA com as células humanas. Portanto, o uso de técnicas de DNA recombinante pode, eventualmente, mostrar um grande número de sequências de DNA idênticas entre humanos e estreptococos A.

A predisposição genética à FR tem intrigado os pesquisadores desde que, em 1889, W. B. Cheadle[21] observou pela primeira vez que havia agregação familiar dessa doença. Mais tarde, Wilson e colaboradores[22] sugeriram que a suscetibilidade à mesma podia ser devida a uma característica autossômica recessiva, e Taranta e colaboradores[23] sugeriram penetrância reduzida, dada a baixa concordância entre gêmeos monozigóticos.

Patarroyo e colaboradores[24] encontraram, no soro de uma mulher multípara, um novo marcador aloantigênico nas células B de pessoas que tiveram FR com ou sem cardiopatia reumática crônica. Esse antígeno foi detectado nas células B de 71% dos pacientes tipados em Nova York e 74% dos tipados em Bogotá, enquanto apenas 17% dos dois grupos-controle (sem a doença) testados o expressavam. Aparentemente, esse marcador parece não estar associado a qualquer antígeno conhecido do sistema CHP.

Posteriormente, foram encontrados dois anticorpos monoclonais para esse antígeno em 92% dos pacientes com FR e 21% dos controles, além de um terceiro anticorpo monoclonal, classificado como D8/17, que identificou um antígeno de células B em 100% dos pacientes com FR; as porcentagens de células em irmãos e genitores (não afetados) dos probandos foram 14,6 e 13%, respectivamente.

As porcentagens de células positivas para o marcador D8/17 em probandos com glomerulonefrite pós-estreptocócica, irmãos e genitores não afetados foram, respectivamente, de 2,9, 3,8 e 2,8%. Nos controles, foi observado um nível baixo de células B (5-7%) contendo esse marcador. O padrão de segregação dos fenótipos definidos pela porcentagem de células positivas para D8/17, nas famílias de FR tipadas quanto ao HLA, foi compatível com a herança autossômica recessiva não associada ao sistema CHP.

Resultados como esses levaram alguns autores a sugerirem que D8/17 é um marcador específico com ampla distribuição, podendo servir como ferramenta diagnóstica em paciente com suspeita de FR.

Apesar de sua incidência decrescente nos países desenvolvidos, a febre reumática aguda e a cardiopatia reumática crônica representam um problema de saúde pública em muitos países em desenvolvimento, que representam mais de 66% da população mundial.

⚠ Resumo

Existem doenças que não apresentam um erro metabólico específico identificado, nem um tipo de herança definido, mas sua agregação familiar indica que estão sob a influência de alguns fatores genéticos. Essas doenças compõem o grupo das doenças complexas. As doenças mais comuns da espécie humana não estão relacionadas a mutações em um ou dois genes, mas são devidas a polimorfismos genéticos combinados com a ação de fatores ambientais.

Um novo enfoque no estudo das doenças complexas é o mapeamento da variação genética, útil na descoberta de genes relacionados às doenças complexas. Esse estudo é feito por meio do Projeto HapMap, cujo objetivo é analisar amostras de DNA de indivíduos pelo mundo afora, identificar SNPs em diversos indivíduos de diferentes grupos étnicos e construir um catálogo das variações genéticas comuns entre eles. Suas principais aplicações são comparar padrões de SNPs de indivíduos afetados com os padrões de indivíduos normais, identificar as variações espalhadas no genoma e descobrir abordagens para lidar com as doenças no nível genético, desenvolvendo terapêuticas mais adequadas e eficientes.

As diferentes doenças podem ser consideradas dentro de um espectro relacionado com os papéis relativos da herança e do ambiente em sua etiologia. Esse espectro vai desde as doenças que ocorrem somente em indivíduos com uma determinada constituição genética, independentemente das condições ambientais – acondroplasia, hemofilia, fenilcetonúria – passando pelo grupo das doenças complexas que não apresentam padrão simples de herança e mostram a contribuição de múltiplos fatores genéticos que interagem entre si e com fatores ambientais de um modo complexo, e atingindo outro extremo, onde estão agrupadas as doenças que dependem quase exclusivamente de fatores ambientais (p. ex., traumatismo, rubéola e tuberculose).

A suscetibilidade genética para uma dada doença complexa pode ocorrer por meio da herança monogênica de um produto gênico anormal envolvido em um padrão metabólico determinado, como a doença arterial coronariana precoce devida à hipercolesterolemia familiar. Em um indivíduo com uma mutação no gene dessa doença, a suscetibilidade genética é o principal determinante do desenvolvimento da doença arterial coronariana, mas isso pode ser modificado por alterações ambientais, como a redução da ingestão de colesterol e a evitação de outros fatores de risco, como obesidade, falta de exercícios e tabagismo. A herança monogênica da suscetibilidade a uma determinada doença não acarreta, necessariamente, o desenvolvimento dessa doença. Em alguns casos, a exposição a fatores ambientais específicos será o principal determinante desse desenvolvimento.

Para entender a genética das doenças complexas, o investigador pode abordar o problema de diversas maneiras: comparar sua prevalência e incidência em vários grupos populacionais diferentes; estudar os efeitos da migração; investigar a ocorrência da doença entre parentes; comparar a frequência em gêmeos idênticos e fraternos; determinar o efeito de alterações ambientais em estudos de adoção; estudar a associação dessas doenças com diversas características, como os grupos sanguíneos, sistema CHP e os polimorfismos bioquímicos e de DNA; estudar, em animais, doenças que são homólogas às que ocorrem nos humanos; e estudar comparativamente os SNPs de indivíduos sadios e afetados por doenças complexas, em diferentes grupos étnicos, e construir um catálogo dos haplótipos suscetíveis, estratégia utilizada pelo recente Projeto HapMap.

As principais doenças complexas abordadas neste capítulo são artrite reumatoide, diabetes melito (tipos 1 e 2), doenças cardiovasculares, doença de Hirschsprung, hipertensão, obesidade, osteoporose e febre reumática.

A artrite reumatoide (AR) é uma doença inflamatória crônica, sistêmica e autoimune, caracterizada por inflamações frequentes nas articulações, que podem levar à incapacidade funcional dos pacientes, com um complexo componente genético. Afeta ambos os sexos, com frequência maior em mulheres (de 2 a 5 vezes mais do que nos homens), consistindo em um importante problema de saúde. Essa doença envolve predominantemente as pequenas articulações (punhos, mãos, cotovelos, ombros e pescoço), levando a deformidades pela erosão da cartilagem e do osso. Suas manifestações clínicas envolvem dor, calor, inchaço, simetria das articulações afetadas, movimentos limitados, rigidez matinal, fraqueza e fadiga. Sua origem é uma alteração das respostas imunes humoral e celular, que passam a reagir contra proteínas próprias do organismo e localizadas nas articulações (embora possam agir também em outras partes do organismo). Cerca de 80% dos pacientes têm uma proteína circulando em seu sangue, denominada fator reumatoide, que facilita a formação de complexos imunes e ajuda no diagnóstico de AR, porém sua ausência não elimina a possibilidade de um diagnóstico positivo. Quanto maior a quantidade de fator reumatoide no sangue, mais intensa é a doença. A AR afeta de 0,6% a 2% dos adultos, representando de 10% a 12% das artrites. Em algumas regiões, sua prevalência é em torno de 1,5% da população. Crianças e adolescentes também podem ter artrite reumatoide; quando a doença tem início antes dos 16 anos, é denominada artrite reumatoide sistêmica juvenil.

Sob a denominação de diabetes melito são agrupadas algumas doenças que envolvem defeitos no metabolismo da glicose e resultam em taxas elevadas desse açúcar no sangue. São diagnosticados como diabéticos os indivíduos (adultos, mulheres não grávidas e crianças) que apresentam, em jejum, taxas de glicose no sangue ou glicemia com valores iguais ou superiores a 126 mg/dL; ou glicemia pós-prandial de duas horas com valor igual ou maior de 200 mg/dL durante teste oral de tolerância à glicose, com a utilização de uma carga de 75 g de glicose em água; ou glicemia ao acaso, não em jejum, com valor igual ou superior a 200 mg/dL, na presença de sintomas clássicos de hiperglicemia. Existe uma série de complicações crônicas do diabetes, envolvendo vários órgãos e sistemas, como os rins, os olhos, a circulação periférica, o sistema nervoso e o coração. O diabetes é altamente heterogêneo, sendo causado por diferentes fatores genéticos e não genéticos e enquadrando-se no tipo de herança multifatorial. Há quatro tipos principais de diabetes, e cada tipo ocorre por um defeito diferente, mas todos causam níveis elevados de glicose: diabetes melito tipo 1 (DM1) ou insulinodependente (DMID), diabetes melito tipo 2 (DM2) ou não insulinodependente (DMNID), que são os tipos mais frequentes, diabetes da maturidade que ocorre na juventude (MODY) e diabetes gestacional. De 1 a 3% das mulheres apresentam intolerância à glicose durante a gestação, a qual é conhecida como diabetes gestacional, quadro que geralmente reverte à normalidade. O DMID é um distúrbio da homeostasia da glicose, que afeta cerca de 0,3% das populações caucasoides. Existem evidências de que o DMID possa ser causado por uma infecção viral nas células β das ilhotas de Langerhans, no pâncreas, que acarreta a produção de autoanticorpos anti-ilhotas que gradualmente as destroem. Existem vários estudos de associação entre o DMID e o sistema HLA. No diabetes melito tipo 2, o pâncreas não produz insulina suficiente ou o organismo não consegue usar corretamente a insulina, resistindo à sua ação, por isso entram quantidades insuficientes de glicose nas células. Essa doença é comum na meia-idade e no idoso, mas geralmente é menos grave do que o tipo 1. No DMNID, os fatores genéticos têm papel preponderante, sendo sua herança multifatorial. O risco de desenvolvimento desse tipo é maior para pessoas acima dos 45 anos, com história familiar de diabetes, excesso de peso, sedentarismo, baixos níveis de colesterol do tipo HDL ou altos níveis de triglicerídeos, mulheres que tiveram diabetes gestacional e crianças que não dependem de insulina para o controle glicêmico.

Doenças cardiovasculares podem ser consideradas como o conjunto de doenças que afetam o sistema circulatório, designadamente o coração e os vasos sanguíneos. Representam a principal causa de morte no Brasil, sendo uma importante causa de incapacidade. Suas consequências mais importantes são o infarto do miocárdio, o acidente vascular cerebral e a morte, que são frequentemente súbitos e inesperados. Seus principais fatores de risco são fatores psicológicos, sedentarismo, falta de atividade física, alimentação não balanceada e tabagismo. A maioria das doenças cardíacas congênitas (DCCs) é devida a uma predisposição hereditária, muitas vezes desencadeada por um ou mais fatores ambientais. É estimado que 3% das lesões cardiovasculares congênitas são causadas por gene mutante único. Cerca de 5% estão associadas a alterações cromossômicas; em torno de 2% são principalmente ambientais e os restantes 90% presumivelmente resultam de uma interação genético-ambiental. A doença arterial coronariana (DAC) é um problema de saúde pública importante no mundo ocidental. Sua incidência é maior em homens do que em mulheres e apresenta agregação familiar; parentes em primeiro grau de afetados têm de 2 a 6 vezes maior risco de ter a doença do que indivíduos da população geral. Após a menopausa, o risco para as mulheres aumenta e aproxima-se ao dos homens em cerca de 10 a 15 anos, como uma consequência das modificações hormonais associadas. A maioria dos casos de DAC apresenta herança multifatorial, com fatores de predisposição genéticos e não genéticos. Os principais fatores de risco são sexo masculino, idade, hiperlipidemia, hipercolesterolemia, hipertensão, diabetes, baixos níveis de lipoproteínas de alta densidade (HDL) e altos níveis de lipoproteína de baixa densidade (LDL). Além disso, há alguns polimorfismos que reúnem um grupo de marcadores que contribuem para a suscetibilidade à doença.

A hipertensão essencial (HE) é um problema presente em quase todas as populações civilizadas e pode-se constituir em manifestação clínica de várias doenças. É um sério fator de risco das doenças cardiovasculares e é a causa mais importante de insuficiências cardíaca e renal, bem como de morte súbita. Sua frequência em indivíduos adultos de diferentes populações é estimada em 10 a 20%. É considerado hipertenso o indivíduo que apresenta, em repouso, pressão sistólica igual ou superior a 140 mmHg (milímetros de mercúrio) e/ou pressão diastólica igual ou superior a 90 mmHg. A maioria das pessoas afetadas não apresenta sintomas clínicos. Na etiologia da hipertensão, podem ser considerados os fatores genéticos; físicos (sexo, idade, raça, ingestão de sal e obesidade); psicológicos (estresse e personalidade) e outros (profissão, ingestão de álcool, tabagismo e localização geográfica). A maioria dos estudos populacionais mostra que os valores para a pressão sanguínea distribuem-se de acordo com a herança multifatorial. Outro aspecto importante é o estudo de marcadores genéticos para a suscetibilidade à hipertensão. A herdabilidade (h^2) para a pressão arterial em uma amostra no Rio Grande do Sul variou de 0,21 (pressão arterial sistólica) a 0,48 (pressão arterial diastólica).

A doença de Hirschsprung (HSCR) é uma doença congênita relativamente comum. Na maioria dos casos, o diagnóstico clínico é feito no recém-nascido. Apresenta falha na passagem do mecônio nas primeiras 48 horas de vida, distensão abdominal, vômitos e enterocolite neonatal ou no início da lactância, com obstrução intestinal aguda e distensão abdominal. Apresenta ampla variação fenotípica e padrão de herança complexo. Sua incidência é de 1/5.000 nativivos. É dividida nos tipos L-HSCR (de segmento longo) e S-HSCR (de segmento curto), dependendo da presença ou ausência da doença proximal ao colo sigmoide. Em torno de 70% da HSCR ocorrem como um traço isolado e cerca de 30% dos casos ocorrem em associação a outras anomalias. O proto-oncogene *RET* é considerado um lócus importante na suscetibilidade a essa doença. Mutações em outros genes também estão relacionadas com a doença, por exemplo: *GDNF*, *NRTN*, *EDNRB* e seu ligando *EDN3*.

A obesidade pode ser definida de acordo com o IMC, que é dado pela medida do peso dividido pela altura ao quadrado (peso/altura^2). Pessoas com IMC inferior a 18,5 kg/m^2 têm déficit de peso; o excesso de peso e a obesidade são definidos por IMC iguais ou superiores a 25 kg/m^2 e 30 kg/m^2, respectivamente. A obesidade é um grave problema de saúde pública que tem atingido proporções endêmicas em muitos países desenvolvidos, inclusive no Brasil e na população brasileira infantil, pois cerca de 30% das crianças de 5 a 9 anos e 20% dos adolescentes abaixo de 20 anos estão acima do peso recomendado pela Organização Mundial da Saúde.[25] Acrescente-se o fato de que o número de células adiposas individuais é um aspecto importante na determinação da massa de gordura em adultos. Esse número permanece constante na maturidade, em indivíduos magros ou obesos, mesmo após uma perda acentuada de peso, indicando que a quantidade de células adiposas do adulto é estabelecida durante a infância e a adolescência. Portanto, uma criança obesa terá mais células adiposas (e, consequentemente, mais espaço para depósitos de gordura) na vida adulta, do que uma criança magra ou com peso adequado à sua idade. A obesidade aumenta o risco de ocorrência de várias doenças, como diabetes melito tipo 2, doença da vesícula biliar, hipertensão essencial, doenças cardiovasculares, acidentes vasculares cerebrais e alguns tipos de câncer. A obesidade tende a ocorrer em famílias; quando ambos os genitores são obesos, 80% de seus filhos também o são; quando ambos não estão acima do peso, apenas 15% dos filhos serão obesos. Essa influência familiar na obesidade, por um lado, deve ser devida a genes que influenciam o peso do corpo. Por outro lado, a influência pode ser totalmente ambiental, uma vez que membros de uma mesma família podem ter os mesmos hábitos alimentares e de exercícios. Um indivíduo não herda a obesidade e sim uma predisposição para determinado peso do corpo. Mutações heterozigotas no gene do receptor da melanocortina 4 (*MC4R*) causam obesidade como uma característica isolada. Distúrbios autossômicos recessivos, cuja principal característica é a obesidade, incluem deficiência de leptina, deficiência do receptor de leptina, deficiência do pró-hormônio convertase 1 e deficiência da pró-opiomelanocortina. Associados a esses distúrbios, estão o hipogonadismo hipogonadotrófico, o hipoadrenalismo e a baixa estatura.

A osteoporose é uma das doenças mais comuns em mulheres após a menopausa, embora também possa ocorrer em homens. A osteoporose se caracteriza como a queda da DMO entre 25 e 30%, ou mais, abaixo da densidade óssea média das pessoas saudáveis na terceira década de vida, caracterizando a deterioração do tecido ósseo, com consequente aumento na sua fragilidade e suscetibilidade para fraturas, até com o mínimo esforço. A osteoporose é considerada um grave problema de saúde pública, sendo uma das mais importantes doenças associadas ao envelhecimento. A osteoporose juvenil ocorre em crianças ou jovens adultos de ambos os sexos. As mulheres normalmente possuem densidade óssea menor do que os homens. Afrodescendentes possuem maior densidade óssea, alcançam maior massa óssea e sua taxa de perda é menor, em comparação a eurodescendentes e asiáticos. Uma das consequências mais preocupantes da osteoporose é a fratura de fêmur. Quinze a 20% dos pacientes com fratura de quadril morrem devido à fratura ou a complicações cirúrgicas, ou mais tarde por embolia ou problemas cardiopulmonares. A osteoporose é secundária em aproximadamente 20% dos casos; em 80%, os pacientes são portadores de osteoporose da pós-menopausa ou osteoporose senil. Além de fraturas, a osteoporose causa o encolhimento das vértebras, redução da estatura, ossos doloridos e costas curvadas. A deficiência de estrogênios, a deficiência de cálcio e a inatividade física são os principais fatores atuantes, de modo independente ou combinado, aumentando o seu desenvolvimento. Outros fatores, como não ter alcançado o nível de massa óssea máximo durante a adolescência, o envelhecimento, a deficiência nutricional, o tabagismo e o consumo de álcool, a exposição a alguns medicamentos, como corticosteroides, heparina e hormônios tireoídeos em excesso, podem participar desse processo. Os fatores genéticos são importantes para a determinação do pico da massa óssea e podem também influenciar o nível de perda óssea relacionada com a idade ou com doença, drogas ou estilo de vida. Alguns genes estão relacionados com a densidade óssea (*VDR*, *ESR1*) e outros com a osteoporose (*CALCR*, *RIL*, *ITGB3*, *APOE*, *COL1A1*). Vários estudos têm demonstrado associação de SNPs com características quantitativas, como a DMO do quadril ou da espinha lombar. Foram testadas dezenas de associações de SNPs em várias populações, e a conclusão foi que as sequências variantes comuns estão compativelmente associadas com a DMO e com fraturas de baixo trauma.

O agente etiológico da febre reumática (FR) é o estreptococo β-hemolítico do grupo A. Para que a FR se desenvolva, é necessária a formação de anticorpos antiestreptocócicos, a permanência do microrganismo por algum tempo no local da infecção e a localização da infecção no sistema respiratório superior. Essa infecção pode determinar, como sequelas, a febre reumática e a glomerulonefrite difusa aguda. A frequência da FR após infecção estreptocócica é de 3% em situações epidêmicas e 3/1.000 em situações endêmicas. Em pesquisa realizada em Porto Alegre com pacientes afetados por FR e cardiopatia reumática crônica, foi observada a recorrência familiar de 17%. Estudos gemelares detectaram uma taxa de concordância mais alta entre os gêmeos monozigóticos (19%) do que entre os dizigóticos (5%). No entanto, como em apenas 20% dos pares idênticos ambos os cogêmeos mostraram-se afetados, outros fatores, além dos genéticos, devem influir na manifestação da febre reumática. Dos pacientes com FR aguda, 40 a 60% apresentam evidências de cardite, que pode deixar sequelas graves, sendo uma das principais causas de cirurgia cardíaca no Brasil. Recentemente, observou-se que certos haplótipos de alelos de classe II do sistema HLA estão associados ao risco para cardiopatia reumática crônica ou à proteção contra essa doença, e essas associações são mais fortes quando analisadas em pacientes com manifestações clínicas mais homogêneas. Os fatores ambientais mais importantes, além do sexo e da idade, parecem ser o clima e o nível socioeconômico; as más condições de higiene e habitação, a promiscuidade, a alta densidade demográfica, as más condições de nutrição, o baixo nível cultural e a dificuldade de acesso aos recursos de saúde são aspectos que concorrem para a maior disseminação dos germes, facilitando o contágio e aumentando a incidência da infecção estreptocócica e da FR. A faixa etária de maior risco é dos 5 aos 15 anos. Quanto à raça, foram encontradas taxas de incidência mais altas em não caucasoides. Pesquisadores encontraram, no soro de uma mulher multípara, um novo marcador aloantigênico nas células B de pessoas que tiveram FR com ou sem cardiopatia reumática crônica. Posteriormente, foram encontrados dois anticorpos monoclonais para esse antígeno em 92% dos pacientes com FR e 21% dos controles, além de um terceiro anticorpo monoclonal, classificado como D8/17, que identificou um antígeno de células B em 100% dos pacientes com FR; as porcentagens de células em irmãos e genitores (não afetados) dos probandos foram 14,6 e 13%, respectivamente. As porcentagens de células positivas para o marcador D8/17 em probandos com glomerulonefrite pós-estreptocócica, irmãos e genitores não afetados foram, respectivamente, de 2,9, 3,8 e 2,8%. Nos controles, foi observado um nível baixo de células B (5-7%) contendo esse marcador. O padrão de segregação dos fenótipos definidos pela porcentagem de células positivas para D8/17, nas famílias de FR tipadas quanto ao HLA, foi compatível com a herança autossômica recessiva não associada ao sistema CHP. Resultados como esses levaram alguns autores a sugerir que D8/17 é um marcador específico com ampla distribuição, podendo servir como ferramenta diagnóstica em paciente com suspeita de FR. Apesar de sua incidência decrescente nos países desenvolvidos, a febre reumática aguda e a cardiopatia reumática crônica representam um problema de saúde pública em muitos países em desenvolvimento, que representam mais de 66% da população mundial.

Teste seu conhecimento

1. Sob o ponto de vista genético, como podem ser classificadas as doenças complexas?

2. Observe a Figura 14.1 e comente-a.

3. O que é artrite reumatoide? Além de uma doença complexa, em que grupo de doenças ela se insere e exemplifica? Comente seu envolvimento com o sistema HLA do CHP. Comente a Figura 14.2.

4. Caracterize o diabetes melito insulinodependente, o não insulinodependente e o diabetes do tipo MODY. Comente a Tabela 14.1.

5. Quais são as relações existentes entre o diabetes melito tipo 1 e o sistema HLA?

6. Comente a Figura 14.1 e a Tabela 14.2, sobre a contribuição da genética na etiologia das doenças cardiovasculares.

7. Comente as Tabelas 14.3 a 14.6 e Quadro 14.1, sobre fatores etiológicos e fatores associados à doença arterial coronariana, bem como os riscos de recorrência e outros fatores genéticos relacionados com essa doença.

8. Por que a hipertensão pode ser considerada um fator de risco, e não uma doença? Quais as implicações genéticas na hipertensão e/ou pressão sanguínea? Comente a Figura 14.3.

9. Com relação à doença de Hirschsprung, comente a Figura 14.4.

10. Quais são os principais fatores de risco da osteoporose? Faça um apanhado geral sobre os tipos de genes que estão envolvidos nessa doença.

11. Correlacione fatores genéticos e não genéticos na febre reumática e/ou na cardiopatia reumática crônica. Discuta a genealogia da Figura 14.5.

Exercícios

1. No que consiste o Projeto HapMap e qual a sua importância para o estudo das doenças complexas?

2. Qual é o papel das plaquetas na artrite reumatoide?

3. Quais os principais tipos de abordagem genética das doenças complexas?

4. Em 1994, cientistas da Universidade Rockefeller descobriram um gene para obesidade em camundongos, que codifica uma proteína denominada de leptina. Qual foi o impacto dessa descoberta para o estudo da obesidade humana?

5. Explique a relação da osteoporose com a densidade mineral óssea, seus aspectos genéticos e de gênero.

6. Qual é a relação da apolipoproteína E com a osteoporose?

7. Compare os diabetes melito 1 e 2, considerando incidência, gravidade, relação com a insulina e genética.

8. Que tipo de informação nos fornecem os dados sobre riscos de recorrência em pais e/ou irmãos de indivíduos afetados?

9. Quais são os principais fatores de risco para doença arterial coronariana? Comente-os.

10. Quais são as medidas limítrofes de normalidade da pressão arterial, da glicose no sangue e do índice de massa corporal, segundo os dados apresentados neste capítulo?

Referências

1. Read A, Donnai D. Genética clínica: uma nova abordagem. Porto Alegre: Artmed; 2008.

2. Barness LA, Opitz JM, Gilbert-Barness E. Obesity: genetic, molecular, and environmental aspects. Am J Med Genet A. 2007;143A(24):3016-34.

3. Standards of Medical Care in Diabetes - 2012. Diabetes Care. 2012;35 Suppl 1:S11-S63.

4. Sociedade Brasileira de Diabetes [Internet]. São Paulo: SBD; 2012 [capturado em 15 set. 2012]. Disponível em: http://www.diabetes.org.br/.

5. Diabetes mellitus [Internet]. Curitiba: nutricao.org; c2012 [capturado em 15 set. 2012]. Disponível em: http://www.nutricao.org/diabete/melitus.

6. Stewart RE, Spence MA. The genetics of common dental diseases, In: Stewart RE, Prescott GH, editors. Oral facial genetics. St Louis: Mosby; 1976. p. 81-104.

7. Boilard E, Nigrovic PA, Larabee K, Watts GFM, Coblyn JS, Weinblatt ME, et al. Platelets amplify inflammation in arthritis via collagen-dependent microparticle production. Science. 2010;327(5965):580-3.

8. Doan T, Melvold R, Viselli S, Waltenbaugh C. Imunologia ilustrada. Porto Alegre: Artmed; 2008.

9. Fraser FC, Nora JJ. Genética humana. 2. ed. Rio de Janeiro: Guanabara Koogan; 1988.

10. Vogel F, Motulski AG. Human genetics: problems and approaches. 3rd ed. Berlin: Springer; 1997.

11. Nora JJ, Fraser FC. Genética médica. 2. ed. Rio de Janeiro: Guanabara Koogan; 1985.

12. Jones KL. Smith: padrões reconhecíveis de malformações congênitas. 5. ed. São Paulo: Manole; 1998.

13. Sack GH Jr. Medical genetics. New York: McGraw-Hill; 1999.

14. Turnpenny P, Ellard S. Emery genética médica. 13. ed. Rio de Janeiro: Elsevier; 2009.

15. Young ID. Genética médica. Rio de Janeiro: Guanabara Koogan; 2007.

16. Barsh GS, Farooqi IS, O'Rahilly S. Genetics of body-weight regulation. Nature. 2000;404(6778):644-51.

17. Bell CG, Walley AJ, Froguel P. The genetics of human obesity. Nat Rev Genet. 2005;6(3):221-34.

18. Renström F, Payne F, Nordström A, Brito EC, Rolandsson O, Hallmans G, et al. Replication and extension of genome-wide association study results for obesity in 4923 adults from northern Sweden. Hum Mol Genet. 2009;18(8):1489-96.

19. Freedman DH. Como solucionar a crise da obesidade. Sci Am (Brasil). 2011;(106):28-35.

20. Robinson WM. Fatores genéticos e ambientais na suscetibilidade à febre reumática e à cardiopatia reumática crônica [tese]. Porto Alegre: UFRGS; 1981.

21. Cheadle WB. Harvean lectures on the various manifestations of the rheumatic state as exemplified in childhood and early life. Lancet. 1889;133:821-7.

22. Wilson MG, Schweitzer MD, Lubschez R. The familial epidemiology of rheumatic fever. J Pediatr, 1943;22:468-82.

23. Taranta A, Torosdag S, Metrakos JD, Jegier W, Uchida I. Rheumatic fever in monozygotic and dizygotic twins. Circulation. 1959;20:778-92.

24. Patarroyo ME, Winchester RJ, Vejerano A, Gibofsky A, Chalem F, Zabriskie JB, et al. Association of a B-cell alloantigen with susceptibility to rheumatic fever. Nature. 1979;278(5700):173-4.

25. Organização Mundial da Saúde [Internet]. Geneva: OMS; c2012[capturado em 25 ago. 2012]. Disponível em: http://www.who.int.

Leituras recomendadas

Abstracts of the 72nd Annual Scientific Meeting of the American College of Rheumatology and the 43rd Annual Scientific Meeting of the Association of Rheumatology Health Professionals. October 24-29, 2008. San Francisco, California, USA. Arthritis Rheum. 2008;58(9 Suppl):S161-950.

Frazer KA, Murray SS, Schork NJ, Topol EJ. Human genetic variation and its contribution to complex traits. Nat Rev Genet. 2009;10(4):241-51.

Harel L, Zeharia A, Kodman Y, Straussberg R, Zabriskie JB, Amir J. Presence of the d8/17 B-cell marker in children with rheumatic fever in Israel. Clin Genet. 2002;61(4):293-8.

Capítulo 15

O Estudo de Gêmeos e sua Aplicação à Genética

15.1 Tipos de gêmeos 482
    15.1.1 Gêmeos monozigóticos 482
        15.1.1.1 Gêmeos xifópagos 484
    15.1.2 Gêmeos dizigóticos 485

15.2 Frequência de gemelaridade e fatores influentes 485
    15.2.1 Frequência de gêmeos monozigóticos 486
        15.2.1.1 Efeitos de anticoncepcionais orais 487
        15.2.1.2 Fertilização assistida 487
        15.2.1.3 Componente genético 487
    15.2.2 Frequência de gêmeos dizigóticos 487
        15.2.2.1 Níveis elevados do hormônio folículo-estimulante 487
        15.2.2.2 Raça 487
        15.2.2.3 Idade materna 487
        15.2.2.4 Genótipo predisponente à gemelaridade 487
        15.2.2.5 Paridade 488
        15.2.2.6 Tratamento hormonal 488
        15.2.2.7 Fertilização assistida 488
        15.2.2.8 Controle da natalidade 489
        15.2.2.9 Alterações cromossômicas 489

15.3 Determinação da zigosidade gemelar 489
    15.3.1 Exame das membranas maternofetais 489
    15.3.2 Exame da semelhança física 490
    15.3.3 Exame de dermatóglifos 490
    15.3.4 Exame de marcadores genéticos 491
    15.3.5 Enxertos de pele 492
    15.3.6 Análise do DNA 492

15.4 Aplicação do estudo de gêmeos à genética 493

15.5 Limitações dos estudos de gêmeos 495

Caso clínico

Daiane, 25 anos, e seu marido, Rodrigo, 28 anos, foram ao obstetra para a consulta de rotina, uma vez que Daiane estava em seu terceiro mês de gestação. O médico informou ao casal que eles teriam gêmeos, mas não podia saber ainda se são gêmeos idênticos ou fraternos. Daiane ficou muito contente com a notícia, pois sempre disse que queria ter gêmeos, mas nas famílias do casal, até onde podia saber, isso jamais havia ocorrido. Vivia imaginando-os quase iguais, crescendo juntos, vestindo roupinhas semelhantes e participando de fotos de publicidade comercial. O obstetra, entretanto, falou que a chance de os gêmeos serem idênticos era somente de um terço, existindo a chance de dois terços de serem fraternos, isto é, serem tão semelhantes como dois irmãos comuns. Daiane e Rodrigo quiseram saber a causa dessa disparidade na frequência dos nascimentos gemelares, e o médico explicou-lhes como surgem os gêmeos idênticos e os fraternos. Em exame ultrassonográfico posterior, Daiane soube com certeza que seriam dois meninos, mas o profissional não podia confirmar se seriam idênticos ou não, mas depois do parto o obstetra lhe disse que, pela análise das membranas fetais, os gêmeos eram realmente idênticos. Assim, o desejo de Daiane foi realizado.

Fonte: Baseado em Hoffee.[1]

Comentário

Os irmãos gêmeos são protagonistas de antigas lendas e também alimentam alguns mitos modernos. Na mitologia grega, os gêmeos Castor e Pólux, filhos de Leda, mas nascidos de pais diferentes (um mortal, Tíndaro, e outro divino, Zeus), eram inseparáveis; participavam juntos de múltiplas façanhas, e quando Castor foi morto em uma disputa, seu irmão ficou desconsolado. Em resposta às suas preces, Zeus voltou a reuni-los, permitindo que permanecessem sempre juntos. Posteriormente, segundo a mitologia, foram transformados na constelação de Gêmeos. Naquela época remota, havia superstições a respeito do nascimento de gêmeos, fenômeno então inexplicável e incompreensível. Diante do mistério biológico, estabeleceu-se imediatamente uma explicação de caráter mítico.

Outros gêmeos famosos foram Rômulo e Remo, filhos de Marte, deus da guerra, e da vestal Reia Sílvia. Ao nascerem, foram separados de sua mãe e lançados ao rio Tibre em uma cesta; quando resgatados, foram amamentados por uma loba enviada por Marte. Finalmente, Rômulo converteu-se no fundador e primeiro rei de Roma, surgindo, assim, uma explicação poética para as origens da capital do Império Romano.

No México, os Heróis Gêmeos, deuses da manhã e da noite, abriram caminho para a humanidade, quando esta chegou à Terra, sendo seus libertadores e guias.

Mitologia à parte, na era das ciências, o pesquisador francês Camillo Dareste, que fazia experiências com embriologia de aves, chamou a atenção, em 1874, para a diferença entre os tipos de gêmeos, posteriormente classificados em monozigóticos e dizigóticos.

Um ano mais tarde, em 1875, Francis Galton salientou o valor dos gêmeos na avaliação da influência relativa da hereditariedade e do ambiente em determinadas características. Sua utilização correta, entretanto, iniciou-se com H. W. Siemens, em 1924, que desenvolveu um método para diagnosticar a zigosidade gemelar.

Comparados aos nascidos de parto único, os gêmeos mostram menor duração de gestação (em geral, três semanas a menos), menores peso e estatura ao nascer, maior porcentagem de índice de Apgar (que leva em conta frequência cardíaca, esforço respiratório, irritabilidade reflexa, tônus muscular e cor da pele) de 1 minuto inferior a 7 e maior mortalidade perinatal do que os não gêmeos. Além disso, são quase 3 vezes mais comuns em abortamentos do que em partos a termo.

Entretanto, os gêmeos constituem amostras especiais que se prestam à obtenção de estimativas sobre o papel dos fatores genéticos e do ambiente na etiologia de várias características, principalmente as multifatoriais, como altura, inteligência e outros traços do comportamento.

No presente caso, o fato de os cogêmeos serem do sexo masculino não exclua a possibilidade de serem dizigóticos, por isso o obstetra não entrou em detalhes sobre sua zigosidade na ocasião. Após o parto, em cuidadosa análise das membranas fetais, esse profissional deve ter detectado a presença de somente um córion, que é o diagnóstico de gêmeos monozigóticos ou idênticos.

15.1 Tipos de gêmeos

Existem dois tipos de gêmeos: os **monozigóticos**, **univitelinos** ou **idênticos**, que são geneticamente iguais, porque se originam de um só zigoto, formado pela fecundação de um ovócito (ou óvulo; ver Cap. 3) por um espermatozoide, e os **dizigóticos**, **bivitelinos** ou **fraternos**, que se originam de dois ovócitos fecundados por dois espermatozoides.

15.1.1 Gêmeos monozigóticos

Os **gêmeos monozigóticos (MZ)** são do mesmo sexo e possuem genes idênticos. Teoricamente, qualquer diferença entre eles deve ser atribuída ao ambiente, no mais amplo sentido.

O surgimento dos gêmeos univitelinos pode ocorrer precocemente no estágio de dois blastômeros, ou tardiamente, em geral até o 14º dia de desenvolvimento embrionário (**Fig. 15.1**).

Em cerca de 30% dos casos, a separação gemelar se dá na fase inicial de blastocisto, até o terceiro dia de desenvolvimento intrauterino, quando o zigoto segmentado ainda está no estágio de mórula. Nos demais 70%, a separação gemelar se dá do 4º ao 14º dia de desenvolvimento embrionário, pouco depois da formação do disco germinativo bilaminar. Quanto mais tardia for essa separação, maior será a probabilidade de ocorrer divisão desigual do material embrionário, acarretando maiores diferenças entre os cogêmeos do par monozigótico. Embora, experimentalmente, sejam obtidos gêmeos MZ em certos animais (anfíbios e, mais recentemente, mamíferos), os fatores que induzem a separação dos blastômeros no início do período embrionário em humanos ainda são desconhecidos.

Quando a separação dos blastômeros for muito precoce, os gêmeos MZ apresentam, ao nascer, dois âmnios, dois córions (também denominados córios) e duas placentas bem separadas ou, dependendo dos locais de implantação no útero, muito próximas uma da outra; nesse caso, os gêmeos são denominados diamnióticos e dicoriônicos. Quando a separação ocorrer do 4º dia de desenvolvimento embrionário em diante, os gêmeos MZ poderão apresentar, ao nascer, dois âmnios, um córion e uma placenta, sendo considerados diamnióticos monocoriônicos; no entanto, se a separação for mais tardia, os gêmeos apresentarão um âmnio, um córion e uma placenta, sendo denominados monoamnióticos e monocoriônicos. Esse tipo de gêmeos corresponde a cerca de 1% dos gêmeos MZ.

Dos gêmeos MZ monocoriônicos, 15 a 30% apresentam diferenças evidentes, porque neles pode manifestar-

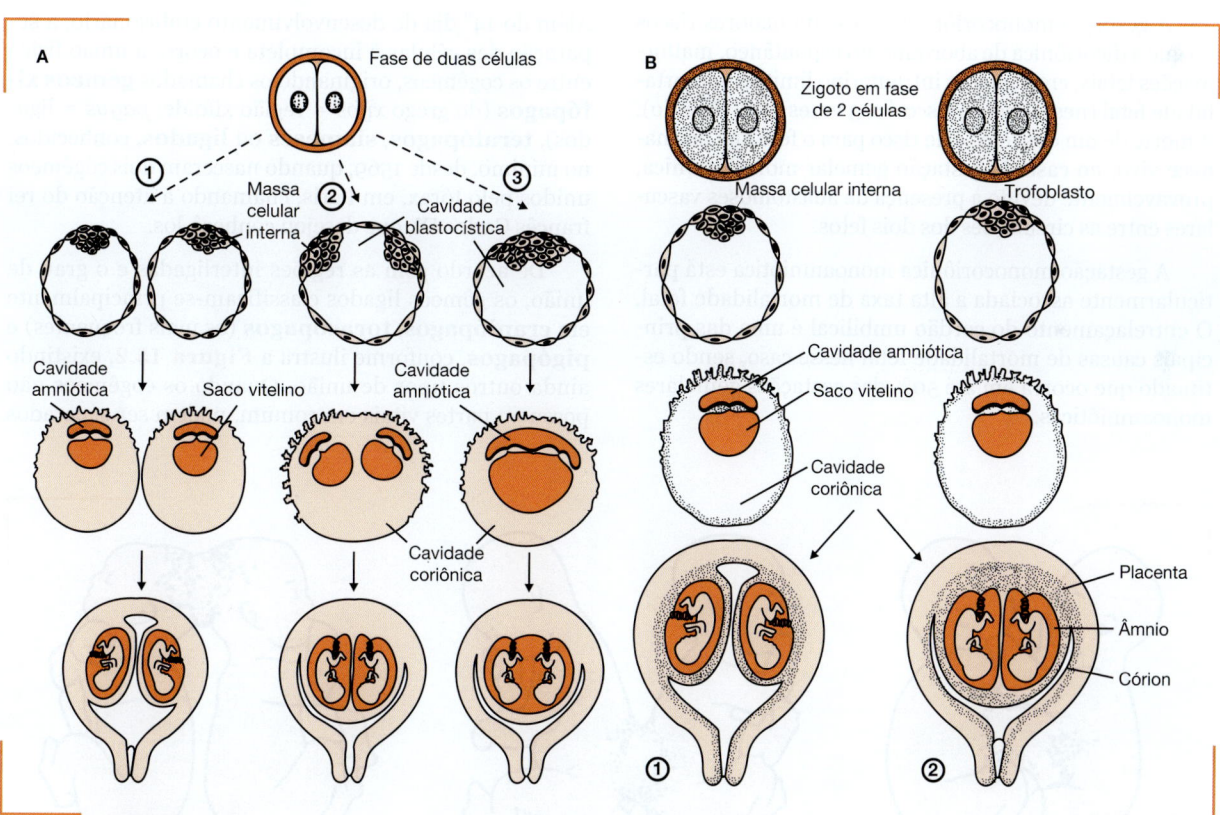

Figura 15.1

A – Representação esquemática das relações possíveis entre as membranas fetais em gêmeos monozigóticos. **1** – Separação no estágio de duas células; cada embrião terá sua própria placenta, cavidade amniótica e cavidade coriônica. **2** – Separação da massa celular interna em dois grupos completamente isolados; os dois embriões têm uma placenta e um saco coriônico comuns a ambos, mas as cavidades amnióticas são distintas. **3** – Separação da massa celular interna em um estágio posterior do desenvolvimento; placenta, cavidade coriônica e cavidade amniótica são comuns a ambos os embriões. **B** – Representação esquemática do desenvolvimento de gêmeos dizigóticos. **1** – Âmnio, córion e placenta individuais. **2** – Placentas e córions fundidos.

Fonte: Langman.[2]

-se a **síndrome da transfusão entre gêmeos monozigóticos**, resultante de anastomoses placentárias arteriovenosas, que provavelmente permitem o fluxo sanguíneo preferencial de um gêmeo para o outro. O feto receptor passa a ser hipervolêmico e a produzir um excesso de líquido amniótico, enquanto o doador, ao contrário, se torna hipovolêmico e com pouca quantidade de líquido amniótico. Se a síndrome da transfusão entre os gêmeos MZ se iniciar antes de 26 semanas de gestação, haverá alto risco de mortalidade fetal. Nos casos letais, a morte resulta de anemia do gêmeo doador e da insuficiência cardíaca congestiva do cogêmeo receptor. Um recurso para enfrentar essa situação é a interrupção da comunicação circulatória placentária pela utilização de *laser* durante o exame de fetoscopia (ver Cap. 19). Essa síndrome raramente ocorre entre os gêmeos DZ.

Além da síndrome de transfusão, os genomas de gêmeos MZ, idênticos no início da vida, sofrem modificações progressivas epigenéticas, como a metilação, que só são visíveis com métodos especiais de análise, como a reação em cadeia da polimerase (PCR) de metilação.

A gestação monocoriônica apresenta maiores riscos do que a dicoriônica de abortamento espontâneo, malformações fetais, crescimento intrauterino limitado e mortalidade fetal (nesse caso, o risco é 2-3 vezes mais elevado). A morte de um dos fetos é de risco para o feto que permanece vivo, no caso de gestação gemelar monocoriônica, provavelmente devido à presença de anastomoses vasculares entre as circulações dos dois fetos.

A gestação monocoriônica monoamniótica está particularmente associada a alta taxa de mortalidade fetal. O entrelaçamento do cordão umbilical é uma das principais causas de mortalidade fetal nesse caso, sendo estimado que ocorra em até 50% das gestações gemelares monoamnióticas.

Existem dados indicativos de que em torno de 20% dos pares MZ mostram uma diferença de 35% ou mais na quantidade de hemoglobina. Se o gêmeo que recebe menos hemoglobina nascer com uma diferença de peso de 300 g ou mais em relação ao cogêmeo mais pesado, poderá ter diferenças neurológicas relacionadas com a inteligência, inferidas, por exemplo, a partir de resultados mais baixos em teste de QI no cogêmeo menos pesado.

Outra observação curiosa em relação aos gêmeos MZ é a de que, embora esses gêmeos sejam sempre do mesmo sexo, existem casos excepcionais, em que isso não se verifica. Por exemplo, já foram descritos gêmeos MZ discordantes quanto ao sexo, porque tinham cariótipos diferentes, sendo um gêmeo do sexo masculino normal (cariótipo 46,XY) e seu cogêmeo do sexo feminino com síndrome de Turner (cariótipo 45,X), em consequência à perda de um cromossomo Y no início do desenvolvimento embrionário.

15.1.1.1 Gêmeos xifópagos

Além do 14º dia de desenvolvimento embrionário, a separação das células é incompleta e ocorre a união física entre os cogêmeos, originando os chamados **gêmeos xifópagos** (do grego *xifos* = região xifoide; *pagus* = ligados), **teratópagos**, **siameses** ou **ligados**, conhecidos, no mínimo, desde 1569, quando nasceram dois cogêmeos unidos pelo tórax, em Paris, chamando a atenção do rei francês Carlos IX, que desejou conhecê-los.

De acordo com as regiões interligadas e o grau de união, os gêmeos ligados classificam-se principalmente em **craniópagos**, **toracópagos** (os mais frequentes) e **pigópagos**, conforme ilustra a **Figura 15.2**, existindo ainda outros tipos de união. Quando os cogêmeos não possuem partes vitais em comum, podem ser separados

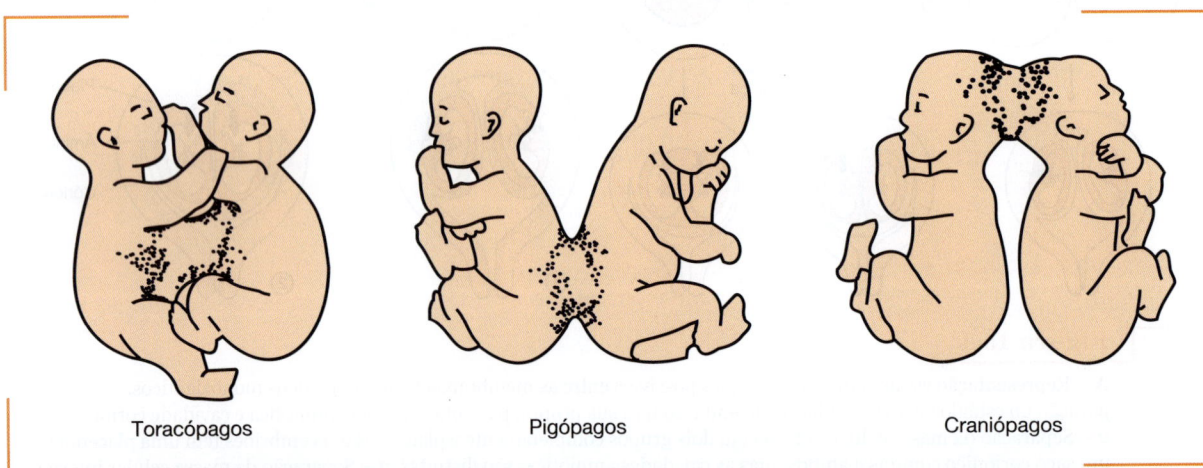

Toracópagos   Pigópagos   Craniópagos

Figura 15.2
Representação esquemática de gêmeos toracópagos, pigópagos e craniópagos. Gêmeos interligados só podem ser separados se não possuírem partes vitais comuns.
Fonte: Langman.[2]

cirurgicamente com sucesso. A denominação de gêmeos siameses originou-se dos famosos gêmeos tailandeses Chang e Eng, nascidos em 1811 e falecidos em 1874, nos Estados Unidos. Esses gêmeos eram unidos pela pele e tecido hepático, na região torácica, entre a cartilagem xifoide e o umbigo.

Nem sempre os gêmeos ligados constituem um par com igual desenvolvimento, pois um dos cogêmeos pode mostrar desenvolvimento rudimentar, recebendo a denominação de **parasitário** e correspondendo a 5% dos tipos de teratópagos.

Na América Latina, Castilla e colaboradores[3] verificaram a incidência de xifópagos em uma amostra de 1.714.952 recém-nascidos, no período entre 1967 e 1986, das populações de 11 países (Argentina, Bolívia, Brasil, Chile, Colômbia, Costa Rica, Equador, Paraguai, Peru, Uruguai e Venezuela), sendo estimada em 1/75.000 nessas populações. Essa estimativa insere-se entre os valores de 1/50.000 e 1/100.000, constantes em Moore e Persaud[4] para esse tipo de gêmeos.

15.1.2 Gêmeos dizigóticos

Os **gêmeos dizigóticos (DZ)** podem ter ou não o mesmo sexo e têm em comum apenas 50% de seus genes, sendo tão semelhantes geneticamente quanto dois irmãos comuns. Assim, as diferenças entre esses cogêmeos refletem variações genéticas e ambientais. A Figura 15.1B mostra como se dá o desenvolvimento dos gêmeos dizigóticos. Esses gêmeos apresentam dois âmnios, dois córions e duas placentas ou, devido à grande proximidade dos locais de implantação dos dois blastocistos que dão origem a esse tipo de gêmeos, aparentemente uma só placenta, resultante de fusão das duas placentas. Apenas o exame microscópico na região de união dessas placentas evidenciará a **zona T**, formada por quatro lâminas (os dois córions na parte central e um âmnio de cada lado). Entre os dois córions, é possível observar-se o trofoblasto e vilosidades coriônicas atrofiadas.

Um fato curioso que pode ocorrer excepcionalmente entre os gêmeos DZ, produzindo diferenças adicionais, é o **quimerismo sanguíneo**: pela proximidade das placentas, é possível que, durante o desenvolvimento intrauterino, ocorram anastomoses de vasos sanguíneos, podendo haver trocas de células sanguíneas geneticamente diferentes entre os cogêmeos; esse evento ocorre com alguma frequência entre os gêmeos MZ, mas é raro entre os gêmeos DZ. A troca sanguínea mútua sem prejuízo para ambos é possibilitada pelo fato de que os embriões ainda não desenvolveram a imunocompetência, criando-se entre os cogêmeos um estado de tolerância imunológica permanente que os leva a se desenvolver como quimeras, isto é, indivíduos em que coexistem populações celulares geneticamente diferentes, originárias de zigotos distintos (ver Caps. 4 e 11). Em consequência dessa tolerância imunológica, esses cogêmeos não rejeitarão os transplantes recíprocos que eventualmente fizerem.

Além disso, os gêmeos DZ não precisam ter, obrigatoriamente, o mesmo pai, pois dois ovócitos liberados em ovulações sucessivas no mesmo ciclo menstrual podem ser fertilizados por espermatozoides oriundos de homens diferentes com os quais tenha ocorrido a cópula, o que caracteriza a chamada superfecundação heteropaterna. Entretanto, no caso de mulheres monogâmicas, é impossível saber se um parto múltiplo resultou de poliovulação simultânea ou de poliovulação sucessiva. A **Tabela 15.1** mostra um resumo das diferenças entre gêmeos monozigóticos e gêmeos dizigóticos.

15.2 Frequência de gemelaridade e fatores influentes

Entre os caucasoides, a frequência de **gêmeos em geral**, hoje, é de 1/100 nascimentos (1%). Anteriormente estimada em 1/87 nascimentos (1,2%), a frequência de gemelaridade passou a decrescer lentamente em quase todos os países industrializados, na segunda metade do século XX, ainda sem explicação definitiva.

Para obtenção da frequência populacional de nascimentos múltiplos com mais de duas crianças, usa-se a seguinte regra: para nascimentos triplos = (frequência de nascimentos duplos)^2; para quádruplos = (frequência de nascimentos duplos)^3, e assim por diante. Considerando-se os dados observados sobre a prevalência de partos gemelares, teoricamente as frequências para partos com múltiplos superiores a dois serão as seguintes:

Tabela 15.1 Resumo das diferenças entre gêmeos monozigóticos e dizigóticos

	Monozigóticos	Dizigóticos
Origem	Um só ovócito fertilizado	Dois ovócitos, cada um fertilizado por um espermatozoide
Incidência	1 em cada 100 gestações	Varia de 1 em 100 a 1 em 500 gestações
% de genes em comum	100%	50% (em média)
Membranas fetais	70% monocoriônicos e diamnióticos; 10% dicoriônicos e diamnióticos; raramente monocoriônicos e monoamnióticos	Sempre dicoriônicos e diamnióticos

triplos (ou trigêmeos): $(1/100)^2 = 1/10.000$

quádruplos (tetragêmeos ou quadrigêmeos): $(1/100)^3 = 1/1.000.000$

quíntuplos: $(1/100)^4 = 1/100.000.000$

A origem desses tipos de gêmeos múltiplos pode ser um único zigoto ou vários zigotos. Por exemplo, os trigêmeos podem originar-se de um só zigoto (sendo, então, monozigóticos), de dois zigotos (dizigóticos) ou de três zigotos (trizigóticos). Sua frequência em geral não ultrapassa 0,2/1.000 partos.

Os exemplos mais conhecidos de partos múltiplos com maior número de cogêmeos são os das quádruplas Genain e das quíntuplas Dionne, que eram todas monozigóticas, embora nesses casos sejam possíveis todas as combinações de mono e dizigosidade. A **Figura 15.3** mostra, esquematicamente, os vários tipos de trigêmeos e tetragêmeos quanto a sua zigosidade.

15.2.1 Frequência de gêmeos monozigóticos

A frequência de gêmeos monozigóticos mostra pouca variação entre as populações, sendo de 1/300 nascimentos (3-4/1.000 nascimentos), independentemente da raça e de fatores hereditários. A recorrência familiar de nascimentos gemelares MZ, para mães de gêmeos de mesmo tipo, não é maior do que a observada para a população geral.

A frequência relativa de gêmeos MZ geralmente é calculada por meio da fórmula de Weinberg, que se baseia no fato de que os gêmeos MZ são sempre do mesmo sexo (MZ_{MM} ou MZ_{FF}), enquanto teoricamente, entre os gêmeos DZ, 50% são DZ_{MM} e/ou DZ_{FF} e 50% são de sexos opostos (DZ_{MF}); sabendo-se o número de gêmeos de sexos opostos, multiplica-se esse valor por 2, obtendo-se, assim, o número estimado de pares dizigóticos. A fórmula de Weinberg é a seguinte:

$$\text{Frequência de gêmeos MZ} = \frac{\text{N}^\circ \text{ total de pares gemelares} - 2 \,(\text{N}^\circ \text{ pares gemelares de sexos opostos})}{\text{N}^\circ \text{ total de pares gemelares}}$$

Colocando em palavras, o número total de pares DZ é estimado como o dobro do número de pares gemelares de sexos opostos ($2DZ_{MF}$), enquanto o número de pares MZ é obtido pela diferença entre o número total de pares gemelares e a estimativa do número de pares DZ.

Em um exemplo numérico, se verificarmos que 35% dos gêmeos são de sexos opostos, a frequência de gêmeos MZ será:

$$F_{MZ} = \frac{100 - 2\,(35)}{100} = \frac{30}{100} = 30\% \text{ e a } F_{DZ} = 70\%$$

Alguns autores consideram que o número de pares DZ de mesmo sexo não é exatamente igual ao número de pares DZ de sexos opostos, os primeiros excedendo os últimos na proporção de 8:7. Assim, o cálculo do número total de pares DZ não poderia ser representado por $2DZ_{MF}$, e sim por $15/7 DZ_{MF}$. No exemplo numérico anterior, F_{DZ} seria igual a 75% e, consequentemente, $F_{MZ} = 25\%$. No entanto, essa correção, quando é feita nos trabalhos publicados, raramente é mencionada, como em Beiguelman,[5] por exemplo.

Até há pouco tempo, as estimativas da frequência de gêmeos MZ eram consideradas válidas para todas as populações. Nos últimos anos, porém, vem-se observando, em vários países, principalmente onde os contraceptivos orais são amplamente usados, um aumento relativo do número de gêmeos MZ, em comparação ao de gêmeos DZ, avaliando-se que suas frequências relativas atualmente são de 40% para os MZ e 60% para os DZ. Existem indicações de alguns fatores que podem influir nesse aumento da gemelaridade MZ.

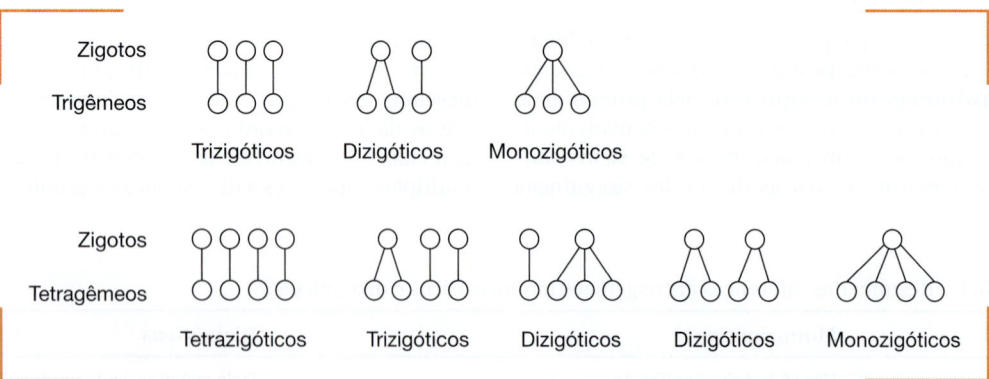

Figura 15.3

Representação esquemática dos vários tipos de trigêmeos e tetragêmeos quanto à sua zigosidade.

15.2.1.1 Efeitos de anticoncepcionais orais

A redução da motilidade tubária e/ou alterações da mucosa do endométrio e do epitélio tubário são capazes de retardar a implantação uterina do embrião. Em outros mamíferos, como em certos gêneros de tatus, o atraso na implantação embrionária é uma característica comum, que resulta em ninhadas de vários pares de gêmeos MZ de mesmo sexo; em coelhos, que naturalmente não apresentam gemelaridade MZ, o atraso experimental da ovulação foi capaz de induzi-la.

Supõe-se que os anticoncepcionais orais sejam os responsáveis primários pelo aumento da incidência de gêmeos MZ, uma vez que entre seus efeitos constam a redução da motilidade tubária e as alterações teciduais do útero e da tuba uterina.

15.2.1.2 Fertilização assistida

A fertilização assistida, um meio de auxiliar os casais com problemas de fertilidade, também favorece o aumento da incidência de gêmeos MZ, por motivos ainda não bem esclarecidos. Uma das possibilidades iniciais seria a técnica de micromanipulação da zona pelúcida, mas não foi comprovada. Por outro lado, a simples indução da ovulação pode acarretar aumento da taxa de nascimentos de gêmeos MZ.

15.2.1.3 Componente genético

Existem evidências de que mulheres que são gêmeas MZ têm maior probabilidade de terem filhos com a mesma gemelaridade, o que indicaria um componente genético relacionado, que, aparentemente, se expressa apenas nas mães, não nos zigotos.

15.2.2 Frequência de gêmeos dizigóticos

A frequência de gêmeos dizigóticos é, aproximadamente, de 1/100 a 1/500 (2-10/1.000) nascimentos, mas é bastante variável, sendo influenciada por diversos fatores.

15.2.2.1 Níveis elevados do hormônio folículo-estimulante

O hormônio folículo-estimulante (FSH) é um hormônio hipofisário, composto por duas subunidades: a cadeia α (CGA; OMIM 118850), que faz parte também de outros hormônios (gonadotropina coriônica, hormônio luteinizante e hormônio estimulante da tireoide) e o polipeptídeo β (FSHB; OMIM 136530), que nas mulheres estimula a formação de folículos ovarianos, juntamente com o hormônio luteinizante, e nos homens é essencial à proliferação de células de Sertoli e manutenção da qualidade espermática nos testículos. O FSH, em níveis elevados, estimula a **poliovulação**, que é a resposta ovariana ao FSH e da qual dependem os gêmeos dizigóticos. Com relação a esse hormônio, sua produção está correlacionada com o tamanho da hipófise, cujo peso máximo é alcançado na quarta década de vida, e seus níveis mais elevados ocorrem em mães de gêmeos, quando comparadas com mães de parto único, e em mulheres afrodescendentes. Sabe-se, ainda, que seu efeito é comprovado pelo fato de que as mulheres tratadas com hormônios gonadotróficos para esterilidade causada por ciclos anovulatórios frequentemente têm partos gemelares. Esses dados explicam a influência da raça e da idade materna no nascimento de gêmeos DZ.

15.2.2.2 Raça

A frequência de gêmeos DZ é maior em afrodescendentes (16-20/1.000 nascimentos), média nos eurodescendentes (6-10/1.000 nascimentos) e menor nos orientais (2-4/1.000 nascimentos).

15.2.2.3 Idade materna

A frequência de gêmeos DZ aumenta com a idade materna, até em torno de 37 anos, quando diminui bruscamente. A taxa de gêmeos DZ aumenta de teoricamente zero na puberdade (embora alguns autores indiquem o valor de 10% para essa taxa na faixa etária mencionada), até 15/1.000 nascimentos, aos 37 anos, reduzindo-se a partir dessa idade. Esse efeito materno é um reflexo do aumento no nível de FSH com a idade, relacionado ao maior tamanho da hipófise (ver seção 15.2.2.1), causando a poliovulação. Por outro lado, a redução na frequência de nascimentos dizigóticos durante os últimos anos do período reprodutivo feminino pode ser devida à irregularidade das ovulações, mesmo com níveis elevados de FSH. Além disso, alguns autores sugeriram que o estresse que atinge os indivíduos que vivem em zonas urbanas densamente povoadas pode ser o fator influente nessa irregularidade ovulatória, bem como na concentração e qualidade espermática, que, em conjunto, causariam a redução da frequência de gêmeos DZ.

15.2.2.4 Genótipo predisponente à gemelaridade

Em 1909, W. Weinberg sugeriu que a gemelaridade hereditária só ocorria pela linhagem feminina, era provavelmente recessiva e restringia-se aos gêmeos DZ.[6]

Posteriormente, identificou-se uma predisposição genética para a poliovulação relacionada com os altos níveis de FSH. Sua herança da gemelaridade dizigótica foi inserida no tipo de herança autossômica limitada ao sexo feminino, isto é, o gene pode ser transmitido por indivíduos de ambos os sexos, mas só se expressa nas mulheres. Entre gêmeas DZ, a proporção de partos gemelares observada é aproximadamente de 17/1.000 partos, enquanto entre as esposas de gêmeos DZ essa proporção é de cerca de 7/1.000 partos, valores que diferem significativamente. Além disso, considerando a família de gêmeos DZ do sexo masculino, observa-se que a taxa de nascimentos gemelares é alta entre as suas irmãs e as suas sobrinhas, porém baixa entre os seus irmãos, o que está a favor desse tipo de herança. Alternativamente, sugeriu-se a herança multifatorial com efeito de limiar para esse tipo de gemelaridade, sendo o sexo feminino o mais suscetível a ter prole gemelar; a recorrência familiar de nascimentos de gêmeos DZ, para mães de gêmeos de mesmo tipo, é cerca de 4 vezes maior do que a frequência de gêmeos DZ na população geral. Além disso, a probabilidade de uma mulher, cuja mãe ou irmã tem filhos gêmeos DZ, vir a ter um parto gemelar semelhante é o dobro da probabilidade de nascimentos gemelares da população geral.

Alguns trabalhos posteriores tentaram relacionar a gemelaridade DZ com vários genes. Por exemplo, Meulermans e colaboradores[7] estudaram 1.422 genealogias de três gerações com gemelaridade DZ espontânea, verificando que os fenótipos eram compatíveis com a herança autossômica dominante de um gene ainda desconhecido, calculando sua frequência em 0,035, com penetrância de 0,10 para as mulheres.

Um segundo exemplo é o do gene *PPARG* (OMIM 601487), localizado no cromossomo 3p25 e codificador do receptor γ ativado do proliferador peroxissômico, com função no processo do crescimento, também contribuiria para a sobrevivência intrauterina dos gêmeos DZ; no entanto, esses resultados não foram replicados, cinco anos depois.

Outro exemplo é o do gene *MTHFR* (OMIM 607093), localizado no cromossomo 1p36.3 e codificador da N^5-N^{10}-metileno-tetra-hidrofolato-redutase. As mulheres que possuem o alelo responsável pela deficiência dessa enzima (MTHFR) têm menor probabilidade de gerar gêmeos DZ. Nas gestações gemelares, em geral, a demanda de ácido fólico é aumentada. Como a deficiência de MTHFR é responsável pela pequena produção de N^5-metiltetra-hidrofolato e pelo aumento da concentração plasmática de homocisteína, o alelo causador dessa deficiência diminui a probabilidade de gestação gemelar. De acordo com os autores da pesquisa, a frequência desse alelo em parturientes de recém-nascidos únicos foi de 30%, enquanto, em mães de gêmeos, essa frequência foi praticamente reduzida à metade (16%).

Hoekstra e colaboradores[8] estudaram a gemelaridade e a fertilidade em 8.222 e 5.505 mulheres com prole espontânea de gêmeos DZ e MZ, respectivamente, bem como 4.164 e 250 mulheres com prole de gêmeos DZ e MZ, respectivamente, resultante de técnicas de reprodução assistida. Foi observado que as mulheres com prole espontânea de gêmeos DZ relatavam mais a existência de parentes do sexo feminino com prole gemelar do que as que tinham gêmeos MZ procriados da mesma forma. A proporção entre a prole gemelar DZ e a prole gemelar MZ, em parentes, também era maior em mulheres com prole DZ espontânea do que em mulheres com prole MZ espontânea. O primeiro grupo (prole espontânea) relatou menor tempo para a concepção, como era de se esperar. Não foi observado maior caráter familiar da gemelaridade DZ nas mulheres que tiveram seus filhos gêmeos antes dos 36 anos, quando comparadas com as mulheres mais idosas. As mulheres com prole de gêmeos por meio de técnicas de reprodução assistida tinham menos irmãos e filhos, além de relatarem menor número de parentes com prole gemelar. Os autores concluíram que os mecanismos subjacentes à gemelaridade DZ espontânea e não espontânea são diferentes.

Com enfoque diverso, voltado para a frequência de câncer em amostras gemelares, Iversen e colaboradores[9] e Murphy e colaboradores[10] verificaram a redução na frequência dessa doença entre crianças e adultos que são membros de pares DZ.

Recentemente, foi descoberta, em uma amostra gemelar do município de Cândido Godói/RS, a existência de um gene que aumenta a probabilidade de sobrevivência dos ovócitos fecundados no útero. Comparando o DNA das mães de gêmeos com o das mães que tiveram partos únicos, os autores da pesquisa encontraram, nas primeiras, um gene específico, não presente nas outras mães, concluindo que esse gene, já associado à fertilidade em outras pesquisas, explicaria a tendência a partos gemelares no referido município. Além de regular a fertilidade, o gene em questão dá maior resistência aos embriões, aumentando a probabilidade de nascimentos múltiplos. Para explicar sua origem, a sugestão seria a de que esse gene já existiria nos primeiros habitantes da região, provenientes de outras colônias alemãs do Estado, sendo transmitido de geração a geração, como um efeito do fundador (ver Cap. 8).

15.2.2.5 Paridade

A frequência de nascimentos de gêmeos DZ aumenta com a paridade, independentemente da idade materna. Em um estudo realizado em Campinas/SP, com 763 mães de gêmeos nascidos entre 1984 e 1993, Franchi-Pinto[11] constatou que a proporção de pares de gêmeos DZ cujas mães tinham paridade inferior a 4, ou seja, tinham 0, 1, 2 ou 3 filhos (52,1%) era significativamente menor do que a de pares DZ cujas mães tinham paridade igual ou superior a 4 (68,4%). Essas mulheres geravam gêmeos DZ não porque o maior número de filhos aumentava a probabilidade de nascimento de gêmeos, mas sim porque a poliovulação está associada à maior fecundidade.

15.2.2.6 Tratamento hormonal

As mulheres tratadas com FSH para induzir a ovulação tendem a ter ovulação dupla ou tripla, o que favorece o nascimento de gêmeos DZ e trigêmeos, aumentando sua frequência.

15.2.2.7 Fertilização assistida

As técnicas de fertilização assistida induzem a poliovulação e, pelo fato de utilizar diversos ovócitos e espermatozoides para elevar a probabilidade de fertilização, aumentam a probabilidade de gemelaridade dizigótica. Em clínicas que realizam essas técnicas, a frequência de nascimentos de gêmeos DZ é de, aproximadamente, 19/1.000 partos, enquanto na população geral essa frequência está em torno de 2-10/1.000. Na incidência de trigêmeos ocorre também elevação: nessas clínicas, aproximadamente 2/1.000 nascimentos; na população geral, 0,2/1.000 (dados constantes em Beiguelman[5]).

15.2.2.8 Controle da natalidade

Uma mudança no comportamento reprodutivo e o uso de anticoncepcionais orais, atuando sobre os níveis de FSH, poderiam reduzir a frequência de nascimentos de gêmeos DZ, mas os estudos já feitos não são unânimes a esse respeito.

15.2.2.9 Alterações cromossômicas

A frequência de nascimentos gemelares é mais alta em famílias com indivíduos aneuploides (p. ex., síndrome de Down e síndrome de Turner).

15.3 Determinação da zigosidade gemelar

Para que os resultados obtidos nos estudos de gêmeos sejam confiáveis, é necessário que a zigosidade desses indivíduos seja diagnosticada corretamente. Essa medida é pré-requisito para todo tipo de pesquisas, transplantes e aconselhamento genético. O diagnóstico pode ser feito de várias maneiras, com graus crescentes de confiabilidade, a seguir abordadas.

15.3.1 Exame das membranas maternofetais

A formação das membranas fetais, que se processa com o desenvolvimento do zigoto e do embrião, é abordada no Capítulo 7. Na **Figura 15.4** são mostradas as relações possíveis dessas membranas nos gêmeos. Os gêmeos DZ terão sempre dois córions, dois âmnios e duas placentas, embora estas últimas possam fundir-se e parecer uma só, se os embriões se implantarem muito próximos um do outro.

Entre os gêmeos MZ, como a separação dos blastômeros pode dar-se em diferentes estágios do desenvolvimento, o número de membranas fetais também será variável (**Tab. 15.2**).

Quanto mais precoce for a cisão do zigoto, maior será o número de membranas fetais; quanto mais tar-

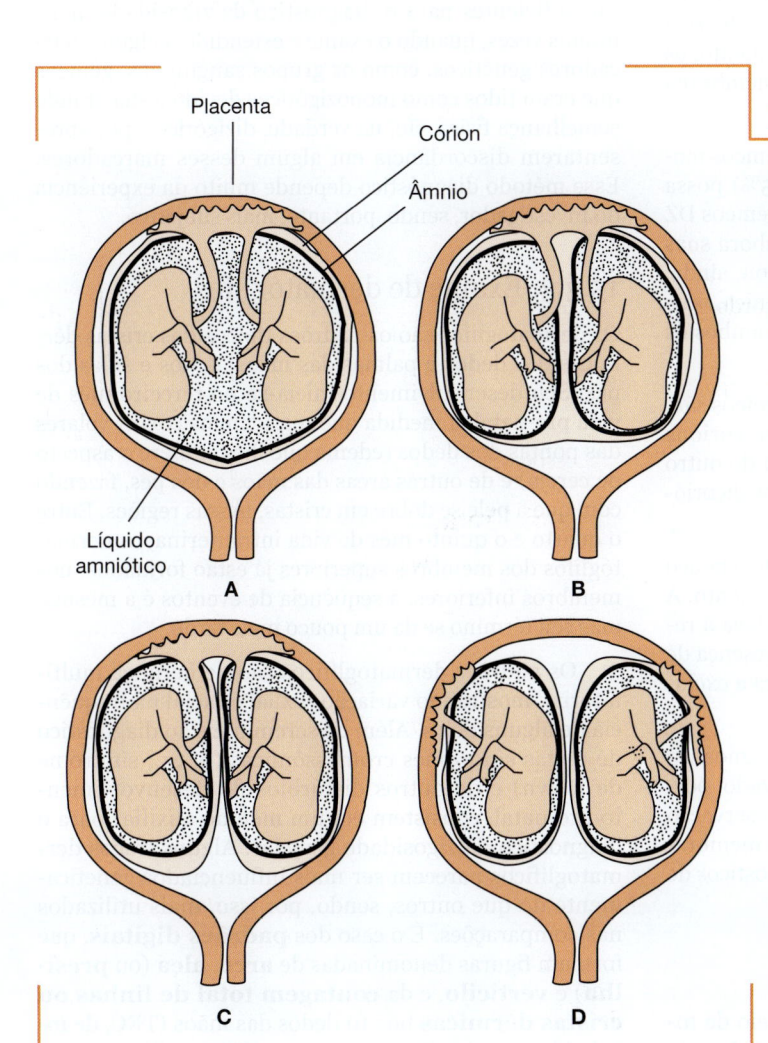

Figura 15.4

Representação esquemática da disposição das membranas materno-fetais em gêmeos. **A** – Gêmeos monozigóticos com âmnio, córion e placenta comuns. **B** – Gêmeos monozigóticos com dois âmnios, córion e placenta comuns. **C** – Gêmeos mono ou dizigóticos com dois âmnios, dois córions e placenta comum. **D** – Gêmeos mono ou dizigóticos com dois âmnios, dois córions e duas placentas.

Fonte: Frota-Pessoa e colaboradores.[12]

Tabela 15.2 Relação entre o estágio do desenvolvimento e o número de membranas fetais em gêmeos

Estágio do desenvolvimento	Número de membranas fetais			Frequência de gêmeos (%)	
	Placenta	Córion	Âmnio	MZ	DZ
2 blastômeros (30 h)	2	2	2	10	60
blastocisto (4-8 dias)	1 (ou fundida)	2	2	25	40
	1	1	2	65	–
disco germinativo bilaminar (8-13 dias)	1	1	1	rara	

dia ela for, maior será a ligação entre os gêmeos e menor sua sobrevivência. Se a separação ocorrer no estágio de dois blastômeros, cada embrião terá um conjunto completo de membranas, exatamente como os gêmeos DZ; se acontecer no estágio de blastocisto, após a formação do trofoblasto, mas antes da formação do córion e do âmnio, os gêmeos terão uma placenta, mas córions e âmnios separados; se a cisão ocorrer, porém, após a formação do córion, mas antes do surgimento do âmnio, os gêmeos terão uma placenta e um córion, mas dois âmnios. Se o disco germinativo bilaminar se dividir, contudo, após a formação do âmnio, o que é raro, os gêmeos compartilharão um só conjunto de membranas. Finalmente, se a separação ocorrer após o 14º dia de desenvolvimento, os gêmeos serão xifópagos e terão apenas uma membrana de cada tipo.

A placenta monocoriônica só ocorre nos gêmeos monozigóticos, embora uma fração destes ($\cong$ 35%) possa apresentar córions duplos. Por outro lado, os gêmeos DZ terão sempre córions e âmnios separados, embora suas placentas possam fundir-se, parecendo única, ou, ainda, por rompimento devido talvez à pressão mecânica, seus córions e âmnios possam tornar-se comuns a ambos os cogêmeos.

Assim, quando houver um só córion, os gêmeos são, com certeza, monozigóticos. Quando houver córions e âmnios separados, eles podem ser de um ou do outro tipo; e, aproximadamente, um terço dos gêmeos dicoriônicos diamnióticos apresentam duas placentas.

Pode-se concluir, portanto, que a placenta tem pouco valor para o diagnóstico da zigosidade ao nascimento. A presença de um só âmnio ou de um só córion leva à rejeição da hipótese de dizigosidade, embora a presença de dois córions ou de dois âmnios não sirvam para a exclusão da hipótese de monozigosidade.

O exame das membranas fetais é útil ao diagnóstico da zigosidade, mas nem sempre pode ser realizado, porque requer técnicas histológicas adequadas e observação cuidadosa quanto ao número e à disposição das membranas. Por isso, são usados outros métodos diagnósticos de zigosidade.

15.3.2 Exame da semelhança física

Esse método baseia-se na observação, por meio de fotografias tomadas de diferentes ângulos e posições, do maior número possível de características físicas dos gêmeos, como tipo de cabelo, cor da pele e dos olhos, forma e proporções faciais, forma das mãos e dos pés e outras características antropométricas. Se os cogêmeos forem tão parecidos a ponto de serem confundidos pelas pessoas, há uma probabilidade de, aproximadamente, 95% de serem monozigóticos. Se diferirem quanto a uma característica genética sequer (cor dos olhos, presença de sardas, forma da face, etc.), serão considerados dizigóticos.

Nem sempre, porém, os traços físicos semelhantes são suficientes para o diagnóstico da zigosidade, pois, muitas vezes, quando o exame é estendido a alguns marcadores genéticos, como os grupos sanguíneos, gêmeos que eram tidos como monozigóticos devido à sua grande semelhança física são, na verdade, dizigóticos, por apresentarem discordância em algum desses marcadores. Esse método diagnóstico depende muito da experiência do investigador, sendo, portanto, mais subjetivo.

15.3.3 Exame de dermatóglifos

Os dermatóglifos são os padrões típicos das cristas dérmicas dos dedos e palmas das mãos, dedos e solas dos pés. Seu desenvolvimento inicia-se no terceiro mês de vida pré-natal, à medida que regridem os coxins volares das pontas dos dedos (edema que lhes confere o aspecto de cereja) e de outras áreas das mãos e dos pés, fazendo com que a pele se dobre em cristas, nessas regiões. Entre o quarto e o quinto mês de vida intrauterina, os dermatóglifos dos membros superiores já estão formados; nos membros inferiores, a sequência de eventos é a mesma, mas seu término se dá um pouco mais tarde.

Os padrões dermatoglíficos são de herança multifatorial, mostrando variação sexual e racial na frequência de alguns deles. Além de serem úteis ao diagnóstico de certas síndromes cromossômicas (p. ex., síndrome de Down) e de outros distúrbios do desenvolvimento pré-natal, consistem em um método auxiliar para o diagnóstico da zigosidade gemelar. Alguns traços dermatoglíficos parecem ser mais influenciados geneticamente do que outros, sendo, por isso, mais utilizados nas comparações. É o caso dos **padrões digitais**, que formam figuras denominadas de **arco**, **alça** (ou **presilha**) e **verticilo**, e da **contagem total de linhas ou cristas dérmicas** nos 10 dedos das mãos (TRC, de *total ridge count*). Para a contagem TRC, utilizam-se os critérios estabelecidos por K. Bonnevie, em 1924, que são os seguintes: os arcos são considerados como tendo zero linhas; nas *alças simples*, que têm um só trirrádio, conta-se o número de linhas que interceptam a reta traçada do centro da alça ao centro do trirrádio; e nos *verticilos* e nas *alças duplas*, que possuem dois trirrádios, somente se leva em conta o lado que apresentar maior número de linhas.[13] Quanto mais semelhantes forem as mãos dos cogêmeos, maior será a probabilidade de serem monozigóticos. A **Figura 15.5** mostra os padrões digitais básicos.

Existem tabelas estatísticas que relacionam o grau de dessemelhança e a probabilidade respectiva de dizigosidade. Por exemplo, quando um par de gêmeos do mesmo sexo apresentar diferença intrapar na TRC igual ou superior a 50 linhas, esse par poderá ser classificado como DZ.

Os dados sobre os dermatóglifos podem ser combinados com os de concordância gemelar quando há diversos marcadores genéticos, o que aumenta a precisão do diagnóstico de zigosidade.

15.3.4 Exame de marcadores genéticos

Esse é um dos métodos mais confiáveis, sendo bastante utilizado para a determinação da zigosidade gemelar. Vale-se da comparação, entre os cogêmeos, quanto à concordância em uma série de marcadores genéticos, isto é, características genéticas de herança bem conhecida, frequência populacional relativamente alta e sem influência do sexo, idade ou ambiente. Exemplos de tais marcadores são os polimorfismos genéticos proteicos, como os grupos sanguíneos, o sistema HLA, as proteínas séricas, etc. Seja qual for o método utilizado para investigar a zigosidade gemelar, só será necessário em gêmeos do mesmo sexo, pois, com raras exceções (ver seção 15.1.1), os discordantes quanto ao sexo são DZ.

Quando os cogêmeos diferirem mesmo em apenas um desses marcadores, serão dizigóticos; se eles tiverem marcadores idênticos, poderão ser monozigóticos ou dizigóticos. Quanto maior for o número de características em que os cogêmeos apresentem identidade, mais alta será a probabilidade de que sejam monozigóticos, embora essa probabilidade jamais alcance 100%. Tal estimativa pode ser calculada com boa aproximação se, além dos genótipos dos gêmeos, forem conhecidos também os dos seus genitores. Caso isso não seja possível, há tabelas de probabilidades adequadas, que permitem a dedução desses genótipos a partir das frequências populacionais dos genes envolvidos. Esse método diagnóstico é mais objetivo do que os anteriores e, em geral, está sujeito a poucos erros laboratoriais na determinação dos marcadores

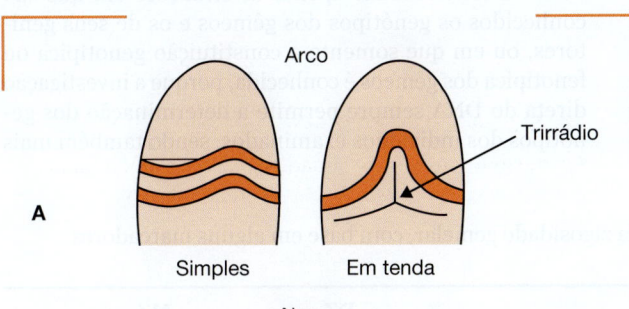

Figura 15.5

Representação esquemática dos três padrões digitais básicos. **A** – Arco simples (sem trirrádio) ou em tenda (com trirrádio central). **B** – Alça (tem só um trirrádio e abre-se para um dos lados). **C** – Verticilo (apresenta dois ou mais trirrádios). Trirrádio = ponto do qual partem as cristas dérmicas em três direções, formando ângulos de aproximadamente 120°.

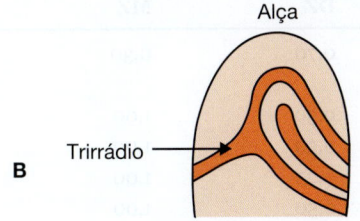

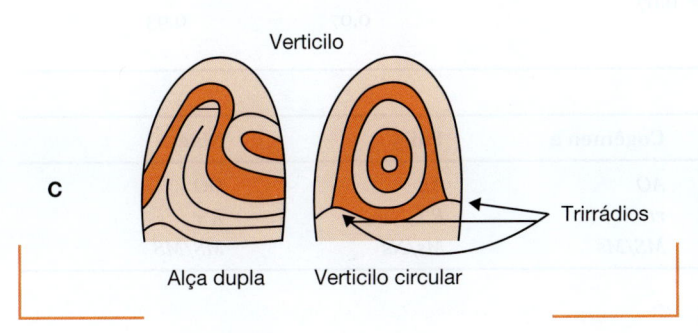

genéticos. Seu objetivo é calcular a probabilidade de que um par de gêmeos, ainda que DZ, seja concordante em relação a uma série de características. A primeira situação a ser levada em conta é a frequência com que os pares DZ e os MZ ocorrem entre os gêmeos da população originária, pois essas frequências são tomadas como estimativas da probabilidade de ocorrência desses pares. Assim, se a investigação da zigosidade for feita em um local onde a proporção de DZ e de MZ entre os gêmeos é, respectivamente, 70 e 30%, será admitida *a priori* que um par de gêmeos concordantes quanto ao sexo tem probabilidade igual a 70% de ser um par DZ e que a probabilidade de esse par ser MZ é de 30%. A segunda situação que deve ser levada em conta nesse método é a probabilidade de concordância do par de gêmeos DZ quanto ao sexo: 50% para os gêmeos DZ e 100% para os gêmeos MZ, pois, salvo as exceções indicadas anteriormente, os pares MZ são sempre concordantes quanto ao sexo.

De acordo com Beiguelman,[5] quando os polimorfismos genéticos utilizados para a comparação dos gêmeos são os marcadores genéticos clássicos, devem ser consideradas quatro situações diferentes: o genótipo dos gêmeos e o de seus genitores; o genótipo dos genitores, mas não o dos gêmeos; somente o fenótipo dos gêmeos e o de seus genitores; e somente a constituição genotípica ou fenotípica dos gêmeos. A **Tabela 15.3** apresenta um exemplo teórico da utilização desse método na determinação da zigosidade de gêmeos.

15.3.5 Enxertos de pele

Esse método constitui um teste mais confiável de zigosidade, sendo, porém, mais complexo e demorado do que o anterior. Pode ser usado em casos de transplantes de órgãos, quando a determinação da zigosidade gemelar é imprescindível para o sucesso cirúrgico.

Por esse método, os gêmeos MZ, apresentando antígenos de histocompatibilidade iguais, aceitarão os enxertos provenientes de seus cogêmeos. Os gêmeos DZ, entretanto, provavelmente terão alguns antígenos diferentes, já que existem vários lócus no complexo de histocompatibilidade principal (ver Cap. 11), com muitos alelos; tais diferenças antigênicas acarretarão rejeição aos enxertos, entre os cogêmeos.

15.3.6 Análise do DNA

Atualmente, o diagnóstico da zigosidade gemelar é obtido com mais segurança mediante o uso de marcadores moleculares altamente polimórficos, como os identificados pelas impressões digitais do DNA, os minissatélites de DNA (STRs) e os polimorfismos de nucleotídeo único (SNPs). Estimando-se que os seres humanos variam em cerca de 1/300 pb, devem existir cerca de 10 milhões de polimorfismos no nível do DNA, o que torna cada indivíduo um ser geneticamente único – com exceção dos gêmeos MZ, que apresentam as mesmas impressões digitais do DNA. Dessa forma, qualquer variação encontrada no padrão de bandas do DNA de um par de gêmeos indica gemelaridade dizigótica (ver **Figura 15.6**).

Quando são utilizados polimorfismos de DNA, devem ser consideradas apenas as situações em que são conhecidos os genótipos dos gêmeos e os de seus genitores, ou em que somente a constituição genotípica ou fenotípica dos gêmeos é conhecida, porque a investigação direta do DNA sempre permite a determinação dos genótipos dos indivíduos examinados, sendo também mais

Tabela 15.3 Exemplo teórico simplificado do cálculo da zigosidade gemelar, com base em alguns marcadores genéticos

Probabilidades	DZ	MZ
Probabilidade *a priori*	0,70	0,30
Probabilidade condicional:		
De que os cogêmeos sejam do mesmo sexo	0,50	1,00
De que, se o cogêmeo **1** for *AO*, o cogêmeo **2** será *AO*	0,50	1,00
De que, se o cogêmeo **1** for *rr*, o cogêmeo **2** será *rr*	0,25	1,00
De que, se o cogêmeo **1** for *MS/Ms*, o cogêmeo **2** será *MS/Ms*	0,50	1,00
Probabilidade conjunta	0,022	0,30
Probabilidade relativa $\frac{\text{prob. DZ}}{(\text{prob. DZ} + \text{prob. MZ})} = \frac{0,022}{0,322} = 0,07$	0,07	0,93

	Genótipos			
Marcadores genéticos	Cogêmeo 1	Cogêmeo 2	Pai	Mãe
ABO	*AO*	*AO*	*AB*	*OO*
Rh	*rr*	*rr*	$R^1 r$	$R^2 r$
MNSs	*MS/Ms*	*MS/Ms*	*Ms/Ns*	*MS/MS*

Fonte: Modificada de Thompson & Thompson.[14]

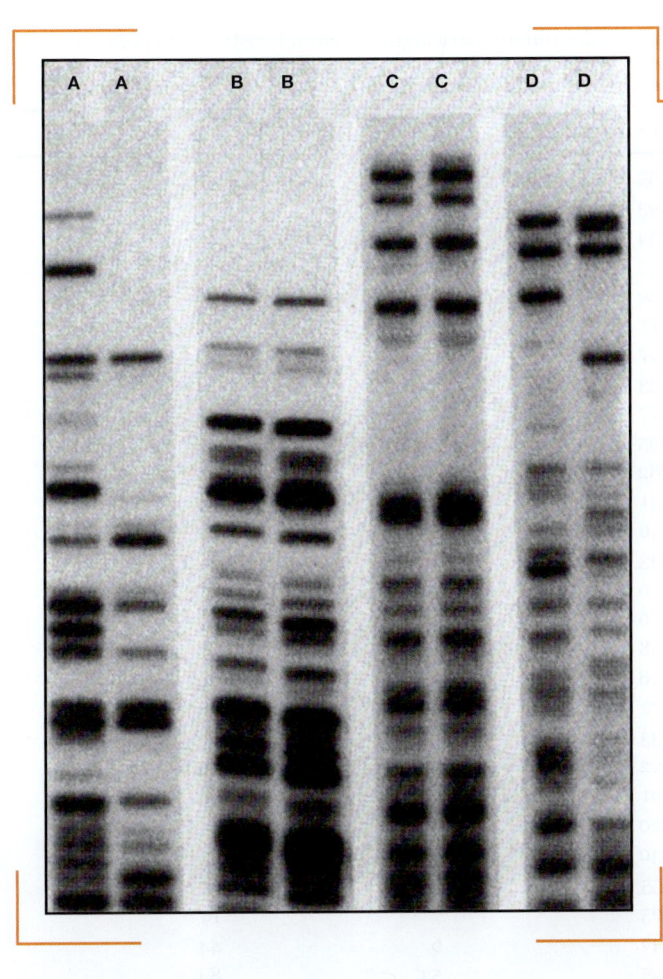

Figura 15.6

Análise de "impressões digitais" de DNA de quatro pares de gêmeos. Os padrões de bandas indicam que os pares B e C são monozigóticos, ao passo que os pares A e D são dizigóticos. Observe-se que os gêmeos dizigóticos compartilham cerca de 50% das bandas, como é esperado para parentes em primeiro grau.

Fonte: Gelehrter e colaboradores.[15]

informativa para o diagnóstico da zigosidade do que os marcadores proteicos.

15.4 Aplicação do estudo de gêmeos à genética

O estudo de gêmeos pode ser utilizado tanto para a análise de características de distribuição qualitativa quanto para a de traços quantitativos. Em geral, essa análise inclui a estimativa do grau de determinação genética de uma característica, por meio da **herdabilidade (h)**, que é a proporção da variação total do traço que resulta de variação genética.

Para características qualitativas ou descontínuas, a herdabilidade pode ser obtida a partir da frequência com que os pares de gêmeos são **concordantes** quanto às mesmas (ambos as possuem) ou **discordantes** (apenas um dos cogêmeos as apresenta). Se tais traços forem determinados geneticamente, a taxa de concordância será mais alta para os gêmeos MZ do que para os gêmeos DZ. Quanto maior for a diferença entre essas taxas, maior deve ser o condicionamento genético da característica considerada.

Se, por outro lado, a concordância entre os monozigóticos for menor do que 100%, certamente, fatores não genéticos devem tomar parte também na sua etiologia.

A herdabilidade de uma característica pode ser calculada a partir dos dados sobre a concordância entre os cogêmeos:

$$h = \frac{C_{MZ} - C_{DZ}}{1 - C_{DZ}}$$

em que C_{MZ} = concordância observada entre pares de gêmeos monozigóticos e C_{DZ} = concordância observada entre pares de gêmeos dizigóticos. Essas estimativas também podem ser feitas para características semicontínuas ou multifatoriais de limiar (ver Cap. 6).

Na **Tabela 15.4** constam dados sobre concordância, correlação e herdabilidade de algumas características descontínuas e de limiar, compilados de várias fontes. Existem várias fórmulas para o cálculo da herdabilidade, todas fornecendo estimativas apenas aproximadas sobre a contribuição da hereditariedade. Elas são úteis, entretanto, como uma primeira indicação de que existe um componente genético na variabilidade de uma dada característica.

Tabela 15.4 Estimativas de concordância, correlação e herdabilidade para algumas características em gêmeos

Característica normal ou patológica	Concordância ou correlação		Herdabilidade
	(× 100) MZ	(× 100) DZ	
Alcoolismo	55	28	38
Altura	93[1]	64[1]	58
Artrite reumatoide	34	7	29
Asma brônquica	47	24	30
Autismo infantil	36	0	36
Câncer	17	11	7
Colelitíase	27	6	22
Criminalidade	33	12	24
Depressão endógena	27	7	22
Dermatóglifos (TRC)	95[1]	49[1]	90
Desempenho escolar	82[1]	58[1]	48
Deslocamento congênito do quadril	41	3	39
Diabetes melito (tipo 1)	56	11	50
Dislexia	43	21	280
Doença atópica	50	4	48
Doença arterial coronariana	46	12	39
Epilepsia	58	11	53
Esclerose múltipla	28	3	26
Espinha bífida	72	33	58
Esquizofrenia	33	0	33
Estenose pilórica	22	2	20
Estrabismo	91	25	88
Febre reumática	20	6	15
Fissura labial ± fissura palatina	30	5	26
Fobias em geral	55	35	31
Hipertensão arterial	25	7	19
Hipertireoidismo	47	6	44
Índice de massa corporal	95[1]	53[1]	84
Infarto do miocárdio (homens)	39	26	18
Infarto do miocárdio (mulheres)	44	14	35
Inteligência (teste Dominós)	71[1]	36[1]	
Lepra	59	2	58
Morte por infecção aguda	8	9	0
Neuroses	26	12	16
Pé torto	23	2	21
Personalidade: atividade	45[1]	13[1]	
Personalidade: emotividade	53[1]	20[1]	
Personalidade: repercussão das impressões	35[1]	0[1]	
Peso	92[1]	63[1]	
Pneumonia	32	18	17
Porcentagem de gordura corporal	73[1]	22[1]	>100
Pressão sanguínea (diastólica)	58[1]	27[1]	62
Pressão sanguínea (sistólica)	55[1]	25[1]	60
Psoríase	61	13	55
Reprovações escolares	80[1]	74[1]	
Sarampo	97	94	50
Sarcoidose	50	8	46
Tartamudez	77	32	66
Transtorno de humor (bipolar)	79	24	72
Transtorno de humor (unipolar)	54	19	43
Transtorno de personalidade	33	6	29
Tuberculose	53	21	40

[1]Coeficiente de correlação intraclasse (r)

Fonte: Jorde e colaboradores,[16] Robinson e Borges-Osório,[17] Sack[18] e Vogel e Motulsky.[19]

Quando se trata de características contínuas ou quantitativas, nos estudos voltados para o cálculo da herdabilidade o objetivo é basicamente medir o quanto se assemelham os membros de pares monozigóticos do que os de pares dizigóticos. Essa medida pode ser obtida por meio da determinação da diferença média de pares, da variância ou da correlação (ver Cap. 6).

Quanto maior a tendência de os pares gemelares serem semelhantes entre si, menor será a diferença média entre pares e a variância dessa diferença. Quanto menor a variância da diferença média entre pares, maior a correlação entre os gêmeos. Para uma característica quantitativa determinada inteiramente por genes aditivos, os pares de gêmeos MZ devem ter uma correlação igual a 1 e os pares de gêmeos DZ, igual a 0,5.

15.5 Limitações dos estudos de gêmeos

Existe uma série de limitações nos estudos de gêmeos, a começar pela **impossibilidade de determinação do tipo de herança da característica estudada**.

Outro fator limitante é que os gêmeos MZ são idênticos apenas quanto aos genes presentes nos gametas parentais de que se originam, podendo apresentar **diferenças decorrentes de uma variedade de fatores**: (a) **mutações somáticas pós-zigóticas**, como as que ocorrem durante a formação de imunoglobulinas (ver Cap. 11); (b) **anormalidades no desenvolvimento embrionário**, que podem acarretar alterações dismórficas (ver Cap. 6) apenas em um dos cogêmeos; (c) **anormalidades cromossômicas** (ver Cap. 4), originadas após o evento da gemelaridade, resultando em gêmeos MZ com cariótipos diferentes; e (d) **inativação desigual do cromossomo X** (ver Cap. 4), em pares MZ do sexo feminino, podendo resultar expressão fenotípica preferencial do cromossomo X de origem paterna em uma das cogêmeas e do cromossomo X de origem materna, na outra (p. ex., distrofia muscular Duchenne apenas em uma das cogêmeas, sendo ambas heterozigotas quanto ao gene que a determina; entre as quíntuplas MZ Dionne, duas eram daltônicas).

As **condições intrauterinas ambientais** peculiares (p. ex., o desenvolvimento de dois embriões no mesmo espaço intrauterino, a inter-relação das membranas fetais e a anastomose vascular placentária causando a síndrome da transfusão entre gêmeos monozigóticos, que pode favorecer nutricionalmente um dos cogêmeos MZ, à custa do outro) podem afetar a comparabilidade entre os gêmeos, bem como a extrapolação dos resultados obtidos por meio desse método a amostras não gemelares, especialmente em relação a características comportamentais.

Condições pós-natais – Como a constituição de um grupo social à parte, inclusive com linguagem privada, que só os gêmeos compreendem; a pressão ambiental familiar em direção à uniformidade nos gêmeos MZ e à dissimilaridade nos gêmeos DZ; o protesto gemelar contra a igualdade, encontrado principalmente entre os gêmeos MZ do sexo masculino e levando à hostilidade entre os cogêmeos; a diferenciação na escolha de papéis sociais, mais detectável entre os idênticos do que entre os fraternos – são fatores que podem interferir na interpretação desses resultados.

Existem muitas diferenças entre gêmeos e não gêmeos; os primeiros são mais suscetíveis a apresentarem malformações congênitas, baixo peso ao nascerem, maiores taxas de aborto e mortalidade infantil, maior grau de deficiência mental, resultados mais baixos nos testes de QI e desenvolvimento mais tardio da fala.

Os gêmeos MZ tendem a ter um ambiente comum mais semelhante do que os gêmeos DZ, o que pode influenciar diversas características da personalidade. Uma das limitações mais importantes talvez seja a dos **vícios de averiguação**. Os pares de gêmeos MZ concordantes para uma doença chamam muita atenção, ao passo que os pares discordantes, sejam monozigóticos ou dizigóticos, tendem a ser menos percebidos.

A fim de serem evitados esses problemas, podem ser estudados os gêmeos monozigóticos criados separadamente. Esse enfoque pressupõe que o grau de semelhança entre os cogêmeos decorre exclusivamente de sua identidade genética, uma vez que são criados em ambientes diferentes. Na prática, entretanto, esse método é de pouco valor, porque os gêmeos criados separadamente são raros, impedindo a obtenção de uma amostra significativa.

Pode-se, também, aliar o estudo de gêmeos ao de famílias (método gêmeos-famílias), bem como usar o método do controle do cogêmeo (exposição de apenas um dos cogêmeos monozigóticos à condição ambiental em estudo), que são variações do método clássico propondo uma abordagem mais precisa do objetivo.

⚠ Resumo

Os gêmeos constituem amostras especiais para a obtenção de estimativas sobre o papel dos fatores genéticos e do ambiente na etiologia de várias características, principalmente as multifatoriais, como altura, inteligência e outros traços do comportamento.

Existem dois tipos de gêmeos: os monozigóticos, univitelinos ou idênticos, que são geneticamente iguais, formados pela fecundação de um ovócito (ou óvulo) por um espermatozoide, e os dizigóticos, bivitelinos ou fraternos, que se originam de dois ovócitos fecundados por dois espermatozoides.

Os gêmeos MZ são do mesmo sexo e possuem genes idênticos. Teoricamente, qualquer diferença entre eles deve ser atribuída ao ambiente, no mais amplo sentido. Em cerca de 30% dos casos, a separação gemelar se dá na fase inicial de blastocisto, até o terceiro dia de desenvolvimento intrauterino, quando o zigoto segmentado ainda está no estágio de mórula. Nos demais 70%, a separação gemelar se dá do quarto ao 14º dia de desenvolvimento embrionário, pouco depois da formação do disco germinativo bilaminar. As maiores diferenças entre os membros de um par MZ ocorrem em 15 a 30% dos gêmeos que são monocoriônicos, porque neles pode manifestar-se a síndrome da transfusão entre gêmeos idênticos. Outra observação curiosa em relação aos gêmeos MZ é a de que, embora esses gêmeos sejam sempre do mesmo sexo, existem casos, excepcionais, em que isso não se verifica. Por exemplo, já foram descritos gêmeos MZ discordantes quanto ao sexo, porque tinham cariótipos diferentes, sendo um gêmeo do sexo masculino normal (cariótipo 46,XY) e seu cogêmeo do sexo feminino com síndrome de Turner (cariótipo 45,X), em consequência à perda de um cromossomo Y no início do desenvolvimento embrionário.

Além do 14º dia de desenvolvimento embrionário, a separação das células é incompleta e ocorre a união física entre os cogêmeos, originando os chamados gêmeos xifópagos, teratópagos, siameses ou ligados. De acordo com as regiões interligadas e o grau de união, os gêmeos ligados classificam-se principalmente em craniópagos, toracópagos (os mais frequentes) e pigópagos. Quando os cogêmeos não possuem partes vitais em comum, podem ser separados cirurgicamente com sucesso. Nem sempre os gêmeos ligados constituem um par com igual desenvolvimento, pois um dos cogêmeos pode mostrar desenvolvimento rudimentar, recebendo a denominação de parasitário e correspondendo a 5% dos tipos de teratópagos.

Os gêmeos DZ podem ter ou não o mesmo sexo e têm em comum apenas 50% de seus genes, sendo tão semelhantes geneticamente como dois irmãos comuns. Assim, as diferenças entre esses cogêmeos refletem variações genéticas e ambientais. Esses gêmeos apresentam dois âmnios, dois córions e duas placentas ou, devido à grande proximidade dos locais de implantação dos dois blastocistos que dão origem a esse tipo de gêmeos, aparentemente uma só placenta, resultante de fusão das duas placentas. Apenas o exame microscópico na região de união dessas placentas evidenciará a zona T, formada por quatro lâminas (os dois córions na parte central e um âmnio de cada lado). Um fato curioso que pode ocorrer excepcionalmente entre os gêmeos DZ, produzindo diferenças adicionais, é o quimerismo sanguíneo. Além disso, os gêmeos DZ podem resultar de superfecundação heteropaterna.

Entre os caucasoides, a frequência de gêmeos em geral é de 1/100 nascimentos (1%). Anteriormente estimada em 1/87 nascimentos (1,2%), a frequência de gemelaridade passou a decrescer lentamente em quase todos os países industrializados, na segunda metade do século XX, ainda sem explicação definitiva. Para obtenção da frequência populacional de nascimentos múltiplos com mais de duas crianças, usa-se a seguinte regra: para nascimentos triplos = (frequência de nascimentos duplos)^2; para quádruplos = (frequência de nascimentos duplos)^3, e assim por diante. A exemplo do que ocorre com os pares de gêmeos, a origem dos trigêmeos, tetragêmeos e quíntuplos pode ser monozigótica ou resultar de mais de um zigoto.

A frequência relativa de gêmeos MZ, geralmente, é calculada por meio da fórmula de Weinberg, que se baseia no fato de que os gêmeos MZ são sempre do mesmo sexo, enquanto teoricamente, entre os gêmeos DZ, 50% o são e 50% são de sexos opostos; sabendo-se o número de gêmeos de sexos opostos, multiplica-se esse valor por 2, obtendo-se, assim, o número estimado de pares dizigóticos.

Até pouco tempo, essas estimativas eram consideradas válidas para todas as populações. Nos últimos anos, porém, observa-se, em vários países, sobretudo onde os contraceptivos orais são amplamente usados, um aumento relativo do número de gêmeos MZ, em comparação ao de gêmeos DZ, avaliando-se que suas frequências relativas, hoje, são de 40% para os MZ e 60% para os DZ. Existem indicações de alguns fatores que podem influir nesse aumento da gemelaridade MZ: efeito de anticoncepcionais orais, fertilização assistida e componente genético.

A frequência de gêmeos dizigóticos, por sua vez, é bastante variável, sendo influenciada por diversos fatores, como níveis elevados do hormônio folículo-estimulante, tendência à poliovulação, raça, idade materna, genótipo predisponente à gemelaridade, paridade, tratamento hormonal, fertilização assistida, controle da natalidade e alterações cromossômicas.

Em 1909, Weinberg[6] havia sugerido que a tendência hereditária à gestação de gêmeos DZ é transmitida por intermédio das mães e que ela seria recessiva. Posteriormente, identificou-se uma predisposição genética à poliovulação relacionada com os altos níveis de FSH. Sua herança da gemelaridade dizigótica foi inserida no tipo de herança autossômica limitada ao sexo feminino, isto é, o gene pode ser transmitido por indivíduos de ambos os sexos, mas só se expressa nas mulheres. Entre gêmeas DZ, a proporção de partos gemelares observada é aproximadamente de 17/1.000 partos, enquanto entre as esposas de gêmeos DZ essa proporção é de cerca de 7/1.000 partos, valores que diferem de maneira significativa. Além disso, considerando a família de gêmeos DZ do sexo masculino, observa-se que a taxa de nascimentos gemelares é alta entre as suas irmãs e as suas sobrinhas, porém baixa entre os seus irmãos, o que está a favor desse tipo de herança. Alternativamente, sugeriu-se a herança multifatorial com efeito de limiar para esse tipo de gemelaridade, sendo o sexo feminino o mais suscetível a ter prole gemelar; a recorrência familiar de nascimentos de gêmeos DZ, para mães de gêmeos de mesmo tipo, é aproximadamente 4 vezes maior do que a frequência de gêmeos DZ na população geral. Além disso, a probabilidade de uma mulher, cuja mãe ou irmã tem filhos gêmeos DZ, vir a ter um parto gemelar semelhante é o dobro da probabilidade de nascimentos gemelares da população geral.

Alguns trabalhos posteriores tentaram relacionar a gemelaridade DZ com vários genes. Por exemplo, Meulermans e colaboradores[7] estudaram 1.422 genealogias de três gerações com gemelaridade DZ espontânea, verificando que os fenótipos eram compatíveis com a herança autossômica dominante de um gene ainda desconhecido, calculando sua frequência em 0,035, com penetrância de 0,10 para as mulheres. Um segundo exemplo é o do gene *PPARG*, localizado no cromossomo 3p25 e codificador do receptor γ ativado do proliferador peroxissômico, com função no processo do crescimento, também contribuiria para a sobrevivência intrauterina dos gêmeos DZ; no entanto, esses resultados não foram replicados, cinco anos depois. Outro exemplo é o do gene *MTHFR*, localizado no cromossomo 1p36.3 e codificador da MTHFR. As mulheres que possuem o alelo responsável pela deficiência dessa enzima têm menor probabilidade de gerar gêmeos DZ. Nas gestações gemelares, em geral, a demanda de ácido fólico é aumentada. Como a deficiência de MTHFR é responsável pela pequena produção de N^5-metiltetra-hidrofolato e pelo aumento da concentração plasmática de homocisteína, o alelo causador dessa deficiência diminui a probabilidade de gestação gemelar. De acordo com os autores da pesquisa, a frequência desse alelo em parturientes de recém-nascidos únicos foi de 30%, enquanto, em mães de gêmeos, essa frequência foi praticamente reduzida à metade (16%).

Hoekstra e colaboradores[8] estudaram a gemelaridade e a fertilidade em 8.222 e 5.505 mulheres com prole espontânea de gêmeos DZ e MZ, respectivamente, bem como 4.164 e 250 mulheres com prole de gêmeos DZ e MZ, respectivamente, resultante de técnicas de reprodução assistida. Foi observado que as mulheres com prole espontânea de gêmeos DZ relatavam mais a existência de parentes do sexo feminino com prole gemelar do que as que tinham gêmeos MZ procriados da mesma forma. A proporção entre a prole gemelar DZ e a prole gemelar MZ, em parentes, também era maior em mulheres com prole DZ espontânea do que em mulheres com prole MZ espontânea. O primeiro grupo (prole espontânea) relatou menor tempo para a concepção, como era de se esperar. Não foi observado maior caráter familiar da gemelaridade DZ nas mulheres que tiveram seus filhos gêmeos antes dos 36 anos, quando comparadas com as mulheres mais idosas. As mulheres com prole de gêmeos por meio de técnicas de reprodução assistida tinham menos irmãos e filhos, além de relatarem menor número de parentes com prole gemelar. Os autores concluíram que os mecanismos subjacentes à gemelaridade DZ espontânea e não espontânea são diferentes.

Recentemente, foi descoberta, em uma amostra gemelar do município de Cândido Godói/RS, a existência de um gene que aumenta a probabilidade de sobrevivência dos ovócitos fecundados no útero. Comparando o DNA das mães de gêmeos com o das mães que tiveram partos únicos, os autores da pesquisa encontraram, nas primeiras, um gene específico, não presente nas outras mães, concluindo que esse gene, já associado à fertilidade em outras pesquisas, explicaria a tendência a partos gemelares no referido município. Além de regular a fertilidade, o gene em questão dá maior resistência aos embriões, aumentando a probabilidade de nascimentos múltiplos. Para explicar sua origem, a sugestão seria a de que esse gene já existiria nos primeiros habitantes da região, provenientes de outras colônias de origem alemã no Estado, sendo transmitido de geração a geração, como um efeito do fundador.

Para que os resultados obtidos nos estudos de gêmeos sejam confiáveis, é necessário que a zigosidade deles seja diagnosticada corretamente. Essa medida é pré-requisito para todo tipo de pesquisas, transplantes e aconselhamento genético. Esse diagnóstico pode ser feito de várias maneiras, com graus crescentes de confiabilidade. Os principais exames realizados são: (1) exame das membranas maternofetais – esse exame é útil ao diagnóstico da zigosidade, mas nem sempre pode ser realizado, porque requer técnicas histológicas adequadas e observação cuidadosa quanto ao número e à disposição das membranas; (2) exame da semelhança física – esse método diagnóstico depende muito da experiência do investigador, sendo, portanto, mais subjetivo; (3) exame de dermatóglifos – os dermatóglifos são os padrões típicos das cristas ou linhas dérmicas dos dedos e palmas das mãos, dedos e solas dos pés. Os padrões dermatoglíficos são de herança multifatorial, mostrando variação sexual e racial na frequência de alguns deles; consistem em um método auxiliar para o diagnóstico da zigosidade gemelar; (4) marcadores genéticos, como os grupos sanguíneos, o sistema HLA, as proteínas séricas, etc.; (5) enxertos de pele – esse método consiste no teste mais confiável de zigosidade, sendo, porém, mais complexo e demorado do que o anterior; e (6) análise do DNA – atualmente, o diagnóstico da zigosidade gemelar é obtido com mais segurança mediante o uso de marcadores moleculares altamente polimórficos, como os identificados pelas impressões digitais do DNA, os minissatélites de DNA (STRs) e os SNPs. Estimando-se que os seres humanos variam em cerca de 1/300 pb, devem existir cerca de 10 milhões de polimorfismos no nível do DNA, o que torna cada indivíduo um ser geneticamente único – com exceção dos gêmeos MZ, que apresentam as mesmas impressões digitais do DNA.

O estudo de gêmeos pode ser utilizado tanto para a análise de características de distribuição qualitativa, quanto para a de traços quantitativos. Em geral, essa análise inclui a estimativa do grau de determinação genética de uma característica, por meio da herdabilidade (h), que é a proporção da variação total do traço que resulta de variação genética. Para características qualitativas ou descontínuas, a herdabilidade pode ser obtida a partir da frequência com que os pares de gêmeos são concordantes quanto às mesmas (ambos as possuem) ou discordantes (apenas um dos cogêmeos as apresenta). Se tais traços forem determinados geneticamente, a taxa de concordância será mais alta para os gêmeos MZ do que para os gêmeos DZ. Quanto maior for a diferença entre essas taxas, maior deve ser o condicionamento genético da característica considerada. Se, por outro lado, a concordância entre os monozigóticos for menor do que 100%, certamente fatores não genéticos devem tomar parte também na sua etiologia. Essas estimativas também podem ser feitas para características semicontínuas ou multifatoriais de limiar. Quando se trata de características contínuas ou quantitativas, nos estudos voltados para o cálculo da herdabilidade o objetivo é basicamente medir o quanto se assemelham os membros de pares monozigóticos do que os de pares dizigóticos. Quanto maior a tendência de os pares gemelares serem semelhantes entre si, menor será a diferença média entre pares e a variância dessa diferença. Quanto menor a variância da diferença média entre pares, maior a correlação entre os gêmeos. Para uma característica quantitativa determinada inteiramente por genes aditivos, os pares de gêmeos MZ devem ter uma correlação igual a 1 e os pares de gêmeos DZ, igual a 0,5.

Existe uma série de limitações nesses estudos, a começar pela impossibilidade de determinação do tipo de herança da característica estudada. Outro fator limitante é que os gêmeos MZ são idênticos apenas quanto aos genes presentes nos gametas parentais de que se originam, podendo apresentar diferenças decorrentes de uma variedade de fatores: mutações somáticas pós-zigóticas, como as que ocorrem durante a formação de imunoglobulinas; anormalidades no desenvolvimento embrionário, que podem acarretar alterações dismórficas apenas em um dos cogêmeos; anormalidades cromossômicas originadas após o evento da gemelaridade, resultando em gêmeos MZ com cariótipos diferentes; e inativação desigual do cromossomo X em pares MZ do sexo feminino, podendo resultar em expressão fenotípica preferencial do cromossomo X de origem paterna em uma das cogêmeas e do cromossomo X de origem materna, na outra (p. ex., distrofia muscular Duchenne apenas em uma das cogêmeas, sendo ambas heterozigotas quanto ao gene que a determina). As condições intrauterinas ambientais peculiares (p. ex., o desenvolvimento de dois embriões no mesmo espaço intrauterino, a inter-relação das membranas fetais e a anastomose vascular placentária causando a síndrome da transfusão, que pode favorecer nutricionalmente um dos cogêmeos MZ, à custa do outro) podem afetar a comparabilidade entre os gêmeos, bem como a extrapolação dos resultados obtidos por esse método a amostras de não gêmeos, especialmente em relação a características comportamentais.

Outras limitações ocorrem nas condições pós-natais, como a constituição de um grupo social à parte, inclusive com linguagem privada, que só os gêmeos compreendem; a pressão ambiental familiar em direção à uniformidade nos gêmeos MZ e à dissimilaridade nos gêmeos DZ; o protesto gemelar contra a igualdade, encontrado principalmente entre os gêmeos MZ do sexo masculino e levando à hostilidade entre os cogêmeos; a diferenciação na escolha de papéis sociais, mais detectável entre os idênticos do que entre os fraternos. Tudo isso pode interferir na interpretação dos resultados. Existem muitas diferenças entre gêmeos e não gêmeos; os primeiros são mais suscetíveis a apresentarem malformações congênitas, baixo peso ao nascerem, maiores taxas de aborto e mortalidade infantil, maior grau de deficiência mental, resultados mais baixos nos testes de QI e desenvolvimento mais tardio da fala, etc.

Os gêmeos MZ tendem a ter um ambiente comum mais semelhante do que os gêmeos DZ, o que pode influenciar em diversas características da personalidade. Os pares de gêmeos MZ concordantes para uma doença chamam muita atenção, ao passo que os pares discordantes, sejam monozigóticos ou dizigóticos, tendem a ser menos percebidos. A fim de serem evitados esses problemas, podem ser estudados os gêmeos monozigóticos criados separadamente. Esse enfoque pressupõe que o grau de semelhança entre eles decorre exclusivamente de sua identidade genética, uma vez que são criados em ambientes diferentes. Na prática, entretanto, esse método é de pouco valor, porque os gêmeos criados separadamente são raros, impedindo a obtenção de uma amostra significativa.

Pode-se, também, aliar o estudo de gêmeos ao de famílias (método gêmeos-famílias), bem como usar o método do controle do cogêmeo, que são variações do método clássico propondo uma abordagem mais precisa do objetivo.

Teste seu conhecimento

1. Comente os diferentes tipos de gêmeos e como eles se originam.
2. Quais são as frequências de gêmeos MZ e que fatores influem nelas?
3. Que são e como surgem os gêmeos xifópagos? Observe e comente a Figura 15.2.
4. Comente os partos múltiplos com mais de dois cogêmeos e verifique como pode ser a sua zigosidade, à luz da Figura 15.3.
5. Quais são as frequências de gêmeos DZ e que fatores influem nelas?
6. Como pode ser determinada a frequência gemelar relativa de MZ? Comente a fórmula de Weinberg.
7. Faça uma comparação entre os gêmeos monozigóticos e os gêmeos dizigóticos, usando, como ponto de partida, os dados da Tabela 15.1.
8. Indique os métodos utilizados na determinação da zigosidade gemelar, comentando cada um deles. Analise a Tabela 15.2 e as Figuras 15.4 e 15.5.
9. Quais são os métodos de determinação da zigosidade gemelar mais confiáveis? Como podem ser utilizados? Comente a Tabela 15.3.
10. Quais são as aplicações do estudo de gêmeos?
11. Examine a Tabela 15.4 e indique as cinco características que parecem apresentar maior influência genética.
12. Cite as principais limitações do estudo de gêmeos.

Exercícios

1. Observe a tabela a seguir e compare as diferenças médias de altura, peso e contagem de linhas (ou cristas) nas impressões digitais, entre gêmeos monozigóticos (criados juntos ou separadamente), gêmeos dizigóticos e irmãos não gêmeos:

Característica	MZ criados juntos	MZ criados separadamente	DZ criados juntos	Irmãos criados juntos
Altura (cm)	1,7	1,8	4,4	4,5
Peso (kg)	1,9	4,5	4,5	4,7
Contagem de Cristas	0,7	0,6	2,4	2,7

Fonte: Klug e colaboradores.[20]

Com base nos dados dessa tabela, qual dessas características quantitativas tem os valores de herdabilidade mais elevados?

2. Os valores de concordância para uma série de características foram medidos em gêmeos MZ e DZ; os resultados são mostrados na tabela a seguir. Indique, para cada característica, se as taxas de concordância sugerem influências genéticas, ambientais ou ambas. Explique seu raciocínio.

	Concordância (%)	
Característica	Monozigóticos	Dizigóticos
a. Tipo sanguíneo ABO	100	65
b. Diabetes	85	36
c. Beber café	80	80
d. Tabagismo	75	42
e. Esquizofrenia	53	16

3. Explique como uma comparação de concordância em gêmeos monozigóticos e dizigóticos pode ser usada para determinar a extensão em que a expressão de uma característica é influenciada por genes ou por fatores ambientais?

4. Os gêmeos dizigóticos geralmente ocorrem em famílias e sua frequência varia entre grupos étnicos, enquanto os gêmeos monozigóticos raramente ocorrem em famílias e sua frequência é bem constante entre grupos étnicos. Essas observações foram interpretadas como evidência de uma base genética para a variação em gêmeos monozigóticos. Você pode sugerir um motivo plausível para essas diferenças nas tendências genéticas de gêmeos monozigóticos e dizigóticos?

5. Explique o que significa a síndrome da transfusão entre gêmeos idênticos.

6. Explique como se desenvolve o quimerismo sanguíneo.

7. Observe a Figura 15.3 e responda: qual é a frequência de gêmeos, trigêmeos, quadrigêmeos e quíntuplos em caucasoides?

8. Qual é a fórmula de Weinberg para calcular a frequência de gêmeos monozigóticos, e em que fato essa fórmula se baseia?

9. Pelo exame das membranas maternofetais, só se pode ter segurança no diagnóstico da zigosidade de gêmeos monozigóticos quando houver:

    ( ) Uma placenta, dois córions e dois âmnios
    ( ) Duas placentas, dois córions e dois âmnios
    ( ) Uma placenta, um córion e dois âmnios
    ( ) Uma placenta, um córion e um âmnio
    ( ) Em todos os casos acima

Referências

1. Hoffee P. Genética médica molecular. Rio de Janeiro: Guanabara Koogan; 2000.

2. Langman J. Embriologia médica: desenvolvimento humano normal e anormal. 3. ed. Rio de Janeiro; 1977.

3. Castilla EE, Lopez-Camelo JS, Orioli IM, Sánchez O, Paz JE. The epidemiology of conjoined twins in Latin America. Acta Genet Med Gemellol (Roma). 1988;37(2):111-8.

4. Moore KL, Persaud TVN. Embriologia básica. 5. ed. Rio de Janeiro: Guanabara Koogan; 2000.

5. Beiguelman B. O estudo de gêmeos [Internet]. Ribeirão Preto: SBG; 2008 [capturado em 25 ago. 2012]. Disponível em: http://www.sbg.org.br/ebook/Novo/GEMEOS.pdf.

6. Weinberg W. Zur Bedeutung der Mehrlingsgeburten fuer die Frage der Bestimmung des Geschlechts. Arch Rass Ges Biol. 1909;6:28-32.

7. Meulemans WJ, Lewis CM, Boomsma DI, Derom CA, Van den Berghe H, Orlebeke JF, et al. Genetic modelling of dizygotic twinning in pedigrees of spontaneous dizygotic twins. Am J Med Genet. 1996;61(3):258-63.

8. Hoekstra C, Willemsen G, van Beijsterveldt TC, Montgomery GW, Boomsma DI. Familial twinning and fertility in Dutch mothers of twins. Am J Med Genet A. 2008;146A(24):3147-56.

9. Iversen T, Tretli S, Kringlen E. An epidemiological study of cancer in adult twins born in Norway 1905-1945. Br J Cancer. 2001;84(11):1463-5.

10. Murphy MF, Whiteman D, Hey K, Griffith M, Gill L, Goldacre MJ, et al. Childhood cancer incidence in a cohort of twin babies. Br J Cancer. 2001;84(11):1460-2.

11. Franchi-Pinto C. Incidência, sazonalidade, razão de sexo e outros aspectos da biologia da gemelaridade [tese]. Campinas: UNICAMP; 1996.

12. Frota-Pessoa O, Otto PG, Otto PA. Genética humana. 3. ed. Rio de Janeiro: Francisco Alves; 1978.

13. Bonnevie K. Studies on papillary patterns of human fingers. J Genet.1924;15:1-112.

14. Thompson JS, Thompson MW. Genética médica. 4. ed. Rio de Janeiro: Guanabara Koogan; 1988.

15. Gelehrter TD, Collins FS, Ginsburg D. Principles of medical genetics. 2nd ed. Baltimore: Williams & Wilkins; 1998.

16. Jorde LB, Carey JC, Bamshad MJ, White RL. Genética médica. Rio de Janeiro: Guanabara Koogan; 1996.

17. Robinson WM, Borges-Osório MR. Genética para odontologia. Porto Alegre: Artmed; 2006.

18. Sack GH Jr. Medical genetics. New York: McGraw-Hill; 1999.

19. Vogel F, Motulsky AG. Human genetics: problems and approaches. 3rd ed. Berlin: Springer; 1997.

20. Klug WS, Cummings MR, Spencer CA, Palladino MA. Conceitos de genética. 9. ed. Porto Alegre: Artmed; 2010.

Leituras recomendadas

Beiguelman B. A investigação da zigosidade. Ciênc Cultura. 1971;23:21-30.

Bublitz J. Gene explica gêmeos de Cândido de Godói. Zero Hora (Grupo RBS). 2011 Mar 19; p. 36.

Chevalier J, Gheerbrant A. Dicionário de símbolos. 10. ed. Rio de Janeiro: José Olympio; 1996.

Civita V, editor. Mitologia. São Paulo: Abril Cultural; 1973.

Dareste C. Mémoire sur l'origine et le mode de formation des monstres doubles. Arch. Zool Exp Gen. 1874;3:73-118.

Derom C, Jawaheer D, Chen WV, McBride KL, Xiao X, Amos C, et al. Genome-wide linkage scan for spontaneous DZ twinning. Eur J Hum Genet. 2006;14(1):117-22.

Lewis CM, Healey SC, Martin NG. Genetic contribution to DZ twinning. Am J Med Genet. 1996;61(3):237-46.

Read A, Donnai D. Genética clínica: uma nova abordagem. Porto Alegre: Artmed; 2008.

Turnpenny P, Ellard S. Emery genética médica. 13. ed. Rio de Janeiro: Elsevier; 2009.

Veiga e Souza AA. O lábio leporino: breves considerações teratológicas e clínicas. [dissertação]. Porto: Officinas do Commercio do Porto; 1905.

Capítulo 16

Genética do Comportamento

16.1 Introdução 505

16.2 Métodos de estudo 506
- 16.2.1 Estudos de famílias 506
- 16.2.2 Estudos de gêmeos 506
- 16.2.3 Estudos de adoção 506
- 16.2.4 Estudos de colaterais e meios-irmãos 506
- 16.2.5 Estudos de endocruzamento 506
- 16.2.6 Estudos do comportamento de pacientes com alterações gênicas ou cromossômicas 506
- 16.2.7 Estudos de características comportamentais que apresentam diferenças sexuais 507
- 16.2.8 Estudos de ligação 507
- 16.2.9 Estudos de associação 507
- 16.2.10 Estudos de associação genômica ampla 507
- 16.2.11 Estudos de endofenótipos 507

16.3 Características comportamentais normais 508
- 16.3.1 Inteligência 508
    - 16.3.1.1 Fatores ambientais que podem influir na inteligência 508
- 16.3.2 Memória 508
    - 16.3.2.1 Tipos 509
    - 16.3.2.2 Bases anatômicas e moleculares 510
    - 16.3.2.3 Transtornos da memória 512
- 16.3.3 Personalidade 512
- 16.3.4 Homossexualidade 513

16.4 Características comportamentais patológicas 515
- 16.4.1 Complicações mais frequentes no estudo genético das características comportamentais patológicas 515
- 16.4.2 Deficiência mental 515
    - 16.4.2.1 Conceito, diagnóstico, epidemiologia, caracterização e etiologia 515
- 16.4.3 Transtorno autista 518
- 16.4.4 Transtornos do humor 518
    - 16.4.4.1 Classificação, epidemiologia, etiologia e caracterização 520
    - 16.4.4.2 Depressão mascarada 525
- 16.4.5 Esquizofrenia 526
    - 16.4.5.1 Epidemiologia, classificação, etiologia e caracterização 526

16.4.6 Transtornos relacionados a substâncias 528
  16.4.6.1 Epidemiologia, classificação, caracterização e etiologia 528
  16.4.6.2 Transtornos relacionados a substâncias: outras dependências químicas 536

16.4.7 Transtornos de ansiedade 536
  16.4.7.1 Epidemiologia, classificação, caracterização e etiologia 537

16.4.8 Doença de Alzheimer 537
  16.4.8.1 Epidemiologia, classificação, caracterização e etiologia 537

Caso clínico

Quando José, 37 anos, concordou com sua esposa em ser hospitalizado, estava desempregado e estivera incapacitado por vários anos. O golpe final na paciência de Mabel, 36 anos, ocorreu após uma semana em que José fez compras todos os dias e saiu para festejar todas as noites: ameaçou deixá-lo se não se internasse em um hospital psiquiátrico.

No hospital, o médico que o examinou descreveu-o como um homem de fala rápida, jovial, sedutor, sem evidência de delírios ou alucinações.

Os problemas de José começaram sete anos antes, quando trabalhava como gerente de uma empresa seguradora, mostrando sintomas depressivos leves e intermitentes, ansiedade, cansaço, insônia e perda do apetite. Naquela época, atribuiu esses sintomas a estresse causado pelo trabalho, e, após alguns dias de férias, voltou a ser o que era antes. Durante esse período, Mabel engravidou e deu à luz uma menina, que recebeu o nome de Vitória, em alusão aos bons momentos então vividos pelo casal.

Alguns anos mais tarde, foi detectado um tumor assintomático na tireoide de José, durante um exame clínico de rotina. Um mês depois da remoção do tumor, José passou a ter alterações drásticas do humor. Durante um mês, apresentava muitos dias de energia marcante, hiperatividade e euforia, seguidos por alguns dias de depressão, durante os quais dormia muito e sentia dificuldade até para se movimentar. Esse padrão de períodos alternantes de euforia e depressão, aparentemente com poucos dias de comportamento "normal", se repetiu continuamente nos anos seguintes.

Em seus períodos ativos, José era otimista e autoconfiante, mas se irritava com facilidade e estourava em casa e no trabalho. Gastava grandes quantidades de dinheiro em compras desnecessárias e que não tinham muito a ver com ele. Além disso, de vez em quando dava escapadas sexuais impulsivas.

Nos períodos depressivos, ficava na cama todo o dia, devido a fadiga, falta de motivação e humor depressivo. Sentia-se culpado pelas irresponsabilidades e os excessos das semanas anteriores. Parava de comer, tomar banho e fazer a barba. Após vários dias de reclusão, levantava-se da cama em uma manhã sentindo-se melhor e, em dois dias, voltava ao trabalho, que então exercia de forma compulsiva, embora sem eficiência, para recuperar o trabalho que tinha deixado atrasar nos períodos depressivos.

Ainda que José e Mabel negassem qualquer uso de drogas, exceto quando ele bebia demais nos períodos hiperativos, os patrões de José o demitiram por estarem convencidos de que sua hiperatividade era decorrente disso. Desde então, o paciente foi sustentado por sua esposa.

Quando concordou com uma avaliação psiquiátrica, dois anos antes, ele não estava nada colaborativo e não aderia aos medicamentos que lhe foram então prescritos, os quais incluíam lítio, neurolépticos e antidepressivos. Suas oscilações de humor continuaram sem interrupção até a hospitalização atual.

No hospital, os resultados de exame físico, exames de sangue, tomografia computadorizada e testes cognitivos não apresentaram alterações. Os testes de função tireoidiana revelaram alguma evidência de hipofunção, sem sinais clínicos de doença nessa glândula. Após uma semana, o paciente mudou para seu estado depressivo característico.

Mabel recorreu ao serviço de aconselhamento genético do hospital, pois precisava saber se Vitória corria o risco de apresentar a mesma doença de José e, em caso positivo, o que poderia fazer para evitá-la.

Comentário

José recebeu o diagnóstico de transtorno bipolar I, episódio mais recente maníaco. Em seus períodos ativos, o paciente tinha sintomas característicos de um episódio maníaco: redução da necessidade de sono, hiperatividade, loquacidade e envolvimento excessivo em atividades prazerosas, sem pensar nas consequências. Em seus períodos depressivos, satisfazia os critérios para os sintomas, mas não para a duração do episódio depressivo maior. Como teve mais de quatro episódios maníacos no decorrer de um ano, separados por períodos de depressão, o transtorno bipolar I foi qualificado como de ciclagem rápida (ver seção 16.4.4).

Diferentemente de José, nem todas as pessoas com ciclagem rápida experimentam mudanças previsíveis de mania para depressão sem períodos intermediários de eutimia. A ciclagem rápida, em geral, envolve um ou mais episódios maníacos ou hipomaníacos, como neste caso, mas também é diagnosticada se todos os episódios são depressivos, maníacos ou hipomaníacos, desde que separados por períodos de remissão (ou mudanças para o polo oposto).

O comportamento irregular de José, anteriormente, havia sido atribuído, por seus empregadores, ao uso de drogas. É comum que esse padrão do estado de humor seja identificado erroneamente como evidência de abuso de drogas, o que deve, inclusive, fazer parte do diagnóstico diferencial quando a ciclagem rápida é considerada. O quadro de José é atípico entre pessoas com ciclagem rápida, dado que essa condição é muito mais comum em mulheres. O início de seus sintomas se seguiu a uma tireoidectomia parcial, existindo evidência de hipofunção leve da tireoide. Em alguns estudos, tem sido relatada doença da tireoide como fator de risco para a ciclagem rápida. Um fator adicional de risco, de significado obscuro neste caso, é a utilização de medicamentos antidepressivos. Em vista das altas taxas de não resposta ao lítio, a ciclagem rápida costuma ser tratada com anticonvulsivantes.

Após três meses no hospital, o estado de humor de José tornou-se estável, com uso de lítio e tiroxina, esta última mais para estabilização do humor do que para tratamento da evidência laboratorial de hipofunção tireoidiana. O paciente teve alta hospitalar e, dois meses depois, conseguiu um novo emprego, no qual foi bem sucedido. Após um ano, decidiu que não necessitava mais da medicação porque se sentia muito melhor, e parou de tomá-la. Em poucas semanas, tornou-se maníaco e teve de ser hospitalizado novamente.

Quanto a Mabel, foi informada de que sua filha poderia vir a apresentar um quadro clínico semelhante ao de José, uma vez que esse transtorno psiquiátrico é hereditário, mas sua herança é complexa, com participação de fatores genéticos significativos, fatores epigenéticos e fatores psicossociais. Os fatores genéticos são evidenciados por meio de estudos de famílias, de gêmeos e de adoção.

Sabe-se que parentes em primeiro grau de probandos com transtorno bipolar I têm de 8 a 18 vezes mais probabilidade de desenvolver a mesma doença do que os parentes em primeiro grau de indivíduos-controles, e 2 a 10 vezes de terem transtorno depressivo maior. Se um dos genitores tem transtorno bipolar I, há 25% de probabilidade de que qualquer prole venha a ter um transtorno de humor, aumentando para 50 e até 75% se ambos os genitores têm o transtorno bipolar I.

Os estudos de gêmeos sugerem uma taxa de concordância para o transtorno bipolar I de 33 a 90%, bem mais alta do que para os gêmeos dizigóticos (5-25%), o que indica a participação significativa de fatores genéticos nesse transtorno (ver Cap. 15).

Os estudos de adoção mostram que filhos biológicos de pais afetados permanecem com risco aumentado de transtorno bipolar I, mesmo quando criados em famílias adotivas não afetadas.

Grande parte dos estudos de ligação e de associação (ver seções 16.2.8 e 16.2.9) já realizados não conseguiu replicar os resultados anteriores, podendo-se interpretar os genes averiguados como envolvidos na herança dos transtornos do humor das famílias estudadas, mas não na herança desses transtornos em outras famílias. Entretanto, foram relatadas associações entre o transtorno bipolar I e marcadores genéticos localizados nos cromossomos 5, 11, 18 e X, resultados que, todavia, ainda devem ser interpretados com cautela.

Fonte: Adaptado de Sadock e Sadock.[1]

16.1 Introdução

O comportamento pode ser definido como o conjunto de atitudes e reações do indivíduo, determinadas por fatores internos variáveis e influenciadas por diversas situações ambientais. O comportamento não difere, em sua essência, de outras atividades biológicas, como a respiração, a digestão ou a locomoção.

Durante muito tempo, entretanto, os aspectos biológicos do comportamento não foram considerados na sua real magnitude. Historicamente, o estudo do comportamento humano vinha sendo realizado no campo da psicologia, com o objetivo principal de serem descobertas as leis gerais que governam os processos mentais. Por outro lado, a aceitação de diferenças individuais na cor dos olhos, altura ou forma física sempre foi mais fácil do que o reconhecimento das variações encontradas, nesses mesmos indivíduos, quanto aos seus traços comportamentais, como a inteligência ou a emoção.

Além disso, outras dificuldades são encontradas no estudo dessas características: impossibilidade de aplicação do método experimental; pequeno número de gerações e de prole; metodologia pouco adequada (métodos indiretos, por meio de pesquisas com animais, material de autópsia ou exame de líquidos orgânicos periféricos); grande variabilidade do comportamento, que o torna difícil de definir, testar e avaliar; exigência de estudos multidisciplinares, dado que o comportamento, como já foi dito, é influenciado por muitos fatores, tanto biológicos como ambientais.

A genética do comportamento é um ramo relativamente recente da genética, porém suas origens são tão antigas como os estudos independentes de Gregor Mendel e Francis Galton, no século XIX. A primeira pesquisa sobre o comportamento – que foi também a primeira pesquisa em genética humana – deve-se a Galton, em 1875, que estudou a frequência de grande desempenho em parentes de pessoas famosas na ciência e na literatura. Galton e K. Pearson desenvolveram métodos estatísticos para medir as semelhanças e diferenças entre os indivíduos quanto a certas características do comportamento, mas sua abordagem não levava ao conhecimento dos mecanismos genéticos envolvidos. Por outro lado, Mendel e seus seguidores possuíam uma teoria adequada para explicar as bases genéticas da variação das características humanas, mas seus métodos de medida eram muito simples, e nem sempre teoria e método conseguiam explicar a variação contínua ou semicontínua encontrada em muitos aspectos do comportamento humano. Os modelos monogênicos tradicionais (ver Cap. 5) raramente se ajustam aos dados familiares relativos aos principais transtornos psiquiátricos, porém podem se adequar a uma subtipagem desses transtornos.

No século XX, surgiram modelos mais adequados, como os modelos multifatoriais, que levam em conta a herança biológica e a cultural (ver Cap. 6). Da década de 1970 em diante, os estudos tomaram novos impulsos, com o desenvolvimento de metodologia estatística sofisticada e novas técnicas bioquímicas e de neuroimageamento, que possibilitaram um melhor conhecimento da biologia do comportamento humano. Atualmente, os esforços concentram-se nos estudos moleculares do DNA: a identificação dos polimorfismos de microssatélites, que apresentam muitos alelos, dos polimorfismos de nucleotídeo único (SNPs), que podem ser utilizados como verdadeiras "impressões digitais" genéticas de um indivíduo, e das variações no número de cópias nucleotídicas (número variável de repetições em *tandem* [VNTRs]) que abre novas perspectivas para o conhecimento das variáveis do comportamento humano.

Essa metodologia recente, entretanto, aplica-se a dados obtidos, em geral, por meio de avaliações clássicas das variáveis do comportamento, com todas as vantagens e limitações inerentes a cada tipo.

16.2 Métodos de estudo

Estes métodos são variados e os principais estudos genéticos clássicos são descritos a seguir.

16.2.1 Estudos de famílias

Utilizam a comparação dos indivíduos aparentados, com expressão das semelhanças em termos de coeficientes de correlação e cálculo dos riscos de recorrência das características. Esses valores tendem a se elevar à medida que aumenta o grau de parentesco entre o probando e os seus familiares considerados. Uma objeção que se coloca é que parentes compartilham não só alguns de seus genes, mas também vivem em condições ambientais semelhantes, o que poderia levar a uma superestimativa da hereditariedade.

16.2.2 Estudos de gêmeos

Baseiam-se na comparação de gêmeos monozigóticos e dizigóticos, como abordado no Capítulo 15. Embora muito úteis ao estudo de variáveis poligênicas, seu uso sofre muitas críticas, pois os gêmeos não constituem uma amostra representativa da população geral, apresentam desenvolvimento individual mais tardio e suas relações com o ambiente são muito particulares.

O **estudo de gêmeos monozigóticos criados separadamente** é uma variante do método de gêmeos, que consiste na comparação de gêmeos monozigóticos criados separadamente, visando à eliminação do efeito do ambiente comum e da interação gemelar. Em geral, abrange amostras de pequeno tamanho, já que tais tipos de gêmeos são raros.

16.2.3 Estudos de adoção

Com essa estratégia, pode-se medir a influência da herança (em que grau uma criança se assemelha aos seus genitores biológicos) e do ambiente (em que grau ela se assemelha aos genitores adotivos).

Esse seria um dos melhores métodos de estudo, não fossem suas limitações: a adoção, em geral, é seletiva e nem sempre há registros adequados que permitam a localização dos genitores biológicos das crianças adotadas.

16.2.4 Estudos de colaterais e meios-irmãos

Embora menos utilizados, os estudos de parentes colaterais têm a vantagem de propiciar amostras maiores, embora com correlações genéticas menores, já que neles são incluídos avós, tios, sobrinhos, entre outros. Os estudos de meios-irmãos, por outro lado, eliminam o efeito intrauterino diferencial (meios-irmãos por parte de mãe) ou o efeito materno patogênico (meios-irmãos por parte de pai).

16.2.5 Estudos de endocruzamento

Esses estudos envolvem famílias com alta frequência de casamentos consanguíneos. A consanguinidade aumenta a probabilidade de homozigose e, consequentemente, a manifestação de genes deletérios raros que, em geral, são recessivos. Hoje, são raros os países que estimulam os casamentos consanguíneos, como o Japão.

16.2.6 Estudos do comportamento de pacientes com alterações gênicas ou cromossômicas

Alguns estudos têm fornecido subsídios para o conhecimento de vários aspectos comportamentais, principalmente a deficiência mental, que é vista, por exemplo, na maioria dos erros metabólicos hereditários (ver Cap. 10).

No caso das síndromes cromossômicas (ver Cap. 4), graças ao estudo das habilidades cognitivas de indivíduos com alterações dos cromossomos sexuais (p. ex., síndromes de Turner e de Klinefelter) se aprofundaram os conhecimentos sobre o papel desses cromossomos nos processos neurais. Assim, na síndrome de Turner, as mulheres afetadas eram tidas como deficientes mentais, mas na verdade o que possuem é um déficit na percepção espacial, devido à ausência do outro cromossomo X, já que parece existir pelo menos um gene principal para essa habilidade no cromossomo X. As pacientes com fenótipo Turner, por outro lado, têm rápido desenvolvimento das áreas cerebrais relacionadas com a linguagem, apresentando boas habilidades verbais. Geralmente, têm o hemisfério direito envolvido na linguagem (ao contrário das pessoas cromossomicamente normais, que têm o esquerdo envolvido nessas funções) e, no caso dessas pacientes, a linguagem e as habilidades espaciais competem pelo hemisfério direito, daí o motivo do déficit espacial por elas apresentado.

A presença de um cromossomo X extra na síndrome de Klinefelter, por sua vez, explica a incidência aumentada de déficits verbais nesses indivíduos. Crianças com cromossomos X extranumerários apresentam atraso na erupção dentária e na idade óssea, bem como menor número de cristas ou linhas dermatoglíficas (ver Cap. 15), podendo-se inferir, a partir dessas características, que o crescimento cerebral também estaria atrasado, sobretudo nas regiões correspondentes às funções da linguagem. Além disso, o cromossomo Y possui genes com efeito de atraso maturativo, resultando em desenvolvimento mais lento dos indivíduos do sexo masculino. Esse atraso, porém, favoreceria de certa forma o sexo masculino quanto à maior utilização de informações disponíveis, causando maior variabilidade fenotípica, nesse sexo, em seu comportamento.

16.2.7 Estudos de características comportamentais que apresentam diferenças sexuais

A maioria dessas características pode ser explicada por diferenças na organização e na assimetria cerebrais mediadas por hormônios sexuais. Vários estudos têm mostrado, por exemplo, que as mulheres têm melhor memória auditiva, limiar mais baixo de percepção ao tato e melhor discriminação de sons e odores do que os homens. Crianças expostas a progestogênio no período pré-natal apresentam *tomboísmo* (denominação derivada de *tomboy*, atribuída ao conjunto de características tidas como masculinas que uma menina pode apresentar): são mais seguras, individualistas e independentes, gostam de esportes e de vestir-se como meninos, com os quais preferem brincar; ao passo que as expostas a estrogênios, no mesmo período, são menos autossuficientes. Esses hormônios agem sobre o cérebro em diferenciação, deixando uma "impressão" que determina a modificação do comportamento original.

16.2.8 Estudos de ligação

Os estudos de ligação se baseiam na relação física entre lócus de marcadores genéticos e genes candidatos para uma determinada doença, em famílias. A hipótese da ligação, em linhas gerais, é a de que um dado traço pode ser condicionado por um gene desconhecido cujo lócus se situa, no cromossomo, muito próximo ao de um gene bem conhecido. Assim, de acordo com a frequência dos dois tipos de prole – um tipo em que a característica estudada aparece com o traço conhecido e o outro no qual eles aparecem separadamente –, pode-se saber se os genes são ligados ou não (se o forem, a maior parte da prole será de um só tipo; se não, os dois tipos serão igualmente frequentes), e o conhecimento do gene pesquisado se dará com mais facilidade. Em geral, esses estudos necessitam de várias famílias, com muitos indivíduos.

16.2.9 Estudos de associação

Os estudos de associação baseiam-se na ocorrência concomitante de marcadores genéticos e um determinado fenótipo (característica ou doença) em indivíduos da população geral.

Nos estudos de associação genética baseados em populações, compara-se a frequência de um desses marcadores (um alelo específico de um gene) em um grupo de pessoas não aparentadas que apresentam a característica ou doença em questão, com a sua frequência em um grupo controle da população. Se a frequência do marcador genético no primeiro grupo for significativamente diferente da sua frequência no segundo grupo, supõe-se a existência de uma associação entre o fenótipo (característica ou doença) e o lócus do marcador genético, indicando um papel não casual deste último na manifestação do primeiro. Os marcadores genéticos preferidos para esse tipo de estudo são os que apresentam relações neurobiológicas importantes com a fisiopatologia da doença ou com o efeito farmacológico de medicamentos utilizados em seu tratamento. Nos estudos de associação, é possível a detecção de correlações alélicas fracas, com amostras menores, o que é bastante difícil nos estudos de ligação.

Entretanto, os estudos de associação são altamente suscetíveis aos efeitos de casamentos preferenciais verificados em determinados grupos étnicos e/ou religiosos.

16.2.10 Estudos de associação genômica ampla

Os estudos de associação genômica ampla baseiam-se na análise comparativa das frequências alélicas de todos os marcadores genéticos polimórficos que sejam disponíveis em pessoas não aparentadas que possuam a variante gênica conhecida e a característica ou doença em estudo. Atualmente, têm sido usados, como marcadores, os SNPs e os diferentes tipos de variações no número de cópias (VNTRs), que se encontram espalhadas por todo o genoma. Esse tipo de estudo é vantajoso, em termos de tempo, custo e logística.

16.2.11 Estudos de endofenótipos

As pesquisas com fenótipos comportamentais envolvem problemas semelhantes aos encontrados no estudo das doenças complexas (ver Cap. 14), com a dificuldade adicional de que as classificações diagnósticas são arbitrárias e as etiologias, variadas, prestando-se a grande heterogeneidade. Com o objetivo de obterem grupos mais homogêneos, os pesquisadores tentam definir os

endofenótipos, que são características determinadas geneticamente que fazem parte do fenótipo geral, mas que podem se situar em um nível de ação mais próximo do gene causador. Assim, o endofenótipo pode ser considerado um fenótipo intermediário na fisiopatologia de um transtorno psiquiátrico, estudado nos indivíduos com transtorno e seus familiares não afetados, evidenciando aspectos encontrados com maior frequência nos familiares sadios desses indivíduos afetados, em oposição à menor ocorrência em familiares não afetados de indivíduos sem o transtorno psiquiátrico específico.

Os endofenótipos em estudo nos transtornos psiquiátricos podem ser, por exemplo, neurofisiológicos (potencial cognitivo P300, que é um potencial evocado auditivo de longa latência; ondas α de baixa voltagem no eletrencefalograma), bioquímicos (níveis de neurotransmissores, como a serotonina e a dopamina), endócrinos (relacionados ao eixo hipotálamo-hipófise-suprarrenal, em que o hipotálamo, a hipófise e o córtex da glândula suprarrenal atuam na liberação do cortisol, que é o conhecido hormônio do estresse), neuroanatômicos (tamanho de ventrículos e sulcos), neuropsicológicos (medidas de atenção e cognição) e exames funcionais de neuroimageamento.

Existem certos critérios para a utilização de um marcador como endofenótipo nas pesquisas genéticas: (a) o endofenótipo deve ter associação com características da população; (b) sua herança genética deve ser conhecida; (c) deve estar presente sempre que a característica (ou transtorno) esteja presente, ou sempre que essa esteja ausente; (d) em famílias, deve segregar junto à característica, ainda que não de modo perfeito; e (e) o endofenótipo encontrado em famílias com a característica em questão também deve estar presente em familiares não afetados, com frequência maior do que na população geral.

16.3 Características comportamentais normais

16.3.1 Inteligência

Essa característica é conceituada em geral como a capacidade de entender, recuperar, mobilizar e integrar, de modo construtivo, os aprendizados anteriores ao deparar-se com situações novas. Também é concebida como um conjunto de habilidades intelectuais medidas por testes, que geralmente avaliam as áreas verbal e de desempenho. Na primeira, são avaliadas funções como fluência verbal, vocabulário, raciocínio verbal, habilidade numérica e compreensão; na outra, percepção espacial, rapidez e exatidão, atenção, entre outras.

Em geral, os testes são influenciados por vários fatores, sobretudo a escolarização. O QI (quociente de inteligência) é expresso em termos de percentis, sendo esta a sua classificação: abaixo de 70 = deficiente mental; 70-79 = QI limítrofe; 80-89 = médio inferior; 90-109 = médio; 110-119 = médio superior; 120-129 = superior; e acima de 130 = muito superior.

A inteligência talvez seja a característica mais estudada do comportamento, porém, até o momento, o que se pode afirmar quanto à sua determinação genética é que devem existir muitos genes condicionando-a, mostrando herança multifatorial. Algumas habilidades específicas parecem ser mais influenciadas geneticamente do que outras. Em ordem decrescente: relações espaciais (para a qual parece haver um gene principal localizado no cromossomo X, sem exclusão de outros autossômicos), vocabulário, fluência verbal, habilidade numérica e raciocínio verbal.

16.3.1.1 Fatores ambientais que podem influir na inteligência

Nutrição – É um dos fatores que mais influem no desenvolvimento neurológico, desde a concepção até, aproximadamente, 7 anos, motivo pelo qual se deve dar a devida importância para a nutrição na gestação. Alguns trabalhos mostram, por exemplo, que gêmeos com baixo peso ao nascer apresentam QI mais baixo.

Estimulação precoce, o meio cultural e os motivos sociais – São adquiridos durante a fase de socialização (dos 3 aos 6 anos) podem favorecer ou acentuar as diferenças frequentemente vistas nas características comportamentais, entre elas a inteligência.

Ordem de nascimento e tamanho da família – As pesquisas indicam que os primogênitos costumam ter QI mais alto. Famílias com dois ou três filhos oferecem maiores possibilidades para o desenvolvimento cognitivo da prole do que famílias com um único filho ou mais de três filhos. O nível de inteligência dos irmãos mais velhos influi também no desempenho dos mais jovens.

Atitudes dos genitores – Observou-se que genitores de baixo nível socioeconômico têm atitudes diferentes quanto à educação dos seus filhos (menores aspirações ocupacionais e intelectuais). Outros trabalhos mostram ainda que a hostilidade materna influi no QI dos meninos, diminuindo-o, mas não sobre o QI das meninas, que são mais influenciadas pelo QI do lado paterno.

Relações interpessoais – Há indicações de que crianças com QI mais alto são mais competitivas, independentes, com autoiniciativa e maior necessidade de realização. Além disso, crianças com aptidão verbal desenvolvida apresentam maior dependência dos adultos e menor interação social com seus contemporâneos. Por outro lado, crianças com grande aptidão numérica têm menor dependência dos adultos, alta interação interpessoal e autoafirmação.

16.3.2 Memória

A memória pode ser conceituada simplesmente como a retenção da informação aprendida,[2] ou, de um modo mais abrangente, como aquisição, armazenamento e evocação de informações.[3] Segundo esse último autor, a memória abrange desde os mecanismos que operam um computador, até a história de cada cidade, país, povo ou civilização, e as memórias individuais dos animais e das pessoas, mas em cada caso a memória é única, porque os mecanismos de sua aquisição ou aprendizagem, armazenamento e evocação são diferentes.

Outros autores, como Gazzaniga e colaboradores,[4] subdividem hipoteticamente a aprendizagem e a memória em codificação, armazenamento e evocação. A codificação refere-se ao processamento da nova informação a ser armazenada e envolve duas fases: a aquisição e a consolidação. A aquisição registra as informações em arquivos sensoriais e estágios de análise sensorial, enquanto a consolidação cria uma forte representação da informação ao longo do tempo. O armazenamento cria e mantém um registro permanente, e a evocação utiliza a informação armazenada para criar uma representação consciente ou para executar um comportamento aprendido como um ato motor.

A memória humana assemelha-se à dos demais mamíferos no que se refere aos seus mecanismos essenciais e às áreas neurológicas e mecanismos moleculares envolvidos, apesar de diferirem quanto ao seu conteúdo. Além disso, estudos em aves, répteis e invertebrados, como o molusco *Aplysia californica* (lesma-do-mar), indicam que os mecanismos essenciais da formação de memória são semelhantes aos dos mamíferos, podendo ser considerados propriedades básicas dos sistemas nervosos em geral, seja qual for o organismo.

Alguns autores sugerem o uso do termo *memória* (no singular) para designar a capacidade de adquirir, armazenar e evocar informações, e o uso desse termo no plural, *memórias*, para designar os diferentes tipos ou formas de memória.

As memórias são formadas nos neurônios e armazenadas em redes neuronais, sendo evocadas por essas redes ou por outras. São moduladas pelas emoções, nível de consciência e estado de ânimo. A **Figura 16.1** mostra um esquema da formação de uma memória, salientando o papel dos genes e das proteínas nessa formação.

16.3.2.1 Tipos

As memórias podem ser classificadas em diferentes tipos, segundo seu conteúdo e tempo de duração. Além desses critérios, costuma-se incluir um terceiro critério – o funcional, estabelecendo o que se denomina *memória de trabalho*, um tipo de memória muito breve, também chamada *memória operacional* ou *imediata*, que serve para gerenciar a realidade e determinar o contexto em que os diversos tipos de informação ocorrem, verificando, em alguns minutos, se esse tipo de informação já existe nos arquivos ou se deve ser criada uma nova memória para ele. Essa memória não produz arquivos, ao contrário de todos os demais tipos. Ela mantém a informação presente durante tempo suficiente para poder ingressar ou não na memória propriamente dita. Esse tipo de memória é perturbado por um estado de ânimo negativo, causado, por exemplo, por falta de sono, depressão ou tristeza.

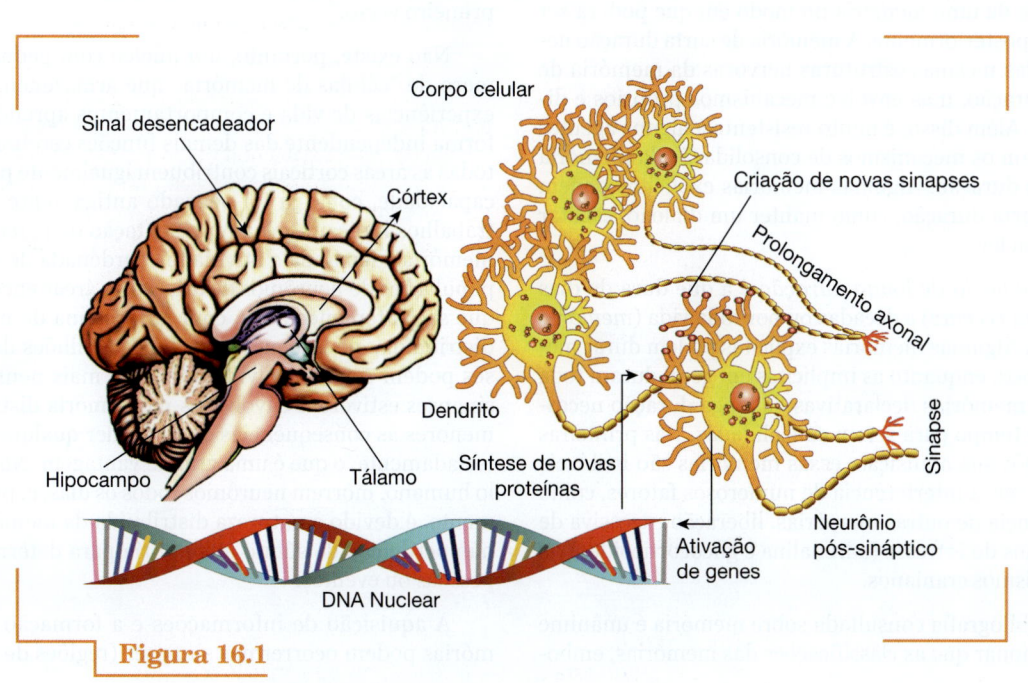

Figura 16.1

Esquema da formação de uma memória.

Tipos de memórias segundo o conteúdo – As *memórias declarativas* são as que registram fatos, eventos ou conhecimentos, reunindo tudo que foi aprendido e pode ser expresso verbalmente. Esse tipo abrange a memória episódica e a memória semântica. A primeira inclui os fatos ocorridos ao longo da vida, sendo, por isso, considerada autobiográfica; a segunda inclui fatos, números, significados, abrigando conhecimentos gerais.

As *memórias procedurais* são também conhecidas como *memórias não declarativas* ou *de procedimentos*, e correspondem a comportamentos, capacidades ou habilidades motoras ou sensoriais que se tornam automatizadas, como amarrar o cordão dos tênis, saltar e realizar tarefas domésticas comuns. Nesses casos, há dificuldade em se descrever com exatidão o que é feito, pois os respectivos programas motores foram armazenados implicitamente pelo encéfalo.

A propósito, as memórias declarativas e procedurais também são classificadas em *explícitas* e *implícitas*. As memórias explícitas são adquiridas conscientemente, enquanto as implícitas são adquiridas de maneira automática, sem percepção clara de que estão sendo aprendidas. Em geral, as memórias declarativas são explícitas e as procedurais, implícitas. No entanto, muitas memórias semânticas também são adquiridas implicitamente, como o aprendizado da língua materna. As memórias episódicas podem declinar com a idade, mas as semânticas e implícitas geralmente não sofrem esse declínio, e as pessoas continuam a acumular informações ao longo da vida.

Tipos de memórias segundo o tempo de duração – A *memória de curta duração* é a que dura de segundos a algumas horas, geralmente o tempo necessário para a consolidação das memórias de longa duração. Entende-se por consolidação o processo que conduz à fixação definitiva de uma memória no modo em que poderá ser evocada posteriormente. A memória de curta duração necessita das mesmas estruturas nervosas da memória de longa duração, mas envolve mecanismos próprios e diferentes. Além disso, é muito resistente a alguns agentes que afetam os mecanismos de consolidação da memória de longa duração. Algumas memórias explícitas podem ser de curta duração, como manter um diálogo, escutar música ou ler.

A *memória de longa duração* é a que dura de dias (*memória recente*) a décadas ou por toda vida (*memória remota*). Algumas memórias explícitas podem durar meses ou anos, enquanto as implícitas em geral duram toda vida. As memórias declarativas de longa duração necessitam de tempo para serem consolidadas. Nas primeiras horas após sua aquisição, essas memórias são instáveis e suscetíveis à interferência de numerosos fatores, como a ocorrência de outras memórias, liberação excessiva de hormônios do estresse (adrenalina e glicocorticoides) ou traumatismos cranianos.

A bibliografia consultada sobre memória é unânime ao mencionar que as classificações das memórias, embora valiosas didaticamente, não devem ser consideradas de modo rigoroso, pois em sua maioria constituem misturas de memórias de vários tipos e/ou de memórias antigas com memórias recém-adquiridas. Enquanto determinado conhecimento ou procedimento é evocado, a memória de trabalho é acionada para se verificar se essa memória consta ou não nos "arquivos" individuais, e as memórias de conteúdo semelhante ou não também são evocadas, formando-se, naquele momento, uma nova memória.

16.3.2.2 Bases anatômicas e moleculares

A **Figura 16.2** ilustra os diferentes tipos de memórias, relacionando-as com algumas zonas encefálicas que intervêm em sua formação e em seu armazenamento. A representação física ou a localização de uma memória é denominada *engrama* ou *traço de memória*. Os sistemas biológicos da memória incluem o lobo temporal medial, principalmente a região CA1 do hipocampo, que é a principal responsável pelos aspectos espaciais e contextuais na formação de memórias declarativas em mamíferos, a região CA3 do hipocampo, o giro denteado e o córtex entorrinal; o córtex pré-frontal e a área lateral intraparietal do neocórtex, que estão envolvidos na memória de trabalho, na consolidação e na evocação da informação; o córtex temporal, que armazena o conhecimento episódico e semântico; o estriado, que se relaciona com a memória procedural; os núcleos da amígdala, que contribuem para a formação de memórias de natureza vigilante ou aversiva e dão um colorido emocional aos acontecimentos; e o córtex sensório-associativo, envolvido no efeito de indícios ou dicas (*priming*) para as memórias declarativa e procedural. O *priming* é uma forma de memória em que, para sua evocação, o indivíduo precisa ser exposto a alguns de seus aspectos. Por exemplo, a lembrança de uma letra de música pode requerer que alguém diga seu primeiro verso.

Não existe, portanto, um núcleo com pequeno número de "células de memória" que armazenem nossas experiências de vida e comportamentos aprendidos de forma independente das demais funções cerebrais, nem todas as áreas corticais contribuem igualmente para essa capacidade, como já foi pensado antigamente. Muitos trabalhos indicam que a representação de percepções e memórias demanda a atividade coordenada de grandes populações de neurônios de diferentes áreas encefálicas, que são interconectadas, com um sistema de memória distribuída, em que muitos milhões a bilhões de sinapses podem estar envolvidos. Quanto mais neurônios e sinapses estiverem envolvidos na memória distribuída, menores as consequências de se perder qualquer célula isoladamente, o que é uma grande vantagem. No encéfalo humano, morrem neurônios todos os dias, e, provavelmente, é devido à natureza distribuída da memória que não perdemos de súbito a memória para determinadas pessoas ou eventos.

A aquisição de informações e a formação de memórias podem ocorrer nas sinapses (regiões de contato

Figura 16.2

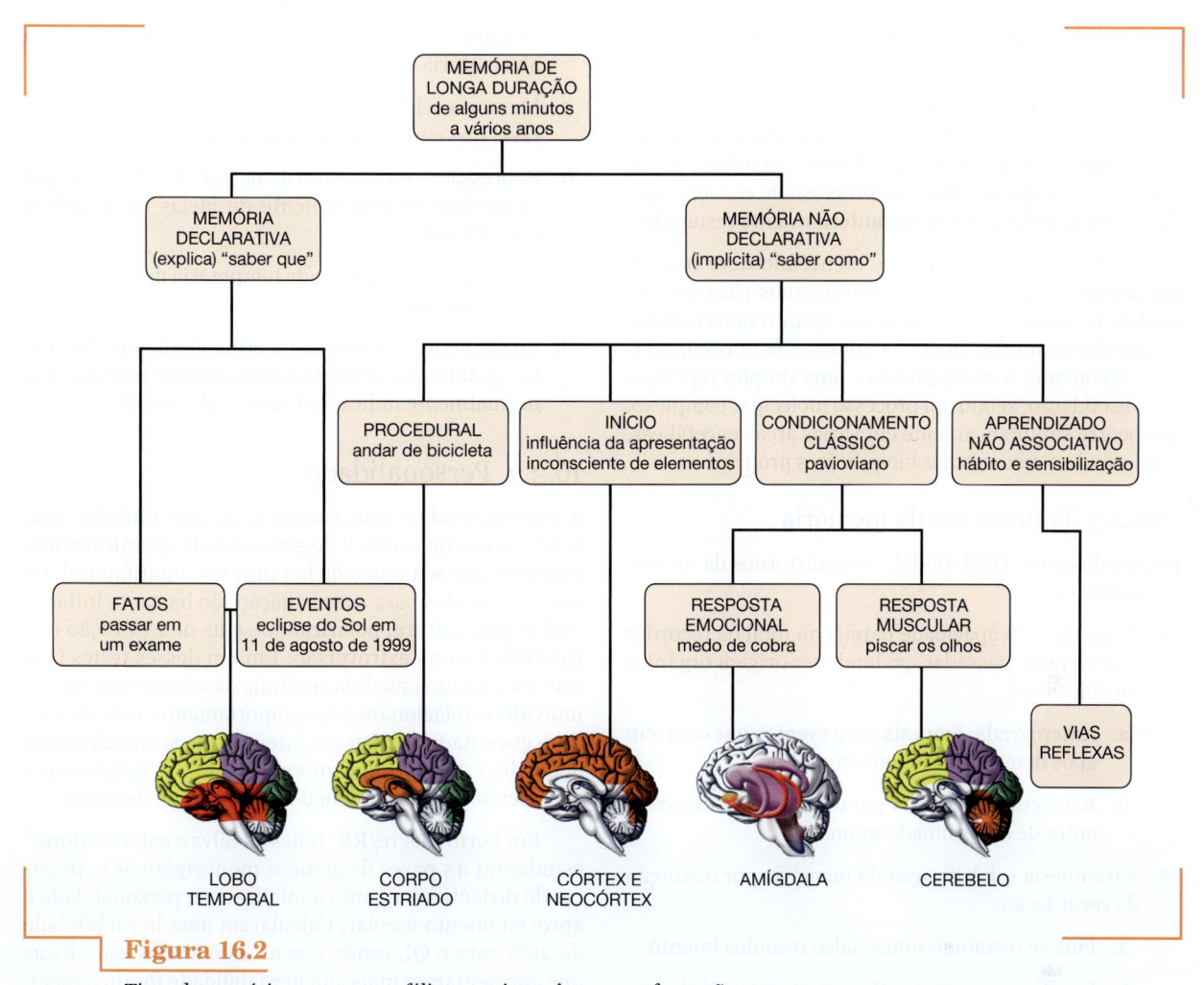

Tipos de memórias e zonas encefálicas que intervêm em sua formação e em seu armazenamento.

em que um neurônio transmite informação para outro neurônio). Independentemente da espécie, da localização no encéfalo e do tipo de memória, muitos mecanismos responsáveis pelos eventos relacionados com essa característica parecem ser universais. Esses eventos são representados, primeiramente, como mudanças na atividade elétrica do encéfalo, depois como moléculas químicas de curta duração (denominadas segundos mensageiros e formadas no citosol), que podem desencadear respostas bioquímicas, e a seguir como modificações em proteínas sinápticas preexistentes. Essas alterações temporárias são convertidas em modificações permanentes – a memória de longa duração – por alterações na estrutura das sinapses.

Em muitos tipos de memórias, isso requer a síntese de novas proteínas e o estabelecimento de novos microcircuitos. Em outras formas de memórias, os circuitos existentes podem ser rearranjados. Uma característica universal é o envolvimento dos íons Ca^{2+} não só na secreção de neurotransmissores e na contração muscular, mas em qualquer forma de plasticidade sináptica. Denomina-se plasticidade o conjunto de processos fisiológicos, nos níveis celular e molecular, que explicam a capacidade das células nervosas para mudar suas respostas a determinados estímulos como função da experiência. Como um íon carregado e um potente segundo mensageiro, o Ca^{2+} tem a habilidade única de acoplar a atividade elétrica diretamente a alterações de longa duração no encéfalo. Esses conhecimentos comprovam que o encéfalo humano, até certo grau, é constantemente submetido à reformulação de seus circuitos, para que possa se adaptar às experiências da vida.

A formação de uma determinada memória pode saturar os sistemas metabólicos das células envolvidas nesse processo e impedir a formação consecutiva de outra memória. É real a sensação quase física que alguém experimenta e refere como "não caber mais nada em sua cabeça", ao término de uma atividade intelectual (como uma aula), pois a cada construção de memória é utilizada uma grande porcentagem da capacidade bioquímica do hipocampo, comprometendo o aprendizado de outra tarefa similar ou diferente durante vários minutos ou horas. Por isso, é um fenômeno real a necessidade de um intervalo, após duas ou três aulas consecutivas.

As memórias são armazenadas mediante modificações permanentes ou duradouras da forma e da função das sinapses das redes neurais de cada memória, modificações essas que resultam do processo de consolidação da memória de longa duração, anteriormente resumido.

No momento da evocação, o encéfalo deve recriar, em instantes, memórias que levaram anos para ser formadas. Essa evocação será melhor quanto mais componentes dos estímulos condicionados forem apresentados nesse momento. A evocação não é uma simples repetição da consolidação, sendo um processo molecular complexo, que ocorre simultaneamente em várias áreas encefálicas, obedecendo a mecanismos bioquímicos próprios.

16.3.2.3 Transtornos da memória

De acordo com o DSM-IV-TR,[5] os transtornos da memória dividem-se em:

1. Amnésia – incapacidade parcial ou total de recordar experiências passadas, podendo ter origem orgânica ou emocional.
    a. Anterógrada: amnésia para eventos que ocorrem após determinado momento.
    b. Retrógrada: amnésia para eventos que ocorrem antes de determinado momento.
2. Paramnésia – falsificação da memória por distorção da recordação.
    a. *Fausse reconnaissance*: falso reconhecimento.
    b. Falsificação retrospectiva: a memória é distorcida involuntariamente (inconscientemente), sendo filtrada pelo estado emocional, cognitivo e experimental atual do indivíduo.
    c. Confabulação: preenchimento inconsciente de lacunas na memória, por experiências imaginadas ou falsas em que a pessoa acredita, mas não se baseiam em fatos; frequentemente associada a patologias orgânicas.
    d. *Déjà vu*: ilusão de reconhecimento visual em que uma nova situação é considerada incorretamente como repetição de uma memória anterior.
    e. *Déjà entendu*: ilusão de reconhecimento auditivo.
    f. *Déjà pensé*: ilusão de que um novo pensamento é reconhecido como algo que já foi sentido ou expressado.
    g. *Jamais vu*: falsa sensação de desconhecimento de uma situação real que a pessoa experimentou.
    h. Falsa memória: recordação e crença em um evento que não aconteceu de fato.
3. Hipermnésia – grau exagerado de conservação e evocação de memórias.
4. Imagem eidética – memória visual de nitidez quase alucinatória.
5. Memória seletiva – memória conscientemente tolerável que encobre uma memória dolorosa.
6. Repressão – mecanismo de defesa caracterizado por esquecimento inconsciente de ideias ou impulsos inaceitáveis.
7. Letológica – incapacidade temporária de lembrar palavras ou nomes.
8. Apagamento – amnésia experimentada por alcoolistas quanto ao comportamento durante embriaguez; normalmente indica lesão cerebral reversível.

16.3.3 Personalidade

A personalidade é mais complexa do que a inteligência, sendo muito mais difícil de ser estudada geneticamente. Supõe-se que seu modo de herança seja multifatorial. Os testes utilizados para sua avaliação são bastante influenciados pela cultura, polarizando-se na neurotização (introversão) ou na extroversão. Em um desses testes (Escala I-E), há uma medida contínua da atitude com que os indivíduos relacionam seu comportamento, considerando-o governado por fatores internos (os acontecimentos dependem do próprio comportamento) ou externos (os acontecimentos dependem de sorte, acaso e destino).

Em Porto Alegre/RS, Telles da Silva e colaboradores[6] estudaram 45 pares de gêmeos monozigóticos e 46 pares de dizigóticos, quanto a inteligência, personalidade e aproveitamento escolar. Calcularam uma herdabilidade de 46% para o QI, sendo que as habilidades específicas que apresentaram mais alta herdabilidade foram o raciocínio verbal, o raciocínio abstrato e as relações espaciais. Na personalidade, avaliada quanto a atividade, emotividade e repercussão das impressões (repercussão momentânea ou experiência passada), verificaram que as duas últimas possuíam as mais altas herdabilidades: 48 e 47%, respectivamente, enquanto a atividade apresentava apenas 34%. No aproveitamento escolar, houve maior herdabilidade para língua estrangeira (58%), estudos sociais (60%) e aproveitamento global (46%).

Estudos mais recentes concentraram-se em um modelo de personalidade que abrange cinco fatores: extroversão ou capacidade de exteriorizar sentimentos, aderência ou capacidade de concordar, diligência ou ter o desejo de realizar, neurotização ou negatividade e inteligência. Esse último fator pode ser considerado separadamente da personalidade, mas é um traço que a influencia. Atualmente, considera-se que a personalidade global, baseada nesses cinco fatores, apresenta uma hereditariedade de cerca de 50%, cifra não muito diferente das apresentadas antes. Outros estudos, baseados em lócus de traços quantitativos, sugerem que os fatores genéticos contribuem com 40 e até 60% da variância dos traços de personalidade.

Atualmente, pensa-se que os polimorfismos genéticos possam explicar a hereditariedade de certas características de personalidade. O primeiro polimorfismo genético relacionado a um traço comportamental específico foi o do *transportador do neurotransmissor serotonina*, conhecido como 5-HTT (OMIM 182138), bombeando o excedente desse neurotransmissor das sinapses, de modo a reduzir a estimulação neuronal. Quando esse transportador falha, o excesso de excitação elétrica nos neurônios serotonérgicos pode levá-los ao colapso. O polimorfismo no gene da proteína 5-HTT tem efeito sobre o modo como as pessoas lidam com situações estressantes. Existem pelo menos duas variantes: uma longa, devida ao alelo *L*, que resulta na maior expressão da proteína 5-HTT na membrana dos neurônios, e uma variante curta, devida ao alelo *S*, em que essa molécula aparece em menor quantidade no encéfalo. Em um estudo que envolveu mais de 500 indivíduos, submetidos a questionários de personalidade e análise genética quanto ao gene *5-HTT*, os resultados mostraram que os indivíduos que apresentavam pelo menos um alelo *S* (variante curta) eram visivelmente mais ansiosos do que os que receberam dois alelos *L* para a variante longa desse gene. Outro estudo, usando neuroimageamento por ressonância magnética da amígdala e testes de visualização de faces com expressões de emoções variáveis, mostrou que as pessoas com uma ou duas cópias da variante curta de *5-HTT* reagiam com mais intensidade a expressões de fúria e ansiedade. Posteriormente, foi verificado que o gene *5-HTT* influencia constantemente a atividade da amígdala, cuja hiperativação crônica parece estar relacionada à tendência à ansiedade ou a distúrbios psíquicos que são fatores de risco para a depressão. Os indivíduos com genótipo *LL* reagem com menos intensidade às possíveis fontes de estresse da vida (p. ex., doenças graves, sofrimento afetivo, desemprego e problemas financeiros). Mesmo com mais de quatro eventos gravemente estressantes, somente 17% desenvolvem sintomas de depressão. Entre os heterozigotos *LS*, essa porcentagem aumenta para 34%, e nos homozigotos *SS*, esse valor percentual chega a 43%.

Em 2006, Canli e colaboradores[7] demonstraram que a atividade de diferentes regiões encefálicas, após experiências estressantes, depende realmente do genótipo, afetando não apenas a amígdala, mas também o hipocampo, área fundamental para a formação da memória (ver seção 16.3.2). Cada tipo da proteína transportadora 5-HTT está relacionado a uma forma diferente de reação ao estresse. Os autores mencionados também perceberam que as pessoas com genótipos *SL* ou *SS* tendem a ser mais introspectivas, o que é considerado um fator de risco para a depressão, enquanto nos indivíduos homozigotos *LL* acontece o contrário: eles são mais calmos e passam menos tempo ruminando seus pensamentos. Essas diferenças genéticas podem explicar, de certa forma, por que algumas pessoas mostram reações exacerbadas e acabam se desesperando, até mesmo por motivos insignificantes.

Outro polimorfismo genético que influi na personalidade é o do gene que codifica o *receptor DRD4 do neurotransmissor dopamina* (*DRD4*; OMIM 126452), cujas variantes podem estimular o interesse das pessoas por novidades e desafios. Esse "gene da curiosidade" também está presente em outros organismos, como os chapins ou canários-da-terra. Em humanos, já foram detectadas três variantes do receptor DRD4: uma longa e duas mais curtas, na sequência de 48 pb na terceira alça citoplasmática dessa proteína, podendo ser subjacentes a diferenças individuais na suscetibilidade a transtornos neuropsiquiátricos e na responsividade à medicação antipsicótica.

A enzima *monoaminoxidase A* (codificada pelo gene *MAOA*, localizado no cromossomo Xp11.23; OMIM 309850) oxida as aminas dos neurotransmissores (principalmente serotonina, norepinefrina e dopamina) e da dieta, cuja regulação é importante para a manutenção do estado mental normal. Mutações no gene *MAOA*, acarretando baixos níveis dessa enzima, estão associadas a comportamento impulsivo, violento ou criminoso. Descobriu-se também que a maioria dos indivíduos com esse tipo de comportamento, em geral, sofreu maus-tratos na infância, reforçando a ideia de que a violência resulta da combinação da experiência pessoal com a predisposição genética. No entanto, crianças maltratadas que têm genótipo com uma variante polimórfica no promotor desse gene, produzindo altos níveis de MAO-A, são menos suscetíveis a desenvolver problemas antissociais, o que explica, parcialmente, como os polimorfismos genéticos podem moderar a sensibilidade infantil aos danos ambientais e por que nem todas as vítimas de maus-tratos tendem a vitimar os outros.

16.3.4 Homossexualidade

Define-se homossexualidade como o padrão sexual de atração erótica ou atividade sexual preferencial ou exclusiva entre pessoas do mesmo sexo, independentemente da disponibilidade de parceiros heterossexuais. Essa característica teve sua categoria diagnóstica marcantemente alterada na segunda metade do século XX: no *Manual Diagnóstico e Estatístico de Transtornos Mentais, DSM-I*[8] constava como "desvio sexual envolvendo comportamento patológico", incluído nos distúrbios sociopáticos da personalidade, enquanto no *Manual Diagnóstico e Estatístico de Transtornos Mentais, DSM-IV*[9] foi excluído de qualquer categoria diagnóstica específica. Assim, a homossexualidade é considerada uma variante de frequência regular da sexualidade humana, e não mais um transtorno patológico.

Ninguém realmente sabe a razão pela qual as pessoas têm sentimentos de pertencer a um gênero ou ao outro, ou por que são heterossexuais, bissexuais ou homossexuais. Os pesquisadores acreditam que a homossexualidade seja controlada em partes iguais pelos genes e pelos fatores ambientais. Ela é mais comum do que se pensa, está presente em todas as culturas e vem ocorrendo há milhares de anos.

As atitudes em relação à homossexualidade variam muito entre as culturas. Por exemplo, nas Filipinas, é considerada uma variante natural da sexualidade. Nos Estados Unidos, alguns estados ainda possuem leis punidoras das práticas homossexuais. Por outro lado, o Código Napoleônico Francês, escrito em 1810 e seguido por muitas nações até hoje, estabelece que as relações homossexuais voluntárias entre adultos não constituem um ato criminoso.

Geneticamente, a homossexualidade (OMIM 306995) pode ser considerada uma variante de um comportamento mais comum – assim como os olhos verdes são uma variante dos olhos azuis ou castanhos, mais comuns. A partir de uma compilação de muitos estudos, concluiu-se que 2% dos homens têm sentimentos ou atitudes homossexuais e 3% são bissexuais, sendo muito escassos os dados quanto às mulheres, segundo os quais a frequência de homossexualidade aproxima-se de 3%. De acordo com alguns autores, a frequência de homossexualidade para ambos os sexos é de 6% ou um valor entre 1 e 10%.

Uma explicação para essa variante é a presença ou ausência de hormônios androgênicos durante o período crítico de diferenciação do cérebro para características masculinas ou femininas. A presença de androgênios organiza o sistema nervoso central para a mediação de comportamentos sexuais e sociais típicos do sexo masculino; a ausência de androgenização resulta em uma organização diferente do sistema nervoso central, para mediar os comportamentos sexuais femininos. Na desandrogenização experimental de fetos masculinos e androgenização de fetos femininos de roedores, durante seus períodos críticos, ocorre uma organização sexual neurológica invertida: as fêmeas assim tratadas exibem comportamentos sexuais e sociais masculinos e preferem fêmeas como parceiras; os machos desandrogenizados apresentam os padrões femininos correspondentes. Esses dados sugerem que o meio hormonal precoce desempenha um papel variável no desenvolvimento da orientação heterossexual ou homossexual, pelo menos em algumas pessoas. Em geral, os homens homossexuais mostram níveis mais baixos de androgênios do que os heterossexuais; as mulheres com hiperadrenocorticalismo apresentam homossexualidade ou bissexualidade com mais frequência do que as mulheres heterossexuais.

Segundo alguns estudos familiares, homens homossexuais têm mais irmãos com essa orientação sexual do que os homens heterossexuais, mostrando uma distribuição familiar dessa característica. Além disso, parentes femininos pelo lado materno de homossexuais têm maior fecundidade do que parentes femininos maternos de heterossexuais, diferença que não é encontrada entre os parentes femininos pelo lado paterno. Outro resultado das pesquisas com famílias é o efeito da ordem de nascimento: frequentemente os homossexuais masculinos são os irmãos mais novos, não os primogênitos, que em geral também são do sexo masculino, não do feminino.

Os estudos gemelares também fornecem evidências de uma influência genética na homossexualidade. É mais provável que os gêmeos monozigóticos ou idênticos sejam ambos homossexuais do que os gêmeos dizigóticos ou fraternos de mesmo sexo, o que aponta para um componente genético. Foi analisada a orientação sexual de mais de uma centena de pares gemelares ou adotivos do sexo masculino, nos quais pelo menos um deles era homossexual, encontrando uma taxa de 50% para homossexualidade entre os monozigóticos, praticamente o dobro da calculada para os gêmeos dizigóticos (24%) e quase o triplo da verificada entre os irmãos adotivos (19%). Dois anos mais tarde, um estudo semelhante feito pelos mesmos autores, envolvendo pares de gêmeas e irmãs adotivas, mostrou taxas de concordância de 48% (gêmeas monozigóticas), 16% (gêmeas dizigóticas) e 6% (irmãs adotivas). Esses resultados seguem o padrão esperado para uma característica genética: os gêmeos que são mais semelhantes geneticamente (os pares monozigóticos) apresentam uma taxa de concordância mais alta do que os gêmeos que não são tão similares (os pares dizigóticos) e as irmandades adotivas. Por outro lado, é intrigante verificar-se que os adotivos, que não são geneticamente relacionados, mostram uma taxa de concordância quase tão alta quanto os gêmeos dizigóticos, que apresentam forte relação genética. Esse resultado foi atribuído a uma diferença na disposição dos diferentes grupos voluntários de homossexuais para permitirem o contato com seus irmãos adotivos. Os gêmeos homossexuais permitiam que seus cogêmeos fossem testados, independentemente de estes serem homossexuais ou heterossexuais, enquanto os homens homossexuais do outro grupo de estudo relutavam em permitir o contato com seus irmãos adotivos, quando estes não eram homossexuais. Isso certamente ocasionou a tendência para uma concordância mais elevada de homossexualidade entre pares de irmãos adotivos.

Além disso, existe a hipótese de que pelo menos alguns indivíduos apresentam diferenças neuroanatômicas e neurofisiológicas que poderiam contribuir para a conduta homossexual: (a) anatomicamente, dois núcleos hipotalâmicos, o INAH-3 (de *intersticial nucleus of anterior hypothalamus 3*) e o SCN (de *suprachiasmatic nucleus*), apresentam tamanhos diferentes nos homens heterossexuais e homossexuais: o primeiro deles apresenta-se nos homossexuais com tamanho e número de células semelhantes aos das mulheres, enquanto o segundo está aumentado nos homossexuais masculinos, em relação aos indivíduos heterossexuais de ambos os sexos; (b) alguns dados fisiológicos mostram que homens homossexuais apresentam eletrencefalogramas diferentes dos de homens e mulheres heterossexuais; e (c) pelo menos alguns homossexuais masculinos apresentam respostas hormonais hipotalâmicas semelhantes ao padrão feminino.

Em 1993, Hamer e colaboradores[10] rastrearam a herança de cinco sequências de DNA no braço longo do cromossomo X, mais especificamente na banda Xq28, em 40 pares de irmãos homossexuais. Embora essas sequências de DNA sejam muito variáveis na população geral, eram idênticas em 33 desses pares de irmãos. Os referidos autores interpretaram esse resultado, propondo que os genes que causam ou predispõem à homossexualidade em homens situam-se no cromossomo X. Em estudo posterior, esses dados foram confirmados para irmãos homossexuais do sexo masculino, mas não para irmãs com essa orientação sexual, o que se mostrava compatível com outras investigações que não evidenciavam relação genética entre a homossexualidade masculina e a feminina. Pesquisas posteriores não conseguiram repetir os resultados obtidos por Hamer,[10] o que sugere a existência de outros genes envolvidos na homossexualidade, além dos localizados no Xq28.

O primeiro relato de um estudo de varredura ou análise genômica ampla (ver Cap. 18) da orientação sexual em homens foi feito por Mustanski e colaboradores,[11] que estudaram 456 indivíduos de 146 famílias (73 já estudadas por outros autores e 73 compondo sua nova amostra) com dois ou mais irmãos homossexuais. Devido à sugestão prévia de efeito materno na orientação sexual, que indicaria fatores epigenéticos atuantes nos genes autossômicos, os escores das estimativas de máxima verossimilhança (mlod) foram calculados separadamente para transmissão materna, paterna e conjunta. Na nova amostra, foi encontrado um efeito de origem materna próximo ao marcador D10S217 em 10q26, com escore de mlod de 1,81 para as meioses maternas, e nenhuma contribuição paterna. Em toda a amostra, entretanto, não se encontrou ligação ao Xq28 (mlod = 0,35).

Não podem ser ignoradas as influências ambientais, porém sua fonte e modo de ação não são bem claros. Alguns autores propõem um modelo de influência familiar sobre características da personalidade, caracterizando um perfil de indivíduo com baixos valores de procura de novidades, altos em evitação de dano e busca de recompensa, com rejeição por parte das figuras masculinas e mãe superprotetora, no qual é provável o aparecimento de preferências homossexuais.

A considerável frequência populacional da homossexualidade constitui um paradoxo. Se a contribuição genética para essa característica é próxima a 50%, como se explica a manutenção de um ou mais genes a ela relacionados em frequências tão altas, já que diminuem ou eliminam as possibilidades de reprodução dos indivíduos portadores e, consequentemente, de si próprios? Que vantagens teriam esses genes, diante da diminuição de fertilidade dos homossexuais, pelo menos masculinos? Uma das hipóteses mais difundidas, a da "seleção por parentesco", de E. O. Wilson,[12] propõe que apenas alguns portadores desses genes desenvolveriam um comportamento homossexual. Esses, sem as obrigações impostas pelos deveres da paternidade, teriam condições de atuar com mais eficiência no auxílio de parentes, possibilitando-lhes taxas mais altas de sobrevivência e reprodução. Tais genes continuariam existindo ao longo das gerações, mesmo que alguns de seus portadores não se reproduzissem. Outra hipótese leva em conta o fato de que os mesmos genes, colocados em ambientes diferentes, podem levar a resultados fenotípicos diversos; desse modo, os genes apenas predisporiam os indivíduos à homossexualidade em situações ambientais específicas.

16.4 Características comportamentais patológicas

16.4.1 Complicações mais frequentes no estudo genético das características comportamentais patológicas

O **Quadro 16.1** apresenta alguns dos fatores que complicam o estudo das características patológicas do comportamento, frustrando as tentativas de identificação dos genes que as condicionam. A fim de serem evitados os efeitos desses fatores, são observados os seguintes cuidados: utilização de categorias e critérios diagnósticos bem definidos; métodos padronizados e objetivos para a avaliação fenotípica; estudos do tipo duplo-cego, nos quais psiquiatras e geneticistas não conheçam previamente a condição dos indivíduos estudados quanto aos marcadores genéticos e aos diagnósticos, respectivamente; acesso a todas as informações relevantes à especificação do modo de herança da doença; e utilização de métodos de análise ampliados, a fim de abranger tanto o estudo com enfoque monogênico, como com enfoque poligênico.

16.4.2 Deficiência mental

16.4.2.1 Conceito, diagnóstico, epidemiologia, caracterização e etiologia

A deficiência mental é definida como o funcionamento intelectual inferior à média, que se manifesta geralmente antes dos 18 anos, com limitações significativas no funcionamento adaptativo em pelo menos duas das seguintes áreas de habilidades: comunicação, autocuidados, vida doméstica, habilidades sociais/interpessoais, uso de recursos comunitários, autossuficiência, habilidades acadêmicas, trabalho, lazer, saúde e segurança. Destaca-se o comportamento **adaptativo**, porque uma pessoa com QI igual a 60, que mantenha seu emprego e suas relações interpessoais de maneira satisfatória, não seria considerada deficiente. A rigor, a deficiência mental não é uma

Quadro 16.1 Fatores que complicam o estudo genético das características patológicas do comportamento

Critérios diagnósticos variáveis
Erro diagnóstico e heterogeneidade clínica
Classificação inadequada dos fenótipos básicos e intermediários (espectro fenotípico)
Heterogeneidade etiológica
Efeitos de idade, sexo e coorte
Idade variável de início
Modos de herança complexos
Comorbidade

Fonte: Adaptada de Moldin & Gottesman.[13]

doença; é o resultado de um processo patológico no encéfalo caracterizado por limitações no nível final do funcionamento intelectual e adaptativo.

De acordo com o DSM-IV-TR,[5] o diagnóstico de deficiência mental depende da presença de QI abaixo da média, medido por um teste padronizado, e do déficit na função adaptativa, presente em pelo menos duas áreas de funcionamento.

Estima-se que 1% da população apresenta deficiência mental. Dessa parcela, 90% têm deficiência mental leve (QI entre 50 e 70) e 10% deficiência mental grave (QI abaixo de 50). Esse último nível pode ser subdividido em deficiência mental moderada (QI entre 35 e 50), grave (QI entre 20 e 35) e profunda (QI abaixo de 20). A deficiência mental é aproximadamente 1,5 vez mais comum em homens do que em mulheres. Em pessoas mais idosas, a prevalência é menor, porque nos casos graves ou profundos a taxa de mortalidade é alta, devido a complicações de distúrbios físicos associados. A **Tabela 16.1** apresenta algumas características diferenciais entre a deficiência mental grave e a deficiência mental leve.

Com relação à etiologia, os casos de **herança monogênica** abrangem, principalmente, os erros metabólicos hereditários (p. ex., fenilcetonúria, galactosemia, síndrome de Lesch-Nyhan e mucopolissacaridoses) e as síndromes neurocutâneas (p. ex., neurofibromatose I, esclerose tuberosa, adrenoleucodistrofia e síndrome de Sturge-Weber); os casos devidos a **alterações cromossômicas** evidentes correspondem, com maior frequência, às trissomias autossômicas do 21, 13 e 18 e às síndromes do X frágil, enquanto as anormalidades cromossômicas sutis (p. ex., microdeleções) resultam nas síndromes de genes contíguos (p. ex., síndrome de Zellweger, síndrome de Di George, síndromes de Prader-Willi e de Angelman). Cabe considerar que, até recentemente, a deficiência mental leve era atribuída praticamente só à **herança multifatorial**, mas o uso de técnicas citogenéticas sofisticadas evidenciou, em alguns casos, microalterações cromossômicas que seriam responsáveis pelo quadro leve de deficiência mental e outras características clínicas, constituindo o grupo das **síndromes de genes contíguos**, anteriormente referido.

A etiologia **ambiental** está presente tanto na deficiência mental grave como na leve, por meio de infecções virais, exposição a teratógenos físicos e/ou químicos, hipoxia ou trauma perinatal, ou, ainda, doença materna (seu efeito, em geral, dependendo do estágio do desenvolvimento em que se dá a exposição a esses agentes etiológicos; ver Cap. 7). O aconselhamento, na deficiência grave, trata de evitar a recorrência em novos membros da irmandade do afetado; já na deficiência leve, a ênfase é na prevenção de descendentes deficientes.

Um tipo especial de deficiência mental é a ligada ao cromossomo X, cuja prevalência é de cerca de 2/1.000 meninos, apresentando grande heterogeneidade genética e fenotípica. Atualmente, são conhecidos mais de 200 tipos de deficiência mental ligada ao cromossomo X, subdivididos em sindrômicos e não sindrômicos. A seguir, são apresentados alguns tipos mais frequentes: as **síndromes do X frágil** e o **transtorno de Rett**.

Na mesma localização (Xq28) do sítio frágil FRAXE, foi detectado outro sítio frágil, denominado sítio frágil tipo ácido fólico, FRAXF (OMIM 300031), causado por uma mutação no gene *FAM11A*, que silencia sua transcrição. Esse gene origina-se da ilha CpG (ver Cap. 1) do sítio frágil FRAXF e contém repetições do trinucleotídeo CGG na região não traduzida 5'. A expansão e a metilação desse trinucleotídeo na ilha CpG resulta em silenciamento

Tabela 16.1 Características diferenciais da deficiência mental grave e leve

Características	Deficiência mental grave	Deficiência mental leve
Sinonímia	Deficiência mental clínica	Deficiência mental subclínica, familiar ou subcultural
Anomalias anatômicas	Presentes (isoladas ou múltiplas)	Geralmente ausentes
Cromossomos	Com alterações evidentes	Normais ou com alterações sutis
Estatura e perímetro cefálico	Crescimento reduzido e perímetro cefálico anormal	Ambos dentro dos limites normais
QI	Inferior a 50	Entre 50-70
Problemas predominantes	Distúrbios neurológicos	Problemas emocionais
Erros metabólicos hereditários	Frequentes	Raros
Fertilidade	Geralmente ausente	Inferior à da população em geral
Nível socioeconômico	Variado	Geralmente baixo
Tipo de herança	Monogênica (erros metabólicos), cromossômica (síndromes cromossômicas) ou ambiental (infecção, drogas, etc.)	Multifatorial (maioria dos casos), microdeleções cromossômicas (síndrome dos genes contíguos) ou ambiental
Genitores e irmãos dos afetados	QI normal	Geralmente apresentam baixo QI

Fonte: Sadock e Sadock,[1] Bregman e Harris[14] e Vogel e Motulsky.[15,16]

Síndromes do X frágil e transtorno de RETT

Síndrome de deficiência mental do X frágil (FRAXA; OMIM 300624)

Sinonímia – Síndrome do X frágil, síndrome de Martin-Bell, síndrome da deficiência mental ligada ao X com macrorquidia, síndrome do X marcador, deficiência mental ligada ao X associada ao marXq28. No sexo feminino, insuficiência ovariana prematura ou primária associada ao X frágil.

Localização cromossômica – Xq27.3.

Frequência – Encontra-se entre 1/1.000 homens e 1/2.000 mulheres e 1/4.000 homens e 1/8.000 mulheres, sendo a forma mais comum de deficiência mental hereditária. A FRAXA responde por 3 a 6% dos casos de deficiência mental entre meninos com história familiar positiva de deficiência mental e nenhum defeito de nascimento. É responsável por 50% dos casos de deficiência mental ligada ao cromossomo X e é a segunda causa mais comum de deficiência mental depois da trissomia 21.

Genética – A FRAXA é causada por uma mutação no gene *FMR1* (OMIM 309550); a maioria dos casos mostra expansão instável, na região não traduzida 5', do trinucleotídeo $(CGG)_n$, em geral com mais de 200 repetições, e metilação gênica anormal, silenciando o gene e suprimindo sua transcrição, com a consequente redução dos níveis de seu produto proteico no encéfalo, uma proteína de ligação ao mRNA. A ausência dessa proteína, envolvida na regulação de sua tradução e na de outros tipos de mRNA presentes no encéfalo, causa os aspectos clínicos da FRAXA.

As pessoas que não têm essa mutação apresentam de 6 a 55 cópias do referido trinucleotídeo, herdadas de maneira estável; e as que apresentam de 56 a 200 repetições têm o que é chamado pré-mutação, causando a síndrome de ataxia/tremor do X frágil (FXTAS; OMIM 300623). Recentemente, uma revisão da síndrome do X frágil caracterizou a FRAXA como um distúrbio no desenvolvimento neurológico e a FXTAS, como um distúrbio neurodegenerativo.

A FRAXA tem um padrão de herança peculiar: o gene *FMR1* mostra 80% de penetrância nos homens e 30% nas mulheres. A baixa penetrância do gene e a expressividade variável no sexo feminino parecem relacionar-se com a inativação do X. As expansões do trinucleotídeo CGG tendem a se tornar maiores, nas gerações sucessivas, até caracterizarem uma pré-mutação (FXTAS) ou uma mutação completa (FRAXA). Quanto maior for o número dessas expansões, mais grave será o quadro clínico.

A denominação de síndrome do X frágil é devida à aparência do cromossomo X, que mostra um sítio propenso a quebra, próximo ao telômero do braço longo desse cromossomo (banda Xq27.3). Esse sítio frágil apresenta-se como uma lacuna ou região não corada, geralmente envolvendo as duas cromátides, que pode quebrar facilmente e pode ser observada em preparações citogenéticas especiais (ver Cap. 4). Nas mulheres são utilizadas técnicas especiais para a identificação das heterozigotas.

Características clínicas – Peso normal ao nascer. Geralmente, os recém-nascidos têm peso e comprimento maiores do que seus irmãos normais, bem como grande perímetro cefálico; QI varia de 30 a 65, mas às vezes é normal; ocasionalmente, têm autismo ou hiperatividade na infância e temperamento amigável, timidez e ausência de agressividade na adolescência; fala repetitiva ou vacilante; face alongada, testa e mandíbula proeminentes, palato ogival, hipoplasia mediofacial, orelhas grandes e antevertidas; macrorquidia (3-4 cm^3 na infância, quando o tamanho normal é de 2 cm^3; 30-60 cm^3 na adolescência, quando o normal é inferior a 25 cm^3); ocasionalmente, epilepsia, reflexos aumentados nas extremidades inferiores, ginecomastia, pele fina, espessamento do escroto.

Um quinto dos homens e dois terços das mulheres que apresentam a mutação do X frágil não mostram sinais clínicos.

Síndrome de deficiência mental associada ao X frágil (FRAXE; OMIM 309548)

Sinonímia – Síndrome de deficiência mental do sítio frágil E.

Localização cromossômica – Xq28.

Frequência – É um tipo de deficiência mental não sindrômica, presente em 1/50.000 recém-nascidos do sexo masculino ou em 1/100.000 a 1/150.000 indivíduos da população geral.

Genética – A FRAXE é causada por uma mutação que silencia o gene *FMR2* (OMIM 300806), também conhecido como *AFF2*; a maioria dos casos mostra expansão instável de um trinucleotídeo diferente, $(CCG)_n$, na região não traduzida 5' do gene *FMR2*, no sítio frágil FRAXE, cuja localização é distal à do sítio FRAXA. A expansão e a hipermetilação das repetições CCG resultam em deficiência mental nessa síndrome. Em pessoas normais, existem entre 6 e 25 repetições CCG, enquanto nos afetados são observadas cerca de 200 cópias. O mosaicismo é frequente e a deficiência mental menos grave do que nos pacientes com FRAXA.

Características clínicas – Deficiência mental leve a moderada, associada a dificuldades de aprendizagem; déficits de comunicação, problemas de atenção, hiperatividade e comportamento autista;

ocasionalmente, microcefalia, baixa estatura e atraso no desenvolvimento.

Transtorno de Rett (OMIM 312750)

Sinonímia – Síndrome de Rett, síndrome de Rett variante (com preservação da fala), síndrome de Rett atípica, síndrome de Rett, variante Zappella.

Localização cromossômica – Xq28.

Frequência – Esse transtorno ou síndrome é observado quase exclusivamente no sexo feminino, com frequência de 1/15.000 a 1/20.000 meninas.

Genética – Esse transtorno parece ser causado por uma mutação no gene *MECP2* (OMIM 300005), que codifica uma proteína de ligação à CpG metilada; essa proteína, estando associada à cromatina, pode ativar ou reprimir a transcrição e é necessária para a maturação dos neurônios. Alguns autores consideram que a encefalopatia epiléptica infantil precoce tipo 2 (OMIM 300672) seja uma forma atípica e grave da síndrome de Rett, causada por mutação no gene *CDKL5* (OMIM 300203), localizado em Xp22 e codificador de uma proteinoquinase dependente de ciclina.

Há também uma variante congênita (OMIM 613454), com características semelhantes à da síndrome de Rett típica, porém de início muito precoce. Nesse caso, o gene envolvido é o *FOXG1* (OMIM 164874), localizado no 14q13 e codificador de um fator de transcrição do desenvolvimento, com atividade repressora.

Características clínicas – No transtorno de Rett típico, após o desenvolvimento pós-natal, aparentemente normal, o ritmo de desenvolvimento torna-se mais lento e, em torno do primeiro ano de idade, surgem os primeiros sinais de deterioração neurológica. A desaceleração do crescimento cefálico acompanha-se de deficiência mental, perda de habilidades motoras, linguísticas e adaptativas, movimentos contínuos e estereotipados das mãos, apraxia e comportamento autista. Durante a adolescência e a vida adulta, aumentam as dificuldades esqueléticas e neuromusculares, ainda que, em alguns casos, as habilidades cognitivas e sociais possam apresentar uma pequena melhora. Outros aspectos ocasionais: convulsões, escoliose e respiração irregular, com episódios de hiperventilação, apneia e respiração presa. Pacientes que alcançam a idade adulta permanecem em um nível cognitivo e social equivalente ao do primeiro ano de vida.

Alguns indivíduos com transtorno de Rett recebem diagnósticos iniciais de transtorno autista, devido às suas dificuldades nas interações sociais, por isso deve ser realizado o diagnóstico diferencial entre ambos os transtornos.

transcricional do gene. Todavia, existem poucos dados a respeito desse sítio frágil. A **Figura 16.3** mostra crianças e adultos com a síndrome do X frágil (FRAXA) e um heredograma ilustrativo da herança dessa síndrome.

Em torno de um terço dos casos de deficiência mental de todos os tipos poderiam ser evitados da seguinte forma: de 7 a 9% são evitáveis mediante diagnóstico pré-natal em mulheres com mais de 35 anos; de 7 a 10% são secundariamente evitáveis pelo aconselhamento genético e amniocentese após o nascimento de uma primeira criança afetada; e de 20 a 22% poderiam ser prevenidos mediante uma melhoria do atendimento pré, peri e pós-natal, prevenindo-se, por exemplo, os casos devidos à rubéola, por meio de vacinação das futuras mães, bem como muitas das paralisias cerebrais, por meio da profilaxia obstétrica e perinatal, além de outras medidas.

16.4.3 Transtorno autista

O transtorno autista é um dos cinco transtornos globais do desenvolvimento,[5] e, com a síndrome de Asperger e o transtorno global do desenvolvimento sem outra especificação, compõe a tríade denominada por alguns pesquisadores como "transtornos do espectro do autismo". O "fenótipo autista", considerado em sentido amplo, abrange os indivíduos com alguns sintomas de autismo, mas que não preenchem todos os critérios diagnósticos desse transtorno.

Desde 1867, já era conhecido um transtorno mental que afetava precocemente as crianças, incluído então no grupo das psicoses. Em 1907, Eugen Bleuler cunhou o termo *autismo* para designar um modo de estar no mundo, caracterizado por perda do contato com a realidade e grande dificuldade ou impossibilidade de comunicação. Em 1943, Leo Kanner retomou esse termo para designar uma doença autônoma da infância, de características semelhantes às da doença designada por Bleuler, chamando-a *autismo infantil* e fazendo o primeiro relato abrangente desse transtorno. Kanner definiu-o como uma incapacidade precoce para desenvolver o contato afetivo comum interpessoal, propiciado biologicamente, e sugeriu a presença de um defeito inato, provavelmente genético, nos afetados.

16.4.4 Transtornos do humor

Essa categoria abrange um grande grupo de transtornos psiquiátricos, cujo quadro clínico apresenta afetos patológicos e distúrbios vegetativos e psicomotores correlatos. Anteriormente denominados de "transtornos afetivos", sua denominação atual é preferida por se referir a estados emocionais persistentes e não meramen-

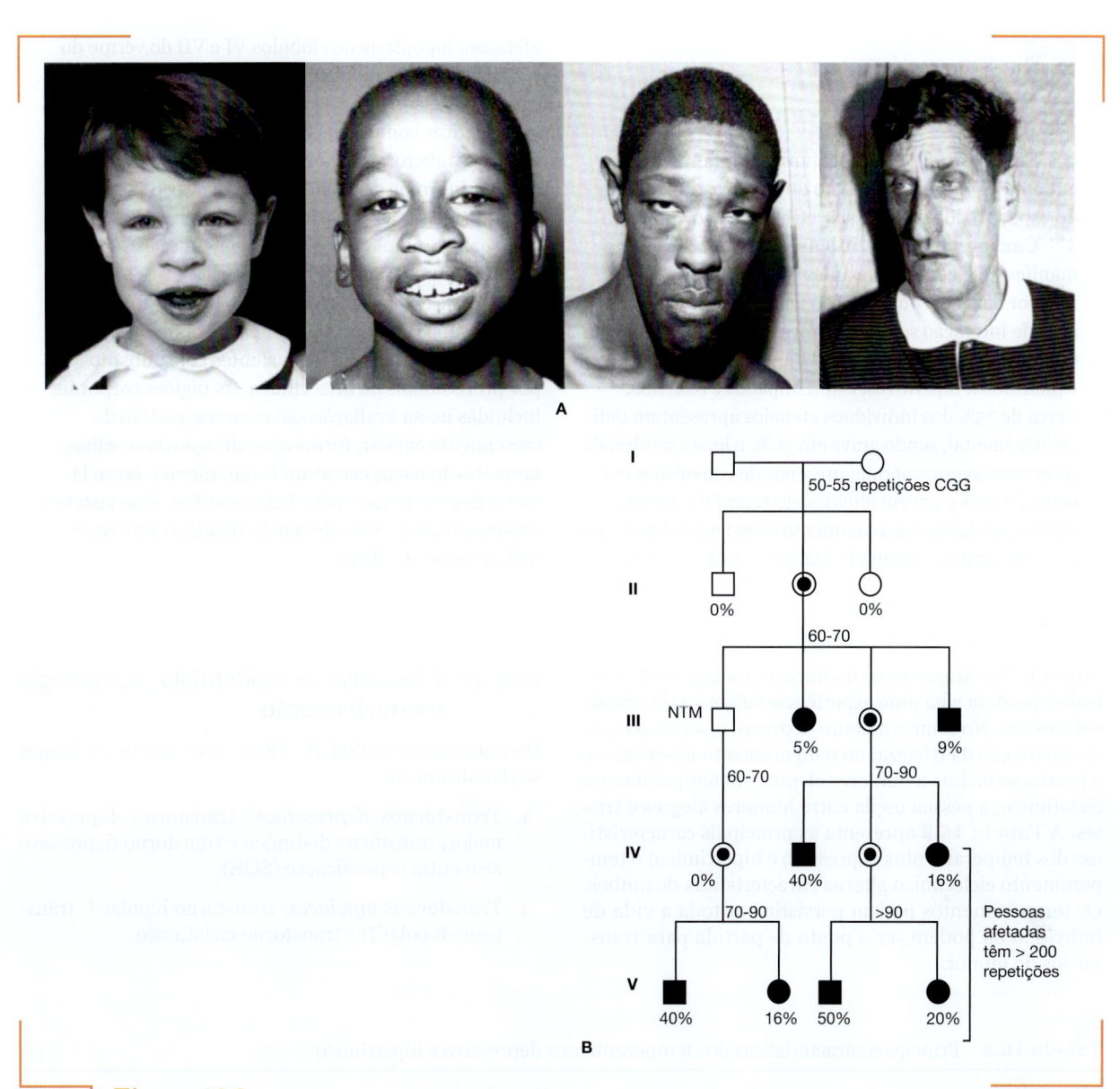

Figura 16.3

A – Meninos e adultos com a síndrome do X frágil. Note as faces alongadas, mandíbula proeminente, orelhas grandes e as características similares de indivíduos de grupos étnicos diferentes. **B** – Um heredograma mostrando a herança da síndrome do X frágil. As mulheres que têm uma pré-mutação (56 a mais de 200 repetições CGG) estão assinaladas com um ponto. As pessoas afetadas são representadas por símbolos escuros. Um homem transmissor normal, que tem uma pré-mutação de 60 a 70 repetições, é chamado de NTM (do inglês *normal transmitting male*) Note que o número de repetições aumenta cada vez que a mutação é transmitida por outra mulher. Apenas 5% das irmãs de NTM são afetadas, e só 9% de seus irmãos são afetados, enquanto 40% de seus netos e 16% das netas são afetadas.

Fonte: Gelehrter e colaboradores,[17] Jorde e colaboradores[18] e Lewis.[19]

---

te a expressões externas (afetivas) do estado emocional presente. Esses transtornos são mais considerados como síndromes (em vez de doenças distintas) com sinais e sintomas mantidos durante semanas a meses, representando um desvio significativo do funcionamento habitual do indivíduo e com tendência recorrente, de forma periódica ou cíclica.

A maioria das pessoas tem um padrão característico de oscilações afetivas básicas que define seu temperamento. De um modo geral, agrupam-se em três tipos de estado de humor: normal, elevado e deprimido (ou depressivo). Os indivíduos com estado de humor normal têm uma ampla gradação de estados de humor e expressões afetivas, mas se sentem no controle de seu tempe-

Transtorno autista (OMIM 209850)

Sinonímia – Autismo, autismo infantil precoce, autismo da infância, autismo de Kanner, transtorno do espectro do autismo, suscetibilidade ao autismo 1.

Características clínicas – Esse transtorno manifesta-se geralmente antes dos 3 anos e se caracteriza por ausência ou limitação da comunicação verbal, falta de interação social recíproca ou responsividade e padrões de interesses, atividades e comportamentos ritualizados, repetitivos, estereotipados e restritos. Cerca de 75% dos indivíduos afetados apresentam deficiência mental, sendo grave em 50%, e leve a moderada na porcentagem restante; presença de convulsões em cerca de 30% e anormalidades eletrencefalográficas em 20 a 50% dos casos; aumento ventricular detectado por tomografia computadorizada em 20 a 25% dos afetados; hipoplasia dos lóbulos VI e VII do verme do cerebelo e anormalidades corticais. Em 15 a 40% dos casos de transtorno autista, há comorbidade com doenças genéticas conhecidas (p. ex., síndrome do X frágil e esclerose tuberosa) ou com alterações cromossômicas (p. ex., síndrome de Down e duplicações do 15q), o que, segundo alguns autores, poderia refletir distúrbios em uma via neurobiológica comum, genes de suscetibilidade em comum e desequilíbrio de ligação.

Miles e colaboradores[20] apresentaram um sistema de avaliação de características dismórficas, para facilitar a identificação de pacientes com autismo por profissionais da área clínica. As regiões corporais incluídas nessa avaliação são estatura, padrão de crescimento capilar, forma e localização das orelhas, tamanho do nariz, estrutura facial, *filtrum*, boca, lábios e dentes, mãos e pés, dedos e unhas. Esse sistema mostrou mais de 80% de sensibilidade e entre 95 e 99% de especificidade.

---

ramento. Nos transtornos do humor, a sensação de controle é perdida e há uma experiência subjetiva de grande sofrimento. No temperamento depressivo, a pessoa tende na direção da tristeza; no temperamento hipertímico, a pessoa se inclina a humores alegres; no temperamento ciclotímico, a pessoa oscila entre humores alegres e tristes. A **Tabela 16.2** apresenta as principais características dos temperamentos depressivo e hipertímico; o temperamento ciclotímico alterna características de ambos. Os temperamentos podem persistir por toda a vida do indivíduo ou podem ser o ponto de partida para transtornos do humor.

16.4.4.1 Classificação, epidemiologia, etiologia e caracterização

De acordo com o DSM-IV-TR[5] os transtornos do humor se classificam em:

1. *Transtornos depressivos:* transtorno depressivo maior, transtorno distímico e transtorno depressivo sem outra especificação (SOE).

2. *Transtornos bipolares:* transtorno bipolar I, transtorno bipolar II e transtorno ciclotímico.

Tabela 16.2 Principais características dos temperamentos depressivo e hipertímico

Depressivo	Hipertímico
Sombrio, incapaz de divertir-se, queixoso	Alegre e exuberante, expansivo
Sem senso de humor	Loquaz e brincalhão, com fuga de ideias
Dificuldade de concentração	Dificuldade de concentração
Cético, pessimista e dado a preocupações intensas	Excessivamente otimista e despreocupado
Propenso a culpa, baixa autoestima e preocupado com inadequação e fracasso	Superconfiante, elevada autoestima, conta vantagens e é grandioso
Introvertido, com vida social restrita	Extrovertido e sempre em busca de pessoas
Lento e passivo, leva uma vida sem ação, baixo nível de energia	Alto nível de energia, cheio de planos e atividades imprevidentes
Poucos interesses, que podem ser abordados com relativa constância	Versátil, com amplos interesses
Ideias de morte ou suicídio	Superenvolvido e intrusivo
Confiável e devotado	Desinibido e em busca de estímulos
Geralmente dorme muito (> 10 h/noite)	Geralmente dorme pouco (< 6 h/noite)

Fonte: Sadock e Sadock,[1] e Akiskal.[21]

3. *Transtornos do humor devidos a uma condição médica geral.*
4. *Transtornos do humor induzidos por substâncias.*
5. *Transtornos do humor SOE.*

Os transtornos do humor constituem as psicopatologias mais comuns na população. Aparentemente, não mostram variação étnica, e sua maior prevalência é encontrada entre pessoas com menos de 45 anos, com episódios maníacos igualmente prevalentes em homens e mulheres, e os transtornos depressivos sendo mais frequentes nas mulheres. A **Tabela 16.3** mostra as frequências dos principais transtornos do humor ao longo da vida.

A etiologia dos transtornos do humor compreende pelo menos fatores neuroquímicos, neuroendócrinos, especificamente genéticos e ambientais. Entre os **neuroquímicos**, sugeriu-se que a depressão fosse causada por deficiência de neurotransmissores, que são substâncias sintetizadas nos neurônios, presentes nos terminais pré-sinápticos e liberadas em quantidades suficientes para exercerem um dado efeito em um neurônio receptor; como exemplo, citam-se os neurotransmissores colinérgicos (acetilcolina), aminas biogênicas (noradrenalina, serotonina, dopamina, epinefrina, norepinefrina e histamina) e aminoácidos (glicina, glutamato e ácido γ-aminobutírico ou GABA). Haveria dois tipos de doença depressiva: um devido à falta de norepinefrina e outro à falta de serotonina. A mania, no entanto, não evidenciava aumento nos níveis dessas substâncias. Entretanto, dada a grande heterogeneidade dos quadros clínicos e das respostas neurofarmacológicas, hoje se considera supersimplificada tal hipótese.

Atualmente, a ideia é a de que os neurônios-alvo sofrem mudanças adaptativas devido ao aumento da concentração de aminas biogênicas (serotonina e noradrenalina) nas sinapses. Essas mudanças ocorrem por alteração de vias de sinalização intracelular, provocando fosforilação de proteínas e alteração da expressão gênica.

Quanto à mania, a principal hipótese causal presente é a da desregulação dopaminérgica, com aumento dos níveis de dopamina nas sinapses.

Os fatores **neuroendócrinos** relacionam-se com anormalidades que envolvem os eixos hipotálamo-hipófise-suprarrenal, hipotálamo-hipófise-tireoide, hipotálamo-hipófise-hormônio do crescimento, tireoide-hipotálamo-hipófise e hormônio do crescimento-hipotálamo-hipófise. Dessas anormalidades, podem resultar alterações na secreção do cortisol (a qual se encontra aumentada na depressão e não suprimida ao teste da dexametasona). A dexametasona é um corticosteroide sintético, cuja resposta normal à administração de 1 mg consiste na supressão da secreção do cortisol durante 24 horas, porém, em cerca de 50% dos pacientes com transtorno depressivo maior, essa supressão é leve e transitória, praticamente inexistente. Outras anormalidades são produção diminuída do hormônio do crescimento, respostas alteradas aos testes de tolerância à insulina e hormônios tireoidianos, resposta fraca ao estímulo da produção de prolactina e relação entre mudanças induzidas pela luz na secreção de melatonina e sintomas depressivos. O defeito estaria não nos órgãos-alvo, mas sim no nível cerebral, na regulação neuroendócrina.

Sob o aspecto **genético**, os transtornos do humor são considerados de herança multifatorial complexa, em que se incluem fatores genéticos, epigenéticos e ambientais. A importância dos fatores genéticos é avaliada por meio de resultados de estudos familiares, gemelares, adotivos, estudos familiares de ligação e estudos de associação de marcadores genéticos com os fenótipos e endofenótipos dos transtornos do humor. A seguir, são apresentados e caracterizados os principais transtornos depressivos e bipolares.

Finalmente, entre os fatores **ambientais** relacionados com os transtornos do humor, citam-se perda de familiares, acidentes, casamento, dependentes químicos, separação conjugal, desemprego, entre outros.

Tabela 16.3 Frequência ao longo da vida dos principais transtornos do humor

Transtornos do humor	Frequência ao longo da vida
Transtornos depressivos	
Transtorno depressivo maior	10-25% (sexo feminino); 5-12% (sexo masculino)
Transtorno distímico	Aproximadamente 6%
Transtornos bipolares	
Transtorno bipolar I	0,4-1,6%
Transtorno bipolar II	Aproximadamente 0,5%
Transtorno bipolar I ou transtorno bipolar II com ciclagem rápida	5-15% dos indivíduos com transtorno bipolar
Transtorno ciclotímico	0,4-1,0%

Fonte: Adaptada Sadock e Sadock.[1]

Caracterização dos principais transtornos depressivos

Transtorno depressivo maior (OMIM 608516)

Sinonímia – Transtorno unipolar, depressão unipolar, depressão endógena, transtorno afetivo sazonal.

Genética – Os estudos familiares mostram que parentes de probandos com transtorno bipolar I têm um risco relativo de 8 a 18 vezes de apresentarem o mesmo transtorno e um risco relativo de 2 a 10 vezes de virem a ter transtorno depressivo maior, do que os riscos encontrados na população geral. Quando se trata de probando com transtorno depressivo maior, os riscos relativos para seus parentes são de 2 a 3 vezes, para o mesmo transtorno, e de 1,5 a 2,5 vezes para transtorno bipolar I. Os riscos empíricos de recorrência para os transtornos do humor são de 12% na prole de probandos com transtorno bipolar e 7% na prole de probandos com transtorno depressivo maior; quando ambos os genitores são afetados, essas estimativas podem duplicar ou triplicar. À medida que o grau de parentesco com os probandos diminui, também é menor a probabilidade de recorrência desses transtornos.

As pesquisas com gêmeos indicam considerável importância dos fatores genéticos nos transtornos do humor em geral, já que os gêmeos monozigóticos apresentam concordância média mais alta (60%) quanto a esses transtornos do que os gêmeos dizigóticos (12%), havendo maior envolvimento genético na etiologia do transtorno bipolar I do que na do transtorno depressivo maior. Para esse último transtorno, as taxas de concordância entre os monozigóticos são de aproximadamente 50% e entre dizigóticos, de 10 a 25%. Em cinco estudos gemelares, realizados de 1986 a 2001, os valores de herdabilidade para o transtorno depressivo maior variam de 0,36 a 0,70.

As investigações com adotivos demonstram que os genitores biológicos de adotivos com transtorno bipolar têm frequência média mais alta (30%) de transtornos do humor em geral, do que os genitores adotivos desses indivíduos (9%), o que fala a favor da sua etiologia genética.

Especificamente quanto ao transtorno depressivo maior, existem múltiplos lócus gênicos, com localizações cromossômicas diversas, envolvidos na etiologia desse transtorno. Na tabela a seguir constam alguns.

Lócus	Localização cromossômica	OMIM	Fenótipo
MDD1	12q	608520	Suscetibilidade ao transtorno depressivo maior
MDD2	15q25-q26	608691	Suscetibilidade ao transtorno depressivo maior
FKBP5	6p21	602623	Resposta mais rápida ao tratamento com antidepressivos e aumento da recorrência dos episódios depressivos
SLC6A4 (5-HTT)	17q	182138	Transportador de serotonina (5-HT)
TPH2	12q	607478	Triptofano-hidroxilase mutante
HTR2A	13q	182135	Receptor 2A da serotonina

Fonte: Adaptada de OMIM.[22]

Um polimorfismo de nucleotídeo único (SNP rs7997012) no íntron 2 do gene *HTR2A* foi associado ao resultado terapêutico com citalopram; na amostra estudada; os homozigotos para o alelo *A* desse SNP tiveram redução de 18% no risco de não responderem ao tratamento com esse fármaco, comparados com os homozigotos para o outro alelo.

Além disso, há uma relação entre risco de depressão e o polimorfismo do gene *5-HTT* (ver seção 16.3.3). A serotonina (5-hidroxitriptamina ou 5-HT) é um neurotransmissor com funções em muitos processos fisiológicos, como sono, apetite, termorregulação, percepção à dor, secreção hormonal e comportamento sexual, necessitando de várias proteínas receptoras e transportadoras e estando envolvida em vários transtornos psiquiátricos, como depressão, enxaqueca e ansiedade.

Características clínicas – É o transtorno do humor mais comum, que pode se manifestar como um episódio único ou episódios recorrentes (observados em dois terços dos pacientes). Esse transtorno caracteriza-se por autoavaliação negativa, tristeza, desânimo, lentidão psicomotora, às vezes ansiedade, agitação ou tensão, insônia ou hipersônia, inapetência ou hiperfagia, variação diurna do humor (o humor é pior de manhã, melhorando no final da tarde), falta de concentração e memória, dificuldade para tomar decisões banais, fadiga intensa, diminuição do fluxo e da amplitude da fala, perda do interesse e da libido, isolamento social, diminuição da energia e da capacidade para sentir prazer. Em geral, as crises depressivas têm duração mínima de 3 ou 4 semanas e respondem bem à medicação. Sua complicação mais grave é o risco de suicídio, que chega a ser cometido por 15% dos pacientes, e esse risco é 4 vezes maior em indivíduos com mais de 55 anos.

Transtorno distímico

Sinonímia – Até 1980, era conhecido como neurose depressiva ou depressão neurótica.

Genética – Estudos genéticos restritos a esse transtorno são raros e de difícil execução, em razão de diagnósticos inespecíficos, complexidade dos quadros clínicos – dada sua heterogeneidade etiológica e fenotípica – e comorbidade com outros transtornos psiquiátricos, como os transtornos de ansiedade e os transtornos relacionados a substâncias. A maioria das pesquisas genéticas aborda, preferencialmente, o transtorno depressivo maior e os transtornos bipolares, que apresentam critérios de classificação mais definidos. Vários autores questionam a classificação conjunta, pois a fisiopatologia do transtorno depressivo maior e do transtorno distímico é diferente. Alguns pacientes distímicos, mediante teste de estimulação do TRH (hormônio liberador de tireotropina; OMIM 613879), apresentam maior porcentagem de anormalidades no eixo da tireoide do que os controles normais.

Características clínicas – Depressão intermitente ou crônica de baixa intensidade, que geralmente se inicia na infância ou na adolescência e não progride para um típico transtorno do humor. Em seu quadro clínico, predominam os sintomas sobre os sinais (depressões mais subjetivas do que objetivas), representando uma acentuação dos traços observados no temperamento depressivo. As manifestações mais típicas são sentimentos de inadequação, culpa, irritabilidade e raiva, reclusão social, perda de interesse, inatividade e falta de produtividade. Os distímicos percebem os fatos da vida com mais amargura, dificuldade de suportá-los e as vivências desagradáveis, mágoas e frustrações são ruminadas por muito tempo e revividas com intensidade, sofrimento e emoção. Entretanto, um terço dos pacientes pode evoluir para o transtorno depressivo maior. Na história familiar dos pacientes, há muitos casos de transtornos depressivos e bipolares.

Embora possa ocorrer como manifestação secundária de outros transtornos psiquiátricos, o transtorno distímico corresponde a um transtorno depressivo subclínico com início insidioso (muitas vezes, na adolescência), cronicidade de baixo grau por dois anos, no mínimo, e curso persistente ou intermitente.

Caracterização dos principais transtornos bipolares

Transtornos bipolares (OMIM 125480)

Sinonímia – Transtorno afetivo bipolar, transtorno bipolar e psicose maníaco-depressiva.

Genética – Estudos familiares recentes mostram que o risco de recorrência para parentes em primeiro grau de probandos com transtorno bipolar é de cerca de 9%, praticamente 10 vezes maior do que o risco para a população geral. Os parentes de probandos bipolares também têm risco aumentado de apresentarem transtorno depressivo maior, quando comparados a parentes de controles não afetados. Em outros estudos familiares sobre a idade de início e a gravidade de transtornos bipolares, observou-se o fenômeno da antecipação genética (ver Cap. 5), em que a segunda geração apresentava início muito mais precoce da doença, com gravidade de 2 a 3,5 vezes maior do que a primeira geração.

Os estudos gemelares indicam considerável importância dos fatores genéticos nos transtornos bipolares, com herdabilidade de aproximadamente 70%.

As investigações com adotivos demonstram que os genitores biológicos de adotivos com transtorno bipolar têm frequência média mais alta (30%) de transtornos do humor em geral, quando comparados aos genitores adotivos desses indivíduos (9%), o que sugere etiologia genética não desprezável.

Os estudos de associação relacionam-se, principalmente, com os genes codificadores de neurotransmissores, como serotonina, noradrenalina, dopamina e glutamato, e proteínas que atuam como receptoras, transportadoras e moduladoras. Há possíveis associações do transtorno bipolar com genes localizados em diversos cromossomos, cujos produtos são: transportador de dopamina (gene *SLC6A3*; OMIM 126455), transportador de serotonina (*SLC6A4*; OMIM 182138), receptor de serotonina (*HTR2A*, OMIM 182135), receptor de glutamato NMDA2B (*GRIN2B*; OMIM 138252), fator neurotrófico derivado do cérebro (*BDNF*; OMIM 113505), triptofano-hidroxilase 2 (*TPH2*; OMIM 607478) e catecol-*O*-metiltransferase (*COMT*; OMIM 116790), entre outros.

Os transtornos bipolares são geneticamente heterogêneos e complexos, com pelo menos sete lócus conhecidos de suscetibilidade e dois de interação epigenética, a seguir listados.

Lócus	Localização cromossômica	OMIM	Fenótipo
MAFD1	18p	125480	Suscetibilidade ao transtorno bipolar
MAFD2	Xq28	309200	Suscetibilidade ao transtorno bipolar
MAFD3	21q22.13	609633	Suscetibilidade ao transtorno bipolar de início precoce
MAFD4	16p12	611247	Suscetibilidade ao transtorno bipolar
MAFD5	2q22-q24	611535	Suscetibilidade ao transtorno bipolar, com interação epistática com MAFD6
MAFD6	6q23-q24	611536	Suscetibilidade ao transtorno bipolar, com interação epistática com MAFD5
MAFD7	22q12.1	612371	Suscetibilidade ao transtorno bipolar, causada por polimorfismo no gene XBP1 (OMIM 194355), que codifica um fator de transcrição com ação nas células B do CHP
MAFD8	10q21	612357	Suscetibilidade ao transtorno bipolar, associada a um SNP no gene ANK3 (OMIM 600465), que codifica a proteína de membrana anquirina 3, presente no encéfalo e em outros tecidos
MAFD9	12p13.3	612372	Suscetibilidade ao transtorno bipolar, associada a um SNP no gene CACNA1C (OMIM 114205), que codifica um canal de cálcio dependente de voltagem

Fonte: Adaptada de OMIM.[22]

Características clínicas – Variam de acordo com a classificação dos transtornos bipolares.

Transtorno bipolar I

Apresenta pelo menos um episódio maníaco único, com duração mínima de uma semana, e um tipo específico de episódio recorrente, com base nos sintomas do episódio mais recente (que pode ser maníaco, hipomaníaco, depressivo, misto ou inespecificado). Os pacientes com transtorno bipolar de ciclagem rápida, geralmente, são do sexo feminino e tiveram episódios maníacos e depressivos (pelo menos quatro episódios no período de 12 meses). Há necessidade de hospitalização frequente, pois de um episódio de excitação explosiva os pacientes passam para uma grave inibição psicomotora. Não existem dados que indiquem que a ciclagem rápida apresente padrão familiar de herança, portanto um fator externo (como o estresse ou o tratamento medicamentoso) pode estar envolvido em sua patogênese.

O início do transtorno bipolar I se dá geralmente da adolescência aos 30 anos; o primeiro episódio pode ser maníaco, depressivo ou misto; sua frequência é semelhante para homens e mulheres, embora os primeiros tendam a apresentar mais episódios maníacos, enquanto as últimas apresentam mais episódios depressivos e mistos.

Os padrões clínicos da *mania* são geralmente opostos aos da depressão: euforia, labilidade de humor, fluxo rápido de ideias, aceleração psicomotora, diminuição da necessidade de sono, desatenção com a alimentação, autoestima exagerada, fala rápida e desconexa, aumento da libido, conduta impulsiva com tendência a problemas sociais e econômicos, grandiosidade, formação de delírios e falta de juízo crítico. Os pacientes sentem-se bem, tendem a ter entusiasmo, energia e bem-estar superficial; muitos se recusam a admitir que tenham problemas, e podem resistir ao tratamento. Na verdade, o maníaco é enganosa e patologicamente feliz. Em geral, os episódios de mania respondem bem ao tratamento, tendendo a ser mais breves, com término mais abrupto do que os depressivos. Há um alto risco de morte por exaustão física (15%) e de rápida mudança para a depressão (nesse caso, com risco mais alto de suicídio).

Transtorno bipolar II

Apresenta um ou mais episódios depressivos maiores e no mínimo um episódio hipomaníaco, jamais ocorrendo episódios maníacos ou mistos. Esse tipo é mais comum do que o transtorno bipolar I e apresenta sazonalidade: depressão manifesta no outono ou inverno e hipomania na primavera.

A *hipomania* refere-se a um período de pelo menos alguns dias de leve elevação do humor, pensamento aguçado e positivo, maior energia e atividade, sem o comprometimento acarretado pelos episódios maníacos. Não se trata meramente de uma forma mais leve de mania, pois raramente progride para a psicose maníaca. Distingue-se da felicidade pelo fato de que tende a recorrer e pode ser, ocasionalmente, desencadeada por antidepressivos.

Apesar das diferenças mencionadas, os transtornos depressivos maiores e os bipolares também compartilham características como irritabilidade, raiva, insônia e agitação. Durante as inúmeras recorrências de depressão e/ou mania (ou hipomania), um terço dos pacientes desenvolve estados mistos, que incluem sintomas depressivos e maníacos simultâneos.

Transtorno ciclotímico

É um transtrono bipolar II atenuado que se inicia entre os 15 e os 24 anos e se caracteriza pela alternância de ciclos breves de depressão leve e hipomania. Os ritmos circadianos parecem ter um papel importante nas súbitas mudanças do humor. A razão entre os sexos desse transtorno é de 3 mulheres para 2 homens.

Em torno de 30% dos pacientes com transtorno ciclotímico têm história familiar positiva de transtorno bipolar I, e as linhagens de famílias com esse último transtorno, frequentemente, contêm gerações de pacientes com transtorno bipolar I ligados a uma geração de pacientes com transtorno ciclotímico. Entretanto, as observações de que aproximadamente 30% dos pacientes com esse transtorno desenvolvem, em seguida, um transtorno depressivo maior, de que esses pacientes são sensíveis à hipomania induzida por antidepressivos e de que cerca de 60% respondem ao tratamento com lítio oferecem apoio adicional à ideia de que o transtorno ciclotímico é uma forma atenuada de transtorno bipolar II.

Diferentes estudos epidemiológicos identificaram diversos fatores de risco para os principais transtornos do humor, resumidos na **Tabela 16.4**.

16.4.4.2 Depressão mascarada

Há alguns anos, surgiu o conceito de depressão mascarada, isto é, a depressão que se manifesta pelos mais variados sintomas orgânicos, como enxaqueca, náuseas, constipação intestinal ou diarreia, problemas de coluna, nevralgias, artralgias, pseudoangina, dor precordial, taquicardia, sentimento de pressão na garganta e no peito, secura da boca, dor relacionada com o trato urogenital, disfunção sexual, surtos de sudorese ou sentimento de exaustão. O paciente se queixa de dor, mas os outros sintomas psíquicos característicos do transtorno não estão aparentes.

Para que haja o diagnóstico correto, é imprescindível a obtenção de seu histórico familiar de transtornos mentais, uso de substâncias (como álcool e outras drogas) e sinais físicos que os pacientes tendem a omitir. Os principais sintomas de depressão mascarada são semelhantes aos do transtorno depressivo maior: tristeza permanente, incapacidade de sentir prazer ou satisfação, ideias suicidas, alterações cognitivas, de sono, de concentração, insegurança, sensação de cansaço, perda de energia, lentidão ou agitação e dor física.

Os indicadores que podem ser levados em conta no seu diagnóstico são: (a) as queixas do paciente não seguem a descrição clássica de um processo orgânico específico ou a pesquisa diagnóstica não confirma uma doença orgânica; (b) os sintomas não respondem à terapêutica que normalmente seria efetiva na doença orgânica suspeitada; e (c) os sintomas são flutuantes, isto é, quando um desaparece, logo outro o substitui. Nem o médico, nem o próprio paciente se dão conta da depressão. Ocasionalmente, a depressão mascarada pode surgir após um distúrbio cerebral orgânico, nos idosos, ou uma neoplasia, doença metabólica ou infecciosa. Nesse tipo de transtorno depressivo, os sintomas somáticos ocupam o primeiro plano e os sintomas psíquicos constituem o fundo no qual os primeiros se expressam. Sua prevalência é de 5 a 10%, aparecendo mais em mulheres do que em homens.

Tabela 16.4 Fatores de risco para transtorno depressivo maior e transtorno bipolar I

Fator de risco	Transtorno depressivo maior	Transtorno bipolar I
Sexo	Maior risco para mulheres	Igual risco para homens e mulheres
Idade	Jovens com maior risco	Jovens com maior risco
Nível socioeconômico (NSE)	Baixo NSE tem maior risco para sintomas depressivos e transtorno depressivo maior	NSE mais elevado com risco um pouco maior
Estado civil	Risco maior para separados e divorciados	Risco maior para separados e divorciados
História familiar	Pessoas com história familiar de depressão têm risco maior	Pessoas com história familiar de depressão têm risco maior
Experiências da infância	Evidência de que morte precoce de um dos genitores e ambiente dissociado na infância leva à depressão maior	Pacientes bipolares podem vir de famílias com baixo prestígio em sua comunidade
Fatos estressantes da vida	Fatores estressantes negativos associados a risco aumentado	Nenhuma diferença conhecida
Ausência de um confidente	Ausência de um confidente leva a aumento do risco, especialmente em mulheres	Nenhuma diferença conhecida
Domicílio	Grande risco tanto em áreas urbanas como rurais	Maior risco em subúrbios do que na cidade

Fonte: Blazer.[23]

16.4.5 Esquizofrenia

O termo *esquizofrenia* (divisão da mente) foi sugerido por Eugen Bleuler, em 1911, para um tipo de transtorno caracterizado por sintomas psicóticos graves, como delírios e alucinações, além de pensamento e fala desorganizados, incapacidade de sentir ou expressar emoções, comportamento amplamente desorganizado ou catatônico e disfunção social ou ocupacional. Esse transtorno é heterogêneo, com variações em sua fisiopatologia e sintomatologia diversificada, podendo haver diferentes combinações de sintomas, que se modificam ao longo do tempo, em um mesmo indivíduo. Daí decorre uma diversidade considerável entre os afetados, com efeito mórbido cumulativo, grave e de longa duração, representando um enorme custo pessoal e econômico no mundo inteiro. Pelo menos 10% dos esquizofrênicos cometem suicídio, a maioria durante os primeiros 10 anos da doença, com risco mais alto em homens com o subtipo paranoide. O termo cunhado por Bleuler é mantido no DSM-IV-TR[5] e utilizado na bibliografia internacional, mas de acordo com van Os e Kapur,[24] em uma revisão sobre esse transtorno psiquiátrico, no Japão esse termo foi substituído pela denominação de *síndrome de desregulação da integração*.

Existem sintomas associados a bom prognóstico (pacientes sem história familiar de esquizofrenia, surto rápido, sem processo anterior de deterioração, e presença de fator desencadeante) e a um mau prognóstico (mau ajustamento pré-mórbido, início precoce da doença, falta de sociabilidade e deficits cognitivos, de memória e atenção).

16.4.5.1 Epidemiologia, classificação, etiologia e caracterização

A frequência populacional da esquizofrenia (OMIM 181500) está em torno de 1% e, se parece baixa em relação à prevalência de outras doenças mentais, como os transtornos do humor, por exemplo, deve-se levar em conta que a esquizofrenia tende a ser grave, crônica e incapacitante.

O número de afetados aumenta consideravelmente se nas estimativas de prevalência forem incluídos os transtornos do espectro da esquizofrenia, que correspondem a manifestações parciais da esquizofrenia em parentes de afetados. Esses transtornos do espectro subdividem-se em transtorno de personalidade esquizoide, transtorno de personalidade esquizotípica (com maior prevalência: 1-4%), transtorno esquizoafetivo, psicoses atípicas e transtorno delirante.

Classificação, caracterização e etiologia da esquizofrenia

Classificação

Tipo paranoide
Início mais tardio e agudo, preocupação com delírios ou alucinações auditivas frequentes.

Tipo desorganizado (ou hebefrênico)
Pensamento e comportamento desorganizados, afeto embotado ou inapropriado, aparência pessoal desleixada, caretas, estranho modo de agir.

Tipo catatônico
Imobilidade motora e estupor completo, ou atividade motora excessiva, aparentemente despropositada, com tendência à violência, extremo negativismo ou mutismo, demonstrando resistência a qualquer instrução ou manutenção de uma postura rígida contra tentativas de mobilização.

Tipo indiferenciado
Características próprias da esquizofrenia, porém não se enquadrando em subtipo anterior algum.

Tipo residual
Evidências contínuas de perturbação esquizofrênica, na ausência de um conjunto completo de sintomas ativos ou sintomas suficientes para enquadrar-se em outro subtipo. São comuns: embotamento emocional, retraimento social, comportamento excêntrico, pensamento ilógico e leve afrouxamento das associações.

Geralmente, o comportamento anterior ao primeiro episódio psicótico mostra dificuldades de adaptação e diminuições em quase todas as áreas funcionais – pessoal, social, escolar ou profissional. O indivíduo esquizofrênico frequentemente evidencia padrões duradouros de retraimento, instabilidade do humor e falta de interesse em se relacionar emocionalmente com seus familiares, na adolescência ou início da idade adulta. Os cuidados pessoais podem deteriorar-se ou, inversamente, tornar-se objeto de seu único interesse. Os amigos podem ser ignorados ou rejeitados, e o desempenho escolar e profissional torna-se desleixado.

Etiologia

Com relação à genética, a esquizofrenia é um transtorno de herança multifatorial complexa, com influência de fatores genéticos, epigenéticos e ambientais. Os estudos familiares demonstram o caráter multifatorial desse transtorno (ver Cap. 6), ao estabelecerem os riscos de recorrência da esquizofrenia para familiares com diferentes graus de parentesco com o probando, lembrando-se que o risco para a população geral é de 1%:

a. cogêmeo monozigótico – 48%
b. cogêmeo dizigótico – 17%

c. parentes em primeiro grau (genitores, irmãos) – 11%
d. parentes em segundo grau (avós, netos, tios, sobrinhos, primos em primeiro grau) – 4,25%
e. parentes em terceiro grau (bisavós, bisnetos, tios-avós, sobrinhos-netos, primos em segundo grau) – 2%

Também os estudos gemelares e de adotivos oferecem resultados favoráveis à etiologia genética, embora não exclusivamente. Os primeiros mostram que os gêmeos monozigóticos têm taxa de concordância média de 46%, mais elevada do que a dos gêmeos dizigóticos (14%), quanto à esquizofrenia. Nos estudos de adoção, os indivíduos adotados cujas mães biológicas são esquizofrênicas apresentam uma frequência mais alta da mesma doença, do que adotivos cujas mães biológicas são normais, em uma proporção de 10:1.

As tentativas para a descoberta dos genes candidatos que condicionam a suscetibilidade à esquizofrenia incluem estudos de ligação e associação, com as pesquisas atuais voltadas para as varreduras genômicas, buscando associação principalmente com SNPs. A tabela a seguir apresenta os resultados dessas tentativas. De todos os genes candidatos, os mais prováveis são *DISC1* e *DISC2*.

Gene/lócus	Localização cromossômica	OMIM	Fenótipo
AKT1	14q32.33	164730	Suscetibilidade à esquizofrenia
APOL2	22q12.3	607252	Esquizofrenia
APOL4	22q12.3	607254	Esquizofrenia
CHI3L1	1q32.1	601525	Suscetibilidade à esquizofrenia
COMT	22q11.21	116790	Suscetibilidade à esquizofrenia
DAO	12q24.11	124050	Esquizofrenia
DAOA	13q33.2	607408	Esquizofrenia
DISC1	1q42.2	605210	Suscetibilidade ao transtorno esquizoafetivo e à esquizofrenia (ver OMIM 604906)
DISC2	1q42.2	606271	Esquizofrenia
DRD3	3q13.31	126451	Suscetibilidade à esquizofrenia
DTNBP1	6p22.3	607145	Esquizofrenia
GPR48	11p14.1	606666	Suscetibilidade à esquizofrenia
HTR2A	13q14.2	182135	Suscetibilidade à esquizofrenia
MTHFR	1p36.22	607093	Suscetibilidade à esquizofrenia
PRODH	22q11.21	606810	Suscetibilidade à esquizofrenia
RTN4R	22q11.21	605566	Suscetibilidade à esquizofrenia
SCZD1	5q23-q35	181510	Esquizofrenia
SCZD2	11q14-q21	603342	Esquizofrenia
SCZD3	6p23	600511	Esquizofrenia
SCZD5	6q13-q26	603175	Esquizofrenia
SCZD6	8p21	603013	Esquizofrenia
SCZD7	13q32	603176	Esquizofrenia
SCZD8	18p	603206	Esquizofrenia
SCZD10	15q15	605419	Esquizofrenia
SCZD11	10q22.3	608078	Esquizofrenia
SCZD12	1p36.2	608543	Esquizofrenia
SYN2	3p25.2	600755	Suscetibilidade à esquizofrenia

Nota: *SCZD4* e *SCZD9*, não mostrados na tabela, correspondem aos genes *PRODH* e *DISC1*, respectivamente.
Fonte: OMIM.[22]

Os estudos de ligação e associação mais recentes referem-se aos polimorfismos dos genes do receptor de dopamina D2 (OMIM 126450) e do receptor de serotonina 5HT2A (OMIM 182135), que podem influir na variabilidade sintomática e na resposta terapêutica. Outro foco de pesquisas é o da redução dos níveis de glutationa (GSH), um dos principais componentes celulares antioxidantes, sintetizada a partir de aminoácidos, como o glutamato, a glicina e a cisteína. Uma alteração na neurotransmissão do glutamato e da glicina está envolvida na fisiopatologia da esquizofrenia, justificando, portanto, a investigação genética dos produtos proteicos relacionados com a glutationa, entre eles as enzimas responsáveis por sua síntese. O gene *DTNBP1*, que codifica a proteína disbindina-1, relacionada a processos de plasticidade sináptica e transdução de sinal, e o gene *NRG1* (OMIM 142445), que codifica a proteína neurorregulaina-1, com papel importante na migração de neurônios e no desenvolvimento encefálico, foram identificados também mediante estudos de ligação.

Entre os fatores **neuroquímicos**, existem evidências de alterações dos sistemas dopaminérgico, glutamatérgico, GABAérgico, serotonérgico e endocanabinoide na esquizofrenia, mas o papel específico de cada sistema é complexo, devido aos múltiplos tipos de receptores e diferentes funções em cada região encefálica.

Outros fatores podem estar associados à etiologia da esquizofrenia: **neurofisiológicos**, como os distúrbios neurointegrativos dos movimentos oculares (movimentos rápidos anormais dos olhos em tentativas de acompanhar lentamente um objeto em movimento), presentes em 50 a 85% dos pacientes esquizofrênicos e em menos de 10% dos indivíduos normais; **neuroanatômicos**, como a agenesia do corpo caloso, assimetria encefálica anormal, volume cerebelar reduzido, alterações da densidade encefálica, aumento dos sulcos corticais, redução geral na substância cinzenta e de todo o volume cerebral; **ambientais**, como infecções virais na infância, que causariam encefalite subclínica ou leve, problemas de parto, que poderiam acarretar hipoxia e dano cerebral mínimo, infecções maternas, nascimento em zona urbana, imigração, abuso crônico de *Cannabis*, eventos de vida adversos e estresse, todos predispondo à doença mental. Diversos estudos têm mostrado que as datas de nascimento de pacientes esquizofrênicos mostram uma frequência maior durante o final do inverno e início da primavera, quando comparados com a população geral, sugerindo um efeito sazonal. As explicações para esse efeito incluem: fatores nocivos no inverno (como temperatura, deficiências nutricionais e agentes infecciosos), fator genético nos indivíduos com predisposição à esquizofrenia que os protegeria contra a infecção e aumentaria a probabilidade de sua sobrevivência, e concepção mais frequente na primavera e no verão entre os genitores de esquizofrênicos.

As manifestações da esquizofrenia são observadas em todas as sociedades e áreas geográficas examinadas até o momento, sendo sua prevalência durante a vida a mesma em qualquer parte do mundo. O início do transtorno geralmente se dá no fim da adolescência e início da vida adulta, existindo uma diferença associada ao sexo. A incidência é maior dos 15 aos 25 anos nos homens e dos 25 aos 35 anos nas mulheres. Sua prevalência é mais alta em populações urbanas e de nível socioeconômico mais baixo.

O DSM-IV-TR[5] mantém em linhas gerais os subtipos de esquizofrenia estabelecidos por Emil Kraepelin, no início do século XX.

16.4.6 Transtornos relacionados a substâncias

Os transtornos relacionados a substâncias são transtornos resultantes da relação entre a constituição genética do indivíduo e, no mínimo, um fator ambiental: o consumo da substância de uso ou de abuso. Em alguns setores psiquiátricos, esses transtornos são denominados dependências químicas.

16.4.6.1 Epidemiologia, classificação, caracterização e etiologia

Quanto à epidemiologia, a **Tabela 16.5** mostra uma comparação dos resultados do Brasil e dos Estados Unidos para o uso de diferentes substâncias psicotrópicas, obtidos mediante levantamento domiciliar realizado no Brasil, pelo Centro Brasileiro de Informações sobre Drogas Psicotrópicas (CEBRID) e nos Estados Unidos, pela Substance Abuse and Mental Health Services Administration (SAMHSA).

Em geral, ocorre o consumo sequencial ou simultâneo de mais de uma substância, ao longo da vida, agravando os quadros de intoxicação e abstinência e caracterizando o **transtorno relacionado a múltiplas substâncias** (OMIM 606581). Um estudo de 182 depen-

Tabela 16.5 Comparação do uso de substâncias psicotrópicas, na vida, entre dados do Brasil e dos Estados Unidos

Substâncias	Uso na vida	
	Brasil (%)	EUA (%)
Qualquer substância, exceto álcool e tabaco	19,4	38,9
Álcool	68,7	81,0
Alucinógenos	0,6	11,7
Barbitúricos	0,5	3,2
Benzodiazepínicos	3,3	5,8
Cocaína	2,3	11,2
Crack	0,4	2,4
Estimulantes	1,5	6,6
Heroína	0,1	1,2
Maconha	6,9	34,2
Opiáceos	1,4	8,6
Solventes	5,8	7,5
Tabaco	41,1	70,5

Fonte: Adaptada de Carlini e colaboradores[27] e Galduróz e colaboradores.[28]

dentes de substâncias psicoativas, realizado no Brasil por Oliveira,[25] apontou que 45% dos indivíduos usavam três ou mais substâncias e 20% mostravam dependência de três substâncias.

Segundo o DSM-IV-TR,[6] a classificação dos transtornos relacionados a substâncias considera o abuso ou a dependência de 11 classes de agentes farmacológicos pelos indivíduos: álcool, anfetaminas ou similares, cafeína, *Cannabis*, cocaína, alucinógenos, inalantes, nicotina, opiáceos, fenciclidina ou similares e sedativos, hipnóticos ou ansiolíticos, incluindo ainda dois subtipos de transtornos: os relacionados a múltiplas substâncias e os relacionados a outras substâncias (ou a substâncias desconhecidas).

O *abuso* (ou uso nocivo, de acordo com a Classificação Internacional das Doenças, CID-10[26]) de substâncias inclui padrões nocivos e repetidos de consumo, que acarretam consequências pessoais e sociais adversas, recorrentes e clinicamente significativas, em um período de 12 meses; não inclui tolerância, abstinência ou um padrão de uso compulsivo. Esse padrão mal-adaptativo manifesta-se por meio de vários aspectos: incapacidade de cumprir obrigações importantes no trabalho, na escola ou em casa (p. ex., faltas e fraco desempenho escolar ou ocupacional, negligência com a família ou com os afazeres domésticos); ocorrência de perigo à integridade física (p. ex., dirigir veículo ou operar máquina quando prejudicado pelo uso de substância); problemas legais recorrentes, relacionados a substâncias (p. ex., detenção por conduta desordeira); e uso continuado de substância, apesar dos problemas interpessoais ou sociais persistentes ou recorrentes, causados ou exacerbados por seus efeitos (p. ex., discussões conjugais a respeito das consequências da intoxicação, lutas corporais).

A *dependência* de substância corresponde a critérios semelhantes aos de abuso, porém inclui tolerância, abstinência ou uso compulsivo de substância. Nesse transtorno, muito tempo é gasto em atividades necessárias para a obtenção e utilização da substância e na recuperação de seus efeitos; existe um desejo persistente ou esforços malsucedidos para reduzir ou controlar o uso de substância, mesmo o indivíduo tendo consciência de que seu problema físico ou psicológico é causado ou exacerbado por essa substância.

A *tolerância* a substância é o fenômeno biológico pelo qual o organismo necessita de quantidades cada vez maiores desse produto para apresentar os efeitos desejados, pois o uso continuado da mesma quantidade de substância leva à redução desses efeitos.

Transtornos relacionados ao álcool

Classificação resumida dos transtornos relacionados ao álcool

Transtornos por uso de álcool

Dependência de álcool
Abuso de álcool

Transtornos induzidos pelo álcool

Intoxicação com álcool
Abstinência de álcool
Outros transtornos induzidos pelo álcool
Transtorno relacionado ao álcool SOE

Caracterização

Para exemplificar os transtornos relacionados ao álcool, será considerada a **dependência de álcool** (OMIM 103780).

Sinonímia – Alcoolismo, síndrome de dependência de álcool.

Frequência – A maior parte das pessoas começa seu consumo alcoólico durante a adolescência, com prevalência maior desse período até os 25 anos. Quanto mais precoce o início do uso de álcool, mais grave ele é e maior a probabilidade de que seja secundário a outro transtorno psiquiátrico. A taxa de abuso de álcool é, aproximadamente, 20% para os homens e 10% para as mulheres. Cerca de 10% dos homens e 3 a 5% das mulheres tornam-se dependentes de álcool. Essa diferença sexual é encontrada quase em todas as culturas, refletindo, provavelmente, sanções e preconceitos sociais sobre o uso de drogas e comportamento desviante nas mulheres. Entretanto, também é postulado que elas estão menos propensas a beber excessivamente porque são menos tolerantes ao álcool. As mulheres que bebem excessivamente correm o mesmo risco de desenvolver alcoolismo que os homens em iguais condições de ingestão alcoólica.

Características clínicas – A dependência de álcool é uma doença crônica e progressiva, caracterizada pela perda de controle sobre o uso de álcool, com consequências sociais, legais, psicológicas e físicas subsequentes. Nesse contexto, o uso de álcool passa a ter prioridade máxima na vida do indivíduo. Os sinais e sintomas clínicos da dependência são: estreitamento de repertório no beber (tendência a ingerir bebidas alcoólicas da mesma forma, quer esteja sozinho ou acompanhado, em dias úteis ou fins de semana, durante todo o dia, apesar das restrições sociais), tolerância, abstinência, alívio ou evitação da abstinência pelo uso de álcool, desejo ou fissura de consumir álcool e reinstalação da dependência após um período de abstinência.

Além das considerações feitas sobre a intoxicação e a abstinência decorrente do uso de substâncias, no caso do uso de álcool, após a intoxicação podem ser observados: fala arrastada, falta de coordenação, marcha instável, nistagmo, prejuízo na atenção ou na memória, estupor ou coma. Ao cessarem ou reduzirem o uso pesado e prolongado de álcool, os pacientes podem apresentar os sintomas de abstinência apontados anteriormente, além de convulsões de grande mal (convulsões tônico-clônicas, com perda súbita da consciência e rigidez tônica, seguida por liberação clônica sincrônica) ou *delirium* (estado de confusão agitada grave). Quando os sintomas de abstinência são acompanhados por *delirium*, ocasionalmente associados a alucinações táteis ou visuais, caracteriza-se o *delirium por abstinência de álcool* (antigamente denominado de *delirium tremens*). Esses sintomas podem persistir de forma leve por 3 a 6 meses ou mais, como parte de uma síndrome de abstinência prolongada.

Na tolerância ao álcool, a adaptação do organismo à exposição prolongada a altas doses de álcool tende a produzir dependência física, que é a base da abstinência de álcool.

Consequências para a prole – Além dos graves efeitos sobre o próprio organismo do dependente, o etanol e o acetaldeído (produto resultante da ação da álcool-desidrogenase sobre o etanol) podem ter efeitos prejudiciais sobre o embrião ou feto em desenvolvimento. Ambas as substâncias atravessam facilmente a placenta e, em doses suficientemente altas, podem produzir aborto ou morte fetal. Os bebês que sobrevivem podem manifestar a **síndrome do álcool fetal**, com as seguintes características: deficiência mental grave, microcefalia, tamanho físico reduzido, anomalias faciais (ponte nasal plana, *filtrum* ausente e prega epicântica), defeito no septo cardíaco atrial e sindactilia. Uma vez que ainda não foram definitivamente estabelecidos os períodos mais vulneráveis do desenvolvimento intrauterino e a quantidade extra de álcool necessária para acarretar essa síndrome, as gestantes devem abster-se do uso de álcool em todo o período gestacional (ver também Cap. 6).

Comorbidade – Os transtornos relacionados ao álcool podem apresentar comorbidade com transtornos relacionados a outras substâncias, transtorno da personalidade antissocial, transtornos do humor, esquizofrenia, transtornos de ansiedade, entre outros problemas clínicos.

Um dos **transtornos induzidos pelo álcool** mais conhecidos é a **síndrome de Wernicke-Korsakoff** (OMIM 277730), provavelmente autossômica recessiva e caracterizada por encefalopatia aguda, seguida de prejuízo da memória de curta duração. Seu tratamento imediato com altas doses de tiamina (vitamina B_1) estabiliza a doença, embora a deficiência de tiamina não seja suficiente para causar essa síndrome. Outros sinais e sintomas observados nesse transtorno são nistagmo, consciência alterada, desorientação temporal e polineuropatia. Atualmente, a síndrome referida é incluída, no DSM-IV-TR,[5] como transtorno amnéstico persistente induzido por álcool.

Etiologia

A importância dos fatores **genéticos** é fornecida por estudos familiares mostrando que a frequência de transtornos relacionados ao álcool em pais de alcoolistas é o triplo da encontrada na população geral, para os homens. Para mães de alcoolistas, a frequência é de 1,5 vez maior do que a observada entre as mulheres da população geral. As possíveis causas das diferenças de prevalência entre homens e mulheres já foram consideradas anteriormente.

Os estudos gemelares indicam efeito genético de certa magnitude, visto que os gêmeos monozigóticos apresentam 70% de concordância quanto aos transtornos relacionados ao álcool, enquanto os dizigóticos, apenas 33%. Na mesma direção estão os resultados dos estudos de adoção, uma vez que se verifica maior frequência desses transtornos entre adotivos com um genitor biológico alcoolista (18%) do que entre adotivos com genitores biológicos normais (5%).

Esses estudos também sugerem dois subtipos de transtornos relacionados ao álcool: um subtipo familiar, de início precoce, mais grave e difícil de tratar, algumas vezes acompanhado de distúrbio de conduta na adolescência e personalidade antissocial, afetando principalmente os homens; o outro, afetando ambos os sexos, parece mais influenciado por fatores ambientais. Bau e Salzano,[30] em um estudo brasileiro que envolveu cem alcoolistas do sexo masculino, analisaram um conjunto de variáveis relacionadas ao curso do alcoolismo, história familiar, personalidade, autoconsciência e impacto dos eventos de vida, identificando três grupos relativamente homogêneos de alcoolistas: grupo 1, com início tardio dos problemas relacionados ao álcool, menor prevalência de tabagismo e escores mais baixos em procura de novidades; grupo 2, com início precoce dos problemas relacionados ao álcool, comportamento agressivo e escores mais altos em busca de novidades; e grupo 3, com idade intermediária de início dos problemas e escores também intermediários em busca de novidades, e menor estresse, indicado pelos escores mais altos em impacto dos eventos de vida. Os grupos 2 e 3 diferiram entre si também quanto à frequência menor, neste último grupo, de internações prévias, história familiar de agressividade e comportamento suicida, sugerindo um curso menos grave do alcoolismo.

A variabilidade genética na suscetibilidade aos transtornos relacionados ao álcool também tem sido relacionada ao metabolismo do álcool. As etapas mais importantes da oxidação do etanol são mediadas pelas enzimas álcool-desidrogenase, que transforma o etanol em acetaldeído e aldeído-desidrogenase, que converte o acetaldeído em ácido acético. Uma variante de atividade lenta dessa última enzima acarreta oxidação retardada do acetaldeído, cujos efeitos correspondem a sintomas de aversão ao álcool (rubor facial após sua ingestão, ansiedade, taquicardia, palpitações, sudorese, fraqueza muscular, sonolência e tontura), como os produzidos pela ingestão da droga terapêutica dissulfiram.

A enzima álcool-desidrogenase é condicionada por três alelos autossômicos, dos quais o *ADH1B* é responsável pela sua atividade nos adultos. Em 5 a 20% dos europeus e 90% dos orientais, existe uma variante atípica dessa enzima, com muito mais atividade, acarretando uma oxidação mais rápida do álcool, com a consequente elevação dos níveis de acetaldeído. A enzima aldeído-desidrogenase também mostra um polimorfismo genético na população oriental, com a variante de atividade lenta, condicionada pelo alelo *ALDH2*, sendo a mais frequente. Nos indivíduos que a possuem, os níveis de acetaldeído também são elevados; assim, a combinação de uma produção mais rápida de acetaldeído com o metabolismo mais lento deste último explica, provavelmente, os sintomas aversivos, mencionados anteriormente. Esse desconforto pode impedir seus portadores, sobretudo entre os orientais, de ingerir bebidas alcoólicas, sendo talvez a causa da menor prevalência de transtornos relacionados ao álcool nesse grupo racial.

Os indivíduos com uma variante de baixa atividade do gene *COMT*, da catecol-*O*-metiltransferase, têm baixa inativação da dopamina, portanto seriam mais vulneráveis à dependência de álcool. O alelo mutante *L*, responsável por essa variante, tem alta frequência entre os alcoolistas finlandeses.

Em um estudo multicêntrico, evidenciou-se ligação da dependência de álcool com regiões dos cromossomos 1 e 7, bem como uma região protetora contra a dependência de álcool no cromossomo 4, próxima à dos genes do metabolismo do álcool.

Os resultados obtidos com o estudo de endofenótipos têm sido promissores, com alguns genes já bem conhecidos e estudados, apresentados na tabela a seguir.

Gene/lócus	Localização cromossômica	OMIM	Fenótipo
ADH1B	4q23	103720	Suscetibilidade ao transtorno relacionado ao álcool
ADH1C	4q23	103730	Proteção contra a dependência de álcool
ALDH2	12q24.2	100650	Sensibilidade aguda ao álcool
CHRM2	7q31-q35	118493	Suscetibilidade à dependência de álcool
COMT val158met	22q11.2	116790	Suscetibilidade à dependência de álcool
DRD2	11q23.1	126450	Suscetibilidade à dependência de álcool
GABRA 2	4p12	137140	Suscetibilidade ao transtorno relacionado ao álcool
HTR2A	13q14.2	182135	Suscetibilidade à dependência de álcool
HTTLPR	17q11.2	182138	Suscetibilidade à dependência de álcool
OPRM1	6q24-q25	600018	Suscetibilidade à dependência de álcool
RCBTB1	13q14.2	607867	Suscetibilidade à dependência de álcool
TAS2R16	7q31.32	604867	Dependência de álcool

Fonte: Adaptada de OMIM.[22]

Dado que os dependentes de álcool apresentam um risco muito maior para o desenvolvimento de dependências de outras substâncias, e pessoas com tais dependências, frequentemente, apresentam uma história familiar de transtorno relacionado ao álcool, é razoável inferir-se que os fatores genéticos que aumentam a vulnerabilidade para esse transtorno representem realmente uma vulnerabilidade mais geral. Por exemplo, alguns estudos de associação sugerem que o alelo *A1* do gene que codifica o receptor D2 (*DRD2*) para a dopamina é mais comum não só entre dependentes de álcool, mas também em amostras de dependentes de cocaína, do que em grupos-controles. Também com referência à depressão, deve existir um componente comum entre o comportamento de uso ou dependência de substâncias e os transtornos depressivos, pois os sintomas depressivos observados em pessoas que nunca usaram substâncias que poderiam alterar sua função encefálica são indistinguíveis dos sintomas das que as usaram.

Os transtornos relacionados a substâncias são complexos, com múltiplos genes interagindo com os fatores ambientais ao longo dos diferentes estágios do desenvolvimento das dependências químicas. Segundo Kendler e colaboradores,[31] em estudos gemelares, os fatores ambientais são mais relevantes na busca inicial pelo uso de substâncias e nos padrões de uso na adolescência. Depois dos 30 anos, reduz-se progressivamente o papel do ambiente, predominando a influência genética nos indivíduos diagnosticados, nesses estudos, como dependentes químicos de álcool, maconha ou tabaco.

São importantes ainda os fatores **fisiológicos**, como o alto nível de alerta tônico que certas pessoas apresentam, sentindo-se melhores quando ingerem álcool, que atenua essa característica. O consumo, assim, é reforçado e pode resultar em transtorno relacionado ao álcool.

O **ambiente** contribui em vários aspectos, dos quais os mais importantes relacionam-se com os costumes sociais. Na verdade, mesmo quando existir a predisposição genética, se o indivíduo nunca ingerir uma gota de álcool jamais se tornará um dependente.

Transtornos relacionados a outras substâncias

Transtornos relacionados à *Cannabis*

A maconha é derivada da planta indiana *Cannabis sativa* e seu componente psicoativo é o THC (Δ-9-tetra-hidrocanabinol). As substâncias bioativas derivadas dessa planta são chamadas coletivamente de *Cannabis*. A título de curiosidade, além dessa denominação, a maconha também é conhecida como abango, abangue, aliamba, bagulho, bango, bangue, bengue, birra, bongo, cangonha, chá, diamba, dirígio, dirijo, erva, fuminho, fumo, jererê, liamba, marijuana, Mary Jane, massa, nadiamba, pango, rafi, riamba, seruma, soruma, suruma, tabanagira, umbaru, entre outros nomes.

Cerca de 7% dos indivíduos no Brasil e 34% nos Estados Unidos já usaram maconha alguma vez na vida (ver Tab. 16.5).

A partir de estudos de gêmeos, foram obtidos valores de herdabilidade para alguns transtornos relacionados a substâncias, referidos em Negrão e colaboradores.[32] Assim, para a dependência da maconha, tomada isoladamente, os valores de herdabilidade calculados foram de 34 a 78%. Essas taxas são mais altas do que as calculadas para outras doenças crônicas, como diabetes melito tipo 2 (41 a 55%) e colite ulcerativa (50%).

Não existem muitos estudos genético-moleculares realizados sobre a dependência da maconha, mas alguns estudos de ligação sugeriram a região 2q35 como possível localização de genes candidatos para essa dependência, a mesma região em que talvez existam genes de suscetibilidade a transtornos depressivos, condição que pode apresentar comorbidade com o abuso e a dependência da maconha.

Transtornos relacionados à cocaína

A cocaína é um alcaloide derivado do arbusto *Erythroxylon coca*, nativo da América do Sul, onde suas folhas são mascadas para a obtenção de efeitos estimulantes. No fim do século XIX, a cocaína era tida como a cura para muitas doenças, mas, no início do século XX, seus efeitos aditivos e adversos foram reconhecidos, e a cocaína foi classificada como narcótico, como a morfina e a heroína.

De acordo com a Tabela 16.5, cerca de 3% das pessoas no Brasil e 14% nos Estados Unidos já fizeram uso, durante sua vida, de cocaína ou de *crack*, droga de alta toxicidade resultante da mistura de cocaína com outros produtos químicos.

Os estudos de famílias e de gêmeos confirmaram a influência de fatores genéticos na dependência de cocaína; em gêmeos, o valor de herdabilidade alcançou 79%. Uma revisão de coortes de gêmeos revelou que o transtorno relacionado à cocaína encontra-se entre as doenças psiquiátricas com maior taxa de herdabilidade, calculada a partir de dados de correlação entre gêmeos monozigóticos e dizigóticos.

Os estudos de ligação não são conclusivos, mas sugerem a existência de regiões de suscetibilidade à dependência de cocaína nos cromossomos 3 e 9. Nos estudos de associação genômica ampla realizados com mais de 5.600 marcadores, o único marcador que esteve próximo à significância estatística foi o gene *MANEA* (6q16; OMIM 612327), que codifica a enzima α-endomanosidase, com função na regulação metabólica de carboidratos.

No Brasil, foram realizados estudos de associação do tipo gene candidato, à procura de marcadores genéticos para a dependência de cocaína/*crack*. Nos oito estudos publicados, resultaram nove genes candidatos, partindo de uma amostra de usuários de cocaína do banco de amostras biológicas do Programa de Genética e Farmacogenética (PROGENE) do Instituto de Psiquiatria da Faculdade de Medicina da USP. Resumindo, foi constatada a associação com quatro marcadores genéticos: o alelo *SLC6A3*, do transportador de dopamina; polimorfismos no gene *GSTP1* (11q13; OMIM 134660), que codifica a glutationa-S-transferase; polimorfismos no gene *CAMK4* (5q21-q23; OMIM 114080), da proteinoquinase dependente de calmodulina/Ca^{++}; e no gene *GABRA2*.

Transtornos de pânico e agorafobia

Transtorno de pânico com ou sem agorafobia (OMIM 167870)

Caracterização

O *transtorno de pânico (TP) com agorafobia* é mais comum, sendo caracterizado por ataques de pânico (ataques súbitos de medo acompanhados por sintomas graves, como sudorese, sufocamento, sensação de asfixia, dor ou desconforto torácico, calafrios, dispneia, taquicardia, tremor, palpitações, tontura, parestesias, sensação de irrealidade e medo de enlouquecer e de morrer) inesperados e recorrentes, esquiva e preocupações com a possível recorrência e consequência dos ataques sobre a saúde. Em algumas pessoas, o medo de ter um ataque de pânico está associado a certas situações, como o uso de transportes coletivos, estar no meio da multidão, sair de casa sozinho, andar de elevador, dirigir sobre pontes, passar por dentro de túneis, etc. As preocupações com tais situações giram em torno da possibilidade de terem de abandoná-las rapidamente, caso ocorra um ataque de pânico. Consequentemente, os indivíduos começam a evitá-las ou as enfrentam com intensa ansiedade. No *TP sem agorafobia*, como a própria denominação indica, não ocorre a agorafobia. Por outro lado, existem, ainda, casos em que é observada apenas a *agorafobia*, na qual o medo e a esquiva estão associados à possibilidade do súbito desenvolvimento de sintomas tipo pânico nas situações descritas. Em alguns desses casos, pode não haver um único foco de medo. Também podem ocorrer somente ataques de pânico, na ausência de transtorno de pânico.

Etiologia

O TP talvez seja o transtorno de ansiedade com maior influência genética. Estudos familiares revelam um risco de 4 a 8 vezes maior de transtorno de pânico em parentes em primeiro grau de pacientes com esse transtorno, comparados com parentes em primeiro grau de indivíduos-controle que nunca tiveram um transtorno mental. Quando o TP inicia antes dos 20 anos, o risco desse transtorno para parentes em primeiro grau dos probandos passa a ser 17 vezes maior.

Os estudos gemelares são limitados, mas o grau de concordância quanto ao TP apresentado pelos gêmeos monozigóticos (73%) é significativamente mais alto do que a concordância nula verificada entre os gêmeos dizigóticos.

Em uma revisão sobre a genética do transtorno de pânico, Schumacher e colaboradores[33] estimaram sua herdabilidade em 48%, sendo que a maioria dos casos mostra herança genética complexa. O TP é um tipo de transtorno de ansiedade com múltiplos lócus. Na tabela a seguir, constam dados sobre as três formas conhecidas de TP.

Lócus	Localização cromossômica	OMIM	Fenótipo
PAND1	13q22-q32	167870	Transtorno de pânico 1
PAND2	9q31	607853	Transtorno de pânico 2 (marcador D9S271)
PAND3	4q31-q34	609985	Transtorno de pânico 3 (marcador D4S413)

Fonte: Adaptada de OMIM.[22]

Um aspecto a ser salientado é o da alta comorbidade percebida entre o TP e os transtornos do humor, transtornos relacionados a substâncias e outros transtornos de ansiedade, inclusive a agorafobia. Entre os pacientes com TP, 40 a 80% relatam uma história vitalícia de transtorno depressivo maior, sendo que na maioria dos casos a depressão acompanha o início dos ataques de pânico, embora em 25 a 30% dos pacientes, a depressão possa ter começado antes. Indivíduos com TP, frequentemente, relatam o uso de álcool, benzodiazepínicos ou sedativos hipnóticos para aliviar a ansiedade e permitir-lhes a execução de sua rotina diária. Em alguns casos, o alívio é somente temporário, o que pode levar ao desenvolvimento de tolerância; o uso repetido pode terminar em abuso e dependência da substância. Estudos recentes indicam uma associação entre história vitalícia de TP e risco aumentado de tentativas de suicídio, em comparação com o risco na população geral, sem transtornos psiquiátricos.

Fobia específica e fobia social
Fobia específica (OMIM 608251)

Caracterização

A *fobia específica*, anteriormente denominada fobia simples, caracteriza-se pela ansiedade provocada pela exposição a objeto, circunstância ou situação específicos, como viajar de avião, altitude, água, tempestades, animais, tomar uma injeção, ver sangue ou ferimentos, etc., e pelo medo que esse objeto ou situação impõe à pessoa, que o reconhece como excessivo ou irracional, porém provocando significativa perturbação em sua vida. É o transtorno psiquiátrico mais frequente entre as mulheres e o segundo mais frequente entre os homens, superado apenas pelo transtorno relacionado a substâncias.

Etiologia

Análises sofisticadas sobre a agregação familiar da fobia específica demonstraram que 73% das famílias de probandos com essa fobia apresentam pelo menos um parente com esse transtorno, em comparação a 29% das famílias de indivíduos que não o têm. Esses dados sugerem que a fobia específica é um transtorno altamente familiar, mas ainda não está claro se esse risco aumentado reflete uma transmissão hereditária geral dominante que independe dos estímulos fóbicos ou um efeito combinado de diferentes tipos de transmissão, específicos para cada estímulo (p. ex., animais, situacional, etc.).

Em uma análise de ligação genômica ampla de 57 indivíduos euro-americanos com fobia específica, pertencentes a 14 famílias averiguadas por meio de probandos com transtorno de pânico, Gelernter e colaboradores[34] encontraram evidência de ligação ao cromossomo 14, observando também que, nessas famílias, segregavam vários transtornos de ansiedade e que diversos indivíduos com fobia específica ainda tinham outros transtornos de ansiedade comórbidos.

Estudos gemelares fornecem concordâncias de 87 e 47% respectivamente para gêmeos monozigóticos e dizigóticos, indicando alto componente genético nesse transtorno fóbico.

Fobia social

Caracterização

A *fobia social*, também denominada transtorno de ansiedade social, caracteriza-se pelo medo acentuado e persistente de uma ou mais situações sociais ou de desempenho, em que o indivíduo é exposto a pessoas estranhas ou a um possível exame crítico pelos outros, com sentimentos de ansiedade ou esquiva em situações como falar em público, procurar emprego, fazer exames e interagir socialmente (sair com amigos, falar com um chefe, etc.). Essas situações desencadeiam ansiedade, são temidas e evitadas ou enfrentadas com intenso sofrimento, interferindo significativamente na rotina normal, atividades profissionais e relacionamentos sociais do indivíduo.

Os dados de prevalência de fobia social durante a vida, em cinco estudos, variam de 0,1% na Coreia a 11,1% nos Estados Unidos, para os homens, e de 1% a 15,5%, nos mesmos países, para as mulheres. A comorbidade com fobia específica varia de 50 a 80%.

Etiologia

Interações entre fatores biológicos e genéticos e também acontecimentos ambientais, por outro. O risco relativo desse transtorno em parentes em primeiro grau de afetados (16%) é 3 vezes maior do que em parentes em primeiro grau de controles normais (5%).

Os estudos gemelares apontam taxa de concordância ligeiramente maior entre os gêmeos monozigóticos (24%) do que entre os gêmeos dizigóticos (15%), sugerindo um papel significativo do ambiente.

Transtorno obsessivo-compulsivo (OMIM 164230)

Caracterização

O TOC caracteriza-se pela presença de pensamentos obsessivos e/ou comportamentos compulsivos, de forma a trazer sofrimento, desperdício de tempo e interferência na rotina normal para o indivíduo. As obsessões mais comuns são ideias, impulsos ou imagens repetitivas de violência, contaminação e dúvida; as compulsões típicas incluem rituais de limpeza, verificação e organização.

Apesar da prevalência relativamente baixa, mais de 25% da população relatam experiências obsessivas e/ou compulsivas em algum momento da vida.

Etiologia

Parentes em primeiro grau de pessoas com TOC apresentam mais obsessões e compulsões (11,7%), principalmente as primeiras, quando comparadas a parentes em primeiro grau de controles (2,7%).

Estudos de gêmeos fornecem dados de concordância entre monozigóticos e entre dizigóticos da ordem de 80 a 90% para os primeiros e de 10 a 15% para os últimos, sugerindo forte componente hereditário nesse transtorno. A herdabilidade de sintomas obsessivos e compulsivos em crianças varia de 45 a 65%, enquanto em adultos, de 27 a 47%.

A tabela a seguir mostra alguns genes de suscetibilidade ou proteção relacionados ao TOC. São genes que também estão envolvidos em outros transtornos já abordados neste capítulo.

Gene/lócus	Localização cromossômica	OMIM	Fenótipo
BDNF	11p14.1	113505	Proteção contra o TOC
HTR2A	13q14.2	182135	Suscetibilidade ao TOC
SLC6A4	17q11.2	182138	TOC 1

Fonte: Adaptada de OMIM.[22]

O alelo raro *M66* (mutação val66met) do gene *BDNF* confere proteção não só contra o TOC, mas também contra outros transtornos, como os principais transtornos alimentares, embora se relacione também com a diminuição de memória. O gene *HTR2A* codifica o receptor 2A da serotonina, e o gene *SLC6A4*, o transportador desse neurotransmissor, estando envolvidos em vários transtornos psiquiátricos, como os transtornos do humor.

Transtorno de estresse pós-traumático

Caracterização

O transtorno de estresse pós-traumático (TEPT) resulta da exposição a um evento traumático, em que a pessoa vivenciou, testemunhou ou foi confrontada com situações que envolveram morte, grave ferimento, ou uma ameaça à própria integridade física ou de outros, sendo esse evento revivido persistentemente na forma de imagens, pensamentos, percepções, sonhos ou recordações angustiantes. Essas vivências são acompanhadas de esquiva constante aos estímulos associados ao trauma, entorpecimento da responsividade (p. ex., redução do interesse em atividades significativas e afastamento de outras pessoas) e excitabilidade aumentada (p. ex., dificuldade de concentração e em conciliar ou manter o sono, irritabilidade e hipervigilância). A duração desses sintomas deve ser de no mínimo quatro semanas, acarretando perturbação no funcionamento social, ocupacional ou em outras áreas da vida do indivíduo.

O TEPT é um transtorno definido pela própria causa. Sem um trauma (p. ex., homicídio, trauma sexual ou combate), o transtorno não existe; por outro lado, só o trauma não é suficiente para que ele exista, pois muitas pessoas traumatizadas não o desenvolvem. Qualquer modelo etiológico desse transtorno deve levar em conta a vulnerabilidade pessoal, as características do evento traumático e as variáveis pós-trauma. Entre os fatores de risco pré-mórbidos para o TEPT, está incluída uma história familiar de doenças psiquiátricas, em geral, e de transtorno de ansiedade, em particular.

Etiologia

Os fatores genéticos são responsáveis por 28 a 36% da variação dos agrupamentos de sintomas do TEPT e 38% dos sintomas gerais, resultando em uma herdabilidade moderada. O alelo *S* (variante curta) do gene da proteína transportadora de serotonina (ver seção 16.3.3) tem sido associado à aquisição do medo condicionado, apesar de sua baixa expressão no TEPT.

Transtorno de ansiedade generalizada (OMIM 607834)

Caracterização

O transtorno de ansiedade generalizada (TAG) é definido como ansiedade e preocupação excessivas, por seis meses ou mais, acompanhadas por três dos seguintes sintomas somáticos: inquietação ou sensação de estar com os nervos à flor da pele, fatigabilidade, dificuldade de concentração ou sensações de "branco" na mente, irritabilidade, tensão muscular e perturbação do sono (dificuldade em conciliar ou manter o sono ou sono insatisfatório ou inquieto).

Ainda que o TAG esteja entre os transtornos psiquiátricos mais comuns, são relativamente escassos os estudos que abordam sua determinação genética. Além de estudos familiares confirmando que cerca de 20% dos parentes de indivíduos que apresentam esse transtorno também o possuem, os poucos estudos de gêmeos disponíveis fornecem dados contraditórios. Um deles indica uma taxa de concordância para ansiedade clínica 4 vezes mais alta entre gêmeos monozigóticos do que entre dizigóticos; entretanto, a ausência de ataques de pânico em pacientes com TAG elimina essa diferença, tornando semelhante o grau de concordância intrapar observado em ambos os tipos gemelares: 17 e 20%, respectivamente, para gêmeos monozigóticos e dizigóticos.

Em um estudo realizado com pares de gêmeos e irmãos, sendo 2.287 australianos e 1.185 holandeses, foi encontrada a correlação de 0,20 para o TAG, com herdabilidade de 40%.

Uma das dificuldades para a análise genética desse transtorno é que uma ampla gama de doenças pode causar sintomas semelhantes aos do TAG, dificultando, assim, o estabelecimento de um diagnóstico restrito e correto, sem o qual os resultados dos estudos genéticos, em geral, não serão fidedignos.

A *intoxicação* é diagnosticada quando, durante ou logo após o uso da substância, o indivíduo apresenta alterações comportamentais ou psicológicas clinicamente significativas ou mal-adaptativas, como comportamento sexual ou agressivo inadequado, instabilidade de humor, e prejuízo no julgamento e no funcionamento social e/ou ocupacional.

A *abstinência* caracteriza-se por um grupo de sintomas opostos aos da intoxicação inicial. Ao cessarem ou reduzirem o uso pesado e prolongado de substância, as pessoas podem apresentar os seguintes sintomas: hiperatividade autonômica (p. ex., sudorese ou taquicardia), tremor intenso, principalmente nas mãos, insônia, náuseas ou vômitos, alucinações ou ilusões visuais, táteis ou auditivas transitórias, agitação psicomotora e ansiedade.

A dependência de substâncias é um transtorno encefálico crônico e sujeito a recidiva, caracterizado pelo comportamento de busca ativa da substância desejada, apesar das consequências negativas que possam estar a ela associadas.

Para a caracterização dos transtornos relacionados a substâncias, foram escolhidos os relacionados ao álcool, tendo em vista que esse produto é a substância lícita de maior consumo mundial. De acordo com a Organização Mundial da Saúde (OMS),[29] cerca de 2 bilhões de pessoas consomem bebidas alcoólicas anualmente, das quais 2 milhões morrem em decorrência das consequências desse hábito. Na Tabela 16.5, pode-se notar que o consumo de álcool supera até o uso de tabaco no Brasil e nos Estados Unidos. A OMS define a dependência de álcool como o estado psíquico e físico resultante da ingestão de álcool, caracterizado por reações de comportamento e compulsão para ingerir álcool de modo contínuo ou periódico, a fim de experimentar seus efeitos psíquicos e evitar o desconforto de sua falta.

16.4.6.2 Transtornos relacionados a substâncias: outras dependências químicas

Entre as drogas lícitas, o álcool e o tabaco são as mais usadas; das ilícitas, a mais consumida é a maconha. Na página 532, constam dados de estudos genéticos sobre os transtornos relacionados a outras substâncias.

16.4.7 Transtornos de ansiedade

O termo *ansiedade* abrange diferentes situações: uma sensação temporária normal, com características adaptativas; um sintoma presente em muitos transtornos psiquiátricos; e um grupo de transtornos nos quais a ansiedade é seu elemento predominante.

Como um estado emocional transitório e desagradável, a ansiedade pode ser adaptativa, sinalizando uma ameaça antecipada ou iminente. Diferentemente do *medo* (estado emocional existente quando uma ameaça é bem conhecida), a ansiedade ocorre quando a ameaça não é bem definida. Caracteriza-se por afeto negativo intenso, associado a uma ameaça indefinida à própria pessoa, que geralmente é expresso, pelos pacientes, como "tensão", "inquietação", "pânico", "nervosismo", "apreensão" ou "preocupação". Além disso, a ansiedade apresenta sintomas somáticos, cognitivos, comportamentais e perceptivos. Uma lista parcial dos sintomas somáticos inclui contrações, tremores, ondas de frio ou calor, sudorese, taquicardia, palpitações, aperto no tórax, formigamento nas extremidades, dificuldade para engolir, náusea, diarreia, boca seca e libido diminuída. Em termos cognitivos, a ansiedade caracteriza-se por hipervigilância, fraca concentração, confusão subjetiva, temor de perder o controle ou ficar louco e pensamento catastrófico. Os sintomas comportamentais abrangem expressões de medo, retraimento, irritabilidade, imobilidade e hiperventilação. Perturbações na percepção, como despersonalização, desrealização e hiperestesia também são comuns.

Os sintomas de ansiedade podem resultar de numerosas condições físicas (p. ex., transtornos metabólicos e autoimunes), de outros transtornos psiquiátricos (p. ex., transtornos do humor) e de efeitos de drogas. Os transtornos de ansiedade causam problemas individuais e sociais e tendem a ser crônicos e incapacitantes.

16.4.7.1 Epidemiologia, classificação, caracterização e etiologia

Os transtornos de ansiedade estão entre os transtornos psiquiátricos mais prevalentes na maioria das populações estudadas. Entre 25 e 31% da população desenvolvem um transtorno de ansiedade no decorrer de sua vida, com idade de início variável de acordo com o tipo de transtorno, sendo, aproximadamente, de 20% a taxa de prevalência em 12 meses. As mulheres (com prevalência durante a vida em torno de 30%) têm maior probabilidade de terem transtorno de ansiedade do que os homens (com prevalência durante a vida em torno de 20%). A **Tabela 16.6** apresenta a classificação dos principais transtornos de ansiedade e algumas de suas características epidemiológicas. Além dos transtornos listados nessa tabela, o DSM-IV-TR[5] inclui outros quatro tipos de transtornos de ansiedade: transtornos de estresse agudo, devidos a condição médica geral, induzidos por substâncias e SOE, todos com proporção sexual e idade de início variáveis de acordo com a etiologia; dos quatro, o mais comum é o transtorno de ansiedade induzido por substâncias.

16.4.8 Doença de Alzheimer

O primeiro relato dessa doença é devido a Alois Alzheimer (1906). É uma doença que, em sua fase inicial, se parece com a senilidade do idoso (demência senil), manifestando-se, porém, muito cedo (em alguns casos, ao redor dos 40 anos). De acordo com o DSM-IV-TR,[5] essa doença atualmente é denominada *demência do tipo Alzheimer*, sendo classificada em dois subtipos: demência do tipo Alzheimer com início precoce e demência do tipo Alzheimer com início tardio.

16.4.8.1 Epidemiologia, classificação, caracterização e etiologia

A doença de Alzheimer (DA) responde por, aproximadamente, 60% das demências do idoso, e sua prevalência aumenta com a idade: em indivíduos com mais de 65 anos, os valores são 0,6% para o sexo masculino, e 0,8% para o sexo feminino; aos 90 anos, a prevalência é de 21% para ambos os sexos. Um dos maiores fatores de risco para a demência é a idade e, com o aumento da vida média da população, esse transtorno pode tornar-se um grande problema de saúde pública. Outros fatores de risco são: ser do sexo feminino, ter parentes em primeiro

Tabela 16.6 Classificação e epidemiologia dos principais transtornos de ansiedade

Transtorno	Prevalência (%)	Proporção sexual (M:F)	Idade de início	Ocorrência em parentes em primeiro grau dos probandos
Transtorno de pânico com ou sem agorafobia	2-5	1:1 (sem agorafobia)	2ª-3ª década	5-21%
Agorafobia sem história de transtorno de pânico	0,6-6	1:2 (com agorafobia)		
Fobia específica	11	1:2	Infância-idade adulta	3-7%
Fobia social	3-13	M >F (amostras clínicas) M < F (amostra da população)	Adolescência-idade adulta	16%
Transtorno obsessivo-compulsivo	2-3	1:1	Início da idade adulta	15-17%
Transtorno de estresse pós-traumático	8	1:2	Qualquer idade	s.i.
Transtorno de ansiedade generalizada	3-8	1:2	Final da infância	25%

Fonte: Sadock e Sadock.[1]
s.i. = sem informação.

grau com DA, apresentar alguma lesão craniencefálica e ter síndrome de Down.

Na demência do tipo Alzheimer com início tardio, o início dos sintomas se dá após os 60 anos, enquanto na demência do tipo Alzheimer com início precoce, a idade de início é entre 40 e 50 anos e sua progressão é mais rápida em pacientes com história familiar desse transtorno. Às vezes, esse início é tão insidioso que os membros da família têm dificuldade em estimar quando a doença começou.

A doença de Alzheimer apresenta muitas dificuldades para ser estudada: é geneticamente heterogênea, seu diagnóstico definitivo só pode ser feito após autópsia do cérebro e, como a idade de seu início pode ser muito tardia, as pessoas que são geneticamente predispostas a desenvolvê-la podem morrer de outra causa, antes de sua manifestação. Em vista disso, os pesquisadores dedicam-se também a estudar alguns grupos que raramente a apresentam: índios Cherokee, japoneses e nigerianos, por exemplo.

Doença de Alzheimer (OMIM 104300)

Sinonímia – Demência do tipo Alzheimer, doença de Alzheimer 1.

Caracterização

Os principais sinais clínicos são alteração da memória recente, desorientação espaçotemporal, incapacidade de reconhecer e identificar objetos, deterioração do pensamento, da fala e das habilidades motoras. Devido a esses problemas, o paciente tende a apresentar comportamento agressivo e antissocial. Ao final da doença, ele já não pode mais caminhar e cuidar de si próprio, chegando ainda a não reconhecer seus parentes ou o seu ambiente. Alguns podem ter convulsões ou espasticidade. A doença, no entanto, não diminui o tempo de vida dos pacientes.

Os principais sinais histopatológicos são: (a) placas senis formadas por depósitos extracelulares de proteínas amiloidogênicas e outras (p. ex., a proteína precursora da β-amiloide e a própria β-amiloide, $A\beta_{42}$) em áreas de degeneração neuronal (principalmente no córtex e no hipocampo); (b) emaranhados neurofibrilares intracelulares, ocasionados pela hiperfosforilação da proteína tau, que normalmente se liga aos microtúbulos do citoesqueleto neuronal; e (c) atrofia cerebral, com sulcos corticais achatados e ventrículos cerebrais aumentados, em virtude da perda neuronal.

Bioquimicamente, há deficits dos neurotransmissores, sobretudo acetilcolina e noradrenalina, presença anormal da proteína amiloide e proteína tau total e fosforilada (ptau) no líquido cerebrospinal.

Etiologia

A DA é clínica e geneticamente heterogênea, pois existem diferenças clínicas e biológicas entre os pacientes com história familiar da doença (que chegam a 40% dos casos de DA) e pacientes esporádicos, bem como entre pacientes com início precoce ou tardio da doença.

Muitos casos com história familiar de DA comportam-se como autossômicos dominantes e surgem precocemente, embora se encontrem também casos multifatoriais, com vários genes e fatores epigenéticos e ambientais influindo na expressão da doença, de surgimento mais tardio. Os estudos familiares são complicados pela idade variável de seu início e pela probabilidade de que os membros da família tenham morrido antes que seus sintomas fossem reconhecidos. Os riscos de recorrência calculados são da ordem de 1% para genitores, 2% para a prole e 3% para a irmandade de um afetado pela DA.

Estudos gemelares revelam uma concordância intrapar quanto à DA que varia de 19 a 83% para os gêmeos monozigóticos, valores significativamente mais altos do que os encontrados entre os gêmeos dizigóticos (5-46%), indicando a importância dos fatores genéticos, ainda que não exclusivos.

Já foi mencionado que existem pelo menos dois grupos de alto risco para DA: os que têm história familiar da doença e as pessoas com síndrome de Down. Os estudos de análise de ligação genética indicaram que o gene *APP*, cujo produto é a proteína precursora da β-amiloide, está localizado no cromossomo 21q, mais próximo ao centrômero e à região associada à síndrome de Down; o lócus em que se situa o gene *APP* seria o da doença de Alzheimer 1. Essa proteína precursora é clivada pela enzima λ-secretase, produzindo os peptídeos $A\beta_{40}$ e $A\beta_{42}$, este último sendo uma variante patogênica. A λ-secretase é um complexo de cinco polipeptídeos que incluem as proteínas pré-senilinas 1 e 2, produtos dos genes *PSEN1* e *PSEN2*. Essas proteínas são receptores localizados junto às membranas do complexo de Golgi; quando anormais, permitem o acúmulo extracelular de β-amiloide, já referido. As raras formas monogênicas de DA envolvem claramente a β-amiloide como causa da patologia, não apenas como um efeito colateral de outra causa qualquer.

Estudos recentes indicam uma associação entre alelos do gene *APOE*, da apolipoproteína E (APOE), no cromossomo 19q, e a forma comum da DA com início tardio. De todas as variantes conhecidas dessa proteína, somente três constituem polimorfismos comuns: APOE2, APOE3 e APOE4. O alelo *APOE₄* aumenta os níveis de colesterol total e de LDL e apolipoproteína B, bem como confere um risco considerável para essa forma da doença, enquanto o alelo *APOE₂* diminui aqueles níveis e oferece proteção contra a DA.

A tabela a seguir apresenta vários genes já relacionados com as diferentes formas de DA, embora nem todos tenham sua relação confirmada.

Gene/lócus	Localização cromossômica	OMIM	Fenótipo (produto gênico)
AD1	21q	104300	DA 1 familiar
APP	21q	104760	DA 1 precoce (precursora da β-amiloide)
AD2	19q	104310	DA 2
APO*E	19q	107741	DA 2 (apolipoproteína E)
AD3	14q	607822	DA 3
PSEN1	14q	104311	DA 3 (pré-senilina 1)
AD4	1q	606889	DA 4
PSEN2	1q	600759	DA 4 (pré-senilina 2)
AD5	12p11-q13	602096	DA 5
AD6	10q	605526	DA 6
AD7	10p	606187	DA 7
AD8	20p	607116	DA 8
AD9	19p	608907	DA 9 com início tardio
AD10	7q	609636	DA 10
AD11	9q	609790	DA 11
AD12	8p12-q22	611073	DA 12
AD13	1q	611152	DA 13
AD14	1q	611154	DA 14
AD15	3q	611155	DA 15
AD16	Xq	300756	DA 16
APBB2	4p	602710	DA c/início tardio (prot. de ligação a APP)
SORL1	11q	602005	(receptor da sortilina, associado à patogênese da DA 1)

Fonte: Adaptada de OMIM.[22]

Em resumo, entre os preditores biológicos importantes de DA, citam-se presença do alelo *APOE4* em associação à idade avançada e ao deficit funcional da memória, em pacientes com comprometimento cognitivo leve; diminuição da substância Aβ$_{42}$ e aumento da proteína tau total e da tau fosforilada no líquido cerebrospinal, entre os pacientes que chegam a ter DA. Existem várias formas da doença de Alzheimer, supostamente relacionadas com genes localizados em 14 cromossomos diferentes, inclusive no cromossomo X. As alterações genéticas localizadas nos cromossomos 1, 14 e 21 se relacionam à DA com início precoce. Os exames de neuroimagem permitem a detecção de parâmetros compatíveis com os diferentes estágios clínicos da DA, como atrofia cortical, alterações do hipocampo e mesiotemporais.

⚠ Resumo

O comportamento pode ser definido como o conjunto de atitudes e reações do indivíduo, determinadas por fatores internos variáveis e influenciadas por diversas situações ambientais. O comportamento não difere, em sua essência, de outras atividades biológicas, como a respiração, a digestão ou a locomoção, embora seja mais difícil de ser estudado.

Os conhecimentos sobre a genética do comportamento podem ser obtidos por meio de vários tipos de estudos, como estudos de famílias; de gêmeos monozigóticos e dizigóticos criados juntos e/ou separados; de adoção; de colaterais e meios-irmãos; de endocruzamento; estudos do comportamento de pacientes com alterações gênicas ou cromossômicas; estudos de características comportamentais que apresentam diferenças sexuais; estudos de ligação, com base na relação física entre lócus de marcadores genéticos e genes candidatos para uma determinada doença em famílias; estudos de associação, com base na associação entre marcadores genéticos e uma determinada doença em indivíduos da população geral; estudos de associação genômica ampla, baseados na análise comparativa das frequências alélicas de todos os marcadores polimórficos disponíveis em pacientes não aparentados, com a variante gênica conhecida e a doença; e estudos de endofenótipos, que são características determinadas geneticamente que fazem parte do fenótipo geral, mas que podem se situar em um nível de ação mais próximo do gene causador.

Entre as características comportamentais normais podemos destacar a inteligência, a memória e a personalidade. A inteligência é conceituada como um conjunto de habilidades intelectuais medidas por testes, que geralmente avaliam as áreas verbal e de desempenho. Em geral, os testes são influenciados por vários fatores, principalmente a escolarização. O QI (quociente de inteligência) é expresso em termos de percentis, sendo esta a sua classificação: abaixo de 70 = deficiente mental; 70-79 = QI limítrofe; 80-89 = médio inferior; 90-109 = médio; 110-119 = médio superior; 120-129 = superior; e acima de 130 = muito superior. Algumas habilidades específicas parecem ser mais influenciadas geneticamente do que outras. Os principais fatores que podem influir na inteligência são nutrição, estimulação precoce, o meio cultural e os motivos sociais adquiridos durante a fase de socialização, ordem de nascimento e tamanho da família, atitudes dos genitores e relações interpessoais.

A memória pode ser conceituada simplesmente como a retenção da informação aprendida, ou, de um modo mais abrangente, como a aquisição, armazenamento e evocação de informações. As memórias podem ser classificadas em diferentes tipos: segundo seu conteúdo, memória declarativa e memória procedural, que podem ser explícitas ou implícitas; segundo o tempo de duração, memória de curta duração e memória de longa duração; e segundo sua função, memória de trabalho (operacional ou imediata). Exemplos de transtornos da memória: amnésia, paramnésia, hipermnésia e outros.

A personalidade é mais complexa do que a inteligência, sendo muito mais difícil de ser estudada geneticamente. Supõe-se que seu modo de herança seja multifatorial. Os testes utilizados para sua avaliação são bastante influenciados pela cultura, polarizando-se na neurotização (introversão) ou na extroversão. Em um desses testes (Escala I-E), há uma medida contínua da atitude com que os indivíduos relacionam seu comportamento, considerando-o governado por fatores internos (os acontecimentos dependem do próprio comportamento) ou externos (os acontecimentos dependem de sorte, acaso ou destino). Estudos mais recentes concentraram-se em um modelo de personalidade que abrange cinco fatores: extroversão ou capacidade de exteriorizar sentimentos; aderência ou capacidade de concordar; diligência ou ter o desejo de realizar; neurotização ou negatividade; e inteligência. Esse último fator pode ser considerado separadamente da personalidade, mas é um traço que a influencia. A personalidade global, baseada nesses cinco fatores, apresenta uma hereditariedade de aproximadamente 50%. Outros estudos, baseados em lócus de traços quantitativos, sugerem que os fatores genéticos contribuem com 40-60% da variância dos traços de personalidade. Atualmente, pensa-se que os polimorfismos genéticos, como o do transportador do neurotransmissor serotonina, o do receptor DRD4 do neurotransmissor dopamina e o da enzima monoaminoxidase A, possam explicar a hereditariedade de certas características de personalidade.

A homossexualidade pode ser conceituada como o padrão sexual de atração erótica ou atividade sexual preferencial ou exclusiva entre pessoas do mesmo sexo, independentemente da disponibilidade de parceiros heterossexuais, sendo considerada uma variante de frequência regular da sexualidade humana. Os pesquisadores acreditam que a homossexualidade seja controlada em partes iguais pelos genes e pelos fatores ambientais. Existem algumas hipóteses sobre a etiologia da homossexualidade, como por exemplo, a presença ou ausência de hormônios androgênicos durante o período crítico de diferenciação do cérebro para características masculinas ou femininas e a presença de diferenças neuroanatômicas e neurofisiológicas que poderiam contribuir para a conduta homossexual. Os estudos gemelares também fornecem evidências de uma influência genética na homossexualidade. É mais provável que os gêmeos monozigóticos ou idênticos sejam ambos homossexuais do que os gêmeos dizigóticos ou fraternos de mesmo sexo, o que aponta para um componente genético. A taxa de concordância quanto à homossexualidade entre os gêmeos monozigóticos é de 50%, praticamente o dobro da calculada para os gêmeos dizigóticos (24%) e quase o triplo da verificada entre os irmãos adotivos (19%). Para o sexo feminino, essas taxas são de 48% (gêmeas monozigóticas), 16% (gêmeas dizigóticas) e 6% (irmãs adotivas).

Alguns fatores complicam o estudo das características patológicas do comportamento, frustrando as tentativas de identificação dos genes que as condicionam. São exemplos: critérios diagnósticos variáveis, classificação inadequada dos fenótipos básicos e intermediários (espectro fenotípico), heterogeneidade etiológica, efeitos de idade, sexo e coorte, idade variável de início do transtorno, modos de herança complexos, comorbidade e erro diagnóstico e heterogeneidade clínica. A fim de serem evitados os efeitos desses fatores, são observados os seguintes cuidados: utilização de categorias e critérios diagnósticos bem definidos; métodos padronizados e objetivos para a avaliação fenotípica; estudos do tipo duplo-cego, nos quais psiquiatras e geneticistas não conheçam previamente a condição dos indivíduos estudados quanto aos marcadores genéticos e aos diagnósticos, respectivamente; acesso a todas as informações relevantes à especificação do modo de herança da doença; e utilização de métodos de análise ampliados, a fim de abranger tanto o estudo com enfoque monogênico, como com enfoque poligênico.

Uma das principais características comportamentais patológicas é a deficiência mental, definida como o funcionamento intelectual inferior à média, com limitações significativas no funcionamento adaptativo em pelo menos duas áreas de habilidades, manifestando-se geralmente antes dos 18 anos: comunicação, autocuidados, vida doméstica, habilidades sociais/interpessoais, uso de recursos comunitários, autossuficiência, habilidades acadêmicas, trabalho, lazer, saúde e segurança. Destaca-se o comportamento adaptativo, porque uma pessoa que tenha QI = 60, mas que mantenha seu emprego e suas relações interpessoais de maneira satisfatória, não é considerada deficiente. Estima-se que 1% da população apresenta deficiência mental. Destes, 90% têm deficiência mental leve (QI entre 50-70) e 10% deficiência mental grave (QI abaixo de 50). Com relação à hereditariedade, os casos de herança monogênica abrangem principalmente os erros metabólicos hereditários e as síndromes neurocutâneas; os casos devidos a alterações cromossômicas evidentes correspondem, com maior frequência, às trissomias autossômicas do 21, 13 e 18 e à síndrome do X frágil, enquanto as anormalidades cromossômicas sutis (p. ex., microdeleções) resultam nas síndromes de genes contíguos. Até recentemente, a deficiência mental leve era atribuída praticamente só à herança multifatorial, porém o uso de técnicas citogenéticas sofisticadas evidenciou, em alguns casos, microalterações cromossômicas que seriam responsáveis pelo quadro leve de deficiência mental e outras características clínicas, constituindo o grupo das síndromes de genes contíguos. A etiologia ambiental está presente tanto na deficiência mental grave, como na leve, por meio de infecções virais, exposição a teratógenos físicos e/ou químicos, hipoxia ou trauma perinatal, ou doença materna, seu efeito em geral dependendo do estágio do desenvolvimento em que se dá a exposição a esses agentes etiológicos. Atualmente, são conhecidos mais de 80 tipos de deficiência mental ligada ao cromossomo X, subdivididos em sindrômicos e não sindrômicos. Os exemplos descritos neste capítulo são síndromes do X frágil e transtorno de Rett.

O transtorno autista é um dos cinco transtornos globais do desenvolvimento e, com a síndrome de Asperger e o transtorno global do desenvolvimento sem outra especificação, compõe a tríade denominada "transtornos do espectro do autismo" por alguns pesquisadores. O "fenótipo autista", considerado em sentido amplo, abrange os indivíduos com alguns sintomas de autismo, mas que não preenchem todos os critérios diagnósticos desse transtorno. O autismo é uma incapacidade precoce para desenvolver o contato afetivo comum interpessoal, de origem biológica, provavelmente genética. Afeta, em média, 5/10.000 crianças, variando de 2-20/10.000 e sendo de 4 a 5 vezes mais frequente em meninos do que em meninas. Estudos familiares indicam que de 2 a 4% dos irmãos de crianças autistas também têm transtorno autista, uma taxa 50 vezes maior do que a da população geral. Em dois grandes estudos gemelares, no primeiro a taxa de concordância quanto ao transtorno em gêmeos monozigóticos foi de 36%, enquanto em gêmeos dizigóticos foi de 0%; no segundo, foi de 96 contra 27%, respectivamente, ambos os estudos indicando papel genético significativo. Atualmente, o transtorno autista é considerado um transtorno geneticamente heterogêneo, de herança multifatorial complexa, envolvendo muitos genes candidatos autossômicos e alguns ligados ao X.

Os transtornos do humor abrangem um grande grupo de transtornos psiquiátricos, cujo quadro clínico apresenta afetos patológicos e distúrbios vegetativos e psicomotores correlatos. Esses transtornos são mais considerados como síndromes com sinais e sintomas mantidos durante semanas a meses, representando um desvio significativo do funcionamento habitual do indivíduo e com tendência recorrente, de forma periódica ou cíclica. A maioria das pessoas tem um padrão característico de oscilações afetivas básicas, que define seu temperamento. De um modo geral, agrupam-se em três tipos de temperamento: temperamento depressivo (no qual a pessoa tende na direção da tristeza), temperamento hipertímico (em que a pessoa se inclina para humores alegres) e temperamento ciclotímico (no qual a pessoa oscila entre humores alegres e tristes). Os transtornos do humor constituem as psicopatologias mais comuns na população. Aparentemente, não apresentam variação racial e têm maior prevalência entre pessoas com menos de 45 anos, com os episódios maníacos sendo igualmente prevalentes em homens e mulheres e os transtornos depressivos mais frequentes nas mulheres.

Os transtornos do humor classificam-se em transtornos depressivos (transtorno depressivo maior, transtorno distímico e transtorno depressivo sem outra especificação), transtornos bipolares (transtorno bipolar I, transtorno bipolar II e transtorno ciclotímico), transtornos do humor devidos a uma condição médica geral, transtornos do humor induzidos por substâncias e transtornos do humor sem outra especificação. A etiologia dos transtornos do humor compreende pelo menos fatores neuroquímicos, neuroendócrinos, especificamente genéticos e ambientais.

O transtorno do humor mais comum é o transtorno depressivo maior, cuja frequência por toda a vida no sexo feminino varia de 10 a 25% e no sexo masculino, de 5 a 12%. Pode manifestar-se como um episódio único ou episódios recorrentes (observados em dois terços dos pacientes). Esse transtorno caracteriza-se por um caráter depressivo, com autoavaliação negativa, tristeza, desânimo, lentificação psicomotora, às vezes ansiedade, agitação ou tensão, insônia ou hipersônia, inapetência ou hiperfagia, variação diurna do humor (o humor é pior de manhã, melhorando no fianl da tarde), falta de concentração e memória, dificuldade para tomar decisões banais, fadiga intensa, diminuição do fluxo e amplitude da fala, perda do interesse e da libido, isolamento social, diminuição da capacidade para sentir prazer e diminuição da energia. Em geral, as crises depressivas têm duração mínima de três a quatro semanas e respondem bem à medicação. Sua complicação mais grave é o risco de suicídio, que chega a ser cometido por 15% dos pacientes.

O transtorno distímico consiste em uma depressão intermitente ou crônica de baixa intensidade, que geralmente se inicia na infância ou adolescência e não progride para um típico transtorno do humor. Em seu quadro clínico, predominam os sintomas sobre os sinais (depressões mais subjetivas do que objetivas), representando uma acentuação dos traços observados no temperamento depressivo. Entretanto, um terço dos pacientes pode evoluir para o transtorno depressivo maior. Na história familiar dos pacientes, há muitos casos de transtornos depressivos e bipolares.

Os transtornos bipolares consistem em pelo menos um episódio de excitação (mania ou hipomania); alguns pacientes têm apenas episódios maníacos, mas a maioria apresenta episódios depressivos alternantes. Os padrões clínicos da mania são geralmente opostos aos da depressão: euforia, labilidade de humor, fluxo rápido das ideias, aceleração psicomotora, diminuição da necessidade de sono, desatenção com a alimentação, autoestima exagerada, fala rápida e desconexa, aumento da libido, conduta impulsiva com tendência a problemas sociais e econômicos, grandiosidade, formação de delírios e falta de juízo crítico. Os pacientes sentem-se bem, tendem a ter entusiasmo, energia e bem-estar superficial; muitos se recusam a admitir que têm problemas e podem resistir ao tratamento. Em geral, os episódios de mania respondem bem ao tratamento, tendendo a ser mais breves e ter término mais abrupto do que os depressivos. Há um alto risco de morte por exaustão física (15%) e de rápida mudança para a depressão (nesse caso, risco mais alto de suicídio).

A hipomania refere-se a um período de pelo menos alguns dias de leve elevação do humor, pensamento aguçado e positivo, maior energia e atividade, sem o comprometimento dos episódios maníacos. Não se trata meramente de uma forma mais leve de mania, pois raramente progride para a psicose maníaca. Distingue-se da felicidade pelo fato de que tende a recorrer e pode ser ocasionalmente desencadeada por antidepressivos. Os transtornos bipolares são classificados em transtorno bipolar I, que apresenta pelo menos um episódio maníaco único, com duração mínima de uma semana, e um tipo específico de episódio recorrente, com base nos sintomas do episódio mais recente (que pode ser maníaco, hipomaníaco, depressivo, misto ou inespecificado). O início aconteceu da adolescência até a terceira década de vida, e a frequência é semelhante para homens e mulheres, embora os primeiros tendam a apresentar mais episódios maníacos, enquanto as últimas apresentam mais episódios depressivos e mistos. Já o transtorno bipolar II apresenta episódios depressivos e hipomaníacos, é mais comum do que o transtorno bipolar I e apresenta sazonalidade: depressão manifesta no outono ou inverno e hipomania na primavera. O transtorno ciclotímico é um transtorno bipolar II atenuado que se inicia entre os 15 e os 24 anos e se caracteriza pela alternância de ciclos breves de depressão leve e hipomania. Apesar das diferenças mencionadas, os transtornos depressivos maiores e os bipolares também compartilham características como irritabilidade, raiva, insônia e agitação. Durante as inúmeras recorrências de depressão e/ou mania (ou hipomania), um terço dos pacientes desenvolve estados mistos, que incluem sintomas depressivos e maníacos simultâneos. Os transtornos bipolares são geneticamente heterogêneos e complexos, com pelo menos sete lócus conhecidos de suscetibilidade e dois de interação epigenética.

A depressão mascarada é a depressão que se manifesta pelos mais variados sintomas orgânicos, como enxaqueca, náuseas, constipação intestinal ou diarreia, problemas de coluna, nevralgias, artralgias, dor precordial, pseudoangina, taquicardia, sentimento de pressão na garganta e no peito, secura da boca, dor relacionada com o trato urogenital, disfunção sexual, surtos de suores ou sentimento de exaustão. Os indicadores que podem ser levados em conta no seu diagnóstico são: (a) as queixas do paciente não seguem a descrição clássica de um processo orgânico específico ou a pesquisa diagnóstica não confirma uma doença orgânica; (b) os sintomas não respondem à terapêutica que normalmente seria efetiva na doença orgânica suspeitada; e (c) os sintomas são flutuantes: quando um desaparece, logo outro o substitui. Nem o médico, nem o próprio paciente se dão conta da depressão. Ocasionalmente, a depressão mascarada pode surgir após um distúrbio cerebral orgânico, nos idosos, ou uma neoplasia, doença metabólica ou infecciosa. Nesse tipo de doença depressiva, os sintomas somáticos ocupam o primeiro plano e os sintomas psicológicos constituem o fundo no qual os primeiros se expressam. Sua prevalência é de 5 a 10%, aparecendo mais em mulheres do que em homens.

A esquizofrenia é o transtorno que se caracteriza por sintomas psicóticos graves, como delírios e alucinações, além de pensamento e fala desorganizados, incapacidade de sentir ou expressar emoções, comportamento amplamente desorganizado ou catatônico e disfunção social ou ocupacional, podendo haver diferentes combinações desses sintomas, que ainda podem variar ao longo do tempo, em um mesmo indivíduo. Daí decorre uma diversidade considerável entre os afetados, com efeito mórbido cumulativo, grave e de longa duração, representando um enorme custo pessoal e econômico no mundo inteiro. A esquizofrenia é classificada em tipos: paranoide, desorganizado ou hebefrênico, catatônico, indiferenciado e residual. Pelo menos 10% dos esquizofrênicos cometem o suicídio, a maioria durante os primeiros 10 anos da doença, com risco mais alto em homens com o subtipo paranoide. A frequência populacional da esquizofrenia está em torno de 1% e, se parece baixa em relação à prevalência de outras doenças mentais, como os transtornos do humor, por exemplo, tem-se de levar em conta que a esquizofrenia tende a ser grave, crônica e incapacitante. O início do transtorno, geralmente, se dá no fim da adolescência e início da vida adulta, existindo uma diferença associada ao sexo. A incidência é maior dos 15 aos 25 anos nos homens e dos 25 aos 35 anos nas mulheres. Existem sintomas associados a bom prognóstico (pacientes sem história familiar de esquizofrenia, surto rápido, sem processo anterior de deterioração, e presença de fator desencadeante) e a um mau prognóstico (mau ajustamento pré-mórbido, início precoce da doença, falta de sociabilidade e déficits cognitivos, de memória e atenção).

A esquizofrenia é um transtorno geneticamente heterogêneo, de alta complexidade clínica. Além dos fatores genéticos, outros fatores (neurofisiológicos, neuroanatômicos e ambientais) podem estar associados à etiologia da esquizofrenia.

Os transtornos relacionados a substâncias são transtornos resultantes da relação entre a constituição genética do indivíduo e, no mínimo, um fator ambiental: o consumo da substância de uso ou de abuso. Em alguns setores psiquiátricos, esses transtornos são denominados dependências químicas. A classificação dos transtornos relacionados a substâncias considera o abuso ou a dependência de 11 classes de agentes farmacológicos pelos indivíduos: álcool, anfetaminas ou similares, cafeína, *Cannabis*, cocaína, alucinógenos, inalantes, nicotina, opiáceos, fenciclidina ou similares, sedativos/hipnóticos/ansiolíticos, incluindo ainda dois subtipos de transtornos: os relacionados a múltiplas substâncias e os relacionados a outras substâncias (ou a substâncias desconhecidas).

O abuso (ou uso nocivo) de substâncias inclui padrões nocivos e repetidos de consumo, que acarretam consequências pessoais e sociais adversas, recorrentes e clinicamente significativas, em um período de 12 meses; não inclui tolerância, abstinência ou um padrão de uso compulsivo. Esse padrão mal-adaptativo manifesta-se por meio de vários aspectos: incapacidade de cumprir obrigações importantes no trabalho, na escola ou em casa; ocorrência de perigo à integridade física; problemas legais recorrentes, relacionados a substâncias; e uso continuado de substância, apesar dos problemas interpessoais ou sociais persistentes ou recorrentes, causados ou exacerbados por seus efeitos. A dependência de substâncias é um transtorno encefálico crônico e sujeito a recidiva, caracterizado pelo comportamento de busca ativa da substância desejada, apesar das consequências negativas que possam estar a ela associadas. Esse tipo de transtorno corresponde a critérios semelhantes aos de abuso, porém inclui tolerância, abstinência ou uso compulsivo de substância. Nesse transtorno, muito tempo é gasto em atividades necessárias para a obtenção e utilização da substância e na recuperação de seus efeitos; existe um desejo persistente ou esforços malsucedidos para reduzir ou controlar o uso, mesmo o indivíduo tendo consciência de que seu problema físico ou psicológico é causado ou exacerbado por essa substância. A tolerância é o fenômeno biológico pelo qual o organismo necessita de quantidades cada vez maiores produto para apresentar os efeitos desejados, pois o uso continuado da mesma quantidade de substância leva à redução desses efeitos. A intoxicação é diagnosticada quando, durante ou logo após o uso, o indivíduo apresenta alterações comportamentais ou psicológicas clinicamente significativas ou mal-adaptativas, como comportamento sexual ou agressivo inadequado, instabilidade de humor, e prejuízo no julgamento e no funcionamento social e/ou ocupacional. A abstinência caracteriza-se por um grupo de sintomas opostos aos da intoxicação inicial. Ao cessarem ou reduzirem o uso pesado e prolongado de substância, as pessoas podem apresentar os seguintes sintomas: hiperatividade autonômica (p. ex., sudorese ou taquicardia), tremor intenso, principalmente nas mãos, insônia, náuseas ou vômitos, alucinações ou ilusões visuais, táteis ou auditivas transitórias, agitação psicomotora e ansiedade.

O transtorno relacionado ao álcool (ou alcoolismo) é uma doença crônica e progressiva, caracterizada pela perda de controle sobre o uso de álcool, com consequências sociais, legais, psicológicas e físicas subsequentes. A Organização Mundial da Saúde[30] define-o como o estado psíquico e físico resultante da ingestão de álcool, caracterizado por reações de comportamento e compulsão para ingerir álcool de modo contínuo ou periódico, a fim de experimentar seus efeitos psíquicos e evitar o desconforto de sua falta. Esse transtorno é classificado em transtornos pelo uso de álcool (dependência e abuso de álcool); transtornos induzidos pelo álcool (intoxicação pelo álcool, abstinência de álcool, outros tipos de transtornos induzidos pelo álcool e transtornos relacionados ao álcool sem outra especificação). A maior parte das pessoas começa seu consumo alcoólico durante a adolescência, com prevalência maior desse período até os 25 anos. A taxa de abuso de álcool pode chegar a 20% para os homens e 10% para as mulheres, e cerca de 10% dos homens e 3 a 5% das mulheres tornam-se dependentes. Essa diferença sexual é encontrada praticamente em todas as culturas, refletindo, provavelmente, sanções e preconceitos sociais sobre o uso de drogas e comportamento desviante nas mulheres. Entretanto, também é postulado que elas estão menos propensas a beber excessivamente porque são menos tolerantes ao álcool. As mulheres que bebem excessivamente correm o mesmo risco de desenvolver alcoolismo que os homens em iguais condições de ingestão alcoólica. Quanto mais precoce o início do alcoolismo, mais grave ele é e maior a probabilidade de que seja secundário a outro transtorno psiquiátrico. O início tardio do transtorno tende a estar associado com dificuldades sociais, sinais e sintomas menos graves, com uma probabilidade maior de problemas clínicos associados.

Além dos graves efeitos sobre o próprio organismo do dependente de álcool, o etanol e o acetaldeído (produto resultante da ação da álcool-desidrogenase sobre o etanol) podem ter efeitos prejudiciais sobre o embrião ou feto em desenvolvimento. Ambas as substâncias atravessam com facilidade a placenta e, em doses suficientemente altas, podem produzir aborto ou morte fetal. Os bebês que sobrevivem podem manifestar a síndrome do álcool fetal. Uma vez que ainda não foram definitivamente estabelecidos os períodos mais vulneráveis do desenvolvimento intrauterino e a quantidade extra de álcool necessária para acarretar essa síndrome, as gestantes devem abster-se do uso de álcool em todo o período gestacional. Os transtornos relacionados ao álcool podem apresentar comorbidade com transtornos relacionados a outras substâncias, transtorno da personalidade antissocial, transtornos do humor, esquizofrenia, transtornos de ansiedade, entre outros problemas clínicos. Um dos transtornos induzidos pelo álcool mais conhecidos é a síndrome de Wernicke-Korsakoff, provavelmente autossômica recessiva e caracterizada por encefalopatia aguda, seguida de prejuízo da memória de curta duração. É atualmente denominada transtorno amnéstico persistente induzido por álcool.

Entre os fatores bioquímicos de suscetibilidade ao álcool, citam-se o metabolismo do álcool e os polimorfismos das enzimas álcool-desidrogenase e aldeído-desidrogenase. São importantes também fatores fisiológicos, como o alto nível de alerta tônico que certas pessoas apresentam. A importância dos fatores genéticos é fornecida por estudos familiares mostrando que a frequência de alcoolismo em pais de alcoolistas é o triplo da encontrada na população geral, para os homens. Para mães de alcoolistas, a frequência é de 1,5 vez maior do que a observada entre as mulheres da população geral. Os estudos gemelares indicam efeito genético de certa magnitude, visto que os gêmeos monozigóticos apresentam 70% de concordância quanto ao alcoolismo, enquanto os dizigóticos apenas 33%. Na mesma direção estão os resultados dos estudos de adoção, uma vez que se verifica maior frequência de alcoolismo entre adotivos com um genitor biológico alcoolista (18%) do que entre adotivos com genitores biológicos normais (5%). Em um estudo multicêntrico, evidenciou-se ligação da dependência de álcool com regiões dos cromossomos 1 e 7, bem como uma região protetora contra a dependência de álcool no cromossomo 4, próxima à dos genes do metabolismo do álcool. Os resultados obtidos com o estudo de endofenótipos têm sido promissores, com alguns genes já bem conhecidos e estudados. Os transtornos relacionados a substâncias são complexos, com múltiplos genes interagindo com os fatores ambientais ao longo dos diferentes estágios do desenvolvimento das dependências químicas.

O termo ansiedade abrange diferentes situações: uma sensação temporária normal, com características adaptativas; um sintoma presente em muitos transtornos psiquiátricos; e um grupo de transtornos nos quais a ansiedade é seu elemento predominante. Como um estado emocional transitório e desagradável, a ansiedade pode ser adaptativa, sinalizando uma ameaça antecipada ou iminente. Diferentemente do medo, a ansiedade ocorre quando a ameaça não é bem definida. Caracteriza-se por afeto negativo intenso, associado a uma ameaça indefinida à própria pessoa, que, geralmente, é expresso, pelos pacientes, como "tensão", "inquietação", "pânico", "nervosismo", "apreensão" ou "preocupação". Além disso, a ansiedade apresenta sintomas somáticos, cognitivos, comportamentais e perceptivos. Os sintomas de ansiedade também podem resultar de numerosas condições físicas, de outros transtornos psiquiátricos e de efeitos de drogas. Cerca de 10 a 15% da população desenvolvem um transtorno de ansiedade no decorrer de sua vida, com idade de início variável de acordo com o tipo de transtorno. Os transtornos de ansiedade são classificados em transtorno de pânico com ou sem agorafobia, agorafobia sem história de transtorno de pânico, fobia específica, fobia social, transtorno obsessivo-compulsivo, transtorno de estresse pós-traumático e transtorno de ansiedade generalizada.

O transtorno de pânico (TP) com agorafobia é uma doença comum que se caracteriza por ataques de pânico inesperados e recorrentes, esquiva e preocupações com a possível recorrência e consequência dos ataques sobre a saúde. Em algumas pessoas, o medo de ter um ataque de pânico está associado a certas situações, como o uso de transportes coletivos, encontrar-se no meio da multidão, sair de casa sozinho, dirigir sobre pontes, etc. As preocupações com tais situações giram em torno da possibilidade de abandoná-las rapidamente, caso ocorra um ataque de pânico. Consequentemente, os indivíduos começam a evitá-las ou enfrentam-nas com intensa ansiedade. No TP sem agorafobia, como a própria denominação indica, não ocorre a agorafobia. Por outro lado, existem, ainda, casos em que é observada apenas a agorafobia, na qual o medo e a esquiva estão associados à possibilidade do súbito desenvolvimento de sintomas tipo pânico nas situações descritas. Em alguns casos desses, pode não haver um único foco de medo. O TP talvez seja o transtorno de ansiedade com maior influência genética. Estudos familiares revelam um risco de 4 a 8 vezes maior de transtorno de pânico em parentes em primeiro grau de pacientes com esse transtorno, comparados com parentes em primeiro grau de indivíduos-controle que nunca tiveram um transtorno mental. Quando o TP inicia antes dos 20 anos, o risco desse transtorno para parentes em primeiro grau dos probandos passa a ser 17 vezes maior. Os estudos gemelares são limitados, mas o grau de concordância quanto ao TP apresentado pelos gêmeos monozigóticos (73%) é significativamente mais alto do que a concordância nula verificada entre os gêmeos dizigóticos. Em uma revisão sobre a genética do TP, Schumacher e colaboradores[34] estimaram sua herdabilidade em 48%, sendo que a maioria dos casos mostra herança genética complexa. O TP é um tipo de transtorno de ansiedade com múltiplos lócus. Um aspecto a salientar é o da comorbidade percebida entre o TP, abuso de álcool ou outras substâncias e depressão.

A fobia específica (FE) caracteriza-se pela ansiedade provocada pela exposição a um objeto ou situação específica, como viajar de avião, altitude, água, tempestades, animais, tomar uma injeção, ver sangue ou ferimentos, etc., e pelo medo que esse objeto ou situação impõe à pessoa, que o reconhece como excessivo ou irracional, porém provocando significativa perturbação em sua vida. A fobia social caracteriza-se pelo medo acentuado e persistente de uma ou mais situações sociais ou de desempenho, nas quais o indivíduo é exposto a pessoas estranhas ou a um possível exame crítico pelos outros. Análises sofisticadas sobre a agregação familiar da FE demonstraram que 73% das famílias de probandos com FE apresentam pelo menos um parente com esse transtorno, em comparação a 29% das famílias de indivíduos sem o mesmo. Esses dados sugerem que a FE é um transtorno altamente familiar, mas ainda não está claro se esse risco aumentado reflete uma transmissão hereditária geral dominante que independe dos estímulos fóbicos ou um efeito combinado de diferentes tipos de transmissão, específicos para cada estímulo (p. ex., animais, situacional, etc.). Estudos gemelares fornecem concordâncias de 87 a 47%, respectivamente, para gêmeos monozigóticos e dizigóticos, indicando alto componente genético nesse transtorno fóbico. Em uma análise de ligação genômica ampla de 57 indivíduos euro-americanos com FE, pertencentes a 14 famílias averiguadas por meio de probandos com TP, encontrou-se evidência de ligação ao cromossomo 14, observando também que, nessas famílias, segregavam vários transtornos de ansiedade e que diversos indivíduos com FE ainda tinham outros transtornos de ansiedade comórbidos. Quanto à fobia social, o risco relativo desse transtorno em parentes em primeiro grau de afetados é o triplo do risco para parentes em primeiro grau de controles normais. Os estudos gemelares de fobia social apontam taxa de concordância ligeiramente maior entre os gêmeos monozigóticos (24%) do que entre os gêmeos dizigóticos (15%), sugerindo um papel significativo do ambiente. A comorbidade com FE varia de 50 a 80%.

O transtorno obsessivo-compulsivo (TOC) caracteriza-se pelas obsessões ou compulsões do indivíduo, de forma a lhe trazer sofrimento, desperdício de tempo e interferência em sua rotina normal. Em geral, traduz-se pela necessidade de repetir pensamentos (obsessões) ou comportamentos (compulsões). Estudos de gêmeos fornecem dados de concordância entre monozigóticos e entre dizigóticos da ordem de 80 a 90% para os primeiros e de 10 a 15% para os últimos, sugerindo forte componente hereditário nesse transtorno. Parentes em primeiro grau de pessoas com TOC apresentam mais obsessões e compulsões (11,7%), principalmente as primeiras, quando comparadas a parentes em primeiro grau de controles (2,7%). A herdabilidade de sintomas obsessivos e compulsivos em crianças varia de 45 a 65%, enquanto em adultos, de 27 a 47%. Existem alguns genes de suscetibilidade ou proteção relacionados ao TOC. São genes que também estão envolvidos em outros transtornos já abordados neste capítulo.

O TEPT resulta da exposição a um evento traumático, no qual a pessoa vivenciou, testemunhou ou foi confrontada com situações que envolveram morte, grave ferimento, ou uma ameaça à própria integridade física ou de outros, sendo esse evento revivido persistentemente na forma de imagens, pensamentos, percepções, sonhos ou recordações angustiantes. Essas vivências acompanham-se de esquiva constante aos estímulos associados ao trauma, entorpecimento da responsividade e excitabilidade aumentada. A duração desses sintomas deve ser de no mínimo quatro semanas, acarretando perturbação no funcionamento social, ocupacional ou em outras áreas da vida do indivíduo. O TEPT é um transtorno definido por sua causa. Sem um trauma, o transtorno não existe; por outro lado, só o trauma não é suficiente para que ele exista, pois muitas pessoas traumatizadas não o desenvolvem. Qualquer modelo etiológico desse transtorno deve levar em conta a vulnerabilidade pessoal, as características do evento traumático e as variáveis pós-trauma. Entre os fatores de risco pré-mórbidos para o TEPT, está incluída uma história familiar de doenças psiquiátricas em geral e de transtorno de ansiedade em particular. Os fatores genéticos são responsáveis por 28 a 36% da variação dos agrupamentos de sintomas do TEPT e 38% dos sintomas gerais, resultando uma herdabilidade moderada.

O TAG é definido como ansiedade e preocupação excessivas, por seis meses ou mais, acompanhadas por três dos seguintes sintomas somáticos: inquietação ou sensação de estar com os nervos à flor da pele, fatigabilidade, dificuldade de concentração ou sensações de "branco" na mente, irritabilidade, tensão muscular e perturbação do sono. Ainda que o TAG esteja entre os transtornos psiquiátricos mais comuns, são relativamente escassos os estudos que abordam sua determinação genética. Além de estudos familiares confirmando que cerca de 20% dos parentes de indivíduos que apresentam esse transtorno também o possuem, os poucos estudos de gêmeos disponíveis fornecem dados contraditórios. Um deles indica uma taxa de concordância para ansiedade clínica 4 vezes mais alta entre gêmeos monozigóticos do que entre dizigóticos; entretanto, a ausência de ataques de pânico em pacientes com TAG elimina essa diferença, tornando semelhante o grau de concordância intrapar observado em ambos os tipos gemelares: 17 e 20%, respectivamente, para gêmeos monozigóticos e dizigóticos. Em um estudo realizado com pares de gêmeos e irmãos, sendo 2.287 australianos e 1.185 holandeses, foi encontrada a correlação de 0,20 para o TAG, com herdabilidade de 40%. Uma das dificuldades para a análise genética desse transtorno é que uma ampla gama de doenças pode causar sintomas semelhantes aos do TAG, dificultando, assim, o estabelecimento de um diagnóstico restrito e correto, sem o qual os resultados dos estudos genéticos em geral não serão fidedignos.

A DA é uma doença que, em sua fase inicial, se parece com a senilidade do idoso (demência senil), manifestando-se, porém, muito cedo (ao redor dos 40 a 50 anos), sendo também denominada de demência do tipo Alzheimer. Essa doença responde por aproximadamente 50% das demências do idoso e afeta 5 a 10% das pessoas com 65 anos ou mais. Um dos maiores fatores de risco para a demência é a idade, e, com o aumento da vida média da população, esse transtorno pode tornar-se um grande problema de saúde pública. Os principais sinais clínicos são alteração da memória recente, desorientação espaço-temporal, incapacidade de reconhecer e identificar objetos, deterioração do pensamento, da fala e das habilidades motoras. Devido a esses problemas, o paciente tende a apresentar comportamento agressivo e antissocial. Ao final da doença, ele já não pode mais cuidar de si próprio, chegando ainda a não reconhecer seus parentes ou o seu ambiente. Alguns podem ter convulsões ou espasticidade. A doença, no entanto, não diminui o tempo de vida dos pacientes. Os principais sinais histopatológicos são: (a) placas senis formadas por depósitos extracelulares de proteínas amiloidogênicas e outras (p. ex., a proteína precursora da β-amiloide e a própria β-amiloide, A$β_{42}$) em áreas de degeneração neuronal (principalmente no córtex e no hipocampo); (b) emaranhados neurofibrilares intracelulares, ocasionados pela hiperfosforilação da proteína tau, que normalmente se liga aos microtúbulos do citoesqueleto neuronal; e (c) atrofia cerebral, com sulcos corticais achatados e ventrículos cerebrais aumentados, em virtude da perda neuronal. Bioquimicamente, há déficits dos neurotransmissores, principalmente acetilcolina e noradrenalina, presença anormal da proteína β-amiloide e proteína tau total e fosforilada (ptau) no líquido cerebrospinal.

A DA é clinicamente e também geneticamente heterogênea, pois existem diferenças clínicas e biológicas entre os pacientes com história familiar da doença (que chegam a 40% dos casos de DA) e pacientes esporádicos, bem como entre pacientes com início precoce ou tardio da doença. Muitos casos com história familiar de DA comportam-se como autossômicos dominantes e surgem precocemente, embora se encontrem também casos multifatoriais, com vários genes e fatores epigenéticos e ambientais influindo na expressão da doença, de surgimento mais tardio. Os estudos familiares são complicados pela idade variável de seu início e pela probabilidade de que os membros da família tenham morrido antes que seus sintomas fossem reconhecidos. Os riscos de recorrência calculados são da ordem de 1% para genitores, 2% para a prole e 3% para a irmandade de um afetado pela DA. Estudos gemelares revelam uma concordância intrapar quanto à DA que varia de 19 a 83% para os gêmeos monozigóticos, valores significativamente mais altos do que os encontrados entre os gêmeos dizigóticos (5-46%), indicando a importância dos fatores genéticos, ainda que não exclusivos. Existem pelo menos dois grupos de alto risco para DA: os que têm história familiar da doença e as pessoas com síndrome de Down. Os estudos de análise de ligação genética indicaram que o gene *APP*, cujo produto é a proteína precursora da β'''-amiloide, está localizado no cromossomo 21q, próximo à região associada à síndrome de Down; o lócus em que se situa o gene *APP* seria o da doença de Alzheimer 1. Essa proteína precursora é clivada pela enzima λ-secretase, produzindo os peptídeos A$β_{40}$ e A$β_{42}$, este último sendo uma variante patogênica. A λ-secretase é um complexo de cinco polipeptídeos que incluem as proteínas pré-senilinas 1 e 2, produtos dos genes *PSEN1* e *PSEN2*. Essas proteínas são receptores localizados junto às membranas do complexo de Golgi; quando anormais, permitem o acúmulo extracelular de β-amiloide, já referido. As raras formas monogênicas de DA envolvem claramente a β-amiloide como causa da patologia, não apenas como um efeito colateral de outra causa qualquer. Estudos recentes indicam uma associação entre alelos do gene *APOE*, da apolipoproteína E (APOE), no cromossomo 19q, e a forma comum de DA com início tardio. De todas as variantes conhecidas dessa proteína, somente três constituem polimorfismos comuns: APOE2, APOE3 e APOE4. O alelo *APOE*$_4$ confere um risco considerável para essa forma da doença, enquanto o alelo *APOE*$_2$ oferece proteção contra a DA.

Os principais sinais histopatológicos são placas senis formadas por depósitos extracelulares de proteínas amiloidogênicas e outras em áreas de degeneração neuronal, emaranhados neurofibrilares e atrofia cerebral, em virtude da perda neuronal. Bioquimicamente, há deficits dos neurotransmissores, de suas enzimas sintetizadoras e de seus receptores.

⚡ Teste seu conhecimento

1. Conceitue comportamento e cite as dificuldades encontradas em seu estudo, na espécie humana.

2. Quais os métodos mais utilizados no estudo do comportamento humano?

3. O que indicam os estudos sobre inteligência, memória, personalidade e homossexualidade? Cite alguns fatores ambientais que também podem influir nessas características.

4. Que fatores podem complicar o estudo genético das características comportamentais patológicas e como podem ser evitados ou manejados?

5. Faça uma comparação entre deficiência mental grave, leve e deficiência mental da síndrome do X frágil (FRAXA).

6. Qual é a participação genética no transtorno autista?

7. Como se classificam os transtornos do humor e qual a sua etiologia? Dê frequência populacional e riscos de recorrência.

8. Modernamente, como são classificados os pacientes esquizofrênicos? Discuta etiologia, frequência populacional e riscos de recorrência da esquizofrenia.

9. Como são classificados os transtornos relacionados a substâncias? Comente etiologia, frequência populacional, riscos de recorrência e consequência dos transtornos relacionados ao álcool.

10. Como se classificam os transtornos de ansiedade? Caracterize cada um deles e comente seus aspectos genéticos conhecidos.

11. Discuta: sinais clínicos e histopatológicos, etiologia, frequência populacional, riscos de recorrência e grupos de alto risco para a doença de Alzheimer.

Exercícios

1. Quais são os principais fatores ambientais que podem atuar no desenvolvimento da inteligência? Comente esses fatores.

2. Quais são os fatores genéticos e bioquímicos que podem influir na personalidade?

3. Como pode ser definida a homossexualidade sob o ponto de vista comportamental e sob o ponto de vista genético? Qual é a frequência da homossexualidade entre os gêneros?

4. Analisando a Tabela 16.6 e o que foi estudado sobre os transtornos de pânico e agorafobia, fobia específica e fobia social, TOC, TEPT e TAG, faça um paralelo entre os diferentes transtornos de ansiedade.

5. Uma mulher de 40 anos procurou um serviço de aconselhamento genético para saber se ela tem risco de desenvolver a doença de Alzheimer, já que sua mãe passou a apresentar essa doença aos 80 anos. Seria correto dizer-lhe que: (escolha múltipla)
   ( ) há um risco aumentado de que ela desenvolva essa doença, mas não é muito alto
   ( ) sua história familiar sugere herança autossômica dominante
   ( ) se o teste de Apoe mostrar que ela não tem um alelo *E4*, certamente não desenvolverá a doença
   ( ) a análise de mutações do DNA não está disponível para esse tipo de doença
   ( ) seu risco está aumentado porque seu irmão mais velho com síndrome de Down desenvolveu a condição

6. Quais são os principais métodos de estudo utilizados na genética do comportamento? Em sua opinião, qual ou quais são os mais eficientes?

7. Em que se baseiam os estudos de ligação, associação, associação genômica ampla, e quais suas limitações?

8. As características da síndrome do X frágil incluem:
   ( ) antecipação, quando transmitida por um homem
   ( ) o fato de homens e mulheres serem igualmente afetados
   ( ) o fato de que o gene responsável por essa síndrome está situado na extremidade do braço curto dos cromossomos X e Y
   ( ) o fato de que a mutação envolve a expansão de repetições de trincas
   ( ) o fato de que a mutação exerce um efeito de ganho de função

9. Se você tentar recordar quantas janelas há em sua residência, caminhando mentalmente de peça em peça, você estará utilizando a memória declarativa, a memória procedural ou ambas?

10. Caracterize, comparativamente, os transtornos depressivos e os transtornos bipolares.

Referências

1. Sadock BJ, Sadock VA. Compêndio de psiquiatria: ciência do comportamento e psiquiatria clínica. 9. ed. Porto Alegre: Artmed; 2007.

2. Bear MF, Connors BW, Paradiso MA. Neurociências: desvendando o sistema nervoso. 2. ed. Porto Alegre: Artmed; 2002.

3. Izquierdo I. Bases biológicas da memória. In: Kapczinski F, Quevedo J, Izquierdo I, organizadores. Bases biológicas dos transtornos psiquiátricos. 3. ed. Porto Alegre: Artmed; 2011. p. 111-25.

4. Gazzaniga MS, Ivry RB, Mangun GR. Neurociência cognitiva: a biologia da mente. 2. ed. Porto Alegre: Artmed; 2006.

5. American Psychiatric Association. Manual diagnóstico e estatístico de transtornos mentais: DSM-IV-TR. 4. ed. Porto Alegre: Artmed. 2002.

6. Telles da Silva BT, Borges Osorio MR, Salzano FM. School achievement, intelligence, and personality in twins. Acta Genet Med Gemellol (Roma). 1975;24(3-4):213-9.

7. Canli T, Qiu M, Omura K, Congdon E, Haas BW, Amin Z, et al. Neural correlates of epigenesis. PNAS. 2006;103(43): 16033-8.

8. American Psychiatric Association. Diagnostic and statistical manual of mental disorders: DSM-I. Arlington: APA; 1952.

9. American Psychiatric Association. Diagnostic and statistical manual of mental disorders: DSM-IV. 4th ed. Arlington: APA; 1994.

10. Hamer DH, Hu S, Magnuson VL, Hu N, Pattatucci AM. A linkage between DNA markers on the X chromosome and male sexual orientation. Science. 1993;261(5119):321-7.

11. Mustanski BS, Dupree MG, Nievergelt CM, Bocklandt S, Schork NJ, Hamer DH. A genomewide scan of male sexual orientation. Hum Genet. 2005;116(4):272-8.

12. Wilson EO. Da natureza humana. São Paulo: T.A.Queiroz; 1981.

13. Moldin SO, Gottesman II. Genética das populações em psiquiatria. In: Kaplan HI, Sadock BJ, editores. Tratado de psiquiatria. 6. ed. Porto Alegre: Artmed; 1999. p. 179-91.

14. Bregman JD, Harris JC. Retardo mental. In: Kaplan HI, Sadock BJ, editores. Tratado de psiquiatria. 6. ed. Porto Alegre: Artmed; 1999. p. 2404-39.

15. Vogel F, Motulsky AG. Human genetics: problems and approaches. 2nd ed. Berlin: Springer; 1987.

16. Vogel F, Motulsky AG. Human genetics: problems and approaches. 3rd ed. Berlin: Springer; 1997.

17. Gelehrter TD, Collins FS, Ginsburg D. Principles of medical genetics. 2nd ed. Baltimore: Williams & Wilkins; 1998.

18. Jorde LB, Carey JC, Bamshad MJ, White RL. Genética médica. 2. ed. Rio de Janeiro: Guanabara Koogan; 2000.

19. Lewis R. Human genetics: concepts and applications. 2nd ed. Dubuque: Wm. C. Brown; 1997.

20. Miles JH, Takahashi TN, Hong J, Munden N, Flournoy N, Braddock SR, et al. Development and validation of a measure of dysmorphology: useful for autism subgroup classification. Am J Med Genet A. 2008;146A(9):1101-16.

21. Akiskal HS. Transtornos do humor: características clínicas. In: Kaplan HI, Sadock BJ, editores. Tratado de psiquiatria. 6. ed. Porto Alegre: Artmed; 1999. p. 1231-61.

22. OMIM: online Mendelian nheritance in man [Internet]. Bethesda: NCBI; c2012 [capturado em 25 ago. 2012]. Disponível em: http://www.ncbi.nlm.nih.gov/omim.

23. Blazer D 2nd. Transtornos do humor: epidemiologia. In: Kaplan HI, Sadock BJ, editores. Tratado de psiquiatria. 6. ed. Porto Alegre: Artmed; 1999. p. 1187-97.

24. van Os J, Kapur S. Schizophrenia. Lancet. 2009;374(9690):635-45.

25. Oliveira KD. Perfil sociodemográfico, padrão de consumo e comportamento criminoso em usuários de substâncias psicoativas que iniciaram tratamento [tese]. Campinas: UNICAMP; 2010.

26. Organização Mundial de Saúde. Classificação estatística internacional de doenças e problemas relacionados à saúde: CID-10 [Internet]. São Paulo: CBCD; 2007 [capturado em 25 ago. 2012]. Disponível em: http://www.datasus.gov.br/cid10/V2008/cid10.htm.

27. Carlini EA, Galduróz JC, Noto AR, Carlini CM, Oliveira LG, Nappo SA, et al. II levantamento domiciliar sobre o uso de drogas psicotrópicas no Brasil: estudo envolvendo as 108 maiores cidades do país - 2005. São Paulo: Páginas & Letras; 2005.

28. Galduróz JCF, Sanchez Z, van der M, Noto AR. Epidemiologia do uso, do abuso e da dependência de substâncias psicoativas. In: Diehl A, Cordeiro DC, Laranjeira R, organizadores. Dependência química: prevenção, tratamento e políticas públicas. Porto Alegre: Artmed; 2011. p. 49-58.

29. World Health Organization. Global health risks: mortality and burden of disease attributable to selected major risks [Internet]. Geneva: WHO; 2009 [capturado em 25 ago. 2012]. Disponível em: http://www.who.int/healthinfo/global_burden_disease/GlobalHealthRisks_report_full.pdf.

30. Bau CHD, Salzano FM. O papel da personalidade e da suscetibilidade ao estresse na identificação de três grupos de alcoolistas. Bol ABEAD. 1993;17:1-6.

31. Kendler KS, Schmitt E, Aggen SH, Prescott CA. Genetic and environmental influences on alcohol, caffeine, cannabis, and nicotine use from early adolescence to mild adulthood. Arch Gen Psychiatry. 2008;65(6):674-82.

32. Negrão AB, Cordeiro Q, Vallada Filho HP. Genética da dependência química. In: Diehl A, Cordeiro DC, Laranjeira R, organizadores. Dependência química: prevenção, tratamento e políticas públicas. Porto Alegre: Artmed; 2011. p. 59-66.

33. Schumacher J, Kristensen AS, Wendland JR, Nöthen MM, Mors O, McMahon FJ. The genetics of panic disorder. J Med Genet. 2011;48(6):361-8.

34. Gelernter J, Page GP, Bonvicini K, Woods SW, Pauls DL, Kruger S. A chromosome 14 risk locus for simple phobia: results from a genomewide linkage scan. Mol Psychiatry. 2003;8(1):71-82.

Leituras recomendadas

Blanchard R, Klassen P. H-Y antigen and homosexuality in men. J Theor Biol. 1997;185(3):373-8.

Camperio-Ciani A, Corna F, Capiluppi C. Evidence for maternally inherited factors favouring male homosexuality and promoting female fecundity. Proc Biol Sci. 2004;271(1554):2217-21.

Canli T. Nas entrelinhas do DNA. Mente & Cérebro. 2008;181:36-41.

Craddock N, Sklar P. Genetics of bipolar disorder: successful start to a long journey. Trends Genet. 2009;25(2):99-105.

Doron R, Parot F. Dicionário de psicologia. São Paulo: Ática; 1998.

Greenfield SA. O cérebro humano: uma visita guiada. Rio de Janeiro: Rocco; 2000.

Hallak JEC, Chaves C, Zuardi AW. Esquizofrenia. In: Kapczinski F, Quevedo J, Izquierdo I, organizadores. Bases biológicas dos transtornos psiquiátricos. 3. ed. Porto Alegre: Artmed; 2011. p. 195-210.

Hu S, Pattatucci AM, Patterson C, Li L, Fulker DW, Cherny SS, et al. Linkage between sexual orientation and chromosome Xq28 in males but not in females. Nat Genet. 1995;11(3):248-56.

Izquierdo I. Memória. Porto Alegre: Artmed; 2002.

Kato T. Molecular genetics of bipolar disorder and depression. Psychiatry Clin Neurosci. 2007;61(1):3-19.

Klug WS, Cummings MR, Spencer CA, Palladino MA. Conceitos de genética. 9. ed. Porto Alegre: Artmed; 2010.

Laks J, Telles LL. Demências. In: Kapczinski F, Quevedo J, Izquierdo I, organizadores. Bases biológicas dos transtornos psiquiátricos. 3. ed. Porto Alegre: Artmed; 2011. p. 275-87.

Malbergier A, Oliveira Jr H. Transtornos relacionados ao uso de substâncias. In: Kapczinski F, Quevedo J, Izquierdo I, organizadores. Bases biológicas dos transtornos psiquiátricos. 3. ed. Porto Alegre: Artmed; 2011. p. 211-23.

Marshall J. Esquecer para lembrar. Mente & Cérebro. 2008;183:39-45.

Perna G, Caldirola D, Arancio C, Bellodi L. Panic attacks: a twin study. Psychiatry Res. 1997;66(1):69-71.

Pinto D, Pagnamenta AT, Klei L, Anney R, Merico D, Regan R, et al. Functional impact of global rare copy number variation in autism spectrum disorders. Nature. 2010;466(7304):368-72.

Read A, Donnai D. Genética clínica: uma nova abordagem. Porto Alegre: Artmed; 2008.

Romano-Silva MA, Nicolato R, Corrêa H. Genética dos transtornos psiquiátricos. In: Kapczinski F, Quevedo J, Izquierdo I, organizadores. Bases biológicas dos transtornos psiquiátricos. 3. ed. Porto Alegre: Artmed; 2011. p. 87-97.

Roudinesco E, Plon M. Dicionário de psicanálise. Rio de Janeiro: Jorge Zahar; 1998.

Sebat J, Lakshmi B, Malhotra D, Troge J, Lese-Martin C, Walsh T, et al. Strong association of de novo copy number mutations with autism. Science. 2007;316(5823):445-9.

Shi J, Levinson DF, Duan J, Sanders AR, Zheng Y, Pe'er I, et al. Common variants on chromosome 6p22.1 are associated with schizophrenia. Nature. 2009;460(7256):753-7.

Swaab DF, Hofman MA. An enlarged suprachiasmatic nucleus in homosexual men. Brain Res. 1990;537(1-2):141-8.

Desvendando o Genoma Humano: Métodos de Estudo e Tratamento das Doenças Genéticas

Capítulo 17

17.1 Engenharia genética e biotecnologia 553

17.2 Tecnologias do DNA 554
- 17.2.1 Clonagem molecular 554
  - 17.2.1.1 Produção dos fragmentos, sequências de DNA ou genes 554
  - 17.2.1.2 Observação de fragmentos de DNA 557
  - 17.2.1.3 Inserção do fragmento de DNA com o gene em estudo no DNA vetor 558
  - 17.2.1.4 Transformação 561
  - 17.2.1.5 Seleção 561
- 17.2.2 Reação em cadeia da polimerase 561
  - 17.2.2.1 Aplicações da PCR 563
  - 17.2.2.2 PCR em tempo real e PCR com transcriptase reversa 564
  - 17.2.2.3 Limitações da PCR 564
- 17.2.3 Bibliotecas de DNA 566
  - 17.2.3.1 Biblioteca genômica 566
  - 17.2.3.2 Biblioteca de cDNA 566
  - 17.2.3.3 Biblioteca para cromossomos específicos 568
- 17.2.4 Análise do DNA 569
  - 17.2.4.1 Sondas de ácidos nucleicos 569
  - 17.2.4.2 Hibridização de ácidos nucleicos 569
  - 17.2.4.3 Microarranjos de DNA (*chips* de DNA) 570

17.3 Polimorfismos de DNA 572
- 17.3.1 Polimorfismos de comprimento de fragmentos de restrição 572
- 17.3.2 Número variável de repetições em *tandem* 572
- 17.3.3 Microssatélites 574
- 17.3.4 Mapas de restrição 574
- 17.3.5 Sequenciamento do DNA 574

17.4 Tecnologia transgênica 577

17.5 Tratamento das doenças genéticas 580

- 17.5.1 Tratamento das doenças genéticas em nível ambiental 580
  - 17.5.1.1 Restrição de agentes ambientais potencialmente tóxicos 580
  - 17.5.1.2 Reposição ou substituição 580
  - 17.5.1.3 Remoção 580
  - 17.5.1.4 Suplementação de cofatores 580
  - 17.5.1.5 Estimulação da atividade enzimática residual 580
  - 17.5.1.6 Transplantes de células ou órgãos 581
  - 17.5.1.7 Métodos avançados 581
- 17.5.2 Terapia gênica 581
  - 17.5.2.1 Objetivos da terapia gênica 581
  - 17.5.2.2 Métodos laboratoriais na terapia gênica 581
  - 17.5.2.3 Riscos da terapia gênica 584
  - 17.5.2.4 Questões éticas da terapia gênica 585
  - 17.5.2.5 Situação atual e perspectivas futuras da terapia gênica 585
- 17.5.3 Células-tronco 587
  - 17.5.3.1 Células-tronco embrionárias 587
  - 17.5.3.2 Células-tronco não embrionárias 588
  - 17.5.3.3 Células-tronco, transplantes e clonagem terapêutica 588
  - 17.5.3.4 Terapia com células-tronco: estado atual 589

Caso clínico

Joel B. faleceu em 1989, aos 32 anos, devido aos efeitos secundários da doença de Gaucher. Sua irmã, Ana B., aos 23 anos já apresentava a doença. Entretanto, desde abril de 1996, está fazendo semanalmente a terapia de reposição enzimática, com β-glicocerebrosidase, comercializada por uma empresa farmacêutica a partir de 1991. Ana recebe a enzima por infusão venosa, no consultório de seu médico. O procedimento de infusão leva em torno de 4 horas por semana, incluindo um intervalo de algumas horas. A eficiência da terapia de reposição enzimática não é completamente conhecida, mas não têm sido encontrados efeitos colaterais prejudiciais.

    Ana foi informada sobre a existência de um tratamento experimental que envolve a remoção de algumas de suas células, o tratamento dessas com um vetor retroviral, que transporta a sequência correta para expressar a β-glicocerebrosidase, e a subsequente reimplantação das células. Mediante reprodução, essas células formarão uma população que produzirá permanentemente as quantidades adequadas da enzima normal. A tecnologia experimental envolve riscos, alguns conhecidos, outros não. A princípio, uma vez que a sequência de DNA correta é adicionada por intermédio de um retrovírus, parte do DNA normal de Ana poderia ser alterada. Esse tratamento, embora mais caro do que o que vem realizando, é solicitado por Ana ao seu médico.

Comentário

A doença de Gaucher (DG), identificada no final do século XIX, é uma patologia de herança autossômica recessiva. É o distúrbio de armazenamento lisossômico mais prevalente, afetando mais de 1/450 judeus asquenazes e de 1/40.000 a 1/100.000 indivíduos em outras populações. Essa doença resulta da produção de uma forma estruturalmente alterada da enzima glicosilceramida-β-glicosidase (também denominada β-glicocerebrosidase ou, simplesmente, β-glicosidase), que cliva uma substância de natureza lipídica, o glicocerebrosídeo. A não metabolização desse substrato resulta em seu acúmulo no baço, no fígado e nos ossos. Além disso, a medula óssea é lentamente substituída por macrófagos carregados de lipídeos, denominados células de Gaucher, que comprometem a produção de eritrócitos e plaquetas, levando a anemia e trombocitopenia. Lesões ósseas causam dores casuais, osteonecrose e importante morbidade. O curso da doença varia de acordo com sua gravidade: alguns afetados morrem no início da infância, enquanto outros têm diagnosticada a modificação dessa enzima na autópsia, após a morte causada por outros fatores, já em idade mais avançada. A forma mais grave (forma infantil) segue um curso semelhante ao observado na doença de Tay-Sachs, patologia também relacionada com o armazenamento de lipídeos.

    Devido a essa variabilidade, a DG é classificada nos tipos I (OMIM 230800), II (OMIM 230900) e III (OMIM 231000): tipo adulto não cerebral, neuropático agudo e neuropático subagudo, respectivamente. Alguns estudos sugerem que esses tipos da doença são causados por diferentes mutações dentro de um mesmo gene (*GBA*; OMIM 606463). O defeito estrutural resultante na proteína alterada está relacionado com a gravidade da doença.

O tipo I (tipo adulto não cerebral) é o mais prevalente e o menos grave nos adultos, ocorrendo frequentemente nos judeus asquenazes (1 em cada 13 indivíduos é heterozigoto). Pacientes com o tipo I apresentam em torno de 15% da enzima normal. Os primeiros sintomas desse tipo podem aparecer na adolescência, sendo o aumento do baço seu primeiro sinal. Estudos sanguíneos demonstraram, também, uma redução no número de plaquetas, leucócitos e hemácias, sinais que podem determinar a remoção do baço. Embora essa cirurgia diminua a anemia e forneça alívio abdominal, o material não metabolizado passa a ser depositado rapidamente nos ossos, podendo ocasionar dores e fraturas. As pessoas afetadas mostram episódios febris e dor nos membros, nas articulações ou no tronco, além de tendência a fraturas patológicas. Apresentam ainda uma anemia leve e alterações radiográficas nos corpos vertebrais e no fêmur proximal.

No tipo II (tipo neuropático agudo), também conhecido como DG infantil, o envolvimento do sistema nervoso central é uma característica importante. Os primeiros sintomas aparecem entre os 3 e 6 meses, com pouco desenvolvimento e hepatoesplenomegalia. O quadro neurológico é grave, com múltiplas convulsões, hipertonia, apneia e deficiência mental progressiva. Aos 6 meses, inicia-se a regressão do desenvolvimento e a deterioração neurológica, com espasticidade e crises que levam a infecções pulmonares recorrentes e morte no segundo ano de vida.

O tipo III (tipo neuropático subagudo) tem incidência menor, ocorre mais tarde e é de progressão mais lenta que o tipo II. Afeta crianças e adolescentes, com idade de início variável, mas em geral se apresenta no pré-escolar. Compromete cérebro, baço, fígado e ossos. A evolução do quadro neurológico é variável, mas menos grave que o do tipo II. Sua sobrevida é de até 20 ou 30 anos.

O diagnóstico da DG é confirmado pela atividade reduzida da enzima glicosilceramida β-glicosidase em leucócitos ou culturas de fibroblastos.

O tratamento dos indivíduos com o tipo adulto dessa doença envolve o alívio sintomático da dor, além da remoção do baço, aumentado porque causa uma anemia secundária devida a sequestro prematuro de hemácias, condição conhecida como hiperesplenismo.

A ausência de envolvimento do sistema nervoso central na DG tipo I significa que esse tipo é um candidato óbvio para a terapia de reposição, pois a enzima não precisa atravessar a barreira hematopoiética. As tentativas iniciais para tratar os adultos com DG pela terapia de reposição enzimática tiveram pouco sucesso devido à dificuldade na obtenção de quantidades suficientes da enzima e no alcance dos alvos apropriados. Por outro lado, a única terapia alternativa era o transplante de medula óssea, procedimento que apresenta um alto risco relativo.

Entretanto, a modificação da β-glicosidase pela adição de manose-6-fosfato, que direciona a enzima para os lisossomos dos macrófagos, levou a um alívio importante dos sintomas e regressão da organomegalia nas pessoas afetadas. O tratamento, no entanto, é dispendioso, e está sendo avaliado o uso de doses menores e métodos alternativos para poder direcionar a enzima de um modo mais eficiente.

Atualmente, no mundo, mais de 2.500 pacientes com DG estão sendo tratados com a terapia de reposição enzimática da glicocerebrosidase, com enormes benefícios clínicos. Nesses pacientes, pode ser observado aumento no nível de hemoglobina, redução na dilatação do fígado e do baço, aumento da contagem plaquetária, aceleração do crescimento e melhora nas anormalidades esqueléticas características da doença.

Fonte: Adaptado de Robinson e Borges-Osório,[1] Turnpenny e Ellard[2] e OMIM.[3]

17.1 Engenharia genética e biotecnologia

A engenharia genética é uma ciência que trata da manipulação do material genético, podendo ser considerada como um conjunto de procedimentos que resultam em uma alteração predeterminada e dirigida no genótipo de um organismo. A engenharia genética tem muitas aplicações, por exemplo, na medicina, odontologia, agricultura e indústria.

Em 1973, um grupo de cientistas da Universidade de Stanford e da Escola de Medicina da Universidade da Califórnia fez experimentos que conduziram a uma das grandes revoluções da história da ciência. Esses cientistas produziram os primeiros organismos com molécula de DNA recombinante, ao inserir um segmento de DNA de um plasmídeo em outro, criando uma molécula nova, denominada DNA recombinante. O plasmídeo recombinante foi introduzido na bactéria *Escherichia coli*, dando início, assim, à **tecnologia do DNA recombinante**, que consiste em um grupo de técnicas moleculares com o objetivo de localizar, isolar, alterar e estudar segmentos de DNA. Esses procedimentos são técnicas experimentais que permitem o isolamento e a purificação de sequências de DNA, por meio de sua clonagem e posterior manipulação *in vitro*. O termo **recombinante** é usado porque frequentemente seu objetivo principal é combinar DNAs de origens diferentes. As moléculas de DNA recombinante, assim geradas, contêm novas combinações de sequências nucleotídicas, podendo ser introduzidas em uma nova célula hospedeira, na qual dirigirão a síntese de um produto gênico que não é feito por essa célula, ou alterarão a expressão de um gene ali já existente.

Em resumo, a tecnologia do DNA recombinante, comumente chamada de **engenharia genética**, engloba muitas técnicas moleculares que podem ser usadas para analisar, alterar e recombinar quaisquer sequências de DNA, bem como faz parte do grande número de métodos moleculares disponíveis para o estudo da genética.

A **biotecnologia** é o uso de organismos vivos para criar um produto ou um processo que propicie a melhoria da qualidade de vida dos humanos ou de outros organismos. A biotecnologia teve um grande desenvolvimento a partir da tecnologia do DNA recombinante, mas é uma ciência muito antiga, podendo ser definida como o conjunto de processos industriais que utiliza sistemas biológicos, envolvendo, em alguns casos, o uso de microrganismos manipulados geneticamente. Assim, a biotecnologia abrange tradicionalmente as tecnologias de fermentação (que já eram utilizadas na Babilônia e no Egito há 6 mil anos a. C., para a produção de bebidas fermentadas de cereais), a cultura de microrganismos, a cultura de tecidos animais e vegetais e a tecnologia enzimática.

As técnicas mais modernas de manipulação do material genético estão desenvolvendo um campo quase ilimitado de aplicações tecnológicas em saúde, agropecuária, energia, industrialização de alimentos, química fina, e atualmente já é possível a criação de clones e novos seres transgênicos.

A genética médica atual se propõe compreender a base molecular das mutações que levam ao desenvolvimento de doenças genéticas, possibilitando melhor conhecimento dos métodos de diagnóstico e tratamento. Os avanços da genética molecular têm possibilitado o desenvolvimento de novas e revolucionárias tecnologias, possibilitando a análise detalhada de genes normais e mutantes. A aplicação dessas técnicas permite não só a compreensão dos processos moleculares que ocorrem desde o gene até ao organismo inteiro, como também o desenvolvimento de uma ampla gama de testes laboratoriais para detecção, diagnóstico e tratamento de doenças genéticas.

Duas tecnologias complementares – a **clonagem molecular** e **a reação em cadeia da polimerase** (PCR) – foram precursoras no desenvolvimento de mais de uma dezena de técnicas utilizadas para o estudo e diagnóstico das doenças genéticas monogênicas e multifatoriais.

17.2 Tecnologias do DNA

A tecnologia do DNA recombinante abrange um grupo de técnicas moleculares para localizar, isolar, alterar e estudar segmentos de DNA. O termo recombinante é usado porque, frequentemente, o objetivo é combinar DNA de fontes diferentes. Além disso, é utilizada para produção de substâncias úteis (farmacêuticas ou não), cultivo de bactérias especializadas e melhoramento genético artificial de plantas e animais importantes sob o ponto de vista econômico.

Essas tecnologias foram desenvolvidas a partir da década de 1970 e têm contribuído muito para a compreensão do genoma das células de eucariotos, mediante o conhecimento da estrutura e da função de seus genes. São importantes, também, por beneficiarem a genética médica e outros ramos das ciências médicas, como também a procriação de animais e o cultivo de plantas.

As tecnologias do DNA permitem, ainda, a ocorrência de recombinação gênica entre espécies diferentes e a obtenção de organismos com características novas, não encontradas na natureza. Por seu intermédio, é possível a transferência de genes de mamíferos para bactérias, tornando-as verdadeiras "microfábricas" capazes de produzir quantidades relativamente grandes de proteínas de importância econômica e médica, tais como hormônios, interferons, vacinas, endorfinas, fatores da coagulação, produtos farmacêuticos como insulina, etc. Até os detergentes para lavar roupas, que têm proteases estáveis para digerir manchas de alimento e de sangue, usam produtos das tecnologias de DNA. Além disso, são usadas, também, na **ciência forense** para o estudo de paternidade (ver Cap. 18) e para identificar ou excluir possíveis suspeitos em um crime. Para isso, é fundamentalmente necessário localizar o gene desejado, identificar o seu produto (proteína), clonar esse gene, isto é, produzir cópias idênticas a ele, e fazer com que se expresse no híbrido clonado.

A combinação do DNA de diferentes espécies é possível porque todos os seres vivos usam o mesmo código genético, isto é, utilizam os mesmos códons de DNA para codificar os mesmos aminoácidos, com poucas exceções (p. ex., alguns genes das mitocôndrias de certos organismos unicelulares).

17.2.1 Clonagem molecular

As técnicas moleculares são utilizadas para isolar, recombinar e amplificar genes. A primeira etapa na análise molecular de um segmento de DNA é isolá-lo e fazer muitas cópias dele, para realizar uma análise posterior.

A clonagem molecular envolve a transferência de uma sequência de DNA específica para uma única célula de um microrganismo. Esse microrganismo é, então, cultivado, de modo a reproduzir a sequência transferida junto a seu próprio complemento de DNA. Desse modo, grandes quantidades da sequência considerada podem ser isoladas em forma pura para uma análise molecular detalhada.

17.2.1.1 Produção dos fragmentos, sequências de DNA ou genes

Para a obtenção de fragmentos ou sequências de DNA, é necessário:

a. **Extração do DNA de células do organismo que contêm o gene que se deseja clonar.** O DNA genômico pode ser obtido de vários tipos de tecidos, porém o material mais utilizado, no homem, é o sangue periférico; deste, usam-se os leucócitos, que, tratados adequadamente, fornecem o DNA que pode ser estocado a baixa temperatura por longo período de tempo. Podem ser usadas, também, células da mucosa jugal coletadas com swab bucal.

b. **Tratamento do DNA com enzimas de restrição.** Fundamental para o desenvolvimento das técnicas de genética molecular foi a descoberta das **enzimas de restrição**. Na década de 1970, descobriu-se que certas bactérias produzem enzimas que clivam ou cortam cadeias duplas de DNA exógeno, introduzido natural ou experimentalmente em seu interior. A função natural dessas enzimas é proteger a bactéria, mediante quebra ou rompimento e consequente inativação do DNA, contra os vírus que as infectam. O DNA da própria bactéria é protegido das clivagens por meio de modificações químicas (presença de grupos metila nos sítios de corte) dessas sequências. Tais enzimas limitam a entrada de DNA estranho na célula bacteriana e são denominadas **enzimas de restrição** ou **endonucleases de restrição**. As enzimas de restrição são usadas para clivar sequências específicas de DNA.

Foram isolados de bactérias três tipos de enzimas de restrição. Os tipos I e III cortam o DNA em sítios fora das sequências de reconhecimento; o tipo II reconhece sequências específicas e corta o DNA dentro da sequência de reconhecimento. Os trabalhos de genética molecular são feitos quase que exclusivamente com enzimas de restrição do tipo II.

Já foram isoladas quase mil enzimas de restrição que reconhecem e cortam mais de cem sequências diferentes, muitas delas estando disponíveis comercialmente. A **Tabela 17.1** mostra alguns exemplos de endonucleases de restrição, com sua sequência de reconhecimento e sítios de clivagem. Essas enzimas clivam o DNA em regiões específicas, e são denominadas de acordo com o nome do microrganismo de onde se originam, contendo também a identificação da linhagem e um número correspondente à sua ordem de isolamento dentro da referida linhagem. Exemplos: Eco RI (Escherichia coli, cepa RI); Bam HI (Bacillus amyloliquefaciens HI).

As endonucleases de restrição do tipo II normalmente reconhecem sequências com tamanho de quatro a oito nucleotídeos. Em geral, essas sequências são palindrômicas, isto é, podem ser lidas de maneira igual em ambas as direções (de 5' 3' e de 3' → 5').

Algumas enzimas, como Hae III e Alu I, (entre outras mostradas na **Fig. 17.1**) cortam a cadeia dupla do DNA de forma reta, deixando as duas moléculas de DNA com extremidades **cegas**, **lisas**, **abruptas** ou **rombudas**, enquanto outras, como Eco RI e Hind III (entre outras também mostradas na Fig. 17.1) produzem cortes desencontrados no DNA formando extremidades chamadas de **coesivas**, **colantes** ou **aderentes**.

As enzimas de restrição permitem a obtenção de fragmentos de DNA que serão utilizados na produção de moléculas híbridas no processo de clonagem molecular.

As extremidades rompidas iguais, sejam elas rombudas ou coesivas, ligam-se a fragmentos de DNA com extremidades complementares, independentemente da origem do fragmento, tornando possível a obtenção de moléculas mistas de DNA, formadas por fragmentos provenientes de espécies diferentes.

A Figura 17.1 mostra (a) os tipos de cortes com a enzima de restrição Hind III (1), produzindo pontas coesivas ou aderentes unifilamentares (2); com a enzima de restrição Pvu II (3), que corta ambos os filamentos do DNA perpendicularmente, produzindo pontas abruptas ou rombudas (4); (b) as moléculas de DNA (fragmento a ser inserido) cortadas com a mesma enzima de restrição (Hind III), que têm também pontas adesivas complementares que fazem par e os segmentos são misturados (5); os

Tabela 17.1 Alguns exemplos de endonucleases de restrição, com os microrganismos de origem e outras características

Enzima	Microrganismo do qual se origina a enzima	Sequência de reconhecimento	Tipo de ponta do fragmento
Alu I	Arthrobacter luteus	5'-AG↓CT-3'	Abrupta
Bal I	Brevibacterium albidum	5'- TGG↓CCA-3'	Abrupta
Bam HI	Bacillus amyloliquefaciens	5'-G↓GATCC-3'	Coesiva
Cof I	Clostridium formicoaceticum	5'- GCG↓C-3'	Coesiva
Eco RI	Escherichia coli	5'G↓AATTC-3'	Coesiva
Eco RII	Escherichia coli	5'-↓CCAGG-3'	Coesiva
Hae III	Haemophilus aegyptius	5'-GG↓CC-3'	Abrupta
Hind III	Haemophilus influenzae	5'-A↓AGCTT-3'	Coesiva
Pvu II	Proteus vulgaris	5'-CAG↓CTG-3'	Abrupta
Sau3AI	Staphylococcus aureus	3A 5'↓-GATC-3'	Coesiva

As sequências de reconhecimento são escritas na direção 5'→3'. Só uma fita está representada. As setas (↓) indicam os sítios de clivagem.
Fonte: Modificada de Klug e colaboradores[4] e Pierce.[5]

Figura 17.1

As enzimas de restrição fazem cortes bifilamentares no DNA, produzindo pontas coesivas ou adesivas.

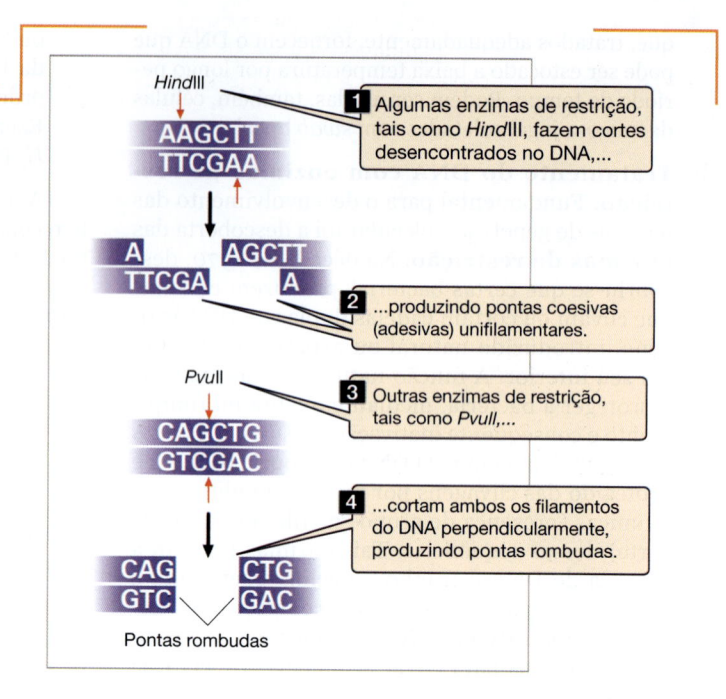

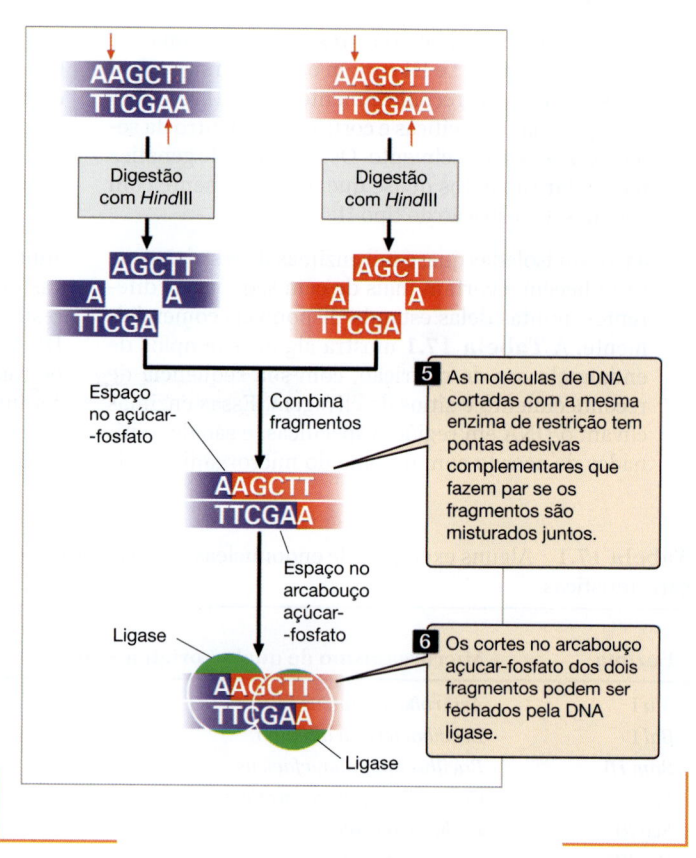

*Hind*III
AAGCTT
TTCGAA

1 Algumas enzimas de restrição, tais como *Hind*III, fazem cortes desencontrados no DNA,...

A   AGCTT
TTCGA   A

2 ...produzindo pontas coesivas (adesivas) unifilamentares.

*Pvu*II
CAGCTG
GTCGAC

3 Outras enzimas de restrição, tais como *Pvu*II,...

CAG   CTG
GTC   GAC

4 ...cortam ambos os filamentos do DNA perpendicularmente, produzindo pontas rombudas.

Pontas rombudas

AAGCTT   AAGCTT
TTCGAA   TTCGAA

Digestão com *Hind*III   Digestão com *Hind*III

AGCTT   AGCTT
A   A   A   A
TTCGA   TTCGA

Espaço no açúcar-fosfato

Combina fragmentos

5 As moléculas de DNA cortadas com a mesma enzima de restrição tem pontas adesivas complementares que fazem par se os fragmentos são misturados juntos.

AAGCTT
TTCGAA

Espaço no arcabouço açúcar-fosfato

Ligase

AAGCTT
TTCGAA

Ligase

6 Os cortes no arcabouço açúcar-fosfato dos dois fragmentos podem ser fechados pela DNA ligase.

cortes no arcabouço açúcar-fosfato dos dois fragmentos são unidos pela DNA ligase.

As sequências reconhecidas por uma enzima de restrição estão situadas aleatoriamente dentro do genoma.

São utilizadas sempre que os fragmentos de DNA tiverem que ser cortados ou unidos. Em uma típica reação de restrição, uma solução concentrada de DNA purificado é colocada junto com uma solução tampão e uma pequena quantidade de enzima de restrição; essa mistura é aquecida a uma temperatura adequada para cada enzima (que em geral é de 37 °C). Após algumas horas, a enzima corta todos os sítios de restrição adequados no DNA, produzindo uma série de fragmentos de DNA.

17.2.1.2 Observação de fragmentos de DNA

Após o uso de uma determinada enzima de restrição em um segmento de DNA, deseja-se saber em quantos fragmentos o DNA foi cortado e qual o tamanho desses fragmentos. Para isso, usa-se a eletroforese em gel, uma técnica bioquímica padrão, usada para separar moléculas com base em seu tamanho e carga elétrica. Existem vários tipos de eletroforese. Para separar moléculas de DNA, é usada a **eletroforese em gel de agarose** (um polissacarídeo obtido de algas). É um gel poroso, que é derretido em uma solução tampão, derramando-se a mistura em um recipiente plástico. Ao resfriar, o gel adquire forma semelhante à de uma gelatina dura.

Na extremidade do gel, são feitos pequenos poços para colocar a solução dos fragmentos de DNA. A seguir, faz-se passar uma corrente elétrica pelo gel. Como o grupo fosfato de cada nucleotídeo do DNA possui uma carga negativa, os fragmentos de DNA migram para a extremidade positiva do gel, os fragmentos menores avançando mais rapidamente do que os maiores. Desse modo, os fragmentos são separados, portanto, conforme seu tamanho, ficando os maiores mais próximos do ponto de aplicação porque migram mais lentamente, e os menores mais distantes desse ponto. Usando, para termos de comparação, um fragmento padrão de tamanho conhecido em outro poço e comparando a distância de migração dos fragmentos desconhecidos com a distância percorrida pelos fragmentos conhecidos, pode-se saber o tamanho aproximado de cada fragmento desconhecido.

Como os fragmentos de DNA são muito pequenos para serem visualizados, é necessário o uso de um corante; o mais usado é o brometo de etídio, que se intercala às bases do DNA e, quando exposto à luz ultravioleta, adquire cor fluorescente, produzindo bandas brilhantes como pode ser observado na **Figura 17.2**. Um método alternativo mais sensível para a visualização das bandas

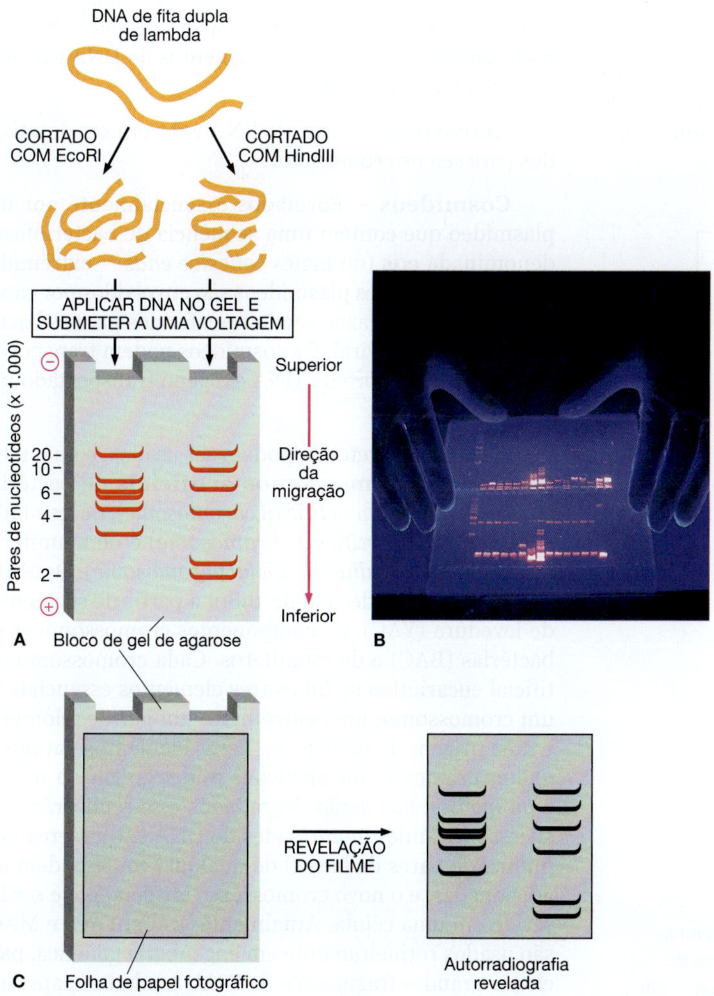

Figura 17.2

Moléculas de DNA podem ser separadas por tamanho utilizando eletroforese em gel. **A** – Essa ilustração esquemática compara os resultados do corte da mesma molécula de DNA (nesse caso, o genoma de um vírus que infecta bactérias, chamado de lambda) com duas nucleases de restrição diferentes: EcoRI (esquerda) e HindIII (direita). Os fragmentos são, então, separados por eletroforese em gel. Como fragmentos maiores migram mais lentamente do que os menores, as bandas mais inferiores no gel contêm os menores fragmentos de DNA. **B** – Para visualizar as bandas de DNA, o gel é imerso em um corante – como o brometo de etídeo – que se liga ao DNA e fluoresce sob luz ultravioleta. **C** – Um método alternativo para visualizar as bandas de DNA é a autorradiografia. Antes da clivagem com enzimas de restrição, o DNA pode ser "marcado" com o radioisótopo ^{32}P pela substituição do ^{32}P por algum dos átomos não radioativos de fósforo. Isso poderia ser feito, por exemplo, replicando o vírus lambda na presença de ^{32}P. Como as partículas β emitidas a partir do ^{32}P irão expor o filme fotográfico, uma folha de filme colocada sobre o gel de agarose mostrará, quando revelada, a posição de todas as bandas de DNA. (B, cortesia de Science Photo Library.)

Fonte: Alberts e colaboradores.[6]

de DNA é a autorradiografia, que envolve a incorporação de um radioisótopo nas moléculas de DNA antes da eletroforese. É frequentemente utilizado o ^{32}P, uma vez que esse isótopo pode ser incorporado nos fosfatos de DNA, emitindo uma partícula β energética que é facilmente detectada pela técnica de autorradiografia.

17.2.1.3 Inserção do fragmento de DNA com o gene em estudo no DNA vetor

O fragmento de DNA com o gene em estudo é clivado por uma enzima de restrição, produzindo extremidades cegas ou coesivas. Para saber se o fragmento obtido é o que contém o gene a ser estudado, usa-se a eletroforese em gel de agarose, como visto na seção anterior.

Esse fragmento pode ligar-se, sob condições apropriadas, a segmentos de DNA complementares de qualquer origem, os **vetores**, que são cortados pela mesma enzima de restrição que cortou o fragmento a ser clonado. As terminações coesivas do vetor e do segmento de DNA em estudo são inicialmente mantidas juntas por pontes de hidrogênio, mas são seladas e estabilizadas pela enzima **DNA-ligase** (ver Cap. 1). A molécula obtida pela união de dois fragmentos de DNA de origem diferente é referida como uma **molécula de DNA recombinante** (**Fig. 17.3**).

A função do vetor é transportar segmentos de DNA de células de uma espécie para o interior de células de espécies diferentes. Um vetor pode ser qualquer segmento de DNA ao qual o DNA de um organismo possa ligar-se e então ser transferido para dentro da célula de outro organismo. O tipo de vetor mais frequentemente usado é o **plasmídeo** de bactérias, constituído de DNA extracromossômico, em forma circular. Esses plasmídeos contêm genes para resistência a antibióticos, característica que pode ser utilizada para a identificação dos clones. Os plasmídeos possuem sítios de restrição (locais ou sítios do DNA que podem ser clivados pelas enzimas de restrição); seu DNA apresenta-se superenrolado e tem capacidade autoduplicadora, como qualquer outro DNA nele inserido, podendo replicar-se inúmeras vezes dentro da bactéria. Por essas razões, os plasmídeos tornaram-se excelentes vetores de clonagem.

Os plasmídeos geralmente usados em clonagem foram construídos a partir de plasmídeos bacterianos maiores, de ocorrência natural e com vários sítios de restrição, um sítio de origem de replicação e marcadores selecionáveis. A seguir, são apresentados outros tipos de vetores.

Bacteriófagos ou **fagos** – Vírus que infectam bactérias e podem ser manipulados de forma a se tornarem capazes de transportar material genético (sem serem patogênicos). Esses vetores foram desenvolvidos para clonar segmentos de DNA maiores. O bacteriófago λ (lambda), por exemplo, que infecta a bactéria *Escherichia coli*, pode ser usado para clonar segmentos de DNA exógeno de aproximadamente 23 kb.

Retrovírus – Vírus de RNA e devem ser desativados para seu uso como vetor.

Cosmídeos – Formados essencialmente por um plasmídeo que contém uma sequência de bacteriófagos denominada **cos** (do inglês *cohesive ends* = extremidades coesivas). Esses plasmídeos são envolvidos por capas de proteína viral vazia, sendo transferidos para as bactérias por infecção viral. Os cosmídeos podem transportar mais do que o dobro do DNA exógeno transportado por um fago vetor.

Além desses vetores, podem ser usados, com o mesmo objetivo, **cromossomos artificiais** de bactérias (BAC, de *bacterium artificial chromosome*), de leveduras (YAC, de *yeast artificial chromosome*) e de mamíferos (MAC, de *mammalian artificial chromosome*). Os MACs foram criados na década de 1980, a partir de segmentos de levedura (YAC), de componentes cromossômicos de bactérias (BAC) e de mamíferos. Cada cromossomo artificial eucariótico inclui os três elementos essenciais de um cromossomo: um centrômero, um par de telômeros e uma origem de replicação. Esses elementos garantem que os cromossomos artificiais irão segregar na mitose e na meiose, não serão degradados e se replicarão com sucesso. Grandes quantidades de DNA extra (cerca de 1 milhão de pares de bases) de qualquer fonte podem ser adicionadas, e o novo cromossomo artificial pode ser inserido em uma célula. Atualmente, BACs, YACs e MACs são usados rotineiramente em engenharia genética, para clonar grandes fragmentos de DNA, tendo um papel importante no sequenciamento do genoma humano.

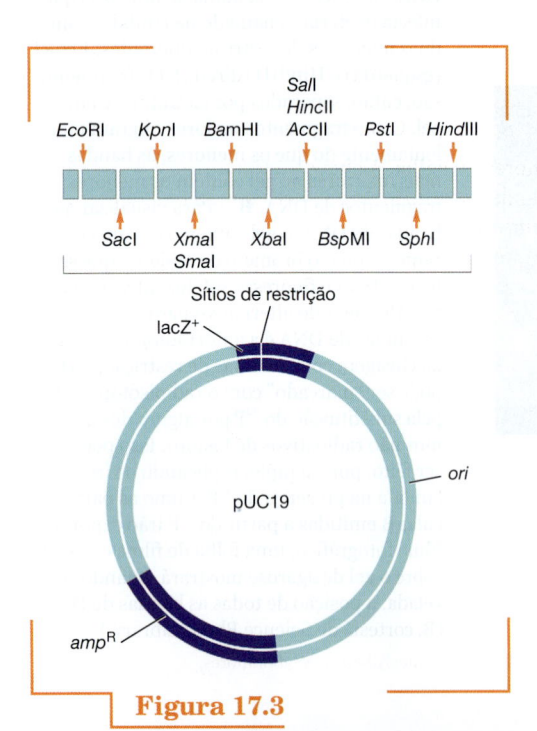

Figura 17.3

O plasmídeo pUC19 é um típico vetor de clonagem. Ele contém um grupo de sítios únicos de replicação e dois marcadores selecionáveis — um gene de resistência à ampicilina e um gene lacZ.

Quando o objetivo da clonagem gênica não é apenas a replicação do gene, mas também a produção da proteína que o gene codifica, deve-se usar um **vetor de expressão** (Fig. 17.4). Os vetores de expressão são vetores utilizados para ativar um gene clonado e produzir muitas cópias da proteína codificada por esse gene em uma célula hospedeira. Os vetores de expressão contêm também sítios de restrição e marcadores selecionáveis com sequências necessárias para a transcrição e tradução nas bactérias. Esse tipo de vetor está disponível tanto às células hospedeiras procarióticas quanto às eucarióticas. Um vetor de expressão usado em uma célula hospedeira de *E. coli* é o pET, conforme pode ser observado na Figura 17.4. Nesse vetor, o gene a ser expresso é clonado em uma sequência de restrição, de modo que sua localização fica adjacente a uma sequência reguladora viral (denominada promotor T7) e a uma segunda sequência reguladora (a sequência do operador *lac* bacteriano). Essas sequências controlam a expressão do gene clonado, quando um componente específico é adicionado ao meio de multiplicação. Há indução da expressão quando é adicionado a esse meio o IPTG (isopropil-β-D-tiogalactopiranosídeo), um análogo sintético altamente estável da lactose, que inativa o repressor *lac* e induz a síntese de β-galactosidase, uma enzima que promove a utilização da lactose. Portanto, o IPTG é usado para induzir a expressão de genes clonados sob o controle do óperon *lac*. As células hospedeiras que se multiplicam sobre IPTG ativam a expressão do gene clonado, produzindo grandes quantidades da proteína codificada.

É muito simples e eficiente manipular genes em bactérias, mas, muitas vezes, o objetivo pode ser transferir um gene para células eucarióticas; por exemplo, transferir um gene para fator de coagulação em uma pessoa que sofre de hemofilia. Muitas proteínas eucarióticas são modificadas após a tradução (p. ex., a adição de grupos de açúcar), e as bactérias não possuem capacidade de efetuar essas modificações, as quais são essenciais para seu funcionamento e só podem ser realizadas em uma célula eucariótica.

Vários vetores de clonagem foram desenvolvidos para a inserção de genes em células eucarióticas. Foram desenvolvidos plasmídeos especiais para clonagem em leveduras, assim como vetores retrovirais para clonagem em mamíferos.

O **cromossomo artificial de levedura** (YAC) é uma molécula de DNA que tem origem de replicação de levedura, um par de telômeros e um centrômero, o que lhe garante estabilidade; esse vetor se replica e segrega do mesmo modo que os cromossomos de levedura. Os YACs transportam fragmentos de DNA tão grandes quanto 600 kb e alguns, especiais, são capazes de levar inserções de mais de 1.000 kb. Esses vetores foram modificados para serem utilizados em organismos eucarióticos diferentes da levedura.

O **plasmídeo Ti** é um vetor muito usado para transferir genes em plantas. É um plasmídeo natural derivado da bactéria de solo *Agrobacterium tumefaciens*, que causa a chamada *doença da galha*. Essa bactéria invade plantas superiores por meio de feridas, induzindo a formação de tumores ou galha. A chave para a formação do tumor é um grande plasmídeo de DNA circular, o *plasmídeo Ti* (de *inducing tumor*). Quando a bactéria infecta uma célula vegetal, uma parte do plasmídeo Ti é transferida e inserida, ao que parece mais ou menos aleatoriamente, no genoma da planta hospedeira (Fig. 17.5). Parte do DNA do plasmídeo Ti integra-se a um dos cromossomos da planta, onde é transcrita e traduzida, produzindo várias enzimas que ajudam a sustentar a bactéria. A partir desse plasmídeo, foram desenvolvidos vetores usados para genes que conferem atributos que são economicamente importantes, como resistências a herbicidas, vírus de plantas e pestes de insetos. As células vegetais que carregam um plasmídeo Ti recombinante podem desenvolver-se em cultura de tecidos, para formar uma massa celular chamada *calo*. A presença de certos componentes no meio de cultura pode induzir o calo a formar raízes, brotos e finalmente uma planta madura que carrega um gene exógeno.

As plantas ou animais que carregam um gene exógeno são chamados organismos **transgênicos**, ou seja, organismos cujo genoma foi modificado pela introdução de sequências de DNA de outro organismo na linhagem germinativa.

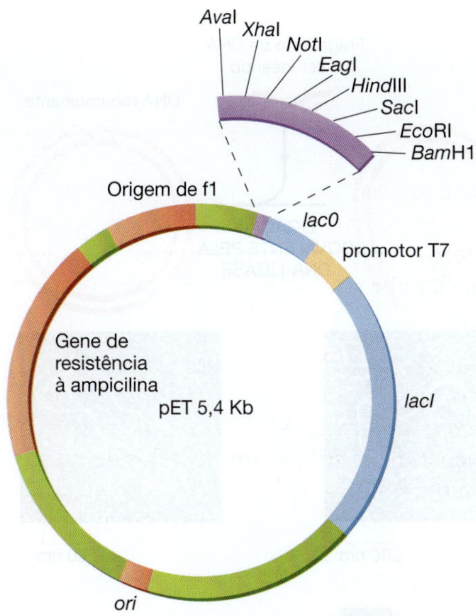

Figura 17.4

Um vetor de expressão pET. Esse sistema usa uma célula hospedeira que foi modificada por engenharia genética. Essa célula hospedeira carrega o gene da T7RNa-polimerase viral, controlado por duas sequências reguladoras diferentes: um promotor de lac, que controla a expressão do gene inserido, e um operador, que expressa o gene somente quando IPTG, o análogo da lactose, está presente no meio de multiplicação.

Fonte: Klug e colaboradores.[4]

Figura 17.5

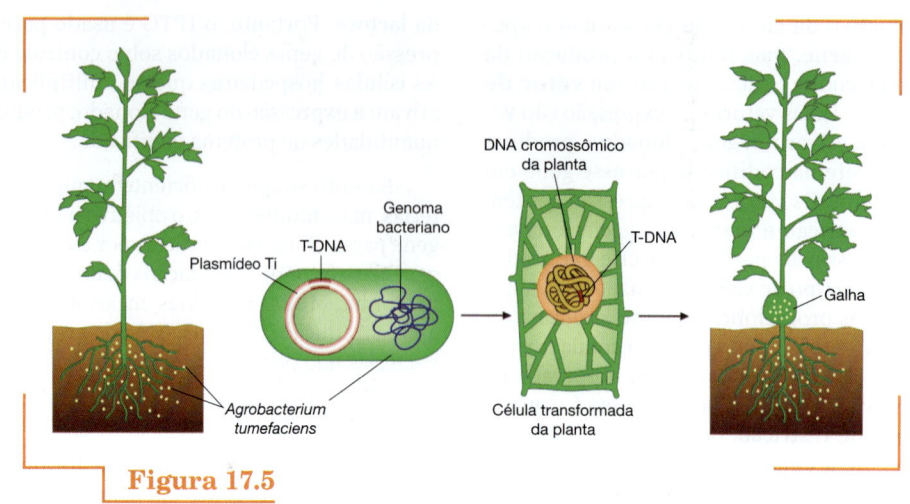

No processo de causar a doença da galha, a bactéria *Agrobacterium tumefaciens* insere uma parte de seu plasmídeo Ti, uma região chamada T-DNA, em um cromossomo de planta hospedeira.

A escolha do vetor utilizado na clonagem depende de fatores como o tipo de enzima de restrição utilizado e o tamanho do fragmento de DNA a ser inserido. O vetor escolhido deve ser previamente tratado com a mesma enzima de restrição utilizada para cortar o fragmento que contém o gene que se deseja estudar, para que se forme uma molécula híbrida pela união das extremidades adesivas. A **Figura 17.6** apresenta esquematicamente uma clonagem gênica.

Figura 17.6

A – Um fragmento de DNA é inserido em um plasmídeo bacteriano utilizando a enzima DNA-ligase. O plasmídeo é cortado com uma nuclease de restrição para abrir (neste caso, uma que produz extremidades coesivas) e é misturado com o fragmento de DNA a ser clonado (que foi preparado utilizando a mesma nuclease de restrição). DNA-ligase e ATP também são adicionados à mistura. As extremidades coesivas fazem o pareamento de bases, e os cortes no esqueleto de DNA são restabelecidos pela DNA-ligase para produzir uma molécula de DNA recombinante completa. Nas micrografias, o fragmento de DNA foi colorido em vermelho para facilitar a visualização. **B** – Um fragmento de DNA pode ser replicado dentro de uma célula bacteriana. Para clonar um determinado fragmento de DNA, ele é primeiro inserido em um vetor plasmidial, como mostrado na parte A. O DNA plasmidial recombinante resultante é, então, introduzido em uma bactéria por transformação; ele então pode ser replicado vários milhões de vezes à medida que as bactérias se multiplicam.

Fonte: Alberts e colaboradores.[6]

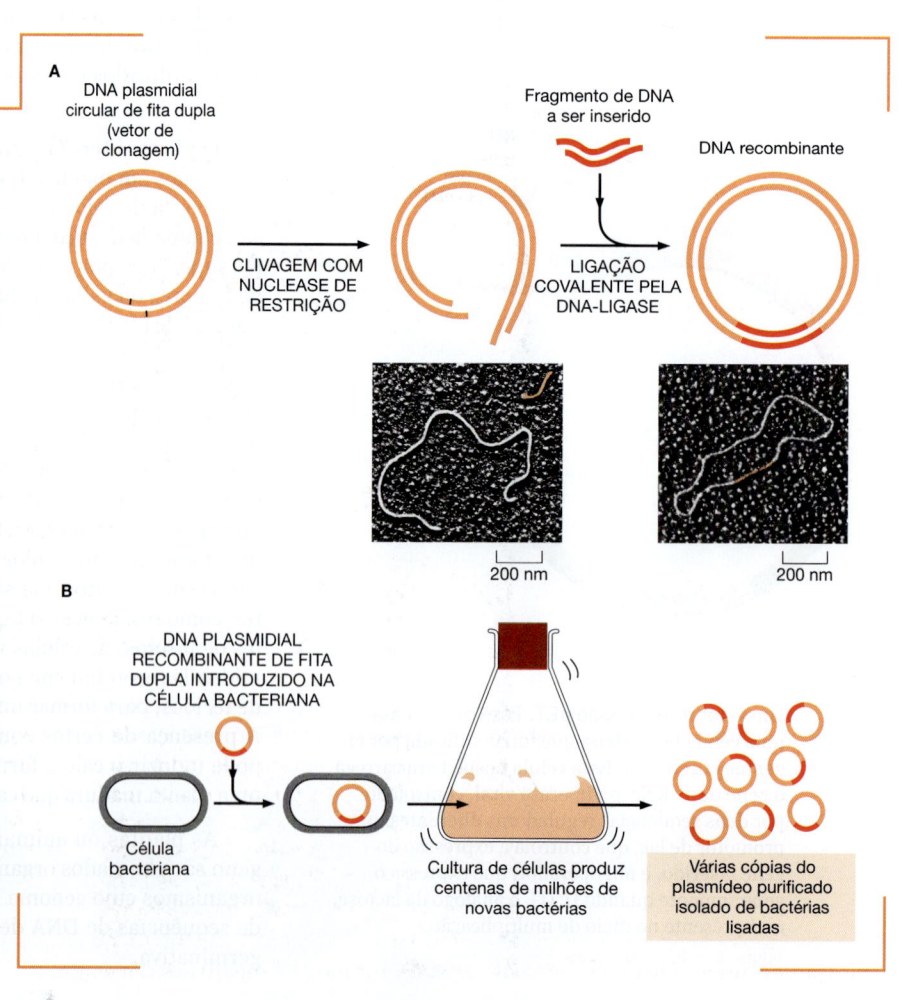

O DNA e o plasmídeo são misturados; alguns dos fragmentos exógenos de DNA farão par com as pontas cortadas do plasmídeo. A DNA-ligase é usada para fechar os cortes no arcabouço açúcar-fosfato, resultando um plasmídeo recombinante que contém o fragmento de DNA de interesse.

Algumas vezes, os sítios de restrição não estão disponíveis no sítio em que o DNA precisa ser clivado. Nesse caso, pode ser criado um sítio de restrição, mediante uso de pequenos fragmentos de DNA sintético, contendo um ou mais sítios de restrição, que são denominados **ligadores**. Esses ligadores podem ser unidos às pontas de qualquer segmento de DNA, sendo então cortados por uma enzima de restrição, criando, desse modo, pontas adesivas complementares às pontas adesivas do plasmídeo.

17.2.1.4 Transformação

Depois da introdução do fragmento de DNA em estudo no vetor, a molécula híbrida recombinante é colocada no interior de bactérias hospedeiras especialmente modificadas. Esse processo é denominado transformação, que é a capacidade da bactéria para captar DNA do meio externo. A membrana celular da bactéria não é normalmente permeável ao DNA, mas se pode torná-la permeável, por meio de uma variedade de métodos (p. ex., exposição a certos sais ou a alta voltagem), a fim de que essa bactéria se torne competente. Alguns tipos de célula sofrem transformação naturalmente; outras precisam ser tratadas física ou quimicamente antes de a sofrerem.

Uma vez dentro da célula, o **plasmídeo recombinante** replica-se várias vezes, produzindo muitas cópias do fragmento clonado.

17.2.1.5 Seleção

Para Strachan e Read,[7] as células transformadas por moléculas do vetor podem ser selecionadas por genes marcadores, como genes de **resistência a antibióticos** e complementação com **o gene da β-galactosidase**. A primeira é realizada mediante **seleção das bactérias** que contêm o fragmento com o gene em estudo, isto é, que incorporaram a molécula híbrida. Essa seleção é possível, se o plasmídeo usado como vetor possuir genes marcadores, como genes para **resistência a antibióticos**. Pelo cultivo de bactérias em um meio no qual está presente o antibiótico marcador, apenas as bactérias que incorporaram o plasmídeo poderão sobreviver e multiplicar-se. A partir daí, utiliza-se esse material com diversas finalidades. Na complementação com o gene da β-galactosidase, a célula hospedeira é um mutante que contém um fragmento do gene da β-galactosidase, mas não consegue produzir uma enzima funcional. O vetor é manipulado para conter um fragmento diferente do gene da β-galactosidase. Depois da transformação pelo vetor, ocorre a complementação funcional, e o resultado é a β‴-galactosidase ativa. Essa atividade pode ser observada pela ação de uma substância incolor, Xgal (5-bromo, 4-cloro, 3-indolil β-D-galactopiranosídeo), que produz coloração azul.

Os plasmídeos são vetores ideais de clonagem, mas só podem transportar segmentos de DNA de tamanho inferior a 15 kb. Quando são inseridos fragmentos de DNA maiores, o plasmídeo vetor torna-se instável.

17.2.2 Reação em cadeia da polimerase

Durante muitos anos, a clonagem gênica foi o único modo rápido de amplificar fragmentos de DNA, e era um pré-requisito para outros métodos moleculares. Essa técnica continua sendo bastante utilizada na amplificação de grandes segmentos de DNA e para outras manipulações das sequências de DNA.

Um dos avanços mais revolucionários da biologia molecular é a técnica originalmente denominada de **amplificação da sequência de DNA** ou amplificação do DNA *in vitro*, conhecida atualmente como **reação em cadeia da polimerase** ou **PCR**. Essa técnica permite a amplificação de fragmentos curtos de DNA e pode ser usada para produzir grandes quantidades de um determinado fragmento de DNA de qualquer ser vivo, desde que a sequência de bases da região considerada seja conhecida ou possa ser inferida a partir da sequência de aminoácidos de uma proteína.

Desenvolvida pela primeira vez em 1983, a PCR permite que os fragmentos de DNA sejam amplificados um bilhão de vezes em poucas horas, é menos onerosa e pode ser realizada totalmente *in vitro*, sem uso de células. É valiosa porque a reação é altamente específica e facilmente automatizada. Por essas razões, a PCR tem tido grande impacto na clínica médica, no diagnóstico de doenças genéticas, na ciência forense e na biologia evolutiva, sendo uma das técnicas moleculares mais utilizadas hoje.

A PCR tem dois requisitos essenciais: **um molde de DNA de fita simples do qual uma nova fita de DNA deve ser copiada** e **um iniciador (*primer*) com um grupo 3′OH, ao qual novos nucleotídeos são adicionados**. A PCR é baseada no uso da enzima DNA-polimerase para copiar um molde de DNA em ciclos repetidos e replicar o fragmento desejado. Para que esse fragmento seja copiado, a polimerase é guiada por pequenos oligonucleotídeos iniciadores ou *primers*, que são hibridizados com o DNA-molde no início e no final da sequência de DNA desejada. Esses iniciadores são delineados de modo a promoverem o início da replicação de cada uma das duas fitas da dupla-hélice do DNA original. Uma vez que os iniciadores devem ser sintetizados quimicamente, a PCR pode ser utilizada somente para clonar DNAs cujas sequências inicial e final sejam conhecidas. Orientada por esses iniciadores, a DNA-polimerase pode fazer várias cópias (bilhões de cópias em um espaço de tempo relativamente curto) da sequência desejada. A **Figura 17.7** descreve de forma resumida o desenvolvimento dessa técnica.

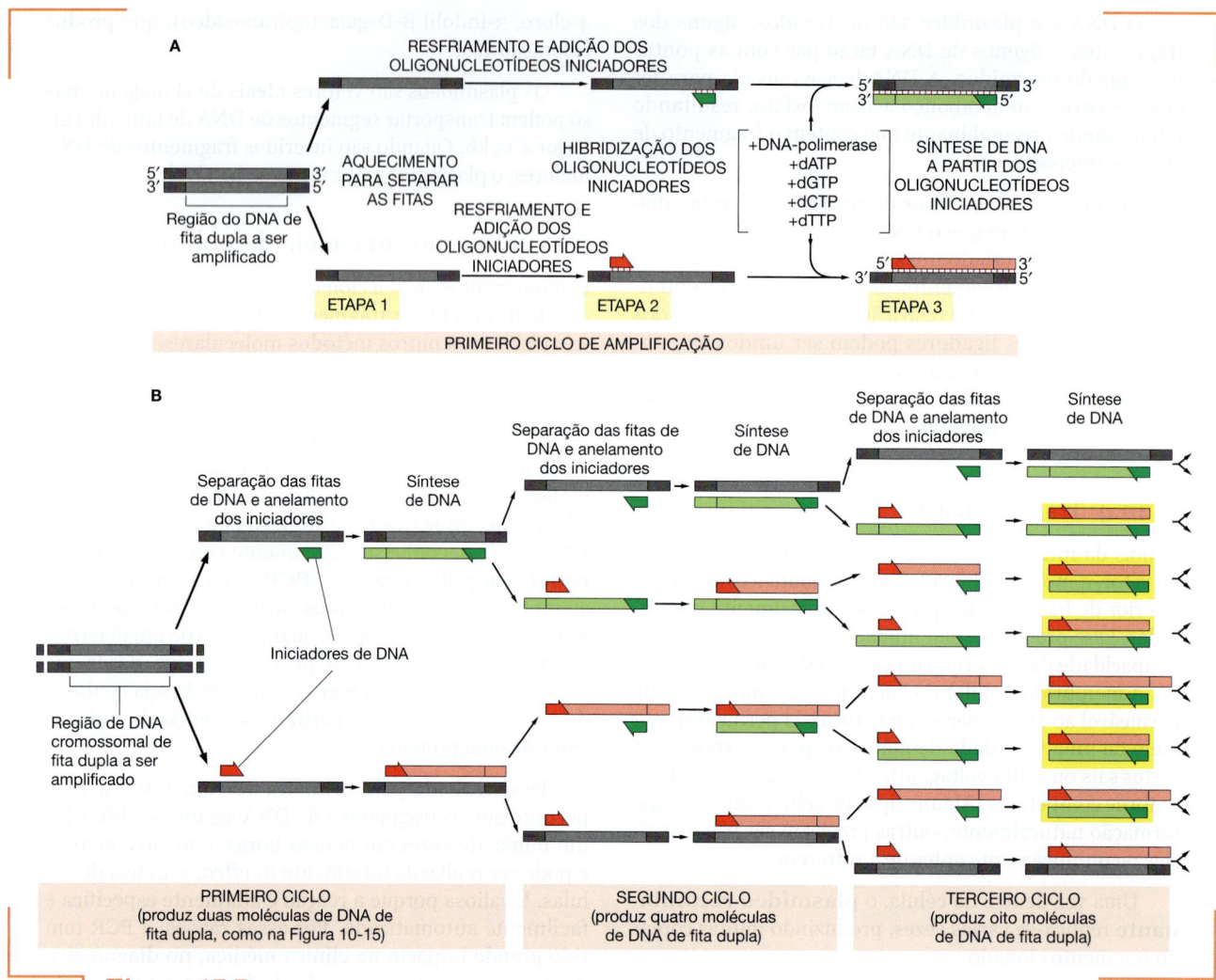

Figura 17.7

A – Oligonucleotídeos iniciadores de uma PCR direcionam a amplificação do pedaço de DNA desejado. O conhecimento da sequência de DNA a ser amplificada é utilizado para projetar duas moléculas de DNA sintéticas curtas, cada uma complementar à sequência da dupla-hélice de DNA em extremidades opostas da região a ser amplificada. Essas moléculas de DNA servem como oligonucleotídeos iniciadores para a síntese de DNA *in vitro*, que é realizada por uma DNA-polimerase, e determinam o segmento do DNA a ser amplificado. Cada ciclo da PCR inclui três etapas. Primeiro, um DNA de fita dupla é aquecido brevemente para separar as duas fitas (etapa 1). Após a separação das fitas, o resfriamento do DNA na presença de um excesso dos dois oligonucleotídeos iniciadores permite que esses iniciadores hibridizem com sequências complementares nas duas fitas de DNA (etapa 2). Essa mistura é, então, incubada com DNA-polimerase e os quatro trifosfatos de desoxirribonucleosídeo, de maneira que o DNA é sintetizado iniciando a partir dos dois oligonucleotídeos iniciadores (etapa 3). O ciclo é então iniciado novamente por um tratamento de aquecimento para separar as fitas de DNA recém-sintetizadas. A técnica depende do uso de uma DNA-polimerase especial isolada a partir de uma bactéria termofílica; essa polimerase é estável a temperaturas muito mais altas do que as DNA-polimerases de eucariotos. Assim, ela não é desnaturada pelo tratamento de aquecimento mostrado na etapa 1. Portanto, ela não precisa ser adicionada novamente após cada ciclo da PCR. **B** – A PCR utiliza ciclos repetidos de separação, hibridização e síntese das fitas para amplificar o DNA. Como o procedimento mostrado na parte A é realizado sempre novamente, os fragmentos recém-sintetizados servem como molde para o seu ciclo. Cada ciclo duplica a quantidade de DNA sintetizado no ciclo anterior, e, após alguns ciclos, o DNA predominante é idêntico à sequência-molde inicial delimitada pelos dois iniciadores, incluindo os dois iniciadores. Neste exemplo, três ciclos de reação produzem 16 cadeias de DNA, oito das quais (em amarelo) são do mesmo comprimento e correspondem exatamente a uma ou outra fita da sequência original delimitada pelos iniciadores mostrada no extremo esquerdo; as outras fitas contêm DNA extra que está além da sequência original, que é replicado nos primeiros ciclos. Depois de mais quatro ciclos, 240 das 256 cadeias corresponderão exatamente à sequência original e, depois de mais alguns ciclos, essencialmente todas as fitas de DNA terão esse único comprimento. Embora todo o DNA presente no início da PCR permaneça presente, a sua quantidade é tão pequena que a sua presença é insignificante. Na prática, 20 a 30 ciclos são necessários para uma amplificação útil de DNA. Cada ciclo leva apenas cerca de cinco minutos, e a automação de todo o procedimento agora permite a clonagem, livre de células, de um fragmento de DNA em poucas horas, comparado com os vários dias necessários para as metodologias normais de clonagem.

Fonte: Alberts e colaboradores.[6]

17.2.2.1 Aplicações da PCR

A PCR é uma técnica muito sensível e de mais amplo uso em genética e biologia molecular. Amplifica sequências-alvo presentes em números extremamente baixos de cópias em uma amostra, desde que sejam usados iniciadores específicos para essa sequência. Por exemplo, em investigações criminais, segmentos de DNA humano podem ser amplificados a partir de poucas células foliculares de um único fio de cabelo.

A PCR pode ser usada também para diagnósticos específicos para sequências conhecidas de DNA, como detectar a presença de uma determinada sequência de DNA em uma amostra. Por exemplo, verificar a presença de vírus em uma amostra de sangue, realizando a reação com iniciadores complementares a sequências de DNA viral conhecidas. Hoje em dia, os testes para o diagnóstico da infecção por HIV, agente causador da aids, usam esse tipo de amplificação com PCR das sequências do HIV. A PCR pode ser utilizada principalmente para:

- **Clonagem direta de um determinado fragmento de DNA** (p. ex., um gene) de uma célula. O molde original para a reação de PCR pode ser de DNA ou RNA, de modo que tanto uma cópia de DNA genômico como um cDNA podem ser obtidos por PCR (**Fig. 17.8**). O DNA genômico é o DNA de dupla-hélice ou DNA nuclear; o cDNA ou DNA complementar é um DNA sintético transcrito de um RNA específico, por meio da enzima transcriptase reversa.

- **Detecção de infecções virais em estado precoce.** Nesse caso, curtas sequências complementares do genoma viral são usadas como iniciadores e, seguindo muitos ciclos de amplificação, pode ser determinada, em uma amostra de sangue, a presença ou a ausência da sequência viral, mesmo a partir de uma única cópia genômica (**Fig. 17.9**). Para muitas infecções virais, o método de detecção por PCR é o mais sensível.

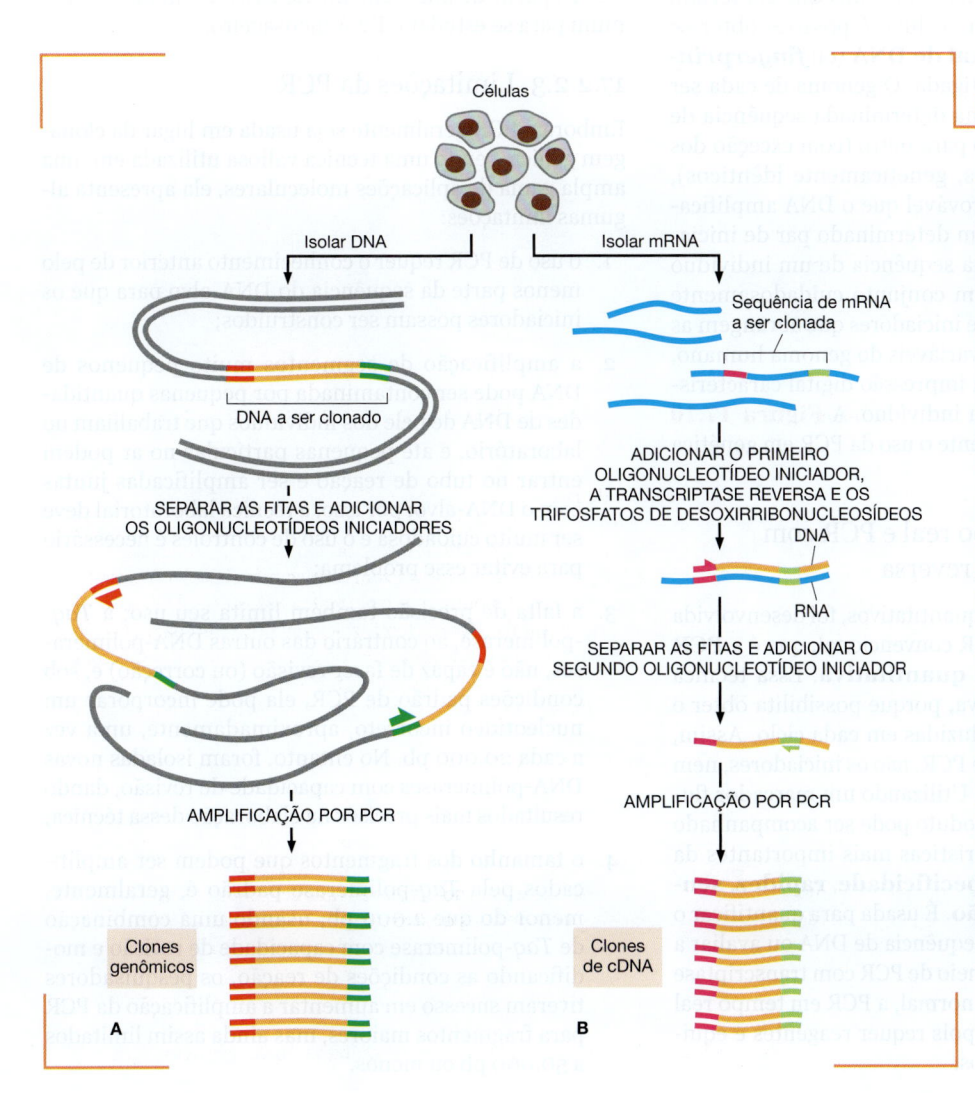

Figura 17.8

A PCR pode ser utilizada para obter clones genômicos ou de cDNA. **A** – Para obter um clone genômico utilizando PCR, o DNA cromossomal é primeiro purificado a partir das células. Iniciadores para PCR que flanqueiam a extensão de DNA a ser clonada são adicionados, e vários ciclos da reação de PCR são completados. Como apenas o DNA entre (inclusive) os iniciadores é amplificado, a PCR fornece um meio para obter seletivamente uma extensão curta de DNA cromossomal em uma forma efetivamente pura. **B** – Para usar PCR para obter um clone de cDNA de um gene, o mRNA é primeiro purificado a partir de células. O primeiro iniciador é, então, adicionado à população de mRNAs, e a transcriptase reversa é utilizada para fazer uma fita de DNA complementar. O segundo iniciador é, então, adicionado, e a molécula de DNA de fita simples é amplificada por vários ciclos da PCR.

Fonte: Alberts e colaboradores.[6]

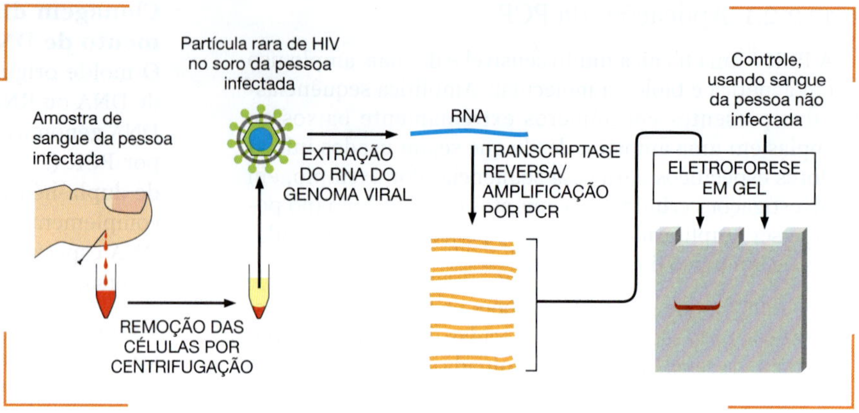

Figura 17.9

A PCR pode ser utilizada para detectar a presença de um genoma de vírus em uma amostra de sangue. Por causa da sua capacidade de amplificar muito o sinal a partir de cada molécula única de ácido nucleico, a PCR é um método extraordinariamente sensível para detectar quantidades mínimas de vírus em uma amostra de sangue ou tecido sem a necessidade de purificar o vírus. Para o HIV, o vírus causador da aids, o genoma é uma molécula de RNA de fita simples. Além do HIV, vários vírus que infectam humanos são agora monitorados dessa maneira.

Fonte: Alberts e colaboradores.[6]

- **Medicina forense**. Sua grande sensibilidade permite trabalhar com amostras muito pequenas; com mínimos traços de sangue e tecidos que conteriam restos de somente uma célula, é possível obter-se uma **impressão digital de DNA** (ou *fingerprinting*) da pessoa investigada. O genoma de cada ser humano difere, em uma determinada sequência de DNA, de um indivíduo para outro (com exceção dos gêmeos monozigóticos, geneticamente idênticos), portanto é bastante provável que o DNA amplificado por PCR, usando um determinado par de iniciadores, seja diferente na sequência de um indivíduo para outro. Usando um conjunto cuidadosamente selecionado de pares de iniciadores que abrangem as sequências altamente variáveis do genoma humano, a PCR pode gerar uma impressão digital característica de DNA para cada indivíduo. A **Figura 17.10** mostra esquematicamente o uso da PCR em genética forense.

17.2.2.2 PCR em tempo real e PCR com transcriptase reversa

Para a obtenção de valores quantitativos, foi desenvolvida uma técnica a partir da PCR convencional, que é a **PCR em tempo real** ou **PCR quantitativa**. Essa técnica é descrita como quantitativa, porque possibilita obter o número de moléculas produzidas em cada ciclo. Assim, mostra apenas o produto de PCR, não os iniciadores, nem o conjunto de monômeros. Utilizando um marcador fluorescente, o acúmulo do produto pode ser acompanhado em tempo real. As características mais importantes da PCR em tempo real são **especificidade**, **rapidez**, **sensibilidade** e **quantificação**. É usada para quantificar o número de cópias de uma sequência de DNA ou avaliar a expressão de um gene por meio de PCR com transcriptase reversa. Comparada à PCR normal, a PCR em tempo real apresenta mais alto custo, pois requer reagentes e equipamentos mais dispendiosos.

A **PCR com transcriptase reversa (RT-PCR)** é uma técnica utilizada para produzir muitas cópias de DNA a partir de um segmento de RNA. É um método comum para se estudar o RNA mensageiro.

17.2.2.3 Limitações da PCR

Embora a PCR geralmente seja usada em lugar da clonagem gênica, sendo uma técnica valiosa utilizada em uma ampla gama de aplicações moleculares, ela apresenta algumas limitações:

1. o uso de PCR requer o conhecimento anterior de pelo menos parte da sequência do DNA-alvo para que os iniciadores possam ser construídos;

2. a amplificação de segmentos muito pequenos de DNA pode ser contaminada por pequenas quantidades de DNA de pele dos indivíduos que trabalham no laboratório, e até pequenas partículas no ar podem entrar no tubo de reação e ser amplificadas juntas com o DNA-alvo; por isso, a técnica laboratorial deve ser muito cuidadosa e o uso de controles é necessário para evitar esse problema;

3. a falta de precisão também limita seu uso; a *Taq*-polimerase, ao contrário das outras DNA-polimerases, não é capaz de fazer revisão (ou correção) e, sob condições padrão de PCR, ela pode incorporar um nucleotídeo incorreto, aproximadamente, uma vez a cada 20.000 pb. No entanto, foram isoladas novas DNA-polimerases com capacidade de revisão, dando resultados mais precisos na elaboração dessa técnica;

4. o tamanho dos fragmentos que podem ser amplificados pela *Taq*-polimerase padrão é, geralmente, menor do que 2.000 pb; usando uma combinação de *Taq*-polimerase com capacidade de revisão e modificando as condições de reação, os pesquisadores tiveram sucesso em aumentar a amplificação da PCR para fragmentos maiores, mas ainda assim limitados a 50.000 pb ou menos.

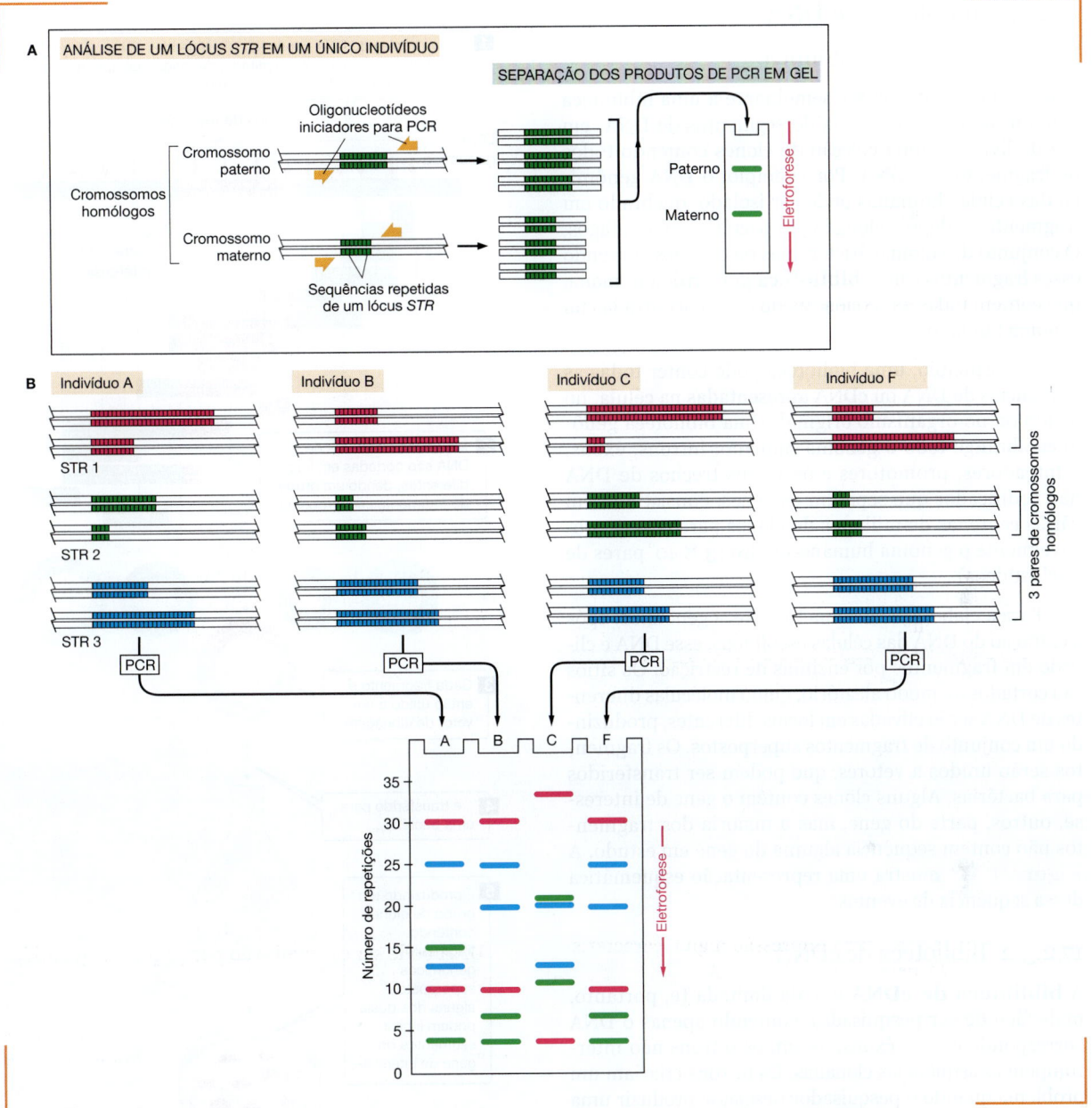

Figura 17.10

A PCR é utilizada em ciência forense para distinguir um indivíduo do outro. **A** – As sequências de DNA utilizadas nessa análise são repetições curtas em *tandem* (STRs, de *short tandem repeats*) compostas de sequências como CACACA... ou GTGTGT..., que são encontradas em várias posições (lócus) no genoma humano. O número de repetições em cada STR é bastante variável na população, variando de 4 a 40 em indivíduos diferentes. Por causa da variabilidade nessas sequências, indivíduos normalmente herdarão uma variante diferente de cada lócus *STR* a partir da sua mãe e a partir do seu pai; portanto, dois indivíduos não relacionados normalmente não conterão o mesmo par de sequências. Uma reação de PCR utilizando iniciadores que englobem o lócus produz um par de bandas de DNA amplificando a partir de cada indivíduo, uma banda representando a variante STR materna, e a outra representando a variante STR paterna. O comprimento do DNA amplificado e, portanto, a sua posição depois da eletroforese dependerá do número exato de repetições no lócus. **B** – No esquema mostrado aqui, os mesmos três lócus STR são analisados, a partir de três suspeitos (indivíduos A, B e C), produzindo seis bandas para cada indivíduo após a eletroforese em gel de poliacrilamida. Embora pessoas diferentes possam ter várias bandas em comum, o padrão geral é bastante distinto para cada pessoa. O padrão de bandas pode, portanto, servir como uma "impressão digital" para identificar um indivíduo quase como único. A quarta canaleta (F) contém os produtos das mesmas reações de PCR realizadas em uma amostra forense de DNA. O DNA pode ser obtido a partir de um único fio de cabelo ou de uma minúscula amostra de sangue deixada na cena do crime. Quanto mais lócus forem examinados, mais confiantes podemos estar sobre os resultados. Quando estamos analisando a variabilidade em 5 a 10 lócus STR diferentes, a probabilidade de que dois indivíduos aleatórios compartilhem a mesma impressão digital por acaso é de aproximadamente uma em 10 bilhões. No caso mostrado aqui, os indivíduos A e C podem ser eliminados das investigações, e B permanece um suspeito claro. Uma abordagem similar é, agora, utilizada rotineiramente para testes de paternidade.

Fonte: Alberts e colaboradores.[6]

17.2.3 Bibliotecas de DNA

17.2.3.1 Biblioteca genômica

Uma biblioteca de DNA é semelhante a uma biblioteca comum, porém é composta de segmentos de DNA, em vez de livros. É uma coleção de clones contendo todos os fragmentos de DNA. Por exemplo, o DNA genômico das células humanas pode ser isolado, quebrado em fragmentos e depois clonado em bactérias ou em fagos. O conjunto de colônias bacterianas ou de fagos contendo esses fragmentos é uma **biblioteca genômica** humana, que contém todas as sequências de DNA encontradas no genoma humano.

Em princípio, uma biblioteca pode conter todas as sequências de DNA ou cDNA apresentadas na célula, no tecido ou no organismo original. Uma biblioteca genômica abrange todo o genoma humano: íntrons, éxons, reforçadores, promotores e os vastos trechos de DNA não codificador que separam os genes, consistindo em várias centenas de milhares de clones para conter provavelmente o genoma humano inteiro (3×10^9 pares de nucleotídeos).

Para a elaboração de uma biblioteca genômica, após a extração do DNA das células escolhidas, esse DNA é clivado em fragmentos por enzimas de restrição. Os sítios são cortados de modo aleatório, então moléculas diferentes de DNA serão clivadas em locais diferentes, produzindo um conjunto de fragmentos superpostos. Os fragmentos serão unidos a vetores, que podem ser transferidos para bactérias. Alguns clones contêm o gene de interesse, outros, parte do gene, mas a maioria dos fragmentos não contém sequência alguma do gene em estudo. A **Figura 17.11** mostra uma representação esquemática dessa sequência de eventos.

17.2.3.2 Biblioteca de cDNA

A **biblioteca de cDNA** é mais limitada (e, portanto, mais fácil de ser pesquisada), contendo apenas o DNA correspondente aos éxons; assim, os íntrons não interrompem as sequências clonadas. Os íntrons criariam um problema quando o pesquisador desejasse produzir uma proteína eucariótica em bactérias, pois as bactérias, em sua maioria, não têm meios para removê-los. Esse DNA é produzido a partir do RNA mensageiro (mRNA), pela ação da enzima **transcriptase reversa**, e se denomina **DNA complementar** ou **cDNA**, porque todo o DNA nessa biblioteca é *complementar* ao mRNA.

Para formar uma biblioteca de cDNA, o mRNA deve ser separado dos outros tipos de RNA celular (tRNA, rRNA, snRNA, etc.). As moléculas de mRNA são copiadas em cDNA por **transcrição reversa**, ou seja, pela ação da enzima transcriptase reversa, uma enzima isolada de retrovírus. A maioria dos mRNAs dos eucariotos possui uma cauda poli-A, que permite sua separação dos outros tipos. Essa separação é feita do modo descrito a seguir. O RNA celular total é isolado das células e passa por uma coluna cheia de fragmentos curtos de DNA unicamente com nucleotídeos **timina**, isto é, cadeias de oligonucleotídeos ou, nesse caso, dinucleotídeos de

1 Várias cópias do DNA genômico são digeridas por uma enzima de restrição por um tempo limitado, de modo que apenas alguns sítios de restrição em cada molécula são cortados.

2 Moléculas diferentes de DNA são cortadas em locais diferentes, dando um grupo de fragmentos superpostos.

3 Cada fragmento é então unido a um vetor de clonagem...

4 ...e transferido para uma bactéria,...

5 ...produzindo um grupo de clones contendo fragmentos genômicos superpostos, alguns dos quais podem incluir segmentos do gene de interesse.

Conclusão: Alguns clones contêm todo o gene de interesse, outros incluem parte do gene e a maioria não contém nada do gene de interesse.

Figura 17.11

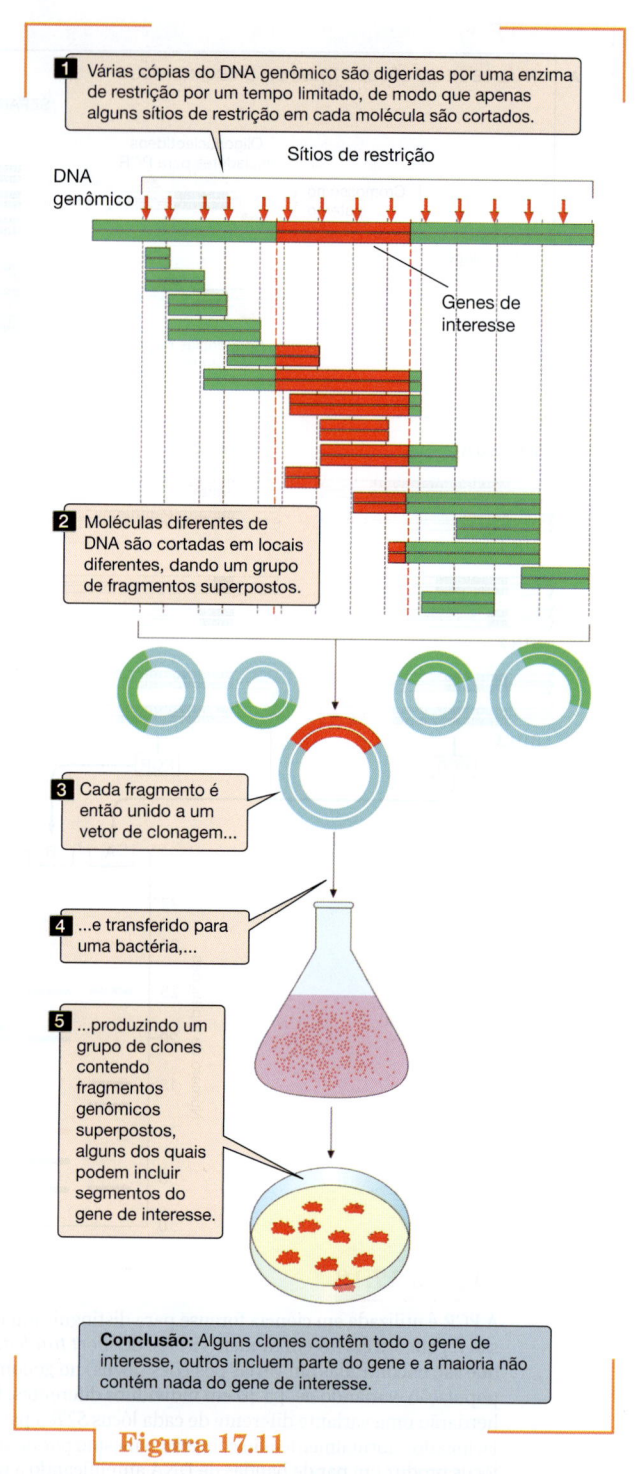

Uma biblioteca genômica contém todas as sequências de DNA encontradas no genoma do organismo.

timina (dT), usados como iniciadores curtos [oligo(dT)] (**Fig. 17.12**). À medida que o RNA se move pela coluna, as caudas poli-A das moléculas de mRNA fazem par com as cadeias de oligonucleotídeos (dT), sendo essas moléculas retiradas da coluna, enquanto o resto do RNA passa por ela. Essa molécula de mRNA fornece um grupo 3'-OH para iniciar a síntese de DNA. O mRNA pode então ser removido ou lavado da coluna, pela adição de uma substância tampão que quebra as pontes de hidrogênio entre as caudas poli-A e as cadeias de oligonucleotídeos (dT). O cDNA de fita simples é então sintetizado a partir do molde de mRNA, adicionando nucleotídeos de DNA ao grupo 3'-OH do iniciador.

A molécula híbrida RNA-DNA assim formada é convertida em uma molécula de fita dupla de cDNA, o que pode ser realizado por vários métodos. Um dos mais comuns é fazer o tratamento do híbrido RNA-DNA com RNase, enzima que digere parcialmente a fita de RNA. A digestão parcial do RNA deixa espaços no híbrido RNA-DNA, o que permite que outra enzima (DNA-polimerase) sintetize uma segunda fita de DNA, utilizando pequenos fragmentos não digeridos de RNA como iniciadores e a primeira fita de DNA como molde. A DNA-polimerase desloca todos os fragmentos de RNA, substituindo-os por nucleotídeos de DNA. Os cortes no arcabouço açúcar-fosfato são ajustados pela DNA-ligase.

Bibliotecas representativas de cDNA de muitos tecidos diferentes ou de épocas diferentes do desenvolvimento dos organismos são fontes importantes para a clonagem gênica. Existem, atualmente, centenas de bibliotecas disponíveis desse tipo, sendo fontes de clones usados em sequenciamento para gerar grandes bancos de dados de **sequências expressas** como parte do Projeto Genoma Humano.

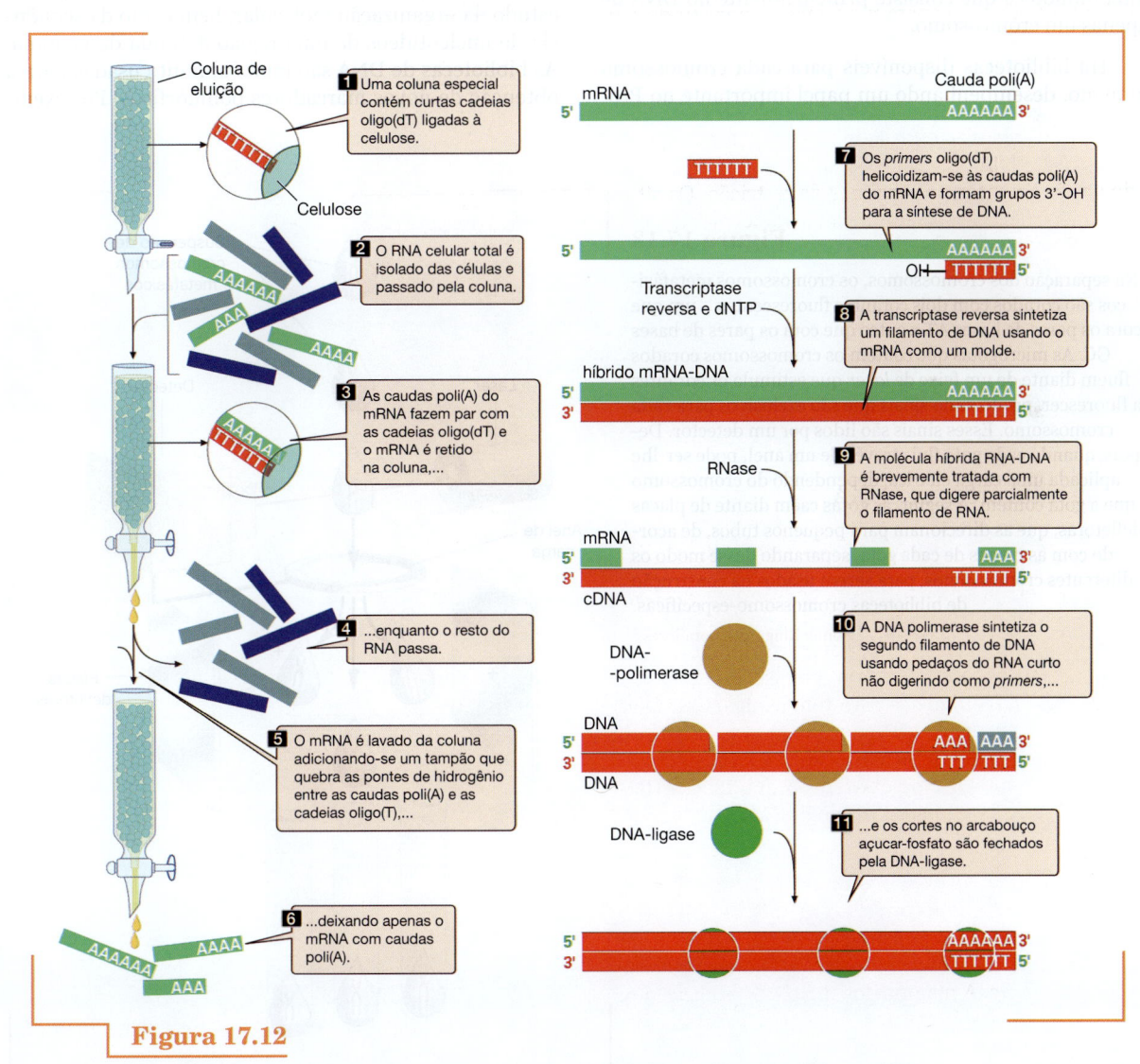

Figura 17.12

Uma biblioteca de cDNA contém apenas as sequências de DNA que são transcritos no mRNA.

17.2.3.3 Biblioteca para cromossomos específicos

Outro tipo de biblioteca de DNA é a **biblioteca para cromossomos específicos**. Os cromossomos são distribuídos por um método chamado de **citometria de fluxo** (ver Cap. 4).

Para isolar os cromossomos individuais, são coletadas células mitóticas, e os cromossomos corados com dois corantes fluorescentes, um que se liga aos pares nucleotídicos AT e o outro, aos pares GC. Um fluxo de cromossomos corados passa diante de um feixe de *laser* que os estimula a fluorescer, e um fotômetro separa e fraciona os cromossomos pelas diferenças na ligação do corante ao DNA e na difusão da luz (**Fig. 17.13**). Quando os cromossomos já estão isolados, o DNA é extraído e cortado com uma enzima de restrição; seus fragmentos são então inseridos em um vetor e depois clonados. O resultado é uma biblioteca que consiste principalmente no DNA de apenas um cromossomo.

Há bibliotecas disponíveis para cada cromossomo humano, desempenhando um papel importante no Projeto Genoma Humano. Por exemplo, após o gene para a doença de Huntington ter sido mapeado em uma região do braço curto do cromossomo 4, foi usada uma biblioteca específica para esse cromossomo, com a finalidade de dar maior precisão à localização desse gene.

Há outros meios de isolar os cromossomos individuais para a construção de bibliotecas. Por exemplo, uma versão da eletroforese em gel, a **eletroforese em gel de campo pulsado** (ou **pulsátil**), que separa moléculas de DNA muito grandes. As bibliotecas para cromossomos específicos (também denominadas bibliotecas cromossomo-específicas) são de grande valor para se obter acesso aos lócus gênicos, quando os métodos convencionais, como a análise genética e a mutagênese, não foram bem sucedidos, ou quando outras sondas, como o mRNA ou os produtos gênicos, não são conhecidos ou são indisponíveis.

Essas bibliotecas fornecem, ainda, um meio para o estudo da organização molecular, bem como da sequência de nucleotídeos de uma região definida do genoma. As bibliotecas de DNA são também muito usadas para a obtenção de novos marcadores polimórficos. Por exem-

Figura 17.13

Na separação dos cromossomos, os cromossomos metafásicos são corados com dois corantes fluorescentes – um que cora os pares de bases AT e outro que cora os pares de bases GC. As microgotas que contêm os cromossomos corados fluem diante de um feixe de *laser* que estimula os corantes a fluorescer, produzindo sinais que são exclusivos para cada cromossomo. Esses sinais são lidos por um detector. Depois, quando cada gota flui através de um anel, pode ser-lhe aplicada uma carga elétrica, dependendo do cromossomo que a gota contém. A seguir, as gotas caem diante de placas defletoras, que as direcionam para pequenos tubos, de acordo com as cargas de cada gota, separando desse modo os diferentes cromossomos, para serem usados na construção de bibliotecas cromossomo-específicas.

Fonte: Klug e colaboradores.[4]

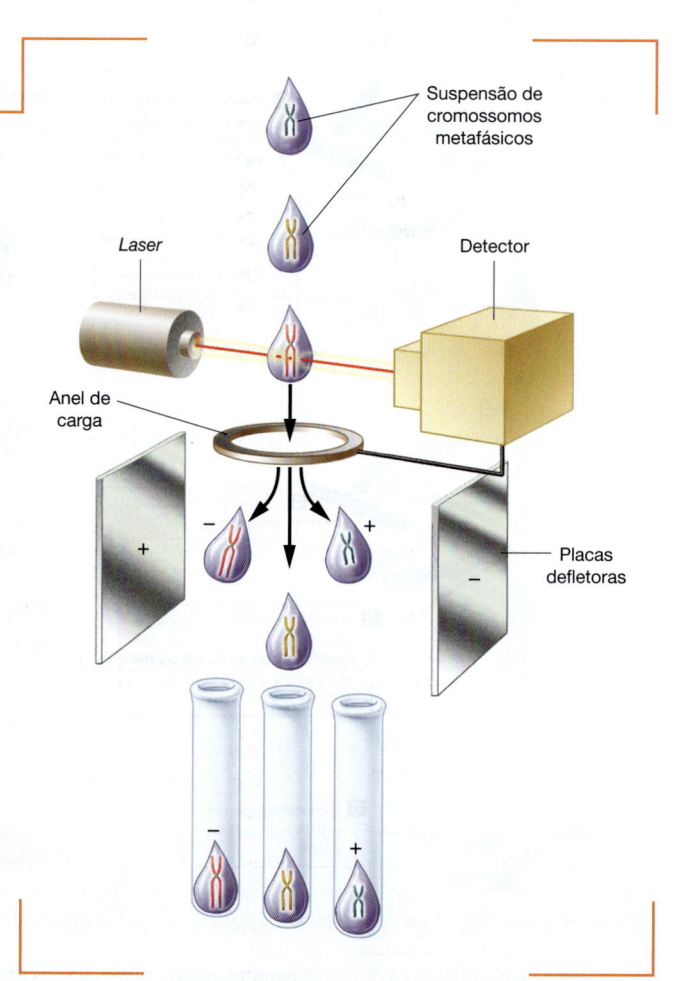

plo, os polimorfismos de microssatélites podem ser obtidos de bibliotecas de DNA, construindo-se uma sonda que contenha várias sequências repetidas de DNA (p. ex., várias repetições CA, citosina-adenina). A **sonda** é um segmento marcador conhecido de DNA ou RNA, que contém a sequência de bases complementares à sequência do gene ou segmento de DNA desejado. As sondas podem ser usadas para identificar um gene, um mRNA transcrito ou um produto gênico, em geral por sua hibridização com o alvo. Faz-se a triagem da biblioteca de DNA com a sonda específica, visando encontrar fragmentos que hibridizem com essa sonda. Tais fragmentos podem ser testados em uma série de indivíduos, para confirmação de seu polimorfismo. Os fragmentos polimórficos podem, então, ser mapeados em um local específico, usando-se técnicas de mapeamento físico, como a hibridização *in situ* por fluorescência (FISH; ver Cap. 4).

17.2.4 Análise do DNA

Se um segmento pequeno de DNA (p. ex., um plasmídeo) for clivado por uma enzima de restrição, os poucos fragmentos resultantes podem ser observados como bandas distintas em um gel de eletroforese. Por outro lado, se o DNA genômico de uma célula for clivado por uma enzima de restrição, será formado um grande número de fragmentos de tamanhos diferentes. Uma determinada enzima de restrição que reconhece uma sequência de quatro bases nitrogenadas, cortaria teoricamente uma vez a cada 256 pb.

O genoma humano apresenta 3×10^9 pares de nucleotídeos; se cortado por essa enzima de restrição, é capaz de produzir 12 milhões de fragmentos. Se esses fragmentos forem separados por eletroforese e corados, apareceriam como um esfregaço contínuo no gel, pela presença do grande número de fragmentos de tamanhos diferentes. Em geral, como o interesse é apenas por poucos fragmentos, o uso de uma sonda localiza a sequência ou o gene de interesse. As bases da sonda (que deverão ser previamente marcadas) e as bases das sequências em estudo farão pares e poderão ser facilmente identificadas por meio da marcação anteriormente realizada, e assim as sequências desejadas serão localizadas.

17.2.4.1 Sondas de ácidos nucleicos

As sondas de ácidos nucleicos são sequências de DNA ou RNA que foram marcadas, e podem ser usadas para detectar fragmentos de DNA ou RNA (que se deseja estudar) com sequências que lhes são homólogas. Essas sondas podem originar-se de várias fontes. Uma sonda de DNA pode ser marcada por isótopos radioativos ou corantes fluorescentes. Essas sondas marcadas podem hibridizar com segmentos cromossômicos inteiros ou pequenos fragmentos de DNA (hibridização *in situ*). As regiões cromossômicas que se ligam às sondas marcadas podem ser então visualizadas.

17.2.4.2 Hibridização de ácidos nucleicos

A hibridização de ácidos nucleicos envolve a mistura de DNA de duas fontes desnaturadas pelo calor ou por uma solução alcalina, para que as fitas duplas de DNA se transformem em fitas simples, permitindo o pareamento das bases complementares de sequências homólogas, em condições adequadas. Se uma das fontes de DNA foi marcada de algum modo, como uma sonda, poderá ser feita a identificação das sequências específicas do DNA em estudo. As duas técnicas principais de hibridização de ácidos nucleicos são a **transferência de *Southern*** e a **transferência *Northern***.

Transferência de *Southern* – Essa técnica, originalmente denominada *Southern blotting* em homenagem a Edwin Southern, que a descreveu primeiramente em 1975, consiste na detecção de fragmentos específicos de DNA, gerados por clivagem por enzima de restrição, de uma amostra de DNA genômico. Os segmentos clivados são separados segundo seu tamanho, por eletroforese em gel de agarose. Na eletroforese, os fragmentos de diferentes tamanhos são corados com um corante fluorescente, como o brometo de etídio, por exemplo, sendo que os menores migram mais rapidamente do que os maiores. Essa técnica possibilita encontrar e examinar, em nível macroscópico, um ou dois fragmentos de DNA desejados. A **Figura 17.14** ilustra a transferência de *Southern* e a hibridização com sondas na localização de fragmentos específicos em um grande *pool* de DNA.

Depois que os fragmentos de DNA de fita dupla são desnaturados com uma forte solução alcalina, para separar as duas fitas complementares, as moléculas de fitas simples assim formadas são transferidas do gel para um papel-filtro de nitrocelulose ou uma membrana de náilon, por borramento (*blotting*) e capilaridade (daí os nomes *Southern blotting* e *Southern transfer*, pelos quais essa técnica também é conhecida).

Após essa transferência dos fragmentos de DNA, a membrana é colocada em uma solução de hibridização com uma sonda marcada radioativa ou quimicamente. Essa sonda então irá ligar-se a fragmentos que tenham sequências complementares às suas, formando uma molécula de DNA de fita dupla (hibridização). A membrana é lavada para a remoção de qualquer sonda não ligada; a sonda hibridizada pode ser detectada por autorradiografia ou outro método com sondas quimicamente marcadas.

Transferência *Northern* – Essa técnica é equivalente à anterior, para análise de amostras de RNA, sendo utilizada na determinação do padrão e da quantidade de mRNA de um gene específico. Esse RNA não sofre clivagem pelas enzimas de restrição, mas os diferentes transcritos de RNA são de comprimentos também diferentes, conforme o tamanho do gene do qual se originam. Assim, o mRNA é separado, de acordo com seu tamanho, por ele-

17.2.4.3 Microarranjos de DNA (*chips* de DNA)

À medida que o sequenciamento de genomas começou a identificar um número muito elevado de genes, tornou-se necessário o desenvolvimento de tecnologias que permitissem a triagem e a análise de milhares de genes, bem como a análise de um genoma inteiro em uma única etapa. Um avanço nessa direção foi o desenvolvimento da técnica de **microarranjos de DNA**, em meados da década de 1990, que permite a análise do padrão de expressão de milhares de genes simultaneamente. Os microarranjos são baseados na hibridização de ácidos nucleicos, onde um fragmento de DNA conhecido é usado como sonda para localizar sequências complementares.

Em um microarranjo, vários fragmentos de DNA conhecidos são fixados em um suporte sólido (lâmina de vidro, membrana de náilon ou silicone), segundo um padrão ordenado, geralmente uma série de pontos. Cada ponto tem uma sonda de DNA diferente. O DNA experimental é extraído das células e, por meio da transcriptase reversa, se forma o cDNA (unifilamentar) com uma marcação fluorescente. Esse cDNA marcardo hibridizará com qualquer sonda complementar. Após a hibridização, a cor do ponto indica a quantidade relativa de mRNA nas amostras. Esses fragmentos de DNA (as sondas) correspondem quase sempre a genes conhecidos. A **Figura 17.15** mostra esquematicamente um procedimento de microarranjo para analisar a expressão gênica de células normais e cancerosas. Após a construção do microarranjo, mRNA, DNA ou cDNA isolado de células experimentais é marcado com nucleotídeos fluorescentes e aplicado ao arranjo. As moléculas de DNA ou RNA complementares às sondas, no arranjo, irão hibridizar-se com essas, emitindo uma fluorescência que é detectada por meio de um escaneador automático. Um arranjo com dezenas de milhares de sondas pode ser aplicado a uma lâmina de vidro ou de silicone de alguns centímetros quadrados de tamanho.

Os arranjos mais densos contêm centenas de milhares desses fragmentos em uma pequena área, permitindo que os padrões de expressão de genomas inteiros sejam monitorados em apenas um experimento. Alguns tipos de microarranjos carregam fragmentos de DNA correspondentes a genes inteiros, que são colocados sobre as lâminas por um robô. Outros tipos contêm moléculas de DNA de fita simples e curtas, sintetizadas sobre uma pastilha de vidro, utilizando técnicas semelhantes às usadas para gravar circuitos em *chips* de computador. A sequência exata e a posição de cada sonda de DNA sobre o *chip* em cada caso é conhecida.

Os microarranjos usados com cDNA podem fornecer informações sobre a expressão de milhares de genes, permitindo que os cientistas estudem quais genes são ativados em determinados tecidos. Também podem ser usados para observar como a expressão gênica muda no desenrolar de processos biológicos, como o desenvolvimento ou a progressão de uma doença. Foram criados também mi-

Figura 17.14

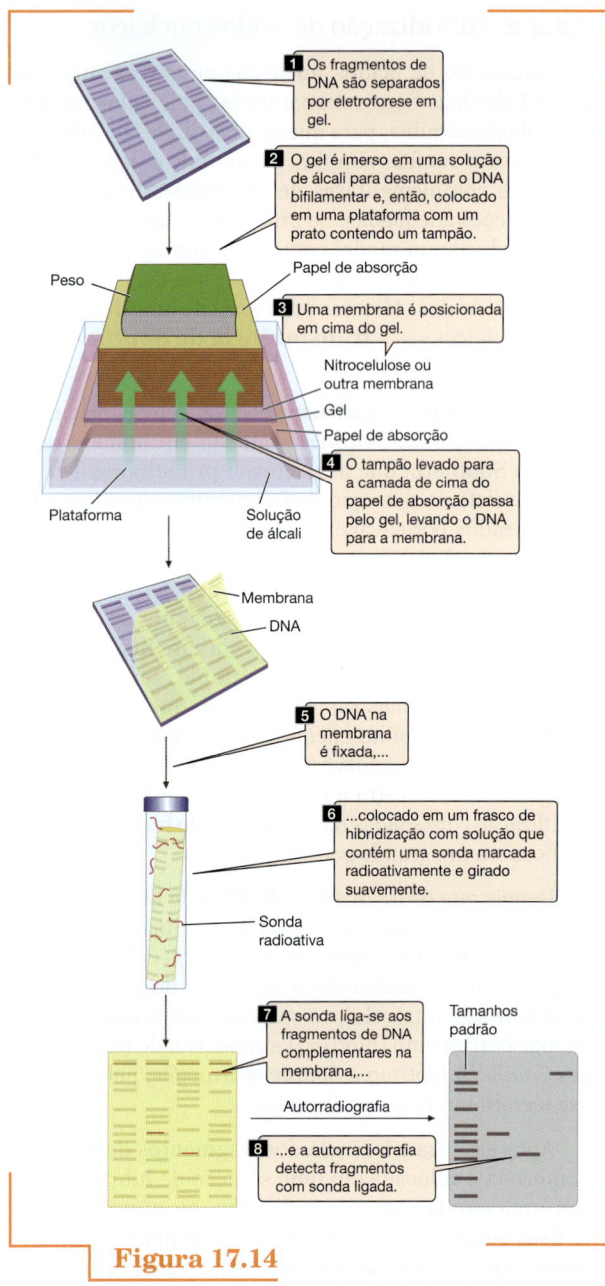

Transferência de *Southern* e hibridição com sondas podem localizar alguns fragmentos específicos em um grande *pool* de DNA.

troforese em gel de agarose, e transferido para um filtro de nitrocelulose ou membrana de náilon, como na técnica anterior. Os passos seguintes são os mesmos, com a diferença de que o segmento-alvo é o mRNA.

O termo *northern* é usado por analogia ao método de *Southern*, descrito no item anterior. Após o surgimento das transferências de *Southern* e *Northern*, foi desenvolvido um método equivalente, para a detecção específica de proteínas, denominado **transferência Western**.

croarranjos que permitem a detecção de alelos específicos e polimorfismos de nucleotídeo único (SNPs), bem como de proteínas, como os anticorpos, e células.

Os microarranjos de DNA têm sido utilizados para vários tipos de exames, desde as mudanças na expressão gênica que causam o amadurecimento de morangos até "assinaturas" genéticas de diferentes tipos de células de câncer humano. A comparação dos perfis da expressão gênica dos cânceres humanos, por exemplo, pode ser utilizada para distinguir um tipo de célula cancerosa da outra. Relacionando esses padrões de expressão com os dados clínicos obtidos para cada câncer – incluindo a rapidez de sua evolução e sua resposta ao tratamento–, é possível prever se um determinado paciente responderá a uma terapia específica. Esses perfis de células cancerosas, com base em microarranjos, poderão orientar o tratamento de um modo mais preciso e eficaz. O **Quadro 17.1** mostra as principais aplicações da tecnologia do DNA recombinante.

Quadro 17.1 Principais aplicações da tecnologia do DNA recombinante

Geral
    Conhecimento da estrutura, localização e função gênicas
    Detecção da base mutacional de muitas doenças monogênicas humanas
    Sequenciamento do genoma humano
    Estudo de polimorfismos de DNA
    Mapeamento gênico
Genética de populações
    Relação da estrutura populacional com a doença
Genética clínica
    Diagnóstico pré-natal
    Diagnóstico pré-sintomático
    Detecção de heterozigotos
    Diagnóstico e patogênese de doenças
Biossíntese de substâncias orgânicas: insulina, hormônio do crescimento, fator VIII da coagulação, interferons, interleucina e outras proteínas de importância médica e econômica
Tratamento das doenças genéticas
    Terapia gênica
Melhoramento animal e vegetal
    Criação de modelos animais
Agricultura
    Fixação de nitrogênio, etc.
Genética forense
    Investigação de paternidade
    Criminalística

Fonte: Adaptada de Mueller e Young.[8]

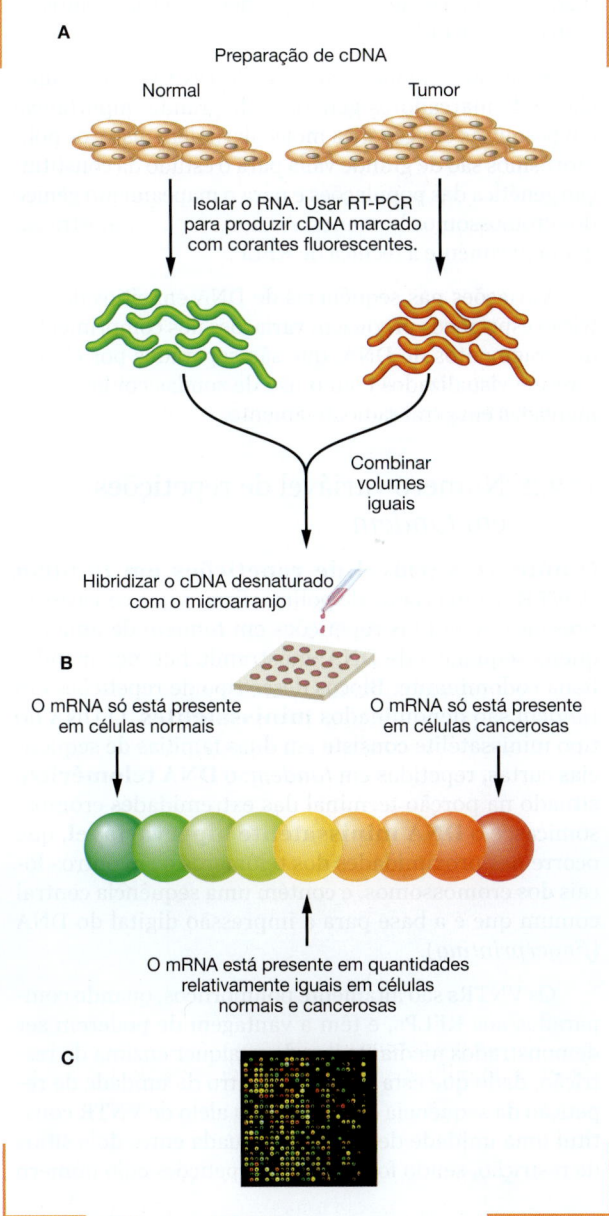

Figura 17.15

A – Um procedimento de microarranjo para analisar expressão gênica em células normais e cancerosas. **B** – O método aqui demonstrado se baseia em um microarranjo de dois canais, no qual amostras de cDNA de dois tecidos diferentes estão competindo para se ligarem aos mesmos conjuntos de sondas. As cores dos pontos em um microarranjo de expressão representam os níveis de expressão gênica. Nesse exemplo, os pontos verdes representam os genes expressos em apenas um dos tipos celulares (p. ex., em células normais), e os pontos vermelhos representam os genes expressos apenas no outro tipo celular (p. ex., células cancerosas). As cores intermediárias representam diferentes níveis de expressão do mesmo gene nos dois tipos celulares. **C** – Uma pequena porção de um microarranjo de DNA com diferentes níveis de hibridização em cada campo.

Fonte: Klug e colaboradores.[4]

17.3 Polimorfismos de DNA

17.3.1 Polimorfismos de comprimento de fragmentos de restrição

Embora algumas das diferenças entre os indivíduos correspondam a mudanças patológicas do DNA, existem variações nas sequências dos seus nucleotídeos que correspondem a mudanças neutras ou silenciosas, chamadas de **polimorfismos de DNA**. Esses polimorfismos podem ser detectados com base em diferenças no comprimento de fragmentos de DNA, produzidos pela clivagem com enzimas de restrição, que cortam o DNA em sequências específicas reconhecidas por essas enzimas. Tais sequências são chamadas de **sítios de restrição** ou **sítios de reconhecimento**, e a variação nesses sítios leva à formação dos **polimorfismos de comprimento de fragmentos de restrição** ou **RFLPs**. Por exemplo, a enzima de restrição *Eco* RI reconhece a sequência de DNA: GAATTC. Se essa enzima estiver atuando em uma fita de DNA, toda vez que a enzima encontrar tal sequência ela cortará o DNA entre G e A (G ↓ AATTC), produzindo **fragmentos de restrição** de DNA.

Considerando, por exemplo, uma região de DNA formada por milhares de bases de comprimento e com três sítios de reconhecimento para a enzima *Eco* RI, se houver um polimorfismo no meio do sítio de restrição, isto é, alguns indivíduos tiverem a sequência GAATTT em vez de GAATTC, reconhecida pela enzima *Eco* RI, essa enzima não cortará a sequência GAATTT, embora corte os sítios de restrição normais que estejam situados em ambos os lados da sequência polimórfica. Esse fragmento específico de DNA será mais longo nos indivíduos que não têm esse sítio de restrição, do que naqueles indivíduos que o possuem. Se esses comprimentos diferentes entre os fragmentos puderem ser visualizados, será possível observar as diferenças de sequências de DNA entre os indivíduos (polimorfismos de DNA), conforme exemplifica a **Figura 17.16**. Esses polimorfismos de DNA são os chamados polimorfismos de comprimento de fragmentos de restrição ou RFLPs.

Essa variabilidade em nível de DNA constitui uma classe de marcadores genéticos de grande importância em pesquisas em genética molecular. Além disso, os polimorfismos são de grande valia para o estudo da constituição genética das populações e para o mapeamento gênico dos cromossomos humanos. A **Figura 17.17** mostra esquematicamente a técnica de RFLP.

Variações nas sequências de DNA em sítios de restrição específicos produzem variações nos comprimentos dos fragmentos de DNA, que são separados por eletroforese e visualizados com o uso de sondas conhecidas e marcadas em geral radioativamente.

17.3.2 Número variável de repetições em *tandem*

O **número variável de repetições em *tandem*** (**VNTR**) é uma classe de polimorfismos que consiste na presença de muitas repetições em *tandem* de uma pequena sequência de DNA, mostrando herança mendeliana codominante. Blocos desse tipo de repetições em *tandem* são denominados **minissatélites**. O DNA do tipo minissatélite consiste em duas famílias de sequências curtas, repetidas em *tandem*: o **DNA telomérico**, situado na porção terminal das extremidades cromossômicas, e o **DNA minissatélite hipervariável**, que ocorre nas proximidades dos telômeros e em outros locais dos cromossomos, e contém uma sequência central comum que é a base para a impressão digital do DNA (*fingerprinting*).

Os VNTRs são altamente polimórficos, quando comparados aos RFLPs, e têm a vantagem de poderem ser demonstrados mediante uso de qualquer enzima de restrição, dado que esta não clive dentro da unidade de repetição da sequência de DNA. Cada alelo de VNTR constitui uma unidade de repetição situada entre dois sítios de restrição, sendo formado por repetições cujo número

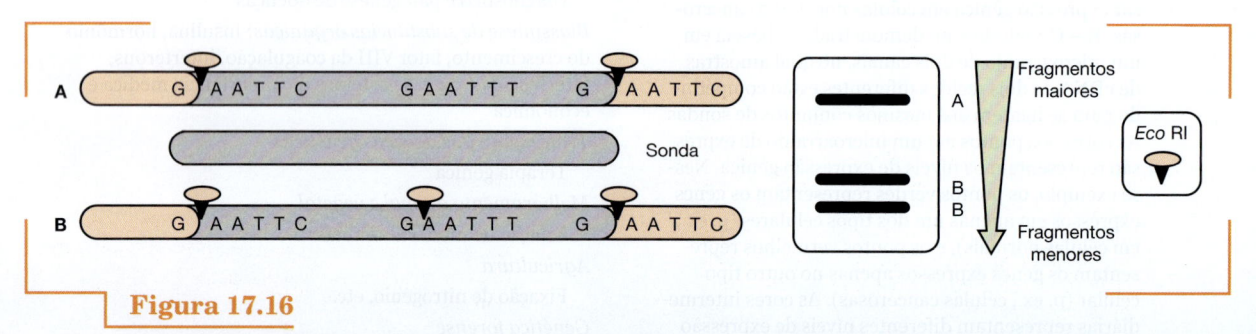

Figura 17.16

Detecção de polimorfismos de DNA. Clivagem do DNA pela enzima de restrição *Eco* RI. Em **B**, a enzima cliva as três sequências de reconhecimento GAATTC, produzindo dois fragmentos menores. Em **A**, a sequência do meio é GAATTT em vez de GAATTC, de modo que não pode ser clivada por essa enzima. O resultado é um filamento único mais longo.

Fonte: Jorde e colaboradores.[9]

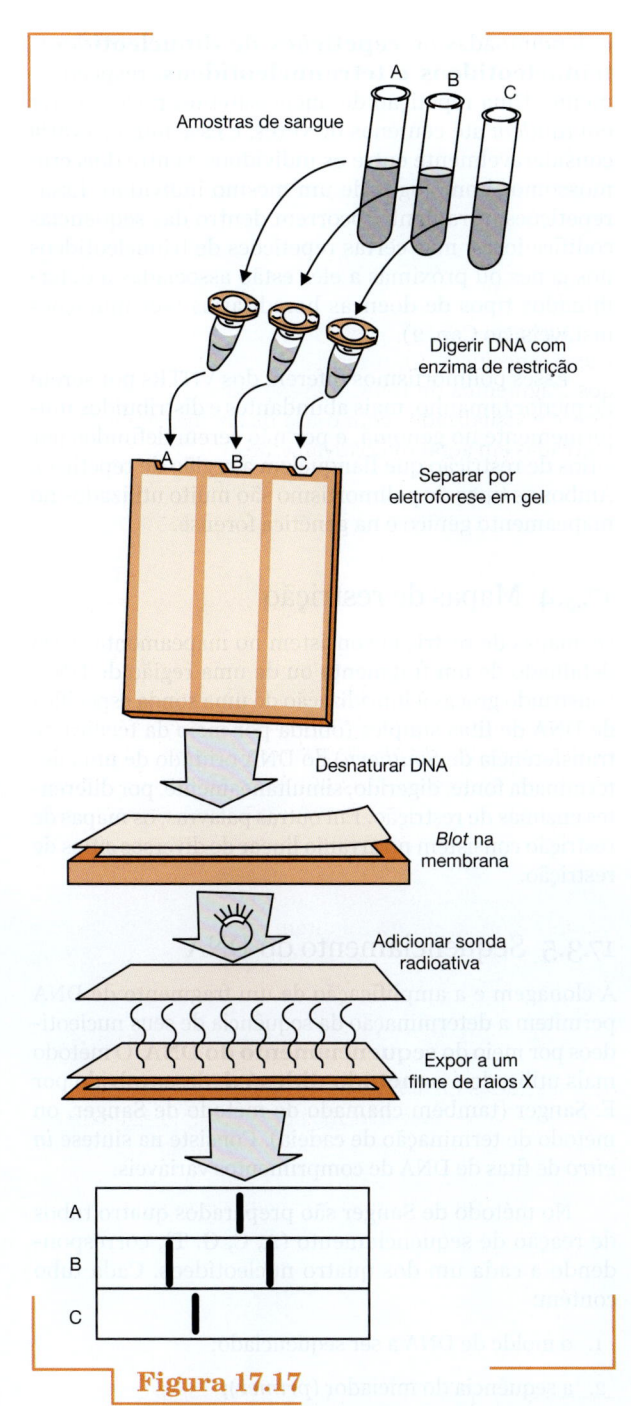

varia de alelo para alelo (**Fig. 17.18**). A variação genética está no número de repetições em uma determinada região do DNA que varia muito de indivíduo para indivíduo, podendo ir de duas a 40 repetições. Os marcadores mais informativos podem apresentar dezenas ou mais de alelos e, dessa forma, não existem provavelmente dois indivíduos não aparentados que compartilhem os mesmos alelos. Esses marcadores são altamente informativos para a análise de ligações genéticas, bem como para identificação.

Os minissatélites (ver Cap. 1), que apresentam uma enorme variabilidade entre os indivíduos da espécie humana, podem ser detectados simultaneamente no genoma humano, pela hibridização com sondas formadas de sucessivas repetições de uma sequência principal. Usando como sonda uma sequência repetida compartilhada por diferentes polimorfismos de VNTRs, demonstra-se que o padrão de hibridização de cada indivíduo é único e serve como uma "impressão digital" *(fingerprinting)* de DNA. Somente gêmeos monozigóticos mostram um padrão idêntico, como mostra a **Figura 17.19**. A **impressão digital de DNA** é utilizada em medicina forense, determinação de paternidade, identificação individual e determinação da zigosidade gemelar. A probabilidade de indivíduos não aparentados possuírem sequências idên-

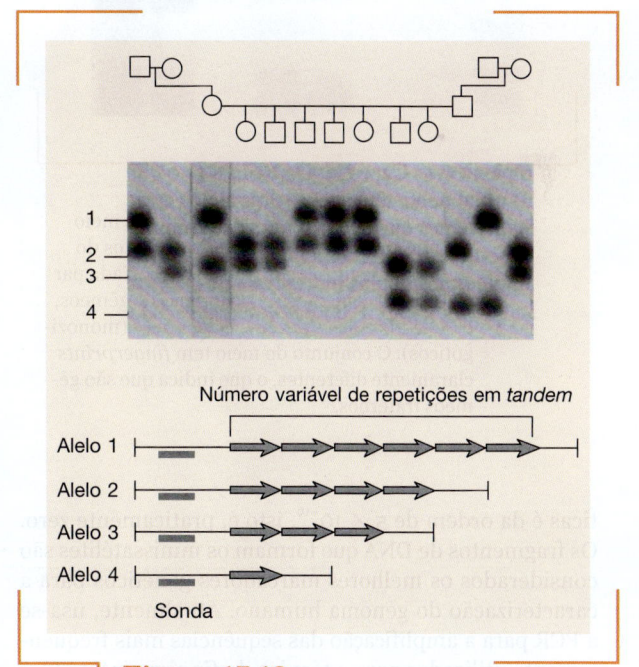

Figura 17.17

Processo de obtenção de RFLPs. O DNA de três indivíduos (A, B e C) é extraído de amostras de sangue periférico, tratado por enzimas de restrição e colocado em um gel submetido à eletroforese, que separa os fragmentos de DNA conforme seu tamanho. Esses fragmentos de DNA são desnaturados e transferidos para uma membrana sólida, onde é hibridizado com uma sonda marcada radioativamente. A exposição a um filme de raios X (autorradiografia) revela fragmentos específicos de DNA, de tamanhos diferentes (que aparecem como bandas) nos três indivíduos, como mostra a figura.

Fonte: Jorde e colaboradores.[9]

Figura 17.18

VNTR. Os alelos de 1 a 4 estão relacionados por um número variável de sequências curtas e idênticas de DNA (representadas pelas setas). A variação de tamanho é detectada após digestão com enzimas de restrição e hibridização com uma única sonda, que fica fora das próprias sequências VNTR, mas dentro dos sítios de restrição usados para definir os fragmentos alélicos.

Fonte: Nussbaum e colaboradores.[10]

e denominadas de **repetições de dinucleotídeos**, **trinucleotídeos e tetranucleotídeos**, respectivamente. Uma repetição de microssatélites pode ocorrer em *tandem* até centenas de vezes, e esse número varia consideravelmente entre os indivíduos e entre dois cromossomos homólogos de um mesmo indivíduo. Essas repetições, raramente, ocorrem dentro das sequências codificadoras, mas certas repetições de trinucleotídeos nos genes ou próximas a eles estão associadas a determinados tipos de doenças hereditárias (ver mutações instáveis, no Cap. 2).

Esses polimorfismos diferem dos VNTRs por serem de menor tamanho, mais abundantes e distribuídos uniformemente no genoma, e por não serem definidos por sítios de restrição que flanqueiem a região de repetição. Ambos os tipos de polimorfismo são muito utilizados no mapeamento gênico e na genética forense.

17.3.4 Mapas de restrição

Os mapas de restrição consistem no mapeamento físico detalhado de um fragmento ou de uma região de DNA, construído graças à hibridização de uma sonda específica de DNA de fitas simples (obtida por meio da técnica de transferência de *Southern*) do DNA oriundo de uma determinada fonte, digerido, simultaneamente, por diferentes enzimas de restrição. Em outras palavras, os mapas de restrição consistem no arranjo linear de diversos sítios de restrição.

17.3.5 Sequenciamento do DNA

A clonagem e a amplificação de um fragmento de DNA permitem a determinação da sequência de seus nucleotídeos por meio do **sequenciamento do DNA**. O método mais utilizado é o **método didesóxi**, desenvolvido por F. Sanger (também chamado de método de Sanger, ou método de terminação de cadeia). Consiste na síntese *in vitro* de fitas de DNA de comprimentos variáveis.

No método de Sanger são preparados quatro tubos de reação de sequenciamento (A, C, G, T), correspondendo a cada um dos quatro nucleotídeos. Cada tubo contém:

1. o molde de DNA a ser sequenciado;
2. a sequência do iniciador (*primer*);
3. DNA-polimerase;
4. os quatro trifosfatos de didesoxinucleotídeos (ddATP, ddCTP, ddGTP, ddTTP);
5. um trifosfato de didesoxinucleotídeo marcado radiotivamente ou por um corante fluorescente (específico para cada tubo; tubo A tem ddATP, tubo G tem ddGTP, etc.); e
6. um didesoxinucleotídeo específico, que determina o final da síntese da fita, no local onde for incorporado.

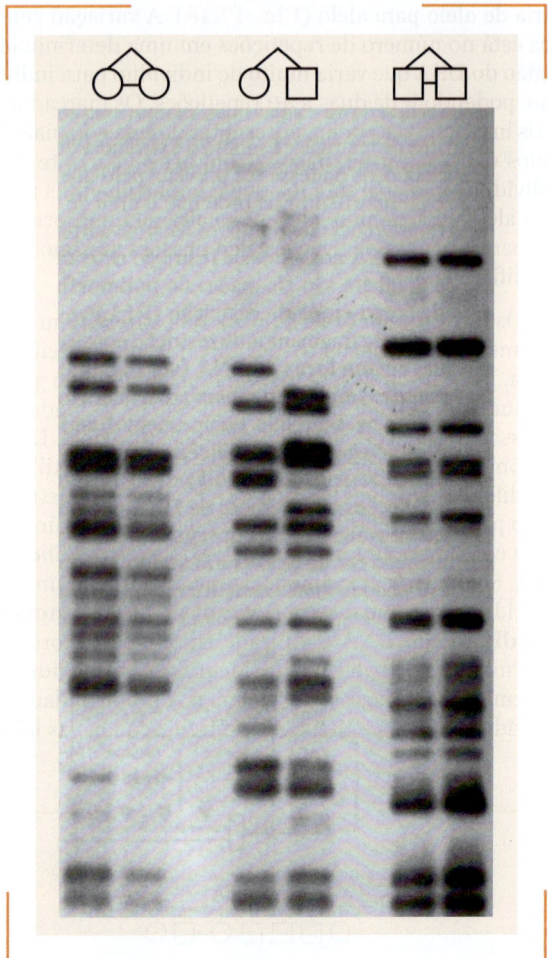

Figura 17.19

Fingerprinting de DNA de gêmeos por meio de uma sonda que detecta polimorfismos do VNTR em muitos lócus pelo genoma. Cada par de colunas contém DNA de um par de gêmeos, o que indica que são gêmeos idênticos (monozigóticos). O conjunto do meio tem *fingerprints* claramente diferentes, o que indica que são gêmeos fraternos.

ticas é da ordem de 5×10^{-19}, isto é, praticamente zero. Os fragmentos de DNA que formam os minissatélites são considerados os melhores marcadores genéticos para a caracterização do genoma humano. Atualmente, usa-se a PCR para a amplificação das sequências mais frequentemente utilizadas para a técnica de *fingerprinting* (ver Fig. 17.20).

17.3.3 Microssatélites

Os microssatélites (ver Cap.1) consistem em sequências formadas por dois, três ou quatro pares de bases, repetidas em *tandem*, distribuídas por todo o genoma

A proporção dATP/ddATP na reação é ajustada de tal modo que cada tubo contenha um conjunto de fragmentos em que cada incorporação de um ddATP corresponda a uma posição de uma A (adenina) na fita-molde. A **Figura 17.20** mostra esquematicamente esse método.

O iniciador hibridiza-se ao DNA de fita simples, na posição complementar adequada, e a DNA-polimerase adiciona bases livres à molécula crescente de DNA, como na técnica de PCR. Os didesoxinucleotídeos são incorporados às fitas, do mesmo modo que os nucleotídeos

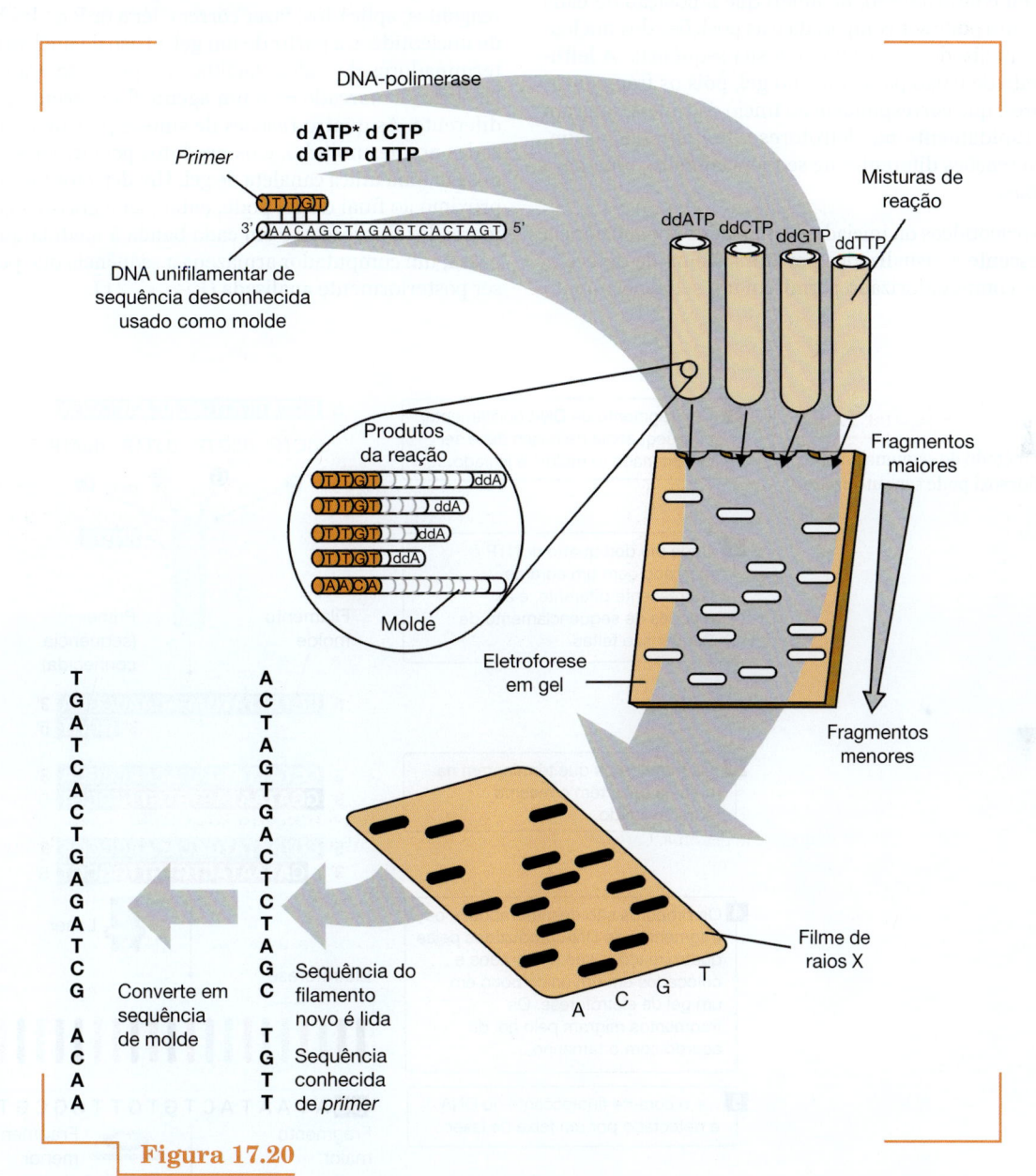

Figura 17.20

Sequenciamento de DNA pelo método didesóxi. O *primer* ou iniciador marcado é adicionado ao DNA unifilamentar cuja sequência é desconhecida. A enzima DNA-polimerase adiciona bases livres ao DNA unifilamentar, usando-se o pareamento de bases complementares. Ocorrem quatro reações diferentes, correspondendo aos quatro didesoxinucleotídeos diferentes (ddATP, ddCTP, ddGTP e ddTTP). Esses didesoxinucleotídeos terminam a sequência de DNA sempre que são incorporados, ao contrário do didesoxinucleotídeo normal (dATP, dCTP, dGTP e dTTP, correspondentes às bases A, C, G e T, respectivamente). Isso produz fragmentos com comprimentos variáveis, que podem ser separados por eletroforese. A posição de cada fragmento é indicada pela emissão de partículas radioativas do marcador, o que permite a leitura direta da sequência de DNA.

ddA = didesoxiadenina.

Fonte: Jorde e colaboradores.[9]

comuns, em qualquer posição, aleatoriamente. Uma vez que o didesoxinucleotídeo é incorporado, a fita é finalizada, produzindo fragmentos de DNA de tamanhos variados, cada um terminando com o mesmo didesoxinucleotídeo. Esses fragmentos de DNA (produtos da reação) são separados por eletroforese no mesmo gel, de acordo com seu comprimento, de modo que a posição de cada fragmento pode ser comparada e as posições dos nucleotídeos analisados determinam a sua sequência. A leitura é feita de baixo para cima, no gel, pois os fragmentos menores, que correspondem ao início da cadeia, migram mais rapidamente na eletroforese. Efetuam-se, assim, quatro reações diferentes de sequenciamento, uma para cada base.

Nucleotídeos ou iniciadores marcados por substância fluorescente e visualizados por um sistema de detecção a *laser* computadorizado permitem um sequenciamento automatizado rápido e bastante acurado, como o que foi usado no sequenciamento do genoma humano.

Embora o mesmo método básico seja, atualmente, ainda utilizado, vários aperfeiçoamentos têm ocorrido. O sequenciamento de DNA agora é totalmente automatizado; aparelhos robóticos são capazes de misturar os reagentes, aplicá-los, fazer correr e ler a ordem das bases de nucleotídeos a partir de um gel. O uso de nucleotídeos terminadores de cadeia facilita esse processo. Cada nucleotídeo é marcado com um agente fluorescente de cor diferente. As quatro reações de síntese podem ser realizadas no mesmo tubo, e os produtos podem ser separados em uma única canaleta de gel. Um detector localizado próximo ao final do gel pode, então, ler e gravar a cor do marcador fluorescente em cada banda à medida que ela passa; um computador armazena a sequência que poderá ser posteriormente analisada (**Fig. 17.21**).

Figura 17.21

O método de sequenciamento didesoxi pode ser autorizado.

1 Um fragmento de DNA unifilamentar cuja sequência de bases deve ser determinada (o molde) é isolado.

2 Cada um dos quatro ddNTP é marcado com um corante fluorescente diferente, e as reações de sequenciamento de Sanger são feitas.

3 Os fragmentos que terminaram na mesma base têm o mesmo corante ligado.

4 Os produtos são desnaturados, e os fragmentos de DNA produzidos pelas quatro reações são misturados e colocados em um único poço em um gel de eletroforese. Os fragmentos migram pelo gel de acordo com o tamanho,...

5 ...e o corante fluorescente no DNA é detectado por um feixe de laser.

6 Cada fragmento aparece como um pico na impressão do computador; a cor do pico indica a base que está presente.

7 A informação da sequência é lida diretamente no computador, que o converte na sequência-alvo complementar.

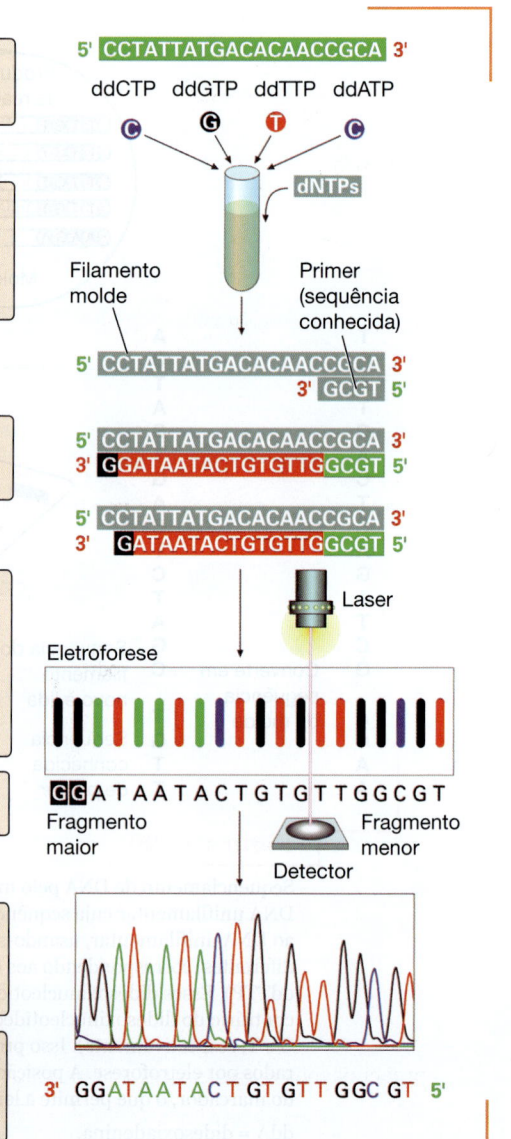

A obtenção da sequência de um gene ou de um genoma inteiro é apenas o início. É um grande desafio observar uma sequência de nucleotídeos e determinar onde inicia ou termina um gene, e quais partes são importantes para regular sua atividade. Os biólogos necessitam manipular cada gene para conhecer seu papel na fisiologia de um organismo.

17.4 Tecnologia transgênica

Um organismo transgênico é criado pela introdução de um DNA estranho no interior de uma célula. Esse DNA estranho é, então, transmitido a cada uma das células do organismo em desenvolvimento. Por exemplo, mamíferos podem ser alterados transgenicamente para produzir, em seu leite, proteínas humanas úteis.

Um animal transgênico desenvolve-se a partir de um óvulo fertilizado ou gameta geneticamente modificado. A planta transgênica pode formar-se dessa mesma maneira ou a partir de células somáticas. Em plantas, muitas vezes, são utilizados vetores e técnicas de transferência gênica diferentes, por serem suas paredes celulares diferentes das paredes das células animais e mais difíceis de serem penetradas.

A tecnologia transgênica permite a introdução rápida de novas características nos organismos animais ou vegetais. Um exemplo de um processo transgênico, pioneiramente utilizado em animais, é o mostrado na **Figura 17.22**, na qual uma cabra produz em seu leite

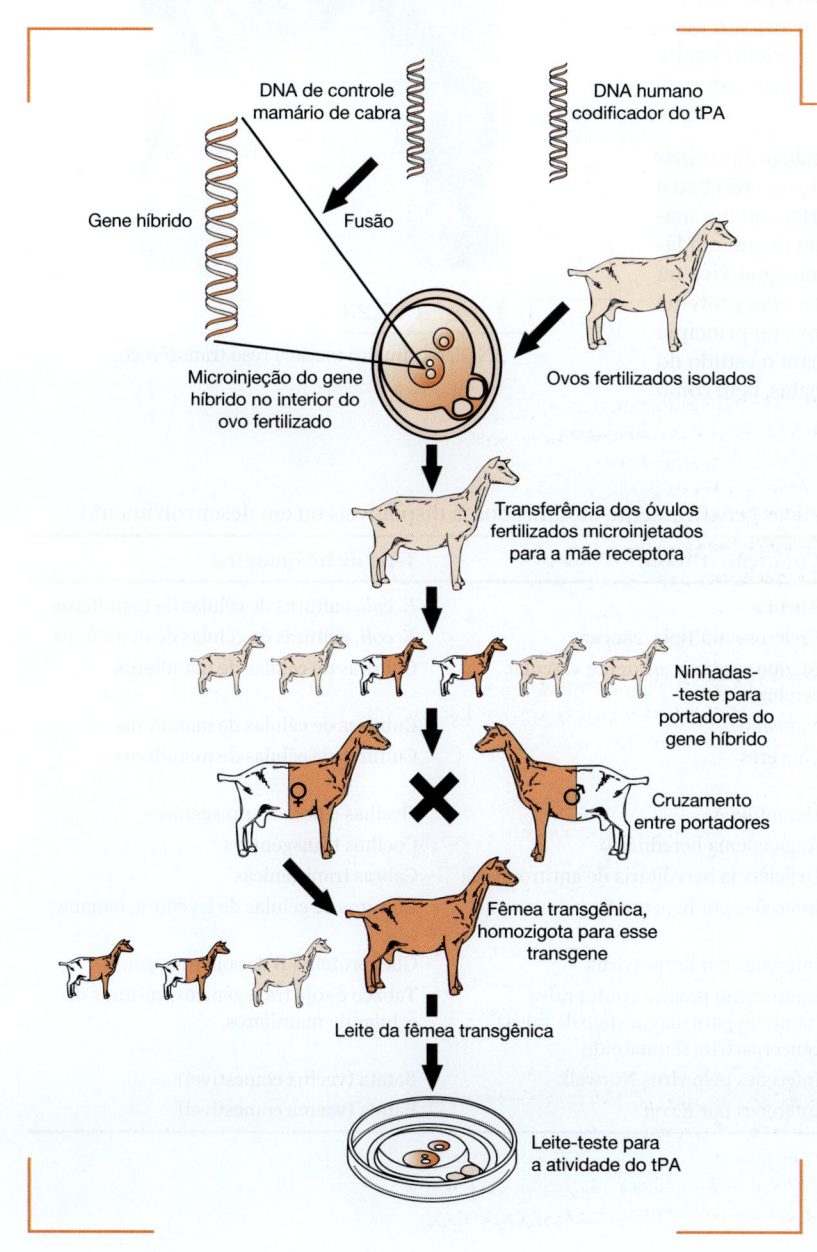

Figura 17.22

Tecnologia transgênica habilitando as cabras a secretar substâncias terapêuticas no leite, como o tPA. As manipulações genéticas são seguidas por esquemas de cruzamento que resultam em fêmeas homozigotas para o gene recessivo em questão.

tPA = ativador do plasminogênio tecidual.

Fonte: Lewis.[12]

o tPA. O tPA é uma serina-endopeptidase secretada pelas células endoteliais, constituindo o principal ativador fisiológico do plasminogênio; quando ligado aos coágulos de fibrina, catalisa a conversão do plasminogênio em plasmina, desmanchando, assim, os coágulos sanguíneos. Produzido pela tecnologia do DNA recombinante, é usado para promover a trombólise terapêutica.

Um rebanho de cabras transgênicas, modificadas por engenharia genética para secretar tPA, pode fornecer milhares de quilogramas em uma simples sessão de ordenha.

Os animais transgênicos são também valiosas ferramentas de pesquisa. A **Tabela 17.2** mostra alguns fármacos transgênicos com seu uso potencial. Além disso, uma linhagem transgênica de camundongos pode carregar um gene humano que causa câncer de mama, possibilitando aos pesquisadores estudar precocemente o desenvolvimento dessa doença. Quando, em 1993, o gene para a doença de Huntington (ver Cap. 5) foi identificado, o passo seguinte foi produzir um camundongo com esse gene, para estudá-la melhor.

Em 2001, Chan e colaboradores[11] produziram o primeiro primata transgênico viável, um macho que recebeu o nome de ANDi (de DNA inserido): foi inserido em um macaco reso (*Macaca mulata*) um gene obtido de um cnidário (medusa, conhecida popularmente como água-viva ou mãe-d'água) denominado GPF, que codifica uma proteína fluorescente verde. O macaco ANDi é a prova do princípio da transgênese, constituindo um modelo para o estudo do desenvolvimento de humanos e outros primatas, bem como para a geneterapia de doenças como a de Parkinson e o diabetes, inclusive vacinas contra o HIV. A maior importância desse novo organismo transgênico prende-se ao fato de pertencer ao grupo primata, como o homem (**Fig. 17.23**).

A tecnologia transgênica é de difícil execução em humanos. Pouquíssimos genes humanos já podem ser

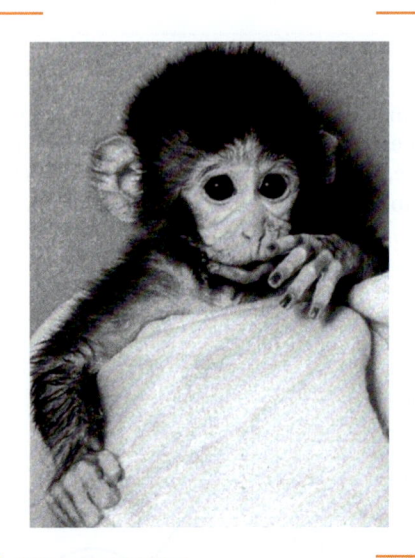

Figura 17.23

ANDi, o primeiro macaco reso transgênico.
Fonte: Chan e colaboradores.[11]

Tabela 17.2 Alguns produtos farmacêuticos geneticamente modificados já disponíveis ou em desenvolvimento

Produto gênico	Condição tratada	Tipo de hospedeiro
Eritropoetina	Anemia	*E. coli*, culturas de células de mamíferos
Interferons	Esclerose múltipla, câncer	*E. coli*, culturas de células de mamíferos
tPA	Ataque cardíaco, acidente vascular cerebral	Culturas de células de mamíferos
Hormônio de crescimento humano	Nanismo	Culturas de células de mamíferos
Anticorpos monoclonais contra o fator de crescimento do endotélio vascular	Cânceres	Culturas de células de mamíferos
Fator VIII da coagulação humano	Hemofilia A	Ovelhas e porcos transgênicos
Inibidor de C1	Angioedema hereditário	Coelhos transgênicos
Antitrombina humana recombinante	Deficiência hereditária de antitrombina	Cabras transgênicas
Vacina da proteína de superfície da hepatite B	Infecções por hepatite B	Culturas de células de levedura, bananas
Imunoglobulina IgG1 contra o HSV-2	Infecções por herpesvírus	Glicoproteína B de soja transgênica
Anticorpos monoclonais recombinantes	Imunização passiva contra raiva (também para diagnóstico de raiva), câncer, artrite reumatoide	Tabaco e soja transgênicos, culturas de células de mamíferos
Proteína do capsídeo do vírus Norwalk	Infecções pelo vírus Norwalk	Batata (vacina comestível)
Enterotoxina termolábil de *E.coli*	Infecções por *E.coli*	Batata (vacina comestível)

Fonte: Klug e colaboradores.[4]

direcionados objetivamente, isto é, localizar-se no genoma do organismo hospedeiro no lugar onde eles devem ser expressos. No entanto, os organismos transgênicos experimentais ainda proporcionam apenas aproximações como modelos das doenças humanas. Por exemplo, genes humanos para a fibrose cística e a distrofia muscular Duchenne implantados em camundongos não exibem o mesmo espectro de sintomas observados em uma criança afetada.

A tecnologia transgênica não é muito precisa porque o DNA não é introduzido diretamente em um lócus cromossômico específico. A entrada de um transgene pode romper a função de outro gene do hospedeiro, ou o transgene pode ser controlado por outro gene do organismo no qual é introduzido. Mesmo quando um transgene é inserido dentro de um cromossomo e é expresso, a versão do mesmo gene no hospedeiro pode ofuscar o seu efeito.

Paralelamente aos experimentos com a tecnologia transgênica, desenvolve-se outro enfoque para criar modelos animais: a linhagem de camundongos *onc* (a primeira a ser patenteada), criada por meio de engenharia genética, tornou-se suscetível a muitas formas de câncer. O objetivo desse experimento era o estudo do desenvolvimento do câncer a um projeto de obtenção de novos medicamentos anticancerígenos.

Embora espécies de camundongos e macacos, por exemplo, possam ser clonadas, usando núcleos de células embrionárias ainda não diferenciadas, dificilmente teria sucesso um processo de clonagem que utilizasse DNA de um adulto, devido às mudanças genéticas irreversíveis que ocorrem durante o desenvolvimento.

A clonagem de mamíferos a partir de células somáticas adultas e a ovelha com seu cordeiro primogênito são mostradas na **Figura 17.24**. Várias tentativas infrutíferas precederam o nascimento da ovelha Dolly em 1996 (mas anunciado em 1997), o primeiro sucesso obtido na clonagem de um mamífero. Apesar de sua baixa eficiência, essa técnica de clonagem oferece a possibilidade de criar modelos animais idênticos, sem variação no ambiente genético, para o estudo de doenças humanas.

A ovelha Dolly morreu aos 6 anos, em fevereiro de 2003, sacrificada após a descoberta de sinais de uma doença pulmonar progressiva. As infecções pulmonares são comuns em ovelhas mais velhas, mas Dolly havia nascido com anomalias cromossômicas. Tal situação fez surgir preocupações éticas com a possibilidade de vir a ser realizada a clonagem de seres humanos. Embora isso seja altamente improvável, devido à influência de fatores de diversas ordens (genéticas, culturais, éticas, legais, etc.), não há motivos *a priori* para que essa técnica não funcione em humanos.

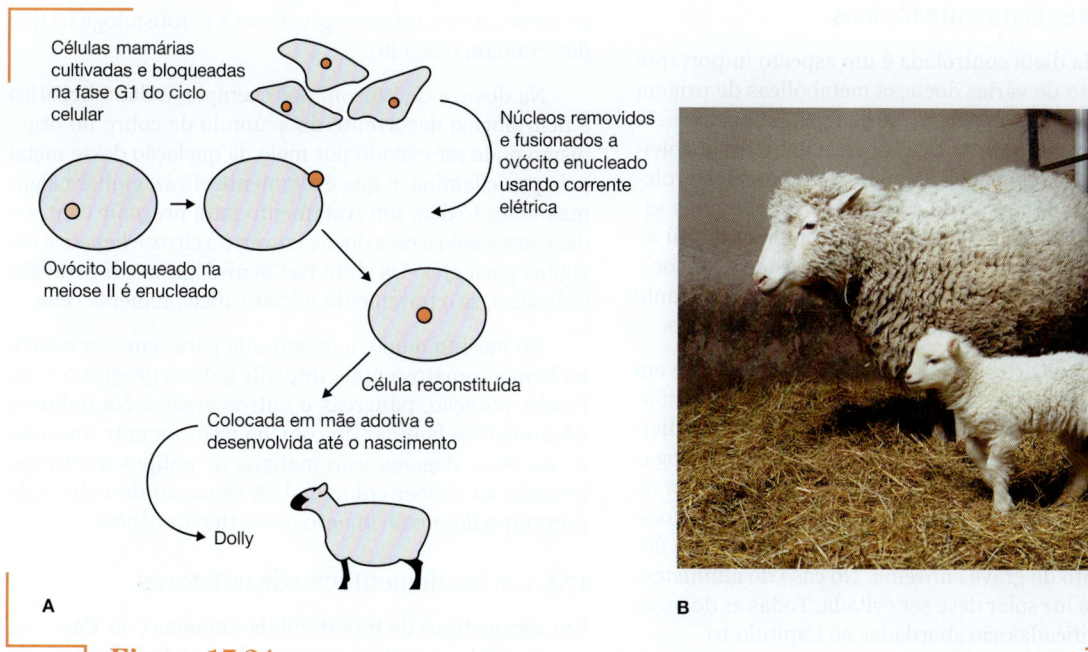

Figura 17.24

A – Clonagem de um mamífero a partir do DNA de um adulto. No primeiro experimento bem-sucedido desse tipo de clonagem, os núcleos derivados de células mamárias de uma ovelha de 6 anos foram fusionados com ovócitos enucleados bloqueados em meiose II. A célula reconstituída foi colocada em uma mãe adotiva e se desenvolveu até o nascimento de uma ovelha viável, chamada Dolly. **B** – Dolly, uma ovelha Finn Dorset clonada a partir do material genético de uma célula mamária adulta, é mostrada junto ao seu cordeiro primogênito, Bonnie.

Fonte da parte A: Hoffee.[13] Fonte da parte B: Klug e colaboradores.[13]

17.5 Tratamento das doenças genéticas

Sob o ponto de vista clínico, as doenças genéticas podem ser tão tratáveis quanto as não genéticas. Seu tratamento envolve, paradoxalmente, mais manipulação ambiental do que manipulação genética. As doenças genéticas podem ser evitadas por rastreamento, aconselhamento e diagnóstico pré-natal (ver Cap. 19), e uma intervenção precoce está estreitamente relacionada com o tratamento.

17.5.1 Tratamento das doenças genéticas em nível ambiental

Os avanços na genética médica têm sido rápidos e surpreendentes, em especial na genética molecular. A genética clínica, por sua vez, tem se beneficiado desse impressionante progresso no mapeamento gênico e na tecnologia do DNA recombinante e de avanços paralelos em diagnóstico e terapia de doenças genéticas.

O tratamento das doenças genéticas, em nível ambiental, envolve geralmente a combinação de três Rs: restrição, reposição e remoção. Além dessas abordagens, outras são referidas neste capítulo.

17.5.1.1 Restrição de agentes ambientais potencialmente tóxicos

A terapia pela dieta controlada é um aspecto importante do tratamento de várias doenças metabólicas de origem genética. Por exemplo, a restrição da fenilalanina na dieta dos indivíduos fenilcetonúricos pode evitar o desenvolvimento de grave deficiência mental. Na hipercolesterolemia familiar, a restrição do colesterol e de gorduras saturadas na dieta dos afetados é um complemento útil ao tratamento que visa à diminuição de colesterol no soro. Na galactosemia, a restrição precoce de galactose garante um desenvolvimento praticamente normal do afetado.

Restrição de drogas e toxinas é muito importante em determinados tipos de doenças. Por exemplo, na deficiência de glicose-6-fosfatodesidrogenase (G6PD) os indivíduos afetados devem evitar o estresse oxidante de drogas antimaláricas e de certos antibióticos. Na deficiência de α_1-antitripsina, o uso do cigarro é particularmente nocivo, acelerando a destruição do tecido pulmonar e o desenvolvimento de grave enfisema. No caso do albinismo, a exposição à luz solar deve ser evitada. Todas as doenças aqui exemplificadas são abordadas no Capítulo 10.

17.5.1.2 Reposição ou substituição

A reposição ou substituição de produtos deficientes ou mesmo de órgãos pode ser terapêutica e curativa. Quando a doença resulta da falta de um produto final, este pode ser substituído. Exemplos conhecidos são os da administração de fator VIII na hemofilia A, de enzimas pancreáticas na fibrose cística, de tiroxina nas deficiências de hormônios tireoidianos, de cortisol nas síndromes adrenogenitais e de butirilcolinesterase purificada na deficiência dessa enzima.

Por exemplo, a reposição do fator VIII da coagulação como terapia tem tido sucesso na grande maioria dos pacientes. No caso da deficiência de α_1-antitripsina, a administração intravenosa dessa enzima humana pode resultar em níveis enzimáticos suficientes no líquido alveolar para neutralizar a elastase. Entretanto, essa substituição pode não impedir o dano hepático que ocorre em alguns pacientes, pelo efeito secundário do acúmulo da proteína anormal no fígado.

Transplantes de fígado têm sido realizados em pacientes homozigotos para a hipercolesterolemia familiar, com reversão bem sucedida do defeito metabólico.

Transplantes de medula óssea com medula compatível quanto aos antígenos do sistema HLA do complexo CHP são curativos em alguns pacientes com imunodeficiência combinada grave, doença secundária à deficiência de adenosina-desaminase, e estão atualmente sendo usados com sucesso também na anemia falciforme.

17.5.1.3 Remoção

A remoção de substâncias tóxicas ou de órgãos com risco de danos também tem sido bem sucedida. Esse é o processo que oferece maiores possibilidades terapêuticas, por enquanto, porque não requer conhecimento específico sobre os mecanismos genéticos e patofisiológicos que determinam o defeito.

Na doença de Wilson, por exemplo, o dano hepático e neurológico decorrente do acúmulo de cobre no organismo pode ser evitado por meio da quelação desse metal pela penicilamina, o que é altamente eficaz, embora algumas vezes tóxico; um tratamento para prevenir contra o dano associado a essa doença reverte à cirrose hepática em alguns pacientes. Os sintomas neurológicos em geral são reduzidos, se o tratamento iniciar suficientemente cedo.

Do mesmo modo, a flebotomia para remover o ferro na hemocromatose pode impedir o dano progressivo ao fígado, coração, pâncreas e outros órgãos. Na polipose adenomatosa familiar do colo, há praticamente um risco de 100% de degeneração maligna de pólipos múltiplos, levando ao câncer colorretal. A remoção do colo pode prevenir o desenvolvimento desse tipo de câncer.

17.5.1.4 Suplementação de cofatores

Em alguns tipos de hiperfenilalaninemias (ver Cap. 10), por exemplo, o tratamento envolve a administração de cofatores, não bastando a restrição dietética.

17.5.1.5 Estimulação da atividade enzimática residual

Teoricamente, implica aumento da síntese enzimática, diminuição de sua velocidade de degradação ou alteração do seu sítio ativo. Muitas vezes, administra-se um cofator vitamínico para estimular a atividade enzimática. Por exemplo, 50% dos pacientes com homocistinúria (ver Tab. 10.1, no Cap. 10) respondem à administração de altas doses de piridoxina (vitamina B_6); o aumento da sua atividade enzimática não chega a ser grande, mas há uma sensível melhora do curso clínico da doença.

17.5.1.6 Transplantes de células ou órgãos

Constituem uma possível fonte de suprimento contínuo da enzima deficiente, desde que doador e receptor sejam histocompatíveis.

Nas mucopolissacaridoses do tipo I, o defeito enzimático tem sido atenuado mediante transfusão de leucócitos normais de indivíduos histocompatíveis, já que a enzima produzida pelas células normais supre a deficiência das células mutantes; nas mucopolissacaridoses do tipo II, implantes de fibroblastos têm corrigido temporariamente o defeito, mas em ambos os casos a melhora clínica observada é contrabalanceada pela formação de anticorpos contra o fator proteico estranho.

Os transplantes de fígado em pacientes homozigotos com hipercolesterolemia familiar, e de medula óssea em indivíduos com imunodeficiência combinada grave secundária à deficiência de adenosina-desaminase têm mostrado bons resultados.

17.5.1.7 Métodos avançados

Concentram-se na terapia gênica, isto é, no tratamento de doenças resultantes de genes mutantes pela transferência de DNA normal para as células do indivíduo afetado. É possível que esse método de tratamento, ainda em fase experimental, em vez de definir um novo e separado campo terapêutico, venha a possibilitar a expansão dos diferentes métodos de tratamento já existentes. Por exemplo, um tipo de terapia gênica consiste na introdução *ex vivo* do gene em questão em células de medula óssea do paciente, as quais lhe são depois transplantadas segundo a técnica padronizada.

17.5.2 Terapia gênica

A terapia gênica ou geneterapia, em seu sentido mais amplo, consiste no *tratamento* ou na *prevenção* de uma doença humana herdada ou adquirida, *por manipulação genética*. Esse conceito inclui não somente a correção de um fenótipo clínico em um paciente pela introdução do material genético, como também a habilidade em usar técnicas genéticas para produzir grandes quantidades de produtos terapêuticos e vacinas geneticamente construídas.

A terapia gênica foi definida pelo UK Gene Therapy Advisory Committee (Comitê Consultivo de Terapia Gênica do Reino Unido) como a introdução deliberada de material genético em células somáticas humanas para fins terapêuticos, profiláticos ou diagnósticos. Ela inclui técnicas para introdução de ácidos nucleicos sintéticos ou recombinantes em humanos, vetores biológicos geneticamente modificados (vírus ou plasmídeos), células-tronco geneticamente modificadas, vírus oncolíticos, ácidos nucleicos associados a veículos de introdução, ácidos nucleicos nus, técnicas antissentido (p. ex., silenciamento gênico, correção gênica ou modificação gênica), vacinas genéticas, tecnologias de DNA ou RNA, tais como RNA de interferência, e xenotransplantes de células animais.

Os avanços na biologia molecular, possibilitando a identificação de inúmeros genes humanos e de seus produtos proteicos importantes para doenças, criaram expectativa de terapia gênica para muitos distúrbios genéticos e não genéticos.

17.5.2.1 Objetivos da terapia gênica

Os principais objetivos da terapia gênica são:

Suplementação ou aumento do gene – Quando há perda de função gênica (como é o caso da maioria das doenças monogênicas). Sua finalidade é colocar um gene funcional no interior de uma célula que presentemente não o possui. Pode ser usada também para introduzir um novo gene em uma célula, geralmente com a finalidade de criar vulnerabilidade nas células que se deseja eliminar. No caso do câncer, é possível fazer com que as células cancerosas expressem um novo antígeno, que desencadearia um ataque citotóxico pelo sistema imune, ou produzam uma enzima intracelular que converteria uma pró-droga inofensiva em um metabólito tóxico.

Silenciamento gênico – O objetivo é impedir a expressão de um gene já existente na célula. Esse tipo de geneterapia poderia ser usado para doenças causadas por mutações de ganho de função ou por mecanismos de efeitos dominantes negativos. Na maioria dos casos, o silenciamento deve ser específico para o alelo mutante, não alterando a expressão do alelo normal. O silenciamento gênico poderia ser utilizado também para inibir a expressão de genes virais em uma célula infectada.

Reparo gênico – Em vez de silenciar ou substituir o gene mutante, este objetivo é corrigir o mau funcionamento do gene. No reparo gênico, a proposição conta com a recombinação homóloga altamente marcada ou o reparo do mau pareamento para consertar defeitos específicos em um gene. Por outro lado, o reparo poderia ocorrer no nível da expressão gênica, por exemplo, manipulando o encadeamento para causar omissão ou retenção de éxons específicos do gene.

Esses métodos poderiam ser aplicados *ex vivo*, em células retiradas do paciente, que, após modificação, lhe retornariam, ou *in vivo*, injetando ou introduzindo, de algum modo, o produto terapêutico no organismo do paciente.

17.5.2.2 Métodos laboratoriais na terapia gênica

O uso da terapia gênica para introduzir os genes nas células está apoiado em métodos laboratoriais bem estabelecidos. A introdução de um segmento de DNA em uma célula viva, em laboratório, é um procedimento relativamente fácil, existindo várias técnicas para isso. De um modo geral, esses métodos dividem-se em **métodos físicos** e **métodos dependentes de vetores**.

Métodos físicos – *Lipossomos*: vesículas microscópicas compostas de uma ou mais membranas lipídicas (fosfolipídeos) que envolvem um compartimento aquoso, que facilita a introdução de DNA exógeno em uma célula-alvo. É o mais comum dos **vetores** de transporte não viral de **genes**. Podem ser constituídos de moléculas sintéticas ou naturais organizando-se espontaneamente em meio aquoso. A **Figura 17.25** traz a representação da terapia gênica mediada por lipossomos.

Uma desvantagem desse processo é que os lipossomos não são muito eficientes na transferência gênica, e a expressão do gene exógeno é transitória; desse modo, esse tratamento deve ser repetido. Uma vantagem é que pode ser introduzida nas células-alvo ou nos tecidos uma sequência maior de DNA, do que com sistemas de vetores virais. A sequência de DNA a ser introduzida pode ser do tamanho de um minicromossomo construído artificialmente que, além de um gene estrutural específico, pode incluir elementos envolvidos na regulação da expressão gênica de modo fisiologicamente controlado, assim como sequências centroméricas e teloméricas que permitirão a replicação do DNA exógeno nas divisões mitóticas.

Métodos mediados por receptores – O DNA é conectado ao ligante para um receptor de superfície celular, sendo internalizado após conexão com o ligante.

Eletroporação – Nesse método, um curto pulso de alta voltagem altera temporariamente as membranas celulares, a fim de que as células possam captar moléculas grandes de DNA do meio.

Métodos dependentes de vetores – Os métodos dependentes de vetores utilizam vírus modificados por engenharia genética, que se assemelham aos retrovírus de transformação aguda. Esses métodos são mais eficientes do que os métodos físicos para inserir um DNA estranho em boa porção de células-alvo, podendo ser usados muitos vírus diferentes. Os principais fatores considerados em sua escolha são:

a. **capacidade** – está relacionada com o tamanho do segmento de material genético que possam conter;

b. **tropismo** – alguns vírus infectam preferencialmente certos tipos de célula;

c. **habilidade ou capacidade de infectar células que não estão em divisão** – os retrovírus só podem infectar células que estejam em divisão; e

d. **vetores integradores e não integradores** – os retrovírus, que são vetores integradores, integram o gene transferido em um cromossomo da célula hospedeira, garantindo que todas as células-filhas conterão uma cópia desse gene. Os vetores não integradores, como os adenovírus, permanecem como epissomos extracromossômicos, que serão diluídos durante a replicação celular.

Segundo Nussbaum e colaboradores,[14] o vetor ideal para terapia gênica deve ser seguro, prontamente construído e facilmente introduzido no tecido-alvo apropriado, devendo expressar o gene de interesse por toda a vida. Ainda não foi identificado um vetor viral ou não viral que preencha todos esses requisitos. Nenhum vetor sozinho é capaz de ser satisfatório em todos os aspectos para todos os tipos de terapia gênica, necessitando-se provavelmente de um conjunto de vetores. Os vetores virais mais utili-

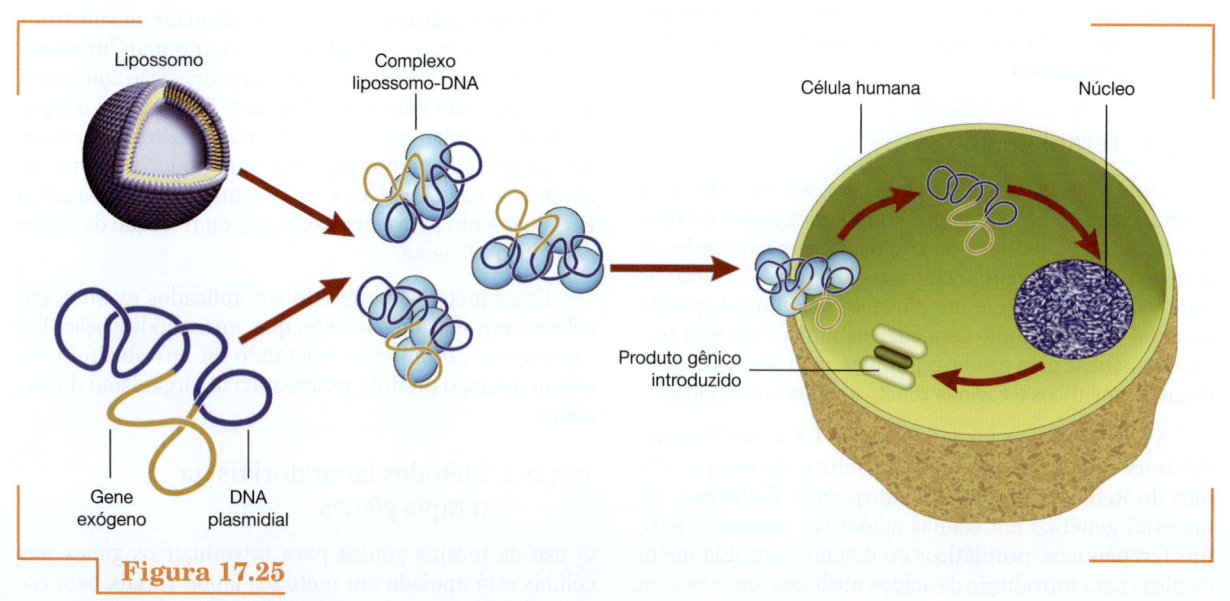

Figura 17.25

Representação da terapia gênica mediada por lipossomo.

zados em terapia gênica são os derivados de **retrovírus**, **adenovírus** e **vírus adenoassociados**.

Os **vetores virais** são capazes de penetrar (na prática) em cada célula da população-alvo, sendo essa sua principal vantagem. Uma das classes mais utilizadas de vetores é derivada dos retrovírus que são vírus de RNA de fita simples com apenas três genes estruturais que podem ser removidos e recolocados com o gene a ser transferido (**Fig. 17. 26**).

A geração atual de vetores retrovirais deve ser construída com as seguintes vantagens: (1) ser incapaz de replicação; (2) não ser tóxico para a célula; (3) somente um baixo número de cópias do DNA (contendo o gene transferido) se integra ao genoma hospedeiro; (4) o DNA integrado é estável e (5) podem acomodar até 8 kb do DNA adicionado, possuindo espaço suficiente para muitos genes que possam ser transferidos. A principal limitação de muitos vetores virais é a necessidade de divisão da célula-alvo para a integração do vírus no DNA hospedeiro, o que limita seu uso em células que não sofrem divisão, como os neurônios. No entanto, existe uma classe de retrovírus (lentivírus), que inclui o vírus da imunodeficiência humana, capaz de se integrar ao DNA em muitas células com divisão lenta ou que não se dividem, incluindo os neurônios; esses vetores podem ser adequados para o tratamento de doenças neurológicas.

Os vetores de adenovírus possuem as vantagens de: (1) ser obtidos em alto título; (2) infectar grande variedade de tipos celulares que sofrem divisão ou não; e (3) acomodar segmentos inseridos de 30 a 35 kb. Sua principal limitação é a associação de pelo menos uma morte em experimentos de terapia gênica, por meio do desencadeamento de uma forte resposta imune, por isso seu uso em terapia gênica está sendo reavaliado.

Os vírus adenoassociados oferecem a grande vantagem de não mostrar efeitos prejudiciais em humanos, sendo muito difundidos nas populações. Além do mais, podem infectar células que se dividem ou não, podendo existir tanto na forma epissômica, como integrada estavelmente em um cromossomo hospedeiro. Uma desvantagem desse tipo de vetor, atualmente, é a limitação do tamanho dos insertos, de até 5 kb.

É fundamental o direcionamento correto do gene clonado para o tecido ou órgão que expressa o defeito. Por exemplo, os genes podem ser direcionados para as células

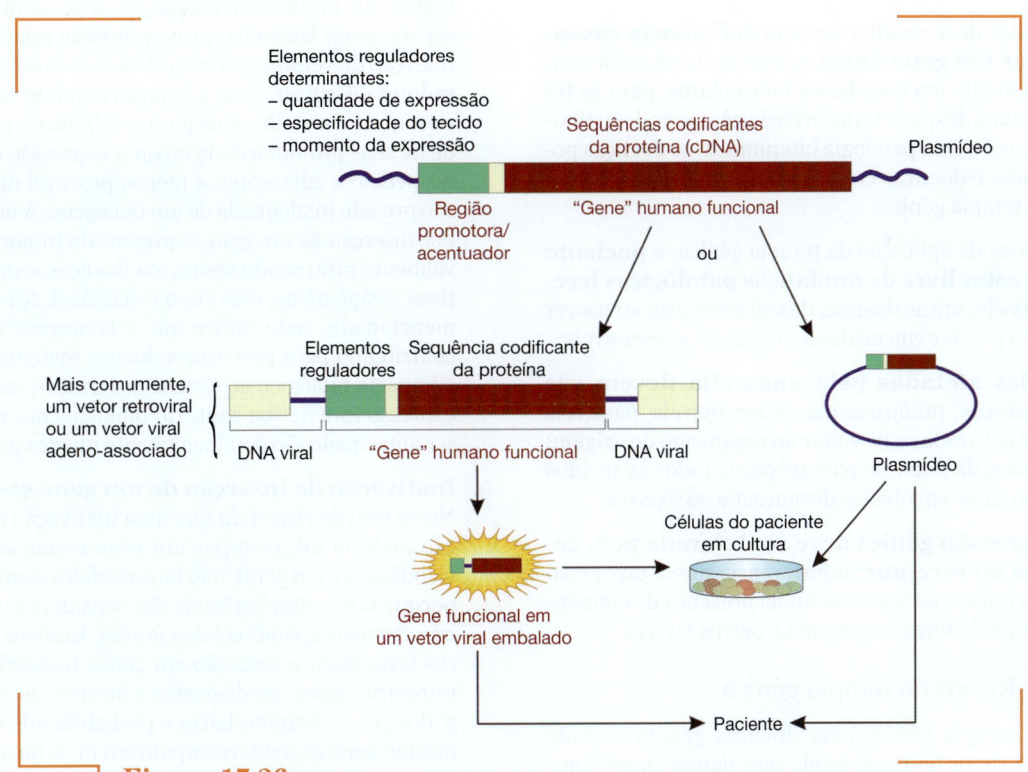

Figura 17.26

As duas estratégias principais usadas para transmitir um gene para um paciente. Para pacientes com uma doença genética, o método mais comum é construir um vetor viral contendo cDNA humano de interesse e introduzi-lo diretamente no paciente ou em células cultivadas do paciente que são, então, devolvidas a ele. Os componentes virais no final da molécula são necessários para a integração do vetor no genoma hospedeiro. Em algumas situações, o gene de interesse é colocado no plasmídeo, que é, então, usado para transferência genética.

hepáticas, quando as doenças são de origem hepática, para células musculares, no caso de doenças musculares como a distrofia muscular Duchenne, ou para células de medula óssea, no caso de doenças de origem hematopoiética.

Há essencialmente duas formas de terapia gênica: a **terapia gênica somática** e a **terapia gênica germinativa**. A **terapia gênica somática** envolve a manipulação da expressão gênica nas células que serão corrigidas apenas para o paciente, mas não para a geração seguinte. Ela envolve a manipulação de células comuns, em geral aquelas que podem ser removidas do organismo, transfectadas e depois colocadas de volta ao corpo. Essa técnica é mais promissora para hemopatias hereditárias, como as hemofilias e as talassemias, apresentando também potencial para o tratamento de doenças pulmonares, como a fibrose cística. Esse é o tipo de terapia atualmente investigada em vários laboratórios do mundo, e de modo mais intensivo no tratamento do câncer.

Embora a terapia gênica possa ser vista como o objetivo máximo da tecnologia do DNA recombinante, a realização plena dessa meta depende da superação de alguns impasses. Uma etapa inicial importante é a disponibilidade de genes capazes de serem inseridos num vetor retroviral benigno. Para que a inserção de tais genes seja efetiva na cura de doenças, há alguns requisitos:

a. a doença deve resultar de uma **deficiência causada por um gene único** e deve ser conhecida suficientemente em suas bases moleculares, para se ter segurança de que a transferência gênica pode melhorar ou corrigir a patologia bioquímica; as doenças poligênicas e doenças cromossômicas não são adequadas à terapia gênica;

b. na época da aplicação da terapia gênica, o **paciente deve estar livre de mudanças patológicas irreversíveis**; até as doenças descobertas logo ao nascer podem já estar vinculadas a mudanças irreversíveis;

c. **células afetadas pela anomalia devem ser acessíveis**, preferentemente removíveis, passíveis de ser cultivadas e de voltar ao organismo de origem: em casos de doenças pleiotrópicas, todos os tecidos importantes envolvidos devem ser acessíveis; e

d. **a expressão gênica deve ser tolerada pelo genoma do receptor**; interferência nessa expressão pode resultar na ausência ou na presença de elementos controladores no genoma e outros fatores.

17.5.2.3 Riscos da terapia gênica

O uso da terapia gênica para doenças genéticas pode apresentar riscos teóricos, sendo que alguns foram comprovados na prática. Em geral, esses riscos podem ser de três tipos:

1. **Resposta adversa ao vetor ou combinação vetor-doença.** A reação adversa ao vetor ou ao gene transferido é a preocupação mais importante; por esse motivo, esses problemas devem ser previstos por meio de estudos exaustivos em animais, antes da realização de estudos em humanos. Por exemplo, em 1999, um paciente que participava de um ensaio de terapia gênica teve uma reação imunológica fatal após ter sido injetado com um vetor viral que carregava um gene para tratar de um distúrbio metabólico. Nesse caso, aparentemente, a resposta imune desencadeou uma reação catabólica; como a doença do paciente era um defeito genético no ciclo da ureia, sua capacidade de tolerar o catabolismo era pequena. O que pode ser aprendido desse episódio é que as características fisiopatológicas do distúrbio específico devem ser levadas em consideração na escolha do vetor. No caso presente, se fosse um paciente tolerante ao catabolismo, talvez tivesse sobrevivido à resposta imune ao adenovírus.

2. **Mutagênese de inserção causando neoplasia maligna.** Considera-se aqui a mutagênese de inserção, ou seja, o gene transferido integra-se ao DNA do paciente e ativa um proto-oncogene ou interrompe o gene supressor de tumor, levando a uma neoplasia maligna. Um mecanismo inesperado da oncogênese na terapia gênica ocorreu em 2002, quando duas crianças submetidas à terapia gênica, para o tratamento da imunodeficiência grave combinada, desenvolveram leucemia, provavelmente relacionada à inserção de vetores gênicos retrovirais nos genes causadores de câncer. Com a geração atual de vetores virais, que foram alterados para minimizar a capacidade de seus promotores de ativar a expressão de genes hospedeiros adjacentes, é menos provável de ocorrer a expressão inadequada de um oncogene. A inativação por inserção de um gene supressor de tumor é possivelmente rara; sendo assim, em doenças sem alternativas terapêuticas, esse risco é aceitável. No exemplo mencionado, tudo indica que o transgene pode ter contribuído para provocar a doença maligna. Assim, o impacto biológico do gene transferido, quando ele é expresso fora de seu contexto biológico normal, deve ser antecipado tão detalhadamente quanto possível.

3. **Inativação de inserção de um gene essencial.** Nesse tipo de risco (em que uma inativação de inserção poderia interromper um gene essencial para a viabilidade), em geral, não haverá efeito significativo, porque tais mutações letais são consideradas raras e irão destruir apenas células únicas. Embora os vetores favoreçam a inserção em genes transcritos e os retrovírus sejam predispostos à inserção no terminal 5′ dos genes, é muito baixa a probabilidade de que o mesmo gene seja interrompido em mais do que algumas poucas células; por exemplo, a maioria dos tipos celulares individuais expressa, aproximadamente, 10 mil genes. A linhagem germinativa é a única exceção: uma inserção em um gene dessa linhagem poderia gerar uma doença dominante por meio de uma mutação que poderia se manifestar na prole tratada do

paciente. Tais eventos são raros e o risco é aceitável, pois como justificar seu impedimento em pacientes que não têm disponibilidade de outros recursos? Além disso, os experimentos em terapia gênica são cuidadosamente planejados e revisados. O problema da modificação da linhagem germinativa pelo tratamento de uma doença não está restrito à terapia gênica. Por exemplo, o tratamento quimioterápico de doença maligna é também mutagênico, porém o risco é aceitável devido aos benefícios terapêuticos.

17.5.2.4 Questões éticas da terapia gênica

A terapia gênica somática levanta poucas questões éticas, ao contrário da terapia gênica germinativa, que envolve a modificação genética das células que passarão para a próxima geração, ou seja, consiste na manipulação dos gametas ou óvulos recém-fertilizados, mas por razões técnicas e éticas ainda se vêm deparando com alguns obstáculos. As proposições para experimentos de transferência gênica em pacientes, como qualquer novo tratamento, devem ser submetidas a rigorosas e minuciosas análises por agências reguladoras e comitês de ética. Todas as agências religiosas e governamentais que avaliaram as proposições de terapia gênica, para o tratamento de pacientes com doenças genéticas, foram unânimes em aceitá-las e incentivá-las.

17.5.2.5 Situação atual e perspectivas futuras da terapia gênica

A primeira terapia gênica humana iniciou em 1990, mas, apesar dos inúmeros avanços para torná-la efetiva, na prática há muitas dificuldades a serem superadas, porém o aperfeiçoamento tecnológico para a produção de sequências terapêuticas de DNA e a regulação eficiente da expressão gênica podem levar a novos caminhos para o tratamento de muitas doenças hereditárias e adquiridas, incluindo doenças comuns de herança multifatorial, como a aterosclerose, o diabetes, a hipertensão e o câncer. Com a identificação continuada dos fatores genéticos que predispõem a este último grupo de doenças, pode tornar-se possível a identificação de pacientes altamente suscetíveis, antes de apresentarem os sintomas, permitindo uma terapia gênica preventiva. A **Tabela 17.3** ilustra doenças com chances ou problemas especiais para a terapia gênica.

Estudos em animais e experimentos clínicos recentes sugeriram que a hemofilia B (deficiência do fator IX; herança ligada ao X recessiva) e a amaurose congênita de Leber (herança mitocondrial) podem responder à terapia gênica. Grandes esforços têm sido despendidos para outros distúrbios, como é caso, por exemplo, da distrofia muscular Duchenne.

Tabela 17.3 Doenças genéticas e não genéticas que teoricamente podem ser tratadas por terapia gênica

Distúrbio genético	Defeito e/ou mutações envolvidas
Amaurose congênita de Leber	Mutações em mais de 10 genes, sendo *RPE65* o gene principal
Artrite reumatoide	
Câncer de ovário	
Câncer de pulmão	
Câncer renal	
Citrulinemia	Deficiência de argininossuccinato sintetase
Deficiência imune	Deficiência de adenosina desaminase
	Deficiência de fosforilase de nucleotídeos de purina
	Doença granulomatosa crônica
Distrofia muscular	Mutações no gene da distrofina
Doença de Gaucher	Deficiência de glicocerebrosidase
Doenças cardiovasculares	
Enfisema	Deficiência de α_1-antitripsina
Fenilcetonúria	Deficiência de fenilalanina hidroxilase
Fibrose cística	Mutações no gene *CFTR*
Hemofilia	Deficiência do fator VIII (A)
	Deficiência do fator IX (B)
Hiperamonemia	Deficiência de ornitina-transcarbamilase
Hipercolesterolemia	Anomalias no receptor de lipoproteína de baixa densidade
Melanoma maligno	
Mucopolissacaridose VII	Deficiência de β-glicuronidase
Síndrome de deficiência imune adquirida (aids)	
Talassemia/anemia falciforme	Mutações de α e β-globina
Tumores cerebrais	

Desde 2007, em torno de 1.200 ensaios clínicos de terapia gênica estão sendo realizados no mundo todo para avaliar tanto a segurança como a eficácia dessa tecnologia. No entanto, ainda persistem as principais conclusões sobre a situação e as expectativas em relação a essa técnica de tratamento, relatadas em um painel em 1995. O progresso nessa área, ainda que constante, tem sido vagaroso, a pesquisa enfatizada nem sempre é apropriada e a expectativa, talvez exagerada. No entanto, o painel de 1995 concluiu que a terapia gênica será útil em muitas doenças, apesar das dificuldades que deverão ser solucionadas. Algumas doenças têm sido tratadas de forma bem-sucedida com a terapia gênica, como as duas formas de imunodeficiência combinada grave (ver Cap. 11). Muitas doenças monogênicas são passíveis de correção pela terapia gênica. Entre elas, as degenerações da retina, hemofilia, talassemia, fenilcetonúria (PKU), distúrbios do ciclo da ureia, hipercolesterolemia familiar e deficiência de α_1-antitripsina, etc. A **Figura 17.27** mostra um gráfico resumindo mais de 630 testes de terapia gênica em todo o mundo, de acordo com a doença. A Tabela 17.3 mostra algumas doenças genéticas e não genéticas que podem ser tratadas por terapia gênica.

Segundo Turnpenny e Ellard,[2] a terapia gênica das doenças humanas teria um efeito impactante mais generalizado na medicina, se pudesse ser utilizada para o tratamento das doenças complexas, ou seja, naquelas doenças em que tanto fatores ambientais quanto genéticos estão envolvidos em sua etiologia. No entanto, não deve ser esquecido que, na maioria das doenças multifatoriais comuns em humanos, a identificação e o controle das causas ambientais são muito mais efetivos do que a terapia gênica no momento atual ou em um futuro próximo.

Contrariamente às tentativas limitadas de terapia gênica para doenças monogênicas, várias tentativas de terapia gênica para o tratamento do câncer já foram iniciadas. O objetivo desse tipo de terapia é matar seletivamente as células cancerosas diretamente pelo uso de toxinas dirigidas para as células cancerosas, ou fortalecendo a resposta imunológica do organismo.

Alguns pesquisadores já propuseram a introdução de genes supressores de tumor conhecidos, como o *TP53*, direcionados para células tumorais, o que poderia resultar no controle do crescimento tumoral. Todavia, é necessário um conhecimento mais detalhado da biologia do câncer, antes que possa ser efetivado esse tipo de tratamento com êxito.

De acordo com Turnpenny e Ellard,[2] alguns mitógenos, como a interleucina-2, introduzidos *in vitro* nos melanossomos removidos de um paciente com melanoma maligno, e reintroduzidos nesse paciente, podem ser usados para ativar sua resposta imune. Outra forma possível de terapia gênica em caso de câncer é o uso proposto de DNA plasmideal ligado a lipossomo contendo genes exógenos de histocompatibilidade para reforçar a resposta imune. Para que essa forma de terapia gênica seja efetiva, é necessário compreender melhor o processo maligno e a resposta imunológica do organismo à malignidade.

Mais recentemente, foi apresentada outra proposta para a terapia gênica do câncer: a introdução do gene do fator de necrose tumoral (*TNF*) em linfócitos de infiltração tumoral, que depois podem ser retornados ao paciente. Foi proposto também que genes "antiangiogênicos" (que impedem o desenvolvimento dos vasos sanguíneos) possam ser usados para prejudicar o suprimento circulatório dos tumores. Um exemplo é a inibição do fator de crescimento endotelial vascular angiogênico.

No entanto, permanece a questão: a terapia gênica deve ser utilizada na cura das doenças humanas? A resposta não é simples. Certamente, não haveria qualquer objeção justificável, se fosse tão simples quanto a ingestão de qualquer medicamento. Atualmente, ocorrem mudanças científicas e tecnológicas vertiginosas, que condicionam o surgimento de questões éticas inimagináveis há alguns anos atrás. A **Figura 17.28** mostra um esquema

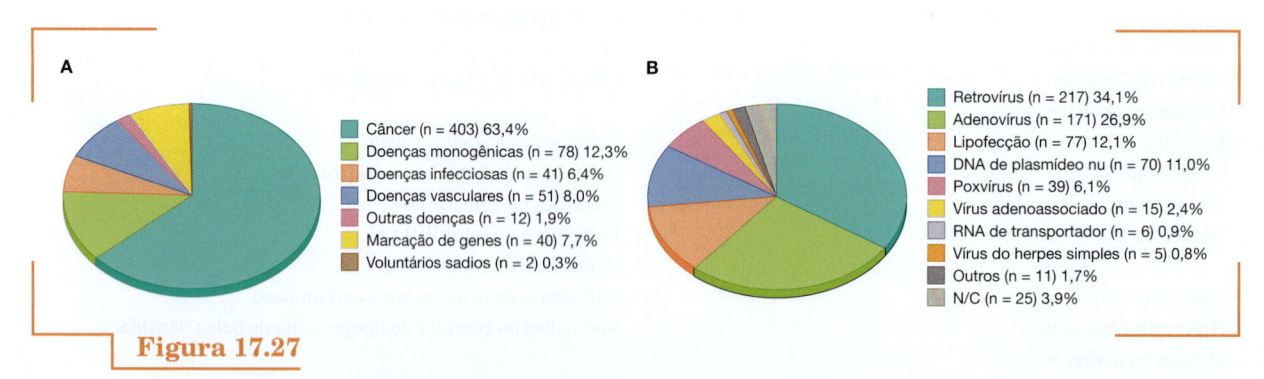

Figura 17.27

A – Um gráfico resumindo mais de 630 testes de terapia gênica no mundo todo, de acordo com a doença. A maior parte dos testes envolvem tratamentos de câncer. **B** – Testes de terapia gênica classificados em função do vetor usado. Os retrovírus são os vetores mais usados, correspondendo a 34% do total. Novos vetores, como os vírus adenoassociados, correspondem a uma porcentagem pequena dos vetores. N/C: não classificado.

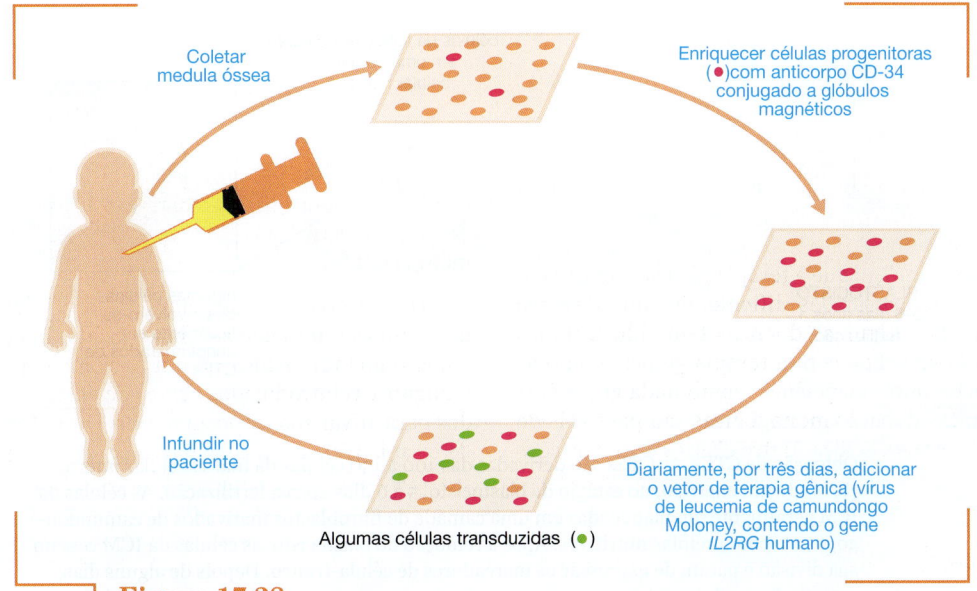

Figura 17.28

Protocolo de terapia gênica para a imunodeficiência combinada grave. Essa doença é causada por mutações de perda de função no gene do receptor de citocina, *IL2RG*. Foi usado um vetor retroviral para integrar uma cópia funcional desse gene nos cromossomos de células precursoras hematopoiéticas. Esse aspecto forneceu-lhes uma vantagem seletiva, quando foram reinfundidas no paciente, sendo capazes, finalmente, de reconstituir a função das células T e NK em nove dos 11 bebês tratados. Tratamento semelhante, realizado em pacientes idosos com parcial disfunção desse gene, não foi bem-sucedido.

Fonte: Read e Donnai.[15]

de protocolo de terapia gênica para a imunodeficiência combinada grave.

17.5.3 Células-tronco

As células-tronco (CTs) são células capazes de renovar-se pela divisão, conservando o potencial para a diferenciação dentro de uma determinada rota do desenvolvimento. Assim, funcionam como um sistema biológico de manutenção, com potencial para se transformarem em vários tipos de células especializadas do corpo. Quando uma célula-tronco se divide, cada célula-filha pode continuar a ser célula-tronco ou adotar um papel mais especializado, como uma célula do músculo ou do sangue, dependendo da presença ou ausência de sinais bioquímicos. O controle desse processo de diferenciação é um dos maiores desafios da pesquisa atual.

17.5.3.1 Células-tronco embrionárias

As CTs podem ser oriundas de embriões muito jovens, em geral com menos de três dias, nos quais nenhuma das células se especializou ainda, sendo chamadas células-tronco embrionárias (CTEs); são consideradas pluripotentes, isto é, podem diferenciar-se em praticamente qualquer tipo de célula. Esse é o tipo de CT com melhores perspectivas para ser utilizado em tratamentos de várias doenças que ainda não têm tratamento eficaz, como a esclerose amiotrófica lateral hereditária, além de oferecerem a oportunidade de estudo do desenvolvimento humano normal em laboratório e de definição de anormalidades associadas a doenças hereditárias.

O uso de CTEs permite estudar, pela primeira vez, o processo da doença em seus detalhes e, mais importante, procurar e testar milhares de compostos que têm potencial de conter ou até reverter a degeneração; as doenças genéticas poderão ser corrigidas em crianças, como é o caso da imunoglobulinemia congênita ligada ao X, cujo erro poderia ser corrigido com células derivadas de um embrião clonado, que seriam convertidas em células da medula óssea que forneçam a resposta imunológica ausente.

As CTEs de camundongo foram isoladas e cultivadas pela primeira vez há quase 30 anos. As primeiras CTEs humanas foram cultivadas no fim da década de 1990; mas a quantidade de pesquisas realizadas nos últimos anos aumentou de forma exponencial. As células embrionárias humanas são derivadas da massa celular interna dos embriões no estágio de blastocisto (**Fig. 17.29**). Por serem pluripotentes, podem dar ori-

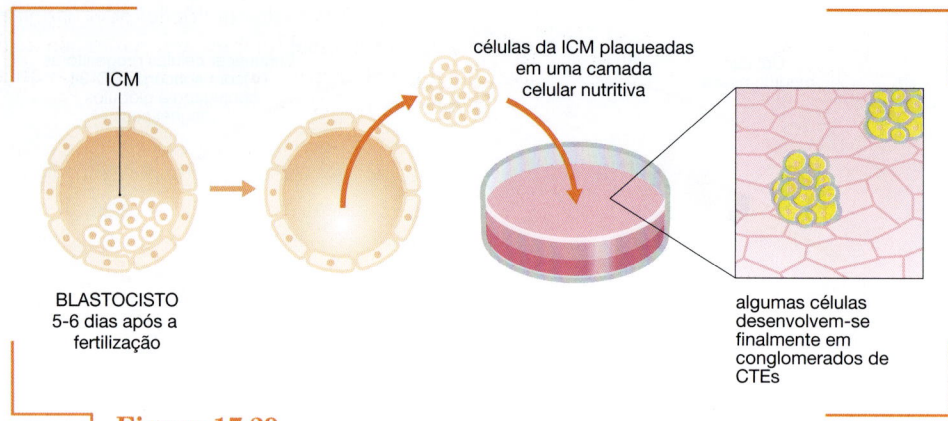

Figura 17.29

Obtenção de CTEs. As CTEs são derivadas das 100 a 150 células da massa celular interna (ICM) de um embrião, no estágio de blastocisto, 5 a 6 dias após a fertilização. As células da ICM geralmente são plaqueadas em uma camada de fibroblastos inativados de camundongo, usada como células nutritivas. Após a remoção do blastocisto, as células da ICM cessam sua divisão e param de expressar os marcadores de célula-tronco. Depois de alguns dias, uma ou duas células retomam o crescimento e mostram a expressão desses marcadores. Essas células formam conglomerados, dos quais são obtidas as CTEs, que não têm contrapartida natural exata nos embriões normais.

Fonte: Read e Donnai.[15]

gem aos derivados das três camadas germinativas, ou seja, a todos os tipos celulares encontrados no organismo humano adulto.

17.5.3.2 Células-tronco não embrionárias

Há, ainda, muitos debates sobre o potencial de células-tronco não embrionárias. Essas células são as CTs adultas que podem ser extraídas do indivíduo após o nascimento, seja do cordão umbilical, da medula óssea ou de outras fontes que vão sendo descobertas, como o dente de leite, gordura lipoaspirada, placenta, líquido amniótico e fontes que ainda estão sendo estudadas. O sangue do cordão umbilical contém CTs capazes de reconstruir todos os tipos de células do sangue e da medula óssea, e talvez outros tipos de células também. Esse sangue pode ser coletado em todos os partos, sem riscos ou dor para a mãe ou o bebê. Os métodos de extração das CTs estão bem estabelecidos. Foram criados bancos de CTs, provenientes de sangue do cordão umbilical e congeladas em nitrogênio líquido, usadas rotineiramente no tratamento de leucemias e outras doenças sanguíneas, e utilizadas ainda para a reconstituição da medula óssea em pacientes com câncer que fizeram quimioterapia agressiva.

O isolamento e a identificação das CTs exigem grande habilidade laboratorial, e os resultados dos experimentos são muito difíceis de interpretar.

Segundo Alberts e colaboradores,[6] as CTs não são diferenciadas terminalmente, podendo dividir-se sem limites (ou pelo tempo de vida do organismo). Quando elas se dividem, cada célula-filha tem como escolha permanecer como CT ou se diferenciar terminalmente (**Fig. 17.30**). A função das CTs e das células precursoras não é a de desempenhar as funções especializadas das células diferenciadas, mas sim de produzir as células que irão realizar essas funções.

As CTs, em geral, estão em pequeno número e apresentam, frequentemente, uma aparência indefinível, difícil de ser identificada. Embora não sejam definitivamente diferenciadas, as CTs dos tecidos adultos são especializadas. Sob condições normais, elas expressam, de maneira estável, uma série de reguladores de transição que assegura que sua progênie diferenciada seja do tipo adequado.

As CTs podem proliferar indefinidamente e produzir uma progênie diferenciada, permitindo a contínua renovação do tecido normal, assim como o reparo do tecido perdido durante um ferimento. Por exemplo, transfundindo algumas CTs hematopoiéticas em um camundongo, cujas próprias CTs foram destruídas por irradiação, é possível realizar a repopulação completa do animal com novas células sanguíneas, recuperando-o da morte por anemia, infecção ou ambas. No tratamento da leucemia humana, é utilizada uma estratégia semelhante com irradiação (ou fármacos citotóxicos), seguida de transfusão de células da medula óssea.

17.5.3.3 Células-tronco, transplantes e clonagem terapêutica

Em transplantes, quando as células transplantadas são geneticamente diferentes daquelas do paciente no qual serão enxertadas, essas células serão rejeitadas e destruídas pelo sistema imune do receptor. Uma solução possível para esse problema é o emprego de uma estratégia conhecida como clonagem terapêutica.

são altos. A falta de um doador adequado de medula óssea é a principal limitação, porém o uso de derivadas do sangue do cordão umbilical é uma esperança para superar esse problema no futuro.

As CTEs têm a capacidade de se diferenciar em qualquer tipo de célula, o que significa que apresentam amplas aplicações potenciais de terapia, mimetizando o ambiente embrionário. Um aspecto importante é a diferenciação de CTEs *in vitro*, para fornecer células especializadas para transplantes. Por exemplo, é possível cultivar CTEs de camundongo para gerar neurônios produtores de dopamina. Experimentos nesse sentido, em que células normais foram transplantadas para um modelo de camundongo para a doença de Parkinson, os neurônios produtores de dopamina mostraram uma longa sobrevida, corrigindo o fenótipo; também para formar fibras do músculo esquelético que degeneram nos afetados por distrofia muscular, células secretoras de insulina, destruídas no diabetes tipo 1, e células do músculo estriado cardíaco que morrem em um ataque do coração. Esse procedimento de clonagem terapêutica tem sido proposto como uma terapia futura para outros distúrbios encefálicos, tais como derrames e doenças neurovegetativas. Talvez seja possível, no futuro, a formação de órgãos inteiros a partir das CTEs, mimetizando o ambiente embrionário, bem como a construção genética de CTEs para melhorar seu uso em transplantes.

As CTEs poderiam ser usadas como veículos para genes que medeiam a correção fenotípica por meio da tecnologia de transferência gênica. Uma barreira potencial ao uso de CTEs humanas para tratar de distúrbios genéticos é a rejeição imunológica do hospedeiro às células transplantadas. Esse obstáculo pode ser superado mediante transferência gênica com o gene normal de interesse para células autólogas (p. ex., fibroblastos de cultura de pele), transferência do núcleo corrigido para um ovócito enucleado de um doador não aparentado, desenvolvimento de CTEs "corrigidas" e, finalmente, diferenciação e transplantes das células relevantes corrigidas para o mesmo paciente (**Fig. 17.32**).

Um componente crucial para futuras aplicações clínicas dessa estratégia é a habilidade em obter linhagens de CTEs humanas "personalizadas", usando a técnica de transferência nuclear. Embora a pesquisa nessa tecnologia ainda seja controvertida, a transferência eficiente de núcleos de células somáticas para ovócitos enucleados de doadores não aparentados e a subsequente obtenção de linhagens de CTEs humanas dos blastocistos resultantes mostram dificuldades técnicas que provavelmente serão superadas nos próximos anos.

17.5.3.4 Terapia com células-tronco: estado atual

Ainda sabemos muito pouco sobre a verdadeira potencialidade das CTEs ou de quaisquer outras CTs. O número de linhagens de CTEs disponíveis é ainda muito reduzido, mostrando que, para um assunto tão importante

Figura 17.30

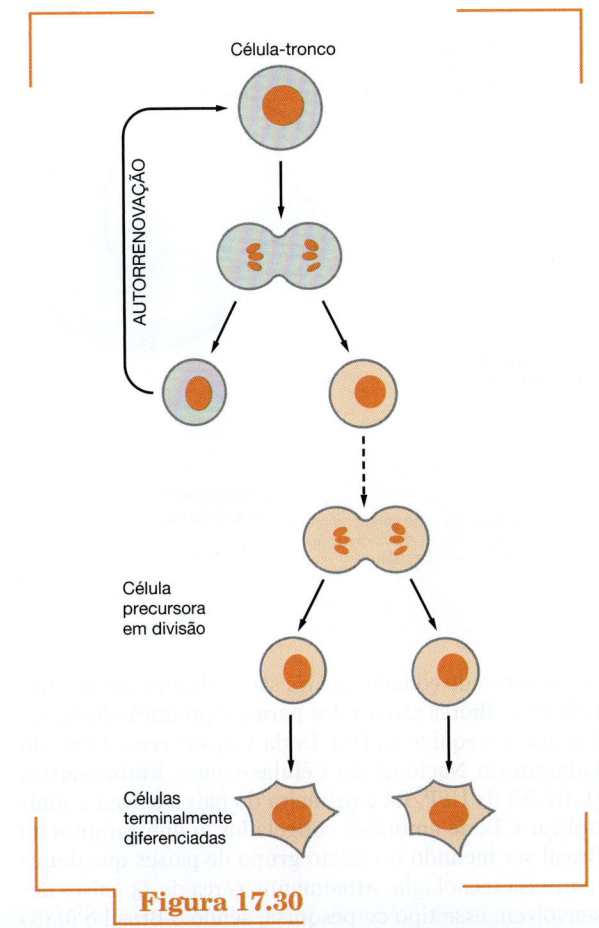

Quando uma célula-tronco se divide, cada célula-filha pode manter-se como célula-tronco ou prosseguir e tornar-se terminalmente diferenciada. As células terminalmente diferenciadas em geral se desenvolvem de células precursoras que se dividem um número limitado de vezes antes de diferenciar.

Fonte: Alberts e colaboradores.[6]

A clonagem terapêutica (**Fig. 17.31**) poderá disponibilizar a produção de CTEs personalizadas. O tipo mais simples de clonagem é a clonagem celular; é possível, a partir de uma única CT epidérmica da pele (após crescimento e divisão em cultura), obter um grande clone de células epidérmicas geneticamente idênticas, que podem ser usadas, por exemplo, para reconstruir a pele de pacientes queimados. Esse tipo de clonagem é uma extensão artificial do processo de proliferação e reparo que ocorre normalmente no organismo.

O transplante de medula óssea é uma forma de terapia de CTs somáticas usada por mais de 40 anos. Embora possa ser um tratamento eficaz de várias doenças genéticas, como a deficiência de adenosina-desaminase, a imunodeficiência combinada grave ligada ao X (SCIDX), as doenças de armazenamento lisossômico e a anemia de Fanconi, entre outras, os riscos de infecção devidos à imunossupressão e à doença enxerto *versus* hospedeiro

Figura 17.31

Clonagem terapêutica. O objetivo desse procedimento é produzir células-tronco embrionárias geneticamente idênticas às células do paciente. Requer um suprimento de óvulos humanos não fertilizados e acarreta a destruição de todos os embriões produzidos. No entanto, é bastante diferente da clonagem reprodutiva, cujo objetivo é produzir um bebê clonado.

Fonte: Read e Donnai.[15]

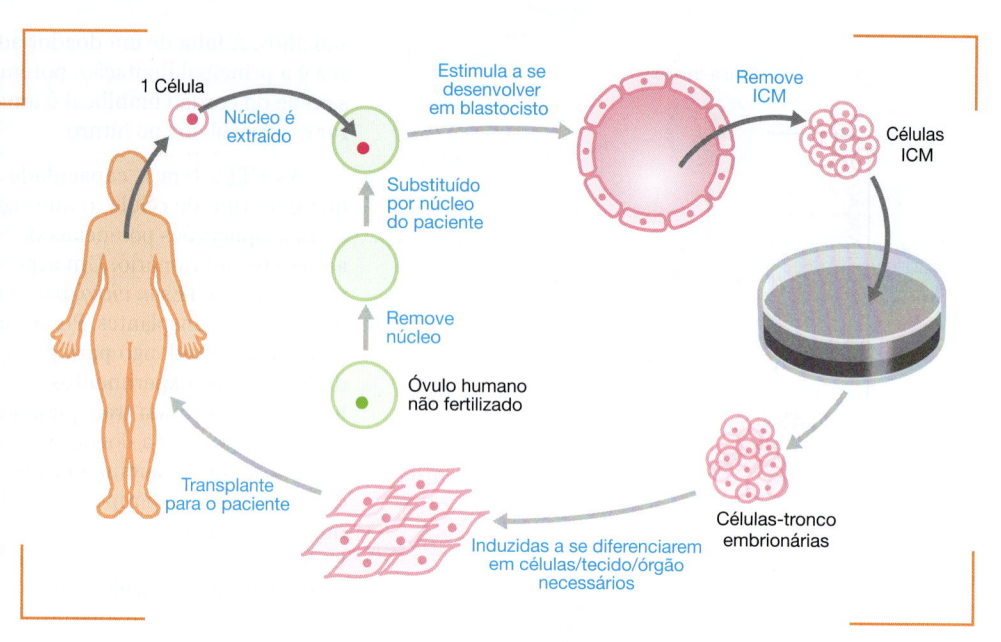

e intensamente pesquisado, essas técnicas são ainda de difícil utilização. A par das dificuldades técnicas, existem os obstáculos legais, que provavelmente serão resolvidos e não serão os principais fatores a impedir seu avanço. Se todos os benefícios clínicos previstos forem realizados, a pressão de grupos de pacientes para ser aprovada essa tecnologia será politicamente irresistível. No Brasil, as pesquisas com embriões enfrentaram empecilhos legais durante três anos, porém foi permitido pela Lei de Biossegurança, em 2005, o uso de embriões que tenham mais de três anos de congelamento; são embriões excedentes, pois os melhores são usados para a reprodução humana. Em 2009, a equipe da Dra. Lygia Veiga Pereira, Chefe do Laboratório Nacional de Células-tronco Embrionárias (LANCE) da USP, foi a primeira do país a extrair e multiplicar CTs de embriões congelados, o que garantiu ao Brasil ser incluído no seleto grupo de países que dominam essa tecnologia. Atualmente, cerca de 15 países desenvolvem esse tipo de pesquisa, sendo o Brasil o único da América Latina.

Figura 17.32

Células-tronco embrionárias para terapia gênica. A estratégia mostrada começa com a remoção das células (p. ex., fibroblastos) de um paciente com um distúrbio monogênico e, então, tranferindo o gene normal com o uso de um vetor (ou talvez corrigindo a mutação *in vitro*). O núcleo de uma célula corrigida é então transferido para um zigoto enucleado obtido de um doador não aparentado por transferência nuclear da célula somática. O zigoto, agora contendo o genoma geneticamente corrigido do paciente, é ativado para se desenvolver em um blastocisto *in vitro*, e as células-tronco autólogas corrigidas são derivadas da massa interna. As células-tronco são então direcionadas para se diferenciarem em um tipo celular específico e transferidas para o paciente, corrigindo assim o distúrbio.

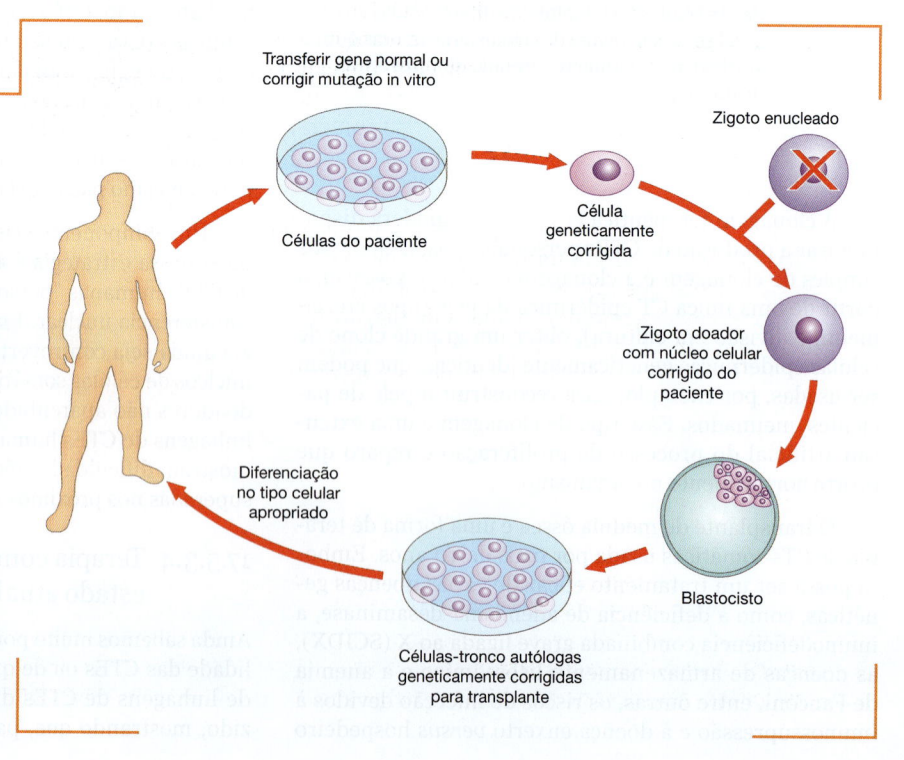

Resumo

A engenharia genética é uma ciência que trata da manipulação do material genético. Pode ser considerada um conjunto de procedimentos que resultam em uma alteração predeterminada e dirigida no genótipo de um organismo. A engenharia genética tem muitas aplicações, na medicina, odontologia, agricultura, indústria, etc. Em 1973, um grupo de cientistas produziu os primeiros organismos com molécula de DNA recombinante, ao inserir um segmento de DNA de um plasmídeo em outro, criando uma molécula nova, denominada DNA recombinante. O plasmídeo recombinante foi introduzido na bactéria *Escherichia coli*, dando início, assim, à tecnologia do DNA recombinante, que consiste em um grupo de técnicas moleculares com o objetivo de localizar, isolar, alterar e estudar segmentos de DNA. A tecnologia do DNA recombinante, comumente chamada de engenharia genética, engloba muitas técnicas moleculares que podem ser usadas para analisar, alterar e recombinar quaisquer sequências de DNA, bem como faz parte do grande número de métodos moleculares disponíveis para o estudo da genética.

A biotecnologia consiste no uso de organismos vivos para criar um produto ou um processo que propicie a melhoria da qualidade de vida dos humanos ou de outros organismos. A biotecnologia teve um grande desenvolvimento a partir da tecnologia do DNA recombinante, mas é uma ciência muito antiga, podendo ser definida como o conjunto de processos industriais que utiliza sistemas biológicos, envolvendo, em alguns casos, o uso de microrganismos manipulados geneticamente. As técnicas mais modernas de manipulação do material genético estão desenvolvendo um campo quase ilimitado de aplicações tecnológicas na saúde, agropecuária, energia, industrialização de alimentos, química fina, e, atualmente, já é possível a criação de clones e novos seres transgênicos.

A genética médica atual se propõe a compreender a base molecular das mutações que levam ao desenvolvimento de doenças genéticas, possibilitando um melhor conhecimento dos métodos de diagnóstico e tratamento. Os avanços da genética molecular têm possibilitado o desenvolvimento de novas e revolucionárias tecnologias, possibilitando a análise detalhada de genes normais e mutantes. A aplicação dessas técnicas permite não só a compreensão dos processos moleculares que ocorrem desde o gene até ao organismo inteiro, como também o desenvolvimento de uma ampla gama de testes laboratoriais para detecção, diagnóstico e tratamento de doenças genéticas. A clonagem molecular e a reação em cadeia da polimerase (PCR) foram precursoras no desenvolvimento de mais de uma dezena de técnicas utilizadas para o estudo e diagnóstico das doenças genéticas monogênicas e multifatoriais.

As tecnologias do DNA foram desenvolvidas a partir da década de 1970 e têm contribuído muito para a compreensão do genoma das células de eucariotos. As tecnologias do DNA permitem, ainda, o conhecimento da estrutura e da função dos genes dos eucariotos, possibilitando a ocorrência de recombinação gênica entre espécies diferentes e a obtenção de organismos com características novas, não encontradas na natureza. Por seu intermédio, é possível a transferência de genes de mamíferos para bactérias, tornando-as verdadeiras "microfábricas" capazes de produzir quantidades relativamente grandes de proteínas de importância econômica e médica, tais como hormônios, interferons, vacinas, endorfinas, fatores da coagulação, produtos farmacêuticos como insulina, etc. Essas tecnologias são usadas, também, na ciência forense.

A clonagem molecular envolve a transferência de uma sequência de DNA específica para uma única célula de um microrganismo. Esse microrganismo é cultivado, de modo a reproduzir a sequência transferida junto a seu próprio complemento de DNA. Desse modo, grandes quantidades da sequência considerada podem ser isoladas em forma pura para uma análise molecular detalhada.

Para a obtenção de fragmentos ou sequências de DNA, é necessário: (a) extração do DNA de células do organismo que contém o gene que se deseja clonar; (b) tratamento do DNA com enzimas de restrição que permitem a obtenção de fragmentos de DNA que serão utilizados na produção de moléculas híbridas no processo de clonagem molecular; a eletroforese separa as moléculas com base em seu tamanho e carga elétrica, e os fragmentos de DNA são corados com brometo de etídio; (c) ligação do fragmento de DNA a vetores, que são cortados pela mesma enzima de restrição que cortou o fragmento a ser clonado; um vetor pode ser qualquer segmento de DNA ao qual o DNA de um organismo possa se ligar e ser transferido para dentro da célula de outro organismo, existindo vários tipos de vetores.

Depois da introdução do fragmento de DNA em estudo no vetor, a molécula híbrida recombinante é colocada no interior de bactérias hospedeiras especialmente modificadas; esse processo é denominado transformação. Uma vez dentro da célula, o plasmídeo recombinante replica-se várias vezes, produzindo muitas cópias do fragmento clonado.

É necessário realizar uma seleção das bactérias que contêm o fragmento com o gene em estudo, isto é, que incorporaram a molécula híbrida. Essa seleção só é possível se o plasmídeo usado como vetor possuir genes marcadores, como genes para resistência a antibióticos. Pelo cultivo de bactérias em um meio no qual está presente o antibiótico marcador, apenas as bactérias que incorporaram o plasmídeo poderão sobreviver e multiplicar-se. A partir daí, utiliza-se esse material com diversas finalidades. Vários tipos e marcadores são utilizados.

A PCR permite a amplificação de fragmentos curtos de DNA e pode ser usada para produzir grandes quantidades de um determinado fragmento de DNA de qualquer ser vivo. A PCR permite que os fragmentos de DNA sejam amplificados um bilhão de vezes em poucas horas, é menos onerosa e pode ser realizada totalmente *in vitro*, sem uso de células. É uma reação altamente específica e facilmente automatizada, que pode ser utilizada principalmente para clonagem direta de um determinado fragmento de DNA (p. ex., um gene) de uma célula, detecção de infecções virais em estado precoce e em medicina forense. Sua grande sensibilidade permite trabalhar com amostras muito pequenas. Para a obtenção de valores quantitativos, foi desenvolvida uma técnica a partir da PCR convencional, que é a PCR em tempo real ou PCR quantitativa.

As bibliotecas de DNA são semelhantes a uma biblioteca comum, porém são compostas de segmentos de DNA, em vez de livros. É uma coleção de clones contendo todos os fragmentos de DNA. O conjunto de colônias bacterianas ou de fagos contendo esses fragmentos é uma biblioteca genômica humana, que contém todas as sequências de DNA encontradas no genoma humano. Em princípio, uma biblioteca pode conter todas as sequências de DNA ou cDNA apresentadas na célula, no tecido ou no organismo original. Uma biblioteca genômica abrange todo o genoma humano: íntrons, éxons, reforçadores, promotores e os vastos trechos de DNA não codificador que separam os genes, consistindo em várias centenas de milhares de clones para conter provavelmente o genoma humano inteiro (3×10^9 pares de nucleotídeos).

A biblioteca de cDNA é mais limitada (portanto, mais fácil de ser pesquisada), contendo apenas o DNA correspondente aos éxons; assim, os íntrons não interrompem as sequências clonadas. Os íntrons criariam um problema quando o pesquisador desejasse produzir uma proteína eucariótica em bactéria, pois as bactérias, em sua maioria, não têm meios para removê-los. Esse DNA é produzido a partir do RNA mensageiro (mRNA). Há bibliotecas disponíveis para cada cromossomo humano, desempenhando um papel importante no Projeto Genoma Humano.

Se o genoma humano for cortado por uma enzima de restrição qualquer, poderá produzir milhões de fragmentos, que, se forem separados por eletroforese e corados, apareceriam como um esfregaço contínuo no gel, pela presença do grande número de fragmentos de tamanhos diferentes. Em geral, como o interesse é apenas por poucos fragmentos, o uso de uma sonda localiza a sequência ou o gene de interesse. As sondas de ácidos nucleicos são sequências de DNA ou RNA marcadas, e podem ser usadas para detectar fragmentos de DNA ou RNA com sequências que lhes são homólogas. Essas sondas podem originar-se de várias fontes.

As duas técnicas principais de hibridização de ácidos nucleicos são a transferência de *Southern* e a transferência *Northern*. A primeira para análise de amostras de DNA, sendo utilizada na determinação do padrão e da quantidade de mRNA de um gene específico. Após o surgimento das transferências de *Southern* e *Northern*, foi desenvolvido um método equivalente, para a detecção específica de proteínas, denominado transferência *Western*.

A técnica de microarranjos de DNA, desenvolvida em meados da década de 1990, permite a análise do padrão de expressão de milhares de genes simultaneamente. Os microarranjos são baseados na hibridização de ácidos nucleicos, onde um fragmento de DNA conhecido é usado como sonda para localizar sequências complementares. Após a construção do microarranjo, o mRNA, DNA ou cDNA isolado de células experimentais é marcado com nucleotídeos fluorescentes e aplicado ao arranjo. As moléculas de DNA ou RNA complementares às sondas, no arranjo, irão hibridizar-se com essas, emitindo uma fluorescência que é detectada por meio de um escaneador automático. Alguns tipos de microarranjos carregam fragmentos de DNA correspondentes a genes inteiros, que são colocados sobre as lâminas por um robô. Outros tipos contêm moléculas de DNA de fita simples e curtas, sintetizadas sobre uma pastilha de vidro, utilizando técnicas semelhantes às usadas para gravar circuitos em *chips* de computador. Os microarranjos usados com cDNA podem fornecer informações sobre a expressão de milhares de genes. Os microarranjos de DNA têm sido utilizados para vários tipos de exames, sendo possível também prever se um determinado paciente responderá a uma terapia específica (principalmente em casos de câncer), podendo orientar o tratamento de um modo mais preciso e eficaz.

Polimorfismos de DNA são variações nas sequências dos nucleotídeos entre indivíduos, que correspondem a mudanças neutras ou silenciosas. Esses polimorfismos podem ser detectados com base em diferenças no comprimento de fragmentos de DNA, produzidos pela clivagem com enzimas de restrição. Tais sequências são chamadas de sítios de restrição ou sítios de reconhecimento e a variação nesses sítios leva à formação dos polimorfismos de comprimento de fragmentos de restrição (RFLP). Essa variabilidade em nível de DNA constitui uma classe de marcadores genéticos de grande importância em pesquisas em genética molecular. Os números variáveis de repetições em *tandem* (VNTRs) constituem outra classe de polimorfismos formados pela presença de muitas repetições em *tandem* de uma pequena sequência de DNA, mostrando herança mendeliana codominante. Blocos desse tipo de repetições em *tandem* são denominados minissatélites. Os VNTRs são altamente polimórficos, quando comparados aos RFLPs. Cada alelo de VNTR constitui uma unidade de repetição situada entre dois sítios de restrição, sendo formado por repetições cujo número varia de alelo para alelo. A variação genética está no número de repetições em uma determinada região do DNA que varia muito de indivíduo para indivíduo, podendo ir de duas a 40 repetições. Usando como sonda uma sequência repetida compartilhada por diferentes polimorfismos de VNTRs, demonstra-se que o padrão de hibridização de cada indivíduo é único e serve como uma "impressão digital" – *fingerprinting* de DNA. O DNA minissatélite hipervariável ocorre nas proximidades dos telômeros e em outros locais dos cromossomos, contendo uma sequência central comum que é a base para a impressão digital do DNA (*fingerprinting*). Os minissatélites apresentam uma enorme variabilidade entre os indivíduos da espécie humana; é usado em genética forense, determinação de paternidade, identificação individual e determinação da zigosidade gemelar. Os fragmentos de DNA que formam os minissatélites são considerados os melhores marcadores genéticos para a caracterização do genoma humano. Atualmente, usa-se a PCR para a amplificação das sequências mais frequentemente utilizadas para a técnica de *fingerprinting*. Os microssatélites consistem em sequências formadas por dois, três ou quatro pares de bases, repetidas em *tandem*, distribuídas por todo o genoma e denominadas de repetições de dinucleotídeos, trinucleotídeos e tetranucleotídeos, respectivamente.

O sequenciamento de um segmento de DNA ou de um gene determinará a sequência de seus nucleotídeos. O método mais utilizado é o método didesóxi, desenvolvido por F. Sanger. Embora esse método básico seja, atualmente, ainda utilizado, vários aperfeiçoamentos têm ocorrido. O sequenciamento de DNA, atualmente, é totalmente automatizado.

Um organismo transgênico é criado pela introdução de um DNA estranho no interior de uma célula. Esse DNA estranho é transmitido a cada uma das células do organismo em desenvolvimento. A tecnologia transgênica permite a introdução rápida de novas características nos organismos animais ou vegetais. A tecnologia transgênica é de difícil execução em humanos. Ainda são poucos os genes humanos que já podem ser direcionados objetivamente, isto é, localizar-se no genoma do organismo hospedeiro exatamente no lugar onde eles devem ser expressos. Os animais transgênicos são também valiosas ferramentas de pesquisa. A clonagem de mamíferos a partir de células somáticas adultas foi obtida após várias tentativas infrutíferas que precederam o nascimento da ovelha Dolly, em 1996. Em fevereiro de 2003, essa ovelha foi sacrificada, após a descoberta de sinais de uma doença pulmonar progressiva. Essa experiência fez surgir preocupações éticas com a possibilidade de vir a ser realizada a clonagem de seres humanos. Embora isso seja altamente improvável, devido à influência de fatores de diversas ordens (genéticas, culturais, éticas, legais, etc.), não há motivos *a priori* para que essa técnica não funcione em humanos.

Sob o ponto de vista clínico, as doenças genéticas podem ser tão tratáveis quanto as não genéticas. Seu tratamento envolve mais manipulação ambiental do que manipulação genética. As doenças genéticas podem ser evitadas por rastreamento, aconselhamento e diagnóstico pré-natal e uma intervenção precoce está estreitamente relacionada com o tratamento. O tratamento das doenças genéticas, em nível ambiental, envolve geralmente a combinação de três Rs: restrição, reposição e remoção.

Os métodos avançados de tratamento concentram-se principalmente na terapia gênica, isto é, tratamento de doenças resultantes de genes mutantes pela transferência de DNA normal para as células do indivíduo afetado. A terapia gênica ou geneterapia em seu sentido mais amplo consiste no tratamento ou prevenção de uma doença humana herdada ou adquirida, por manipulação genética. Os principais objetivos da terapia gênica são: suplementação ou aumento do gene, quando há perda de função gênica, como é a maioria das doenças monogênicas; silenciamento gênico, com o objetivo de impedir a expressão de um gene já existente na célula, e reparo gênico, que consiste em corrigir o mau funcionamento do gene, em vez de silenciar ou substituir o gene mutante. Esses métodos poderiam ser aplicados *ex vivo*, em células retiradas do paciente, que após modificação lhe retornariam, ou *in vivo*, injetando ou introduzindo, de algum modo, o produto terapêutico no organismo do paciente. Em princípio, poderiam ser tratadas tanto as células somáticas como as germinativas, porém a terapia das células germinativas é eticamente inaceitável e seus obstáculos técnicos são maiores do que os da terapia somática.

O uso da terapia gênica para introduzir os genes nas células está apoiado em métodos laboratoriais bem estabelecidos. A introdução de um segmento de DNA em uma célula viva, em laboratório, é um procedimento relativamente fácil, existindo várias técnicas para isso. De um modo geral, esses métodos dividem-se em métodos físicos e métodos dependentes de vetores. Entre os métodos físicos, salientam-se o uso de lipossomos, métodos mediados por receptores e a eletroporação.

Os métodos dependentes de vetores utilizam vírus modificados por engenharia genética, que se assemelham aos retrovírus de transformação aguda. Esses métodos são mais eficientes do que os métodos físicos para inserir um DNA estranho em uma célula-alvo. Os principais fatores considerados na escolha de um vírus para essa função são: capacidade de conter o tamanho do segmento de material genético necessário; tropismo (alguns vírus infectam preferencialmente certos tipos de célula); habilidade ou capacidade de infectar células que não estão em divisão (os retrovírus só podem infectar células que estejam em divisão); e vetores integradores e não integradores. O vetor ideal para terapia gênica deve ser seguro, prontamente construído e facilmente introduzido no tecido-alvo apropriado, devendo expressar o gene de interesse por toda a vida. Ainda não foi identificado vetor viral ou não viral algum que preencha todos esses requisitos. As classes de vetores virais mais utilizados em terapia gênica são aquelas derivadas de retrovírus, adenovírus e vírus adenoassociados.

A geração atual de vetores retrovirais deve ser construída com as seguintes características: (1) ser incapaz de replicação; (2) não ser tóxica para a célula; (3) conter um baixo número de cópias do DNA (contendo o gene transferido) que se integra ao genoma hospedeiro; (4) o DNA integrado deve ser estável e (5) esses vetores podem acomodar até 8 kb do DNA adicionado, possuindo espaço suficiente para muitos genes que possam ser transferidos. A principal limitação de muitos vetores virais é a necessidade de divisão da célula-alvo para a integração do vírus no DNA hospedeiro, o que limita seu uso em células que não sofrem divisão, como os neurônios. Os vetores de adenovírus possuem as vantagens de poderem ser obtidos em alto título, infectar uma grande variedade de tipos celulares que sofrem divisão ou não e acomodar segmentos inseridos de 30 a 35 kb. Os vírus adenoassociados oferecem a grande vantagem de não mostrarem efeitos prejudiciais em humanos, sendo muito difundidos nas populações. Além do mais, podem infectar células que se dividem ou não, podendo existir tanto na forma epissômica, como integrada estavelmente em um cromossomo hospedeiro. É fundamental o direcionamento correto do gene clonado para o tecido ou órgão que expressa o defeito. Há essencialmente duas formas de terapia gênica: a terapia gênica somática e a terapia gênica germinativa.

Embora a terapia gênica possa ser vista como o objetivo máximo da tecnologia do DNA recombinante, a realização plena dessa meta depende da superação de alguns impasses. O uso da terapia gênica para doenças genéticas pode apresentar riscos teóricos que podem, em geral, ser de três tipos: resposta adversa ao vetor ou combinação vetor-doença, mutagênese de inserção causando neoplasia maligna e inativação de inserção de um gene essencial. A terapia gênica somática levanta poucas questões éticas, ao contrário da terapia gênica germinativa. O aperfeiçoamento tecnológico para a produção de sequências terapêuticas de DNA e regulação eficiente da expressão gênica pode levar a novos caminhos para o tratamento de muitas doenças hereditárias e adquiridas, incluindo doenças comuns de herança multifatorial, como a aterosclerose, o diabetes, a hipertensão e o câncer. Algumas doenças têm sido tratadas de forma exitosa com a terapia gênica, como as formas de imunodeficiência combinada grave. Muitas doenças monogênicas são passíveis de correção pela terapia gênica.

A terapia gênica das doenças humanas teria um efeito mais impactante se pudesse ser utilizada para o tratamento das doenças complexas (entre essas, as multifatoriais). Na maioria das doenças multifatoriais comuns em humanos, a identificação e o controle das causas ambientais são muito mais efetivos do que a terapia gênica no momento ou em um futuro próximo. Várias tentativas de terapia gênica para o tratamento do câncer já foram iniciadas. O objetivo desse tipo de terapia é matar seletivamente as células cancerosas, diretamente pelo uso de toxinas dirigidas para as células cancerosas, ou acentuando a resposta imunológica do organismo; foi proposto também que genes "antiangiogênicos" possam ser usados para prejudicar o suprimento circulatório dos tumores.

As células-tronco (CTs) são células capazes de renovar-se pela divisão, conservando o potencial para a diferenciação dentro de uma determinada rota do desenvolvimento. Assim, funcionam como um sistema biológico de manutenção, com potencial para se transformarem em vários tipos de células especializadas do corpo. As CTs podem ser oriundas de embriões muito jovens, em geral com menos de 3 dias, nos quais nenhuma das células se especializou ainda, sendo chamadas células-tronco embrionárias (CTEs) e consideradas pluripotentes, isto é, podem se diferenciar em praticamente qualquer tipo de célula. Esse é o tipo de CTs com melhores perspectivas para serem utilizadas em tratamentos de várias doenças que ainda não têm tratamento eficaz, além de oferecerem a oportunidade de estudar-se o desenvolvimento humano normal em laboratório e de definir anormalidades associadas a doenças hereditárias. As células embrionárias humanas são derivadas da massa celular interna dos embriões no estágio de blastocisto. Por serem pluripotentes, podem dar origem a todos os tipos celulares encontrados no organismo humano adulto.

As CTs não embrionárias são as CTs adultas que podem ser extraídas do indivíduo após o nascimento, seja do cordão umbilical, da medula óssea ou de outras fontes que vão sendo descobertas, como o dente de leite, gordura lipoaspirada, placenta, líquido amniótico e fontes que ainda estão sendo estudadas. O sangue do cordão umbilical contém CTs capazes de reconstruir todos os tipos de células do sangue e da medula óssea e talvez outros tipos de células também. Esse sangue pode ser coletado em todos os partos, sem riscos ou dor para a mãe ou o bebê. O isolamento e a identificação das CTs exigem grande habilidade laboratorial, e o resultado dos experimentos são muito difíceis de interpretar.

Em casos de transplantes quando as células transplantadas são geneticamente diferentes daquelas do paciente no qual serão enxertadas, as células serão rejeitadas e destruídas pelo sistema imune. Uma solução possível para esse problema é o emprego da clonagem terapêutica. O transplante de medula óssea é uma forma de terapia de CTs somáticas usadas por mais de 40 anos. A falta de um doador adequado de medula óssea é a principal limitação, porém o uso de CTs derivadas do sangue do cordão umbilical é uma esperança para superar esse problema no futuro.

Uma CTE tem a capacidade de se diferenciar em qualquer tipo de célula, o que significa que apresenta amplas aplicações potenciais de terapia, mimetizando o ambiente embrionário. Um aspecto importante é a diferenciação de células de transplante embrionárias *in vitro*, para fornecer células especializadas para transplante. A clonagem terapêutica tem sido proposta como uma terapia futura para vários tipos de distúrbios encefálicos, tais como derrames e doenças neurovegetativas. As CTEs poderiam ser usadas como veículos para genes que medeiam a correção fenotípica por meio da tecnologia de transferência gênica. Uma barreira potencial ao uso das CTEs humanas para tratar de distúrbios genéticos é a rejeição imunológica do hospedeiro às células transplantadas. Esse obstáculo pode ser superado mediante uso da transferência gênica com o gene normal de interesse para células autólogas.

Ainda sabemos muito pouco sobre a verdadeira potencialidade das CTEs ou de quaisquer outras células-tronco. O número de linhagens CTE disponíveis é ainda muito reduzido, mostrando que, para um assunto tão importante e intensamente pesquisado, essas técnicas são ainda de difícil utilização. A par das dificuldades técnicas, existem os obstáculos legais, que provavelmente serão gradativamente resolvidos. No Brasil, as pesquisas com embriões, após enfrentarem empecilhos legais, foram permitidas pela Lei de Biossegurança em 2005. Desde então, é permitido o uso de embriões que tenham mais de três anos de congelamento, o que garantiu ao Brasil ser incluído no seleto grupo de países que dominam essa tecnologia. Atualmente, cerca de 15 países desenvolvem esse tipo de pesquisa, sendo o Brasil o único da América Latina.

Teste seu conhecimento

1. Qual é a diferença entre engenharia genética e biotecnologia?
2. Descreva, sucintamente, a técnica do DNA recombinante.
3. No que difere o uso dessa técnica para a obtenção de proteínas úteis sob o ponto de vista econômico e médico, da tecnologia utilizada no estudo e diagnóstico de doenças hereditárias?
4. Cite outra aplicação da tecnologia do DNA recombinante.
5. O que são sondas moleculares ou sondas de DNA? Como são constituídas? Quais são suas aplicações?
6. O que são polimorfismos de comprimento de fragmentos de restrição e qual sua importância e aplicação? No que consistem os números variáveis de repetições em *tandem* e qual sua importância e aplicação? Qual a diferença entre um e outro?
7. Em que consiste a tecnologia transgênica? Qual a sua importância? Exemplifique.
8. Apresente um esquema geral sobre o tratamento das doenças genéticas, em nível ambiental.
9. Quais os principais objetivos da terapia gênica? Comente-os brevemente.
10. Quais são os principais métodos laboratoriais que dão sustentação à terapia gênica?
11. Complementando a questão anterior, responda: qual é o método mais eficiente? Justifique.
12. Qual é a importância atual do estudo das células-tronco germinativas e somáticas?

Exercícios

1. Explique por que a clonagem gênica é importante.
2. Bruno K. tem 10 anos e é um menino saudável, muito ágil e rápido, que adora esportes. Seus pais, ambos saudáveis, apresentam estatura baixa, comparada com a média da população. Seu pai mede 1,60 m e sua mãe 1,52 m. O pediatra de Bruno previu que, quando adulto, o menino não passaria de 1,60 m, mas salientou que ele seria normal e saudável. Como Bruno gosta de esportes e gostaria de praticá-los, especialmente basquete, sua altura seria uma limitação, além de ser motivo de gozação, como o era com seu pai.

O treinador de Bruno soube de um programa terapêutico da universidade local, que utilizava a terapia gênica para tratar de crianças que apresentam a doença causada pela produção inadequada de hormônio do crescimento. As crianças que têm recebido cópias do gene para o hormônio de crescimento apresentam níveis aumentados desse hormônio e crescem com uma velocidade também maior. O treinador de Bruno falou com seus pais sobre essa informação. Bruno ficou entusiasmado com a possibilidade de crescer mais e poder jogar basquete, quem sabe até profissionalmente.

Os pais de Bruno, embora cautelosos, estão dispostos a submeter seu filho a esse tratamento que envolve a terapia gênica.

Esse caso apresenta naturalmente muitas questões que devem ser discutidas, como:

a. O médico de Bruno deveria permitir que fosse empregada a terapia gênica?
b. Seus pais deveriam concordar com o tratamento proposto?
c. O treinador de Bruno deveria ter comentado sobre o programa terapêutico?

Existem provavelmente muitos aspectos que precisam ser investigados, como:

d. Existe algum estudo para avaliar se é seguro fornecer hormônio de crescimento para as crianças normais?
e. Qual é o limite de altura considerado normal?
f. Como se pode afirmar se uma pessoa baixa é normal ou não?

3. Faça algumas considerações sobre o futuro da terapia gênica.

4. Distinga a origem e a finalidade das células-tronco germinativas e somáticas e sua importância para o tratamento das doenças, em geral, e das genéticas, em particular.

5. Faça uma comparação em relação ao presente e ao futuro das células-tronco no tratamento de doenças, em geral, e de doenças genéticas, em particular.

6. A terapia de reposição com um produto recombinante está disponível para (escolha múltipla):
   ( ) hemofilia
   ( ) distrofia muscular Duchenne
   ( ) deficiência do hormônio de crescimento
   ( ) doença de Huntington
   ( ) doença de Gaucher

Referências

1. Robinson WM, Borges-Osório MR. Genética para odontologia. Porto Alegre: Artmed; 2006.
2. Turnpenny P, Ellard S. Emery genética médica. 13. ed. Rio de Janeiro: Elsevier; 2009.
3. OMIM: online Mendelian nheritance in man [Internet]. Bethesda: NCBI; c2012 [capturado em 25 ago. 2012]. Disponível em: http://www.ncbi.nlm.nih.gov/omim.
4. Klug WS, Cummings MR, Spencer CA, Palladino MA. Conceitos de genética. 9. ed. Porto Alegre: Artmed; 2010.
5. Pierce BA. Genética um enfoque conceitual. Rio de Janeiro: Guanabara Koogan; 2011.
6. Alberts B, Bray D, Johnson A, Lewis J, Raff M, Roberts K, et al. Fundamentos da biologia celular. 3. ed. Porto Alegre: Artmed; 2011.
7. Strachan T, Read AP. Genética molecular humana. 2. ed. Porto Alegre: Artmed; 2002.
8. Mueller RF, Young ID. Emery's elements of medical genetics. 10th ed. Edinburg: Churchill Livingstone; 1998.
9. Jorde LB, Carey JC, Bamshad MJ, White RL. Genética médica. 2. ed. Rio de Janeiro: Guanabara Koogan; 2000.
10. Nussbaum RL, McInnes RR, Willard HF. Thompson e Thompson: genética médica. 6. ed. Rio de Janeiro: Guanabara Koogan; 2002.
11. Chan AW, Chong KY, Martinovich C, Simerly C, Schatten G. Transgenic monkeys produced by retroviral gene transfer into mature oocytes. Science. 2001;291(5502):309-12.
12. Lewis R. Human genetics: concepts and applications. 4th ed. Boston: McGraw-Hill; 2001.
13. Hoffee P. Genética médica molecular. Rio de Janeiro: Guanabara Koogan; 2000.
14. Nussbaum RL, McInnes RR, Willard HF. Thompson e Thompson: genética médica. 7. ed. Rio de Janeiro: Elsevier; 2008.
15. Read A, Donnai D. Genética clínica: uma nova abordagem. Porto Alegre: Artmed; 2008.

Leituras recomendadas

Campanhã MTN. Interações entre vesículas catiônicas e superfícies biológicas: lipossomos de brometo de dioctadecildimetilamônio (DODAB) como agentes antimicrobianos [tese]. São Paulo: USP; 2000.

Pereira LVP. Células-tronco: promessas e realidades da medicina regenerativa. In: Fronteiras do Pensamento. Resumos Porto Alegre: edição 2011 [Internet]. Porto Alegre: Fronteiras do Pensamento; 2011 [capturado em 25 ago. 2012]. Disponível em: http://www.fronteirasdopensamento.com.br/portal/content/resumo2011-lygia_veiga.pdf.

Sites recomendados

BIREME [Internet]. São Paulo: OPAS; c2012 [capturado em 25 ago. 2012]. Disponível em: http://new.paho.org/bireme/.

Organização Mundial da Saúde [Internet]. Geneva: OMS; c2012 [capturado em 25 ago. 2012]. Disponível em: http://www.who.int.

Organização Pan-Americana da Saúde [Internet]. Brasília: PAHO; c2012 [capturado em 25 ago. 2012]. Disponível em: http://new.paho.org/bra/.

Capítulo 18

Projetos Genoma e Epigenoma Humanos e a Era "Ômica": Genômica, Transcritômica, Proteômica e Bioinformática

18.1 Projeto Genoma Humano   601
    18.1.1 Histórico e objetivos   601
    18.1.2 Resultados   601
    18.1.3 Benefícios científicos e clínicos do Projeto Genoma Humano   602
    18.1.4 Limitações do sequenciamento   602
    18.1.5 Aspectos éticos, legais e sociais relacionados ao Projeto Gemona Humano   603

18.2 Projeto Epigenoma Humano   604

18.3 Genômica   604
    18.3.1 O genoma humano   607
    18.3.2 Genômica comparativa   607
        18.3.2.1 Tamanho do genoma   607
        18.3.2.2 Número, função e organização de genes   610
        18.3.2.3 Complexidade e relações evolutivas entre os organismos   612
        18.3.2.4 Evolução de genes e genomas   613

18.4 Transcritômica 615
    18.4.1 Benefícios e técnicas da transcritômica 615
    18.4.2 Encadeamento alternativo do mRNA 616
    18.4.3 Edição do RNA 618
    18.4.4 RNA não codificador 618
        18.4.4.1 RNA de interferência 618

18.5 Proteômica 619
    18.5.1 Benefícios e técnicas da proteômica 621

18.6 Bioinformática 621

Caso clínico

Naquela semana, a geneticista da clínica de genética havia atendido muitos pacientes, mas dois deles atraíram mais a sua atenção.

O primeiro era um menino que, ao nascer, pesava 3,2 kg, era hipotônico e não conseguia mamar. Seus pais tinham mais de 40 anos quando houve a gravidez, por isso fizeram todos os testes pré-natais recomendados, inclusive exame cromossômico do bebê, que, à gestante, parecia apresentar poucos movimentos fetais, percepção por ela atribuída à vida atarefada que levava. Os exames pré-natais haviam obtido resultados normais e o parto também foi normal, embora demorado. O menino, a quem deram o nome de Enrico, precisou alimentar-se por sonda, por não conseguir sugar bem, e seu corpo continuava a apresentar acentuada hipotonia, quadro que ocasionou a consulta genética.

O outro paciente era uma menina, Melissa, com 2 anos, que apresentava desenvolvimento e caminhar lento com as pernas rígidas e separadas, movimentos de braços desajeitados, agitação e ausência de fala, embora fosse muito sorridente e aparentemente feliz. Durante a consulta com seu pediatra, Melissa teve uma convulsão e o médico a encaminhou imediatamente ao setor de emergência pediátrica. Após sua recuperação, a paciente foi encaminhada à clínica de genética, pois havia suspeita de que ela tivesse síndrome de Angelman, devido às características apresentadas além das já mencionadas: perímetro cefálico abaixo do terceiro percentil e alterações generalizadas no eletrencefalograma.

Os genitores de Enrico e os de Melissa mencionaram que em suas famílias não havia conhecimento de casos semelhantes. A geneticista, com grande experiência clínica, suspeitou que Enrico tivesse a síndrome de Prader-Willi, e passou a considerar esses dois casos em conjunto porque, embora seus sintomas fossem completamente diferentes, as causas de ambos mostram muitos aspectos em comum.

Para comprovar suas suspeitas, inicialmente, determinou a realização do teste de hibridização *in situ* por fluorescência (FISH; ver descrição da técnica no Cap. 4) para a região 15q11-q13 de ambos os pacientes, confirmando a presença de uma deleção apenas em Melissa e o diagnóstico de síndrome de Angelman.

Como a síndrome de Prader-Willi é causada sempre pela falta de uma cópia paterna na região cromossômica já especificada, e essa falta pode originar-se de outras maneiras que não por deleção, a geneticista continuou sua investigação quanto a Enrico, determinando a realização de um teste de reação em cadeia da polimerase (PCR; ver Cap. 17) sensível à metilação, para impressões genômicas maternas e paternas. O resultado desse teste mostrou que Enrico só tinha a impressão genômica materna, confirmando-se assim o diagnóstico de síndrome de Prader-Willi. Em ambos os casos, o tratamento será sintomático, uma vez que todo o desenvolvimento já foi perturbado.

Comentário

Nas síndromes de Angelman e de Prader-Willi, 70 a 75% dos casos são causados por uma deleção (muitas vezes como uma microdeleção) no cromossomo 15q11-q13, decorrente de recombinação entre segmentos cromossômicos malpareados. A diferença entre as síndromes em questão é devida às origens parentais diversas do cromossomo afetado. Na síndrome de Angelman, é sempre o cromossomo 15 materno que apresenta a deleção, enquanto na síndrome de Prader-Willi é sempre o paterno. Portanto, os genes sujeitos à impressão genômica (ver Cap. 5) na região 15q11-q13 consistem na base da patologia. Em cada uma dessas síndromes, os casos que não contêm uma deleção apresentam outros distúrbios que afetam essa região cromossômica, conforme mostra a **Tabela 18.1**. No caso da dissomia uniparental (ver Cap. 5), não há deleção, mas a presença de duas cópias do mesmo cromossomo parental (em 29% dos casos de Prader-Willi, duas cópias do cromossomo 15 materno) e ausência do cromossomo do outro genitor. Entre os casos de síndrome de Angelman não causados por deleção, nem dissomia uniparental, cerca de 10% são devidos a mutações em genes localizados na região 15q11-q13, como o gene *UBE3A* (gene que codifica a ligase E3 na rota da proteína ubiquitina; OMIM 601623) e uma fração dos casos de síndrome de Prader-Willi é devida a mutações no gene *SNRPN* (gene codificador do polipeptídeo N da pequena ribonucleoproteína nuclear; OMIM 182279).

Tabela 18.1 Causas das síndromes de Angelman e Prader-Willi

Causa	Angelman	Prader-Willi
Del 15 (q11-q13)	75% (materna)	70% (paterna)
Dissomia uniparental	1% (paterna)	29% (materna)
Mutação pontual	10% (gene *UBE3A*)	-
Defeito na impressão genômica	3%	1%

UBE3A = gene da ligase E3A da proteína ubiquitina.
Fonte: Adaptada de Read e Donnai.[1]

Alguns casos dessas síndromes não se enquadram nessas causas, mostrando um defeito no mecanismo de impressão genômica. Os estudos de marcadores mostram a presença de cromossomos completos de ambos os genitores, mas a PCR sensível à metilação indica que ambos os cromossomos contêm a mesma impressão genômica parental: ou o cromossomo paterno contém uma impressão materna, causando a síndrome de Prader-Willi, ou o cromossomo materno contém uma impressão paterna, causando a síndrome de Angelman. Esses casos raros são denominados *epimutações*, ou seja, mutações que alteram a epigenética, mas não a sequência do DNA.

Fonte: Adaptada de Read e Donnai.[1]

18.1 Projeto Genoma Humano

18.1.1 Histórico e objetivos

O **Projeto Genoma Humano (PGH)** é um projeto público internacional criado para desenvolver mapas genéticos e físicos detalhados do genoma humano, bem como conhecer toda a sua sequência de nucleotídeos.

Esse projeto iniciou, oficialmente, no dia 3 de outubro de 1990, nos Estados Unidos, sob os auspícios do Departamento de Energia e Instituto Nacional da Saúde, com a participação de outros países, como Reino Unido, França, Japão, Canadá e Alemanha, abrangendo 20 grupos de pesquisa e centenas de pesquisadores individuais que formaram o Consórcio Internacional de Sequenciamento do Genoma Humano (*International Human Genome Sequencing Consortium*). Entre os países associados ao PGH, encontrava-se o Brasil.

O objetivo essencial do PGH era adquirir informação fundamental relativa à constituição genética do organismo humano, permitindo a localização cromossômica de cada gene, sua estrutura molecular e o papel dos vários genes na saúde e na doença. Como primeiro passo em direção a essa realização, foram construídos mapas genéticos de alta resolução (ordenamento de genes em cromossomos, de acordo com a frequência de recombinação entre os mesmos), usados como um suporte para a construção de mapas físicos também de alta resolução (determinação das distâncias físicas entre os genes, usando-se técnicas citogenéticas e moleculares), culminando no conhecimento da completa sequência do genoma humano. Um mapa físico relativamente detalhado é necessário antes do início do sequenciamento, no qual é determinada a ordem precisa dos nucleotídeos.

Outros objetivos do PGH eram:

- Desenvolvimento de novas tecnologias de DNA para pesquisa do genoma humano e seu sequenciamento.

- Desenvolvimento da bioinformática – O estabelecimento de recursos para coleção, armazenamento, análise e comunicação dos dados do projeto, o que era vital para que as pessoas envolvidas em qualquer aspecto do PGH tivessem acesso fácil e rápido aos seus dados.

- Projetos de genomas de organismos-modelos – Em adição ao PGH, havia projetos de genoma para outras espécies, denominadas "organismos-modelos", incluindo vários procariotos, como as bactérias *Escherichia coli* e *Haemophilus influenzae*, bem como eucariotos, como o *Saccharomyces cerevisiae* (levedura), *Caenorhabditis elegans* (nematódeo), *Drosophila melanogaster* (mosca-da-fruta), *Mus muscularis* (camundongo), *Rattus norvegicus* (rato) e *Danio rerio* (peixe-zebra), entre outros.

O objetivo de estudar organismos tão diferentes é porque muitos de seus genes com funções semelhantes foram conservados ao longo da evolução e mostram surpreendentes similaridades. Genes de organismos mais simples podem, então, ser usados no estudo de seus equivalentes encontrados na espécie humana. O mapeamento de homólogos humanos dos genes identificados nesses e outros organismos-modelos, como a mosca-da-fruta e o camundongo, fornece novos genes "candidatos" para a etiologia de doenças hereditárias em humanos.

18.1.2 Resultados

Em 2000, foi completado o primeiro esboço da sequência do DNA por duas equipes em competição: o Consórcio internacional público e um laboratório privado norte-americano (denominado, então, de Celera Genomics), e o sequenciamento inteiro do genoma humano foi concluído em 2003 pelos dois grupos em colaboração. Cada grupo publicou seu esboço independentemente em 2001, e a comunicação sobre a sequência completa do genoma humano foi publicada em 2004, pelo Consórcio. As principais características do genoma humano são apresentadas na seção 18.3.1.

A sequência completa do DNA humano foi obtida mediante reunião de milhões de sequências curtas sucessivas originadas de diferentes indivíduos, não sendo a sequência apresentada por um determinado indivíduo. Assim, da mesma forma que somos todos reconhecidos como humanos, apesar das diferenças individuais na aparência, nossos genomas também são reconhecidos como tal, apesar das variantes individuais. Por isso, é necessário conhecer como essa sequência varia entre os indivíduos.

A etapa seguinte foi a montagem desses fragmentos na ordem exata nos diferentes cromossomos humanos, seguida da identificação dos produtos gênicos, para esclarecer seu papel no funcionamento do organismo humano e conhecer detalhadamente os problemas relacionados com seus defeitos, que causam doenças.

O esboço da sequência do DNA humano é mantido em uma base de dados pública com acesso gratuito. Para acessá-lo, basta usar um dos programas aplicativos ao genoma disponíveis na internet, como o Ensembl,* por exemplo.

Em relação às pesquisas brasileiras nessa área, pode-se salientar o sequenciamento do genoma da bactéria *Xylella fastidiosa*, o primeiro organismo vivo a ter seu genoma sequenciado na América Latina. Esse sequenciamento foi completado por um grupo de cientistas brasileiros. A *Xylella fastidiosa* é causadora da praga do amarelinho, que afeta em torno de 34% das plantações de laranja, causando grandes prejuízos aos citricultores brasileiros.

Além dessa bactéria, também foram sequenciados por cientistas brasileiros os genomas de duas espécies de bactérias do gênero *Xanthomonas*: *X. axonopodis p.v. citri* e *X. campestris p.v. campestris*, que costumam atacar os pomares, causando o cancro cítrico; outras espécies desse gênero também atacam o arroz, o feijão e o maracujá. Alguns dos sequenciamentos genômicos mais importantes realizados no Brasil são o do cafeeiro (*Coffea arabica*), já finalizado, e o da cana-de-açúcar, em andamento.

18.1.3 Benefícios científicos e clínicos do Projeto Genoma Humano

São amplos os benefícios científicos e médicos do PGH. Para a maioria dos geneticistas e biólogos humanos, esse projeto representa um marco histórico no estudo da biologia humana, justificado pela expectativa de benefícios médicos e de conhecimento da estrutura de cada gene humano.

Indiscutivelmente, essa informação proporcionará um diagnóstico pré-natal e pré-sintomático mais compreensível em indivíduos suspeitos de serem portadores de genes causadores de doenças. O conhecimento da estrutura do gene também pode ser usado na compreensão da função individual dos genes e de seu modo de regulação, para o desenvolvimento de novas terapias, incluindo a terapia gênica.

Outro benefício é o desenvolvimento de técnicas de rastreamento de mutações causadoras de doenças, o que poderá alterar radicalmente a abordagem no tratamento tardio de uma doença para a prevenção da doença, com base na identificação do risco individual. Entretanto, as doenças monogênicas, que podem ser um alvo mais fácil para o desenvolvimento de novas terapias, são, em geral, raras, enquanto as doenças mais comuns são multifatoriais e complexas. Portanto, embora os dados coletados no PGH tenham valor inegável, pode levar algum tempo até que se apliquem a muitas doenças.

A partir dos resultados obtidos pelo PGH, abriram-se novas áreas de estudo, abrangendo não só os genomas, mas também o conjunto de RNAs e proteínas que compõem os organismos.

18.1.4 Limitações do sequenciamento

O esboço da sequência não informa muito, sendo necessárias anotações para a identificação dos genes e de outros elementos funcionais nele contidos. Em geral, os aplicativos genômicos, como o Ensembl* (*Ensembl Genome Browser*), apresentam esse esboço e grande número de anotações, como exemplificado na **Figura 18.1**.

---

*www.ensembl.org.

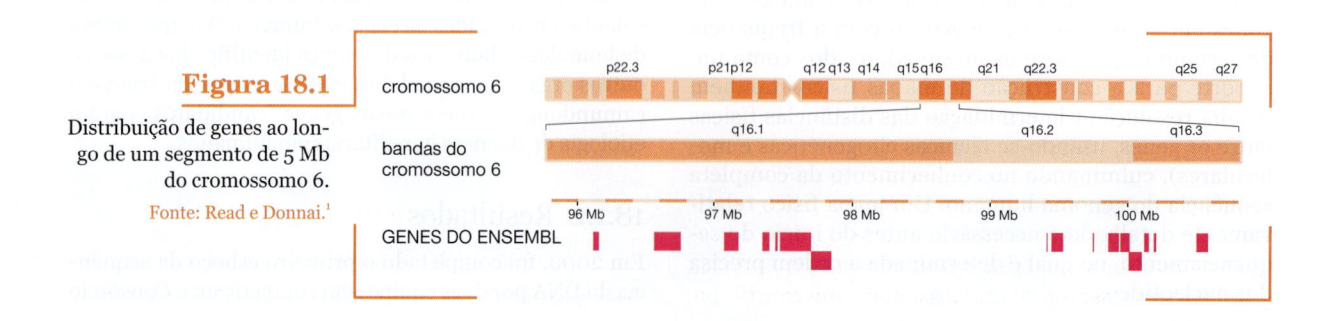

Figura 18.1
Distribuição de genes ao longo de um segmento de 5 Mb do cromossomo 6.
Fonte: Read e Donnai.[1]

Comparando-se a sequência do genoma humano com as de genomas de outros vertebrados (principalmente camundongo, chimpanzé, galinha e peixe-zebra), podem ser observadas as sequências que permaneceram conservadas ao longo da evolução das espécies, correspondendo a cerca de 3% do genoma e, provavelmente, com funções importantes na regulação gênica. Entretanto, ainda não é possível um catálogo completo dos genes, por várias razões. Os pequenos éxons dispersos ao longo de grandes segmentos de DNA são de difícil identificação e os programas computadorizados que analisam essas sequências têm problemas específicos para detectarem os genes cujo produto seja um RNA funcional, em vez de uma proteína. Por consequência, a estimativa atual do número de genes presente no genoma humano, provavelmente, ainda será corrigida.

Mesmo quando houver um catálogo completo dos genes, não será possível conhecer a função específica de cada gene. Diferentemente do genoma das bactérias, em que os genes contêm a maior parte do material genético e são praticamente contíguos, com algum DNA intercalado para acionar os controles que ligam ou desligam a expressão gênica, no genoma humano e de outros vertebrados, os genes contêm uma pequena parte do material genético (aproximadamente 1,5% do DNA) e estão separados ao longo dos cromossomos, com grande quantidade de DNA intergênico, para controlar a expressão gênica, e DNA intragênico, que consiste nos íntrons. Esses, por sua vez, podem incluir pequenos motivos que auxiliam o controle da transcrição ou o encadeamento, porém se desconhece a função de sua maior parte.

Enquanto algumas sequências, que não estão relacionadas aos genes, exercem funções que já são conhecidas, como o DNA que constitui os centrômeros e os telômeros (ver Cap. 1), a maior parte do genoma humano (em torno de 45%) é formada por sequências curtas ou longas de DNA, presentes em grande número de cópias e dispersas ao longo do genoma, cujas funções ainda são uma incógnita. Além dessas repetições, existe uma grande parte de DNA intergênico, formada por sequências curtas de nucleotídeos únicos espalhadas no genoma, de função ainda desconhecida.

Para completar, foram descobertos vários tipos de RNA não codificadores (ou não traduzidos), que exercem os controles da expressão gênica ou da estrutura da cromatina, assunto abordado na seção 18.4 deste capítulo.

18.1.5 Aspectos éticos, legais e sociais relacionados ao Projeto Gemona Humano

A decifração do genoma humano preocupa cientistas e governantes, em relação a problemas éticos, legais e sociais decorrentes dos conhecimentos atuais e futuros acerca do patrimônio genético de nossa espécie. Um dos problemas refere-se ao registro de patentes. O interesse dos laboratórios, especialmente os particulares, está em patentear fragmentos de cromossomos, que constituem patrimônio de toda a humanidade, impedindo sua divulgação para a comunidade científica, ou em adquirir direitos sobre o uso comercial de produtos desenvolvidos com base na pesquisa genética. Há indicações de que, nos Estados Unidos, há patentes registradas sobre, aproximadamente, 20% do genoma humano.

Em meados da década de 1990, cientistas de todo o mundo, inclusive autoridades de alguns países que fazem parte do PGH, lançaram as chamadas Regras das Bermudas, estabelecendo que todos os resultados provenientes do PGH sejam colocados imediatamente em domínio público. Posteriormente, foi estimulada a divulgação de informações obtidas em outros projetos de larga escala, como o Consórcio dos Polimorfismos de Nucleotídeo Único e o Projeto Internacional HapMap, o mapa das variações genéticas nas populações humanas (ver Cap. 14). Os debates continuam ocorrendo e tendem a se intensificar na nova era da medicina personalizada e da análise genômica ampla, permitindo o relacionamento do perfil genético dos pacientes aos melhores fármacos. É possível que muitas proteínas e outras moléculas utilizadas nesses estudos complexos possam ser prejudicadas por cláusulas de licenciamento que impediriam sua comercialização ou fariam aumentar os preços dos planos de saúde. No entanto, o patenteamento da vida é, atualmente, uma prática bem estabelecida, ainda que pareça bizarra, antinatural e preocupante. Governos, legisladores e tribunais norte-americanos adotam, geralmente, uma postura liberal em relação à comercialização de novas biotecnologias. Outras questões éticas vêm surgindo, à medida que os conhecimentos relativos ao nosso genoma aumentam, como a escolha de características genéticas que os pais desejam para seus filhos; a discriminação, por parte dos empregadores, empresas de seguros, agências governamentais ou qualquer outro tipo de discriminação baseada na constituição genética dos indivíduos suscetíveis a apresentarem doença genética; quem deve ter acesso a informações relativas à herança genética de um indivíduo e seus riscos potenciais de doença; até que ponto uma pessoa quer conhecer sua constituição genética, etc.

Essas importantes questões e ainda outras relativas aos aspectos éticos, sociais e legais que envolvem o PGH sempre foram reconhecidas desde o seu início. Por essa razão, foi preparado o programa ELSI* (*Ethical, Legal, and Social Implications of Human Genetics Research* [Implicações éticas, legais e sociais das pesquisas em genética humana]), como parte do PGH, para estudar tais problemas. O programa ELSI é formado por geneticistas, profissionais da bioética, advogados, sociólogos, teólogos, e tem sua atenção voltada para três áreas principais: o impacto do PGH na introdução de novos testes clínicos na prática médica; a determinação de quem terá acesso à constituição genética de uma pessoa, com a garantia de que as informações genéticas dessa pessoa sejam preservadas e não usadas de modo discriminatório; e a definição de meios para educar tanto o pessoal médico quanto o público em geral sobre os aspectos genéticos.

---

*www.genome.gov/ELSI.

18.2 Projeto Epigenoma Humano

O PGH foi concretizado no ano de 2001; no mesmo ano, foi criado o Projeto Epigenoma Humano (PEH). O objetivo desse projeto é identificar, catalogar e interpretar a importância gênica dos padrões de metilação em todos os genes, na maioria dos tecidos. Um estudo piloto desse projeto envolveu o complexo de histocompatibilidade principal (CHP), uma região de alta densidade gênica, que confere grande variabilidade entre os indivíduos da espécie humana. Os primeiros resultados do PEH foram publicados em 2004. Como já abordado (ver Cap. 11), o CHP está localizado no cromossomo 6p, e suas funções são extremamente diversas, relacionadas com o sistema imune inato e adaptativo e associadas com a rejeição de transplantes, doenças autoimunes e imunodeficiências, entre outras. Metilações diferenciais nas citosinas possibilitam evidenciar as diferenças nos padrões de metilação ao longo do genoma, supostamente específica para as ativações de genes, os tipos de tecido e os estados da doença.

Para melhor compreensão do PEH, é necessário saber-se o que o motivou. A maioria das características é codificada por informações genéticas que residem na sequência de bases nucleotídicas do DNA. No entanto, algumas características podem ser causadas por outras alterações que afetam o modo de expressão dessas sequências de DNA. Essas alterações estáveis, transmitidas de uma célula para outra, mas reversíveis, são causadas por fatores que constituem o objeto de estudo da epigenética. A metilação do DNA, as modificações das histonas e a ação de RNAs não codificadores são exemplos de modificações epigenéticas. Os padrões genômicos e os locais dessas modificações podem ser herdados e afetar a expressão gênica, sem alterar a sequência nucleotídica do DNA. Por exemplo, na impressão genômica (ver Cap. 5), o fato de o gene ser transmitido pelo espermatozoide ou pelo ovócito determina o quanto ocorre de metilação. Essa metilação permanece no DNA à medida que passa de uma célula para outra por mitose e, então, determina a expressão ou não do gene na prole. Todavia, a metilação pode ser revertida, quando o DNA é transmitido por meiose, por intermédio de um gameta.

As mudanças reversíveis no DNA que influenciam a expressão das características são também conhecidas como marcas epigenéticas ou marcadores epigenéticos. Como parecem contribuir para o crescimento, o envelhecimento e algumas doenças humanas (p. ex., câncer, diabetes, esquizofrenia, transtornos bipolares e outras doenças complexas), atualmente as marcas epigenéticas estão recebendo mais atenção dos geneticistas. Um dos enfoques é o de que a epigenética pode sugerir novos caminhos para o tratamento dessas doenças. Enquanto as células protegem seu DNA contra mutações, têm como rotina a adição ou o silenciamento das marcas epigenéticas. Em princípio, os fármacos poderiam reparar o código epigenético para ativar ou desativar conjuntos inteiros de genes prejudiciais; por exemplo, os novos medicamentos seriam capazes de reverter alguns danos genéticos que acompanham o envelhecimento ou antecedem o câncer.

18.3 Genômica

O PGH e o desenvolvimento de tecnologias avançadas para estudo dos genomas inauguraram uma nova era na pesquisa biológica, denominada popularmente de "era ômica", pois periodicamente surgem mais áreas de pesquisa evidenciando relações ômicas, como as seguintes, indicadas em obras de vários autores:[2,3]

Farmacogenômica – Desenvolvimento de medicamentos individualizados, com base no perfil genético do indivíduo, em uma condição específica.

Filogenômica – Análise de dados de sequências genômicas obtidos pela genômica funcional, para a resolução de questões evolutivas.

Genômica – Análise dos genomas, que contêm todas as informações biológicas necessárias para a vida e/ou reprodução dos organismos.

Glicômica – Análise dos carboidratos de uma célula ou tecido.

Metabolômica – Análise das proteínas e vias enzimáticas envolvidas no metabolismo celular.

Metagenômica – Análise dos genomas dos organismos presentes em um dado ambiente; também chamada genômica ambiental.

Proteômica – Análise do proteoma, que é o conjunto de todas as proteínas de uma célula ou tecido.

Toxicogenômica – Análise dos efeitos de substâncias químicas tóxicas sobre os genes, inclusive mutações e alterações da expressão gênica causadas pelas toxinas.

Transcritômica – Análise do transcritoma, que é o conjunto de todos os RNAs mensageiros transcritos, e análise qualitativa e quantitativa dos genes que se expressam em uma célula ou tecido.

O estudo dos genomas recebeu a denominação de **genômica**, por Victor A. McKusick e F.H. Ruddle, em 1987. O termo genômica vai além da genética. Enquanto esta última se refere principalmente à hereditariedade, seus mecanismos e consequências, a genômica se refere aos aspectos relativos à biologia celular e molecular, como diferentes tipos de mapas genômicos, sequenciamento dos ácidos nucleicos, reunião, armazenamento e manuseio de dados, identificação de genes, função e interação dos genes, evolução de genomas e outras áreas interdisciplinares que se relacionam a uma grande variedade de genomas em diferentes organismos. Um genoma eucariótico, contido nos cromossomos, é muito maior do que um genoma procariótico, que consiste em um cromossomo circular com genes compactamente organizados.

A partir do sequenciamento dos genomas de microrganismos, é possível a compreensão sobre as funções, relações evolutivas, resistência a antibióticos e outros aspectos metabólicos necessários ao desenvolvimento de novas estratégias terapêuticas.

Atualmente, costuma-se classificar a genômica em genômica estrutural e genômica funcional. A **genômica estrutural** corresponde a sequenciamento, organização e análise das informações genéticas nucleotídicas contidas em um genoma, por meio de mapas físicos e gênicos de seus cromossomos. Esses mapas, construídos mediante uso de diversos métodos de sequenciamento do genoma inteiro (p. ex., estratégias *shotgun* e clone-por-clone, sequenciamento genômico de alta resolução por sequenciadores computadorizados), indicam os locais relativos dos genes, marcadores moleculares e segmentos cromossômicos, essenciais para o posicionamento dos segmentos cromossômicos e o alinhamento dos segmentos sequenciados de DNA em uma sequência de genoma inteiro. A **Figura 18.2** apresenta uma visão geral do sequenciamento por *shotgun* e a montagem do genoma inteiro.

A **genômica funcional** estuda as funções de todos os genes de um genoma ou de todos os genes expressos em uma célula ou um tecido, com base nos RNAs transcritos, nas possíveis proteínas codificadas e nos elementos reguladores dos genes; além de caracterizar as funções dos genes, obtém informações sobre o tempo e a quantidade de sua expressão.

Para tais finalidades, a genômica funcional utiliza tanto técnicas laboratoriais (p. ex., hibridização *in situ*, mutagênese experimental, uso de organismos-modelo, animais transgênicos e nocautes, microarranjos de DNA e varreduras genômicas), como análise computadorizada das sequências gênicas (p. ex., pesquisa de homologias, com base na comparação do DNA e de sequências proteicas do mesmo organismo e de organismos diferentes; pesquisa de domínios e motivos proteicos específicos para prever a função proteica).

A genômica funcional e as tecnologias de alta resolução possibilitam o conhecimento simultâneo das interações de imensa quantidade de produtos gênicos. A maioria das técnicas mencionadas é abordada no Capítulo 17, como os microarranjos de DNA e os perfis de expressão gênica, por isso aqui serão descritas, resumidamente, apenas a varredura do genoma inteiro e a hibridização genômica comparativa de microarranjo (CGH de microarranjo).

A **varredura do genoma inteiro** testa todos os cromossomos de um indivíduo, por meio do maior número possível de lócus marcadores polimórficos, para verificar se há ligação ou associação a um lócus patogênico investigado. Na **Figura 18.3** é mostrada esquematicamente a varredura para os cromossomos 1 a 4, com lócus marcadores polimórficos (riscos verticais de cor laranja acima de cada cromossomo). As curvas nas áreas azuladas indicam o escore LOD para a respectiva

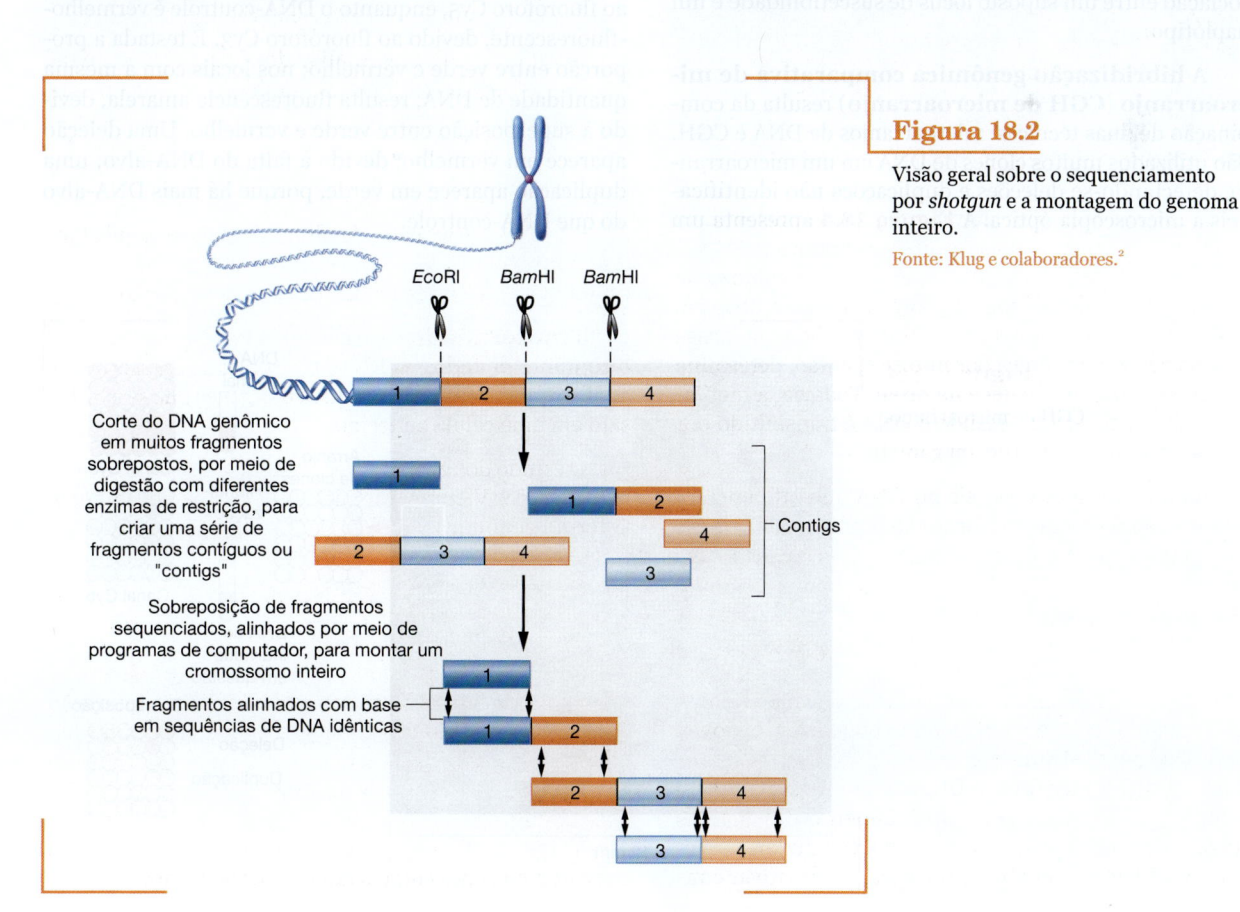

Figura 18.2

Visão geral sobre o sequenciamento por *shotgun* e a montagem do genoma inteiro.

Fonte: Klug e colaboradores.[2]

Figura 18.3

Varredura do genoma inteiro.

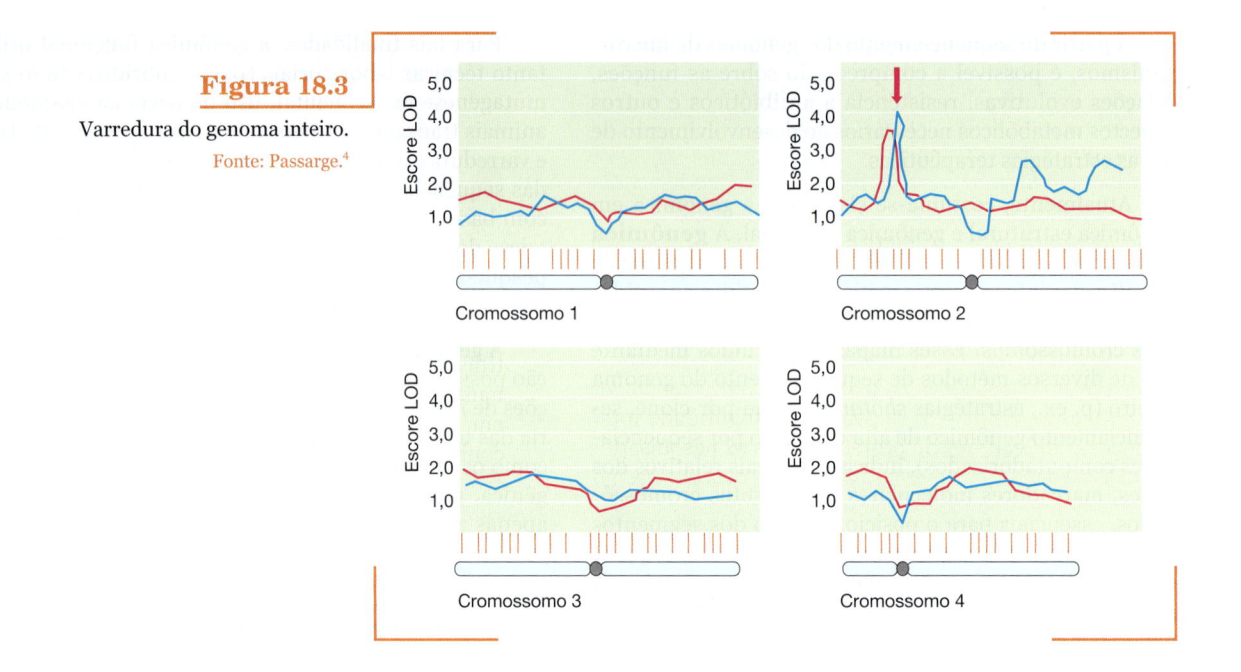

Fonte: Passarge.[4]

posição. No braço curto do cromossomo 2, há um pico (assinalado pela seta vermelha) com escore LOD de 4 entre um lócus patogênico (linha rosa) e o lócus marcador (linha azul), indicando que poderia haver ligação dos dois lócus. É mais frequente a pesquisa por uma associação entre um suposto lócus de suscetibilidade e um haplótipo.

A **hibridização genômica comparativa de microarranjo** (**CGH de microarranjo**) resulta da combinação de duas técnicas: microarranjos de DNA e CGH. São utilizados muitos clones de DNA em um microarranjo, detectando-se deleções e duplicações não identificáveis à microscopia óptica. A **Figura 18.4** apresenta um microarranjo de 12 mm × 12 mm com pontos individuais fluorescentes. Cada ponto corresponde a uma comparação entre o DNA do indivíduo em investigação (DNA-alvo) e um DNA-controle, com diferentes marcadores fluorescentes: o DNA-alvo é verde-fluorescente, devido ao fluoróforo Cy5, enquanto o DNA-controle é vermelho-fluorescente, devido ao fluoróforo Cy3. É testada a proporção entre verde e vermelho; nos locais com a mesma quantidade de DNA, resulta fluorescência amarela, devido à superposição entre verde e vermelho. Uma deleção aparece em vermelho, devido à falta do DNA-alvo; uma duplicação aparece em verde, porque há mais DNA-alvo do que DNA-controle.

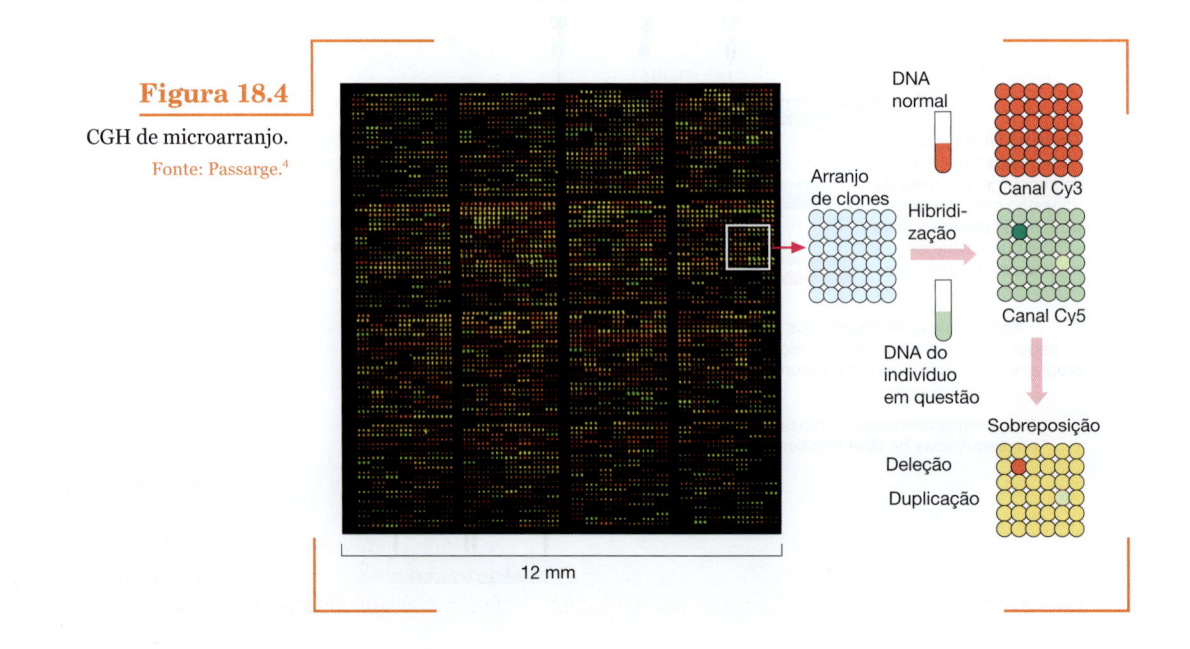

Figura 18.4

CGH de microarranjo.

Fonte: Passarge.[4]

18.3.1 O genoma humano

Uma vez finalizado o PGH, os pesquisadores dedicaram-se à análise da sequência do genoma humano, descobrindo que o número de genes codificadores de proteínas se situa entre 20 mil e 25 mil genes; segundo alguns autores, mais precisamente 22.333 genes. Na 2ª edição deste livro, constava o número de 50 mil a 100 mil genes desse tipo, em parte com base na previsão de que as células humanas produziriam cerca de 100 mil proteínas. Os dados numéricos dos genes foram modificados para 30 mil a 40 mil na sua reimpressão de 2006, em decorrência de estudos publicados no periódico *Science*, em 2001. Por enquanto, ainda não se conhece a quantidade total de genes codificadores de proteínas, mas os pesquisadores da genômica continuam a anotar suas descobertas no genoma humano, e em breve esse número chegará a ser definitivamente estabelecido.

As principais características do genoma humano são as seguintes:

1. Seu tamanho está em torno de 3,2 bilhões de nucleotídeos, mas apenas 25% são transcritos em RNA e menos de 2% correspondem a genes codificadores de proteínas.

2. Os genes ativos geralmente são separados por grandes segmentos de DNA não codificador, grande parte do qual consiste em sequências repetidas derivadas de elementos de transposição (também denominados elementos transponíveis ou transpósons), como as sequências LINE, SINE e *Alu*, uma miscelânea de sequências únicas e DNA compactado (heterocromatina).

3. A sequência genômica tem aproximadamente 99,9% de semelhança em indivíduos de todas as etnias, com a maior parte das diferenças de sequências entre as pessoas sendo devida aos polimorfismos de nucleotídeo único (SNPs) e às variações no número de cópias (CNVs).

4. Os genes não estão distribuídos uniformemente entre os 24 cromossomos humanos; os cromossomos 17, 19 e 22 são os que têm maior densidade gênica, ao passo que os cromossomos 4, 13, 18, X e Y têm as menores densidades.

5. Quanto ao número de genes, o cromossomo 1 é o que contém o maior número e o Y, o menor.

6. Os genes variam em tamanho, número de éxons e número de íntrons; por exemplo, o gene da β-globina tem 3 éxons e 2 íntrons, e o da distrofina, 77 e 76, respectivamente.

7. Os genes de histonas não contêm íntrons, mas existem genes que contêm mais de 300 íntrons, como o gene *TTN*, da proteína muscular titina (OMIM 188840).

8. O gene médio do genoma humano tem, aproximadamente, 27.000 pb de tamanho, com cerca de 9 éxons; esses 27.000 pb estão assim distribuídos: cada éxon interno – 145 pb; cada íntron – 3.365; região codificadora – 1.340; região 5′ não traduzida – 300; região 3′ não traduzida – 770.

9. Muitos genes (mais de 50%) produzem mais de uma proteína, por meio de encadeamentos alternativos; cada gene codifica, em média, 2 ou 3 mRNAs diferentes, o que permite que as células humanas produzam um número muito maior de proteínas.

10. A categoria funcional da maioria dos genes foi identificada com base na clonagem de DNA recombinante entre genes humanos e mutações envolvidas em doenças humanas, comparações entre genes conhecidos e sequências proteicas previstas a partir de outras espécies, e previsões a partir de anotações e análises de domínios e motivos de proteínas funcionais. A **Figura 18.5** mostra o estado atual de conhecimento sobre as funções moleculares dos genes humanos, observando-se que ainda restam em torno de 40% para sua identificação.

18.3.2 Genômica comparativa

A genômica comparativa é a área da genômica dedicada à comparação entre genomas de organismos diversos, quanto ao tamanho do genoma, ao número, a função e a organização de genes, as relações evolutivas, a evolução de genes e genomas e outros aspectos, evidenciando suas semelhanças e diferenças. Além disso, essa área abrange não somente dados das sequências genômicas, mas também do transcritoma e do proteoma, ainda que esses já possuam áreas específicas de estudo.

18.3.2.1 Tamanho do genoma

O tamanho do genoma é o DNA total contido em um genoma nuclear haploide, sendo conhecido como **valor C** (C, de constância desse valor em uma espécie) e medido como o número total de pares de bases dos nucleotídeos, geralmente em milhões de pares de bases (pb) ou megabases (Mb), ou em bilhões de pares de bases (gigabases, Gb). Essa medição também pode ser feita em picogramas (pg; cada pg $\cong$ 978 Mb). Há grande variação no valor C, desde < 10^6 pb para um micoplasma (o menor procarioto) até > 10^{11} pb para a ameba, algumas plantas e vertebrados.

Teoricamente, seria esperado que o tamanho do genoma aumentasse com a sua complexidade, mas não é o que se observa, pois alguns organismos unicelulares, como as amebas, possuem muito maior quantidade de DNA do que eucariotos mais complexos, como os humanos.

Entretanto, observa-se que o tamanho do genoma encontrado em cada filo pode até aumentar com a complexidade crescente, de procariotos a mamíferos; mas depois desse ponto não há boa correlação entre o tamanho do genoma e a complexidade morfológica do organismo, fenômeno que alguns autores, como Thomas,[5] denomi-

Figura 18.5

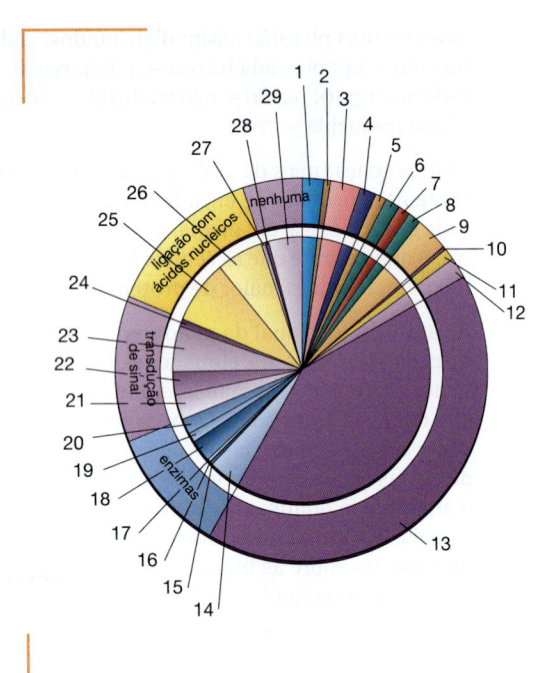

1 = Adesão celular (577, 1,9%)
2 = Chaperonas (159, 0,5%)
3 = Proteínas estruturais citoesqueléticas (876, 2,8%)
4 = Matriz extracelular (437, 1,4%);
5 = Imunoglobulinas (264, 0,9%)
6 = Canais de íons (406, 1,3%)
7 = Motoras (376, 1,2%)
8 = Proteínas estruturais de músculo (296, 1,0%);
9 = Proto-oncogenes (902, 2,9%)
10 = Proteínas de ligação a cálcio seletivas (34, 0,1%)
11 = Transportadores intracelulares (350, 1,1%);
12 = Transportadores (533, 1,7%)
13 = Função molecular desconhecida (12.890, 41,7%)
14 = Hidrolases (1227, 4,0%)
15 = Isomerases (163, 0,5%);
16 = Ligases (56, 0,2%)
17 = Liases (117, 0,4%)
18 = Oxirredutases (656, 2,1%)
19 = Sintases e sintetases (313, 1,0%)
20 = Transferases (610, 2,0%);
21 = Moléculas regulatórias seletivas (988, 3,2%)
22 = Quinases (868, 2,8%)
23 = Receptores (1543, 5,0%)
24 = Moléculas sinalizadoras (376, 1,2%);
25 = Enzimas de ácidos nucleicos (2308, 7,5%)
26 = Fatores de transcrição (1850, 6,0%)
27 = Proteínas transferidoras/carreadoras (203, 0,7%);
28 = Proteínas virais (100, 0,3%)
29 = Miscelânea (1318, 4,3%)

Uma lista preliminar das categorias funcionais em que os genes do genoma humano foram classificados com base na similaridade com proteínas de função conhecida. Os tipos de genes mais comuns são os envolvidos no metabolismo de ácidos nucleicos (7,5% de total dos identificados), os de fatores de transcrição (6%), os de receptores (5%), os de hidrolases (4%), os das proteinoquinases (2,8%) e os das proteínas estruturais citoesqueléticas (2,8%). Um total de 12.809 proteínas previstas (41%) tem funções desconhecidas, o que indica o trabalho que ainda é necessário para nosso genoma ser completamente decifrado.

Fonte: Adaptada de Klug e colaboradores.[2]

nam **paradoxo do valor C**. Exemplificando, o anfíbio *Xenopus tropicalis* e o *Homo sapiens* apresentam genomas de tamanhos semelhantes, mas o segundo é muito mais complexo morfologicamente do que o primeiro. Outros autores, como Gregory,[6] preferem substituir o termo *paradoxo* (contradição ou falta de lógica) por *enigma* (algo de difícil explicação, mas sem contradição) do valor C, porque há muitas razões para que o tamanho do genoma não esteja correlacionado positivamente com a complexidade morfológica do organismo. Uma delas é que o valor C corresponde ao DNA genômico haploide total, que inclui grande quantidade de DNA não codificador, cujas funções (se existentes) ainda não são bem compreendidas, mas poderão vir a ser, com o avanço das pesquisas genéticas.

Por outro lado, algumas pesquisas indicam que o tamanho do genoma pode estar correlacionado positivamente com o tamanho do núcleo e da célula, e negativamente com a taxa de divisão celular, influindo nessas características. Há lógica nesses resultados, uma vez que os procariotos têm células e genomas menores e se replicam mais rapidamente do que os eucariotos, que geralmente têm genomas e células maiores, e necessitam de mais tempo para a replicação do DNA antes das divisões.

Dependendo do grupo considerado, os efeitos da variação no tamanho genômico no nível celular podem resultar em correlações do conteúdo de DNA com tamanho corporal, taxa metabólica, taxa de desenvolvimento, complexidade orgânica, distribuição geográfica e nicho ecológico. Por exemplo, os procariotos com os menores genomas tendem a ocupar *habitats* restritos, como as bactérias que vivem dentro de outros organismos; o ambiente constante e a função metabólica propiciados pelo organismo hospedeiro possibilitam a sobrevivência de bactérias que contêm menos genes. As bactérias com os maiores genomas tendem a ocupar ambientes variáveis e mais complexos, como o solo e os nódulos de raízes de plantas, com recursos abundantes, em que os genes necessários só são úteis ocasionalmente e há pouca necessidade de uma taxa de divisão celular mais rápida.

A **Tabela 18.2** apresenta o tamanho do genoma haploide de alguns vírus, *Archaea* e organismos procariotos e eucariotos, cujos genomas já foram inteiramente sequenciados. Salientam-se alguns aspectos evidenciados nessa tabela:

- Os diferentes tipos de organismos mostram variação crescente em seu tamanho genômico, à medida que

Tabela 18.2 Tamanho do genoma haploide de alguns organismos completamente sequenciados

Tipo de organismo	Espécie	Tamanho do genoma (em milhões de pb)	Observação
Vírus			
	Bacteriófago *MS2*	0,003569	1º genoma de RNA sequenciado
	SV40	0,005224	
	Fago Φ*X174*	0,005386	1º genoma de DNA sequenciado
	Fago λ	0,048502	
Archaea			
	Nanoarchaeum equitans	0,49	
	Methanococcus jannaschii	1,66	
	Methanobacterium thermoautotrophicum	1,75	
	Archaeoglobus fulgidus	2,18	
PROCARIOTOS			
Eubacteria			
	Carsonella ruddii	0,16	O menor genoma conhecido de organismo não viral
	Mycoplasma genitalium	0,58	
	Buchnera aphidicola	0,60	
	Haemophilus influenzae	1,83	1º genoma sequenciado de organismo vivo
	Staphylococcus aureus	2,88	
	Vibrio cholerae	4,03	
	Bacillus subtilis	4,21	
	Mycobacterium tuberculosis	4,41	
	Escherichia coli	4,64	
	Mesorhizobium loti	7,04	
	Bradyrhizobium japonicum	9,11	
EUCARIOTOS			
Plantas			
	Genlisea margaretae	63,40	
	Arabidopsis thaliana	125	1º genoma de planta sequenciado
	Populus trichocarpa	480	
	Physcomitrella patens (musgo)	480	
Fungos			
	Aspergillus nidulans	30	
Animais invertebrados			
	Sachharomyces cerevisiae (levedura)	12	
	Caenorhabditis elegans (nematódeo)	103	1º genoma sequenciado de animal multicelular
	Apis mellifera (abelha)	130	
	Drosophila melanogaster (mosca-das-frutas)	170	
	Anopheles gambiae (mosquito)	278	
	Bombix mori (bicho-da-seda)	530	
	Strongylocentrotus purpuratus (ouriço-do-mar)	814	
	Amoeba dubia (ameba)	670.000	O maior genoma conhecido
Animais vertebrados			
	Takifugu rubripes (baiacu-japonês)	329	
	Tetraodon nigroviridis (baiacu-verde-pintado)	385	
	Danio rerio (peixe-zebra)	1.465	
	Protopterus aethiopicus (piramboia)	130.000	Um dos maiores genomas conhecidos de vertebrados

(continua)

Tabela 18.2 Tamanho do genoma haploide de alguns organismos completamente sequenciados *(continuação)*

Tipo de organismo	Espécie	Tamanho do genoma (em milhões de pb)	Observação
	Canis familiaris (cão)	2.470	
	Rattus norvegicus (rato-marrom)	2.571	
	Mus musculus (camundongo)	2.627	
	Pan troglodytes (chimpanzé)	2.733	
	Macaca mulatta (macaco-reso)	2.870	
	Homo sapiens (humano)	3.223	

Fonte: Klug e colaboradores,[2] Adams e colaboradores,[7] Blattner e colaboradores,[8] C. elegans Sequency Consortium,[9] Fiers e colaboradores,[10] Fleischmann e colaboradores,[11] Pierce,[12] Saccharomyces Genoma Database[13] e Tamanho do genoma (Wikipedia).[14]

aumenta a complexidade biológica do organismo, mas essa variação não é linear, demonstrando o paradoxo (ou enigma) do valor C;

- Os genomas virais, sejam de DNA ou de RNA, são os menores genomas conhecidos até o presente, variando, nos exemplos da tabela, entre 0,0035 Mb e 0,0485 Mb;

- A bactéria *Carsonella ruddii*, que vive dentro de insetos conhecidos como pulgões, é o organismo unicelular que tem o menor genoma (0,16 Mb), com 182 genes. Como seria esperado, o organismo que contém o maior genoma sequenciado até o presente é um eucarioto, porém não se encontra no grupo dos organismos mais complexos; o genoma de 670 bilhões de pb, ou 670 Gb, pertence ao protozoário *Amoeba dubia*, a popular ameba;

- Entre as eubactérias, observa-se variação no tamanho genômico, de 0,16 Mb a pouco mais de 9 Mb, como exemplifica a tabela. Os eucariotos unicelulares, como as leveduras, vivem com genomas pequenos (12 Mb), ainda que maiores do que os das bactérias. Um aumento adicional no tamanho do genoma permite a sobrevivência do fungo limoso (30 Mb), que é capaz de viver tanto na forma unicelular como na multicelular;

- Entre os eucariotos, os fungos mostram os menores genomas (12-30 Mb), inferiores ao menor genoma conhecido de plantas floríferas (63,4 Mb); nas demais plantas apresentadas na tabela, os genomas variam de 125 a 480 Mb, valores semelhantes aos de alguns invertebrados, como a abelha (130 Mb), como também superiores aos de alguns peixes, como o baiacu-japonês (329 Mb);

- Outro aumento na complexidade é necessário para produzir os primeiros organismos verdadeiramente multicelulares, cujos exemplos são os invertebrados apresentados na tabela. Os genomas desses eucariotos, em geral, são maiores do que os dos eucariotos unicelulares e procariotos; no entanto, não há uma correlação entre o tamanho do genoma e a complexidade desses organismos;

- Para a existência de peixes, aves, anfíbios, répteis e mamíferos, foi necessário o aumento do genoma, aí se verificando alguma correlação com a complexidade genética. No entanto, entre os quatro mamíferos apresentados na tabela, existe pouca variação no tamanho genômico (2,5-3,2 Gb), ao contrário da sua crescente complexidade morfológica.

O estudo dos genomas suscitou pesquisas sobre o número mínimo de genes necessários à manutenção da vida. Embora não se conheça esse número em eucariotos, os pequenos genomas bacterianos, como o de *Mycoplasma genitalium*, que possui 483 genes codificadores de proteínas, servem como indicadores do genoma mínimo necessário à vida. Mediante uso de métodos comparativos e experimentais, esse genoma mínimo foi estimado em 256 genes pela genômica comparativa, e 265 a 300 genes por métodos experimentais, sendo estimativas relativamente próximas.

18.3.2.2 Número, função e organização de genes

O *número de genes codificadores de proteínas*, presentes em um genoma nuclear haploide, é referido como **valor G** (G, de *gene number*). Ao verificarem que o número de genes codificadores de proteínas não mostra correlação linear com a complexidade dos organismos, dois pesquisadores[15] denominaram essa contradição de **paradoxo do valor G**, em analogia ao paradoxo do valor C. Também aqui, alguns autores, como Gregory,[6] preferem chamá-lo de enigma do valor G.

A **Figura 18.6** mostra a distribuição comparativa do tamanho dos genomas e do número de genes, em procariotos e eucariotos, evidenciando os paradoxos ou enigmas dos valores C e G.

Os genomas de mamíferos são, em geral, os maiores entre os de eucariotos e procariotos (lembrando, porém, as exceções mostradas na Tab. 18.2), mas nem sempre esse tamanho corresponde à complexidade bioevolutiva dos organismos; por exemplo, o camundongo tem genoma maior do que o do homem. No que se refere ao número de genes codificadores de proteínas, nos diferentes grupos eucarióticos apresentados na tabela, percebe-se a inexistência de correlação linear entre o potencial codificador dos seus genomas e a respectiva quantidade de genes, assim como, também, entre o número de genes e a complexidade bioevolutiva desses organismos. Exemplificando, o ouriço-do-mar tem genoma bem menor do que o do mosquito, mas apresenta maior número de genes; organismos tão diferentes como o peixe e o arroz mostram o maior número de genes, mas não são os mais complexos bioevolutivamente. Os humanos, por sua vez, têm mais genes do que os invertebrados, mas não chegam a ter o dobro do número de genes apresentado pela mosca-da-fruta, por exemplo.

Com relação à *função gênica*, cerca de 50% dos genes identificados em genomas procarióticos têm sua função especificada e somente 25% desses genes não mostram sequências semelhantes às dos genes conhecidos em outras bactérias.

Entre os eucariotos, há um alto grau de homologia entre os genes encontrados em espécies de parentesco próximo ou distante. Por exemplo, o chimpanzé tem, aproximadamente, 98%, o camundongo 80% e o cão 75% de seus genes em comum com os humanos, mas também a galinha e o ouriço-do-mar, a *Drosophila*, o verme cilíndrico, a levedura e certas plantas compartilham respectivamente 60, 50, 40, 30 e 20% de seus genes com os humanos.

O número de genes que codificam funções biológicas básicas, como a replicação do DNA, a transcrição e a tradução tende a ser similar entre as espécies, mesmo quando os genomas diferem em tamanho, o que sugere que tais funções são codificadas por um conjunto básico de genes que não varia entre as espécies. Em compensação, o número de genes que participam da biossíntese, metabolismo de energia, transporte e funções reguladoras varia muito entre as espécies, tendendo a ser maior nas espécies com genomas maiores.

Quanto à *organização dos genes* codificadores de proteínas, em procariotos existe uma alta densidade gênica, em torno de um gene por 1.000 pb de DNA, em média. No genoma bacteriano, há apenas uma pequena quantidade de DNA não codificador (representado por sequências reguladoras ou elementos transponíveis) e muitos óperons (ver Cap. 1); por exemplo, a *Escherichia coli* possui em torno de 600 óperons.

Nos eucariotos, a organização gênica apresenta novidades, em relação à encontrada no grupo dos procariotos. Algumas são aqui abordadas:

Densidade gênica muito variável – Entre os humanos, alguns cromossomos têm alta densidade de genes, como o cromossomo 22 (1 gene/64 kb), enquanto outros a têm baixa, como o cromossomo 13 (1 gene/155 kb); para termos de comparação, citam-se as densidades gênicas verificadas em levedura (1 gene/2 kb) e *Drosophila* (1 gene/13 kb).

Desertos gênicos – Correspondem às regiões cromossômicas com baixa densidade gênica, que são comuns entre os eucariotos, principalmente no genoma humano, em que abrangem, aproximadamente, 20% de seu total.

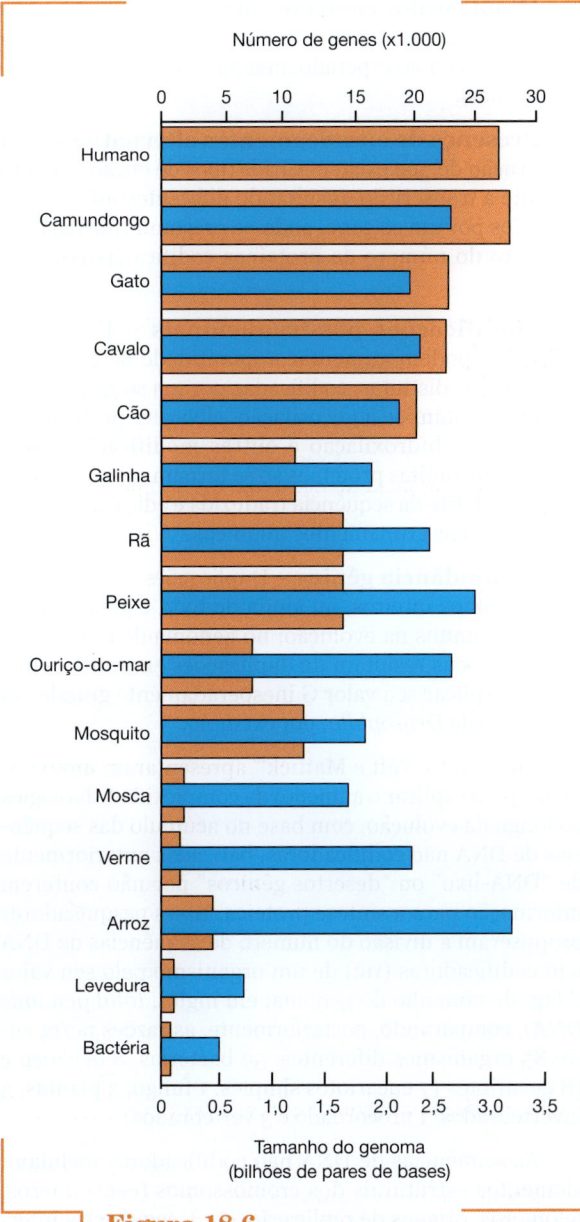

Figura 18.6

Distribuição comparativa do tamanho dos genomas (barras laranjas e valores no eixo horizontal inferior) versus o número de genes (barras azuis e valores do eixo horizontal superior) em diferentes organismos. Dados compilados de informações do NCBI-GenBank (http://ncbi.nlm.nih.gov/genbank) e literatura científica (buscas em http://www.ncbi.nlm.nih.gov/pubmed) referente aos genomas sequenciados de cada espécie: homem (*Homo sapiens*), camundongo (*Mus musculus*), gato (*Felis catus*), cavalo (*Equus caballus*), cão (*Canis lupus familiaris*), galinha (*Gallus gallus*), rã (*Xenopus tropicalis*), peixe (*Danio rerio*), ouriço-do-mar (*Strongylocentrotus purpuratus*), mosquito (*Aedes aegypti*), mosca (*Drosophila malanogaster*), verme (*caenorhabditis elegans*), arroz (*Oryza sativa*), levedura (*Saccharomyces cerevisiae*) e bactéria (*Escherichia coli*).

Íntrons – Encontrados na maior parte dos genes eucarióticos, seu número é muito variável: no genoma de levedura, há 239 íntrons, enquanto um único gene do genoma humano pode apresentar mais de cem íntrons; geralmente, seu tamanho está correlacionado com o tamanho do genoma.

Sequências repetitivas – Presentes na maioria dos genomas eucarióticos, geralmente sua quantidade é maior nas espécies com genomas grandes. Por exemplo, no genoma do milho, representam mais de 60% de seu conteúdo de DNA; no genoma humano, aproximadamente, 50%, e no baiacu-japonês, 2,7%.

Colinearidade entre genomas relacionados – Também chamada de sintenia, significa que muitos genes estão presentes na mesma ordem em genomas relacionados, por serem descendentes de um genoma ancestral comum e sua ordem gênica não ter sido alterada pelos fatores evolutivos. É uma característica constatada em gramíneas (arroz, trigo, cevada, milho, aveia, etc.), nas quais, apesar das grandes diferenças quanto ao tamanho dos genomas e ao número de cromossomos, a posição e a ordem de muitos genes são extremamente conservadas; essa colinearidade também é verificada em parte substancial dos genomas de humanos, chimpanzés e camundongos.

Duplicações de segmentos e famílias multigênicas – Observadas em muitos genomas eucarióticos, entre os quais o humano, em que têm tamanho médio de 15.000 pb e perfazem 4% do genoma; seu papel é importante na evolução, dando origem a novos genes, muitas vezes com novas funções (ver seção 18.3.2.4); as famílias multigênicas são grupos de genes relacionados evolutivamente a partir de um gene ancestral, como as famílias da α-globina e da β-globina, que formam a superfamília de globina da hemoglobina humana (ver Cap. 9).

18.3.2.3 Complexidade e relações evolutivas entre os organismos

Vários autores, como Hahn e Wray,[15] comentam que a evolução da complexidade orgânica deve abranger aspectos mais sutis do que o tamanho dos genomas e o acréscimo de genes, listando alguns deles:

Controle transcricional por diversificação da cis-regulação – Como muitos genes são expressos em vários momentos e órgãos durante o desenvolvimento, o aumento da complexidade do perfil de expressão de uma proteína pode acarretar maior diversidade de funções; portanto, grande parte do genoma ocupada por elementos repetidos pode conter elementos cis-reguladores.

Combinações intergênicas – À medida que aumenta o número de genes em um organismo, as combinações das proteínas codificadas que podem atuar em conjunto no desempenho de funções complexas aumentam muito e com maior rapidez, como é o caso das proteínas das vias metabólicas e de sinalização; portanto, um pequeno acréscimo no valor G pode gerar grande aumento de complexidade para o organismo.

Hipótese do "canivete suíço" – Como explicação para o fato de que alguns genomas (como o humano) têm valor G inferior ao esperado, mas suas proteínas são multifuncionais.

Presença de encadeamentos alternativos – Da observação de que existem vários tipos de encadeamento durante a transcrição, resultando diferentes mRNAs codificados por um só gene, pode-se presumir que haja um aumento do número de proteínas codificadas por esse gene.

Modificações pós-traducionais – Essas modificações podem aumentar a quantidade de proteínas com funções distintas, codificadas por um só gene; como exemplos, citam-se a glicosilação, clivagem proteolítica, fosforilação, hidroxilação e outras modificações, pois sabe-se que muitas proteínas só se tornam ativas após remoção de parte da sequência traduzida e adição covalente de um ou mais grupamentos químicos.

Redundância gênica – Duplicações gênicas ou de cromossomos inteiros, ou ainda de todo o genoma, são eventos comuns na evolução; no genoma de *C. elegans*, 40% dos lócus resultam de duplicações em *tandem* que podem explicar seu valor G inesperadamente grande em relação ao de *Drosophila*, por exemplo.

Entretanto, Taft e Mattick[16] apresentaram um parâmetro para explicar o aumento da complexidade biológica ao longo da evolução, com base no acúmulo das sequências de DNA não codificadoras, batizadas anteriormente de "DNA-lixo" ou "desertos gênicos" por não conterem informação para a síntese proteica. Esses pesquisadores propuseram a divisão do número de sequências de DNA não codificadoras (**nc**) de um organismo pelo seu valor C (**tg**, de tamanho do genoma; em inglês, *total genomic DNA*), comparando, posteriormente, as razões nc/tg entre 85 organismos diferentes: 59 bactérias, 8 *archaea* e 18 eucariotos (7 eucariotos simples, 1 fungo, 3 plantas, 3 invertebrados, 1 urocordado e 3 vertebrados).

As sequências de DNA não codificadoras incluíam: elementos estruturais dos cromossomos (centrômeros, telômeros, origens de replicação, etc.), sequências intergênicas, íntrons de genes codificadores de proteínas, sequências cis-reguladoras com atuação nos níveis de DNA e RNA (promotores, reforçadores e elementos reguladores das regiões 5 e 3' não traduzidas), genes de RNA não codificador, pseudogenes, sequências espaçadoras entre os elementos funcionais e sequências repetitivas. Os resultados, apresentados na **Tabela 18.3**, sugerem que os aumentos gerais na complexidade biológica estão correlacionados positivamente com as razões crescentes nc/tg, ainda que influenciadas por quantidades variáveis de sequências repetitivas de significado funcional incerto.

Todos os procariotos da amostra têm valores nc/tg inferiores a 0,25, enquanto todos os eucariotos têm valores superiores a 0,25, estabelecendo-se uma fronteira entre nucleados e não nucleados. Todos os eucariotos unicelulares têm razões entre 0,26 e 0,52, ao passo que a totalidade dos multicelulares tem razões entre 0,71 e 0,98

Tabela 18.3 Relação entre a complexidade biológica de diferentes grupos de seres vivos e as razões nc/tg

Grupo	Razões nc/tg
Procariotos	< 0,25
Eucariotos unicelulares	0,26-0,52
Eucariotos multicelulares	
Plantas	0,71-0,80
Invertebrados	0,74-0,93
Urocordados	0,87
Vertebrados	0,89-0,98

nc = sequências de DNA não codificadoras; tg = tamanho do genoma.
Fonte: Taft e Mattick[16] e Nunes.[17]

(este último valor referente aos humanos), estabelecendo-se uma fronteira entre unicelulares e multicelulares.

Atualmente, sabe-se que grande parte do DNA não codificador é transcrita, embora não produza proteínas, ou seja, em diferentes espécies o DNA não codificador produz moléculas de RNAs não codificadores. Tais RNAs auxiliam as proteínas na coordenação do metabolismo celular e na definição dos fenótipos dos organismos.

18.3.2.4 Evolução de genes e genomas

Os genes e genomas que existem na atualidade resultam de eventos evolutivos ocorridos antigamente, e são analisados pela filogenômica, alguns sendo mencionados a seguir.

Elementos transponíveis e embaralhamento de éxons – Os elementos transponíveis (ver Cap. 1) só contêm a sequência necessária para a transposição e mudam de um local do genoma para outro, a maioria deixando sua cópia no local de origem. Os eventos de transposição podem causar um acréscimo no número desses elementos no genoma do hospedeiro. Consistindo em grande parte do genoma humano e de outros organismos de diferentes classes, são considerados parasitos genômicos, porque podem causar mutações prejudiciais quando se deslocam e adicionam um DNA que consome tempo e recursos para ser copiado. Talvez os que se repliquem com mais eficiência e menor custo adaptativo sejam favorecidos pela seleção natural (ver Cap. 8) e tendam a se disseminar; por outro lado, é provável que a metilação, mecanismo que serve para desativar certos genes, também funcione no controle dos elementos transponíveis, limitando sua disseminação.

Durante muito tempo, só se conhecia um efeito adaptativo favorável proporcionado pelos elementos transponíveis: a resistência a antibióticos de certas espécies de bactérias, originada de transpósons de plasmídeos. Há pouco mais de uma década, com base em experimentos com os elementos LINE-1 de células humanas em cultura e técnicas de DNA recombinante para ligar um gene marcador a esses elementos, sequenciados após sua transposição, Moran e colaboradores[18] mostraram que os LINE-1 haviam carregado um segmento de DNA da célula hospedeira e mais o gene marcador durante a transposição. A **Figura 18.7** ilustra a série de eventos que pode resultar em mudança de éxons ou de sequências reguladoras para novos locais do genoma. Segundo os autores desses experimentos, os eventos de transposição são importantes para a evolução dos genomas e proporcionam um mecanismo para a hipótese do **embaralhamento de éxons**, aplicável à estrutura éxon/íntron dos genes eucarióticos. A partir desse embaralhamento, podem ser criados novos genes em decorrência da nova localização de partes de genes existentes. Por exemplo, pode-se formar um novo gene com um éxon de um gene, dois de outro e mais um de um terceiro gene, colocados em um contexto diferente e com uma nova combinação de propriedades funcionais.

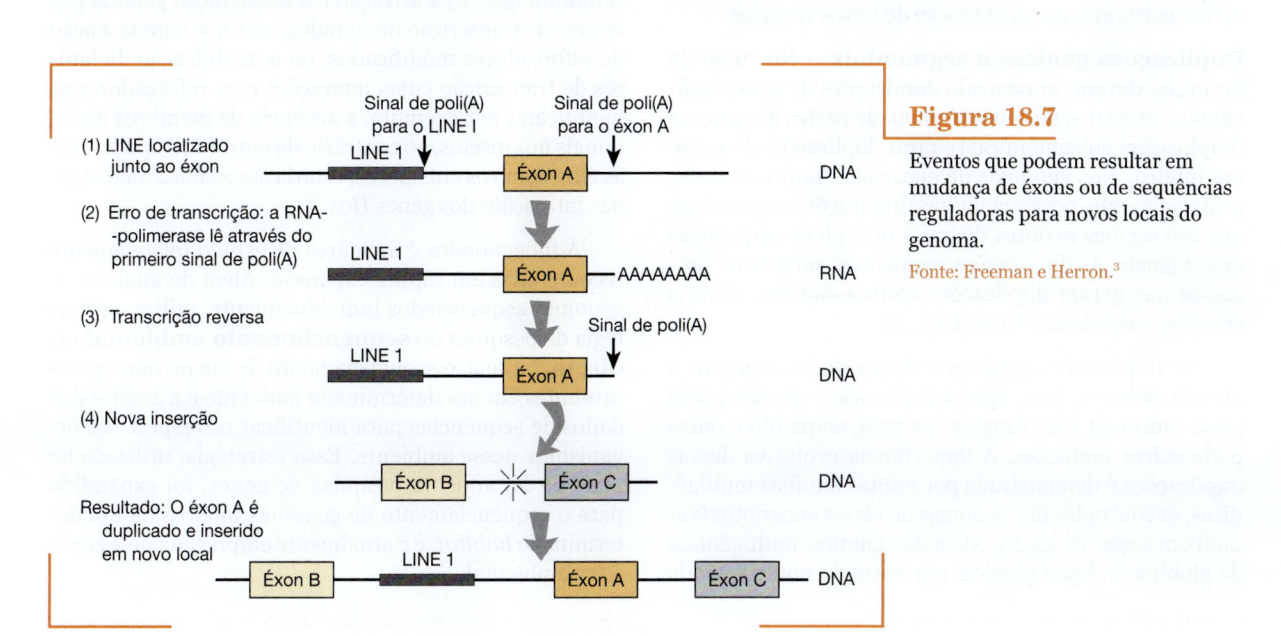

Figura 18.7

Eventos que podem resultar em mudança de éxons ou de sequências reguladoras para novos locais do genoma.
Fonte: Freeman e Herron.[3]

A conexão causal benéfica entre os elementos de transposição e o embaralhamento de éxons parece ocorrer também em outras situações, como na formação de imunoglobulinas de vertebrados, na telomerase, que copia as extremidades dos cromossomos eucarióticos, e nas combinações gênicas vantajosas encontradas no genoma do arroz.

Transferência horizontal ou lateral de genes – Esse fenômeno ocorre quando um ou mais genes passam de uma espécie para outra. Os termos **horizontal** e **lateral** referem-se, aqui, à transmissão de alelos entre espécies na mesma geração, ao contrário da transmissão vertical, em que os alelos são transmitidos na mesma espécie e de uma geração para a seguinte.

Pela transferência horizontal de genes, várias espécies de bactérias, relacionadas proximamente ou não, trocam e adquirem novas informações genéticas ao longo do tempo. Por exemplo, uma análise de duas espécies de eubactérias demonstrou que 20 a 25% de seus genes eram mais semelhantes aos genes de *Archaea* do que aos de outras espécies de eubactérias.

Nos procariotos, essa transferência pode ocorrer mediante captação de DNA do meio ambiente (por transformação), troca de plasmídeos (conjugação) ou vetores virais (durante a infecção, os vírus inserem seu material genético diretamente no cromossomo da bactéria). Nos eucariotos, a maior causa de transferência horizontal de genes é a endossimbiose, em que uma célula de uma espécie diferente passa a viver no interior da célula hospedeira. Por exemplo, é provável que as mitocôndrias e os cloroplastos, organelas encontradas em animais e vegetais, respectivamente, tenham sido originados por endossimbioses que envolviam bactérias.

A transferência horizontal de genes desempenhou um importante papel na evolução dos eucariotos, por possibilitar novas capacidades metabólicas a esses organismos, permitindo-lhes maior eficiência no uso dos recursos existentes ou na obtenção de novos recursos.

Duplicações gênicas e segmentais – No curso da evolução, devem ter ocorrido duplicações de genes individuais, de partes de genes (éxons), de partes do genoma (duplicações subgenômicas) e raras duplicações do genoma inteiro. Nos genomas de eucariotos multicelulares, principalmente, ocorrem muitas duplicações segmentais, que são regiões maiores do que 1.000 pb de sequências quase iguais. As duplicações segmentais surgem de processos que geram duplicações cromossômicas, como o *crossing-over* desigual (ver Cap. 2).

As duplicações gênicas e segmentais atenuam a pressão seletiva, pois, após a duplicação, um dos genes pode continuar suas funções normais, enquanto o outro pode sofrer mutações. A importância evolutiva dessas duplicações é demonstrada por muitas famílias multigênicas, encontradas nos genomas de vários eucariotos (ver também seção 18.3.2.2). Além das famílias multigênicas da globina da hemoglobina, um exemplo notável é o da família de receptores olfativos (OMIM 164342), que consiste em uma das maiores famílias multigênicas humanas, com aproximadamente mil genes, dos quais apenas 350 são funcionais e os restantes são pseudogenes.

Evolução de sequências reguladoras – Além das comparações entre genes codificadores de proteínas, são analisadas as mudanças evolutivas nas sequências de proteínas e de DNA que regulam a expressão gênica.

Após o sequenciamento dos genomas completos de humanos e de chimpanzés comuns, os pesquisadores verificaram que as sequências de DNA dos genes homólogos (genes semelhantes, de diferentes espécies, que descendem de um ancestral comum) codificadores de proteínas de chimpanzés e humanos diferem, praticamente, em 1%, enquanto todas as proteínas homólogas desses organismos diferem, em média, em dois aminoácidos. Então, por que, sendo tão semelhantes geneticamente, os chimpanzés e os humanos são tão diferentes fenotipicamente? Uma das hipóteses mais antigas, que permanece na atualidade, é a de King e Wilson,[19] segundo a qual essas diferenças fenotípicas devem resultar de diferenças na cronologia e na quantidade variável de expressão gênica. Desse modo, os genes reguladores influiriam na expressão de genes codificadores de proteínas.

Outras pesquisas sobre o desenvolvimento embrionário de vários organismos, como *Drosophila*, peixe e camundongo, também relacionam alguns mecanismos de desenvolvimento com mudanças morfológicas evolutivas. Esses mecanismos seriam basicamente: (a) a mudança espacial na expressão dos genes; por exemplo, uma alteração na expressão espacial do gene *Hoxc6* (membro da família gênica *Hox*, que codifica fatores de transcrição com importante atuação durante o desenvolvimento ontogenético animal) poderia ter contribuído para a mudança evolutiva da forma da coluna vertebral, em organismos tão diferentes como serpente, ganso, galinha e camundongo; (b) a ativação e a desativação gênicas por fatores de transcrição inalterados, mas que sofrem a ação de reforçadores modificados, ou a modificação de fatores de transcrição cujas interações com reforçadores se modificam; por exemplo, a ausência de membros abdominais nos insetos, ao contrário de outros artrópodes que as têm, como os crustáceos, estaria associada a mudanças nas interações dos genes *Hox*.

A filogenômica é uma área de estudo relativamente recente, mas em rápida expansão. Além de analisar os genomas sequenciados individualmente, utiliza a estratégia de pesquisa do **sequenciamento ambiental ou direto**, ou seja, o sequenciamento de um ou mais genes presentes em um determinado ambiente e a análise dos dados de sequências para identificar os respectivos organismos nesse ambiente. Essa estratégia, utilizada há mais de 20 anos na pesquisa de genes, foi expandida para o sequenciamento de genomas inteiros de um determinado *habitat*, e é atualmente empregada pela genômica ambiental.

O sequenciamento ambiental tem propiciado maior conhecimento da diversidade de bactérias e *Archaea*, bem como a comparação de genes presentes em *habitats* típicos, grande parte deles com função ainda desconhecida.

18.4 Transcritômica

O conjunto de mRNAs presentes em uma célula, em um determinado tempo, é denominado **transcritoma**. Ainda que constitua menos de 4% do RNA total da célula, o transcritoma é o seu componente mais significativo, pois contém os mRNAs codificadores que especificam a composição do conjunto de proteínas de uma célula, determinando, portanto, a capacidade bioquímica da célula. O transcritoma jamais é sintetizado *de novo*. Toda célula resultante de divisão celular recebe parte do transcritoma de sua célula-mãe e mantém um transcritoma próprio durante toda a sua vida. A transcrição não resulta, portanto, em *síntese* do transcritoma, mas, em vez disso, na sua *manutenção*, mediante substituição de mRNAs que tenham sido degradados, e efetua *mudanças* na composição do transcritoma, ligando e desligando diferentes conjuntos de genes.

A análise dos transcritomas é chamada **transcritômica**, um termo que resume a análise global da expressão gênica de um genoma. Essa análise é feita qualitativamente, identificando-se os genes que se expressam e os que não se expressam e, quantitativamente, avaliando-se os níveis de variação na expressão de diferentes genes.

Embora todas células de um organismo tenham o mesmo genoma, em cada tipo de célula ou tecido, em um determinado momento, certos genes serão expressos com grande intensidade, outros em menor intensidade e alguns não serão expressos. Isso ocorre inclusive nos procariotos e eucariotos mais simples, como as bactérias e as leveduras, respectivamente. Os transcritomas são, portanto, complexos, contendo cópias de centenas, se não milhares, de mRNAs diferentes. Sua análise possibilita a obtenção de **perfis de expressão gênica**, que podem variar de célula para célula, em um mesmo genoma. Geralmente, cada mRNA compõe apenas uma pequena fração do mRNA total, com o tipo mais comum, raramente, contribuindo com mais de 1% desse total. São exceções as células que têm funções bioquímicas muito especializadas, reveladas por transcritomas em que predominam um ou poucos mRNAs. Um exemplo é proporcionado pelas sementes de trigo em desenvolvimento, que sintetizam grandes quantidades da proteína gliadina (um dos componentes do glúten), que são acumuladas no grão latente, fornecendo uma fonte de aminoácidos para a planta germinante. Dentro das sementes em desenvolvimento, os mRNAs para a gliadina podem constituir 30% dos transcritomas de certas células.

18.4.1 Benefícios e técnicas da transcritômica

A análise de transcritomas proporciona avanços no conhecimento de vários aspectos: (1) os padrões normais de expressão gênica, importantes para compreender como uma célula ou um tecido se diferencia durante o desenvolvimento; (2) determinação e controle da expressão gênica sobre a fisiologia de células diferenciadas; (3) os mecanismos de desenvolvimento de doenças que são resultantes ou causadoras de mudanças na expressão gênica das células; (4) como instrumento auxiliar no diagnóstico e no tratamento de várias doenças; (5) os mecanismos de encadeamento (*splicing*) alternativo do mRNA, com perspectivas para aplicações terapêuticas; e (6) as funções reguladoras exercidas pelo RNA não codificador.

Existem diferentes técnicas para a análise de transcritomas. Os métodos baseados em PCR são úteis por sua capacidade de detectar genes que se expressam com baixa intensidade. A análise de microarranjos de DNA ou *chips* de DNA é muito utilizada, porque permite a análise simultânea de todos os genes expressos em uma amostra e a comparação de diferentes transcritomas. Os microarranjos podem ser usados também para comparar padrões de expressão gênica em tecidos diferentes, padrões de expressão gênica em tecidos normais e doentes, para identificar alguns patógenos e para genotipagem, com o objetivo de detectar mutações em genes específicos. Uma descrição das técnicas de PCR e de microarranjos de DNA é encontrada no Capítulo 17.

Os microarranjos geram uma quantidade imensa de dados, porém, mesmo quando controlados de modo apropriado, podem apresentar resultados variáveis devidos às diferenças reais de expressão gênica, mas essa variação também pode ser atribuída a fatores interferentes nas diversas etapas da técnica: preparação do *chip*, síntese do cDNA, hibridização com a sonda ou condições de lavagem. O uso de microarranjos disponíveis comercialmente pode reduzir essa variabilidade.

Para certas áreas da saúde, a análise da expressão gênica já se tornou um importante instrumento de diagnóstico. Por exemplo, o exame do perfil de expressão gênica de um tumor canceroso pode auxiliar no diagnóstico do tipo de tumor, na determinação da probabilidade de metástases tumorais e na estratégia de tratamento mais eficaz, pois a passagem de um tecido normal para um estado patológico geralmente é acompanhada de mudanças na expressão de muitos genes. Esse aspecto é observado na Figura 17.5, que mostra um microarranjo para a análise da expressão gênica em células normais e cancerosas.

Um exemplo de planejamento terapêutico orientado por uma estratégia farmacogenômica é apresentado na **Figura 18.8**. Algumas crianças têm variações na sequência do gene que codifica a enzima tiopurina-metiltransferase (TPMT), que degrada as tiopurinas, cuja estrutura

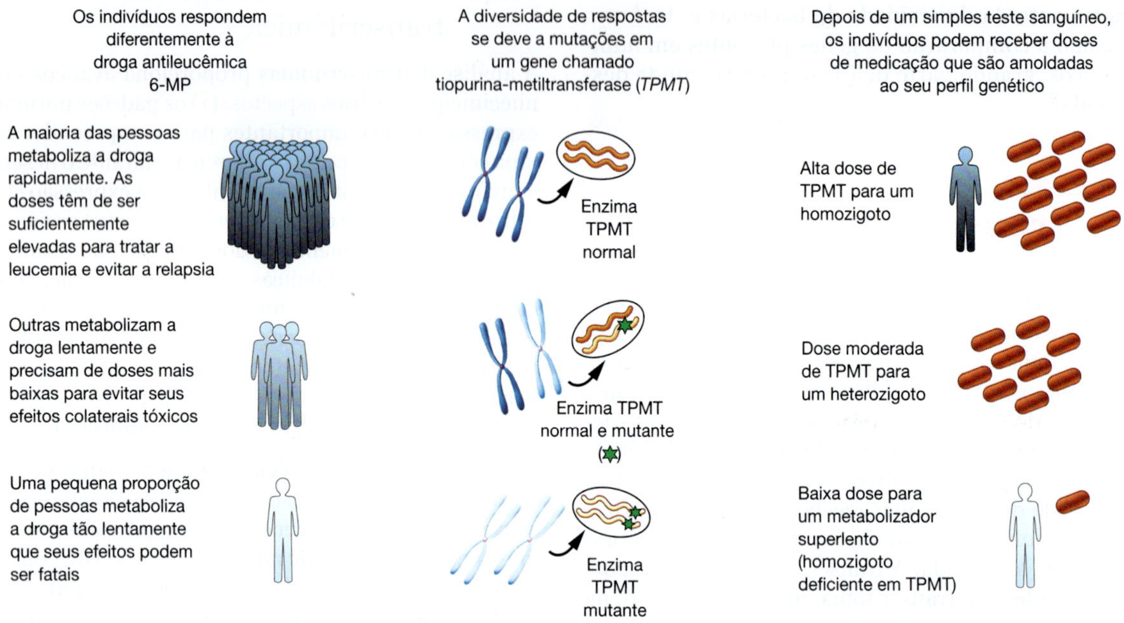

Figura 18.8

Os indivíduos respondem diferentemente à droga antileucêmica 6-MP	A diversidade de respostas se deve a mutações em um gene chamado tiopurina-metiltransferase (*TPMT*)	Depois de um simples teste sanguíneo, os indivíduos podem receber doses de medicação que são amoldadas ao seu perfil genético
A maioria das pessoas metaboliza a droga rapidamente. As doses têm de ser suficientemente elevadas para tratar a leucemia e evitar a relapsia	Enzima TPMT normal	Alta dose de TPMT para um homozigoto
Outras metabolizam a droga lentamente e precisam de doses mais baixas para evitar seus efeitos colaterais tóxicos	Enzima TPMT normal e mutante	Dose moderada de TPMT para um heterozigoto
Uma pequena proporção de pessoas metaboliza a droga tão lentamente que seus efeitos podem ser fatais	Enzima TPMT mutante	Baixa dose para um metabolizador superlento (homozigoto deficiente em TPMT)

Estratégia farmacogenômica para o tratamento de leucemias infantis. Com frequência, indivíduos diferentes com uma mesma doença, no caso, a leucemia infantil, respondem diferentemente ao tratamento com uma droga, por causa de diferenças sutis quanto à expressão gênica. A dose de uma droga anticâncer como a 6-mercaptopurina (6-MP) que funciona para uma pessoa pode ser tóxica para outra. Um simples teste do gene ou da enzima para identificar variações genéticas pode permitir que os médicos prescrevam o tratamento com a droga e a dosagem com base no perfil genético da pessoa.

Fonte: Klug e colaboradores.[2]

química é encontrada nos fármacos usados no tratamento de leucemias, como a 6-mercaptopurina (6-MP). Em indivíduos com mutações no gene *TPMT*, essas drogas podem ser tóxicas. Por isso, os homozigotos normais respondem bem ao tratamento, enquanto os heterozigotos e os homozigotos para a mutação podem ter reações graves ou mesmo fatais a 6-MP.

De acordo com Klug e colaboradores,[2] para a análise de dados de microarranjos, são essenciais alguns programas computadorizados para organizar o perfil de expressão gênica resultante desses dados, oferecendo o exemplo dos *programas de algoritmos de agrupamento*, que podem ser usados para captar dados sobre a intensidade dos pontos em diferentes locais de um microarranjo e para agrupar os dados de expressão gênica de um ou vários microarranjos em imagens de agrupamentos que contêm os resultados de vários experimentos. A análise desses agrupamentos classifica os genes de acordo com sua expressão aumentada (hiperativa) ou diminuída (hipoativa) nas condições experimentais examinadas. A **Figura 18.9** ilustra esse tipo de análise, mostrando grupos hierárquicos de padrões de hiperatividade ou hipoatividade da expressão gênica em levedura.

18.4.2 Encadeamento alternativo do mRNA

O mecanismo do encadeamento alternativo (ver Cap. 1) possibilita que um gene codifique duas ou mais proteínas diferentes, a partir de um mesmo mRNA, como ilustra a **Figura 18.10**. As três proteínas (isoformas alternativas) resultantes são codificadas pelo lócus complexo *GNAS* (OMIM 139320).

Por um lado, no interior de um organismo, esse tipo de encadeamento permite que vários tipos de tecido realizem funções diversas, funcionando com a mesma quantidade limitada de genes. Por outro lado, comparando-se o genoma humano com o de outros organismos, percebe-se a dimensão do papel do encadeamento alternativo em muitos seres que possuem conjuntos de genes relativamente semelhantes. O número médio de transcritos por

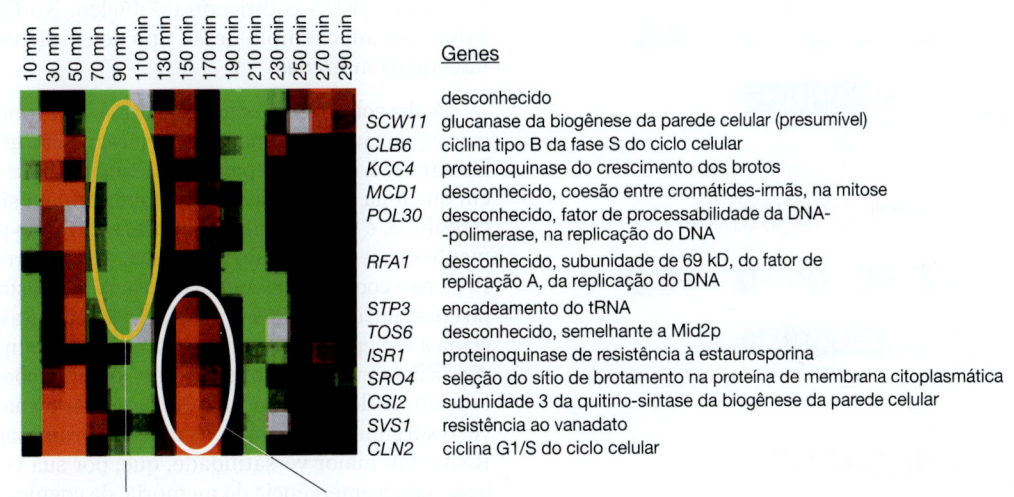

Experimentos 1 a 15

	Genes	
		desconhecido
	SCW11	glucanase da biogênese da parede celular (presumível)
	CLB6	ciclina tipo B da fase S do ciclo celular
	KCC4	proteinoquinase do crescimento dos brotos
	MCD1	desconhecido, coesão entre cromátides-irmãs, na mitose
	POL30	desconhecido, fator de processabilidade da DNA-polimerase, na replicação do DNA
	RFA1	desconhecido, subunidade de 69 kD, do fator de replicação A, da replicação do DNA
	STP3	encadeamento do tRNA
	TOS6	desconhecido, semelhante a Mid2p
	ISR1	proteinoquinase de resistência à estaurosporina
	SRO4	seleção do sítio de brotamento na proteína de membrana citoplasmática
	CSI2	subunidade 3 da quitino-sintase da biogênese da parede celular
	SVS1	resistência ao vanadato
	CLN2	ciclina G1/S do ciclo celular

Grupamento de genes hiporregulados — Grupamento de genes hiper-regulados

Figura 18.9

Grupamentos hierárquicos em um experimento de microarranjos usando amostras de RNA de diferentes culturas de *Saccharomyces cerevisiae*, obtidas por variações no tempo de cultivo (experimentos 1 a 15). As identidades dos genes estão registradas à direita da imagem do arranjo. No arranjo, cor vermelha indica amostra experimental com hiper-regulação, relativamente à amostra-controle, e a cor verde, hiporregulação. A intensidade da cor indica a magnitude da hiper ou da hiporregulação. Os pontos mais brilhantes representam níveis de expressão mais extremos do que os pontos com brilho menos intenso ou pretos. A forma oval em amarelo destaca um grupamento de genes hiporregulados, e a forma oval em branco destaca um grupamento de genes hiper-regulados.

Fonte: Klug e colaboradores.[2]

lócus, em genes examinados pelo projeto Encode (Enciclopédia de Elementos do DNA), é 5,4, grande parte deles resultando em produtos funcionais.

Aparentemente, a prevalência do encadeamento alternativo aumenta na mesma proporção em que aumenta a complexidade do organismo, sendo provável que esse mecanismo tenha contribuído para a evolução de tal complexidade e possa acarretar evoluções futuras. Quando defeituoso, o encadeamento alternativo pode provocar vários tipos de câncer e doenças congênitas. As consequências da exclusão de um único éxon podem ser drásticas para um organismo. A deleção ou remoção de éxons é o tipo mais comum desse encadeamento alternativo em mamíferos, respondendo por, aproximadamente, 40% desse tipo de processamento genético em humanos. Mas há outras formas, como as que mantêm os íntrons no mRNA maduro, que são mais comuns em plantas e organismos multicelulares mais simples.

Mas os pesquisadores já entendem os mecanismos do encadeamento alternativo e começam a pensar em suas futuras aplicações terapêuticas. Uma das possíveis abordagens é fazer com que um segmento curto de nucleotídeos sintéticos de RNA ou DNA, denominados oligonucleotídeos antissenso (ou complementares), se liguem a um alvo específico no DNA ou RNA do paciente. Esses oligonucleotídeos poderiam ser inseridos em células para mascarar um sítio específico de encadeamento ou alguma outra sequência reguladora, transferindo assim a atividade do encadeamento para outro sítio. Essa técnica foi demonstrada em células progenitoras de sangue de indivíduos com β-talassemia (ver Cap. 11), restaurando a produção de hemoglobina funcional, e em células humanas cancerosas em cultura.

Outro modo de usar o encadeamento alternativo em terapia é induzindo as células a incluírem um éxon que normalmente seria deletado, como já foi realizado com células humanas em cultura, para corrigir defeitos nos genes *BRCA1* (OMIM 113705), envolvido no câncer de mama, e *SMN2* (OMIM 601627), ligado à atrofia muscular espinal.

Figura 18.10

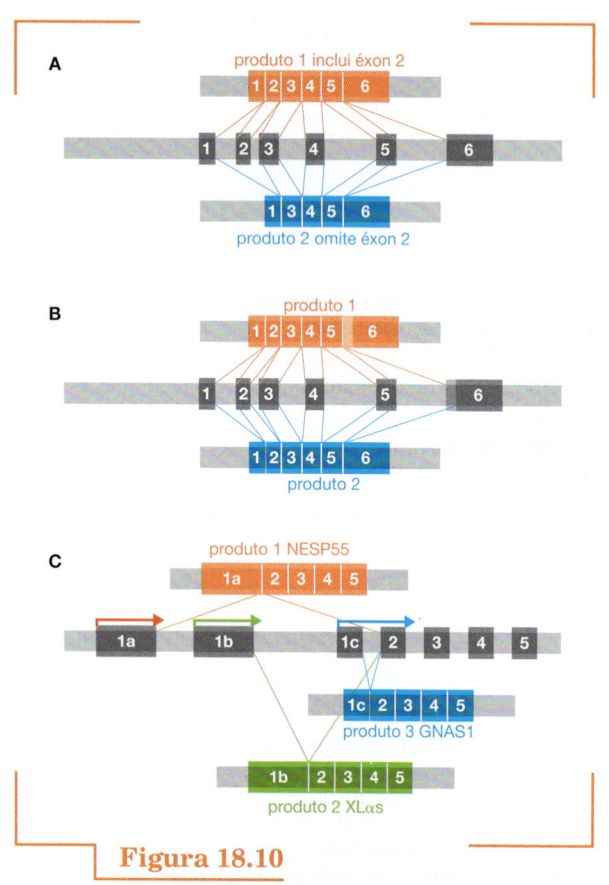

Como um gene pode codificar mais de uma proteína. **A** – Os éxons podem ser, variavelmente, incorporados ou omitidos no mRNA maduro. **B** – Um éxon pode ter dois sítios de encadeamento alternativo. **C** – Um gene pode ter dois ou mais promotores e primeiros éxons alternativos (esse exemplo mostra o gene GNAS1, que codifica três proteínas com denominações diferentes). Qualquer um desses mecanismos pode resultar no uso de uma fase de leitura alternativa para as partes do gene que se encontram a jusante (descendentes). Cerca de 50% de todos os genes humanos usam um ou mais desses mecanismos para codificarem mais de uma proteína. GNAS1 = subunidade α da proteína estimuladora G; NESP55 = proteína secretora neuroendócrina 55; XLαs ou XLAS = variante de GNAS1.

Fonte: Read e Donnai.[1]

18.4.3 Edição do RNA

A edição do RNA é um mecanismo pós-transcricional que modifica a sequência nucleotídica de um pré-mRNA, portanto a sequência do mRNA maduro difere da codificada nos éxons do DNA do qual esse RNA foi transcrito. Pode ocorrer por substituição ou por deleção/inserção de bases, sendo observado em organismos de diferentes níveis de complexidade. Por exemplo, em *Physarum polycephalum*, um mofo do lodo, a edição de seus RNAs mitocondriais se dá por ambos os tipos (substituição e deleção/inserção); no *Trypanosoma*, parasita que causa a doença africana do sono, ocorre por inserção/deleção nos RNAs mitocondriais; nos mamíferos, são frequentes os tipos de edição por substituição no mRNA codificado no núcleo. No Capítulo 1, é descrito um exemplo desse tipo de edição em células intestinais humanas.

A descoberta da edição do RNA teve importantes consequências relacionadas com a regulação gênica. Em humanos, a edição A-para-I (adenosina-para-inosina), em que uma sequência de RNA muda em um sítio muito específico, é bastante generalizada, ocorrendo principalmente em sequências de repetições Alu, que residem no RNA não codificador. A edição A-para-I é bastante ativa no encéfalo, e a edição anormal aparentemente está associada à epilepsia e à depressão. Embora esse tipo de edição ocorra em vários organismos, às repetições Alu são específicas dos primatas e talvez tenham tornado possível o surgimento de um novo nível no processamento de RNA, com maior versatilidade, que, por sua vez, seria a base para a emergência da memória, da cognição e de outras habilidades inovadoras na espécie humana.

18.4.4 RNA não codificador

Em geral, apenas uma pequena parte dos genomas de organismos complexos codifica proteínas, mas a maioria deles é transcrita em RNA. Portanto, uma grande proporção de RNAs transcritos, mas não traduzidos em proteínas, faz parte do chamado RNA não codificador (ncRNA), originado de íntrons ou de regiões intergênicas. Calcula-se que entre 50 e 80% de todos os transcritos de RNA se enquadrem nessa categoria, associada à regulação de vários processos celulares: o encadeamento alternativo, a edição do RNA, o silenciamento gênico, a compensação de dose, a impressão genômica, a metilação do DNA e a formação da heterocromatina.

Segundo Amaral,[20] alguns tipos de RNA não codificador, como o RNA telomerásico (envolvido na síntese dos telômeros cromossômicos) e outros pequenos RNAs, possuem níveis de expressão relativamente constantes, desempenham papéis estruturais ou catalíticos necessários para a viabilidade celular e, por isso, podem ser chamados RNAs não codificadores constitutivos. Entretanto, a maior parte do transcritoma humano é composta por uma espécie de RNA não codificador que não faz parte do grupo dos ncRNAs constitutivos.

18.4.4.1 RNA de interferência

Um exemplo da espécie de RNA não codificador que não apresenta as características do grupo constitutivo é o **RNA de interferência** ou **RNA interferente (RNAi)**, conjunto de sequências de 20 a 30 nucleotídeos que podem estar presentes sob diversas formas, como o pequeno RNA interferente (siRNA, de *short interfering RNA*) e os microRNAs (miRNAs), causando a supressão da tradução. O silenciamento gênico pelo RNAi, descoberto em 1998, é um processo que resulta na inativação de um ou mais genes.

O RNAi era conhecido em algas, vermes e moscas-das-frutas, entre outros organismos, mas passou despercebido durante muito tempo nos mamíferos. Atualmente, o RNAi vem sendo usado em estudos genômicos funcionais, na produção de modelos animais e em aplicações terapêuticas por empresas farmacêuticas que buscam alvos promissores para novos medicamentos. Além disso, as empresas de biotecnologia também consideram que o silenciamento de algum gene pelo RNAi poderia ser uma terapia viável no tratamento do câncer e de infecções virais, por exemplo.

De acordo com Mattick e colaboradores,[21] a descoberta de que grandes quantidades de ncRNAs são transcritas de maneira regulada durante o desenvolvimento orgânico sugerem que esse tipo de RNA também desempenha importante papel nos processos de diferenciação e crescimento dos organismos.

MicroRNAs (miRNAs) – Os microRNAs (miRNAs) são produtos da transcrição de genes presentes em muitos eucariotos, originando-se, portanto, de RNAs precursores. Contêm entre 21 e 23 nucleotídeos de extensão e regiões internas autocomplementares que podem se parear, formando estruturas semelhantes a um "grampo de cabelo" (*hairpin*). Os miRNAs se associam a complexos de endonucleases, denominados RISC (de *RNA-induced silencing complex*), e direcionam o silenciamento pós-transcricional de genes específicos. Alguns estudos indicam que aproximadamente 30% dos genes presentes em humanos têm a expressão modulada por miRNAs, já tendo sido descritos mais de 400 miRNAs.

Pequenos RNAs interferentes (siRNAs) – Originam-se de longas moléculas de RNA de fita dupla (dsRNA, de *double-stranded RNA*) de origem principalmente exógena, como as que derivam dos vírus de RNA, mas, à semelhança com os miRNAs, possuem moléculas pequenas com pouco mais de 20 nucleotídeos e duas bases excedentes em ambas extremidades 3´.

A **Figura 18.11** mostra como se dá a regulação da expressão gênica por meio do processo de interferência do RNA, em que esses dois tipos de ncRNAs têm funções relevantes. O siRNA, mostrado esquematicamente na Figura 18.12A, interage com uma helicase, uma nuclease e outras proteínas, formando o complexo de silenciamento induzido por RNA (RISC). A helicase desenrola o RNA de fita dupla, originando um RNA de fita simples (Fig. 18.12B).

Um exemplo esquemático do silenciamento gênico pós-transcricional (PTGS, de *post-transcriptional gene silencing*), em que a molécula-alvo nesse caso é o mRNA (1), pode ser observado na Figura 18.12C. A helicase do RISC desenrola o siRNA, ao consumir energia originária da clivagem de ATP em ADP (2). A fita simples do siRNA resultante pode ligar-se ao mRNA, sob a forma de fita antissentido (3), enquanto a nuclease do RISC cliva o mRNA de fita simples adjacente (setas vermelhas, em 3), produzindo pequenos fragmentos que não mais poderão ser traduzidos. Esses fragmentos de mRNA são rapidamente destruídos por nucleases celulares (4). Assim, com a degradação do mRNA, o gene correspondente será inativado ou silenciado.

A Figura 18.12.D mostra o silenciamento de um mRNA de fita dupla (1) por outro mecanismo de clivagem, denominado Dícer (cortador), que é uma molécula complexa com atividades de endonuclease e helicase, e corresponde à RNase III. O Dícer liga-se ao mRNA de fita dupla (2), desenrola-o e corta-o (3), formando o siRNA (4).

Resumindo, os miRNAs e os siRNAs possuem muitas semelhanças, diferenciando-se fundamentalmente em sua biogênese, sendo que ambos são processados e atuam por vias relacionadas, envolvendo os mecanismos do RNAi. Suas consequências fisiológicas heterogêneas são observadas, por exemplo, na regulação do ritmo circadiano do mofo-do-pão, na diferenciação da retina em camundongos, no desenvolvimento craniofacial e dentário em mamíferos e na proteção contra o estresse celular, cuja alteração está relacionada com o desenvolvimento de psoríase em humanos.

Os dados obtidos pela transcritômica e a ampliação de seus objetivos propiciaram a percepção de que os genes e o mRNA não consistem no único grupo de instruções ao qual as células estão subordinadas. O RNA não codificador é tão importante como o DNA não codificador e, com os complexos proteicos e epigenéticos, formam uma nova rede de regulação genômica que pode conter os segredos da complexidade dos organismos.

18.5 Proteômica

O **proteoma** é o conjunto total de proteínas expressas, codificadas pelo genoma de um organismo, em um dado período de tempo; mas esse termo também é usado para designar o conjunto total de proteínas de uma célula ou de um tecido. O estudo do proteoma, com a identificação e a caracterização de todas as proteínas codificadas pelo genoma, constitui a **proteômica**.

Apesar do pequeno aumento no número de genes, os vertebrados têm maior diversidade de proteínas do que os invertebrados. Por exemplo, o proteoma humano pode incluir, no mínimo, 100 mil proteínas diferentes, codificadas por menos de 25 mil genes, graças ao encadeamento alternativo e ao processamento pós-traducional de proteínas. Cada célula contém a mesma sequência completa de genes, mas células diferentes expressam várias proteínas também distintas, em quantidades e momentos diversos.

Um modo de se avaliar a quantidade de diversidade das proteínas é pela contagem do número de seus *domínios proteicos*, que são sequências geralmente de 50 a 300 aminoácidos, representativas de módulos funcionais da proteína que se dobram em conformações estáveis e únicas, independentemente do resto da molécula. A **Tabela 18.4** mostra o número estimado de domínios proteicos codificados por alguns genomas eucarióticos. Embora não haja grande diferença entre o número de

Figura 18.11

Papel do RNA de interferência (RNAi) na regulação da expressão gênica. **A** – Pequeno RNA interferente (siRNA). **B** – Complexo de silenciamento induzido por RNA (RISC). **C** – Silenciamento gênico pós-transcricional (PTGS). **D** – Degradação do RNA de fita dupla.

Fonte: Passarge.[4]

A. Via de sinalização RTK

B. Receptores ligados à proteína G

C. AMP cíclico (AMPc)

D. Degradação de AMPc

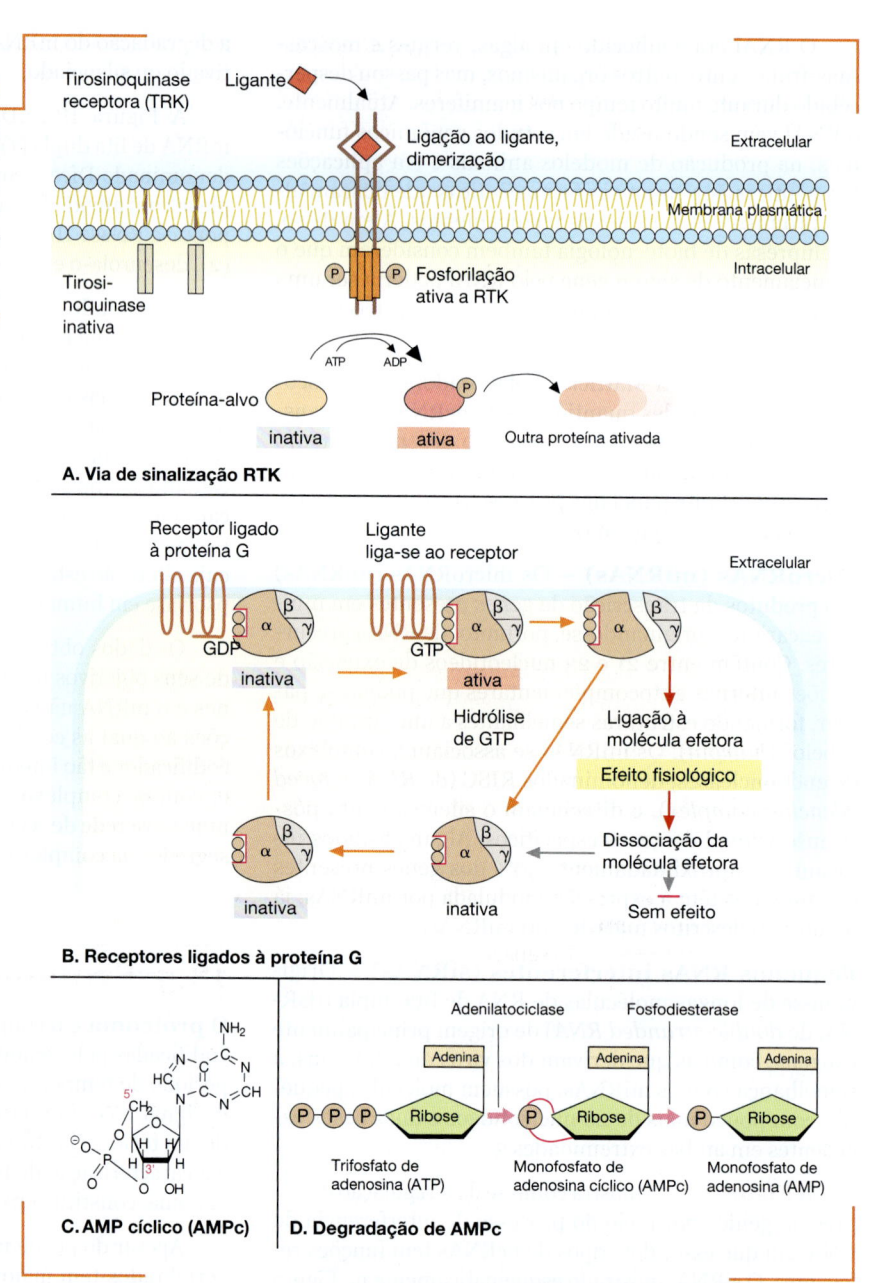

Tabela 18.4 Número estimado de domínios proteicos codificados por alguns genomas eucarióticos

Espécie	Número de domínios proteicos previstos
Saccharomyces cerevisiae (levedura)	851
Arabidopsis thaliana (planta)	1.012
Caenorhabditis elegans (nematódeo)	1.014
Drosophila melanogaster (mosca-das-frutas)	1.035
Homo sapiens (humano)	1.262

Fonte: Pierce.[12]

domínios proteicos das moscas-da-fruta e o de humanos, nesses últimos organismos os domínios são reunidos em mais combinações, que levam a outros tipos de proteínas.

Assim, as proteínas obtêm grande parte de suas funções por meio da combinação de uma quantidade limitada de módulos funcionais, possivelmente em torno de mil.

O conhecimento dos módulos codificados por um gene pode auxiliar na identificação da função de seu produto proteico. Alguns exemplos da estrutura modular das proteínas podem ser observados, acessando-se o banco de dados da estrutura de proteínas, Pfam.*

---

* pfam.sanger.ac.uk

18.5.1 Benefícios e técnicas da proteômica

Em termos de benefício científico, a proteômica fornece informações sobre estrutura, localização e função das proteínas, suas interações com outras proteínas, ácidos nucleicos e metabólitos e modificações pós-traducionais, além de conhecer suas relações com outras proteínas por meio do estudo de domínios proteicos compartilhados e tentar desvendar sua história evolutiva.

O perfil do proteoma de uma célula sofre mudanças dinâmicas, coordenadas parcialmente pelos transcritomas, que regulam a expressão gênica. Ao mesmo tempo, esse perfil é afetado por outros fatores, o que complica, muitas vezes, sua análise.

A importância clínica da proteômica é considerável, porque permite a comparação de proteínas em tecidos normais e doentes, propiciando a identificação de proteínas como bioindicadores de patologias.

O proteoma pode ser considerado como o elo essencial entre o genoma e a célula: por um lado, é o ápice da expressão gênica; por outro, é o ponto de partida para as atividades bioquímicas que constituem a vida celular.

No estudo de um proteoma, inicialmente são separadas as proteínas encontradas em uma célula, para depois serem identificadas, quantificadas e caracterizadas individualmente. A separação das proteínas pode ser realizada pela técnica de **eletroforese em gel bidimensional** (**2D-GE**), também conhecida como **eletroforese em gel de poliacrilamida bidimensional** (**2D-PAGE**), em que as proteínas são separadas em uma dimensão pela sua carga elétrica e em uma segunda dimensão pela sua massa, sendo depois coradas. Hoje já existem variantes dessa técnica. Os princípios gerais da técnica de eletroforese em gel são abordados no Capítulo 17.

Uma técnica relativamente recente usada na proteômica é a **espectrometria de massa**, que analisa amostras proteicas ionizadas em forma gasosa e avalia a relação entre massa e carga (m/z) dos diferentes íons dessas amostras, gerando um espectro que pode ser comparado com um banco de dados que contém sequências proteicas conhecidas. Essa técnica permite identificar uma ou mais proteínas desconhecidas, em uma mistura complexa de proteínas, dosar a quantidade de cada proteína, sequenciar peptídeos, detectar modificações proteicas pós-traducionais e caracterizar complexos multiproteicos.

Variantes dessas técnicas e métodos mais sofisticados, como o **MALDI** (de *matrix-assisted laser desorption ionization*), que pode ser utilizado no estudo de proteínas de diferentes tecidos (sangue, células ou tecidos tumorais), microrganismos e outras substâncias, estão descritos detalhadamente em outros locais, por exemplo, Klug e colaboradores[2] e Pierce.[12] A **Figura 18.12** exemplifica a espectrometria de massa para a identificação de uma proteína desconhecida.

Com base nos microarranjos de DNA, a proteômica já conta com a técnica de **microarranjos de proteínas**, construídos com anticorpos que reconhecem diferentes proteínas, às quais se ligam especificamente. Além de outras aplicações, esses microarranjos são usados para analisar interações entre proteínas, detectar marcadores proteicos de diagnósticos de doenças e revelar microrganismos patogênicos.

A estrutura de alta resolução de uma proteína fornece grande quantidade de informações sobre sua função, localização de sítios ativos e outras moléculas com as quais interage, como os fármacos e outras drogas. No entanto, a determinação da estrutura proteica é um processo lento, que exige a intervenção humana em muitos estágios, por isso os pesquisadores têm como meta, atualmente, desenvolver tecnologias que possibilitem a previsão da estrutura de uma proteína a partir de sua sequência de aminoácidos.

18.6 Bioinformática

A **bioinformática** consiste, basicamente, no planejamento e na aplicação de programas e métodos computacionais para armazenamento, análise e manipulação de informações biológicas, como as sequências de nucleotídeos do DNA e do RNA e as sequências de aminoácidos dos polipeptídeos. Aliando conhecimentos de biologia molecular e ciência da computação, essa área cria e desenvolve bancos de dados, pesquisas de algoritmos e programas computadorizados para detectar sequências específicas de DNA associadas a alguns genes.

Entre as principais aplicações da bioinformática, Klug e colaboradores[2] listam as seguintes: (a) comparações de sequências de DNA, buscando a semelhança entre uma nova sequência e a sequência de todos os genes conhecidos; (b) identificação dos genes em uma sequência genômica; (c) localização das regiões reguladoras dos genes, como promotores e reforçadores; (d) identificação das sequências estruturais, como as sequências teloméricas dos cromossomos; (e) previsão da sequência de aminoácidos de um suposto polipeptídeo, codificado por uma sequência gênica clonada; (f) análise da estrutura proteica e previsão das funções da proteína correspondente, com base nos domínios e motivos identificados; e (g) dedução das relações evolutivas entre os genes e os organismos, com base nas informações sobre a sequência.

Tomando como exemplo a identificação dos genes em uma sequência genômica, em geral, não existem características universais que marquem o início e o fim de um gene, portanto a enorme quantidade de DNA em um genoma e a complexidade da estrutura dos genes dificultam essa tarefa. Basicamente, de acordo com Pierce,[12] há dois enfoques de procura dos genes: o *enfoque inicial*, de varredura da sequência em busca de características contidas em um gene (fases de leitura aberta, com códons iniciadores e finalizadores) e o *enfoque comparativo*, que busca a similaridade entre a sequência nova e sequências

Figura 18.12

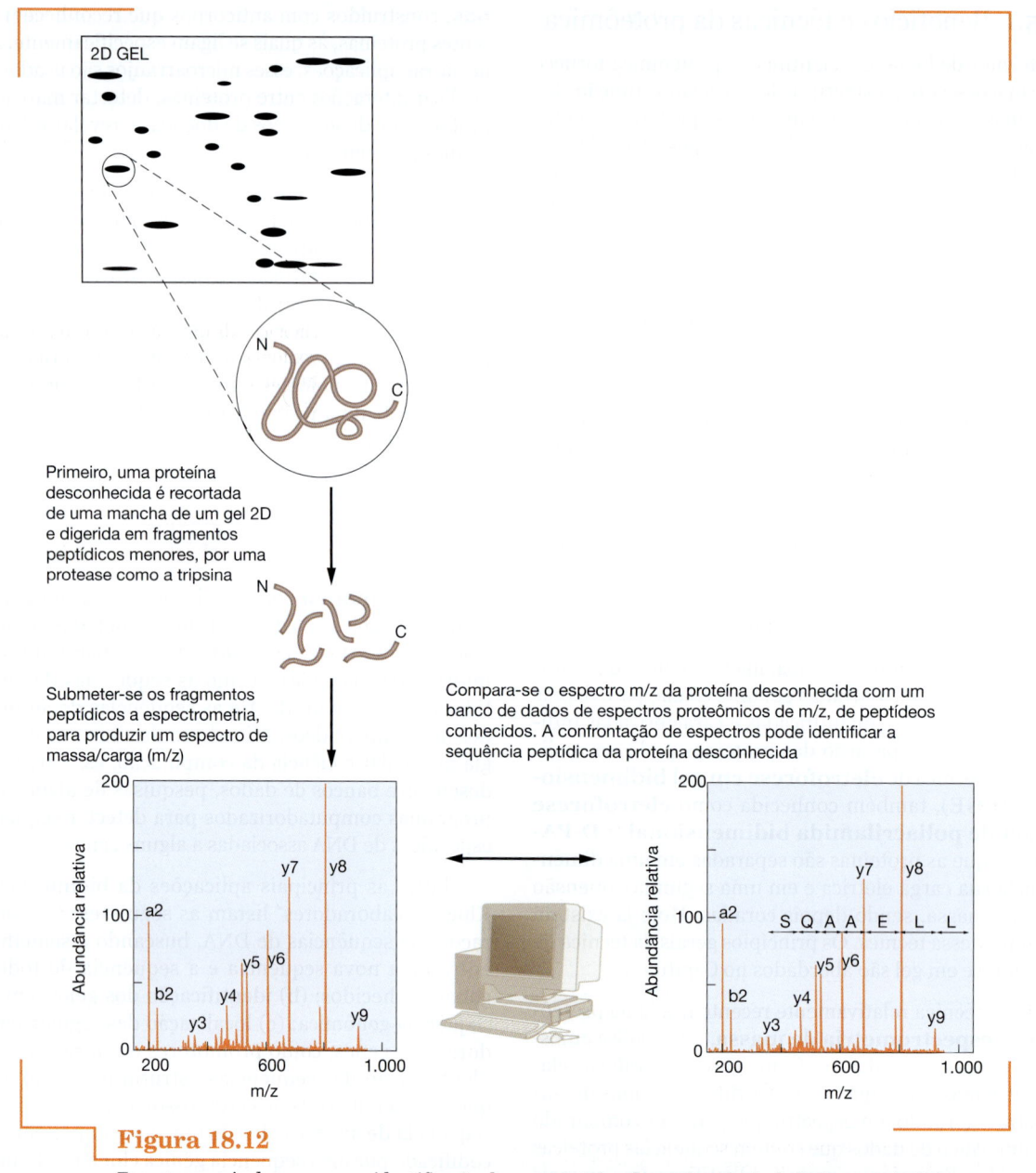

Espectrometria de massa para identificação de uma proteína desconhecida, isolada de um gel 2D. Para identificar a proteína desconhecida, o espectro de massa/carga (m/z) de suas digestões peptídicas por tripsina (determinado, por exemplo, por meio de MALDI) pode ser comparado, quanto à concordância de espectros, com os de um banco de dados proteômicos. Nesse exemplo, foi revelado que o peptídeo tinha a sequência de aminoácidos serina (S)-glutamina (Q)-alanina (A)-alanina (A)-ácido glutâmico (E)-leucina (L)-leucina (L), apresentados no código de aminoácidos de uma letra.

Fonte: Klug e colaboradores.[2]

de genes conhecidos. Contudo, os programas de identificação gênica não são perfeitos, pois a presença de vários íntrons, encadeamentos alternativos, cópias de alguns genes e muito DNA não codificador entre os genes dificulta a identificação exata e a contagem dos genes; portanto, os números de genes resultantes consistem apenas em estimativas.

Uma vez identificadas as sequências e denominados os genes, é feita sua *anotação*, que consiste na análise de dados da sequência nucleotídica do genoma, para identificar os genes codificadores de proteínas, os genes não codificadores, as sequências reguladoras e as funções dos genes. Essa análise depende muito da bioinformática, que possui diversas ferramentas de *software* para realizá-la. Uma limitação do sistema de anotação é que ele só funciona se já existirem sequências gênicas semelhantes nos bancos de dados. A **Figura 18.13** exemplifica a anotação de uma sequência de DNA que contém parte de um gene conhecido.

Ao concluir este capítulo, emerge outra visão da genética, que abre caminho para um novo universo, onde os genes codificadores de proteínas continuam importantes, mas não constituem o único conjunto de instruções para as células; também o DNA e o RNA não codificadores, os mecanismos epigenéticos e os fatores ambientais contribuem, significativamente, para a manutenção da vida e a evolução da complexidade dos organismos.

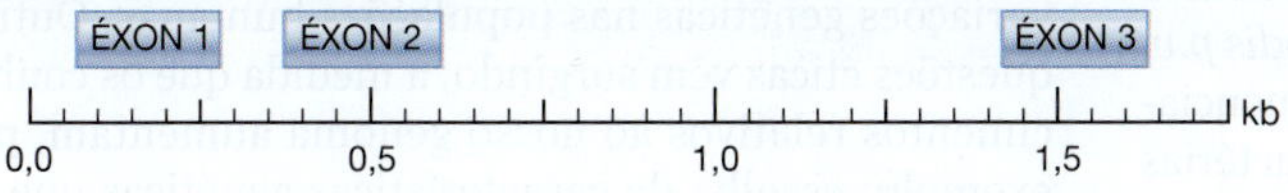

Figura 18.13

Anotação de uma sequência de DNA que contém parte de um gene de β-globina humana. Por convenção, a sequência é apresentada em grupos de 10 nucleotídeos, embora realmente seja contínua. **A** – Se existir um gene nessa sequência, sua localização não é aparente ao simples olhar. **B** – A sequência depois de analisada, mostrando a localização de uma sequência reguladora a montante (em verde). A caixa vermelha indica uma trinca de iniciação, representando um códon de iniciação no mRNA. Fases de leitura abertas de três éxons do gene da β-globina humana são apresentadas em azul. **C** – Representação diagramática de três éxons do gene da β-globina humana (éxons 1, 2 e 3), codificados pela sequência apresentada em **A**.

Fonte: Klug e colaboradores.[2]

⚠ Resumo

O Projeto Genoma Humano (PGH) é um projeto público internacional criado para desenvolver mapas genéticos e físicos detalhados do genoma humano, bem como conhecer toda a sua sequência de nucleotídeos. Esse projeto iniciou oficialmente em outubro de 1990, nos Estados Unidos, com a participação de Reino Unido, França, Japão, Canadá e Alemanha. Entre os países associados ao PGH, encontrava-se o Brasil.

O objetivo essencial do PGH era adquirir informação fundamental relativa à constituição genética do organismo humano, permitindo a localização cromossômica de cada gene, sua estrutura molecular e o papel dos vários genes na saúde e na doença. Como primeiro passo, foram construídos mapas genéticos de alta resolução – ordenamento de genes em cromossomos – e determinadas as distâncias físicas entre os genes, culminando no conhecimento da completa sequência do genoma humano. Um mapa físico relativamente detalhado é necessário antes do início do sequenciamento, no qual é determinada a ordem precisa dos nucleotídeos. Outros objetivos do PGH eram: desenvolvimento de novas tecnologias de DNA para pesquisa do genoma humano e seu sequenciamento; desenvolvimento da bioinformática – o estabelecimento de recursos para a coleção, armazenamento, análise e comunicação dos dados do projeto, o que era vital para que as pessoas envolvidas em qualquer aspecto do PGH tivessem acesso fácil e rápido aos seus dados. Em adição ao projeto do genoma humano, havia projetos de genoma para outras espécies denominados de organismos-modelos, pois muitos de seus genes com funções semelhantes foram conservados ao longo da evolução e mostram surpreendentes similaridades.

Em 2000, foi completado o primeiro esboço da sequência do DNA por duas equipes em competição: o Consórcio internacional público e um laboratório privado norte-americano, o Celera Genomics. O sequenciamento inteiro do genoma humano foi concluído em 2003 pelos dois grupos, em colaboração. Cada grupo publicou seu esboço independentemente em 2001 e a comunicação sobre a sequência completa do genoma humano foi publicada em 2004, pelo Consórcio. A sequência completa do DNA humano foi obtida mediante reunião de milhões de sequências curtas sucessivas, originadas de diferentes indivíduos, que foram montadas na ordem exata nos diferentes cromossomos humanos, para identificação dos produtos gênicos. O esboço da sequência do DNA humano é mantido em uma base de dados pública com acesso gratuito. Vários organismos como as bactérias *Xylella fastidiosa*, *X. axonopodis p.v. citri* e *X. campestris p.v. campestris*, foram sequenciadas por cientistas brasileiros. O estudo dessas bactérias é importante porque atacam o cultivo de frutas e cereais.

O PGH representa um marco histórico no estudo da biologia humana, justificado pela expectativa de benefícios médicos e de conhecimento da estrutura de cada gene humano. Essa informação proporcionará: diagnóstico pré-natal e pré-sintomático mais compreensível em indivíduos suspeitos de serem portadores de genes causadores de doenças; compreensão da função individual dos genes e de seu modo de regulação, para o desenvolvimento de novas terapias, incluindo a terapia gênica; desenvolvimento de técnicas de rastreamento de mutações causadoras de doenças; novas áreas de estudo, abrangendo não só os genomas, mas também o conjunto de RNAs e proteínas que compõem os organismos.

Comparando-se a sequência do genoma humano com as de genomas de outros vertebrados, podem ser observadas as sequências que permaneceram conservadas ao longo da evolução das espécies, correspondendo a cerca de 3% do genoma e, provavelmente, com funções importantes na regulação gênica. Entretanto, ainda não é possível um catálogo completo dos genes, por várias razões. Consequentemente, a estimativa atual do número de genes presente no genoma humano provavelmente ainda será corrigida.

A maior parte do genoma humano (em torno de 45%) é formada por sequências curtas ou longas de DNA, presentes em grande número de cópias e dispersas ao longo do genoma, cujas funções ainda são uma incógnita. Além dessas repetições, existe uma grande parte de DNA intergênico, formada por sequências curtas de nucleotídeos únicos espalhadas no genoma, de função ainda desconhecida. Foram descobertos vários tipos de RNA não traduzidos, que exercem os controles da expressão gênica ou da estrutura da cromatina.

A decifração do genoma humano acarreta problemas éticos, legais e sociais decorrentes dos conhecimentos atuais e futuros acerca do patrimônio genético de nossa espécie. Um dos problemas é o registro de patentes. O interesse dos laboratórios e particulares está em patentear fragmentos de cromossomos, impedindo sua divulgação para a comunidade científica, ou em adquirir direitos sobre o uso comercial de produtos desenvolvidos com base na pesquisa genética. Com as chamadas Regras das Bermudas, ficou estabelecido que todos os resultados provenientes do PGH fossem colocados imediatamente em domínio público. Logo após, foi estimulada a divulgação de informações obtidas em outros projetos de larga escala, como o Consórcio dos Polimorfismos de Nucleotídeo Único e o Projeto Internacional HapMap, o mapa das variações genéticas nas populações humanas. Outras questões éticas vêm surgindo, à medida que os conhecimentos relativos ao nosso genoma aumentam, por exemplo: escolha de características genéticas que os pais desejam para seus filhos; discriminação baseada na constituição genética dos indivíduos suscetíveis a apresentarem doença genética; quem deve ter acesso a informações relativas à herança genética de um indivíduo e seus riscos potenciais de doença; até que ponto uma pessoa quer conhecer sua constituição genética, etc. Essas importantes questões e ainda outras relativas aos aspectos éticos, sociais e legais que envolvem o PGH sempre foram reconhecidas desde o seu início, motivando o programa ELSI* (*Ethical, Legal, and Social Implications of Human Genetics Research*) como parte do PGH, para estudar tais problemas.

No mesmo ano da criação do PGH foi criado o Projeto Epigenoma Humano (PEH), cujo objetivo é identificar, catalogar e interpretar a importância gênica dos padrões de metilação em todos os genes, na maioria dos tecidos. Um estudo piloto desse projeto envolveu o complexo de histocompatibilidade principal (CHP), uma região de alta densidade gênica, que confere grande variabilidade entre os indivíduos da espécie humana. Os primeiros resultados do PEH foram publicados em 2004. A maioria das características é codificada por informações genéticas que residem na sequência de bases nucleotídicas do DNA. No entanto, algumas características podem ser causadas por outras alterações que afetam o modo de expressão dessas sequências de DNA. Essas alterações estáveis, transmitidas de uma célula para outra, mas reversíveis, são causadas por fatores que constituem o objeto de estudo da epigenética. A metilação do DNA, as modificações das histonas e a ação de RNAs não codificadores são exemplos de modificações epigenéticas. Os padrões genômicos e os locais dessas modificações podem ser herdados e afetar a expressão gênica, sem alterar a sequência nucleotídica do DNA. Por exemplo, na impressão genômica, o fato de o gene ser transmitido pelo espermatozoide ou pelo ovócito determina o quanto ocorre de metilação. Essa metilação permanece no DNA à medida que passa de uma célula para outra por mitose e, então, determina a expressão ou não do gene na prole. Todavia, a metilação pode ser revertida, quando o DNA é transmitido por meiose, por intermédio de um gameta. A epigenética pode sugerir novos caminhos para o tratamento de doenças como câncer, diabetes, esquizofrenia, transtornos bipolares e outras doenças complexas.

O PGH e o desenvolvimento de tecnologias avançadas para estudo dos genomas inauguraram uma nova era na pesquisa biológica, denominada popularmente de "era ômica", pois, periodicamente, surgem mais áreas de pesquisa evidenciando relações ômicas, como as seguintes: farmacogenômica, filogenômica, genômica, glicômica, metabolômica, metagenômica, proteômica, toxicogenômica e transcritômica.

Atualmente, costuma-se classificar a genômica em genômica estrutural e genômica funcional. A genômica estrutural corresponde ao sequenciamento, organização e análise das informações genéticas nucleotídicas contidas em um genoma, por meio de mapas físicos e gênicos de seus cromossomos. A genômica funcional estuda as funções de todos os genes de um genoma ou de todos os genes expressos em uma célula ou um tecido, com base nos RNAs transcritos, nas possíveis proteínas codificadas e nos elementos reguladores dos genes, utilizando tanto técnicas laboratoriais como análise computadorizada das sequências gênicas. A genômica funcional e as tecnologias de alta resolução possibilitam o conhecimento simultâneo das interações de imensa quantidade de produtos gênicos. A varredura do genoma inteiro testa todos os cromossomos de um indivíduo, por meio do maior número possível de lócus marcadores polimórficos, para verificar se há ligação ou associação a um lócus patogênico investigado. A CGH de microarranjo resulta da combinação de duas técnicas: microarranjos de DNA e CGH, utilizando muitos clones de DNA em um microarranjo, para detectar deleções e duplicações não identificáveis à microscopia óptica.

A genômica comparativa é a área da genômica dedicada à comparação entre genomas de organismos diversos, quanto ao tamanho do genoma, ao número, a função e a organização de genes, as relações evolutivas, a evolução de genes e genomas e outros aspectos, evidenciando suas semelhanças e diferenças. Além disso, essa área abrange não somente dados das sequências genômicas, mas também do transcritoma e do proteoma, ainda que esses já possuam áreas específicas de estudo.

O conjunto de mRNAs presentes em uma célula, em um determinado tempo, é denominado transcritoma. Ainda que constitua menos de 4% do RNA total da célula, o transcritoma é o seu componente mais significativo, pois contém os mRNAs codificadores que especificam a composição do conjunto de proteínas de uma célula, determinando, portanto, a capacidade bioquímica da célula. O transcritoma jamais é sintetizado *de novo*. Toda célula resultante de divisão celular recebe parte do transcritoma da sua célula-mãe e mantém um transcritoma por toda a sua vida.

A análise do transcritoma, também chamada de transcritômica ou análise global da expressão gênica, é feita qualitativamente, identificando os genes que se expressam e os que não se expressam, e, quantitativamente, avaliando os níveis de variação na expressão de diferentes genes. Embora todas as células de um organismo tenham o mesmo genoma, em cada tipo de célula ou tecido, em um determinado momento, certos genes serão expressos com grande intensidade, outros em menor intensidade e alguns não serão expressos. Isso ocorre inclusive nos procariotos e eucariotos mais simples, como as bactérias e as leveduras, respectivamente. Os transcritomas são, portanto, complexos, contendo cópias de centenas, se não milhares, de mRNAs diferentes.

A transcritômica proporciona avanços no conhecimento de vários aspectos: os padrões normais de expressão gênica, importantes para compreender como uma célula ou um tecido se diferencia durante o desenvolvimento; determinação e controle da expres-

---

*www.genome.gov/10001618.

são gênica sobre a fisiologia de células diferenciadas; os mecanismos de desenvolvimento de doenças que são resultantes ou causadoras de mudanças na expressão gênica das células; como instrumento auxiliar no diagnóstico e no tratamento de várias doenças; os mecanismos de encadeamento (*splicing*) alternativo do mRNA, com perspectivas para aplicações terapêuticas; e as funções reguladoras exercidas pelo RNA não codificador. Existem diferentes técnicas para a análise de transcritomas. Os métodos baseados em PCR são úteis por sua capacidade de detectar genes que se expressam com baixa intensidade. A análise de microarranjos de DNA ou *chips* de DNA é muito utilizada, porque permite a análise simultânea de todos os genes expressos em uma amostra e a comparação de diferentes transcritomas.

O proteoma é o conjunto total de proteínas expressas, codificadas pelo genoma de um organismo, em um dado período de tempo, mas esse termo também é usado para designar o conjunto total de proteínas de uma célula ou de um tecido. O estudo do proteoma, com a identificação e a caracterização de todas as proteínas codificadas pelo genoma, constitui a proteômica. Apesar do pequeno aumento no número de genes, os vertebrados têm muito maior diversidade de proteínas do que os invertebrados. Por exemplo, o proteoma humano pode incluir, no mínimo, 100 mil proteínas diferentes, codificadas por menos de 25 mil genes, graças ao encadeamento alternativo e ao processamento pós-traducional de proteínas. Cada célula contém a mesma sequência completa de genes, mas células diferentes expressam várias proteínas também distintas, em quantidades e momentos diversos.

A proteômica fornece informações sobre estrutura, localização e função das proteínas, suas interações com outras proteínas, ácidos nucleicos e metabólitos e modificações pós-traducionais, além de conhecer suas relações com outras proteínas por meio do estudo de domínios proteicos compartilhados e tentar desvendar sua história evolutiva. O perfil do proteoma de uma célula sofre mudanças dinâmicas, coordenadas, parcialmente, pelos transcritomas, que regulam a expressão gênica. Ao mesmo tempo, esse perfil é afetado por outros fatores, o que complica, muitas vezes, sua análise. A importância clínica da proteômica é considerável, porque permite a comparação de proteínas em tecidos normais e doentes, propiciando a identificação de proteínas como bioindicadores de patologias. No estudo de um proteoma, inicialmente, são separadas as proteínas encontradas em uma célula, para depois serem identificadas, quantificadas e caracterizadas individualmente. A separação das proteínas pode ser realizada pela técnica de eletroforese em gel bidimensional (2D-GE), também conhecida como eletroforese em gel de poliacrilamida bidimensional (2D-PAGE), em que as proteínas são separadas em uma dimensão pela sua carga elétrica e em uma segunda dimensão pela sua massa, sendo depois coradas. Hoje em dia, já existem variantes dessa técnica. Uma técnica relativamente recente é a espectrometria de massa, que permite identificar uma ou mais proteínas desconhecidas, em uma mistura complexa de proteínas, dosar a quantidade de cada proteína, sequenciar peptídeos, detectar modificações proteicas pós-traducionais e caracterizar complexos multiproteicos.

A bioinformática consiste, basicamente, no planejamento e na aplicação de programas e métodos computacionais para armazenamento, análise e manipulação de informações biológicas, como as sequências de nucleotídeos do DNA e do RNA e as sequências de aminoácidos dos polipeptídeos. Aliando conhecimentos de biologia molecular e ciência da computação, essa área cria e desenvolve bancos de dados, pesquisas de algoritmos e programas computadorizados para detectar sequências específicas de DNA associadas a alguns genes. Entre as principais aplicações da bioinformática, estão as seguintes: comparações de sequências de DNA, buscando a semelhança entre uma nova sequência e a sequência de todos os genes conhecidos; identificação dos genes em uma sequência genômica; localização das regiões reguladoras dos genes, como promotores e reforçadores; identificação das sequências estruturais, como as sequências teloméricas dos cromossomos; previsão da sequência de aminoácidos de um suposto polipeptídeo, codificado por uma sequência gênica clonada; análise da estrutura proteica e previsão das funções da proteína correspondente, com base nos domínios e motivos identificados; e dedução das relações evolutivas entre os genes e os organismos, com base nas informações sobre a sequência.

Teste seu conhecimento

1. No que consiste o Projeto do Genoma Humano (PGH) e quais são seus principais objetivos?

2. Cite alguns organismos sequenciados inicialmente e comente alguns resultados do PGH.

3. Qual foi o impacto do PGH para a ciência em geral e para a medicina em particular?

4. Quais as principais implicações éticas, legais e sociais relacionadas ao PGH?

5. O que é o Projeto Epigenoma Humano (PEH)? Quais são seus principais objetivos?

6. No que consiste a "era ômica" e quais as áreas de pesquisa evidenciando relações ômicas?

7. O que é genômica e como essa "ômica" se divide?

8. Faça uma lista das características do genoma humano.

9. O que estuda a genômica comparativa?

10. O que é transcritoma? Como se denomina a sua análise? Quais as técnicas utilizadas para essa análise?

11. O que é proteoma? Como se denomina sua análise? Quais as técnicas utilizadas para essa análise?

12. De que trata a bioinformática?

Exercícios

1. O que é genômica funcional? Em que ela difere da genômica estrutural?

2. Descreva o genoma humano em termos de tamanho e de sua porcentagem que codifica proteínas. Faça uma lista de outras características desse genoma.

3. Pode-se dizer que a moderna biologia está experimentando uma revolução "ômica". O que significa isso? Explique sua resposta.

4. Qual é a relação entre o tamanho do genoma e o número de genes nos procariotos? E nos eucariotos?

5. O que significam "valor C" e "paradoxo do valor C"?

6. O que significa a relação nc/tg?

7. As duplicações segmentais têm um papel importante na evolução porque:

    ( ) eliminam sequências repetitivas produzidas por transposição
    ( ) dão origem a novos genes e famílias multigênicas
    ( ) mantêm constante o número de genes em um genoma
    ( ) favorecem o encadeamento alternativo

8. O que significa DNA não codificador?

9. Cite e comente três eventos evolutivos estudados pela filogenômica.

10. O que você sabe sobre o RNA não codificador?

11. Por que é importante o conhecimento da estrutura de uma proteína?

12. Quais as diferenças entre genômica, transcritômica e proteômica?

13. Se no genoma humano existem, aproximadamente, 20 mil genes e no proteoma humano existem 100 mil proteínas ou até mais, explique como isso é possível, à vista da ideia de que cada gene codifica uma cadeia polipeptídica.

Referências

1. Read A, Donnai D. Genética clínica: uma nova abordagem. Porto Alegre: Artmed; 2008.

2. Klug WS, Cummings MR, Spencer CA, Palladino MA. Conceitos de genética. 9. ed. Porto Alegre: Artmed; 2010.

3. Freeman S, Herron JC. Análise evolutiva. 4. ed. Porto Alegre: Artmed; 2009.

4. Passarge E. Genética: texto e atlas. 3. ed. Porto Alegre: Artmed; 2011.

5. Thomas CA Jr. The genetic organization of chromosomes. Annu Rev Genet. 1971;5:237-56.

6. Gregory TR. Human gene number: surprising (at first) but non paradoxical [Internet]. 2007 [capturado em 25 ago. 2012]. Disponível em: http://www.genomicron.evolverzone.com/2007/05/human-gene-number-surprising-at-first/.

7. Adams MD, Celniker SE, Holt RA, Evans CA, Gocayne JD, Amanatides PG, et al. The genome sequence of Drosophila melanogaster. Science. 2000;287(5461):2185-95.

8. Blattner FR, Plunkett G 3rd, Bloch CA, Perna NT, Burland V, Riley M, et al. The complete genome sequence of Escherichia coli K-12. Science. 1997;277(5331):1453-62.

9. C. elegans Sequencing Consortium. Genome sequence of the nematode C. elegans: a platform for investigating biology. Science. 1998;282(5396):2012-8.

10. Fiers W, Contreras R, Duerinck F, Haegeman G, Iserentant D, Merregaert J, et al. Complete nucleotide sequence of bacteriophage MS2 RNA: primary and secondary structure of the replicase gene. Nature. 1976;260(5551):500-7.

11. Fleischmann RD, Adams MD, White O, Clayton RA, Kirkness EF, Kerlavage AR, et al. Whole-genome random sequencing and assembly of Haemophilus influenzae Rd. Science. 1995;269(5223):496-512.

12. Pierce BA. Genética um enfoque conceitual. Rio de Janeiro: Guanabara Koogan; 2011.

13. Saccharomyces Genome Database (SGD) [Internet]. Stanford: Board of Trustees of Leland Stanford Junior University; c1997-2012 [capturado em 25 ago. 2012]. Disponível em: http://www.yeastgenome.org/.

14. Tamanho do genoma [Internet]. Wikimedia Foundation; 2012 [capturado em 25 ago. 2012]. Disponível em: http://pt.wikipedia.org/w/index.php?title=Tamanho_do_genoma&oldid=30343064>.

15. Hahn MW, Wray GA. The g-value paradox. Evolut Develop. 2002;4(2):73-5.

16. Taft RJ, Mattick JS. Increasing biological complexity is positively correlated with the relative genome-wide expansion of non-protein-coding DNA sequences. Genome Biology [Internet] 2003 [capturado em 25 ago. 2012];5(1):P1. Disponível em: http://genomebiology.com/2003/5/1/P1].

17. Nunes FMF. Genes, genomas, RNAs não codificadores e a complexidade biológica. Genética na escola [Internet] 2011 [capturado em 25 ago. 2012];6(1):80-3. Disponível em: http://www.geneticanaescola.com.br/ano6vol1/MS13_013.pdf.

18. Moran JV, DeBerardinis RJ, Kazazian HH Jr. Exon shuffling by L1 retrotransposition. Science. 1999;283(5407):1530-4.

19. King MC, Wilson AC. Evolution at two levels in humans and chimpanzees. Science. 1975;188(4184):107-16.

20. Amaral PP. Estudo de biossíntese e regulação de RNAs não codificadores intrônicos em células humanas [dissertação]. São Paulo: USP; 2006.

21. Mattick JS, Amaral PP, Dinger ME, Mercer TR, Mehler MF. RNA regulation of epigenetic process (review article). BioEssays 2009; 31:51-9.

Leituras recomendadas

Ast G. Complexidade alternativa. Sci Am (Brasil) Esp. 2003;(16):26-33.

Gibbs WW. Além do DNA. Sci Am (Brasil) Esp. 2003;(16):44-51.

Gregory TR. Genome size and developmental complexity. Genetica. 2002;115(1):131-46.

Mattick JS. Páginas ocultas no livro da vida. Sci Am (Brasil) Esp. 2003;(16):18-25.

Misteli T. A vida íntima do genoma. Sci Am (Brasil). 2011;9(106):40-7.

Robinson WM, Borges-Osório MR. Genética para odontologia. Porto Alegre: Artmed; 2006.

Stix G. Genoma humano: propriedade privada. Sci Am (Brasil) Esp. 2003;(16):76-82.

Taft RJ, Pheasant M, Mattick JS. The relationship between non-protein-coding DNA and eukaryotic complexity. Bioessays. 2007;29(3):288-99.

Sites recomendados

Departament of Genetics at Washington University St. Louis [Intenet]. St. Louis: Washington University Genetics; c2012 [capturado em 25 ago. 2012]. Disponível em: http://genetics.wustl.edu.

ELSI research program. [Internet]. Bethesda: National Human Genome Research Institute; c2012 [capturado em 25 ago. 2012]. Disponível em: http://www.genome.gov/10001618.

Ensembl genome brownser [Internet]. Cambridge: Trust Sanger Institute; c2012 [capturado em 25 ago. 2012]. Disponível em: http://www.ensembl.org/.

International HapMap Project [Internet]. Bethesda: NCBI; c2012 [capturado em 25 ago. 2012]. Disponível em: http://hapmap.ncbi.nlm.nih.gov.

OMIM: online Mendelian nheritance in man [Internet]. Bethesda: NCBI; c2012 [capturado em 25 ago. 2012]. Disponível em: http://www.ncbi.nlm.nih.gov/omim.

Pfam 26.0 [Internet]. Cambridge: Trust Sanger Institute; c2012 [capturado em 25 ago. 2012]. Disponível em: http://pfam.sanger.ac.uk/.

Capítulo 19

Aconselhamento Genético e Diagnóstico Pré-natal das Doenças Genéticas

19.1 Aconselhamento genético 631
    19.1.1 Considerações gerais 631
    19.1.2 Conceito e objetivos 631
    19.1.3 Tipos de aconselhamento 631
    19.1.4 Etapas do aconselhamento genético 632
        19.1.4.1 Estabelecimento do diagnóstico 632
        19.1.4.2 Estimativa de riscos de ocorrência ou recorrência 633
        19.1.4.3 Acompanhamento do paciente e seus familiares 634
        19.1.4.4 Comunicação e discussão das informações 634
    19.1.5 Impacto da doença genética no paciente e em sua família 635
    19.1.6 Indicações para o aconselhamento genético 635
    19.1.7 Etiologia e investigação das doenças genéticas 636
    19.1.8 Medidas úteis quando há suspeita de doença genética 637
    19.1.9 Triagem de doenças genéticas 637
        19.1.9.1 Critérios para os programas de triagem 637
        19.1.9.2 Classificação dos tipos de triagem 637
    19.1.10 Problemas especiais no aconselhamento genético 639
        19.1.10.1 Consanguinidade e incesto 639
        19.1.10.2 Adoção e distúrbios genéticos 640
        19.1.10.3 Investigação de paternidade 640

19.2 Diagnóstico pré-natal das doenças genéticas 641
    19.2.1 Generalidades 641
    19.2.2 Principais técnicas para o diagnóstico pré-natal de doenças genéticas e defeitos congênitos 642
        19.2.2.1 Técnicas não invasivas 642
        19.2.2.2 Técnicas invasivas 644

19.2.3 Análise de DNA para diagnóstico pré-natal   647
19.2.4 Diagnóstico genético de pré-implantação   647
    19.2.4.1 Exame do embrião   647
    19.2.4.2 Exame do corpúsculo polar   647
19.2.5 Detecção de células fetais na circulação materna   648
19.2.6 Indicações para o diagnóstico pré-natal   648
    19.2.6.1 Idade materna   648
    19.2.6.2 História familiar de uma anormalidade cromossômica   649
    19.2.6.3 História familiar de doenças de herança monogênica   650
    19.2.6.4 História familiar de doenças metabólicas   650
    19.2.6.5 História familiar de defeitos do tubo neural   650
    19.2.6.6 História familiar de outras anormalidades estruturais congênitas   650
    19.2.6.7 Outros fatores de risco   650
19.2.7 Resultados, limitações e/ou problemas decorrentes do diagnóstico pré-natal   650
    19.2.7.1 Interrupção da gestação   650
    19.2.7.2 Tratamento pré-natal   651
19.2.8 O efeito do diagnóstico pré-natal sobre a prevenção de doenças hereditárias   651
19.2.9 Algumas questões éticas   651

Caso clínico

Augusto e Adelaide tinham um único filho, Paulo, com 7 anos; moravam em uma na zona rural, onde os cuidados médicos eram precários. A família estava vivendo com dificuldades econômicas, pois a região onde moravam havia passado por períodos intermitentes de chuvas intensas, a ponto de a família perder tudo o que possuía e ter de ir morar junto aos genitores de Adelaide, em uma zona distante, porém perto da capital do Estado onde seus pais viviam. Assim que chegaram, a mãe de Adelaide notou que o neto era diferente de outras crianças de sua idade; constrangida, comentou isso com sua filha, que lhe confidenciou a preocupação dela e do marido com a falta de progresso de Paulo. Todos achavam que devia ser porque, pelas circunstâncias da família, o menino ainda não havia ingressado na escola. Matricularam-no, então, em uma escola, e, ao fazer a avaliação do menino, os professores observaram que Paulo tinha graves problemas de aprendizagem. Por isso, encaminharam-no a um psicólogo educacional, que, por sua vez, recomendou uma consulta a um pediatra. Ao examiná-lo, o médico encontrou as características típicas de uma doença rara, a fenilcetonúria: Paulo apresentava estatura baixa, microcefalia e eczema; seus olhos eram azuis, e a pele e o cabelo muito claros. Era hiperativo e, quando reprimido, costumava balançar o corpo. Exalava um odor de mofo, embora parecesse bem cuidado pelos genitores. Foi encaminhado a um laboratório, a fim de realizar alguns exames: níveis de ácido fenilpirúvico e de fenilalanina em amostras de urina e sangue, respectivamente. Os resultados confirmaram a suspeita do pediatra. Enquanto Paulo fazia os exames prescritos, Adelaide constatou que estava grávida. Ao saber que seu primogênito tinha uma doença grave e hereditária, preocupou-se com a saúde do novo bebê. Dadas as dificuldades que estavam enfrentando, Adelaide e seu marido pensaram na possibilidade de interromper a gravidez, pois temiam não poder arcar com tantas responsabilidades, caso a criança em gestação tivesse algum problema de saúde. Apesar de suas reservas em relação ao aborto, discutiram o problema com o médico, e este lhes explicou que, mesmo que a nova criança fosse afetada (risco de 25%), poderia ser tratada. Pediram, então, que Paulo se submetesse a esse tratamento, porém o médico lhes explicou que o tratamento só seria eficaz se fosse iniciado logo após o nascimento (ver Cap. 10). O casal quis saber se o bebê poderia ser testado logo após o nascimento. Foi-lhes assegurado que sim. Alguns meses após, Adelaide deu à luz uma menina saudável. Antes de mãe e filha receberem alta do hospital, três dias após o parto, foi coletada uma pequena quantidade de sangue, mediante uma picada no calcanhar da criança, para realização do teste do pezinho. Após a picada, o sangue do bebê foi coletado por um papel-filtro especial (papel ou cartão de Guthrie), que foi enviado ao laboratório, para dosagem do nível de fenilalanina no sangue, e o resultado foi normal.[1]

Comentário

O **teste do pezinho** é um exame laboratorial simples, conhecido também como exame de triagem neonatal, cujo objetivo é detectar precocemente doenças metabólicas, genéticas e/ou infecciosas que poderão causar lesões irreversíveis no bebê, como a deficiência mental. O diagnóstico precoce oferece condições de um tratamento iniciado nas primeiras semanas de vida, evitando a deficiência.

Em 6 de junho de 2001, foi instituído, no Brasil, o Programa Nacional de Triagem Neonatal (PNTN). A partir de então, toda criança nascida em território nacional tem o direito à triagem neonatal (teste do pezinho). No Sistema Único de Saúde (SUS), o PNTN é gratuito. Essa triagem cobre a identificação de até quatro doenças, mas nem todos os estados brasileiros realizam os quatro testes. O PNTN prevê três fases do teste do pezinho, às quais os estados devem se adequar: 1ª fase – fenilcetonúria e hipotireoidismo congênito (ver Cap. 10); 2ª fase – anemia falciforme e outras hemoglobinopatias (ver Cap. 9); e 3ª fase – fibrose cística (ver Cap. 5). Esse teste deve ser feito, preferencialmente, entre o terceiro e o sétimo dia de vida, como ocorreu neste Caso clínico.

Entretanto, ainda que seja mais fácil coletar o sangue do bebê no hospital, isso geralmente não é feito, porque as internações costumam ser curtas em casos de partos normais. Durante a fase intrauterina, a fenilalanina da criança é excretada, através da placenta, pela mãe, que deve ser uma heterozigota fenotipicamente normal (**Fig. 19.1**). Somente após o rompimento da conexão placentária é que o nível do aminoácido fenilalanina começa a aumentar no bebê afetado, mas seu nível só é detectável a partir de alguns dias de vida.

Vários métodos podem ser usados para averiguar o nível de fenilalanina, incluindo testes de crescimento bacteriano, cromatografia, fluorometria ou espectrometria alternada de massa (para mais detalhes, ver Read e Donnai[1]).

Bebês com níveis sanguíneos de fenilalanina acima do que é considerado normal para recém-nascidos são encaminhados para uma testagem mais específica, envolvendo uma avaliação mais rigorosa do nível sanguíneo desse aminoácido. Na fenilcetonúria (PKU), esse nível é superior a 1.000 μM. Quando o nível for inferior, porém ainda elevado, as crianças são consideradas como portadoras de hiperfenilalaninemia benigna e se desenvolvem

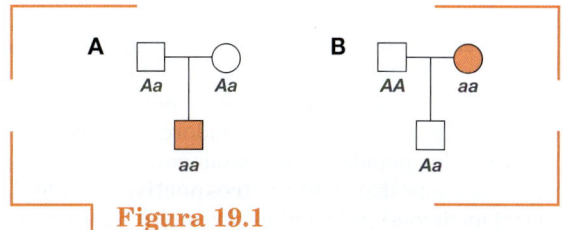

Figura 19.1

Enquanto está *in utero*, o nível de fenilalanina do feto é determinado pelo genótipo da mãe, não pelo seu próprio. **A** – O feto fenilcetonúrico desenvolve-se normalmente *in utero* porque a mãe excreta o excesso de fenilalanina através da placenta. **B** – Devido ao alto nível de fenilalanina, na circulação materna, que atravessa a placenta, o feto normal (somente heterozigoto) de uma mulher fenilcetonúrica (homozigota) nascerá com grave dano cerebral e microcefalia, a menos que a mãe tenha se submetido a uma dieta pobre em fenilalanina, durante toda a gravidez.

sem tratamento. O teste de triagem tem uma sensibilidade de, aproximadamente, 98 a 99% para PKU, desde que não seja realizado imediatamente após o nascimento. As crianças comprovadamente fenilcetonúricas devem ser submetidas a uma dieta especial, pobre em fenilalanina (ver Cap. 10). A realização de uma dieta rigorosa garante que a criança se desenvolva sem prejuízo cognitivo ou com prejuízo mínimo.

19.1 Aconselhamento genético

19.1.1 Considerações gerais

Quando nasce uma criança com uma anormalidade grave, seus genitores certamente se questionam sobre o porquê desse acontecimento e qual o risco que eles correm de ter outro(s) filho(s) com o mesmo problema. Os indivíduos com uma história familiar de doença grave têm probabilidade de desenvolver a doença e/ou transmiti-la para as gerações futuras. Esses indivíduos, assim como os afetados, certamente necessitam de informação e orientação sobre o manejo do problema, tanto quanto sobre como planejar sua vida reprodutiva. Essa orientação pode ser feita por um serviço de **aconselhamento genético** ou **consulta genética**. Alguns autores preferem usar a expressão *consulta genética*, pois, segundo eles, a consulta genética dá informações, não conselhos. Aqui ambos os termos serão utilizados.

19.1.2 Conceito e objetivos

O aconselhamento genético pode ser definido como um conjunto de procedimentos que se destinam a informar e orientar indivíduos que apresentam problemas relacionados com a ocorrência ou o risco de ocorrência de uma doença genética em sua família. Desses procedimentos, fazem parte o estabelecimento de diagnóstico, etiologia, prognóstico e risco de repetição da doença na família envolvida, bem como a prestação de esclarecimentos que possibilitem aos casais de risco tomar decisões sobre seu futuro reprodutivo. Seus principais objetivos são:

- fornecer o diagnóstico médico e suas implicações em termos de prognóstico e tratamento (se possível);
- fornecer dados sobre a etiologia genética e o risco de recorrência para descendentes do paciente, seus genitores e outros parentes;
- diminuir a angústia e o sofrimento causados por uma doença genética, ajudando as pessoas envolvidas a tomar decisões racionais sobre sua reprodução; e
- reduzir a ansiedade e o sentimento de culpa dos genitores dos afetados.

19.1.3 Tipos de aconselhamento

O aconselhamento genético pode ser **prospectivo** ou **retrospectivo**. Ele é **prospectivo** quando previne o aparecimento de uma doença genética na família. Geralmente, é fornecido a indivíduos que têm um risco teórico aumentado de gerar descendentes com doença genética. Exemplos: casais com risco de ter prole afetada devido à idade avançada dos cônjuges; mães que foram expostas a agentes teratogênicos no período pré-gestacional; identificação de heterozigotos (portadores do gene) por meio de estudos populacionais, casamentos consanguíneos, etc. O aconselhamento é **retrospectivo** quando já existe(m) afetado(s) nas famílias. Exemplos: mulher, filha de hemofílico, que deseja saber a probabilidade de vir a ter um filho também hemofílico; casal cujo primogênito nasceu com anencefalia quer saber se há risco de nascer outra criança com a mesma anomalia.

19.1.4 Etapas do aconselhamento genético

O aconselhamento genético deve ser exercido de preferência por uma equipe multidisciplinar, da qual façam parte vários profissionais da área da saúde, como geneticista consultor, médico clínico, médico geneticista, biólogo, bioquímico, psiquiatra ou psicólogo e pessoal de laboratório, mas, às vezes, só um geneticista consultor, desde que bem assessorado por médicos competentes, pode resolver um grande número de situações. Em nosso meio, os pacientes ou familiares envolvidos com um problema genético são geralmente encaminhados a um serviço de aconselhamento genético por um clínico. O **Quadro 19.1** esquematiza as etapas do processo de aconselhamento genético e os profissionais envolvidos.

19.1.4.1 Estabelecimento do diagnóstico

Para obtenção de um aconselhamento genético preciso, deve-se estabelecer o diagnóstico correto da doença ou anomalia para a qual o casal ou a família está em risco. Diagnósticos imprecisos podem levar também a aconselhamentos imprecisos. Para o estabelecimento da hipótese diagnóstica, é essencial, portanto, examinar o paciente afetado, obter análise laboratorial apropriada, quando necessária, e coletar todas as informações médicas relevantes.

Como em qualquer consulta médica, a determinação de um diagnóstico em genética clínica envolve normalmente três etapas fundamentais: **levantamento da história familiar**, **realização de exame clínico** e, se necessários, **exames complementares**. A obtenção de dados sobre a história familiar do paciente é feita, em geral, por pessoas especialmente treinadas para esse fim. Informações adicionais sobre a história médica do afetado e sua família emergem, com frequência, durante a consulta clínica, quando um exame completo é realizado, e se iniciam as investigações apropriadas. Estas podem incluir estudos cromossômicos e moleculares, bem como encaminhamento a outros especialistas, como neurologista, oftalmologista, cardiologista, pediatra, etc. Mesmo quando é realizado um diagnóstico seguro, podem surgir problemas em relação à etiologia genética da doença e à sua expressão fenotípica, como:

Heterogeneidade genética – Pode acarretar problemas significativos na busca de um diagnóstico genético preciso. Uma doença mostra heterogeneidade genética

Quadro 19.1 Etapas do processo de aconselhamento genético e profissionais envolvidos

Etapas do processo de aconselhamento genético
Encaminhamento ou pré-avaliação
Por um clínico
Coleta de informações
Entrevista para levantamento de dados familiares e gestacionais
História clínica
Exames ou avaliações adicionais
Avaliação
Exame físico
Exames laboratoriais e/ou radiológicos complementares do paciente e dos familiares, se necessários
Estabelecimento do diagnóstico, se possível
Com base na análise do heredograma, nos resultados dos exames complementares e na literatura científica especializada
Estimativa de riscos de ocorrência ou recorrência
Riscos básicos
Riscos mendelianos (para características de herança monogênica)
Riscos empíricos (para características de herança multifatorial ou complexa)
Acompanhamento do paciente e seus familiares
Encaminhamento a especialistas clínicos, instituições de saúde e grupos de apoio, quando necessário
Comunicação e discussão das informações
Avaliação clínica continuada, especialmente na ausência de diagnóstico
Apoio continuado por consultor genético, se indicado
Apoio psicossocial
Profissionais envolvidos
Geneticistas consultores
Médico clínico e geneticista
Bioquímico, biólogo e outros profissionais relacionados com a área médica
Psiquiatra ou psicólogo

Fonte: Adaptada de Thompson e colaboradores[2] e Nussbaum e colaboradores.[3]

quando é causada por mais de um mecanismo genético (ver Cap. 5). Há muitas doenças que se incluem nessa categoria e, então, o aconselhamento pode ser extremamente difícil. Por exemplo, a síndrome de Ehlers-Danlos (**Fig. 19.2**) apresenta pelo menos três padrões de herança: autossômica dominante, autossômica recessiva e recessiva ligada ao X. A **Tabela 19.1** mostra algumas doenças hereditárias que podem apresentar padrões de herança diferentes. Outro exemplo é o da **Figura 19.3**, que mostra duas crianças com fenótipos semelhantes de nanismo. A primeira criança tem acondroplasia, de herança autossômica dominante e, frequentemente, originada por uma mutação nova, com ambos os genitores sendo inteiramente normais e o risco para um novo afetado sendo praticamente nulo; a segunda criança apresenta

Figura 19.2

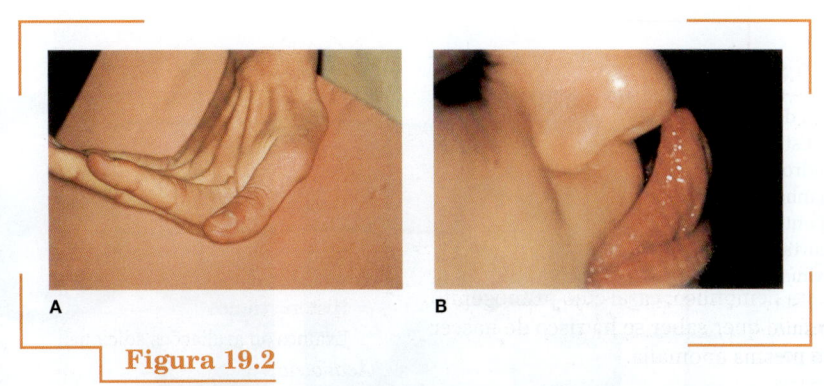

Algumas características da síndrome de Ehlers-Danlos. **A** – Hiperextensibilidade das articulações. **B** – Capacidade de tocar a ponta do nariz com a ponta da língua.

Fonte: Laskaris.[4]

nanismo diastrófico, de herança autossômica recessiva, e seus genitores, embora fenotipicamente normais, correm o risco de 25% de que um próximo filho tenha também esse tipo de nanismo, já que ambos são portadores do gene respectivo. Um diagnóstico inadequado, nesses casos, resultaria em um aconselhamento genético incorreto.

Expressividade variável – Também cria problemas para o diagnóstico. Por exemplo, no caso da neurofibromatose, as manifestações da doença podem ser tão suaves, em alguns indivíduos, que eles se mostram aparentemente normais e um filho afetado pode parecer portador de uma nova mutação. Na neurofibromatose, cerca da metade dos afetados tem genitores fenotipicamente normais, pensando-se, nesses casos, que a doença seja o produto de uma nova mutação. Entretanto, é necessário um exame cuidadoso de ambos os genitores, para verificar se um deles não é levemente afetado. Se um dos genitores for afetado, ainda que de maneira muito leve, o risco de o casal vir a ter outro filho com a mesma doença é de 50%, em vez de um risco extremamente baixo da ocorrência de uma nova mutação.

Tabela 19.1 Doenças hereditárias que podem apresentar padrões de herança diferentes

Doença	Padrões de herança
Ataxia cerebelar	AD, AR
Doença de Charcot-Marie-Tooth	AD, AR, RX
Catarata congênita	AD, AR, RX
Síndrome de Ehlers-Danlos	AD, AR, RX
Ictiose	AD, AR, RX
Microcefalia	AD, AR
Doença do rim policístico	AD, AR
Retinite pigmentosa	AR, RX (Mt)
Perda da audição sensorioneural	AD, AR, RX (Mt)

AD = autossômica dominante; AR = autossômica recessiva; RX = recessiva ligada ao X; MT = mitocondrial.

Fonte: Modificada de Mueller e Young.[5]

19.1.4.2 Estimativa de riscos de ocorrência ou recorrência

Em algumas situações de aconselhamento, o cálculo do risco de recorrência é relativamente simples e requer um pouco mais do que um razoável conhecimento da herança mendeliana. Entretanto, muitos fatores, como atraso na idade de início da manifestação da doença, redução da penetrância do gene e o uso de marcadores de DNA, podem tornar o cálculo muito mais complexo.

A comunicação sobre o risco de recorrência não envolve simplesmente a apresentação de números ou porcentagens. É importante que essa comunicação seja compreendida e que sejam dadas aos familiares todas as informações básicas necessárias para ajudá-los a tomar suas próprias decisões. Os riscos de recorrência podem ser quantificados, qualificados e colocados no contexto.

Não só a quantificação do risco de ocorrência ou de recorrência é essencial, mas a qualificação desse risco também é importante. Para um problema mais simples, como a polidactilia, o risco "alto" de ocorrência ou recorrência de 50% dificilmente influenciará os genitores potenciais na decisão negativa de terem filhos; em contraste, um risco "baixo" de 1/25 para um defeito de tubo neural, por exemplo, pode ter um efeito mais significativo na decisão do casal quanto à procriação.

Outro aspecto é o de colocar o risco em seu contexto adequado. Futuros genitores que procuram uma clínica de aconselhamento genético devem receber informações que os capacitem a colocar esses riscos no seu contexto familiar e sociocultural, de acordo com seus padrões éticos, religiosos e raciais, e assim estar aptos a decidir por eles mesmos se o risco é alto ou baixo. Por exemplo, pode ser útil informar que, na população geral, cerca de 3% das crianças recém-nascidas apresentam uma malformação congênita ou um distúrbio que lhes confere desvantagem adaptativa. Outros fatores importantes para a tomada de decisão pelo casal são disponibilidade de tratamento bem-sucedido, associação da doença a dor e sofrimento

Figura 19.3

Crianças com nanismo de membros curtos. **A** – Esta criança apresenta acondroplasia. Observe o tamanho grande da cabeça, a ponte nasal escavada e o encurtamento da porção proximal dos membros. **B** – Esta criança tem nanismo diastrófico. Observe os polegares anormais e os pés claviformes. O tamanho da cabeça não se apresenta aumentado.

Fonte: Gelehrter e colaboradores.[6]

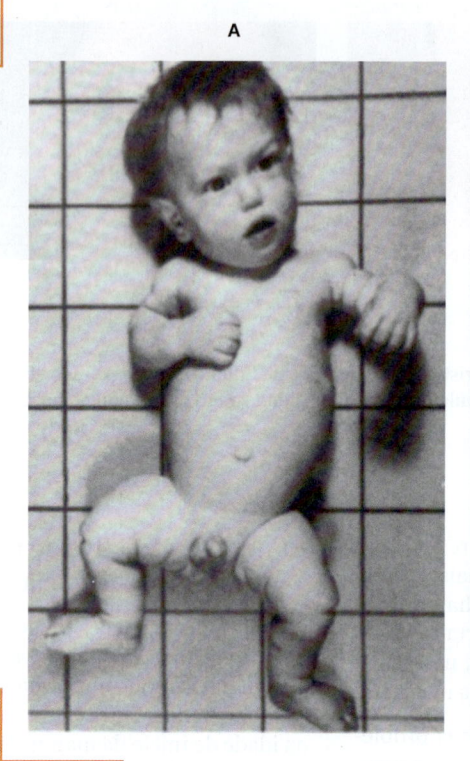

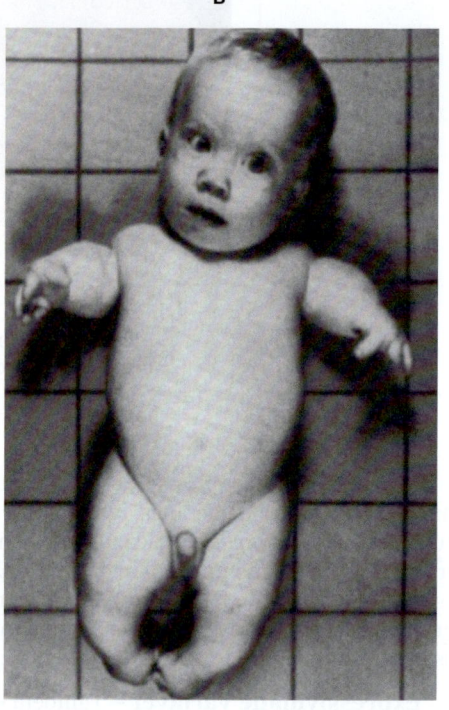

e disponibilidade de diagnóstico pré-natal para a doença ou malformação.

19.1.4.3 Acompanhamento do paciente e seus familiares

O processo de aconselhamento genético envolve o empenho de uma ou mais pessoas treinadas para ajudar o indivíduo e/ou sua família a enfrentar a nova realidade imposta pela doença, oferecendo-lhes oportunidade para discussões futuras e apoio permanente. Os serviços de aconselhamento genético, em geral, estão disponíveis para contatos informais com o paciente e sua família, quando esses os desejarem. O modo de acompanhamento e apoio varia bastante de uma instituição para outra.

As consequências psicossociais constituem um importante componente do aconselhamento genético. Uma criança com defeito congênito e/ou doença genética, frequentemente, desperta sentimentos de culpa, ansiedade, frustração e raiva em seus genitores. O aconselhador ou consultor genético deve harmonizar, tornando suportáveis esses aspectos. Deve também proporcionar informações sobre serviços de apoio que podem ser úteis a tais famílias, bem como encaminhá-las a terapêutica adicional, quando necessária.

É habitual que pacientes e familiares estejam sujeitos a vários graus de estresse emocional e social quando devem enfrentar a própria doença ou a de um parente; isso é válido para todas as doenças, mas principalmente quando se trata de doenças genéticas, em que a apreensão por saberem que esse distúrbio pode ocorrer novamente, o sentimento de culpa e a censura que algumas pessoas sentem podem causar-lhes grande sofrimento, aliado ainda à necessidade de resoluções sobre a vida reprodutiva. Daí a necessidade de um apoio psicológico.

19.1.4.4 Comunicação e discussão das informações

Tendo estabelecido o diagnóstico e calculado o risco de ocorrência ou recorrência, o aconselhador tem de assegurar que os consulentes tenham todas as informações necessárias para tomar suas próprias decisões. Isso pode incluir considerações sobre as alternativas disponíveis para a concepção, tais como inseminação artificial pelo doador e o uso de doadora de óvulos, bem como uma revisão das técnicas, limitações e riscos associados com métodos disponíveis para diagnóstico pré-natal. Considerando esse aspecto, o aconselhamento de uma doença genética deve ser acompanhado de uma discussão aberta da sua história natural, prognóstico, tratamento e uma avaliação de suas implicações psicossociais, financeiras e de segurança.

O aconselhador genético deve sempre ter em mente que a avaliação do impacto da doença é diferente de uma família para outra. Frequentemente, um indivíduo ou casal fica chocado quando toma conhecimento de um diagnóstico genético. Qualquer pessoa envolvida no aconselhamento genético precisa ter habilidade de comunicação e lembrar que as informações transmitidas são potencialmente aflitivas, não podendo ser consideradas isoladamente. É preciso levar em conta os complexos fatores psicológicos e emocionais que podem influenciar um diálogo de aconselhamento. O aconselhador não fornece apenas informações, mas deve também estar receptivo aos medos e apreensões, expressos ou não, do consulente.

A informação comunicada tem implicações pessoais importantes e, frequentemente, contêm dados científicos e médicos de difícil compreensão por parte do paciente e/ou seus familiares. É importante que o aconselhamento considere as circunstâncias do paciente e seu nível de compreensão. Não deve ser opinativo, nem diretivo, auxiliando o consulente a tomar suas próprias decisões, inclusive as decisões reprodutivas, que são altamente pessoais.

19.1.5 Impacto da doença genética no paciente e em sua família

O nascimento de uma criança com uma doença hereditária ou malformação acarreta, na família e, principalmente, nos genitores da criança, *conflitos* de ordem emocional, que se iniciam geralmente com uma atitude de *negação* do problema, seguida de *depressão*. Nesse período, é essencial a contribuição do aconselhador na elaboração dos conflitos, principalmente porque vêm acompanhados de muita culpa pelos genitores da criança afetada. A elaboração da situação leva à fase seguinte, que é a da *adaptação*, na qual os membros da família aceitam a realidade e procuram tomar as decisões necessárias para conviver com o problema da maneira mais adequada.

É possível modificar o impacto e/ou risco de recorrência de algumas doenças genéticas, por meio de tratamento específico. Se a doença for tratável, como no caso da neurofibromatose tipo I ou doença de von Recklinghausen, das síndromes de Crouzon e de Ehlers-Danlos e da hipofosfatemia, o impacto da doença, embora significante, é completamente diferente daquele que haveria, se o tratamento e a prevenção não fossem disponíveis.

Quando uma doença ou uma anomalia pode ser diagnosticada pré-natalmente, como a anemia falciforme ou a síndrome de Down, por exemplo, o geneticista pode mudar a probabilidade estabelecida sobre o risco de recorrência, para a certeza de que o feto será afetado ou não.

Finalmente, a acessibilidade de grupos de apoio e comunitários, recursos educacionais, opções reprodutivas e tecnologias reprodutivas orientadas afetarão o modo com que a família recebe o impacto ou avalia os riscos de recorrência da doença e terão implicações para suas decisões reprodutivas.

Encontram-se disponíveis importantes informações em genética clínica *on-line* na *internet,* incluindo auxílio no diagnóstico, testes de laboratório, serviços de genética clínica, serviços e grupos de apoio para pacientes e suas famílias.

19.1.6 Indicações para o aconselhamento genético

Nem sempre os pacientes (ou seus familiares) que recorrem a um serviço de aconselhamento genético têm doenças devidas a uma herança monogênica simples ou a alterações cromossômicas. O **Quadro 19.2** mostra as principais indicações para o aconselhamento genético e a **Tabela 19.2** apresenta os riscos básicos de anormalidades em recém-nascidos, na população em geral.

Embora o valor do aconselhamento genético, para pacientes e/ou famílias com doenças hereditárias conhecidas ou suspeitas, seja perfeitamente reconhecido pela comunidade médica, o papel do aconselhamento genético é, também, importante em outras situações. Defeitos congênitos e/ou deficiência mental podem ocorrer como parte de uma síndrome cromossômica, de uma doença monogênica ou da interação entre fatores genéticos e ambientais. Em cada caso, devem ser observadas as etapas do aconselhamento genético, já abordadas.

Alguns exemplos podem ser aqui considerados. Gravidez em mulheres acima dos 35 anos (37 anos em alguns serviços) está associada com o risco aumentado de nascerem crianças com síndrome de Down e outras trissomias, como as trissomias do 18, do 13 e do par sexual (47,XXY e variantes). Nesses casos, são importantes o aconselhamento genético e o diagnóstico pré-natal.

Para certos tipos de câncer, o início precoce em vários membros de uma mesma família sugere frequentemente a existência de fatores genéticos em sua etiologia, que podem ser detectados por testes de triagem.

Quadro 19.2 Principais indicações para o aconselhamento genético

Doenças de herança monogênica conhecidas
Anomalias cromossômicas
Defeitos congênitos isolados ou múltiplos, associados ou não a deficiência mental
Deficiência mental isolada
Anormalidades no desenvolvimento físico ou estatura anormal
Anormalidades no desenvolvimento dos órgãos sexuais, das características sexuais secundárias, da função sexual ou da fertilidade
Distúrbios metabólicos ou endócrinos
Idade materna e paterna avançada
História familiar de câncer com início precoce
Abortos espontâneos recorrentes
Exposição a teratógenos, como substâncias químicas em ambiente de trabalho, medicações, álcool
Qualquer doença sabidamente de concentração familiar
Consanguinidade

Tabela 19.2 Riscos básicos de anormalidades em recém-nascidos, na população em geral

Risco	Frequência
A priori, de qualquer criança nascer com algum defeito	1/30
Qualquer gravidez terminar em aborto espontâneo	1/8
Com deficiência física ou mental grave	1/50
Para filhos de primos em primeiro grau nascerem com alguma deficiência física ou mental grave	1/20
Infertilidade de um casal	1/10

Fonte: Robinson e Borges-Osório.[7]

Os abortos espontâneos recorrentes estão muitas vezes associados à translocações cromossômicas não balanceadas em um dos genitores.

Algumas infecções virais como a rubéola, drogas como as derivadas do ácido retinoico, usadas para o tratamento de acne cística, e anticonvulsivantes usados para o tratamento de epilepsias são considerados agentes teratogênicos. Em casos não estritamente genéticos, como a exposição de uma mulher a teratógenos potenciais, durante sua gravidez, o aconselhamento genético também pode ser útil.

No caso das síndromes de microdeleções, cuja maioria consiste em casos esporádicos, a análise dos genitores não se faz necessária, sendo o risco de recorrência muito baixo; não se pode, no entanto, esquecer a possibilidade da ocorrência de mosaicismo germinativo.

Por fim, descendentes de genitores consanguíneos apresentam risco aumentado de homozigose para um alelo mutante raro, podendo ser, então, afetados por uma doença autossômica recessiva rara. A magnitude desses riscos varia consideravelmente entre os diferentes grupos étnicos e religiosos. Há também um risco teoricamente aumentado para as doenças multifatoriais. Foi observado, por meio de estudos populacionais, que para todas as gestações existe um risco aproximado de 3% de nascer uma criança com um defeito congênito, conforme já mencionado. É estimado, empiricamente, que esse risco é 2 a 3 vezes maior para descendentes de primos em primeiro grau.

19.1.7 Etiologia e investigação das doenças genéticas

As doenças genéticas podem ter etiologia cromossômica ou gênica, conforme mostra o **Quadro 19.3**. Suspeita-se de alterações cromossômicas principalmente quando o indivíduo apresenta malformações congênitas múltiplas, deficiência mental (mesmo sem malformação associada), amenorreia primária, abortamento de repetição e esterilidade.

Na averiguação de doenças *cromossômicas*, podem ser feitos exames de cromatina do X e do Y como uma triagem inicial, em busca de possíveis alterações nos cromossomos sexuais e para determinação do sexo cromossômico do afetado, nos casos de genitália ambígua. Muitas vezes, torna-se necessária a realização do cariótipo para completar a informação. Atualmente, há disponibilidade de técnicas mais adequadas e seguras, tornando desnecessária essa triagem inicial da cromatina.

A investigação das doenças *gênicas* (monogênicas e multifatoriais) é mais complexa, pois, com exceção de alguns casos, não existem exames específicos para elas. É necessário, então, o conhecimento das síndromes já descritas para se poder compará-las com as características apresentadas pelo paciente. O padrão de herança de uma condição é normalmente estabelecido por uma análise cuidadosa da genealogia da família. Quando a história familiar não for suficientemente informativa, para um diagnóstico seguro, é útil a consulta à bibliografia pertinente, que está disponível *on-line*. Por exemplo, o catálogo *Mendelian Inheritance in Man,* de Victor McKusick, apresenta informações sobre o padrão de herança de mais de 17 mil características mendelianas. Esse recurso é regularmente atualizado e também está disponível *on-line*, com ligações diretas úteis e referências sobre as doenças em questão. Pode ser acessado em OMIM.* Outros sistemas de pesquisa *on-line* são MEDLINE, PubMed, POSSUM e *London Dysmorphology Data Base* (para malformações congênitas e dados citogenéticos).

Por outro lado, muitas vezes torna-se imprescindível a realização de exames adicionais, de laboratório ou radiológicos, para se fazer o diagnóstico diferencial entre as hipóteses diagnósticas. Hoje em dia, é possível também o estudo direto do DNA, bem como a utilização de programas computadorizados especiais para auxiliar na elaboração do diagnóstico. O suporte técnico para diagnósticos

Quadro 19.3 Esquema das doenças em geral, de acordo com sua etiologia

Doenças
Genéticas
Monogênicas
Autossômicas
Dominantes
Recessivas
Ligadas ao X
Dominantes
Recessivas
Cromossômicas
Alterações numéricas
Alterações estruturais
Multifatoriais
Não genéticas
Etiologia desconhecida

---

*http://www.ncbi.nlm.nih.gov/omim.

de distúrbios genéticos, bem como de outras doenças, está continuamente se atualizando.

19.1.8 Medidas úteis quando há suspeita de doença genética

Quando há suspeita de doença genética e não há condições imediatas de realização dos exames apropriados, deve-se realizar o seguinte, antes que a criança tenha alta hospitalar ou venha a falecer:

a. colher urina, sangue e saliva (*swab*), guardando-os de maneira adequada às diferentes finalidades (p. ex., pesquisa de erros metabólicos, realização de cariótipo e estudos de DNA);
b. obter radiografia de corpo inteiro;
c. obter fotografias da criança, principalmente das malformações (quando houver);
d. obter necropsia, quando for o caso;
e. fazer a descrição mais detalhada possível da criança, bem como da história familiar.

19.1.9 Triagem de doenças genéticas

Triagem ou **rastreamento genético** é uma pesquisa sistemática realizada em uma população humana para identificar pessoas com suscetibilidade aumentada ou riscos para uma doença genética. A triagem é um procedimento diferente da averiguação familiar, em que as pessoas afetadas ou portadores de doenças genéticas são averiguados dentro de famílias já investigadas, devido à sua história familiar. O objetivo da triagem populacional é examinar todos os membros de uma determinada população, independentemente da história familiar. É uma atividade de saúde pública, por meio da qual todos os membros de uma população de risco poderão ser submetidos a uma triagem para um determinado problema, como medida preventiva. Em qualquer programa de triagem, as considerações éticas são quase tão importantes quanto às considerações técnicas. Em geral, os testes de triagem não resultam de um diagnóstico, mas sim da caracterização de um grupo de pessoas de alto risco, às quais é oferecido um diagnóstico definitivo.

19.1.9.1 Critérios para os programas de triagem

Os programas de triagem para doenças genéticas devem seguir alguns critérios que estão apresentados no **Quadro 19.4**.

19.1.9.2 Classificação dos tipos de triagem

De acordo com Read e Donnai,[1] os testes de triagem genética classificam-se em três grupos:

1. Triagem pré-natal
2. Triagem neonatal ou de recém-nascidos

Quadro 19.4 Critérios para um programa de triagem de doenças

Doença
Alta incidência na população-alvo
Deve afetar gravemente a saúde
Deve ser claramente definida
Capaz de ser tratável ou evitável

Teste
Não invasivo, preciso, confiável, com alta sensibilidade e especificidade
Execução simples e rápida
Larga abrangência e baixo custo
Probabilidade baixa de falso-positivos
Probabilidade praticamente nula de falso-negativos

Programa
Amplo e igualmente disponível para todos
Participação voluntária
Aceitável para a população-alvo
Acompanhamento para o diagnóstico definitivo
Tratamento rápido e bem organizado
Capaz de proporcionar informações completas e aconselhamento genético

Fonte: Adaptada de Turnpenny e Ellard.[8]

3. Triagem de adultos:
   a. Triagem de heterozigotos
   b. Triagem de α-fetoproteína sérica materna
   c. Triagem de indivíduos pré-sintomáticos com risco de doença genética com início na vida adulta

Na *triagem pré-natal*, os testes mais comuns usados na população são a análise cromossômica em mães com idade avançada (p. ex., síndrome de Down e outras aneuploidias), triagem materna para α-fetoproteína sérica ou triagem tripla para defeitos do tubo neural, talassemia, doenças das células falciformes, hibridização genômica comparativa de todo o genoma para detecção de deleções submicroscópicas deletérias. Outras condições cromossômicas e mendelianas podem ser detectadas pré-natalmente, não por meio de programas de triagem, mas para casais de alto risco devido à sua história familiar.

Na *triagem neonatal* ou *de recém-nascidos*, o objetivo é identificar crianças pré-sintomáticas, com doenças cujo tratamento precoce pode prevenir ou pelo menos minorar suas consequências. O **Quadro 19.5** lista algumas condições para as quais a triagem neonatal pode ser instituída, como é feito em alguns países.

O teste do pezinho, comentado no Caso clínico, é um exemplo de triagem de recém-nascidos para a detecção precoce de indivíduos afetados por doenças genéticas. Esse teste tem por objetivo detectar precocemente várias doenças, entre elas a fenilcetonúria e outras hiperfenilalaninemias, a galactosemia e outros erros metabólicos, que podem ser tratados com dieta alimentar restritiva

Quadro 19.5 Alguns distúrbios indicados para a realização de triagem neonatal

Anemia falciforme
Deficiência de biotinidase
Doença da urina em xarope de bordo
Fenilcetonúria
Galactosemia
Hiperplasia adrenal congênita
Hipotireoidismo
Homocistinúria
Surdez congênita

Fonte: Adaptada de Nussbaum e colaboradores.[3]

ou substitutiva, suplementação de cofatores e estimulação enzimática, por exemplo, e acompanhadas ao longo do crescimento da criança, evitando a manifestação dos sintomas mais graves.

A *triagem de adultos* refere-se, em geral, a uma triagem de indivíduos ou casais que apresentam alto risco de apresentar doenças genéticas devido à sua história familiar positiva. Ela inclui a triagem de heterozigotos, a triagem de α-fetoproteína sérica materna e a triagem de indivíduos pré-sintomáticos com risco de doença genética com início na vida adulta.

Triagem de heterozigotos – Realizada com o objetivo de identificar indivíduos normais, porém portadores de genes mutantes para doenças recessivas raras. Esses programas, bastante desenvolvidos em países adiantados, porém pouco ainda em nosso meio, são diferentes do aconselhamento genético retrospectivo, em que pacientes e familiares solicitam ajuda quando o problema já está presente na família.

A triagem de indivíduos heterozigotos para genes que determinam doenças recessivas raras deve ser realizada quando o distúrbio ocorre principalmente em um grupo populacional específico e existe um teste apropriado para rastreamento em massa. Este último é feito com o objetivo de identificar indivíduos heterozigotos para a mesma doença, para orientá-los quanto ao seu planejamento reprodutivo. Nesse caso, um casal de heterozigotos deveria evitar ter filhos ou usar as técnicas de diagnóstico pré-natal disponíveis, já que o risco de nascer um afetado é de 25%. As doenças que mais se adaptam a esse tipo de triagem são a anemia falciforme, as α e β-talassemias, a doença de Tay-Sachs e a fibrose cística, entre outras.

A anemia falciforme (ver Cap. 9) é considerada uma das doenças monogênicas mais importantes no Brasil, pois grande fração da população brasileira apresenta mistura com a etnia negra em diferentes graus. Desses indivíduos miscigenados, estima-se que 4 a 5% sejam heterozigotos para a anemia falciforme (*HbA/ HbS*). Mesmo em indivíduos classificados como brancos, avalia-se que 1% deles apresenta esse genótipo.

Heterozigotos para β-talassemia (Cap. 9) podem ocorrer em 1% da fração caucasoide do Sul e Sudeste brasileiros, com uma prevalência mais alta em descendentes diretos de italianos. Em Campinas/SP, desenvolve-se um programa de detecção de portadores de β-talassemia. Em São Paulo, existe a Associação Brasileira de Talassêmicos, para auxiliar os homozigotos e seus parentes, a qual está ligada à Federação Internacional de Talassemia.

Com o objetivo de detecção e prevenção da doença de Tay-Sachs (ver Cap. 10), foi estabelecido um programa na comunidade judaica de Porto Alegre. Após um ano de um extensivo programa de educação na comunidade, 298 voluntários em idade reprodutiva foram testados quanto à deficiência enzimática responsável por essa doença, por meio da lágrima. Possíveis portadores foram posteriormente submetidos à análise da hexosaminidase A em leucócitos, para confirmar o diagnóstico. Foram detectados sete heterozigotos, que receberam aconselhamento genético. A ampla aplicação desses testes em populações de judeus asquenazes diminuiu muito a frequência da doença de Tay-Sachs nesses grupos nos últimos 25 anos.

A fibrose cística é a doença autossômica recessiva grave mais comum entre os caucasoides (ver Cap. 5), tendo sido detectadas, até agora, mais de 600 mutações no interior do gene do regulador transmembrânico da fibrose cística (gene *CFTR*), responsáveis por essa doença, embora muitas delas sejam raras. Ao contrário da doença de Tay-Sachs, a fibrose cística é tratável e a melhoria da terapêutica nos últimos anos resultou em um aumento da expectativa de vida para, aproximadamente, 30 a 40 anos. A clonagem do gene da fibrose cística possibilita a detecção imediata dos heterozigotos, que atingem a frequência de 4% entre os brancos. Assim, os casais em risco de terem filhos afetados podem obter essa informação antes de procriarem.

Triagem de α-fetoproteína sérica materna – A α-fetoproteína é uma α-1-globulina formada no saco vitelínico e, posteriormente, no fígado fetal (já na 6ª semana de gestação), apresentando-se em altos níveis no líquido amniótico e no soro materno, em casos de defeitos do tubo neural (espinha bífida, anencefalia; ver Cap. 6) e outras anormalidades, como onfalocele, alguns defeitos de pele e morte intrauterina espontânea.

Essa triagem pode ser feita pela média dos níveis de α-fetoproteína no soro materno, em torno da 16ª semana de gravidez, sendo útil para detecção dos defeitos em que essa proteína se apresenta elevada (**Quadro 19.6**). Outra vantagem possível dessa triagem é a de que a ocorrência de valores baixos pode indicar a presença de fetos com síndrome de Down.

Triagem de indivíduos pré-sintomáticos com risco de doença genética com início na vida adulta – A triagem desses indivíduos pode possibilitar a detecção de genes que parecem conferir suscetibilidade a doenças graves que são potencialmente evitáveis e se manifestam na vida adulta, tais como as doenças

Quadro 19.6 Causas de aumento da α-fetoproteína no soro materno

Anencefalia
Anomalias renais
Baixo peso ao nascer
Cistos pilonidais
Defeitos congênitos na pele
Defeitos da parede abdominal do feto
Defeitos gastrintestinais
Espinha bífida aberta
Extrofia da cloaca
Síndrome nefrótica congênita
Teratoma sacrococcígeo

Fontes: Nussbaum e colaboradores[3] e Mueller e Young.[5]

cardiovasculares e o câncer. Um exemplo é o dos genes *BRCA1* e *BRCA2*, cujas mutações explicam a maioria dos cânceres de mama em famílias *multiplex* (famílias que contêm quatro ou mais parentes próximos afetados) e uma proporção até mais alta em famílias que apresentam câncer de mama e de ovário. Embora já tenham sido identificadas muitas mutações diferentes nesses genes, entre os judeus asquenazes duas mutações no gene *BRCA1* e uma no gene *BRCA2* explicam a maioria dos cânceres familiares de mama e de ovário nesse grupo populacional.

Os critérios utilizados para triagens de indivíduos pré-sintomáticos com risco de doença genética com início na vida adulta variam de um país para outro, e, dentro do mesmo país, de um centro de estudos para outro. Segundo alguns autores, como Turnpenny e Ellard,[8] esses critérios podem ser estabelecidos em relação à **doença, ao tipo de teste e ao programa**.

Em relação à doença – Essa doença deve apresentar alta incidência na população de interesse, afetar gravemente a saúde, ser claramente definida e ser passível de tratamento ou evitável.

Em relação ao tipo de teste – Esse teste deve ser não invasivo, preciso, confiável e de fácil realização, com execução simples e rápida; ter larga abrangência e baixo custo. Sua probabilidade de falsos-positivos deve ser baixa e a de falsos-negativos deve ser teoricamente nula. O acompanhamento para o diagnóstico definitivo e o estabelecimento do tratamento devem ser rápidos e bem organizados.

Em relação ao programa – O programa deve ser amplo e igualmente disponível para os membros da população; deve contar com a participação voluntária e ser aceito pela população-alvo. Deve-se fornecer informações completas e aconselhamento genético.

No Brasil, em diferentes laboratórios, encontram-se testes que podem ser feitos, sob orientação médica, para identificar pessoas com risco de doenças genéticas: suscetibilidade ao infarto do miocárdio, trombose venosa, distrofia muscular Duchenne, doença do rim policístico, cânceres de colo, mama, ovário, retina e tireoide e doença de Alzheimer.

19.1.10 Problemas especiais no aconselhamento genético

19.1.10.1 Consanguinidade e incesto

Casamento consanguíneo é o casamento entre indivíduos que apresentam pelo menos um ancestral comum (ver Cap. 8) não mais remoto do que trisavós. Uma união entre consanguíneos de primeiro grau (irmãos, pais/filhos) é considerada incestuosa. Casamentos entre indivíduos com esse grau de consanguinidade são proibidos em quase todas as culturas. Casamentos entre consanguíneos de segundo grau (**Tab. 19.3**) são também considerados ilegais em muitos países, embora casamentos entre tio-sobrinha sejam comuns em algumas regiões da Índia.

Vários estudos mostram que os descendentes de casamentos consanguíneos apresentam aumento na morbidade e mortalidade, com uma incidência aumentada de anormalidades estruturais congênitas e condições que se apresentam mais tarde como perda da audição e deficiência mental. Felizmente, na prática, os riscos são normalmente baixos, de modo que se pode assegurar à maioria dos casais consanguíneos que eles não correm um risco particularmente alto de terem prole afetada. Enquanto os casamentos consanguíneos são desencorajados em algumas culturas e comunidades, em outras são estimulados, como no Japão, por exemplo, com o argumento de que qualquer possível desvantagem genética é compensada por vantagens sociais, como uma maior extensão da família e estabilidade marital e econômica.

Por meio de estudos em crianças nascidas de genitores consanguíneos, foi estimado que a maioria dos indivíduos porta de duas a seis mutações recessivas letais, mais uma ou duas mutações autossômicas recessivas para distúrbios nocivos, porém viáveis.

Tabela 19.3 Relação genética entre consanguíneos e risco de anormalidade em sua descendência

Relação genética dos consanguíneos	Proporção dos genes em comum	Risco de anormalidade na descendência (%)
Primeiro grau		
Pais – filhos	1/2	50
Irmãos	1/2	50
Segundo grau		
Tio – sobrinha	1/4	5-10
Tia – sobrinho	1/4	5-10
Primos em 1º grau duplo	1/4	5-10
Terceiro grau		
Primos em 1º grau	1/8	3-5

Fonte: Mueller e Young.[5]

Em relação às doenças multifatoriais, como as malformações congênitas comuns, há um risco levemente aumentado para descendentes de genitores consanguíneos. Na prática, esse risco é normalmente muito pequeno. Por outro lado, os descendentes de relações incestuosas apresentam riscos muito altos de apresentarem anormalidades, como pode ser visto na **Tabela 19.4**.

A **Tabela 19.5**, por sua vez, mostra a incidência de defeitos congênitos em crianças nascidas de casais não consanguíneos e de casais de primos em primeiro grau. Os dados dessa tabela são baseados em estudos populacionais de defeitos congênitos em filhos de casais consanguíneos (primos em primeiro grau) comparativamente a casais não aparentados. Esses resultados fornecem valores de riscos empíricos (risco empírico é a probabilidade de ocorrência ou de recorrência de uma característica em uma família, com base mais em observações e experiências passadas do que no conhecimento do mecanismo causador; ver Cap. 8). Apesar de o risco relativo, de filhos afetados, ser maior nos genitores consanguíneos do que nos genitores não aparentados, esses riscos são considerados baixos: aproximadamente o dobro em filhos de primos em primeiro grau, em comparação aos valores basais de risco de 1,5 a 3% para alguma anomalia em qualquer criança, independentemente de consanguinidade. Esse risco aumentado não ocorre apenas para doenças monogênicas autossômicas recessivas, mas envolve toda a gama de doenças monogênicas e de características complexas. No entanto, qualquer casal, consanguíneo ou não, que já tenha um filho com defeito congênito, apresenta um risco maior de ter outro filho afetado em uma próxima gravidez.

19.1.10.2 Adoção e distúrbios genéticos

Com a adoção, podem surgir várias situações relacionadas à genética. Muitas vezes, genitores com alto risco de terem filhos com anormalidades graves preferem adotar uma criança. O casal que está para adotar uma criança pode também querer saber se esta desenvolverá uma doença genética. Instituições ou sociedades de adoção desejam, muitas vezes, encontrar genitores adotivos para uma criança com história familiar de uma doença hereditária particular. Isso produz um difícil dilema ético na realização de testes preditivos, na criança, para doenças de início na vida adulta. Tais testes não deveriam ser realizados, a menos que fornecessem um benefício médico direto para a criança. Na prática, quando uma criança é realmente afetada por uma doença genética, podem ser encontrados genitores adotivos que, apesar disso, queiram adotá-la.

19.1.10.3 Investigação de paternidade

A investigação de paternidade é uma das situações que pode levar um indivíduo a procurar um serviço de aconselhamento genético. Até pouco tempo, a paternidade não podia ser determinada ou provada com absoluta certeza, embora já pudesse ser excluída em duas situações:

a. se uma criança apresentasse um grupo sanguíneo ou outro polimorfismo não encontrado na mãe, nem no suposto pai, esse indivíduo poderia ser seguramente excluído da paternidade. Por exemplo, se uma criança fosse do grupo sanguíneo B e esse grupo estivesse ausente na mãe e no suposto pai, este poderia ser certamente excluído;

b. se em uma criança faltasse um determinado marcador que o suposto pai devesse necessariamente transmitir a todos os seus filhos, então novamente esse pai poderia ser excluído da paternidade. Por exemplo, se um indivíduo fosse do grupo sanguíneo AB, não poderia ser pai de uma criança do grupo O.

Dessa forma, a tentativa de confirmar a paternidade era baseada na análise de vários sistemas polimórficos diferentes, tais como grupos sanguíneos, haplótipos do sistema HLA (ver Cap. 11) e isozimas. Os resultados desses estudos podem ser compatíveis com a paternidade, mas não podem fornecer uma prova absoluta dela. Dependendo do número de sistemas polimórficos estudados e de sua frequência na população geral, é possível calcular a probabilidade relativa de que um determinado homem seja o pai, comparado com qualquer homem tomado ao acaso na população em geral.

As limitações desses estudos foram superadas pelo desenvolvimento da técnica denominada **impressões digitais genéticas** ou **impressões digitais do DNA** (em inglês, *DNA fingerprinting*), que usa sondas de se-

Tabela 19.4 Frequências dos tipos principais de anormalidades em filhos de relações incestuosas

Anormalidade	Frequência (%)
Deficiência mental	
Grave	25
Leve	35
Distúrbio autossômico recessivo	10-15
Malformação congênita	10

Fonte: Mueller e Young.[5]

Tabela 19.5 Risco de defeitos congênitos (DC) em filhos de casais consanguíneos (primos em 1º grau) e em filhos de casais não consanguíneos

Tipos de casamento	Incidência de DC no primeiro filho (por 1.000)	Incidência de recorrência de DC em filhos subsequentes (por 1.000)
Entre primos em primeiro grau	36	68
Entre não consanguíneos	15	33

Fonte: Stoltenberg e colaboradores.[9]

> **Significado do percentual de confiabilidade em um teste de paternidade**
>
> 99% = 99 acertos em 100 inclusões ou um erro em 100 – **inaceitável**.
>
> 99,99% = 9.999 acertos em 10.000 inclusões ou um erro em 10.000 – suficientemente **bom**.
>
> 99,9999% = 999.999 acertos em 1 milhão de inclusões ou um erro em 1 milhão – **ótimo**.
>
> 99,999999% = 99.999.999 acertos em 100 milhões de inclusões – **padrão gene de qualidade, o melhor índice que a ciência pode oferecer**.
>
> Fonte: Laboratório GENE.[10]

quências repetidas de minissatélites (ver Cap. 17) e polimorfismos de nucleotídeo único (SNPs; ver Cap. 14). O padrão de fragmentos gerados por essas sondas de DNA e variantes de SNPs é tão polimórfico, que o mapa de restrição obtido é praticamente único para cada indivíduo, com exceção dos gêmeos idênticos (**Fig. 19.4**). Conhecendo-se os padrões de bandas do DNA da criança e da mãe, podem ser analisadas as bandas que devem ser necessariamente herdadas do pai biológico. Assim, as bandas detectadas no DNA da criança, que não forem encontradas no DNA da mãe, devem estar presentes no DNA do pai biológico. Se na análise de um suposto pai essas bandas não forem detectadas, isso significa que esse indivíduo não é o pai biológico da referida criança. Se, no entanto, essa comparação entre o pai biológico e o suposto pai oferecer uma probabilidade matemática extremamente alta de coincidência de bandas do DNA, significa que ambos são o mesmo indivíduo. Os métodos de estudos podem variar de laboratório para laboratório, bem como os lócus escolhidos.

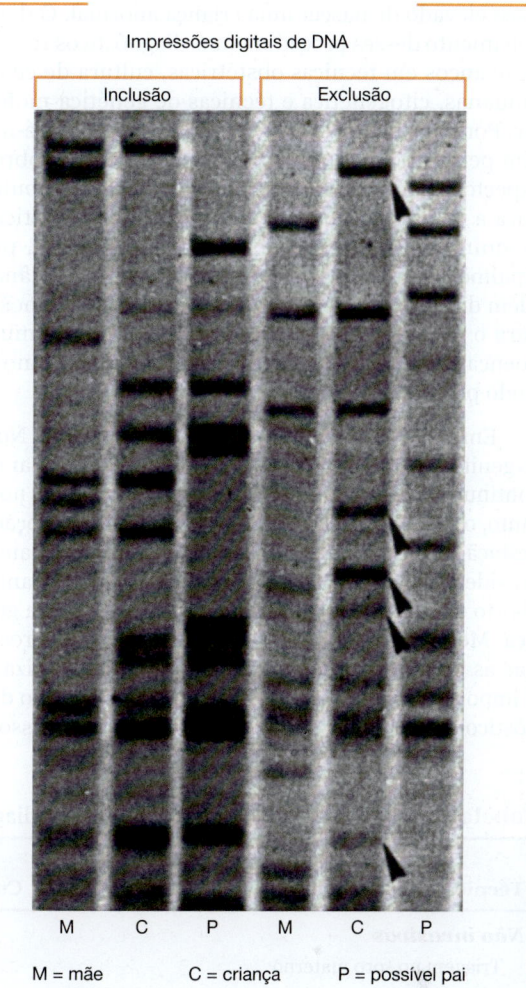

Figura 19.4

Impressões digitais de DNA mostrando 2 trios (mãe, criança e pai). O da esquerda revela inclusão, isto é, o indivíduo é muito provavelmente o pai da criança testada; pode-se observar que todas as bandas do DNA da criança podem ser encontradas na mãe ou no pai. O trio da direita mostra exclusão do suposto pai. As setas mostram bandas da criança que não são encontradas na mãe, nem no suposto pai.

Fonte: Imagem cedida por GENEMG – Núcleo de Genética Médica de Minas Gerais Ltda.

19.2 Diagnóstico pré-natal das doenças genéticas

19.2.1 Generalidades

Por meio do diagnóstico pré-natal, podem-se obter informações sobre o estado de saúde do feto, bem como fazer o diagnóstico de grande quantidade de doenças. Isso é possível, cada vez mais, pelo desenvolvimento e aperfeiçoamento de técnicas específicas que permitem detectar anomalias genéticas muito cedo, até mesmo antes da implantação, em casos da fertilização *in vitro*.

Segundo Nussbaum e colaboradores[3] Steele e Breg, em 1966, mostraram que a constituição cromossômica de um feto podia ser determinada por análise de células cultivadas do líquido amniótico, tendo dado início ao uso de testes para fazer o diagnóstico pré-natal. As técnicas para esse diagnóstico vêm sendo gradativamente desenvolvidas, possibilitando que estágios mais precoces do embrião ou feto possam ser estudados. Ao mesmo tempo, novas tecnologias citogenéticas e/ou moleculares foram desenvolvidas para o diagnóstico genético, pré-implantação.

O objetivo principal do diagnóstico pré-natal é obter informações sobre o feto em gestação, quando há um risco elevado de nascer uma criança anormal. O desenvolvimento desses procedimentos diagnósticos resultou de avanços em técnicas obstétricas, cultura de células humanas, citogenética e técnicas de genética molecular. Por outro lado, as técnicas de diagnóstico pré-natal têm permitido a aquisição de conhecimentos sobre os aspectos genéticos do embrião e do feto, contribuindo para a compreensão de características citogenéticas e bioquímicas do organismo embrionário e fetal, principalmente, mediante estudo de abortos espontâneos. Além disso, essas técnicas abriram uma nova dimensão para o aconselhamento genético, uma vez que muitas doenças hereditárias podem ser diagnosticadas no período pré-natal.

Em muitos países da Europa e na América do Norte, os genitores dessas crianças têm a liberdade de optar pela continuação ou interrupção da gravidez. No Brasil, no entanto, o Código Penal vigente só permite a interrupção da gestação em casos de perigo de vida da mãe ou quando a gravidez resulta de estupro. Não é permitido, portanto, o aborto de feto malformado ou portador de doença genética. Mesmo assim, no Brasil, existem vários centros em que as técnicas de diagnóstico pré-natal são realizadas. É importante ressaltar que, na maioria das vezes, o diagnóstico pré-natal revela um resultado normal e isso faz com que os genitores possam aguardar o nascimento da criança com mais tranquilidade.

O diagnóstico pré-natal deve ser precedido de aconselhamento genético, que deve ser realizado preferencialmente antes da concepção, para que a investigação seja encaminhada adequadamente, dependendo do caso.

19.2.2 Principais técnicas para o diagnóstico pré-natal de doenças genéticas e defeitos congênitos

Na **Tabela 19.6**, estão mencionadas as principais técnicas e sua aplicação para o estudo de doenças genéticas e/ou defeitos congênitos.

19.2.2.1 Técnicas não invasivas

Triagem no soro materno

Dosagem de α-fetoproteína

A **α-fetoproteína** (AFP) é uma α-1-globulina formada no saco vitelino e posteriormente no fígado fetal (já na 6ª semana de gestação).

Níveis alterados dessa proteína no líquido amniótico foram observados pela primeira vez em 1972, em

Tabela 19.6 Técnicas-padrão utilizadas para o diagnóstico pré-natal de doenças genéticas

Técnicas	Tempo ótimo (semanas)	Condições diagnosticadas
Não invasivas		
Triagem no soro materno		
α-fetoproteína	16	Defeitos do tubo neural
Teste triplo	16	Síndrome de Down
Ultrassonografia	18	Ver Quadro 19.4
Triagem ultrassonográfica e translucência nucal	1º trimestre	Risco para trissomias 21,18,13, 45,X, triploidias e outras cromossomopatias
Invasivas		
Amniocentese:	16 (12-14)	
a) Líquido		Defeitos do tubo neural
b) Células		Anormalidades cromossômicas
		Erros metabólicos hereditários
		Defeitos moleculares (detectáveis para análise de DNA)
Biópsia de vilosidades coriônicas	10-14	Anormalidades cromossômicas
		Erros metabólicos hereditários
		Defeitos moleculares (detectáveis para análise de DNA)
Fetoscopia		
Cordocentese		Anormalidades cromossômicas
		Procedimento de isoimunização *rhesus*
		Mosaicismo
		Talassemias e outras hemoglobinopatias
		Distúrbios de coagulação
		Tratamento fetal
Análise de outros tecidos		
a) Fígado		Distúrbios metabólicos, como deficiência de ornitina-transcarbamilase
b) Pele		Defeitos hereditários da pele, como ictiose, epidermólise bolhosa, síndrome de Sjögren e síndrome de Ehlers-Danlos

Fontes: Adaptada de Turnpenny e Ellard[8] e Maluf e Riegel.[11]

gestações nas quais o feto tinha um grave defeito de tubo neural aberto, como a anencefalia ou espinha bífida lombossacral. Logo após, foi observado que o nível dessa proteína se encontrava aumentado também no soro materno; a partir daí, foram desenvolvidos programas de triagem baseados na dosagem de AFP e outras substâncias no soro materno (**Fig. 19.5**).

O nível de AFP no soro materno está relacionado com outras causas; por exemplo, defeitos da parede abdominal anterior, como exonfalia (protrusão do umbigo) e gastrosquise (defeito congênito da parede abdominal, geralmente com protrusão das vísceras). Por outro lado, o nível de AFP se encontra diminuído no soro materno de gestações de fetos com síndrome de Down. Esse achado conduziu o desenvolvimento de um **teste triplo** de triagem para a síndrome de Down.

Teste triplo ou triplo marcador
O teste triplo ou triplo marcador é um teste de triagem que geralmente utiliza três marcadores bioquímicos do soro materno: α-*fetoproteína*, *estriol não conjugado* e *gonadotrofina coriônica humana*. Os níveis dessas substâncias, associados à idade materna, fornecem os riscos aproximados de ocorrência de alterações cromossômicas, especialmente a síndrome de Down. Nessa síndrome, os níveis dos dois primeiros marcadores tendem a serem reduzidos, enquanto os do último geralmente são elevados. Teoricamente, podem ser identificados em torno de 60% das gestações com síndrome de Down. Há outro marcador bioquímico, a *inibina-A*, que se apresenta aumentada no soro materno de gestantes de crianças com síndrome de Down, aumentando o risco teórico de detecção para cerca de 75%. A triagem combinada por meio de idade materna, marcadores séricos do primeiro trimestre e translucência nucal pode detectar 90% desses casos, sendo de 5% a taxa de falso-positivo.

Segundo Young,[12] para a detecção da trissomia do 18, a realização de uma triagem sérica em gestações de 16 semanas, baseada no teste triplo e outro marcador, a proteína plasmática A associada a gestação (PAPP-A), poderá detectar, aproximadamente, 100% dos casos. Esses quatro marcadores apresentam-se bastante reduzidos em gestações com trissomia do 18.

Os níveis séricos maternos de gonadotrofina coriônica humana e a PAPP-A se apresentam bastante reduzidos em 12 semanas de gestação e em gestações nas quais os fetos apresentam trissomia do 13 ou do 18. Essas gestações apresentam translucência nucal fetal aumentada. A combinação dessas informações permitiu desenvolver um algoritmo de risco capaz de identificar (com 12 semanas de gestação) teoricamente 95% das gestações com trissomias do 13 e do 18. Esses métodos são encontrados apenas em poucos centros especializados.

Ultrassonografia – A ultrassonografia é uma técnica indolor, não invasiva, usada para visualizar o feto em desenvolvimento. É um exame rotineiro para a maioria das mulheres grávidas, principalmente no primeiro trimestre, para determinar o tempo exato da gestação e identificar gestações múltiplas. Uma triagem detalhada nesse período geralmente é usada para determinar o grau de *translucência nucal do feto*, que reflete a quantidade de líquido tissular subcutâneo que se encontra na parte posterior do pescoço do feto em desenvolvimento. Fetos com malformações ou doenças genéticas possuem tendência a acumular líquido na região da nuca. Portanto, uma medida aumentada significa um aumento de risco. A translucência nucal deve ser medida quando o feto mede 45 a 84 mm da cabeça às nádegas; essa medida corresponde mais ou menos da 11 à 14ª semana de gestação, contadas a partir do primeiro dia da última menstruação. Essa medida começou a ser utilizada na década de 1990 e não é um teste diagnóstico, mas apenas um indicador de risco de várias doenças. A translucência nucal se apresenta aumentada nas trissomias do 13, 18 e 21, 4X, triploidias e outras cromossomopatias, bem como em fetos com cariótipo normal, em que já foram encontrados diversos distúrbios: hérnia diafragmática, onfalocele, defeitos cardíacos, malformações esqueléticas, uropatia obstrutiva e anomalias renais. O limite de tempo em semanas de gestação para a realização de ultrassonografia é variável, dependendo do grau de sofisticação do método, da finalidade e do centro ou laboratório onde é realizada.

A *medida do osso nasal*, outro marcador ultrassonográfico mencionado por Maluf e Riegel,[11] pode ser usada para a identificação de gestações em risco para cromossomopatias. De acordo com os referidos autores, no primeiro trimestre o osso nasal está ausente em 70% dos fetos com síndrome de Down.

A ultrassonografia é usada também para orientar a coleta de material em técnicas invasivas de diagnóstico pré-natal, como a amniocentese e a biópsia de vilosidades coriônicas, e para a detecção de anomalias anatômicas e uma quantidade significativa de anormalidades renais, cardíacas e vesicais. A ultrassonografia de alta resolução

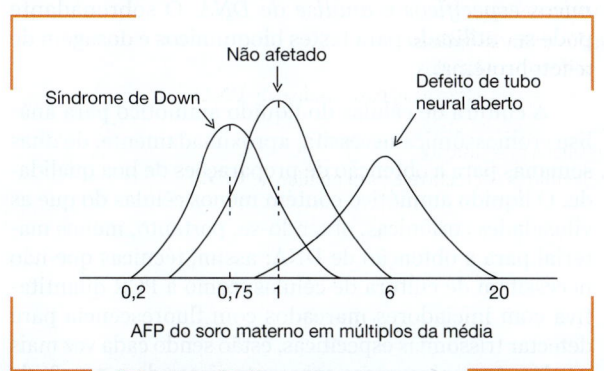

Figura 19.5

Distribuição de níveis de AFP do soro materno com 16 semanas de gravidez em gestações normais, gestações com síndrome de Down e gestações com defeitos de tubo neural aberto.

em tempo real tem mostrado importância crescente na avaliação pré-natal, não só de muitos problemas fetais, como também de aspectos normais, como idade fetal, gestações múltiplas, etc. Esses e outros usos da ultrassonografia para estudos pré-natais são mostrados no **Quadro 19.7**.

A ultrassonografia pode ser uma ferramenta importante no diagnóstico pré-natal de distúrbios monogênicos, quando não há disponibilidade de uma amostra de tecido ou sangue para fazer o teste de DNA. Por exemplo, a síndrome de Holt-Oram (OMIM 142900), também chamada de displasia atriodigital, de herança autossômica dominante, apresenta anomalia das mãos associada a um defeito do septo atrial. Em uma gestação de risco de 50% para essa síndrome, uma ultrassonografia das mãos do feto pode revelar se a anomalia típica da síndrome é mostrada ou não.

Outros exemplos de defeitos monogênicos que podem ser diagnosticados ou excluídos por ultrassonografia pré-natal são holoprosencefalia (OMIM 236100), doença renal policística da infância (OMIM 263200), síndrome de Meckel tipo 1, também conhecida como síndrome de Meckel-Gruber (OMIM 249000) e síndrome de Fryns (de herança autossômica recessiva, com várias anomalias em membros, face, diafragma, sistema nervoso central e sistemas genital e urinário).

O exame de ultrassonografia pode ser usado a partir de 15 semanas de gestação para *determinação do sexo fetal*, o que pode ser um dado importante para auxiliar o diagnóstico de doenças recessivas ligadas ao X. Por exemplo, em caso de hemofilia, quando a gestante for heterozigota e seu marido for normal, o casal poderá interromper a investigação que exija testes invasivos, se a criança for do sexo feminino.

Atualmente, as técnicas e os equipamentos de ultrassonografia permitem a detecção de muitas malformações nos exames de rotina. Se uma malformação for constatada ou houver alguma suspeita de sua existência, são indicados exames mais minuciosos com ultrassonografia de terceira ou quarta dimensão, bem como a realização de investigações adicionais.

19.2.2.2 Técnicas invasivas

Amniocentese — A amniocentese é uma técnica que utiliza o líquido amniótico, o qual é coletado (até 20 mL) por punção transabdominal, com o auxílio da ultrassonografia (**Fig. 19.6**). O líquido amniótico é formado principalmente de urina e secreções pulmonares do feto. O período de realização da coleta é variável, entre os autores, mas em geral se situa entre 14 e 20 semanas de gestação, segundo Read e Donnai.[1] De acordo com Maluf e Riegel,[11] essa coleta pode ser realizada com segurança a partir da 15ª semana. Por outro lado, a amniocentese precoce pode ser realizada a partir da 12ª ou entre a 11ª e a 14ª semanas de gestação, porém não é amplamente praticada.

O material utilizado para análise são as células fetais do líquido amniótico e as enzimas nele encontradas. Após centrifugação, as células podem ser analisadas diretamente ou crescer *in vitro*. As culturas assim obtidas são submetidas a *exame citológico*, por hibridização *in situ* com fluorescência (FISH) ou por técnicas citogenéticas padrão (ver Cap. 4), bem como a *testes bioquímicos específicos* e *análise de DNA*. O sobrenadante pode ser utilizado para testes bioquímicos e dosagem de α-fetoproteína.

A cultura de células do líquido amniótico para análise cromossômica necessita, aproximadamente, de duas semanas para a obtenção de preparações de boa qualidade. O líquido amniótico contém menos células do que as vilosidades coriônicas, obtendo-se, portanto, menos material para a obtenção de DNA; assim, técnicas que não necessitam de cultura de células, como a PCR quantitativa com iniciadores marcados com fluorescência para detectar trissomias específicas, estão sendo cada vez mais usadas. A amniocentese apresenta riscos de 0,5 a 1% de perda fetal. O **Quadro 19.8** mostra as indicações para a amniocentese.

Biópsia de vilosidades coriônicas — A biópsia de vilosidades coriônicas (BVC) é também denominada de amostragem, amostra ou punção de vilosidade coriôni-

---

Quadro 19.7 Usos da ultrassonografia para estudos pré-natais

Aspectos obstétricos gerais
  Gravidez múltipla
  Idade fetal
  Localização da placenta
  Movimento fetal
  Sexo fetal
  Viabilidade fetal

Anomalias do primeiro trimestre
  Anencefalia
  Higroma cístico
  Meningomielocele

Detecção de anormalidades específicas e grandes anomalias estruturais
  Anomalias associadas a aneuploidias cromossômicas, como trissomias do 21, 18 e 13, 45X e outros cariótipos anormais
  Anomalias renais (rim policístico)
  Defeitos cardíacos
  Defeitos da parede abdominal
  Defeitos do tubo neural
  Displasias esqueléticas
  Fissuras labiopalatinas
  Genitália ambígua
  Hérnia diafragmática
  Hidrocefalia
  Malformações cranianas
  Malformações dos membros, incluindo pé torto

Fontes: Nussbaum e colaboradores,[3] Young[12] e Sack.[13]

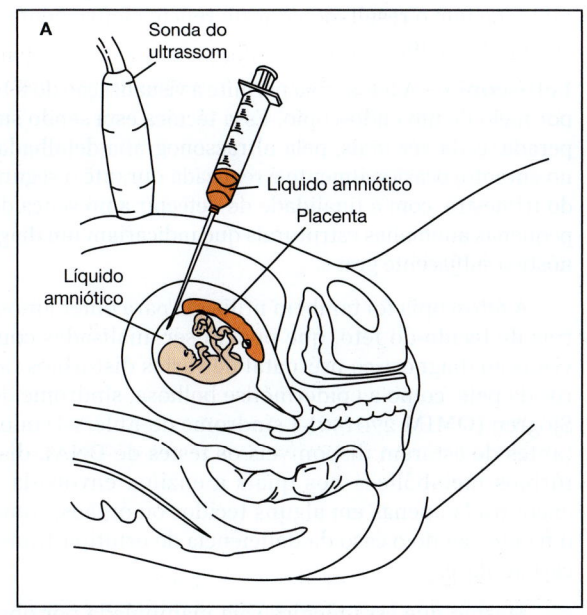

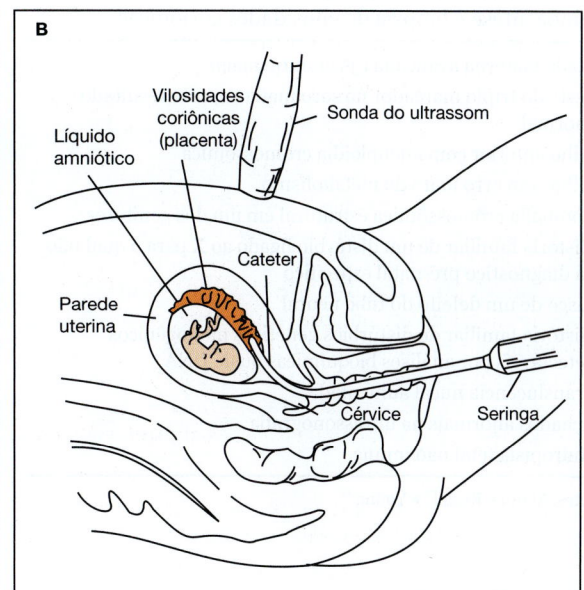

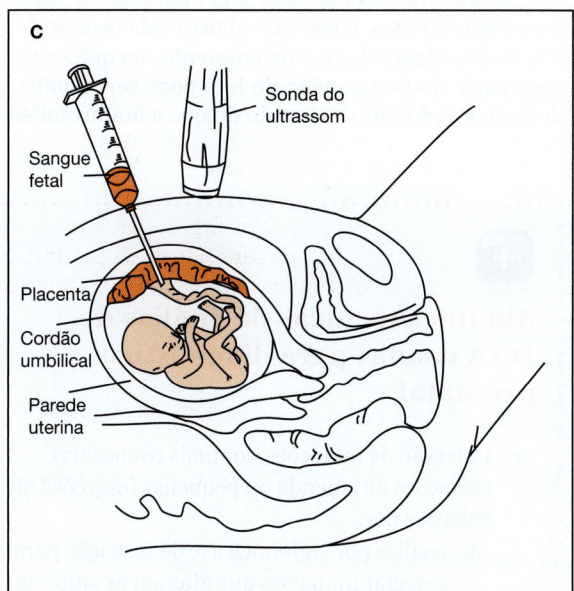

Figura 19.6

Representação esquemática de: **A** – punção do líquido amniótico através da parede abdominal (amniocentese); **B** – amostragem de vilosidades coriônicas; **C** – amostragem de sangue fetal umbilical (cordocentese).

Fonte: Hoffee.[14]

ca. As vilosidades coriônicas são processos vasculares do córion do embrião, que entram na formação da placenta. Na BVC, o material a ser estudado é constituído de pequenas quantidades de tecido coriônico de origem trofoblástica fetal, coletadas com auxílio da ultrassonografia (**Fig. 19.7B**). O trofoblasto é a camada celular ectodérmica que recobre o blastocisto e perfura a mucosa uterina, pela qual o embrião recebe alimento da mãe; essas células não entram na formação do embrião propriamente dito, porém contribuem para a formação da placenta. O método de coleta é a biópsia, por sucção, de pequenas quantidades de córion frondoso, que logo após se transforma em placenta e será utilizado para testes citogenéticos, bioquímicos e técnicas de DNA, como na amniocentese, isto é, apresenta as mesmas indicações. A coleta do material pode ser feita entre a 10ª e a 12ª semana de gestação, com risco de perda fetal em torno de 1 a 2%, segundo alguns autores, como Read e

Quadro 19.8 Indicações para a realização de amniocentese e biópsia de vilosidades coriônicas

- Idade materna avançada (35 anos ou mais)
- Teste do triplo marcador no soro materno, com resultado anormal
- Filho anterior com aneuploidia cromossômica
- Filho com erro inato do metabolismo
- Anomalia cromossômica estrutural em um dos genitores
- História familiar de um distúrbio ligado ao X para o qual não há diagnóstico pré-natal específico
- Risco de um defeito do tubo neural
- História familiar de distúrbios genéticos monogênicos detectáveis por análises bioquímicas ou de DNA
- Translucência nucal aumentada
- Achados anormais na ultrassonografia
- Hidropisia fetal não imune

Fontes: Maluf e Riegel[11] e Young.[12]

Donnai[1] e Nussbaum e colaboradores,[3] ou entre a 11ª e a 14ª semana, segundo outros, como Maluf e Riegel,[11] com risco de 1 a 1,5%. Os resultados citogenéticos podem estar disponíveis imediatamente ou dentro de um ou dois dias após a coleta. Essas culturas de curto prazo necessitam, posteriormente, de ser confirmadas por culturas de longo prazo.

A principal **vantagem** da BVC é que essa técnica fornece um método bem estabelecido e permite que os resultados sejam obtidos em um estágio mais inicial da gestação, possibilitando, além da diminuição do período de incerteza, realizar a interrupção da gestação (se for o caso) no primeiro trimestre, o que facilita o procedimento.

Apresenta como **desvantagem** o fato de que cerca de 2% dos testes apresentam resultados ambíguos ou inconclusivos, devido ao mosaicismo cromossômico de duas linhagens diferentes. Nesse caso, é aconselhado fazer paralelamente a amniocentese. Na testagem de DNA, os resultados devem sempre ser comparados a uma amostra-controle de DNA do sangue materno, para a garantia de que o resultado do teste reflete efetivamente o genótipo do feto.

Fetoscopia – A fetoscopia permite a visualização do feto por meio de um endoscópio. Essa técnica está sendo superada, cada vez mais, pela ultrassonografia detalhada; no entanto, ocasionalmente é realizada durante o segundo trimestre, com a finalidade de detectar a presença de pequenas anomalias estruturais que indicariam um diagnóstico subjacente grave.

A fetoscopia foi também utilizada para obter amostras de tecido do feto, que podem ser analisadas com vistas ao diagnóstico pré-natal de vários distúrbios raros da pele, como a epidermólise bolhosa, síndrome de Sjögren (OMIM 270150) e síndrome de Ehlers-Danlos (antes de estarem disponíveis os testes de DNA), distúrbios metabólicos nos quais a enzima envolvida é encontrada apenas em alguns tecidos ou órgãos, como o fígado, sendo o caso da deficiência de ornitina-transcarbamilase.

Mesmo que essa técnica seja manipulada por obstetras experientes, o risco de aborto é da ordem de 3 a 5%. As limitações desse procedimento são que somente uma parte muito pequena do feto pode ser visualizada de cada vez, é mais demorado do que a amniocentese e

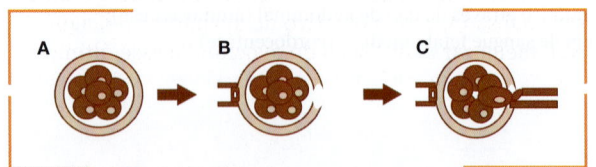

Figura 19.7

Biópsia de um blastômero de um embrião humano em estágio de clivagem. **A** – Embrião de oito células, 3º dia após a fertilização. **B** – Embrião seguro em uma pipeta (à esquerda) com pipeta de biópsia (à direita) rompendo a zona pelúcida. **C** – Remoção de blastômero por biópsia com um número claramente visível (indicado por seta).

Fonte: Maluf e Riegel.[11]

Algumas técnicas de análise de DNA usadas para diagnóstico pré-natal

1. Detecção de mutações pontuais conhecidas, mutações de emenda ou pequenas inserções ou deleções por:
   a. análise por endonuclease de restrição para detectar mutações que alteram os sítios de restrição,
   b. hibridização de oligonucleotídeo aleloespecífico, e
   c. amplificação por PCR e sequenciamento automático direto.
2. Detecção de mutações desconhecidas por amplificação por PCR.
3. Detecção de grandes inserções, expansões, deleções ou rearranjos estruturais maiores por:
   a. análise por transferência de *Southern* e
   b. amplificação por PCR.
4. Análise baseada na ligação, usando polimorfismo de DNA intragênico, para diagnóstico de doenças que apresentam muitas mutações patogênicas e quando a mutação específica é desconhecida.

o risco de infecção e aborto espontâneo é relativamente alto. Essas limitações associadas ao alto risco de aborto, junto ao aumento da sensibilidade da ultrassonografia e a maior disponibilidade de técnicas modernas de DNA, fazem com que a fetoscopia seja raramente utilizada em centros altamente especializados de diagnóstico pré-natal.

Cordocentese

A cordocentese pode ser obtida, aproximadamente, na 18ª semana de gestação. É utilizada para obtenção do sangue fetal, que pode ser feita de várias maneiras, sobretudo por punções do vaso umbilical. O aperfeiçoamento da ultrassonografia permite um melhor manejo na coleta do sangue fetal por esse meio. Uma agulha, orientada por ultrassonografia, é introduzida na cavidade amniótica, puncionando o vaso umbilical (**Fig. 19.7C**). O risco de perda fetal é de 2 a 5%. Esse tipo de estudo pode ser utilizado para a obtenção de amostras para análise cromossômica, quando há necessidade de confirmação de resultados duvidosos da amniocentese ou na ausência de líquido amniótico; e para resolver problemas associados a possível mosaicismo cromossômico em BVC. É utilizado também no procedimento de isoimunização *rhesus*, bem como para avaliar a condição hematológica fetal, quanto à talassemia e distúrbios plaquetários e da coagulação, por exemplo, sendo, também, um instrumento para o tratamento fetal. Pode ser usado ainda para transfundir componentes sanguíneos, introduzir medicações, criando uma via intravascular, e inclusive transplantar medula óssea, em circunstâncias especiais.

Análise de outros tecidos fetais

Pode ser feita a biópsia de outros tecidos do feto, como pele e fígado, por exemplo. As indicações para esse tipo de estudo são mostradas na Tabela 19.7.

19.2.3 Análise de DNA para diagnóstico pré-natal

Muitas doenças genéticas podem ser detectadas no feto por meio de várias técnicas de estudo do DNA. O material para a extração do DNA fetal é obtido por meio de amniocentese, das vilosidades coriônicas ou do sangue fetal, como visto anteriormente.

Muitos genes são expressos em tecidos específicos, o que limita o uso de técnicas de diagnóstico bioquímico para as doenças cujos produtos gênicos são expressos na amniocentese ou nas células das vilosidades coriônicas. Deficiências de produtos gênicos expressos somente em tecidos especializados, como o fígado (p. ex., a ornitina-transcarbamilase), não podem ser diagnosticadas por tais técnicas. Como o DNA de todas as células somáticas é essencialmente o mesmo, a capacidade para detectar mutações no nível de DNA supera essa limitação.

19.2.4 Diagnóstico genético de pré-implantação

O diagnóstico genético de pré-implantação é uma forma precoce de diagnóstico pré-natal, que se iniciou experimentalmente na década de 1990, sendo utilizado na fertilização *in vitro*. É realizado mediante dois procedimentos semelhantes, o exame do embrião e o exame do corpúsculo polar.

19.2.4.1 Exame do embrião

O ovo fertilizado é cultivado em laboratório até o estágio de oito células (**Fig. 19.7**). Uma única célula (blastômero), com seu núcleo claramente visível, é removida e submetida à técnica FISH para a análise cromossômica. A remoção de uma célula não prejudica o desenvolvimento do embrião. Alternativamente, o DNA genômico pode ser isolado e utilizado para a realização da PCR de uma sequência gênica específica, para indicar a presença de mutações para doenças monogênicas. Se não estiver afetado, o embrião é implantado no útero materno. Esse procedimento tem a vantagem de não ser preciso optar pela interrupção da gravidez.

De acordo com Maluf e Riegel,[11] atualmente, mais de 200 doenças diferentes podem ser diagnosticadas por diagnóstico genético de pré-implantação, como fibrose cística, distrofia miotônica, hemofilias, anemia falciforme, β-talassemia, distrofia muscular Duchenne, neurofibromatose, doença de Huntington, síndrome do X frágil, entre outras. É a técnica mais utilizada na maioria dos centros que desenvolvem as diferentes técnicas.

19.2.4.2 Exame do corpúsculo polar

Essa técnica é baseada na análise dos corpúsculos ou glóbulos polares eliminados após as meioses I e II na mulher (ver Cap. 3). O primeiro corpúsculo polar (CP) com *n* cromossomos duplicados é expulso na meiose I, contendo o complemento cromossômico do ovócito. O segundo CP somente é expulso após a fertilização. O material analisado é o do primeiro CP, deduzindo-se assim o genótipo do ovócito, que é complementar ao genótipo do CP. O estudo do material genético do CP é submetido à técnica FISH para a análise cromossômica e à PCR para análise das doenças monogênicas. O segundo CP poderá também ser analisado, com o objetivo de aprimorar o diagnóstico e melhorar a avaliação do ovócito. Se esse último for normal, poderá ser fertilizado segundo as técnicas usuais *in vitro* e implantado no útero materno. A **Figura 19.8** mostra, esquematicamente, como a análise do genótipo de CPs pode ser usada para prever o genótipo de um ovócito para diagnóstico genético pré-implantação. Essa técnica apresenta a vantagem de não enfrentar debates éticos, pois apenas o material genético do CP é manipulado, não interferindo em fertilização, clivagem e processos embrionários subsequentes; apresenta, porém, a desvantagem de somente analisar o material genético do CP

Figura 19.8

Análise do genótipo de CPs para previsão do genótipo de um ovócito, utilizada no diagnóstico genético de pré-implantação. O primeiro CP é expulso na meiose I contendo o complemento cromossômico do ovócito. O material analisado é o do primeiro CP, deduzindo-se assim o genótipo do ovócito, que é complementar ao genótipo do CP.

MI = meiose I; MII = meiose II; N = normal; A = afetado.

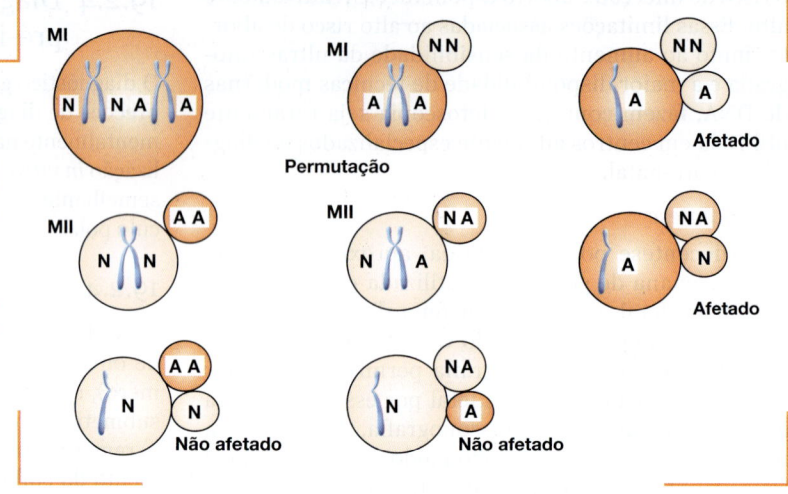

expulso do ovócito, apenas inferindo-se as condições do ovócito a ser implantado; o conteúdo genético do espermatozoide não é avaliado.

19.2.5 Detecção de células fetais na circulação materna

É possível fazer-se o diagnóstico pré-natal para anormalidades cromossômicas e de DNA por métodos não invasivos. Mediante uso de anticorpos para antígenos específicos do trofoblasto fetal, evidencia-se a presença de células de origem fetal na circulação materna, no primeiro trimestre de gestação. A validade desses resultados tem sido confirmada pelo uso da PCR para detectar marcadores genéticos de origem paterna no sangue coletado de mulheres no início da gestação. Embora possam ser usadas técnicas imunológicas para melhor observar as células fetais na circulação materna, podem ocorrer problemas na obtenção dessas células e na exclusão de uma possível contaminação celular materna na amostra em estudo. Essa técnica é usada, por exemplo, para identificar o grupo sanguíneo Rh de fetos cujos genitores são incompatíveis (mãe Rh negativa e pai Rh-positivo heterozigoto), para determinar quais gestações precisam ser monitoradas quanto à isoimunização Rh.

Embora a técnica de detecção de células fetais na circulação materna possibilite que um casal tenha uma concepção natural, é importante lembrar que, ao contrário do diagnóstico genético de pré-implantação, essa abordagem ainda requer que o casal considere a interrupção da gravidez como uma possível opção, caso o feto seja afetado por uma doença genética grave.

Com a expansão do conhecimento e a descoberta de novas tecnologias, o diagnóstico pré-natal e, sobretudo o diagnóstico pré-implantação são campos em constante evolução; assim, qualquer tentativa de definir seu alcance torna-se rapidamente desatualizada.

19.2.6 Indicações para o diagnóstico pré-natal

Há numerosas indicações para o diagnóstico pré-natal. Seria desejável que casais que apresentem um alto risco de ter um bebê com uma anormalidade pudessem analisar esse risco antes de iniciar uma gravidez, de modo que possam ser aconselhados e venham a tomar decisões tranquilas sobre as opções mais adequadas. O ideal é que tais casais procurem aconselhamento antes da gravidez, ou no seu início, de modo que, o mais cedo possível, ainda tenham oportunidade de considerar todas as opções de diagnóstico pré-natal disponíveis. As principais indicações para o diagnóstico pré-natal são mostradas na **Tabela 19.7**.

19.2.6.1 Idade materna

A idade materna é uma das indicações mais comuns para a realização do diagnóstico pré-natal. Há uma associação entre a idade materna avançada e o risco aumentado de crianças com síndrome de Down (ver Cap. 4). O risco de síndrome de Down ao nascer é em torno de 1/400 em mães com 35 anos, elevando-se para 1/100 aos 40 anos e 1/40 aos 44 anos. A maioria dos países desenvolvidos oferece, rotineiramente, amniocentese ou biópsia de vilosidade coriônica às mulheres grávidas com 37 anos ou mais, e a opção é frequentemente discutida com mulheres grávidas de 35 anos em diante.

Outras aneuploidias estão também relacionadas com a idade materna, como as trissomias do 13 e do 18, a síndrome de Klinefelter e a síndrome do triplo X. A amniocentese e a biópsia de vilosidade coriônica são os procedimentos mais utilizados para investigar a ocorrência de alterações cromossômicas em mulheres com idade avançada. Existem algumas sugestões de aumento na frequência dessas alterações com a idade paterna (55 anos ou mais). A frequência da síndrome de Down e de outras síndromes cromossômicas é maior na BVC do que na am-

Tabela 19.7 Principais indicações para o diagnóstico pré-natal

Idade materna	Mulheres grávidas acima dos 35 anos apresentam risco maior de ter filhos com anormalidades cromossômicas (trissomia dos cromossomos 21, 18, 13 e do par sexual: XXX e XXY). Abortos espontâneos com aneuploidias ocorrem com maior frequência em mulheres com mais idade
Idade paterna	Há indicações de que, em homens com 55 anos de idade ou mais, aumenta a frequência de alterações cromossômicas
História familiar de uma anormalidade cromossômica	Predisposição genética para a não disjunção cromossômica. Genitores portadores de translocações cromossômicas (exemplo: síndrome de Down por translocação, etc.)
História familiar de doenças de herança monogênica	O casal já possui um filho afetado, um dos genitores é afetado ou tem uma história familiar positiva de doença monogênica
História familiar de doenças metabólicas	Doenças gênicas com diagnóstico molecular possível
História familiar de defeitos do tubo neural e outras anormalidades estruturais congênitas	Malformações cranianas, cardíacas, renais e dos membros
Consanguinidade entre os genitores	A consanguinidade aumenta o risco de nascimento de crianças com doença hereditária ou com anormalidade congênita
Problemas na história obstétrica	Abortos recorrentes ou ocorrência inexplicável de um natimorto aumentam o risco da futura gravidez. Exposição a teratógenos
Doenças maternas	Diabetes melito insulinodependente sem controle adequado, tratamento de epilepsia da gestante com medicamentos anticonvulsivantes
Indicações resultantes de triagens pré-natais e/ou da própria gestação	Triagem sérica alterada. Triagem ultrassonográfica alterada. Malformação fetal
Perdas gestacionais repetidas Infertilidade	

Fonte: Robinson e Borges-Osório.[7]

niocentese, e nesta, maior do que ao nascer, uma vez que muitas aneuploidias são abortadas durante o primeiro e o segundo trimestres.

19.2.6.2 História familiar de uma anormalidade cromossômica

A maioria dos casais que procura diagnóstico pré-natal por causa de uma história familiar de anormalidade cromossômica refere-se, em geral, à síndrome de Down. Nesses casos, o risco não é maior do que o esperado para a população em geral, uma vez que a maioria dos casos de trissomia do 21 e de outras trissomias cromossômicas surgirá mais provavelmente devido a uma não disjunção do que como resultado de um rearranjo cromossômico, como uma translocação ou inversão.

Entretanto, cada situação deve ser cuidadosamente avaliada, pela confirmação da natureza da anormalidade do familiar afetado ou, se isso não for possível, pela análise cromossômica do genitor cuja família apresenta risco. Os resultados da análise cromossômica parental podem ser obtidos dentro de três ou quatro dias; se forem normais, a realização de um diagnóstico pré-natal invasivo não é apropriada, uma vez que o risco, nesse caso, não é maior do que o esperado para a população em geral.

O risco teórico de um portador balanceado da translocação 14/21 ou 21/21 ter um filho com trissomia do 21 está em torno de 30% no primeiro caso e de 100% no segundo (já que 50% da prole apresentam trissomia do 21 e os outros 50% apresentam monossomia do 21, sendo inviáveis), porém, na prática, esses riscos variam de acordo com a população estudada, sendo em torno de 15% quando a mãe é a portadora e somente 3% se o pai for o portador balanceado da translocação.

Embora haja vários estudos sobre riscos de recorrência levemente diferentes para casais que tiveram um filho com síndrome de Down por não disjunção, isto é, trissomia livre do 21, ou por uma nova translocação robertsoniana não balanceada, o risco em uma gravidez subsequente é normalmente dado pelo risco relacionado com a idade da mãe mais, aproximadamente, 0,5%. Se um dos genitores for portador balanceado de um rearranjo cromossômico, como uma translocação cromossômica ou uma inversão pericêntrica, que já tenha causado o nascimento de uma criança com sérios problemas devidos a uma anormalidade cromossômica não balanceada, então o risco de recorrência estará provavelmente entre 1 e 2% e 15 e 20%; o risco preciso dependerá da natureza do rearranjo encontrado no genitor e do segmento do cromossomo envolvido, não correspondendo aos esperados pela segregação cromossômica; são baseados em dados empíricos, possivelmente por causa da seleção contra gametas não balanceados.

As duplicações/deleções não balanceadas mais extensas (3-6 bandas cromossômicas de um total de 200) são associadas com risco de recorrência mais baixo (9-16%) do que aquelas com duplicações/deleções que afetam somente uma ou duas bandas (34%), porque, provavelmente, embriões ou fetos com defeitos maiores já foram abortados antes da amniocentese.

19.2.6.3 História familiar de doenças de herança monogênica

Quando um casal já tem um filho afetado, ou quando um dos genitores é afetado ou tem uma história familiar positiva de doença monogênica com um risco significante para a descendência, a opção de diagnóstico pré-natal deve ser discutida com o casal. Atualmente, existe diagnóstico pré-natal disponível por análise bioquímica ou do DNA para um grande e sempre crescente número de doenças monogênicas.

19.2.6.4 História familiar de doenças metabólicas

A maioria das doenças desse grupo tem incidência rara, apresentando herança autossômica recessiva com risco de ocorrência de 25%, caso os genitores sejam considerados portadores, do gene em questão, em um teste de triagem populacional, ou o mesmo risco de recorrência após o nascimento de um filho afetado. Mais de cem distúrbios metabólicos podem ser diagnosticados no período pré-natal pelas técnicas de amniocentese e BVC. Algumas condições raras podem ser detectadas diretamente, por determinação de uma substância no líquido amniótico. Sempre que possível, a dosagem bioquímica deve ser feita diretamente no tecido da vilosidade coriônica, e não no tecido cultivado, para evitar erros de interpretação dos resultados, por causa da expansão do número de células maternas contaminantes em culturas.

19.2.6.5 História familiar de defeitos do tubo neural

Parentes de primeiro e de segundo grau de pacientes com defeitos do tubo neural são selecionados para amniocentese, por apresentarem um risco aumentado de gerar uma criança com esse defeito. Muitos defeitos do tubo neural aberto podem ser detectados por testes não invasivos como a ultrassonografia.

Em casos de história precedente de defeitos do tubo neural, é necessária uma avaliação cuidadosa da genealogia, para se determinar qual é o risco que se aplica em cada gravidez, já que os riscos são empíricos. Quando há história familiar de alguma anormalidade estrutural congênita, como nos defeitos do tubo neural, a avaliação da genealogia da família possibilita a previsão de um risco derivado dos resultados de estudos realizados em outras famílias e/ou populações.

Atualmente, o diagnóstico pré-natal desses defeitos é realizado mediante exame por ultrassonografia do feto, juntamente com o exame da α-fetoproteína do soro materno, e tem-se mostrado igualmente confiável e menos invasivo do que a amniocentese com dosagem de α-fetoproteína, como era realizado anteriormente.

19.2.6.6 História familiar de outras anormalidades estruturais congênitas

Quando uma gravidez apresenta risco aumentado de alguma malformação, é indicado um exame de ultrassonografia detalhado, em torno da 16ª à 18ª semana de gestação, procurando uma anormalidade estrutural específica. A ultrassonografia no segundo trimestre pode detectar as mais graves malformações cranianas, cardíacas, renais e dos membros.

Alguns casais decidem realizar esse último tipo de exame não por desejarem optar pela interrupção da gravidez, em caso positivo, mas porque desejam estar preparados, no caso de a criança ser afetada.

19.2.6.7 Outros fatores de risco

Há outras indicações para a realização de diagnóstico pré-natal, como consanguinidade entre os genitores, problemas na história obstétrica, infertilidade, doenças maternas e indicações resultantes de triagens pré-natais e/ou da própria gestação. A consanguinidade entre os genitores aumenta o risco de nascimento de uma criança com doença hereditária ou com anormalidade congênita.

Uma história obstétrica com problemas, como abortos recorrentes ou a ocorrência inexplicável de um natimorto, pode indicar aumento de riscos para uma gravidez futura. Em ambos os casos, há indicação de ultrassonografia detalhada. A ocorrência prévia de três ou mais abortos inexplicáveis pode ser investigada pelo estudo cromossômico do casal, para a averiguação da existência de rearranjos cromossômicos, como translocações ou inversões.

Doenças maternas, como diabetes melito insulinodependente sem controle adequado, e tratamento de epilepsia da gestante com medicamentos anticonvulsivantes (p. ex., valproato de sódio), podem levar ao aumento do risco de anormalidades estruturais para o feto, daí a indicação da ultrassonografia detalhada também nesses casos.

19.2.7 Resultados, limitações e/ou problemas decorrentes do diagnóstico pré-natal

Os resultados dos testes para diagnóstico pré-natal, em geral, são fornecidos quando o feto está entre a 10ª e 18ª ou até 20ª semana (variando de acordo com a técnica empregada e o laboratório onde os testes são realizados). Na maioria dos casos, a criança é normal, e a gestação pode desenvolver-se tranquilamente. Entretanto, quando a criança é afetada, há duas possibilidades: a interrupção da gestação ou o tratamento pré-natal.

19.2.7.1 Interrupção da gestação

Na interrupção da gestação, devem ser considerados os aspectos legais, técnicos e emocionais. Na maioria dos países desenvolvidos, é legalmente aceita a indicação de interrupção da gravidez de fetos com anormalidades graves. Pela legislação brasileira, como já visto, são legalmente permitidos apenas abortos por gravidez resultante de estupro ou perigo de vida da mãe. De qualquer forma, essa não é uma decisão fácil para o casal. Todo serviço ou laboratório de diagnóstico pré-natal deve estar apto a fazer e justificar uma interrupção de gravidez se for clinicamente justificável e o casal assim decidir. É essencial, no entanto, que todos os casais que se submetam a qualquer meio de diagnóstico pré-natal, seja ele invasivo ou não invasivo, sejam informados acerca dos aspectos práticos da interrupção de uma gravidez.

19.2.7.2 Tratamento pré-natal

O tratamento pré-natal está ainda em fase inicial e nem sempre pode ser realizado. Para a maioria das situações cujo resultado do diagnóstico pré-natal indica a ocorrência de uma doença genética grave, não há outra opção a não ser a interrupção da gravidez; no entanto, há um otimismo cauteloso de que, com o advento da terapia gênica (Cap. 17), o diagnóstico pré-natal levará, com o tempo, ao tratamento *in utero*.

Um dos modelos referidos na literatura para um tratamento pré-natal seria o de um distúrbio congênito, de herança autossômica recessiva: a hiperplasia adrenal congênita (HAC) (Cap. 7). Nessa condição, crianças do sexo feminino nascem com virilização da genitália externa. Há casos em que a virilização poderia ser evitada, se a mãe ingerisse um esteroide (dexametasona) em doses muito pequenas, a partir da quarta ou quinta semana de gestação. O diagnóstico pré-natal específico para HAC pode ser realizado pela análise do DNA do material coletado das vilosidades coriônicas. Se esse procedimento confirmar que o feto é do sexo feminino e afetado, então a mãe deverá continuar a tomar baixas doses de dexametasona durante a gravidez. Esse medicamento suprime o eixo hipófise-suprarrenal do feto, evitando assim a virilização do feto feminino. Se o feto for afetado e do sexo masculino, ou não for afetado, a mãe cessará de tomar o medicamento e a gravidez poderá prosseguir normalmente. Sabe-se, no entanto, que há muitos efeitos colaterais da dexametasona para a mãe, quanto mais para o bebê, um deles sendo o risco de fissuras faciais.

Mais recentemente, foi relatado o tratamento intrauterino de um feto com imunodeficiência combinada grave. A tolerância imunológica do feto a antígenos estranhos introduzidos intrauterinamente significa que as células-tronco do sistema hematopoiético transfundidas são reconhecidas como "próprias", com possibilidade de resultados bons e prolongados.

Quando a geneterapia se tornar efetiva e segura, a tolerância imunológica dos fetos possibilitará a realização do início da terapia antes do nascimento, período em que seu sistema imunológico não estará ainda funcionalmente ativo. Isso terá a vantagem de reduzir o período no qual um dano irreversível pode ocorrer em órgãos como o sistema nervoso central, que pode ser afetado por doenças neurodegenerativas progressivas.

Além dos problemas de interrupção da gravidez e possibilidade crescente do tratamento fetal, podem ser considerados outros aspectos do diagnóstico pré-natal, como gestações gemelares em que um dos cogêmeos é afetado e o outro não; insucesso no diagnóstico; impossibilidade de se fazer, ainda, o diagnóstico de certas doenças; e os custos dos exames, principalmente em nosso meio, onde são proibitivos para a grande maioria da população.

Embora o significado do resultado de uma investigação diagnóstica pré-natal seja geralmente claro, podem surgir situações cuja principal dificuldade é o problema da interpretação. Problemas também ocorrem se a investigação diagnóstica for malsucedida ou ocorrer um resultado inesperado. Ainda podem ser encontradas algumas situações, como falha na obtenção da amostra ou insucesso no crescimento das células coletadas para realização de uma determinada técnica (o risco para cada um desses insucessos é, no entanto, menor do que 1%) e resultado cromossômico ambíguo – em cerca de 1% dos casos, o estudo das vilosidades coriônicas mostra a presença de mosaicismo cromossômico (ver Cap. 4), que pode ser devido a contaminação das células maternas, artefato de cultura, restrição a uma região da placenta, um erro mitótico durante a formação e desenvolvimento do trofoblasto, que não está presente no feto, e existência real de mosaicismo fetal. Nesse último caso, deve ser realizada a amniocentese, para confirmar a origem do mosaicismo.

19.2.8 O efeito do diagnóstico pré-natal sobre a prevenção de doenças hereditárias

No nível populacional, o diagnóstico pré-natal combinado com o aborto eletivo causou um grande declínio na incidência de alguns distúrbios graves em alguns grupos populacionais específicos, entre eles os afetados pela doença de Tay-Sachs e pelas β-talassemias, e nas populações em que as técnicas desse tipo de diagnóstico são acessíveis à população como um todo, o que não é o caso ainda em nosso meio. Contudo, o diagnóstico pré-natal não reduz a frequência dos genes que determinam esses distúrbios, porque, em geral, são os heterozigotos que propagam os genes. Existe, no entanto, uma possibilidade de que a frequência de alguns genes nocivos aumente se os casais compensarem a perda de homozigotos tendo filhos adicionais, os quais correm o risco de 2/3 de serem heterozigotos.

A vantagem do diagnóstico pré-natal não visa à população, mas à família imediata. Casais que estão sob risco de terem um filho com alguma anormalidade grave têm a possibilidade de optar por gestações que, de outro modo, não arriscariam, sabendo que podem averiguar no início da gestação se a criança é portadora da anormalidade.

19.2.9 Algumas questões éticas

As pessoas envolvidas com o diagnóstico pré-natal, tanto genitores como profissionais da saúde, devem levar em consideração os aspectos éticos. O principal problema ético do diagnóstico pré-natal está relacionado com o aborto. A questão do término da gestação causa sempre problemas emocionais. A maioria dos términos gestacionais baseados em anormalidades fetais é feita, geralmente, por solicitação dos genitores, que decidem voluntariamente interromper uma gestação quando é constatada a existência de uma anomalia grave no feto.

Tem-se observado que a maioria dos fetos examinados por técnicas de diagnóstico pré-natal não é, na verdade, afetada pela doença sob risco (esse percentual varia com o laboratório e a população). Dessa forma, o resultado para a maior parte das mulheres que se submete ao diagnóstico pré-natal é a certeza ou a confiança de que ela gera um feto que não é afetado pela doença em questão. Além disso, uma mulher que descobre estar gerando uma criança afetada pode ter a oportunidade de tomar a melhor decisão frente às circunstâncias apresentadas.

O segundo aspecto é como manejar uma informação inesperada e, de certa forma, não solicitada. A realização de um cariótipo ou uma análise de α-fetoproteína é fornecida em todos os exames por amniocentese, mesmo que seja obtida uma informação inesperada quanto à sua primeira indicação. O mesmo acontece para outros tipos de testes realizados para diagnósticos médicos. A maioria dos aconselhadores genéticos acredita que a informação completa dos resultados dos testes realizados deve ser fornecida, porém acompanhada de seu apoio.

Como alguém maneja uma situação de uma gravidez gemelar, quando os resultados mostram discordância em relação a uma doença genética grave? Por exemplo, se um cogêmeo apresenta a síndrome de Down e o outro não? Há relatos de muitos casos desse tipo, em que é possível o aborto seletivo do cogêmeo afetado, permitindo o nascimento do cogêmeo normal. Essa situação enfatiza, novamente, a limitação do diagnóstico pré-natal; é possível interromper a vida de um feto afetado por uma doença genética, mas não é possível ainda, exceto em raras circunstâncias, o tratamento de fetos afetados. Para o casal frente à angústia de aguardar o nascimento de uma criança sabidamente afetada por uma doença genética grave ou letal, a opção da interrupção pode ser mais humana e satisfatória do que qualquer alternativa.

As novas tecnologias de reprodução fizeram crescer as preocupações éticas. Como sempre, a dificuldade é ponderar os benefícios para os indivíduos contra os benefícios para a sociedade. A fim de lidar com o futuro e suas possibilidades desconhecidas, os profissionais da saúde e as famílias envolvidas com esse tipo de problema devem ter conhecimento dos avanços da genética básica e aplicada. O objetivo principal da genética em medicina é a aplicação do conhecimento genético à melhoria da saúde humana.

Resumo

Os indivíduos com história familiar de doença grave têm probabilidade de desenvolver a doença e/ou transmiti-la para as gerações futuras. Esses indivíduos, assim como os afetados, certamente necessitam de informação e orientação tanto sobre o manejo do problema, quanto sobre o planejamento de sua vida reprodutiva. Essa orientação pode ser feita por um serviço de aconselhamento genético ou consulta genética. O aconselhamento genético pode ser definido como um conjunto de procedimentos que se destinam a informar e orientar indivíduos que apresentam problemas relacionados com a ocorrência ou o risco de ocorrência de uma doença genética em sua família. Desses procedimentos, fazem parte o estabelecimento de diagnóstico, a etiologia, o prognóstico, o risco de repetição da doença na família envolvida, bem como a prestação de esclarecimentos que possibilitem aos casais de risco tomar decisões sobre seu futuro reprodutivo. Seus principais objetivos são fornecer o diagnóstico médico e suas implicações em termos de prognóstico e tratamento, fornecer dados sobre a etiologia genética e o risco de recorrência para descendentes do paciente, seus genitores e outros parentes, diminuir a angústia e o sofrimento causados por uma doença genética, ajudando as pessoas envolvidas a tomar decisões racionais sobre sua reprodução e reduzir a ansiedade e o sentimento de culpa dos genitores dos afetados. O aconselhamento genético pode ser prospectivo ou retrospectivo. Ele é prospectivo quando previne o aparecimento de uma doença genética na família e é retrospectivo, quando já existe(m) afetado(s) nas famílias.

As principais etapas do aconselhamento genético são encaminhamento ou pré-avaliação, coleta de informações, avaliação, estabelecimento do diagnóstico, estimativa de riscos de ocorrência ou recorrência, acompanhamento do paciente e seus familiares, avaliação clínica continuada, especialmente na ausência de diagnóstico, e apoio psicossocial. Os profissionais envolvidos são geneticista consultor, médico clínico, médico geneticista, biólogo, bioquímico, psiquiatra ou psicólogo e pessoal de laboratório.

Em algumas situações de aconselhamento, o cálculo do risco de recorrência é relativamente simples. Entretanto, muitos fatores, como atraso na idade de início da manifestação da doença, redução da penetrância do gene e o uso de marcadores de DNA podem tornar o cálculo muito mais complexo. A comunicação sobre o risco de recorrência deve ser compreendida pelos familiares e todas as informações básicas comunicadas para ajudá-los a tomar suas próprias decisões. Não só a quantificação do risco de ocorrência ou de recorrência é essencial, mas a qualificação desse risco também é importante. Futuros genitores que procuram uma clínica de aconselhamento genético devem receber informações que os capacitem a colocar esses riscos no seu contexto familiar e sociocultural, de acordo com seus padrões éticos, religiosos e raciais, e, assim, estar aptos a decidir por eles mesmos se o risco é alto ou baixo. Outros fatores importantes para a tomada de decisão pelo casal são a disponibilidade de tratamento bem-sucedido, associação da doença a dor e sofrimento e disponibilidade de diagnóstico pré-natal para a doença ou malformação.

O processo de aconselhamento genético envolve o empenho de uma ou mais pessoas treinadas para ajudar o indivíduo e/ou sua família a enfrentar a nova realidade imposta pela doença, oferecendo-lhes oportunidade para discussões futuras e apoio permanente. As consequências psicossociais constituem um importante componente do aconselhamento genético. Uma criança com defeito congênito e/ou doença genética, frequentemente, desperta sentimentos de culpa, ansiedade, frustração e raiva em seus genitores. O aconselhador/consultor deve harmonizar tornando suportáveis esses aspectos. Deve também proporcionar informações sobre serviços de apoio que podem ser úteis a tais famílias, bem como encaminhá-las a terapêutica adicional, quando necessária.

Tendo estabelecido o diagnóstico e discutido o risco de ocorrência ou recorrência, o aconselhador tem de assegurar que os consulentes tenham todas as informações necessárias para tomar suas próprias decisões. Isso pode incluir considerações sobre as alternativas disponíveis para a concepção, tais como inseminação artificial pelo doador e o uso de doadora de óvulos, bem como uma revisão das técnicas, limitações e riscos associados com métodos disponíveis para diagnóstico pré-natal. O aconselhamento de uma doença genética deve ser acompanhado de uma discussão sobre sua história natural, prognóstico, tratamento e uma avaliação de suas implicações psicossociais, financeiras e de segurança. A avaliação do impacto da doença é diferente de uma família para a outra. O aconselhador não fornece apenas informações, mas deve também estar receptivo aos medos e apreensões, expressos ou não, do consulente. É importante que o aconselhamento leve em conta as circunstâncias do paciente e seu nível de compreensão. O aconselhamento não deve ser diretivo, auxiliando o consulente a tomar suas próprias decisões, inclusive nas decisões reprodutivas, que são altamente pessoais.

O nascimento de uma criança com uma doença hereditária ou malformação acarreta na família (sobretudo nos genitores) conflitos de ordem emocional, que se iniciam geralmente com uma atitude de negação do problema, seguida de depressão. Nesse período, é essencial a contribuição do aconselhador na elaboração dos conflitos, principalmente porque vêm acompanhados de muita culpa pelos genitores da criança afetada. A seguir ocorre a adaptação, em que os membros da família aceitam a realidade e procuram tomar as decisões necessárias para conviver com o problema da maneira mais adequada. É possível modificar o impacto e/ou risco de recorrência de algumas doenças genéticas, por meio de tratamento específico. Encontram-se disponíveis importantes informações em genética clínica on-line na internet, incluindo auxílio no diagnóstico, testes de laboratório, serviços de genética clínica, serviços e grupos de apoio para pacientes e suas famílias.

Há várias indicações para o aconselhamento genético, como doenças de herança monogênica conhecidas, anomalias cromossômicas, defeitos congênitos isolados ou múltiplos, associados ou não a deficiência mental, deficiência mental isolada, anormalidades no desenvolvimento físico ou no desenvolvimento dos órgãos sexuais, das características sexuais secundárias, da função sexual ou da fertilidade, distúrbios metabólicos ou endócrinos, idade materna e paterna avançada, história familiar de câncer com início precoce, abortos espontâneos recorrentes, consanguinidade e outras.

O aconselhamento genético é também importante em outras situações, como defeitos congênitos e/ou deficiência mental como parte de uma síndrome cromossômica, de uma doença monogênica ou da interação entre fatores genéticos e ambientais; gravidez em mulheres acima dos 35 anos, que está associada com o risco aumentado de nascerem crianças com síndrome de Down e outras trissomias (do 18, do 13 e do par sexual); em certos tipos de câncer, cujo início precoce em vários membros de uma mesma família sugere frequentemente a existência de fatores genéticos em sua etiologia, que podem ser detectados por testes de triagem; abortos espontâneos recorrentes, muitas vezes associados a translocações cromossômicas não balanceadas em um dos genitores; infecções virais como a rubéola, drogas como as derivadas do ácido retinoico, usadas no tratamento de acne cística, e anticonvulsivantes usados no tratamento de epilepsias, são considerados agentes teratogênicos. Ainda em casos não estritamente genéticos, como a exposição de uma mulher a teratógenos potenciais, durante sua gravidez, o aconselhamento genético também pode ser útil. Descendentes de genitores consanguíneos apresentam risco aumentado de homozigose para um alelo mutante raro, podendo ser, então, afetados por uma doença autossômica recessiva rara. Há também um risco teoricamente aumentado para as doenças poligênicas.

As doenças genéticas podem ter etiologia cromossômica ou gênica. Suspeita-se de alterações cromossômicas principalmente quando o indivíduo apresenta malformações congênitas múltiplas, deficiência mental (mesmo sem malformação associada), amenorreia primária, abortamento de repetição e esterilidade. A investigação das doenças gênicas (monogênicas e multifatoriais) é mais complexa, pois, com exceção de alguns casos, não existem exames específicos para elas. É necessário, então, o conhecimento das síndromes já descritas para se poder compará-las com as características apresentadas pelo paciente. Por outro lado, muitas vezes torna-se imprescindível a realização de exames adicionais, de laboratório ou radiológicos, para se fazer o diagnóstico diferencial entre as hipóteses diagnósticas. Atualmente, é possível também o estudo direto do DNA, bem como a utilização de programas computadorizados especiais para auxiliar na elaboração do diagnóstico.

Medidas úteis quando há suspeita de doença genética: coleta de urina, sangue e saliva, radiografia de corpo inteiro, fotografias do indivíduo, principalmente das malformações (quando houver), necropsia (quando for o caso) e descrição o mais detalhada possível do indivíduo, bem como da história familiar.

Triagem ou rastreamento genético é uma pesquisa sistemática realizada em uma população humana, para identificar pessoas com suscetibilidade aumentada ou riscos para uma doença genética. O objetivo da triagem populacional é examinar todos os membros de uma determinada população, independentemente da história familiar. É uma atividade de saúde pública. Em qualquer programa de triagem, as considerações éticas são quase tão importantes quanto às considerações técnicas. Os programas de triagem para doenças genéticas devem seguir alguns critérios como: alta incidência na população-alvo, gravidade da doença, o distúrbio deve ser claramente definido e capaz de ser tratável ou evitável e o programa deve ser disponível para toda a população, com participação voluntária e tratamento rápido e organizado. O teste deve ser não invasivo, preciso, confiável, com alta sensibilidade e especificidade, execução simples e rápida, larga abrangência e baixo custo, probabilidade baixa de falsos positivos e probabilidade praticamente nula de falsos negativos. A triagem genética classifica-se em: triagem pré-natal, triagem neonatal ou para recém-nascidos e triagem de adultos (de heterozigotos, de α-fetoproteína sérica materna e de indivíduos pré-sintomáticos).

Os problemas especiais no aconselhamento genético são: consanguinidade e incesto. É considerada incestuosa a união entre consanguíneos de primeiro grau (irmãos, genitores/filhos), que é proibida em quase todas as culturas. Casamentos entre consanguíneos de segundo grau são também considerados ilegais em muitos países, porém são estimulados no Japão e comuns, em algumas regiões da Índia, os casamentos entre tio-sobrinha. Vários estudos mostram que os descendentes de casamentos consanguíneos apresentam aumento na morbidade e mortalidade, com uma incidência aumentada de anormalidades estruturais congênitas, mas na prática os riscos são baixos. Em relação às doenças multifatoriais, como as malformações congênitas comuns, há risco levemente aumentado para descendentes de genitores consanguíneos.

O casal que está para adotar uma criança pode querer saber se ela desenvolverá uma doença genética. Instituições ou sociedades de adoção desejam, muitas vezes, encontrar genitores adotivos para uma criança com história familiar de uma doença hereditária particular. Isso produz um difícil dilema ético na realização de testes preditivos, na criança, para doenças de início na vida adulta.

A investigação de paternidade é um dos problemas que pode levar um indivíduo a procurar um serviço de aconselhamento genético. Até recentemente, a paternidade não podia ser determinada ou provada com absoluta certeza, embora já pudesse ser excluída. A tentativa de confirmar a paternidade era baseada na análise de vários sistemas polimórficos diferentes, tais como grupos sanguíneos, haplótipos do sistema HLA e isozimas. Os resultados desses estudos podem ser compatíveis com a paternidade, mas não podem fornecer sua prova absoluta. As limitações desses estudos foram superadas pelo desenvolvimento da técnica de impressões digitais genéticas ou impressões digitais do DNA, também conhecida como *fingerprinting,* que usa sondas de sequências repetidas de minissatélites e polimorfismos de nucleotídeo único (SNPs). O padrão de fragmentos gerados por essas sondas de DNA e variantes de SNP é tão polimórfico, que o mapa de restrição obtido é praticamente único para cada indivíduo, com exceção dos gêmeos idênticos. Assim, o percentual de confiabilidade em um teste de paternidade pode alcançar a certeza de 99,999999%.

O diagnóstico pré-natal fornece informações sobre o estado de saúde do feto e pode fazer o diagnóstico de grande quantidade de doenças. Cada vez mais isso é possível graças ao desenvolvimento e aperfeiçoamento de técnicas específicas que permitem detectar anomalias genéticas muito cedo, até mesmo antes da implantação, em casos de fertilização *in vitro*. As técnicas para o diagnóstico pré-natal vêm sendo gradativamente desenvolvidas e ao mesmo tempo, estágios mais precoces do embrião ou feto podem ser estudados. Simultaneamente, novas tecnologias citogenéticas e/ou moleculares têm sido desenvolvidas para o diagnóstico genético pré-implantação. O objetivo principal do diagnóstico pré-natal é obter informações sobre o feto em gestação, quando há risco elevado de nascer uma criança anormal. O desenvolvimento desses procedimentos diagnósticos resultou de avanços em técnicas obstétricas, cultura de células humanas, citogenética e técnicas de genética molecular. Por outro lado, as técnicas de diagnóstico pré-natal têm permitido a aquisição de conhecimentos sobre os aspectos genéticos do embrião e do feto, contribuindo para a compreensão de características citogenéticas e bioquímicas do organismo embrionário e fetal, principalmente por meio do estudo de abortos espontâneos. Além disso, elas abriram uma nova dimensão para o aconselhamento genético, uma vez que muitas doenças hereditárias podem ser diagnosticadas no período pré-natal. No Brasil, o Código Penal vigente só permite a interrupção da gestação em casos de perigo de vida da mãe ou quando a gravidez resulta de estupro. Não é permitido o aborto de feto malformado ou portador de doença genética. Mesmo assim, no Brasil, existem vários centros em que as técnicas de diagnóstico pré-natal são realizadas. Na maioria das vezes, o diagnóstico pré-natal revela um resultado normal e isso faz com que os genitores possam aguardar o nascimento da criança com mais tranquilidade.

Para o diagnóstico pré-natal, existem técnicas não invasivas (triagem no soro materno, ultrassonografia, com análise da translucência nucal e medida do osso nasal do feto) e invasivas (amniocentese, biópsia de vilosidades coriônicas, fetoscopia e cordocentese). Na triagem no soro materno são realizadas: dosagem de α-fetoproteína, que se encontra aumentada no soro materno e no líquido amniótico em casos de defeito do tubo neural, risco de abortamento e em outras circunstâncias, porém diminuída em fetos com síndrome de Down.

A ultrassonografia é uma técnica não invasiva usada para visualizar o feto em desenvolvimento. É um exame rotineiro para a maioria das mulheres grávidas, principalmente no primeiro trimestre, para determinar o tempo exato da gestação e identificar gestações múltiplas. Uma ultrassonografia detalhada nesse período geralmente é usada para determinar o grau de translucência nucal do feto, que se apresenta aumentada nas trissomias do 13, 18 e 21, 45,X, triploidias, outras cromossomopatias e doenças. A medida do osso nasal é outro marcador ultrassonográfico que pode ser usado para a identificação de gestações em risco para cromossomopatias. A ultrassonografia é usada também para orientar a coleta de material na amniocentese e na biópsia de vilosidades coriônicas. A ultrassonografia de alta resolução, em tempo real, tem mostrado importância crescente na avaliação pré-natal. Se uma malformação for constatada ou houver alguma suspeita de sua existência, são indicados exames mais minuciosos com ultrassonografia de terceira ou quarta dimensão, bem como a realização de investigações adicionais.

As principais técnicas invasivas de diagnóstico pré-natal são a amniocentese e a BVC. A amniocentese utiliza o líquido amniótico que pode ser coletado entre a 14^a e a 20ª semana de gestação. O material utilizado para análise são as células fetais do líquido amniótico e as enzimas nele encontradas. As células, após centrifugação, podem ser analisadas diretamente ou crescer *in vitro*. As culturas assim obtidas podem ser examinadas citologicamente por FISH ou por técnicas citogenéticas padrão, bem como mediante testes bioquímicos específicos e análise de DNA. O sobrenadante pode ser utilizado para testes bioquímicos e dosagem de α-fetoproteína. A amniocentese apresenta riscos de 0,5 a 1% de perda fetal.

Na BVC, o material a ser estudado é constituído de pequenas quantidades de tecido coriônico frondoso de origem trofoblástica fetal, coletadas, por sucção, com auxílio da ultrassonografia; esse material será utilizado para testes citogenéticos, bioquímicos e técnicas de DNA, apresentando as mesmas indicações da amniocentese. A coleta do material pode ser feita entre a 10^a e a 14ª semana de gestação. O risco de perda fetal é de 1 a 1,5%. Na BVC, os resultados citogenéticos podem estar disponíveis imediatamente ou dentro de um ou dois dias após a coleta. Essas culturas de curto prazo necessitam, posteriormente, confirmação por culturas de longo prazo. A principal vantagem da BVC é que essa técnica permite que os resultados sejam possíveis em um estágio mais inicial da gestação, e a desvantagem é que cerca de 2% dos testes apresentam resultados ambíguos ou inconclusivos devido ao mosaicismo cromossômico de duas linhagens diferentes. A cordocentese pode ser obtida, aproximadamente, na 18ª semana de gestação, sendo utilizada na obtenção do sangue fetal, por punções do vaso umbilical. O risco de perda fetal é de 2 a 5%. É útil para a obtenção de amostras de sangue para análise cromossômica, quando há necessidade de confirmação de resultados duvidosos da amniocentese ou na ausência de líquido amniótico; para resolver problemas associados a possível mosaicismo cromossômico em BVC, bem como para avaliar a condição hematológica fetal, como talassemia, distúrbios da coagulação, distúrbios plaquetários. Pode ser usada também para o tratamento fetal.

A fetoscopia permite a visualização do feto por meio de um endoscópio. Essa técnica está sendo superada, cada vez mais, pela ultrassonografia detalhada. A fetoscopia foi também utilizada para obter amostras de tecido do feto que podem ser analisados para fins de diagnóstico pré-natal de vários distúrbios raros da pele, como a epidermólise bolhosa entre outros, (antes de estarem disponíveis os testes de DNA) e distúrbios metabólicos nos quais a enzima envolvida é encontrada apenas em alguns tecidos ou órgãos. O risco de aborto é da ordem de 3 a 5%. As limitações desse procedimento, associadas ao alto risco de aborto e à disponibilidade de técnicas modernas de DNA, fazem com que a fetoscopia seja raramente utilizada em centros altamente especializados de diagnóstico pré-natal.

Muitas doenças genéticas podem ser detectadas no feto por meio de várias técnicas de estudo do DNA. O material para a extração do DNA fetal é obtido por meio de amniocentese, das vilosidades coriônicas ou do sangue fetal. Muitos genes são expressos em tecidos específicos, o que limita o uso de técnicas de diagnóstico bioquímico para as doenças cujos produtos gênicos são expressos na amniocentese ou nas células das vilosidades coriônicas. Deficiências de produtos gênicos expressos somente em tecidos especializados, como o fígado (p. ex., a ornitina-transcarbamilase), não podem ser diagnosticadas por tais técnicas. Como o DNA de todas as células somáticas é essencialmente o mesmo, a capacidade para detectar mutações no nível de DNA supera essa limitação.

O diagnóstico genético de pré-implantação é uma forma precoce de diagnóstico pré-natal e utilizado em *fertilização in vitro*. É constituído de dois procedimentos semelhantes: (a) exame do embrião – o ovo fertilizado é cultivado em laboratório até o estágio de oito células. Uma única célula é removida e submetida à técnica FISH para análise cromossômica, e o DNA genômico é isolado para a realização da PCR de uma sequência gênica específica para indicar a presença de mutações para doenças monogênicas (a remoção de uma célula não prejudica o desenvolvimento do embrião). (b) Exame do corpúsculo polar (CP) – técnica baseada na análise dos corpúsculos ou glóbulos polares eliminados após a primeira e a segunda divisões meióticas na mulher. O primeiro CP é expulso na meiose I contendo o complemento cromossômico do ovócito. O material analisado é o do primeiro CP, deduzindo-se, assim, o genótipo do ovócito, que é complementar ao genótipo do CP. O estudo do material genético do CP é submetido à técnica FISH para a análise cromossômica e PCR para análise das doenças monogênicas. Essa técnica apresenta a vantagem de não enfrentar debates éticos, pois apenas o material genético do CP é manipulado, não interferindo na fertilização, clivagem e processos embrionários subsequentes; a desvantagem é que o conteúdo genético do espermatozoide não é avaliado.

É possível fazer-se o diagnóstico pré-natal para anormalidades cromossômicas e de DNA por métodos não invasivos. Mediante uso de anticorpos para antígenos específicos do trofoblasto fetal, evidencia-se a presença de células de origem fetal na circulação materna, no primeiro trimestre de gestação. A validade desses resultados tem sido confirmada pelo uso da PCR para detectar marcadores genéticos de origem paterna no sangue coletado de mulheres no início da gestação. Essa técnica é usada em determinadas circunstâncias como, por exemplo, para identificar o grupo sanguíneo Rh dos fetos cujos genitores são incompatíveis (mãe Rh negativa e pai Rh-positivo heterozigoto), para determinar que gestações precisam ser monitoradas quanto à isoimunização Rh.

Há numerosas indicações para o diagnóstico pré-natal. Seria desejável que casais que apresentem um alto risco de ter uma criança com uma anormalidade possam analisar esse risco antes de iniciar uma gravidez, de modo que possam ser aconselhados e venham a tomar decisões tranquilas sobre as opções mais adequadas. As principais indicações para o diagnóstico pré-natal são idades materna e paterna avançadas, história familiar de anormalidade cromossômica, doenças de herança monogênica, doenças metabólicas, defeitos do tubo neural e outras anormalidades estruturais congênitas, consanguinidade entre os genitores, problemas na história obstétrica, doenças maternas, indicações resultantes de triagens pré-natais e/ou da própria gestação, perdas gestacionais e infertilidade.

Os resultados dos testes para diagnóstico pré-natal, em geral, são fornecidos quando o feto se encontra entre a 10^a e a 18^a ou tem até 22 semanas. Na maioria dos casos, a criança é normal, e a gestação pode desenvolver-se tranquilamente. Entretanto, quando a criança é afetada, há duas possibilidades: a interrupção da gestação e o tratamento pré-natal. Na interrupção da gestação, devem ser considerados os aspectos legais, técnicos e emocionais. Na maioria dos países desenvolvidos, é legalmente aceita a indicação de interrupção da gravidez de fetos com anormalidades graves. Pela legislação brasileira, são, legalmente, permitidos apenas abortos por gravidez decorrente de estupro ou perigo de vida da mãe. De qualquer forma, essa não é uma decisão fácil para o casal. Todo serviço ou laboratório de diagnóstico pré-natal deve estar apto a fazer e justificar uma interrupção de gravidez se for clinicamente justificável e o casal assim decidir. É essencial, no entanto, que todos os casais que se submetam a qualquer meio de diagnóstico pré-natal, seja ele invasivo ou não invasivo, sejam informados acerca dos aspectos práticos da interrupção de uma gravidez.

O tratamento pré-natal está ainda em fase inicial e nem sempre pode ser realizado. Para a maioria das situações cujo resultado do diagnóstico pré-natal indica a ocorrência de uma doença genética grave, não há outra opção a não ser a interrupção da gravidez; no entanto, com o advento da terapia gênica. O diagnóstico pré-natal levará, com o tempo, ao tratamento *in utero*. Quando a geneterapia se tornar efetiva e segura, a tolerância imunológica dos fetos possibilitará a realização do início da terapia antes do nascimento, período em que seu sistema imunológico não estará ainda funcionalmente ativo. Isso terá a vantagem de reduzir o período no qual um dano irreversível pode ocorrer em órgãos como o sistema nervoso central, que pode ser afetado por doenças neurodegenerativas progressivas. Além dos problemas de interrupção da gravidez e possibilidade crescente do tratamento fetal, podem ser considerados outros aspectos do diagnóstico pré-natal, como gestações gemelares em que um dos cogêmeos é afetado e o outro não; o insucesso no diagnóstico, a impossibilidade de se fazer ainda o diagnóstico de certas doenças e os custos dos exames. Outros problemas podem eventualmente ocorrer, como surgimento de situações cuja principal dificuldade é o problema da interpretação, falha na obtenção da amostra ou insucesso no crescimento das células coletadas para realização de uma determinada técnica, resultado cromossômico ambíguo, contaminação das células maternas, artefato de cultura, estar restrito a uma região da placenta, por causa de um erro mitótico durante a formação e desenvolvimento do trofoblasto que não está presente no feto, e existência real de mosaicismo fetal.

No nível populacional, o diagnóstico pré-natal combinado com o aborto eletivo causou um grande declínio na incidência de certos distúrbios graves em alguns grupos populacionais específicos, entre eles os afetados pela doença de Tay-Sachs e pelas β-talassemias, e nas populações em que as técnicas desse tipo de diagnóstico são acessíveis à população como um todo, o que não é o caso, ainda, em nosso meio. Contudo, o diagnóstico pré-natal não reduz a frequência dos genes que determinam esses distúrbios, porque, em geral, são os heterozigotos que propagam os genes. Existe, no entanto, uma possibilidade de que a frequência de alguns genes nocivos aumente, se os casais compensarem a perda de homozigotos tendo filhos adicionais, os quais correm um risco de 2/3 de serem heterozigotos. A vantagem do diagnóstico pré-natal não visa à população, mas à família imediata. Casais que estão sob risco de terem um filho com alguma anormalidade grave têm a possibilidade de optar por gestações que, de outro modo, não arriscariam, sabendo que podem averiguar, no início da gestação, se a criança é portadora da anormalidade.

As pessoas envolvidas com o diagnóstico pré-natal, tanto genitores como profissionais da saúde, devem levar em consideração os aspectos éticos. O principal problema ético do diagnóstico pré-natal está relacionado com o aborto. A questão do término da gestação causa sempre problemas emocionais. Tem-se observado que a maioria dos fetos examinados por técnicas de diagnóstico pré-natal não são afetados; dessa forma, o resultado para a maioria das mulheres que se submete ao diagnóstico pré-natal é a certeza ou a confiança de que ela gera um feto que não é afetado pela doença em questão. Outro aspecto complicado diz respeito a uma situação de uma gravidez gemelar, quando os resultados mostram discordância em relação a uma doença genética grave. Por exemplo, se um cogêmeo apresenta a síndrome de Down e o outro não. Há relatos de muitos casos desse tipo, em que é possível o aborto seletivo do cogêmeo afetado, permitindo o nascimento do cogêmeo normal. Essa situação enfatiza, novamente, a limitação do diagnóstico pré-natal; as novas tecnologias de reprodução fizeram crescer as preocupações éticas. Como sempre, a dificuldade é ponderar os benefícios para indivíduos contra benefícios para a sociedade. A fim de lidar com o futuro e suas possibilidades desconhecidas, os profissionais de saúde e as famílias envolvidas com este tipo de problema devem ter conhecimento dos avanços da genética básica e aplicada. O objetivo principal da genética em medicina é a aplicação do conhecimento genético à melhoria da saúde humana.

Teste seu conhecimento

1. Em que consiste o aconselhamento genético e quais são seus principais objetivos?

2. Em que circunstâncias é feito o aconselhamento genético prospectivo? E o retrospectivo? Exemplifique.

3. Quais as principais etapas de um aconselhamento genético? Observe o Quadro 19.1 e discuta cada item.

4. Quem procura um serviço de aconselhamento genético? Indique os principais riscos básicos de anormalidades em recém-nascidos (Tab. 19.2).

5. Considerando a etiologia das doenças (Quadro 19.3), quais os principais sinais clínicos que levam a suspeitar de doença genética:
   a. de origem cromossômica?
   b. de origem gênica?
   c. qual a conduta indicada, em (a) e em (b)?

6. O que é triagem? Quais os principais critérios usados para um programa de triagem das doenças genéticas (Quadro 19.4)? Cite cinco distúrbios indicados para triagem neonatal.

7. Que medidas úteis um profissional da área da saúde pode tomar, quando suspeitar de um problema genético em um paciente?

8. Quais os objetivos do diagnóstico pré-natal? Analise a Tabela 19.6, sobre as principais técnicas utilizadas para o diagnóstico pré-natal.

9. Quais são os principais problemas e limitações no diagnóstico pré-natal, na interrupção da gravidez e no tratamento pré-natal?

10. Quais as principais indicações para o aconselhamento genético e/ou diagnóstico pré-natal?

11. Discuta alguns aspectos éticos desses procedimentos.

Exercícios

1. Carlos (28 anos) e Alice (25 anos) estão esperando seu primeiro filho. Heitor, irmão de Carlos, tem um filho de 2 meses com síndrome de Down. Como Alice é jovem, o casal não se preocupou com o problema do filho de Heitor. Porém, recentemente, eles foram informados pelo médico da família que a causa do mongolismo do sobrinho de Carlos é uma translocação do tipo 14/21. Alice está com 14 semanas de gestação. Diante desse caso responda:
   a. A criança em gestação corre o risco de nascer com síndrome de Down? Justifique sua resposta.
   b. Que tipo(s) de procedimento(s) você aconselharia ao casal Carlos e Alice? Justifique a escolha do(s) procedimento(s) escolhido(s).
   c. Se a translocação do sobrinho fosse do tipo 21/21, como você responderia às questões (a) e (b)?

2. Em uma clínica, devido ao corte de verbas, existe a possibilidade de realização de apenas uma amniocentese para diagnóstico pré-natal. Apresentaram-se as cinco gestantes descritas abaixo para realizar o exame:
   a. Uma mulher que teve seu primeiro filho com genitália ambígua e relatou o uso de progestina durante a gestação dessa criança malformada.
   b. Uma mulher que teve um filho com catarata congênita.
   c. Uma mulher que tem 39 anos e é sua primeira gestação.
   d. Uma mulher que teve uma criança com anencefalia.
   e. Uma mulher que tem um primo em primeiro grau com nanismo acondroplásico.

   Responda: qual desses 5 casos você escolheria para fazer o exame? Justifique sua escolha.

3. Uma mulher normal, de 30 anos, cujo pai é hemofílico, é casada com um homem normal. Ela está grávida de 2 meses e deseja saber qual é a probabilidade de ambos terem um filho hemofílico, como o avô.
   a. Qual seria sua resposta?
   b. Que tipo de orientação você daria ao casal?

4. Que tipos de informações podem ser obtidas sobre um feto, por medição de α-fetoproteína no soro materno?

5. Uma mulher de 39 anos teve um filho com síndrome de Down. O cariótipo da criança revelou ser do tipo 47,XY, +21. Qual seria a informação dada a essa mulher, quanto ao risco de recorrência na prole afetada? A informação seria a mesma, caso o cariótipo da criança revelasse ser ela portadora de uma translocação 14q/21q?

6. Discuta as vantagens e desvantagens (relativas) dos seguintes procedimentos usados para diagnóstico pré-natal, citando os tipos de distúrbios para os quais eles são indicados: amniocentese, biópsia de vilosidade coriônica e triagem do soro materno (no primeiro trimestre).

7. A biópsia de vilosidades coriônicas é indicada em qual das seguintes situações:
   a. O casal já tem um filho com espinha bífida
   b. Onfalocele fetal foi detectada por ultrassonografia com 20 semanas de gestação
   c. O pai é portador de uma translocação 14/21
   d. O irmão da paciente tem síndrome de Down

8. Como chefe de um programa estadual de triagem neonatal, um médico é solicitado a avaliar um novo teste para um distúrbio químico que é fatal na infância. A decisão de adicionar esse novo teste ao programa de triagem neonatal é baseada em qual dos seguintes fatores:
   a. O teste é altamente sensível e específico
   b. O teste é simples e barato
   c. A informação pode ser útil aos genitores no planejamento de futuras gestações

9. No que consiste o diagnóstico genético de pré-implantação? Quais os principais procedimentos utilizados? Comente-os, inclusive quanto à sua importância.

Referências

1. Read A, Donnai D. Genética clínica: uma nova abordagem. Porto Alegre: Artmed; 2008.
2. Thompson MW, McInnes RR, Willard HF. Genética médica. 5. ed. Rio de Janeiro: Guanabara-Koogan; 1993.
3. Nussbaum RL, McInnes RR, Willard HF. Thompson e Thompson: genética médica. 7. ed. Rio de Janeiro: Elsevier; 2008.
4. Laskaris G. Atlas colorido de doenças da boca. 3. ed. Porto Alegre: Artmed; 2004.
5. Mueller RF, Young ID. Emery's elements of medical genetics. 10th ed. Edinburg: Churchill Livingstone; 1998.
6. Gelehrter TD, Collins FS, Ginsburg D. Principles of medical genetics. 2nd ed. Baltimore: Williams & Wilkins; 1998.
7. Robinson WM, Borges-Osório MR. Genética para odontologia. Porto Alegre: Artmed; 2006.
8. Turnpenny P, Ellard S. Emery genética médica. 13. ed. Rio de Janeiro: Elsevier; 2009.
9. Stoltenberg C, Magnus P, Skrondal A, Lie RT. Consanguinity and recurrence risk of birth defects: a population-based study. Am J Med Genet. 1999;82(5):423-8.
10. Laboratório GENE. Paternidade [Internet]. São Paulo: GENE; c2012 [capturado em 25 ago. 2012]. Disponível em: http://laboratoriogene.info/Paternidade/.
11. Maluf SW, Riegel M. Citogenética humana. Porto Alegre: Artmed; 2011.
12. Young ID. Genética médica. Rio de Janeiro: Guanabara Koogan; 2007.
13. Sack GH Jr. Medical genetics. New York: McGraw-Hill; 1999.
14. Hoffee P. Genética médica molecular. Rio de Janeiro: Guanabara Koogan; 2000.

Leituras recomendadas

Nicolaides KH, Duarte LB, Marcolim AC, Duarte G. Rastreio para anomalias cromossômicas no primeiro trimestre da gestação. Rev Bras Ginecol Obstet. 2007;29(12):647-53.

Pena SD. A revolução dos testes de DNA [Internet]. Rio de Janeiro: Instituto Ciência Hoje; 2007 [capturado em 25 ago. 2012]. Disponível em: http://cienciahoje.uol.com.br/colunas/deriva-genetica/a-revolucao-dos-testes-de-dna.

Teorias da Evolução e Evolução Humana

Capítulo 20

20.1 A origem da vida 664
    20.1.1 Hipóteses sobre a origem da vida na Terra 664

20.2 As teorias da criação especial e da evolução 666
    20.2.1 Darwin e a teoria da evolução por seleção natural 666
    20.2.2 A teoria da evolução no século XX e suas releituras 669
    20.2.3 As teorias da evolução no século XXI: em evolução 670
    20.2.4 Depois da teoria da evolução por seleção natural, a da seleção sexual 670

20.3 Evolução social 671
    20.3.1 Tipos de interação social 671
        20.3.1.1 Altruísmo e seleção de parentesco 671

20.4 Evolução biológica, espécie e especiação 671
    20.4.1 Conceito de evolução biológica e processo evolutivo 671
    20.4.2 Espécie, especiação e mecanismos de isolamento reprodutivo 672
        20.4.2.1 Espécie 672
        20.4.2.2 Especiação e árvore filogenética 672
        20.4.2.3 Mecanismos de isolamento reprodutivo e geográfico 673

20.5 Filogenias dos seres vivos 674
    20.5.1 Inferência de filogenias e construção de árvores filogenéticas 674
        20.5.1.1 Problemas e soluções na inferência de filogenias e na construção de árvores filogenéticas 675

20.6 A evolução ao longo dos registros fósseis 676
    20.6.1 Evidências da evolução 676
    20.6.2 Panorama da evolução ao longo da escala do tempo geológico 677

20.7 A evolução humana 679
    20.7.1 Evolução morfológica 679
        20.7.1.1 Classificação científica dos humanos 679
        20.7.1.2 Reconstruindo a filogenia dos humanos e dos hominoides com base em evidências morfológicas 681

20.7.2 Evolução molecular   681
    20.7.2.1 Comparando cromossomos   681
    20.7.2.2 Comparando sequências de DNA   683
    20.7.2.3 Comparando sequências de proteínas   684
    20.7.2.4 Comparando genomas   684
    20.7.2.5 Reconstruindo a filogenia dos humanos e dos hominoides com base em análises moleculares   684
    20.7.2.6 E quais são as diferenças genéticas que caracterizam separadamente os humanos e os chimpanzés?   685

20.7.3 Principais aspectos da evolução dos proto-hominoides   686

20.7.4 Os ancestrais dos humanos atuais   688
    20.7.4.1 O possível ancestral hominíneo mais antigo: *Sahelanthropus tchadensis*   689
    20.7.4.2 Ancestrais hominíneos antigos   689
    20.7.4.3 Ancestrais hominíneos recentes: humanos antigos   691
    20.7.4.4 Ancestrais hominíneos mais recentes: humanos atuais   691
    20.7.4.5 Árvores filogenéticas dos humanos   693
    20.7.4.6 Hipóteses sobre a origem do *Homo sapiens*   695
    20.7.4.7 Os hominíneos nas Américas   695

20.7.5 Humanos em perspectiva   695

Caso clínico

C.R. era o penúltimo dos seis filhos de Roberto e Suzana, sendo que quatro eram meninas e dois eram meninos, mas nenhum tão travesso e turbulento quanto C.R. Devido a esse comportamento, às vezes ficava de castigo, e, em uma ocasião, tentou quebrar as janelas do quarto no qual estava trancado. Costumava buscar atenção com ansiedade, queria elogios, e muitas vezes se sentia culpado por isso. Aos 8 anos, entrou na escola, onde também fazia de tudo para despertar atenção e surpresa: contava histórias tremendas sobre animais e plantas, falava de aves estranhas e dizia ser capaz de mudar a cor das flores. Pouco depois desse início escolar, sua mãe faleceu, C.R. chorou muito, sendo consolado por sua irmã mais velha; depois do enterro, os sentimentos dos filhos foram reprimidos, não podendo nem mesmo mencionar o nome da mãe, que morrera de câncer. A partir de então, seu pai fazia a vida da prole girar ao redor dele. Ainda havia certa ternura, mas sua falta de tato tornou os filhos temerosos e tensos.

Na adolescência, C.R. era considerado "velho para sua idade". Continuava ávido por agradar, mas ansioso por evitar sofrimentos; não gostava de esportes, todavia fazia longas caminhadas. Era considerado por seu pai como um jovem de nível intelectual abaixo da média, que só se interessava por cães, caçadas e captura de ratos. Ingressou no curso de medicina, frequentando-o durante dois anos, quando seu pai percebeu que ele não gostava do curso e sugeriu que fosse ser padre. Segundo C.R., os três anos em que teve vida eclesiástica foram os mais alegres de sua vida, pois tinha boa saúde e estava sempre animado.

Depois de deixar o sacerdócio, e após uma longa e proveitosa viagem a regiões que lhe eram desconhecidas, C.R. casou-se e passou a se dedicar ao trabalho científico referente a essa viagem. Simultaneamente, começou a ter mal-estares frequentes, às vezes acompanhados de eczemas, inchaços e bolhas na pele. C.R. pensava que esses problemas poderiam ser devidos à vida agitada que levavam na capital. O casal mudou-se para o interior, onde teve vida metódica e solitária, já que, quando faziam ou recebiam visitas, C.R. tinha violentos calafrios e ataques de vômito. À medida que avançava em seu trabalho, sua saúde piorava, com uma sensação de medo, cólicas violentas, dores de cabeça, tremores incontroláveis, sudorese e perturbações nos batimentos cardíacos. Tornou-se melancólico e mal-humorado, apesar de ser gentil com todos. Além disso, tinha receio da repercussão da obra que estava escrevendo, pois contrariava algumas ideias filosóficas vigentes.

Aproximadamente 20 anos depois de iniciar seu trabalho científico, C.R. não pôde comparecer ao lançamento do livro, por estar de luto devido à morte do filho mais novo (o casal teve 10 filhos), mas também por terem voltado as dores gastrintestinais e os demais problemas de saúde que o deixavam prostrado e inativo.

Ao procurar atendimento clínico, o próprio C.R., com mais de 50 anos, apresentou uma lista de seus males, sofridos durante 25 anos: "convulsões extremas diárias, flatulência noturna, vômitos ocasionais ou prolongados; vômitos precedidos por calafrios, badaladas ou zumbidos nos ouvidos, choro histérico, sensação de desfalecimento; urina copiosa de cor muito clara; foco e pontos pretos oculares e cansaço que levam aos sintomas neurológicos, como dores de cabeça, além disso, fico nervoso quando minha esposa me deixa só, tudo isso gerando falta de produtividade no trabalho".

Na consulta, além de querer saber qual era verdadeiramente a sua doença, C.R. desejava saber se os três filhos que morreram (com 10 anos, 1 ano e meio e menos de 1 mês) poderiam ter doenças resultantes do fato de ele e sua esposa serem primos-irmãos.

Fonte: Elaborado sobre dados de Desmond e Moore.[1]

Comentário

Com base somente nos dados do Caso clínico, não é possível efetuar-se o diagnóstico exato da doença de C.R. No entanto, alguns autores, como Sabbatini,[2] por exemplo, relacionam várias hipóteses diagnósticas compatíveis com os sinais e sintomas apresentados pelo paciente: doença psicossomática, hipocondria, transtorno de ansiedade, fobia social, transtorno de pânico com agorafobia, transtorno obsessivo-compulsivo, transtorno depressivo, deficiência de lactase intestinal, doença de Chagas, doença de Ménière ou uma combinação de doenças, como hipocondria + depressão + transtorno de pânico.

A doença psicossomática é causada ou agravada por estresse psíquico, geralmente involuntário e inconsciente, acompanhado de certas alterações do sistema nervoso vegetativo e envolvimento de diferentes sistemas orgânicos. Neste Caso clínico, há alterações do sistema nervoso vegetativo e do sistema digestório, mas essa hipótese diagnóstica é bastante vaga.

A hipocondria é o resultado da focalização compulsiva do pensamento e das preocupações no próprio estado de saúde, frequentemente acompanhada de sintomas que não podem ser atribuídos a uma doença orgânica específica. C.R. apresenta sintomas variados, não restritos a uma doença orgânica específica, mas mostra períodos em que seu foco não é primordialmente o próprio estado de saúde.

O transtorno de ansiedade caracteriza-se por vários sintomas, alguns mostrados pelo paciente (preocupação, apreensão, tremores e/ou calafrios, taquicardia, náusea, retraimento social e inatividade), com envolvimento de outros sistemas orgânicos (no caso, sistema digestório). Esse transtorno subdivide-se em uma gama de variantes, como a fobia social, o transtorno de pânico com agorafobia e o transtorno obsessivo-compulsivo, cujas características podem ser conferidas no Capítulo 16.

Os transtornos depressivos (ver Cap. 16) também são compatíveis com alguns sintomas de C.R., sobretudo o transtorno distímico, cujos sintomas são bastante semelhantes a alguns dos apresentados pelo paciente: ansiedade, culpa, reclusão social, depressão, inatividade, choro e abatimento geral.

O fato de C.R. apresentar cólicas gastrintestinais e flatulência noturna fez surgir a hipótese diagnóstica de intolerância à lactose por deficiência/ausência de lactase intestinal, enzima que degrada o principal açúcar do leite (lactose), mas os sintomas referidos não estão restritos a esse distúrbio metabólico, podendo ocorrer em outras afecções.

A doença de Chagas é causada por um parasita, o *Tripanosoma cruzi*, transmitido pela picada do "barbeiro", um inseto hematófago triatomídeo. A doença tem esse nome por ter sido descoberta por Carlos Chagas, um importante cientista biomédico brasileiro, que honrou o parasita com o nome de outro ícone da ciência nacional, Oswaldo Cruz. C.R. poderia ter contraído a doença ao ser picado por um "barbeiro" durante a longa viagem que fez antes de se casar, visto que apresenta alguns sinais e sintomas dessa doença: mal-estar constante, fraqueza, sensação de desmaio e morte, insônia, dores de cabeça, espasmos, tremores e convulsões, calafrios, vertigens e tonturas, manchas negras diante dos olhos, taquicardia, poliúria (urina abundante e de cor pálida), ataques violentos de náusea, vômitos frequentes (em alguns casos se prolongando por dias ou semanas), flatulência noturna, zumbidos nos ouvidos, crises súbitas de eczema, inchaços em várias partes do corpo e bolhas na pele.

A doença de Ménière atinge o sistema vestibular (que regula o equilíbrio corporal) e se caracteriza por vertigem, diminuição da audição, zumbidos, desconforto a sons intensos e mal-estar, sintomas também presentes no quadro clínico de C.R. Por ser dado a caçadas, talvez tivesse sofrido um trauma acústico, causado pelo disparo das armas de fogo quando jovem.

No entanto, à vista de sua sintomatologia, C.R. também poderia ter uma combinação de doenças que se sobrepuseram ao longo da vida, como doença de Ménière + transtorno depressivo + transtorno de pânico com agorafobia, ou hipocondria + doença de Chagas + fobia social, por exemplo.

Quanto à indagação de C.R., sendo primo em primeiro grau de sua esposa, tem 1/8 de seus genes em comum com ela, existindo a probabilidade de 1/16 de homozigose em sua prole. A morte das três crianças poderia ter causas diversas (gênicas, cromossômicas, epigenéticas ou ambientais), mas, sem dúvida, a consaguinidade favorece o aumento na frequência de homozigotos recessivos para genes deletérios.

20.1 A origem da vida[3-6]

A vida surgiu no planeta Terra, talvez pela existência de uma atmosfera gasosa e água. O período exato em que se iniciou a vida na Terra é indeterminável, assim como a idade do planeta, porque já não há rochas do tempo de sua formação; as rochas mais antigas, localizadas na Groenlândia, datam de 3,8 bilhões de anos. Contudo, por meio de datação radiométrica de meteoritos, estima-se que a Terra, nascida dos fragmentos rochosos que circundavam o Sol, tenha aproximadamente 4,6 bilhões de anos.

Após um longo período de tempo em que nosso planeta cresceu de modo violento, sofrendo impactos constantes de meteoritos, fragmentações e aquecimento, houve uma confluência de condições que permitiram o surgimento da vida: temperatura certa, proximidade adequada do Sol, resfriamento e solidificação da superfície externa, formando a crosta terrestre, e resfriamento e condensação do vapor de água liberado do interior do planeta, formando os oceanos.

20.1.1 Hipóteses sobre a origem da vida na Terra

Surgiram algumas hipóteses sobre quando e como teria surgido o primeiro ser vivo da Terra nessas condições físicas. O primeiro organismo dotado de vida, denominado *forma primordial*, teria surgido há cerca de 4 bilhões de anos – em um pequeno *lago tépido* com sais de amônia e fósforo, como sugeria Charles Darwin, no chamado *caldo* ou *sopa primordial* em uma atmosfera sem oxigênio, como preconizavam independentemente A. Oparin na Rússia e J. B. S. Haldane na Inglaterra, ou em camadas de cristais de argila, como pensava A. G. Cairns-Smith –, mas não deixou vestígios, apenas evidências indiretas, que os cientistas procuram juntar, como se fossem peças de um quebra-cabeça ou pistas de um romance policial.

Sete pistas para a origem da vida

À maneira de um romance policial, Cairns-Smith[7] resume, em sete pistas, a origem da vida.

- **Primeira pista** – *Só a informação genética pode evoluir* por meio da seleção natural, porque só ela é transmitida, em longo prazo, de geração para geração. Se bem que esteja contida em um material genético, a informação genética em si não é substância, é forma; mas é uma espécie de forma que, sendo replicável, pode sobreviver além da própria substância. A evolução só pode começar se existir esse tipo de forma – quando existem condições para a réplica da informação genética.

    Essa primeira pista (da biologia) foi a mais importante, pois situou a questão e sugeriu uma resposta, em traços gerais, ao problema de se saber como terão sido os primeiros organismos. Devem ter sido "genes despidos", ou algo semelhante.

- **Segunda pista** – *O DNA é uma molécula suburbana*, muito afastada do centro das vias bioquímicas atuais, o mesmo podendo ser dito quanto ao RNA. São moléculas difíceis de produzir; mesmo para fabricar apenas as suas unidades nucleotídicas a partir das mais simples moléculas bioquímicas são necessárias muitas etapas. Tudo isso sugere o aparecimento relativamente tardio para essas moléculas que atualmente têm um domínio incontestável.

    Essa segunda pista (da bioquímica) parecia estar em conflito com a primeira, que indicava a presença de um material genético operante desde o início. Mas a solução desse conflito seria o caminho a seguir.

- **Terceira pista** – *Para fazer um arco de pedras são necessários andaimes* de um tipo que suporte as pedras antes de estarem todas em seu lugar e poderem sustentar umas às outras. Em uma construção, é comum se utilizarem coisas que estarão ausentes da obra finalizada. Identicamente, na evolução, há coisas que podem ser subtraídas.

    Essa terceira pista (das técnicas de construção) alude à eventualidade de um agente ausente, de um "andaime" primário – uma configuração de organismo mais primitiva no início da evolução. E surgiu como muito possível que esses organismos primitivos tivessem surgido de um material genético completamente ausente da nossa bioquímica.

- **Quarta pista** – *Nenhuma das fibras de uma corda precisa estar esticada de uma extremidade à outra*, desde que estejam suficientemente entrelaçadas para se segurarem mutuamente pelos lados. As longas linhas de sucessão que nos ligam a antepassados distantes são como cordas de multifibras, no sentido de que o que é passado de uma geração a outra são coleções de genes "entrelaçados", mas é possível acrescentar ou subtrair novas fibras (genes) sem afetar a continuidade global.

    Essa pista (da natureza das cordas) sugeriu o modo de evolução de organismos com um material genético para outros com materiais genéticos totalmente diferentes.

- **Quinta pista** – *A maquinaria primitiva normalmente é diferente da maquinaria moderna equivalente.* A máquina primitiva (de baixa tecnologia) tem de ser fácil de construir a partir de materiais imediatamente disponíveis, e simplesmente tem de funcionar. A máquina moderna (de alta tecnologia) tem de funcionar bem, mas não tem de ser fácil de montar; pode ser constituída de componentes especializados que trabalham em colaboração.

Essa pista (da história da tecnologia) acarretou a suspeita de que os primeiros organismos teriam sido muito diferentes dos organismos atuais, provavelmente com materiais de construção também muito diferentes.

- **Sexta pista** – *Os cristais são construídos por eles mesmos*, de um modo que poderia ser apropriado aos materiais genéticos de "baixa tecnologia". As moléculas orgânicas apresentam sinais muito fracos de possuírem o autocontrole adequado, mas teriam descoberto uma forma de se empilharem, como em uma automontagem, sob certas condições: temperatura adequada, concentração de moléculas suficientemente elevada, boa adesividade entre as moléculas, com forças reversíveis de ligação, não devendo existir à volta muitos tipos diferentes de moléculas. Essa pista (da química) mostrou a direção da pesquisa de materiais bioquímicos primitivos.

- **Sétima pista** – *A Terra fabrica argila permanentemente*, com minúsculos cristais que crescem a partir de soluções aquosas resultantes da desagregação de rochas duras. Esses tipos de cristais inorgânicos parecem ser mais apropriados do que as moléculas orgânicas para constituir não só os genes primitivos, mas também outras estruturas de controle.

O significado dessa pista (da geologia) depende de todas as outras. A ideia de que a argila, o mais terreno dos materiais, teria sido a matéria-prima da primeira vida não é nova – ele se encontra na Bíblia. O que é novo é a nossa compreensão de como é interessante, variado e complicado esse tipo de material, quando observado por meio de uma lente superpotente. Existem dois grandes ciclos que acionam a máquina de produzir argila: o ciclo da água, alimentado pelo Sol, e o ciclo do calor interno gerado pela Terra, transformando alguns depósitos de argila em temperaturas e pressões muito altas. A maioria dos minerais da argila é constituída de silicatos em camadas, com duas configurações fundamentais (caulinite e moscovite).

Recapitulando, havia sete suspeitas em relação ao nosso antepassado mais remoto, as mais heréticas sendo a quarta e a quinta: (1) o nosso antepassado mais remoto foi um produto da Terra; (2) esse produto tinha capacidade de evoluir sob a ação da seleção natural e (3) seus componentes não eram muito interdependentes; (4) a transmissão genética proporcionou uma forma de transição para o sistema estruturado que conhecemos hoje; pelo menos um dos componentes atuais, o nucleotídeo, não poderia estar presente nos organismos mais primitivos; (5) os nossos antepassados mais remotos eram feitos de materiais muito diferentes dos existentes nos organismos modernos, (6) mas as formas de vida mais simples evoluídas eram capazes de produzir os nossos componentes bioquímicos atuais; e (7) o dióxido de carbono era a fonte original do fornecimento de carbono.

Segundo a maioria dos pesquisadores, a forma primordial surgiu na Terra, mas há quem defenda a hipótese da Panspermia, como McKay, por exemplo, segundo a qual a vida poderia ter-se originado sob a forma de um micróbio, em um local diferente, como outro planeta do nosso sistema solar, uma lua de Júpiter e até mesmo outro sistema solar. Outra variante dessa hipótese, no caso defendida por Crick e Orgel, é a de que os micróbios fundadores da Terra teriam sido enviados intencionalmente por seres extraterrestres dedicados a semear vida na galáxia.

A partir do modelo de Oparin-Haldane, novas pesquisas que envolviam observações e experimentos levaram à hipótese do *Mundo de RNA*, que propõe moléculas catalíticas de RNA como uma forma de transição entre a matéria inanimada e as primeiras células, precedendo, assim, o DNA e as proteínas na origem da vida. Outras evidências de que o RNA é antigo são, por exemplo, seu papel atual na replicação do DNA e no metabolismo celular, executando as atividades catalíticas da síntese proteica; o envolvimento dos trifosfatos de ribonucleosídeos em quase todas as reações de transferência de energia na maioria das células; e a capacidade de estocar a informação hereditária. No entanto, ainda não foi demonstrada a característica da autorreplicação no RNA, apesar de muitas pesquisas realizadas com essa finalidade.

Atualmente, alguns pesquisadores consideram que o Mundo de RNA não surgiu como uma novidade em um lago tépido, mas sim como uma etapa tardia de uma linhagem evolutiva derivada de um sistema genético mais simples, que se originou em um sistema abiótico desordenado. Mais informações podem ser encontradas em Dawkins,[3] Fortey[4] e Freeman e Herron.[5]

20.2 As teorias da criação especial e da evolução

De onde surgiu a surpreendente variedade de organismos que vivem na Terra, inclusive os seres humanos? As opções mais frequentes de resposta costumam ser:

- que a vida na Terra sempre existiu em sua forma atual, desde o início do tempo; ou
- que a vida na Terra passou por evolução, isto é, desenvolvimento dos organismos pelo qual passam gradualmente de um estado a outro, ao longo do tempo.

Se a pergunta for relacionada diretamente com a origem e o desenvolvimento dos seres humanos, as respostas mais frequentes são:

- que Deus criou os seres humanos praticamente na forma presente, em algum momento dos últimos 10 mil anos;
- que os seres humanos se desenvolveram ao longo de milhões de anos a partir de formas de vida mais simples, mas Deus conduziu esse processo; ou
- que os seres humanos se desenvolveram ao longo de milhões de anos a partir de formas de vida mais simples, sem o papel de Deus nesse processo.

As respostas a essas questões indicam duas tendências ou proposições principais: o criacionismo e o evolucionismo.

A fim de comprovar, ou não, a veracidade das duas proposições mencionadas, os cientistas estudaram os diversos campos da Biologia. Os paleontólogos examinaram os vestígios fósseis, os naturalistas observaram as plantas e os animais em seus *habitats*, e os geólogos realizaram os cálculos da idade do planeta e dos depósitos fósseis encontrados em suas camadas geológicas.

A partir desses esforços de investigação, surgiram duas teorias a respeito da origem e evolução da vida, cada uma com variantes decorrentes de posicionamentos teóricos diferenciados. Por exemplo, Pigliucci[8] menciona e analisa nove posições que vão desde a criação especial com a aceitação completa do que contém a Bíblia até a evolução materialista com base na ciência.

De um lado, surgiu a **teoria da criação especial**, ou **teoria fixista**, que sustenta que as espécies foram criadas independente e recentemente, e não mudam com o passar do tempo. Essa teoria emergiu de uma leitura quase literal do Livro da Gênese, da Bíblia.

Com o avanço do conhecimento científico, a teoria criacionista se tornou insuficiente para explicar as novas observações dos seres vivos ou fossilizados, de tal modo que lentamente, no século XVII, começaram a surgir as ideias que confluíram na teoria evolucionista, no século XIX. Assim, apareceu a **teoria da evolução por seleção natural**, também conhecida atualmente como **teoria da descendência com modificações**, que afirma que as espécies mudaram e continuam mudando ao longo do tempo, e se relacionam por descendência de um ancestral comum.

20.2.1 Darwin e a teoria da evolução por seleção natural

A partir de suas próprias ideias e das de alguns antecessores – como os naturalistas franceses Georges-Louis Leclerc de Buffon e Jean-Baptiste Lamarck, seu avô, o médico inglês Erasmus Darwin, e Thomas Robert Malthus, que preconizou o malthusianismo –, Charles Robert Darwin (1809-1882) reuniu evidências de que o padrão da história da vida é diferente do proposto pela criação especial, e sistematizou suas ideias na teoria evolucionista.

Na verdade, Darwin (**Fig. 20.1**) desenvolveu sua teoria em 1838, com dados coletados durante uma viagem de cinco anos no navio *H.M.S. Beagle*; no entanto, só a publicou 20 anos depois. Segundo o próprio pesquisador, apesar de considerar incompleto o seu trabalho, tornou-o conhecido porque Alfred Russell Wallace, outro naturalista que estudava o arquipélago malaio, chegou independentemente a conclusões semelhantes às suas sobre a origem das espécies. Assim, seus amigos cientistas Charles Lyell e Joseph Dalton Hooker enviaram os manuscritos de ambos os naturalistas à Sociedade Linneana de Londres em 1858, e, no ano seguinte, Darwin publicou seu livro, *A origem das espécies*.

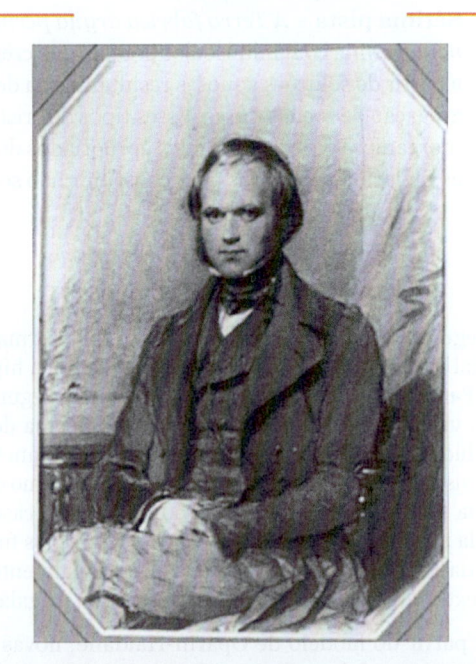

Figura 20.1

Charles Robert Darwin, aos 31 anos de idade, em aquarela de George Richmond (1840).

Fonte: Ridley.[6]

Segundo Gould,[9] o mundo ficou diferente a partir de Darwin, porque:

1. ele criou um dos mais importantes paradigmas da biologia moderna, o de que a evolução dos seres vivos se dá principalmente pela ação da seleção natural sobre variantes hereditárias;
2. analisou um mundo de fatos, tornando seus livros um notável repositório de informações sobre geologia, zoologia e botânica;
3. revelou, em sua obra, o amor e o entusiasmo pela atividade que exerceu ao longo de toda a sua vida.

As teorias criacionista e evolucionista formulam diferentes princípios quanto à origem das espécies e sua possível modificação, à idade da Terra e ao surgimento da vida. A **Tabela 20.1** mostra as principais diferenças entre ambas as teorias; há também características dessas duas teorias em **Aspectos controversos do criacionismo e do evolucionismo**.

Na teoria evolucionista, o processo que explica a mudança das espécies e sua adaptação à vida é a seleção natural, assim conceituada por Darwin:[10]

Pode-se indagar ainda como é que as variedades, que eu denomino espécies nascentes, acabaram por se transformar em espécies verdadeiras e distintas [...]; como se formam estes grupos de espécies que constituem o que se denomina gêneros distintos [...]? Todos estes efeitos [...] derivam de uma causa: a luta pela sobrevivência. Devido a esta luta, as variações [...] tendem a preservar os indivíduos de uma espécie e transmitem-se comumente à descendência [...]. Os descendentes terão, por si mesmos, em virtude disso, maior probabilidade de sobrevida [...]. Dei a este preceito, em virtude do qual uma variação, por mínima que seja, se conserva e se perpetua, se for útil, a denominação de seleção natural [...].

Freeman e Herron[5] assim resumem os quatro postulados da teoria da evolução por seleção natural:

1. nas populações, os indivíduos são variáveis;
2. as variações entre os indivíduos são transmitidas, pelo menos parcialmente, dos genitores à prole;
3. em cada geração, alguns indivíduos são mais bem-sucedidos do que outros na sobrevivência e na reprodução; e

Tabela 20.1 Principais diferenças entre as teorias criacionista (teoria da criação especial) e evolucionista (teoria da descendência com modificações)

Teoria criacionista	Teoria evolucionista
A Terra e a vida são recentes Terra: ~ 6.000 anos Vida: ~ 6.000 anos	A Terra e a vida são antigas Terra: ~ 4,6 bilhões de anos Vida: ~ 3,5 bilhões de anos
A criação especial não é um processo dependente do tempo	A evolução é um processo dependente do tempo
Cada espécie é criada separadamente	As espécies originam-se de ancestrais comuns
As espécies não mudam	As espécies mudam ao longo do tempo
Processo responsável por essa criação: ser planejador superior	Processo responsável por essa evolução: seleção natural
Fonte da teoria: Bíblia e religião	Fonte da teoria: fatos observados e ciência
Aceita explicações sobrenaturais para fatos naturais	Não aceita explicações sobrenaturais para fatos naturais
Não explica a presença de órgãos vestigiais (p. ex., o cóccix humano)	Explica a presença de órgãos vestigiais; o cóccix é um osso remanescente da cauda do ancestral
Não explica a diferença entre as formas fósseis e as formas atuais	Explica a diferença entre as formas fósseis e as atuais, como mudanças evolutivas
Explica as extinções de plantas e animais por uma série de dilúvios semelhantes ao evento bíblico de Noé	Explica as extinções de plantas e animais como resultantes da ação da seleção natural
Não explica a maior semelhança entre as formas vivas e fósseis da mesma região, do que entre as formas vivas de regiões diferentes	Explica essa semelhança: as formas vivas se originaram, com modificações, de formas anteriores
Não explica a existência de formas de transição entre as espécies anteriores e as descendentes	Explica as formas de transição, com traços das espécies anteriores e traços das espécies atuais
Não considera a ancestralidade comum	Sustenta que as espécies não são independentes, mas relacionadas por descendência a partir de um ancestral compartilhado
Não explica as homologias entre diferentes espécies	A ancestralidade comum explica as homologias, por exemplo, entre os membros anteriores de diferentes vertebrados
Não explica as homologias em nível molecular (p. ex., o código genético)	Explica as homologias em nível molecular, como o código genético, que é idêntico em quase todos os organismos
Não explica a adaptação (característica que aumenta a capacidade de sobrevivência e reprodução de um indivíduo em seu ambiente)	A evolução, pela seleção natural, explica a adaptação

Fonte: Dawkins,[3] Freeman e Herron,[5] Ridley[6] e Darwin.[11]

Aspectos controversos do criacionismo e do evolucionismo

Alguns autores, como Freeman e Herron,[5] ressaltam os três principais componentes da controvérsia recorrente em praticamente todas as discussões do criacionismo e do evolucionismo: (1) o segundo princípio da termodinâmica, (2) a origem da vida e (3) a chamada explosão do período Cambriano (geralmente associada à questão do registro fóssil incompleto), em que apareceram rapidamente muitos animais grandes e complexos. Essa tríade de componentes é paradigmática do que é demasiadamente difícil para que os pesquisadores expliquem ao público e do que é demasiadamente fácil para que os criacionistas o interpretem mal e utilizem em seu próprio favor.

O segundo princípio da termodinâmica prediz uma redução da ordem no universo. Para o criacionismo, esse princípio deve ser rechaçado, uma vez que a evolução causa um aumento na ordem do universo; já para o evolucionismo, o referido princípio é compatível com a evolução, porque o aumento na ordem se limita a uma pequena porção do universo, ao mesmo tempo em que este, como um todo, aumenta a sua desordem.

Sobre a origem da vida, para o criacionismo, a teoria evolucionista deve estar errada, visto que os evolucionistas não podem explicar a origem da vida, e deve existir um ato de criação direta por um ser sobrenatural. Para o evolucionismo, a origem da vida é um problema complexo com poucos indícios disponíveis, que pode ou não ser resolvido pela ciência, sem que isso influa na validade da teoria evolucionista ou que signifique a existência de seres sobrenaturais.

Com respeito à explosão do período Cambriano e ao registro fóssil incompleto, para o criacionismo o surgimento repentino de formas de vida no início desse período é prova da criação especial de todos os seres vivos por Deus; para o evolucionismo, a explosão do Cambriano é um dos numerosos exemplos de mudanças relativamente rápidas, mas não milagrosas, que caracterizam a história da vida na Terra.

Apesar das densas evidências a favor da teoria da descendência com modificações, a negação da evolução ainda persiste no meio científico, embora com maior frequência entre os religiosos e a população geral. Na realidade, não há um debate científico; existe uma diversidade de controvérsias: religiosa, ideológica, política e cultural. Darwin mostrava uma grande preocupação com o sentimento religioso, escrevendo, quase ao fim de *A origem das espécies*, que não via uma razão sequer para que suas opiniões ferissem o sentimento religioso de qualquer pessoa.

Pigliucc[8] apresenta a progressão cronológica das táticas criacionistas contra a evolução, iniciando com a controvérsia Huxley-Wilberforce (a evolução contradiz a Bíblia), nos anos 1860, e chegando às ideias de William Dembski e Michael Behe sobre a complexidade irredutível (o planejamento inteligente como alternativa à ciência naturalista), no século XXI.

No último terço do século XIX, a controvérsia evolução-criação expandiu-se da Europa para os Estados Unidos, onde ainda permanece. No século XX, as mudanças políticas conservadoras, aliadas à ignorância pública em ciência e a crescente militância política da Direita Religiosa, fizeram elevar-se o número de adeptos do criacionismo. Após a Primeira Guerra Mundial, os criacionistas extremistas condenaram o ensino da teoria evolutiva, porque alegavam causar profundos problemas à sociedade. Muitas leis foram aprovadas contra o ensino do darwinismo. Pode-se dizer que, na década de 1920, os grupos favoráveis ao evolucionismo pertenciam aos círculos científicos, fora dos quais fermentava o sentimento antidarwinista.

Como observam alguns autores, o século que viu o homem chegar à Lua, assistiu à invenção dos computadores e constatou a comunicação humana ilimitada pela internet também presencia o ressurgimento do irracionalismo e das superstições, das limitações ao livre pensamento científico, do uso das leis para encobrir ideias racistas, da enganosa educação científica nas escolas de onde sairão os futuros cidadãos. Essas considerações não são datadas, nem localizadas geograficamente, porque servem para todos os habitantes da Terra.

---

4. a sobrevivência e a reprodução dos indivíduos não são aleatórias; ao contrário, estão ligadas às variações individuais, portanto os indivíduos com variações mais favoráveis em sobrevivência e reprodução são selecionados naturalmente.

A propósito da seleção natural, Futuyma[12] refere que Charles Lyell a comparava à deusa hindu que tinha três faces: Shiva, a destruidora, Vishnu, a conservadora, e Brama, a criadora. Como Shiva, a seleção natural destrói os indivíduos não adaptados (assim, elimina os portadores de mutações prejudiciais quando não sobrevivem, nem se reproduzem); como Vishnu, tende a manter uma espécie em seu *status quo* (se o tamanho corporal médio tem vantagem em uma população, elimina os indivíduos menores ou os maiores); como Brama, a seleção natural pode favorecer novas características, atuando como uma força criadora.

Vários pesquisadores mencionam que, enquanto o fato da descendência com modificações foi aceito imediatamente pelos cientistas contemporâneos de Darwin, o processo da seleção natural não encontrou apoio até a década de 1930. Uma das causas era que a seleção natural depende de variação genética, e, quando a teoria da evolução foi divulgada, ninguém sabia genética, exceto Gregor Mendel, cujo trabalho sobre a herança em ervilhas-de-jardim foi ignorado até 1900 (ver Cap. 5).

20.2.2 A teoria da evolução no século XX e suas releituras

No século XX, a teoria da evolução por seleção natural, agora com a denominação preferencial de teoria da descendência com modificações, passou por diferentes leituras, à medida que ocorriam novos conhecimentos em genética.

Quando Darwin enunciou sua teoria, em 1859, não tinha ideia alguma sobre genética (não conhecia os genes e as mutações, nem seu modo de transmissão), mas essa lacuna pôde ser preenchida no início do século XX, com a redescoberta dos trabalhos de Gregor Mendel e o desenvolvimento da genética de populações, que fornece subsídios para se observar a seleção natural em ação. Ainda na primeira metade do século XX, os trabalhos sobre mutantes de *Drosophila* mostraram que pequenas mutações em um organismo podem ter consequências importantes em sua anatomia.

Da aproximação da genética mendeliana e de populações à seleção natural, com a contribuição de conhecimentos sobre botânica, citologia, embriologia, morfologia, paleontologia, sistemática e zoologia, resultou a **teoria sintética da evolução**, também denominada **síntese moderna** ou **neodarwinismo**, que pode ser assim enunciada: *nas populações, as variações hereditárias, frutos de pequenas mutações, estão sob a ação da seleção natural, que modifica as frequências dos alelos nessas populações, conduzindo à maior adaptação dos seres vivos ao seu ambiente.*

Segundo a teoria sintética, além da seleção natural e das mutações, outros fatores também contribuem para a evolução: variação no número e na estrutura dos cromossomos, recombinação genética, migração de grupos de indivíduos (ou fluxo gênico) e deriva genética. Esses fatores são abordados nos Capítulos 4, 5 e 8 deste livro.

Na segunda metade do século XX, inicialmente com os avanços da genética molecular e depois com as descobertas efetuadas pela genômica (ver Cap. 18), tornaram-se necessárias algumas modificações na leitura da teoria sintética. Por exemplo, a seleção natural se aplicaria não somente ao organismo ou à espécie, como preconizavam Darwin e Wallace, respectivamente, mas também no nível molecular, como sugeria Richard Dawkins. Outros pesquisadores, como Stephen Jay Gould e Douglas R. Taylor, defendiam uma seleção ativa simultaneamente em múltiplos níveis. A **Tabela 20.2** resume as releituras da teoria de Darwin.

Além disso, no final da década de 1960, surgiu a **teoria neutralista da evolução molecular**, formulada por Motoo Kimura, segundo a qual a maioria das substituições nucleotídicas que se tornam fixadas nas populações é neutra quanto à sua aptidão, e a evolução no nível das sequências de DNA ocorre por deriva genética. Os argumentos dessa teoria basearam-se em três observações: (1) a evolução molecular tem uma taxa rápida; (2) essa taxa apresenta uma constância semelhante à de um relógio, sendo denominada, por isso, de **relógio molecular**; e (3) a taxa de evolução é mais rápida em regiões moleculares funcionalmente menos importantes. Essa teoria originou um debate entre neutralismo e selecionismo, isto é, sobre a importância relativa da deriva genética e da seleção positiva (seleção que preserva mutações favoráveis) na evolução molecular.

Tabela 20.2 A teoria de Darwin e suas principais releituras

Teoria	Transmissão hereditária	Unidade de variação	Origem da variação	Alvo de seleção	Unidade de evolução
Darwinismo	Gêmulas transferidas do soma para as células sexuais	Gêmula	Aleatória + induzida no soma	Indivíduo (ou o grupo)	População de indivíduos
Neodarwinismo da teoria sintética	Transferência de genes da linhagem germinativa	Genes da linhagem germinativa	Mutação aleatória	Indivíduo	População de indivíduos
Neodarwinismo molecular	Replicação do DNA	Sequência de DNA	Mudanças aleatórias no DNA	Indivíduo (mas também gene, grupo, espécie)	Principalmente a população de indivíduos (mas também a população de alelos)

Fonte: Adaptada de Jablonka e Lamb.[13]

Na década de 1970, Niles Eldredge e Stephan Jay Gould propuseram a **teoria do equilíbrio pontuado**, segundo a qual haveria períodos de rápida mudança morfológica (especiação), intercalados a períodos de estabilidade adaptativa (estase). Essa teoria divergia da teoria da evolução por seleção natural em um aspecto: enquanto Darwin sugeria que as modificações morfológicas ocorreriam gradualmente, e atribuía o súbito aparecimento de novas espécies aos registros fósseis incompletos, que não mostravam as transições graduais entre as espécies, Eldredge e Gould sugeriam que toda a variação morfológica ocorreria durante os eventos súbitos de especiação, e fora desses eventos haveria estase.

Estudos posteriores mostraram a existência de um padrão de especiação às vezes gradual, outras vezes pontual, existindo ainda um terceiro padrão, caracterizado por gradualismo e estase. Portanto, a evolução não mostra um único processo típico, mas vários modos de se processar ao longo do tempo.

20.2.3 As teorias da evolução no século XXI: em evolução

Vários autores mencionam que as teorias da evolução com base na seleção natural ou na deriva genética continuam evoluindo a cada acréscimo de um novo conhecimento científico.

Segundo Hartl e Clark,[14] a teoria neutralista foi proposta no final da década de 1960, quando havia a ideia de que a maior parte do genoma teria a função de codificar proteínas, e os íntrons e outras sequências não codificadoras não eram conhecidos. Atualmente, sabe-se que apenas uma pequena parte do genoma de mamíferos, por exemplo, codifica proteínas. A baixa densidade de regiões codificadoras permite que uma grande quantidade de mutações tenha pouco ou nenhum efeito no valor adaptativo, incluindo algumas mutações em íntrons, pseudogenes, DNA não codificador, etc.

A teoria neutralista originou uma variante, a **teoria quase-neutralista**, que difere apenas por considerar mutações aproximadamente neutras, não totalmente neutras como preconiza a teoria neutralista, limitando-a a substituições nucleotídicas em regiões de DNA não codificador e a mutações silenciosas ou sinônimas (em que a substituição resulta em um códon sinônimo, que não altera o aminoácido) no DNA codificador.

De acordo com Freeman e Herron,[5] essa teoria explica, hoje, o fato de que as mutações silenciosas são mais abundantes do que as mutações não silenciosas, mas não descarta a fixação de mutações por seleção positiva na evolução molecular de diferentes organismos, como as moscas-das-frutas e os primatas.

Além disso, continuamente são obtidos dados genômicos que poderão ser utilizados na avaliação da proposição, da teoria neutralista, de que a seleção negativa (contra mutações deletérias) e a deriva genética predominam na maior parte da evolução molecular.

Do mesmo modo que seus objetos de estudo, considerados em diferentes níveis, as teorias também continuam evoluindo. Jablonka e Lamb,[13] por exemplo, expõem suas ideias sobre a evolução em quatro dimensões: além do sistema genético que é a base da teoria sintética, consideram o sistema epigenético (no qual a informação pode ser transmitida às células-filhas, sem envolver alteração nucleotídica do DNA) o sistema de herança comportamental e, entre os seres humanos, o sistema de herança simbólica, especialmente a linguagem e outras formas de comunicação simbólica, como fornecedores de variações sobre as quais a seleção natural pode atuar.

20.2.4 Depois da teoria da evolução por seleção natural, a da seleção sexual

Em 1871, Darwin publicou *A origem do homem e a seleção sexual*, chamando a atenção dos evolucionistas para a questão do dimorfismo sexual, isto é, a diferença na forma ou no comportamento entre as fêmeas e os machos, e de como o sexo propicia uma explicação para esse dimorfismo. Os indivíduos variam não apenas em seu sucesso para sobreviver e se reproduzir, mas também em seu sucesso na persuasão de indivíduos do sexo oposto para cruzarem. Darwin denominou **seleção sexual** o sucesso reprodutivo diferencial devido à variação entre os indivíduos para conseguir parceiros.

A seleção sexual atua de forma diferente entre os sexos. Na espécie humana, em geral, as mães consomem mais energia e tempo em formar cada descendente e cuidar dele do que os pais, portanto, se considera que elas têm um investimento parental maior em cada descendente do que os pais. Por outro lado, o sucesso reprodutivo do genitor que investe mais (no caso, a mãe) é limitado frequentemente pelos recursos e pelo tempo disponível. Em compensação, o sucesso reprodutivo do genitor que investe menos (no caso, o pai) é limitado pelo número de parceiras.

Entre os animais, quando a seleção sexual é forte contra um sexo e fraca contra o outro, pode-se predizer que os indivíduos do sexo submetido à forte seleção sexual serão competitivos, enquanto os indivíduos do sexo submetido à fraca seleção sexual serão exigentes. Nesse caso, podem ocorrer duas situações: (1) realização de combate entre os indivíduos competitivos, cujo vencedor poderá cruzar com o indivíduo do outro sexo (é chamada seleção intrassexual, porque o combate envolve interações entre membros de um único sexo); e (2) os indivíduos competitivos chamam a atenção dos parceiros do outro sexo pelo canto, dança ou cores atrativas que demonstram; os membros do sexo oposto então escolhem o indivíduo com a melhor apresentação (denominada seleção intersexual, porque a escolha envolve a interação entre membros dos dois sexos).

O sexo sob seleção fraca (considerado o sexo "exigente") pode ter benefícios diretos e indiretos, como a obtenção de alimentos de seus parceiros e genes melhores para seus descendentes, entre outros tipos de preferências.

Um terceiro tipo de competição entre os machos é o infanticídio, visto em alguns mamíferos, como os leões. Matando os filhotes de outros machos, os leões machos obtêm mais oportunidades de acasalamento.

A teoria da seleção sexual foi desenvolvida para explicar o dimorfismo sexual entre os animais, mas se aplica também às plantas, em que o sucesso reprodutivo é mais limitado pelo acesso aos polinizadores do que pela produção de sementes. Isso pode causar dimorfismo sexual, em que as flores masculinas são mais vistosas do que as femininas.

Entre os seres humanos, há indicações de que a seleção sexual é mais forte nos homens do que nas mulheres. No entanto, não está claro se a seleção sexual ajuda a manter o dimorfismo sexual no tamanho corporal dos humanos. Os homens competem pelas parceiras, mas nem sempre vencem os de maior tamanho corporal. As mulheres são exigentes, existindo alguns dados de que têm uma leve preferência por homens mais altos.

20.3 Evolução social

Em geral, as interações sociais trazem cooperação, mas também conflitos. Em qualquer interação social, o agente afeta o receptor da ação e a si próprio. Os custos e benefícios das interações sociais são medidos em termos de aptidão (número de prole sobrevivente).

20.3.1 Tipos de interação social

De modo resumido, os tipos de interação social são apresentados na **Tabela 20.3**. Na cooperação ou mutualismo, ambos os participantes obtêm ganhos. O altruísmo resulta no sacrifício do agente em benefício do receptor. No egoísmo, ocorre o contrário: o agente é beneficiado e o receptor perde. No comportamento que resulta em prejuízo para o agente e o receptor (despeito), há perda de aptidão para ambos. Esse último tipo é raro, pois um alelo que resulte em perda de aptidão para o agente e o receptor seria eliminado rapidamente pela seleção natural.

20.3.1.1 Altruísmo e seleção de parentesco

O altruísmo é um tipo de comportamento bastante comum, mas o próprio Darwin o considerava difícil de explicar pela ação da seleção natural. A solução que ele sugeriu foi a de que a seleção poderia favorecer características que causassem uma diminuição da aptidão individual, se elas aumentassem a sobrevivência e o sucesso reprodutivo dos parentes próximos do indivíduo altruísta. Esse tipo de seleção foi, posteriormente, denominado **seleção de parentesco**, com base em ganhos indiretos na aptidão. A aptidão total de um indivíduo é denominada *aptidão inclusiva*, que comtém dois componentes: a *aptidão direta*, que resulta da reprodução individual, e a *aptidão indireta*, que resulta da reprodução adicional dos parentes possibilitada pelas ações desse indivíduo. O comportamento resultante em ganhos de aptidão indireta é favorecido pela seleção de parentesco. A partir de cálculos matemáticos, pode-se verificar que o altruísmo tem maior probabilidade de se propagar quando os benefícios para o receptor são grandes, o custo para o agente é baixo e os participantes são parentes próximos.

O comportamento altruísta pode ser constatado nos avisos de alarme de aves e mamíferos, por exemplo. Além disso, Darwin havia reconhecido que os insetos sociais, como as abelhas, as vespas e as formigas, constituem um modelo de uma forma extrema de altruísmo reprodutivo, pois muitas formigas e abelhas operárias jamais se reproduzem, sendo exclusivamente auxiliares do ninho de seus genitores. As formigas operárias, por exemplo, além de serem estéreis, diferem muito dos machos e das fêmeas férteis em sua forma do tórax, ausência de asas e, às vezes, de olhos, e no instinto. Entre as operárias, existem diferentes castas, segundo suas funções específicas de auxiliares ou soldados. Existem várias hipóteses para explicar esse tipo extremo de altruísmo, que podem ser encontradas em Freeman e Herron[5] e Ridley.[6]

Nas aves e nos mamíferos, cujos cuidados parentais são prolongados, podem surgir conflitos sobre os investimentos parentais. Por exemplo, em mamíferos, no conflito do desmame, são frequentes os comportamentos agressivos e a evitação, ao final do período de amamentação. As mães ignoram ou rejeitam os filhotes quando tentam mamar, e a prole revida com gritos ou ataques às mães. Esse conflito é devido à assimetria de interesses adaptativos dos genitores e da prole. No início da lactação, o benefício para a prole é elevado em relação ao custo para a genitora; à medida que a lactação continua, essa relação decresce, pois os filhotes crescem e necessitam de mais leite, o que aumenta o custo do cuidado, bem como se tornam mais aptos a encontrar seu alimento, o que reduz o benefício.

20.4 Evolução biológica, espécie e especiação

20.4.1 Conceito de evolução biológica e processo evolutivo

A **evolução biológica** foi conceituada, originalmente, como a descendência com modificações ou a mudança nas características de uma população ao longo do tempo.

Tabela 20.3 Tipos de interações sociais

	O agente se beneficia	O agente é prejudicado
O receptor se beneficia	Cooperativo	Altruísta
O receptor é prejudicado	Egoísta	Despeitado

Fonte: Freeman e Herron.[5]

Atualmente, esse termo refere-se às mudanças genéticas que ocorrem em populações de organismos ao longo do tempo. As mudanças genéticas correspondem, em última análise, às mudanças nas frequências dos alelos nessas populações.

Devem ser salientados aqui dois aspectos desse conceito: (a) a evolução inclui somente mudanças genéticas e (b) ocorre em populações de organismos; portanto, um organismo individual não evolui, o que evolui é um conjunto alélico (ou *pool* gênico) comum a um grupo de organismos. Esse conceito é o que se encontra na maior parte da bibliografia consultada.[5,15,16] Jablonka e Lamb,[14] por outro lado, incluem também as variações epigenéticas, que podem sofrer evolução, mesmo que não haja envolvimento das variações genéticas, e influir na formação de novas espécies.

É importante destacar-se que a evolução biológica significa uma mudança orgânica ao longo das gerações, propiciando maior adaptação dos seres vivos ao ambiente em que vivem, mas não sendo sinônima de progresso ou aumento de complexidade morfofisiológica.

O **processo evolutivo** ocorre em duas etapas. A primeira etapa é a da *variação genética*, que tem origem na mutação, que produz novos alelos, e na recombinação, que embaralha os alelos em novas combinações. Mutação e recombinação são aleatórias e produtoras contínuas de variação genética. A segunda etapa é o *aumento e a diminuição nas frequências de variantes genéticas*. Sob a ação de fatores evolutivos (ver seção 20.2.2), alguns alelos do conjunto alélico da população aumentam sua frequência, enquanto outros a diminuem, mudando a composição do *pool* gênico, consistindo em uma mudança evolutiva. A evolução também pode ser considerada em dois níveis:

Macroevolução – Grande mudança evolutiva, geralmente morfológica. Refere-se à evolução de diferenças entre populações, que garantem sua classificação em diferentes espécies, gêneros ou táxons mais elevados da classificação.

Microevolução – Pequenas mudanças evolutivas intraespecíficas. Refere-se às mudanças nas frequências alélicas e na distribuição de características que ocorrem nas populações e nas espécies.

20.4.2 Espécie, especiação e mecanismos de isolamento reprodutivo

20.4.2.1 Espécie

Embora pareça fácil conceituar espécie, é difícil o estabelecimento de critérios para identificar quando é que as populações estão evoluindo independentemente. Freeman e Herron[5] apresentam três conceitos de espécie, enfocando aspectos de *morfologia* (morfoespécie), *isolamento reprodutivo* (conceito biológico) e *grupos monofiléticos* (conceito filogenético), cada um com critérios diferentes para a determinação da evolução independente.

Segundo o conceito biológico, devido a Ernst Mayr e amplamente utilizado, **espécie** é um grupo de organismos que se intercruzam, isolado reprodutivamente, na natureza, de todos os outros grupos desse tipo. Em outras palavras, os membros da mesma espécie têm o potencial biológico de trocar genes, e os membros de espécies diferentes não podem trocar genes, portanto, cada espécie evolui independentemente.

A categoria taxonômica de espécie está situada dentro da categoria de gênero, na classificação de Lineu, criador, no século XVIII, do sistema de classificação científica dos seres vivos. A denominação latina de um organismo sempre inclui o nome do gênero (com inicial maiúscula) seguido do nome da espécie (sem maiúscula), grafados em itálico. Às vezes, há também o nome da subespécie, em minúsculas e itálico, seguindo-se ao nome da espécie.

20.4.2.2 Especiação e árvore filogenética

A **especiação** é a formação de novas espécies, que pode ocorrer por transformação ou por divisão de conjuntos gênicos, processos ilustrados na **Figura 20.2**.

Anagênese – É o processo de transformação de uma espécie em outra, devido a mudanças constantes nas frequências alélicas de uma espécie (espécie 1), que, ao longo do tempo, se transforma em outra espécie (espécie 2). Nesse processo de especiação, também conhecido como transformação filética, nunca há mais de uma espécie presente, mas o tempo exato para que a espécie 1 se transforme na espécie 2 é difícil de determinar.

Cladogênese – É o processo de especiação em que uma espécie (na Fig. 20.2, a espécie 2) se divide, dando origem a duas espécies diferentes e independentes (espécies 3 e 4). As mudanças nas frequências alélicas devem ser tão importantes, que causam características biológicas que inicialmente dificultam e posteriormente impedem a troca de genes interespecífica. Denomina-se

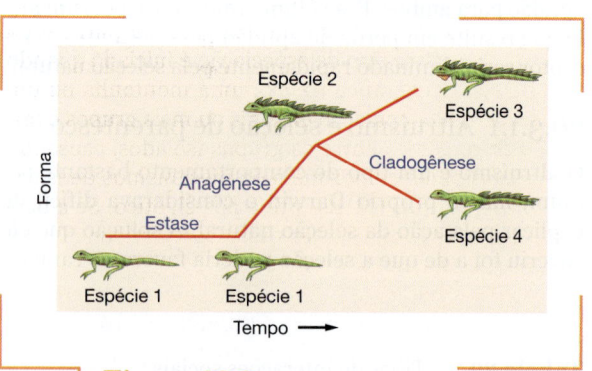

Figura 20.2

Na evolução filética, ou anagênese, com o correr do tempo, uma espécie é transformada em outra. Durante todo a duração dessa transformação, só existe uma espécie. Na cladogênese, uma espécie se fragmenta em duas ou mais.

Fonte: Klug e colaboradores.[15]

clado o conjunto de espécies descendentes de um ancestral comum.

Ao mesmo tempo e lugar em que o fluxo gênico é reduzido ou eliminado entre as populações (*isolamento genético*), pode ocorrer divergência, a ponto de os membros de uma população já não serem aptos a ter sucesso no cruzamento com os membros da outra. No momento em que essas populações atingem o *isolamento reprodutivo total*, já estão se tornando espécies diferentes.

Na Figura 20.2 também é mostrada uma **árvore filogenética**, que é um diagrama das mudanças evolutivas que ocorrem ao longo do tempo. Em geral, essa árvore, também chamada **árvore evolutiva** ou **cladograma**, descreve o padrão e a cronologia dos eventos de diversificação, bem como as relações de proximidade ou distância entre os organismos. Nessa figura, é ilustrada a história evolutiva de várias espécies hipotéticas de lagartos. Pode-se observar que a espécie 1, durante algum tempo, não muda evolutivamente, caracterizando um período de **estase** evolutiva. Depois, ocorre anagênese e cladogênese.

20.4.2.3 Mecanismos de isolamento reprodutivo e geográfico

Os **mecanismos de isolamento reprodutivo** são as barreiras biológicas que reduzem ou impedem o intercruzamento das populações. A **Tabela 20.4** resume os principais mecanismos de isolamento reprodutivo pré e pós-zigóticos. Os mecanismos de isolamento pré-zigótico incluem também o isolamento geográfico ou ecológico e o isolamento temporal ou sazonal. Em geral, quando há isolamento geográfico, é facilitado o surgimento dos mecanismos de isolamento reprodutivo e genético, mas nem sempre isso acontece.

Segundo a presença ou ausência de **isolamento geográfico** ou **ecológico**, existem dois modos principais para a origem de novas espécies, a especiação alopátrica e a especiação simpátrica.

Especiação alopátrica – Corresponde à especiação por cladogênese e está ilustrada na parte A da **Figura 20.3**. Esse tipo de especiação é iniciado quando uma barreira geográfica (p. ex., uma montanha ou um rio) divide uma população em dois ou mais grupos e impede o fluxo gênico entre os grupos isolados, causando divergência genética por meio de mecanismos de isolamento reprodutivo (MIRs) pré e pós-zigótico. Se a barreira geográfica desaparecer ou se os indivíduos forem capazes de ultrapassá-la, ocorre um contato secundário entre as duas populações, com consequências variáveis: (1) se a diferenciação genética for limitada durante a separação das populações, os MIRs podem ser incompletos ou não desenvolvidos; haverá fluxo gênico entre as populações, que continuarão constituindo uma só espécie; (2) a diferenciação genética durante a separação pode ter levado à formação de MIRs pré-zigóticos, portanto as duas populações constituem espécies diferentes. Durante a separação, também pode ocorrer alguma diferenciação genética que ocasione incompatibilidade genômica e MIRs pós-zigóticos; nesse caso, a reprodução entre indivíduos de populações diferentes produzirá prole híbrida inviável ou estéril.

Portanto, quando cada grupo populacional alcançar sua identidade genética, a mistura desses grupos pode resultar em seleção de melhores MIRs entre eles. Quando o fluxo gênico entre esses grupos não puder mais ocorrer, mesmo que ocupem a mesma região, a especiação estará completa.

Especiação simpátrica – Corresponde à especiação por anagênese, sendo mostrada na parte B da Figura 20.3. Esse tipo de especiação ocorre sem que haja qualquer barreira geográfica ao fluxo gênico, e os MIRs evoluem dentro de uma única população. A população original divide-se em um ou mais grupos que ocupam diferentes regiões ecológicas, como *habitats* ou fontes alimentares especiais em uma única localidade geográfica. O aumento da diferenciação genética entre os grupos possibilita a seleção de MIRs que, ao final, leva à especiação completa. A diferença entre esses modelos é a extensão da separação física envolvida na divergência genética inicial entre os grupos.

Tabela 20.4 Mecanismos de isolamento reprodutivo

Tipo	Característica
Pré-zigótico	Impede a fertilização e a formação do zigoto
Gamético ou fisiológico	Gametas incompatíveis não se unem, ou os gametas não sobrevivem em sistema genital incompatível
Mecânico	A fertilização é restringida ou impedida por diferenças anatômicas sexuais (genitália nos animais, flores nas plantas)
Comportamental (em animais)	Populações isoladas por comportamentos reprodutivos diferentes e incompatíveis antes do acasalamento
Geográfico ou ecológico	Populações vivem na mesma região, mas ocupam *habitats* diferentes (os indivíduos não se encontram)
Temporal ou sazonal	Populações vivem na mesma região, mas sua reprodução ocorre em épocas diferentes
Pós-zigótico	Ocorre fertilização, com formação de zigoto híbrido inviável, ou fraco e estéril
Inviabilidade	Zigoto híbrido não sobrevive para a reprodução
Esterilidade do híbrido	Híbrido estéril porque as gônadas são anormais ou a meiose não se completa
Esterilidade segregacional do híbrido	Híbrido estéril devido à segregação anormal de cromossomos inteiros, fragmentos cromossômicos ou combinações de genes para os gametas
Degradação do híbrido	Híbridos da F_1 são viáveis e férteis, mas a F_2 é inviável ou estéril

Fontes: Klug e colaboradores[15] e Pierce.[16]

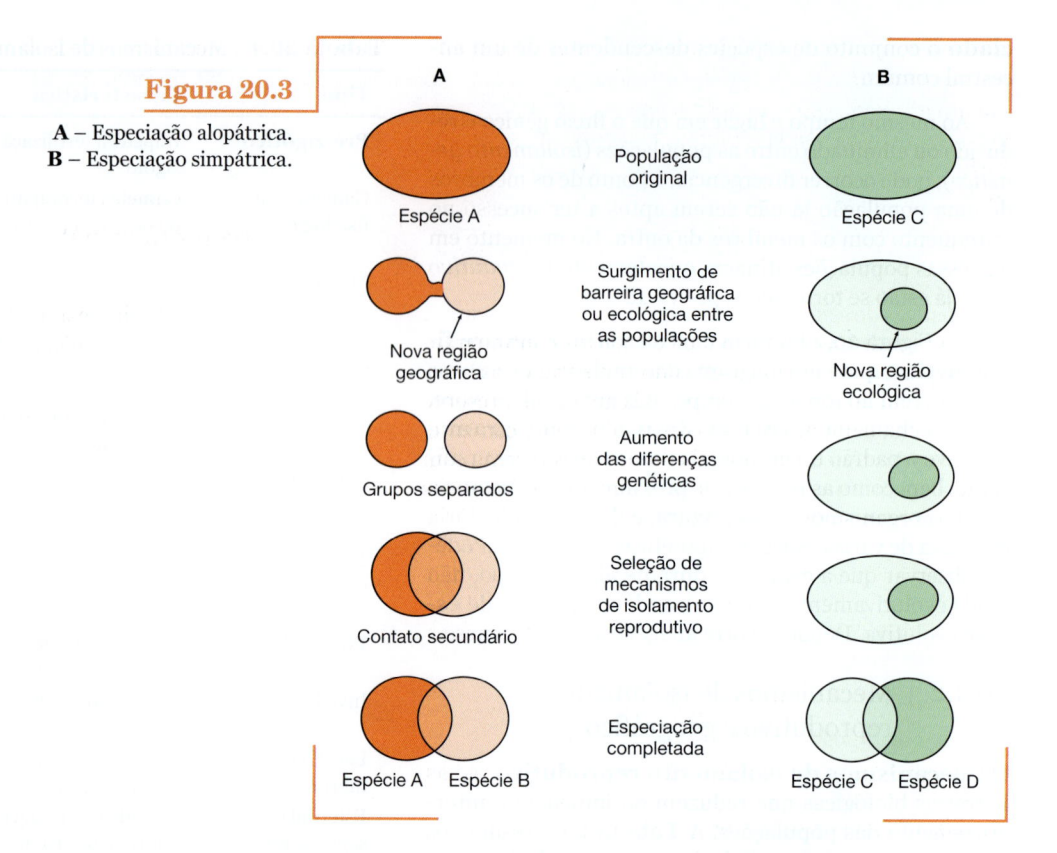

Figura 20.3

A – Especiação alopátrica.
B – Especiação simpátrica.

A

Espécie A — População original
Nova região geográfica — Surgimento de barreira geográfica ou ecológica entre as populações
Grupos separados — Aumento das diferenças genéticas
Contato secundário — Seleção de mecanismos de isolamento reprodutivo
Espécie A Espécie B — Especiação completada

B

Espécie C
Nova região ecológica
Espécie C Espécie D

A etapa inicial desse modo de especiação simpátrica pode ser a existência de um polimorfismo na população; por exemplo, duas formas de uma espécie podem estar adaptadas a comer alimentos diferentes. Se os cruzamentos entre essas formas são desvantajosos, porque os híbridos têm baixo valor adaptativo, a seleção natural favorecerá o isolamento pré-zigótico entre as formas polimórficas.

Outro modo de especiação simpátrica ocorre por poliploidia, sendo comum em plantas. Os organismos poliploides têm mais de dois genomas (3n, 4n, etc.). Quando duas espécies diploides se hibridizam, produzindo prole híbrida 2n, a não disjunção em uma das proles híbridas produz um tetraploide 4n, geralmente fértil e isolado reprodutivamente das duas espécies parentais por diferenças no número de cromossomos.

20.5 Filogenias dos seres vivos

A história evolutiva de um grupo de organismos constitui a sua **filogenia**, que é resumida graficamente pela árvore filogenética desse grupo (ver seção 20.4.3.2). Essa árvore registra a sequência em que as linhagens apareceram e a relação mais próxima ou mais distante entre os organismos descendentes e o seu ancestral comum.

20.5.1 Inferência de filogenias e construção de árvores filogenéticas

O princípio básico da inferência de uma filogenia é o da medida da distância genética, em que os táxons (unidades taxonômicas de classificação dos seres vivos) com relações mais próximas devem ter a maioria de suas características em comum. Essas características abrangem desde a sequência nucleotídica de um determinado gene à presença ou à ausência de um elemento anatômico específico, em animais e plantas, e envolvem também o seu modo de desenvolvimento. Existem vários métodos de construção de árvores filogenéticas com base na distância genética, entre eles o método de agrupamento de pares não ponderados com base em médias aritméticas ou método da distância média (UPGMA, de *unweighted pair group method using arithmetic averages*) que, apesar de sua denominação extensa, é um método bastante simples e funciona bem em várias situações.

As **homologias** são características moleculares, morfológicas e de desenvolvimento compartilhadas por duas ou mais espécies, que estavam presentes no seu ancestral comum, embora possam não estar relacionadas à função. As homologias úteis para a inferência de filogenias são denominadas **sinapomorfias**, isto é, características homólogas compartilhadas por certas espécies e derivadas de um ancestral comum. Todas as sinapomorfias são características homólogas, mas nem todas as características homólogas são sinapomorfias. Por exemplo, as homologias ancestrais são características que estavam presentes no ancestral comum a um grupo de espécies (ao contrário das homologias derivadas, que evoluíram em um grupo de espécies após o ancestral comum), mas em geral não são usadas como as sinapomorfias, porque podem induzir a inferências filogenéticas errôneas. Um exemplo de homologia ancestral é a encontrada nas aves, crocodilos e lagartos. As aves evoluíram asas e outras adaptações para o voo rapidamente, enquanto os crocodilos e lagartos evoluíram lentamente, mantendo as características de seus ancestrais reptilianos, como escamas e andar quadrúpede. Crocodilos e lagartos continuaram com aspectos semelhantes, quando comparados às aves, mas tal semelhança é uma homologia ancestral, presente no ancestral comum aos três grupos. Filogeneticamente, os crocodilos têm um ancestral comum mais recente com as aves do que com os lagartos, portanto crocodilos e aves mostram homologias derivadas.

Uma árvore filogenética inferida segundo um agrupamento de sinapomorfias é denominada **cladograma** e tem seus pontos de ramificação evolutiva identificados pelas sinapomorfias, convencionalmente indicadas por barras transversais aos ramos do cladograma. A **Figura 20.4** exemplifica um cladograma da evolução dos membros nos vertebrados, que são uma sinapomorfia (portanto, uma homologia) que identifica as relações entre os tetrápodes (vertebrados dotados de quatro membros), classificados no grupo Tetrapoda. Outros exemplos de homologias são o coração de um humano e o de um chimpanzé, derivado de seu ancestral comum, e os ossos da orelha dos mamíferos e do crânio e da mandíbula dos répteis.

20.5.1.1 Problemas e soluções na inferência de filogenias e na construção de árvores filogenéticas

A inferência de uma árvore filogenética pode ser problemática, devido a várias circunstâncias. Uma delas é o uso indevido de homologias que não constituam sinapomorfias, como já abordado.

Outras vezes, as espécies compartilham características que não derivaram de um ancestral comum, portanto não são homólogas, nem podem ser consideradas sinapomorfias. Essas características moleculares e morfológicas são classificadas como **homoplasias**, que não devem ser confundidas com as homologias, sob pena de conduzirem a conclusões filogenéticas incorretas. Como exemplos de homoplasias, citam-se as asas dos morcegos (mamíferos) e das aves, que evoluíram independentemente de um ancestral não alado.

Saliente-se que as características homólogas sinapomórficas são devidas à ancestralidade comum e devem ter desenvolvimento embrionário semelhante, sendo condicionadas por alelos também similares. Por outro lado, as características homoplásicas evoluíram de an-

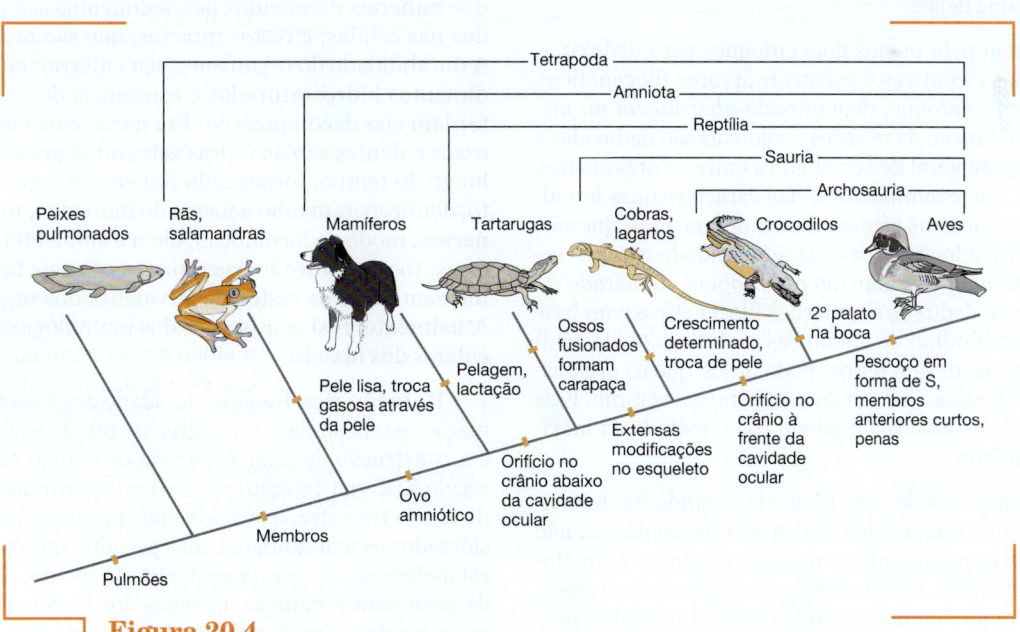

Figura 20.4

As sinapomorfias revelam as relações entre os tetrápodes. As características cuja descrição encontra-se junto a cada marca são sinapormofias compartilhadas pelas espécies descendentes, localizadas acima desse ponto. Por exemplo, as aves têm penas e outros traços derivados compartilhados que as identificam como aves. Entretanto, também têm quatro membros que as identificam como membro do grupo monofilético denominado Tetrapoda, ovos amnióticos que as identificam como membros do clado chamado Amniota, e assim por diante.

Fonte: Freeman e Herron.[5]

cestrais diferentes, portanto também devem ter alelos e desenvolvimento embrionário distintos.

Para saber se uma característica semelhante em duas espécies é uma homologia ou uma homoplasia, retrocede-se ao seu ancestral comum mais recente. Se esse ancestral tiver a característica, as duas espécies descendentes a possuem por sua ascendência evolutiva comum, e a característica é uma homologia. Por outro lado, se o ancestral comum não a possuir, então essa característica evoluiu independentemenete nas duas espécies descendentes e é uma homoplasia. Então, resta diferenciar se a homologia é ancestral ou derivada, esta última sendo mais confiável na inferência de árvores filogenéticas.

As semelhanças morfológicas que evoluem independentemente em diferentes espécies resultam de **convergência evolutiva** ou **paralelismo**, que ocorre quando a seleção natural favorece estruturas similares como recursos adaptativos a situações criadas por ambientes semelhantes. Outros exemplos, além das asas dos morcegos e das aves, são as formas aerodinâmicas dos tubarões e das baleias e a localização dos olhos dos crocodilos e dos hipopótamos na parte superior do crânio, não nas laterais.

Em nível molecular, também são observados os mesmos tipos de semelhanças, quando duas espécies compartilham uma sequência de DNA idêntica não por ancestralidade comum, mas por ter ocorrido **mutação reversa**, ou **reversão evolutiva**, no ancestral mais recente de uma delas.

Existem pelo menos dois enfoques para deduzir as correlações evolutivas e construir árvores filogenéticas. No primeiro enfoque, denominado *abordagem ou método de distância*, as relações evolutivas são deduzidas a partir do grau geral de semelhança entre os organismos. Em geral, são examinadas várias características fenotípicas ou sequências gênicas desses organismos, que são, então, agrupados com base na similaridade geral. O segundo enfoque, denominado *abordagem ou método da parcimônia*, deduz as correlações filogenéticas com base no número mínimo de mudanças evolutivas ou de complexidade que devem ter ocorrido desde que os organismos considerados tiveram um ancestral em comum. Essa abordagem é conhecida também como método da máxima parcimônia.

Na inferência de uma filogenia, quando há desconfiança de que uma característica seja homoplásica, não homóloga, os pesquisadores utilizam geralmente o método da parcimônia. Tanto a convergência evolutiva como a reversão requerem mudanças evolutivas múltiplas, portanto é razoável considerar que a árvore que minimiza a quantidade total de mudanças evolutivas seja também a que minimiza a quantidade de homoplasias.

Quando o método da parcimônia não basta, deve-se continuar a pesquisa, reanalisando os dados existentes, analisando novos dados, utilizando outros critérios ou métodos probabilísticos computadorizados (como o da máxima verossimilhança e o bayesiano de Monte Carlo) e avaliando o maior número possível de árvores filogenéticas, a fim de ser escolhida a que melhor se adapte aos dados disponíveis. Mais informações sobre a inferência de filogenias, uso dos métodos probabilísticos mencionados e construção de árvores filogenéticas podem ser encontradas em Freeman e Herron,[5] Hartl e Clark,[14] Klug e colaboradores[15] e Pierce.[16]

20.6 A evolução ao longo dos registros fósseis

20.6.1 Evidências da evolução

As hipóteses sobre a evolução fundamentam-se em quatro tipos de evidências: fósseis, datação dos fósseis, ambiente biológico e animais existentes atualmente.

Fósseis – Consistem em restos de organismos existentes no passado, que são preservados em rochas sedimentares. De acordo com o método de formação, os fósseis consistem em: fósseis por compressão, quando uma estrutura deixa uma impressão no sedimento que está por baixo, como uma pegada na lama; modelos e moldes, quando os restos se decompõem depois de enterrados no sedimento, com preenchimento posterior (modelos) ou espaços não preenchidos (moldes), preservando as informações sobre as superfícies internas e externas do organismo; fósseis permineralizados, em que minerais dissolvidos nos sedimentos são precipitados nas células; e restos intactos, que são muito raros. A durabilidade do organismo, seu enterramento em sedimentos hidrossaturados e a ausência de oxigênio retardam sua decomposição. Em geral, conchas, cascos, ossos e dentes são as únicas estruturas preservadas ao longo do tempo, fornecendo indicações sobre esqueleto, dentição, tamanho e forma do indivíduo, músculos e nervos, modo de locomoção, dieta e ambiente; pegadas, fezes, tocas e substâncias químicas fósseis também se incluem entre os restos de atividades dos organismos. Atualmente, realizam-se estudos imunológicos e moleculares dos fósseis.

Datação dos fósseis – A idade dos fósseis é informação essencial para o esclarecimento de suas relações e a construção de uma sequência evolutiva. Até fins do século XIX, sua datação era relativa (a partir das camadas da crosta terrestre, os fósseis mais profundos eram considerados os mais antigos), mas permitiu que os geólogos estabelecessem a escala geológica do tempo, que serviu de base para a datação absoluta dos fósseis (idade em anos dos depósitos fossilíferos), no século XX, por meio de técnicas estratigráficas e radiométricas modernas. Nas três últimas décadas do século XX, os paleontólogos descobriram fósseis aparentemente de cianobactérias e algas eucarióticas com cerca de 2 bilhões de anos; os geoquímicos encontraram moléculas biológicas preservadas em rochas de 2,7 bilhões de anos e evidências sugestivas de vida com mais de 3,7 bilhões.

Ambiente biológico – Abrange outros fósseis de animais e vegetais, tipo de clima e de solo.

Animais existentes atualmente – As comparações de características anatômicas, fisiológicas e outras dos grandes macacos atuais com as características do humano atual possibilitam evidenciar-se a proximidade do parentesco de diferentes fósseis, pois, com certa reserva, se esses forem semelhantes a um animal vivo, serão ancestrais ou parentes próximos do seu ancestral.

20.6.2 Panorama da evolução ao longo da escala do tempo geológico

A **Figura 20.5** reproduz o panorama da evolução, apresentado por Freeman e Herron,[5] de acordo com os fósseis encontrados ao longo da escala do tempo geológico.

Atualmente, a escala do tempo geológico está dividida em **éons**, **eras**, **períodos** e **épocas**, cuja datação absoluta se torna mais precisa à medida que as respecti-

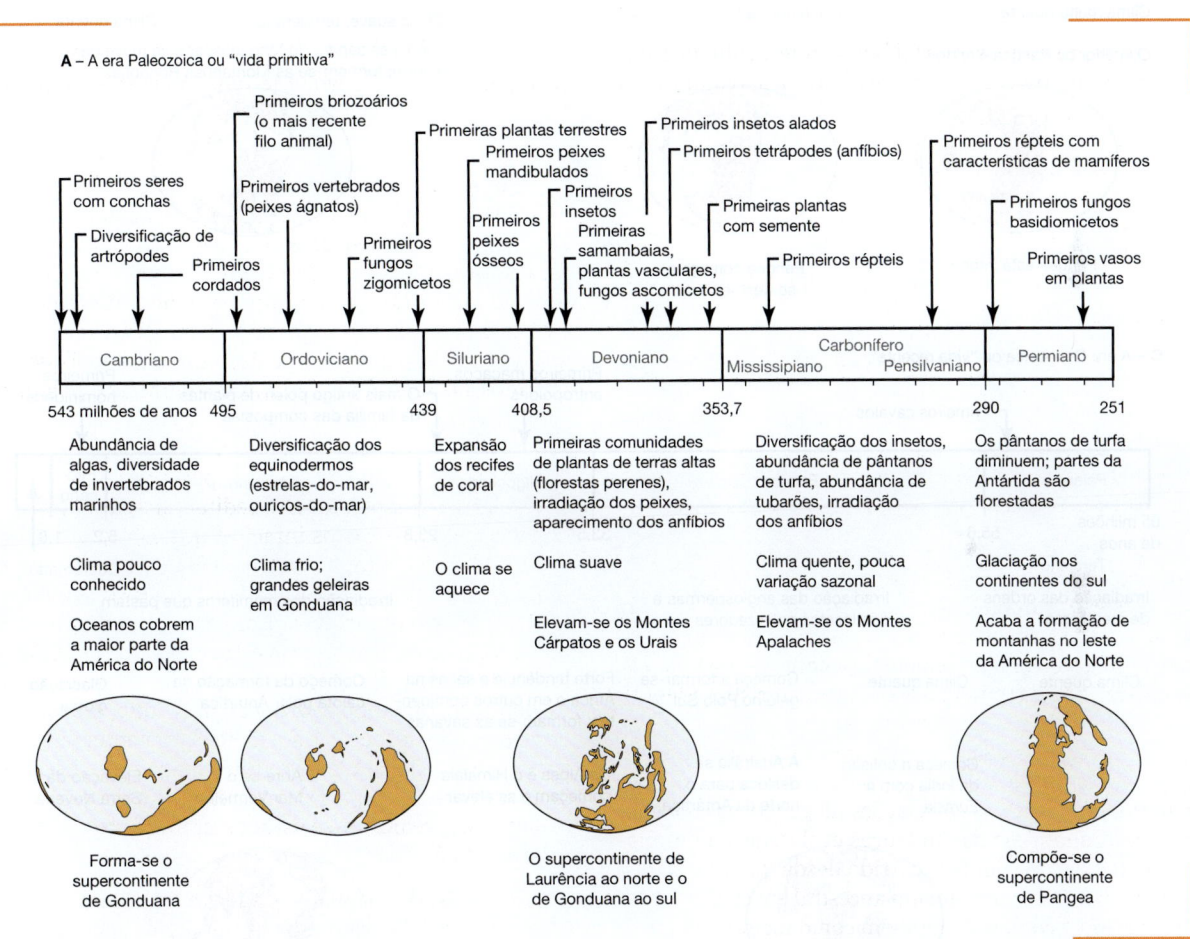

A – A era Paleozoica ou "vida primitiva"

Figura 20.5

Seleção de eventos das três eras (Paleozoica, Mesozoica e Cenozoica) que constituem o éon Fanerozoico. Os dísticos correspondem a surgimento das primeiras formas de vida, denominações dos períodos ou das épocas de cada era, idades absolutas determinadas por datação radioativa, ambiente biológico, clima e eventos geológicos importantes. Os mapas apresentam as posições estimadas das principais massas terrestres.

A – Era Paleozoica: irradiação dos animais no período Cambriano e extinção em massa no fim do Permiano. Cada traço na barra do tempo corresponde a aproximadamentre 12 milhões de anos.

B – Era Mesozoica: chamada era ou idade dos répteis, começa depois da extinção ocorrida no Permiano e termina com a extinção dos dinossauros e outros grupos, na transição Cretáceo-Terciário. Cada traço na barra do tempo corresponde a aproximadamentre 7,5 milhões de anos.

C – Era Cenozoica: chamada era ou idade dos mamíferos. Divide-se nos períodos Terciário (que abrange as épocas Paleoceno, Eoceno, Oligoceno, Mioceno e Plioceno) e Quaternário (que abrange as épocas Pleistoceno e Holoceno ou Recente). Cada traço na barra do tempo corresponde a aproximadamentre 2,8 milhões de anos.

Fonte: Freeman e Herron.[5]

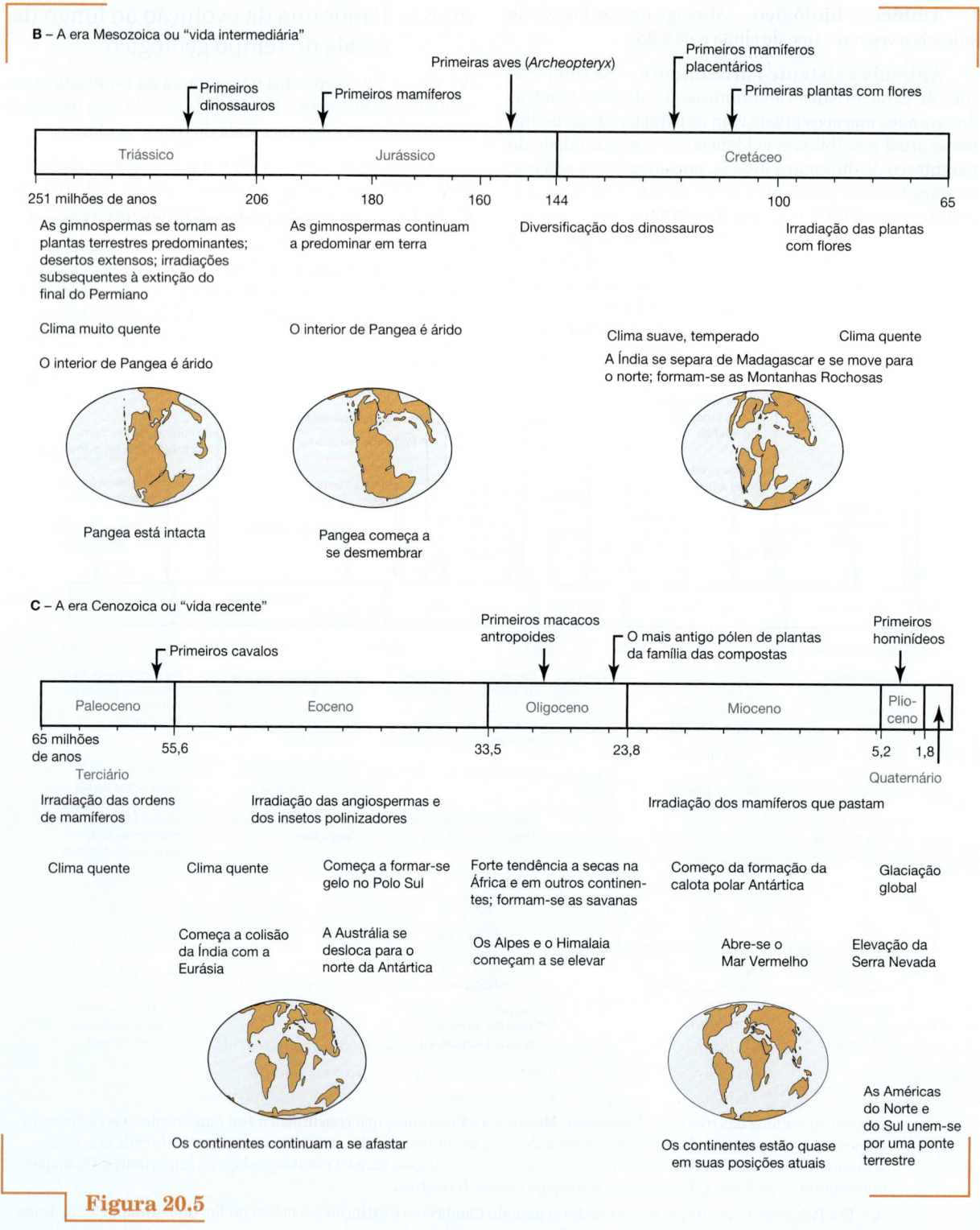

B – A era Mesozoica ou "vida intermediária"

Primeiros dinossauros | Primeiros mamíferos | Primeiras aves (*Archeopteryx*) | Primeiros mamíferos placentários | Primeiras plantas com flores

| Triássico | Jurássico | Cretáceo |

251 milhões de anos — 206 — 180 — 160 — 144 — 100 — 65

As gimnospermas se tornam as plantas terrestres predominantes; desertos extensos; irradiações subsequentes à extinção do final do Permiano

As gimnospermas continuam a predominar em terra

Diversificação dos dinossauros

Irradiação das plantas com flores

Clima muito quente

O interior de Pangea é árido

Clima suave, temperado

Clima quente

A Índia se separa de Madagascar e se move para o norte; formam-se as Montanhas Rochosas

Pangea está intacta

Pangea começa a se desmembrar

C – A era Cenozoica ou "vida recente"

Primeiros cavalos | Primeiros macacos antropoides | O mais antigo pólen de plantas da família das compostas | Primeiros hominídeos

| Paleoceno | Eoceno | Oligoceno | Mioceno | Plioceno |

65 milhões de anos — 55,6 — 33,5 — 23,8 — 5,2 — 1,8

Terciário — Quaternário

Irradiação das ordens de mamíferos

Irradiação das angiospermas e dos insetos polinizadores

Irradiação dos mamíferos que pastam

Clima quente | Clima quente | Começa a formar-se gelo no Polo Sul | Forte tendência a secas na África e em outros continentes; formam-se as savanas | Começo da formação da calota polar Antártica | Glaciação global

Começa a colisão da Índia com a Eurásia | A Austrália se desloca para o norte da Antártica | Os Alpes e o Himalaia começam a se elevar | Abre-se o Mar Vermelho | Elevação da Serra Nevada

Os continentes continuam a se afastar

Os continentes estão quase em suas posições atuais

As Américas do Norte e do Sul unem-se por uma ponte terrestre

Figura 20.5

Continuação.

Fonte: Freeman e Herron.[5]

vas técnicas também se tornam mais sofisticadas. O éon *Fanerozoico* (que significa vida visível) é a maior unidade do tempo geológico e abrange as eras Paleozoica, Mesozoica e Cenozoica.

Imediatamente antes do éon Fanerozoico, no período Pré-Cambriano da era *Proterozoica* (não representados na Fig. 20.5), já existiam fósseis de organismos marinhos, identificados como esponjas, cnidários e ctenóforos semelhantes às medusas atuais. Os primeiros espécimes foram encontrados na região montanhosa de Ediacara, no sul da Austrália, mas depois também foram achados em outros sítios arqueológicos.

Da era *Paleozoica*, período Cambriano, foram descobertos muitos fósseis nos sítios de Burgess Shale (Inglaterra) e Chengjiang (China), correspondendo à maioria das espécies animais que existem hoje: artrópodes, moluscos, vertebrados e equinodermas, entre outros, por isso esses eventos são conhecidos como "explosão do Cambriano". A partir de pesquisas de genética molecular, utilizando relógios moleculares aplicados às mutações neutras, chegou-se à conclusão de que essa explosão consiste em expansão da diversidade morfológica e de diferentes modos de vida desses animais, que então nadavam, rastejavam e se entocavam, preenchendo muitos nichos ecológicos nos *habitats* marinhos rasos, mas não necessariamente em expansão do número das linhagens que já existiam antes. Uma das hipóteses para explicar a explosão do Cambriano baseia-se no aumento da concentração de oxigênio atmosférico, que possibilitaria níveis mais altos de atividade e crescimento mais rápido.

No período Ordoviciano, surgiram os primeiros vertebrados, que são os peixes ágnatos, e as primeiras plantas terrestres; no Siluriano, apareceram os demais peixes (os mandibulados e os ósseos); no Devoniano, surgiram os anfíbios (os primeiros tetrápodes); no Carbonífero Mississipiano, os primeiros répteis, e no Carbonífero Pensilvaniano, os primeiros répteis com características de mamíferos.

Na era *Mesozoica*, período Triássico, apareceram os primeiros dinossauros; no Jurássico, os primeiros mamíferos e as primeiras aves; e no Cretáceo, os primeiros mamíferos placentários e as primeiras plantas com flores.

Na era *Cenozoica*, período Terciário, época do Paleoceno, surgiram os primeiros primatas; na do Oligoceno, os primeiros macacos antropoides; na do Plioceno, os primeiros hominídeos; e no período Quaternário, época do Pleistoceno, os primeiros humanos.

20.7 A evolução humana

No século XIX, quando Darwin publicou sua teoria da evolução, houve forte impacto na sociedade vitoriana leiga e entre muitos cientistas ao saberem que os humanos não são seres especiais criados por uma entidade superior, mas descendem, por evolução, de um ancestral primata. Hoje, essa origem é inegável, à luz dos fatos observados, sendo aceita pela maior parte da comunidade leiga e científica (com algumas exceções já comentadas aqui).

20.7.1 Evolução morfológica

20.7.1.1 Classificação científica dos humanos

A classificação científica (ou lineana) dos humanos está resumida na **Tabela 20.5**, mostrando que são **mamíferos placentários**, pertencentes à ordem *Primata*, que abrange também todos os tipos de macacos, sendo **haplorrinos** (com narinas ovais ou elípticas, lábio superior sem fenda e rinário não glandular, "seco"; subordem *Haplorhini*), **catarrinos** (cujas narinas são voltadas para frente e mostram localização próxima uma da outra; infraordem *Catarrhini*), **hominoides** (destituídos de cauda e com polegar oponível; superfamília *Hominoidea*, englobando os macacos antropoides (gibão e orangotango), os grandes antropoides (gorila, chimpanzé e bonobo) e os humanos com seus ancestrais fósseis, **hominídeos** (primatas que compreendem os grandes antropoides e os humanos com seus ancestrais fósseis; família *Hominidae*) e **homininéos** (da subfamília *Homininae*, que abrange

Tabela 20.5 Classificação científica dos humanos atuais

Nível de classificação	Denominação	Exemplos de organismos em cada nível
Reino	*Animalia*	Todos os animais
Filo	*Chordata*	Todos os vertebrados, anfioxos e tunicados
Subfilo	*Vertebrata*	Peixes, anfíbios, répteis, aves e mamíferos
Classe	*Mammalia*	Mamíferos placentários, cangurus e ornitorrincos
Subclasse	*Eutheria*	Macacos, camundongos, cães, felinos, cavalos
Ordem	*Primata*	Estrepsirrinos (lêmures, lóris) e haplorrinos
Subordem	*Haplorhini*	Társios, macacos do Novo Mundo e catarrinos
Infraordem	*Catarrhini*	Macacos do Velho Mundo (babuíno, mandril) e antropoides (gibão, orangotango, gorila, chimpanzés)
Superfamília	*Hominoidea*	Macacos antropoides, grandes antropoides e humanos
Família	*Hominidae*	Gorilíneos (gorila e chimpanzé) e homininéos (humanos)
Subfamília	*Homininae*	Homininéos (humanos e ancestrais fósseis próximos)
Gênero	*Homo*	Humanos e ancestrais fósseis
Espécie	*sapiens*	Humanos atuais

Nota: A subordem *Haplorhini* corresponde à antiga subordem *Anthropoidea*, assim como a atual subordem *Strepsirhini* corresponde à antiga subordem *Prosimii* (não constantes nesta tabela). A subclasse *Eutheria* é também denominada *Placentalia*.

Alguns eventos ocorridos no decurso do éon Fanerozoico

Em várias ocasiões, na escala do tempo geológico, houve **irradiações adaptativas**, que ocorrem quando uma única espécie ancestral ou um pequeno grupo de espécies ancestrais se diversifica rapidamente em um grande número de espécies descendentes, que ocupam vários nichos ecológicos. Os fatores desencadeantes dessas irradiações são variados: *abundância de recursos e nichos ecológicos para colonizar* (p. ex., algumas espécies de *Drosophila*), *ausência de competidores* (a extinção dos dinossauros criou uma oportunidade ecológica para os mamíferos) e *inovações morfológicas* (modificações nos membros articulados dos artrópodes permitiram sua maior diversificação e ocupação de nichos variados). Entre as plantas, também se observaram irradiações adaptativas de plantas terrestres a partir de plantas aquáticas, no início do período Devoniano, e de plantas com flores (angiospermas), a partir da maior eficiência de polinização possibilitada pelas flores, no período Cretáceo.

Também houve longos períodos em que não ocorreram mudanças morfológicas significativas, nem especiação, caracterizando a chamada estase. Ocasionalmente, esses períodos eram interrompidos ou pontuados por eventos de especiação súbita ou gradual. Alguns pesquisadores sugerem que os padrões graduais são mais frequentes em formas marinhas microscópicas, enquanto a estase poderia ocorrer em fósseis macroscópicos, como os artrópodes marinhos, alguns moluscos e os corais. Com base em algumas pesquisas sobre uma explicação para a estase e se uma de suas causas seria a falta de variabilidade genética, atualmente se considera que, embora a morfologia de uma linhagem possa parecer estática, ela apresenta variações em torno da média, ao longo do tempo, e aparentemente não existe uma explicação geral para a ocorrência da baixa frequência de modificações morfológicas que caracteriza a estase.

Além disso, em várias ocasiões, ocorreu o desaparecimento definitivo de várias espécies, caracterizando **extinções** de diferentes intensidades. As de grande intensidade, em que mais de 60% de espécies então existentes desapareceram em um período de 1 milhão de anos, são denominadas **extinções em massa** e resultam de mudanças ambientais decorrentes de catástrofes de curta duração, como, por exemplo, o choque de um asteroide contra a Terra, que aparentemente causou a extinção em massa ocorrida no período Cretáceo.

As maiores extinções aconteceram no fim dos períodos Ordoviciano, Devoniano, Permiano, Triássico e Cretáceo, mas correspondem somente a 4% das extinções ocorridas no éon Fanerozoico; a porcentagem mais elevada (96%) abrange as **extinções de fundo**, que ocorreram em taxas normais. As extinções em massa se diferenciam das extinções de fundo porque têm extensão global, envolvem grande variedade de organismos e são rápidas em relação à duração de vida dos táxons eliminados.

Estudando-se as extinções de fundo, descobriu-se que, em um clado específico, a probabilidade de que algumas linhagens sejam extintas é constante e independente da idade dos táxons, mas é variável entre diferentes clados. Um dos fatores que mais contribuem para essas extinções é a redução da amplitude geográfica, acarretando menor probabilidade de sobreviver a mudanças ambientais, novos predadores e outros estresses capazes de levar à extinção.

Atualmente, a grande preocupação mundial é a ampla extinção de animais e plantas provocada direta ou indiretamente pelos humanos. Por exemplo, nos últimos 2 mil anos, foram extintas no mínimo 2 mil espécies de aves nas ilhas Oceano Pacífico, em consequência à colonização humana dessas ilhas. Em todo o mundo, a expansão das populações humanas acarreta a perda de *habitats*, com os humanos representando uma parcela significativa dos predadores. Todavia, esse problema é mais grave nas florestas tropicais úmidas existentes somente na África, América do Sul e Ásia, cuja biodiversidade encontra-se sob ameaça. Apesar de ocuparem cerca de 7% da área terrestre do planeta, essas florestas abrigam aproximadamente 50% de todas as espécies de plantas e animais existentes.

No Brasil, no Livro Vermelho da Fauna Brasileira ameaçada de extinção,[17] do Ministério do Meio Ambiente, atualizado em 2008, constam 626 espécies de animais brasileiros que correm risco de extinção. Certamente, essa quantidade está mais elevada, visto que a ação humana destruidora dos ecossistemas prossegue, apesar dos esforços em andamento para contê-la.

Com relação à flora, de todas as florestas tropicais úmidas, a Floresta Amazônica é a de maior extensão e variabilidade de biomas, ameaçada de extinção por fatores como extremo desmatamento para comercialização ou uso da madeira em construções, plantios agrícolas, avanço da colonização humana, queimadas da floresta e comércio ilegal de animais, todos realizados pelos humanos.

os humanos atuais e as espécies fósseis mais aparentadas com os humanos do que com os chimpanzés), pertencentes ao gênero *Homo* e à espécie *sapiens*.

De acordo com a classificação atual, os humanos (*Homo sapiens*) fazem parte do táxon dos *Catarrhini*, que inclui os macacos do Velho Mundo (babuíno, mandril, macaca-mulata ou macaco-reso), os macacos antropoides (gibão, gên. *Hylobates*, do sudeste asiático) e os grandes antropoides: orangotango (*Pongo pygmaeus*, também do sudeste asiático), gorila (*Gorilla gorilla*), chimpanzé comum (*Pan troglodytes*) e chimpanzé-pigmeu, também conhecido como bonobo (*Pan paniscus*), essas três últimas espécies de origem africana.

Gibão, orangotango, gorila, chimpanzé, bonobo e humano são reunidos na superfamília *Hominoidea*, mas apenas os quatro últimos compõem a família *Hominidae*. A subfamília *Homininae* agrupa somente os humanos atuais e os fósseis mais semelhantes a esses.

Uma classificação mais antiga não contém a subfamília *Homininae*, apenas a família *Hominidae*. Embora os humanos, bonobos, chimpanzés e gorilas formem o grupo dos hominídeos, uma vez que todos pertencem à família *Hominidae*, na literatura consultada esses três últimos primatas são denominados mais frequentemente como grandes antropoides. É provável que isso ocorra em decorrência da antiga subordem *Anthropoidea* (hoje denominada *Haplorhini*), que abrangia pequenos e grandes macacos e os grandes antropoides, ou seja, os macacos de maior tamanho e mais semelhantes aos humanos.

20.7.1.2 Reconstruindo a filogenia dos humanos e dos hominoides com base em evidências morfológicas

Os humanos evoluíram no grupo dos hominoides (macacos antropoides e grandes antropoides), com os quais compartilham várias características homólogas derivadas (sinapomorfias), que os distinguem dos demais catarrinos e indicam que descendem de um ancestral comum. Essas características incluem:

- Encéfalo (ou cérebro) relativamente grande
- Ausência de cauda
- Postura mais ereta
- Aumento da flexibilidade dos quadris e tornozelos
- Aumento da flexibilidade do pulso e do polegar
- Mudanças na estrutura e no uso do braço e do ombro
- Redução da proeminência da arcada supraorbitária

Além disso, os humanos apresentam mais sinapomorfias compartilhadas com os grandes antropoides africanos (chimpanzé, bonobo e gorila), do que com os macacos antropoides asiáticos (gibão e orangotango), a saber:

- Crânio alongado
- Redução do tamanho dos dentes caninos, que continuam fortes
- Mudanças na maxila
- Fusão de alguns ossos do pulso
- Mudanças na anatomia muscular
- Aumento dos ovários e das glândulas mamárias, nas fêmeas
- Pequenos lábios proeminentes nas fêmeas e escroto pendente nos machos
- Maturidade sexual tardia
- Redução da pelagem

Embora os humanos, os gorilas, os chimpanzés e os bonobos sejam os primatas que apresentam mais semelhanças, suas relações evolutivas ainda são incertas. A **Figura 20.6** apresenta a filogenia dos antropoides, em que se percebem as relações entre os macacos antropoides e os grandes antropoides, com a maior proximidade entre humano, bonobo, chimpanzé e gorila.

As possíveis relações evolutivas entre esses quatro hominoides são mostradas na **Figura 20.7**. Após muitos anos de estudos, houve um consenso entre os pesquisadores de que as relações entre os humanos e os grandes antropoides africanos são mais bem representadas pela árvore (**A**) da figura, em que os humanos e os chimpanzés têm relações mais estreitas entre eles do que cada um tem com o gorila.

A **Figura 20.8** mostra uma classificação detalhada da superfamília *Hominoidea*, com a inclusão das subfamílias *Homininae* e *Ponginae* e da categoria de tribo entre subfamília e gênero, tendência da taxonomia atual a partir de evidências genéticas e cladísticas.

20.7.2 Evolução molecular

Os fósseis fornecem uma visão incompleta do passado, porque somente algumas partes (ossos, dentes e raramente outros tecidos) dos organismos são preservadas. Mas as células contidas nesses organismos também propiciam informações sobre o passado e sobre a origem de uma espécie a partir de um ancestral comum. As mudanças na sequência de DNA, nas proteínas, nos cromossomos e nos genomas, que são também objeto de estudo da evolução molecular, consistem nas principais diferenças genéticas entre os humanos e os grandes antropoides.

20.7.2.1 Comparando cromossomos

A diferença genética mais notável entre os humanos e os grandes antropoides consiste no número de cromossomos: os primeiros têm 23 pares e os últimos, 24 pares. Essa diferença é devida à fusão de dois cromossomos, que estão presentes separadamente nos gorilas, chimpanzés e orangotangos, formando o cromossomo 2 humano.

Figura 20.6

A filogenia dos antropoides. A árvore evolutiva apresenta as relações entre os macacos do Velho Mundo, representados por um macaco reso, e os antropoides, macacos e humanos. Entre os antropoides, o ramo dos gibões se destaca primeiro, seguido pelo orangotango. As relações evolutivas entre o gorila, os dois chimpanzés e os humanos (o triângulo com a interrogação) foram, por muito tempo, motivo de considerável discussão.

Fonte: Freeman e Herron.[5]

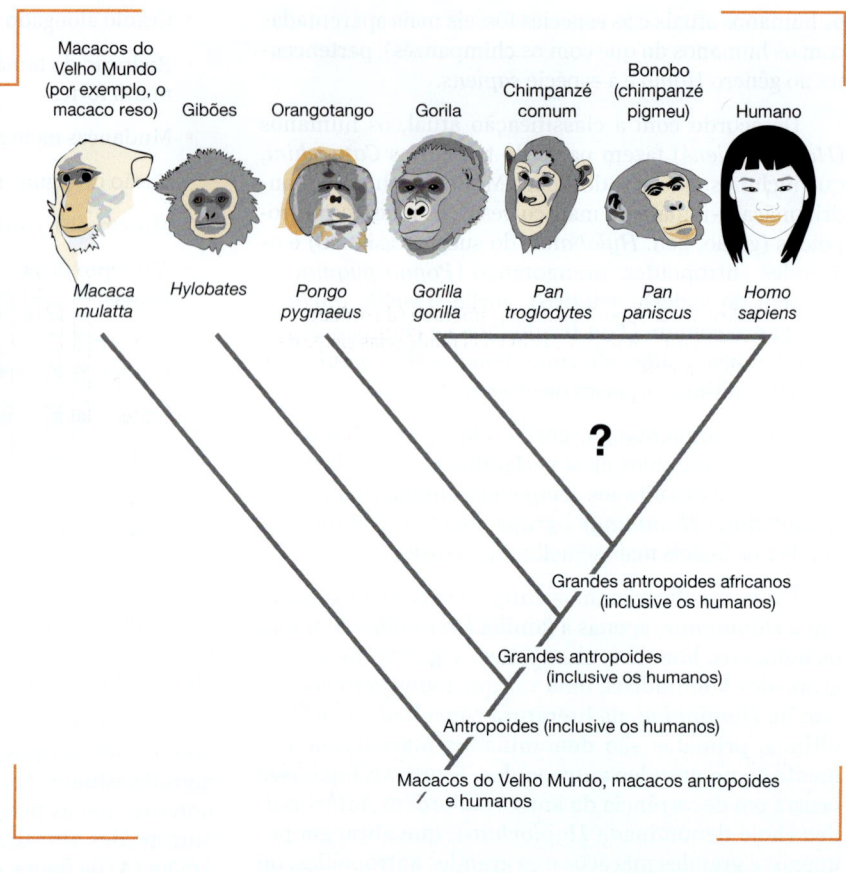

Além dessa diferença numérica relativa ao cromossomo 2, há diferenças estruturais no cromossomo 3 dos gorilas e dos orangotangos, em relação ao cromossomo 3 dos chimpanzés e dos humanos, que se assemelham. No gorila, há uma alteração estrutural devida à adição de material cromossômico em ambas as extremidades do seu cromossomo 3, assinaladas pela seta, enquanto no orangotango há uma inversão pericêntrica, deslocando a posição do centrômero no cromossomo 3. Na **Figura 20.9**, são mostrados os cromossomos 2 e 3 de humano, chimpanzé, gorila e orangotango, com as alterações descritas.

Figura 20.7

As possíveis filogenias dos humanos e dos grandes macacos antropoides africanos. A figura apresenta quatro resoluções possíveis das relações evolutivas entre os grandes macacos antropoides africanos. Todas pressupõem que as duas espécies de chimpanzés são os parentes mais próximos. A árvore verdadeira poderia ser a que tem: **A** – chimpanzés e humanos como os parentes mais próximos, **B** – os gorilas e os chimpanzés como parentes mais próximos, **C** – os gorilas e os humanos como parentes mais próximos e **D** – uma verdadeira trifurcação simultânea (tricotomia).

Fonte: Freeman e Herron.[5]

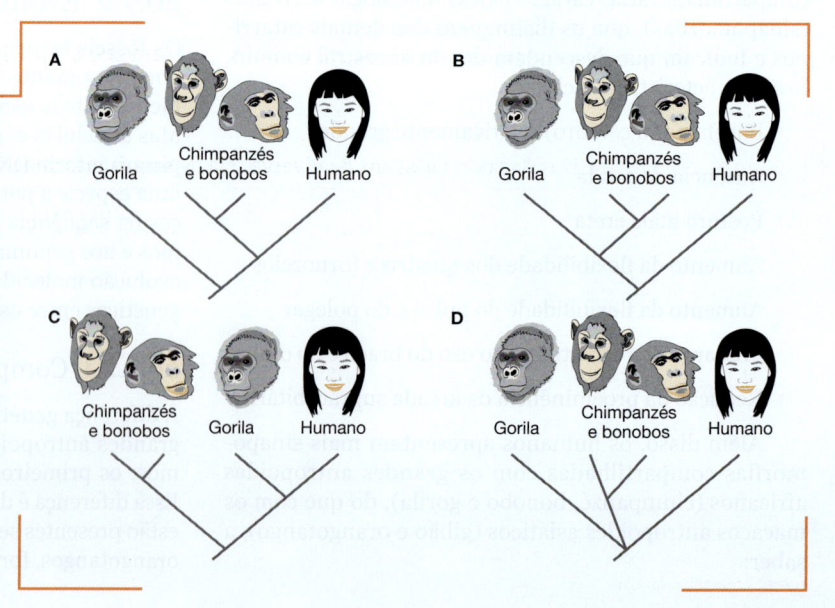

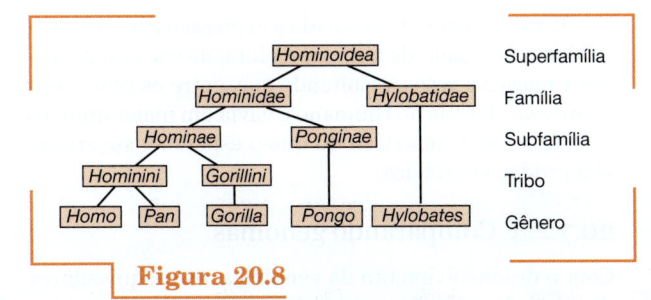

Figura 20.8

Árvore da superfamília *Hominoidea* (da ordem *Primata*), mostrando uma das tendências sistemáticas atuais.

Fonte: Goodman e colaboradores.[18]

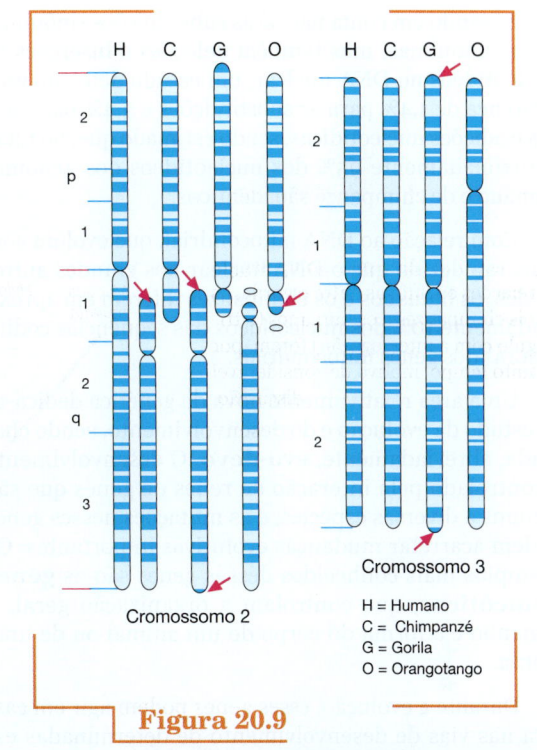

20.7.2.2 Comparando sequências de DNA

Com base na análise de sequências de DNA nuclear e mitocondrial, muitos pesquisadores concluíram que os humanos e os chimpanzés são os parentes mais próximos entre os hominoides, mas os resultados obtidos por alguns investigadores mostraram que os gorilas e os chimpanzés, ou os gorilas e os humanos, é que seriam os parentes mais próximos. Isso mostra que nem sempre as filogenias dos genes e das espécies são idênticas, pois a espécie ancestral pode ser geneticamente variável quanto ao gene em estudo, conduzindo a diferenças nessas filogenias. Se diferentes espécies descendentes perderem alelos ancestrais distintos, pode ser reconstruída apenas uma parte da árvore de genes original, o que pode resultar em um padrão de ramificação diferente da árvore da espécie original. Mediante análise de 14 conjuntos independentes de dados moleculares, os pesquisadores encontraram 11 em que os humanos e os chimpanzés eram os parentes mais próximos, dois em que os gorilas e os chimpanzés eram os mais próximos e apenas um em que os humanos e os gorilas eram os mais próximos, assim dando forte respaldo à árvore de espécies (**A**) da Figura 20.7.

Por meio de vários tipos de análises moleculares, sabe-se que o DNA humano difere em cerca de 1% do DNA dos chimpanzés, em mais de 2% do DNA dos gorilas e em aproximadamente 4% do DNA dos orangotangos. Quando são considerados os tipos de sequências (codificadoras ou não codificadoras) de DNA, verifica-se que humanos, chimpanzés e gorilas divergiram mais em certos tipos de DNA do que em outros, mas as menores porcentagens de divergência ocorreram sempre no par específico humano-chimpanzé. Essa informação pode ser conferida na **Tabela 20.6**, cujos dados foram estimados com base no exame de 4,8 a 29,3 kb de sequências.

Figura 20.9

Evolução cromossômica evidenciada pela técnica de bandeamento nos cromossomos 2 e 3 de humanos, chimpanzé, gorila e orangotango.

Fonte: Passarge.[19]

H = Humano
C = Chimpanzé
G = Gorila
O = Orangotango

Tabela 20.6 Estimativas das porcentagens de divergência de sequências de DNA entre humanos, chimpanzés e gorilas

Tipo de sequência	Chimpanzé-humano	Gorila-humano	Chimpanzé-gorila
Sequências não codificadoras			
Intergênica	1,24	1,62	1,63
Intrônica	0,93	1,23	1,21
Pseudogenes	1,64	1,87	2,14
No cromossomo X	1,16	1,17	1,50
No cromossomo Y	1,68	2,33	2,78
Sequências codificadoras			
Sinônimas	1,11	1,48	1,64
Não sinônimas	0,80	0,93	0,90
Divergência de aminoácidos	1,34	1,58	1,65

Fonte: Freeman e Herron.[5]

Levando em conta não só as substituições sinônimas e não sinônimas, mas também deleções e inserções de nucleotídeos no DNA nuclear, um estudo detectou uma diferença de 1,4% para as substituições e 3,4% para perdas e adições nucleotídicas, sendo estimado que, no total, aproximadamente 95% dos nucleotídeos dos genomas humano e de chimpanzé são idênticos.

Com relação ao DNA mitocondrial, que evoluiu com mais rapidez do que o DNA nuclear nos grandes antropoides, os humanos e os chimpanzés diferem em aproximadamente 10% dos nucleotídeos das sequências codificadoras dos genes mitocondriais.

Uma área relativamente nova da genética dedica-se ao estudo da evolução e do desenvolvimento, sendo chamada, abreviadamente, **evo-devo**. O desenvolvimento é controlado pela interação de redes de genes que são comuns a diversas espécies, e as mutações nesses genes podem acarretar mudanças evolutivas importantes. Os exemplos mais conhecidos desses genes são os **genes homeóticos**, que controlam a organização geral, o tamanho e a forma do corpo de um animal ou de uma planta.

Durante a evolução, esses genes podem agir em cascata nas vias de desenvolvimento de determinadas estruturas, elaborando-as e modificando-as para produzir fenótipos variados. Portanto, a semelhança observada entre estruturas homólogas, como os membros dos morcegos, focas, cavalos e humanos, é devida a homologias nos genes que estão ativos durante o desenvolvimento dessas estruturas e já estavam presentes nas nadadeiras dos peixes pulmonados.

Além disso, os genes que funcionam em uma determinada via reguladora podem ser expressos em novas regiões do corpo, influindo no desenvolvimento e na diversificação de um novo traço fenotípico, resultante dessa reprogramação gênica.

As modificações evolutivas ocorrem quando os genes envolvidos na regulação do desenvolvimento são expressos em novas circunstâncias de tempo, local ou quantidade. Com o avanço das pesquisas em evo-devo, já podem ser inferidos, por exemplo, os tipos de mutações e fatores evolutivos que causaram a evolução dos filos animais.

20.7.2.3 Comparando sequências de proteínas

O fato de que todas as espécies utilizam o mesmo código genético para a síntese de proteínas é um argumento favorável para uma ancestralidade comum entre humanos, chimpanzés e gorilas. Além disso, esses hominídeos usam praticamente as mesmas proteínas, com leves variações na sequência de aminoácidos. A semelhança nessa sequência em humanos e chimpanzés é da ordem de 99%, produzindo proteínas praticamernte idênticas. Por exemplo, o citocromo C, envolvido na respiração celular, que ocorre nas mitocôndrias, é idêntico em humanos e chimpanzés.

Recentemente, foi avaliada a expressão gênica transcricional no fígado de humanos, chimpanzés, orangotangos e macacos-resos, resultando que, entre os genes com expressão elevada nos humanos, havia um maior número de fatores de transcrição do que o esperado, sugerindo alta produção proteica.

20.7.2.4 Comparando genomas

Com o desenvolvimento da genômica, os pesquisadores da evolução se dedicam também às pesquisas dos genomas de fósseis de diferentes organismos, a partir de pequenas quantidades de DNA obtidas de ossos, dentes e outros tecidos preservados com muitos anos de idade. Alguns autores, como Klug e colaboradores,[15] classificam esses estudos como *genômica da idade da pedra*. As pesquisas mais promissoras envolvem a análise dos genomas de neandertais, múmias egípcias, mamutes e ursos das cavernas da época do Pleistoceno. Existe um grande interesse no conhecimento do genoma do *Homo neanderthalensis*, espécie extinta cujas relações evolutivas com os humanos atuais ainda são inconclusivas.

No nível genômico, humanos, chimpanzés e bonobos compartilham 99,5% dos genes codificadores de proteínas. Provavelmente, grande parte das diferenças entre os humanos e esses hominídeos é devida à porcentagem de 0,5% que os humanos não compartilham com eles.

Com o sequenciamento completo dos genomas humano e do chimpanzé, verificou-se que esses hominídeos diferem por aproximadamente 35 milhões de substituições nucleotídicas, 5 milhões de inserções e deleções e um conjunto de rearranjos cromossômicos. Em torno de 30% das proteínas humanas são idênticas às homólogas em chimpanzés; ao mesmo tempo, nas demais proteínas, a diferença se dá por duas substituições de aminoácidos.

20.7.2.5 Reconstruindo a filogenia dos humanos e dos hominoides com base em análises moleculares

Os dados e as técnicas moleculares oferecem numerosas vantagens para os estudos evolutivos. Esses dados são de natureza genética e podem ser investigados em todos os organismos, permitindo sua quantificação e comparação e fornecendo informações sobre o processo de evolução.

Genes diferentes e partes diferentes de um mesmo gene evoluem em taxas diferentes. Nas sequências de nucleotídeos, geralmente a taxa de mudança evolutiva é medida como a taxa de substituições de nucleotídeos, isto é, o número de substituições que ocorrem por sítio de nucleotídeo e por ano. As taxas de mudanças evolutivas mais altas são encontradas onde exerçam o menor efeito na função, por exemplo, nos pseudogenes, íntrons, regiões flanqueadoras dos genes e no nucleotídeo na terceira posição de um códon; por outro lado, as taxas mais baixas são observadas em substituições não sinônimas na região codificadora, porque essas mudanças sempre alteram a sequência de aminoácidos da proteína e geralmente são prejudiciais.

Se a taxa em que uma proteína ou uma sequência gênica evolui é praticamente constante com o tempo, a quantidade de mudanças moleculares ocorridas em uma proteína ou sequência gênica de organismos atuais pode ser usada como um relógio molecular para datar os eventos evolutivos passados. Seu uso tem sido amplo para datar eventos evolutivos quando o registro fóssil é precário, ambíguo ou ausente, embora esse relógio nem sempre seja constante.

Stauffer e colaboradores[20] fizeram um levantamento de nove estudos filogenéticos, cujas estimativas do tempo de divergência variaram consideravelmente. Se as razões das estimativas das distâncias ou do tempo são usadas, os resultados se mostram mais plausíveis entre os estudos, o que levou esses pesquisadores a sugerir que a variação nas estimativas de tempo é atribuível à calibração, ou modo de ajuste. Em seu estudo filogenético, usaram a combinação de dados de dezenas de proteínas e genes como relógios moleculares para estimar o tempo de divergência entre os humanos e os macacos antropoides, e as estimativas de que os macacos do Velho Mundo divergiram dos macacos antropoides há 23,3 milhões de anos (aproximadamente o limite geológico entre as épocas do Oligoceno e Mioceno) para calibração, reconstruindo a filogenia molecular dos humanos e dos hominoides. Compararam as diferenças de sequências em vários genes codificadores de proteínas entre macacos do Velho Mundo e macacos antropoides e calcularam a taxa de evolução gênica desde a sua divergência; a seguir, estimaram os tempos de divergência entre os humanos e os macacos antropoides, obtendo os seguintes resultados: (a) divergência entre humanos e gibões, com base em 27 genes nucleares ocorreu há 14,9 ± 2,0 milhões de anos; (b) humanos e orangotangos (33 genes) = 11,3 ± 1,3; (c) humanos e gorilas (31 genes) = 6,4 ± 1,5; (d) humanos e chimpanzés (36 genes) = 5,4 ± 1,1. A **Figura 20.10** mostra esses resultados sob a forma de um cladograma, no qual se evidenciam a maior proximidade de parentesco e a divergência mais recente entre humanos e chimpanzés do que entre humanos e gorilas, a partir de dados moleculares. Desse modo, as filogenias das Figuras 20.8 (**A**) e 20.11 mostram-se coincidentes.

20.7.2.6 E quais são as diferenças genéticas que caracterizam separadamente os humanos e os chimpanzés?

As diferenças genéticas que justificam a separação de humanos e chimpanzés em gêneros separados variam ao longo do genoma e ainda não são totalmente conhecidas, mas há pistas.

A *primeira pista* é o número relativamente pequeno de genes que foram ganhos ou perdidos em uma linhagem ou na outra. Uma pesquisa detectou 80 genes que estão ativos nos chimpanzés, mas desativados nos humanos, por mutações por perda de função (ver Cap. 2). Tais genes codificam proteínas que participam da resposta imune e quimiorreceptores olfativos, gustativos, entre outros. Por outro lado, pesquisa semelhante encontrou uma família de genes duplicados, expressos no cérebro, com muito mais cópias no genoma humano do que no de chimpanzés.

A *segunda pista* relaciona-se com as substituições de aminoácidos nas proteínas que são codificadas pelos genomas de humanos e chimpanzés. Em uma varredura genômica ampla para pesquisar genes com alta frequência de substituições não sinônimas (que alteram a sequência de aminoácidos na proteína), em comparação às substituições sinônimas (que não alteram a sequência de aminoácidos na proteína), a alta frequência de substituições não sinônimas reflete uma seleção favorável a novas variantes genéticas (seleção positiva).

Existe uma série de sequências gênicas distintas em humanos, se comparadas aos chimpanzés, como a se-

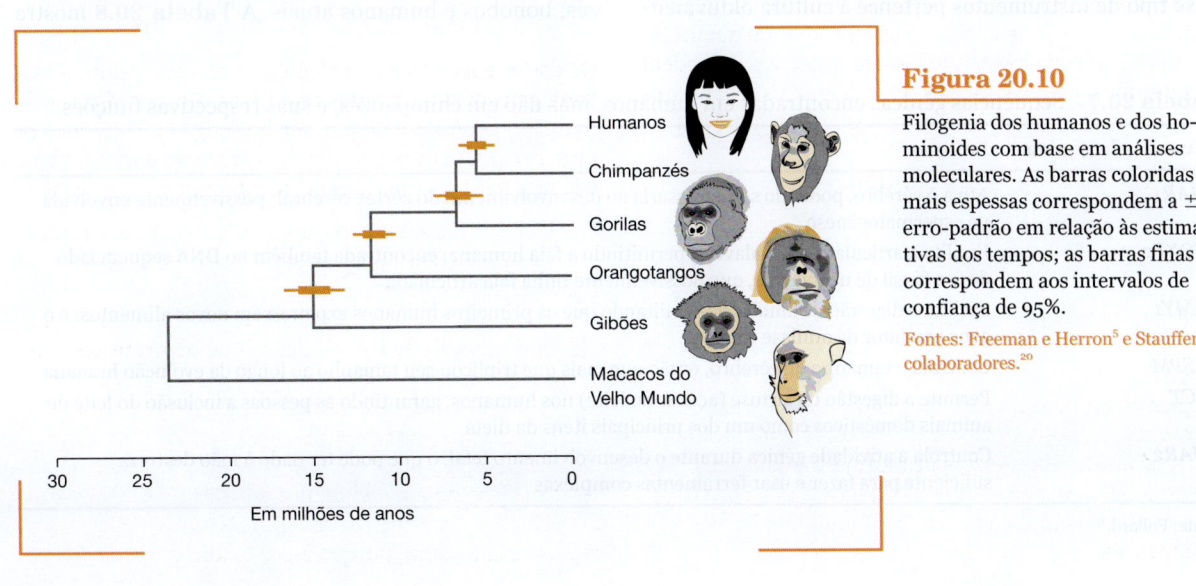

Figura 20.10

Filogenia dos humanos e dos hominoides com base em análises moleculares. As barras coloridas mais espessas correspondem a ± 1 erro-padrão em relação às estimativas dos tempos; as barras finas correspondem aos intervalos de confiança de 95%.

Fontes: Freeman e Herron[5] e Stauffer e colaboradores.[20]

quência *HAR1* (sigla, em inglês, da região 1 da aceleração humana), correspondente a uma extensão de 118 bases que passou por uma taxa de mudança rápida nos humanos, após sua separação dos chimpanzés e bonobos. A **Tabela 20.7** contém esse e outros exemplos de sequências gênicas que distinguem os humanos dos chimpanzés e as funções que desempenham.

Há outros relatos de que muitos genes sob seleção positiva tendem a estar envolvidos na percepção sensorial e na defesa imune. Na pesquisa por varredura genômica, verificou-se forte evidência de seleção positiva em genes relacionados com a defesa imune, a espermatogênese, a inibição da apoptose e a supressão de tumores nos humanos. Esses resultados sugerem que a alta prevalência de câncer nos humanos e em outros organismos possa estar relacionada à seleção positiva para a inibição da apoptose na linhagem germinativa.

A *terceira pista* resulta de um estudo comparativo dos padrões de expressão gênica em fígado, sangue e cérebro de humanos, chimpanzés e macacos resos. Verificou-se que, de acordo com a expressão gênica no sangue e no fígado, a divergência entre os humanos e os chimpanzés de seu ancestral comum (macaco reso) era aproximadamente igual. No entanto, na expressão gênica no cérebro, os humanos divergiram significativamente mais do que os chimpanzés.

A *quarta pista* refere-se a características consideradas, em geral, exclusivamente humanas: o modo de fazer e usar instrumentos complexos e o uso da linguagem. Outros animais, como os chimpanzés, fazem e usam instrumentos simples, por exemplo, usam pedras e paus para quebrar nozes. Mas os membros mais antigos do gênero *Homo*, e talvez de seu ancestral *Paranthropus*, faziam lascas de pedra com bordos afiados e instrumentos manuais para talhar. Para tanto, o talhador de pedra precisava escolher um seixo adequado do leito do rio, golpear esse seixo com uma segunda pedra para extrair as lascas, que podiam ser usadas como instrumentos cortantes. Esse tipo de instrumentos pertence à cultura olduvaiense, assim denominada porque os primeiros exemplares foram encontrados na Garganta de Olduvai, na Tanzânia.

A habilidade e a experiência inferidas desses instrumentos eram favorecidas pelas diferenças anatômicas nos músculos e ossos do polegar dos homininéos e dos chimpanzés, que tornam a mão humana mais apta para a preensão de objetos do que a do chimpanzé.

A linguagem, assim como o uso de instrumentos complexos, é um comportamento, e comportamentos não fossilizam, por isso não há evidências diretas de sua origem. Além das diferenças anatômicas na laringe dos humanos, em relação à dos chimpanzés e bonobos, linguagem é um produto de circuitos neurais encefálicos diferentes. Nenhum desses circuitos envolvidos na linguagem humana tem papel na produção dos chamados vocais dos macacos, que são gerados por circuitos do tronco cerebral e do sistema límbico. Essas estruturas também controlam as vocalizações humanas não linguísticas, como rir, chorar e gritar de dor. Sendo assim, o órgão da linguagem humana parece ser uma modificação derivada de circuitos neurais comuns a todos os primatas. No entanto, a especialização para a comunicação linguística parece ser exclusiva dos humanos, talvez por ter evoluído depois que a linhagem humana se separou da linhagem dos chimpanzés e bonobos.

Embora a evolução biológica e a cultural possam ser diferentes, a evolução cultural pode propiciar o ambiente para a evolução biológica, ambas sendo, assim, interdependentes.

20.7.3 Principais aspectos da evolução dos proto-hominoides

De acordo com as filogenias baseadas em aspectos morfológicos e moleculares, o último ancestral comum de chimpanzés, bonobos e humanos foi um primata proto-hominoide (membro da superfamília *Hominoidea*) que existiu há cerca de 5,4 milhões de anos e provavelmente teria características semelhantes às dos gorilas, chimpanzés, bonobos e humanos atuais. A **Tabela 20.8** mostra

Tabela 20.7 Sequências gênicas encontradas em humanos, mas não em chimpanzés, e suas respectivas funções

Sequência gênica	Função
HAR1	Ativa o cérebro, podendo ser necessária ao desenvolvimento do córtex cerebral; possivelmente envolvida na espermatogênese
FOXP2	Facilita a articulação de palavras, permitindo a fala humana; encontrada também no DNA sequenciado de um fóssil de neandertal, que possivelmente tinha fala articulada
AMY1	Facilita a digestão de amido, possibilitando que os primeiros humanos explorassem novos alimentos; é o gene produtor da amilase salivar
ASPM	Controla o tamanho do cérebro, órgão que mais que triplicou seu tamanho ao longo da evolução humana
LCT	Permite a digestão da lactose (açúcar do leite) nos humanos, garantindo às pessoas a inclusão do leite de animais domésticos como um dos principais itens da dieta
HAR2	Controla a atividade gênica durante o desenvolvimento fetal, o que pode ter dado à mão destreza suficiente para fazer e usar ferramentas complexas

Fonte: Pollard.[21]

Tabela 20.8 Comparação do proto-hominoide e do humano atual quanto a várias características

Características	Proto-hominoide	Homem atual
Habitats	Florestas	Quase todos
Dieta	Herbívora; insetívora	Onívora
Capacidade craniana	Menor (385-600 cm^3)	Maior (900-2.000 cm^3)
Tamanho do crânio em relação à face	Pequeno	Grande
Cristas sagital e laterais no crânio	Presentes	Ausentes
Testa	Pequena (baixa)	Grande (alta)
Ponte simiesca entre os ramos laterais da mandíbula	Presente	Ausente
Face	Prognata (subnasalmente)	Ortognata
Arcada supraorbitária	Muito proeminente	Pouco proeminente
Arco dentário	Paralelo ou em U	Parabólico (arredondado)
Tamanho dos caninos	Muito maior do que o dos outros dentes	Semelhante ao dos outros dentes
Forma dos caninos	Cônica	Espatulada
Tamanho e esmalte dos molares	Grande, bastante esmalte	Reduzido, menos esmalte
Forma dos dentes em geral	Irregular (heteromorfia)	Regular (homomorfia)
Diastema (espaço entre incisivos laterais e caninos)	Presente	Ausente
Queixo	Ausente	Presente
Arcos zigomáticos salientes lateralmente	Muito salientes	Pouco salientes
Postura	Quase ereta	Ereta
Locomoção	Quadrúpede e braquiação (capacidade de suspender-se pelos MS e pular de galho em galho)	Bípede, terrestre
Modo de andar	Corpo apoiado no dorso das falanges médias de cada dedo do pé	Corpo apoiado na planta do pé
Tamanho dos MI e MS	MI = MS	MI > MS
Posição do hálux	Oposta à dos demais dedos	Igual à dos demais dedos do pé
Número de cromossomos	48	46
Cauda	Ausente	Ausente
Período gestacional	8 meses	9 meses
Longevidade média	40-45 anos	70-90 anos
Capacidade de linguagem	Ausente	Presente
Anatomia predisponente à fala	Ausente	Presente
Capacidade de adquirir, desenvolver e transmitir cultura	Ausente	Presente

MI = membros inferiores; MS = membros superiores.

uma comparação entre o proto-hominoide e o humano atual quanto a características variadas.

Esse proto-hominoide, portanto, teve de sofrer várias mudanças para chegar ao humano atual, que podem ser assim resumidas:

- Substituição da vida arborícola pela terrestre, com necessidade de proteção contra os animais selvagens, como cavernas e uso do fogo.
- Postura ereta habitual, bipedalismo (locomoção bípede prolongada) e mudança no modo de andar, que acarretaram importantes alterações nos pés, pelve, coluna vertebral e base do crânio, bem como melhor regulação da temperatura corporal.
- Reestruturação dos membros superiores, que passaram de órgãos locomotores a membros com atividades manipuladoras, como carregar objetos e fazer ou usar armas ou ferramentas.
- Alteração no padrão alimentar, para maximizar a qualidade dietética e a eficiência na obtenção de alimentos, resultando em menor dispêndio calórico na locomoção bípede e maior fornecimento de calorias e nutrientes para a expansão do encéfalo; dieta onívora; uso da agricultura.
- Mudança na forma do arco dentário paralelo ou em U para a forma parabólica, com redução do tamanho dentário, principalmente dos caninos, transformações dos outros dentes e mudanças na oclusão e na mastigação.

- Aumento do encéfalo e da capacidade craniana, com desenvolvimento diferencial de certas áreas cerebrais e remodelação da morfologia detalhada do crânio.

- Desenvolvimento da linguagem, facilitado pela anatomia da porção superior do sistema digestório e da porção condutora do sistema respiratório (**Fig 20.11**). Em humanos, a faringe é estendida, porque a laringe é deslocada inferiormente no pescoço. O osso hioide e a epiglote também apresentam uma posição mais inferior, sendo que não há sobreposição da apiglote ao palato mole. Os humanos podem pronunciar vogais e sílabas, devido ao posicionamento da língua tanto na boca como na faringe. No chimpanzé e em outros primatas não humanos, a epiglote sobrepõe-se ao palato mole, a língua não alcança a faringe e a laringe está em posição relativamente alta no trato vocal.

- Desenvolvimento de cultura, organização social estruturada no casamento e cuidados prolongados com a prole.

Para tantas modificações, algumas mostradas nas **Figuras 20.11** e **20.12**, certamente houve pré-adaptações genéticas (mutações preservadas pela seleção) nos primatas ancestrais.

Note-se que os macacos antropoides e os grandes antropoides da superfamília *Hominoidea*, reduzidos em número atualmente, eram mais frequentes durante a maior parte da época do Mioceno do que os macacos comuns da superfamília *Cercopithecoidea*. Essa situação reverteu no fim do Mioceno, quando os macacos se tornaram mais numerosos e se espalharam pelo mundo. Talvez alterações na dieta os tenha capacitado a competir com sucesso contra os grandes primatas arborícolas, por terem desenvolvido a capacidade de comerem e digerirem frutas antes que elas amadurecessem suficientemente para os hominoides ingeri-las.

Uma consequência importante da substituição dos hominoides pelos macacos nos *habitats* arborícolas foi o aumento da pressão seletiva para adaptações à vida no solo. É provável que seja de um grupo de hominoides terrestres que os humanos evoluíram.

20.7.4 Os ancestrais dos humanos atuais

As evidências fósseis da evolução do ancestral comum até o homem atual são escassas, na maior parte consistindo em partes de crânios, ossos e dentes, e suas denominação e classificação variam de acordo com os diversos pesquisadores. Por exemplo, alguns usam o termo *hominíneo* para se referir aos membros das espécies mais aparentadas com os humanos, que viveram após a separação entre esses indivíduos e os chimpanzés, enquanto outros preferem manter o uso do termo clássico *hominídeo*.

Na classificação, há discordâncias, por exemplo, quanto ao número de espécies do gênero *Homo*, alguns propondo que as espécies *Homo habilis* e *Homo rudolfensis* são diferentes, outros que se trata de variantes da mesma espécie. Além disso, os nomes dos gêneros e das espécies mudam ao longo das sucessivas revisões na literatura científica. Por exemplo, a classificação de um grupo de fósseis ancestrais robustos teve sua denominação genérica anterior mudada de *Australopithecus* para *Paranthropus*, fazendo com que muitos autores usem

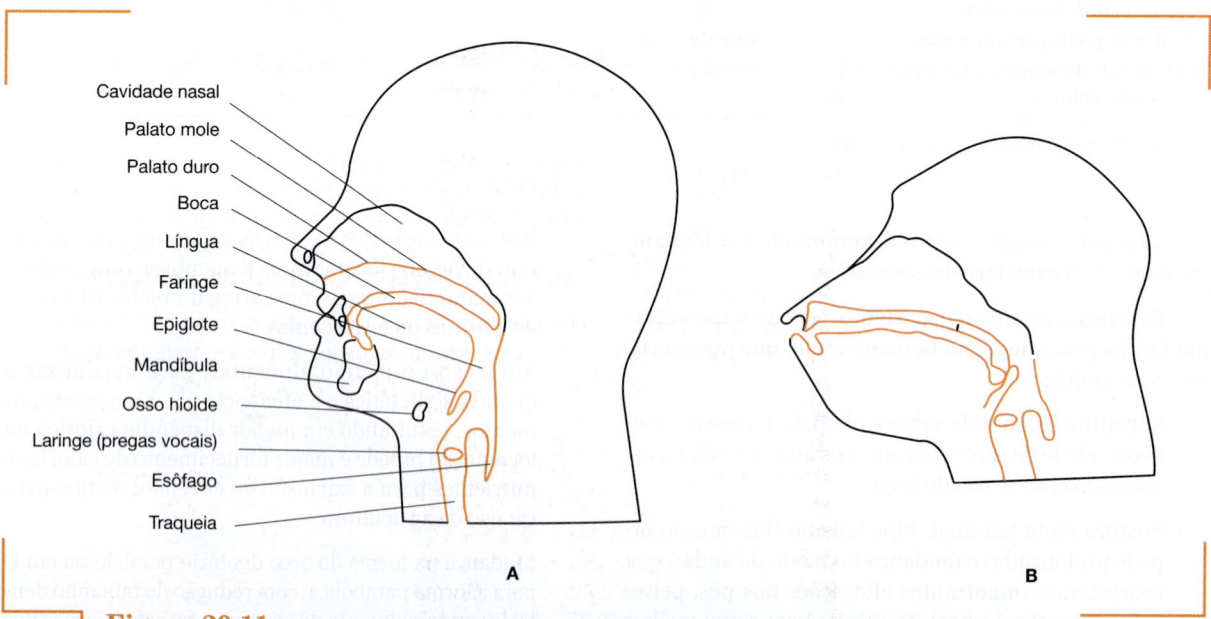

Figura 20.11
Porção superior do sistema digestório e porção condutora do sistema respiratório de (**A**) humano adulto e (**B**) chimpanzé, mostrando as principais estruturas anatômicas associadas à vocalização.

Figura 20.12

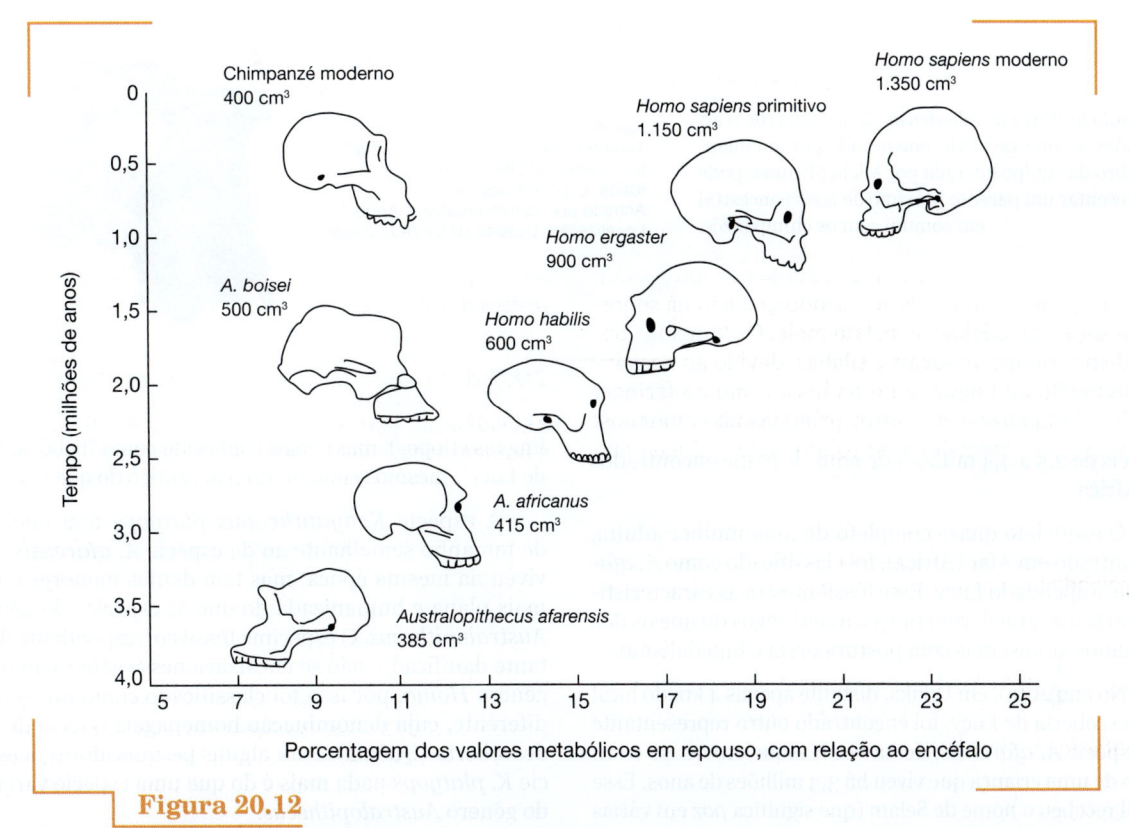

Comparação entre os crânios de chimpanzé moderno e hominíneos de diversas espécies. A partir do gênero *Homo*, os humanos diferem substancialmente dos chimpanzés em seu aumento constante da capacidade craniana, na forma e na complexidade encefálica.

ambas as denominações, a nova e a anterior, para não confundirem seus leitores.

Outro exemplo é o da espécie *Homo erectus*, que para alguns especialistas abrange todos os espécimes encontrados na África (africanos) e os encontrados na Europa e na Ásia (não africanos), enquanto para outros essa denominação é reservada somente para os não africanos (mais recentes, teriam vivido entre 0,4 e 1,2 milhão de anos), enquanto os africanos (mais antigos, teriam vivido entre 1,5 e 1,8 milhão de anos) recebem a classificação específica de *Homo ergaster*, muitas vezes acompanhada do termo africano, entre parênteses. Nesse caso, quando os especialistas se referem à totalidade dos espécimes, usam *Homo ergaster/erectus*. Essa classificação mais moderna é bastante utilizada na literatura especializada, por isso a abordamos aqui.

20.7.4.1 O possível ancestral hominíneo mais antigo: *Sahelanthropus tchadensis*

Na República do Chade (África), em 2001, foi encontrado um crânio quase inteiro de 6 a 7 milhões de anos de idade, que pode representar um parente próximo do ancestral comum entre humanos e chimpanzés. Batizado de *Sahelanthropus tchadensis*, é também conhecido como Toumai, nome que significa "esperança de vida" naquele país. Seu crânio é pequeno (com capacidade de 320-380 cm³), semelhante ao de um chimpanzé, porém sua face, relativamente plana, confere-lhe características hominíneas inesperadas em um fóssil tão antigo (**Fig. 20.13**).

Além dessa espécie, o segundo fóssil classificado como a espécie mais antiga, *Orrorin tugenensis*, chamado o Homem do Milênio, foi encontrado no Quênia e tem datação de 5,6 a 6,2 milhões de anos de idade.

20.7.4.2 Ancestrais hominíneos antigos

Os ancestrais hominíneos antigos abrangem os australopitecíneos gráceis, com seis espécies pertencentes a três diferentes gêneros, e os antes denominados australopitecíneos robustos, com três espécies pertencentes atualmente ao gênero *Paranthropus*.

Australopitecíneos gráceis – Os australopitecíneos ("macacos do sul") gráceis, fósseis hominíneos antigos que permanecem na linhagem ancestral dos humanos, estão distribuídos em quatro espécies do gênero *Australopithecus*, e em duas espécies pertencentes aos gêneros *Kenyanthropus* e *Ardipithecus*. A primeira parte da **Tabela 20.9** mostra as seis espécies de ancestrais hominíneos antigos, classificadas a partir de espécimes

Figura 20.13

Sahelanthropus tchadensis. Esse crânio de 6 a 7 milhões de anos de idade, encontrado por um membro da equipe liderada por Michel Brunet, pode representar um parente próximo de nosso ancestral em comum com os chimpanzés.

Fonte: Freeman e Herron.[5]

Nome: *Sahelanthropus tchadensis*
Também conhecido como: "*Toumaï*"
Espécime: TM 266-01-060-1
Idade: 6 a 7 milhões de anos
Achado por: Djimdoumalbaye Ahounta
Localização: Deserto de Djurab, Chade

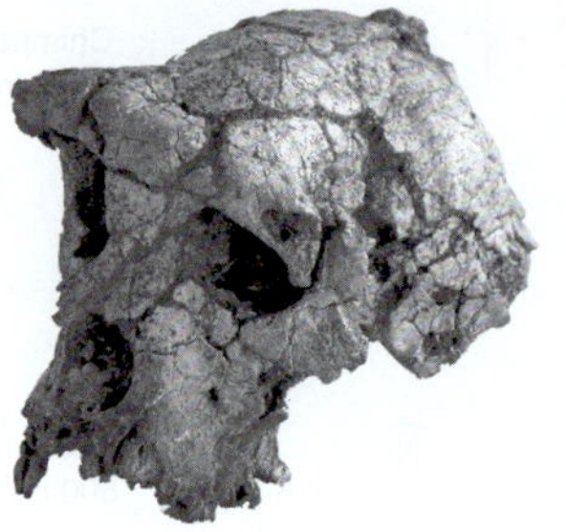

fósseis de 2,5 a 4,4 milhões de anos de idade encontrados na África.

O esqueleto quase completo de uma mulher adulta, encontrado em Afar (África), foi classificado como *A. afarensis* e apelidado Lucy. Esse fóssil mostra as características do grupo grácil, com braços mais longos do que os dos humanos atuais, mas com postura ereta e bipedalismo.

No ano 2000, em Dikika, distante apenas 4 km do local da descoberta de Lucy, foi encontrado outro representante da espécie *A. afarensis*, dessa vez o esqueleto quase completo de uma criança que viveu há 3,3 milhões de anos. Esse fóssil recebeu o nome de Selam (que significa *paz* em várias línguas etíopes), mas é mais conhecido como "bebê ou filha de Lucy", mesmo sendo muito mais antigo do que Lucy.

A espécie *Kenyanthropus platyops* tem encéfalo de tamanho semelhante ao da espécie *A. afarensis*, que viveu na mesma época, mas tem dentes menores e face mais plana e humanizada do que as espécies do gênero *Australopithecus*. O espécime fóssil correspondente, bastante danificado, não se encaixava nesse gênero, nem no gênero *Homo*, por isso foi classificado como um gênero diferente, cuja denominação homenageia o local de sua descoberta (Quênia). Para alguns pesquisadores, a espécie *K. platyops* nada mais é do que uma espécie variante do gênero *Australopithecus*.

Tabela 20.9 Espécies de ancestrais hominíneos

Nome	Tempo de existência da espécie (em milhões de anos)	Outra denominação
I. ANTIGOS (australopitecíneos gráceis)		
Ardipithecus ramidus	~ 4,4	*Australopithecus ramidus*
Australopithecus anamensis	~ 3,9 a 4,2	–
Kenyanthropus platyops	~ 3,5	–
Australopithecus afarensis	~ 3,0 a 3,9	*Praeanthropus africanus*
Australopithecus africanus	~ 2,4 a 2,8	–
Australopithecus garhi	~ 2,5	–
Australopithecus sediba	~ 1,75	
II. ANTIGOS (gênero *Paranthropus*)		
Paranthropus aethiopicus	1,9 a 2,7	*Australopithecus aethiopicus*
Paranthropus boisei	~ 1,4 a 2,3	*Australopithecus boisei, Zinjanthropus boisei*
Paranthropus robustus	~ 1,0	*Australopithecus robustus*
III. RECENTES (humanos antigos)		
Homo rudolfensis	~1,8 a 2,4	*H. habilis, A. rudolfensis, K. rudolfensis*
Homo habilis	~1,6 a 1,9	*Australopithecus habilis*
Homo ergaster	~1,5 a 1,8	*H. erectus* (africano)
IV. MAIS RECENTES (humanos recentes)		
Homo erectus	~0,4 a 1,2	–
Homo heidelbergensis	~0,2 a 0,6	–
Homo neanderthalens	~0,003 a 0,3	*Homo sapiens neanderthalensis*
Homo sapiens	~0,1	até o presente *Homo sapiens sapiens*

Fonte: Adaptada de Dawkins[3] e Freeman e Herron.[5]

> **Principais características das espécies do gênero *Australopithecus***
>
> Semelhantes às dos grandes antropoides
> - Face grande em relação ao crânio
> - Arcadas supraorbitárias proeminentes
> - Testa curta
> - Prognatismo subnasal
> - Arco dentário em U ou paralelo
> - Ausência de queixo
>
> Diferentes das dos grandes antropoides
> - Capacidade craniana de 400 a 500 cm^3, aproximadamente
> - Menor dimorfismo sexual nos dentes
> - Mudanças na posição e na oclusão dentária, possibilitando maiores movimentos mandibulares transversos
> - Altura de 1,40 a 1,50 m nos machos e 1,10 m nas fêmeas
> - Postura ereta e locomoção bípede, com modificações anatômicas esqueléticas para permitir essa postura e a sustentação da massa corporal nos dois pés

A espécie *Ardipithecus ramidus* (originalmente denominado *Australopithecus ramidus* e apelidado Ardi), a mais antiga dessa linhagem, apresenta altura aproximada de 1,20m, características dentárias intermediárias às dos humanos e às dos chimpanzés, e características esqueléticas que sugerem bipedalismo, embora alguns duvidem de que esse fóssil represente um ancestral dos australopitecíneos e, portanto, dos humanos.

As polêmicas sobre espécimes fósseis e possíveis espécies ancestrais dos humanos são recorrentes; uma delas, que durou mais de 40 anos, desmascarou uma fraude à ciência e está descrita em **O "Homem" de Piltdown**.

Em 2008, na África do Sul, foram descobertos dois esqueletos parciais fossilizados de uma nova espécie, a *Australopithecus sediba*, que teria habitado o planeta antes do *Homo habilis*, há 1,9 milhão de anos, e já confeccionava ferramentas. Os pesquisadores concluíram que essa espécie tinha um polegar extralongo e dedos fortes mais curtos, que usaria para fazer ferramentas, apesar de ainda ter um cérebro pequeno, semelhante ao do macaco, porém com a particularidade de que a área diretamente atrás dos olhos era mais parecida com o lobo frontal humano, ligado à cognição humana. Dentes pequenos e nariz proeminente, possibilitando melhor respiração, bem como algumas características da pelve e dos membros inferiores, sugerindo postura mais ereta e locomoção quase bípede, eram similares às características da espécie *H. sapiens*. Contudo, ainda não está bem definida sua posição na filogenia hominínea.

O gênero *Paranthropus* (ex-australopitecíneos robustos) – A segunda parte da Tabela 20.9 mostra as três espécies de ancestrais hominíneos antigos, classificadas no gênero *Paranthropus* a partir de espécimes fósseis de cerca de 1 milhão a 2,7 milhões de anos de idade encontrados em vários locais da África.

Esses fósseis, maiores do que os dos *A. africanus*, foram inicialmente reconhecidos como espécimes de australopitecíneos robustos, mas, após sua reclassificação, atualmente estão reunidos no novo gênero *Paranthropus*. O *P. boisei*, espécie com exemplares de maior tamanho e com musculatura mandibular mais forte, recebeu o apelido de "homem quebra-nozes".

20.7.4.3 Ancestrais hominíneos recentes: humanos antigos

Os ancestrais hominíneos recentes consistem em três espécies do gênero *Homo*, classificadas a partir de espécimes fósseis de cerca de 1,5 a 2,4 milhões de anos de idade, todos encontrados no Quênia (África). Das três espécies constantes na terceira parte da Tabela 20.9, *Homo ergaster* (significando homem trabalhador; também chamada *Homo erectus* africano) é com certeza um ancestral humano antigo, considerado um elo entre as espécies *H. habilis* e *H. sapiens*, e teria sido o primeiro hominíneo a sair da África. Na Europa e na Ásia, continuou evoluindo, e seus espécimes constituem a espécie *Homo erectus*.

As espécies *Homo habilis* (cujo espécime típico foi apelidado Twiggy) e *Homo rudolfensis* viveram no mesmo lugar, mais ou menos ao mesmo tempo, o que contribui para a discussão, ainda vigente, quanto a serem espécies diferentes, ou apenas indivíduos pequenos (*H. habilis*) e grandes (*H. rudolfensis*) de uma mesma espécie.

20.7.4.4 Ancestrais hominíneos mais recentes: humanos atuais

Os ancestrais hominíneos mais recentes consistem em quatro espécies do gênero *Homo* (ver a quarta parte da Tab. 20.9), classificadas a partir de espécimes fósseis e cuja existência ocorreu de aproximadamente 1,2 milhão de anos de idade até à época presente, todas encontradas em locais diferentes.

O espécime da espécie atual *Homo sapiens* tem de 30 mil a 32 mil anos, recebeu o apelido de Homem de Cro-Magnon I e foi encontrado na França (Europa), assim como o espécime da aparentemente extinta *Homo neanderthalensis*, localizado na Alemanha (Europa), com cerca de 120 mil anos, apelidado Homem de Neanderthal. Apesar dos inúmeros estudos sobre o Homem de Neanderthal e sua cultura, permanecem muitas dúvi-

O "Homem" de Piltdown

O primeiro fóssil de australopitecíneo grácil foi descoberto em 1924 e foi denominado *A. africanus*; consistia na parte frontal do crânio e na maior parte da mandíbula de uma criança de cerca de 6 anos de idade. Todos os dentes decíduos estavam presentes e, embora maiores do que os dos humanos atuais, já mostravam características homiríneas.

À época dessa descoberta, a maioria dos paleontólogos acreditava que os ancestrais dos humanos tinham crânios grandes semelhantes ao dos humanos e mandíbulas semelhantes às de macacos, com caninos grandes. Essa crença baseava-se na evidência de um fóssil encontrado em Piltdown (Inglaterra), em 1912, pelo arqueólogo e geólogo amador Charles Dawson. Esse fóssil era formado por um crânio semelhante ao humano e uma mandíbula com dois dentes, semelhante à de um grande macaco, tendo sido denominado *Eoanthropus dawsoni*. Na ocasião em que o fóssil foi apresentado à comunidade científica, supôs-se que esse espécime representaria o elo perdido na passagem de macaco a humano.

No entanto, sempre houve dúvida quanto a esse estranho espécime. Por volta de 1949, já era conhecido um método de datação química baseado no fato de que ossos enterrados absorvem flúor do solo e que a quantidade absorvida aumenta com o tempo durante o qual permaneceram soterrados. Esse método era de tal forma seguro que, quando numerosos ossos são encontrados juntos, o teste do flúor mostrava claramente quais eram os mais antigos. Aplicado esse método aos ossos de Piltdown, verificou-se que tanto o crânio como a mandíbula do suposto *Eoanthropus* continham apenas traços de flúor, enquanto que os demais fósseis possuíam grandes quantidades. A redução da idade do suposto fóssil de 500 mil anos para não mais de 50 mil tornou-se um absurdo evolutivo: não tinha ancestrais, nem descendentes, não podia representar um animal pré-humano, não poderia ser um macaco (seu crânio era humano e nunca houve macacos naquela região) e não poderia ser um homem, pois a mandíbula era de macaco. Em 1953, o assunto voltou a ser considerado. Análises químicas revelaram que a mandíbula e os dentes continham uma quantidade de nitrogênio e de carbono orgânico igual à de materiais modernos, e a caixa craniana continha muito menos. Outras análises químicas e a microscopia eletrônica confirmaram que a mandíbula era moderna, provavelmente de um orangotango, e havia sido colorida artificialmente para se parecer com o crânio. Além disso, a mandíbula não se encaixava no crânio, como ocorreria se pertencessem ao mesmo esqueleto. Até os implementos e os fósseis de animais encontrados junto ao "Homem" de Piltdown eram falsos e foram desmascarados.

Em 1954, os resultados das investigações foram apresentadas por Oaley e Weiner, diante da Geological Society de Londres. Sir Gavin de Beer, então diretor do Museu de História Natural, declarou que "a ciência havia lucrado com o trabalho de demolição do fantasma do "Homem" de Piltdown: várias técnicas para estudo de fósseis tinham-se desenvolvido, o que tornava impossível a repetição de uma fraude desse tipo, sendo de grande valia para o futuro estudo científico dos fósseis". Em meados de 1996, os primeiros vestígios materiais da identidade do falsário vieram à tona, apontando para Martin Hinton, colega de Arthur Smith Woodward no Museu de História Natural de Londres.

Muitos criacionistas criticam os estudos evolutivos tendo como exemplo a fraude do "Homem" de Piltdown. Entretanto, desconhecem a real história da fraude. Desconhecem que na época do "descobrimento" do "fóssil", os estudos paleontológicos estavam engatinhando e eram feitos muitas vezes por despreparados geólogos amadores. Estes ainda auxiliam os pesquisadores, e são responsáveis por achados importantes. Entretanto, as análises são realizadas por especialistas na área. Atualmente, o estudo de fósseis conta com equipamentos e técnicas sofisticadíssimas que teriam desmascarado essa farsa já no primeiro olhar. Além disso, como foi observado ainda na década de 1920, com o crescente número de fósseis descobertos, o espaço para tais farsas fica cada vez mais limitado.

Fonte: Adaptado de Pazza.[22]

Principais características das espécies do gênero *Paranthropus*

- Crânios com cerca de 550 cm^3, maiores do que os dos australopitecíneos gráceis, mas menores do que o dos humanos primitivos
- Presença de crista óssea situada ao longo da linha central no topo do crânio, chamada crista sagital, à qual deviam prender-se os fortes músculos mastigatórios
- Face, maxilares e dentes molares grandes, com forte musculatura mandibular
- Ausência de queixo
- Dieta mais herbívora, de sementes e frutos, possibilitada pela forte dentição
- Postura ereta e bipedalismo

20.7.4.5 Árvores filogenéticas dos humanos

Com base no tamanho craniano e dentário e no tipo de locomoção, a **Figura 20.14** mostra a distribuição das espécies hominíneas ancestrais dos humanos atuais de acordo com suas semelhanças morfológicas ao longo de 8 milhões de anos. Do confuso grupo central, formado pelos gêneros *Australopithecus*, *Kenyanthropus* e *Homo*, emergem dois grupos distintos de hominíneos: os membros mais recentes do gênero *Homo* (humanos) e os membros do gênero *Paranthropus* (australopitecíneos robustos).

Na **Figura 20.15** é mostrado um cladograma e a filogenia da espécie *Homo sapiens* e seus ancestrais recentes e parentes extintos, com base em diversas características cranianas e dentárias. Todavia, não é possível estabelecer-se definitivamente as relações filogenéticas entre as espécies de hominíneos fósseis. O padrão de evolução do ancestral comum com os chimpanzés e os bonobos até os humanos atuais não foi simples; ao contrário, produziu uma diversidade de linhagens. Durante os últimos 4 milhões de anos, várias espécies coexistiram na África. Por exemplo, o *P. boisei* e o *H. ergaster* se conheceram, mas somente a última linhagem persistiu até a época atual. A espécie *H. sapiens* é a única sobrevivente de uma irradiação de hominíneos africanos bípedes, que acabaram extintos.

das ao seu respeito. Por exemplo, esses hominíneos seriam ancestrais dos humanos atuais, ou consistiriam em uma espécie próxima que entrou em competição com a dos ancestrais dos humanos atuais e perdeu para essa espécie?

Os fósseis das espécies *Homo heidelbergensis* e *Homo erectus* foram localizados respectivamente em Zâmbia (África) e Indonésia (Ásia), com as idades correspondentes de cerca de 300 mil anos e 800 mil anos. O *H. erectus* ficou conhecido também pelos apelidos Homem de Java e Homem de Pequim, segundo os locais em que eram encontrados seus fósseis.

Principais características das espécies *Homo ergaster* e *Homo erectus*

- Capacidade craniana de 850 cm^3, maior do que a de todas as espécies anteriores
- Face relativamente menor e mais achatada do que a dos fósseis anteriores
- Mandíbula e dentes menores
- Presença de ponte simiesca (espessamento interno da mandíbula)
- Altura maior, com pernas mais longas e redução do dimorfismo sexual quanto ao tamanho
- Postura ereta e bipedalismo
- Cultura rudimentar

Principais características da espécie *Homo sapiens*

- Crânio muito grande, com capacidade média superior a 1.600 cm^3 e anatomicamente diferente do crânio do *H. erectus*
- Testa alta, vertical
- Face curta, ortognata, com nariz proeminente
- Arco dentário parabólico
- Mandíbula sem ponte simiesca (menos profunda)
- Presença de queixo
- Redução do tamanho e do número de dentes
- Aumento da complexidade dos dentes (formação de cúspides múltiplas)
- Desenvolvimento da língua, do palato mole e da laringe, permitindo a produção de muitos sons não disponíveis em outros hominíneos
- Postura ereta e bipedalismo
- Desenvolvimento da coordenação manual fina e uso de símbolos
- Cultura avançada, com maior coesão social, uso de ritos de passagem (como enterrar os mortos, p. ex.), prática da agricultura, melhor comunicação e melhorias tecnológicas

Figura 20.14

Distribuição das espécies hominíneas ancestrais dos humanos atuais, de acordo com suas semelhanças morfológicas, ao longo de 8 milhões de anos. Os chimpanzés constituem o grupo externo.

Fonte: Freeman e Herron.[5]

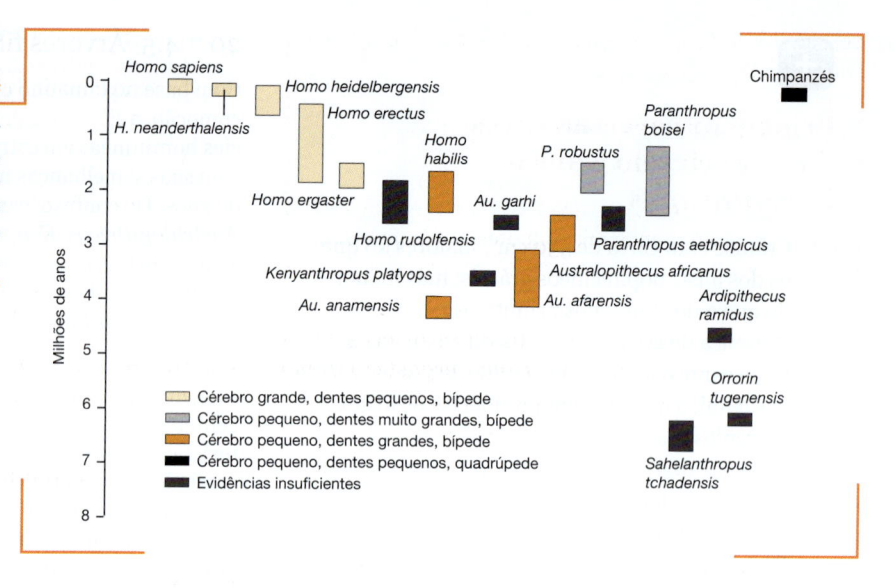

Quanto mais estudos são feitos para deslindar a origem do *H. sapiens*, mais controvérsias aparecem. Uma delas é a de que há dúvidas a respeito da taxonomia das espécies *H. ergaster* e *H. erectus*, que poderiam ser duas variantes regionais de uma única espécie (*H. erectus*), ou seriam espécies distintas, com *H. erectus* sendo uma espécie asiática descendente da espécie africana *H. ergaster*. Outra controvérsia é a de que as espécies *H. neanderthalensis* e *H. heidelbergensis* seriam variantes regionais de formas de transição entre *H. Erectus* e *H. sapiens*, ou seriam espécies distintas, na seguinte ordem de descendência: *H. ergaster* → *H. heidelbergensis* → *H. neanderthalensis*. Recentemente, alguns pesquisadores sugeriram ainda que uma nova espécie, *H. antecessor* teria dado origem aos neandertais e aos homens atuais.

Em geral, considera-se que os humanos atuais, também denominados humanos anatomicamente modernos pelos paleoantropólogos, são descendentes do grupo *H. ergaster/erectus*, estando em discussão o modo e o local da transição entre *H. ergaster/erectus* e *H. sapiens*. Essa espécie, em sua anatomia atual, apareceu, pela primeira

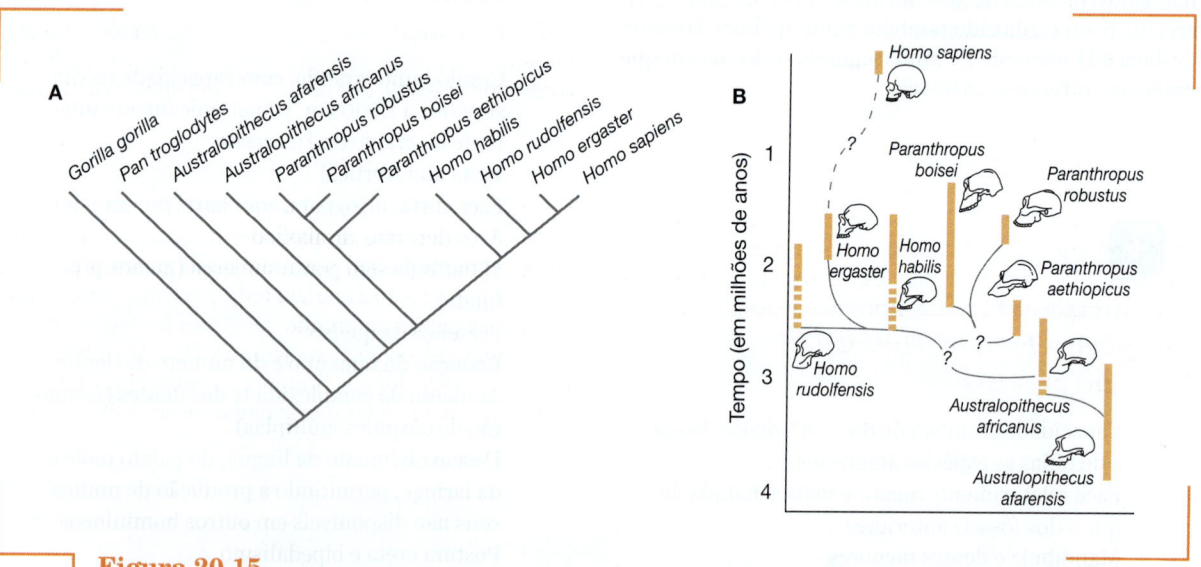

Figura 20.15

Cladograma e filogenia do *Homo sapiens* e de seus ancestrais recentes e parentes extintos. **A** – Um cladograma de três hominíneos existentes (o gorila, o chimpanzé comum e o humano moderno) e de vários hominíneos extintos, só conhecidos por meio dos fósseis. **B** – Uma hipótese sobre as relações ancestral-descendente derivada do cladograma (**A**). As barras verticais laranjas sólidas indicam o período de tempo em que a respectiva espécie sabidamente existiu, enquanto as barras laranjas tracejadas indicam um período em que ela pode ter existido.

Fonte: Freeman e Herron.[5]

vez, há 100 mil anos, na África e em Israel, depois na Europa e na Ásia.

20.7.4.6 Hipóteses sobre a origem do *Homo sapiens*

Entre as ideias que surgiram sobre a origem do *Homo sapiens*, há pelo menos duas hipóteses principais: a hipótese africana ("vindos da África") e a hipótese multirregional.

Não existe desacordo entre os especialistas sobre a primeira grande migração de *Homo ergaster* (*Homo erectus* africano) da África para a Ásia e a Europa, entre 1,8 e 1,5 milhão de anos. Essa espécie colonizou os referidos continentes, evoluiu ao longo do tempo, e seus fósseis denotam as características da espécie *Homo erectus*. O foco de divergência relaciona-se com a segunda migração, particularmente em torno da origem geográfica da espécie *Homo sapiens*.

Segundo a *hipótese africana*, também conhecida como hipótese da substituição africana, os humanos anatomicamente modernos (*H. sapiens*) evoluíram na África e, entre 500 mil e 100 mil anos, certa quantidade de indivíduos migrou para a Europa e a Ásia, substituindo os humanos arcaicos (*H. erectus* e *H. neanderthalensis*), sem ocorrer intercruzamento. Um dos primeiros suportes para essa hipótese foi a descoberta, há mais de 20 anos, da sequência ancestral do DNA mitocondrial em uma mulher hipotética que teria vivido na África há cerca de 200 mil anos (hipótese da mulher ancestral mitocondrial).

De acordo com a *hipótese multirregional*, os humanos anatomicamente modernos (*H. sapiens*) evoluíram de modo independente, mas concomitante, na África, Europa e Ásia, com suficiente intercruzamento entre as populações para manter sua continuidade como espécie única.

Com base em evidências arqueopaleontológicas, anatômicas e moleculares de ancestrais fósseis e de humanos vivos, é sugerido que todos os humanos atuais descendem de ancestrais africanos e todos os humanos atuais não africanos descendem de *H. sapiens* ancestrais que saíram da África há poucas centenas de milhares de anos. Assim, aparentemente, a hipótese africana é mais plausível do que a multirregional, porém não pode ser descartada alguma hipótese intermediária a essas hipóteses extremas.

20.7.4.7 Os hominíneos nas Américas

Até há pouco tempo, a hipótese mais aceita sobre a ocupação do continente americano em tempos pré-históricos estimava que a chegada dos primeiros hominíneos ocorrera há 11,4 mil anos, e que nenhuma cultura pré-histórica mais antiga poderia existir nesse continente, além da norte-americana. Entretanto, na América do Sul vários sítios arqueológicos já apresentavam datações no mínimo tão antigas quanto as da cultura norte-americana.

Em 1997, foram publicadas as pesquisas arqueológicas em Monte Verde, no sul do Chile, demonstrando que essa área era ocupada pelos humanos há pelo menos 12,3 mil anos. Em outros sítios arqueológicos espalhados pela América do Sul (Venezuela, Colômbia, Peru e Argentina), há indícios da presença humana que remontam de 11,8 a 15 mil anos.

No Brasil, também no final da década de 1990, foi demonstrada a presença dos humanos na floresta amazônica desde 11,3 mil anos atrás, mediante estudos de um sítio arqueológico em Monte Alegre (Pará). Em Minas Gerais (nas localidades de Lapa do Boquête, Vale do Peruaçu, e Lapa Vermelha e Santana do Riacho, Lagoa Santa) e no Piauí (no Boqueirão da Pedra Furada, São Raimundo Nonato), foram encontradas evidências remotas, anteriores a 10 mil anos.

Atualmente, presume-se que os vestígios mais antigos do homem nas Américas se encontrem no sítio arqueológico do Boqueirão da Pedra Furada (Piauí). Datações feitas a partir de carvões originados de fogueiras e pedras lascadas indicam uma ocupação humana que remonta a cerca de 60 mil anos. No entanto, entre os arqueólogos, há discussão a respeito de se esses vestígios foram produzidos por homens ou se são resultado de algum tipo de ação natural.

A entrada das populações migrantes no continente americano provavelmente ocorreu pelo estreito de Bering, vindos da Mongólia ou da Sibéria, em uma ou mais rotas de migração terrestres, interiores, costeiras ou marítimas. O pesquisador Francisco M. Salzano, com base em resultados de estudos do DNA mitocondrial, sugere uma entrada única no continente, em torno de 16 mil a 20 mil anos atrás. Segundo Salzano,[23] tais projeções sobre o tempo de presença do homem na América variam conforme a base de referência utilizada para estudos nesse sentido. Algumas pesquisas baseadas em análises do cromossomo Y, por exemplo, propõem uma ou mais migrações colonizadoras, que ocorreram em épocas distintas.

20.7.5 Humanos em perspectiva

Os estudos de DNA que investigam genomas de humanos atuais e hominíneos do passado indicam que a espécie *Homo sapiens* passou por uma ampla mistura genética desde sua formação e que seu índice evolutivo aumentou. Em várias partes do mundo, as etnias humanas vêm-se tornando cada vez menos distintas. Os grupos humanos que viviam em locais diferentes mantiveram contatos suficientes para evitar que evoluíssem para uma espécie separada. Com a inexistência de barreiras geográficas, reprodutivas e sociais, seria de se supor que o tempo da evolução estivesse esgotado.

No entanto, isso não acontece. Por meio do projeto HapMap, sabe-se que cerca de 7% dos genes humanos sofreram evolução relativamente recente, em torno de 5 mil anos atrás. Muitas alterações envolveram adaptações a meios ambientes específicos, tanto naturais quanto manipulados pelos humanos. Por exemplo, a deficiência de lactase intestinal, enzima que digere a lactose (açúcar do leite), era uma característica comum nos hominíneos antigos e continua frequente na China e na África, por exemplo, mas, em determinadas regiões, como a Suécia e a Dinamarca, a capacidade de produzir lactase poderia ter surgido como uma adaptação à dieta rica em laticínios, dada a existência de pré-adaptações genéticas nessas populações.

O conceito de raça humana já não se sustenta se for enunciado como "um grupo de indivíduos de uma espécie que se distinguem pelas diferentes frequências alélicas", muito menos se estiver associado a características superficiais e observáveis, como a cor da pele e a morfologia corporal, que já tiveram um papel importante na definição de raça, mas representam uma fração mínima do genoma humano.

Atualmente, com a inexistência de barreiras geográficas, reprodutivas, políticas e culturais, que proporciona maior fluxo gênico entre as populações, as classificações raciais tradicionais praticamente estão sem função. O âmbito de variação genética entre duas populações é apenas ligeiramente distinto do observado entre indivíduos da mesma população.

Nesse sentido, os estudos de polimorfismos de nucleotídeo único (SNPs) e de sequências *Alu* (ver Cap. 18), bem como o rastreamento do DNA mitocondrial (ver Cap. 1), abrem caminhos para o conhecimento das relações entre as variações genéticas e seus efeitos bons ou nocivos sobre a vida humana, e contribuem significativamente para o conhecimento de sua evolução.

⚠ Resumo

A vida surgiu no planeta Terra, talvez pela existência de uma atmosfera gasosa e água. O período exato em que se iniciou a vida neste planeta é indeterminável, contudo, por meio de datação radiométrica de meteoritos, estima-se que a Terra tenha cerca de 4,6 bilhões de anos.

Após longo período de tempo em que nosso planeta cresceu de modo violento, houve uma confluência de condições que permitiram o surgimento da vida: temperatura certa, proximidade adequada do Sol, resfriamento e solidificação da superfície externa, formando a crosta terrestre, e resfriamento e condensação do vapor de água liberado do interior do planeta, formando os oceanos.

Surgiram algumas hipóteses sobre quando e como teria surgido o primeiro ser vivo da Terra nessas condições físicas. O primeiro organismo dotado de vida, denominado forma primordial, teria surgido há aproximadamente 4 bilhões de anos (de acordo com achados geoquímicos, há mais de 3,7 bilhões de anos) – em um pequeno lago tépido com sais de amônia e fósforo, como sugeria Charles Darwin, no chamado caldo ou sopa primordial em uma atmosfera sem oxigênio, como preconizavam independentemente A. Oparin na Rússia e J. B. S. Haldane na Inglaterra, ou em camadas de cristais de argila, como pensava A. G. Cairns-Smith.

Segundo a maioria dos pesquisadores, a forma primordial surgiu na Terra, mas há quem defenda a hipótese da Panspermia, segundo a qual a vida poderia ter-se originado sob a forma de um micróbio, em um local diferente, como outro planeta do nosso sistema solar, uma lua de Júpiter e até mesmo outro sistema solar. Outra variante dessa hipótese é a de que os micróbios fundadores da Terra teriam sido enviados intencionalmente por seres extraterrestres dedicados a semear vida na galáxia.

A partir do modelo de Oparin-Haldane, novas pesquisas que envolviam observações e experimentos levaram à hipótese do Mundo de RNA, que propõe moléculas catalíticas de RNA como uma forma de transição entre a matéria inanimada e as primeiras células, precedendo, assim, o DNA e as proteínas na origem da vida. Outras evidências de que o RNA é antigo são, por exemplo, seu papel atual na replicação do DNA e no metabolismo celular, executando as atividades catalíticas da síntese proteica; o envolvimento dos trifosfatos de ribonucleosídeos em quase todas as reações de transferência de energia na maioria das células; e a capacidade de estocar a informação hereditária. No entanto, ainda não foi demonstrada a característica da autorreplicação no RNA, apesar de muitas pesquisas realizadas com essa finalidade. Atualmente, alguns pesquisadores consideram que o Mundo de RNA não surgiu como uma novidade em um lago tépido, mas sim como uma etapa tardia de uma linhagem evolutiva derivada de um sistema genético mais simples, que se originou em um sistema abiótico desordenado.

À maneira de um romance policial, Cairns-Smith resume, em sete pistas, a origem da vida. Primeira pista: só a informação genética pode evoluir por meio da seleção natural, porque só ela é transmitida, em longo prazo, de geração para geração. Essa primeira pista (da biologia) foi a mais importante, pois situou a questão e sugeriu uma resposta, em traços gerais, ao problema de se saber como terão sido os primeiros organismos. Segunda pista: o DNA é uma molécula suburbana, muito afastada do centro das vias bioquímicas atuais, o mesmo podendo ser dito quanto ao RNA. Terceira pista: para fazer um arco de pedras são necessários andaimes de um tipo que suporte as pedras antes de estarem todas em seu lugar e poderem sustentar umas às outras. Essa terceira pista alude à eventualidade de um agente ausente, de um "andaime" primário – uma configuração de organismo mais primitiva no início da evolução. Quarta pista: nenhuma das fibras de uma corda precisa estar esticada de uma extremidade à outra, desde que estejam suficientemente entrelaçadas para se segurarem mutuamente pelos lados. Quinta pista: a maquinaria primitiva normalmente é diferente da maquinaria moderna equivalente. A máquina primitiva (de baixa tecnologia) tem de ser fácil de construir a partir de materiais imediatamente disponíveis, e simplesmente tem de funcionar. A máquina moderna (de alta tecnologia) tem de funcionar bem, mas não tem de ser fácil de montar; pode ser constituída de componentes especializados que trabalham em colaboração. Sexta pista: os cristais são construídos por eles mesmos, de um modo que poderia ser apropriado aos materiais genéticos de "baixa tecnologia". Sétima pista: a Terra fabrica argila permanentemente, com minúsculos cristais que crescem a partir de soluções aquosas resultantes da desagregação de rochas duras. O significado dessa pista depende de todas as outras.

A partir de várias investigações, emergiram duas teorias a respeito da origem e evolução da vida, cada uma com variantes decorrentes de posicionamentos teóricos diferenciados. De um lado, surgiu a teoria da criação especial, que sustenta que as espécies foram criadas independente e recentemente, e não mudam com o passar do tempo. Essa teoria emergiu de uma leitura quase literal do Livro da Gênese, na Bíblia.

Com o avanço do conhecimento científico, a teoria criacionista se tornou insuficiente para explicar as novas observações dos seres vivos ou fossilizados; assim, apareceu a teoria da evolução por seleção natural, também conhecida como teoria da descendência com modificações, que afirma que as espécies mudaram e continuam mudando ao longo do tempo, e se relacionam por descendência de um ancestral comum.

Charles Robert Darwin reuniu evidências de que o padrão da história da vida é diferente do proposto pela criação especial e sistematizou suas ideias na teoria evolucionista, desenvolvida em 1838, com dados coletados durante uma viagem de cinco anos no navio *Beagle*; no entanto, só a publicou 20 anos depois. Segundo o próprio pesquisador, apesar de considerar incompleto o seu trabalho, tornou-o conhecido porque Alfred Russell Wallace chegou independentemente a conclusões semelhantes às suas sobre a origem das espécies. Assim, os cientistas Charles Lyell e Joseph Dalton Hooker enviaram os manuscritos de ambos os naturalistas à Sociedade Linneana de Londres em 1858, e, no ano seguinte, Darwin publicou seu livro, *A origem das espécies*.

O mundo ficou diferente a partir de Darwin, porque ele criou um dos mais importantes paradigmas da biologia moderna, o de que a evolução dos seres vivos se dá principalmente pela ação da seleção natural sobre variantes hereditárias; analisou um mundo de fatos, tornando seus livros um notável repositório de informações sobre geologia, zoologia e botânica; e revelou, em sua obra, o amor e o entusiasmo pela atividade que exerceu ao longo de toda a sua vida.

Sobre a origem da vida, para o criacionismo, a teoria evolucionista deve estar errada, visto que os evolucionistas não podem explicar a origem da vida, e deve existir um ato de criação direta por um ser sobrenatural; para o evolucionismo, a origem da vida é um problema complexo com poucos indícios disponíveis, que pode ou não ser resolvido pela ciência, sem que isso influa na validade da teoria evolucionista ou que signifique a existência de seres sobrenaturais. Com respeito à explosão do período Cambriano e ao registro fóssil incompleto, para o criacionismo o surgimento repentino de formas de vida no início desse período é prova da criação especial de todos os seres vivos por Deus; para o evolucionismo, a explosão do Cambriano é um dos numerosos exemplos de mudanças relativamente rápidas, mas não milagrosas, que caracterizam a história da vida na Terra.

Apesar das densas evidências a favor da teoria da descendência com modificações, a negação da evolução ainda persiste no meio científico, embora com maior frequência entre os religiosos e a população geral. No último terço do século XIX, a controvérsia evolução-criação expandiu-se da Europa para os Estados Unidos, onde ainda permanece. No século XX, as mudanças políticas conservadoras, aliadas à ignorância pública em ciência e a crescente militância política da Direita Religiosa, fizeram elevar-se o número de adeptos do criacionismo. Após a Primeira Guerra Mundial, os criacionistas extremistas condenaram o ensino da teoria evolutiva, porque alegavam causar profundos problemas à sociedade. Muitas leis foram aprovadas contra o ensino do darwinismo. Pode-se dizer que, na década de 1920, os grupos favoráveis ao evolucionismo pertenciam aos círculos científicos, fora dos quais fermentava o sentimento antidarwinista.

No século XX, a trajetória da teoria da evolução por seleção natural, agora com a denominação preferencial de teoria da descendência com modificações, recebeu contribuições da genética mendeliana e da genética de populações. Da aproximação da genética mendeliana e de populações à seleção natural, com a contribuição de conhecimentos sobre botânica, citologia, embriologia, morfologia, paleontologia, sistemática e zoologia, resultou a teoria sintética da evolução, também denominada síntese moderna ou neodarwinismo, que pode ser assim enunciada: nas populações, as variações hereditárias, frutos de pequenas mutações, estão sob a ação da seleção natural, que modifica as frequências dos alelos nessas populações, conduzindo à maior adaptação dos seres vivos ao seu ambiente. Segundo essa teoria, além da seleção natural e das mutações, outros fatores também contribuem para a evolução: variação no número e na estrutura dos cromossomos, recombinação genética, migração de grupos de indivíduos (ou fluxo gênico) e deriva genética.

No final da década de 1960, surgiu a teoria neutralista da evolução molecular, segundo a qual a maioria das substituições nucleotídicas que se tornam fixadas nas populações é neutra quanto à sua aptidão, e a evolução no nível das sequências de DNA ocorre por deriva genética. Os argumentos dessa teoria basearam-se em três observações: (1) a evolução molecular tem uma taxa rápida; (2) essa taxa apresenta uma constância semelhante à de um relógio, sendo denominada, por isso, de relógio molecular; e (3) a taxa de evolução é mais rápida em regiões moleculares funcionalmente menos importantes.

Na década de 1970, surgiu a teoria do equilíbrio pontuado, segundo a qual haveria períodos de rápida mudança morfológica (especiação), intercalados a períodos de estabilidade adaptativa (estase). Essa teoria divergia da teoria da evolução por seleção natural em um aspecto: enquanto Darwin sugeria que as modificações morfológicas ocorreriam gradualmente, e atribuía o súbito aparecimento de novas espécies aos registros fósseis incompletos, que não mostravam as transições graduais entre as espécies, a nova teoria sugeria que toda a variação morfológica ocorreria durante os eventos súbitos de especiação, e fora desses eventos haveria estase. Estudos posteriores mostraram a existência de um padrão de especiação às vezes gradual, outras vezes pontual, existindo ainda um terceiro padrão, caracterizado por gradualismo e estase. Portanto, a evolução não mostra um único processo típico, mas vários modos de se processar ao longo do tempo.

Em 1871, Darwin publicou *A origem do homem e a seleção sexual*, chamando a atenção dos evolucionistas para a questão do dimorfismo sexual, e de como o sexo propicia uma explicação para esse dimorfismo. Os indivíduos variam não apenas em seu sucesso para sobreviver e se reproduzir, mas também em seu sucesso na persuasão de indivíduos do sexo oposto para cruzarem. Darwin denominou seleção sexual o sucesso reprodutivo diferencial devido à variação entre os indivíduos para conseguir parceiros. A seleção sexual atua diferentemente entre os sexos. Na espécie humana, em geral, as mães consomem mais energia e tempo em formar cada descendente e cuidar dele do que os pais, portanto se considera que elas têm um investimento parental maior em cada descendente do que os pais. Por outro lado, o sucesso reprodutivo do genitor que investe mais é limitado frequentemente pelos recursos e pelo tempo disponível. Em compensação, o sucesso reprodutivo do genitor que investe menos é limitado pelo número de parceiras. Entre os animais e as plantas, também ocorre seleção sexual.

Em geral, as interações sociais trazem cooperação, mas também conflitos. Em qualquer interação social, o agente afeta o receptor da ação e a si próprio. Os custos e benefícios das interações sociais são medidos em termos de aptidão (número de prole sobrevivente). Principais tipos de interação social: cooperação ou mutualismo, altruísmo, egoísmo e despeito. Esse último tipo é raro, pois um alelo que resulte em perda de aptidão para o agente e o receptor seria eliminado rapidamente pela seleção natural.

A evolução biológica foi conceituada, originalmente, como a descendência com modificações ou a mudança nas características de uma população ao longo do tempo. Atualmente, esse termo refere-se às mudanças genéticas que ocorrem em populações de organismos ao longo do tempo. Devem ser salientados aqui dois aspectos desse conceito: (a) a evolução inclui somente mudanças genéticas; e (b) ocorre em populações de organismos; portanto, um organismo individual não evolui, o que evolui é um conjunto alélico (ou *pool* gênico) comum a um grupo de organismos. Outros autores incluem também as variações epigenéticas, que podem sofrer evolução, mesmo que não haja envolvimento das variações genéticas, e influir na formação de novas espécies. A evolução biológica significa uma mudança orgânica ao longo das gerações, propiciando maior adaptação dos seres vivos ao ambiente em que vivem, mas não sendo sinônimo de progresso ou aumento de complexidade morfofisiológica.

O processo evolutivo ocorre em duas etapas: a variação genética e o aumento e a diminuição nas frequências de variantes genéticas. A evolução também pode ser considerada em dois níveis: (a) macroevolução – grande mudança evolutiva, geralmente morfológica; refere-se à evolução de diferenças entre populações, que garantem sua classificação em diferentes espécies, gêneros ou táxons mais elevados de classificação; (b) microevolução – pequenas mudanças evolutivas intraespecíficas; refere-se às mudanças nas frequências alélicas e na distribuição de características que ocorrem nas populações e nas espécies.

Embora pareça fácil conceituar espécie, é difícil o estabelecimento de critérios para identificar quando é que as populações estão evoluindo independentemente. Os conceitos de espécie podem enfocar aspectos de morfologia (morfoespécie), isolamento reprodutivo (conceito biológico) e grupos monofiléticos (conceito filogenético), cada um com critérios diferentes para a determinação da evolução independente. Segundo o conceito biológico, espécie é um grupo de organismos que se intercruzam, isolado reprodutivamente, na natureza, de todos os outros grupos desse tipo. Os membros da mesma espécie têm o potencial biológico de trocar genes, e os membros de espécies diferentes não podem trocar genes, portanto, cada espécie evolui independentemente.

A especiação é a formação de novas espécies, que pode ocorrer por transformação ou por divisão de conjuntos gênicos. A anagênese é o processo de transformação de uma espécie em outra, devido a mudanças constantes nas frequências alélicas de uma espécie, que, ao longo do tempo, se transforma em outra espécie; nesse processo de especiação, também conhecido como transformação filética, nunca há mais de uma espécie presente, mas o tempo exato para que a primeira espécie se transforme na segunda é difícil de determinar. A cladogênese é o processo de especiação em que uma espécie se divide, dando origem a duas espécies diferentes e independentes. Clado é o conjunto de espécies descendentes de um ancestral comum. Ao mesmo tempo e lugar em que o fluxo gênico é reduzido ou eliminado entre as populações (*isolamento genético*), pode ocorrer divergência, a ponto de os membros de uma população já não serem aptos a ter sucesso no cruzamento com os membros da outra. No momento em que essas populações atingem o *isolamento reprodutivo total*, já estão se tornando espécies diferentes. A arvore filogenética, arvore evolutiva ou cladograma é um diagrama das mudanças evolutivas que ocorrem ao longo do tempo, descrevendo o padrão e a cronologia dos eventos de diversificação, bem como as relações de proximidade ou distância entre os organismos.

Os mecanismos de isolamento reprodutivo são as barreiras biológicas que reduzem ou impedem o intercruzamento das populações. Os mecanismos de isolamento pré-zigótico incluem também o isolamento geográfico ou ecológico e o isolamento temporal ou sazonal. Segundo a presença ou ausência de isolamento geográfico ou ecológico, existem dois modos principais para a origem de novas espécies: especiação alopátrica – corresponde à especiação por cladogênese e é iniciada quando uma barreira geográfica (p. ex., uma montanha ou um rio) divide uma população em dois ou mais grupos e impede o fluxo gênico entre os grupos isolados, causando divergência genética e ecológica; e especiação simpátrica – corresponde à especiação por anagênese e ocorre na ausência de qualquer barreira geográfica ao fluxo gênico, a partir da existência de um polimorfismo na população; também pode ser por poliploidia, comum em plantas.

A história evolutiva de um grupo de organismos constitui a sua filogenia. O princípio básico da inferência de uma filogenia é o da medida da distância genética, em que os táxons com relações mais próximas devem ter a maioria de suas características em comum. Essas características abrangem desde a sequência nucleotídica de um determinado gene à presença ou à ausência de um elemento anatômico específico, em animais e plantas, e envolvem também o seu modo de desenvolvimento. Existem vários métodos de construção de árvores filogenéticas com base na distância genética, entre eles o método de agrupamento de pares não ponderados com base em médias aritméticas ou método da distância média.

As homologias são características moleculares, morfológicas e de desenvolvimento compartilhadas por duas ou mais espécies, que estavam presentes no seu ancestral comum, embora possam não estar relacionadas à função. As homologias úteis para a inferência de filogenias são denominadas **sinapomorfias**. Todas as sinapomorfias são características homólogas, mas nem todas as características homólogas são sinapomorfias. Somente as homologias derivadas são usadas como sinapomorfias, pois as homologias ancestrais podem levar a classificações errôneas. Uma árvore filogenética inferida segundo um agrupamento de sinapomorfias é denominada cladograma e tem seus pontos de ramificação evolutiva identificados pelas sinapomorfias. As características compartilhadas, que não derivaram de um ancestral comum são classificadas como homoplasias, e não devem ser confundidas com as homologias, sob pena de conduzirem a conclusões filogenéticas incorretas.

As semelhanças morfológicas que evoluem independentemente em diferentes espécies resultam de convergência evolutiva ou paralelismo, que ocorre quando a seleção natural favorece estruturas similares como recursos adaptativos a situações criadas por ambientes semelhantes. Em nível molecular, também são observados os mesmos tipos de semelhanças, quando duas espécies compartilham uma sequência de DNA idêntica não por ancestralidade comum, mas por ter ocorrido mutação reversa (ou reversão evolutiva) no ancestral mais recente de uma delas. Na inferência de uma filogenia, quando há desconfiança de que uma característica seja homoplásica, não homóloga, os pesquisadores utilizam geralmente o critério ou método da parcimônia, também chamado método da máxima parcimônia, que leva em conta a minimização da quantidade total de mudanças ou de complexidade. Tanto a convergência evolutiva como a reversão requerem mudanças evolutivas múltiplas, portanto é razoável considerar que a árvore que minimiza a quantidade total de mudanças evolutivas seja também a que minimiza a quantidade de homoplasia.

As hipóteses sobre a evolução fundamentam-se em quatro tipos de evidências: fósseis, datação dos fósseis, ambiente biológico e animais existentes atualmente. A escala do tempo geológico está dividida em éons, eras, períodos e épocas, cuja datação absoluta se torna mais precisa à medida que as respectivas técnicas também se tornam mais sofisticadas. O éon Fanerozoico é a maior unidade do tempo geológico, imediatamente antes das eras na hierarquia geocronológica, abrangendo as eras Paleozoica, Mesozoica e Cenozoica. No fim da era Proterozoica, no período Pré-Cambriano, já existiam fósseis de organismos marinhos, identificados como esponjas, cnidários e ctenóforos semelhantes às medusas atuais. Foram descobertos muitos fósseis da era Paleozoica, período Cambriano, correspondendo à maioria das espécies animais que existem hoje: artrópodes, moluscos, vertebrados e equinodermas, entre outros, por isso esses eventos são conhecidos como "explosão do Cambriano". A partir de pesquisas de genética molecular, utilizando relógios moleculares aplicados às mutações neutras, chegou-se à conclusão de que essa explosão consiste em expansão da diversidade morfológica e de diferentes modos de vida desses animais, que preenchiam muitos nichos ecológicos nos *habitats* marinhos rasos, mas não necessariamente em expansão do número das linhagens que já existiam antes. No período Ordoviciano, surgiram os primeiros vertebrados; no Devoniano, surgiram os anfíbios (os primeiros tetrápodes); no Carbonífero Mississipiano, os primeiros répteis, e no Carbonífero Pensilvaniano, os primeiros répteis com características de mamíferos. Na era

Mesozoica, período Triássico, apareceram os primeiros dinossauros; no Jurássico, os primeiros mamíferos e as primeiras aves; e no Cretáceo, os primeiros mamíferos placentários e as primeiras plantas com flores. Na era Cenozoica, período Terciário, época do Paleoceno, surgiram os primeiros primatas; no Oligoceno, os primeiros macacos antropoides; no Plioceno, os primeiros hominídeos; e no período Quaternário, época do Pleistoceno, os primeiros humanos.

Em várias ocasiões, na escala do tempo geológico, houve irradiações adaptativas, que ocorrem quando uma única espécie ancestral ou um pequeno grupo de espécies ancestrais se diversifica rapidamente em um grande número de espécies descendentes, que ocupam vários nichos ecológicos. Os fatores desencadeantes dessas irradiações são variados: abundância de recursos e nichos ecológicos para colonizar ou itálico, ausência de competidores e inovações morfológicas. Também houve longos períodos em que não ocorreram mudanças morfológicas significativas, nem especiação, caracterizando a chamada estase. Além disso, em várias ocasiões, ocorreu o desaparecimento definitivo de várias espécies, caracterizando extinções de diferentes intensidades. As de grande intensidade, em que mais de 60% de espécies então existentes desapareceram em um período de 1 milhão de anos, são denominadas extinções em massa, resultam de mudanças ambientais decorrentes de catástrofes de curta duração e correspondem a 4% das extinções ocorridas no éon Fanerozoico; a porcentagem mais elevada (96%) abrange as extinções de fundo, que ocorreram em taxas normais. As extinções em massa se diferenciam das extinções de fundo porque têm extensão global, envolvem grande variedade de organismos e são rápidas em relação à duração de vida dos táxons eliminados.

No século XIX, quando Darwin publicou sua teoria da evolução, houve forte impacto na sociedade vitoriana leiga e entre muitos cientistas ao saberem que os humanos não são seres especiais criados por uma entidade superior, mas descendem, por evolução, de um ancestral primata. Hoje, essa origem é inegável, à luz dos fatos observados, sendo aceita pela maior parte da comunidade leiga e científica. A classificação científica dos humanos mostra que são mamíferos placentários, pertencentes à ordem *Primata*, que abrange também todos os tipos de macacos, sendo haplorrinos (subordem *Haplorhini*), catarrinos (infraordem *Catarrhini*), hominoides (superfamília *Hominoidea*), hominídeos (família *Hominidae*) e hominíneos (da subfamília *Homininae*).

Os humanos evoluíram no grupo dos macacos antropoides e grandes antropoides, com os quais compartilham várias características homólogas derivadas (sinapomorfias), que os distinguem dos demais catarrinos e indicam que descendem de um ancestral comum. Além disso, os humanos apresentam mais sinapomorfias compartilhadas com os grandes antropoides africanos (chimpanzé, bonobo e gorila), do que com os antropoides asiáticos (gibão e orangotango).

Então, humanos, gorilas, chimpanzés e bonobos são os primatas que apresentam mais semelhanças, mas as relações evolutivas entre eles ainda são incertas. De acordo com dados anatômicos e moleculares, supõe-se que os humanos apresentam mais semelhanças com os chimpanzés e bonobos, do que com os gorilas.

Os fósseis fornecem uma visão incompleta do passado, porque somente algumas partes (ossos, dentes e raramente outros tecidos) dos organismos são preservadas. Mas as células contidas nesses organismos também propiciam informações sobre o passado e sobre a origem de uma espécie a partir de um ancestral comum. As mudanças na sequência de DNA, nas proteínas, nos cromossomos e nos genomas, que são também objeto de estudo da evolução molecular, consistem nas principais diferenças genéticas entre os humanos e os grandes antropoides.

A diferença genética mais notável entre os humanos e os grandes antropoides consiste no número de cromossomos: os primeiros têm 23 pares e os últimos, 24 pares. Essa diferença é devida à fusão de dois cromossomos, que estão presentes separadamente nos gorilas, chimpanzés e orangotangos, formando o cromossomo 2 humano. Além dessa diferença numérica relativa ao cromossomo 2, há diferenças estruturais no cromossomo 3 dos gorilas e dos orangotangos, em relação ao cromossomo 3 dos chimpanzés e dos humanos, que se assemelham. No gorila, há uma alteração estrutural devida à adição de material cromossômico em ambas as extremidades do seu cromossomo 3, enquanto no orangotango há uma inversão pericêntrica no cromossomo 3.

Com base na análise de sequências de DNA nuclear e mitocondrial, muitos pesquisadores concluíram que os humanos e os chimpanzés são os parentes mais próximos entre os hominoides, mas os resultados obtidos por alguns investigadores mostraram que os gorilas e os chimpanzés, ou os gorilas e os humanos, é que seriam os parentes mais próximos. Isso mostra que nem sempre as filogenias dos genes e das espécies são idênticas, pois a espécie ancestral pode ser geneticamente variável quanto ao gene em estudo, conduzindo a diferenças nessas filogenias. Se diferentes espécies descendentes perderem alelos ancestrais distintos, pode ser reconstituída apenas uma parte da árvore de genes original, o que pode resultar em um padrão de ramificação diferente da árvore da espécie original. Mediante análise de 14 conjuntos independentes de dados moleculares, os pesquisadores encontraram 11 em que os humanos e os chimpanzés eram os parentes mais próximos, dois em que os gorilas e os chimpanzés eram os mais próximos e apenas um em que os humanos e os gorilas eram os mais próximos. Por meio de vários tipos de análises moleculares, sabe-se que o DNA humano difere em cerca de 1% do DNA dos chimpanzés, em mais de 2% do DNA dos gorilas e em aproximadamente 4% do DNA dos orangotangos. Quando são considerados os tipos de sequências (codificadoras ou não codificadoras) de DNA, verifica-se que humanos, chimpanzés e gorilas divergiram mais em certos tipos de DNA do que em outros, mas as menores porcentagens de divergência ocorreram sempre no par específico humano-chimpanzé. Levando em conta não só as substituições sinônimas e não sinônimas, mas também deleções e inserções de nucleotídeos no DNA nuclear, um estudo detectou uma diferença de 1,4% para as substituições e 3,4% para perdas e adições nucleotídicas, sendo estimado que, no total, cerca de 95% dos nucleotídeos dos genomas humano e de chimpanzé são idênticos. Com relação ao DNA mitocondrial, que evoluiu com mais rapidez do que o DNA nuclear nos grandes antropoides, os humanos e os chimpanzés diferem em aproximadamente 10% dos nucleotídeos das sequências codificadoras dos genes mitocondriais.

Uma área relativamente nova da genética dedica-se ao estudo da evolução e do desenvolvimento, sendo chamada, abreviadamente, evo-devo. O desenvolvimento é controlado pela interação de redes de genes que são comuns a diversas espécies, e as mutações nesses genes podem acarretar mudanças evolutivas importantes. Os exemplos mais conhecidos desses genes são os genes homeóticos, que controlam a organização geral, o tamanho e a forma do corpo de um animal ou de uma planta. Durante a evolução, esses genes podem agir em cascata nas vias de desenvolvimento de determinadas estruturas, elaborando-as e modificando-as para produzir fenótipos variados. Portanto, a semelhança observada entre estruturas homólogas, como os membros dos morcegos, focas, cavalos e humanos, é devida a homologias nos genes que estão ativos durante o desenvolvimento dessas estruturas e já estavam presentes nas nadadeiras dos peixes pulmonados. Além disso, os genes que funcionam em uma determinada via reguladora podem ser expressos em novas regiões do corpo, influindo no desenvolvimento e na diversificação de um novo traço fenotípico, resultante dessa reprogramação gênica. As modificações evolutivas ocorrem quando os genes envolvidos na regulação do desenvolvimento são expressos em novas circunstâncias de tempo, local ou quantidade.

O fato de que todas as espécies utilizam o mesmo código genético para a síntese de proteínas é um argumento favorável para uma ancestralidade comum entre humanos, chimpanzés e gorilas. Além disso, esses hominídeos usam praticamente as mesmas proteínas, com leves variações na sequência de aminoácidos. A semelhança nessa sequência em humanos e chimpanzés é da ordem de 99%, produzindo proteínas praticamente idênticas. Por exemplo, o citocromo C, envolvido na respiração celular, que ocorre nas mitocôndrias, é idêntico em humanos e chimpanzés. Recentemente, foi avaliada a expressão gênica transcricional no fígado de humanos, chimpanzés, orangotangos e macacos resos, resultando que, entre os genes com expressão elevada nos humanos, havia um maior número de fatores de transcrição do que o esperado, sugerindo alta produção proteica.

Com o desenvolvimento da genômica, os pesquisadores da evolução se dedicam também às pesquisas dos genomas de fósseis de diferentes organismos, a partir de pequenas quantidades de DNA obtidas de ossos, dentes e outros tecidos preservados com muitos anos de idade. As pesquisas mais promissoras envolvem a análise dos genomas de neandertais, múmias egípcias, mamutes e ursos das cavernas da época do Pleistoceno. Existe um grande interesse no conhecimento do genoma do *Homo neanderthalensis*, espécie extinta cujas relações evolutivas com os humanos atuais ainda são inconclusivas. No nível genômico, humanos, chimpanzés e bonobos compartilham 99,5% dos genes codificadores de proteínas. Provavelmente, grande parte das diferenças entre os humanos e esses hominídeos é devida à porcentagem de 0,5% que os humanos não compartilham com eles.

As diferenças genéticas que justificam a separação de humanos e chimpanzés em gêneros separados variam ao longo do genoma e ainda não são totalmente conhecidas, mas há pistas. A primeira pista é o número relativamente pequeno de genes que foram ganhos ou perdidos em uma linhagem ou na outra. A segunda pista relaciona-se com as substituições de aminoácidos nas proteínas que são codificadas pelos genomas de humanos e chimpanzés. A terceira pista resulta de um estudo comparativo dos padrões de expressão gênica em fígado, sangue e cérebro de humanos, chimpanzés e macacos resos. A quarta pista refere-se a características consideradas, em geral, exclusivamente humanas: o modo de fazer e usar instrumentos complexos e o uso da linguagem.

De acordo com as filogenias baseadas em aspectos morfológicos e moleculares, o último ancestral comum de chimpanzés, bonobos e humanos foi um primata proto-hominoide (membro da superfamília *Hominoidea*) que existiu há cerca de 5,4 milhões de anos e teve de sofrer várias mudanças para chegar ao humano atual, assim resumidas: (1) substituição da vida arborícola pela terrestre; (2) postura ereta habitual, bipedalismo e mudança no modo de andar; (3) reestruturação dos membros superiores, que passaram de órgãos locomotores a membros com atividades manipuladoras; (4) alteração no padrão alimentar, para maximizar a qualidade dietética e a eficiência na obtenção de alimentos; (5) mudança na forma do arco dentário paralelo ou em U para a forma parabólica, com redução do tamanho dentário; (6) aumento do encéfalo e da capacidade craniana; (7) desenvolvimento da linguagem; (8) desenvolvimento de cultura, organização social estruturada no casamento e cuidados prolongados com a prole. Para tantas modificações, certamente houve pré-adaptações genéticas (mutações preservadas pela seleção) nos primatas ancestrais.

As evidências fósseis da evolução do ancestral comum até o homem atual são escassas e suas denominação e classificação variam de acordo com os diversos pesquisadores. São citados neste capítulo os exemplos relacionados com os termos *hominíneo* e *hominídeo*, com o número de espécies do gênero *Homo*, com os nomes dos gêneros *Australopithecus* e *Paranthropus* e das espécies *Homo erectus* e *Homo ergaster*.

Um crânio quase inteiro de 6 a 7 milhões de anos de idade pode representar um parente próximo do ancestral comum entre humanos e chimpanzés. Batizado de *Sahelanthropus tchadensis*, é também conhecido como Toumai, nome que significa "esperança de vida" naquele país. Seu crânio é pequeno (com capacidade de 320-380 cm^3), semelhante ao de um chimpanzé, porém sua face, relativamente plana, confere-lhe características homíneas inesperadas em um fóssil tão antigo. Além dessa espécie, o segundo fóssil classificado como a espécie mais antiga, *Orrorin tugenensis*, chamado o Homem do Milênio, tem datação de 5,6 a 6,2 milhões de anos de idade.

Os ancestrais homíneos antigos abrangem os australopitecíneos gráceis, com seis espécies pertencentes a três diferentes gêneros, e os antes denominados australopitecíneos robustos, com três espécies pertencentes atualmente ao gênero *Paranthropus*. A esse grupo de ancestrais homíneos antigos pertencem os fósseis apelidados Lucy e Selam. A espécie *Kenyanthropus platyops* tem encéfalo de tamanho semelhante ao da espécie *A. afarensis*, que viveu na mesma época, mas tem dentes menores e face mais plana e humanizada do que as espécies do gênero *Australopithecus*. A espécie *Ardipithecus ramidus* (originalmente denominada *Australopithecus ramidus* e apelidada Ardi), a mais antiga dessa linhagem, tem características dentárias intermediárias às dos humanos e às dos chimpanzés, e características esqueléticas que sugerem bipedalismo, embora alguns duvidem de que esse fóssil represente um ancestral dos australopitecíneos e, portanto, dos humanos. As polêmicas sobre espécimes fósseis e possíveis espécies ancestrais dos humanos são recorrentes; uma delas, sobre o "Homem" de Piltdown, durou mais de 40 anos e desmascarou uma fraude à ciência.

O segundo grupo dos ancestrais homíneos antigos é constituído por fósseis que inicialmente foram considerados australopitecíneos robustos, mas foram reclassificados e atualmente estão reunidos no novo gênero *Paranthropus*.

Os ancestrais homíneos recentes consistem em três espécies do gênero *Homo*, classificadas a partir de espécimes fósseis encontrados na África. Das três espécies, *Homo ergaster* é com certeza um ancestral humano antigo, considerado um elo entre as espécies *H. habilis* e *H. sapiens*, e teria sido o primeiro homíneo a sair da África.

Os ancestrais homíneos mais recentes consistem em quatro espécies do gênero *Homo*, classificadas a partir de espécimes fósseis encontrados em locais diferentes. O espécime da espécie atual *Homo sapiens* recebeu o apelido de Homem de Cro-Magnon I e foi encontrado na França, assim como o espécime da aparentemente extinta *Homo neanderthalensis*, localizado na Alemanha e apelidado Homem de Neanderthal. Apesar dos inúmeros estudos sobre o Homem de Neanderthal e sua cultura, permanecem muitas dúvidas ao seu respeito. Os fósseis das espécies *Homo heidelbergensis* e *Homo erectus* foram localizados respectivamente em Zâmbia (África) e Indonésia (Ásia). O *H. erectus* ficou conhecido também pelos apelidos Homem de Java e Homem de Pequim, segundo os locais em que foram encontrados seus fósseis.

Quanto mais estudos são feitos para deslindar a origem do *H. sapiens*, mais controvérsias aparecem. Por exemplo: (a) há dúvidas a respeito da taxonomia das espécies *H. ergaster* e *H. erectus*, que poderiam ser duas variantes regionais de uma única espécie (*H. erectus*), ou seriam espécies distintas, com *H. erectus* sendo uma espécie asiática descendente da espécie africana *H. ergaster*; (b) as espécies *H. neanderthalensis* e *H. heidelbergensis* seriam variantes regionais de formas de transição entre *H. Erectus* e *H. sapiens*, ou seriam espécies distintas, na seguinte ordem de descendência: *H. ergaster* → *H. heidelbergensis* → *H. neanderthalensis*. Recentemente, alguns pesquisadores sugeriram ainda que uma nova espécie, *H. antecessor* teria dado origem aos neandertais e aos homens atuais. Em geral, considera-se que os humanos atuais, também denominados humanos anatomicamente modernos pelos paleoantropólogos, são descendentes do grupo *H. ergaster/erectus*, estando em discussão o modo e o local da transição entre *H. ergaster/erectus* e *H. sapiens*. Essa espécie, em sua anatomia atual, apareceu, pela primeira vez, há 100 mil anos, na África e em Israel, depois na Europa e na Ásia.

Não existe desacordo entre os especialistas sobre a primeira grande migração de *Homo ergaster* (*Homo erectus* africano) da África para a Ásia e a Europa, entre 1,8 e 1,5 milhão de anos. Essa espécie colonizou os referidos continentes, evoluiu ao longo do tempo, e seus fósseis denotam as características da espécie *Homo erectus*. O foco de divergência relaciona-se com a segunda migração, particularmente em torno da origem geográfica da espécie *Homo sapiens*. Segundo a *hipótese africana*, também conhecida como hipótese da substituição africana, os humanos anatomicamente modernos (*H. sapiens*) evoluíram na África e, entre 500 mil e 100 mil anos, certa quantidade de indivíduos migrou para a Europa e a Ásia, substituindo os humanos arcaicos (*H. erectus* e *H. neanderthalensis*), sem ocorrer intercruzamento. De acordo com a *hipótese multirregional*, os humanos anatomicamente modernos (*H. sapiens*) evoluíram de modo independente, mas concomitante, na África, Europa e Ásia, com suficiente intercruzamento entre as populações para manter sua continuidade como espécie única. Com base em evidências arqueopaleontológicas, anatômicas e moleculares de ancestrais fósseis e de humanos vivos, é sugerido que: (a) todos os humanos atuais descendem de ancestrais africanos; e (b) todos os humanos atuais não africanos descendem de *H. sapiens* ancestrais que saíram da África há poucas centenas de milhares de anos. Assim, aparentemente, a hipótese africana é mais plausível do que a multirregional, porém não pode ser descartada alguma hipótese intermediária a essas hipóteses extremas.

Até há pouco tempo, a hipótese mais aceita sobre a ocupação do continente americano em tempos pré-históricos estimava que a chegada dos primeiros hominíneos ocorrera há 11,4 mil anos, e que nenhuma cultura pré-histórica mais antiga poderia existir nesse continente, além da norte-americana. Entretanto, na América do Sul, vários sítios arqueológicos já apresentavam datações no mínimo tão antigas quanto as da cultura norte-americana. Pesquisas arqueológicas em Monte Verde, no sul do Chile, demonstraram que essa área era ocupada pelos humanos há pelo menos 12,3 mil anos. Em outros sítios arqueológicos espalhados pela América do Sul (Venezuela, Colômbia, Peru e Argentina), há indícios da presença humana que remontam de 11,8 a 15 mil anos.

No Brasil, foi demonstrada a presença dos humanos na floresta amazônica desde 11,3 mil anos atrás, mediante estudos de um sítio arqueológico em Monte Alegre (Pará). Em Minas Gerais (nas localidades de Lapa do Boquête, Vale do Peruaçu, e Lapa Vermelha e Santana do Riacho, Lagoa Santa) e no Piauí (no Boqueirão da Pedra Furada, São Raimundo Nonato), foram encontradas evidências remotas, anteriores a 10 mil anos. Atualmente, presume-se que os vestígios mais antigos do homem nas Américas se encontrem no sítio arqueológico do Boqueirão da Pedra Furada (Piauí). Datações feitas a partir de carvões originados de fogueiras e pedras lascadas indicam uma ocupação humana que remonta a 60 mil anos. No entanto, entre os arqueólogos, há discussão a respeito de se esses vestígios foram produzidos por homens ou se são resultado de algum tipo de ação natural.

A entrada das populações migrantes no continente americano provavelmente ocorreu pelo estreito de Bering, vindos da Mongólia ou da Sibéria, em uma ou mais rotas de migração terrestres, interiores, costeiras ou marítimas. O pesquisador Francisco M. Salzano, com base em resultados de estudos do DNA mitocondrial, sugere uma entrada única no continente, em torno de 16 mil a 20 mil anos atrás. Segundo Salzano,[29] tais projeções sobre o tempo de presença do homem na América variam conforme a base de referência utilizada para estudos nesse sentido.

Os estudos de DNA que investigam genomas de humanos atuais e hominíneos do passado indicam que a espécie *Homo sapiens* passou por uma ampla mistura genética desde sua formação e que seu índice evolutivo aumentou. Em várias partes do mundo, as etnias humanas vêm-se tornando cada vez menos distintas. Os grupos humanos que viviam em locais diferentes mantiveram contatos suficientes para evitar que evoluíssem para uma espécie separada. Com a inexistência de barreiras geográficas, reprodutivas e sociais, seria de se supor que o tempo da evolução estivesse esgotado. No entanto, isso não acontece. Por meio do projeto HapMap, sabe-se que cerca de 7% dos genes humanos sofreram evolução relativamente recente, em torno de 5 mil anos atrás.

O conceito de raça humana já não se sustenta se for enunciado como "um grupo de indivíduos de uma espécie que se distinguem pelas diferentes frequências alélicas", muito menos se estiver associado a características superficiais e observáveis, como a cor da pele e a morfologia corporal, que já tiveram um papel importante na definição de raça, mas representam uma fração mínima do genoma humano. Atualmente, com a inexistência de barreiras geográficas, reprodutivas, políticas e culturais, que proporciona maior fluxo gênico entre as populações, as classificações raciais tradicionais praticamente estão sem função. O âmbito de variação genética entre duas populações é apenas ligeiramente distinto do observado entre indivíduos da mesma população. Nesse sentido, os estudos de polimorfismos de nucleotídeo único (SNPs) e de sequências *Alu*, bem como o rastreamento do DNA mitocondrial, abrem caminhos para o conhecimento das relações entre as variações genéticas e seus efeitos bons ou nocivos sobre a vida humana, e contribuem significativamente para o conhecimento de sua evolução.

⚡ Teste seu conhecimento

1. Quais as condições que permitiram o surgimento da vida em nosso planeta? Como teria surgido o primeiro organismo dotado de vida, denominado forma primordial?

2. Segundo Cairns-Smith (1986), qual das sete pistas da origem da vida é a mais importante e por quê? No que consiste a sétima pista da origem da vida?

3. No que consiste a teoria do criacionismo e qual sua relação com a teoria da criação especial?

4. Explique a teoria evolucionista. Qual o papel de Darwin na sua construção?

5. À vista da Tabela 20.1 e do que foi lido em "Aspectos controversos do criacionismo e do evolucionismo", quais as principais diferenças entre a teoria evolucionista e a teoria criacionista?

6. Por que o mundo ficou diferente a partir de Darwin, na concepção de Gould (1992)?

7. No que consiste o neodarwinismo ou teoria sintética da evolução? No que consiste a teoria neutralista da evolução? Quais os pesquisadores que mais se destacaram na formulação dessas teorias? Comente a Tabela 20.2.

8. O que você entende por seleção sexual? Exemplifique.

9. O que é evolução social? O que é seleção de parentesco? Comente a Tabela 20.3.

10. Em que tipos de evidências se baseiam as hipóteses sobre a evolução?

11. Conceitue e exemplifique: evolução biológica, espécie, especiação, árvore filogenética, cladogênese, anagênese, macroevolução, microevolução, especiação alopátrica, especiação simpátrica, homologia, homoplasia, sinapomorfia, irradiação adaptativa, estase, extinções em massa e extinções de fundo.

12. O que você entende por inferência de filogenias e árvore filogenética?

13. Comente as quatro principais evidências da evolução.

14. Quais as principais características do proto-hominoide? Que transformações ele teve de sofrer para chegar ao homem atual?

15. Faça uma lista das mudanças que fazem parte da evolução morfológica e uma das que fazem parte da evolução molecular.

16. Como se classificam os ancestrais homininéos do homem atual? Cite os problemas relacionados com essa classificação.

17. Quais são as hipóteses sobre a origem geográfica do homem atual?

18. Comente o que sabe sobre os homininéos na América.

Exercícios

1. Cite três diferenças entre as teorias da criação especial, da descendência com modificações, sintética da evolução e neutralista da evolução molecular.

2. O altruísmo é um tipo de comportamento bastante comum, mas difícil de explicar pela ação da seleção natural. Por meio de cálculos matemáticos, pode-se verificar que o altruísmo tem maior probabilidade de se propagar quando: (escolha simples)

    ( ) Os benefícios para o receptor são grandes, o custo para o agente é alto e os participantes são parentes próximos.

    ( ) Os benefícios para o receptor são grandes, não importando se o custo é alto ou baixo para o agente, nem se os participantes são parentes ou não.

    ( ) Os benefícios para o receptor são grandes, o custo para o agente é baixo e os participantes são parentes próximos.

    ( ) Os benefícios para o receptor são equilibrados pelo custo para o agente e os participantes não são parentes próximos.

3. Com relação aos mecanismos de isolamento reprodutivo, correlacione a segunda coluna de acordo com a primeira:

   (A) Pós-zigótico
   (B) Sazonal
   (C) Comportamental
   (D) Pré-zigótico
   (E) Inviabilidade
   (F) Degradação do híbrido
   (G) Esterilidade do híbrido

   ( ) Impede a fertilização e a formação do zigoto
   ( ) Gametas incompatíveis não se unem, ou os gametas não sobrevivem em sistema genital incompatível
   ( ) A fertilização é restringida ou impedida por diferenças anatômicas sexuais
   ( ) Populações vivem na mesma região, mas ocupam *habitats* diferentes
   ( ) Híbridos da F_1 são viáveis e férteis, mas a F_2 é estéril
   ( ) Populações vivem na mesma região, mas sua reprodução ocorre em épocas diferentes
   ( ) Ocorre fertilização, com formação de zigoto híbrido inviável ou fraco e estéril
   ( ) Zigoto híbrido não sobrevive para a reprodução
   ( ) Híbrido estéril porque as gônadas são anormais e não se completa

4. Conceitue especiação alopátrica, anagênese, cladogênese, especiação simpátrica, cladograma e filogenia. Exemplifique.

5. Qual é a árvore filogenética mais provável dos macacos antropoides e grandes antropoides, inclusive os humanos?

6. Caracterize morfologicamente um *Australopithecus* e um humano atual.

7. Quais as diferenças cromossômicas, gênicas, proteicas e genômicas que os humanos atuais apresentam em relação aos chimpanzés?

8. Considerando essas diferenças, quais são as pistas das possíveis modificações genéticas entre os chimpanzés e os humanos atuais?

9. Na evolução dos hominíneos até os humanos atuais, quais são a ordem dessa evolução e as espécies mais provavelmente envolvidas:

   ( ) *Australopithecus afarenses – Homo erectus – Homo neanderthalensis – Homo sapiens*
   ( ) *Paranthropus boisei – Australopithecus africanus – Homo erectus – Homo ergaster*
   ( ) *Australopithecus afarensis – Homo habilis – Homo ergaster – Homo sapiens*
   ( ) *Australopithecus africanus – Homo habilis – Homo neanderthalensis – Homo erectus*
   ( ) Nenhuma das alternativas está correta. Neste caso, qual seria a resposta certa?

10. Quais das características são encontradas no *Australopithecus*, no *Homo ergaster* e no *Homo sapiens*? Utilize o número "1" para *Australopithecus*, número "2" para *Homo ergaster* e o número "3" para *Homo sapiens*. Caso a característica seja de mais de uma espécie, acrescentar o(s) número(s) correspondente(s):

    ( ) Crânio com 400-550 cm^3
    ( ) Crista craniana sagital
    ( ) Polegar oposto aos demais dedos
    ( ) Nariz proeminente
    ( ) Pelagem completa
    ( ) Arco dentário paralelo ou em U
    ( ) Ausência de crista craniana sagital
    ( ) Manufatura de objetos simples
    ( ) Dieta herbívora
    ( ) Diminuição de pelos
    ( ) Nariz achatado
    ( ) Dieta onívora
    ( ) Arcadas supraorbitárias reduzidas
    ( ) Presença de queixo
    ( ) Ponte simiesca na mandíbula
    ( ) Crânio com mais de 800 cm^3
    ( ) Arcadas supraorbitárias proeminentes
    ( ) Manufatura de objetos complexos

11. Qual das seguintes afirmativas é um exemplo de isolamento reprodutivo pós-zigótico?

    a. ( ) Zigotos híbridos entre as espécies A e B são espontaneamente abortados no início do desenvolvimento.
    b. ( ) Os machos da espécie A não são atraídos pelos feromônios produzidos pelas fêmeas da espécie B.
    c. ( ) Espermatozoides da espécie A morrem no oviduto da espécie B antes que possa ocorrer fertilização.
    d. ( ) As estações reprodutivas das espécies A e B não são superpostas.

12. Das sequências abaixo, quais são as que provavelmente têm taxas de mudanças mais lentas?

    a. ( ) Íntrons
    b. ( ) Mudanças sinônimas em aminoácidos codificados por regiões em éxons
    c. ( ) Pseudogenes
    d. ( ) Mudanças não sinônimas em aminoácidos codificados por regiões de éxons

Referências

1. Desmond A, Moore J. Darwin: a vida de um evolucionista atormentado. 2. ed. São Paulo: Geração; 1995.
2. Sabbatini R. A misteriosa doença de Darwin [Internet]. 1999 [capturado em 25 ago. 2012]. Disponível em: http://www.sabbatini.com/renato/correio/medicina/cp991008.htm.
3. Dawkins R. O maior espetáculo da Terra: as evidências da evolução. São Paulo: Companhia das Letras; 2009.
4. Fortey R. Vida: uma biografia não autorizada. Rio de Janeiro: Record; 2000.
5. Freeman S, Herron J. Análise evolutiva. Porto Alegre: Artmed; 2009.
6. Ridley M. Evolução. 3. ed. Porto Alegre: Artmed; 2006.
7. Cairns-Smith AG. Sete pistas para a origem da vida: uma história científica contada à maneira de um romance policial. Lisboa: Presença; 1986.
8. Pigliucci M. Denying evolution: creationism, scientism, and the nature of science. Sunderland: Sinauer; 2002.
9. Gould SJ. Darwin e os grandes enigmas da vida. 2. ed. São Paulo: Martins Fontes; 1992.
10. Darwin C. A origem das espécies. São Paulo: Hemus; 1981.
11. Darwin C. A origem das espécies por meio da seleção natural, ou a preservação das raças favorecidas na luta pela vida. São Paulo: Escala; 2009.
12. Futuyma DJ. Science on trial: the case for evolution. Sunderland: Sinauer; 1995.
13. Jablonka E, Lamb MJ. Evolução em quatro dimensões: DNA, comportamento e a história da vida. São Paulo: Companhia das Letras; 2010.
14. Hartl DL, Clark AG. Princípios de genética de populações. 4. ed. Porto Alegre: Artmed; 2010.
15. Klug WS, Cummings MR, Spencer CA, Palladino MA. Conceitos de genética. 9. ed. Porto Alegre: Artmed; 2010.
16. Pierce BA. Genética um enfoque conceitual. Rio de Janeiro: Guanabara Koogan; 2011.
17. Machado ABM, Drummond GM, Paglia AP, editores. O livro vermelho da fauna brasileira ameaçada de extinção [Internet]. Brasília: MMA; 2008 [capturado em 25 ago. 2012]. Disponível em: http://www.icmbio.gov.br/portal/images/stories/biodiversidade/fauna-brasileira/livro-vermelho/volumeI/vol_I_parte1.pdf.
18. Goodman M, Tagle DA, Fitch DH, Bailey W, Czelusniak J, Koop BF, et al. Primate evolution at the DNA level and a classification of hominoids. J Mol Evol. 1990;30(3):260-6.
19. Passarge E. Genética: texto e atlas. 3. ed. Porto Alegre: Artmed; 2011.
20. Stauffer RL, Walker A, Ryder OA, Lyons-Weiler M, Hedges SB. Human and ape molecular clocks and constraints on paleontological hypotheses. J Hered. 2001;92(6):469-74.
21. Pollard KS. O que nos faz humanos. Sci Am (Brasil). 2009;(84):34-9.
22. Pazza R. O homem de Piltdown [Internet]. 2004 [capturado em 25 ago. 2012]. Disponível em: http://www.evoluindo.biociencia.org/piltdown.htm.
23. Salzano FM. Dossiê surgimento do homem na América. Rev USP. 1997;34:58-69.

Leituras recomendadas

Bamshad MJ, Olson SE. Ambiguidades que limitam uma definição de raça. Sci Am (Brasil). 2003;(16):68-75.

Bonatto SL, Salzano FM. Diversity and age of the four major mtDNA haplogroups and their implications for the peopling of the New World. Am J Hum Genet. 1997;61(6):1413-23.

Borges-Osório MR. El origen de la vida: la controversia que no tiene fin Porto Alegre: UFRGS; 2009. Trabalho apresentado na disciplina de contextos discursivos em língua espanhola.

Brand L. Fé, razão e história da Terra. São Paulo: UNASPRESS; 2005.

Campbell B. Human evolution. 3rd ed. New York: Aldine; 1985.

Freire-Maia N. Criação e evolução: Deus, o acaso e a necessidade. Petrópolis: Vozes; 1986.

Freire-Maia N. Teoria da evolução: de Darwin à teoria sintética. Belo Horizonte: Itatiaia; 1988.

Lewin R. Principles of human evolution: a core textbook. London: Blackwell Science; 1998.

Lewin R. Human genetics: concepts and applications. 4th ed. New York: McGraw-Hill; 2001.

Mayr E. O impacto de Darwin no pensamento moderno. Sci Am (Brasil) Esp. 2007;(17):56-63.

Neves WA, Hubbe MOR. Luzia e a saga dos primeiros americanos. Sci Am (Brasil) Esp. 2003;(37):24-31.

Nielsen R, Bustamante C, Clark AG, Glanowski S, Sackton TB, Hubisz MJ, et al. A scan for positively selected genes in the genomes of humans and chimpanzees. PLoS Biol. 2005;3(6):e170.

Sabbatini R. A filha de Lucy. Sci Am (Brasil) Esp. 2003;(37):20-5.

Zimmer C. O que é uma espécie? Sci Am (Brasil). 2011;(8):16-23.

Glossário

α-1-antitripsina: Proteína inibidora de proteases, inibindo a tripsina e outras substâncias. O lócus da α-1-antitripsina está localizado no braço longo do cromossomo 14 (14q), sendo denominado *PI* (inibidor de protease) e possuindo uma série de alelos múltiplos codominantes que produzem dezenas de variantes enzimáticas. Essa proteína controla os níveis de elastase nos pulmões, protegendo o tecido pulmonar; sua falta causa enfisema pulmonar e doença hepática.

α-fetoproteína: Proteína do tipo albumina, que está presente no soro fetal e é formada no saco vitelino e, posteriormente, no fígado fetal, aparecendo em quantidade excessiva no líquido amniótico e soro materno em caso de defeito do tubo neural ou em outras anormalidades fetais; pode encontrar-se em quantidade reduzida em gestações de fetos com síndrome de Down. A: Abreviatura usada para a base nitrogenada púrica adenina, constituinte do DNA e do RNA. Ver *adenina*.

A: Abreviatura usada para a base nitrogenada púrica adenina, constituinte do DNA e do RNA. Ver *adenina*.

A jusante: Em uma fita de ácido nucleico, no sentido 3' da fita-sentido ou fita codificadora de um gene.

A montante: Em uma fita de ácido nucleico, no sentido 5' da fita-sentido ou fita codificadora de um gene.

Acêntrico: Fragmento cromossômico desprovido de centrômero.

Acentuador: Sequência reguladora de DNA que interage com fatores de transcrição específicos, em um mesmo cromossomo, para aumentar a frequência de transcrição de sequências adjacentes. Ver *reforçador* e *gene modificador*; comparar com *silenciador*.

Ácido desoxirribonucleico: Ver *DNA*.

Ácido ribonucleico: Ver *RNA*.

Ácidos nucleicos: São compostos químicos formados por sequências de nucleotídeos, que constituem o DNA e o RNA.

Aconselhamento genético: Conjunto de procedimentos que têm por objetivo informar e orientar pacientes ou seus parentes com risco de apresentar um distúrbio provavelmente genético, levando-se em consideração as consequências do distúrbio, a probabilidade de desenvolvê-lo e/ou transmiti-lo e as maneiras pelas quais pode ser evitado ou atenuado.

Acoplamento: Ver *ligação*.

Acrocêntrico: Ver *cromossomo acrocêntrico*.

Acrossoma: Organela localizada na região frontal da cabeça do espermatozoide, contendo enzimas essenciais à sua penetração no óvulo e à fertilização. Sinônimo: acrossomo.

Adaptabilidade: (1) Probabilidade de um indivíduo transmitir seus genes para a próxima geração, de modo que eles sobrevivam para ser transmitidos à geração seguinte, em relação à probabilidade média da população. (2) Probabilidade relativa de um indivíduo portador de um determinado genótipo sobreviver e se reproduzir. (3) É a dimensão da contribuição genética de um indivíduo para as futuras gerações; ou é o escore do indivíduo em uma mensuração do desempenho esperado na correlação com a contribuição genética para as futuras gerações (como o sucesso reprodutivo durante a existência). Ver *valor adaptativo*.

Adaptação: (1) Processo pelo qual os organismos sofrem modificações de modo a funcionar mais adequadamente em um dado ambiente. (2) Qualquer característica anatômica, fisiológica, do desenvolvimento ou do comportamento de um organismo que, em seu ambiente, melhora suas chances de sobrevivência e fertilidade. (3) Característica ou traço que aumenta a capacidade de sobrevivência ou de reprodução de um indivíduo, em comparação com os indivíduos que não possuem tal característica ou traço.

Adaptação genética: Ver *adaptabilidade*.

Adaptação reprodutiva: É o sucesso reprodutivo de um indivíduo durante seu tempo de vida.

Adaptativo: Refere-se a caráter ou conjunto de caracteres de uma população, selecionado pelo ambiente, de modo a que sua existência melhore a probabilidade de sobrevivência da população.

Adenina: Uma das bases púricas nitrogenadas que compõem o DNA e o RNA. É designada pela letra A.

Adenovírus: Vírus com RNA de dupla fita que pode ser usado na terapia gênica.

Adesividade intercelular: Ocorrência de reconhecimento e adesividade celular por meio de um processo com várias etapas; tem um papel importante na morfogênese, comunicação intercelular, regulação do crescimento, mobilidade e malignidade celulares.

A-DNA: Uma forma alternativa de DNA dextrógiro de dupla-hélice. Sua hélice, com 11 pares de bases (pb) por giro completo, é enrolada mais fortemente que a do B-DNA, mais comum. Na forma A, as bases da hélice são deslocadas lateralmente e inclinadas em relação ao eixo longitudinal. Ainda não está claro se essa forma tem significado biológico. Ver *B-DNA*.

Afinidade: Em imunologia, o poder de ligação inato de um sítio combinatório de um anticorpo com o sítio de ligação de um único antígeno.

Afinidade celular: Tendência que as células apresentam de aderir especificamente a outras células do mesmo tipo, mas não a células de tipos diferentes. Essa propriedade é perdida em células cancerosas.

Agente de seleção: Qualquer fator que faz com que os indivíduos que têm determinados fenótipos tenham uma adaptabilidade média mais alta do que os indivíduos que têm outros fenótipos.

Aglutinação: Formação de grumos de vírus ou componentes celulares, na presença de um soro imune específico.

Aglutinina: Qualquer anticorpo capaz de causar a formação de grumos de eritrócitos ou, mais raramente, de outros tipos de células.

Aglutinogênio: Antígeno que estimula a produção de aglutininas ou reage com elas. Exemplo: antígenos do sistema sanguíneo ABO.

Alelo: Forma simplificada para designar *alelomorfo*. Cada uma das formas alternativas de um gene. Se para um determinado lócus existirem mais de dois alelos, na espécie, eles são chamados alelos múltiplos ou membros de uma série alélica.

Alelo amorfo: Alelo inativo que atua bloqueando a biossíntese normal.

Alelo neutro: Ver *mutação neutra*.

Alelo nulo: Alelo cujo efeito é a ausência de um produto gênico normal, no nível molecular, ou a ausência de uma função normal, no nível fenotípico. Os alelos nulos são devidos a mutações nulas que surgem por substituição de base, eventos de transposição ou deleção no lócus codificador da proteína.

Alelo silencioso: (1) Gene mutante que não produz efeito fenotípico detectável por meio das técnicas disponíveis. (2) Mutação gênica que não altera o produto gênico.

Alelos múltiplos: Em qualquer espécie, quando existem mais de dois alelos em um mesmo lócus cromossômico, eles são denominados de alelos múltiplos.

Aloantígeno: Antígeno que provoca uma resposta imune quando introduzido em um indivíduo da mesma espécie, mas geneticamente diferente. Os anticorpos produzidos em resposta aos aloantígenos denominam-se aloanticorpos.

Alótipo: Proteína que constitui produto de diferentes alelos do mesmo gene. O termo é frequentemente usado para designar variantes de imunoglobulinas e outras proteínas séricas. Ver *isótipos*.

Alteração cromossômica: Qualquer duplicação, deleção ou rearranjo do conteúdo cromossômico diploide de um organismo. Sinônimo: aberração cromossômica.

Altruísmo: Comportamento que diminui a adaptabilidade de seu agente e aumenta a de seu beneficiário.

Ambiente: O complexo de fatores geográficos, climáticos e bióticos dentro dos quais um organismo vive.

Aminoácido: Unidade de um polipeptídeo. Há 20 aminoácidos comuns de ocorrência natural, todos tendo a mesma estrutura fundamental, mas diferindo um do outro de acordo com o resíduo. A ordem linear dos aminoácidos em uma cadeia polipeptídica é denominada de sequência de aminoácidos, sendo geneticamente determinada. Cada aminoácido é codificado por um códon. Ver *pirrolisina* e *selenocisteína*.

Aminoácido C-terminal: Em uma cadeia polipeptídica, o aminoácido terminal que carrega um grupo carboxílico livre.

Aminoácidos essenciais: Aminoácidos que não são sintetizados em uma taxa adequada ou não são absolutamente sintetizados pelo indivíduo a partir de outros aminoácidos ou metabólitos, sendo, portanto, necessários na sua dieta.

Aminoacil-tRNA: Combinação ligada covalentemente de um aminoácido e uma molécula de RNA transportador (tRNA). Também referido como um tRNA carregado.

Amniocentese: Método de diagnóstico pré-natal, em que o líquido amniótico, coletado por punção transabdominal de uma gestante em torno da 16ª semana após o último período menstrual, é utilizado para estudos cromossômicos, testes bioquímicos e análise de DNA, com o objetivo de detectar principalmente defeitos genéticos no feto.

Amostragem de vilosidade coriônica: Ver *biópsia de vilosidade coriônica*.

Amplificação gênica: Produção de múltiplas cópias de uma determinada sequência de DNA ou gene específico, que permanecem como repetições em *tandem* dentro do cromossomo ou são segregadas como DNA satélite. Essas sequências amplificadas de DNA eucariótico parecem incluir tanto as regiões codificadoras (éxons) como as não codificadoras (íntrons), assim como grandes quantidades das regiões flanqueadoras do DNA.

Anáfase: Fase da mitose ou da meiose em que os cromossomos se deslocam do plano equatorial da célula para os polos opostos, sob orientação centromérica.

Anáfase I: Fase da primeira divisão meiótica, em que os membros dos pares de cromossomos homólogos se separam um do outro.

Análise de Bayes: Método matemático amplamente usado na informação genética para calcular os riscos de recorrência de uma característica qualquer. Esse método combina informações de várias fontes (genética, genealogia e exames clínicos e laboratoriais) para determinar a probabilidade de que um indivíduo desenvolva ou transmita um determinado distúrbio.

Análogo de base: Substância de estrutura muito semelhante às quatro bases do DNA, que pode ser incorporada aos ácidos nucleicos, em lugar da base normal que os constitui.

Anelamento: Associação de fitas simples complementares de ácido nucleico; hibridização, formando uma dupla-hélice com bases pareadas.

Aneuploidia: Condição em que o indivíduo apresenta número de cromossomos que não é múltiplo exato do número haploide da espécie. Exemplo: trissomia (2n+1).

Animal transgênico: Animal ou qualquer outro organismo em que foi introduzido um gene de um organismo de outra espécie. Por exemplo, um camundongo transgênico pode conter um gene humano inserido.

Anotação: Análise de dados da sequência nucleotídica do genoma, para identificar os genes codificadores de proteínas, os genes não codificadores de proteínas, as sequências reguladoras e a função ou as funções de cada gene.

Antecipação: Tendência de uma doença a se tornar mais grave, mais frequente ou de início mais precoce, em gerações sucessivas. Muitas vezes, trata-se de um artefato de averiguação tendenciosa. Ver *antecipação genética*.

Antecipação genética: Fenômeno em que, de geração a geração, a gravidade dos sintomas de doenças genéticas aumenta e a idade de sua manifestação diminui. Esse fenômeno é causado pela expansão de repetições trinucleotídicas dentro ou próximo de um gene, tendo sido observado pela primeira vez na distrofia miotônica.

Antibiótico: Produto químico tipicamente extraído de um microrganismo, que mata bactérias mediante rompimento de um processo bioquímico específico.

Anticódon: Sequência de três nucleotídeos no RNA transportador (tRNA), que pareia com o códon complementar do RNA mensageiro (mRNA).

Anticorpo: Molécula de imunoglobulina, formada por células imunocompetentes (plasmócitos) em resposta a um estímulo antigênico, com o qual reage especificamente. Quando a reação é de aglutinação, o anticorpo é também denominado de aglutinina.

Anticorpo monoclonal: Anticorpo puro, formado laboratorialmente por uma linhagem de células originadas de uma célula ancestral de um hibridoma (produzido pela fusão de células B com células de mieloma), portanto geneticamente idênticas.

Antígeno: Substância estranha ou molécula capaz de desencadear a formação de anticorpos pelas células imunocompetentes e de reagir especificamente com o anticorpo assim produzido. Quando a reação é de aglutinação, o antígeno é também denominado de aglutinogênio ou aglutinógeno, como no caso dos grupos sanguíneos.

Antígeno de diferenciação: Antígeno de superfície celular que é expresso somente durante um período específico da diferenciação embrionária.

Antígeno de histocompatibilidade: Aloantígeno da superfície celular, codificado geneticamente, que pode causar a rejeição de tecidos implantados, células e tumores que os contenham. Ver *gene de histocompatibilidade*.

Antígeno H: É a substância necessária para a produção dos antígenos A e B do sistema sanguíneo ABO. O alelo *H*, em homozigose (*HH*) ou heterozigose (*Hh*), determina a produção da enzima α-2-L-fucosiltransferase, que adiciona L-fucose à D-galactose terminal da glicoproteína precursora, convertendo-a em antígeno ou substância H.

Antígeno H-Y: Antígeno detectado pelas respostas humoral e celular de indivíduos homogaméticos contra indivíduos heterogaméticos da mesma espécie, que são geneticamente idênticos. Em mamíferos, esse antígeno é denominado H-Y, porque age como um fator de histocompatibilidade determinado por um gene do cromossomo Y.

Antígenos A e B: Mucopolissacarídeos responsáveis pelo sistema sanguíneo ABO, que se localizam na superfície dos eritrócitos e diferem apenas no açúcar ligado ao penúltimo monossacarídeo da cadeia de carboidratos. Essa pequena diferença química faz com que as macromoléculas se ativem antigenicamente de maneira diferencial.

Antiparalelas: Termo que descreve moléculas em alinhamento paralelo, que correm em direções opostas. Usado, mais comumente, para descrever as orientações opostas das duas fitas de uma molécula de DNA.

Antissoro: Soro que contém anticorpos.

Apoenzima: Porção proteica da molécula de uma enzima, que requer uma coenzima específica para seu funcionamento.

Apoptose: Uma forma de morte celular programada, que faz parte do crescimento e desenvolvimento normal, constituindo um mecanismo de defesa celular. Por exemplo: quando há dano do DNA, ativação de um oncogene ou inativação de um gene supressor de tumor, há a autodestruição da célula.

***Archaea*:** Terceiro tipo de célula que compartilha certas características com os procariotos e eucariotos, mas também apresenta características diferentes nos componentes de suas membranas celulares, nas bases raras encontradas em seus tRNAs e na estrutura da RNA-polimerase.

Arranjo de expressão: Microarranjo de oligonucleotídeos ou cDNAs que hibridizarão com mRNAs ou cDNAs do indivíduo. Quando hibridizados com a maior parte do cDNA de uma célula ou um tecido, o padrão de hibridização reflete o repertório de mRNAs no material fonte.

Arranjo em *tandem*: Estrutura do DNA em que um gene e as sequências associadas estão repetidos em uma posição imediatamente adjacente, ou uma após outra.

Árvore evolutiva: É um diagrama (tipicamente uma estimativa) das relações de ancestralidade e descendência em um grupo de espécies ou de populações; em estudos paleontológicos, os ancestrais podem ser reconhecidos em fósseis, enquanto que em estudos de espécies sobreviventes, os ancestrais podem ser constructos hipotéticos. Sinônimos: arvore filogenética e cladograma.

Árvore filogenética: Ver *árvore evolutiva*.

Associação: Ocorrência conjunta, em uma população, de duas características geneticamente determinadas, com uma frequência maior do que a esperada ao acaso, isto é, com uma frequência maior do que o produto das frequências individuais de ambas as características. Não confundir com ligação.

Associação de satélites: Em mitose e meiose humanas, os cromossomos acrocêntricos tendem a se localizar próximos uns dos outros. A associação de satélites é, provavelmente, o resultado do envolvimento desses cromossomos na formação do nucléolo e ocorre durante a telófase, quando muitos nucléolos se fundem para formar o nucléolo da interfase.

Áster: Figura simétrica em forma de estrela que circunda o centrossomo durante a mitose ou a meiose. Ver *fuso mitótico*.

Ativação gênica: Processo de ativação de um gene, que resulta em um estado de prontidão transcricional, em vez de na própria transcrição. Em eucariotos, a ativação gênica geralmente é acompanhada por uma estrutura alterada da cromatina, que resulta em suscetibilidade aumentada às nucleases.

Ativador: Fator de transcrição específico que se liga a coativadores e a acentuadores para auxiliar a regular a atividade de transcrição de alguns genes.

ATP: Trifosfato de adenosina. Principal transportador de fosfato e energia nos sistemas biológicos. Contém uma purina (adenina), um açúcar (ribose) e três grupos fosfatos.

ATPase: Enzima que hidrolisa o ATP (trifosfato de adenosina).

Atrofia: Definhamento de um órgão e/ou de suas capacidades. Comparar com *hipertrofia*.

Autoantígeno: Molécula localizada na superfície celular de um organismo, cujo sistema imune ileso percebe-a como do próprio organismo.

Autoduplicação semiconservativa: Modo normal de duplicação do DNA, em que cada uma das fitas parentais é encontrada em uma molécula-filha diferente.

Autofecundação: União de gametas e/ou núcleos masculino e feminino do mesmo organismo haploide, diploide ou poliploide. Sinônimos: idiogamia e autofertilização.

Autofertilização: Ver *autofecundação*.

Autoimunidade: Capacidade de produzir anticorpos dirigidos contra os próprios antígenos do indivíduo (autoanticorpos), resultando em doença autoimune.

Autopoliploide: Poliploide que se origina pela multiplicação de um conjunto básico de cromossomos.

Autorradiografia: Técnica de detecção de moléculas marcadas radioativamente (devido a seu efeito de criar uma imagem em filmes fotográficos) em uma célula ou tecido.

Autorradiograma: Imagem produzida pela exposição de uma substância marcada radioativamente, como uma sonda, a um filme de raios X (usado, por exemplo, na detecção de PCFRs e na hibridização *in situ*).

Autorregulação: Mecanismo regulador da expressão gênica em organismos procariotos e eucariotos, em que o produto de um gene estrutural modula sua própria expressão ou a expressão do óperon ao qual o gene estrutural pertence. A autorregulação pode fornecer um mecanismo para amplificação gênica, grave e prolongada inativação da expressão gênica, estabilização da resposta de genes estruturais a mudanças ambientais e manutenção de uma concentração intracelular constante de uma proteína, independentemente do tamanho da célula ou de sua taxa de crescimento.

Autossomos: Cromossomos dos pares 1 a 22, isto é, todos os cromossomos, com exceção do X e do Y, que são os cromossomos sexuais.

Autotetraploide: Condição autopoliploide composta de quatro cópias do mesmo genoma.

Autotransplante: Transplante do próprio tecido do paciente para outra parte de seu organismo.

Averiguação: Método de seleção de indivíduos para inclusão em um estudo genético.

β-galactosidase: Enzima bacteriana codificada pelo gene *lacZ*, que converte a lactose em galactose e glicose.

Bactéria lisogênica: Bactéria que hospeda um prófago e permanece dormente por muitas gerações, podendo causar lise.

Bacteriófago: Vírus que infecta bactérias, usado em biologia molecular como um vetor para clonagem gênica ou para transferir informação genética entre células.

Balanceada: Diz-se de uma constituição cromossômica que não apresenta falta, nem excesso de conteúdo gênico. Também usada livremente em relação às translocações robertsonianas, ainda que nessas falte parte dos braços curtos dos cromossomos acrocêntricos envolvidos.

Balanço entre mutação e seleção: Descreve o equilíbrio que ocorre na frequência de um alelo, quando novos exemplares dele são criados por mutação, exatamente na mesma velocidade com que exemplares antigos são eliminados por seleção natural.

Banda: (1) Padrão de bandas transversais escuras e claras alternadas, observadas nos cromossomos metafásicos de eucariotos, após o tratamento com vários tipos de corantes. Esse padrão é altamente específico e constante para cada cromossomo, sendo usado para distinguir cromossomos de tamanhos semelhantes no cariótipo. (2) No nível do DNA, padrão de bandas transversais escuras que representam, nos autorradiogramas, a localização de alelos em um gel.

Bandas G: Ver *técnicas de bandeamento cromossômico*.

Bandeamento cromossômico: Técnica de coloração dos cromossomos para produzir padrões específicos de bandas transversais. Há diferentes tipos de bandas (C, G, Q, R, NOR e outras) que, de acordo com a técnica utilizada, mostram diferentes estruturas dos cromossomos. Por exemplo, a banda C resulta de uma técnica específica para mostrar a região centromérica do cromossomo. A técnica de bandeamento é utilizada também no mapeamento gênico e na detecção de alterações cromossômicas. Corantes típicos usados são Giemsa (bandeamento G) e quinacrina (bandeamento Q). Ver *banda*.

Bandeamento cromossômico de alta resolução: Técnica que cora os cromossomos na fase de mitose precoce (profásicos ou prometafásicos), que, por serem mais distendidos do que os metafásicos, revelam mais bandas, de maior resolução.

Base: Cada um dos compostos nitrogenados, purinas e pirimidinas, que são incorporados em nucleosídeos, nucleotídeos e ácidos nucleicos; usualmente adenina, citosina, guanina, timina e uracil, abreviados por A, C, G, T e U, respectivamente.

Base complementar: A purina que pode formar ligações hidrogênicas com uma pirimidina, e vice-versa, em um polinucleotídeo de dupla-hélice, por exemplo: G com C e A com T.

B-DNA: A conformação do DNA que é encontrada com maior frequência nas células e serve de base ao modelo da dupla-hélice, de Watson-Crick. Existem 10 pares de bases por giro completo de sua hélice dextrógira, com os nucleotídeos empilhados com a distância de 0,34 nm entre eles. A hélice tem o diâmetro de 2 nm.

Biblioteca de cDNA: Coleção de segmentos de DNA complementar (cDNA) clonados em vetores como fago ou plasmídeo, representando somente o DNA que é transcrito em mRNA, nas células das quais este foi isolado. Ver *biblioteca genômica*.

Biblioteca de cromossomo específico: Coleção de fragmentos de DNA de um único cromossomo.

Biblioteca de genes: Uma grande coleção de clones de DNA recombinante cujos fragmentos genômicos ou de cDNA foram inseridos em um vetor particular.

Biblioteca genômica: Coleção de segmentos de DNA que inclui todo o genoma de um organismo. Inclui o cDNA, bem como o DNA não codificador. Ver *biblioteca de cDNA*.

Biodiversidade: A diversidade genética presente nas populações e nas espécies de plantas e animais.

Bioinformática: O planejamento e a aplicação de *softwares* e métodos computacionais para armazenamento, análise e manipulação de informações biológicas, tais como as sequências de nucleotídeos ou de aminoácidos.

Biologia molecular: Um ramo moderno da biologia que elucida fenômenos biológicos em termos moleculares. Na biologia molecular, frequentemente são usadas técnicas bioquímicas e físico-químicas na investigação de problemas genéticos.

Biópsia de vilosidade coriônica: Método de diagnóstico pré-natal, em que o tecido fetal é aspirado da área vilosa do córion, sob orientação ultrassônica, em gestações de 8 a 10 semanas.

Biotecnologia: Conjunto de processos tecnológicos que utilizam sistemas biológicos, envolvendo, em alguns casos, o uso de microrganismos manipulados geneticamente. Inclui técnicas como anticorpos monoclonais, engenharia genética e cultura de células.

Biótipo: Raça fisiologicamente distinta dentro de uma espécie. Se o biótipo permite que a raça ocupe um dado ambiente, ele é equivalente a um ecótipo. Ver *ecótipo*.

Bivalente: Par de cromossomos homólogos pareados, observados na prófase da meiose I (ou primeira divisão meiótica). Em um bivalente, existem quatro cromátides, duas de cada homólogo.

Bloqueio genético: Redução na atividade enzimática efetuada por uma mutação gênica. Um bloqueio genético completo resulta na ausência completa de uma dada enzima; um bloqueio genético incompleto ou defeituoso, na formação de uma enzima alterada que tem atividade limitada. Em casos de bloqueio genético, um determinado produto não é produzido ou é produzido em quantidade insuficiente para o metabolismo celular normal.

Blotting: Ver *transferência*.

Bolha de replicação: Segmento alargado ou dilatado de DNA duplicante visualizado por microscopia eletrônica, que é formado por duas forquilhas de replicação que partem da origem comum de replicação. Esse alargamento ou bolha é uma região em que as fitas do DNA original são separadas e em seguida pareadas com DNA recém sintetizado.

Bolsa de Fabricius: Estrutura em forma de saco, conectada ao canal alimentar posterior, nas aves. A bolsa é o principal local em que os linfócitos B amadurecem em plasmócitos (células plasmáticas secretoras de anticorpos). O órgão equivalente em mamíferos aparentemente é a medula óssea.

Braços cromossômicos: Os dois segmentos principais do cromossomo, cujo comprimento é determinado pela posição do centrômero. O braço curto denomina-se p e o longo, q.

BrdU (bromodesoxiuridina): Análogo de timidina mutagenicamente ativo, cujo grupo metila na posição 5′ na timina é substituído por bromina.

Brometo de etídio: Molécula orgânica usada para a identificação do DNA, ao qual se liga, produzindo uma imagem fluorescente sob a luz ultravioleta.

C: Abreviatura usada para a base nitrogenada pirimídica citosina, constituinte do DNA e do RNA. Ver *citosina*.

CAAC: Sequência de nucleotídeos localizada 6 bases acima da sequência CAAT, sendo necessária para a expressão eficiente *in vivo* dos genes da β-globina e sendo frequentemente duplicada.

CAAT, CAT ou CCAAT: Sequência de DNA encontrada a uma distância equivalente a 75-80 pares de bases antes do sítio de início da transcrição de muitos genes de eucariotos, estando, provavelmente, envolvida na ligação da RNA-polimerase II. Seu envolvimento como um sinal de transcrição ainda é controverso.

Cadeia leve: Uma das menores cadeias polipeptídicas que, combinada com outra cadeia leve e duas pesadas, constitui a molécula de imunoglobulina; sua denominação é cadeia L (de *light*, leve). Há dois grupos de cadeias leves: *kappa* e *lambda*.

Cadeia pesada: Em uma proteína heteromultimérica, como a imunoglobulina, a cadeia polipeptídica com peso molecular maior (p. ex., nesse caso, as cadeias pesadas são cerca de duas vezes o comprimento e o peso molecular das cadeias leves); sua denominação é cadeia H (de *heavy*, pesada). A cadeia pesada determina a classe à qual pertence a imunoglobulina.

Camundongos transgênicos: Camundongos que possuem um gene estranho (transgene) em seu genoma, capaz de se expressar e introduzido por injeção de DNA exógeno nos ovócitos. Se esse transgene for incorporado à linhagem germinativa, também pode transmitir-se à progênie.

Câncer: Classe de doenças do homem e de outros animais que se caracteriza pelo crescimento celular descontrolado.

Cap: Proteína ativadora de catabólitos; uma proteína que se liga ao cAMP e regula a ativação de óperons induzíveis.

Cap 5′: Um nucleotídeo modificado, 7-metilguanosina, introduzido no mRNA após a transcrição, na sua extremidade 5′, aparentemente necessário para o processamento normal, estabilidade e tradução do mRNA, ao qual protege contra a degradação por nucleases ou propicia um sítio de ligação nos ribossomos.

Capping: Processo de modificação da extremidade 5' do mRNA dos eucariotos pelo acréscimo de 7-metilguanosina (*cap*).

Capsídeo: Invólucro proteico externo de uma partícula viral.

Característica: Um atributo fenotípico observável de um organismo.

Característica adaptativa: Característica que aumenta a adaptabilidade (o valor adaptativo) de seu possuidor.

Característica autossômica: Característica determinada por genes localizados nos cromossomos autossômicos. Seu padrão de herança é o mesmo em ambos os sexos.

Característica complexa: Característica que não segue as leis de Mendel, mas possui um componente hereditário.

Característica dominante: É a característica que necessita apenas de um gene para se manifestar externamente, ou seja, se manifesta mesmo quando o gene estiver em heterozigose.

Característica familiar: Característica transmitida e expressa pelos membros de uma família. Geralmente é usada para descrever uma característica que ocorre em famílias, mas cujo exato modo de herança não é claro.

Característica influenciada pelo sexo: Característica determinada por genes autossômicos, ocorrendo predominantemente em um dos sexos.

Característica ligada ao sexo: Característica cujo gene que a determina está localizado no cromossomo X. Sinônimo: característica de herança ligada ao X.

Característica limitada pelo sexo: Característica determinada por genes autossômicos, mas que ocorre apenas em um dos sexos.

Característica mendeliana: Característica determinada por um único gene, que segue as regras da herança mendeliana, isto é, as leis de Mendel.

Característica multifatorial: Característica determinada por uma combinação de fatores genéticos e não genéticos (ambientais), cada um exercendo pequeno efeito.

Característica multifatorial com efeito de limiar: Característica fenotípica cuja distribuição é descontínua na população, apesar de ser de herança multifatorial como as características de variação contínua (quantitativas), existindo um limiar genotípico (quantidade mínima de genes presentes no genótipo para que uma característica de herança multifatorial se manifeste, em um dado ambiente) que separa os indivíduos em dois grupos fenotípicos: o dos normais e o dos afetados, sendo que entre estes as anomalias variam de leves a graves. É também denominada de característica semicontínua ou quase-contínua.

Característica poligênica: Característica determinada por vários genes situados em lócus diferentes, com pequenos efeitos aditivos, também influenciada por fatores ambientais.

Característica qualitativa: Característica cujos fenótipos classificam-se em categorias distintas, descontínuas (p. ex., os afetados e os não afetados por fibrose cística).

Característica qualitativa ou descontínua: É aquela determinada por um só par de alelos.

Característica quantitativa: Característica cujos fenótipos não se classificam em categorias distintas, descontínuas, mas apresentam uma variação contínua entre os indivíduos; uma característica determinada pela influência combinada do ambiente e de vários lócus com pequenos efeitos. Comparar com *característica qualitativa*.

Característica quantitativa ou contínua: É aquela determinada por vários pares de genes localizados em lócus diferentes, com pequenos efeitos aditivos; distribui-se na população de acordo com uma curva normal e pode ser medida em uma escala contínua (p. ex., altura, peso, etc.).

Característica recessiva: É a que se manifesta somente quando o gene que a determina está em homozigose ou em dupla-dose.

Caráter: Qualquer característica morfológica e/ou fisiológica de um ser vivo.

Caráter adquirido: Modificação impressa em um organismo pela influência ambiental durante o desenvolvimento.

Caráter benigno: Um caráter variante sem qualquer importância clínica.

Caráter de limiar: Ver *característica multifatorial com efeito de limiar*.

Caráter mendeliano: Ver *característica mendeliana*.

Carboidrato: Classe de substâncias biológicas composta de açúcares, polímeros de açúcares e compostos a eles relacionados, seu nome originando-se da estrutura básica do açúcar $(CH_2O)n$; inclui produtos de oxidação e redução, ésteres de sulfato e fosfato e aminoderivados. Os exemplos mais comuns são glicose, celulose, glicogênio e amidos.

Carcinogênese: O processo de desenvolvimento do câncer.

Carcinógeno: Agente físico ou químico que causa ou induz câncer.

Carga genética: (1) Número médio de equivalentes letais por indivíduo em uma população. (2) Conjunto de genes deletérios de uma espécie, que causam morte ou doenças, ou impedem a reprodução, reduzindo o valor adaptativo dos indivíduos. A carga genética de uma dada espécie pode conter vários componentes: a carga mutacional, que é devida à ocorrência de mutações recorrentes em lócus vantajosos, sendo a maioria delas recessivas, hipomórficas e eliminadas lentamente; a carga segregacional, que é causada pela segregação dos genes de heterozigotos favorecidos que geram homozigotos menos férteis ou menos viáveis; a carga do *input* devido à migração de indivíduos com adaptação média menor do que a da população original. Ver *equivalente letal*.

Cariograma: Conjunto de cromossomos de um indivíduo, ordenados segundo a classificação padrão, isto é, de acordo com o tamanho e a posição do centrômero de cada par cromossômico. Ver *cariótipo* e *idiograma*.

Cariótipo: Conjunto de cromossomos de uma célula diploide, característico da espécie. É também usado como sinônimo de cariograma.

Casamento ao acaso: É quando não há seleção do(a) parceiro(a) por preferência racial, idade ou qualquer genótipo particular. Pode ser resumido na probabilidade de um indivíduo de um sexo se cruzar com qualquer outro do sexo oposto, da mesma espécie.

Casamento consanguíneo: Casamento entre indivíduos aparentados por meio de pelo menos um ancestral comum.

Casamento preferencial: Casamento que não ocorre ao acaso. Há seleção do(a) parceiro(a), dando-se preferência a um genótipo ou fenótipo particular. Pode ser positivo (preferência por um parceiro de mesmo genótipo ou fenótipo) ou negativo (preferência por um parceiro de genótipo ou fenótipo diferente).

Cascata: Série de reações enzimáticas que, a cada passo, converte uma enzima inativa em uma enzima ativa, a qual, por sua vez, ativa outra enzima inativa no próximo passo, amplificando grandemente o sinal inicial.

Cascata da coagulação sanguínea: Sequência de reações, iniciada pela exposição do sangue a superfícies extravasculares, que resulta em um tampão de fibrina para estancar o sangramento. Ver *rota extrínseca* e *rota intrínseca*.

Caso esporádico: Quando uma característica ocorre em um único indivíduo dentro de uma família, sem base genética aparente.

Caso-índice: Indivíduo por meio do qual sua família é descoberta e averiguada; pode ser afetado, ou não. Sinônimo: probando ou propósito.

Caso isolado: Ver *caso esporádico*.

Catabolismo: Conjunto de rotas metabólicas produtoras de energia que degradam as macromoléculas e compostos completos, com o auxílio de enzimas catabólicas.

Catabólito: Produto de degradação derivado de um determinado composto.

Catalisador: Substância, como as enzimas, que aumenta a taxa de uma reação química.

Cauda poli-A: Em eucariotos, uma sequência de resíduos de adenina (em média, de 20 a 200 resíduos), adicionada à extremidade 3 de moléculas do RNA primário transcrito, como parte do processamento desse RNA primário em mRNA. Ver *poliadenilação do RNA mensageiro*.

ccDNA: Ácido desoxirribonucleico circular fechado.

cDNA: DNA complementar; cópia de DNA a partir de um RNA mensageiro específico, mediante ação da transcriptase reversa. Os cDNAs humanos representam apenas 1 a 3% do DNA genômico, mas contêm a maioria das sequências (porém não todas) clinicamente importantes. Ao contrário do DNA genômico, os cDNAs são tecido-específicos.

Célula-alvo: Célula que é estimulada por um hormônio ou um neurotransmissor específicos.

Célula apresentadora de antígeno: Célula que engloba antígenos estranhos, processa-os e exibe-os, em sua superfície celular, para serem reconhecidos pelos linfócitos T.

Célula desdiferenciada: Célula menos especializada do que a célula da qual descende, sendo uma das características da célula cancerosa.

Célula F^+: Célula bacteriana que contém um fator de fertilidade e atua como doadora na conjugação bacteriana.

Célula F^-: Célula bacteriana que não contém um fator de fertilidade e atua como receptora na conjugação bacteriana.

Célula germinal: Célula que produz gametas por meio da meiose. Por exemplo, oócitos (ou ovócitos) na fêmeas e espermatócitos nos machos.

Célula germinativa: Ver *gameta*.

Célula híbrida: Célula formada pela fusão de duas células somáticas de origens diferentes, em que os dois núcleos se unem em um único. Pode ser clonada para produzir linhagens celulares híbridas, utilizadas em estudos de mapeamento gênico.

Célula hospedeira: Célula cujo metabolismo é usado para crescimento e reprodução de um vírus.

Célula imunocompetente: Célula capaz de produzir anticorpo, em resposta a um estímulo antigênico.

Célula reprodutiva: Qualquer uma das células germinativas (usualmente os gametas) e suas predecessoras imediatas das quais elas resultam por divisão.

Células B: Também chamadas de linfócitos B (de bolsa de Fabricius); são pequenos linfócitos que respondem ao estímulo antigênico, produzindo anticorpos humorais; são, portanto, células responsáveis pela síntese dos anticorpos.

Células de memória: Descendentes de células B ativadas, que participam da resposta imune secundária. Ver *resposta imune secundária*.

Células-filhas: As duas células resultantes da divisão mitótica de uma célula.

Células K: São células *killer* que mediam a citotoxicidade celular dependente de anticorpo. Essas células e as *natural killer* têm muitas propriedades semelhantes e podem pertencer à mesma linhagem celular (linfócitos ou monócitos). Ver *células* natural killer *(células NK)*.

Células *natural killer* (células NK): Linfócitos citotóxicos cuja origem ainda não é perfeitamente compreendida, envolvidos na fase inicial de defesa contra antígenos exógenos e células tumorais, mas, ao contrário das células T *killer* ou células K, não precisam ser previamente sensibilizados para agirem. Ver *células K*.

Células plasmáticas: Células B diferenciadas que produzem anticorpos. Sinônimo: plasmócitos.

Células somáticas: Todas as células que constituem o corpo de um organismo, com exceção das células germinativas e gametas.

Células T: Também chamadas de linfócitos T; são linfócitos da linhagem T (de timo), produtores de citocinas, que podem ser classificados em vários tipos funcionais; cooperam com os linfócitos B na resposta imune; são, portanto, células responsáveis pela resposta imune celular.

Células T auxiliares (T_A): Linfócitos que reconhecem os antígenos estranhos na superfície dos macrófagos, ativam as células B e as células T citotóxicas e secretam citocinas.

Células T citotóxicas (T_C): Linfócitos que se ligam às células estranhas e liberam substâncias químicas que as atacam. Esses linfócitos reconhecem as células-alvo com base nas propriedades antigênicas de suas moléculas de classe I.

Células T *killer*: Ver *células K*.

Células T supressoras (T_S): Linfócitos T cuja função é suprimir a resposta de outros linfócitos a um antígeno específico.

Células-tronco: células capazes de se autorreplicar e originar uma variedade de linhagens celulares diferenciadas.

Células-tronco embrionárias: Células derivadas da massa celular interna de blastocistos iniciais de embriões de mamíferos. Essas células são totipotentes, significando que podem diferenciar-se em qualquer tipo de célula embrionária ou adulta característica do organismo.

CEN: Região do DNA dos centrômeros, crítica para sua função. Em leveduras, fragmentos de DNA cromossômico, com cerca de 120 pb de comprimento, que, quando inseridos em plasmídeos, conferem-lhes a capacidade de segregarem durante a mitose.

CentiMorgan (cM): Também denominado unidade de mapa ou unidade de medida da frequência de recombinação entre dois lócus. Um centiMorgan corresponde a uma frequência de recombinação de 1%. Ver *morgan*.

Centrifugação de banda ou centrifugação por gradiente de densidade: Técnica para separar e/ou caracterizar uma macromolécula por centrifugação em alta velocidade em um gradiente de densidade formado pelo gradiente de concentração de um soluto, tal como cloreto de césio (CsCl) ou sucrose, sendo sedimentada a macromolécula até que atinja a zona de sua própria densidade.

Centríolo: Um dos componentes de um par de organelas (centro celular) que formam o ponto de origem do fuso acromático, durante a divisão celular nas células animais, onde funcionam como centros mitóticos. Os centríolos permanecem juntos, externamente à membrana nuclear, na prófase, migrando, durante a divisão, para os polos opostos da célula.

Centro ativo: No caso de enzimas, uma porção flexível da proteína que se liga ao substrato e converte-o no produto da reação. No caso de proteínas receptoras e portadoras, o centro ativo é a parte da molécula que interage com compostos-alvo específicos.

Centro de inativação do X: Região do cromossomo X responsável pela sua inativação. Ver *inativação do cromossomo X*.

Centro mitótico: Agente que define para qual dos polos os cromossomos migrarão, durante a anáfase. Os centríolos funcionam como centros mitóticos na maioria das células animais. Em plantas, a natureza do centro mitótico não é bem clara.

Centrômero: Região heterocromática de um cromossomo, por meio da qual as cromátides se mantêm unidas, fixando-se ao cinetócoro. Essa região é também denominada de constrição primária. O centrômero é o elemento responsável pela segregação cromossômica na divisão celular, sendo visível na metáfase como uma constrição nos cromossomos de mamíferos e é o lugar de fixação dos microtúbulos do fuso acromático às proteínas que formam o cinetócoro.

Centrossomo: Uma das estruturas celulares que, durante a mitose, serve como um centro organizador dos microtúbulos e torna-se a estrutura da qual se irradia o fuso mitótico ou fuso acromático, definindo o polo celular. Em células animais, cada centrossomo contém um par de centríolos rodeados por uma região amorfa densa à qual se ligam os microtúbulos.

Chaperona: Proteína que regula o dobramento de um polipeptídeo em uma forma tridimensional funcional.

CHP: Complexo de histocompatibilidade principal. É um complexo de genes do sistema HLA situados no braço curto do cromossomo 6. Ver *complexo de histocompatibilidade principal* e *HLA*.

Ciclinas: Em células eucarióticas, uma classe de proteínas que são sintetizadas e degradadas em sincronia com o ciclo celular, e regulam a passagem ao longo de todas as fases do ciclo.

Ciclo celular: É o ciclo de uma célula entre duas mitoses sucessivas. Consiste em quatro períodos: G1, S, G2 e M (mitose). O período entre mitoses é denominado de interfase. Quando uma célula se diferencia, deixa o ciclo e entra em uma fase designada por G_0. Essas células em G_0 são mitoticamente quiescentes, mas metabolicamente ativas.

Ciclo de alongamento: Conjunto de reações de um ribossomo que adicionam um resíduo de aminoácido à terminação carboxílica de uma cadeia polipeptídica em formação, durante a tradução, e movem o ribossomo três nucleotídeos em direção à extremidade 3' do RNA mensageiro.

Ciclo de crescimento súbito e queda repentina: Período de rápido crescimento populacional, seguido por uma drástica redução no tamanho da população.

Ciclo vital: (1) Sequência de eventos de um determinado indivíduo, desde a formação do zigoto até sua morte. (2) Todos os estágios específicos da espécie, pelos quais um organismo passa, entre a produção de gametas em uma geração e a geração seguinte. Cada ciclo vital baseia-se em um sistema genético particular.

Cinetócoro: Estrutura visível ao microscópio eletrônico, situada junto ao centrômero, à qual se fixam as fibras do fuso acromático, na divisão celular. Em cromossomos de mamíferos, é uma organela trilaminar, que consiste em três discos fibrosos posicionados intimamente junto à superfície do cromossomo. As fibras do disco externo do cinetócoro interagem com os microtúbulos do fuso durante o movimento dos cromossomos, na divisão celular. A estrutura encontrada na interfase é denominada de pré-cinetócoro.

Citocinas: Hormônios proteicos, produzidos por diversos tipos de células. As citocinas desempenham uma grande variedade de funções no sistema imune. As produzidas por monócitos/macrófagos são chamadas de monocinas; as produzidas por linfócitos, linfocinas. Controlam a proliferação, diferenciação e ativação dos componentes do sistema imune e hematopoiético de modo geral, proporcionando ainda sua interação com outros componentes do organismo.

Citocinese: A divisão ou separação do citoplasma durante a mitose ou a meiose.

Citoesqueleto: A trama de estruturas relativamente rígidas no interior de uma célula, à qual dá forma e fornece uma estrutura contra a qual o movimento intracelular pode ocorrer; inclui microtúbulos, filamentos intermediários, filamentos de actina, etc.

Citogenética: Ramo da genética envolvido principalmente com o aspecto e a segregação dos cromossomos e sua relação com o fenótipo.

Citometria de fluxo: Técnica utilizada para a obtenção de grandes quantidades de um único tipo de cromossomo.

Citoplasma: A parte de uma célula que contém o citosol e pequenas estruturas, isto é, excluindo o núcleo, as mitocôndrias e os grandes vacúolos.

Citosina: Uma das bases pirimídicas nitrogenadas que compõem o DNA e o RNA. É designada pela letra C.

Citosol: A parte solúvel do citoplasma de uma célula, sem suas organelas, isto é, a parte que não se sedimenta durante a ultracentrifugação. Também chamado de hialoplasma.

Clado: É o conjunto das espécies descendentes de um determinado ancestral comum; é um sinônimo de *grupo monofilético*.

Cladograma: É uma árvore evolutiva que reflete os resultados de uma análise cladística.

Clinodactilia: Encurvamento dos dedos, resultante de angulação das articulações interfalangiais.

Clivagem: Processo pelo qual um zigoto em divisão dá origem a todas as células do organismo. Em algumas espécies, a clivagem segue um padrão definido, em outras o padrão é perdido, após algumas divisões celulares.

Clonagem funcional: Clonagem molecular de um gene candidato (possível responsável por uma característica ou doença), cujo produto proteico apresenta função conhecida, mas cuja localização cromossômica ainda não está bem estabelecida.

Clonagem gênica: Método de multiplicação de sequências de DNA, envolvendo geralmente o isolamento de fragmentos adequados de DNA e sua incorporação *in vitro* a um vetor de clonagem (geralmente um plasmídeo, um cosmídeo ou um fago) capaz de replicação quando introduzido em um hospedeiro apropriado. A clonagem gênica requer: (1) DNA de interesse (DNA desconhecido ou DNA-alvo); (2) um vetor de clonagem; (3) endonucleases de restrição; (4) DNA-ligase; (5) célula procariótica ou eucariótica para servir como hospedeira biológica.

Clonagem molecular: Ver *clonagem gênica*.

Clonagem posicional: Clonagem molecular de um gene com base no conhecimento de sua posição no mapa cromossômico, sem conhecimento prévio do respectivo produto.

Clonagem reprodutiva: Procedimento cujo objetivo é produzir um bebê clonado.

Clonagem terapêutica: Procedimento que objetiva produzir células-tronco embrionárias, geneticamente compatíveis com as células de um paciente, a fim de obter células ou tecidos para transplantes.

Clone: (1) Indivíduo que é geneticamente idêntico ao seu genitor ou um grupo de indivíduos que são geneticamente idênticos entre si. (2) Linhagem celular derivada, por mitose, de uma única célula diploide ancestral. Em biologia molecular, uma cópia de sequências de DNA criada por técnicas de DNA recombinante.

Cloroplasto: Organela portadora do pigmento verde clorofila, no citoplasma das células vegetais.

Coativador: Fator de transcrição específico que se liga a ativadores e ao fator geral de transcrição, que regula a transcrição de genes específicos.

Código contínuo: Diz-se do código genético, por não existir espaçamento entre os códons.

Código degenerado: Redundância do código genético, em que cada aminoácido pode ser especificado por mais de um códon. Sinônimo: código redundante.

Código genético: O mesmo que código de informação genética. Formado por trincas de nucleotídeos consecutivos (códons) de DNA e RNA, cada uma especificando um aminoácido na sequência polipeptídica correspondente.

Código não ambíguo: Característica do código genético, segundo a qual cada códon só pode codificar um determinado aminoácido.

Código sem superposição: Característica do código genético, segundo a qual uma dada base pertence a uma só trinca ou códon.

Código universal: O código genético é o mesmo para todas as formas de vida, com algumas exceções. Na mitocôndria da levedura, CUA codifica treonina em vez de leucina; na mitocôndria de mamíferos, AUA codifica metionina em vez de isoleucina, e os códons AGA e AGG sinalizam o ponto final em vez de codificarem arginina. O códon UGA codifica o triptofano, em vez de sinalizar o ponto final, nas mitocôndrias tanto de leveduras como de mamíferos.

Codominância: Quando ambos os alelos de um par se expressam no heterozigoto.

Códon: Unidade de informação genética. Constituído de uma trinca de bases em uma molécula de DNA ou RNA, codificando um único aminoácido.

Códon âmbar: O códon UAG, que não codifica um aminoácido, mas codifica a terminação da cadeia.

Códon finalizador: Um dos três códons (UAG, UAA e UGA, no RNA mensageiro) que finalizam a síntese de um polipeptídeo. Sinônimos: códon de parada, códon de terminação ou códon sem sentido.

Códon iniciador: Qualquer códon no RNA mensageiro e em seu molde de DNA que dirige o início da tradução genética, mediante estímulo à ligação do RNA transportador iniciador e da tradução gradual do RNA mensageiro. Em procariotos, os códons iniciadores no RNA mensageiro são AUG ou GUG; em eucariotos, AUG é o único códon iniciador. Sinônimo: códon de iniciação.

Códons degenerados: Diferentes códons especificando o mesmo aminoácido.

Coeficiente de coincidência: Razão do número observado de permutações duplas dividido pelo número esperado dessas permutações.

Coeficiente de consanguinidade (r): É a probabilidade de que duas pessoas tenham herdado um determinado gene de um ancestral comum; ou a proporção de todos os genes que foram herdados de ancestrais comuns.

Coeficiente de correlação intraclasse (r): Medida estatística que especifica o grau de semelhança entre duas quantidades em uma amostra populacional, variando de -1 a $+1$.

Coeficiente de desequilíbrio de ligação (D): É um valor calculado que quantifica o grau de associação não casual entre os genótipos de um lócus e os genótipos de outro lócus.

Coeficiente de endocruzamento (f): É a probabilidade de que um indivíduo tenha recebido, de um mesmo ancestral comum, dois alelos idênticos de um lócus; é também a proporção de lócus nos quais um indivíduo é homozigoto por descendência de um ancestral comum.

Coeficiente de regressão: Mudança na frequência da variável dependente em relação à variável independente.

Coeficiente de seleção (s): Uma medida quantitativa da intensidade da seleção, isto é, a redução proporcional na contribuição genética de um genótipo particular comparado com o genótipo padrão, geralmente o mais favorecido, de uma geração para outra, ou decréscimo ou aumento proporcional da adaptação de um genótipo em relação a outro. A contribuição do genótipo mais favorável é considerada como igual a 1 e a contribuição do genótipo selecionado contra é (1-s). O coeficiente de seleção pode apresentar um intervalo de valores que variam de 0 a 1 e pode, no curso da seleção, sofrer flutuações e reversões.

Coeficiente médio de endocruzamento (F): Mede a proporção de indivíduos homozigotos em uma população, por terem dois alelos idênticos derivados de um único alelo, presente em um ancestral comum.

Coenzima: Molécula ligada firmemente à superfície de uma enzima, sendo essencial para a sua atividade. Geralmente, a coenzima atua como um doador ou receptor de grupos de átomos que foram adicionados ou removidos do substrato.

Cofator: Substância que interage com as enzimas para produzir reações químicas, como em vários processos metabólicos.

Colchicina: Composto alcaloide que inibe a formação do fuso durante a divisão celular. Na preparação de cariótipos, é usada para coletar uma grande população de células inibidas na metáfase mitótica.

Coleta de amostra de vilosidades coriônicas: Procedimento usado para diagnóstico pré-natal da 8ª à 10ª semana de gestação. Retira-se tecido fetal para análise da área vilosa do córion, por via transcervical ou transabdominal, sob orientação ultrassonográfica.

Coleta percutânea de sangue umbilical: Procedimento usado para diagnóstico pré-natal, pelo qual se obtém sangue fetal por punção do cordão umbilical. Sinônimo: cordocentese.

Colinearidade: Relação paralela entre a sequência de bases do DNA de um gene (ou do RNA dele transcrito) e a sequência de aminoácidos do polipeptídeo correspondente.

Compensação de dose: Mecanismo que regula a expressão dos genes ligados ao sexo, pelo qual a quantidade de produtos codificados pelos cromossomos X nas fêmeas é semelhante à dos machos, em espécies cuja determinação do sexo é do tipo XX-XY (como a espécie humana). Em mamíferos, a compensação de dose é feita pela inativação ao acaso de um dos dois cromossomos X em todas as células somáticas das fêmeas. Esse mecanismo é explicado pela hipótese de Lyon. Ver *hipótese de Lyon*.

Competência: Em bactérias, o estado ou condição transitória em que a célula pode ligar-se a moléculas de DNA exógeno e internalizá-las, possibilitando a transformação.

Complementaridade: Interação de pares de bases púricas e pirimídicas (adenina com timina, guanina com citosina) de um ácido nucleico, por meio de pontes de hidrogênio, para proporcionar a geometria da estrutura secundária do ácido nucleico.

Complexidade (X): Número total de nucleotídeos ou pares de nucleotídeos em uma população de moléculas de ácido nucleico, como é determinado pela cinética de reassociação.

Complexo de histocompatibilidade principal: Lócus complexo situado no braço curto do cromossomo 6 (6p), que contém uma série de genes intimamente ligados e relacionados de maneira importante à resposta imune. Esse lócus complexo inclui os genes altamente polimórficos que codificam os antígenos dos leucócitos humanos (HLA), que são antígenos de fundamental importância nos transplantes, determinando se os transplantes de tecidos ou órgãos serão aceitos (caso o doador tenha CHP compatível com o do receptor) ou rejeitados.

Complexo sinaptonêmico: Em eucariotos, uma estrutura de ocorrência regular, que consiste em filamentos paralelos proteicos, ricos em arginina, que se situam lateralmente aos cromossomos homólogos pareados durante a meiose, estando envolvido na condensação cromossômica, no pareamento cromossômico, na recombinação e na segregação.

Composto genético: Indivíduo ou genótipo com dois alelos mutantes diferentes no mesmo lócus. Não deve ser confundido com homozigoto, no qual os alelos mutantes são idênticos.

Concordância gemelar: Ocorre quando ambos os membros de um par de gêmeos apresentam uma dada característica. É uma medida indicativa do grau em que uma característica é herdada, calculada pela porcentagem de pares de gêmeos em que ambos os cogêmeos expressam essa característica. Comparar com *discordância gemelar*.

Configuração CIS: Arranjo de dois genes (ou dois sítios mutantes dentro de um gene) no mesmo cromossomo homólogo, tal como $a^1 a^2 / + +$. Isso contrasta com a configuração *trans*, em que os alelos mutantes estão localizados em homólogos opostos. Comparar com *configuração trans*.

Configuração trans: Arranjo em que dois sítios mutantes estão em homólogos opostos, tal como: $a^1 +$, em contraste à *configuração* $+ a^2$ *cis*, em que esses sítios se localizam no mesmo homólogo.

Congênito: Presente ao nascimento, independentemente de ter ou não causa genética.

Conjugação: Fusão temporária de dois organismos unicelulares para a transferência sexual do material genético.

Conjunto gênico (*pool* gênico): A totalidade de alelos de um determinado lócus, em certa população. Os gametas de todos os indivíduos que se cruzam, nessa população, fornecem um *pool* de genes, entre os quais são escolhidos os genes da geração seguinte.

Consanguíneos: Relacionados por um ancestral comum dentro de algumas gerações anteriores.

Consanguinidade: Parentesco entre dois indivíduos por descendência de pelo menos um ancestral comum.

Conservação: Ao longo do tempo, a preservação, em um gene ou em uma proteína em evolução, de algumas sequências muito semelhantes de DNA ou de aminoácidos, entre organismos diferentes.

Conservação evolutiva: Semelhança na sequência de um gene ou uma proteína entre as espécies.

Constrição primária: Ver *centrômero*.

Constrição secundária: Região heterocromática estreita de um cromossomo. As constrições secundárias de cromossomos com satélites contêm genes que codificam o RNA ribossômico.

Consulente: O indivíduo que solicita informação genética.

Conteúdo de informações de polimorfismo: Medida do grau de informação de um marcador genético. Depende do número de alelos no lócus marcador e de suas frequências relativas. Quanto mais alto o valor do conteúdo de informações de polimorfismo, maior a utilidade do marcador.

Contig: Sequência contínua de DNA, reconstruída a partir de sequências sobrepostas de DNA, derivadas por clonagem ou análise de sequência.

Controle por *feedback*: Sistema de controle em que o acúmulo do produto de uma reação leva ao decréscimo na sua taxa de produção, ou a deficiência do produto acarreta um aumento na sua taxa de produção.

Conversão gênica: Processo em que um segmento curto (tipicamente 100 pb) da sequência de DNA em um gene é substituído por uma sequência semelhante, mas não idêntica, de outro alelo ou gene. Processo similar à recombinação, mas não recíproco: o gene doador é inalterado.

Corantes de acridina: Classe de compostos orgânicos que se ligam ao DNA e se intercalam na estrutura de fita dupla, produzindo disrupções locais do pareamento de bases. Essas disrupções resultam em adições ou deleções de nucleotídeos no próximo ciclo de replicação.

Cordocentese: Ver *coleta percutânea de sangue umbilical*.

Corpúsculo de Barr: Denominação dada à cromatina sexual como é vista nos núcleos das células somáticas interfásicas femininas de mamíferos, em homenagem a Murray Barr que, com seu aluno E. G. Bertram, descreveu pela primeira vez o dimorfismo sexual nas células somáticas. Ver *cromatina sexual do X*.

Corpúsculo polar: Um dos produtos da gametogênese feminina, de pequeno tamanho e citoplasma reduzido, não funcional. O primeiro corpúsculo polar contém um conjunto cromossômico derivado da meiose I; o segundo, da meiose II, nem sempre chegando a termo.

Cosmídeo: Vetor, geralmente usado na tecnologia de DNA recombinante, formado por plasmídeo com marcadores de resistência a antibióticos, que contém também uma sequência do fago lambda denominado *cos*; isso permite que o cosmídeo contendo o DNA a ser clonado seja empacotado por proteínas da cápsula viral e, então, introduzido na célula hospedeira com alta eficiência.

Cromátide: Cada um dos filamentos paralelos unidos pelo centrômero, que constituem um cromossomo de uma célula em divisão. O cromossomo duplica-se durante o período S – estágio de síntese do DNA durante a interfase do ciclo celular –, passando a ser constituído de duas cromátides até a anáfase da divisão mitótica seguinte, quando cada cromátide passa a constituir um cromossomo de uma célula-filha.

Cromátides-irmãs: São as cromátides geneticamente idênticas de um cromossomo duplicado durante o período S da interfase do ciclo celular, unidas por um só centrômero.

Cromatina: O material que compõe os cromossomos. É um conjunto complexo de partes aproximadamente iguais de DNA e proteínas básicas de baixo peso molecular (histonas), bem como proporções variáveis de outras proteínas não histônicas. A cromatina geralmente é dividida em duas frações: (1) eucromatina, que é transcrita ativamente e a (2) heterocromatina, que geralmente é inativa e não transcrita.

Cromatina sexual do X: Massa de cromatina presente no núcleo de células em interfase em fêmeas da maioria das espécies de mamíferos, incluindo a humana. Representa um único cromossomo X que está inativo no metabolismo da célula. As fêmeas normais possuem uma cromatina sexual, sendo, portanto, cromatino-positivas; os machos normais não a possuem, denominando-se, assim, cromatino-negativos. Ver *corpúsculo de Barr*.

Cromatina sexual do Y: É representada pelo cromossomo Y que pode ser observado em células somáticas interfásicas de indivíduos do sexo masculino, mediante coloração especial com quinacrina. Aparece em células assim preparadas como um ponto brilhante que corresponde a um segmento do seu braço longo.

Cromatino-negativo: Indivíduo (geralmente do sexo masculino) cujos núcleos celulares não apresentam cromatina sexual do X.

Cromatino-positivo: Indivíduo (geralmente do sexo feminino) cujos núcleos celulares apresentam cromatina sexual do X. Ver *cromatina sexual do X* e *corpúsculo de Barr*.

Cromatografia: Técnica para a separação de uma mistura de moléculas solubilizadas, de acordo com sua migração diferencial em um substrato.

Cromatografia líquida desnaturante de alta resolução: Um método para testar um produto de PCR ou outro fragmento de DNA de fita dupla, quanto a mutações, em comparação a um fragmento de referência, mediante verificação da velocidade com que atravessa uma coluna.

Cromômero: Região densamente enrolada de cromatina em um cromossomo. Os cromômeros conferem ao cromossomo distendido uma aparência de cordão com contas esparsas, especialmente evidente na prófase da meiose I.

Cromossomo: É uma unidade do genoma constituída de cromatina (a qual se compõe de DNA e proteínas), ao longo da qual se dispõem os genes. É visível como entidade morfológica somente durante a divisão celular.

Cromossomo A: Qualquer um dos cromossomos padrões dos cariótipos de todos os organismos eucarióticos. Os cromossomos A formam um sistema balanceado e geralmente todos têm de estar presentes para assegurar a viabilidade normal do organismo. Em muitas espécies, o complemento padrão de cromossomos A pode estar suplementado por números variáveis de cromossomos B ou supranumerários.

Cromossomo acêntrico: Cromossomo ou fragmento cromossômico sem centrômero.

Cromossomo acrocêntrico: Cromossomo com o centrômero localizado muito perto de uma de suas extremidades. Os cromossomos humanos 13, 14, 15, 21, 22 e Y são acrocêntricos.

Cromossomo artificial de bactéria: Plasmídeo recombinante inserido em uma bactéria que funciona como vetor de clonagem capaz de receber inserções de DNA de 50 a 200 kb.

Cromossomo artificial de bacteriófago P1: Vetor de clonagem que consiste no vírus bacteriófago P1 e é inserido em um plasmídeo, aceitando inserções de DNA de até 100 kb.

Cromossomo artificial de levedura: Cromossomo sintético de levedura. Ver *YAC*.

Cromossomo B: Qualquer cromossomo de uma categoria heterogênea de cromossomos (também chamados de cromossomos supranumerários, acessórios ou extras) presente em muitas espécies de plantas e animais, os quais diferem dos cromossomos A ou normais nas seguintes características: possuem tamanho menor e frequentemente são heterocromáticos e telocêntricos, não influenciam fortemente a viabilidade e o fenótipo dos seus portadores, são variáveis numericamente entre diferentes células, tecidos, indivíduos e populações, e seu comportamento mitótico e meiótico é anormal.

Cromossomo derivativo: Cromossomo que foi alterado, em consequência a uma translocação. Por exemplo: derivativo 8 ou der(8).

Cromossomo dicêntrico: Cromossomo estruturalmente anormal com dois centrômeros.

Cromossomo em anel: Alteração cromossômica estrutural, em que as pontas do cromossomo foram deletadas e os braços fragmentados são reunidos em anel, resultando um cromossomo fisicamente circular. Cromossomo em anel é o aspecto normal dos cromossomos de alguns procariotos como, por exemplo, a *Escherichia coli* e alguns vírus.

Cromossomo M: Cromossomo mitocondrial humano, isto é, cromossomo circular que contém o DNA mitocondrial, composto de 16.569 pares de bases e cerca de 40 genes. É também referido como cromossomo 25.

Cromossomo marcador: Qualquer cromossomo anormal distinguível morfologicamente.

Cromossomo metacêntrico: Quando o centrômero está localizado na região mediana do cromossomo, dividindo-o em dois braços iguais ou quase iguais.

Cromossomo Philadelphia (Ph1): O cromossomo 22 estruturalmente anormal que ocorre em uma proporção das células da medula óssea da maioria dos pacientes com leucemia mieloide crônica. A anormalidade é uma translocação recíproca entre a porção distal do braço longo do cromossomo 22 e a porção distal do braço longo do cromossomo 9.

Cromossomo plumoso: Cromossomo cuja cromatina estende-se para fora do eixo central em muitas alças, onde a transcrição e outras atividades ocorrem. Esse cromossomo é característico dos oócitos primários de vertebrados, sendo o maior deles encontrado em oócitos de salamandra. São ainda encontrados no cromossomo Y dos espermatócitos primários de machos de muitas espécies de *Drosophila* (a mosca-das-frutas).

Cromossomo politênico: Forma amplificada dos cromossomos de insetos, cuja cromatina está empacotada em bandas transversais espaçadas irregularmente.

Cromossomo recombinante: Cromossomo resultante de troca, por permutação, de segmentos recíprocos em um par de cromossomos homólogos parentais, durante a meiose.

Cromossomo submetacêntrico: Quando o centrômero está localizado um pouco distante do centro do cromossomo, resultando braços de tamanhos desiguais.

Cromossomo telocêntrico: Cromossomo com o centrômero tão próximo a uma de suas extremidades que somente o braço longo pode ser visualizado. Este tipo de cromossomo não é encontrado na espécie humana.

Cromossomo X: Nos organismos com heterogametia masculina e diferenciação sexual diploide, o X é o cromossomo que está presente em ambos os sexos. Um dos sexos é homozigoto (XX), sendo o sexo homogamético, feminino; o outro é heterozigoto (XY ou X₀), sendo o sexo heterogamético, masculino. Em organismos com diferenciação sexual haploide, o X é o cromossomo sexual da fêmea. A hipótese de inativação do X estabelece que em machos XY o único cromossomo X está ativo em todas as células, enquanto em cada célula somática das fêmeas de mamíferos (XX) um dos dois cromossomos X torna-se inativo, no início do desenvolvimento embrionário. Na espécie humana, o cromossomo X é um cromossomo submetacêntrico, pertencente ao grupo C.

Cromossomo Y: Em organismos com heterogametia masculina e diferenciação sexual diploide, o Y é o cromossomo sexual limitado a um dos sexos (o heterogamético, masculino), pareando atipicamente com o cromossomo X. Em organismos com diferenciação sexual haploide, o Y é o cromossomo sexual do macho. Na espécie humana, o cromossomo Y é um cromossomo acrocêntrico, desprovido de satélites, pertencendo ao grupo G.

Cromossomos-filhos: São os cromossomos resultantes da autoduplicação de cada cromossomo seguida da divisão do centrômero durante a divisão celular (mitose e/ou meiose).

Cromossomos homólogos: Os dois cromossomos de um par (p. ex., par 1, par 2, etc.) em uma pessoa. Os cromossomos homólogos (um de origem materna e outro de origem paterna), contêm o mesmo conjunto de lócus, mas, diferentemente das cromátides-irmãs, não são cópias um do outro, Podem diferir em pequenos aspectos (diferenças menores na sequência de DNA) ou, às vezes, em grandes aspectos (em razão de translocações, etc.).

Cromossomos sexuais: Cromossomos responsáveis pela determinação do sexo. Em seres humanos, XX na mulher, XY no homem.

Cromossomos X de replicação tardia: No núcleo de células somáticas de mamíferos, todos os cromossomos X, exceto um, espiralizam-se em uma massa condensada (corpúsculo de Barr ou cromatina sexual) e não funcionam na transcrição. Tais cromossomos X completam sua replicação mais tarde do que o X funcional e os autossomos.

Cromossomos X ligados: Dois cromossomos X unidos que compartilham um único centrômero e, portanto, migram juntos durante a divisão celular.

Crossing-over: É o processo de troca de material genético entre cromossomos homólogos. Sinonímia: permuta, permutação, sobrecruzamento.

Crossing-over **desigual ou** *crossing-over* **por pareamento desigual:** *Crossing-over* ou permutação entre sequências semelhantes de DNA que estão desalinhadas em seu pareamento, resultando sequências de DNA com deleção ou duplicação de segmentos.

Crossing-over **mitótico:** *Crossing-over* ou permutação que ocorre, raramente, na mitose, entre os cromossomos homólogos duplicados.

Cruzamento ao acaso: Sistema de cruzamento governado inteiramente pelo acaso, em que cada gameta masculino tem igual oportunidade para unir-se a cada gameta feminino.

Cruzamento di-híbrido: Cruzamento genético que envolve duas características e no qual os genitores têm formas diferentes de cada característica (p. ex., ervilhas amarelas e redondas X ervilhas verdes e rugosas).

Cruzamento-teste: Cruzamento de um duplo ou múltiplo heterozigoto (híbrido) com o correspondente duplo ou múltiplo recessivo (mono-híbrido), com o objetivo de estimar as relações de ligação dos lócus gênicos em questão.

Cruzamentos recíprocos: Cruzamento das formas A (fem.) × B (masc.) e B (fem.) × A (masc.), onde os indivíduos simbolizados por A e B diferem no genótipo, no fenótipo ou em ambos. Cruzamentos recíprocos são utilizados para detectar herança ligada ao sexo, herança materna ou herança citoplasmática.

Cultura de células: Técnica *in vitro* para propagação de células animais ou vegetais geneticamente homogêneas, em um estágio diferenciado, geralmente em um meio de cultura complexo.

Dalton (Da): Unidade de massa igual à do átomo de hidrogênio, que é $1,67 \times 10^{-24}$ g. Uma unidade usada para designar pesos moleculares.

Darwinismo: Teoria pela qual o mecanismo de evolução biológica envolve seleção natural das variações adaptativas.

De novo: Que surge novamente; sintetizado a partir de precursores menos complexos, em vez de ser produzido por modificação de uma molécula existente.

Deficiência de reparo: Deficiência em algum dos mecanismos de reparo do DNA geneticamente determinados.

Deficientes de reparo: Genótipos deficientes em algum dos mecanismos de reparo de DNA geneticamente determinados, em comparação aos genótipos de reparo eficiente.

Deformação: Alteração da forma ou posição de uma parte do corpo por forças mecânicas que podem ser extrínsecas ao feto (resultantes de pressão intrauterina) ou intrínsecas (hipomobilidade fetal devida a um defeito no seu sistema nervoso). A correção ou eliminação dessas forças pode levar à normalização do desenvolvimento.

Degeneração do código: Característica do código genético segundo a qual a maioria dos vinte aminoácidos é codificada por mais de um dos 64 códons.

Degradação do DNA: Quebra da molécula de DNA por meios físicos ou químicos.

Deleção: (1) Alteração cromossômica estrutural em que está faltando um segmento do cromossomo. Pode ser *terminal*, quando acarreta perda de uma porção distal do cromossomo, inclusive o telômero, ou *intersticial*, quando leva à perda de um segmento interno do cromossomo. (2) Pode referir-se também à perda de qualquer segmento de DNA. Comparar com *duplicação*.

Deriva genética: Fator evolutivo em que ocorre flutuação das frequências gênicas devida ao acaso, frequentemente detectada em pequenas populações, quando estas se separam de uma população maior. Sinônimo: oscilação genética. Ver *efeito do fundador*.

Dermatóglifos: Os padrões formados pelas cristas dérmicas dos dedos e palmas das mãos, dedos e solas dos pés.

Desequilíbrio de ligação: Se dois alelos localizados em dois ou mais lócus ligados estiverem associados em frequência maior ou menor do que o previsto pelo produto de suas frequências individuais, diz-se que esses alelos estão em desequilíbrio de ligação. Comparar com *equilíbrio de ligação*.

Desequilíbrio gamético: Fenômeno em que alelos de lócus diferentes podem estar associados entre si não por acaso, em uma população. Essa associação pode ser consequência de seleção, deriva genética, migração, coancestralidade, mutação.

Desnaturação: Conversão do DNA do estado de fita dupla para o de fita simples ou única, geralmente realizada por aquecimento para destruir as ligações químicas envolvidas no pareamento das bases.

Desoxirribonuclease: Qualquer enzima que digere o DNA em fragmentos de oligonucleotídeos. Ver *endonuclease, exonuclease* e *endonuclease de restrição*.

Desoxirribonucleosídeo: Nucleosídeo encontrado no DNA, contendo uma purina ou pirimidina ligada à desoxirribose.

Desoxirribonucleotídeo: Nucleotídeo encontrado no DNA, contendo uma purina ou pirimidina ligada à desoxirribose, que por sua vez se liga ao grupo fosfato.

Desoxirribose: O açúcar característico do DNA.

Desvio-padrão: É a medida da variação entre os números de uma lista; é igual à raiz quadrada da variância. Ver *variância*.

Determinação do sexo: Mecanismo pelo qual o sexo de uma dada espécie é determinado. Em muitas espécies, o sexo é determinado na fertilização, pelo tipo de espermatozoide que fecunda o óvulo. O espermatozoide que porta o cromossomo Y produz zigotos masculinos, o espermatozoide que carrega o cromossomo X produz zigotos femininos. Na espécie humana, o cromossomo Y é o agente masculinizante e a feminização somente ocorre quando este cromossomo está ausente.

Determinante antigênico: Pequeno complexo químico (em relação ao tamanho da macromolécula ou da célula de que faz parte) que determina a especificidade de uma interação antígeno-anticorpo. É a porção de um antígeno que realmente faz contato com um anticorpo específico ou com o receptor das células T. É um epítopo. Comparar com *parátopo*.

Diacinese: Estágio final da prófase da primeira divisão meiótica, durante a qual os cromossomos tornam-se bastante condensados e intensamente corados.

Díade: Produtos da separação ou disjunção da tétrade na prófase da meiose I. Cada díade consiste em duas cromátides-irmãs unidas pelo centrômero.

Diagnóstico genético pré-implantação: Testagem cromossômica ou gênica em uma célula removida de um embrião pré-implantação de 8 células, para decidir se as 7 células remanescentes deveriam ser transferidas para o corpo de uma mulher e se o desenvolvimento deveria continuar. Esse procedimento impede a gestação de uma criança com uma determinada condição clínica.

Diagnóstico pré-natal: Identificação de uma doença em um feto ou embrião.

Diagnóstico pré-sintomático: Identificação de uma doença antes que o fenótipo correspondente seja clinicamente detectável.

Dicêntrico: Ver *cromossomo dicêntrico*.

Dicer: Enzima (ribonuclease) que cliva o RNA de fita dupla (dsRNA) e o pré-micro-RNA (miRNA) para formar moléculas de RNA interferente pequeno (siRNA), com cerca de 20 a 25 nucleotídeos de extensão, que servem como moléculas-guia para a degradação de moléculas de mRNA com sequências complementares ao siRNA.

Dictióteno: Estágio da primeira divisão meiótica, em que o ovócito humano permanece em prófase bloqueada, desde a vida fetal até a ovulação.

Didesoxinucleotídeo: Nucleotídeo quimicamente modificado, usado no sequenciamento do DNA para interromper o crescimento das fitas de DNA.

Diferenciação: Conjunto de mudanças envolvidas na diversificação progressiva da estrutura e função das células de um organismo. Para uma determinada linhagem celular, a diferenciação resulta em uma restrição contínua dos tipos de transcrição que cada célula pode sofrer.

Diferencial de seleção (S): É uma medida da força da seleção, usada em genética quantitativa; é igual à diferença entre o fenótipo médio dos indivíduos selecionados (p. ex., os que sobrevivem para reproduzir) e o fenótipo médio da população inteira.

Di-híbrido: Genótipo caracterizado pela heterozigose em dois lócus cromossômicos considerados.

Dímero: Qualquer estrutura resultante da associação de duas subunidades idênticas. Exemplo: dímero de pirimidina.

Dímero de pirimidina: Uma ligação covalente de duas bases pirimídicas adjacentes que pode se formar quando a luz ultravioleta danifica o DNA.

Dimorfismo: Fenômeno de diferenças morfológicas que dividem a espécie em dois grupos, como nas características do dimorfismo sexual que distinguem os homens das mulheres (ou os machos das fêmeas).

Dimorfismo sexual: Presença de diferenças marcantes (forma, tamanho, estrutura, características sexuais secundárias, etc.) entre indivíduos do sexo masculino e do sexo feminino da mesma espécie. É a diferença entre o fenótipo feminino e o masculino de uma espécie.

Dinucleotídeo CPG: Uma citosina imediatamente a montante de uma guanina, em uma sequência de DNA. É alvo das enzimas metiladoras do DNA e constitui pontos quentes para mutações CpG → TpG.

Diploide: É o número de cromossomos das células somáticas, que é o dobro do número encontrado nos gametas. Na espécie humana, o número diploide de cromossomos é igual a 46. Ver *haploide*.

Diplóteno ou diplonema: Estágio da prófase da meiose I, durante o qual os centrômeros pareados começam a se repelir e os cromossomos iniciam sua separação, evidenciando os quiasmas.

Discordância gemelar: Ocorre quando um dos gêmeos de um par apresenta uma característica e o seu cogêmeo, não. É o oposto de concordância gemelar.

Disgênico: Geneticamente deletério.

Disjunção: Movimento de separação dos membros de um par cromossômico em direção aos polos opostos da célula, durante a divisão celular. Na mitose e na segunda divisão meiótica, a disjunção se dá entre as cromátides-irmãs; na primeira divisão meiótica, a separação se dá entre os cromossomos homólogos.

Dismórfico: Desenvolvimento anormal da forma ou aspecto característico de algum distúrbio genético.

Dismorfismo: Anormalidade do desenvolvimento morfológico, vista em muitas síndromes de origem genética ou ambiental.

Dispermia: Fertilização de um só óvulo por dois espermatozoides.

Displasia: Defeito em que as células são organizadas em tecidos de maneira anormal. Exemplo: displasia ectodérmica.

Dissomia uniparental: Presença, em um cariótipo, de dois cromossomos de um par, herdados de um só genitor, sem o representante do par homólogo do outro genitor. Essa condição pode ser uma *heterodissomia*, quando os dois cromossomos homólogos presentes não são idênticos, ou uma *isodissomia*, quando ambos os cromossomos homólogos presentes são idênticos.

Distância de mapa: Ver *unidade de mapa genético*.

Distância genética: (1) Em genética de populações, uma medida quantitativa do relacionamento genético entre dois indivíduos ou populações a partir dos quais pode ser construída uma árvore evolutiva. (2) Medida do número de substituições alélicas por lócus que ocorreram durante a separação evolutiva de duas populações ou espécies. (3) Distância entre genes ligados, em termos de unidades de recombinação ou unidades de mapa.

Distribuição contínua: Coleção de dados que produz um espectro contínuo de valores. Por exemplo, medidas como a altura de uma planta ou o peso dos frutos, bem como a altura e o peso na espécie humana. Ver *distribuição descontínua*.

Distribuição de Hardy-Weinberg: A relação matemática entre as frequências gênicas e as frequências genotípicas observadas quando nenhum fator de alteração (fatores evolutivos) está presente. Poucas vezes se aplica, em humanos, às condições recessivas raras, quando muitos casos são devidos à consanguinidade.

Distribuição descontínua: Coleção de dados registrados como números absolutos, não produzindo, assim, um espectro contínuo de valores. Por exemplo, o número de folhas por planta em uma população de plantas. Ver *distribuição contínua*.

Distrofina: Proteína que se fixa no lado interno da membrana plasmática da célula muscular e estabiliza essa membrana durante a contração muscular. As mutações no gene que codifica essa proteína causam as distrofias musculares Duchenne e Becker.

Distúrbio cromossômico: Afecção clínica causada por uma constituição cromossômica anormal em que há material cromossômico (um cromossomo inteiro ou um segmento cromossômico) extra ou ausente.

Distúrbio ecogenético: Distúrbio resultante da interação de uma predisposição genética para uma determinada doença com um fator ambiental.

Distúrbio monogênico: Distúrbio devido a um ou mais alelos mutantes em um único lócus cromossômico.

Diversidade gênica: Variância gênica de uma população.

Divisão equacional: Divisão em que uma célula dá origem a duas células com igual número de cromossomos, como acontece na mitose (uma célula diploide, $2n$, dá origem a duas células diploides, $2n$) e na meiose II (uma célula haploide, n, cujos cromossomos se encontram formados por duas cromátides unidas pelo centrômero, dá origem a duas células haploides, n). Ver *mitose* e *meiose*.

Divisão reducional: A primeira fase da meiose (meiose I), em que é reduzido o número de cromossomos das células resultantes, de modo que a célula diploide dá origem a duas células-filhas haploides, cujos cromossomos são formados por duas cromátides unidas pelo centrômero. Ver *meiose*.

DNA: Molécula do ácido desoxirribonucleico, composta de desoxirribonucleotídeos e enrolada em dupla-hélice, que é o material genético de todas as células eucarióticas. Compõe-se de desoxirribose, fosfato e bases nitrogenadas (A, C,G e T). Também chamado ADN.

DNA altamente repetitivo: Ver *DNA repetitivo*.

DNA complementar: Ver *cDNA*.

DNA de cópia única: Consiste em sequências de DNA presentes em apenas uma cópia por genoma, contendo os genes estruturais. Também denominado DNA de sequência única ou DNA não repetitivo.

DNA de dupla-hélice ou dúplex: Como são descritas as moléculas de DNA no modelo de Watson e Crick; isto é, com duas fitas polinucleotídicas de polaridade 3′-5′ opostas entrelaçadas.

DNA de ligação: São segmentos de DNA que ligam os nucleossomos, unidades básicas estruturais da cromatina.

DNA de reparo: A remoção de segmentos danificados (p. ex., dímeros de pirimidina) de um filamento de DNA e suas ressínteses corretas.

DNA de sequência única: Ver *DNA de cópia única*.

DNA desnaturado: Moléculas de DNA que se separaram em fitas simples.

DNA egoísta: Em eucariotos, qualquer repetição em *tandem* ou sequência de DNA repetitivo disperso, que não tem função óbvia, mas pode se expandir ou acumular (por *crossing-over* desigual) na espécie, devido à sua rápida replicação. Sinônimo: DNA parasítico.

DNA espaçador: DNA cuja função ainda não se conhece.

DNA *fingerprinting* ou impressões digitais do DNA: Uma técnica que se baseia na presença de sequências simples de repetição em tandem que estão espalhadas por todo o genoma humano. Embora essas regiões mostrem diferenças consideráveis em seus comprimentos, compartilham uma sequência central de 10 a 15 pares de bases. DNAs de diferentes indivíduos são clivados enzimaticamente e separados de acordo com seu tamanho em um gel. Uma sonda de hibridização que contém a sequência central é então usada para marcar os fragmentos de DNA que contêm sequências complementares. O padrão observado em cada gel é específico para cada indivíduo. Essa técnica é usada para estabelecer relações familiares em casos de investigação de paternidade, bem como para identificar criminosos dentre um grupo de suspeitos. Ver *repetições em* tandem.

DNA flanqueador: Sequências nucleotídicas em ambos os lados da região do DNA que está sendo considerada.

DNA genômico: Segmento de um gene que inclui a sequência de DNA de regiões não codificadoras (íntrons) e codificadoras (éxons). Pode designar também o DNA que foi isolado diretamente de células ou cromossomos, ou as cópias clonadas de todo o DNA ou parte dele.

DNA-girase: Membro de uma classe de enzimas, conhecidas como topoisomerases, que convertem o DNA circular fechado em uma forma menos enrolada (superenrolamento negativo), antes de replicação, transcrição ou recombinação. Essa enzima atua durante a replicação do DNA, reduzindo a tensão molecular causada pelo superenrolamento.

DNA-helicase: Proteína de ligação que atua no desenrolamento da dupla-hélice. Esse desenrolamento é necessário nas forquilhas de replicação, para que as DNA-polimerases avancem ao longo das cadeias simples, e no mecanismo de reparo do DNA que utiliza a excisão e a reposição de segmentos de DNA.

DNA intergênico: Sequências de DNA que flanqueiam os genes eucarióticos, que podem consistir em uma região não traduzida e cuja função pode ser a regulação da expressão gênica no nível da transcrição ou do processamento pós-transcricional.

DNA-ligase: Enzima que catalisa a reunião de dois fragmentos de DNA.

DNA lixo: Em eucariotos, sequências de DNA que parecem sem função.

DNA microssatélite: Consiste em repetições em *tandem* de um, dois, três ou quatro nucleotídeos, dispersas no genoma. Raramente ocorrem no interior das sequências codificadoras, mas repetições de três nucleotídeos próximos aos genes estão associadas a certas doenças hereditárias, como a doença de Huntington, o retardo mental ligado ao X frágil e a distrofia miotônica.

DNA minissatélite: Consiste em duas famílias de sequências curtas de DNA, repetidas em *tandem*: (1) *DNA telomérico*, situado nos telômeros cromossômicos e consistindo em 10-15 kb de repetições em *tandem* de uma sequência de DNA de 6 pb (TTAGGG); esse DNA é necessário para a integridade cromossômica na replicação e é adicionado ao cromossomo por uma enzima específica denominada telomerase; (2) *DNA minissatélite hipervariável*, altamente polimórfico, que ocorre nas proximidades dos telômeros e em outros locais dos cromossomos. Consiste de uma sequência de 9-24 pb, com uma sequência central comum, que é a base para a impressão digital (*fingerprinting*) do DNA, a qual tem aplicação na identificação de indivíduos e em medicina forense.

DNA mitocondrial (mtDNA): DNA circular de fita dupla, existente no interior das mitocôndrias, organelas citoplasmáticas produtoras de energia de praticamente todas as células eucarióticas. Esse DNA não apresenta *crossing-over*, íntrons e arcabouço de histonas, nem sistema de reparo; existe em muitas cópias (5-10) por mitocôndria e por célula, é de herança materna e sofre alta exposição aos radicais livres de oxigênio.

DNA não repetitivo: Ver *DNA de cópia única*.

DNA nuclear: Em eucariotos, o DNA contido no núcleo da célula, em oposição ao DNA contido nas organelas. Os genes nucleares seguem o padrão de herança mendeliano, enquanto os genes organelares são herdados em um padrão não mendeliano.

DNA nucleolar: Em eucariotos, o DNA da região organizadora de nucléolo associado à nucleologênese e codificador do RNA ribossômico.

DNA parasítico: Ver *DNA egoísta*.

DNA-polimerase: Enzima envolvida na replicação e reparo do DNA, inserindo novas bases e corrigindo o pareamento incorreto de bases. Essa enzima catalisa a formação do DNA a partir de trifosfatos de desoxirribonucleosídeos, usando o DNA de fita simples como molde. Os eucariotos contêm muitos tipos de DNA-polimerases que participam na replicação cromossômica, reparo, permuta e replicação mitocondrial.

DNA *probe*: Ver *sonda de DNA ou RNA*.

DNA promíscuo: Qualquer sequência de DNA encontrada em mais de um dos compartimentos genéticos de organelas limitadas por membranas (núcleo, mitocôndrias, cloroplastos), em eucariotos. Há evidências de que os núcleos podem conter sequências homólogas às dos genes mitocondriais, isto é, o DNA mitocondrial pode mudar de lugar dentro da célula, sendo considerado um DNA promíscuo.

DNA quimérico: Molécula híbrida produzida pela combinação de DNA de duas espécies diferentes, em um único polinucleotídeo.

DNA recombinante: DNA sintetizado artificialmente, em que é inserido um gene ou uma sequência de DNA de um dado organismo no genoma de outro.

DNA redundante: Ver *DNA repetitivo*.

DNA repetitivo: Consiste em sequências de DNA encontradas em múltiplas cópias no genoma, podendo ser *moderadamente repetitivo* (pequeno número de cópias, compreendendo as famílias multigênicas) ou *altamente repetitivo* (grande número de cópias, na forma de repetições em tandem ou disperso no genoma). Sinônimo: DNA redundante.

DNA repetitivo disperso: Em eucariotos, uma classe de sequências de DNA repetitivo dispersas por todo o genoma nuclear. Podem-se distinguir dois grupos de DNA repetitivo disperso: (1) *SINE*, isto é, sequências repetitivas geralmente menores do que 500 pares de bases, ocorrendo na proporção de 100 mil vezes no genoma; (2) *LINE*, isto é, longas sequências repetitivas espalhadas ao longo do genoma. com vários kb de comprimento. Os eucariotos contêm ambos os tipos de DNA repetitivo em seus genomas, em diferentes proporções relativas. Tanto as SINES quanto as LINES podem consistir, pelo menos em parte, em elementos genéticos transponíveis, que são transcritos, pela RNA-polimerase II, em espécies abundantes e heterogêneas de RNA. A LINE possivelmente está envolvida na regulação coordenada da expressão gênica.

DNA-satélite: Tipo de DNA repetitivo encontrado nos eucariotos, composto por séries muito longas de sequências repetidas em tandem (centenas de milhares de cópias), situadas nas proximidades dos centrômeros de alguns cromossomos. Quando submetido a técnicas de separação de DNA por centrifugação em gradiente de densidade de cloreto de césio, ele se situa em local separado da banda do DNA principal, do qual apresenta uma proporção C:G diferente. Não confundir com o satélite dos cromossomos acrocêntricos.

DNase: Símbolo para a desoxirribonuclease. Ver *desoxirribonuclease*.

Doença autoimune: Produção de anticorpos resultante de uma resposta imune às próprias moléculas, células ou tecidos de um organismo. Essa resposta decorre da incapacidade do sistema imune para distinguir o próprio do não próprio. Doenças como artrite, esclerose múltipla, lúpus eritematoso sistêmico e diabete de início juvenil são exemplos de doenças autoimunes.

Doença complexa comum ou hipótese da variante comum: Hipótese de que a maioria dos fatores de suscetibilidade genética para as doenças complexas comuns é composta de variantes antigas que são comuns na população geral. A hipótese subjacente tenta identificar os alelos de suscetibilidade por meio de estudos de associação. A hipótese contrária é a de que a suscetibilidade é devida à coleção heterogênea de mutações recentes.

Doença da cromatina: Doença causada pela regulação defeituosa da estrutura da cromatina.

Doença do armazenamento lisossômico: Erro metabólico hereditário em que as enzimas dos lisossomos são incapazes de degradar um determinado tipo de substância; em consequência, essa substância se acumula nos lisossomos, ocasionando efeitos patológicos.

Doença ecogenética: Ver *distúrbio ecogenético*.

Doença genética: Qualquer transtorno condicionado geneticamente, causado por um defeito bioquímico particular de causa genética. Todas as doenças têm componentes genéticos e não genéticos, cuja importância pode variar amplamente. Os transtornos genéticos no sentido estrito são levemente influenciados por fatores ambientais, em oposição às doenças "comuns", que resultam consideravelmente de fatores ambientais.

Doença hemolítica do recém-nascido: Doença hemolítica adquirida, decorrente da incompatibilidade entre mãe e feto em relação a grupos sanguíneos.

Doença hereditária: Condição patológica causada por um gene mutante. Ver *doença genética*.

Doença molecular: Transtorno bioquímico determinado geneticamente, em que um defeito enzimático específico produz um bloqueio metabólico com consequências patológicas, Ver *erro hereditário ou inato do metabolismo*.

Doenças comuns: São doenças de ocorrência familiar, mais frequentes na população, que não se adaptam aos modelos de herança monogênica. Essas doenças apresentam forte componente genético e sofrem influência de vários fatores ambientais.

Dogma central: O conceito de que o fluxo da informação genética progride do DNA para o RNA e deste para as proteínas. Embora se conheçam exceções, essa idéia é central para a compreensão da função gênica.

Dominância: Há dominância de um gene sobre seu alelo quando sua expressão no heterozigoto for igual à do homozigoto para o mesmo gene.

Dominância incompleta: Termo usado, às vezes, como sinônimo de dominância intermediária e algumas vezes se referindo a um gene mutante que se manifesta em alguns heterozigotos e em todos os homozigotos.

Dominância parcial: A ocorrência de um fenótipo intermediário em indivíduos heterozigotos para um determinado alelo. Sinônimos: herança semidominante, dominância incompleta, semidominância ou herança intermediária.

Domínio: Segmento estrutural ou funcional de uma cadeia polipeptídica, correspondente a uma sequência gênica. Algumas proteínas, como as imunoglobulinas, podem conter vários domínios.

Droga imunossupressora: Substância que bloqueia a resposta normal de células produtoras de anticorpos a um antígeno.

Dupla-hélice: Modelo da estrutura do DNA, proposto por James Watson e Francis Crick, em que duas fitas polinucleotídicas antiparalelas ligadas por pontes de hidrogênio são enroladas em uma configuração helicoidal dextrógira de 2 nm de diâmetro, com 10 pares de bases por giro completo.

Duplicação: Alteração cromossômica estrutural, que consiste na repetição de um segmento cromossômico. Comparar com *deleção*.

Duplicação do DNA: Construção de uma nova dupla-hélice de DNA, usando a informação das fitas parentais como molde.

Duplicação em *tandem*: Sequência(s) de DNA duplicada(s), localizada(s) muito próxima(s) à sequência original, em um cromossomo.

Duplicação gênica: Repetição de um segmento contendo um gene, a qual resulta no aumento do número de cópias do gene; usualmente é causada por *crossing-over* desigual, como na duplicação cromossômica. A duplicação gênica e a subsequente diferenciação desempenham importante papel na evolução dos sistemas genéticos.

Duplicação semiconservativa: Método de replicação do DNA em que a molécula se divide longitudinalmente, cada metade sendo conservada e atuando como molde para a formação da nova fita; dessa maneira, a nova molécula de DNA fica formada por uma fita antiga (parental pré-existente) e outra fita nova.

Duplo-diminuto: Qualquer um dos pequenos fragmentos extracromossômicos associados a tipos particulares de tumor e observados apenas em células neoplásicas. Os duplo-diminutos resultam de amplificação de DNA, sendo estruturas acêntricas em número altamente variável de célula para célula. Na mitose aparecem como diminutas esferas pareadas ou não. Ver *região corada homogeneamente*.

Duplo heterozigoto: Indivíduo que é heterozigoto em cada um de dois lócus diferentes. Não confundir com heterozigoto composto.

Ecótipo: Variante genética de uma espécie adaptada a uma determinada região geográfica. Ver *raças ecológicas*.

Ectoderma: Um dos três folhetos germinativos primordiais formados no início da embriogênese; precursor do SNC, órgãos sensoriais, medula da glândula suprarrenal, etc. Ver *endoderma* e *mesoderma*.

Efeito aditivo: É a contribuição de um alelo para um fenótipo, que independe da identidade de outros alelos do mesmo lócus ou de lócus diferentes.

Efeito de posição: Mudança no efeito fenotípico de um ou mais genes, devido a uma troca em sua posição com relação a outros genes no genótipo; pode resultar de mudanças estruturais cromossômicas (mutações cromossômicas) ou de *crossing-over*.

Efeito do fundador: Frequência comprovadamente alta de um gene mutante em uma população originada de um pequeno grupo de ancestrais, dos quais um ou mais eram portadores desse gene. Um caso especial de deriva genética.

Efeito materno: Qualquer efeito específico direto do genótipo ou do fenótipo da mãe sobre o fenótipo da prole imediata. Exemplo: efeitos fenotípicos, sobre a prole, do material armazenado no óvulo.

Efeitos dominantes negativos: Causados por mutação em que o produto do alelo mutante interfere na função do produto normal em um heterozigoto.

Egoísmo: É uma interação entre indivíduos, que resulta em um ganho de adaptabilidade para um indivíduo e em perda de adaptabilidade para o outro.

Elemento *cis*-atuante: Sequência de DNA que regula a expressão de um gene localizado no mesmo cromossomo. Diferencia-se de um elemento *trans*-atuante, em que a regulação está sob o controle de uma sequência localizada no cromossomo homólogo ou em outro cromossomo. Ver *elemento trans-atuante*.

Elemento *trans*-atuante: Sequência de DNA que regula a expressão de gene ou genes que se localizam em qualquer lugar do genoma (normalmente por meio de um produto regulador difusível). Difere do elemento *cis*-atuante, que tem efeito específico apenas sobre um gene imediatamente adjacente.

Elemento transponível: Qualquer sequência de DNA capaz de se autotransmitir ou de transmitir uma cópia sua para um novo local no genoma.

Eletroforese: Técnica em que as moléculas carregadas de um composto são colocadas em um meio (em solução geralmente mantida em meio poroso, como papel-filtro, acetato de celulose ou gel de agar, amido ou poliacrilamida) e expostas a um campo elétrico, fazendo com que migrem através desse meio em velocidades diferentes, de acordo com a carga elétrica, tamanho e outras características, dependendo do meio utilizado.

Eletroforese em gel de campo pulsado: Técnica eletroforética que permite a separação de sequências relativamente longas de DNA, até > 5 mil kb; o segmento de DNA move-se pelo gel, alternando pulsos de eletricidade através de campos que estão reciprocamente a 90° de orientação.

ELSI (Implicações Éticas, Legais e Sociais): Programa estabelecido pelo National Human Genome Research Institute em 1990, como parte do Projeto Genoma Humano, a fim de patrocinar pesquisas sobre as implicações éticas, legais e sociais da pesquisa genômica e seu impacto sobre os indivíduos e as instituições sociais.

Emenda: Ver *encadeamento*.

Emenda de íntrons: É a junção e eliminação precisa dos íntrons presentes no RNA heterogêneo ou primário antes que o RNA mensageiro seja traduzido.

Emenda gênica: Através de corte e rearranjo, junção de uma molécula de DNA com outra, como na inserção de um gene desejado em um vetor de clonagem.

Encadeamento: A remoção de íntrons e junção de éxons na formação do RNA mensageiro maduro, a partir do transcrito primário de RNA (pré-mRNA). Sinônimos: *splicing*, recomposição, emenda.

Encadeamento alternativo: Escolhas alternativas de quais segmentos de um transcrito primário de RNA são mantidos no RNA mensageiro maduro. Devido à incorporação de diferentes conjuntos de éxons, em ordens também variadas, ao produto desse encadeamento alternativo, são produzidas diferentes moléculas proteicas a partir do mesmo pré-mRNA. Também chamado *splicing* alternativo.

Endêmico: Em relação a uma espécie, significa que essa espécie está restrita a uma região ou localidade específica.

Endocitose: Captação de partículas, fluidos ou macromoléculas específicas por uma célula, respectivamente por fagocitose, pinocitose ou endocitose mediada por um receptor.

Endócrina: Substância que se liga a um receptor localizado em uma célula distante daquela onde foi secretada.

Endocruzamento: Sistema de cruzamento (endogamia) que, em contraste ao exocruzamento (exogamia), envolve o cruzamento de indivíduos geneticamente relacionados (consanguíneos) em vez de parceiros escolhidos ao acaso em uma população. O grau de endocruzamento em uma dada população é uma função do parentesco dos parceiros (coeficiente de endocruzamento). Todas as formas de endocruzamento acarretam o aumento da homozigosidade. Ver *endogamia*.

Endoderma: Um dos três folhetos germinativos primordiais formados no início da embriogênese; um precursor do sistema digestório, glândulas digestivas, fígado, pulmões, etc. Ver *ectoderma* e *mesoderma*.

Endogamia: Ocorrência de casamentos entre pessoas pertencentes ao mesmo grupo social, étnico, geográfico, etc. Ver *endocruzamento*.

Endógeno: Que se origina dentro do organismo ou de uma célula. Ver *exógeno*.

Endomitose: Sucessivas divisões cromossômicas, sem ocorrer divisão citoplasmática. Assim, se os cromossomos reduplicados não conseguem se separar, resultam cromossomos politênicos. Ver *endorreduplicação*.

Endonuclease: Enzima que degrada ou corta especificamente fitas simples de DNA.

Endonuclease de restrição: Enzima, derivada de bactérias, que reconhece uma sequência específica de DNA ou RNA e corta as fitas duplas ou simples em que essas sequências aparecem, dentro do sítio de reconhecimento ou sítio de restrição.

Endorreduplicação: Processo em que os cromossomos se replicam sem que haja divisão celular. Ver *endomitose*.

Engenharia genética: Conjunto de procedimentos que resultam em uma alteração predeterminada e dirigida no genótipo de um organismo. Depende de técnicas experimentais que permitem o isolamento e a purificação de sequências de DNA através de sua clonagem e posterior manipulação *in vitro*. Moléculas de DNA recombinante assim geradas contêm novas combinações de sequências de DNA, podendo ser introduzidas em uma nova célula hospedeira, em que dirigirão a síntese de um produto gênico que normalmente não é feito por ela ou alterarão a expressão de um gene já presente. A engenharia genética tem muitas aplicações, por exemplo, na indústria, agricultura e medicina.

Enxerto branco: Quando o receptor rejeita um segundo implante de um mesmo doador, por já estar sensibilizado a esse tecido.

Enzima: Proteína catalisadora de reações que envolvem apenas um ou poucos compostos intimamente relacionados.

Enzima de restrição: Ver *endonuclease de restrição*.

Enzima de restrição sensível à metilação: uma enzima de restrição, como a *Hpa*II, que somente cortará sítios de reconhecimento não metilados.

Epicanto: Dobra da pele que se estende além do canto interno do olho, característica de indivíduos de etnias orientais.

Epigênese: A idéia de que um organismo ou órgão surge mediante aparecimento e desenvolvimento sequencial de novas estruturas, em contraste à idéia da pré-formação, que sustenta que o desenvolvimento resulta da reunião de estruturas já presentes no zigoto.

Epigenética: Ramo da genética que estuda as modificações na função gênica ou na expressão fenotípica de um organismo que não são atribuíveis a alterações na sequência nucleotídica (mutações gênicas) do DNA desse organismo.

Epigenético: Refere-se a mudanças no fenótipo sem alteração do genótipo.

Epistasia: Quando há alteração na expressão de um gene por ação de outro gene não alélico.

Epítopo: Parte específica de um antígeno que é reconhecida pelo sistema imune, desencadeando uma resposta imune. O epítopo é a parte do antígeno à qual o parátopo do anticorpo se liga, definindo sua especificidade e, consequentemente, sua interação com o anticorpo. Sinônimos: sítio antigênico; determinante antigênico. Comparar com *parátopo*.

Equilíbrio de Hardy-Weinberg: (1) Equação matemática que se refere às frequências gênicas e genotípicas de uma população em equilíbrio teórico. (2) Situação em que as frequências dos alelos e dos genótipos de uma população ideal não mudam de uma geração para a outra, porque a população não sofre seleção, nem mutação, migração ou deriva genética, e os cruzamentos são aleatórios.

Equilíbrio de ligação: Ausência de associação preferencial entre dois ou mais alelos de lócus ligados. Ver *desequilíbrio de ligação*.

Equivalente letal: Gene letal ou grupo de genes semiletais ou subvitais que, distribuídos na população e em conjunto, têm um efeito equivalente ao de um letal.

Eritroblasto: Hemácia nucleada imatura.

Eritroblastose fetal: Ver *doença hemolítica do recém-nascido*.

Eritrócito: Hemácia madura, sem núcleo.

Erro de amostragem: É a diferença aleatória entre a frequência de uma característica em um subconjunto de indivíduos de uma população e a frequência dessa característica na população inteira. O erro de amostragem é maior em amostras pequenas do que em amostra grandes.

Erro de leitura: Localização incorreta de um ou mais resíduos de aminoácidos em uma cadeia polipeptídica, durante a tradução genética.

Erro de replicação: Qualquer erro devido a dano no mecanismo de replicação, espontâneo ou decorrente de tratamento com mutágenos, que pode levar a mutações de substituição de bases.

Erro de transcrição: Um erro na transcrição da informação genética. Se o erro de transcrição ocorrer na transcrição de um gene estrutural, todos os polipeptídeos traduzidos do mRNA serão incorrectos.

Erro hereditário ou inato do metabolismo: Distúrbio bioquímico determinado geneticamente em que um defeito enzimático específico produz bloqueio metabólico, o qual pode ter consequências patológicas.

Erro-padrão: É o tamanho provável do erro devido ao acaso em um valor estimado como o do fenótipo médio de uma população.

Escala de tempo geológico: Consiste na sequência de éons, eras, períodos, épocas e estágios que respalda a cronologia da história da Terra.

Escore *LOD*: Medida estatística da significância de evidência favorável ou contrária à ligação. É igual ao logaritmo (de base 10) das probabilidades de que os lócus sejam ligados, com uma dada fração de recombinação, em vez de não ligados. Também denominado escore de *LOD*. Ver *LOD*.

Especiação alopátrica: Processo de especiação associado ao isolamento geográfico.

Espécie: É um grupo de populações que se entrecruzam e que é evolutivamente independente de outras populações.

Espécies-irmãs: São espécies que divergiram no mesmo nó ancestral de uma árvore filogenética.

Especificidade: Em um teste diagnóstico, a frequência com que o teste é negativo quando a doença está ausente. Comparar com *sensibilidade*.

Espermatogênese: É o processo de formação dos espermatozoides ou gametas masculinos.

Espermatozoide: Gameta masculino produzido por meiose.

Espermiogênese: É a fase da espermatogênese em que as espermátides sofrem modificações morfológicas para dar origem aos espermatozoides.

Esporádico: Em genética médica, um caso de doença causada por mutação nova.

Estase: É a ausência de mudanças.

Estase dinâmica: É a falta de uma mudança morfológica por um longo período evolutivo, apesar das muitas mudanças de curto prazo durante esse mesmo período. Saldo evolutivo pequeno ou nulo.

Estatisticamente significativo ou significante: Descreve uma postulação segundo a qual existe algum grau de evidência nos dados; por convenção, considera-se um resultado como estatisticamente significativo quando a probabilidade de uma violação observada na hipótese nula, por efeitos do acaso, é igual ou menor do que 0,05.

Esterilidade: Qualquer deficiência completa ou parcial (semiesterilidade) de um indivíduo na produção de gametas funcionais ou zigotos viáveis, sob um determinado conjunto de condições ambientais. Pode se referir a ambos os sexos ou a um deles.

Esterilidade do híbrido: Diminuição (esterilidade parcial) ou supressão (esterilidade completa) da capacidade reprodutiva de híbridos de populações geneticamente diferentes.

Etiologia: Estudo de causas, especialmente de doenças.

Eucarioto: Organismo unicelular ou multicelular, cujas células possuem um núcleo com membrana nuclear e outras características especializadas.

Eucromatina: Regiões cromossômicas que se coram uniformemente, durante a interfase, contendo cromatina menos condensada. A eucromatina está geralmente associada com a atividade transcricional normal de genes contidos nessa região. Difere da heterocromatina, onde os genes são transcricionalmente inativos. Ver *cromatina* e *heterocromatina*.

Euploidia: Alteração cromossômica numérica em que o número normal de cromossomos é múltiplo exato do número genômico normal. Exemplos: $4n$, $5n$, etc.

Evo-devo: É o estudo de como as mudanças nos genes que afetam o desenvolvimento embrionário podem levar a mudanças evolutivas importantes; é uma abreviação de "evolução e desenvolvimento".

Evolução: Evolução é uma mudança na composição genética de uma população, seu ponto de partida sendo a formação de indivíduos com diferentes genótipos. O processo único na evolução é a substituição gênica e a quantidade elementar é a frequência gênica, que é a medida da mudança genética em uma população. As principais causas da evolução biológica são: mutação, seleção, deriva genética e migração ou fluxo gênico.

Evolução convergente: É a similaridade entre espécies que é causada por uma resposta semelhante, embora evolutivamente independente, a um problema ambiental comum.

Evolução neodarwiniana: Mudanças genéticas nas populações, produzidas por fatores diferentes da seleção natural; esse termo geralmente é associado com a visão neutralista da evolução.

Evolução neutra (teoria neutralista): É uma teoria que modela a taxa de fixação de alelos que não têm efeito sobre a adaptabilidade; também está associada com a postulação de que a grande maioria das substituições de bases observadas é neutra quanto à adaptabilidade.

Excisão: Remoção enzimática de um segmento polinucleotídico de uma molécula de ácido nucleico.

Exclusão alélica: Em um clone de células plasmáticas heterozigotas para um gene de imunoglobulina, a detecção de um único produto alélico. O mecanismo que exclui a ativação do outro alelo ainda não é bem conhecido.

Exógeno: Fator que se origina fora do organismo ou de uma célula. Ver *endógeno*.

Éxon: Segmento do DNA ou de um gene que codifica aminoácidos e é transcrito no RNA mensageiro (mRNA). Comparar com *íntron*.

Exonuclease: Enzima que cliva o DNA e/ou o RNA a partir de uma extremidade, retirando bases danificadas, como os dímeros de timina.

Expressão gênica: Manifestação fenotípica do gene. Durante a expressão gênica, a informação é transferida de seu sítio de armazenamento (geralmente uma região de DNA de dupla-hélice) para o seu sítio de ação (geralmente uma proteína).

Expressividade: Grau ou amplitude em que é expresso um fenótipo para uma dada característica.

Expressividade variável: É a variabilidade na manifestação fenotípica de um gene mutante, em diferentes indivíduos.

Exsanguineotransfusão: Um tipo de transfusão sanguínea em que o sangue de um indivíduo é substituído pelo sangue de um doador compatível. Esse tipo de transfusão ocorre geralmente quando uma criança nasce com eritroblastose fetal, por incompatibilidade sanguínea com a mãe quanto aos sistemas Rh, principalmente, ABO e outros.

Extrato acelular: Preparação da fração solúvel das células, mediante lise celular e remoção do material particulado, como núcleos, membranas e organelas. Usado frequentemente para a síntese de proteínas, por meio da adição de moléculas específicas exógenas de mRNA.

F: Ver *coeficiente médio de endocruzamento*.

F_1: Prole de primeira geração de um casamento.

F_2: Prole resultante do entrecruzamento ou da autofertilização de indivíduos da F_1.

Fago: Ver *bacteriófago*.

Fagócito: Célula que engloba partículas exógenas.

Fagocitose: Capacidade que algumas células possuem de ingerir partículas sólidas. Exemplo: a ingestão de microrganismos por leucócitos.

Família *Alu*: É a sequência de DNA dispersa e repetida mais comum no genoma humano. Consiste em cerca de 300 pares de bases em aproximadamente meio milhão de cópias, perfazendo 5% do genoma humano. O nome dessa família origina-se do fato de que essas sequências são clivadas pela endonuclease de restrição *Alu*I. Ver *sequência de repetição Alu*.

Família de genes: É um grupo de lócus relacionados por origem comum, que compartilha funções idênticas ou semelhantes.

Família multigênica: Conjunto de genes descendentes de um gene ancestral comum, que sofreu duplicação e divergência subsequente ou um grupo de genes que codificam produtos homólogos com funções semelhantes. Tais genes podem estar agrupados em um mesmo cromossomo ou dispersos em cromossomos diferentes. Exemplos de famílias multigênicas: genes que codificam histonas, hemoglobinas, imunoglobulinas, antígenos de histocompatibilidade, actinas, tubulinas, colágenos, etc. Ver *superfamília*.

Família nuclear: Formada pelo par de cônjuges e sua prole.

Familiar ou familial: Refere-se a qualquer caráter que é mais comum em parentes de um membro afetado do que na população em geral.

Farmacogenética: Área da genética bioquímica relacionada com as reações a drogas e suas variações, controladas geneticamente.

Farmacogenômica: é o estudo dos alvos e efeitos das drogas em todo o genoma.

Fase de leitura: No código genético, uma das maneiras possíveis de leitura de uma sequência nucleotídica, como uma série de trincas de bases. Essa fase define quais conjuntos de três nucleotídeos são lidos como códons e é determinada pelo códon de iniciação.

Fase de leitura aberta: Sequência nucleotídica, organizada em trincas, que codifica a sequência de aminoácidos de um polipeptídeo, incluindo um códon de iniciação e um códon de terminação.

Fase S: Fase do ciclo celular eucariótico durante a qual ocorre a síntese de DNA.

Fator de alongamento: Proteína que forma um complexo com os ribossomos a fim de promover o alongamento das cadeias polipeptídicas, dissociando-se dos mesmos quando a tradução termina.

Fator de crescimento: Qualquer uma das diversas famílias de fatores proteicos necessários para a proliferação e a diferenciação de muitos tipos de células animais. Interagem, inicialmente, com receptores da membrana plasmática para liberar sinais mitogênicos para a proliferação celular.

Fator de crescimento derivado das plaquetas: Proteína produzida pelas plaquetas e outras células, que estimula fortemente o crescimento e a divisão celulares, estando envolvida também na cicatrização normal.

Fator de crescimento epidérmico: Proteína com 53 aminoácidos que estimula a proliferação celular em uma ampla variedade de células eucarióticas. O receptor para o fator de crescimento epidérmico é uma proteinoquinase que é ativada quando esse fator mitogênico a ela se liga. Uma vez ligado à superfície celular, o complexo é internalizado.

Fator de fertilidade: Ver *fator F*.

Fator de iniciação: Uma proteína acessória, necessária para reunir o complexo mRNA-ribossomo e iniciar a síntese proteica.

Fator de ligação do RNA mensageiro: Ver *fator de reconhecimento do mensageiro*.

Fator de necrose tumoral: Citocina que ataca as células cancerosas.

Fator de reconhecimento do mensageiro: Qualquer fator específico envolvido na ligação do RNA mensageiro aos ribossomos, durante a formação do complexo de iniciação. Os fatores de reconhecimento do mensageiro ocorrem tanto em procariotos como em eucariotos, podendo exercer um controle positivo sobre a síntese proteica e importante papel na citodiferenciação e na estabilidade do estado diferenciado em eucariotos.

Fator de terminação: Uma proteína que participa da terminação da ação de uma RNA-polimerase.

Fator de transcrição: Proteína que se liga ao DNA para ativar e regular a transcrição gênica; sua função principal é facilitar a transcrição de um gene ou genes, ajudando a conduzir a RNA-polimerase até o promotor.

Fator de transcrição específico: Fator de transcrição que ativa apenas genes específicos, em pontos determinados, de cada vez.

Fator F: Plasmídeo epissômico, nas células bacterianas, que lhes confere a capacidade de atuar como doadoras na conjugação. Também chamado fator de fertilidade.

Fatores evolutivos: Fatores que, atuando por períodos muito longos, causam mudanças nas frequências dos genes nas populações. Os principais fatores evolutivos são mutação, seleção, deriva genética e fluxo gênico.

Fecundidade: Fertilidade potencial ou capacidade de fertilização repetida. Especificamente, é o número de gametas produzidos por um indivíduo em um período de tempo definido; por exemplo, o número de óvulos produzidos por uma fêmea.

***Feedback*:** A influência do resultado de um processo sobre o funcionamento desse processo.

Fenocópia: Um fenótipo não hereditário, induzido ambientalmente, que se assemelha a outro produzido por um gene específico.

Fenogenética: Genética do desenvolvimento.

Fenótipo: Conjunto de características físicas, bioquímicas e fisiológicas de um indivíduo, determinadas pelo seu genótipo e pelo ambiente em que ele se desenvolve. Em um sentido mais restrito, é a expressão de um ou mais genes particulares.

Fenótipo Bombaim ou O_h: É o fenótipo raro em que o indivíduo não produz substância H, precursora dos antígenos A e B do sistema sanguíneo ABO. Esse indivíduo é homozigoto para um gene autossômico recessivo (*hh*) e aparenta ser do grupo sanguíneo O, sendo na verdade um falso O, pois, além de suas hemácias não se aglutinarem em soros anti-A e anti-B, não se aglutinam também em soro anti-H. Este é um caso clássico de epistasia recessiva em genética humana, porque, sem o produto do alelo *H*, os produtos do lócus *ABO* não podem ser formados. Um indivíduo com esse fenótipo pode possuir os genes não expressos para os antígenos A e/ou B. Entretanto, ele possui anti-H no seu plasma, o que não é encontrado nos indivíduos A, B, AB e O.

Fertilidade: Produtividade de um indivíduo ou de uma população em termos de gerar prole viável.

Fertilização: É a união de um espermatozoide com um óvulo (ou, mais exatamente, um oócito) para formar um zigoto.

Fertilização *in vitro*: União de espermatozoide e oócito fora do organismo, resultando em um embrião pré-implantação que é transferido posteriormente para o útero de uma mulher.

Fetoscopia: Técnica utilizada para a visualização direta do feto, usada em diagnóstico pré-natal.

Fibra do fuso: Um dos filamentos microtubulares que formam o fuso mitótico, em uma célula.

Fibroblasto: Uma célula relativamente indiferenciada do tecido conectivo, que secreta colágeno.

Filogenia: História evolutiva de um organismo ou de um grupo taxonômico.

Filogenômica: É a utilização de dados de sequenciamento do genoma para resolver questões evolutivas.

FISH: Ver *hibridização in situ por fluorescência*.

Fita antiparalela: As fitas da dupla-hélice do DNA estão organizadas em orientação oposta ou antiparalela, tanto que o terminal 5′ de uma fita está alinhado com o terminal 3′ da outra fita.

Fita antissenso de DNA: O mesmo que fita antissentido de DNA. Ver *fita não codificadora*.

Fita antissentido de DNA: O mesmo que fita antissenso de DNA. Ver *fita não codificadora*.

Fita codificadora: No DNA de dupla-hélice, é a fita que tem o mesmo sentido (5′ para 3′) do RNA mensageiro, bem como a mesma sequência nucleotídica deste, exceto que U substitui T no RNA mensageiro. A fita codificadora é a fita que não é transcrita pela RNA-polimerase, sendo também denominada fita-sentido, fita-senso ou fita não transcrita de DNA.

Fita-líder: Durante a replicação do DNA, a fita sintetizada de modo contínuo no sentido da forquilha de replicação.

Fita-molde: Ver *fita não codificadora*.

Fita não codificadora: No DNA de dupla-hélice, é a fita que faz o pareamento de bases com o RNA nascente, durante a transcrição, portanto serve como modelo (ou molde) para a síntese de RNA, sendo complementar a este. Também denominada fita-antissentido, fita-antissenso, fita-molde ou fita transcrita de DNA.

Fita não transcrita de DNA: Ver *fita codificadora*.

Fita-senso de DNA: O mesmo que fita-sentido de DNA. Ver *fita codificadora*.

Fita-sentido de DNA: O mesmo que fita-senso de DNA. Ver *fita codificadora*.

Fita simples: Sequência polinucleotídica não pareada, simples.

Fita tardia: Durante a replicação do DNA, a fita sintetizada de modo descontínuo, em sentido oposto ao da forquilha de replicação. Ver também *fragmentos de Okazaki*.

Fita transcrita: Ver *fita não codificadora*.

Fixação: É a eliminação, em uma população, de todos os alelos de um lócus *a*, exceto um; desse alelo remanescente, agora com frequência igual a 1, diz-se que atingiu a fixação ou que está fixado. Também se aplica à condição em que todos os membros de uma população são homozigotos para um dado alelo.

Fixação da mutação: Conversão de uma lesão pré-mutacional do DNA em mutação final, por erros no reparo ou na replicação do DNA.

Fluxo gênico: (1) Transferência de genes de uma população para outra por migração e miscigenação, acarretando mudança nas frequências desses genes. (2) Movimentação de alelos de uma população para outra, tipicamente por migração de indivíduos ou transporte de gametas pelo vento, água ou polinizadores.

f-MET: Ver *formilmetionina*.

Footprinting de DNA: Técnica para identificar uma sequência de DNA que se liga a uma proteína específica, com base na ideia de que as ligações de fosfodiéster na região abrangida pela proteína são protegidas da digestão por desoxirribonucleases.

Formilmetionina (f-MET): Molécula derivada do aminoácido metionina pela ligação de um grupo formil ao seu grupo aminoterminal. É o primeiro monômero usado na síntese de todos os polipeptídeos bacterianos. Também conhecida como *N*-formilmetionina.

Fórmula genômica: Representação matemática do número de genomas em uma célula ou organismo. Exemplos: n (gameta haploide ou célula somática monoploide), $2n$ (diploide), $3n$ (triploide), $2n-1$ (monossômico), $2n+1$ (trissômico), etc.

Forquilha de replicação: Ponto de bifurcação em que as fitas de um DNA de dupla-hélice parental são separadas, para que se inicie a replicação. Ver *replicação do DNA* e *fragmentos de Okazaki*.

Fosfato de adenosina: Qualquer um dos três componentes nos quais o nucleosídeo adenosina é ligado, por meio de seu grupo ribose, a uma, duas ou três moléculas de ácido fosfórico, resultando AMP, ADP ou ATP, que são interconversíveis. O ATP fornece a energia para grande quantidade de processos biológicos (p. ex., contração muscular, fotossíntese, bioluminescência, biossíntese de proteínas, ácidos nucleicos, polissacarídeos e lipídeos).

Fóssil: É qualquer traço de um organismo que viveu no passado.

Fragmento acêntrico: Ver *acêntrico*.

Fragmento de restrição: Qualquer sequência do DNA de dupla-hélice, resultante da clivagem do DNA por uma endonuclease de restrição.

Fragmentos de Okazaki: São intermediários na replicação do DNA. Quando a forquilha de replicação se move ao longo de uma dupla-hélice, uma nova fita crescente no sentido 5'→ 3' pode estender-se continuamente no mesmo sentido do movimento da forquilha, mas a outra fita é sintetizada como uma série de fragmentos curtos (100-200 nucleotídeos) separados, que posteriormente são reunidos. Ver *forquilha de replicação*.

Frequência: É a representatividade proporcional de um fenótipo, de um genótipo ou de um alelo, em uma população; se 6 de 10 indivíduos têm olhos castanhos, a frequência de olhos castanhos é de 60% ou 0,6.

Frequência alélica: Frequência de um determinado alelo em uma população ou a proporção de um tipo particular de alelo em relação à soma de todos os alelos em um determinado lócus gênico, em uma população de cruzamento aleatório.

Frequência fenotípica: Frequência com que um determinado fenótipo ocorre em uma população.

Frequência gênica: Frequência de um determinado gene em uma população de cruzamento aleatório. O conjunto das frequências gênicas é utilizado para descrever a composição genética de uma população.

Frequência genotípica: Frequência de um determinado genótipo em uma população. As frequências genotípicas são uma função das frequências gênicas.

Fusão cêntrica: Fusão de dois cromossomos acrocêntricos não homólogos, na região dos centrômeros, havendo troca de braços inteiros. Exemplo: a fusão dos cromossomos 14 e 21, originando uma translocação. A fusão cêntrica é uma causa importante de dissomia uniparental. Sinônimo: translocação robertsoniana.

Fusão gênica: União de dois ou mais genes que codificam diferentes produtos, ocorrendo tal fusão quando um deles é transferido para uma região próxima à dos outros genes, todos possuindo o mesmo sistema de regulação. Essa combinação da informação de duas regiões de DNA separadas (genes estruturais) resulta na formação de sequências codificadoras de uma nova proteína (fusão cistrônica) ou fusão de uma região regulatória de um gene com um gene estrutural que codifica uma proteína facilmente detectável. A fusão gênica pode ocorrer por quebra cromossômica seguida de fusão do segmento resultante em outro cromossomo, ou pela tecnologia do DNA recombinante. Ver *proteína de fusão*.

Fuso acromático: Microtúbulos intracelulares envolvidos na organização dos cromossomos na placa metafásica e em sua segregação na anáfase, durante as divisões celulares.

Fuso mitótico: Conjunto transitório de estruturas que surge durante a mitose e a meiose, funcionando na distribuição regular dos cromossomos durante essas divisões. Os principais componentes funcionais do aparato mitótico são centríolos (nos polos do fuso), regiões centroméricas dos cromossomos e microtúbulos. O fuso mitótico completamente formado contém três classes de microtúbulos: (1) microtúbulos do cinetócoro (ou centrômero), com uma extremidade ligada ao cinetócoro e a outra livre ou ligada a um dos polos; (2) microtúbulos polares, com uma extremidade ligada ao polo e a outra livre ou no outro polo; (3) microtúbulos com ambas as extremidades livres. Em preparações citológicas, visualizam-se três componentes no aparato mitótico: (1) o áster que se forma ao redor de cada centrossomo; (2) o fuso gelatinoso e (3) as fibras de tração que conectam os centrômeros dos vários cromossomos aos centrossomos. Quase todos os bloqueios da divisão celular estão associados a anormalidades funcionais ou estruturais do fuso mitótico.

γ-globulina: Fração proteica do sangue que contém anticorpos.

G: Abreviatura usada para a base nitrogenada púrica guanina, constituinte do DNA e do RNA. Ver *guanina*.

G_0: Fase de repouso do ciclo celular dos eucariotos.

G_1: Período do ciclo celular dos eucariotos localizado entre a última mitose e o início da replicação ou síntese do DNA (período S).

G_2: Período do ciclo celular dos eucariotos entre o fim da replicação ou síntese do DNA e o início da próxima mitose.

Gameta: Célula reprodutiva (óvulo ou espermatozoide) com número haploide (*n*) de cromossomos, característico da espécie.

Gametogênese: Processo de formação dos gametas.

Gargalo: Em genética de populações, uma redução em grande escala, mas em curto prazo, no tamanho da população, seguida por um aumento do tamanho populacional.

GC BOX: Uma sequência de DNA com a seguinte composição: GGGGCGGGGC e sequências intimamente relacionadas, em promotores e reforçadores transcricionais de certos genes eucarióticos.

Gêmeos dizigóticos: Também chamados gêmeos fraternos ou bivitelinos, são originados de dois óvulos fecundados separadamente por dois espermatozoides.

Gêmeos monozigóticos: Também chamados gêmeos idênticos ou univitelinos, são originados de um único óvulo fecundado por um espermatozoide.

Gene: Segmento de DNA que produz uma cadeia polipeptídica e inclui regiões que antecedem e que seguem a região codificadora, bem como sequências que não são traduzidas (íntrons) que se intercalam aos segmentos codificadores individuais (éxons), que são traduzidos.

Gene aditivo: Gene com pequeno efeito aditivo sobre uma característica, produzindo mudanças quantitativas mensuráveis. Ver *herança poligênica*.

Gene candidato: Em estudos genéticos, um gene candidato é o que certamente se localiza na região do DNA possivelmente relacionada com a característica ou doença que se está pesquisando, supondo-se, por suas propriedades bioquímicas ou outras indicações, que possa ser o gene procurado, responsável por essa característica ou doença.

Gene controlador: Gene que pode ligar e desligar cístrons. Ver *gene regulador*.

Gene de fusão: Ver *fusão gênica*.

Gene de histocompatibildade: Gene pertencente ao complexo de histocompatibilidade principal ou a algum dos numerosos sistemas de histocompatibilidade menores, responsável pela produção de antígenos de histocompatibilidade. Ver *antígeno de histocompatibilidade*.

Gene de manutenção: Gene que se expressa na maioria das células ou em todas elas, porque seu produto desempenha funções básicas. O gene de manutenção atua reparando danos no DNA, mantendo a integridade genômica e evitando a instabilidade genética. Sozinho não induz a formação de neoplasia, mas facilita a ocorrência de mutações nos genes protetores, que podem dar início à carcinogênese. Como exemplos, citam-se os genes *BRCA1*, *BRCA2* e o grupo de genes do reparo de erros de pareamento, *MMR*.

Gene dominante: Gene que se manifesta fenotipicamente, mesmo quando presente em dose simples no genótipo.

Gene *env*: Gene que codifica a proteína da cápsula ou envelope de um retrovírus.

Gene epistático: Gene que interage com outros genes não alélicos, interferindo na expressão fenotípica destes últimos.

Gene estrutural: Gene que codifica a estrutura primária (sequência de aminoácidos) de um polipepetídeo e, consequentemente, de uma proteína. Em procariotos, o gene estrutural pode consistir em uma sequência codificadora contínua, enquanto em eucariotos as sequências codificadoras (éxons) podem estar interrompidas por sequências não codificadoras (íntrons).

Gene *gag*: Gene que codifica a proteína nucleoide de um retrovírus.

Gene híbrido: Qualquer gene, geralmente obtido por meio da tecnologia do DNA recombinante, que contém segmentos variáveis dos genes parentais.

Gene *homeobox*: Gene que contém uma região codificadora de 180 pares de bases denominada de *homeobox*. Os 60 aminoácidos do *homeobox* codificam um domínio de ligação ao DNA, que é compatível com o papel desse tipo de gene na regulação da ação gênica no desenvolvimento individual.

Gene integrador: Gene regulador de ação hipoteticamente positiva, que intermedeia a indução e a expressão simultânea de dois ou mais genes estruturais não contíguos de eucariotos.

Gene *Ir*: Qualquer gene que determina a capacidade dos linfócitos para realizar a resposta imune a antígenos específicos. No complexo de histocompatibilidade principal de camundongo (complexo H-2), a região *I* contém genes *Ir* e codifica os antígenos imune-associados Ia, encontrados nas células B, em algumas células T e em macrófagos. Em humanos, a região *HLA-D* (*DR*) é homóloga à região *H-2 I* do camundongo.

Gene letal: Gene que, em homozigose, causa a morte precoce, mesmo antes do nascimento, de 100% dos indivíduos que o possuem.

Gene mantenedor: Ver *gene de manutenção*.

Gene mendeliano: É um lócus cujos alelos obedecem às leis mendelianas da segregação e da distribuição independente.

Gene modificador: Gene que altera a expressão fenotípica de outros genes, situados em um ou mais lócus. Os genes modificadores podem ser classificados em *enhancers*, acentuadores, reforçadores ou genes de extensão, que intensificam o efeito fenotípico ou aumentam a mutabilidade de outros genes; ou *reducers*, silenciadores ou genes de restrição, que diminuem o efeito de outros genes ou impedem completamente sua manifestação.

Gene mutador: Qualquer gene mutante que aumenta as frequências de mutações espontâneas de outros genes. Alguns dos produtos dos genes mutadores provavelmente se relacionam ao reparo e à duplicação do DNA, bem como à síntese de precursores.

Gene mutável: Gene lábil ou instável que, durante o desenvolvimento, sofre mutações espontâneas com maior frequência do que a maioria dos genes que geralmente são elementos de considerável estabilidade. Um determinado gene pode ser instável durante todos os estágios do desenvolvimento ontogenético ou apenas em um ou poucos estágios. Sua alta taxa de mutação é uma propriedade inerente e autônoma do próprio gene ou é controlada por elementos genéticos transponíveis, independentemente do próprio gene.

Gene operador: Gene ao qual se liga uma proteína repressora para impedir que a região promotora adjacente inicie a transcrição dos genes estruturais que lhe estão subordinados.

Gene principal: Qualquer gene associado individualmente a efeitos fenotípicos pronunciados, sendo também denominado de oligogene. Os genes principais controlam a produção de características descontínuas ou qualitativas, segregam-se claramente e estão sujeitos à herança mendeliana. Por outro lado, os genes menores são poligenes com pequenos efeitos individuais aditivos. A classificação dos genes em principais e menores é arbitrária.

Gene promotor: Sequência de DNA situada à extremidade 5′ de um gene, à qual uma RNA-polimerase se liga, de modo a iniciar a transcrição do DNA em RNA.

Gene protetor: Gene que regula diretamente o ciclo celular, sendo gene de suscetibilidade para câncer. Como exemplos, citam-se os genes *RB1*, *TP53*, *WT* e *APC*.

Gene recessivo: Gene que só se manifesta fenotipicamente no estado homozigoto, sendo mascarado em presença do seu alelo dominante.

Gene regulador: Gene cuja função principal é controlar a síntese dos produtos de outros genes. Seu produto é uma molécula repressora que inibe a atividade de um gene operador, desligando, assim, o óperon que ele controla.

Gene saltante ou saltador: Qualquer gene móvel ou nômade associado a elementos genéticos transponíveis (transposons) e a elementos de inserção.

Gene semiletal: Gene que, em homozigose, elimina, antes da idade reprodutiva, mais de 50% e menos de 100% dos indivíduos que o possuem.

Gene silencioso: Ver *alelo silencioso*.

Gene SRY: Região determinadora do sexo do cromossomo Y, constituída por um gene que controla se a gônada indiferenciada do embrião se desenvolverá em testículo ou ovário. Se o gene estiver ativado, a gônada se transformará em um testículo; se estiver inativo, se formará um ovário.

Gene subvital: Gene que, em homozigose, elimina, antes da idade reprodutiva, menos de 50% dos indivíduos que o possuem.

Gene supressor de tumor: Gene recessivo normal envolvido na regulação da divisão celular. Quando sofre mutação ou deleção, deixa de exercer sua função normal, possibilitando que a divisão celular prossiga ininterruptamente, o que pode levar ao desenvolvimento de um tumor. Sinônimos: antioncogene e gene de supressão tumoral. Os genes supressores de tumor podem ser divididos em dois grandes grupos: os genes protetores (*gatekeepers genes*), cujos exemplos são os genes *TP53* e *RB1*, e os genes de manutenção (*caretakers* ou *housekeeping genes*), cujos exemplos são os genes *BRCA1* e *BRCA2*.

Genealogia: Representação diagramática da descendência de uma família, grupo ou pessoa a partir de um ancestral ou de ancestrais comuns, indicando os indivíduos afetados e suas relações com o propósito, probando ou caso-índice. Sinônimos: árvore genealógica, heredograma, linhagem, *pedigree*.

Genes *gap*: Genes expressos em domínios contíguos, ao longo do eixo anteroposterior do embrião de *Drosophila*, que regulam o processo de segmentação em cada domínio.

Geneterapia: Terapia de doenças genéticas mediante substituição dos genes alterados por genes normais, com o uso de técnicas especiais. Ver *terapia gênica*.

Genética: Ramo da biologia que estuda as características hereditárias e suas variações.

Genética bioquímica: Área da genética que procura elucidar a natureza química dos determinantes hereditários e seus mecanismos de ação durante os ciclos vitais dos organismos.

Genética de populações: Área da genética que estuda a distribuição das frequências alélicas, genotípicas e fenotípicas em uma população que se entrecruza, bem como os fatores que podem alterar essas frequências.

Genética do comportamento: Área da genética que estuda a herança de formas e características de comportamento em animais e humanos.

Genética do desenvolvimento: Área da genética que estuda a maneira como os genes controlam o processo de desenvolvimento. Esse estudo pode ser efetuado mediante análise de mutações que produzem anormalidades do desenvolvimento, com o objetivo de compreender como os genes normais controlam o crescimento, a forma, o comportamento, etc.

Genética ecológica: Área da genética que analisa a genética de populações naturais e suas adaptações às variáveis ambientais.

Genética humana: Área da genética que estuda as semelhanças e diferenças (físicas, mentais, normais e anormais) controladas geneticamente nos seres humanos, com respeito a suas causas e modos de transmissão de geração a geração.

Genética médica: Área da genética humana concernente à relação entre hereditariedade e doença.

Genética molecular: Área da genética que estuda a estrutura e o funcionamento dos genes em nível molecular.

Genética quantitativa: Área da genética responsável pela investigação da evolução das características com variação contínua, que são influenciadas pelos efeitos combinados do genótipo, em muitos lócus, e do ambiente. Isto é, a investigação de características que não são controladas pelo genótipo em um único lócus.

Genético: Determinado por genes ou alelos.

Genoma: Sequência completa de DNA, contendo todas as informações genéticas de um gameta, um indivíduo, uma população ou uma espécie. Seu tamanho geralmente é dado pelo número total de pares de bases.

Genoma mitocondrial: Genoma circular ou linear das mitocôndrias, especificado pelo DNA mitocondrial. O genoma mitocondrial difere do genoma nuclear por estar fora do núcleo, existir em milhares de cópias por célula, ser herdado somente pelo lado materno e evoluir rapidamente.

Genoma nuclear: Em eucariotos, a informação genética codificada no DNA nuclear, em oposição aos genomas das organelas (DNA das mitocôndrias e dos cloroplastos).

Genômica: Área da genética que estuda a organização dos genomas.

Genômica ambiental: Programa de pesquisa destinado a entender quais os genes que estão presentes em um determinado ambiente, a partir do sequenciamento dos genomas inteiros presentes. Na maioria dos casos, os genes estudados provêm de organismos que nunca haviam sido identificados ou vistos.

Genômica funcional: Estuda as funções de todos os genes de um genoma ou de todos os genes expressos em uma célula ou um tecido. Corresponde ao estudo da função gênica, entendendo-se o papel dos produtos gênicos no organismo e como o tempo e a quantidade da expressão gênica são controlados.

Genômico: Diz-se do DNA como ocorre no núcleo celular, em contraste com o cDNA. Ver *cDNA*.

Genótipo: (1) Soma total da informação genética contida nos cromossomos de procariotos e eucariotos. (2) Constituição genética com relação aos alelos de um ou poucos pares de lócus gênicos considerados.

Geração: Em pesquisa genética, corresponde a um ciclo reprodutivo completo e compreende os indivíduos de uma população que são igualmente distanciados de um ancestral comum.

Geração F₁: Primeira geração filial; prole resultante do primeiro cruzamento em uma série.

Geração F₂: Segunda geração filial; prole resultante de um cruzamento na geração F₁.

Geração filial: Ver *geração F₁* e *geração F₂*.

Geração parental: Ver *P₁*.

Gradiente de seleção: É uma medida da força da seleção, usada em genética quantitativa; para a seleção de uma única característica, é igual à inclinação da linha mais bem ajustada em um diagrama de dispersão que apresenta a adaptabilidade relativa em função do fenótipo.

Grau de parentesco: Mede o número de gerações que separa dois consanguíneos.

Grupamento gênico: Grupo de genes idênticos ou relacionados, situados adjacentemente em um cromossomo.

Grupo-controle: Um grupo de referência que, em um experimento, consiste na base de comparação; o grupo controle é exposto a todas as condições que afetam o grupo experimental, exceto a uma: o potencial agente causal de interesse.

Grupo de ligação: Grupo de genes que se localizam em um mesmo cromossomo, com frequência baixa ou nula de *crossing-over*, sendo transmitidos conjuntamente.

Grupo monofilético: É o conjunto de espécies (ou de populações) que descende de um ancestral comum.

Grupo parafilético: É um conjunto de espécies que inclui um ancestral comum e algumas espécies descendentes, mas não todas.

Grupo polifilético: É um conjunto de espécies que foram agrupadas por similaridade, mas que não descendem de um ancestral comum.

Grupo sanguíneo: Antígeno localizado na superfície das hemácias, determinado geneticamente. Os antígenos codificados por um conjunto de genes alélicos constituem um sistema de grupos sanguíneos.

Guanina: Uma das bases púricas nitrogenadas que compõem o DNA e o RNA. É designada pela letra G.

h^2: É o símbolo para a herdabilidade no sentido estrito. Ver *herdabilidade*.

Haploide: (1) Número de cromossomos de um gameta normal, com apenas um membro de cada par cromossômico. Na espécie humana, o número haploide (*n*) é 23. (2) Célula ou indivíduo com um único genoma ou conjunto cromossômico, como vírus e bactérias haploides. Em espécies diploides de eucariotos, existem indivíduos nos quais ocorrem algumas células somáticas haploides, resultando, na maioria dos casos, de partenogênese.

Haploinsuficiência: Condição em que uma única cópia funcional de um gene não é suficiente para produzir um fenótipo normal, de modo que as mutações de perda de função nesse gene produzem um caráter dominante.

Haplótipo: Grupo de alelos de lócus localizados no mesmo cromossomo, estreitamente ligados, geralmente herdados como uma unidade. Esse termo resulta da contração da expressão, em inglês, *haplo*id geno*type*, sendo usado frequentemente para descrever a combinação de alelos do sistema HLA em um cromossomo de um indivíduo específico.

Hardy-Weinberg: Ver *equilíbrio de Hardy-Weinberg*.

Helicase: Qualquer uma das classes de enzimas dependentes do ATP, capazes de desenrolar a dupla-hélice de DNA na forquilha de replicação, de modo que a DNA-polimerase possa acelerar a replicação do DNA.

Hemizigose: Refere-se a genes localizados no cromossomo X de indivíduos do sexo masculino. Como esses indivíduos têm apenas um cromossomo X, são hemizigotos em relação a todos os genes localizados nesse cromossomo.

Hemizigoto: Na herança ligada ao sexo, na espécie humana, o homem é dito hemizigoto para qualquer gene localizado no cromossomo X, já que seus cromossomos sexuais são XY; a frequência desse gene na população masculina é igual à metade da frequência com que aparece na população feminina.

Hemólise: O rompimento de eritrócitos devido, por exemplo, a um meio hipotônico.

Hemostasia: A interrupção da perda sanguínea de um sistema vascular pela vasoconstrição, formação de um tampão de plaquetas e coagulação sanguínea.

Herança autossômica: É a herança determinada por genes localizados em cromossomos autossômicos.

Herança citoplasmática: Herança não mendeliana atribuída não ao DNA dos cromossomos nucleares, mas sim ao DNA das mitocôndrias e dos cloroplastos. As diferenças fenotípicas são derivadas apenas do genitor materno, embora afete os descendentes de ambos os sexos. Esse tipo de herança é também denominado de herança extracromossômica, extranuclear, materna e uniparental.

Herança extracromossômica: Ver *herança citoplasmática*.

Herança extranuclear: Ver *herança citoplasmática*.

Herança holândrica: É a herança determinada por genes situados no cromossomo Y, dando-se sua transmissão apenas de homem para homem.

Herança ligada ao sexo: Herança determinada por genes localizados nos cromossomos sexuais. Como o cromossomo Y apresenta poucos genes, em geral a denominação de herança ligada ao sexo é usada como sinônimo de herança ligada ao cromossomo X.

Herança mendeliana: Refere-se à herança monogênica, que é determinada pelos genes nucleares e segue as leis de Mendel.

Herança mitocondrial: Herança determinada por genes situados no cromossomo mitocondrial.

Herança monogênica: Herança determinada por um gene apenas, apresentando genótipos e fenótipos distribuídos conforme padrões característicos. Ver *herança mendeliana*.

Herança multifatorial: Herança em que estão envolvidos vários genes e diversos fatores ambientais.

Herança poligênica: Herança determinada por muitos genes (poligenes) situados em diferentes lócus, com pequenos efeitos aditivos sobre a característica, cada um produzindo mudanças quantitativas mensuráveis; seus fenótipos distribuem-se na população seguindo uma curva normal. Esse tipo de herança é bastante influenciado pelo ambiente.

Herança qualitativa: Herança determinada por um só gene, com fenótipos marcantemente diferentes, que são denominados de características qualitativas ou descontínuas.

Herança quantitativa: Ver *herança poligênica*.

Herança uniparental: Ver *herança citoplasmática*.

Herdabilidade (h^2): (1) Medida estatística do grau de determinação genética de uma característica. (2) Proporção da variabilidade genética em relação à variabilidade total de uma característica em uma população. O valor de h^2 pode variar de 1 (nenhuma variação ambiental presente) a zero (toda a variação é ambiental).

Herdabilidade em sentido amplo: Proporção da variância fenotípica total, em uma população, que pode ser atribuída à variância genotípica.

Heredograma: Ver *genealogia*.

Hermafrodita: (1) Na espécie humana, indivíduo que possui órgãos ou tecidos reprodutivos masculino e feminino. Ver *hermafroditismo verdadeiro* e *pseudo-hermafroditismo*. (2) Em alguns animais e plantas, uma espécie em que as funções reprodutivas de macho e de fêmea ocorrem no mesmo indivíduo.

Hermafroditismo verdadeiro: Na espécie humana, quando há a presença de tecido gonadal masculino e feminino no mesmo indivíduo. O indivíduo pode apresentar um ovário e um testículo; um ovário e um ovotestis (ambos os tecidos gonadais); um testículo e um ovotestis ou um só ovotestis.

Heterocromatina: Regiões cromossômicas fortemente coradas que estão permanentemente muito condensadas e não são geneticamente expressas ou ativas, mesmo na interfase. A heterocromatina pode ser constitutiva (composta de DNA-satélite em regiões como centrômeros, braços curtos dos acrocêntricos e certas regiões dos cromossomos 1,9 16 e Y) ou facultativa (um dos cromossomos X de uma mulher normal que é geneticamente inativo).Ver *eucromatina*.

Heterodúplice: Uma dupla-hélice de DNA que contém maus pareamentos.

Heterogamético: É o sexo que forma tipos diferentes de gametas. Na espécie humana, o homem forma gametas com X e gametas com Y, pois seu cariótipo é 46, XY. Comparar com *homogamético*.

Heterogeneidade alélica: Situação em que diferentes alelos mutantes em um mesmo lócus, cada um capaz de produzir um fenótipo anormal, com diferentes graus de expressividade. É característica de condições clínicas com perda de função. Também chamada heterogeneidade molecular. Comparar com *heterogeneidade de lócus*.

Heterogeneidade de lócus: Situação em que mutações em dois ou mais lócus distintos produzem o mesmo fenótipo ou fenótipos semelhantes. Também chamada heterogeneidade genética. Comparar com *heterogeneidade alélica*.

Heteromorfismo cromossômico: Variante normal de forma ou coloração de um cromossomo.

Heteroploide: Qualquer número de cromossomos diferente do número característico da espécie.

Heterozigose: Ocorre quando dois alelos de um determinado lócus são diferentes.

Heterozigosidade casual: A probabilidade de que um indivíduo qualquer de uma população seja heterozigoto para um lócus qualquer. Também chamada de heterozigosidade aleatória.

Heterozigota manifesta: Mulher heterozigota para um gene recessivo ligado ao X em que, devido à inativação não casual do X, o caráter se expressa clinicamente com aproximadamente o mesmo grau de intensidade que em homens afetados hemizigotos.

Heterozigoto: Em relação a um par de alelos, o indivíduo que possui alelos diferentes no mesmo lócus.

Heterozigoto composto: Indivíduo ou genótipo com dois alelos mutantes diferentes no mesmo lócus.

Heterozigoto duplo: Ver *duplo heterozigoto*.

Heterozigoto obrigatório: Indivíduo que pode ser clinicamente normal para uma característica hereditária, mas, com base na análise de sua genealogia, deve ser necessariamente portador do alelo mutante.

Hibridização: (1) Em biologia molecular, pareamento complementar de uma fita de RNA com uma de DNA, para produzir um híbrido RNA-DNA, ou de duas fitas simples complementares de DNA, para produzir um híbrido DNA-DNA (reassociação). (2) Na genética de células somáticas, fusão de duas células somáticas, frequentemente de organismos diferentes, para formar uma célula híbrida contendo as informações genéticas dos dois tipos de células parentais. (3) Em termos mendelianos, o cruzamento de quaisquer dois genótipos ou fenótipos diferentes.

Hibridização do DNA: Técnica que usa o pareamento de bases complementares para estimar a semelhança entre os genótipos de duas espécies; quanto mais próximo for o relacionamento entre estas, maior será a hibridização entre os DNAs correspondentes.

Hibridização genômica comparativa: Técnica para detectar as sequências de qualquer parte do genoma que estejam presentes em um número anormal de cópias.

Hibridização *in situ*: Técnica utilizada para localizar a complementaridade de segmentos de ácidos nucleicos, com sondas especificamente marcadas, em cromossomos intactos, células eucarióticas ou bacterianas, assim identificando esses segmentos de ácidos nucleicos.

Hibridização *in situ* por fluorescência: hibridização *in situ* que usa uma sonda de DNA ou RNA marcada com fluorescência.

Híbrido: (1) O mesmo que heterozigoto (p. ex., um mono-híbrido é heterozigoto em um único lócus; um di-híbrido é heterozigoto em dois lócus, etc.). (2) Prole de genitores geneticamente diferentes, da mesma espécie ou de espécies diferentes. (3) No metabolismo dos ácidos nucleicos, um polinucleotídeo de fita dupla em que uma fita é de RNA, a outra de DNA.

Hiperplasia: Desenvolvimento excessivo de um órgão, devido ao aumento no número de células. Ver *hipertrofia*.

Hipertelorismo: Afastamento excessivo entre estruturas pares de um organismo. Exemplo: hipertelorismo ocular, detectável por meio da distância interpupilar aumentada.

Hipertrofia: Desenvolvimento excessivo de um órgão ou tecido, especialmente devido à superestímulação e ao aumento do volume das células componentes, mas sem um aumento do número destas. Ver *hiperplasia*.

Hipoplasia: Desenvolvimento diminuído de um órgão ou tecido, devido ao reduzido número de células. Oposto da hiperplasia.

Hipótese de Lyon: Hipótese pela qual todos os cromossomos X que excedem de um são geneticamente inativos e heterocromáticos, e a compensação de dose de produtos dos genes localizados nos cromossomos X em mamíferos (em que o macho é XY e a fêmea XX) é realizada pela inativação casual de um dos dois cromossomos X das células somáticas das fêmeas. No sexo feminino, a decisão de qual X (materno ou paterno) será inativado é tomada independentemente para cada célula, no início da embriogênese, e é permanente para todas as descendentes dessas células, embora não abranja todos os lócus.

Hipótese do relógio molecular: Hipótese que postula que a taxa de evolução molecular é aproximadamente constante ao longo do tempo, entre as diferentes linhagens evolutivas, e reflete o tempo de divergência entre os grupos taxonômicos. Essa hipótese implica que as mutações gênicas ocorrem em um intervalo de tempo suficientemente regular para permitir a datação de dicotomias filogenéticas.

Hipótese um gene → um polipeptídeo (ou uma cadeia polipeptídica): Hipótese pela qual existe uma grande classe de genes, em que cada gene controla a síntese de um único polipeptídeo. Esse polipeptídeo pode funcionar independentemente ou como uma subunidade de uma proteína mais complexa. Essa hipótese substitui a hipótese mais antiga de um gene → uma enzima, desde que enzimas heteropoliméricas foram descobertas.

Hipótese um gene → uma enzima: Hipótese que estabelece que a informação necessária para a síntese de cada proteína está codificada em um único gene para aquela proteína. Essa hipótese foi revisada, aceitando-se hoje a hipótese de um gene → um polipeptídeo (ou uma cadeia polipeptídica).

Hipotrofia: Desenvolvimento reduzido de um órgão ou tecido, devido à falta de estimulação e à diminuição do volume das células componentes, mas sem redução do número destas. Oposto da hipertrofia.

Histonas: Proteínas associadas ao DNA nos cromossomos, ricas em aminoácidos básicos (lisina ou arginina) e praticamente invariáveis ao longo da evolução dos eucariotos.

HIV: Vírus da imunodeficiência humana, um retrovírus (vírus de RNA) humano que causa a síndrome de imunodeficiência adquirida (aids). Atualmente, esse vírus é designado por HIV-1, para distingui-lo do retrovírus HIV-2, isolado de pacientes da África Ocidental com uma síndrome clínica indistinguível da aids.

HLA: Antígenos dos leucócitos humanos, que fazem parte do complexo de histocompatibilidade principal humano (CHP).

hnRNA: O mesmo que RNA heterogêneo.

Holoenzima: Composto funcional formado pela união de uma apoenzima e sua coenzima adequada.

Homeobox: Na região codificadora de genes reguladores que controlam o desenvolvimento (genes homeóticos), uma sequência de DNA altamente conservada, de cerca de 180 pares de bases, que codifica um domínio proteico (com 60 aminoácidos) que mostra similaridade estrutural a certas proteínas que se ligam ao DNA de procariotos e eucariotos. Essas proteínas provavelmente estão envolvidas no controle de expressão gênica durante a morfogênese e o desenvolvimento. Ver *gene homeobox*.

Homeogene: Qualquer um dos genes contendo uma sequência *homeobox* que desempenha um papel central no padrão de desenvolvimento de um indivíduo, produzindo fatores que regulam a expressão gênica através de sua ligação a determinadas sequências de DNA.

Homeostasia genética: A tendência de uma população regular ou estabilizar a sua composição genética e resistir às mudanças bruscas.

Homeostasia imunológica: Aceitação aos próprios antígenos e capacidade para reagir contra antígenos estranhos por meio da produção de anticorpos.

Hominídeo: Animal ancestral somente do homem.

Hominíneo: Ancestrais dos humanos atuais, pertencentes somente ao gênero *Homo*.

Hominoide: Animal ancestral dos grandes macacos e do homem.

Homogamético: Sexo que possui um único tipo de cromossomos sexuais, formando um só tipo de gametas. Exemplo: sexo feminino na espécie humana. Comparar com *heterogamético*.

Homologia: Classicamente definida como uma curiosa similaridade estrutural entre espécies, apesar das diferenças de função. Atualmente é definida como a similaridade entre espécies, que resulta da herança de características derivadas de um ancestral comum.

Homólogo: (1) Refere-se a estruturas ou processos em diferentes organismos, que mostram uma similaridade fundamental, pelo fato de serem descendentes de um ancestral comum. Estruturas homólogas têm a mesma origem evolutiva, embora suas funções possam diferir amplamente. (2) Refere-se a cromossomos ou segmentos cromossômicos que contêm os mesmos lócus gênicos, ou seja, genes para as mesmas características, sendo um deles de origem materna, o outro de origem paterna.

Homoplasia: É a similaridade de características encontradas em espécies diferentes que é devida a evolução convergente, paralelismo ou descendência reversa incomum.

Homozigose: Ocorre quando os dois alelos de um determinado lócus são idênticos.

Homozigosidade: Condição de apresentar alelos idênticos em um ou mais lócus, em cromossomos homólogos.

Homozigoto: Em relação a um par de alelos de um mesmo lócus, o indivíduo que possui alelos iguais em um mesmo lócus.

Hormônio: Substância química sintetizada em um determinado órgão do corpo, que estimula a atividade funcional de células de outros tecidos ou órgãos. É responsável pelo tempo e pela regulação do crescimento e desenvolvimento, bem como pela manutenção homeostásica do organismo completamente desenvolvido. Muitos hormônios atingem seus efeitos alterando indiretamente a atividade gênica.

***i*:** Gene regulador do óperon da lactose em *Escherichia coli*.

I^A, I^B, *i*: Genes alélicos responsáveis pelos grupos sanguíneos do sistema senguíneo ABO.

Idênticos por descendência: Quando dois genes são derivados do mesmo gene presente em algum ancestral.

Identidade genética: Medida da proporção de genes idênticos em duas populações.

Identidade gênica: Probabilidade de que dois alelos escolhidos aleatoriamente sejam idênticos por descendência, isto é, sejam cópias de um alelo ancestral.

Idiograma: Representação diagramática da morfologia cromossômica, com fins diagnósticos, para comparação dos cariótipos de diferentes espécies e variedades.

Idiomorfismo: Sistema genético em que os genes têm frequência inferior a 1% na população. A maioria dos genes com efeito deletério tem frequência inferior a 1%, sendo considerada idiomórfica.

Ilha CpG: Região curta de DNA regulador, encontrada a montante de genes que contêm segmentos de sequências não metiladas com uma alta frequência de nucleotídeos C e G.

Impressão digital: (1) Padrão de cristas dérmicas da falange distal de um dedo; ver *dermatóglifos*. (2) Padrão de bandas de DNA, obtido por clivagem enzimática e cromatografia ou eletroforese bidimensional do material digerido; ver *impressões digitais do DNA ou DNA* fingerprinting.

Impressão genômica: Processo que resulta em fenótipos diferentes, dependendo de qual genitor se origina um determinado alelo autossômico. Esse processo pode ser causado por diferentes padrões de metilação do DNA, que ocorrem durante a gametogênese, nos dois sexos. Sinônimos: *imprinting* genômico e impressão parental.

Impressão parental: Ver *impressão genômica*.

Impressões digitais do DNA ou DNA *fingerprinting*: Técnica de estudo do DNA que permite determinar diferenças genéticas individuais (minissatélites) mediante uso de sondas específicas de DNA. Esse método é muito útil em criminalística e estudos de paternidade. Ver também *DNA* fingerprinting *ou impressões digitais do DNA*.

***Imprinting* genômico:** Ver *impressão genômica*.

Imunidade: Estado de ser refratário a uma doença específica, mediado pelo sistema imune (células B e T e seus produtos: imunoglobulinas e linfocinas, respectivamente).

Imunidade ativa: Imunidade conferida a um organismo por sua própria exposição e resposta ao antígeno estranho. No caso de imunidade a agentes causadores de doenças, os patógenos antigênicos podem ser administrados em uma forma atenuada ou mortos. Ver *imunidade passiva*.

Imunidade humoral: Caracteriza-se por respostas imunes mediadas por imunoglobulinas.

Imunidade natural: Conceito, atualmente em desuso, pelo qual algumas imunidades são herdadas na ausência aparente do contato prévio com o antígeno. A idéia prevalente é a de que toda a imunidade, em última análise, requer um contato prévio com um antígeno sensibilizante, sendo assim adquirida.

Imunidade passiva: Imunidade contra uma dada doença produzida pela injeção, em um hospedeiro, de soro contendo anticorpos formados por um organismo doador que possui imunidade ativa à doença.

Imunização: Administração de um antígeno com o propósito de estimular uma resposta imune a esse antígeno. Também conhecida como inoculação ou vacinação.

Imunocompetência: Capacidade de produzir anticorpos em resposta a um estímulo antigênico estranho.

Imunodeficiência: Alteração na resposta imune, levando a distúrbios que podem ser congênitos e/ou hereditários.

Imunogenética: Área da genética que estuda os aspectos genéticos dos antígenos e anticorpos e suas reações, utilizando técnicas imunológicas e genéticas, como na investigação de características detectáveis somente por meio de reações imunes.

Imunoglobulina: Anticorpo secretado por células linfoides maduras, denominadas células plasmáticas. As imunoglobulinas são moléculas tetraméricas em forma de Y, consistindo em duas cadeias polipeptídicas relativamente longas (cadeias pesadas H) e duas cadeias polipeptídicas menores (cadeias leves L).

***In situ*:** No lugar natural de origem.

***In vitro*:** Do latim, significa em vidro. Refere-se a experimentos realizados em sistemas biológicos fora dos organismos intactos.

***In vivo*:** Do latim, significa em vida. Refere-se a experimentos realizados em uma célula ou organismo intacto.

Inativação do cromossomo X: Consiste em regiões de um dos cromossomos X da mulher e de fêmeas de outros mamíferos, que permanecem espiralizadas durante a interfase, sendo, portanto, geneticamente inativas.

Inativação do X: Inativação de genes situados em um dos cromossomos X das células somáticas de mamíferos do sexo feminino, que ocorre no início da vida embrionária, aproximadamente na época da implantação no útero. Ver *cromatina sexual do X, hipótese de Lyon, lyonização*.

Incesto: Cruzamento entre genitores e sua prole ou entre irmãos.

Incidência: É a frequência com que ocorre um novo evento (ou uma nova doença), dentro de um intervalo de tempo delimitado. Não confundir com *prevalência*.

Incompatibilidade imunológica: Ocorre quando há diferença genética ou antigênica entre doador e receptor, em casos de transplantes, fazendo com que o receptor rejeite as células do doador.

Incompatibilidade materno-fetal: Ocorre quando mãe e feto apresentam grupos sanguíneos incompatíveis, podendo levar à doença hemolítica do recém-nascido.

Indutor: Em expressão gênica, é uma pequena molécula que desencadeia a transcrição de um gene de regulação negativa, cujo produto pode metabolizar o indutor. Em geral, o indutor liga-se a um repressor (uma proteína reguladora que impede a transcrição na ausência do indutor).

Indutor de reparo: Algum dos sinais que induzem o reparo do DNA. Os sinais indutores podem ser lesões no DNA não reparado e descontinuidades na dupla-hélice do DNA devidas a um reparo abortivo.

Influenciado pelo sexo: Um caráter determinado por genes autossômicos, expressando-se de modo diferente em homens e mulheres, seja em grau ou em frequência.

Informação genética: Informação contida na sequência de bases nucleotídicas de uma molécula de ácido nucleico. Ver *éxon* e *íntron*.

Inibição dependente de densidade: Tendência de uma célula parar de dividir-se uma vez que ela encontra outra célula. Ver *inibição por contato*.

Inibição por contato: Propriedade das células normais em cultura que param de crescer quando entram em contato umas com as outras. As células malignas perdem essa propriedade.

Inibição por *feedback*: Ver *controle por* feedback.

Inibidor de reparo: Qualquer agente (se presente antes, durante ou depois do tratamento mutagênico) que aumenta o grau de inativação depois da exposição ao mutágeno. Os inibidores de reparo podem ser inibidores das enzimas de reparo do DNA ou podem interferir com seu acesso aos sítios lesados do DNA.

Iniciador: Sítio inicial próximo a um gene estrutural, que se liga a uma proteína para estimular o início da transcrição.

Início da tradução: Quando o mRNA, o tRNA carregado de aminoácido, os ribossomos, moléculas armazenadoras de energia e fatores proteicos se reúnem para dar início à tradução, na síntese proteica. Essa fase é também conhecida como iniciação da tradução.

Início da transcrição: Um processo de muitos passos que ocorre como resultado do reconhecimento, pela RNA-polimerase, de sequências específicas de DNA denominadas promotoras e inicia a formação das fitas de RNA durante a transcrição gênica. Essa fase é também conhecida como iniciação da transcrição.

Inserção: Alteração cromossômica estrutural, em que um segmento de DNA de um determinado cromossomo é inserido em um cromossomo não homólogo.

Instabilidade cromossômica: Acúmulo de alterações cromossômicas estruturais e/ou numéricas em células anormais (p. ex., células cancerosas).

Instabilidade de microssatélite: Característica de tumores que são deficientes no reparo de maus pareamentos do DNA causados por erros de replicação. Comparado ao DNA normal do paciente, o DNA tumoral contém novos alelos de muitos microssatélites, ao longo de todo o genoma.

Instabilidade gênica: Instabilidade de um gene, geralmente causada por incorporação e excisão de elementos genéticos transponíveis.

Instabilidade genômica: Fenômeno típico da neoplasia, manifestado como uma constelação de aberrações cromossômicas, incluindo aneuploidias, translocações, deleções, duplicações, mutações gênicas e amplificação de segmentos cromossômicos localizados. Certos rearranjos estão caracteristicamente associados a formas particulares de câncer e são referidos como mudanças cromossômicas não casuais.

Interação gênica: Interação entre genes alélicos ou não alélicos do mesmo genótipo, na produção de características fenotípicas particulares.

Interação gênica não alélica: Quando o gene ou os genes de um lócus interferem na manifestação de gene ou genes de outro lócus cromossômico.

Interação genótipo-ambiente: Parte da variação fenotípica que resulta da interação entre o genótipo e o ambiente.

Interfase: É a parte do ciclo celular compreendida entre duas divisões celulares sucessivas; é nessa fase que ocorrem a síntese do DNA (período S) e as principais funções metabólicas da célula, sendo subdividida em G_1, S e G_2.

Interferência cromossômica: Em eucariotos, o efeito de uma permutação diminuindo (interferência cromossômica positiva) ou aumentando (interferência cromossômica negativa) a probabilidade de que uma segunda permutação ocorra em sua vizinhança.

Interferon: Pequenas proteínas antivirais (citocinas), sintetizadas e secretadas pelas células para atacar as infecções virais e os tumores.

Interleucina: Classe de citocinas que controlam a diferenciação e o crescimento dos linfócitos.

Intersexo: Qualquer indivíduo de uma espécie cujos órgãos reprodutores e/ou caracteres sexuais secundários são parcialmente de cada sexo, sem mostrar partes geneticamente diferentes, isto é, indivíduos que não são claramente masculinos, nem claramente femininos, mas representam uma mistura de características masculinas, femininas e intermediárias. Os intersexos geralmente são inférteis ou, no máximo, produzem gametas maduros apenas de um sexo.

Íntron: Segmento de DNA não codificador, intercalado aos éxons (segmentos codificadores), que não é transcrito no RNA mensageiro.

Invasibilidade: Capacidade que as células cancerosas têm de ocupar pequenos espaços, invadindo qualquer tecido.

Inversão: Alteração cromossômica estrutural, em que um segmento do cromossomo se apresenta totalmente invertido, após quebras e rotação de 180° do segmento. A inversão pode ser *pericêntrica*, quando o segmento invertido contém o centrômero, ou *paracêntrica*, quando o centrômero fica fora dele.

Irmandade: Em genética, este termo é usado referindo-se a grupos de irmãos e/ou irmãs em uma família.

Irradiação adaptativa: É a divergência de um clado em populações adaptadas a vários nichos ecológicos diferentes. Ver *clado* e *nicho ecológico*.

Isocromossomo: Alteração cromossômica estrutural, em que há duplicação de um dos braços cromossômicos e ausência total do outro; formam-se, assim, dois braços iguais em comprimento, contendo os mesmos lócus, porém em sentido inverso. Esse cromossomo resulta da divisão anormal do centrômero que, em vez de ser no sentido longitudinal, se dá no sentido transversal.

Isoenzima: Ver *isozima*.

Isoformas de encadeamento: Formas alternativas de uma proteína, produzidas por encadeamentos alternativos dos éxons.

Isogênico: (1) Qualquer grupo de indivíduos que possuem o mesmo genótipo, independentemente de serem homozigotos ou heterozigotos. (2) Dois alelos ou segmentos cromossômicos idênticos por descendência. (3) Enxertos com antígenos de histocompatibiliade idênticos, ou seja, quando doador e receptor são geneticamente idênticos, como é o caso de gêmeos monozigóticos. Ver *aloenxerto*.

Isolado genético: População relativamente pequena que tem pouca ou nenhuma troca de genes com outras populações.

Isolados: Segmentos originados de uma população maior, com limites de ordem social, econômica, cultural, geográfica, etc., nos quais os cruzamentos são preferenciais e não se dão fora do grupo.

Isolamento reprodutivo pós-zigótico: É o isolamento reprodutivo entre populações causado pelo desenvolvimento disfuncional ou pela esterilidade das formas híbridas.

Isolamento reprodutivo pré-zigótico: É o isolamento reprodutivo entre populações causado por diferenças na escolha de parceiros ou na época dos cruzamentos, de tal modo que não se formam zigotos híbridos.

Isótipos: Determinantes antigênicos compartilhados por todos os indivíduos de uma dada espécie, mas ausentes nos indivíduos de outra espécie.

Isotônico: Ver *osmolaridade*.

Isótopo: Uma variante frequentemente radioativa de um átomo, quimicamente idêntico, mas com peso atômico diferente.

Isótopo radioativo: Uma forma alternativa de um elemento químico, usada com referência a formas alternativas de elementos radioativos.

Isotransplante: Transplante efetuado entre dois indivíduos geneticamente idênticos, como, por exemplo, os gêmeos monozigóticos e membros de linhagens endocruzadas, ocorrendo, em geral, a sua aceitação. O mesmo que isoenxerto.

Isozima: É uma das muitas formas de uma enzima, produzida por lócus diferentes, não alélicos, no genoma individual de um organismo. Pode estar presente no mesmo tecido ou em diferentes tecidos do mesmo indivíduo. O mesmo que isoenzima.

Junção recombinante: Ponto em que duas moléculas recombinantes de DNA de dupla-hélice são conectadas.

Junções de emendas: Segmentos contendo poucos nucleotídeos nas extremidades dos íntrons, funcionando nas reações de excisão e junção, durante o processamento dos transcritos primários. A sequência na extremidade 5′ de qualquer transcrito do íntron é denominada emenda do doador e a sequência na extremidade 3′, emenda do receptor.

kappa: Denominação de um dos tipos de cadeias leves (cadeias L) da molécula de imunoglobulina.

Kb (quilobase): Unidade de 1.000 bases em uma sequência de DNA ou RNA. No DNA de fita dupla, quilopares de bases.

Lei da distribuição independente: Transmissão de dois ou mais genes em diferentes cromossomos, sem que os genes se influam mutuamente; esses genes distribuem-se independentemente nos diferentes gametas, em combinações casuais. De um cruzamento diíbrido ($AaBb \times AaBb$), resulta uma proporção fenotípica de 9:3:3:1. Esta é a segunda lei de Mendel.

Lei da segregação: Distribuição dos alelos de um gene separadamente nos gametas, durante a meiose. Esta é a primeira lei de Mendel.

Lei de Hardy-Weinberg: Ver *equilíbrio de Hardy-Weinberg*.

Leis de Mendel: Lei da segregação (primeira lei): os fatores de um par de caracteres são segregados. Modernamente, esta lei refere-se à separação dos dois membros de cada par de alelos presente no organismo parental diploide em diferentes gametas e, portanto, transmitindo-se para diferentes proles desse organismo parental. Lei da distribuição independente (segunda lei): os membros de diferentes pares de fatores distribuem-se de forma independente. Modernamente, os membros de diferentes pares de alelos são distribuídos independentemente aos gametas, durante a gametogênese, sabendo-se que esses alelos se localizam em diferentes cromossomos.

Lepore: Genes tipo Lepore são genes quiméricos produzidos por recombinação não homóloga de dois genes. Sua denominação é decorrente do gene quimérico β-δ da hemoglobina, que produz a Hb Lepore.

Leptóteno ou leptonema: Primeiro estágio da prófase da meiose I, em que os cromossomos individuais se mostram como filamentos muito finos e não pareados.

Lesão pré-mutacional: Qualquer lesão do DNA cuja conversão em uma mutação leva a substituição, inserção ou deleção de uma ou mais bases.

Letais balanceados: Genes recessivos letais não alélicos, cada um contido em cromossomos homólogos diferentes. Quando organismos que carregam genes letais balanceados se entrecruzam, sobrevivem somente os organismos com genótipos idênticos ao dos genitores (heterozigotos).

Letal: Gene ou genótipo que, quando expresso, é fatal ao seu portador.

Letal genético: Gene ou caráter determinado geneticamente que resulta na impossibilidade de reprodução dos indivíduos afetados; gene mutante, geralmente recessivo, que, quando em homozigose, causa a morte do indivíduo antes da idade reprodutiva.

Letal recessivo: Alelo que é letal quando está presente em homozigose na célula.

Letal sintético: Gene que, em algumas combinações, causa uma pequena ou inaparente desvantagem aos seus portadores, sendo letal em outras combinações. Os letais sintéticos têm efeito direto na viabilidade, mas seu efeito médio é menor do que a unidade. Os letais são mantidos frequentemente em frequências altas em populações naturais, por meio de vários mecanismos genéticos, como, por exemplo, a letalidade balanceada. Esta representa um caso especial de ligação que assegura a manutenção do letal recessivo em um sistema de permanente heterozigose.

Ligação: Os lócus gênicos são considerados ligados quando estão suficientemente próximos no mesmo cromossomo, para que não se segreguem independentemente e tenham a tendência de ser transmitidos juntos. Dois genes ligados são ditos em configuração *cis* ou em dupla ou em acoplamento, quando se localizam no mesmo cromossomo, e em configuração *trans* ou em repulsão, quando estão situados em cromossomos diferentes. Ver também *sintenia*.

Ligação completa: Condição em que dois genes estão localizados tão próximos um do outro que não ocorre recombinação alguma entre eles.

Ligação covalente: Ligação química não iônica, formada pelo compartilhamento de elétrons.

Ligação ou ponte de hidrogênio: Atração eletrostática fraca existente entre um átomo de hidrogênio que está covalentemente ligado a um átomo de oxigênio ou nitrogênio e um átomo contendo um par de elétrons não compartilhados. As pontes de hidrogênio são mais fracas do que as ligações covalentes.

Ligação peptídica: Ligação covalente entre o grupo amino de um aminoácido e o grupo carboxila de outro, formando um dipeptídeo; ligação que reúne os resíduos aminoácidos que formam uma proteína.

Ligado ao sexo: Um caráter determinado por gene localizado no cromossomo X. Termo antigo para designar uma característica ligada ao X, atualmente pouco usado, porque formalmente o mesmo não distingue entre ligação ao X ou ao Y.

Ligado ao X: Genes localizados no cromossomo X, ou caracteres determinados por tais genes, são ditos ligados ao X.

Ligado ao Y: Genes localizados no cromossomo Y, ou caracteres determinados por tais genes, são ditos ligados ao Y ou de herança holândrica.

Ligase: Uma das principais classes de enzimas que catalisam a ligação de duas moléculas pareadas, com a clivagem de uma ponte de ATP ou um trifosfato similar. Abrangem as DNA-ligases, as RNA-ligases e as aminoacil-RNAt sintetases.

Ligase polinucleotídica: Enzima que liga covalentemente as fitas de DNA.

Limitado ao sexo: Um caráter determinado por genes autossômicos, que ocorre apenas em um dos sexos, por razões anatômicas ou fisiológicas.

Linfoblasto: Célula precursora de um linfócito.

Linfócitos: Células esféricas encontradas nos nódulos linfáticos, baço, timo, medula óssea e sangue circulante. Os linfócitos são divididos em duas classes: células B, que produzem anticorpos, e células T, responsáveis por muitas reações imunológicas inclusive a rejeição de implantes.

Linfócitos B: Ver *células B*.

Linfócitos T: Ver *células T*.

Linha: Em genética, este termo se refere à sucessão de indivíduos ao longo das gerações.

Linhagem: É um grupo de populações ancestrais e descendentes, ou de espécies que descendem de um ancestral comum. É sinônimo de *clado*. Ver também *genealogia*.

Linhagem germinativa: Linhagem de células que são potencialmente transmissíveis à geração subsequente. Em humanos e outros animais, a linhagem germinativa geralmente se separa das células somáticas no início do período embrionário e é reservada para a formação de gametas. Essas células ancestrais, juntamente com os gametas, são chamadas de células germinativas, em oposição às células somáticas. A localização, a natureza e o tempo de formação dos tecidos potencialmente formadores de gametas são específicos para cada espécie e podem variar muito de uma espécie para outra.

Linhagem somática: A linhagem celular que origina as células do organismo, menos seus gametas.

Lipossomo: Vesícula simples ou multilaminar, formada de lecitinas e outros lipídeos, que pode funcionar como um sistema de membrana artificial para introdução de moléculas biológicas e cromossomos nas células (transferência gênica mediada pelos lipossomos), por meio de mecanismos específicos.

Líquido amniótico: Líquido que circunda o feto, contido pelo âmnio.

Lise: Ruptura da membrana de uma célula ou bactéria, com consequente perda de seus componentes para o líquido em que está suspensa.

Lisossomo: Organela citoplasmática limitada por uma membrana única, que contém uma variedade de enzimas hidrolíticas ácidas.

Lócus: É a posição de um gene no cromossomo. Um tipo de gene, quando diferenciado de alelos, que são formas variantes de um mesmo tipo de gene. Sinônimos: *locus* (singular), *loci* (plural), em latim. Os lócus gênicos alélicos são denominados homólogos quando ocorrem em cromossomos ou segmentos cromossômicos homólogos.

Lócus complexo: Gene em que um conjunto de pseudoalelos relacionados funcionalmente pode ser identificado por análise recombinacional (p. ex., o lócus *bithorax*, em *Drosophila*).

Lócus de traço quantitativo: Lócus que contribui para o fenótipo de uma característica quantitativa.

Lócus gênico: Ver *lócus*.

Lócus H: Em humanos, o lócus gênico que codifica a enzima α-2-L-fucosiltransferase, necessária à biossíntese dos antígenos do sistema sanguíneo ABO durante uma etapa inicial. Ver: *antígeno H, antígenos A e B, fenótipo Bombaim ou O_h*.

LOD: Literalmente, logaritmo das *odds* (em português, desigualdades, diferenças), equivalendo ao logaritmo de uma razão de verossimilhanças. Ver *escore LOD*.

Lyonização: Termo usado para referir a inativação do cromossomo X. Caracteriza também as fêmeas heterozigotas que se comportam fenotipicamente como se fossem portadoras de um gene recessivo ligado ao X em condição de hemizigotas. De acordo com a hipótese de Lyon, considera-se que ocasionalmente um determinado tecido venha a ser formado inteiramente de células que contêm os cromossomos X inativados portadores do alelo normal. Por isso, o fenótipo dessa mulher heterozigota se assemelharia ao dos homens hemizigotos. Ver *hipótese de Lyon*.

Macroevolução: Evolução de grandes mudanças fenotípicas que, dentro do tempo geológico, leva à origem de uma nova espécie ou de categorias taxonômicas superiores, tais como novos gêneros, famílias e ordens, com novas características e modos adaptativos.

Macrófago: Célula derivada das células tronculares da medula óssea, cujas principais funções são a fagocitose e a apresentação de antígenos para os linfócitos T auxiliares. As células mieloides progenitoras diferenciam-se em promonócitos e depois em monócito no nível da medula óssea. Essas células ganham a circulação e distribuem-se pelos diferentes tecidos, onde se tornam fixas na forma de macrófagos.

Macrófago ativado: Macrófago que foi estimulado (geralmente por uma linfocina) para aumentar de tamanho, acrescer seu conteúdo enzimático e intensificar sua atividade fagocítica inespecífica.

Macromolécula: Molécula muito grande, geralmente um polímero, tal como um carboidrato, um lipídeo, uma proteína ou um ácido nucleico.

Malformação: Defeito morfológico de um órgão, parte de um órgão ou de uma região maior do corpo, resultante de um processo de desenvolvimento intrinsecamente anormal. Se a malformação estiver presente ao nascimento, ela é denominada congênita.

Malformação congênita: Ver *malformação*.

Manipulação genética: Uso de técnicas que permitem o manuseio do gene com diversas finalidades, por exemplo, tecnologia do DNA recombinante ou clonagem do DNA, engenharia genética, técnicas transgênicas, etc. Ver *engenharia genética*.

Mapa cromossômico: Diagrama que mostra a localização dos genes nos cromossomos.

Mapa de ligação: Mapa cromossômico que mostra as posições relativas de genes conhecidos nos cromossomos de uma dada espécie, utilizando as medidas de permutação e recombinação para demonstrar a ordem linear definida dos genes nos cromossomos e estabelecer um índice da distância relativa entre dois genes quaisquer. Ver *mapa gênico ou genético*.

Mapa de restrição: Diagrama que mostra um arranjo linear de sítios em um segmento de DNA, cuja molécula é clivada por uma ou mais enzimas de restrição.

Mapa do destino: Diagrama de um embrião, que mostra a localização de células cujo destino no desenvolvimento é conhecido.

Mapa gênico ou genético: Por analogia com o mapa cromossômico, é o arranjo linear dos genes nos cromossomos, utilizando a frequência de recombinação genética entre esses genes como medida da distância que os separa.

Mapa RFLP: Mapa de ligação construído a partir do polimorfismo de comprimento de fragmentos de restrição em genomas de eucariotos. Tais mapas podem ser usados para prever a herança de importantes características fenotípicas e auxiliar na clonagem molecular dos genes ligados que afetam os fenótipos. Marcadores RFLP proximamente ligados às sequências de DNA que codificam fenótipos relevantes podem ser usados para monitorar qualquer porção do genoma em análises simples.

Mapeamento genético: Qualquer método usado para medir as posições e distâncias relativas entre os genes de um grupo de ligação ou de sítios de ligação dentro de um gene.

Mapeamento gênico: Atribuição de um lócus a um cromossomo específico e/ou determinação da sequência de genes e suas distâncias relativas recíprocas em um cromossomo específico.

Mapeamento por endonuclease de restrição: Método que permite um mapeamento relativamente rápido de grandes segmentos de DNA, bem como a identificação de sítios de restrição, variações de base individuais e sítios de inserções ou deleções no DNA, em relação à sequência normal, em um segmento selecionado de DNA.

Marcador genético: Característica dotada das seguintes condições: determinação genética conhecida, padrão simples e inequívoco de herança, fenótipos identificados com exatidão, frequência relativamente alta de cada um dos alelos que lhe são pertinentes e ausência de efeito ambiental, idade, interação com outros genes ou outras variáveis na expressão da característica, úteis em estudos familiares (como investigação de paternidade), populacionais e de ligação.

Marcador genético de DNA: Um fragmento de DNA que contém um polimorfismo detectável, muito ligado a um gene causador de doença e quase sempre herdado com ele.

Marcador RFLP: Qualquer marcador resultante de trocas ou mudanças no comprimento do DNA genômico produzido pela digestão com endonucleases de restrição específicas. Ver *RFLP*.

Mastócito: Célula grande globosa, sem prolongamentos, com citoplasma cheio de grânulos basófilos. Os mastócitos não são encontrados no sangue, mas suas propriedades são muito semelhantes às dos basófilos. A liberação de mediadores químicos armazenados nos mastócitos causa reações alérgicas denominadas reações de hipersensibilidade imediata.

Material genético: Portador da informação genética primária: ácido desoxirribonucleico (DNA) na maioria dos organismos ou ácido ribonucleico (RNA) em alguns vírus (retrovírus).

Maturação do RNA mensageiro: Em eucariotos, todas as etapas que ocorrem após a transcrição do pré-mRNA: adição da cauda poli-A à extremidade 3′, *capping* e metilação da extremidade 5, processamento de precursores maiores em RNA mensageiro maduro menor por encadeamento do RNA.

Mau pareamento de fitas deslizadas: Erro na replicação de uma sequência repetida em tandem, que resulta em uma fita recém-sintetizada contendo unidades repetidas a mais ou a menos, quando comparada com a fita-molde.

Meia-vida: Tempo necessário para que metade da massa de uma substância radioativa se transforme em outra substância. Modernamente, é o tempo necessário para que metade dos átomos de um material radioativo, presente a qualquer tempo, decaia para um isótopo-filho.

Meia-vida biológica: Tempo necessário para o organismo eliminar metade da dose de uma dada substância. Esse tempo é aproximadamente o mesmo tanto para os isótopos estáveis quanto para os isótopos radioativos de qualquer elemento.

Meios-irmãos: Indivíduos que têm apenas um genitor em comum; sua correlação genética é de 0,25.

Meiose: Tipo especial de divisão celular que ocorre nas células germinativas, pela qual são produzidos gametas haploides (n) a partir de células diploides ($2n$). Na meiose, há duas divisões: a meiose I ou divisão reducional, em que ocorre a redução do número de cromossomos, e a meiose II ou divisão equacional, semelhante a uma divisão mitótica.

Meiose I: Também chamada de primeira divisão meiótica ou divisão reducional, dá origem, no final do seu processo, a dois gametócitos secundários (espermatócitos ou oócitos, que são haploides duplicados (n^d). É durante a meiose I que ocorre a permutação (*crossing-over*), ou seja, a troca de segmentos cromossômicos de origem paterna e materna (troca entre cromátides homólogas). Ver *crossing-over*.

Meiose II: Também chamada de segunda divisão meiótica ou divisão equacional. Segue à meiose I e se inicia após uma curta interfase, em que os cromossomos não chegam a se desespiralizar. No final dessa segunda divisão, formam-se quatro células haploides (espermátides ou oócito + três corpúsculos polares na espécie humana). A meiose gamética ocorre em todos os animais e precede a formação dos gametas. Os fungos são caracterizados pela meiose zigótica, onde a meiose ocorre imediatamente após a formação do zigoto. A haplodiplomeiose refere-se à situação vista na maioria das plantas, em que a meiose medeia uma fase diploide prolongada e uma breve fase haploide.

Memória imunológica: Capacidade do sistema imune para responder mais rapidamente e com mais vigor ao segundo contato com o antígeno específico do que na resposta primária ao primeiro contato. Também chamado de resposta anamnésica.

Menarca: Surgimento do primeiro ciclo menstrual durante a puberdade nas mulheres.

Mendelismo: Herança de genes nucleares de acordo com a teoria cromossômica da hereditariedade.

Menopausa: Término dos ciclos menstruais nas mulheres, ocorrendo geralmente entre os 50 e 60 anos de idade.

Mesoderma: Um dos três folhetos germinativos primordiais formados no início da embriogênese; é o folheto médio das células embrionárias, situado entre o ectoderma e o endoderma em animais triploblásticos. O mesoderma origina músculos, tecido conectivo, sangue, tecido linfoide, revestimento de todas as cavidades do corpo, serosa das vísceras, mesentério, epitélio dos vasos sanguíneos e linfáticos, rins, ureteres, gônadas, ductos genitais e córtex suprarrenal.

Metabolismo: Sequências pelas quais os alimentos são degradados para obtenção de energia e transformação dos componentes intracelulares.

Metabólito: Produto intermediário ou final do metabolismo.

Metacêntrico: Ver *cromossomo metacêntrico*.

Metáfase: Estágio da mitose ou da meiose em que os cromossomos atingem sua condensação máxima e estão alinhados no plano equatorial da célula, ligados às fibras do fuso acromático por meio dos centrômeros; estágio em que os cromossomos são mais facilmente estudados.

Metanálise: Análise de dados combinados, provenientes de estudos separados.

Metástase: Expansão de células malignas de um tumor, fazendo com que novas colônias se estabeleçam em outros tecidos.

Metemoglobina: Forma oxidada da hemoglobina, contendo ferro no estado férrico, em vez de ferroso, e incapaz de se ligar ao oxigênio.

Metilação: Ligação de grupos metila (CH_3) a qualquer molécula, mas particularmente usada para converter a citosina de um dinucleotídeo CpG em 5-metilcitosina, como parte da regulação gênica.

Metilação do DNA: Acréscimo de um resíduo metila a uma base citosina na molécula de DNA para formar 5-metilcitosina. Ocorre mais frequentemente em eucariotos, pode manter-se durante uma série de divisões celulares e desempenha um papel importante na expressão gênica, estando possivelmente associada a níveis reduzidos de transcrição gênica.

Metilação do RNA: Adição pós-transcricional do grupo metila (por RNA-metilases) em sítios definidos dentro do rRNA, tRNA e mRNA, a qual desempenha um papel crucial no processamento do RNA e/ou nas propriedades funcionais do mRNA maduro.

Método de Sanger: Método de sequenciamento por término de cadeia, utilizado para determinar a sequência de nucleotídeos do DNA mediante o uso de enzimas para determinação da sequência nucleotídica exata de um fragmento clonado de DNA.

Método de *Southern*: Ver *transferência de Southern*.

Método do irmão: Em genética humana, um método que deriva da proporção de indivíduos com a presença ou não do caráter sob investigação, em relação aos membros de uma irmandade, que não seja a do propósito apor meio do qual a irmandade foi identificada.

Método do par de irmãos afetados: Método de análise de ligação, independente de modelo, que procura segmentos cromossômicos compartilhados com maior frequência do que por acaso, por pares de irmãos ou irmãs que têm a mesma doença.

Método dos gêmeos: Método usado em genética humana com o objetivo de estudar a influência da hereditariedade e do ambiente em uma determinada característica, comparando gêmeos monozigóticos e gêmeos dizigóticos portadores da característica.

Método *Northern*: Ver *transferência* Northern e *transferência de* Southern.

Método *Western*: Ver *transferência* Western e *transferência de* Southern.

MHC: Ver *CHP*.

Microarranjo: Suporte sólido (geralmente vidro) dividido em um grande número de compartimentos, em cada um dos quais é colocada uma amostra ou um reagente de um teste específico, possibilitando que numerosos testes sejam realizados simultaneamente. Os microarranjos de oligonucleotídeos, cDNAs, anticorpos ou amostras tumorais são amplamente usados nas pesquisas genéticas.

Microarranjo de DNA: Arranjo ordenado de sequências de DNA ou de oligonucleotídeos sobre um substrato (geralmente de vidro). Os microarranjos são usados em testes quantitativos de ligação DNA-DNA ou DNA-RNA para medir perfis de expressão gênica (p. ex., durante o desenvolvimento, ou para comparar as diferenças na expressão gênica entre células normais e cancerosas).

Microcultura: Técnica de cultura de leucócitos *in vitro*, utilizada para o estudo dos cromossomos. Também chamada de microtécnica.

Microdeleção: Uma deleção demasiadamente pequena (< 3-5 Mb) para ser vista em preparação cromossômica comum; pode ser detectada por hibridização *in situ*. Ver *síndrome dos genes contíguos*.

Microevolução: Padrão evolutivo intraespecífico observado geralmente em um curto período de tempo, como as mudanças nas frequências gênicas em uma população em relativamente poucas gerações. Por exemplo, o melanismo industrial, em que existe a prevalência de formas escuras de várias espécies de mariposas em regiões industriais.

Microssatélite: Pequena sequência de DNA que se repete em um cromossomo; normalmente, os microssatélites são do mesmo tamanho, em um indivíduo.

Microtécnica: Ver *microcultura*.

Microtúbulo: Grande (30 nanômetros de diâmetro) componente rígido do citoesqueleto, formado de α e β-tubulinas e associado a proteínas, servindo, em parte, como cílios, flagelos eucarióticos e fuso mitótico.

Mieloma: Linhagem de células tumorais originadas de um linfócito, produzindo geralmente um único tipo de imunoglobulina.

Migração: (1) Transferência de indivíduos de uma população para outra, propiciando o cruzamento entre os indivíduos das duas populações. A migração pode acarretar mudanças nas frequências gênicas das populações envolvidas, constituindo-se, portanto, em um fator evolutivo. (2) Em evolução, é a movimentação de alelos de uma população para outra, tipicamente por meio da movimentação de indivíduos ou pelo transporte de gametas por vento, água ou polinizadores. Ver *fluxo gênico*.

Mimetismo: Semelhança, na aparência, de uma espécie de animal com outra que acarreta proteção para uma ou para ambas as espécies. No mimetismo batesiano, uma das duas espécies é prejudicial, tem mau sabor (é impalatável) ou é protegida dos predadores e frequentemente marcada. O mimético é inócuo, sendo protegido contra os predadores pela sua similaridade com o modelo. No mimetismo mulleriano, ambas as espécies são impalatáveis aos predadores e ganham mutuamente pelo fato de terem a mesma coloração de aviso, uma vez que os predadores aprendem a evitá-las após saborear uma delas. O mimetismo peckhammiano é um mimetismo agressivo em que o predador é o mimético; por exemplo, a fêmea do pirilampo de uma espécie mimetiza os sinais luminosos sexuais de outra espécie, atraindo assim um macho dessa outra espécie, que se torna então um ótimo alimento para ela. No mimetismo mertensiano, uma espécie é levemente prejudicial (p. ex., as cobras falsas corais) e serve como um modelo para uma espécie altamente venenosa (p. ex., as cobras corais verdadeiras). Nesse caso, o predador só pode aprender a distingui-las se sobreviver ao encontro.

Mimetismo antigênico: Aquisição ou produção de antígenos hospedeiros por um parasita, capacitando-o a escapar da detecção pelo sistema imune do hospedeiro.

Mitocôndria: Organelas citoplasmáticas constituídas de membranas duplas, das quais a mais interna se invagina formando cristas; são dotadas de autorreplicação e fornecem energia para as células eucariotas, por meio do processo de fosforilação oxidativa, resultando na formação de ATP; são as únicas organelas citoplasmáticas dotadas de DNA. Ver *DNA mitocondrial*.

Mitogênico: Substância que estimula as células a sofrerem mitose.

Mitógeno: O mesmo que substância mitogênica.

Mitose: Divisão celular somática, que resulta na formação de duas células, cada uma com idêntico complemento cromossômico ao da célula original.

Modificação pós-traducional: Processamento de uma proteína subsequentemente após sua síntese; inclui fosforilação, glicólise, acetilação, proteólise limitada, ligação a grupos prostéticos, etc.

Modificação pós-transcricional: Processamento do RNA imediatamente após sua polimerização; pode incluir a clivagem das ligações fosfodiéster e a modificação de bases; para o RNA mensageiro eucariótico, incluindo *capping* da extremidade 5', poliadenilação da extremidade 3' e encadeamento (reunião e excisão de íntrons).

Modo de herança: Padrão em que uma variante gênica passa de geração a geração, dependendo de essa variante ser dominante ou recessiva e estar localizada nos autossomos ou nos cromossomos sexuais.

Molde: Um polinucleotídeo que codifica a informação a partir da qual outro polinucleotídeo de sequência complementar é sintetizado.

Molécula de histocompatibilidade: Ver *antígeno de histocompatibilidade*.

Molécula efetora: Pequena molécula biologicamente ativa que regula a atividade de uma proteína mediante ligação a um sítio receptor específico dessa proteína.

Moléculas de adesão celular: Proteínas que executam as interações célula-célula, capacitando-as a contatar fisicamente uma com a outra.

Monofilético: Táxon que consiste em todas as espécies conhecidas descendentes de uma única espécie ancestral.

Monofosfato cíclico de adenosina: Uma importante molécula reguladora, tanto nos organismos procarióticos, quanto nos eucarióticos.

Monoploide: (1) Número básico de cromossomos em uma série poliploide. (2) Célula somática ou indivíduo que contém somente um conjunto de cromossomos.

Monossomia: Alteração cromossômica numérica, em que está faltando um dos cromossomos de um par, como na síndrome de Turner (45,X). Pode ocorrer monossomia parcial, em que falta apenas um fragmento cromossômico.

Monossômico: Relativo a uma célula, tecido ou indivíduo aneuploide ($2n-1$), onde falta um cromossomo (ou mais do que um, como no monossômico duplo) no complemento cromossômico diploide. Os monossômicos primários são os que carecem de um cromossomo estruturalmente normal.

Monozigóticos: Ver *gêmeos monozigóticos*.

Morgan: Uma unidade que expressa a distância relativa entre os genes em um cromossomo. Um morgan (M) equivale a 100% de recombinação gênica entre dois lócus. Um valor de 10% de recombinação é igual a um decimorgan (dM): 1% é um centimorgan (cM); denominações dadas em homenagem a Thomas Hunt Morgan.

Mortalidade gamética: Ver *mortalidade zigótica*.

Mortalidade zigótica: Um dos mecanismos pós-cruzamento (além da mortalidade gamética, inviabilidade do híbrido e esterilidade do híbrido) que impede o sucesso de um cruzamento interespecífico, mesmo que esse cruzamento tenha acontecido. O óvulo é fertilizado, mas o zigoto não se desenvolve em um organismo. No caso da mortalidade gamética, o gameta masculino ou o feminino é destruído devido ao cruzamento interespecífico.

Morte genética: Eliminação preferencial, por seleção, de genótipos que são portadores de mutações (carga genética) que reduzem seu valor adaptativo ou adaptabilidade. A morte genética retira os genes mutantes do conjunto gênico da população e pode ser a consequência de redução no vigor físico, impulso sexual e/ou fertilidade, ou aumento da taxa de mortalidade nos estágios embrionário ou juvenil dos indivíduos que possuem esse genótipo crítico.

Morte reprodutiva: A supressão da capacidade proliferativa de uma célula, sem a qual a célula se multiplicaria indefinidamente. Ver *morte genética*.

Mosaicismo: Característica do indivíduo (ou tecido) que possui duas ou mais linhagens celulares diferentes, por mutação ou não disjunção, mas originais a partir de um único zigoto. Não deve ser confundido com quimerismo.

Mosaicismo da linhagem germinativa: Em um indivíduo, a presença de dois ou mais tipos geneticamente diferentes de células da linhagem germinativa, resultante de mutação durante a proliferação e diferenciação dessa linhagem. Ver *mosaico germinativo*.

Mosaico: Um indivíduo formado por duas ou mais linhagens celulares de diferentes constituições genéticas ou cromossômicas, sendo que as diferentes linhagens são derivadas de um mesmo zigoto, em contraste com a quimera. Comparar com *quimera*.

Mosaico cromossômico: Indivíduo em que algumas células têm uma anomalia cromossômica determinada, outras não.

Mosaico genético: Qualquer indivíduo composto de tecidos geneticamente diferentes, exibindo características distintas em setores diferentes do organismo. As áreas de mosaico podem corresponder à expressão de alelos diferentes, em um genótipo particular, ou podem surgir por mutação gênica, mutação cromossômica, *crossing-over* somático e segregação somática, aneuploidias ou fertilização dupla.

Mosaico germinativo: Diz-se de uma pessoa que, devido a uma mutação que ocorreu após ser concebido, tem uma população de células mutantes em sua linhagem germinativa, de maneira que pode produzir gametas mutantes recorrentes. Uma grande armadilha na interpretação de genealogias e na estimativa de riscos. Ver *mosaicismo da linhagem germinativa*.

Motivo: Sequência de DNA comum a vários genes, codificando porções da proteína que têm conformações características.

mRNA: O mesmo que RNA mensageiro.

mtDNA: Ver *DNA mitocondrial*.

mt mRNA, mt rRNA, mt tRNA: Símbolos utilizados para designar: RNA mensageiro, RNA ribossômico e RNA transportador, respectivamente, da mitocôndria.

Mudança na fase de leitura: Mutação envolvendo uma deleção ou inserção que não é um múltiplo exato de 3 pares de bases e, por isso, modifica a fase de leitura do gene. O códon finalizador assim formado não será o normal e em quase todos os casos é produzida uma proteína truncada ou alongada.

Multifatorial: Termo amplo para descrever uma característica que é determinada por muitos genes e fatores epigenéticos e ambientais.

Mutabilidade: Capacidade de qualquer gene para sofrer mutação, proporcionando a adaptação dos conjuntos gênicos às mudanças do ambiente.

Mutação: Alteração hereditária e permanente do material genético de uma célula viva ou de um vírus; geralmente é definida como uma alteração em um único gene (mutação de ponto, pontual, puntiforme ou gênica), embora possa designar também, de forma mais ampla, uma alteração cromossômica estrutural. O termo é utilizado tanto para o processo de alteração do gene, quanto para o próprio gene alterado.

Mutação âmbar: Mutação sem sentido que causa a formação de uma proteína não funcional devido ao surgimento prematuro do códon terminal UAG no RNA mensageiro.

Mutação cdc: Classe de mutações do ciclo de divisão celular em leveduras, que afetam o ajuste temporal e a progressão ao longo do ciclo celular.

Mutação condicional: Mutação que é expressa somente em certas condições, isto é, um fenótipo do tipo selvagem é expresso em certas condições (permissivas) e um fenótipo mutante, em outras condições (restritivas).

Mutação conservativa: Substituição de aminoácido que preserva uma característica química essencial do aminoácido original; por exemplo, substituição de uma leucina por uma isoleucina.

Mutação constitucional: Mutação que ocorre em todas as células de um indivíduo, indicando que é hereditária. Também chamada de mutação germinativa ou familiar.

Mutação cromossômica: Alteração que acarreta modificação na estrutura ou no número dos cromossomos. Ver *alteração cromossômica*.

Mutação de ganho de função: Mutação que produz um fenótipo diferente daquele do alelo normal e de quaisquer outros alelos de perda de função.

Mutação de mesmo sentido: Mutação por substituição na terceira base do códon relevante, que é redundante ou sinônimo. Devido à condição do códon ser degenerado, uma substituição da terceira base não altera necessariamente a sequência de aminoácidos da cadeia polipeptídica. Sinônimo: mutação sinônima.

Mutação de mudança de fase: Mutação por deleção ou inserção de base(s), em múltiplo diferente de 3, que altera a fase de leitura de uma sequência codificadora, em todos os códons que se seguem ao sítio mutacional.

Mutação de mudança na fase de leitura: Mutação por deleção ou adição de uma, duas, ou qualquer número de bases, exceto três ou um múltiplo de três, alterando o código de leitura.

Mutação de perda de função: Mutação que incapacita um gene de tal modo que nenhum produto funcional é produzido; também é chamada *mutação direta, nocaute ou nula*.

Mutação de ponto: Alteração em um lócus gênico específico, podendo envolver substituição, adição ou perda de uma única base. Sinônimos: mutação pontual, mutação puntiforme.

Mutação de sentido errado ou trocado (*missense*): Mutação por substituição de base no DNA, resultando em um códon que codifica um aminoácido diferente.

Mutação de término de cadeia: Mutação que gera um códon finalizador, desse modo impedindo a síntese adicional da cadeia polipeptídica.

Mutação direta: Mutação que altera o aminoácido original para um novo aminoácido.

Mutação espontânea: Mutação gênica que ocorre sem interferência conhecida de qualquer agente capaz de provocá-la.

Mutação gamética: Mutação que ocorre nas células da linhagem germinativa, sendo transmitida às futuras gerações.

Mutação gênica: Qualquer mudança hereditária dentro dos limites de um único gene (mutação intragênica ou de ponto). As mutações gênicas podem surgir espontaneamente, na ausência de qualquer causa definível, ou podem ser induzidas experimentalmente por uma variedade de mutagênicos químicos e/ou físicos. Ver *mutação induzida*.

Mutação germinal: Alteração genética que ocorre nas células destinadas a desenvolver-se em células germinativas.

Mutação induzida: Mutação que ocorre em frequência aumentada pela ação de agentes físicos e/ou químicos conhecidos, denominados agentes mutagênicos.

Mutação instável: Mutação com alta frequência de reversão. A mutação original pode ser causada pela inserção de um elemento controlador e sua saída produz uma reversão.

Mutação intergênica: Mutação que envolve mais de um gene, diferentemente da mutação intragênica.

Mutação intragênica: Mutação que ocorre dentro dos limites de um único gene.

Mutação letal: Mutação que resulta na morte prematura do organismo que a carrega. Letais dominantes matam heterozigotos, enquanto letais recessivos matam somente em homozigose.

Mutação multilocal: Mutação de um lócus gênico, envolvendo mudanças de dois ou mais lócus mutacionais adjacentes. As mutações multilocais ocorrem espontaneamente ou são induzidas experimentalmente através do uso de mutágenos. Não revertem ao tipo selvagem espontaneamente ou depois do tratamento mutagênico e algumas delas são verdadeiras deleções.

Mutação neutra: (1) Alteração genética cuja expressão fenotípica não modifica o valor adaptativo ou a adaptação do organismo para as condições ambientais presentes. (2) Uma mutação que não apresenta efeito fenotípico mensurável; por exemplo, altera um aminoácido, mas não altera a atividade proteica.

Mutação nula: Mutação que causa a ausência do produto gênico ou ausência de qualquer função no nível fenotípico.

Mutação ocre: Mutação sem sentido que causa a formação de uma proteína não funcional, devido ao surgimento prematuro do códon terminal UAA no RNA mensageiro.

Mutação opala: Mutação sem sentido que causa a formação de uma proteína não funcional, devido ao surgimento prematuro do códon terminal UGA no RNA mensageiro.

Mutação particular: Mutação muito rara, talvez conhecida apenas em uma família ou população isolada.

Mutação pleiotrópica: Mutação que afeta a expressão de várias características. Exemplo: o efeito da mutação de um gene promotor sobre os genes estruturais por ele regulados.

Mutação pontual: Ver *mutação de ponto*.

Mutação por deleção: Mutação causada pela perda de um ou mais nucleotídeos na sequência do DNA, podendo resultar em mudança na fase de leitura.

Mutação por inserção: Mutação causada pela inserção de um ou mais nucleotídeos na sequência de DNA, podendo resultar em mudança na fase de leitura.

Mutação pós-substituição: Mutação gênica ou de ponto em que uma base é substituída por outra.

Mutação puntiforme: Ver *mutação de ponto*.

Mutação reversa: Mutação gênica que reverte o efeito de uma mutação anterior, recuperando a sequência original e restaurando sua capacidade de produzir uma proteína funcional.

Mutação sem sentido (*nonsense*): Mutação por substituição de base no DNA, resultando precocemente em um códon finalizador, o que encurta a cadeia polipeptídica, ou eliminando o códon finalizador original, alongando a cadeia polipeptídica até surgir um novo códon finalizador. Frequentemente, a proteína resultante não é funcional.

Mutação semiletal: Mutação que causa a morte de mais de 50%, mas não de todos os indivíduos com o genótipo mutante.

Mutação silenciosa: Mutação gênica que não tem consequência fenotípica, isto é, o produto proteico do gene mutante funciona como o gene do tipo original ou selvagem. Aminoácidos equivalentes funcionalmente podem substituir-se reciprocamente. Por exemplo: leucina pode ser substituída por outro aminoácido, não polar, como a isoleucina.

Mutação sinônima: Ver *mutação de mesmo sentido*.

Mutação somática: Mutação que ocorre em qualquer célula que não está destinada a tornar-se célula germinativa. Se a célula mutante continua a se dividir, o indivíduo poderá conter uma mistura de tecidos com genótipo diferente das células do resto do corpo.

Mutação subvital: Um gene que apresenta viabilidade significativamente mais baixa e causa a morte antes da maturidade em menos de 50% dos indivíduos que o portam.

Mutação supressora: Mutação que suprime o efeito de outra mutação. Por exemplo: uma mutação em um gene para um tRNA, permitindo ler e anular uma mutação âmbar.

Mutagênese: Processo em que as mutações gênicas ou cromossômicas ocorrem espontaneamente ou induzidas por agentes mutagênicos. A mutagênese é um processo de múltiplas etapas, que começa quando um mutagênico entra na célula, ou é formado no seu interior, interagindo com o DNA, e termina com o surgimento de um indivíduo mutante.

Mutagenicidade: Qualquer evento que resulta em alterações do material genético.

Mutagênico: Agente físico ou químico que induz mudanças no DNA, aumentando a taxa de mutação espontânea.

Mutágeno: Ver *mutagênico*.

Mutante: Qualquer linhagem, indivíduo, célula ou gene variante que resulta de mutação. Mutantes instáveis caracterizam-se por mudanças frequentes para outros estados mutantes e/ou altas taxas de reversão. O padrão de referência é o tipo selvagem. Qualquer variação hereditária a partir deste, devida a uma mutação, é um mutante.

***n*, 2*n*:** Abreviaturas para o número de cromossomos haploide (gamético) e diploide (zigótico e somático), respectivamente, de organismos eucariotos.

Nanograma (ng): Unidade de medida equivalente a 10^{-9} de um grama.

Nanômetro (nm): Unidade de comprimento equivalente à bilionésima parte de um metro, ou 10^{-9}m. Essa unidade é referida para descrever dimensões ultramicroscópicas, como, por exemplo, um ribossomo, que mede 15nm de diâmetro. O nanômetro substitui o milimícron (mμ), unidade de tamanho equivalente encontrada na literatura mais antiga.

Não aparentados: Em genética, geralmente os indivíduos são descritos como não aparentados, quando não compartilham ancestral algum.

Não balanceada: Diz-se de uma alteração cromossômica que tem material a mais ou a menos, não apenas o material correto rearranjado.

Não disjunção: Não separação dos cromossomos homólogos, na anáfase da meiose I, ou das cromátides-irmãs, na anáfase da meiose II e na mitose, resultando a passagem de ambos os cromossomos para a mesma célula-filha.

Não homólogos: Cromossomos ou segmentos cromossômicos que contêm genes diferentes e não pareiam durante a meiose, ao contrário dos cromossomos ou segmentos cromossômicos homólogos.

Não mendeliano: Modo de herança mostrado por determinantes hereditários extranucleares.

Não penetrância: Ausência total de expressão fenotípica de um gene presente no genótipo, em dose simples (para características dominantes) ou dupla (para características recessivas).

Neodarwinismo: Um conceito pós-darwiniano, segundo o qual as espécies evoluem pela seleção natural de fenótipos adaptativos causados por genes mutantes.

Neoplasia: Termo geral para designar um câncer e outros tumores em que houve uma perda da regulação normal das divisões mitóticas.

Neurotransmissor: Um sinal químico que passa de um nervo aferente por meio da sinapse para estimular o nervo eferente.

Nicho ecológico: Porção restrita de um *habitat* em que há as condições necessárias para a existência de um organismo ou espécie, com especial referência ao papel desse organismo ou espécie em uma comunidade quanto ao hábito alimentar.

NOR: Região organizadora de nucléolos, presente nos cromossomos autossômicos acrocêntricos.

***Northern blotting*:** Ver *transferência* e *transferência Northern*.

Nucleases: Enzimas que cortam o DNA ou o RNA.

Núcleo: Organela celular dos eucariotos que contém o material genético, sob a forma de cromatina; é separada do citoplasma celular pela membrana nuclear.

Nucléolo: Organela celular arredondada, encontrada no núcleo das células eucarióticas, em geral associada a um sítio cromossômico específico, envolvido na síntese de RNA ribossômico e na formação de ribossomos.

Nucleoplasma: Líquido protoplasmático contido no núcleo da célula.

Nucleoproteína: Um complexo de DNA-proteína ou RNA-proteína.

Nucleosídeo: Molécula constituída de uma base nitrogenada (púrica ou pirimídica) e um açúcar (desoxirribose, no DNA; ribose, no RNA).

Nucleossomo: Subunidade estrutural básica da cromatina, constituída de cerca de 200 pares de bases de DNA e de um octâmero de proteína histônica.

Nucleotídeo: Molécula constituída de uma base nitrogenada (púrica ou pirimídica), um açúcar (desoxirribose, no DNA; ribose no RNA) e um grupo fosfato. São os nucleotídeos que formam os ácidos nucleicos (DNA e RNA).

Nulissomia: Característica de uma célula, tecido ou indivíduo aneuploide em que ambos os membros de um determinado par cromossômico estão faltando no complemento cromossômico. A nulissomia pode envolver mais de um par cromossômico, constituindo a nulissomia dupla. Normalmente, as nulissomias não sobrevivem em diploides, mas são recuperáveis em formas análogas, como em alopoliploides (que são funcionalmente diploides) e autopoliploides.

Número básico de cromossomos: O mais baixo número haploide de cromossomos em uma série poliploide. É igual ao número monoploide.

Número de acesso: Número ou código identificador atribuído a uma sequência de nucleotídeos ou de aminoácidos para entrada e catalogação em um banco de dados.

Número fundamental: Em eucariotos, a soma total de braços cromossômicos no complemento cromossômico de uma espécie, não incluindo os braços curtos de cromossomos acrocêntricos.

Número haploide: Número cromossômico gamético, simbolizado por *n*.

Número variável de repetições em *tandem*: Tipo de polimorfismo do DNA criado por um arranjo em série de múltiplas cópias de sequências curtas de DNA. Altamente polimórfico, usado em estudos de ligação, bem como de impressões digitais de DNA, para investigação de paternidade em medicina forense.

Olho de replicação: A aparência, ao microscópio eletrônico, de um segmento de uma molécula de DNA em replicação, apresentando-se como uma região em que o DNA já se replicou, dentro de uma região maior ainda não replicada. Essa região em forma de olho está formada pela forquilha de replicação bidirecional, que vai crescendo a partir da origem.

Oligonucleotídeo: Uma molécula curta de DNA, em geral com 8 a 50 pares de bases unidos por ligações fosfodiésteres, sintetizada comumente para uso como sonda. Comparar com *polinucleotídeo*.

Oligonucleotídeo aleloespecífico: Nucleotídeos sintéticos, geralmente com 15-20 pb de comprimento, que em condições cuidadosamente controladas hibridizarão somente com uma sequência complementar perfeitamente pareada.

Oncogene: Gene dominante cujo produto tem a capacidade de transformar células eucarióticas normais em células tumorais. Pertence a um pequeno número de genes normais de vertebrados que foram preservados ao longo da evolução e têm atividade aumentada em vários tipos de câncer humano. Ver *proto-oncogene*.

Ontogenético: Relativo ao desenvolvimento de um indivíduo.

Ontogenia: Curso do desenvolvimento individual de um organismo, órgão ou organela.

Operador: Lócus no DNA que controla a transcrição mediante ligação a um repressor ou a um ativador.

Óperon: Unidade de expressão e regulação gênica em bactérias, que inclui o gene operador e os estruturais que lhe são contíguos e são por ele controlados.

Óperon *lac*: É um modelo de regulação gênica em procariotos, que explica a capacidade da *Escherichia coli* para viver em meio com lactose, tendo sido proposto por Jacob e Monod, em 1961, que por esse motivo receberam o Prêmio Nobel. O óperon *lac* é constituído de genes estruturais (que produzem as enzimas permease, galactosidase e acetilase), operador, promotor e repressor. O operador e o promotor encontram-se junto aos genes estruturais, e, a alguma distância, no mesmo cromossomo, situa-se o gene repressor, que codifica uma proteína repressora. No estado repressor, essa proteína liga-se a um sítio específico do gene operador, impedindo também a conexão da RNA-polimerase ao gene promotor e, consequentemente, a transcrição dos genes estruturais do óperon *lac*. No estado indutor, a lactose liga-se à proteína repressora, impedindo-a de unir-se ao gene operador. Na ausência dessa ligação, a RNA-polimerase junta-se ao gene promotor e ocorre a transcrição dos genes estruturais, com a subsequente produção das três enzimas.

Organela: Estrutura delimitada por membrana, encontrada em células de procariotos e eucariotos e contendo enzimas para funções específicas. Algumas organelas, como mitocôndrias e cloroplastos, possuem DNA e podem replicar-se autonomamente.

Organismo transgênico: Indivíduo objeto de engenharia genética, no estágio de gameta ou ovo fertilizado, provocando o desenvolvimento de um indivíduo com alteração de todas as suas células.

Organogênese: Desenvolvimento dos órgãos de um embrião de três folhetos.

Origem de replicação: Uma sequência de DNA de dupla-hélice que se liga a proteínas que começarão o desenrolamento da hélice, preparatória ao início da replicação.

Oscilação genética: Ver *deriva genética*.

Osmolaridade: A concentração de solutos não permeáveis que contribuem para a pressão osmótica; iso-osmótica ou isotônica, se igual à de uma célula; hipotônica, se mais baixa; hipertônica, se mais alta.

Ovoteste: Gônada que contém tecidos ovarianos e testiculares, presente em hermafroditas.

Óvulo: Gameta feminino produzido por meiose.

Ovulogênese: Processo de formação dos gametas femininos.

P: (1) Designação usada para o braço curto de um cromossomo, do francês *petit*. (2) Em genética de populações, é utilizado em geral para indicar a frequência do alelo mais comum de um par. (3) Em bioquímica, abreviatura de proteína.

P_1: Geração parental de um cruzamento ou de uma genealogia.

p53: Proteína codificada pelo gene *TP53*, com peso molecular 53.000, cuja função é restringir a proliferação celular. Normalmente, desempenha um papel no controle da entrada das células na fase S do ciclo celular, na regulação transcricional e na regulação da apoptose.

Paleontologia: É o estudo dos organismos fósseis.

Paquíteno ou paquinema: Estágio da prófase da meiose I em que os cromossomos pareados se encurtam e se espessam, podendo ser distinguidos como bivalentes (cada cromossomo está formado por duas cromátides).

Par de bases (pb): Um par de bases complementares de nucleotídeos, como na dupla-hélice do DNA. Usado como unidade de medição do comprimento de uma sequência de DNA.

Par de nucleotídeos ou par nucleotídico: Em uma molécula de DNA, um par de bases nucleotídicas purina-pirimidina unidas por pontes de hidrogênio nas fitas opostas da dupla-hélice. Normalmente, adenina pareia com timina, e guanina com citosina; também chamado par de bases complementares.

Paradoxo do valor C: O tamanho do genoma é o DNA total contido em um genoma nuclear haploide, sendo conhecido como valor *C* (de constância desse valor em uma espécie) e medido como o número total de pares de bases dos nucleotídeos. A aparente inexistência de relação entre o tamanho do genoma e a complexidade evolutiva das espécies consiste no paradoxo do valor *C* (tamanho do genoma haploide).

Paradoxo do valor G: O número de genes codificadores de proteínas, presentes em um genoma nuclear haploide, é referido como valor *G* (de número de genes). A aparente inexistência de correlação linear entre o número de genes codificadores de proteínas e a complexidade dos organismos consiste no paradoxo do valor *G*, em analogia ao paradoxo do valor *C*.

Parálogos: Genes homólogos que se duplicaram e evoluíram divergentemente, ocorrendo juntos em uma mesma espécie. Exemplo: genes para tripsina, quimiotripsina, elastase e trombina.

Parátopo: Sítio de ligação de um anticorpo ao antígeno. Comparar com *epítopo*.

Pareamento cromossômico: Alinhamento lado a lado, altamente específico, dos cromossomos homólogos durante a prófase da meiose I, formando bivalentes em indivíduos diploides; denominado pareamento ou sinapse meiótica. Ver *sinapse*.

Pareamento de bases: Nos ácidos nucleicos, a adenina deve parear com a timina (no DNA) ou com o uracil (no RNA), e a guanina com a citosina (no DNA e no RNA), sendo esse pareamento fundamental para que ocorra a replicação do DNA e a sua transcrição em RNA.

Pareamento somático: A união de cromossomos homólogos nas células somáticas, um fenômeno observado em dípteros. O fato de que os cromossomos politênicos de *Drosophila* sofrem pareamento somático torna possível a identificação de rearranjos cromossômicos, o mapeamento de deficiências e a localização citológica dos genes.

Parentesco: Relação entre indivíduos, em consequência de casamento. O parentesco é por consanguinidade, quando há ancestrais comuns, e por afinidade, quando não há.

Parentesco genético: Extensão em que os genitores de uma geração seguinte são geneticamente relacionados entre si. É uma variável medida quantitativamente pelo coeficiente de parentesco.

Pares de bases complementares: Nucleotídeos que se complementam e formam pontes de hidrogênio desde as fitas opostas da molécula de DNA, ou do dúplex DNA-RNA. C complementa G; A complementa T ou U.

Partenogênese: Desenvolvimento de um indivíduo a partir somente do óvulo, sem a contribuição gênica paterna.

Passo genético: Em genética humana, a expressão é usada para definir a relação genética entre um genitor e sua descendência. Por esse simples passo genético, a semelhança genética é de 0,5, mediante intervenção da meiose; uma criança recebe somente a metade dos genes autossômicos de cada genitor, assim dois passos separam o avô e seu neto e, consequentemente, compartilham em média 0,25 de identidade genotípica. No caso de irmãos completos, existe um passo genético especial. Sua similaridade através do pai envolve 2 passos genéticos e sua semelhança total para os genes paternos é 0,25. Dois primos em 1º grau estão separados por 3 passos genéticos.

Passos metabólicos: Ver *rota metabólica*.

pb: Ver *par de bases*.

Polimorfismo de comprimento de fragmentos de restrição: É um polimorfismo na sequência do DNA, que pode ser detectado com base em diferenças no tamanho de fragmentos de DNA produzidos pela ação de uma enzima específica de restrição.

PCR: Técnica que permite a amplificação de pequenos segmentos de DNA ou RNA, em um período de poucas horas, mediante utilização de dois oligonucleotídeos flanqueadores, e ciclos repetidos de ampliação com o auxílio da enzima DNA-polimerase. Esse processo permite a análise de segmentos curtos de DNA ou RNA sem sua clonagem prévia.

PCR em tempo real: Várias técnicas em que o acúmulo de um produto de PCR pode ser acompanhado à medida que a reação avança. É a base da maioria dos testes de PCR quantitativa.

PCR multiplex: Um tipo de reação em cadeia da polimerase que é usado para amostrar várias regiões de um gene extenso, de uma extremidade a outra. Por exemplo, pode analisar o gene da distrofina humana, que ocupa cerca de 2 milhões de pares de bases no cromossomo X. A PCR multiplex pode envolver amplificações simultâneas de nove conjuntos de iniciadores (*primers*) todos dentro de mesmo tubo de testes de reação. Cada conjunto é selecionado para produzir um produto de amplificação de tamanho diferente proveniente de diferentes regiões do gene da distrofina. Homens normais exibem nove bandas características, após separação, por eletroforese em gel, dos produtos de amplificação. Homens com deleções no gene da distrofina carecerão de uma ou mais dessas bandas.

Penetrância: Frequência com a qual um gene em dose simples (para características dominantes) ou dose dupla (para características recessivas) se expressa no fenótipo correspondente. Quando é inferior a 100%, denomina-se penetrância incompleta ou reduzida.

Peptídeo: Composto formado pela hidrólise incompleta de uma proteína ou pela eliminação dos componentes da água dos grupos α-carboxila e α-amino de aminoácidos para formar um polímero linear.

Peptídeo-sinal: Os resíduos N-terminais de vários aminoácidos de uma proteína nascente que determinam para onde serão transportados. Os peptídeos-sinal são clivados logo após desempenharem sua função.

Peptidil: Descreve um peptídeo quando está ligado por meio de seu grupo α-carboxila. Por exemplo, uma ligação tRNA-peptidil.

Perda da heterozigose: Em pesquisas sobre o câncer, a observação de que o DNA tumoral é aparentemente homozigoto para um polimorfismo de DNA em que o DNA normal do mesmo paciente é heterozigoto. Em geral, resulta da perda de um cromossomo. Se observada repetidamente, significa que o cromossomo em questão contém um gene supressor de tumor.

Perfil de DNA: Método para identificação individual que usa variações no comprimento de curtas repetições em *tandem* de sequências de DNA que se distribuem amplamente no genoma.

Período de crise: Em uma cultura primária de células, intervalo de tempo que se segue a um determinado número de divisões celulares, durante o qual a maioria das células da prole secundária morre, apesar das adequadas condições de cultura.

Período M: Período em que está se realizando a mitose, durante o ciclo celular.

Permuta: Ver *crossing-over*.

Permutação: Ver *crossing-over*.

Peroxissomo: Organela que consiste em uma membrana dupla que contém enzimas com várias funções, sendo importante na degradação das purinas, na fotorrespiração e no ciclo do glioxalato.

Pico adaptativo: Frequência alélica ou combinação de frequências alélicas em um ou mais lócus, onde o valor adaptativo médio de uma população atinge seu máximo.

Pirimidinas: Bases nitrogenadas cujas moléculas possuem um só anel de carbono e nitrogênio: citosina e timina no DNA; citosina e uracil no RNA. Comparar com *purinas*.

Pirrolisina: É o 22º aminoácido, abreviado por *pyr* e codificado pelo códon UAG, que corresponde a um códon finalizador na maioria dos organismos. Ocorre somente em bactérias e *Archaea*. Esse aminoácido, assim como a selenocisteína, é interpretado como um meio de facilitar a decodificação de sequências situadas depois do códon finalizador.

Placa equatorial: Ver *placa metafásica*.

Placa metafásica: Plano formado pelos cromossomos, após sua migração para o centro da célula, durante a metáfase, tanto na mitose como nas meioses I e II.

Plasma: Ver *plasma sanguíneo*.

Plasma sanguíneo: A fase líquida do sangue total. É o líquido cor de palha remanescente, quando os elementos figurados foram removidos do sangue. É também a parte líquida do sangue fora do organismo, quando se usa anticoagulante. Nesse caso, o plasma está desprovido do fator de coagulação.

Plasmídeo: DNA circular extracromossômico, de autorreplicação autônoma, encontrado em certas bactérias e servindo como vetor para a tecnologia do DNA recombinante.

Plasmócito: Célula do plasma que produz imunoglobulinas.

Pleiotropia: Efeitos fenotípicos múltiplos que podem ser produzidos por um único gene.

Ploidia: Termo que se refere ao número de conjuntos cromossômicos por célula. A célula haploide tem um conjunto (n), a diploide tem dois ($2n$), etc.

Poliadenilação: Ver *cauda poli-A* e *poliadenilação do RNA mensageiro*.

Poliadenilação do RNA mensageiro: Adição covalente pós-transcricional de 50-250 resíduos de adenilato (A) à maioria dos pré-RNAs mensageiros de eucariotos, catalisada pela enzima nuclear poli-A-polimerase. A maioria dos genes que codificam os RNAs mensageiros poliadenilados contém a sequência AATAAA (cerca de 10-30 nucleotídeos a montante de seu sítio de poliadenilação). O hexanucleotídeo (AAUAAA no RNA mensageiro) é um sinal importante para o processamento eficiente da extremidade 3′ do RNA primário transcrito. A cauda poli-A está associada a proteínas e sofre redução de tamanho no citoplasma, em um processo relacionado com a idade. As proteínas associadas à cauda poli-A da extremidade 3′ podem servir para inibir a ação de nucleases endógenas específicas, influenciando, assim, a degradação do RNA mensageiro. Ver *cauda poli-A*.

Polidactilia: Presença de dedos extranumerários nas mãos ou nos pés.

Polifilético: Relativo a indivíduos derivados de diferentes populações que se entrecruzam, no curso da evolução.

Poligênica: Herança determinada por muitos genes em diferentes lócus, com pequenos efeitos aditivos. Também denominada herança quantitativa. Não deve ser confundida com multifatorial, em que fatores genéticos e ambientais estão envolvidos.

Polimerase: Qualquer enzima que catalisa a formação de moléculas de DNA ou RNA a partir de desoxirribonucleotídeos e ribonucleotídeos, respectivamente. Exemplos: DNA-polimerase e RNA-polimerase.

Polimorfismo balanceado: Manutenção de um alelo recessivo deletério em uma população, porque o heterozigoto apresenta uma vantagem reprodutiva ou de sobrevivência.

Polimorfismo conformativo de fita simples: Um método rápido, porém falível, de fazer a varredura de um fragmento de DNA (até 300 nucleotídeos) para detectar mutações.

Polimorfismo de DNA: Sequência de DNA de um determinado lócus cromossômico que é variável entre os indivíduos da mesma espécie.

Polimorfismo de nucleotídeo único: Qualquer variação polimórfica em um único nucleotídeo.

Polimorfismo dos sítios de enzimas de restrição: Variação de sequências de DNA em sítios onde as endonucleases de restrição cortam o DNA, resultando em diferentes padrões de clivagem. Se há uma correlação entre um padrão particular de clivagem da endonuclease de restrição e a presença de um determinado gene, o polimorfismo de sítio de enzima de restrição pode ser usado como marcador gênico.

Polimorfismo genético: (1) Presença de dois ou mais alelos em uma população, em que o alelo menos comum ocorre em uma frequência não inferior a 1%. Quando mantido pela vantagem do heterozigoto, é denominado de polimorfismo balanceado. (2) Em genética molecular, o polimorfismo de comprimento de fragmentos de restrição ocorre na sequência de DNA, podendo ser detectado com base em diferenças no comprimento de segmentos de DNA produzidos pela ação de enzimas de restrição.

Polinucleotídeo: Sequência linear de 20 ou mais nucleotídeos no DNA ou no RNA, em que a posição 3′ do açúcar de um nucleotídeo está ligada, por meio de um grupamento fosfato, à posição 5′ no açúcar do nucleotídeo adjacente.

Polipeptídeo: Arranjo polimérico constituído de até 50 aminoácidos mantidos juntos por ligações peptídicas, isto é, ligação covalente entre dois aminoácidos, em que o grupo α-amino de um ácido está ligado ao grupo α-carboxílico do outro, com eliminação de H_2O.

Poliploide: Indivíduo que possui mais de dois conjuntos n de cromossomos.

Poliploidia: Qualquer múltiplo, superior a dois, do número básico haploide de um conjunto cromossômico. Exemplos: $3n$, $4n$, etc.

Polirribossomo ou polissomo: Conjunto de ribossomos associados à mesma molécula de RNA mensageiro, durante a síntese de polipeptídeos.

Polispermia: Ingresso de mais de um espermatozoide no óvulo, independentemente de esses espermatozoides supranumerários serem eficazes ou não na fertilização. A polispermia pode ser uma condição normal ou anormal.

Politênico: Ver *cromossomo politênico*.

Polo celular: Cada um dos dois pontos extremos de uma célula durante a divisão celular (mitose ou meiose), definido por um centríolo, do qual metade do fuso acromático se irradia em direção ao outro polo, estando, entretanto, conectado ao cinetócoro dos centrômeros dos cromossomos.

Polócito: Ver *corpúsculo polar*.

Ponte de hidrogênio: Atração de um ácido fraco por uma base fraca, com a finalidade de compartilharem um próton.

Ponto de controle do ciclo celular: Interação reguladora que impede uma célula de prosseguir o ciclo celular, a menos que certas condições sejam encontradas.

Ponto de controle G_1: Um ponto, na fase G_1 do ciclo celular, em que uma célula se torna obrigada a iniciar a síntese de DNA e continuar o ciclo, ou a se retirar para a fase estacionária G_0.

Ponto de partida: Em genética molecular, um par de bases no DNA que corresponde ao primeiro nucleotídeo incorporado no transcrito primário de RNA pela RNA-polimerase.

Pontuação: Na tradução, a sequência polinucleotídica do RNA mensageiro que sinaliza o início e o término de uma mensagem (ou da formação de um polipeptídeo).

***Pool* gênico:** Informação genética total codificada na soma total dos genes em uma população que se cruza, existente em um tempo dado. Os gametas de todos os indivíduos que se cruzam em uma população fornecem um conjunto (*pool*) de genes, entre os quais os genes da geração seguinte são escolhidos. Sinônimo: conjunto gênico.

População: Grupo de indivíduos que ocupam uma área, em um tempo determinado.

População mendeliana: Grupo de indivíduos que se entrecruzam e compartilham um conjunto gênico comum. A população mendeliana é a unidade básica de estudo na genética de populações. Em geral, não há uma fronteira evidente entre duas populações mendelianas adjacentes, devido ao fluxo gênico entre elas. Se esse fluxo gênico for limitado, tais populações poderão mostrar diferenças consideráveis com relação aos seus conjuntos gênicos. A frequência gênica é o índice simples mais importante na caracterização de uma população mendeliana.

Poro nuclear: Interrupção na membrana nuclear que constitui uma barreira seletiva às macromoléculas.

Portador: Indivíduo heterozigoto para um gene anormal que não se expressa fenotipicamente, mas pode ser detectado por meio de técnicas laboratoriais adequadas. Esse portador pode ser clinicamente normal, mas pode participar de cruzamentos com produção de descendência com doenças determinadas pela homozigose dos genes anormais.

Portador balanceado de uma translocação: Indivíduo que possui uma translocação robertsoniana, mas essa alteração cromossômica não determina alterações fenotípicas detectadas clinicamente, caracterizando uma translocação balanceada ou equilibrada.

Portadora (heterozigota) obrigatória: Pessoa cujo heredograma mostra que deve ser portadora (heterozigota) para uma condição recessiva (autossômica ou ligada ao X). Para as condições ligadas ao X, em que novas mutações são frequentes, uma portadora obrigatória deve ter parentes afetados ou portadores em sua geração ou em geração anterior, e entre seus filhos ou netos. A circunstância de ter mais de um filho afetado não faz de uma mulher uma portadora obrigatória, pois essa pessoa poderia ser um mosaico germinativo.

Potencial reprodutivo: Capacidade de um organismo de produzir descendência viva. O potencial reprodutivo inclui a capacidade do indivíduo de alcançar a idade reprodutiva, sua fertilidade durante este período e a viabilidade de sua descendência para a maturidade sexual.

Pré-adaptação: Conjunto de características decorrentes de mutações gênicas prévias necessárias para que uma espécie assuma um novo nicho, *habitat* ou função, após uma mudança ambiental que, em geral, ocorre depois de muitas gerações.

Pré-mutação: Em doenças causadas pela expansão de repetições de nucleotídeos, uma expansão que não é suficientemente longa para causar a doença, mas é longa bastante para desestabilizar a repetição, de modo a afetar as gerações posteriores.

Pré-RNA mensageiro (pré-mRNA): Molécula de RNA gigante transcrita de um gene estrutural, que sofre modificação pós-transcricional, antes que o mRNA saia do núcleo.

Pré-RNA ribossômico (pré-rRNA): Molécula de RNA gigante transcrita de um gene de RNA ribossômico. Após a transcrição, o pré-rRNA é clivado uma ou mais vezes, para formar os diferentes RNAs ribossômicos que compõem os ribossomos.

Prevalência: Frequência de um evento ou de uma característica normal ou patológica em uma população em qualquer tempo. Não confundir com incidência.

***Primer*:** (1) Na replicação do DNA, é uma pequena fita de RNA sintetizada por uma RNA-polimerase especializada (primase), usando o DNA como molde, o qual é alongado pela DNA-polimerase; o *primer* ou iniciador é, posteriormente, retirado e a lacuna é preenchida por uma DNA-polimerase. (2) Pequeno oligonucleotídeo de uma sequência definida que se liga a um molde de DNA para iniciar a PCR.

Príon: Qualquer uma da classe de partículas infecciosas proteináceas (cerca de 100 vezes menor do que o menor vírus) que resistem à inativação por procedimentos que atacam os ácidos nucleicos. Essas partículas causam doenças neurológicas de animais e seres humanos (p. ex., a doença de Creutzfeldt-Jacob) e se replicam possivelmente via síntese proteica dirigida por proteína. O termo príon é uma contração de "proteína" e "infecção". Os príons inicialmente eram chamados de "vírus lentos", mas agora é sabido que são desprovidos de ácido nucleico, não sendo, portanto, nem vírus, nem viroides.

Probabilidade *a priori*: No cálculo bayesiano de riscos, a estimativa inicial de quão aceitável é cada uma das hipóteses alternativas.

Probabilidade condicional: (1) A probabilidade de ocorrência conjunta de dois eventos não independentes é igual ao produto da probabilidade do primeiro pela probabilidade de segundo evento, dado que o primeiro tenha ocorrido. (2) Na análise de Bayes, é a chance de ocorrer um resultado observado, dada a probabilidade prévia do genótipo do consulente. O produto das probabilidades prévia (ou *a priori*) e condicional é a probabilidade conjunta.

Probabilidade independente: A probabilidade de ocorrência conjunta de dois ou mais eventos independentes é igual ao produto das probabilidades de cada evento.

Probando ou propósito: Ver *caso-índice*.

Procarioto: Organismo unicelular desprovido de núcleo verdadeiro e outras organelas (exceto ribossomos), como as bactérias.

Processamento: (1) Processamento do RNA: a remoção de íntrons e a junção dos éxons transcritos do RNA primário dos eucariotos para criar moléculas de RNA maduro que vai ao citoplasma. (2) Processamento do DNA: processamento do DNA estranho para o vetor de clonagem por meio de fragmentação do genoma ou de transcrição reversa do RNA mensageiro para o seu DNA complementar de dupla-hélice (cDNA).

Processamento de íntrons: Ver *emenda de íntrons*.

Processamento do antígeno: Exibição, pelo macrófago, de um antígeno estranho em sua superfície, próximo a um antígeno próprio do sistema HLA. Esse evento alerta o sistema imune.

Processamento pós-traducional: Alterações nas cadeias polipeptídicas, após terem sido sintetizadas, incluindo: remoção do grupamento formil da metionina, em bactérias; acetilação, hidroxilação, fosforilação, ligação de açúcares e grupos prostéticos, oxidação de cisteínas para formar ligações de dissulfetos; clivagem de regiões específicas que convertem pró-enzimas em enzimas funcionais.

Processamento pós-transcricional: Modificações efetuadas no pré-mRNA antes que o mRNA saia do núcleo. É também chamado de processamento nuclear. Essas modificações incluem: transcrição, pela RNA-polimerase II, da fita 3'-5' do gene para formar a molécula 5'-3' do pré-mRNA; adição do *cap* metilado à extremidade 5' do transcrito primário; adição da cauda poli-A à extremidade 3'; remoção dos íntrons e reunião dos éxons.

Prófase: Primeiro estágio da mitose e da meiose I, durante o qual os cromossomos começam a se condensar no interior do núcleo ainda intacto, o nucléolo desaparece e se inicia a formação do fuso mitótico; nesta fase, os cromossomos se espessam, encurtam e se tornam visíveis como estruturas distintas. A prófase da meiose I caracteriza-se também pelo pareamento dos cromossomos homólogos.

Progênie: Descendentes de um determinado casamento ou cruzamento; membros da mesma família biológica, com o mesmo pai e a mesma mãe; irmãos.

Projeto Encode: Projeto colaborativo internacional que objetiva identificar todas as funções do DNA humano.

Projeto Genoma Humano: Projeto internacional com o objetivo de mapear e determinar todas as sequências de DNA que constituem o genoma humano (cerca de 3 bilhões de pares de bases).

Projeto HapMap: Projeto colaborativo internacional que objetiva catalogar todos os segmentos cromossômicos ancestrais conservados, em diferentes populações humanas.

Prometáfase: Estágio da mitose que se inicia com a fragmentação da membrana nuclear e formação dos cinetócoros sobre os centrômeros dos cromossomos condensados.

Promotor: Uma região na molécula de DNA, à qual uma RNA-polimerase se liga e inicia a transcrição. Em um óperon, o promotor é normalmente localizado no fim do operador, adjacente mas externo a ele. A sequência nucleotídica do promotor determina a natureza da enzima que se liga a ele e a taxa de síntese de RNA.

Promotor múltiplo: Presença de mais de um promotor, em um único gene. Esse promotor múltiplo pode acarretar expressão gênica diferente qualitativa e quantitativamente. Pode-se originar a partir de: (1) criação de uma sequência promotora adicional, por meio de uma série de mutações pontuais e/ou pequenas deleções e inserções no primeiro promotor; (2) aquisição de um segundo promotor por intermédio de elementos genéticos transponíveis, translocação ou inversão; (3) duplicação do promotor, seguida de sua diversificação.

Pró-núcleo: Núcleos haploides de um óvulo, espermatozoide ou grão de pólen.

Proporção (A+T)/(G+C): Proporção entre o número de pares adenina-timina e o número de pares guanina-citosina, em uma dada amostra de DNA de dupla-hélice. O DNA isolado de organismos que vivem em climas quentes tem maior conteúdo de GC, beneficiando-se da estabilidade térmica aumentada do par de bases GC.

Proporção fenotípica: Proporção de classes fenotípicas esperadas na progênie de um determinado cruzamento.

Proporção mendeliana: Proporção de segregação de acordo com o esperado pelas leis de Mendel.

Proporção sexual: É a proporção de indivíduos do sexo masculino em relação a cem indivíduos do sexo feminino. Ver *proporção sexual primária*, *proporção sexual secundária* e *proporção sexual terciária*.

Proporção sexual primária: Proporção de zigotos masculinos em relação aos femininos, na concepção.

Proporção sexual secundária: Proporção de indivíduos do sexo masculino em relação aos do sexo feminino, ao nascer.

Proporção sexual terciária: Proporção de indivíduos do sexo masculino em relação aos do sexo feminino, na maturidade sexual.

Propósito: Ver *caso-índice*.

Proteína: Polímero de aminoácidos unidos por ligações peptídicas, que funciona como catalisador no metabolismo ou como elemento estrutural de células e tecidos.

Proteína de fusão: Proteína que consiste nos produtos de dois genes, sendo transcrita e traduzida continuamente, porque os dois genes se fundiram. Ver *fusão gênica*.

Proteína de ligação: Proteína circulante que carrega seu ligante de um sítio para outro do corpo; por exemplo, a proteína de ligação da tiroxina ou a proteína de ligação do cálcio.

Proteína de replicação: Qualquer proteína que faz avançar a forquilha de replicação do DNA. O mesmo que proteína de alongamento.

Proteína estrutural: Proteína que desempenha um papel estrutural no corpo, como o colágeno.

Proteína nuclear: Qualquer proteína captada pelo núcleo, sendo essa captação altamente seletiva. Essa proteína deve conter em sua estrutura final um sinal que especifique seu acúmulo seletivo no núcleo.

Proteína repressora: Proteína que se liga ao operador, no DNA ou no RNA, para impedir a transcrição ou a tradução, respectivamente.

Proteína supressora de tumor: É a proteína produzida pela ação do gene de mesmo nome, e que atua na regulação do crescimento celular.

Proteínas de choque pelo calor: Proteínas produzidas por algumas células quando estão estressadas, como por um aumento repentino em sua temperatura.

Proteínas em "dedo de zinco": Proteínas que possuem segmentos de repetição em *tandem* que se ligam a átomos de zinco. Cada segmento contém duas moléculas de cisteína pouco espaçadas, seguidas por duas histidinas. Cada segmento dobra-se sobre si próprio para formar uma projeção em forma de dedo. O átomo de zinco está ligado às cisteínas e histidinas na base de cada alça. De alguma maneira, os "dedos de zinco" habilitam as proteínas a ligar-se às moléculas de DNA onde elas regulam a transcrição.

Proteínas G: Proteínas reguladoras ligadas aos nucleotídeos que contêm guanina. São ativadas pela união de um ligante sinalizador, como um hormônio, a uma proteína receptora transmembrânica. Essa interação leva o receptor a mudar sua forma, de maneira que possa agora reagir com uma proteína G. As proteínas G ativadas dissociam-se de seus receptores e ativam as proteínas efetoras que controlam o nível dos segundos mensageiros. Ver *segundo mensageiro*.

Proteínas histônicas: Proteínas básicas, ricas em arginina e lisina, associadas com o DNA nos nucleossomos, subunidade estrutural básica da cromatina.

Proteínas não histônicas: Proteínas ácidas que contribuem para a formação estrutural do cromossomo e para a regulação gênica.

Proteínas ribossômicas: Qualquer uma das proteínas essenciais (70 a 80 em eucariotos) que são sintetizadas individualmente e reunidas no ribossomo. Os genes que codificam as proteínas ribossômicas são repetidos, tendem a grupar-se, mas são encontrados em muitas unidades de transcrição.

Proteínas séricas: Proteínas dissolvidas no plasma sanguíneo de vertebrados, responsáveis por manter esse líquido nos vasos sanguíneos através da osmose.

Proteínas SOS: São proteínas do reparo SOS.

Proteoma: Conjunto completo de proteínas de uma célula, um tecido ou um organismo.

Protista: (1) Termo informal que se refere a qualquer organismo unicelular, geralmente eucariótico. (2) Um dos cinco reinos dos seres vivos, assim distribuídos: super-reino Procariótico, com o reino de procariotos; super-reino Eucariótico, com os reinos de protistas, fungos, animais e plantas. (3) Designação comum aos organismos do reino *Protista*, constituídos por uma única célula ou um grupo de poucas células, que apresentam núcleo distinto. Abrangem microrganismos eucarióticos, algas nucleadas, alguns fungos e protozoários.

Proto-oncogene: Gene encontrado em células eucarióticas normais, relacionado com vários aspectos da divisão celular; quando superexpressado, funciona como um oncogene, causando câncer.

Pseudoalelos: Genes que se comportam como alelos no teste *cis-trans*, mas podem ser separados por permutação.

Pseudodominância: Expressão fenotípica de um alelo recessivo de um cromossomo, em consequência à deleção do alelo dominante do seu homólogo.

Pseudodominante: Padrão de herança de um caráter autossômico recessivo produzido pelo casamento de uma pessoa afetada homozigota com um heterozigoto para o mesmo caráter, de modo que aparecem indivíduos afetados em duas ou mais gerações sucessivas.

Pseudogene: Sequências de DNA homólogas a genes conhecidos, mas que apresentam segmentos que impedem sua transcrição e/ou tradução. É um gene inativo dentro de uma família de genes, derivado de um gene ancestral ativo, por mutação, sendo considerado uma relíquia evolutiva. Geralmente o pseudogene é flanqueado por repetições diretas de 10 a 20 nucleotídeos, que são consideradas a marca registrada da inserção de DNA. Existem duas classes de pseudogenes: (1) pseudogenes tradicionais, como os existentes nas famílias gênicas das globinas, que parecem ter-se originado por duplicação gênica e sido subsequentemente silenciado por mutações pontuais, pequenas inserções e deleções; geralmente são adjacentes a cópias funcionais e mostram evidência de estar sob alguma forma de restrição seletiva por muitos milhões de anos após sua formação; (2) pseudogenes processados, que não apresentam íntrons, possuem um resquício de uma cauda poli-A, são flanqueados por pequenas repetições diretas e não estão associados a cópias funcionais: tudo isso sugere sua formação pela integração no DNA da linhagem germinativa de um RNA de transcrição reversa. Os pseudogenes processados são raros na levedura e na *Drosophila*, mas comuns em mamíferos.

Pseudo-hermafroditismo: Condição em que os indivíduos possuem gônadas e cariótipo de um sexo, porém apresentam genitália ambígua e algumas características do outro sexo.

Pseudomutante: O produto de uma mutação silenciosa.

Purinas: Bases nitrogenadas cujas moléculas possuem dois anéis de carbono e nitrogênio: adenina e guanina, no DNA e RNA. Comparar com *pirimidinas*.

q: (1) Em citogenética, o braço longo de um cromossomo (do francês, *queue*, cauda). (2) Em genética de populações, a frequência do alelo menos comum de um par.

Quadro de Punnett: Método geralmente usado para determinar os tipos de zigotos produzidos por uma fusão de gametas dos genitores. Os resultados permitem o cálculo das proporções genotípicas e fenotípicas.

Quiasma: Pontos nos quais os cromossomos homólogos permanecem unidos, depois que o pareamento cessou, na meiose I. Os quiasmas são a evidência da troca de material cromossômico (permutação) entre os membros de um par cromossômico homólogo.

Quiasma terminal: Término da associação final das cromátides dos cromossomos homólogos resultante da terminalização dos quiasmas.

Quilobase (kb): Mil pares de bases no DNA.

Quimera: Um indivíduo composto por uma mistura de células geneticamente ou cromossomicamente diferentes, derivadas de zigotos diferentes.

Quimerismo: Condição em que um indivíduo é constituído de duas ou mais linhagens celulares derivadas de zigotos diferentes. Não deve ser confundido com mosaicismo.

Quimiotaxia: Movimento de uma célula ou de um organismo em resposta a um gradiente químico.

r: (1) Potencial reprodutivo. (2) Notação de um cromossomo em anel. (3) Abreviatura de *roentgen*. (4) Coeficiente de correlação.

Raça: Classicamente, é o conjunto de indivíduos de uma espécie que diferem de outros grupos de indivíduos da mesma espécie, por apresentar constituição genética diferente, sem que haja isolamento reprodutivo ou geográfico entre eles.

Raças ecológicas: São raças locais, em razão de seu atributo mais notável para o efeito seletivo de um meio ambiente específico. Ver *ecótipo*.

Rad: Dose de radiação absorvida. É a unidade que define a energia absorvida a partir de uma dose de radiação ionizante igual a 0,01 joule por quilograma. Um rad é igual 0,01 *gray*.

Radiação: Emissão e propagação de energia através do espaço ou de um meio ambiente, sob a forma de ondas. Exemplos: radiação infravermelha, ultravioleta, luz visível, raios X e gama, ionizante, etc.

Radiação adaptativa: Divergência evolutiva dos membros de uma linhagem filogenética em uma grande variedade de formas adaptativas diferentes, utilizando diversos recursos ou *habitats*.

Radiação ambiental ou de fundo: Radiação ionizante devida aos raios cósmicos e radioatividade natural, podendo também originar-se de radiação contaminante produzida pelo homem.

Radiação ionizante: Radiação eletromagnética ou corpuscular que produz pares de íons à medida que dissipa sua energia na matéria.

Radical livre: Molécula instável e altamente reativa, portando um átomo com um elétron livre, que ataca inespecificamente muitas estruturas orgânicas, inclusive o DNA.

Raiz: Em uma filogenia, é a posição do ancestral comum a um clado.

Rastreamento genético: Pesquisa sistemática (monitoramento genético) em uma população humana, geralmente por razões médicas, de indivíduos de certos genótipos e averiguação de danos potenciais geneticamente determinados nesses indivíduos ou em sua prole. Três tipos de rastreamento genético podem ser distinguidos: (1) rastreamento de recém-nascidos, para identificação de doenças genéticas ao nascer; (2) rastreamento fetal e diagnóstico pré-natal, permitindo o término seletivo da gravidez; e (3) rastreamento do portador, para identificação de indivíduos heterozigotos para um gene de uma doença recessiva grave que pode acarretar prole afetada. O rastreamento genético pode ser retrospectivo, quando já existe na família um indivíduo com o diagnóstico de uma doença genética, ou prospectivo, quando não existem parentes afetados conhecidos. O rastreamento também pode ser feito quanto a danos ou doenças de causa ambiental (teste de mutagenicidade).

Rastreamento gênico: Uso de marcadores polimórficos ligados para seguir a segregação de um segmento cromossômico ao longo de uma genealogia. Utilizado para seguir uma mutação patogênica quando, por alguma razão, não é possível verificar a mutação diretamente pelo sequenciamento.

Reação antígeno-anticorpo: Formação de um complexo insolúvel entre um antígeno e seu anticorpo específico. No caso de antígenos solúveis, o complexo precipita-se, ao mesmo tempo em que as células que carregam os antígenos de superfície são aglutinadas.

Reação em cadeia da polimerase: Ver *PCR*.

Reação imune: Reação específica entre antígeno e anticorpo.

Rearranjos de DNA: Recombinação somática de segmentos de DNA. Em células do sistema imune, as regiões V (variável), D (diversidade) e J (junção) se rearranjam para gerar genes de anticorpos funcionais.

Reassociação do DNA: Descreve o pareamento das cadeias simples complementares para formar uma dupla-hélice.

Receptor: Sítio de ligação para um hormônio ou neurotransmissor que inicia sua ação no nível celular.

Receptor de célula T: Proteína heteromérica na superfície dos linfócitos T que reconhece moléculas de histocompatibilidade específicas. Receptores de célula T são produzidos por duas cadeias polipeptídicas diferentes, unidas por pontes de dissulfeto, e são encaixados na membrana plasmática, com seus terminais carboxílicos estendendo-se para o interior do citoplasma e suas extremidades amino estendendo-se para fora da célula. O receptor reconhece como estranhas as moléculas de histocompatibilidade de células estranhas e também pode reconhecer sítios antigênicos em moléculas menores, desde que estas sejam apresentadas em associação com as moléculas de auto-histocompatibilidade.

Receptor de membrana: Proteína transmembrânica localizada na membrana plasmática, que se liga a um ligante em um domínio situado no lado extracelular e, em consequência, sofre uma mudança na atividade do domínio citoplasmático. Essa mesma denominação é usada para os receptores esteroides, que são fatores de transcrição ativados por ligantes que são esteroides ou outras moléculas pequenas.

Receptor nuclear: Qualquer proteína que coordena eventos complexos controladores da morfogênese e da homeostasia, em resposta à união de seus ligantes cognatos. O receptor nuclear atua como fator de transcrição que pode regular a expressão gênica positiva ou negativamente, pela interação com sequências específicas de DNA (acentuadores transcricionais, por exemplo).

Recessivo: Caráter expresso somente se o indivíduo for homozigoto para o gene correspondente.

Recombinação: Formação de novas combinações de alelos após permutação ou troca de segmentos entre cromossomos homólogos e/ou segregação durante a meiose.

Recombinação genética: Redistribuição de séries de nucleotídeos ao longo das moléculas do ácido nucleico. Essa redistribuição pode ocorrer dentro de uma molécula de DNA (rearranjo intracromossômico), produzindo deleções, inversões, transposições ou duplicações, ou entre duas moléculas parentais separadas (grupos de ligação, cromossomos), produzindo uma molécula ou duas delas, derivadas em parte de cada estrutura parental.

Recombinação homóloga: Processo de ocorrência natural, em que um segmento de DNA troca de lugar com suas contrapartes em um cromossomo. Em engenharia genética, a substituição de um alelo modificado experimentalmente por um alelo normal em células somáticas, utilizando as enzimas envolvidas no reparo e na replicação do DNA.

Recombinação intragênica: Recombinação entre mútons de um cístron.

Recombinação mitótica: Ver *crossing-over mitótico*.

Recombinação não recíproca: Ver *crossing-over desigual*.

Recombinação recíproca: Em gametas de di-híbridos, a produção de novos arranjos de ligação diferentes dos existentes nos homólogos paternos e maternos. Por exemplo: se mutantes não alélicos *a* e *b* estiverem presentes na configuração *cis*, *AB/ab*, a permutação dará origem a gametas recombinantes recíprocos *Ab* e *aB* em igual número.

Recombinante: (1) Indivíduo que possui uma nova combinação de alelos não encontrada em nenhum dos seus genitores. Geralmente utilizado para o estudo de ligações gênicas. (2) Um gameta produzido por uma pessoa é recombinante para dois lócus se os dois alelos nele contidos vieram de ambos os genitores dessa pessoa, em consequência a uma permutação.

Reconhecimento associativo: Necessidade, para o início de uma resposta imune, do reconhecimento simultâneo pelos linfócitos T do antígeno associado a outra estrutura, normalmente um aloantígeno de superfície celular codificado pelo MHC.

Redundância gênica: Presença de genes em múltiplas formas no DNA de eucariotos. Pode resultar de: (1) alto grau de ploidia do genoma inteiro; (2) presença de cromossomos politênicos com multiplicidade lateral de genes; (3) cópias extras de partes do genoma (amplificação gênica); (4) multiplicidade linear de genes nos cromossomos (reiteração gênica).

Reforçador: Sequência de DNA que fortalece a transcrição, reforçando a expressão dos genes estruturais adjacentes. Os reforçadores podem agir a uma distância de milhares de pares de bases e estar localizados a montante, a jusante ou no interior do gene por eles afetado, diferenciando-se, assim, dos promotores. Ver *promotor* e *acentuador*.

Região controladora de lócus: Sequência de DNA, localizada a muitos quilobases de distância do sítio de início da transcrição de um gene, que controla a expressão desse gene ou de um grupo de genes.

Região corada homogeneamente: Em cromossomos humanos, segmento cromossômico mais ou menos extenso de bandeamento alternativo, encontrado principalmente em células cancerosas. Essa região representa sítios de amplificação gênica. Ver *duplo diminuto*.

Região hipervariável: Sequência local da região variável de uma imunoglobulina, que mostra uma variação particularmente grande na sequência de aminoácidos de todas as imunoglobulinas; presumivelmente, a parte da imunoglobulina que interage diretamente com o antígeno.

Região iniciadora: No RNA mensageiro, um sítio para ligação ao ribossomo, necessário para o início da tradução genética. Também chamada de sítio de ligação ao ribossomo.

Região líder: (1) Sequência de DNA entre o sítio de início da transcrição (promotor) de certos óperons e o primeiro gene estrutural. A região líder codifica um pequeno peptídeo, denominado peptídeo-líder. (2) Sequência não traduzida da extremidade 5' (antes da região codificadora) de uma molécula de RNA mensageiro, a qual, em procariotos, pode conter uma sequência reguladora (ou atenuadora), determinando a taxa de transcrição genética. Em eucariotos, essa região está envolvida na seleção do códon iniciador AUG pelos ribossomos para iniciar a tradução genética.

Região não traduzida: Qualquer região do RNA mensageiro que não codifica proteína. Todos os RNAs mensageiros que têm sido purificados contêm mais nucleotídeos do que os que são necessários à codificação. Esses resíduos extras, presumivelmente presentes em cada sítio da região codificadora e definidos como regiões não traduzidas 5' e 3', são de função desconhecida e provavelmente servem a várias funções: controle da tradução, terminação da transcrição, adição da cauda poli-A, ligação das proteínas de transporte e degradação do RNA mensageiro.

Região organizadora de nucléolos: Região cromossômica que contém conjuntos em tandem de unidades repetitivas de genes, que codificam o RNA ribossômico. Essa região, em muitos casos, é uma constrição secundária, em cromossomos metafásicos, desempenhando um papel crucial na reunião topologicamente específica do material nucleolar, durante a telófase. O número dessas regiões pode variar de espécie para espécie, mas dentro de um dado cariótipo seu número e sua localização são mais ou menos constantes.

Região pericentromérica: Sequências de DNA em torno dos centrômeros dos cromossomos eucarióticos, compostas de diversas classes de DNA repetitivo.

Região pseudoautossômica humana: Segmentos de DNA, na porção distal dos braços curtos dos cromossomos X e Y, que compartilham genes homólogos. Esses segmentos pareiam durante a meiose, podendo ocorrer permutação, de modo que os genes dessa região segregam como lócus autossômicos. O gene *MIC2*, que codifica a glicoproteína de membrana CD99, encontrada em células hematopoiéticas e em fibroblastos de pele, situa-se nessa região.

Regiões constantes: As porções inferiores das cadeias de aminoácidos do anticorpo que são semelhantes em diferentes espécies.

Regiões variáveis: As porções superiores do anticorpo que diferem na sequência de aminoácidos, entre os indivíduos.

Regulação genética: Regulação total do tipo (especificidade) e da taxa dos processos celulares, mediante regulação da atividade de genes específicos que controlam reações bioquímicas individuais, ou bloqueio de genes funcionalmente relacionados, os quais controlam uma determinada reação metabólica (óperon).

Rejeição: Em imunologia, destruição de uma célula ou tecido enxertado pelo sistema imune do receptor, dirigido contra antígenos do enxerto que são diferentes dos do receptor.

Relógio biológico: (1) Qualquer mecanismo que permite a expressão de genes específicos em intervalos periódicos. (2) Qualquer fator fisiológico que regula os ritmos corporais.

Relógio mitótico: O ciclo celular é rigidamente controlado. Existem pequenas sequências de bases (DNA) altamente repetitivas localizadas nas extremidades dos cromossomos (telômeros). Cada uma dessas sequências é excisada ao término de uma mitose. Os telômeros funcionam, então, como um relógio mitótico, habilitando a célula a controlar o número de divisões que deve sofrer. Somente as células malignas dividem-se indefinidamente.

Relógio molecular: É a hipótese de que as substituições de bases se acumulam nas populações à maneira de um relógio, isto é, como uma função linear do tempo.

Rem: Dose de qualquer tipo de radiação ionizante que produz o mesmo efeito de 1 rad de raios X. É igual a rad × rbe (efetividade biológica relativa). Ver *rad*.

Renaturação: Reassociação das fitas simples complementares desnaturadas de um DNA de dupla-hélice; é o retorno à estrutura nativa a partir de um estado desnaturado.

Reparo do DNA: Qualquer mecanismo que restaura a sequência nucleotídica correta de uma molécula de DNA que sofreu uma ou mais mutações ou que teve seus nucleotídeos modificados de alguma maneira, por exemplo, por metilação.

Reparo do mau pareamento: realizado por um complexo proteico (incluindo as proteínas MSH2 e MLH1), que revisa o DNA recém-replicado quanto à incorporação errônea de nucleotídeos, corta-os e ressintetiza o segmento de DNA correspondente.

Reparo por excisão: Remoção dos segmentos de DNA danificados, seguida de reparo. A excisão pode incluir a remoção de bases individuais (reparo de bases) ou de um segmento de nucleotídeos danificados (reparo de nucleotídeos).

Reparo por excisão de nucleotídeos: Tipo de reparo do DNA que se caracteriza pela retirada de bases ou nucleotídeos alterados e posterior restauração do segmento danificado, sob a ação de enzimas e proteínas reguladoras que são envolvidas nas diferentes etapas desse reparo.

Repetições em *tandem*: Cópias múltiplas em série da mesma sequência de DNA ou RNA. Ver *duplicação em* tandem.

Replicação bidirecional: Síntese de DNA efetuada por duas forquilhas de replicação que partem de uma única origem de replicação, em direções opostas. Também denominada replicação simétrica.

Replicação conservativa: Modelo obsoleto de replicação do DNA, pelo qual as duas cadeias polinucleotídicas parentais conservam-se em uma das células-filhas, enquanto as duas cadeias polinucleotídicas recém-sintetizadas conservam-se na outra.

Replicação descontínua do DNA: Síntese de DNA em fragmentos descontínuos na fita tardia, durante a replicação. Esses fragmentos, conhecidos como fragmentos de Okazaki, são reunidos subsequentemente pela DNA-ligase, formando uma fita contínua.

Replicação do DNA: Durante a replicação do DNA dois filamentos da molécula da dupla-hélice se separam para formar a forquilha de replicação. A DNA-polimerase adiciona nucleotídeos complementares, a partir da extremidade 3'. A fita que se replica continuadamente é denominada fita-líder ou fita contínua. A outra fita é replicada descontinuamente em pequenos segmentos, chamados fragmentos de Okazaki, que têm um comprimento de 1.000 a 2.000 nucleotídeos e cada um é construído mediante extensão de uma molécula de RNA iniciador, com cerca de 10 bases de comprimento. A extensão prossegue na direção de 5' a 3'. Os segmentos são sintetizados um após outro. Subsequentemente, os RNA iniciadores são removidos, as lacunas são preenchidas e os entalhes são unidos pela DNA-ligases. Finalmente, a fita em formação se estende até encontrar a extremidade 3' da fita-molde. Quando o último RNA iniciador for removido, haverá uma projeção da extremidade 3'. Deduz-se daí que seria perdida alguma informação genética durante cada ciclo de replicação, mas isso é impedido pela presença de um cromossomo protegido por DNA repetitivo não codificador (o telômero). Ver *duplicação do DNA*.

Replicação semiconservativa: Ver *duplicação semiconservativa*.

Replicon: Um elemento genético que se comporta como uma unidade autônoma durante a replicação do DNA. Em bactérias, o cromossomo funciona como um único replicon, enquanto os cromossomos dos eucariotos contêm centenas de replicons em séries. Cada replicon contém um segmento ao qual uma RNA-polimerase específica se liga e um lócus replicador em que a replicação de DNA se inicia.

Repressor: Substância produzida por gene regulador que se combina com o operador para regular a atividade de um óperon, resultando em repressão do gene ou da síntese proteica.

Reprodução assexuada: Produção de prole a partir de uma única célula ou de um grupo de células, na ausência de qualquer processo sexuado. A reprodução assexuada pode ser o único modo de reprodução de uma espécie ou pode ocorrer dentro do ciclo vital de um organismo como uma parte essencial ou não desse ciclo. A capacidade de um organismo para apresentar reprodução sexuada ou assexuada em seu ciclo é referida como reprodução versátil.

Reprodução sexuada: Reprodução que envolve a fusão de núcleos dos gametas haploides, resultantes da meiose.

Resíduo: Em bioquímica, refere-se a uma pequena subunidade que forma um componente de uma molécula maior. Assim, uma proteína digerida por uma protease produz resíduos de aminoácidos, e nucleases liberam resíduos de nucleotídeos dos ácidos nucleicos.

Resistência a antibióticos: Aquisição de resistência a antibióticos específicos por um microrganismo que era anteriormente suscetível à droga. Essa resistência geralmente resulta de uma mutação ou da aquisição de plasmídeos R pelo microrganismo.

Resposta imune: Resposta fisiológica originada do sistema imune e provocada pelos antígenos, incluindo imunidade benéfica para microrganismos patogênicos, assim como autoimunidade detrimental, alergias e rejeição de transplantes. As principais células envolvidas em uma resposta imune são os linfócitos T e B e os macrófagos.

Resposta imune celular: Efetuada por meio das células T, que liberam citocinas para estimular e coordenar uma resposta imune.

Resposta imune humoral: Efetuada por meio das células B, que secretam anticorpos na corrente sanguínea.

Resposta imune primária: Resposta do sistema imune ao primeiro contato com um antígeno estranho.

Resposta imune secundária: Resposta do sistema imune a um segundo contato com um antígeno que não lhe é próprio.

Retículo endoplasmático: Sistema de organelas membranosas no citoplasma de células eucarióticas. No retículo endoplasmático rugoso, a superfície externa das membranas é crivada de ribossomos; no liso, não.

Retrocruzamento: Cruzamento de um heterozigoto com um homozigoto recessivo ($Aa \times aa$), cuja descendência revela o genótipo do genitor heterozigoto. Quando é um duplo heterozigoto ($AaBb \times aabb$), é utilizado para a análise da ligação, em estudos familiares e construção de mapas gênicos.

Retrotransposons: São elementos genéticos transponíveis que são movidos por meio de um RNA intermediário e que contêm a sequência codificadora da transcriptase reversa; são intimamente relacionados com os retrovírus.

Retrovírus: Vírus com genoma de RNA, que se propaga, ao entrar em uma célula hospedeira, por meio da conversão de seu material genético (RNA) em DNA pela enzima transcriptase reversa.

Retrovírus transformante: Retrovírus que possui uma sequência adicional de DNA (geralmente um oncogene) que o capacita a transformar células infectadas em um fenótipo neoplásico.

Ribonuclease (RNase): Qualquer uma das famílias de enzimas que hidrolizam o RNA. A RNase H é uma enzima que degrada especificamente a fita de RNA das moléculas RNA-DNA. A RNase P cliva o precursor do tRNA para formar a extremidade 5' e maturar o RNA transportador. Essa enzima reconhece o domínio comum do tRNA e pode clivar qualquer precursor desse RNA independentemente das diferentes sequências primárias.

Ribonucleoproteína nuclear: Complexos de RNA-proteína no núcleo, que contêm os transcritos primários de RNA.

Ribonucleotídeo: Nucleotídeo cuja pentose é uma ribose, encontrado no RNA.

Ribose: O açúcar característico do RNA.

Ribossomos: Organelas celulares, constituídas de RNA ribossômico e proteína, que consistem no sítio da tradução do RNA mensageiro em polipeptídeos. Cada ribossomo de eucarioto apresenta uma subunidade grande e uma pequena, que se dissociam e reassociam em um ciclo relacionado com sua função na síntese proteica.

Ribozima: Componente enzimático do RNA de um complexo proteína-RNA que processa a eliminação dos íntrons oriundos do DNA.

Risco de recorrência familiar: Probabilidade de que uma característica genética presente em um ou mais membros de uma família venha a ocorrer em outro membro da mesma geração ou da geração seguinte.

Risco empírico: Probabilidade de ocorrência ou recorrência de uma característica em uma família, com base mais em observações e experiências passadas do que no conhecimento do mecanismo causador.

Risco relativo: Risco de ocorrência de uma doença para uma pessoa com um genótipo específico ou com relação consanguínea com uma pessoa afetada, comparado ao risco na população geral. Observe-se que os riscos relativos são muito diferentes dos riscos absolutos. Um risco relativo de 10 pode não ter significância clínica, se apenas eleva o risco absoluto de 1 em 10.000 para 1 em 1.000.

RNA: Ácido ribonucleico formado a partir de um modelo de DNA, que toma parte na síntese de polipeptídeos, contendo ribose, em vez de desoxirribose, e uracil, em vez de timina. Também chamado ARN.

RNA antissenso: Molécula de RNA (sintetizada *in vivo* ou *in vitro*) com uma sequência ribonucleotídica que é complementar a parte de uma molécula de mRNA.

RNA iniciador: Pequena sequência de RNA que inicia a replicação do DNA.

RNA-ligase: Enzima que tem a capacidade de unir moléculas de RNA. Ver *DNA-ligase*.

RNA mensageiro (mRNA): RNA, transcrito do DNA de um gene, que constitui a ligação entre a informação contida no gene e a sequência específica de aminoácidos da cadeia polipeptídica correspondente. É processado a partir do hnRNA (primário ou heterogêneo) e contém apenas éxons.

RNA mitocondrial: RNA complementar ao DNA mitocondrial.

RNA nuclear: Qualquer das moléculas de RNA de alto peso molecular que constituem o produto primário da expressão gênica eucariótica. O RNA nuclear sofre uma série de etapas de processamento, inclusive a remoção de íntrons, o *capping* na extremidade 5′ e a poliadenilação na extremidade 3′, para produzir o RNA mensageiro maduro, que é finalmente transportado para o citoplasma, com vistas à tradução. Também chamado de RNA heterogêneo, primário ou pré-mRNA.

RNA-polimerase: Enzima que transcreve uma molécula de RNA a partir de uma fita-molde de uma molécula de DNA. Em procariotos, são conhecidos dois tipos de RNA-polimerase: um deles produz o RNA iniciador necessário à replicação do DNA; o outro transcreve os 3 tipos de RNAs (mensageiro, transportador e ribossômico). Em eucariotos, cada tipo de RNA é transcrito por uma RNA-polimerase diferente. A RNA-polimerase I (RNA-PI) reside no nucléolo e catalisa a síntese do RNA ribossômico. A RNA-PII localiza-se no nucleoplasma, onde catalisa a síntese do RNA mensageiro. A RNA-PIII sintetiza o RNA transportador, o rRNA 5S e outras moléculas de pequenos RNAs.

RNA primário ou heterogêneo (hnRNA): Ácido ribonucleico nuclear heterogêneo; é o RNA transcrito diretamente do DNA, incluindo, portanto, íntrons e éxons antes de ser processado em mRNA maduro.

RNA regulador: Qualquer pequena molécula de RNA que se liga ao RNA mensageiro ou diretamente ao DNA, ou a ambos, e regula a atividade gênica.

RNA ribossômico (rRNA): Ácido ribonucleico ribossômico; o RNA que faz parte da estrutura dos ribossomos. Ver *ribossomos*.

RNA solúvel: Ácido ribonucleico solúvel. É sinônimo de RNA transportador (tRNA) e RNA transferidor (tRNA).

RNA transferidor: Ver *RNA transportador* (tRNA).

RNA transportador (tRNA): Uma molécula de RNA que transporta um aminoácido específico para uma cadeia polipeptídica em crescimento durante a tradução, na síntese proteica. Os RNAs transportadores se ligam aos seus aminoácidos pela extremidade 3′ e possuem anticódons, que são trincas de nucleotídeos que se associam complementarmente com o códon específico do RNA mensageiro, a fim de localizar o sítio exato onde deve liberar o seu aminoácido para a formação da cadeia polipeptídica.

RNA transportador iniciador: Única espécie de RNA transportador iniciador é o que carrega o aminoácido metionina, que é usado para o início da síntese proteica em procariotos e eucariotos. Nessa função, a metionina é denominada formil-metionina (f-met).

RNase: Enzima cujo substrato é o RNA.

Roentgen (r): A unidade de exposição para radiação eletromagnética (raios X ou raio gama). É medida com base no número de íons produzido em um certo volume padrão. No organismo humano, 1 r corresponde a cerca de duas ionizações por mícron cúbico.

Rota extrínseca: Rota decorrente da ativação dos fatores de coagulação sanguínea em cascata, iniciada por um fator tissular. Ver *rota intrínseca*.

Rota intrínseca: Rota decorrente da ativação dos fatores de coagulação sanguínea em cascata, iniciada por um fator que pode ser gerado no próprio sangue. Ver *rota extrínseca*.

Rota metabólica: Uma série de passos bioquímicos que atuam na conversão de qualquer substância precursora em um produto final, cada passo, geralmente, sendo catalisado por uma enzima específica.

rRNA: O mesmo que RNA ribossômico.

RT-PCR (reação em cadeia da polimerase com transcriptase reversa): Técnica para produzir muitas cópias de DNA a partir de um RNA. Um método comum para estudar o RNA mensageiro.

s: Coeficiente de seleção.

S: Ver *fase S*.

Secretor: (1) Gene secretor é o que determina a presença de antígenos do sistema ABO na saliva e em outros líquidos orgânicos. (2) Denominação dada ao traço ou caráter determinado pelo gene secretor correspondente, que é autossômico dominante.

Segregação independente: Aparecimento de diferentes fenótipos na prole, em consequência à separação e à distribuição ao acaso dos pares de alelos, durante a anáfase da meiose I, para as células resultantes.

Segundo código genético: As características de uma molécula de tRNA que a tornam reconhecível por uma aminoácido-sintetase, mas não por outras.

Segundo mensageiro: Pequenas moléculas ou íons originados no citoplasma, em resposta à ligação de uma molécula sinalizadora (sinal) ao seu receptor na superfície externa da membrana celular. Essas moléculas, denominadas segundos mensageiros porque atuam entre o mensageiro original (neurotransmissor ou hormônio) e o efeito final dentro da célula, fazem parte de uma cascata de eventos que traduz a ligação do hormônio ou neurotransmissor em resposta celular. São conhecidas duas classes principais de segundos mensageiros: uma envolve o monofosfato de adenosina cíclico e o sistema da adenilato-ciclase; a outra emprega o sistema cálcio/fosfatidilinositol. Um sinal químico que é produzido dentro de uma célula em resposta a um hormônio (o primeiro mensageiro), estando ligado a um receptor de superfície no lado externo.

Seleção de parentesco: Forma de seleção gênica pela qual os alelos diferem em sua taxa de propagação, por influenciarem a sobrevivência de indivíduos (parentes) que possuem os mesmos alelos por descendência comum.

Seleção direcional: Seleção que favorece um dos fenótipos, mas não a média da população, em resposta a uma mudança ambiental.

Seleção disruptiva: Seleção em favor de dois ou mais fenótipos completamente diferentes, atuando contra os fenótipos que lhes são intermediários.

Seleção estabilizadora: É a que ocorre quando os indivíduos com os valores intermediários quanto a uma característica têm maior adaptabilidade; pode resultar na diminuição da variação fenotípica de uma população e evitar a evolução do valor médio da característica.

Seleção gênica: Seleção diferencial de alelos dentro de uma população, devido a propriedades dos próprios alelos e não dos genótipos correspondentes.

Seleção intersexual: É o sucesso reprodutivo diferencial entre indivíduos de um sexo, devido às interações com membros do outro sexo; por exemplo, a variação no sucesso reprodutivo dos machos devido à escolha feita pelas fêmeas.

Seleção intrassexual: É o sucesso reprodutivo diferencial entre indivíduos de um sexo, devido às interações com membros do mesmo sexo; por exemplo, a variação no sucesso reprodutivo dos machos devido à competição de macho contra macho, pelo acesso às fêmeas.

Seleção natural: Soma de todas as influências sobre o fenótipo, durante o ciclo vital, que contribuem para a sobrevivência reprodutiva diferencial de um alelo, afetando a frequência deste último na população.

Seleção negativa: É a seleção contra mutações deletérias. Também é chamada seleção purificadora.

Seleção por parentesco: Seleção de características que favorecem a sobrevivência de parentes próximos de um determinado indivíduo, como no caso da seleção do comportamento altruísta entre indivíduos relacionados.

Seleção positiva: É a seleção a favor das mutações vantajosas.

Seleção sexual: Considerando indivíduos do mesmo sexo, é a diferença entre a média dos indivíduos que têm determinado fenótipo e a média dos indivíduos que têm outros fenótipos, quanto ao sucesso em cruzamentos.

Selenocisteína: É o 21º aminoácido, abreviado por *sel* e codificado pelo códon UGA, que corresponde a códons finalizadores na maioria dos organismos. Esse aminoácido ocorre em procariotos e eucariotos, e, assim como a pirrolisina, é interpretado como um meio de facilitar a decodificação de sequências situadas depois do códon finalizador.

Senescência: O processo de envelhecimento, com o declínio do desempenho reprodutivo, das funções fisiológicas e da probabilidade de sobrevivência, devido à idade.

Sensibilidade: Em um teste diagnóstico, a frequência com que o teste fornece um resultado positivo, quando a doença está presente.

Sequência CAAT: Sequência de DNA altamente conservada, encontrada na região promotora não traduzida de genes eucarióticos. Essa sequência é reconhecida pelos fatores de transcrição.

Sequência de aminoácidos: A ordem linear dos aminoácidos em um peptídeo ou em uma proteína.

Sequência de consenso: A sequência de nucleotídeos no DNA, ou de aminoácidos nas proteínas, presente com maior frequência em um gene ou uma proteína particular, estudada em um grupo de organismos. Em outras palavras, a sequência de consenso de uma família de sequências relacionadas é a sequência que tem o nucleotídeo mais comum em cada posição (que pode ou não ser a mais comum na sequência inteira real). Também conhecida como sequência consensual.

Sequência de Kozak: Na região não traduzida 5' do RNA mensageiro, uma sequência de bases (CCRCCATGG, onde R= purina) que parece ser necessária para o reconhecimento mais eficiente do correto códon de iniciação pelos ribossomos, em células eucarióticas.

Sequência de repetição *Alu*: No genoma humano, uma sequência de um grupo de cerca de 300.000 sequências relacionadas e dispersas, cada uma medindo em torno de 300 pares de bases em comprimento, assim denominadas porque contêm o local de clivagem Alu I próximo ao meio da sequência. Ver *família Alu*.

Sequência de repetição *Li*: Família de DNA moderadamente repetitivo, composta de muitos milhares de cópias de sequências longas espalhadas no genoma (cerca de 1 a 6 kb).

Sequência de terminação: Uma sequência de DNA no fim de uma unidade de transcrição que assinala o fim da transcrição genética.

Sequência familiar de DNA repetitivo: Em eucariotos, um conjunto de sequências homólogas de DNA repetitivo que reage com uma dada sonda repetitiva clonada.

Sequência flanqueadora: Região de um gene que precede ou segue o segmento transcrito no RNA primário ou heterogêneo.

Sequência identificadora: Em alguns genes específicos para tecidos, uma sequência de identificação de 82 nucleotídeos (frequentemente múltiplas cópias), localizada dentro dos íntrons, que interrompe os segmentos codificadores de proteína dos genes eucarióticos.

Sequência interveniente: O mesmo que íntron. Também denominada sequência intercalar. Ver *íntron*.

Sequência-líder do RNA mensageiro: Sequência curta no início de uma molécula de mRNA que a capacita a se ligar a um ribossomo e facilitar a tradução.

Sequência não traduzida 3': Em um RNA mensageiro, a parte a jusante do códon finalizador.

Sequência não traduzida 5': Em um RNA mensageiro, a parte a montante do códon iniciador (AUG) da tradução.

Sequência poli-A: Ver *cauda poli-A* e *poliadenilação do RNA mensageiro*.

Sequência reguladora: Uma sequência de DNA envolvida na regulação da expressão de genes estruturais no óperon comum. Os exemplos incluem atenuadores, operadores e promotores.

Sequência TATAAA: Um elemento promotor de eucariotos que mostra homologia à região 10 dos procariotos (sequência consensual TATAAT).

Sequenciamento: A determinação da sequência de bases de um fragmento de DNA homogêneo, ou a sequência de aminoácidos de uma proteína.

Sequenciamento automatizado do DNA: Técnicas de sequenciamento do DNA, cujos procedimentos automatizados, com *scanning de laser* orientado por computador, são utilizados para fornecer resultados mais rápidos e precisos.

Sequenciamento genômico: Método que fornece a visão mais acurada de uma sequência de DNA no cromossomo e pode ser usado, por exemplo, para estudar os padrões de metilação do DNA diretamente em DNA não clonado, bem como para analisar as sequências de DNA associadas com proteínas (que protegem o DNA contra o ataque químico ou enzimático) na cromatina. A associação proteica em sítios específicos resulta em "buracos" característicos na sequência. O sequenciamento genômico combina o procedimento de sequenciamento químico do DNA de Maxam-Gilbert com a detecção de sequências de DNA da transferência de *Southern*: o DNA fragmentado passa por eletroforese, é transferido para um suporte inerte e marcado indiretamente pela hibridização com pequenas sondas radioativas apropriadas de DNA.

Sequenciamento por hibridização: Método rápido de sequenciamento de DNA que rastreia uma sequência desconhecida, usando pequenas sequência marcadas, imobilizadas em posições conhecidas em um pequeno recipiente de vidro. A identificação e a superposição das pequenas sequências revelam a sequência desconhecida.

Sequências conservadas: Sequências que são inalteradas ou pouco alteradas em espécies relacionadas.

Sequências de replicação autônoma: Origens de replicação com cerca de 100 nucleotídeos de comprimento, encontradas em cromossomos de levedura. Os elementos sequenciais de replicação autônoma também estão presentes no DNA organelar.

Sexo heterogamético: Sexo que produz gametas contendo cromossomos sexuais diferentes; por exemplo, os machos de mamíferos (inclusive o homem) produzem espermatozoides que contêm o cromossomo X ou o cromossomo Y, geralmente em proporções semelhantes. No sexo heterogamético, frequentemente é suprimida permutação.

Sexo homogamético: Sexo que produz gametas que portam apenas um tipo de cromossomo sexual; por exemplo, os óvulos das fêmeas de mamíferos (inclusive a mulher) portam apenas um cromossomo X.

***Sievert*:** Unidade de radiação igual a 100 *rem*.

Silenciador: Sequência reguladora de DNA que se liga a fatores de transcrição específicos para diminuir ou reprimir a atividade de alguns genes. Ver *gene modificadcor*; comparar com *acentuador*.

Símbolos usados em citogenética humana: A-G = grupos cromossômicos; 22 = cromossomos autossômicos; X, Y = cromossomos sexuais; p = braço curto de um cromossomo; q = braço longo de um cromossomo; ace = acêntrico; cen = centrômero; del = deleção; dic = dicêntrico; dup = duplicação; fra = sítio frágil; i = isocromossomo; ins = inserção; inv = inversão; mar = cromossomo marcador; mat = origem materna; pat = origem paterna; r = cromossomo em anel; rcp = translocação recíproca; rob = translocação robertsoniana; t = translocação; ter = terminal (extremidade); = quebra; = quebra e união; (+) ou (−), quando colocado antes do número do cromossomo autossômico ou da designação do grupo cromossômico ou dos cromossomos sexuais, indica que o cromossomo em questão está em excesso ou faltando; quando colocado após um braço cromossômico, o sinal (+) ou (−) indica que o braço é mais longo ou mais curto do que o usual; uma (/) separa as linhagens celulares presentes no mosaicismo. Exemplos: 46,XX = cariótipo feminino normal, 46,XY = cariótipo masculino normal; 46,XX, del (5p) = mulher com síndrome do miado de gato devida à deleção de parte do braço curto de um cromossomo de número 5; dic (X;Y) = cromossomo translocado contendo centrômeros dos cromossomos X e Y; 46, Y, fra(Xq27.3) = menino com síndrome do X frágil; 45,XX,−C = 45 cromossomos, cromossomos sexuais XX, um cromossomo do grupo C, que está faltando; 46,XY, t (Bp−; Dq+) = em um homem, translocação recíproca entre o braço curto de um cromossomo do grupo B e o braço longo de um cromossomo do grupo D; inv (D p+,q−) = inversão pericêntrica envolvendo um cromossomo do grupo D; 46, X, (X)r = mulher com um cromossomo X em anel; 45,X/46XY = mosaico de duas linhagens celulares, uma com 45 cromossomos e um único X, outra com 46 cromossomos e cromossomos sexuais XY; 46,X, (Xq)i = mulher com isocromossomo de braço longo de um cromossomo X.

Simpátrico: Que vive na mesma área geográfica.

Sinal de início: Na transcrição, o sítio de início da síntese do RNA; na tradução, o códon iniciador (AUG).

Sinal de localização nuclear: Sequência polipeptídica de uma proteína que permite sua entrada, através dos poros nucleares, no núcleo da célula.

Sinapse: Pareamento dos cromossomos homólogos durante o estágio zigóteno da prófase da meiose I, que resulta da construção de um complexo sinaptonêmico. Ver *pareamento cromossômico* e *complexo sinaptonêmico*.

Sindactilia: Presença desde uma membrana interdigital até a fusão de ossos nos dedos das mãos e dos pés.

Síndrome: Conjunto de sinais, sintomas e características que identificam um distúrbio, parecendo estarem relacionados etiologicamente. Uma síndrome genética ou hereditária pode ser transmitida à descendência como uma unidade.

Síndrome dos genes contíguos: Síndrome resultante de uma microdeleção do DNA cromossômico que se estende sobre dois ou mais lócus contíguos. Também denominada aneussomia segmentar.

Sintenia: Presença de dois ou mais lócus gênicos em um mesmo cromossomo, estejam ou não próximos o bastante para que ocorra ligação.

Síntese de reparo: Excisão enzimática e reposição de regiões do DNA danificado mediante replicação de reparo, como ocorre, por exemplo, no reparo de danos causados pela luz UV.

Síntese gênica: Reunião de genes sintéticos a partir de oligonucleotídeos, durante a qual ambas as fitas de DNA são construídas em resposta a uma sequência predeterminada.

Sintetases do tRNA: Enzimas que ativam e ligam os aminoácidos ao seu próprio tipo de tRNA. Essas enzimas catalisam: (1) a reação de aminoácido específico (AA) com o trifosfato de adenosina (ATP), para formar AA-AMP; (2) o transporte do complexo AA-AMP por um tRNA específico, formando AA-tRNA e AMP (monofosfato de adenosina).

Sistema do complemento: Uma série de proteínas sanguíneas que constituem parte do sistema de resposta imune humoral, as quais, quando ativadas, provocam uma cascata de ativações e reações enzimáticas que resultam em quimiotaxia, fagocitose e lise de células e microrganismos estranhos.

Sistemática: (1) Área da biologia dedicada à classificação dos organismos. (2) Estudo das relações históricas evolutivas e genéticas entre organismos e de suas similaridades e diferenças genéticas.

Sítio aceptor da emenda: Limite entre a extremidade 3′ de um íntron e a extremidade 5′ do éxon adjacente.

Sítio ativo: Sítio de ligação ao substrato de uma enzima; em outras proteínas, a porção cuja integridade estrutural é necessária para sua função.

Sítio de encadeamento oculto: Sequência nucleotídica em um éxon ou em um íntron que se assemelha a um sítio de encadeamento, mas não o bastante para ser usado como um sítio de encadeamento frequente; uma mutação pode alterar o sítio de encadeamento oculto, de maneira a ser usado como um sítio de encadeamento frequente.

Sítio de início: Sítio onde se inicia a replicação do DNA em um cromossomo. Também chamado sítio de iniciação.

Sítio de ligação do antígeno: Região de uma molécula de anticorpo que contém o idiótipo em que o antígeno estranho se liga.

Sítio de poliadenilação: Na síntese do mRNA maduro, local ao qual se acrescenta uma sequência de 20 a 200 resíduos de adenosina (a cauda poli-A) à extremidade 3′ de um transcrito de RNA, auxiliando seu transporte para fora do núcleo e geralmente sua estabilidade.

Sítio de restrição: Sequência curta de DNA que pode ser reconhecida e cortada por uma endonuclease de restrição específica.

Sítio doador da emenda: Limite entre a extremidade 3′ de um éxon e a extremidade 5′ do íntron seguinte.

Sítio frágil: Região não corada e distendida dos cromossomos, de extensão variável que geralmente abrange ambas as cromátides; está sempre no mesmo ponto em um cromossomo específico derivado de um indivíduo ou irmandade. Os sítios frágeis apresentam herança mendeliana codominante e mostram fragilidade, com tendência a quebras evidenciada pela produção de fragmentos acêntricos e deleções cromossômicas, sendo úteis como marcadores cromossômicos. Podem estar associados a patologias, como a síndrome do X frágil.

Sítio mutacional: Qualquer posição ao longo de um gene ou cromossomo em que as mutações podem ocorrer.

Sobrecruzamento: Ver *crossing-over*.

Sobredominância: Descreve a situação em que os heterozigotos em um lócus determinado tendem a ter maior adaptabilidade do que os homozigotos.

Soma: Células somáticas de um organismo multicelular, em contraste com a célula germinativa.

Somático: Todas as células e tecidos de um organismo, exceto as células e tecidos da linhagem germinativa.

Sonda de DNA ou RNA: Sequência curta de DNA marcado, correspondendo a um gene específico. Quando aplicada a uma amostra biológica, os pares de bases complementares da sonda, com a sua sequência marcada, revelam o lócus em estudo. Sequência de DNA ou RNA, marcada com substância radioativa ou não, utilizada para detectar a presença de uma sequência complementar, através da hibridização molecular. Ver *DNA probe*.

Sonda de hibridização: Pequena molécula (cerca de 1.000 pares de bases) de DNA ou RNA marcado (radioativa ou enzimaticamente), que é usada para detectar sequências complementares de ácidos nucleicos mediante hibridização ou detectar uma sequência complementar, por exemplo, um mRNA usado para localizar esse gene.

Soro: Parte líquida do sangue que permanece depois da coagulação do sangue fora do organismo. Nesse caso, o fator de coagulação permanece. Ver *plasma*.

Southern Blotting: Ver *método de Southern, transferência, transferência Northern, transferência Western* e *transferência de Southern*.

Submetacêntrico: Ver *cromossomo submetacêntrico*.

Substância H: O mesmo que antígeno H.

Substituição (ou substituição em sítio silencioso): É uma substituição no DNA que não muda o aminoácido, nem a sequência de RNA especificada pelo gene. Também chamada substituição sinônima.

Substituição de base: Uma única mudança de base em uma molécula de DNA que produz uma mutação. Há dois tipos de substituições: as *transições*, em que uma purina é substituída por outra purina, ou uma pirimidina por outra pirimidina; e as *transversões*, em que uma purina é substituída por uma pirimidina, ou vice-versa.

Substituição gênica: É a substituição, em uma população, de um alelo por um novo alelo surgido por meio de mutação. A substituição gênica desempenha um papel-chave na evolução das espécies.

Substrato: Em uma via metabólica, substância sobre a qual atua uma enzima.

Subvital: Um gene ou genótipo que, quando expresso, reduz a viabilidade do portador a um nível de significância abaixo do tipo padrão.

Superenrolamento: Enrolamento de uma molécula de DNA de dupla-hélice circular sobre si mesma, de maneira que cruza seu próprio eixo. A forma B de DNA é uma dupla-hélice dextrógira. O enrolamento do DNA de dupla-hélice na mesma direção dos giros da dupla-hélice é chamado superenrolamento positivo; o enrolamento do DNA de dupla-hélice em direção oposta à dos giros das fitas da dupla-hélice é chamado superenrolamento negativo.

Superenrolamento negativo: Ver *superenrolamento*.

Superenrolamento positivo: Ver *superenrolamento*.

Superfamília: Grupo de genes que são relacionados por divergência evolutiva a partir de um gene ancestral comum, mas codificam proteínas com diferentes funções. Ver *família multigênica*.

Superioridade do heterozigoto: Descreve uma situação em que os heterozigotos em um determinado lócus tendem a ter maior adaptabilidade do que os homozigotos. Ver *sobredominância*.

T: Abreviatura usada para a base nitrogenada pirimídica timina, constituinte do DNA. Ver *timina*.

Tamanho efetivo da população: Número médio de indivíduos em uma população que contribui com genes para as gerações subsequentes.

Tamanho genômico: Quantidade de DNA contida no genoma haploide. É medido em picogramas (pg=10^{-12}g), nos organismos eucariotos.

Tandem: Ver *repetições em* tandem.

TATA box: Sequência de DNA situada cerca de 25 pares de bases antes do início da região codificadora de um gene, aparentemente relacionada com o início da transcrição.

Taxa de mutação: Frequência de mutações gênicas por geração e entidade biológica (vírus, célula, indivíduo) em um dado lócus. A taxa de mutação aparente depende de muitos fatores: (1) a taxa de erro primário; (2) a probabilidade de reparo do DNA; (3) a evitação do erro pelo sistema de replicação do DNA; (4) a probabilidade de detecção de mutações.

O controle genético da taxa de mutação aparente é evidente a partir de dois fenômenos: (a) grandes diferenças na taxa de mutação média por par de bases em diversos organismos; (b) mutações em organismos específicos que alteram a taxa de mutação média.

Taxa de recombinação (R): É a frequência de permutações entre dois lócus ligados, durante a meiose; varia de 0 a 0,5.

Táxon: Unidade taxonômica à qual os indivíduos são atribuídos.

Taxonomia: Denominação e classificação dos organismos em táxons.

Técnicas de bandeamento cromossômico: Técnicas de tratamento e coloração dos cromossomos que produzem bandas claras e escuras características para cada par de cromossomos homólogos. Existem métodos de tratamento e coloração específicos, dependendo do cromossomo estudado e de suas particularidades.

Tecnologia do DNA recombinante: Conjunto de técnicas onde segmentos de DNA de origens diferentes são combinados, formando um novo DNA. DNAs recombinantes são amplamente utilizados em clonagem gênica, manipulação genética de organismos e biologia molecular geral. Ver *DNA recombinante*.

Tecnologia do RNA recombinante: Técnicas que unem moléculas de RNA estranhas ou unem diferentes RNAs de uma mesma espécie. Por exemplo, uma sequência de RNA heteróloga pode ser construída pela ligação de duas ou mais moléculas de RNA diferentes.

Telocêntrico: Ver *cromossomo telocêntrico*.

Telófase: Estágio na mitose e na meiose que se inicia quando os cromossomos-filhos chegam aos polos das células em divisão e termina quando as duas células-filhas adquirem o aspecto de células em interfase. Ver *mitose* e *meiose*.

Telomerase: Uma transcriptase reversa que contém uma molécula de RNA que funciona como um molde para a repetição telomérica. Esta enzima adiciona sequências repetitivas de DNA aos telômeros, mantendo a integridade cromossômica em células gaméticas e em células somáticas em diferenciação, bem como em células anormais cancerosas. A função da telomerase é reprimida em células somáticas diferenciadas.

Telômero: Extremidade natural de um cromossomo. Corresponde a uma sequência específica de DNA (TTAGGG), repetida em *tandem*, encontrada na extremidade final dos cromossomos dos eucariotos. Os cromossomos perdem cerca de 100 nucleotídeos de suas extremidades por divisão celular, e o encurtamento dos telômeros proporciona à célula um relógio mitótico. Sequências teloméricas podem ser adicionadas aos terminais cromossômicos, uma base de cada vez, pela enzima telomerase. Ver *telomerase*.

Tempo de geração: Tempo médio entre duas gerações sucessivas; é também o tempo requerido por uma população de células para duplicar-se.

Teorema de Bayes: Método de avaliação da probabilidade relativa de cada uma de duas possibilidades. Pode ser aplicado a certos problemas no aconselhamento genético.

Teoria cromossômica da herança: Idéia lançada independentemente por Walter Sutton e Theodore Boveri, segundo a qual os cromossomos são os portadores dos genes e a base para os mecanismos mendelianos de segregação e distribuição independente.

Teoria da seleção clonal: Explicação proposta em imunologia, segundo a qual a diversidade de anticorpos precede a exposição ao antígeno, e a função desse antígeno é selecionar as células que contêm seu anticorpo específico para proliferarem.

Teoria selecionista: É o ponto de vista segundo o qual a seleção natural é responsável por uma porcentagem significativa dos eventos de substituição observados no nível molecular.

Terapia gênica: Inserção de um gene normal em um organismo para corrigir um defeito genético. Os pré-requisitos da terapia gênica incluem isolamento do gene em questão, sua integração na célula hospedeira em um sítio cromossômico adequado e regulação correta de sua atividade de transcrição e tradução. Ver *geneterapia*.

Terapia gênica *ex vivo*: Alteração genética de células removidas de um paciente, depois reintroduzidas ou implantadas no mesmo paciente.

Terapia gênica germinativa: Correção de uma doença pela manipulação genética, em que um gene é inserido em gametas ou óvulos fertilizados (zigotos), podendo passar tanto para células somáticas, como para células germinativas, durante a embriogênese. O gene inserido será, então, transmitido às gerações futuras.

Terapia gênica *in situ*: Manipulação genética direta de células acessíveis, como as células da pele.

Terapia gênica *in vivo*: Manipulação genética direta nas células do corpo do indivíduo.

Terapia gênica somática: Correção de uma doença pela manipulação genética, em que um gene é inserido em qualquer célula somática que sofra divisão celular, ao longo da vida do organismo. Como exemplos, citam-se as células da medula óssea, que originam as células do sistema hematopoiético, hepatócitos, células endoteliais, etc. O gene assim inserido não é transmitido às gerações futuras.

Teratógeno: Qualquer agente químico, físico ou biológico ambiental que interfere no desenvolvimento normal de um indivíduo ou organismo, causando ou aumentando a freqüência de defeitos congênitos.

Terminalização de quiasmas: Progressivo deslocamento do quiasma de sua origem em direção às extremidades dos cromossomos, durante os estágios finais da prófase da meiose I.

Término C: Em um polipeptídeo, a extremidade que carrega um grupo carboxílico livre do último aminoácido. Por convenção, a fórmula estrutural dos polipeptídeos é escrita com o término C à direita.

Término da cadeia polipeptídica: Na tradução genética, a última etapa na síntese de um polipeptídeo.

Teste *cis-trans*: Teste genético para determinar se duas mutações se localizam dentro do mesmo cístron (ou gene).

Tétrade: Conjunto de quatro cromátides homólogas (duas cromátides-irmãs de cada cromossomo homólogo) observado durante a prófase I e a metáfase I meióticas. Sinônimo: bivalente.

Tetraploide: Célula, tecido ou indivíduo que apresenta 4 cromossomos de cada tipo, totalizando $4n$ cromossomos.

Tetraploidia: Alteração cromossômica numérica, em que o indivíduo possui 4 conjuntos haploides de cromossomos da sua espécie ($4n$).

Tetrassomia: Alteração cromossômica numérica, em que um cromossomo está representado quatro vezes ($2n+2$), como na síndrome do tetra-X (48,XXXX).

Tetrassômico: Refere-se a indivíduo, célula ou tecido que possui um cromossomo representado quatro vezes em cada núcleo ($2n+2$), em vez de duas.

Timina: Uma das bases nitrogenadas pirimídicas do DNA. É designada pela letra T.

Tipagem sanguínea: Determinação de antígenos presentes nas hemácias ou eritrócitos, geralmente com o propósito de selecionar doador e receptor para uma transfusão sanguínea. Convencionalmente, apenas os antígenos dos sistemas sanguíneos ABO e Rh são tipados para esse fim.

Tipo selvagem: Termo empregado para indicar o alelo original, normal ou predominante (frequentemente simbolizado pelo sinal +) ou o fenótipo correspondente, em uma população.

Tolerância imunológica: Incapacidade que um indivíduo tem de responder a um antígeno estranho específico, resultante da sua exposição prévia ao mesmo, antes de estabelecer-se a imunocompetência.

***TP53*:** Gene supressor de tumor cuja perda de função (por deleção ou mutação) está implicada em diferentes tipos de câncer. O alelo selvagem ou normal está habilitado para reparar danos no DNA ou cessar a divisão celular. As mutações desse gene são encontradas em cerca de 50% de todos os cânceres humanos.

Traço: O mesmo que caráter e característica.

Tradução: Processo em que a informação presente no RNA mensageiro é usada para a síntese de um polipeptídeo, que irá posteriormente formar a proteína.

Transcrição: Processo pelo qual o RNA mensageiro é sintetizado, tendo como modelo o DNA.

Transcrição reversa: Processo pelo qual o DNA de fita dupla é sintetizado tendo como modelo o RNA do cromossomo viral, na presença da enzima transcriptase reversa.

Transcriptase reversa: Enzima que catalisa a síntese de DNA a partir de um modelo de RNA.

Transcrito final: O RNA mensageiro após a remoção dos íntrons.

Transcrito primário: O RNA inicial produzido pela transcrição de um gene. Contém todos os éxons e íntrons do gene. Os íntrons são excisados quando o transcrito primário é processado para formar o mRNA maduro. Também denominado RNA heterogêneo nuclear, RNA primário, pré-RNA mensageiro (pré-mRNA) e transcrito primário.

Transdução: (1) Transferência de um gene de uma bactéria para outra, por meio de um fago. (2) Aquisição e transferência de sequências celulares eucarióticas por retrovírus.

Transdução de sinal: Processo em que as mensagens bioquímicas são transmitidas da superfície da célula para o seu núcleo.

Transferase: Enzima que catalisa a troca de grupamentos químicos entre substratos.

Transferência: Denominação geral dada a métodos ou técnicas pelos quais as proteínas, os RNAs ou DNAs decompostos eletroforeticamente ou cromatograficamente podem ser transferidos de um meio de suporte bidimensional (p. ex., lâmina de papel ou gel de poliacrilamida) para outra superfície de maior afinidade (um papel ou matriz de membrana imobilizante, p. ex., nitrocelulose). A transferência pode ser realizada por dois métodos principais: (a) transferência por capilaridade, que envolve a transferência de moléculas por ação capilar; e (b) eletrotransferência, que envolve a transferência de moléculas por eletroforese. Ver *transferência* Northern, *transferência de* Southern e *transferência* Western.

Transferência de *Southern*: Técnica desenvolvida por Edward Southern, por transferência de fragmentos de DNA separados por eletroforese em gel de agarose para um filtro de nitrocelulose, em que fragmentos específicos de DNA podem ser detectados por sua hibridização com sondas marcadas (radioativas). Também chamada método ou técnica de *Southern*.

Transferência gênica: Introdução de genes funcionais dentro da célula e de organismos, por meio de uma variedade de técnicas, tais como hibridização celular e transferência gênica mediada por microcélulas, cromossomos e DNA. A transferência gênica resulta em indivíduos e células geneticamente transformados, sendo um passo na tecnologia do DNA recombinante, quando genes clonados são usados por transferência.

Transferência *Northern*: Técnica de transferência, assim denominada por sua analogia à técnica de transferência de *Southern* para detecção de moléculas de RNA por hibridização com uma sonda de DNA complementar. Também chamada método ou técnica *Northern*.

Transferência ou transplante de embrião: Introdução artificial de um embrião inicial no oviduto ou no útero da mãe biológica ou de uma mãe de aluguel.

Transferência *Western*: Procedimento técnico semelhante à técnica de transferência de *Southern*, para detecção de proteínas, geralmente por métodos imunológicos. Também chamado método ou técnica *Western*. Ver *transferência*.

Transformação: (1) O processo pelo qual uma linhagem celular cuja expectativa é sofrer um número limitado de divisões celulares, antes da morte, torna-se imortal. (2) Processo pelo qual um segmento de DNA estranho e isolado é introduzido no interior de uma bactéria ou de uma célula.

Transformação celular: Desenvolvimento de um fenótipo celular maligno a partir de alterações genéticas.

Transfusão exsanguínea: Ver *exsanguineotransfusão*.

Transgene: Gene de um organismo de uma determinada espécie que é introduzido em organismo de outra espécie, mediante sua injeção em ovos recém-fertilizados. Alguns dos animais que se desenvolvem desses ovos injetados apresentarão esse gene estranho em seus genomas e o transmitirão à sua prole.

Transgênico: Organismo produto da engenharia genética, criado pela introdução de sequências de DNA de um organismo de uma espécie em organismo de espécie diferente, por intermédio dos gametas ou do zigoto, desenvolvendo um indivíduo com a nova alteração em todas as suas células. Essa alteração é passada para a geração seguinte, através da linhagem germinativa do indivíduo adulto.

Transição: Mutação no DNA em que há substituição de uma base púrica por outra púrica ou de uma pirimídica por outra também pirimídica.

Translocação: Alteração cromossômica estrutural, em que há transferência de parte de um cromossomo para outro, não homólogo.

Translocação não recíproca: Ver *translocação*.

Translocação recíproca: Alteração cromossômica estrutural em que há troca recíproca de material genético entre dois cromossomos não homólogos.

Translocação robertsoniana: Ver *fusão cêntrica*.

Transposons: Genes ou segmentos de DNA capazes de espontaneamente mover-se de um cromossomo para outro ou de uma posição para outra no mesmo cromossomo. Sinônimos: sequências de inserção, elementos genéticos móveis ou elementos genéticos de transposição.

Transversão: Mutação no DNA em que há substituição de uma base púrica por uma pirimídica ou de uma pirimídica por uma púrica.

Triagem genética: Conjunto de testes utilizados para identificar indivíduos com risco de apresentarem um distúrbio genético específico ou de terem uma criança com esse distúrbio.

Trinca: Unidade de três bases de DNA ou RNA, que codifica um aminoácido específico. Ver *códon*.

Triploblástico: É um animal que se desenvolve a partir de três camadas básicas de células embrionárias (endoderma, mesoderma e ectoderma).

Triploide: Um organismo que tem três conjuntos haploides ($3n$) em cada núcleo. Nas situações em que os tecidos têm dois conjuntos paternos e um materno, a triploidia é denominada de androide, enquanto que a triploidia é denominada ginoide quando um conjunto for paterno e dois forem maternos.

Triploidia: Alteração cromossômica numérica em que o indivíduo possui três conjuntos haploides dos cromossomos de sua espécie ($3n$).

Trirrádio: Nos dermatóglifos, ponto do qual partem as cristas dérmicas em três direções, formando ângulos de aproximadamente 120°.

Trissomia: Alteração cromossômica numérica, em que o indivíduo diploide possui um cromossomo a mais, além do par habitual ($2n+1$). Exemplo: trissomia do 21 (síndrome de Down).

Trissomia parcial: Alteração cromossômica em que uma parte de um cromossomo está presente em três cópias, podendo ser resultante de uma translocação recíproca ou de *crossing-over* desigual.

Trissômico: Um indivíduo que é diploide, mas contém um cromossomo extra, homólogo a um dos pares existentes, de tal forma que esse cromossomo está presente em triplicata ($2n+1$).

Tritium: Isótopo radioativo de hidrogênio (H3), emissor fraco de raios beta com meia-vida de 12,5 anos, utilizado em autorradiografia.

tRNA: O mesmo que RNA transportador.

Troca entre cromátides-irmãs: Troca de sequências de DNA entre cromátides-irmãs em sítios aparentemente homólogos resultantes de quebra e reunião de segmentos dessas cromátides. Essas trocas ocorrem durante a síntese do DNA, entre as fitas duplas de DNA; são observadas com frequência alta em pacientes com síndrome de Bloom, por exemplo.

Tronco: Casal fundador, na genealogia em estudo. Pode ser *simples*, quando há apenas um ancestral comum, ou *múltiplo*, quando há mais de um ancestral comum.

U: Abreviatura usada para a base nitrogenada pirimídica uracil ou uracila, constituinte do RNA. Ver *uracil*.

Ultrassonografia: Técnica em que são utilizadas ondas sonoras de alta frequência para delinear estruturas internas do organismo.

Unidade de mapa genético: Medida da distância entre dois lócus de um cromossomo, baseada na frequência de recombinação entre eles. Uma unidade de mapa equivale a 1 centimorgan ou 1% de recombinação. É uma medida precisa apenas para pequenas distâncias: as permutações duplas não aparecem como recombinações. A recombinação máxima é de 50%, correspondendo à segregação independente. O mesmo que unidade de mapa e distância de mapa. Ver *morgan* e *centiMorgan*.

Unidade de replicação: Ver *replicon*.

Uracil: Uma das bases nitrogenadas pirimídicas do RNA, em substituição à timina, que só ocorre no DNA. É designada pela letra U. Sinônimo: uracila.

Valor adaptativo (f): É a adaptação comparativa de diferentes genótipos em um dado ambiente; é o valor reprodutivo e de sobrevivência de um genótipo em relação aos outros genótipos da população. O valor adaptativo inclui fertilidade e utilidade funcional de características morfológicas, bem como a variabilidade fisiológica.

Valor C: A quantidade de DNA haploide presente em um genoma.

Valor preditivo positivo: Valor preditivo positivo do resultado de um teste é a proporção de casos positivos no teste que realmente têm a condição que está sendo procurada.

Valor reprodutivo: Contribuição aparente de um indivíduo de uma idade específica, para o crescimento da população.

Vantagem do heterozigoto: Manifestação de maior adaptabilidade do heterozigoto, em relação aos homozigotos, para um determinado lócus, significando melhor sobrevivência ou reprodução para esses heterozigotos.

Vantagem seletiva: Vantagem na competição pela sobrevivência entre um genótipo, comparado com outro que mostra desvantagem seletiva e produz menos descendência viável. Na ausência de outras diferenças, o genótipo que mostra desvantagem seletiva é gradualmente substituído pelo genótipo com a vantagem seletiva, se ambos estiverem presentes em um único *habitat*.

Variação: Ocorrência de diferenças hereditárias ou não, na estrutura permanente das células (variação intraindividual), entre indivíduos de uma população (variação individual) ou entre populações (variação de grupo). As principais fontes de variação entre as características de organismos relacionados são diferenças gênicas (devidas a mutação ou novos agrupamentos de genes) ou diferenças induzidas pelo meio ambiente que causam somente mudanças temporárias do fenótipo. Primariamente, a variação biológica pode ser subdividida em três categorias: variação genética, fenotípica e ambiental.

Variação ambiental: (1) São as diferenças entre os indivíduos de uma população que são devidas às diferenças entre os ambientes que eles experimentam. (2) Variação devida a todos os fatores intracelulares e extracelulares que atuam na expressão do genótipo.

Variação contínua: Variação fenotípica em que as características quantitativas variam de um extremo fenotípico a outro, de forma contínua ou sobreposta.

Variação descontínua: Padrão de variação para uma característica cujos fenótipos se incluem em duas ou mais classes diferentes.

Variação fenotípica: Variação biológica total de um determinado caráter. Variação sem descontinuidade natural é chamada variação contínua, e se refere a características métricas ou quantitativas, em oposição à variação descontínua, que se refere a características qualitativas.

Variação genética: Variação devida à contribuição da segregação dos genes e interações gênicas, representada pela proporção da variação fenotípica total que é exclusivamente genética. Essa proporção é chamada de herdabilidade.

Variância (V): Medida estatística da variação de valores individuais em relação à média, dada em termos do quadrado das unidades usadas na medida desses valores. Em genética, V_T se refere à variância total de uma característica, enquanto V_G e V_E se referem às variâncias devidas ao genótipo e ao meio ambiente, respectivamente. V_I se refere à variância resultante da interação genótipo-ambiente.

Variante: Uma célula ou indivíduo que é reconhecivelmente diferente de um padrão arbitrário. Pode-se referir também a uma proteína normal humana incomum.

Vetor: Em genética molecular, é um elemento genético, normalmente bacteriófago ou plasmídeo, ao qual pode ser incorporado um segmento de DNA estranho para ser transportado da célula de um organismo para o interior de outra. Muito utilizado em clonagem gênica.

Vetor de clonagem: Na tecnologia do DNA recombinante, qualquer molécula de DNA capaz de replicação autônoma dentro de uma célula hospedeira em que outras sequências de DNA podem ser inseridas e amplificadas. Os vetores de clonagem são derivados de bactérias, bacteriófagos e vírus. Geralmente esses vetores têm um único sítio de restrição em que o DNA estranho pode ser inserido (vetores de inserção), ou um par de sítios de restrição definindo uma sequência que pode ser removida e substituída pelo DNA estranho (vetores de substituição).

Vetor de expressão: Um plasmídeo ou um bacteriófago usado como um veículo para transferir a informação genética para uma célula hospedeira, em que o gene inserido é expresso como uma proteína.

Vetor retroviral: Qualquer uma das classes de vetores de clonagem derivados de retrovírus e usados para transferir genes em embriões de mamíferos e linhagens celulares embrionárias e hematopoiéticas.

Viabilidade: Medida do número de indivíduos sobreviventes de uma classe fenotípica relacionada à outra classe usada como padrão, sob condições ambientais específicas.

Vida média: Em física nuclear, a média das vidas individuais de todos os átomos de uma substância radioativa particular. É igual a 1.443 vezes a meia-vida radioativa.

Viés de averiguação: Coletar uma amostra que não é estatisticamente representativa da população maior.

Vilosidades coriônicas: Excrescências de origem fetal localizadas na superfície externa do córion, a mais externa das membranas fetais.

Virulento: Diz-se de um vírus ou bacteriófago capaz somente de crescimento lítico oposto ao fago temperado, estabelecendo a resposta lisogênica.

Vírus: Partícula infecciosa que consiste em um ácido nucleico (DNA ou RNA) envolto por uma carapaça proteica. Em sua replicação, usa a maquinaria reprodutiva da célula hospedeira, formando novas partículas que são liberadas para infectar outras células. Geralmente causam doenças.

Vírus de DNA: Vírus cujo material genético é o DNA. Exemplos: vírus da varíola, poliomavírus, vírus da mononucleose, etc.

Vírus de RNA: Vírus cujo material genético é o RNA. Um exemplo é o vírus HIV1, que causa a síndrome de imunodeficiência adquirida. Ver *retrovírus*.

***Western blotting*:** Ver *método* Western, *transferência*, *transferência* Northern, *transferência* Western *e transferência de* Southern.

X frágil: Ver *sítio frágil*.

Xenotransplante: Transplante de um doador de uma espécie para receptor pertencente a outra espécie. Também denominado de xenoenxerto.

YAC: Vetor de clonagem propagado em levedura, que pode transportar segmentos grandes de DNA de até 1.000 kb. Os cromossomos artificiais de levedura contêm elementos necessários para a replicação autônoma na levedura.

Z-DNA: Estrutura alternativa do DNA em ziguezague, em que as duas fitas polinucleotídicas antiparalelas formam uma dupla-hélice levógira. Envolvido na regulação da expressão gênica.

Zigodactilia: Fusão óssea dos dedos das mãos e dos pés. Ver *sindactilia*.

Zigosidade: Refere-se ao fato de que os gêmeos sejam oriundos da fecundação de um óvulo por um espermatozoide (monozigóticos ou MZ) ou da fecundação de dois óvulos por dois espermatozoides (dizigóticos ou DZ).

Zigóteno ou zigonema: Estágio da prófase da meiose I em que os membros de cada par de cromossomos homólogos aproximam-se gradativamente até ficarem lado a lado, ao longo do seu comprimento, formando-se então o complexo sinaptonêmico. Ver *complexo sinaptonêmico*.

Zigoto: Célula diploide formada pela fusão de dois gametas haploides (um masculino e outro feminino) durante a fertilização, a qual formará um novo organismo.

Índice

A

Abortos espontâneos por alterações cromossômicas, 117
Ácidos nucleicos, 9-14, 569-571
    estrutura molecular, 11-14
    estrutura química, 9-11
    hibridização de, 569-570
    sondas de, 569
Acondroplasia, 150
Aconselhamento genético, 206, 631-641
    conduta na suspeita de doença, 637
    etapas, 632-635
        acompanhamento do paciente e família, 634
        comunicação e discussão das informações, 634-635
        diagnóstico, 632-633, 634f
        estimativa de riscos de ocorrência ou recorrência, 633-634
    etiologia e investigação de doenças, 636-637
    impacto da doença no paciente e na família, 635
    indicações, 635-636
    problemas especiais, 639-641
        adoção e distúrbios genéticos, 640
        consanguinidade e incesto, 639-640
        investigação de paternidade, 640-641
    tipos, 631-632
    triagem de doenças, 637-639
        classificação dos tipos de, 637-639
            heterozigotos, 638
            indivíduos pré-sintomáticos com risco na vida adulta, 638-639
            α-fetoproteína sérica materna, 638, 639f
        critérios para os programas de, 637
Acromatopsia, 158

Adrenoleucodistrofia, 317-318
Agenesia, 204
Agentes, 58-64, 207-210
    etiológico desconhecido, 210
    mutagênicos, 58-64
        físicos, 58-61
            efeitos biológicos das radiações, 61
            radiações ionizantes, 58-60
            radiações ultravioleta, 60-61
        químicos, 61-64
            agentes alquilantes, 63
            análogos de bases, 63
            compostos com ação direta, 63
            corantes de acridina, 63-64
    teratogênicos, 207-209
Albinismo oculocutâneo tipo I, 302
Alcaptonúria, 310
Alelos múltiplos, 169-170, 257
Alterações cromossômicas, 207, 489
Alzheimer, doença de, 537-539
Anencefalia com ou sem espinha bífida, 210-211
Anormalidade cromossômica, história familiar de e diagnóstico pré-natal, 649-650
Ansiedade, transtornos de ver Transtornos de ansiedade
Antecipação, 180-181, 182
Anticorpos, 333
Antígenos, 333, 369-370
    HLA e doenças, associação entre, 369-370
Aplasia, 204
Apoptose, 421
Artrite reumatoide, 458-460
Associação, 205
Atrofia, 204

B

Bandeamento cromossômico, 99-101
Bases moleculares da hereditariedade *ver* Hereditariedade, bases moleculares da
Bibliotecas de DNA, 566-569
Bioinformática, 621-623
Bioquímica, 299-326
    erros metabólicos hereditários, 301-318
        consequências patológicas dos defeitos enzimáticos, 302, 308-318
        genética, 302, 303-308t
        mecanismos redutores da atividade enzimática, 302
        tratamento das doenças metabólicas, 318
    farmacogenética/farmacogenômica e ecogenética/toxicogenômica, 318-325
        determinação genética, 319
        distúrbios farmacogenéticos, 319-325
Biotecnologia, 554

C

Câncer, 383-428
    aspectos genéticos, 386, 387
    Cancer Genome Anatomy Project, 425
    células cancerosas, características, 386
    de mama, 410, 415-416
    de pulmão, 416-417
    desenvolvimento do, 394-397
    modelos da carcinogênese, 396-397
    fatores de risco e de prevenção, 421, 423
    fatores epigenéticos do desenvolvimento, 386-394
        alterações na remodelagem da cromatina, 394
        instabilidade genômica e reparo deficiente do DNA, 393-394
        perda do controle do ciclo celular, 389-393
    genes supressores de tumor, 399t, 403-408
        formadores de metástases, 407
        genes de manutenção, 406-407
        genes protetores, 403-406
    leucemias, 417-418
    neoplasias e alterações cromossômicas, 418-419
    neoplasias e vírus, 419-420
    neoplasias hereditárias, 408-418
        de herança monogênica, 409-410
        de herança multifatorial, 410, 413-418
    perspectivas terapêuticas, 424-425
        terapias epigenéticas, 425
    proto-oncogenes e oncogenes, 397-403
        mecanismos de ativação, 400-403
        produtos, 403
    sistemas de defesa do organismo humano, 420-421, 422f
        apoptose, morte celular programada ou suicídio celular, 421
        ausência de telomerase e encurtamento dos telômeros, 421, 422f
        função imunológica íntegra, 420-421
        sistema íntegro de reparo do DNA, 420
Características mendelianas, uso para o estudo da ligação gênica, 185
Cariotipagem por espectro multicolorido, 103, 104
Casamento preferencial, 265

cDNA, 566-567
Centro de inativação do X, 108, 109
Ciclo celular, perda do controle do, 389-393
Citogenética molecular, 101-105
Citometria de fluxo, 103, 105
Clonagem molecular, 554-561
    inserção do fragmento de DNA com o gene em estudo no DNA vetor, 558-561
    observação de fragmentos de DNA, 557-558
    produção dos fragmentos, sequências de DNA ou genes, 554-557
    seleção, 561
    transformação, 561
Clonagem terapêutica, 588-589, 590f
Coagulopatias hereditárias, 433-450
    avaliação pré-operatória da hemostasia, 443, 445
    distúrbios plaquetários, 438, 439
    distúrbios vasculares, 438, 439
    doença de von Willebrand, 442-443, 444t, 445t
    estados hipercoaguláveis ou pré-trombóticos, 445-448
        alterações no sistema fibrinolítico, 448
        deficiência de antitrombina III, 445-446
        deficiência de proteína C, 446-447
        deficiência de proteína S, 447
        mutação G20210A do gene do fator II, 447
        mutação Leiden do fator V de coagulação, 447-448
    hemofilia A (clássica), 439-440, 441, 442
    hemofilia B (doença de Christmas), 440-442
    processo da hemostasia, 434-437, 438f
        aderência, agregação e liberação plaquetária, 435-436
        ativação do mecanismo de coagulação sanguínea, 436-437, 438f
        destruição do coágulo sanguíneo, 437
        formação de fibrina, 437
        vasoconstrição, 434-435
Código genético, 15-16
Codominância, 170
Colágenos e doenças relacionadas, 177-179
Competência imunológica, 333
Comportamento, genética do, 503-546
    características normais, 508-515
        homossexualidade, 513-515
        inteligência, 508
        memória, 508-512
        personalidade, 512-513
    características patológicas, 515-539
        complicações mais frequentes no estudo das, 515
        deficiência mental, 515-518, 519f
        doença de Alzheimer, 537-539
        esquizofrenia, 525-528
        transtorno autista, 518, 520
        transtornos de ansiedade, 536-537
        transtornos do humor, 518-525
        transtornos relacionados a substâncias, 528-533, 536
    métodos de estudo, 506-508
        de associação, 507
        de associação genômica ampla, 507
        de características comportamentais que apresentam diferenças sexuais, 507
        de colaterais e meio-irmãos, 506
        de endocruzamento, 506
        de famílias, 506
        de gêmeos, 506

de ligação, 507
    do comportamento de pacientes com alterações gênicas ou cromossômicas, 506-507
    endofenótipos, 507-508
Consanguinidade, 265-268
  coeficiente de, 265-266
  terminologia, 265
Construção de genealogias, 145-146, 147
Cromatina, alterações na remodelagem da, 394
Cromossomo em anel, 55-56
Cromossomos, 52-58, 72-73, 93-138
  alterações cromossômicas, 54-58, 112-117
    aspectos especiais, 112-117
      cariótipos variantes da síndrome de Turner, 114
      mosaicismo e quimerismo, 115-117
      sítios frágeis, 114-115, 116
      translocações robertsonianas, 112-114
    causas, 112
      idade materna avançada, 112
      predisposição genética para a não disjunção, 112
      radiações, drogas e vírus, 112
    e abortos espontâneos, 117
    em recém-nascidos, 117
    estruturais, 54-58
      na localização dos genes, 56-58, 59
      no número de genes, 55-56, 57
  análise dos cromossomos, 95-111
    estudo específico do X e Y, 106-111
    morfologia e classificação, 105-106
    técnicas para estudo, 97-105
  classificação morfológica, 72-73
  metafásicos, 95
  na interfase, 94-95, 96, 97
  notação cromossômica, 111-112
  numéricas, 52-54
    aneuploidias, 52-54
    euploidias, 52
  principais cromossomopatias, 117-138
    duplo Y, 125-127t, 137f
    monossomia 18p, 124-125t
    monossomia 18q, 124-125t
    monossomia 4p, 124-125t, 134f
    monossomia 5p, 124-125t, 133f
    síndrome de Down, 121-122t, 128f
    síndrome de Edwards, 121-122t, 129f
    síndrome de Klinefelter e variantes, 125-127t, 136f
    síndrome de Patau, 121-122t, 130f
    síndrome de Turner, 125-127t, 135f
    triplo X, 125-127t, 138f
    trissomia do 22, 123t
    trissomia do 8, 123t, 131f
    trissomia do 9, 123t
    trissomia parcial do 22, 123t, 132f
    síndromes de microdeleções, 117-120

D

Daltonismo, 164
Deficiência mental, 515-518, 519f
  síndrome de deficiência mental associada ao X frágil, 517-518
  síndrome de deficiência mental do X frágil, 517
  síndrome de Rett, 518

Deformação, 205
Deleções ou deficiências, 55
Deriva genética, 262-263
Desenvolvimento, genética do, 223-248
  aspectos moleculares, 230-231
  desenvolvimento pré-natal, 226-230, 231
    estágio embrionário, 226-229, 230f
    estágio fetal, 229-230, 231q
  determinação e diferenciação sexual, 237-247
    anormalidades, 242-247
    determinação do sexo, 238
    diferenciação sexual, 238, 239f
    diferentes níveis de identidade sexual, 242
    fator determinante testicular, 238-240
    principais etapas, 240-241
    região da espermatogênese em Yq, 241-242
    regiões pseudoautossômicas de X e Y, 241
  genes do desenvolvimento, 231-237
    com "dedos de zinco", 235
    de boxes pareados (PAX), 234
    de segmentação e polaridade, 231-233
    de transdução de sinal, 235-236
    e câncer, 236-237
    homeobox (HOX), 233-234
    SOX, 234-235
    TBX, 235
  molas hidatiformes, 237
Desenvolvimento intrauterino, períodos críticos do, 210
Deslocamento congênito do quadril, 212
Determinação e diferenciação sexual, 237-247
  anormalidades, 242-247
    hermafroditismo verdadeiro, 242-243, 244f
    mutações no gene SRY, 242, 243f
    pseudo-hermafroditismo feminino, 246-247
    pseudo-hermafroditismo masculino, 243-246
  determinação do sexo, 238
  diferenciação sexual, 238, 239f
  diferentes níveis de identidade sexual, 242
  fator determinante testicular, 238-240
    HYS, 238
    SRY, 239, 240f
    ZFY, 238
  principais etapas, 240-241
  região da espermatogênese em Yq, 241-242
  regiões pseudoautossômicas de X e Y, 241
Diabetes melito, 461-463
  insulinodependente, 461-462
  não insulinodependente, 462-463
Disfibrinogenemia, 448
Displasia, 164-165, 205
  ectodérmica anidrótica, 164-165
Disrupção, 205
Dissomia uniparental, 181-184
Distrofia, 150-151, 165-166
  miotônica, 150-151
  muscular Becker, 166
  muscular Duchenne, 165-166
Distúrbios vasculares, 438, 439
Divisão celular, 73-85, 86
  ciclo celular, 73-78
    controle do, 75-78
    telômeros e número de divisões, 78
  meiose, 80-85

mitose, 78-80
　anáfase, 80
　metáfase, 79-80
　prófase, 78-79
　telófase, 80
DNA, 16-21, 23-35, 393-394, 420, 492-493, 554-571, 572-577, 647
　funções do, 23-35
　　autoduplicadora, 23, 25-27
　　síntese de proteínas, 27-35
　microarranjos de, 570-571
　mitocondrial, 19-21
　nuclear, 16-19
　　não repetitivo, 17-18
　　repetitivo, 18-19
　　　DNA-satélite, 19
　　　longos elementos nucleares dispersos, 18
　　　microssatélites, 19
　　　minissatélites, 19
　　　pequenos elementos nucleares dispersos, 18
　　　repetições terminais longas, 19
　　　transposons de DNA, 19
　polimorfismos, 572-577
　　de comprimento de fragmentos de restrição, 572, 573f
　　mapas de restrição, 574
　　microssatélites, 574
　　número variável de repetições em tandem, 572-574
　　sequenciamento, 574-577
　reparo deficiente do, 393-394
　sistema íntegro de reparo do, 420
　tecnologias do, 554-571, 647
　　análise, 569-571, 647
　　　hibridização de ácidos nucleicos, 569-570
　　　microarranjos de DNA, 570-571
　　　sondas de ácidos nucleicos, 569
　　bibliotecas, 566-569
　　　cDNA, 566-567
　　　cromossomos específicos, 568-569
　　　genômica, 566
　　clonagem molecular, 554-561
　　reação em cadeia da polimerase, 561-565
　　　aplicações da PCR, 563-564
　　　PCR com transcriptase reversa, 564-565
　　　PCR em tempo real, 564-565
Doença de Alzheimer, 537-539
Doença de Christmas, 440-442
Doença de Hirschprung, 468-469
Doença de Menkes, 315
Doença de Tay-Sachs, 316
Doença de von Willebrand, 442-443, 444t, 445t
Doença de Wilson, 315
Doença do rim policístico, 154
Doenças autoimunes, 372-373
Doenças cardiovasculares, 463-467
　congênitas, 463-464
　doença arterial coronariana, 464-467
Doenças complexas, 453-477
　classificação, 456-458
　　estratégias para abordagem da etiologia genética, 457-458
　　tipos de abordagem genética, 458
　　tipos e mecanismos de suscetibilidade genética, 458
　principais doenças, 458-474
　　artrite reumatoide, 458-460
　　diabetes melito, 461-463
　　doença de Hirschprung, 468-469
　　doenças cardiovasculares, 463-467
　　febre reumática, 472-474
　　hipertensão, 467-468
　　obesidade, 469-470
　　osteoporose, 470-472
　projeto HapMap de mapeamento da variação genética, 456
Doenças genéticas, 580-590, 641-652
　diagnóstico pré-natal, 641-652
　　análise de DNA, 647
　　detecção de células fetais na circulação materna, 648
　　diagnóstico genético de pré-implantação, 647-648
　　　exame do corpúsculo polar, 647-648
　　　exame pré-embrião, 647
　　efeito sobre a prevenção de doenças hereditárias, 651
　　indicações para, 648-650
　　　história familiar de anormalidade cromossômica, 649-650
　　　história familiar de defeitos do tubo neural, 650
　　　história familiar de doenças de herança monogênica, 650
　　　história familiar de doenças metabólicas, 650
　　　história familiar de outras anormalidades congênitas, 650
　　　idade materna avançada, 648-649
　　outros fatores de risco, 650-651
　　questões éticas, 651-652
　　resultados, limitações e/ou problemas decorrentes do, 650-651
　　　interrupção da gestação, 650-651
　　　tratamento pré-natal, 651
　　técnicas invasivas, 644-647
　　técnicas não invasivas, 642-644
　tratamento, 580-590
　　células-tronco, 587-590
　　　clonagem terapêutica, 588-589, 590f
　　　e transplantes, 589
　　　embrionárias, 587-588
　　　estado atual da terapia com, 589-590
　　　não embrionárias, 588, 589f
　　em nível ambiental, 580-581
　　　estimulação da atividade enzimática residual, 580-581
　　　métodos avançados, 581
　　　remoção, 580
　　　reposição ou substituição, 580
　　　restrição de agentes potencialmente tóxicos, 580
　　　suplementação de cofatores, 580
　　　transplantes de células ou órgãos, 581
　　terapia gênica, 581-587
　　　métodos laboratoriais, 581-584
　　　objetivos, 581
　　　questões éticas, 585
　　　riscos, 584-585
　　　situação atual e perspectivas futuras, 585-587
Doenças por deficiência imune, 370-372
　imunodeficiências adquiridas, 370-372
　imunodeficiências hereditárias, 370, 371t
Dominância completa, 256
Duplicação, 55, 56
Duplo Y, 125-127t, 137f

E

Ecogenética/toxicogenômica *ver* Farmacogenética/
  farmacogenômica e ecogenética/toxicogenômica
Endocruzamento, 265-268
  coeficiente de endocruzamento, 266-268
  terminologia, 265
Engenharia genética, 553-554
Epidermólise bulhosa, 152
Erros metabólicos hereditários, 301-318
  consequências patológicas dos defeitos enzimáticos, 302, 308-318
    acúmulo do substrato, 310-313
    ausência do produto final, 302, 309-310
    doenças do armazenamento de glicogênio, 315
    doenças do armazenamento lisossômico, 315-317
    doenças do ciclo da ureia, 317
    doenças do metabolismo das porfirinas, 314-315
    doenças do metabolismo do cobre, 315
    doenças do metabolismo dos ácidos orgânicos, 315
    doenças do metabolismo dos esteroides, 315
    doenças peroxissômicas, 317-318
    doenças relacionadas com vitaminas, 318
    interferência nos mecanismos reguladores, 313-314
  genética, 302, 303-308t
  mecanismos redutores da atividade enzimática, 302
  tratamento das doenças metabólicas, 318
Espermatogênese em Yq, região da, 241-242
Esquizofrenia, 525-528
Estados hipercoaguláveis ou pré-trombóticos, 445-448
  alterações no sistema fibrinolítico, 448
    disfibrinogenemia, 448
    fibrinólise, 448
  deficiência de antitrombina III, 445-446
  deficiência de proteína C, 446-447
  deficiência de proteína S, 447
  mutação G20210A do gene do fator II, 447
  mutação Leiden do fator V de coagulação, 447-448
Estágio embrionário, 226-229, 230f
  clivagem e implantação, 227
  desenvolvimento do embrião, 229, 230f
  fertilização, 226
  formação do embrião, 227-229
  membranas fetais, 229
Estágio fetal, 229-230, 231q
  desenvolvimento do feto, 229-230, 231q
Estenose pilórica, 212
Estimulação da atividade enzimática residual, 580-581
Eucariotos, 9t
Evolução, 661-703
  especiação e árvore filogenética, 672-673
    anagênese, 672
    cladogênese, 672-673
    espécie, 672
  evolução biológica, 671-672
  evolução e registros fósseis, 676-679
    evidências da evolução, 676-677
      ambiente biológico, 677
      animais existentes atualmente, 677
      datação dos fósseis, 676
      fósseis, 676
      panorama ao longo da escala do tempo geológico, 677-679, 680
  evolução humana, 679, 681-696
    ancestrais dos humanos atuais, 688-695
    humanos em perspectiva, 695-696
    molecular, 681-686
    morfológica, 679, 681, 682f, 683f
    proto-hominoides, 686-688, 689f
  evolução social, 671
  filogenias dos seres vivos, 674-676
    inferência e construção de árvores filogenéticas, 674-676
  isolamento reprodutivo e geográfico, 673-674
    especiação alopátrica, 673, 674f
    especiação simpátrica, 676-674
  origem da vida, 664-665
  teorias da criação especial e da evolução, 665-671
    Darwin e a seleção natural, 666-669
    teoria da seleção sexual, 670-671
    teorias no século XX, 669-670
    teorias no século XXI, 670
Exame do corpúsculo polar, 647-648
Exame pré-embrião, 647
Expressividade variável, 172-173

F

Farmacogenética/farmacogenômica e ecogenética/
  toxicogenômica, 318-325
  determinação genética, 319
  distúrbios farmacogenéticos, 319-325
    deficiência de butirilcolinesterase e sensibilidade à succinilcolina, 324
    deficiência de glicose-6-fosfatodesidrogenase, 323-324
    deficiência de α1-antitripsina, 322-323
    hipertermia maligna, 324-325
    N-acetiltransferase e inativação lenta da isoniazida, 319, 322
Febre reumática, 472-474
Fenilcetonúria, 310
Fenocópia, 186-189
  equilíbrio e desequilíbrio de ligação, 189
  ligação em cis e ligação em trans, 187-189
Fertilização, 88-89, 226, 487, 488
  assistida, 487, 488
  fertilização, 226
Fibrinólise, 448
Fissura, 212-215
  labial associada ou não à fissura palatina, 212-214, 215q
  palatina isolada, 214-215
Frequências alélicas, fatores que alteram as, 258-264
  deriva genética, 262-263
  migração ou fluxo gênico, 263-264
  mutação, 258-259
  seleção, 259-262
    contra mutações dominantes, 261
    contra mutações recessivas, 261
    contra mutações recessivas ligadas ao sexo, 261-262
    tipos de, 262
Função imunológica íntegra, 420-421

G

Galactosemia, 310
Gametogênese, 85-88
    espermatogênese, 85, 86
    ovulogênese, 85-88
Gêmeos, 481-498
    aplicação do seu estudo à genética, 493-495
    determinação da zigosidade gemelar, 489-493
        análise do DNA, 492-493
        enxertos de pele, 492
        exame da semelhança física, 490
        exame das membranas maternofetais, 489-490
        exame de dermatóglifos, 490-491
        exame de marcadores genéticos, 491-492
    frequência e fatores influentes, 485-489
        gêmeos dizigóticos, 487-489
            alterações cromossômicas, 489
            controle da natalidade, 489
            fertilização assistida, 488
            genótipo predisponente à gemelaridade, 487-488
            idade materna, 487
            níveis elevados do hormônio folículo-estimulante, 487
            paridade, 488
            raça, 487
            tratamento hormonal, 488
        gêmeos monozigóticos, 486-487
            componente genético, 487
            efeitos de anticoncepcionais orais, 487
            fertilização assistida, 487
    limitações dos estudos, 495
    tipos de gêmeos, 482-485
        dizigóticos, 485
        monozigóticos, 482-485
Geneterapia *ver* Terapia gênica
Genes, 49-52, 236-237, 255-257, 399t, 403-408
    codominantes, 255-256
    com "dedos de zinco", 235
    de boxes pareados (PAX), 234
    de segmentação e polaridade, 231-233
    de transdução de sinal, 235-236
        proto-oncogene RET, 235
        receptores do fator de crescimento fibroblástico, 235-236
    do desenvolvimento, 231-236
    do grupamento da α-globina, 278
    do grupamento da β-globina, 278-279
    e câncer, 236-237
    homeobox (HOX), 233-234
    ligados ao sexo, 256-257
    mutações, 49-52
    SOX, 234-235
    supressores de tumor, 399t, 403-408
        de manutenção, 406-407
        formadores de metástases, 407
        protetores, 403-406
    TBX, 235
Genética, 1-5
    e impacto na área da saúde, 1-5
    e medicina, 5-6
    principais eventos na história da, 2-4t

Genoma, DNA e genes, 9
Genoma humano, 551-595, 607, 608f
    engenharia genética e biotecnologia, 553-554
    polimorfismos de DNA, 572-577
        de comprimento de fragmentos de restrição, 572, 573f
        mapas de restrição, 574
        microssatélites, 574
        número variável de repetições em tandem, 572-574
        sequenciamento, 574-577
    tecnologia transgênica, 577-579
    tecnologias do DNA, 554-571
        análise, 569-571
        bibliotecas, 566-569
        clonagem molecular, 554-561
        reação em cadeia da polimerase, 561-565
    tratamento das doenças genéticas, 580-590
        células-tronco, 587-590
            clonagem terapêutica, 588-589, 590f
            e transplantes, 589
            embrionárias, 587-588
            estado atual da terapia com, 589-590
            não embrionárias, 588, 589f
        em nível ambiental, 580-581
            estimulação da atividade enzimática residual, 580-581
            métodos avançados, 581
            remoção, 580
            reposição ou substituição, 580
            restrição de agentes potencialmente tóxicos, 580
            suplementação de cofatores, 580
            transplantes de células ou órgãos, 581
        terapia gênica, 581-587
            métodos laboratoriais, 581-584
            objetivos, 581
            questões éticas, 585
            riscos, 584-585
            situação atual e perspectivas futuras, 585-587
Genômica, 604-615
    comparativa, 607-615
        complexidade e relações evolutivas entre os organismos, 612-613
        evolução de genes e genomas, 613-615
        número, função e organização de genes, 610-612
        tamanho do genoma, 607-610
    genoma humano, 607, 608f
Gota primária, 309

H

Haploinsuficiência, 396-397
Hemocromatose hereditária, 158-159
Hemofilia, 439-442
    A (clássica), 439-440, 441, 442
    B (doença de Christmas), 440-442
Hemoglobinas, 275-296
    anormais, 281-293
        defeitos na síntese: talassemias, 287-292
        metemoglobinemias, 292-293
        síndromes de persistência hereditária de Hb F, 292
        variantes estruturais, 281-287
            hemoglobina C, 285-287
            hemoglobina S, 282, 284-285, 286f
    importância, estrutura química e função, 276-277

normais, 277-281
    genética, 277-279
    ontogenia, 279-280, 281f
    variantes normais, 280-281
Hemostasia, 434-437, 438f, 443, 445
    avaliação pré-operatória da, 443, 445
    processo da, 434-437, 438f
        aderência, agregação e liberação plaquetária, 435-436
        ativação do mecanismo de coagulação sanguínea, 436-437, 438f
        destruição do coágulo sanguíneo, 437
        formação de fibrina, 437
        vasoconstrição, 434-435
Herança monogênica, 143-191, 207, 409-410, 650
    construção de genealogias, 145-146, 147
        principais símbolos utilizados, 146, 147
        vantagens da, 146
    e neoplasias hereditárias, 409-410
    história familiar de doenças e diagnóstico pré-natal, 650
    tipos, 146-169
        herança autossômica, 147-149, 156, 158-161
            dominante, 147-149
            recessiva, 149, 156, 158-161
        herança ligada ao sexo, 156-157, 161-169
            dominante, 163, 166-169
            recessiva, 161, 163, 164-166
    tipos especiais, 169-171
        alelos múltiplos, 169-170
        codominância, 170
        herança mitocondrial, 170
    variações na expressão dos genes, 171-189
        antecipação, 180-181, 182
        características influenciadas pelo sexo, 179
        características limitadas pelo sexo, 179
        expressividade variável, 172-173
        fenocópia, 186-189
        heterogeneidade genética, 174-179
        idade de manifestação variável, 184-186
        impressão genômica e dissomia uniparental, 181-184
        interação gênica não alélica, 179
        penetrância reduzida, 171-172
        pleiotropia, 173
Herança multifatorial, 195-219, 410, 413-418
    classificação das características humanas, 197
    conceito e tipos, 197-199
    critérios para o reconhecimento, 199-202
    defeitos da morfogênese, 204-210
        alterações quantitativas, 204-205
            agenesia, 204
            aplasia, 204
            associação, 205
            atrofia, 204
            hiperplasia, 204
            hipertrofia, 204
            hipoplasia, 204
            hipotrofia, 204
            sequência, 204
            síndrome, 204-205
        classificação, 205
            deformação, 205
            displasia, 205
            disrupção, 205
            malformação, 205

etiologia das malformações congênitas, 207-210
    agente etiológico desconhecido, 210
    agentes teratogênicos, 207-209
    alterações cromossômicas, 207
    herança monogênica, 207
    herança multifatorial, 207
    períodos críticos do desenvolvimento intrauterino, 210
frequência das anomalias ou malformações congênitas, 206
importância para o aconselhamento genético, 206
e neoplasias hereditárias, 410, 413-418
malformações congênitas, 210-217
    anencefalia com ou sem espinha bífida, 210-211
    deslocamento congênito do quadril, 212
    estenose pilórica, 212
    fissura labial associada ou não à fissura palatina, 212-214, 215q
    fissura palatina isolada, 214-215
    malformações cardíacas, 216-217
    talipes calcaneus valgus, talipes metatarsus varus e pé postural, 215
    talipes equinovarus, 215-216
Hereditariedade, 7-91
    bases citológicas da, 71-91
        cromossomos, 72-73
            classificação morfológica, 72-73
        divisão celular, 73-85, 86
            ciclo celular, 73-78
            meiose, 80-85
            mitose, 78-80
        fertilização, 88-89
        gametogênese, 85-88
            espermatogênese, 85, 86
            ovulogênese, 85-88
    bases cromossômicas, 93-138
        alterações cromossômicas, 112-117
            aspectos especiais, 112-117
            causas, 112
            e abortos espontâneos, 117
            em recém-nascidos, 117
        análise dos cromossomos, 95-111
            estudo específico do X e Y, 106-111
            morfologia e classificação, 105-106
            técnicas para estudo, 97-105
        cromossomos humanos, 94-95, 96, 97
            metafásicos, 95
            na interfase, 94-95, 96, 97
        notação cromossômica, 111-112
        principais cromossomopatias, 117-138
            caracterização comparativa e ilustrativa, 120-127
            síndromes de microdeleções, 117-120
    bases moleculares da, 7-44
        ácidos nucleicos, 9-14
            estrutura química, 9-11
            estrutura molecular, 11-14
        código genético, 15-16
        DNA, 16-21, 23-35
        genoma, DNA e genes, 9
        regulação gênica, 35-43
        RNA, 21-23
Hermafroditismo verdadeiro, 242-243, 244f
Heterogeneidade genética, 174-179

Hibridização genômica comparativa, 103, 105
Hidrocefalia ligada ao X, 166
Hipercolesterolemia hereditária, 313
Hiperplasia, 204
Hipertensão, 202-203, 467-468
  essencial, 202-203
Hipertrofia, 204
Hipofosfatasia ou raquitismo dependente de vitamina D, 159
Hipoplasia, 204
Hipótese de Lyon, 107, 108
Hipótese dos dois eventos da carcinogênese, 396
Hipotrofia, 204
Homeostasia imunológica, 334
Homossexualidade, 513-515
Humor, transtornos de ver Transtornos do humor

I

Impressão genômica, 181-184
Imunodeficiências, 370-372
  adquiridas, 370-372
  hereditárias, 370, 371t
Imunogenética, 331-378
  associação entre antígenos HLA e doenças, 369-370
  conceitos, 333-334
    antígenos e anticorpos, 333
    competência, 333
    homeostasia, 334
    memória, 334
    tolerância, 334
  doenças autoimunes, 372-373
  doenças por deficiência imune, 370-372
    imunodeficiências adquiridas, 370-372
    imunodeficiências hereditárias, 370, 371t
  sistemas de grupos sanguíneos eritrocitários, 334-349
    ABO, 334-341
    ABO e Rh em transfusões, 347-348
    marcadores genéticos, 334
    MNSs, 348-349
    polimorfismo, 334
    Rh, 341-347
  sistemas linfático e circulatório, 349-366, 367f
    função imunológica adaptativa, 349-366, 367f
    função imunológica natural, 349
    resposta imune, 353-366
  transplantes, 366-369
    prevenção da rejeição, 369
      imunossupressão, 369
      seleção do doador, 369
    reações aos, 368-369
    tipos, 367, 368f
      alotransplante, 367
      autotransplante, 367
      isotransplante, 367
      xenotransplante, 367
Inativação do X, 108-110
  compensação de dose, 108, 110
  detecção de mulheres heterozigotas ou portadoras, 110
  heterozigotas manifestas, 110
  mosaicismo, 110
  variabilidade de expressão em mulheres heterozigotas, 110

Incontinência pigmentar, 167-169
Instabilidade genômica, 393-394
Inteligência, 508
Interação gênica não alélica, 179
Inversão, 56-58
Isocromossomo, 56, 57

L

Lei de Hardy-Weinberg, 254-257
  demonstração da, 254-255
  determinação das frequências alélicas e genotípicas em populações em equilíbrio, 255-256
    alelos múltiplos, 257
    dominância completa, 256
    genes codominantes, 255-256
    genes ligados ao sexo, 256-257
Leucemias, 417-418

M

Malformações congênitas, 210-217
  anencefalia com ou sem espinha bífida, 210-211
  deslocamento congênito do quadril, 212
  estenose pilórica, 212
  fissura labial associada ou não à fissura palatina, 212-214, 215q
  fissura palatina isolada, 214-215
  malformações cardíacas, 216-217
  talipes calcaneus valgus, talipes metatarsus varus e pé postural, 215
  talipes equinovarus, 215-216
Memória, 334, 508-512
  imunológica, 334
Metemoglobinemias, 292-293
Microtécnica, 98-99
Migração ou fluxo gênico, 263-264
Molas hidatiformes, 237
  completas, 237
  expressão diferencial dos cromossomos parentais em trofoblastos e embrioblastos, 237
  parciais, 237
Monossomia, 124-125t, 134f
  4p, 124-125t, 134f
  5p, 124-125t, 133f
  18p, 124-125t
  18q, 124-125t
Morfogênese, defeitos da, 204-210
  alterações quantitativas, 204-205
    agenesia, 204
    aplasia, 204
    associação, 205
    atrofia, 204
    hiperplasia, 204
    hipertrofia, 204
    hipoplasia, 204
    hipotrofia, 204
    sequência, 204
    síndrome, 204-205
Morte celular programada, 421
Mosaicismo, 110, 115-117

Mutações, 49-64, 242, 243f, 258-259
  agentes mutagênicos, 58-64
    físicos, 58-61
      efeitos biológicos das radiações, 61
      radiações ionizantes, 58-60
      radiações ultravioleta, 60-61
    químicos, 61-64
      agentes alquilantes, 63
      análogos de bases, 63
      compostos com ação direta, 63
      corantes de acridina, 63-64
  cromossômicas, 52-58
    alterações estruturais, 54-58
      na localização dos genes, 56-58, 59
      no número de genes, 55-56, 57
    alterações numéricas, 52-54
      aneuploidias, 52-54
      euploidias, 52
  gênicas, 49-52
  no gene SRY, 242, 243f

N

Neoplasias, 408-420
  e alterações cromossômicas, 418-419
  e vírus, 419-420
  hereditárias, 408-418
    de herança monogênica, 409-410
    de herança multifatorial, 410, 413-418
      câncer de mama, 410, 415-416
      câncer de pulmão, 416-417
      leucemias, 417-418
Neurofibromatose, 153-154

O

Obesidade, 469-470
Oncogenes, 397-403
Osteoporose, 470-472

P

Penetrância reduzida, 171-172
Personalidade, 512-513
Plaquetas, distúrbios, 438, 439
Pleiotropia, 173
Populações, genética de, 251-273
  fatores que alteram apenas as frequências genotípicas, 265-268
    casamento preferencial, 265
    consanguinidade e endocruzamento, 265-268
  fatores que alteram as frequências alélicas, 258-264
    deriva genética, 262-263
    migração ou fluxo gênico, 263-264
    mutação, 258-259
    seleção, 259-262
  lei de Hardy-Weinberg, 254-257
    demonstração da, 254-255
    determinação das frequências alélicas e genotípicas em populações em equilíbrio, 255-256

  probabilidade, 269-270
    risco empírico, 270
    teorema de Bayes, 269-270
    teórica, 269
  raças humanas, 268
Porfírias, 314-315
Procariotos, 9t
Progmatismo mandibular, 155
Projeto Genoma Humano, 601-603
Projeto Epigenoma Humano, 604
Proteômica, 619-621, 622f
Proto-oncogenes e oncogenes, 397-403
  mecanismos de ativação, 400-403
  produtos, 403
Pseudo-hermafroditismo, 243-247
  feminino, 246-247
  masculino, 243-246

Q

Quimerismo, 115-117

R

Raças humanas, 268
Raquitismo resistente à vitamina D, 169
Reação em cadeia da polimerase, 561-565
  aplicações da PCR, 563-564
  PCR com transcriptase reversa, 564-565
  PCR em tempo real, 564-565
Regiões pseudoautossômicas de X e Y, 241
Regulação gênica, 35-43
  em eucariotos, 36-43
    pós-traducional, 42-43
    pós-transcricional, 39-41
    remodelamento da cromatina, 38
    tradução, 41
    transcrição, 38-39, 40, 41
  em procariotos, 35-36
Remodelagem da cromatina, alterações na, 394
Reparo deficiente do DNA, 393-394
Risco empírico, 270
Risco de recorrência, 201-202
RNA, 21-23, 618-619, 620f
  antissenso, 23
  da telomerase, 23
  edição do, 618
  heterogêneo nuclear, 21
  mensageiro, 21-23
  microRNA, 23
  não codificador, 618-619
    de interferência, 618-619
      microRNAs, 619
      pequenos RNAs interferentes, 619, 620f
  nuclear pequeno, 23
  pequeno RNA interferente, 23, 619, 620f
  pré-RNA mensageiro, 21
  primário ou transcrito primário, 21
  ribossômico, 23, 24
  transportador, 23, 24

S

Seleção, 259-262
    contra mutações dominantes, 261
    contra mutações recessivas, 261
    contra mutações recessivas ligadas ao sexo, 261-262
    tipos de, 262
Sequência, 204
Síndrome, 114, 121-122t, 123-130, 132, 133, 134f, 136f, 160-161, 170, 204-205, 309, 316, 317, 410, 438, 517, 518
    de Bernard-Soulier, 438
    de deficiência mental do X frágil, 517
    de Down, 121-122t, 128f
    de Edwards, 121-122t, 129f
    de Ellis-van Creveld, 160-161
    de Hunter, 316
    de Hurler, 316
    de Kelley-Seegmiller, 309
    de Klinefelter e variantes, 125-127t, 136f
    de Lesch-Nyhan, 309
    de Patau, 121-122t, 130f
    de Rett, 170, 518
    de Turner, 114, 125-127t, 135f
    de Wolf-Hirschhorn, 124-125t, 134f
    de Zellweger, 317
    do "miado-do-gato", 124-125t, 133f
    do olho-de-gato, 123t, 132f
    com defeito no sistema de reparo do DNA, 410
Sistemas de defesa do organismo humano, 420-421, 422f
    apoptose, morte celular programada ou suicídio celular, 421
    ausência de telomerase e encurtamento dos telômeros, 421, 422f
    função imunológica íntegra, 420-421
    sistema íntegro de reparo do DNA, 420
Sistemas de grupos sanguíneos eritrocitários, 334-349
    ABO, 334-341
        base bioquimicomolecular do sistema, 337, 338f, 339f
        determinação dos grupos, 335-337
        doença hemolítica perinatal devida à incompatibilidade ABO, 340-341
        doenças comuns conforme o tipo sanguíneo, 341
        frequências dos grupos, 340
        genética do sistema, 337
        secreção dos antígenos A, B e H em líquidos orgânicos, 339-340
        sistema de grupos sanguíneos Lewis, 341
        sistema do antígeno H, 337, 338-339
    ABO e Rh em transfusões, 347-348
    marcadores genéticos, 334
    MNSs, 348-349
    polimorfismo, 334
    Rh, 341-347
Sistemas de reparo, 64-66
    reparo direto, 64
    reparo por combinação homóloga, 65-66
    reparo por excisão, 64-65
    reparo por junção de extremidades não homólogas, 66
    reparo por subunidades catalíticas da DNA-polimerase, 66

Sistemas linfático e circulatório, 349-366, 367f
    função imunológica adaptativa, 349-366, 367f
        desenvolvimento da, 350-352
        organização e classificação da, 352-353, 354f
    função imunológica natural, 349
    resposta imune, 353-366
        células e moléculas participantes, 354-356
        humoral, 356-366, 367f
Sítios frágeis, 114-115, 116
Sondas, 101, 103
    centrométricas, 101, 103
    de sequência única cromossomo-específicas, 103
    para cromossomo inteiro, 103
    para DNA-satélite, 103
    teloméricas, 103
Substâncias, transtornos por *ver* Transtornos relacionados a substâncias
Suicídio celular, 421
Suplementação de cofatores, 580
Surdez congênita completa, 175

T

Talassemias, 287-292
    α-talassemias, 288-289
    β-talassemias, 289-292
    outros tipos de, 292
Talipes calcaneus valgus, talipes metatarsus varus e pé postural, 215
Talipes equinovarus, 215-216
Técnicas de diagnóstico pré-natal, 642-647
    invasivas, 644-647
        amniocentese, 644
        biópsia de vilosidades coriônicas, 644-646
        fetoscopia, 646-647
    não invasivas, 642-644
        triagem no soro materno, 642-643
        ultrassonografia, 643-644
Telangiectasia hemorrágica hereditária, 438
Telomerase e câncer, 421, 422f
Teorema de Bayes, 269-270
Terapia gênica, 581-587
    métodos laboratoriais, 581-584
    objetivos, 581
    questões éticas, 585
    riscos, 584-585
    situação atual e perspectivas futuras, 585-587
Tirosinemia, 310
Tolerância imunológica, 334
Transcritômica, 615-619, 620
    benefícios e técnicas, 615-616, 6174f
    edição do RNA, 618
    encadeamento alternativo do mRNA, 616-618
    RNA de interferência, 618-619
    RNA não codificador, 618-619
Transgênicos, 577-579
Translocações, 58, 112-114
    robertsonianas, 112-114
Transtorno autista, 518, 520

Transplantes, 366-369, 581, 589
  e células-tronco, 589
  prevenção da rejeição, 369
    imunossupressão, 369
    seleção do doador, 369
  reações aos, 368-369
  tipos, 367, 368f
    alotransplante, 367
    autotransplante, 367
    isotransplante, 367
    xenotransplante, 367
Transtornos de ansiedade, 536-537
  fobias, 534
  transtorno de ansiedade generalizada, 536
  transtorno de estresse pós-traumático, 535
  transtorno de pânico e agorafobia, 533
  transtorno obsessivo-compulsivo, 535
Transtornos do humor, 518-525
  bipolares, 523-525
  depressivos, 522-523
Transtornos relacionados a substâncias, 528-533, 536
  álcool, 529-532
  outras substâncias, 532
Triplo X, 125-127t, 138f

Trissomia, 121-123, 128-132
  do 8, 123t, 131f
  do 9, 123t
  do 13, 121-122t, 130f
  do 18, 121-122, 129f
  do 21, 121-122, 128f
  do 22, 123t
  parcial do 22, 123t, 132f
Trombastenia de Glanzmann e Naegeli, 438
Trombose venosa, 203-204
Tubo neural, história familiar de defeitos e diagnóstico pré-natal, 650

Z

Zigosidade gemelar, determinação da, 489-493
  análise do DNA, 492-493
  enxertos de pele, 492
  exame da semelhança física, 490
  exame das membranas maternofetais, 489-490
  exame de dermatóglifos, 490-491
  exame de marcadores genéticos, 491-492

IMPRESSÃO:

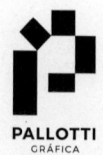

PALLOTTI
GRÁFICA

Santa Maria - RS | Fone: (55) 3220.4500
www.graficapallotti.com.br